危重急症识别与处置

主　　编　赖荣德　李奇林
副 主 编　梁子敬　陈爱华
编　　委　（按章节出现顺序排名）
　　　　　赖荣德　黄　毅　黄　力　秦伟毅
　　　　　刘　平　王　斌　廖晓星　陈爱华
　　　　　李奇林　蒋龙元　卢建华　刘国斌
　　　　　梁子敬　蔡学全

科学技术文献出版社
Scientific and Technical Documents Publishing House
北　京

(京)新登字 130 号

内容简介

本书由从事危重病急救临床一线的专家编撰而成。以循证医学原则为编写宗旨,从常见危急症状、院前急救、危重病监护,到各系统常见急重症的识别与处置。内容涉及急诊和危重病医学基本知识、危重病监护和救治基本操作技术,重点反映了相关专业疾病诊治的新理论、新知识和新进展,体现出"院前急救—急诊救治—急诊监护—综合处置"的危重急症救治新理念。本书内容新颖、系统、全面,图文并茂。主要适于急诊或危重病医学科的医护人员学习和参考,也是医学院校师生、临床其他各学科医师、研究生、进修医生、实习生和护理人员的重要参考书。

科学技术文献出版社是国家科学技术部系统惟——家中央级综合性科技出版机构,我们所有的努力都是为了使您增长知识和才干。

前　言

急诊和危重病医学是新兴的独立学科，高强度、快节奏的工作，使临床医生们没有足够的时间和精力去阅读，其多学科交叉性特点，使得临床医生们很难短时间内在大量专业"书海"中找到合适的内容。本书正是在新近文献的基础上，结合编者多年的工作经验浓缩而成。

本书疾病诊疗分为识别和处置两大部分，识别部分主要围绕病因、病理生理、临床表现、辅助检查、诊断进行编排，突出五大特色：①精细：选材精细，抓住常用、易忘的知识点，根据急诊和危重病医学的多学科特点，涉及多学科基础性疾病，但却不是各个系统疾病的汇编，更不是百科全书式的汇总，而是与急诊和危重病救治相关的基础性内容。②简明：内容简明，在保持基本格式的前提下，不拘一格，提点精要，有的侧重临床表现或诊断，有的注重治疗，不同于一般的教科书或专著，也有别于其他仅作"树干"式介绍的手册，本书"枝叶"并茂，层次分明。③新颖：紧跟时代，与时俱进，内容新颖，科学性强，将一些确定性的新概念、新进展和新方法收入书中，并列出不少翔实可靠的流行病学资料，供同行参考，绝大多数文献资料是最近3～5年的权威期刊和专著。④准确：力争内容准确，按照循证医学原则收集资料，所有资料均列了出处，其中绝大多数文献是国内外、特别是欧美发达国家的最新疾病诊治指南、经典著作、权威期刊或官方公布的指引，一些不确定的诊疗手段未作介绍或仅有提及。⑤实用：书中所列的内容都是临床上常用的知识点或技能，文中的图表使读者一目了然，所有引用的源文献及参考资料均按章列出，供有需要的读者查阅。书中所提供的药物剂量，不少是参考欧美国家的资料，鉴于国内外个体和种族等差异，临床诊疗过程中应根据我国患者的实际情况酌情调整，尊重药品说明书才是安全用药之本。

全书由赖荣德完成初稿，经各位编委审修后，再做统筹定稿，保持了编写风格的一致性，又保证了内容的可靠性。各位编委均是具有丰富临床经验且长年忙碌于医、教、研一线的急救和危重病学专家,他们除了担任本单位的行政职务,还兼任医学分会的领导,百忙之中抽出时间审阅了部分内容并提出不少宝贵意见,中国中西医结合学会灾害专业委员会副主任委员李奇林教授共同出任主编,并做了大量协调工作,在此一并致以由衷的感谢。本书的出版如能对初中级急诊和危重病科医生、临床医学生、实习医师、进修医师、研究生和其他各科初、中级医护人员的工作和学习有所帮助,则是对编者的极大鼓励。基于编者自身学识和视野的局限性,内容取舍定有偏颇甚或不当之处,恳望各位同道批评和斧正,以便进一步修订完善。

本书的编辑出版得到南方医科大学珠江医院及广州医学院第一附属医院有关领导的大力支持,谨致以诚挚的感谢。

赖荣德　李奇林

2009 年 2 月于广州

目 录

上篇 总论

第1章 症状识别与处置 (3)
 第1节 发热 (3)
 第2节 咳嗽 (7)
 第3节 头痛 (16)
 第4节 胸痛 (22)
 第5节 呼吸困难 (28)
 第6节 大咯血 (36)
 第7节 急性腹痛 (39)
 第8节 晕厥 (46)
 第9节 抽搐 (51)
 第10节 休克 (55)
 第11节 意识障碍与昏迷 (63)
 第12节 气道异物 (69)

第2章 急救与转运 (76)
 第1节 院前急救 (76)
 第2节 危重病人转运 (83)
 第3节 急诊医学模式 (88)

第3章 心肺复苏 (96)
 第1节 心跳呼吸骤停的识别 (96)
 第2节 基础生命支持 (99)
 第3节 高级生命支持 (105)
 第4节 儿童心肺复苏 (112)
 第5节 某些特殊疾病的心肺复苏 (119)
 第6节 心脏骤停后综合征 (127)

第4章 危重症基础 (132)
 第1节 危重病人的气道管理 (132)
 第2节 危重病人的呼吸监护与评估 (147)
 第3节 危重病人血流动力学和心电监护 (152)
 第4节 危重病人液体选择 (164)
 第5节 危重病人营养支持 (167)
 第6节 危重病人镇静止痛 (178)

第 7 节　脓毒症 (188)
　　第 8 节　机械通气 (196)
　　第 9 节　儿科监护 (207)
第 5 章　急重症操作技术 (223)
　　第 1 节　吸痰术 (223)
　　第 2 节　气管插管术 (224)
　　第 3 节　胸腔穿刺与引流术 (232)
　　第 4 节　腹腔穿刺术 (236)
　　第 5 节　腰椎穿刺术 (239)
　　第 6 节　经鼻胃管插入术 (241)
　　第 7 节　洗胃术 (242)
　　第 8 节　骨内输液术 (244)
　　第 9 节　心包穿刺术 (246)
　　第 10 节　导尿术 (248)
　　第 11 节　环甲膜穿刺和切开术 (250)
　　第 12 节　中心静脉导管插入术 (253)
　　第 13 节　动脉穿刺及置管术 (258)
　　第 14 节　除颤、经皮起搏与复律 (260)
　　第 15 节　气管镜检查 (263)
第 6 章　急诊和危重病常用药 (267)
　　第 1 节　抗菌药 (267)
　　第 2 节　镇静止痛和麻醉药 (287)
　　第 3 节　抗高血压药 (302)
　　第 4 节　抗心律失常药 (305)
　　第 5 节　抗脑水肿药 (309)
　　第 6 节　抗心绞痛药 (310)
　　第 7 节　抗心力衰竭药 (311)
　　第 8 节　镇咳和祛痰药 (313)
　　第 9 节　血浆代用品 (314)
　　第 10 节　肾上腺皮质激素 (315)
　　第 11 节　镇静催眠药 (316)

下篇　各论

第 7 章　呼吸系统急重症 (321)
　　第 1 节　社区获得性肺炎 (321)
　　第 2 节　医院获得性肺炎 (327)
　　第 3 节　呼吸机相关性肺炎 (332)
　　第 4 节　慢性阻塞性肺疾病 (337)

第 5 节　支气管哮喘　　　　　　　　　　(346)
　　第 6 节　肺栓塞　　　　　　　　　　　　(357)
　　第 7 节　急性呼吸窘迫综合征　　　　　　(367)
　　第 8 节　呼吸衰竭　　　　　　　　　　　(374)
第 8 章　心血管系统急重症　　　　　　　　　(382)
　　第 1 节　心律失常　　　　　　　　　　　(382)
　　第 2 节　高血压及急症　　　　　　　　　(406)
　　第 3 节　肺动脉高压　　　　　　　　　　(415)
　　第 4 节　急性冠脉综合征　　　　　　　　(422)
　　第 5 节　心力衰竭　　　　　　　　　　　(441)
　　第 6 节　急性心力衰竭　　　　　　　　　(450)
第 9 章　消化系统急重症　　　　　　　　　　(461)
　　第 1 节　上消化道出血　　　　　　　　　(461)
　　第 2 节　急性胰腺炎　　　　　　　　　　(470)
　　第 3 节　肝硬化及急症　　　　　　　　　(476)
　　第 4 节　急性肝功能衰竭　　　　　　　　(489)
第 10 章　血液系统急重症　　　　　　　　　 (497)
　　第 1 节　贫血　　　　　　　　　　　　　(497)
　　第 2 节　缺铁性贫血　　　　　　　　　　(503)
　　第 3 节　溶血性贫血　　　　　　　　　　(506)
　　第 4 节　重型再生障碍性贫血　　　　　　(510)
　　第 5 节　凝血功能障碍　　　　　　　　　(512)
　　第 6 节　弥散性血管内凝血　　　　　　　(515)
第 11 章　肾脏、内分泌与代谢急重症　　　　 (521)
　　第 1 节　糖尿病及急症　　　　　　　　　(521)
　　第 2 节　甲状腺功能亢进症及急症　　　　(533)
　　第 3 节　甲状腺功能减退症及急症　　　　(538)
　　第 4 节　代谢综合征　　　　　　　　　　(541)
　　第 5 节　急性肾功能衰竭　　　　　　　　(545)
第 12 章　神经系统急重症　　　　　　　　　 (555)
　　第 1 节　脑出血　　　　　　　　　　　　(555)
　　第 2 节　缺血性中风　　　　　　　　　　(562)
　　第 3 节　短暂性脑缺血发作　　　　　　　(570)
　　第 4 节　蛛网膜下腔出血　　　　　　　　(573)
　　第 5 节　癫痫持续状态　　　　　　　　　(578)
　　第 6 节　细菌性脑膜炎　　　　　　　　　(583)
第 13 章　环境性急重症　　　　　　　　　　 (589)
　　第 1 节　热相关性疾病与中暑　　　　　　(589)
　　第 2 节　淹溺　　　　　　　　　　　　　(593)

第 3 节　电击与雷击　(596)
第 4 节　冻伤与低体温　(599)

第 14 章　人和动物咬伤急重症　(605)
第 1 节　人咬伤　(605)
第 2 节　毒蛇咬伤　(607)
第 3 节　其他有毒动物叮咬　(614)

第 15 章　成人中毒　(622)
第 1 节　中毒识别与救治　(622)
第 2 节　一氧化碳中毒　(633)
第 3 节　常用杀虫剂中毒　(635)

第 16 章　创伤　(644)
第 1 节　创伤识别与处置　(644)
第 2 节　创伤性脑损伤的非手术紧急处理　(653)
第 3 节　烧伤基本处理　(660)

第 17 章　传染性疾病　(670)
第 1 节　传染病基本知识　(670)
第 2 节　严重急性呼吸综合征　(679)
第 3 节　人禽流感　(685)
第 4 节　人感染猪链球菌病　(691)
第 5 节　狂犬病　(697)
第 6 节　肺结核　(702)
第 7 节　艾滋病　(708)
第 8 节　群体性不明原因疾病应急处理　(715)

第 18 章　水电解质和酸碱失衡　(732)
第 1 节　水-钠失衡　(732)
第 2 节　低钠血症　(734)
第 3 节　高钠血症　(736)
第 4 节　低钾血症　(738)
第 5 节　高钾血症　(740)
第 6 节　低钙血症　(743)
第 7 节　高钙血症　(744)
第 8 节　低镁血症　(745)
第 9 节　血气分析和酸碱失衡　(746)

第 19 章　其他各科相关急重症　(763)
第 1 节　儿科急重症　(763)
第 2 节　妇产科急重症　(772)
第 3 节　皮肤科急重症　(783)
第 4 节　肿瘤急症　(796)

上篇

总论

第1章

症状识别与处置

症状是患者主观感受或察觉到的有别于正常功能或感觉的现象,提示某人有疾病或功能障碍,也是促使其就诊的主要原因,解除不适症状是临床治疗的目标之一。症状的识别不在于症状本身,而应及时寻找产生症状的疾病,同种疾病在不同人会出现不同症状,反之,不同疾病可产生同一症状,这为甄别疾病带来复杂性,如发热就可发生于一系列感染性疾病,也可发生于内分泌、代谢、肿瘤等多种非感染性疾病。及时解除不适症状,不仅可改善患者不适,还能缓解患者及亲属异常情绪,对症治疗是急诊和危重病救治的重要方面。

第1节 发 热

人的体温由下丘脑控制,视前区下丘脑前部和下丘脑后部的神经元同时接受两种信号:一是反映冷/热的外周神经元受体通过神经反射传递信号,另一个是血液温度传导信号。两种信号在下丘脑体温调节中枢整合而维持正常体温,使中心体温维持于37℃左右。发热是临床上最常见的症状之一,体温升高增加组织氧耗量,每升高1℃,基础代谢率增加13%,发热也会加重原有心脏病、脑血管病或肺功能不全者的病情。另外,体温升高也会诱发器质性脑部疾病者产生意识变化。发热占成人急诊总量的6%左右,占老年就诊患者的10%~15%,儿童就诊者的20%~40%。

一、识 别

(一)基本概念

1. 生理体温

正常人的口表体温 36.4±0.4 ℃,最高为 37.2 ℃;腋温比口表体温略低,大多维持于 36~37 ℃左右;直肠体温比口表体温高 0.4 ℃左右,一般维持于 36.5~37.5 ℃。体温测量时间一般腋测法约需 10 min,口测或肛测法 5 min 左右即可。正常人体温在晨 6:00 点最低,16:00~18:00 时最高,每日体温波动 0.5~1.0 ℃。行经期女性在排卵前 2 周体温略有下降,而排卵后至下次月经来临体温会升高 0.6 ℃(或 1 ℉)左右。在体温测量时,应先擦干腋下汗液(腋测法),不宜在刚喝水后马上测口温,少数病人的体温有疑问时,要在监视下重新测量体温,以防伪造体温等。事实上,体温最好经口或经直肠测量,因为腋下测量很不可靠,但寒战、抽搐、帕金森病、烦躁不安、昏迷者以及儿童等,不宜经口测量,以防咬破体温计,造成伤害。

2. 发热

指机体在致热源作用下或各种原因引起温度调节中枢的功能障碍时,体温升高超出正常范围。

3. 发热程度划分

低热:37.3 ℃以上;中等度热:38.1～39 ℃;高热:39.1～41 ℃;超高热:41 ℃以上。

4. 热型

常见热型有稽留热、弛张热、间歇热、回归热、波状热和不规则热等。由于解热镇痛药和抗生素的广泛使用及干预,临床上已很难见到典型的疾病热型,大多表现为不规则热型。

稽留热是指体温持续在 39 ℃以上,维持数天或更长时间,24 h 内体温波动不超过 1 ℃,多见于大叶性肺炎、斑疹伤寒及伤高热期等。

弛张热是指体温在 39 ℃以上,24 h 波动幅度达 2 ℃或以上,但体温都在正常水平以上,主要见于败血症、干酪性肺炎、血行播散性肺结核等重症结核、重症肺炎、恶性疟疾等。

间歇热是指体温骤升达高峰后持续数小时,而后又迅速降至正常水平,经过数小时至数天的正常体温后又会发生骤升的高热,如此高热与正常体温交替出现,可见于疟疾、急性肾盂肾炎、败血症、严重化脓性感染等。

波状热是指体温≥39 ℃,数天后又逐渐下降,直至正常水平,持续数天正常后又逐渐升高,反复出现,主要见于布氏杆菌病。

回归热是指体温急剧上升到≥39 ℃,持续高热数天后骤然降至正常水平,高热与无热各持续数天,并交替出现,主要见于回归热、周期热或 Hodgkin 病等。

不规则热是指患者的体温高低无规律性,可见于支气管炎、肺炎、渗出性胸膜炎或经解热镇痛药干预后的发热患者,或抗生素治疗后的感染性发热者等。

(二)病因与分类

根据病因常分为感染性和非感染性发热。

(1)感染性发热:包括各种细菌、病毒、真菌、支原体、衣原体、螺旋体和寄生虫等。

(2)非感染性发热:主要包括无菌性坏死物质的吸收,如机械、理化性、内脏梗死或组织坏死;抗原-抗体反应;内分泌或代谢障碍;肿瘤;皮肤散热减少;体温调节中枢功能失常;自主神经功能紊乱,如原发性低热、感染后低热、夏季低热、生理性低热(紧张、运动、经前期、妊娠初期)。表 1-1-1 为引起高热综合征的原因。

表 1-1-1 引起高热综合征的原因

(1)中暑高热:①劳累性:高温/高湿环境工作;②非劳累性:包括抗胆碱能药、抗组胺药、抗帕金森药、利尿药、酚噻嗪类

(2)药物诱导性高体温:苯异丙胺、可卡因、苯环己哌啶、麦角酸二乙基胺、水杨酸盐、锂、抗胆碱能药、拟交感药、麻黄碱等致幻药

(3)血清素综合征:选择性 5-羟色胺重吸收抑制剂、单胺氧化酶抑制剂、三环类抗抑郁药

(4)恶性高热:吸入麻醉剂、琥珀酰胆碱

(5)内分泌病:甲状腺毒症、嗜铬细胞瘤

(6)中枢神经系统损害:脑出血、癫痫持续状态、下丘脑损伤

(7)抗精神病药的恶性综合征(罕见的致死样反应,特点是高烧、强直及昏迷等):酚噻嗪类,抗精神病药如氟派啶醇和溴哌利多、氟西丁、洛沙平、三环类二苯并二氮䓬、甲氧氯普胺、多潘立酮、吗茚酮、多巴胺能药停药综合征等。

(三)病理生理

机体通过代谢维持热量需求,正常情况下,通过兴奋交感神经减少热量丢失或通过运动神经促进热量产生,维持体温平衡。各种发热激活物如感染、生物毒素等外源性致热源或炎症介质、免疫复合物以及类固醇等,作用于内生致热源细胞,促进其产生和释放内生致热源如白细胞介素1(IL-1)、肿瘤坏死因素(TNF)和IL-6等,进而作用于体温调节中枢,通过前列腺素E、钠/钙比值(Na^+/Ca^{2+})升高、环磷酸腺苷(cAMP)、促肾腺皮质激素(CRH)、一氧化氮(NO)等正调节作用,促进中枢体温调定点上移。体温调节中枢上移后,一方面通过兴奋交感神经,使用皮肤血管收缩,散热减少,另一方面通过运动神经使用骨骼肌紧张性收缩,产生寒战,促进热量产生增加,二者同时作用,引起体温升高即发热。发热过程见图1-1-1的发热机制示意图。

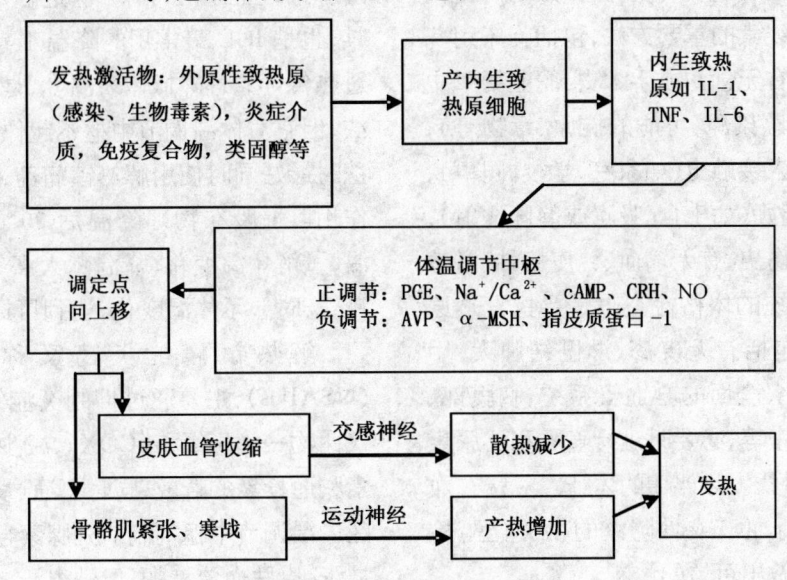

图1-1-1 发热病理生理机制

AVP＝精氨酸加压素;α-MSH＝促黑色细胞刺激素

(四)临床表现

发热按生理过程大致分为几个阶段,即前驱期、发热期(寒战、面红)和退热期。前驱期主要是一些非特异性表现,如轻度头痛、疲乏无力、全身不适或肌肉酸痛等。发热期可表现为畏寒,皮肤血管收缩呈现皮肤苍白,立毛肌收缩引起毛发竖立,皮肤可见"鸡皮疙瘩"样表现,甚至全身颤抖或寒战,随后体温上升;当体温达到新的高度(调定点水平)时,皮肤血管扩张,全身变暖,颜面潮红,并可表现为全身发热感。退热期主要表现为出汗,体温逐渐下降可能不伴出汗。

发热常伴随其他表现,如食欲不振,关节疼痛,疲劳感;当体温超过39.5℃时表现尤为明显,呼吸加快,心率增高;由于出汗和水分蒸发过多,可有脱水表现如口渴,口唇、黏膜干燥。当体温达到40℃以上时,可伴有谵妄,甚至抽搐。老年人,中度发热即可发生意识模糊和谵妄,甚至热惊厥、共济不调、激动等;儿童易发生抽搐或热惊厥,这些均是脑缺氧的表现。某些病人由于感染了Ⅰ型疱疹病毒,它们主要潜伏在区域神经节,随体温升高而活跃,表现为疱疹性病损或热病性疱疹。

婴儿由于体温控制机制不健全,3个月以下者轻度体温升高(如肛温38℃)即提示严重感染,需要立即处理。在门急诊,经常有婴儿和儿童因不明原因发热而就诊。

老年人的体温和循环模式发生改变,与正常中青年人不完全一样,由于其基础体温常较低,很少因感染而发生高热,体温轻度升高即可能有严重感染或疾病,其中约20%~30%的老年人发生感染时可无明显发热,有时表现为不明原因的活动能力下降、意识状态改变、新近发生虚弱、疲乏无力或体重下降,应考虑有严重感染的可能。

(五)诊 断

发热是临床症状,通过体温测量便可确立,发现体温升高不是终极目标,更主要的是寻找并确定引起发热的原发病,只有诊断原发病才能做出有效处理。由于致发热的疾病多种多样,详细的病史询问是发现发热相关线索的重要方法,包括临床用药史,伴随其他症状,有无创伤或手术史,职业暴露史(如动物接触、潜在感染源、可能的抗原、毒物等),其他发热或感染病人接触史(如家庭、学校、同事),旅行史,有无特殊嗜好(如生食、吸毒或静脉注射),有无动物或昆虫咬伤史,有无输血、免疫接种、过敏反应史等。全面系统的体格检查也是寻找发热原发病的重要方法,包括有无皮疹、淋巴结肿大、甲床、咽喉部有无变化,全面的心血管系统、胸腹部、肌肉和神经系统检查等,必要时进行直肠和泌尿生殖器的检查,积极寻找发热伴随的体征。对疑有血液系统疾病者,可行血液或骨髓液的相关化验检查,只有这样,方可做出可信的诊断。

二、处 置

大多数发热是自限性感染所致,其中不少是病毒感染。发热病人以处理原发病为主,一般中低度发热者暂可不予降温,但如发热引起明显不适或导致病情加重者,应给予及时、适当的降温处理,对高热合并抽搐、休克、昏迷等,必须积极降温。进行有效监护并让发热病人处于相对通风环境中是基本处理方法。

(一)降温方法

常用降温方法包括物理和药物降温两大类。物理降温有冰敷、温水或酒精擦浴、使用降温毯等。常用的降温药物是解热镇痛抗炎药,以对乙酰氨基酚(扑热息痛)最为常用。

冰敷降温时主要是将冰袋或冰块放在大动脉处(如颈动脉、股动脉、肱动脉等),注意使用冰袋或冰块(用塑料袋包装)时应用毛巾包裹后方可放在大动脉处,以免局部冻伤。温水擦浴主要是利用皮肤水分蒸发达到降温作用,但温水擦浴后不要立即穿或盖上衣物或被褥,以免擦浴后水分未蒸发,反而增加供热或起保暖作用。酒精擦浴,主要是用30%~40%的乙醇溶液增加皮肤水分蒸发达到降温目的,但乙醇易于吸收,特别是婴幼儿,易产生乙醇中毒,已少用。降温毯是临床上有效的降温工具,也是ICU最常用的降温工具之一,它主要是通过热传导原理降低体表温度,是高热降温的重要方法,但它对体温调节中枢不起作用,因此,使用降温毯时最好同时使用解热镇痛药,方能起到良好降温作用。一般在物理降温后30 min再重新测量体温,了解体温变化,降温毯大多有动态体温监测探针,实时显示体温变化,达到目标体温后暂停降温。

解热镇痛抗炎药又称非甾体抗炎药(NSAIDs),主要通过抑制炎症细胞的花生四烯酸代谢物——环氧酶(COX),减少炎症介质、前列腺素和血栓素的合成,同时可通过作用于下丘脑视前区体温调节中枢抑制前列腺素合成,引起外周血管扩张,皮肤血流增加,促进出汗,使散热增加而起到解热或降温作用。最常用的是对乙酰氨基酚(扑热息痛),它在外周抑制前列腺素作用差,但在中枢,可充分抑制下视丘的前列腺素合成。对乙酰氨基酚(扑热息痛)的降温效果与阿司匹林相当,但后者对儿童有引起Reye's综合征的风险。其他NSAIDs如吲哚美辛和布洛芬也有良好的降温作用。如无法口服,可经胃管、直肠或静脉给药。

糖皮质激素也是有效的降低体温的药物,它主要通过抑制磷脂酶A_2减少前列腺素E_2合成,并能阻断致热原细胞因子mRNA的转录,减少致热源细胞因子合成,起到降温作用。但由于激素有免疫抑制等诸多不良反应,临床上不宜作为常规退热药使用。

(二)静脉降温

静脉输注冰盐水(15~25 ℃左右)也可起到降温作用,但若输入液体的温度过低,或输入过多的低温液体时,可能影响血细胞功能,增加血液黏滞度,影响血液流变学,应慎重使用。

(三)其他治疗

发热时由于伴有大量水分蒸发,出汗病人还伴有电解质的丢失,容易合并血容量不足,特别是年老体弱又少饮水者或昏迷病人未及时补液者,更易引起脱水,应注意水分和电解质的补充,以维持水、电解质平衡。水分补充以口服补液为主,一般体温每升高 1 ℃宜增加补液约 300~500 ml。

(赖荣德)

第 2 节 咳 嗽

咳嗽(cough)是最为常见的临床症状,人人都有咳嗽经历。咳嗽是神经介导性反射活动,也是人体的一种基本保护反射,有助于防止气道分泌物积聚,促进清除喉、气管和较大支气管内的黏液、有害物质和感染性病原体等物质,减轻吸入有害物质的损伤效应。咳嗽反射削弱或消失可能引起致命性伤害,反之,频繁而剧烈的咳嗽,会严重影响患者的工作、生活或社会活动。咳嗽也是感染传染扩散的重要因素,咳嗽已成为就诊主诉最多的症状,仅美国每年就有近 3 000 万人次因咳嗽就诊。

一、识 别

(一)病 因

1. 病因概述

咳嗽病因多种多样,可以是生理性的,更多的是病理性的,主要包括:

(1)呼吸系统疾病:感染如上或下呼吸道病毒、细菌、结核、百日咳感染,感冒,上气道咳嗽综合征(UACS,原名鼻后滴涕综合征(PNDS)),急、慢性支气管炎,慢性支气管炎急性加重,细支气管炎,慢性阻塞性肺疾病、支气管哮喘,咳嗽变异性哮喘,嗜酸细胞性支气管炎,阻塞性睡眠呼吸暂停综合征,肺癌(包括肺原发良性和恶性肿瘤、肺转移癌),气道良性肿瘤,支气管扩张,囊性肺纤维化,间质性肺病(包括肉状瘤病、过敏性肺炎),气道刺激如吸烟、灰尘、烟尘、急性烟雾吸入,气道异物等。

(2)纵隔疾病:气管受淋巴结压迫(如淋巴瘤或结核性淋巴结肿大),纵隔肿瘤、囊肿或其他肿块。

(3)心脏疾病:左心功能衰竭,左房扩大(如严重二尖瓣狭窄),肺栓塞,胸主动脉夹层。

(4)耳鼻喉疾病:急慢性鼻炎,PNDS、过敏或血管舒缩性鼻炎,中耳疾病。

(5)胃肠道疾病:胃食管反流病,食管运动、结构或咽裂引起反复误吸,食管-气管瘘,腹膜透析相关性咳嗽。

(6)中枢神经系统疾病:神经源性疾病引起吞咽障碍导致反复误吸如中风、多发性硬化症、运动神经元疾病或帕金森病。

(7)药物性咳嗽:血管紧张素转换酶抑制剂(ACEI),某些吸入性药物制剂。

(8)其他原因:不明原因咳嗽(原名特发性咳嗽)、职业和环境性咳嗽、耳部耵聍(迷走神经受刺激)、习惯性咳嗽、精神心理性咳嗽等。

2. 少见原因咳嗽

慢性咳嗽患者如经常见原因评估处理后仍持续咳嗽或有少见原因证据者,应考虑少见原因所致的咳嗽,并同时寻找肺内和肺外原因。在排除少见原因咳嗽前,不宜轻易诊断为不明原因咳嗽。在考虑并处理最常见原因所致的咳嗽后仍持续性咳嗽者,应行胸部 CT 扫描,必要时行支气管镜检查和评估。对突发性咳嗽者,应疑及气道异物可能;对原因不明性咳嗽者,应考虑并排除药物诱发性咳嗽;对有疑似药物所致咳嗽者,必要时要停药观察。咳嗽的少见原因有:①肺和气道疾病:如气管-支气管软化症,气道狭窄,气管支气管囊性纤维化,Mounier-Kuhn 综合征(巨大气管-支气管症),气管-支气管淀粉样变,气道异物,支气管结石病,淋巴管平滑肌增多症(淋巴管肌瘤病),肺朗格汉斯组织细胞增生症,肺泡蛋白沉积症,肺泡小结石病,高原病,扁桃体肥大,纵隔肿瘤,肺水肿,肺栓塞,药物诱发性咳嗽,其他(如声带功能障碍、气道外科缝合后)等。②肺和气道外疾病:如结缔组织病(包括类风湿性关节炎、系统性红斑狼疮、胶原沉着病(硬皮病)、Sjogren 综合征、混合性结缔组织病和复发性多软骨炎),血管炎(Wegener 肉芽肿、巨细胞动脉炎和支气管食管瘘),食管异常(气管食管瘘或支气管食管瘘),炎性肠病(如 Crohn 病和溃疡性结肠炎),甲状腺病(甲状腺肿或甲状腺炎),其他如 Tourette 综合征(多发性抽动秽语综合征)。

3. 不明原因咳嗽(原名特发性咳嗽)

不明原因咳嗽的诊断是排除性的,全面、彻底评估和处理,且经充分治疗仍持续性咳嗽,并排除少见原因咳嗽者,方考虑不明原因咳嗽。

(二)病理生理

咳嗽可反射性产生,也可人为有意识地诱发。咳嗽反射由气管-支气管壁上的受体启动,此受体对刺激性物质和气道内的分泌物极为敏感,受体受刺激后发出脉冲信号,经迷走传入神经上传至延髓咳嗽中枢,经咳嗽中枢整合后,再由喉返神经和脊神经外传,产生咳嗽。咳嗽需要一定的气体容量,通常是快速深吸气后,横膈松弛、膈肌下降、会厌闭合,继之呼气肌剧烈收缩,引起胸内压骤升,产生爆发性的呼气,冲开会厌,产生强大的呼出气流并发出粗大的声音,随之恢复吸气,即咳嗽经历吸气、空气压缩、呼气和恢复 4 个阶段。疾病状态下第 1 次咳嗽后立即引起会厌闭合,继而产生第 2 次咳嗽,但健康个体很少产生这种连续性咳嗽,机制不明。

(三)分 类

通常按咳嗽的持续时间,将成人咳嗽分为 3 类:(1)急性咳嗽:咳嗽时间持续少于 3 周,但急性咳嗽可发展为亚急性或慢性咳嗽;(2)亚急性咳嗽:咳嗽持续时间在 3~8 周;(3)慢性咳嗽:咳嗽持续时间多于 8 周。

(四)临床咳嗽评估

咳嗽仅是一个症状,其诊断不在于咳嗽本身,而是要发现或诊断引起咳嗽的原因,即致咳嗽的疾病,因此,咳嗽诊断评估需要详细的病史询问和体格检查,以了解咳嗽发作时间、持续时间、规律性,伴随症状如发热、呼吸困难、喘息、活动能力、流涕、是否有消化道症状、有无水肿等,有无吸烟史,家族史,用药情况和过敏史等。同时应检查呼吸系统及全身性体检,以发现存在的阳性体征,并结合胸片表现和其他实验室结果等综合确定诊断,以利及时治疗。以下分别是急性咳嗽(图 1-2-1)、亚急性咳嗽(图 1-2-2)和慢性咳嗽(图 1-2-3)的临床评估程序。

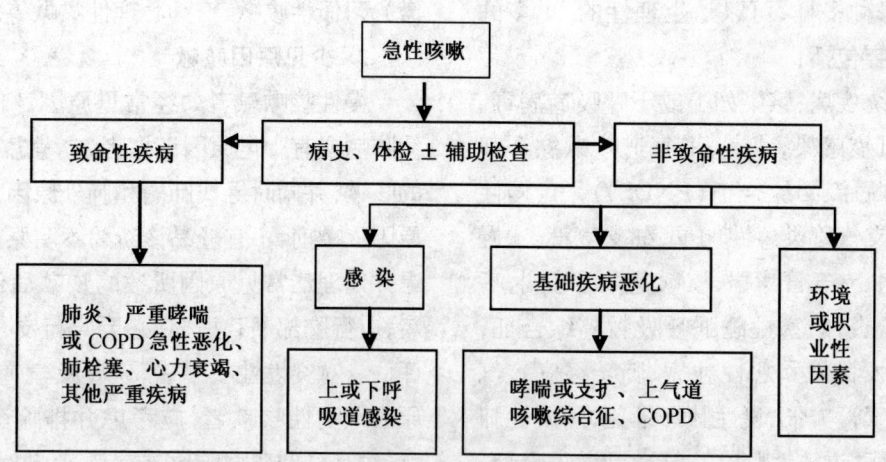

图 1-2-1　急性咳嗽(15 岁以上且持续时间少于 3 周)评估程序图

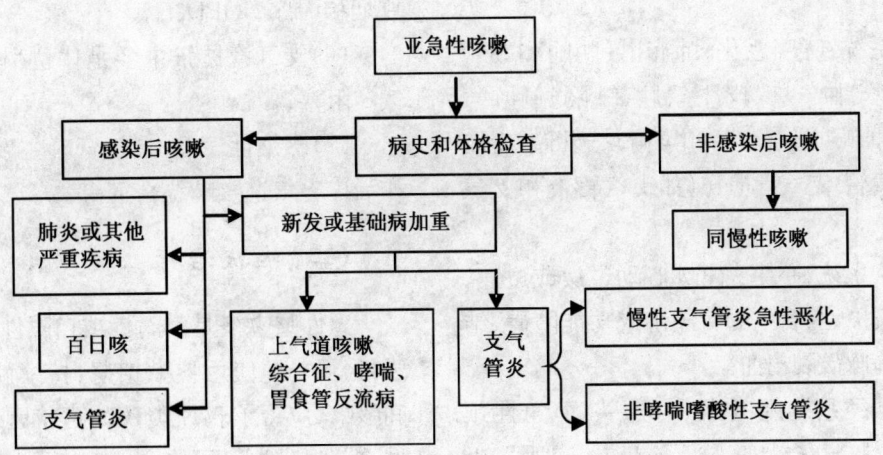

图 1-2-2　亚急性咳嗽(15岁以上且持续时间3~8周)评估程序图

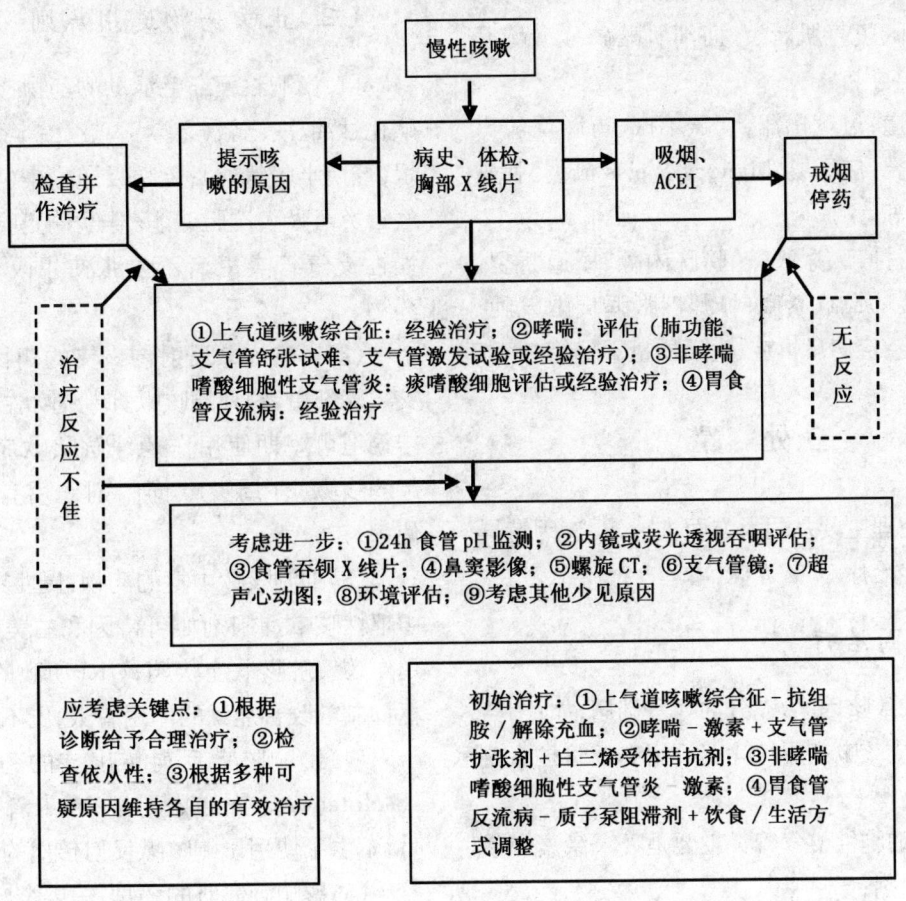

图 1-2-3　慢性咳嗽(15岁以上且持续时间多于8周)评估程序图

(五)咳嗽的潜在并发症

(1)呼吸系统：哮喘恶化、肺疝出(肋间和锁骨上)、间质性肺气肿气胸、皮下气肿、纵隔气肿、气腹、腹膜后气肿、喉损伤(水肿和声嘶)、透析患者发生胸腔积液、气管-支气管损伤(如支气管炎和支气管断裂)。

(2)心血管系统：心律失常如心动过缓或过速、低血压、意识丧失、血管内导管脱出或功能障碍、结膜下、鼻或肛静脉破裂出血。

(3)中枢神经系统：咳嗽性晕厥、头痛、急性颈神经根病变、大脑气体栓塞、脑脊液鼻漏、口服抗凝者可诱发颈部硬膜外血肿、脑室引流装置功能失灵、抽搐、椎动脉夹层所致的中风。

(4)神经肌肉：肋间肌痛、膈肌破裂、肋骨骨折、胸部创口裂开、腹直肌断裂、血清肌酸磷酸激酶升高、颈椎间盘突出。

(5)胃肠道：过度出汗、食欲不振、胃肠反流事件、肝囊肿破裂、疝形成、Mallory-Weiss 撕裂、脾破裂、食管穿孔等。

(6)其他：抑郁、尿失禁、膀胱内翻、尿道断裂、手术切口破裂、淤点、紫癜、鼻源性眼眶周围气肿、生活方式改变、疾病恐惧症、生活质量下降等。

二、处 置

咳嗽的处理主要从两大方面进行，即病因特异性治疗和对症治疗。

(一)病因治疗

积极寻找致咳因素，充分治疗基础病，如：

(1)哮喘或咳嗽变异性哮喘可用支气管扩张剂和吸入激素；

(2)嗜酸细胞性支气管炎主要是吸入激素和使用白三烯抑制剂；

(3)过敏性鼻炎和上气道咳嗽综合征主要是鼻局部使用激素和抗组胺药；

(4)胃食管反流症主要是保守治疗如 H_2 阻滞剂或质子泵抑制剂；

(5)慢性支气管炎/慢性阻塞性肺疾病主要为戒烟和治疗 COPD；

(6)支气管扩张主要是体位引流、治疗感染和气流阻塞；

(7)感染性气管-支气管炎主要为抗生素治疗和治疗上气道咳嗽综合征等。

(二)症状治疗

急性咳嗽多是暂时性或自限性的，如上呼吸道感染，可单纯使用咳嗽糖浆；持续性咳嗽特别是夜间咳嗽，应给予鸦片类药如可待因或福尔可定(吗啉乙基吗啡)；不可治愈性疾病所致的持续性、顽固性咳嗽可给予吗啡类(如吗啡或二醋吗啡)、局部麻醉剂；儿童咳嗽可仅给予止咳糖浆等。

(三)止咳药物选用原则

(1)影响黏膜纤毛活动的药物：如愈创甘油醚、碘化甘油、溴已新(必嗽平)、乙酰半胱氨酸、羧甲司坦(羟甲半胱氨酸)；上呼吸道感染(URI)或慢性支气管炎可吸入抗胆碱能药异丙托溴铵用于止咳，但慢性支气管炎患者不主张使用改变纤毛特性的药物。

(2)影响咳嗽反射传入支的药物：慢性或急性支气管炎患者，外周咳嗽抑制剂如左羟丙哌嗪和莫吉司坦可短期使用作为缓解咳嗽症状药；URI 引起的咳嗽，外周咳嗽抑制剂作用有限，已不主张使用。

(3)抑制咳嗽中枢的药物：慢性支气管炎患者，中枢性咳嗽抑制剂如可待因和右美沙芬可短期使用作为缓解咳嗽症状药；URI 所致的咳嗽患者，中枢抑制剂改善症状的作用有限，已不主张使用。

(4)影响咳嗽反射传出支的药物：如巴氯芬(baclofen)，但慢性或急性咳嗽患者需要缓解症状时，不主张使用影响咳嗽反射传出的药物。

(5)影响骨骼肌的药物：需要全麻插管的患者，可使用神经肌肉阻滞剂抑制咳嗽反射，如琥珀酰胆碱、异丙酚。

(6)其他药物：感冒引起的急性咳嗽，不主张使用含锌的止咳药如醋酸锌或葡萄糖酸锌；感冒引起的急性咳嗽患者,除外使用抗组胺类减充血剂如伪麻黄碱,也不主张使用非处方药联合抗感冒药;非哮喘所致的急慢性咳嗽患者,不主张使用沙丁胺醇。

(7)促痰疗法(protussive therapy):促痰疗法的主要目的在于通过增强咳嗽效应,促进气道分泌物清除作用,适用于囊性肺纤维化、支气管扩张、肺炎和手术手肺膨胀不全,对此类患者,可使用机械方法促进黏液松动、增强咳嗽清除效应,从而达到有效镇咳作用;中风或脊髓损伤者,咳嗽能力受抑制,主要通过吸引而去除气道分泌物,药物作用有限,因此,对神经肌肉受损的患者,使用促痰药无效。

(8)增强咳嗽清除作用的药物:对支气管炎患者,可短期使用高渗盐水和厄多司坦(厄多半胱)作为提高咳嗽清除能力;对成人囊性肺纤维化者,阿米洛利可作为增强咳嗽清除能力的药物,重组DNA酶可改善肺功能,但不用作增强咳嗽清除能力药;对支气管扩张患者,特布他林联合胸部物理疗法和体位引流有助于增强咳嗽清除气道分泌物的作用;吸入干粉甘露醇可提高囊性肺纤维化患者的咳嗽清除能力;在提高咳嗽清除能力方面,羧甲司坦、溴已新、愈创甘油醚无效。

(9)有镇咳潜力的药物:VR1(type 1 vanilloid)拮抗剂、选择性阿片受体激动剂、阿片样受体激动剂、速激肽受体拮抗剂、内源性大麻素类药、5-羟色胺受体激动剂、快速传导钙激活的钾通道开放剂。

三、特殊原因咳嗽识别与处置

(一)急性支气管炎所致的慢性咳嗽

以咳嗽为主要表现的急性呼吸道感染(咳嗽持续少于3周),无论是否伴有咳痰,未经临床或胸片排除肺炎、感冒、急性哮喘或COPD急性加重之前,不宜轻易诊断为急性支气管炎。诊断为急性支气管炎引起的咳嗽患者,不必常规行病毒培养、血清学检查和痰液分析,因为这些检查所得的病原体很少与临床实际情况相一致。急性咳嗽、咳痰提示急性支气管炎患者,以下情况提示肺炎可能性大:心率>100次/min;呼吸频率>24次/min;口表体温>38℃;胸部检查为局部实变征、支气管哮喘音或语颤增强。研究表明,已诊为急性支气管炎的患者,85%以上都给了抗生素治疗,但其疗效有限,因此不必常规给予抗生素治疗,此类病人的抗生素使用与否,应根据患者具体情况确定。不管儿童或者成年人,如已确定或疑为百日咳者,应给予大环内酯类抗生素,并在开始治疗的最初5d给予隔离,这类患者在起病的前几周内开始治疗可减少阵发性咳嗽,并可预防百日咳传播,但后期治疗效果差。急性支气管炎患者,不必常规给予β_2激动剂类支气管舒张剂,但对成年急性支气管炎咳嗽伴有喘息者,应给予β_2激动剂。急性支气管炎所致咳嗽者,短期使用镇咳药可有效缓解症状,但不必常规给予黏膜动力药。

(二)慢性支气管炎所致的慢性咳嗽

慢性咳痰持续3个月,连续发作至少2年者,可诊为慢性支气管炎,但需排除其他呼吸和心脏原因所致的咳嗽和咳痰。咳嗽评估时应充分了解病史,包括吸纸烟、雪茄烟、管烟、被动吸烟和其他家庭或工作场所的有害环境。持续稳定的慢性支气管炎患者,如在急性上呼吸道感染后突然发生症状急性恶化,包括咳嗽、咳痰增多,伴或不伴气喘,应考虑慢性支气管炎急性加重。对有呼吸道刺激物接触者,如吸烟或被动吸烟,只要及时脱离呼吸道刺激物(包括戒烟),90%的咳嗽可自然缓解。稳定期的慢性支气管炎患者不必长期预防性抗生素治疗,但慢性支气管炎急性加重者,应及时给予抗生素治疗,这对严重恶化加重和气流严重受限者尤为重要。无论稳定期还是急性加重期的慢性支气管炎患者,体位引流和物理叩背疗法的有效性尚未证实,不必常规进行。稳定期慢性支气管炎者,给予速效β_2激动剂治疗,有助于控制支气管痉挛、缓解呼吸困难,可能有助于减少慢性咳嗽,此类患者给予异丙托溴铵同样可改善咳嗽症状。茶碱虽有助于控制慢性咳嗽,但使用时应监测其血药浓度,以免引起茶碱中毒。慢性支气管炎急性加重者,应给

予速效 β_2 激动剂或抗胆碱能支气管扩张剂(异丙托溴铵)治疗,如无效,再考虑加用其他药物,但此类患者不宜使用茶碱治疗。稳定慢性支气管炎患者,祛痰剂无效,如需吸入激素控制咳嗽症状,应同时给予长效 β_2 激动剂;如 $EFV_1 < 50\%$ 预测值,或频繁恶化加重,应予吸入激素治疗,但不必长期口服激素如泼尼松,因为其疗效有限,且严重不良反应的风险较高。慢性支气管炎急性加重,目前尚无有效祛痰剂可用,此类患者短期(10~15 d)全身使用激素(口服或静脉注射)均有效。对慢性支气管炎患者,短期使用中枢性镇咳药如可待因和右美沙芬可有效缓解咳嗽症状。

(三)上气道咳嗽综合征

上气道异常相关性慢性咳嗽者,用上气道咳嗽综合征(upper airway cough syndrome,UACS)较鼻后滴涕综合征(PNDS)更合适。UACS 诊断应结合症状、体格检查、放射学发现,以及特异性治疗反应综合确定。UACS 治疗原则是:避免诱因,阻断或减轻炎症和分泌物,治疗感染,纠正结构性异常。咳嗽诱因明确者,应直接针对诱因治疗;初始治疗应是经验治疗,包括抗组胺和减充血剂(A/D)疗法。①过敏性鼻炎诱导的 UACS:经鼻吸入激素、抗组胺药(非镇静类)和(或)色甘酸钠,必要时口服白三烯抑制剂,A/D 对过敏性鼻炎更为有效,避免接触过敏源对长期控制有重要意义。②血管舒缩性鼻炎:抗组胺药加减充血剂有效,经鼻吸入异丙托溴铵也有效。③上呼吸道病毒感染后:A/D 疗法。④鼻窦炎:A/D 是基础方法;急性细菌性鼻窦炎治疗包括抗生素、鼻内激素和减充血剂如盐酸羟甲唑啉等;慢性鼻窦炎疗效欠佳;真菌性鼻窦炎主要采用手术清除真菌黏液,吸入激素仅有抑制作用,手术前可试用抗真菌治疗。⑤理化刺激所致的鼻炎:避免暴露,改善通风,增强过滤,必要时采用个人保护装置(如高效防尘/雾/烟面罩)。⑥药物性鼻炎:关键性停药,可使用 A/D 治疗或经鼻吸入激素等。

(四)哮喘所致的慢性咳嗽

慢性咳嗽患者,应常规考虑是否有哮喘存在,因为哮喘是咳嗽的常见原因之一,约占成人非吸烟者慢性咳嗽的 24%~29%。疑为咳嗽变异性哮喘(cough variant asthma,CVA),但临床体检和肺功能结果为非诊断性者,应给予乙酰甲胆碱吸入激发试验(methacholine inhalation challenge,MIC),以确定是否为哮喘,但只有在经特异性抗哮喘治疗后咳嗽缓解者才能确定 CVA 诊断。如不能行 MIC,应给予经验性抗哮喘治疗,但对激素治疗有反应者,并不排除非哮喘性嗜酸细胞性支气管炎(non-asthmatic eosinophilic bronchitis,NAEB)。对哮喘所致的咳嗽,应给予标准的抗哮喘治疗,包括吸入支气管舒张剂和吸入激素。对吸入激素难治性咳嗽患者,只要有条件,便应行气道炎症评估(如活检),如证实气道持续有嗜酸细胞者,更积极的抗炎治疗可获益。哮喘性咳嗽对吸入激素和吸入支气管舒张剂难治者,排除依从性差和其他情况,在增加全身激素治疗前,可加用白三烯受体拮抗剂(LTRA)治疗;哮喘所致的严重或难治性咳嗽,应短期(1~2 周)给予全身激素(口服),继之吸入激素治疗。

(五)胃食管反流病所致的慢性咳嗽

对胃食管反流病(gastroesophageal reflex disease,GERD)所致的慢性咳嗽,原使用的"酸反流病"宜改名为"反流病",以免误导临床上对 GERD 所致的咳嗽使用制酸剂。预测 GERD 所致的咳嗽有下列临床表现:①慢性咳嗽;②无环境刺激物暴露也不吸烟;③未摄入血管紧张素转换酶抑制剂;④胸片正常或稳定性病灶瘢痕;⑤排除哮喘性咳嗽(哮喘治疗咳嗽未改善,或 MIC 试验阴性);⑥排除鼻疾病所致的上气道咳嗽综合征(使用一代抗 H_1 拮抗剂咳嗽无任何改善,并排除"静息性"鼻窦炎);⑦排除非哮喘嗜酸细胞性支气管炎(正确的痰检呈阴性,或吸入/全身激素咳嗽无改善)。慢性咳嗽患者有典型、频繁胃肠道症状,如白昼烧心感(胃灼热)和反流,尤其是胸部影像和(或)临床表现与吸入综合征相符时,诊断评估时应纳入 GERD;如符合 GERD 诊断或符合上述预测 GERD 的 7 点临床表现,应高度怀疑 GERD 所致的咳嗽,不论是否有胃肠道症状，均应给予抗反流治疗。即便已行抗反流手术治疗者，也不宜轻易排除GERD，如抗反流治疗后咳嗽症状几乎或完全消失，可判定为GERD所致咳嗽的确定性因果关系。24 h食管pH监测是诊断GERD最敏感和特异的试验，惟一判断食管pH结果为正常的情况是，传统的其他酸反流指数在正常范围内，且在监测期间无反流诱导性咳嗽。24 h监测结果符合率低时，并不完全排除GERD诱导性咳嗽。pH监测结果提示的GERD性咳嗽，其GERD的严重程度和持续时间与病人咳嗽严重程度无直接相关性。诊断非酸性GERD作为咳嗽原因时，吞钡食管X线照相是提示胃食管反流的惟一可行的试验，但X线结果正常并不排除GERD所致的咳嗽。GERD所致咳嗽治疗症状不改善或未缓解时，应监测食管pH。GERD性咳嗽的治疗包括抗反流治疗和抗反流手术。抗反流治疗包括：饮食；改变生活方式（戒烟、运动、戒酒）；药物（抗酸制剂、促动力药）；查找危险因素（如治疗其他原因咳嗽，治疗合并状况（肥胖或阻塞性睡眠呼吸暂停）、考虑调整治疗合并状况的药物）。如饮食和抗酸治疗无反应，应在治疗1～3个月后重新评估；H_2阻滞剂无效者，质子泵抑制剂（如奥美拉唑等）仍有效；质子泵抑制剂单用无效时，加用动力药和饮食调节仍可起效。抗反流治疗包括24 h脂肪摄入≤45 g，停用咖啡、茶、苏打、巧克力、薄荷、番茄（西红柿）、乙醇、限制过强的运动，以防增加腹内压。对于抗反流治疗至少3个月无效、咳嗽症状仍持续且严重者，应考虑行抗反流手术。

（六）支气管扩张所致的慢性咳嗽

对疑似支气管扩张患者，如胸片无异常发现，可行螺旋CT（HRCT）扫描，HRCT可作为确定支气管扩张诊断的方法。对病因不明患者，应寻找诱发支气管扩张的病因，以采取特异性治疗。支气管扩张伴气道阻塞和（或）支气管高反应性者，应使用支气管舒张剂。对囊性肺纤维化引起的支气管扩张，重组DNA酶有助于改善肺功能，多数不宜长时间全身性激素治疗，可吸入抗假单孢菌的抗生素。特发性支气管扩张者，长时间全身性抗生素治疗可产生轻度减少痰量的作用，但不良反应增加，此类患者不宜吸入抗生素治疗。对分泌物多、排痰困难的支气管扩张患者，可采用物理疗法，但应加强症状监测；对部分局限性支气管扩张者，虽经充分药物治疗仍有无法耐受的咳嗽症状者，应考虑手术治疗。支气管扩张恶化加重者，应给予充分的抗感染治疗。

（七）误吸所致的咳嗽

由于吞咽困难引起的误吸是咳嗽的重要原因之一，口咽性吞咽困难可能引起脱水、营养不良、支气管痉挛、气道阻塞等严重并发症。透视吞咽可评估误吸和"静息性"误吸相关的诊断（静息性误吸是指在吞咽前、吞咽时或吞咽后发生误吸而无咳嗽症状者），包括：①神经损害性疾病：脑血管病、头部创伤（闭合性头损伤）、脊髓损伤、缺氧、癫痫发作、声带麻痹、退行性病变（包括体肌炎）、多发性硬化症、帕金森病、肌萎缩性侧索硬化、Huntington病、脑或脑干肿瘤、重症肌无力、Guillain-Barre综合征、进行性核上性麻痹、痴呆或意识改变、阿尔茨海默病；②外科相关性损害：头颈部癌放疗后效应、颈椎手术、外科相关性肌肉或神经源性损伤、声带麻痹、脑外科手术后、冠状动脉旁路移植术、颈部手术、食管胃切除术；③感染性：肉毒杆菌毒素中毒、抗胆碱能药或相关药物、HIV或白血病等免疫降低者、念珠菌感染、疱疹或巨细胞病毒性黏膜炎、梅毒等；④结构性：骨赘、弥漫性特发性骨质增生、环咽带、口咽部肿瘤舌切除术后、牙列不良、牙周病、鼻咽或口腔先天性畸形、腭裂、气管食管瘘；⑤内分泌病：糖尿病、甲状腺疾病；⑥胃肠道疾病：咽下部憩室、食管咽下困难、咽喉部反流、球麻痹；⑦肺部病变：肺炎、支气管炎、COPD；⑧气管切开或插管：＞48 h、机械通气病人；⑨药物不良反应：化疗、镇静、神经弛缓剂、抗精神病药等。对有上述病变者发生咳嗽应考虑误吸所致的咳嗽，当患者在进食或进饮时发生咳嗽时，尤其应评估吞咽相关性咳嗽，主要包括胸片和营养评估，最好请语言病理专家行口咽部吞咽评估，咽下困难者可行纤维支气管镜检查评估，疑为吞咽性咳嗽者可令其吞饮少量水（3

匙)以观察有无咳嗽。对意识障碍或吞咽困难者，不宜经口饲食，直至意识完全恢复或吞咽功能改善，必要时可经鼻胃管饲食。对顽固性咳嗽者，必要时考虑手术治疗。

(八)习惯性和心因性咳嗽

成人慢性咳嗽患者，只有广泛评估并排除少见原因、且经行为改进或心理治疗后咳嗽改善者，方可诊断为习惯性或心因性咳嗽；如经广泛评估、行为改进或心理治疗后仍持续性咳嗽者，应考虑为不明原因咳嗽。儿童慢性咳嗽者，评估诊断为局部抽动和Tourette综合征(儿童秽语多动症)、且经行为改进或心理治疗后咳嗽缓解者，可诊断为习惯性咳嗽。习惯性咳嗽的诊断主要是行为改进和心理治疗。

(九)儿童咳嗽

儿童咳嗽的定义与成人有别：①急性咳嗽：是指咳嗽持续时间少于2周者；②迁延性急性咳嗽：是指咳嗽持续时间2~4周者；③慢性咳嗽：是指咳嗽持续时间多于4周者。儿童慢性咳嗽是常见症状，会同时影响儿童及其父母的生活质量。儿童慢性咳嗽的病因与成人不同，大多数为呼吸道感染所致，但也可能是其他严重异常，应全面检查和评估有无呼吸道基础病或全身病变。儿童慢性咳嗽的治疗主要是针对病因处理；尚没有可以有效缓解咳嗽症状的药物；短期内经验性使用止咳药无效者应停用，否则可能产生不良反应。下面是儿童慢性特异性咳嗽(图1-2-4)和慢性(非特异性)咳嗽(图1-2-5)的诊断和评估程序图，供临床参考。

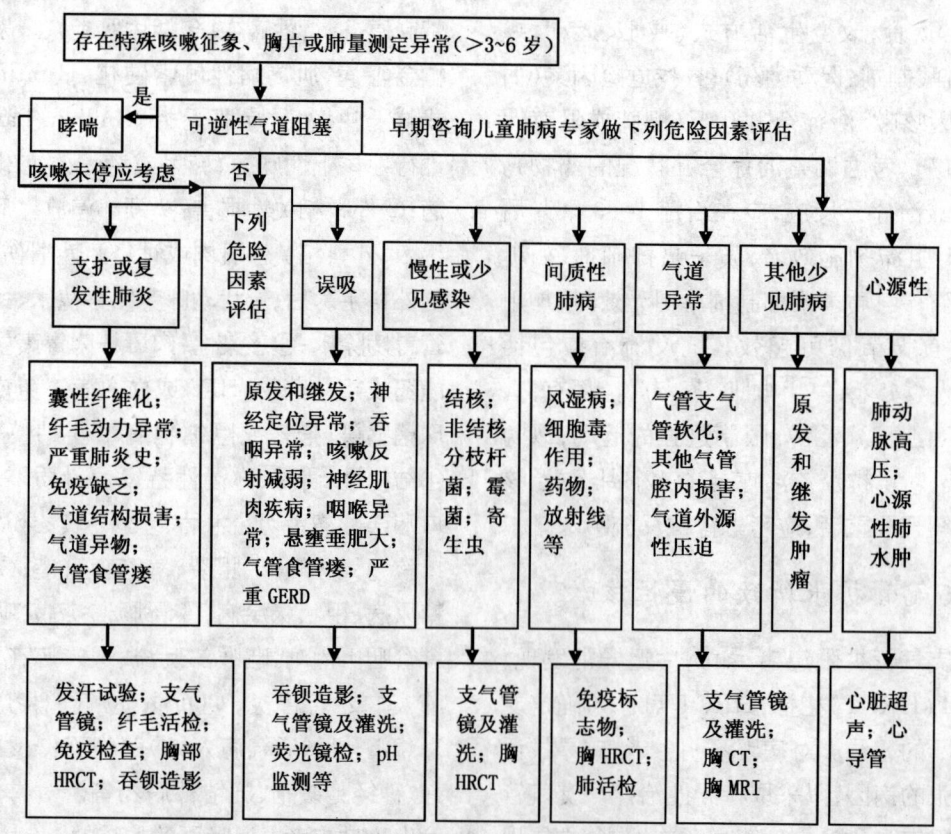

图1-2-4 儿童(14岁以下)慢性特异性咳嗽评估处置程序图

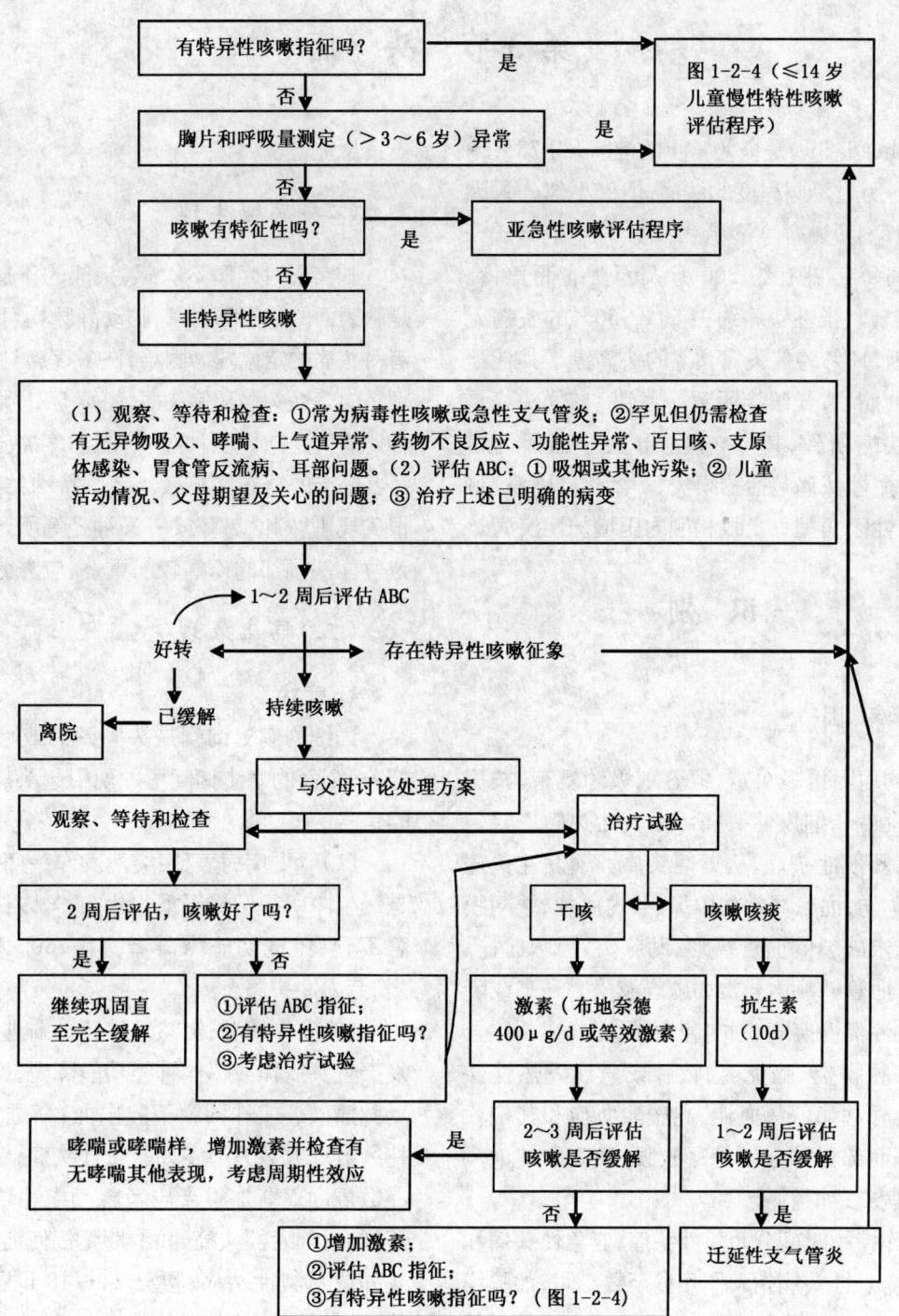

图 1-2-5 儿童(15 岁以下)慢性咳嗽评估程序图

(赖荣德)

第3节 头 痛

头痛(headache)是极为常见的症状,约75%～85%的人经历过不同程度的头痛,但仅小部分人因头痛而就诊,因头痛急诊者占急诊总量的3%～5%,仅美国每年就有约200万人因头痛而急诊。各种头痛中,紧张性头痛约占50%,30%的头痛无法确定原因,10%为偏头痛,8%的头痛缘于其他严重疾病如肿瘤、青光眼等所致。不到1%的头痛是因致命性疾病所致,其中蛛网膜下腔出血最为常见,其他致命性头痛包括脑膜炎、一氧化碳中毒、颞动脉炎、急性闭角型青光眼和颅内压增加性疾病。

一、识 别

(一)病 因

头痛的病因可轻可重,但鉴别极为复杂,按疾病分为原发性和继发性头痛。原发性头痛主要包括偏头痛、紧张性头痛、丛集性头痛。继发性头痛包括头部创伤;血管异常如中风、颅内血肿、蛛网膜下腔出血、未破裂的血管畸形、动脉炎、静脉血栓、高血压;非血管性颅内异常如脑脊液压力升高或降低、非感染性炎性疾病、颅内肿瘤;吸毒或戒断综合征;感染如脑膜炎、脑炎、脑脓肿或急性发热性头痛;代谢性异常如低氧血症、高碳酸血症和其他代谢异常;颅面部异常如颅骨、颈、眼、鼻窦和其他颅面部结构病变;神经痛。

按发作持续时间分为急性头痛、亚急性头痛和慢性头痛。急性头痛指发作几秒至数小时,如脑膜炎、脑脊液压力降低、蛛网膜下腔出血(SAH)、脑内出血、急性闭角型青光眼、鼻窦炎、紧张性头痛、两颞侧头痛、热相关性头痛、三叉神经痛、高血压危象等;亚急性头痛指症状发作持续几小时至数天,如颅内压升高、脑炎/脑膜炎、颞/巨细胞或颅内动脉炎;慢性头痛指几周至数个月,如紧张性头痛、偏头痛、丛集性头痛、颈神经根性头痛、眼疲劳或药物不良反应等。

(二)病理生理

脑实质对疼痛不敏感,头部的疼痛敏感区主要是脑表面的脑膜和血管,脑动静脉均可产生疼痛,患者对头痛的定位较为困难,许多疼痛与头痛有关,特别是血管性头痛和偏头痛,经第5对颅神经介导,这种疼痛可逆向传至神经核,而后疼痛向第5对颅神经各分支的分布区扩散。某些特殊结构的炎症,如根尖周围脓肿、鼻窦或三叉神经等所致的疼痛较易定位。头颈部的疼痛较易重叠,应充分考虑。

(三)临床表现

1. 症状

详细的病史询问是头痛评估或诊断的最重要部分,全面的病史询问可发现引起头痛的严重疾病的信号。

(1)严重疾病表现:突然发作头痛、患者常自诉是一生中所经历最严重的头痛、与以往任何头痛显著不同、免疫功能障碍者头痛、50岁后新发的头痛、劳力性头痛。

(2)发作情况:突然发作还是渐进性的头痛,突发严重头痛伴或不伴神经功能障碍,均应寻找有无动脉瘤破裂或蛛网膜下腔出血;渐进发作的头痛、持续数周或数月者多为紧张性头痛;新发性头痛且在数周内逐渐加重者应考虑颅内肿块所致的颅内压增高;阵发性头痛,间歇期无任何症状,提示为偏头痛或丛集性头痛;腰穿24～48 h后前额或枕部头痛,是硬脊膜穿刺后头痛,可能是继发脑脊液漏等。

(3)头痛何时加重:如清醒后头痛可能是高血压、丛集性或肿瘤性疾病所致;紧张性头痛一般睡醒后缓解,白天工作后加重。

(4)头痛发作时正在干何事:静息或做任何事时突然发作的严重头痛,甚至有病人描述是一生中最严重的头痛,高度提示为蛛网膜下腔出血;如是在行驶的车内或是火场内出现头痛,提示有 CO 中毒的可能,CO 中毒最常出现头痛和头晕症状;病人在性活动过程中或之后发生头痛,可能是性交性头痛;患者可能在咳嗽、喷嚏、大笑、重体力活、弯腰或任何 Valsalva 手法之后发生严重的良性头痛,疼痛在活动开始的几秒内发作,持续数秒至数分钟不等,其性质和严重程度有时也与蛛网膜下腔出血时的头前相似;头痛与饥饿、应激、缺乏睡眠、月经、食用某些特异食物、口服避孕药等相关者,可能是偏头痛。同时应询问近期或既往有无头部外伤史,以提供诊断参考。

(5)疼痛性质:疼痛性质有时对确定病因诊断有一定作用,严重、紧张性、突然发作或突如其来的严重头痛可能是蛛网膜下腔出血,与脉搏相关的搏动性头痛常是血管源性的,不与血管相关性的搏动性头痛可能是非特异性的,钝性、持续性后枕部束带状头痛可能是紧张性头痛等。

(6)疼痛部位:确定疼痛部位有助于缩小诊断范围,单侧性头痛多是偏头痛或一侧颅内有肿块;单侧面痛多见于三叉神经痛、鼻窦炎、颈动脉夹层;先为一单侧后发展为两侧头痛可能为颅内压增加所致;头顶部疼痛见于蝶窦炎和大脑幕上损害;眼眶上方头痛可能是青光眼、视神经炎、丛集性头痛、海绵窦血栓形成等;枕部头痛可能为小脑损害、肌痉挛和颈神经根病变所致,但急性枕颈部头痛可能与颅内病变有关,特别是有其他伴随症状者,更应综合考虑。

(7)诱因或缓解因素:了解头痛的缓解和诱发因素,以及伴随的症状等,有助于头痛的病因诊断,如头痛与咳嗽、弯腰或转动头部有关者,多为颅内肿块或鼻窦炎;腰穿后头痛多是穿刺后病人半卧位或起立所致。

(8)用药史:许多药物的不良反应可表现为头痛。如硝酸甘油、肼屈嗪、钙通道阻滞剂、地高辛、雌激素等均可出现头痛;长期饮用咖啡者,突然停用咖啡,24～48 h 后可能发生头痛,但再次饮用咖啡后头痛又会缓解,这是戒断综合征的表现;乙醇、大麻、苯异丙胺也会诱发头痛,可卡因吸食者头痛要注意颅内出血的可能。

(9)既往史:偏头痛、丛集性头痛和紧张性头痛等常有既往类似发作史,偏头痛多在儿童、青少年或年轻时起病,常有反复发作,头痛的严重程度、部位、性质与既往不同者,应考虑新发其他严重病变可能,特别是蛛网膜下腔出血,最近严重头痛可能是脑动脉瘤出血的前兆;紧张性头痛患者既往也可能类似病史;周期性头痛发作是丛集性头痛的主要表现;老年人新发的头痛应高度警惕,50 岁以上者新发头痛应考虑有青光眼、颅内损害、颞动脉炎等病的可能。

(10)伴随症状:头痛伴恶心、呕吐者,见于偏头痛、蛛网膜下腔出血、脑膜炎、腰穿后头痛或其他颅内压增高性疾病;头痛伴畏光者,可见于蛛网膜下腔出血或脑膜炎刺激征,或见于偏头痛,也可见于眼部病变如虹膜炎、眼葡萄膜炎急性闭角型青光眼等;头痛伴颈项强直者,特别是不能屈颈或颈抵抗者,可能是脑膜炎或蛛网膜下腔出血的脑膜刺激征;头痛伴发热者,可能是细菌性脑膜炎;颞动脉炎头痛者常伴有多肌痛;偏头痛者可伴有畏光;蛛网膜下腔出血的头痛可伴有视野缺损、复视、抽搐、晕厥等;妊娠者头痛应警惕先兆子痫。

(11)家族史:偏头痛者 70% 有家族史,但丛集性头痛者大多没有家族史,蛛网膜下腔出血家族史也是其危险因素,脑动脉瘤与部分严重疾病如自常染色体显性多囊病、主动脉缩窄、Marfan's 综合征、埃勒斯-当洛(Ehlers-Danlos)综合征 IV 型有家族性,神经外科手术或恶性肿瘤与颅内病变如分流障碍有关等。

2. 体格检查

观察病人的一般状况是评估疾病严重程度的重要方法之一,不过无法因此判断是严重致命性还是良性疾病,少量蛛网膜下腔出血(前哨出血)可能仅有不适感,特别是动脉瘤未完全破裂时,体格检查就有重要作用,主要应包括:

(1)生命体征:头痛患者可能伴有生命体征异常,心动过速和呼吸急促可能继发性疼痛所致,血压升高可见于蛛网膜下腔出血,体温升高提示颅内感染可能。

(2)头部:头部视诊和触诊可能有助于发现肿

瘤证据；鼻窦或牙齿压痛可能是头痛诊断的重要线索，但脓性鼻腔分泌物和鼻窦异常放射学改变是最好的临床诊断工具；所有老年患者应触诊颞部，以排除颞动脉炎，头皮触痛区是神经痛的重要指征等。

(3) 眼部：任何头痛者均应做眼部的全面检查，包括神力、瞳孔大小、眼外运动、畏光等；急性闭角型青光眼可伴有头痛，包括结膜充血、轻度瞳孔扩大、眼内压增高、视力下降等；眼外运动有助于判断第6对脑神经功能，后者可能受颅内肿块或动脉瘤影响；眼底镜检查有助于发现自主性静脉搏动（SVPs），视网膜中央静脉轻微搏动源自视盘，无SVPs者提示视乳头水肿，后者是颅内压升高的征象；蛛网膜下腔出血可发生透明膜下或视网膜前出血，而视网膜出血和渗出可能是高血压脑病所继发；有时屈光不正也会发生头痛，但非突然发作，且经视力矫正后可缓解。

(4) 皮肤：检查有无皮疹，头痛伴皮疹可见于脑膜炎球菌血症、洛矶山斑疹热或血管炎等。

(5) 神经检查：头痛患者应行全面的神经系统检查，主要包括意识状态、脑神经、运动功能、感觉状况、小脑功能等。新发神经功能缺陷、抽搐、认知功能障碍者均应行头部影像学检查如CT等；认真的颅神经检查可能发现第3、第6对颅神经损害的表现，它们异常往往提示颅内压升高、小脑扁桃体疝或脑动脉瘤等。

(6) 脑膜刺激征：屈颈发生疼痛和颈抵抗可见于脑膜炎症，也可见于颈椎关节炎或颈部损伤；Brudzinki's 征是屈颈时发生屈髋、屈膝表现，这是脑膜炎症的表现，但对脑膜炎的敏感性和特异性均较不高；Kernig's 征是屈髋屈膝成90°后，再伸直膝关节，如发生疼痛或低抗即为阳性，提示脑膜受炎症刺激，但对脑膜炎的敏感性和特异性不高；摇头试验是令病人水平摇头，按2~3次/s的速度摇头，如摇头后原有头痛加重即为阳性，它对脑膜炎的敏感性为90%，特异性为60%，但尚须更多大样本研究证实。

(四) 辅助检查

大多数头痛患者无须特殊检查，如偏头痛、丛集性头痛、紧张性头痛或腰穿后头痛等根据病史即可诊断，但严重头痛或经临床检查疑为器质性疾病者，必须行有关实验室和影像学检查（如CT），特别是疑为SAH者。

1. 实验室检查

依临床而定，如疑为感染，应行血常规、血培养，但脑膜炎者有时可能血像正常，颞动脉炎者血沉升高，老年头痛应检查血沉，疑为CO中毒者应做碳氧血红蛋白测定、血气分析，但有时不一定有明显低氧血症；伴有头痛、恶心、呕吐、腹泻、糖尿病或抽搐等者应检查血电解质，必要时检查肝肾功能。

2. 腰穿

疑有颅内感染者应行腰穿，抽取脑脊液化验，或疑为SAH而CT检查阴性者，也应行腰穿，脑脊液检查包括细胞计数、蛋白定性和(或)定量、糖、氯化物，必要时应送培养和抗酸染色或墨汁染色等。对有头痛伴有升颅内压升高征象者，如视乳头水肿、眼底镜发现静脉搏动消失者、意识改变或有局灶性神经定位体征者，在行腰穿前应先行头颅影像学检查如CT。如无颅内压升高征象者，可在影像学检查前先腰穿。注意，使用小针穿刺减少腰穿后头痛发作频率，最近研究发现，用22号腰穿针也可减少腰穿后头痛的发作频率。

3. CT

头颅CT检查可发现脑实质明显结构性变化，如脑内出血、蛛网膜下腔出血、肿瘤等，但6%~8%的蛛网膜下腔出血者CT检查阴性，多为轻度出血者，SAH 12 h后10%阴性者达10%，3~5天者阴性率达20%或以上。急诊CT检查的指征包括：头痛伴有神经检查异常者（如局灶性神经功能缺失、意识改变、认知功能改变）；急性突发头痛者；HIV阳性患者新发头痛者；50岁以上新发头痛者（即便无局灶性神经定位体征也应检查）等。

(五) 诊 断

1. 诊断

根据病史和体格检查，一些头痛可做出诊断，但有时须结合辅助检查方可确定诊断。发现头痛的致命性征象可及时避免严重不良后果,头痛的严重体检发现包括:意识改变;脑膜刺激征如Kernig征、Brudzinki征;摇头试验阳性;局灶性神经定位体征;脑膜炎球菌血症的皮疹等。

有下列情况者应详细作其他检查:①突然发作的头痛;②严重头痛,或患者描述为一生经历最严重的头痛;③意识改变或意识水平下降;④脑膜刺激征;⑤不明原因生命体征变化;⑥局灶性神经功能缺失;⑦全身性进行性加重;⑧新发劳力性头痛;⑨有HIV史者等。头痛伴有这类表现时,应警惕严重颅内或全身性疾病,宜结合有关辅助检查进一步协助诊断。

为便于临床判断,根据引起头痛疾病的严重性,将头痛按轻、急、危分为三大类,表1-3-1是头痛严重程度分类。

表1-3-1 头痛严重程度分类

器官系统	危	急	轻
神经、中枢神经系统、血管	蛛网膜下腔出血	分流失败、肌牵引性头痛、肿瘤或其他肿块、硬膜下血肿	偏头痛、各种血管性头痛、各种三叉神经痛、创伤后头痛、腰穿后头痛
中毒/代谢/环境	一氧化碳	高山病	
胶原血管病	颞动脉炎		
眼耳鼻喉		青光眼/鼻窦炎	牙病/颞下颌关节病
神经肌肉			紧张性头痛、颈神经根性头痛
过敏			丛集性/组胺性头痛
感染性疾病	细菌性脑膜炎/脑炎	脑脓肿	热性头痛/非神经源性感染
肺/氧气		缺氧性头痛、贫血	
心血管		高血压危象	高血压(罕见)
非特异性			用力相关性头痛/性交性头痛

2. 鉴别诊断

常见不同原因急、慢性头痛及其特点:

(1)急性头痛常见疾病及特点

①脑膜炎(病毒性或细菌性):发热、畏光、头痛、颈项强直、呕吐、Kernig's征阳性,淤点或紫癜样皮疹(脑膜炎球菌性脑膜炎)。如有神经系统体征应性头颅CT检查,病毒性脑膜炎腰穿见CSF清澈透明、淋巴细胞升高、蛋白升高、糖正常;细菌性脑膜炎CSF中性粒细胞升高、蛋白增加、糖升高,革兰染色见或不可见细菌。

②CSF降低:腰穿后头痛加重或复发(常疑为脑膜炎),坐位加重,数天后自然缓解。

③蛛网膜下腔出血:突发枕部头痛(常描述为敲击样头痛),意识各不相同、呕吐、伴或不伴颈强直,透明膜下出血,伴或不伴神经定位征。颅脑CT或MRI确定诊断。腰穿示血性CSF,出血后2周以上者呈CSF变黄。

④脑内出血:局灶性定位征,CT/MRI描述确定诊断。

⑤创伤性脑损伤:创伤史,裂伤或挫伤,意识水平下降,清楚时有健忘或记忆缺失,头颅X线、CT正常或脑水肿,但无硬膜下或硬膜外出血。

⑥急性闭角型青光眼:角膜混浊,瞳孔异常,眼内压升高可确诊。

⑦鼻窦炎:发热、面痛、鼻塞、流涕、黏液脓性鼻腔分泌物、鼻窦触痛或压痛,伴或不伴上呼吸道感染。鼻窦X线或CT检查确定诊断,CT可见黏膜增厚,液平。

⑧紧张性头痛:弥漫性或双侧,持续性,束带样紧缩感,白天加重,与应激或紧张有关,伴或不伴眼动加快。

⑨两侧性偏头痛:双侧,搏动性,伴或不伴呕

吐、先兆症状，伴或不伴视觉或其他诱发因素如月经时神经功能障碍。在黑暗环境或暗室中数小时，适当镇静或睡眠可缓解。

⑩热性头痛：头痛与发热有关，多有发热，肌痛，咳嗽，咽痛，热退症缓。

⑪三叉神经痛：三叉神经病变引起面痛和面肌痉挛，刺痛，一般在眼周，冷、热或压迫触发区刺激可诱发疼痛。

⑫高血压危象：血压严重升高，视力模糊，高血压史。

(2) 亚急性头痛常见疾病及特点

①颅内压升高（肿瘤、脑积水、脑脓肿等）：钝性头痛，觉醒时加重，呕吐、咳嗽、喷嚏、弯腰等会加重，视乳头水肿，血压升高、脉搏减慢，进展性神经体征。头颅 CT/MRI 可确定。

②脑炎/脑膜炎：发热、恶心呕吐、颈项强直、意识模糊、意识水平降低，CSF 显微镜检、血清学或 PCR 可确定诊断。

③颞/巨细胞或颅内动脉炎：头皮压痛、下颌不对称、颞动脉搏动丧失、视力突然丧失，ESR 明显升高，确诊有赖于颞动脉活检（使用泼尼松后做）。

(3) 慢性头痛常见疾病及特点

①紧张性头痛：弥漫性或双侧性，持续发作，束带样，白昼加重，与应激或紧张有关，动眼加重，普通止痛药可缓解。

②偏头痛：一般单侧性，搏动性，伴或不伴呕吐，先兆症状伴或不伴视觉障碍，诱发因素。暗室和止痛剂或睡眠可在数小时内缓解。

③丛集性头痛：阵发性，一般为夜间痛，持续数周，与偏头痛一样数小时缓解。

④颈神经根性头痛：枕部和头后部，鬓骨，头顶和额部疼痛，头部运动疼痛加重或头痛活动受限，多在 40 岁以上患者，诊断有赖于 X 线显示颈椎退行性变，非甾体抗炎药有效。

⑤眼疲劳：阅读后头痛加重，顽固性疼痛，使用恰当的护目镜可改善。

⑥药物不良反应：用药史（如硝酸盐类），停药后可缓解。

二、处　置

(一) 一般处理和监护

头痛往往是其他疾病的表现之一，有时可能是惟一表现，因此，应根据患者的头痛情况确定如何处理，但所有生命体征不稳定或有意识改变的头痛患者均就给予心电血压监测，保持气道通畅，维持氧合功能，稳定循环，同时应建立静脉通道，抽取血标本送检如血常规、电解质，疑有感染者应送血培养。根据头痛严重程度给予止痛处理是基本治疗，表 1-3-2 是各种常见头痛的止痛方法。

表 1-3-2　头痛常用止痛药物及使用

药　物	适应证	剂量和给药途径	不良反应和评价
NSAIDs（非甾体抗炎药）			NSAIDs 或阿司匹林过敏者禁用
布洛芬	轻中度头痛	600～800 mg,po	胃肠道不适
甲氧萘丙酸钠	轻中度头痛	275～550 mg,po	胃肠道不适
吲哚美辛	轻中度头痛	25～50 mg,po 或 50 mg 纳肛	胃肠道不适
痛力克/酮咯酸	中重度头痛	30 mg,iv 或 30～60 mg,im	胃肠道不适；老年和肾功能不全者避免使用
血清素(5-羟色胺)激动剂			

续表

药 物	适应证	剂量和给药途径	不良反应和评价
氢化麦角碱	中重度偏头痛、丛集性头痛	1 mg,iv 或 im,1 h 后可重复给药	胃肠道不适（可用止吐剂预处理），如已用舒马普坦不宜再用此药，高血压、冠心病、外周血管病、妊娠者禁用
舒马普坦	同上	6 mg,sq,反应差者 1 h 后可重复	胸痛、喉头发紧、面红。禁忌同上。24 h 内用过麦角胺者不宜使用
多巴胺受体拮抗剂			
丙氯拉嗪/甲哌氯丙嗪	中重度偏头痛	10 mg,iv 或 im,30～60 min 可重复	镇静和肌张力障碍作用
氯丙嗪（冬眠灵）	中重度偏头痛	12.5～25 mg,iv	严重直立性低血压，因此用药前应先用 NS。镇静和肌张力障碍作用
甲氧氯普胺	中重度偏头痛	10 mg,iv	肌张力障碍作用
类固醇			
地塞米松	持续偏头痛，顽固性丛集性头痛	10～20 mg,iv	间断用药,直至其他药物起效。可引起胃肠道出血、感染、卡他症状、无菌性坏死、记忆障碍等
鸦片类药			
哌替定/度冷丁		50～100 mg,im 或 iv	最后的止痛选择，其他药物无效时才考虑
二氢吗啡酮/氢吗啡酮		1～4 mg,sq 或 iv	同上
硫酸吗啡		1～10 mg,im 或 iv	同上

注：im=肌注，iv=静脉注射，NSAIDs=非甾体抗炎药，po=口服，sq=皮下注射。

（二）特殊处理

作为症状，头痛的处理除止痛外，应根据致头痛性的原发疾病进行处理，头痛对止痛的缓解情况不能作为病情恢复程度的主要指征，如蛛网膜下腔出血者，给予止血、降低颅内压、卧床休息等；发热相关性头痛给予退热；脑膜炎者给予抗感染、伴有颅内压升高者给予脱水处理等。需考虑入院治疗的情况：①中枢神经系统感染；②血管病（蛛网膜下腔出血、脑缺血、严重高血压、颈动脉夹层、颞动脉炎）；③占位性病变如脑肿瘤等；④中毒代谢性脑病；⑤特发性颅内压升高一般处理无效者；⑥头痛合并严重疾病者；⑦严重顽固性头痛；⑧持续呕吐、电解质异常或无法经口饮水或进食者；⑨复杂性药物相互作用；⑩其他不适合门诊处理者等。

（三）成人偏头痛的药物预防

越来越多的证据表明，偏头痛可用阿米替林、丙戊酸钠、普萘洛尔、噻吗洛尔作为一线预防药物（表1-3-3）。

表1-3-3 成人偏头痛的一线预防药物

药物	剂量	主要不良反应
阿米替林	10~150 mg/d	体重增加,口干,镇静
双丙戊酸钠	250~500 mg,bid;或缓释剂 500~1 000 mg/d	恶心、体重增加、震颤、致畸药物、肝毒性、镇静
普萘洛尔	80~240 mg/d,分3~4次;或缓释剂 80~240 mg/d	疲乏,运动耐力减低
噻吗洛尔	10~15 mg,bid	疲乏,运动耐力减低
托吡酯	50 mg,bid(15~25 mg 开始,渐增)	感觉异常,疲乏,恶心
丙戊酸	250~500 mg,bid	恶心,体重增加,震颤,致畸,肝毒性,镇静

(赖荣德)

第4节 胸 痛

胸痛(chest pain)是常见的主诉症状,约占急诊就诊患者主诉的3%～6%,在美国,每年约有500万～800万患者因胸部不适或其他可能急性冠脉综合征表现而就诊,其中缺血性心脏病所致的胸痛仅占所有胸痛的10%～30%,急诊胸痛单元(chest pain units,CPU)的出现和运行,大大减少了不必住院的轻中度胸痛病人入院,为缓解住院病床紧张产生良好效果。胸痛可以是致命性疾病,如心肌梗死、不稳定性心绞痛、主动脉夹层、肺栓塞或食管破裂等的首发症状或主要症状;也可能是自限性或非致命性疾病,如胸壁劳损、胃食管反流病或带状疱疹等的表现。尽管病因多种多样,临床医生特别是急诊和危重病科医生首先要识别并处理潜在的致命性胸部疼痛或疾病。

一、识 别

(一)病 因

引起胸痛的原因很多,胸壁、纵隔、肺部、胸内大血管、心脏、脊柱、脊髓乃至脊神经的病变均可引起胸痛,常见的有致命性风险的疾病所致的胸痛主要包括急性冠状动脉综合征、主动脉夹层、肺栓塞等。

心脏疾病如心肌梗死、心绞痛、心包炎、心肌炎、心瓣膜病如主动脉狭窄;肺部疾病如肺炎或其他感染、气胸、肺栓塞、慢性阻塞性肺疾病急性发作;纵隔疾病如纵隔的炎症、气肿、肿瘤等;食管病变如食管炎特别是念珠菌性食管炎、胃食管反流病、胡桃钳食管(食管痉挛所致)、食道异物、食管破裂;主动脉病变如主动脉夹层、动脉瘤、主动脉炎、上腹部疾病如胆囊炎、胆石症、胰腺炎、胃或十二指肠溃疡(伴或不伴穿孔)、肝炎等;胸壁疾病如肋软骨炎(Tietze's病)、胸壁挫伤、肋骨骨折、胸肌劳损或撕裂;腹腔病变如肝炎、肝脓肿、膈下脓肿、脾梗塞、急性胰腺炎、胆道疾病、镰状细胞危象等。表1-4-1根据不同器官系统按严重程度区分胸痛病因。

(二)病理生理

内脏或躯体疼痛刺激传入神经系统产生两种不同性质的疼痛综合征,皮肤和壁层胸膜受躯体疼痛纤维支配,它进入脊髓特定水平并规律地分布于支配皮肤疼痛的相应区域内;内脏疼痛纤维主要分布在内脏器官,如心脏、血管、食管和脏层胸膜,此纤维进入脊髓分布于多个脊髓层面,并上行止于大脑的顶叶皮层,顶叶皮层同时支配躯体和内脏纤维相应部位的疼痛。躯体疼痛常很容易描述,并可精确定位,多是锐痛的感觉;而来自内脏纤维的疼痛很难描述,定位不准确,因此这种疼痛感觉常被描述为不适感、重压感或疼痛感,而且大脑皮层常常误判疼痛的真实来源或部位,因为内脏疼痛刺激与邻近区域传入神经共同进入脊髓同一节段,与邻近部位的躯体性疼痛相混合,导致大脑皮层误判疼痛来源,如膈肌的疼痛刺激大脑可能判断为肩痛,而判断为手臂的疼痛实际上可能是心肌缺血所致。另外,不同性别、年龄、并发症、用药史、吸食毒品、饮酒或酗酒可能影响病人的心理状况,易化病人的感觉和疼痛信息传递。

表 1-4-1 不同程度胸痛的病因

器官系统	危 重	紧 急	一 般
心血管	急性心肌梗死、急性冠脉缺血、主动脉夹层、心包填塞	不稳定心绞痛、冠脉痉挛、变异性心绞痛、可卡因诱发性胸痛、心包炎、心肌炎	心瓣膜病、主动脉狭窄、二尖瓣脱垂、肥厚性心肌病
肺部	肺栓塞、张力性气胸	气胸、纵隔炎	肺炎、胸膜炎、肿瘤、纵隔积气
胃肠道	食管破裂	食管撕裂(Mallory-Weiss)、胆囊炎、胰腺炎	食管痉挛、食管反流、消化性溃疡、胆绞痛
肌肉骨骼			肌劳损、肋骨骨折、关节炎、肿瘤、肋软骨炎、非特异性胸壁痛
神经性			脊神经根受压迫、胸廓出口综合征、带状疱疹、带状疱疹后神经痛
其他			心因性胸痛、过度通气或换气所致胸痛

(三)临床表现

疼痛病史描述可按疼痛的诱因/缓解因素(aggravating/alleviating)、发作情况(onset)、部位(location)、持续时间(during)、疼痛性质或特征(character)、伴随症状(associated symptoms)、有无放射痛(radiation)序贯地进行询问或记录,以免遗漏,为便于记忆,有人将单首字母连接为"aoldcar"。

1. 诱因/缓解因素

胸痛与体位、嗳气、劳累、深呼吸、咳嗽等有无相关性。劳累、体力活动、精神紧张,可诱发心绞痛发作,休息、含服硝酸甘油或硝酸异山梨酯,可使绞痛缓解,但心肌梗死疼痛多为持续性,休息或含服硝酸酯类不缓解;胸膜炎和心包炎的胸痛可因深呼吸或咳嗽而加剧;反流性食管炎为胸骨后烧灼样痛,饱餐后出现,仰卧位加重,服用制酸剂或促动力药如多潘立酮(吗丁啉)后可减轻或消失;食管痉挛多为运动诱发,平卧位加重反流,少数情况下硝酸甘油可缓解食管痉性疼痛;自发性气胸的疼痛多因用力屏气、劳动、用力解大便等诱发。

2. 发作情况

胸痛是突然发作还是逐渐发作,何时重,何时轻,还是持续性疼痛等。

3. 部位

整个胸部还是胸部某个部位疼痛,可用一个手指确定哪儿疼痛还是无法具体确定何处疼痛等。心绞痛或心肌梗死的疼痛多在心前区、胸骨后或剑突下,疼痛会放射到左肩、左上臂内侧甚至无名指和(或)小指,放射于左颈与面颊部者,应与单纯牙痛鉴别;胸主动脉夹层的疼痛位于胸背部,如夹层向腹主动脉扩展,疾病还会向下放射至腰部、下腹部或两侧腹股沟和下肢;食管和纵隔病变所致的胸痛多位于胸骨后,食管源性疼痛常与进食或吞咽有关;干性胸膜炎性疼痛与深呼吸有相关性,但胸腔内出现积液后疼痛会缓解,当胸腔积液抽毕后,可能又会出现呼吸相关性疼痛;肺梗死累及胸膜者,也会出现呼吸相关性疼痛;自发性气胸多为骤发性疼痛,当气胸量增多后,疼痛可能又会消失;Pancoast癌(肺尖部癌或称肺上沟癌)以肩部、腋下为主的疼痛,可向上肢内侧放射。胸壁疾病疼痛部位局限,局部多有压痛,炎性疾病尚有局部红、肿、热;带状疱疹疼痛常为一侧肋间神经分布区的剧痛,一般不会越过体表中线,沿疼痛区可见到疱疹;肋软骨炎最易侵犯第1、2肋软骨,呈单个或多个肿胀隆起,肤色正常,有压痛,咳嗽、深呼吸或上肢大幅度活动时疼痛加重。

4. 持续时间

何时开始,现在如何,持续了多长时间,持续性还是间断性疼痛等。心绞痛多为数分钟至15 min,很少超过30 min;心肌梗死多为持续性疼痛,维持时间大多在20 min以上。炎症性、肿瘤性、肺栓塞或梗死所致疼痛多呈持续性;食管、胃肠道、支气管等平滑肌痉挛或血管狭窄缺血所致疼痛呈阵发性。

5. 胸痛特征

是锐痛还是钝痛,压迫感还是撕裂感,不适感还是窒息感等。带状疱疹呈条带状,刀割样或灼痛,剧烈难忍,通常分布于单侧胸壁;食管炎的疼痛多为烧灼样;食管破裂多为恶心后发作剧烈疼痛;心绞痛为绞窄性并压迫感、窒息感;心肌梗死的疼痛与心绞痛相似,但程度更为剧烈,多伴有恐惧感、濒死感;干性胸膜炎呈尖锐刺痛或撕裂痛,深呼吸明显;肺癌为闷痛,而肺上钩癌(Pancoast癌)多为烧灼样痛,夜间明显;主动脉夹层多突然发作,撕裂样剧痛,难以忍受;大面积肺梗死多为突然剧烈刺痛或绞痛,常伴呼吸加快、呼吸困难和紫绀。心因性胸痛多为针刺样或多部位疼痛而无其他阳性发现,某种特殊暗示后会迅即消失。

6. 伴随症状

胸痛有无其他症状,如头晕、眩晕、昏厥、出汗、心悸、呼吸困难、恶心或呕吐等。

7. 放射痛

有无放射,放射到哪里,如背部、下颌、咽喉部、手臂、颈部、腹部等。心肌梗死的疼痛会放射到左肩、左上臂内侧、左小指或无名指、左颈部、下颌;主动脉夹层疼痛会向下放射至腹部、腰部等。

(四)辅助检查

除外三大常规、电解质、肝肾功能等检查,胸片、ECG也应列入胸痛常规检查。考虑急性冠脉综合征者应同时检查心肌酶谱、肌钙蛋白I或T、肌红蛋白,首次肌酶、ECG正常者,如临床高度怀疑急性冠脉综合征时,应动态观察至少6 h。疑为胰腺炎者应行血尿淀粉酶、血脂肪酶检查。过度通气综合征者血气分析可发现$PaCO_2$明显下降。

(1)胸片:可发现气胸、纵隔增宽,新发肺内浸润影,胸腔积液,膈下游离气体,肋骨骨折,皮下气肿、纵隔气肿,以及气管内导管、胃管、胸腔引流管等位置。

(2)胸部CT:可发现胸片无法发现的"盲区"病变,如肺尖部肿瘤、胸骨后或心脏后病变、肺门病灶等,增强扫描可发现肺栓塞等肺血管病变。通气灌注扫描有助于进一步明确肺栓塞诊断。增强CT扫描还可发现主动脉夹层,如有疑问,必要时可行MRI检查。

(3)肺血管造影:是肺栓塞诊断的"金标准",随着高分辨螺旋CT的广泛应用,肺血管造影已较少使用。

(4)心脏超声:可评估心脏结构性变化,发现心瓣膜病,心包积液或心包填塞,主动脉夹层,还可了解左、右心收缩功能,估测肺动脉压力。

(五)诊断评估

胸痛诊断在于发现致痛的原发病变,急性胸痛应优先考虑6大疾病:急性心肌梗死、不稳定心绞痛、胸主动脉夹层、肺栓塞、张力性气胸、食管破裂。通过简要的病史、胸痛特点和能快速得出结果的必要的辅助检查,大多可快速诊断。

1. 胸痛的初始评估和稳定

(1)胸痛的部位、严重程度、特征、有无放射痛、持续时间如何?诱因和缓解因素?

(2)疼痛与活动(如运动、冷、深呼吸、咳嗽、性活动)有无关系?是否用过药物?

(3)有无相关症状如出汗、气短?

(4)用药史如何?有无冠状动脉病、高血压、糖尿病史?

(5)生命体征测定并与院前结果相比较?

(6)评估意识水平、胸痛耐受性、皮肤颜色,心肺听诊有无杂音或啰音?

(7)做12导联心电图。

(8)胸痛性质:挤压感、窒息感、沉重感、压迫感、烧灼感、刺痛、钝痛或锐痛等。

(9)其他提示内脏痛的症状:如出汗,出汗是常与严重病变相关的重要症状,应区别有无温暖或面部潮红;呼吸困难,主观感觉气短,应鉴别是劳累性、过度通气和焦虑;头晕或晕厥,头晕可表现为头昏眼花,或眩晕,晕厥常是有意识丧失,可伴或不伴胸痛,病人需要入院评估。

(10)有无恶心、呕吐、嗳气等。

2. 与缺血性心脏病相关的危险因素

(1)年龄:冠心病随年龄增加,不同年龄段发生冠心病分别是:30～39岁约有8%,40～49岁约有24%,50～59岁约有44%,60～69岁约有56%。

(2)男性:男性危险因素增加,特别是年轻组者,绝经后女性如无激素替代治疗危险性与同龄男性相当。

(3)高血压:特别是老年人有中重度高血压或有靶器官损害者,高血压也是主动脉夹层的危险因素。

(4)糖尿病:糖尿病者男性冠心病风险增加2倍,女性风险增加3倍。

(5)吸烟:2包·年或以上便是CAD危险因素,比对照组3倍或以上,吸烟包·年数越高,风险越高。

(6)动脉硬化:已知动脉硬化性血管病史。

(7)血脂:血清总胆固醇升高或低密度脂蛋白胆固醇增加是危险因素。

(8)缺血性心脏病(IHD)家庭史:IHD家庭史发生于男性55岁以下,女性65岁以下。

(9)避孕药:35岁以下女性口服避孕药,如服用高剂量雌激素者更明显。

(10)其他因素:与缺血性心脏病有关但相关性不高的因素,如坐式或活动,生活方式;应激水平;A型性格;痛风等。

3. 胸痛筛选程序

见图1-4-1。

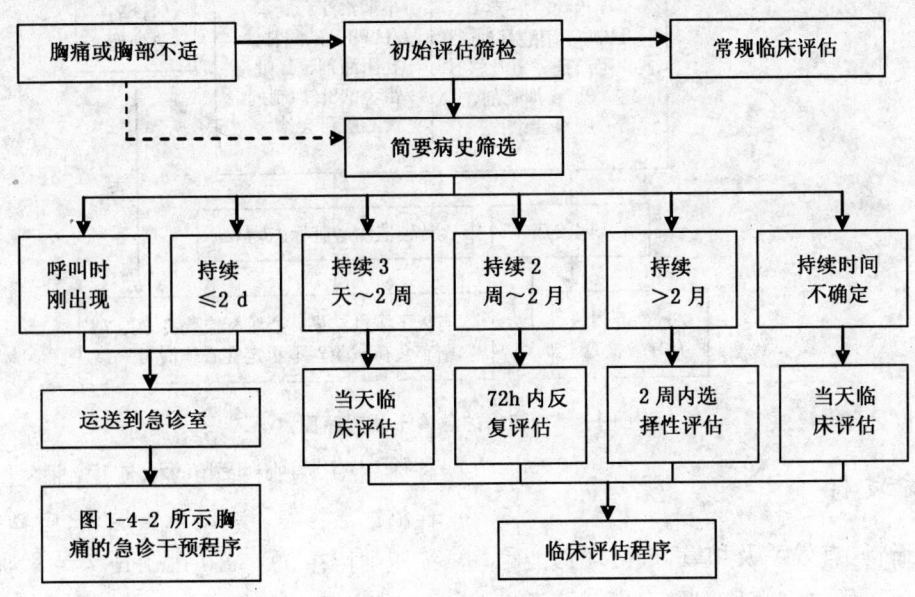

图1-4-1 胸痛筛选程序图

二、处　置

胸痛的处置主要在于快速识别有生命威胁性的疾病,如急性冠脉综合征/急性心肌梗死、主动脉夹层、肺栓塞、张力性气胸、食管破裂等,或参见"胸痛的严重程度病因区分"确定处理的缓急。所有胸痛患者,只要不排除上述致命性疾病,均应进入CPU进行严密的生命体征监测,以及心电监护、血氧饱和度监测,给予氧疗并建立通畅的静脉通道。

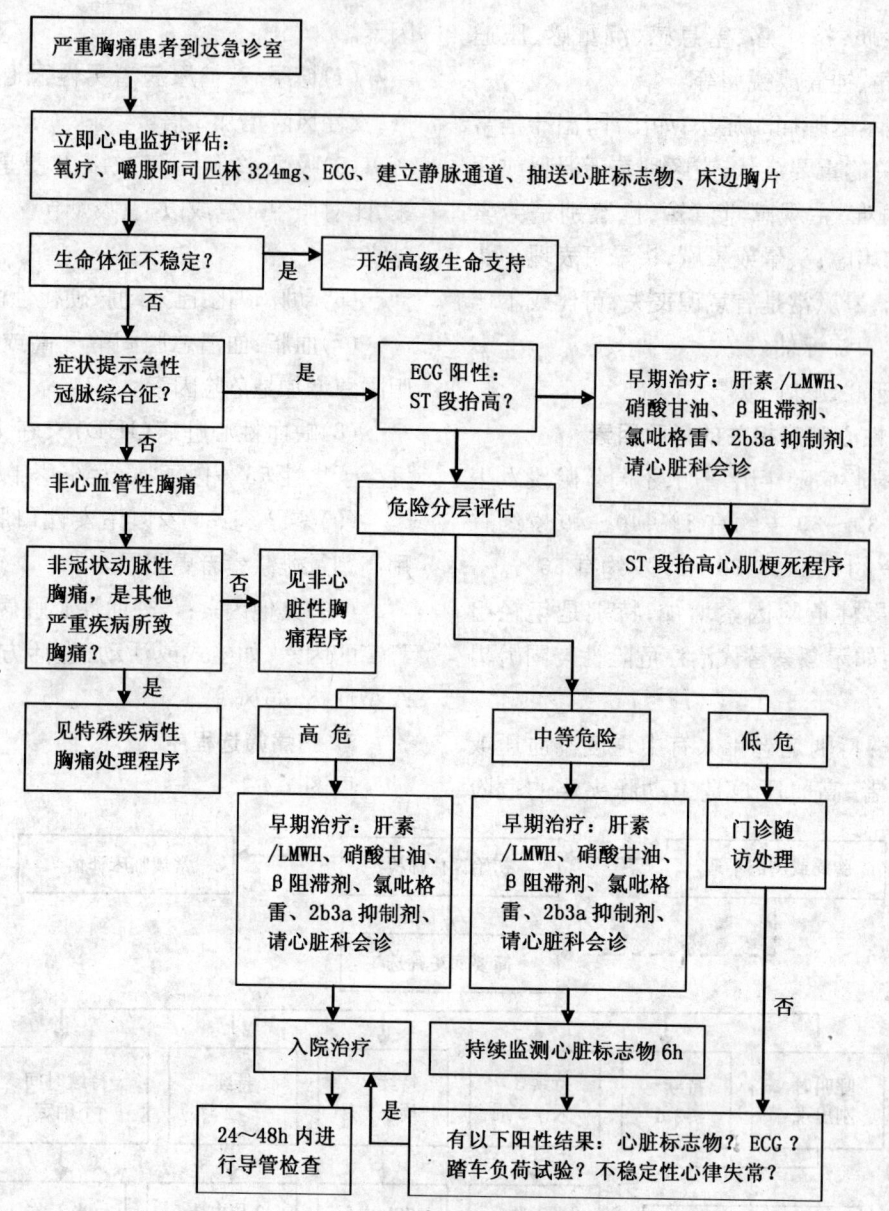

图 1-4-2 胸痛的急诊干预程序图

（一）生命支持

维持气道通畅、有效呼吸和氧合、循环功能稳定，即 ABC 是第一优先的处理步骤，必要时给予机械通气治疗，同时应及时发现并处理严重心律失常如室性心动过速。发生心脏骤停者立即进行心肺复苏抢救。

（二）躁动或焦虑者应适当镇静处理

如为心肌梗死或急性左心衰，可首先给予吗啡，既可扩张血管，降低心脏前后负荷，又可起到镇静作用，并嚼服阿司匹林，使用硝酸甘油，再考虑溶栓治疗。考虑为主动脉夹层者，应降低血压，使收缩压维持在 90～110 mmHg 左右。张力性气胸者应优先行胸腔排气减压，减轻症状，而后再考虑胸腔引流。心包填塞者快速给予心包穿刺抽液，有条件者应在超声引导下穿刺。食管破裂者应请外科协助处理。

（三）不同类型胸痛处理程序

1. 胸痛的急诊干预程序

严重胸痛患者到达急诊室时，应先行心电监护评估,考虑为急性冠脉综合征者,立即给予氧疗,嚼服阿司匹林324 mg,建立静脉通道,获取12或18导联ECG,抽送心脏标志物如心肌酶谱、肌钙蛋白I或T,稳定生命体征等。详见"胸痛的急诊干预程序"图(图1-4-2)。

2. 特殊疾病的胸痛处理

在除外冠状动脉性胸痛,但仍考虑为其他所致的严重疾病如主动脉夹层、肺栓塞、心包填塞等时,按"特殊疾病性胸痛处理程序"进行识别与处理(图1-4-3)。

3. 其他原因性胸痛

其他非致命性疾病的胸痛(图1-4-4),在确定诊断后,可先行止痛等对症治疗,而后依据病因进行有关处理。诊断心因性胸痛前,应首先排除其他器质性疾病所致的疼痛,切勿草率或武断行事,否则,最终会酿成严重后果。

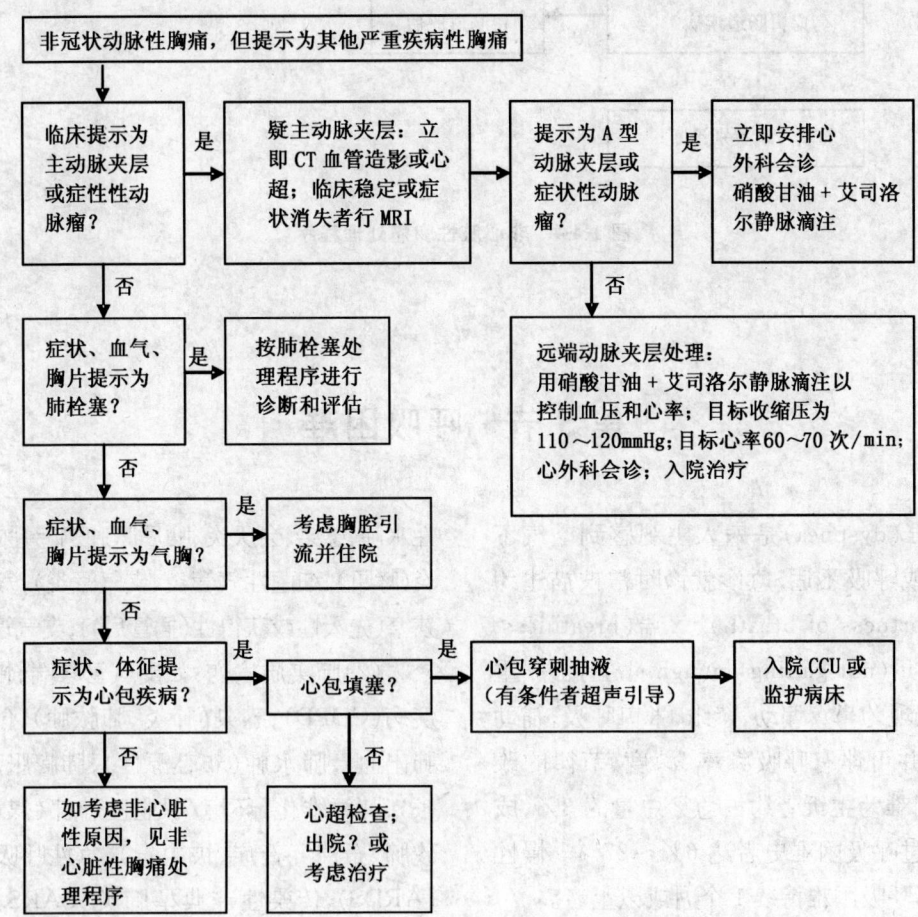

图1-4-3 特殊疾病性胸痛处理程序

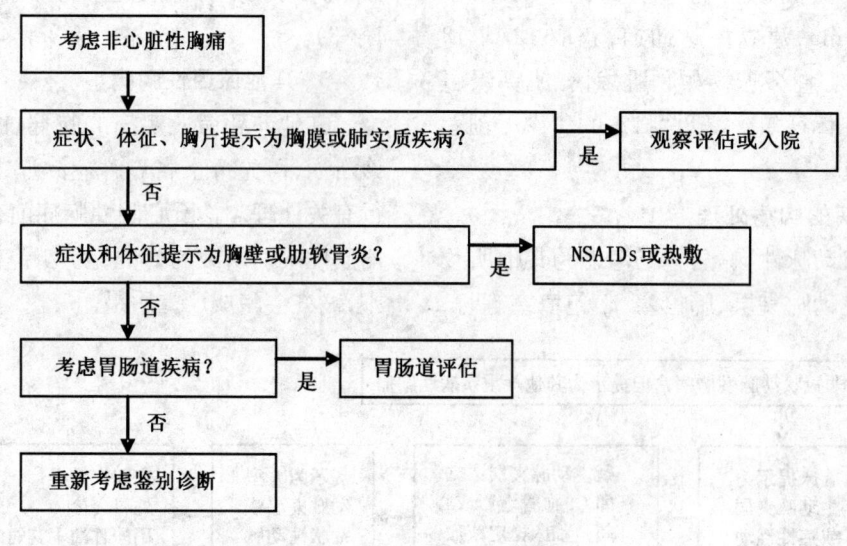

图 1-4-4 非心脏性胸痛处理程序

（赖荣德）

第5节 呼吸困难

呼吸困难(dyspnea)是病人主观感到空气不足、呼吸费力或呼吸不适，急诊就诊时常被描述为呼吸急促(shortness of breath)、气喘(breathlessness)、吸气不足(not getting enough air)等。严重呼吸困难可表现为鼻翼煽动，紫绀，张口呼吸，辅助肌参与呼吸，并可伴有呼吸频率、深度、节律的改变。以呼吸困难为主诉者约占急诊总量的3%，成年人群中，有过呼吸困难史者达6%～27%。慢性呼吸困难是指呼吸困难持续1个月或以上者。

一、识 别

（一）病 因

呼吸困难病因众多，全身各系统疾病几乎均会产生呼吸困难，但以呼吸系统和循环系统功能障碍最为多见(约占85%)。

1. 呼吸系统疾病

(1)气道阻塞：如异物，肿块(良/恶性肿瘤)，血管性水肿，感染(会厌炎、咽后脓肿、咽旁脓肿、义膜性喉炎(哮吼)、细菌性气管炎、支气管炎)，气管软化，气管狭窄(先天性或获得性(插管后))，支气管扩张。

(2)肺实质病变：如支气管哮喘，慢性阻塞性肺疾病(COPD)，感染(肺炎、肺脓肿)，创伤(肺挫伤、肺出血)，肺水肿(非心源性)，肺膨胀不全(或肺不张)，肺纤维化，环境/职业性肺部(煤矿工人尘肺、矽肺、石棉沉着症、铍中毒)，急性呼吸窘迫综合征(ARDS)，传染性非典型肺炎(SARS)，禽流感，自身免疫病(肉状瘤病(郝-伯二氏病)、狼疮)，出血(Goodpasture's综合征)，肿块(良/恶性肿瘤(原发或转移性))。

(3)胸膜疾病：如创伤(血胸、气胸(张力性或简单型))，非创伤(自发性气胸)，感染(脓胸)，乳糜胸，胸腔积液，胸膜粘连，肿块(胸膜瘤/恶性胸膜瘤)。

(4)胸壁疾病：如创伤(连枷胸、肋骨骨折、其他胸壁损伤)，胸廓异常(漏斗胸、脊柱后侧凸)。

(5)因胸廓扩张受限引起肺容量减少：如腹部

膨胀或鼓肠,胃扩张,腹部肿块,横膈损伤,横膈破裂,膈肌麻痹等。

2. 心脏疾病

(1)心肌病变:如冠状动脉病(缺血、梗死),心肌炎,心肌病,风湿或自身免疫性心肌病(狼疮、结节病或其他侵犯心肌的疾病)。

(2)心包病变:如心包炎,心包填塞。

(3)心瓣膜病:如主动脉、二尖瓣、三尖瓣、肺动脉的反流或狭窄。

(4)心脏分流:如房间隔缺损,室间隔缺损,动脉导管未闭。

(5)流出道阻塞:如左室流出道阻塞(肥厚阻塞性心肌病、重型主动脉狭窄),黏液瘤。

(6)先天性心脏病:如紫绀型行天性心脏病(Fallot 四联症、心脏发育不良、Elsenmenger's 综合征),分流(房间隔病、室间隔病、卵圆孔未闭、动脉导管未闭),主动脉缩窄。

(7)心律失常。

(8)心输出量降低(休克、心肌炎、心律失常)。

(9)心力衰竭等。

3. 血管病

(1)栓塞:如空气、脂肪、羊水引起的肺栓塞;

(2)肺动脉高压;

(3)静脉闭塞性疾病;

(4)镰状细胞病;

(5)血管炎:如风湿或胶原病,血管病;

(6)动静脉瘘。

4. 神经肌肉疾病

(1)中枢神经系统病:如脑血管意外、创伤性脑损伤、感染、多发性硬化、肌萎缩侧束硬化症、肉毒杆菌中毒、有机磷中毒。

(2)脊髓病变:如创伤(颈3以上脊髓损伤影响颈3~5神经导致膈肌麻痹),脊髓病(脊髓灰质炎、肌萎缩性侧索硬化症,脊柱肌萎缩)。

(3)外周神经病变:如 Guillain-Barre 综合征,破伤风,蜱性麻痹。

(4)肌肉病变:如重症肌无力,多发性肌炎,肌萎缩,某些糖原沉积病,周期性麻痹等。

5. 心输出异常

如休克,心输出量减少等。

6. 代谢或肾病

如糖尿病酮症酸中毒,代谢性酸中毒,肾小管酸中毒,肾功能衰竭等。

7. 内分泌疾病

如甲状腺功能亢进症,甲状腺功能减退症,Cushing's 综合征等。

8. 血液病

如严重贫血,高铁血红蛋白血症等。

9. 胃肠道疾病

如胃肠道反流,腹部过度充填(腹水、肥胖、妊娠)等。

10. 中毒

如 CO 中毒,氰化物中毒、亚硝酸盐中毒,有机磷农药中毒,哮喘或 COPD 患者使用 β-阻滞剂,吸毒过量等。

11. 精神心理性

如过度通气综合征,焦虑或抑郁,癔症,惊恐性障碍或急性焦虑症等。

(二)病理生理

呼吸困难机制尚未完全清楚,它是一种同时涉及主、客观因素的复杂感觉,不像其他感觉,呼吸困难没有神经通路,当通气需求超过呼吸功能供给时出现呼吸困难。呼吸困难可能与多种病理生理机制有关,总体来说,它是由于自主神经系统、运动神经皮层的多种信号和受体,以及上气道、肺和胸壁的外周受体等共同作用而产生。支气管壁牵张、肺充血、肺顺应性降低等刺激支气管平滑肌引起其收缩,进而刺激肺部机械感受器;呼吸肌无力、呼吸功效与呼吸肌收缩不协调,刺激化学感受器,引起通气改变;通气能力降低或呼吸储备不足,如最大呼气量小于平时的 65%~75%;呼吸肌张力与潮气量不协调,刺激胸壁和肌肉关节内的机械感受器,感受器受到刺激后,将这些刺激信号逐级上传至呼吸中枢,产生呼吸困难的感觉。或者是外周随意肌和呼吸肌用力引起呼吸做功增加;上气道机械和温热感觉器刺激;胸壁传入信号的刺激降低;延髓中枢的化学感受器到增高的 CO_2 的刺激;外周氧化学感受器特别是颈动脉体和主动脉弓内的化学感受器受到低氧的刺激；肺部各种受体如肺实质内的肺牵张感受器、气道激发受体以及无髓鞘受体等感受到间质水肿或肺顺应性降低的刺激；外周血管受体如左、右心房内的机械感受器和肺动脉内的压力感染器，受到一个或多个刺激的共同作用，这些刺激信号传入延髓呼吸中枢，引起呼吸频率变化或节律改变，大脑皮层感受到相关变化，产生呼吸困难的感觉。图 1-5-1 为呼吸困难病理生理过程示意图。

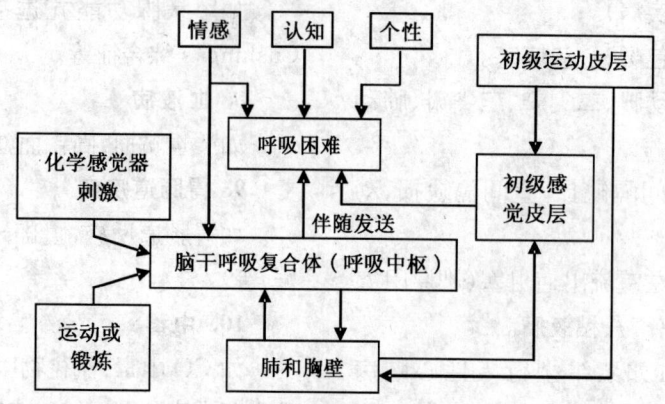

图 1-5-1　呼吸困难病理生理过程示意图

脑干呼吸复合体(呼吸中枢)是呼吸困难的中枢。呼吸复合体受各种受体或情感以及肺和胸壁传入信号的刺激，脑干感受到这些信号并同时伴随发送(corollary discharge)呼吸困难信号。另外，初级感觉皮层(质)协同激活初级运动皮层(质)，引起呼吸困难，并输出通气信号产生通气。初级感觉皮层也会接受肺和胸壁内影响呼吸困难感觉的输入信号。中枢感知呼吸困难的同时，也会受情感、认知和个性的影响。

(三)呼吸困难常见分类及机制

1. 肺源性呼吸困难

(1)吸气性呼吸困难：病人自诉呼吸困难，客观表现为吸气费力、困难，严重患者因呼吸肌极度用力，引起胸腔负压大大增加，致使吸气时患者的胸骨上窝、锁骨上窝和肋间隙明显凹陷，即"吸气三凹征"，常伴干咳及高调吸气性喉鸣，主要是由于大气道严重阻塞引起。临床见于各种原因引起的喉、气管、大支气管的狭窄与阻塞。

(2)呼气性呼吸困难：病人自诉呼吸困难，客观表现为用力呼气，呼气缓慢，呼气时间明显延长，常伴干啰音。主要由于肺泡弹性减弱、痉挛或炎症引起小支气管狭窄阻塞所致，当有支气管痉挛时，可听到哮鸣音。临床见于支气管哮喘、喘息型慢性支气管炎、COPD等。

(3)混合性呼吸困难：患者自诉呼吸困难，吸气与呼气均感费力，客观表现为呼吸增快、变浅，常伴呼吸音异常、病理性呼吸音。原因是肺部病变广泛或胸腔病变压迫，致呼吸面积减少，换气受影响所致。常见于重症肺结核、大面积肺不张、大块肺栓塞、肺尘埃沉着症、肺泡炎、弥漫性肺间质纤维化、肺泡蛋白沉着症、大量胸腔积液、气胸、膈肌麻痹和广泛显著胸膜增厚等。后者主要与胸壁顺应性降低，呼吸运动受限，肺通气明显减少，肺泡氧分压降低引起缺氧有关。

2. 心源性呼吸困难

(1)急性左心衰竭呼吸困难：急性左心衰竭发生呼吸困难的主要原因是肺淤血和肺泡弹性降低。病理生理机制为：肺淤血，使气体弥散功能降低；肺泡张力增高，刺激牵张感受器，通过迷走神经反射兴奋呼吸中枢；肺泡弹性减退，扩张与收缩能力降低，肺活量减少；肺循环压力升高对呼吸中枢的反射性刺激。表现为端坐呼吸，张口抬肩，口唇或肢端紫绀，大汗，肢端湿冷，血压下降，两肺大量哮鸣音或伴湿啰音，重者有粉红色泡沫样痰咳出。

(2)夜间阵发性呼吸困难：主要表现为睡眠过程中由于呼吸困难突然惊醒坐起，坐立后症状缓解，或与急性左心衰相似表现。病理生理机制为：睡眠时迷走神经兴奋性增高，冠状动脉收缩，心肌供血减少,心功能降低;小支气管收缩,肺泡通气减少;仰卧位时肺活量减少,下半身静脉回心血量增加,肺淤血加重;呼吸中枢敏感性降低,对肺淤血引起的轻度缺氧反应迟钝,当肺淤血程度加重、缺氧明显时,才刺激呼吸中枢做出应答反应。

(3) 右心衰竭性呼吸困难:患者主要表现为呼吸困难,端坐呼吸,颈静脉曲张,下肢水肿,肝大或肝颈静脉反流征阳性。病理生理机制为:右心房与上腔静脉压升高,刺激压力感受器反射性地兴奋呼吸中枢;血氧含量减少,乳酸、丙酮酸等酸性代谢产物增多,刺激呼吸中枢;淤血性肝肿大、腹水和胸水,使呼吸运动受限,肺受压,气体交换面积减少。

(四) 临床表现

1. 病史

全面、充分的病史询问是诊断呼吸困难必不可少的措施,主要应包括如下项目。

(1) 发作:呼吸困难是什么时候发作的,进展如何,如自发性气胸、肺栓塞、急性冠脉综合征、急性肺水肿或过敏症等疾病引起的呼吸困难起病急,进展快;而肺炎、充血性心力衰竭、气道反应性疾病或肿瘤等疾病引起的呼吸困难通常逐渐发作和加重。呼吸困难是持续性还是间隙性的,间歇性呼吸困难提示为可逆性疾病,如支气管痉挛、充血性心力衰竭、胸腔积液、急性肺栓塞和过度通气综合征等;持续性或进展性呼吸困难多是慢性疾病,如COPD、间质肺纤维化、慢性肺栓塞、膈肌或胸壁功能障碍。夜间性呼吸困难多见于哮喘、充血性心力衰竭、胃肠反流病、阻塞性睡眠呼吸暂停综合征或鼻塞。

(2) 有无类似发作史:如有类似发作,多提示为慢性疾病如哮喘、COPD或慢性充血性心力衰竭。

(3) 诱因和缓解因素:端坐呼吸多见于充血性心力衰竭和肺水肿,典型表现为卧位加重,而坐位或立位减轻的呼吸困难,也是神经肌肉功能障碍者膈肌无力的早期表现之一;夜间阵发性呼吸困难是指病人在睡眠过程中突然因气短或呼吸困难而坐起,坐起后症状减轻,是充血性心力衰竭的表现之一;侧卧位呼吸者多见于单侧肺疾病、气道内球形活瓣阻塞、膈肌麻痹、COPD或腹水等;立位呼吸困难见于肝硬化或心房内分流引起的直立性低氧血症;活动后呼吸困难提示心功能不全、贫血,或生理性;运动诱发呼吸困难提示可能为运动诱发性哮喘。

(4) 合并胸痛:呼吸困难合并胸痛者多提示为急性冠脉综合征或肺栓塞;深呼吸引起呼吸困难加重提示为自发性气胸或肺栓塞。

(5) 合并心悸:心悸或自觉心跳不规则提示为心源性呼吸困难;自觉心跳很快或很慢,心跳脱漏等提示有心律失常。

(6) 合并肢肿胀或水肿:双侧下肢水肿或有水肿史,提示为右心功能不全;单侧性下肢水肿提示深静脉血栓形成,伴有腓肠肌疼痛者几率更高,可能有栓子脱落引起肺栓塞。

(7) 合并右心衰症状:如腹部膨胀、大量腹水、肺动脉高压、阻塞性睡眠呼吸暂停综合征或左心衰等提示低氧血症。

(8) 合并晕厥:呼吸困难伴晕厥可能有严重心脏病,如急性冠脉综合征、心肌梗死、心律失常、心瓣膜病或心肌病,或为肺部病变如大面积肺栓塞;胃肠道大量出血或引起严重血容量不足时也会发生晕厥。

(9) 合并上呼吸道症状:肺部感染如肺炎、急性支气管炎引起的呼吸困难多伴有咳嗽、脓痰、发热和(或)寒战,或早期有上呼吸道感染表现如鼻塞、流涕、全身酸痛等;伴有流涎、声嘶、失音等提示为上气道疾病,特别是上气道阻塞如会厌炎或上气道异物等。

(10) 有无咯血:肺或上气道肿瘤、肺部感染、肺结核、肺血管炎等病,粉红色泡沫样痰是急性肺水肿的典型表现。

(11) 有无柏油样便或血便:严重消化道大出血引起贫血,导致血携氧能力降低也会产生呼吸困难。

(12) 合并呕吐:呼吸困难合并呕吐会引起严重电解质紊乱,糖尿病酮症酸中毒所致的呕吐等均会产生呼吸困难。

(13) 有无消瘦或体重减轻:严重体重下降可能引起呼吸肌功能减弱,产生呼吸困难,近期消瘦或体重减轻是肺癌表现之一,特别是长期大量吸烟者。

（14）合并雷诺现象,伴或不伴皮损、关节或吞咽功能障碍等,均提示可能为胶原血管病;而神经肌肉疾病如肌萎缩侧索硬化症可因呼吸肌虚弱无力而出现呼吸困难。

（15）既往史：肺栓塞史、下肢静脉血栓、凝血异常、近期外科手术特别是腹部或盆腔手术、房颤、妊娠、恶性肿瘤、长期制动等均是肺栓塞的危险因素;脑血管意外史、颈椎外伤史、神经肌肉疾病史、吸毒或静脉药瘾者等均会产生呼吸困难。

（16）职业史：有毒化学物质暴露提示有中毒可能;长期粉尘接触应考虑尘肺;野外喷洒农药应考虑农药中毒。

（17）误服毒物或药物,过量镇静或抗抑郁药等,可能引起呼吸抑制等。

（18）肥胖可能加重呼吸困难,严重肥胖稍加活动便会引起呼吸困难,主要是其代谢增加,通气需求增多,胸壁运动受到影响。

2. 体格检查

与病史询问一样,体格检查是呼吸困难病因诊断的另一必有手段。呼吸模式如缩唇呼吸或辅助呼吸肌参与,桶状胸,肥胖或是消瘦体型,前倾坐位或"三角架式坐位"（用手臂或肘贴床支撑上半身体重）提示COPD。吸气三凹征提示呼吸窘迫,可能是气道阻塞如COPD或气道异物阻塞。患者能流利说话提示呼吸功能尚可,没有明显呼吸窘迫;呼吸困难者如说话中断或无法说完整句话或仅能说几个词,提示呼吸中度呼吸窘迫;气短无法说话提示严重呼吸窘迫。呼吸困难伴昏睡提示可能有高碳酸血症或CO_2潴留。发热提示有感染或肺栓塞（肺栓塞者体温很少超过38℃,除非合并感染）。低血压提示血容量不足、脓毒症、休克、出血或严重脱水,低血压并呼吸困难提示肺栓塞、心脏病或张力性气胸。呼吸困难常合并心率加快,除非合用负性心率药如β-阻滞剂或钙阻滞剂;呼吸严重减慢提示呼吸中枢受损或致命性呼吸衰竭。深呼吸出现咳嗽提示哮喘或肺间质病;普遍性的呼吸音明显减低或叩诊过轻音提示肺气肿;局灶性呼吸音减低或消失,叩诊过轻音或鼓音提示气胸、胸腔积液（叩诊浊音）或一侧膈肌升高。肺部湿啰音提示肺炎、心功能不全。哮鸣音提示哮喘、COPD、细支气管炎、急性支气管炎或心源性哮喘（急性左心衰）。心包摩擦音可能是心包积液（少量）,心脏听诊有卡嗒音提示心瓣膜病,杂音提示心瓣膜病或其他心脏异常或高动力学状态。颈静脉曲张、右心可听到第三心音奔马律提示右心衰,右心室肥厚提示肺动脉高压。吸气时颈静脉曲张（Kussmaul's征）提示心包填塞、肺栓塞或气胸。胸壁触痛、捻发音或握雪感提示自发性气胸。杵状指提示肿瘤、肺化脓性疾病如支气管扩张。对称性下肢水肿提示充血性心衰,单侧下肢水肿提示肺栓塞。面部出现畸形或不对称,应除外口腔颌面部的肿块、肿瘤、软组织感染或水肿,以防引起呼吸道阻塞。喉鸣是上呼吸道阻塞的重要体征之一,但气道严重或完全阻塞者无法发音,可仅有呼吸动作而无呼吸气流或气流极低。其他如腹部呈鼓样（胃肠胀气或腹水或腹部巨大肿瘤）、妊娠均会影响横膈运动,产生呼吸困难。神经肌肉疾病如重症肌无力影响呼吸肌功能,产生呼吸窘迫或呼吸困难。神情紧张、深大喘气、能流利说话者（特别是女性）,可能为精神心理性呼吸困难。

3. 不稳定性呼吸困难

下列一项或多项症状者提示为不稳定呼吸困难,应在简要了解病史和体检后立即给予处理,否则可能影响生命。

（1）低血压、意识改变、低氧血症或不稳定性心律失常。

（2）喘鸣、用力呼吸但无气流运动（疑为上气道阻塞）。

（3）气管偏向一侧,低血压,一侧呼吸音消失（疑为张力性气胸）。

（4）呼吸频率多于40次/min,紫绀,低氧血症等。

（五）辅助检查

血、尿、粪常规、电解质、血糖、肝肾功能、血气分析、胸片、心电图应作为呼吸困难患者的常规检查。疑有肺栓塞者应查D-二聚体;疑为急性冠脉综合征者应检查心肌酶谱如肌钙蛋白、CK-MB 和肌红蛋白;B 型钠尿肽(BNP)大于 500 pg/ml 有助于充血性心衰(CHF)诊断,小于 100 pg/ml 可作为 CHF 的排除标准。疑为肺栓塞者应作肺通气/灌注扫描,必要时作肺螺旋 CT,甚至肺动脉造影(详见肺栓塞节)。心脏超声检查同样有助于心脏结构(包括心瓣膜)功能判断,并可估算心脏射血功能,确定或排除心包积液等。

(六) 诊 断

呼吸困难作为一个症状,根据病人的主诉便可确定,但临床医生更应注重致呼吸困难的病因或原发病识别与诊断,判断引起呼吸困难原发病的轻重缓急,为下一步的治疗确定依据。显然,充分的病史询问和详细的体格检查是疾病诊断的基础,必要的辅助检查如胸片、血气分析,将为病因鉴别提供重要依据。

1. 呼吸困难症状的严重程度

是根据病人自身描述而定,无法客观测定,专家们根据病人的描述,试图对呼吸困难严重程度进行"半定量"式的量化,临床上较为常用的评估方法包括直观类比法和 Borg 呼吸困难严重程度修正分类法。

(1) 直观类比标度(visual analog scale, VAS)评分法:用 10 cm 长的水平直线,从一端的无呼吸困难,到另一端最严重的呼吸困难,让患者自己在直线上标记,作为评估呼吸困难的严重程度(图 1-5-2)。

(2) Borg 呼吸困难修正分类(modified Borg category scale for rating dyspnea):Borg 评分包括语言描述辅助评分,重复性好,评分用 12 点标记,0 指无呼吸困难,10 分为最严重的呼吸困难,评估时让病人自己描述呼吸困难严重性,给予相应评分,作为评估呼吸困难的严重程度(表 1-5-1)。

(无呼吸困难) 0cm   10cm (极度呼吸困难)

图 1-5-2 直观类比标度

表 1-5-1 Borg 呼吸困难修正分类

0	0.5	1	2	3	4	5	6	7	8	9	10
无	极轻微(仅可感觉到)	很轻	轻	中	有点重	重		很重		非常严重	最重

2. 呼吸困难的疾病严重程度

根据致呼吸困难原发病的轻重,确定呼吸困难严重程度,为临床确定优先处理对象提供参考(表 1-5-2)。

3. 急性呼吸困难鉴别

常见急性呼吸困难胸片、血氧、有其他有关检查的鉴别要点,见表 1-5-3。

表 1-5-2 致呼吸困难病因严重性划分

器官系统	危 重	紧 急	一 般
肺	气道阻塞、肺栓塞、非心源性肺水肿、过敏反应	自发性气胸、哮喘、肺源性心脏病、误吸、肺炎	胸腔积液、肿瘤、肺炎、COPD
心脏	肺水肿、心肌梗死、心包填塞	心包炎	先天性心脏病、心瓣膜病、心肌病
腹部		机械干预、低血压、内脏破裂引起的脓毒症、肠梗阻、炎症或感染	妊娠、腹水、肥胖
精神心理性			过度通气综合征、躯体异常、恐慌发作
代谢和内分泌	毒物摄入、糖尿病酮症酸中毒	肾功能衰竭、电解质紊乱、代谢性酸中毒	发热、甲状腺疾病

续表

器官系统	危重	紧急	一般
感染	会厌炎	肺炎	肺炎(轻度)
创伤	张力性气胸、心包填塞、连枷胸	简单气胸、血胸、膈肌破裂	肋骨骨折
血液系统	CO中毒	贫血	
神经肌肉疾病	脑血管意外、颅内损伤、有机磷中毒	多发性硬化、Guillain-Barre综合征、蜱性麻痹	肌萎缩性侧索硬化、多发性肌炎、卟啉病

表1-5-3 常见急性呼吸困难鉴别

疾病	胸片	脉氧/肺量测定	其他检查
急性哮喘、COPD急性发作	肺浸润影	$SatO_2 \downarrow$、$PEF \downarrow$ 和 $FEV_1 \downarrow$	—
肺炎	肺浸润影、渗出、肺实变	$SatO_2 \downarrow$	WBC正常或升高
充血性心衰	肺间质水肿、渗出、心脏扩大	$SatO_2 \downarrow$	左室肥厚、缺血或ECG示心律失常，血红蛋白↓
肺栓塞	正常、肺膨胀不全、胸腔积液、楔形影	$SatO_2 \downarrow$	右束支阻滞；心动过速
气胸	肺塌陷，纵隔移位	$SatO_2 \downarrow$	—
义膜性喉炎	胸片或CT见声门下狭窄	$SatO_2 \downarrow$ 或正常	—
异物吸入	可见异物，局部气体吸收或充气过度	$SatO_2 \downarrow$ 或正常	WBC正常或升高
会厌炎	会厌扩大	$SatO_2 \downarrow$ 或正常	WBC升高
细支气管炎	充气过度，肺膨胀不全	$SatO_2 \downarrow$ 或正常	WBC正常；RSV咽拭检查
过度通气	正常	正常	—

注：$SatO_2$=血氧饱和度，PEF=呼气峰流速，FEV_1=第一秒用力呼气容量，WBC=白细胞，RSV=呼吸道合胞病毒；↓=降低。

4. 呼吸困难诊断程序

虽然心肺源性呼吸困难占呼吸困难的85%左右，但由于病因多种多样，原发病的诊断极为复杂，图1-5-3是急性呼吸困难的诊断和鉴别程序。

二、处 置

呼吸困难的初始评估和处理主要包括开放气道、听诊呼吸音、观察呼吸模式变化，有无辅助呼吸肌参与，给予心电血压监护，生命体征和血氧饱和度监测，反复评估意识状态，有无心脏、肺部疾病或创伤史。保持充分的通气和氧合，维持血流动力学稳定，及时发现并处理致命性或不稳定性呼吸困难是首要处理原则，继而考虑原发病和相关并发症的处理。严重或完全气道阻塞者，可采用Heimlich手法解除气道异物，进行心肺复苏；心包填塞者立即心包穿刺抽液；张力性气胸者迅速胸腔穿刺排气缓解症状，而后再考虑胸腔引流等（详见有关章节）。

低氧血症或紫绀患者应给予吸氧，呼吸兴奋剂如可拉明（尼可刹米）、洛贝林等，对改变呼吸衰竭功效有限，如已发生呼吸衰竭征兆，应尽早进行有创或无创通气治疗。在补足血容量的基础上，如低血压，应给予血管活性药如多巴胺等。

维持水、电解质和酸碱平衡，在无致死性威胁的前提下，积极寻找原发病，给予病因治疗是缓解呼吸困难的根本。对精神心理性呼吸困难如癔症患者，充分解除思想顾虑，适当镇静治疗对绝大多数病人有效，但应首先明确或排除器质性疾病或其他并发症。

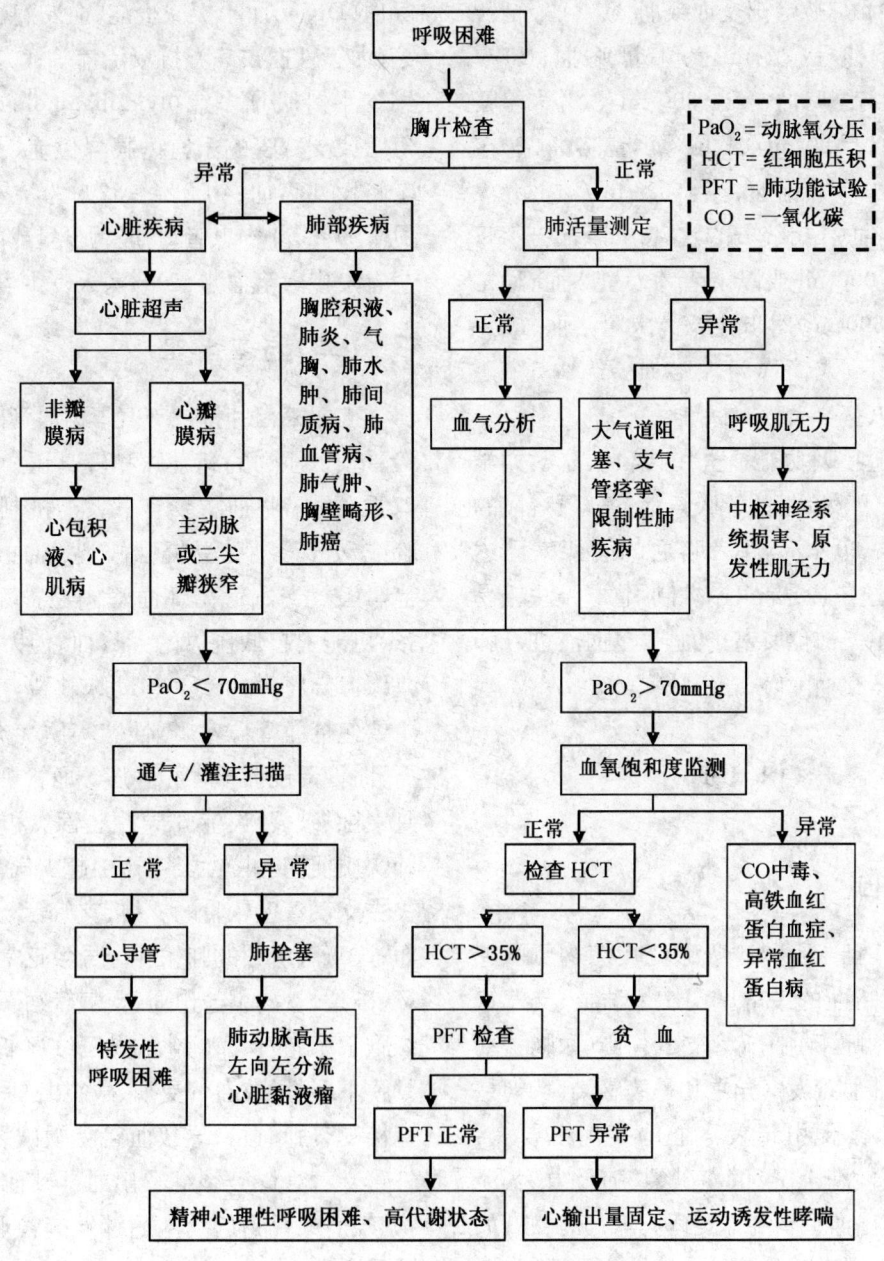

图 1-5-3　急性呼吸困难诊断程序

（赖荣德）

第6节 大 咯 血

咯血（haemoptysis）是指喉部或喉以下呼吸器官的出血，经喉和口腔咯出全血或血痰。一般情况下每次咯血量少于 20 ml 为小量咯血；20～300 ml/次为中等量咯血；多于 300 ml/次为大量咯血；或出血量少于 20 ml/24 h 为小量咯血，20～600 ml/24 h 为中等量咯血，多于 600 ml/24 h 为大量咯血。大量咯血没有统一的定义，文献报告每日咯血量 100～1 000 ml 或以上者为大量咯血，通常将咯血量多于 600 ml/24 h 定义为大量咯血（massive haemoptysis）或简称为大咯血。约 1.5%～10% 的咯血病人符合大咯血标准。

大咯血引起呼吸功能不全和（或）血流动力学不稳定，是临床上致命性的呼吸急症。一般咯血的死亡率在 7%～30% 不等，大咯血的病死率可达 80%。其高死亡率主要是气道控制困难、无法轻易而及时地进行出血部位填塞止血、少量血液进入肺泡腔内引起气体交换障碍，导致缺氧。

一、识　别

（一）病　因

喉及以下任何部位的呼吸系统疾病均可引起咯血，但引起大咯血的最常见疾病为结核、支气管扩张、肺癌、肺脓肿、动脉-气管支气管瘘（如胸主动脉夹层破裂）、肺血管发育异常和霉菌感染（特别是曲霉菌感染）。其他引起大咯血的疾病主要有：①感染：如坏死性肺炎、包虫囊破裂、肺吸虫病、流行性出血热、肺出血型钩端螺旋体病等；②肿瘤：如支气管腺瘤、肺转移癌；③肺囊性纤维化病；④肺血管病：肺血栓栓塞症、动静脉畸形（Osler-Weber-Rendu 综合征）、二尖瓣狭窄、导管尖端所致的肺动脉破裂等；⑤全身性疾病：Behcet's 病（白塞病或称眼-口-生殖器综合征）、Wegener's 肉芽肿、Goodpasture's 综合征（又称肺出血肾炎综合征）、系统性红斑狼疮等；⑥凝血功能障碍：如播散性血管内凝血（DIC）、血小板减少症、血友病、vonWillebrand 病（血管性血友病）、抗凝治疗等；⑦其他疾病：如淋巴管平滑肌增多症（lymphangioleiomyomatosis）、气管或支气管的子宫内膜异位症、支气管结石等；⑧特发性咯血：约 2%～32% 为特发性咯血，主要见于 30～50 岁患者，一般为少量或中等量出血，但也有发生大咯血者，10% 病人发生再次出血。

（二）病理生理

出血来自肺抑或支气管树血管破裂，而肺同时接受较低压力的肺动脉和较高压力的支气管动脉双重血供。咯血主要有三大类机制：肺动脉高压、肺或支气管动脉受侵蚀破裂、出血体质者的并发症。虽然支气管循环血管内径扩大（如支气管扩张）可能引起低压力的大咯血，但大多数的大咯血是缘自高压力的支气管动脉破裂。大咯血的机制主要包括血管异常、慢性肺实质性炎症、支气管结石、血管受侵袭损害和肿瘤。血管机制是指血管受到侵蚀、破裂、炎症介导性血管炎和肺栓塞导致的肺实质梗塞。慢性炎症可引起支气管动脉壁肥厚，失去支气管壁软骨的支持，支气管动脉发生破裂出血；厌氧菌所致的肺脓肿会导致正常血管受侵而破坏、破裂，从而引起出血；支气管结石多与结核和组织胞浆菌病有关，钙化的淋巴结逐渐侵蚀进入血管黏膜下层，导致血管受损、破裂出血；中心性肿瘤可直接侵袭肺血管，导致血管受损破裂出血，或引起气管支气管树破裂继发出血。其他原因如气道异物、气道或胃肠道手术后继发瘘管形成，侵蚀血管壁后所致。

（三）临床表现

咯血量常是病人的主观、粗略估算，很少有人精确测量具体出血量。急诊有时很难划分咯血程度，可按血丝痰或血痰、咯出全部是血、咯血影响到呼吸功能三种方法粗略划分咯血程度为小、中和大量咯血,此法虽不完全精确,但很实用。

咯血本身只是一个症状,除少数习惯性吞咽痰液者外,咯血的表现显而易见。依原发病的不同,除外咯血还可有咳痰、发热、胸痛、呼吸困难、焦虑、出汗、体重下降、全身乏力。失血量多者可有贫血貌或口唇、睑结膜苍白等。急性大量咯血后可伴有头晕、眼花、心悸、胸闷、甚至晕厥、心律失常、血压下降等。体格检查确定咯血严重程度颇为有用,体检可发现体温升高,肺部呼吸音变粗,啰音、喘鸣或鸣音,局部呼吸音减弱或消失,呼吸急促等,但体格检查对咯血部位的确定可靠性差。

突发性咳嗽、咳痰、血痰或咯满口的血,伴或不伴发热,可能提示急性肺炎或支气管炎;肺栓塞者可有焦虑、呼吸困难、胸痛等,约20%~30%伴有咯血,但咯血并非其特异性表现;咯血伴慢性咳嗽提示有慢性支气管炎或支气管扩张症;咯血伴发热、夜间盗汗、体重减轻提示结核感染可能;咯血伴慢性体重下降和咳嗽性质变化可能为支气管肺癌,约80%肿瘤性咯血持续会超过1周;血管炎引起的肺出血综合征可有呼吸困难和轻度咯血,并可伴有肾脏疾病和血尿等;慢性肺疾病可伴有杵状指;淋巴结肿大、肌肉萎缩可能提示肺部新生物或肿瘤。

(四)辅助检查

大咯血病人除作常规检查如血、尿、大便常规、电解质、肝肾功能、出凝血功能外,血型、交叉配血胸片和心电图必不可少。除非大咯血发作过程中,可以暂缓有关检查,待病情相对平衡后再完善相关检查。某些病人还应考虑行胸部CT、MRI、心脏超声、支气管镜检查等。

1. 动态血红蛋白监测

有助于了解失血量和速度,动态监测血小板、出凝血时间或凝血酶原时间有助于了解再出血风险。呼吸功能不全者应监测血气分析,动态监测血氧饱和度。

2. 痰液检查

包括革兰细菌染色、抗酸杆菌染色,送痰液做细菌、真菌和分支杆菌培养,疑有肿瘤可能者应送做细菌学检查。

3. 胸片

是各类呼吸疾病患者的基本检查手段,对咯血病人有助于评估出血部位和基础病变,但约20%~46%的咯血病人,胸片无法确定肺部病变,因此,现代医疗条件下,胸片必不可少,但仅为临床的初筛手段。

4. 胸部CT

对确定小的支气管肺癌和支气管扩张症极为有用,它可发现胸片无法见到的"隐蔽部位"病变如肺尖部、心脏后或脊柱旁、纵隔、心前区等处病变。增强扫描可进一步评估确定血管损害如动脉夹层和动静脉畸形等。新型CT的血管三维重构技术,有助于进一步发现心肺血管解剖学变化或异常,有人认为它对支气管和非支气管动脉系统的重构比血管造影更具可视性和直观性,但对较小血管的重构尚存缺陷。

5. 支气管镜

对咯血不仅起到诊断作用,还可作为治疗手段,但咯血病人支气管镜的检查时间仍有争议,有人建议在病情恶化时急诊行支气管镜检查,也有人主张在咯血相对稳定后再行支气管镜检查。活动性出血时或咯血后24小时内检查,91%可以定位;如48小时内检查,定位率降至51%;48小时以后检查,定位率进一步降低。大咯血病人,选择硬式支气管镜检查更有助于吸除气道内血液、血块和其他分泌物,但其不足之处在于无法检查上叶支气管病变和外周较小的支气管。

6. 血管造影

可发现支气管和非支气管动脉解剖变化,更重要的是可发现活动性出血,并行局部血管检查治疗。

(五)诊断和鉴别

咯血本身诊断颇为容易,特别是大咯血者,但对咯血患者,除外发现或诊断咯血外,更应对引起咯血的原发病因进行评估和诊断,通过有关病史的详尽询问、体格检查和上述辅助检查技术,绝大多数患者可以发现并诊断出原发病。

二、处 置

大咯血的处理主要有三大重要步骤:复苏和气道保护是最优先措施、出血定位和确定病因是其次、紧随其后的是特异性和确定性治疗以促进止血和预防再出血。

(一)气道保护和复苏

大咯血救治中,保护并开放气道,进行基础生命复苏是第一位的,因为大咯血病人中窒息所致的死亡远超过出血本身引起的死亡。中等量或大量咯血患者要建立通畅的静脉通道,并留取必要的标本送做血常规、血型、出凝血功能、交叉配血等。大咯血病人应入住抢救监护室或收入 ICU 治疗,不易控制的大咯血患者应直接送入手术室进行支气管镜或外科手术治疗。如出血部位明确,应采取病侧或患侧卧位,以保护健侧肺,但此法仅是理论推导,无随机研究证实。患者头低位有助于血液引流,严重咳嗽者应给予必要的止咳治疗,但不宜完全消除咳嗽,因为咳嗽反射抑制后可能会导致气道和(或)肺内积血清除困难。呼吸功能不全、缺氧或有缺氧倾向者应予氧疗,保持血氧饱和度在93%以上,一般宜用鼻导管给药,如用面罩应防止血液咯出受到影响,采用透明面罩并密切观察,否则易引起窒息。密切监护下给予吗啡 5～10 mg 缓慢静脉注射(≥3～5 min);或磷酸可待因糖浆 5 ml (25 mg),q6 h,有助于预防出血部位的止血栓子活动,引起再出血。烦躁、恐惧者可应用地西泮 10 mg肌注,或 5～10 mg 静脉注射(2 mg/min),但有呼吸抑制或神志障碍者禁用。进行性大量咯血的病人应早期气管插管,并尽可能用大号的气管内导管如 8.0 号以上,以利于气管镜和吸痰管可以顺利插入及吸引。由于出血影响视野,插管操作过程中,应随时吸除口咽、气道内的血液,并准备其他替代方法如经鼻气管插管,原则上应清醒插管,必要时采用外科气道如环甲膜切开置管,或可用纤维支气管镜引导插管。选择性病侧插管或双腔气管插管有助于清除积血,保护健肺,但双腔插管较为困难,非麻醉科的普通急诊医生或 ICU 医生可能会遭遇困难插管。气管插管后,应常规进行临床和胸片评估以确定插管位置。

(二)定位和出血原因

出血的准备定位有助于确定性治疗,主要通过影像技术和支气管镜确定出血部位。咯血前有明确基础病如支气管扩张或肺脓肿者,定位较为容易。

(三)确定性和特异性治疗

1. 支气管镜治疗

经支气管镜滴注肾上腺素(1:20 000)溶液是最常用的止血方法,但其有效性不十分肯定。鸟氨酸加压素(5IU)或特利加压素(0.5 mg)用生理盐水稀释成 20 ml 分次气管内注入也是支气管镜经常使用的止血药物,但对大咯血的有效性尚待进一步论证。支气管镜下也可使用纤维蛋白原-凝血酶或凝血酶溶液进行止血。这些止血方法一般对中小量出血病人有效,对大咯血的效果如何,尚须更多研究和临床进行评估或论证,因为大咯血病人在出血过程中,很难或几乎不大可能进行气管镜检查,如何通过气管镜下用药就有很大疑问。大咯血时气管内气囊填塞是暂时性止血措施,4～7号 200 cm长的气囊导管可经支气管镜插入出血肺段,这样可起到隔离出血部位的作用。4 号 80 cm 长的 Fogarty 导管(福格蒂导管或血栓摘除用导管)也可经支气管镜插入用于止血。这些方法均须有娴熟的支气管镜操作经验和技巧,否则可能适得其反。

2. 支气管动脉栓塞

支气管动脉栓塞(bronchial artery embolisation,BAE)治疗咯血最早于1973 年用于临床,近年使用不断增多,是目前治疗大出血最有效的非手术方法。此法需要经验丰富的放射专家进行操作。开始用血管造影确定出血部位,可通过各种方法确定出血部位,而后在实时影像指导下向目标血管内注入塞栓剂如聚乙烯醇(polyvinylalcohol,PVA)、它是直径为 350～500 μm 的颗粒剂,可直接栓塞在出血的靶血管处,不被吸收,不易形成血管再通,是良好的栓塞剂。另一种是可吸收性明胶海绵,可被吸收并产生血管再通,有再出血风险,主要作为 PVA 的辅助治疗。成功率为 73%～98%,并发症也不少,最常见的并发症是胸痛,最可怕的并发症是引起脊髓缺血(约 1%)。

3. 外科手术

大出血经药物或栓塞无效者应考虑行外科手术止血,但前提是出血部位明确,且患者要有良好的心肺代偿功能,虽然目前外科手术已较少使用,但它仍然是最确定性的大咯血治疗方法。手术死亡率 1%～50% 不等。手术治疗主要适于部位确定的支气管扩张症、创伤、包虫囊、动静脉畸形、胸腔动脉瘤和曲霉菌病,手术不仅可止血,而且可彻底治疗原发病。

4. 疾病特异性治疗

(1)曲霉菌病,主要是手术切除病变,但此类病人常伴发支气管扩张,并因此影响肺功能,手术治疗受到限制。有人试用碘化钠或碘化钾腔内注入,也有使用两性霉素 B(加或不加 N 乙酰半胱氨酸或碘)经皮或经支气管镜导管腔内注入,均有一定疗效,但仅是小样本报告。

(2)免疫性疾病:如 Goodpasture 综合征伴大咯血,多不需要有创操作,常用大剂量糖皮质激素(如甲基泼尼松龙 1 mg/kg,或相当剂量的其他激素,肺大出血时可用 7～15 mg/kg,1～3 d 作为冲击治疗)、细胞毒药物或血浆置换术进行治疗。

(3)支气管肺癌大咯血可经支气管镜激光治疗,特别适于腔内可见性支气管肺癌患者。

(四)其他治疗

(1)凝血功能障碍或血小板明显减少者,可输注新鲜冷冻血浆和(或)血小板。

(2)脑垂体后叶素 5～10 U 加入液体 20 ml 中,缓慢 iv(约 10 min),如静注后仍反复咯血,可应用脑垂体后叶素 10～20 U 加入液体 500 ml 静脉点滴,适于中等量及大咯血,有助于降低肺动、静脉压力,减少肺内血流量,促进止血,但对高血压、冠心病、肺心病、心力衰竭患者及孕妇禁用。

(3)立止血 1～2 kU 肌注或稀释后静脉推注,可重复使用。

(4)普鲁卡因 50～100 mg 加入液体 40 ml 中,于 10～20 min 静脉注射完或 300 mg 加入液体 500 ml 中静脉点滴,可降低肺循环压力,有利于止血,适用于其他方法不佳的反复大咯血及中等量咯血。

(5)止血芳酸 0.3～0.6 g 和(或)6-氨基己酸 4～6 g 加入液体 250～500 ml 中静脉滴注,适用于中小量咯血,对大咯血已证实无缩短止血时间作用。

(赖荣德)

第 7 节 急性腹痛

腹痛是临床上的常见症状,急性腹痛是指腹部疼痛持续时间不超过 1 周者。急性腹痛是急诊最具挑战性的症状之一,约 4%～10% 的急诊患者以此为主诉,18%～22% 的腹痛患者需要住院治疗,而 65 岁以上老年腹痛患者中,63% 需入院处理,15%～30% 的腹痛患者为外科急腹症,需要手术干预。腹痛可能是致命性的如腹主动脉瘤破裂,也可能是自限性的如腹壁劳损,尽管 30%～40% 的急诊病人一时无法确定病因,但急诊医生尽早识别并处理外科急腹症或致命性腹痛极为重要。

一、识 别

(一)病 因

腹痛的病因多种多样,虽然大多数腹痛是腹内脏器疾病，也可以是腹外脏器或全身性疾病引起腹痛。可将腹痛原因分为两大类：腹内脏器疾病性疼痛（如腹腔或腹膜后病变）和腹外脏器疾病性疼痛。腹内脏器疾病性疼痛根据器官系统可归为"3G"：即GI（gastrointestinal，胃肠道疾病）、GU（genitourinary，泌尿生殖道疾病）、GYN（gynecologic，妇科疾病），加上第4个即血管急症（vascular emergencies）。

1. 根据疼痛部位确定病因

（1）弥漫性腹痛：如急性胰腺炎，主动脉夹层或腹主动脉瘤破裂，肠梗阻，早期阑尾炎，胃肠炎，肠系膜缺血，肠穿孔，腹膜炎，镰状细胞病等。

（2）右上腹痛：急性胆囊炎和胆绞痛，急性肝炎，急性胰腺炎，急性阑尾炎，肝脓肿，肝肿大/充血性心衰，带状疱疹，心肌缺血，十二指肠穿孔，穿透性溃疡进入胰腺，右下叶肺炎等。

（3）右下腹痛：腹壁血肿，阑尾炎，盲肠憩室炎，子宫内膜异位，腹股沟疝嵌顿或绞窄，Meckel's憩室炎，肠系膜淋巴结炎，经间痛，盆腔炎，腰肌脓肿，节段性回肠炎，腹主动脉瘤破裂，异位妊娠破裂，精囊炎，末端回肠炎（Crohn's病），卵巢囊肿扭转，输尿管结石等。

（4）左上腹痛：如急性胰腺炎，胃溃疡，胃炎，左下叶肺炎，心肌缺血，食道破裂，脾肿大、破裂、梗塞或动脉瘤等。

（5）左下腹痛：如子宫内膜异位，腹股沟疝嵌顿或绞窄，经间痛，盆腔炎，腰肌脓肿，节段性肠炎，腹主动脉瘤破裂，精囊炎，乙状结肠憩室炎，卵巢囊肿扭转，输尿管结石等。

2. 重要的腹外器官性腹痛

（1）全身性疾病：如糖尿病酮症酸中毒，乙醇性酮症酸中毒，尿毒症，镰状细胞病（sick cell disease，或镰形红细胞性贫血），卟啉病，系统性红斑狼疮，血管炎或胶原血管病，青光眼，甲状腺功能亢进症，家族性地中海热（familial mediterranean fever），遗传性血管水肿。

（2）中毒性疾病：如甲醇中毒，重金属中毒，蝎蜇伤，黑寡妇毒蛛咬伤。

（3）胸腔疾病：如心肌梗死，不稳定性心绞痛，肺炎，肺栓塞，肠疝入胸腔。

（4）泌尿生殖道疾病：如睾丸扭转，肾绞痛。

（5）感染性疾病：如链球菌咽炎（儿童多见），落矶山斑疹伤寒，单核细胞增多症。

（6）腹壁疾病：如肌痉挛，肌肉血肿，带状疱疹等。

3. 根据病理生理机制进行病因分类

（1）阻塞性：如胃出口阻塞（幽门梗阻），小肠梗阻，大肠梗阻，泌尿道梗阻，胆道梗阻；

（2）腹膜刺激性：如腹腔感染，化学刺激（血、胆汁、胃酸），全身性疾病过程，局部炎症扩散；

（3）血管功能不全：如栓塞，动脉硬化狭窄，低血压，腹主动脉夹层；

（4）黏膜溃疡：如消化性溃疡（胃、十二指肠溃疡），胃癌；

（5）蠕动改变：如胃肠炎，炎性肠病，肠易激综合征，憩室病；

（6）代谢性疾病：如糖尿病酮症酸中毒，卟啉病，铅中毒；

（7）神经损伤：如带状疱疹，神经根受压，神经受侵犯；

（8）肌壁疾病：如创伤，肌炎，血肿；

（9）牵涉痛：如下叶肺炎，下壁心肌梗死，肺栓塞；

（10）精神性腹痛：如抑郁，焦虑，神经机能性疾病等。

4. 根据特定年龄确定腹痛原因

（1）1岁以下：便秘，胃肠炎，先天性巨结肠症（Hirschsprung's病），嵌顿疝，婴儿腹痛，肠套叠，泌尿道感染，肠扭转。

（2）1～5岁：阑尾炎，便秘，胃肠炎，Henoch-Schonlein紫癜，肠套叠，咽炎，镰状细胞危象，创伤，泌尿道感染，肠扭转。

（3）6～11岁：阑尾炎，便秘，功能性腹痛，胃肠炎，Henoch-Schonlein紫癜，肠系膜淋巴结炎，咽炎，肺炎，镰状细胞危象，创伤，泌尿道感染。

（4）12～18岁：阑尾炎，便秘，痛经（女），异位妊娠（或宫外孕），胃肠炎，经间痛，卵巢扭转，盆腔炎，睾丸扭转，先兆流产。

表1-7-1是一组以50岁为界对腹痛的原发病进行分类比较。

表 1-7-1　按年龄对急性腹痛的原因分类

最后诊断	≥50岁(n=2 406)	<50岁(n=6 317)
胆道疾病	21%	6%
非特异性腹痛(NSAP)	16%	40%
阑尾炎	15%	32%
肠梗阻	12%	2%
胰腺炎	7%	2%
憩室病	6%	<0.1%
癌症	4%	<0.1%
疝气	3%	<0.1%
血管疾病	2%	<0.1%
妇科疾病	<0.1%	4%
其他疾病	13%	13%

5. 不同器官系统的腹痛病因频度

有人对>10 000例急性腹痛的病因构成进行分类,按出现频率多少依次为:非特异性腹痛(non-specific abdominal pain, NSAP)占34%(如胃炎或胃肠炎),阑尾炎占28%,胆道疾病占10%,小肠梗阻占4%,急性妇科疾病占4%(其中输卵管炎68%、卵巢囊肿21%、异位妊娠6%、不全流产5%),胰腺炎占3%,肾绞痛占3%,消化性溃疡穿孔占3%,癌症占2%,憩室病占2%,其他疾病占6%(每种疾病均少于1%)。

(二)病理生理

腹痛的主要机制包括腹内空腔脏器阻塞、腹膜刺激、血管功能不全、黏膜溃疡、胃肠蠕动改变、包膜牵张、代谢异常、神经损伤、腹壁损伤或腹外脏器病变。按病理生理机制主要分为三大类,即内脏性腹痛、躯体性腹痛和牵涉痛,前二者是腹痛的两大基本原因。

1. 内脏性腹痛

大多由于空腔脏器或实质性脏器的包膜受到牵张所致,少数为缺血或炎症引起。内脏痛的早期轻重不一,轻者可仅为含糊的不适感,重者可表现为剧痛或绞痛,可为持续性疼痛,也可是阵发性或间断性疼痛。如果受累脏器与运动有关,疼痛多为间断性或阵发性,绞痛或痉挛性疼痛。内脏痛由双侧无髓鞘纤维传导,进入多个脊髓节段水平面,往往为钝痛、定位不准确,疼痛以近腹中线处为主。内脏痛的部位与腹部同一胚胎源的器官相一致:前肠结构脏器如胃、十二指肠、肝、胆道和胰产生上腹部疼痛,多位于上腹部;中肠结构脏器小肠、阑尾、近侧结肠主要引起脐周疼痛;后肠结构脏器如末端结肠和泌尿生殖道主要是下腹部疼痛。

2. 躯体性腹痛

躯体性腹痛由壁层腹膜的缺血、炎症或伸缩所致。由有髓传入纤维传导疼痛刺激至同一脊神经节段,与体表分布区相一致,因此,躯体性腹痛多可定位疼痛刺激的部位,疼痛剧烈,主要是锐痛、刀割样痛、持续性疼痛,咳嗽或活动可能会引起疼痛加重,疼痛持续时间较长。躯体性原因引起的腹痛体检时可发现压痛或触痛,肌卫征,反跳痛,腹肌紧张等。阑尾炎的典型表现涉及内脏和躯体痛,早期表现为脐周痛(内脏性疼痛),但当炎症扩展到腹膜(躯体性疼痛)时,疼痛可准确定位在右下腹部。

3. 牵涉痛

牵涉痛是指患者感觉到远离疾病器官处的疼痛。其机理是同一脊髓节段可接受不同内脏器官的痛觉传入神经纤维,疼痛信号经脊髓上传至大脑痛觉中枢后,无法准确判定所传入的疼痛是哪个部位的痛性刺激所致,导致大脑对内脏或躯体性疼痛的刺激部位"错判",如肺炎病人会产生腹痛,因为脊髓胸9节段神经元同时接受肺和腹部痛觉传入纤维;心肌梗死产生上腹部或胸口痛,上腹痛、恶心、呕吐可能是急性下壁心肌梗死的主要症状,但多数胸内疾病性腹痛伴有心或肺病的症状和体征;膈肌刺激(如脾破裂)产生肩痛;胆道疾病引起右肩胛下痛;急性输尿管阻塞引起睾丸痛等。

(三)临床表现

1. 腹痛病史询问

腹痛病史的询问主要包括以下内容。

(1)部位:询问腹痛的部位,是固定性还是移动性腹痛,如转移性右下腹痛是阑尾炎的典型表现;胆囊/胆管炎的腹痛多在右上腹;急性胰腺炎腹痛多在中上腹部,脐周疼痛一般为小肠疾病所致等。

(2)放射痛:腹痛有无放射性,如胆绞痛可能放射到右肩胛下区;胰腺炎性腹痛可放射至背部;疼痛放射至胁腹部或生殖器者,多是肾结石或腹主动脉瘤破裂等。

(3)起病情况:腹痛起病快慢,是突然起病还是逐渐疼痛,持续时间如何,如突然腹痛常提示是严重疾病引起的;腹痛伴晕厥或虚脱可能是腹主动脉瘤破裂、溃疡病穿孔或异位妊娠破裂;炎症性疼痛如胆囊炎、阑尾炎、憩室炎可能持续数小时至数天,起病时常较轻;疼痛持续>6 h 或<48 h,或疼痛进行性加重者多需要外科手术治疗;病人因严重腹痛而从睡眠中惊醒者可能是穿孔或缺血性疾病;创伤后腹痛可能是腹腔内实质性脏器或肠道损伤。

(4)疼痛性质:疼痛性质是内脏痛、躯体痛还是牵涉痛,如胃溃疡多为烧灼样痛;胆绞痛多为锐痛;阵发性剑突下钻顶样痛是胆道蛔虫的典型表现;胰腺炎多为穿透性疼痛;主动脉夹层多为撕裂样痛;肠梗阻多为阵发性、痉挛性腹痛。

(5)疼痛程度:如老年人疼痛阈往往较年轻人高,非外科性疼痛较外科性疼痛略轻;急性肾石病的腹痛可为严重、致命性疼痛,但大多数病人未经手术可自动排出结石而使疼痛缓解;严重疼痛的症状与体检不成比例者多是肠系膜缺血所致。

(6)缓解或加重因素:如躯体性腹痛随活动或运动而加重;典型的胃溃疡性疼痛进食后会加重,空腹无疼痛或疼痛不明显,十二指肠溃疡性腹痛多为空腹痛或饥饿痛,进食后缓解;胃黏膜脱垂病人左侧卧位可使疼痛减轻;十二指肠壅滞症者膝胸或俯卧位可使腹痛及呕吐缓解;胆绞痛则因进食而加重,特别是进食油腻食物后更为明显;呕吐后腹痛缓解提示为胃或邻近肠道疼痛;餐后脐周痛应考虑肠系膜缺血;排便后腹痛缓解多提示为结肠性疼痛;胰体癌者仰卧位时疼痛明显,而前倾或俯卧时减轻;反流性食管炎者烧灼痛在躯体前屈时明显,而直立位时减轻;子宫内膜异位者腹痛多与月经来潮有关;卵泡破裂性腹痛发作在月经间期。

(7)既往有无疼痛史:有些病人既往有相似疼痛史,约有71%的胆囊炎病人有既往疼痛史,18%的阑尾炎病人有既往疼痛史。

(8)伴随症状:消化道患者应问恶心、呕吐、食欲不振、便秘、腹泻或血便等。恶心、呕吐特异性较差,它可因腹内器官或不随意肌性管道阻塞(如肠、胆道、输尿管)引起,输卵管炎者中约40%有呕吐,而肾绞痛者中60%有呕吐。见于多种腹部或腹外疾病,包括阑尾炎;有严重外科情况如异位妊娠、肠套叠等者反而不一定呕吐;阑尾炎或其他外科性疾病如出现呕吐,大多先有腹痛,而后才出现呕吐;儿童腹痛伴有胆汁性呕吐多提示急性肠梗阻;约10%~30%的急性阑尾炎患者没有明显的食欲不振,但阑尾炎患者合并便秘和腹泻者各有15%左右;部分性肠梗阻者可有腹泻;血便提示炎性肠病或感染性小肠结肠炎;血便或果酱样便可能提示为肠套叠,但这多是肠套叠的后期表现;排便或排气障碍多为小肠梗阻。

(9)泌尿生殖道症状:主要询问排尿困难、频率、尿急和血尿,如排尿困难和尿频一般是泌尿道感染的表现,但阑尾或盆腔炎症刺激膀胱也会引起尿频或排尿困难;肉眼血尿提示膀胱刺激(感染、肿瘤)或肾石病。

(10)女性患者:应询问妊娠史、月经情况、避孕情况、生育能力、性欲活动、性传播疾病、阴道分泌物或有无阴道流血等,以及既往妇科疾病史如手术、妊娠和感染史等。如既往无痛经者突发痛经提示有妇科疾病;所有9~50岁的育龄女性腹痛患者均应询问、检查并排除异位妊娠。

(11)心肺疾病症状:主要询问有无咳嗽,呼吸困难和胸痛,因为肺炎、肺栓塞和急性心肌梗死可因腹痛为主诉就诊等。

(12)既往史:如既往腹部手术史是粘连性肠梗阻的重要危险因素;有心血管病、高血压或房颤者,肠系膜缺血和腹主动脉夹层风险增加;某些药物如非甾体抗炎药、激素、抗生素或免疫抑制剂本身可能引起腹痛,或影响腹痛评估;酗酒者胰腺炎、肝炎或肝硬化风险增加等。

2. 体格检查

物理体检的主要目的是定位引起腹痛的罪犯器官,不仅应作腹部检查,还应检查其他部位,特别是盆腔(女性)、泌尿生殖道、背部、直肠区等,有助于腹痛病因的鉴别。

(1)一般情况:包括面部表情、出汗、苍白、激动度等,如患者面色苍白或表情痛苦往往是急性严重疾病;进行性腹膜炎患者喜欢静卧以企缓解疼痛;输尿管绞痛或肠系膜缺血常坐卧不安,因为任何体位均无法使疼痛缓解;非特异性腹痛、胃肠炎和输尿管绞痛很少因运动而加重,或加重不明显。

(2)体温:发热常是鉴别感染性腹痛与否的标志,如阑尾炎和胆囊炎多为低热(<37.8 ℃),老年人或免疫抑制者即便有严重基础病也少有发热,多数老年人急性阑尾炎或胆囊炎均无发热,即便穿孔或脓毒症也不一定有发热。

(3)血压:低血压提示有脱水、脓毒症、低血容量或内出血。

(4)心率:心动过速可能是潜在失血、脓毒症、血容量不足或疼痛的征象,但使用β-阻滞剂者心率不宜作为评估依据。

(5)呼吸:呼吸加快可能有严重疼痛、酸中毒或腹外原因,如肺栓塞、肺炎或心肌梗死。

(6)腹部视诊:观察腹部有无膨胀、肿块、创伤、既往手术瘢痕或门静脉高压征象,如Cullen's征(脐周蓝色淤斑)和GreyTurner's征(胁腹部变色)是内出血的体征,但急性病较多见,严重急性胰腺炎可有此征。

(7)腹部听诊:听诊应在触诊之前进行,因触诊可能诱发机械性肠蠕动。最近研究发现,约半数腹膜炎病人肠鸣音正常或增强,提示肠鸣音减弱或消失临床意义不大(这与传统医学资料的结果正好相反);高调或清脆的金属音提示有小肠梗阻,特别是伴有腹胀者;低调或肠鸣音减弱与大肠梗阻有关;老年人腹部听到血管杂音提示可能是腹主动脉夹层;妊娠患者应听诊胎心,妊娠12周后约90%可听到胎心音。

(8)腹部叩诊:叩诊可确定脏器大小,鉴别腹胀是气或液所致,如鼓肠可能是肠内或腹膜腔内气体过多;移动性浊音或腹壁波动感提示有腹水。

(9)腹部触诊:触诊动作轻柔,粗暴检查不仅病健难分,而且可能会加重病人痛苦。触诊检查过程中应同时观察患者面部表情变化。老年患者如腹部触及搏动性肿块提示腹痛可能为腹主动脉夹层所致;腹膜刺激征如压痛、反跳痛和腹肌紧张是外科性疾病;Murphy's征提示为胆囊炎或胆绞痛所致;右下腹的麦氏点压痛和反跳痛是急性阑尾炎的典型表现;腰大肌征(嘱病人屈膝盖成90°角,并用力屈大腿,检查者用力抵抗患者屈大腿)和闭孔肌征(患者屈膝屈大腿,内旋大腿同时外旋其脚),疼痛者为阳性,二者均可提示阑尾炎、阑尾穿孔或盆腔炎症性疾病。

(10)盆腔检查:任何育龄妇女,均应检查盆腔,以鉴别是妇科性腹痛还是其他原因性腹痛。

(11)生殖器检查:与女性需检查盆腔一样,男性应检查外生殖器,有无腹股沟疝,因为疝嵌顿可引起肠梗阻;同时检查睾丸和阴囊,以排除睾丸扭转等所致的腹痛。

(12)结肠检查:结肠指检可诊断前列腺、直肠周围疾病、有无大便阻塞,以及有无结肠异物和胃肠道出血等。

(13)背部检查:轻叩肋脊角有助于肾盂肾炎或阻塞性尿路疾病的诊断。

(14)全身检查:有助于发现全身性疾病所致的腹痛,如肺炎、咽炎、心肌梗死等。

(15)老年人急性腹膜刺激可无明显表现(早期更

甚),可能仅表现为不明原因的发热、心动过速、肠鸣音减弱和模糊的腹部不适而无明显反跳痛或肌卫。

(四)辅助检查

1. 实验室检查

血、尿、粪常规,电解质、血糖、肝肾功能等应作为常规检查,疑为胰腺炎者应化验血淀粉酶和脂肪酶。疑为血容量不足,或严重呕吐、腹泻者应同时作血气分析,以了解有无酸碱平衡紊乱,必要时测定血乳酸。

2. ECG

应作为上腹痛的常规检查之一,特别是不明原因的上腹部疼痛,伴有高血压、冠心病、高血脂等基础病者。ECG对低/高钾血症、肺栓塞等有辅助诊断作用。

3. 影像学检查

立位腹部平片可发现有无肠梗阻的气-液平(多于3个气液平伴肠腔扩张提示肠梗阻),膈下游离气体提示空腔脏器穿孔,发现钙化提示胆道或肾结石、腹主动脉病或胰腺炎,有无胃肠内异物等。疑为胸部疾病性腹痛如下叶肺炎应摄胸片,超声检查对腹腔积液、腹腔脏器病变有重要价值,且经济、便捷。必要时可行CT检查,可进一步发现腹腔脏器的结构性变化,尤其对肝、胆、胰、脾、腹膜后和盆腔脏器等病变的发现极有帮助。

(五)诊断和鉴别

1. 诊断

根据前述病史和体检特点,结合必要的辅助检查,大多数疼痛可很快确定诊断。急诊诊断急性腹痛时应注意腹痛伴有发热、黄疸、脱水、出血者,此类腹痛应尽快评估诊断,以利处理。

2. 鉴别诊断

表1-7-2是三种常见绞痛的鉴别。

表1-7-2 肠、胆、肾三种绞痛鉴别

类型	疼痛部位	伴随症状或体征
肠绞痛	多位于脐周、中下腹部	常伴恶心、呕吐、腹泻、便秘、肠鸣音增强等,脐周可有压痛
胆绞痛	多在右上腹,可放射至右背/右肩胛下区	常伴黄疸、发热,肝大,Murphy's征(+)
肾绞痛	腰部并向下放射至腹股沟外生殖器及大腿内侧	可伴尿频、尿急或排尿困难,肾区叩痛,尿常规可见蛋白(+)、大量红细胞

(1)阑尾炎:①症状:典型的是上腹部或脐周痛向右下腹转移;食欲不振,恶心,呕吐;腹泻;低度发热。②体征:发热(平均38℃),腹部压痛,伴或不伴防御姿势,麦氏点压痛、反跳痛,腰大肌/闭孔肌征阳性。③诊断方法:临床表现,腹部CT,超声(儿童和妊娠患者首选)。

(2)腹绞痛(胆囊/管炎):①症状:急性绞痛,疝气痛,右上腹或剑突下痛;可放射至肩胛下区;恶心,呕吐;胆囊炎或胆管炎可有寒战/发热。②体征:右上腹触痛,Murphy's征阳性,胆囊炎或胆管炎伴发热。③诊断方法:超声(急诊首选),放射性核素扫描,肝功能;淀粉酶,脂肪酶。

(3)肠梗阻:①症状:弥漫性腹绞痛;恶心,呕吐;肛门无排气或无大便;胃肠胀气;有腹部手术或肠梗阻史。②体征:腹部膨胀,腹部压痛,发热,肠鸣音异常,腹膜刺激征提示为绞窄性肠梗阻。③诊断方法:腹部平片,腹部CT。

(4)憩室炎:①症状:左下腹痛;恶心,呕吐;大便改变(频率或性状);便秘;腹泻;直肠出血。②体征:左下腹痛,肌卫,反跳痛;发热;大便隐血阳性;如穿孔可有心动过速,高热和脓毒症表现。③诊断方法:临床诊断,腹部CT,超声,硫酸钡对比灌肠。

(5)异位妊娠:①症状:腹部或盆腔痛,阴道出血,停经,恶心呕吐,头昏眼花,可能有肩痛。②体征:腹部或盆腔触/压痛,附件触痛,附件肿块。③诊断方法:尿或血妊娠试验,β-hCG定量,阴道内超声,后穹隆穿刺,Rh血型,红细胞压积。

(6)胃肠炎:①症状:间断、痉挛性腹痛,腹痛定位差,腹泻,恶心呕吐。②体征:非特异性腹部体征,无腹膜炎体征,体温升高。③诊断方法:如无并发症可不做特殊检查。

(7)肠套叠:①症状:间断性或阵发性腹痛,恶心呕吐,血性大便,腹泻,纳差,阵发性哭闹和曲腿。②体重:腹部肿块,腹部压痛,血性大便,果酱样(黏液和血性)大便,脱水,嗜睡。③诊断方法:腹部气钡对比造影是金标准,有时可作为治疗手段,超声,CT。

(8)肠系膜缺血:①症状:急性进行性发作的腹痛;定位差,持续性腹痛;恶心,呕吐,腹泻。②体征:典型的腹痛与体检不成比例,体检结果与缺血持续时间有关,可发展为低血容量和脓毒症休克。③诊断方法:血乳酸,腹部平片提示肠积气、肠化生、门静脉积气或指纹征,腹部CT,磁共振血管造影(MRA),血管造影。

(9)卵巢扭转:①症状:腹痛急性发作,严重单侧腹部或盆腔痛,恶心,呕吐。②体征:一侧腹部或盆腔压痛,痛性附件肿块。③诊断方法:经阴道多普勒超声,排除妊娠。

(10)胰腺炎:①症状:严重、钝性上腹部或左上腹痛,放射至背部,呕吐。②体征:腹部压痛,腹部膨胀,血容量不足。③诊断方法:淀粉酶,脂肪酶,腹部CT扫描。

(11)盆腔炎性疾病:①症状:下腹痛,钝痛,持续性或定位差;阴道溢液;阴道异常出血;泌尿系统症状;性交困难。②体征:下腹部压痛,附件肿块或压痛,子宫颈或阴道分泌物黏液脓性,体温升高。③诊断方法:淋球菌、衣原体培养,妊娠试验,盆腔超声以排除输卵管-卵巢脓肿,考虑梅毒、HIV检测。

(12)消化性溃疡穿孔:①症状:突发严重腹痛;后壁溃疡疼痛会放射至背部,恶心,呕吐,老年人疼痛可能较轻。②体征:弥漫性腹部压痛,急性腹膜炎,板状腹,低血容量,低血压,心动过速,体温升高。③诊断方法:腹部系列检查,X线见膈下游离气体,腹部CT。

(13)腹主动脉瘤破裂:①症状:严重腹痛,侧腹部或背部疼痛,放射至腹股沟、大腿,晕厥。②体征:搏动性腹部肿块,弥漫性腹部压痛,腹部可听到血管杂音,脉搏减弱,低血压,血尿。③诊断方法:直接进手术室,腹部平片,急诊超声,腹部CT。

(14)睾丸扭转:①症状:突发严重疼痛,可在下腹部、阴囊或腹股沟区触及肿块,恶心,呕吐,既往有类似发作但自然缓解(41%)。②体征:肿胀、触痛、一侧阴囊变硬,提睾反射消失。③诊断方法:直接进手术室,彩色多普勒检查,放射性核素锝扫描。

(15)输尿管绞痛:①症状:突发侧腹部严重疼痛,放射至腹股沟,恶心,呕吐,痛性躯体扭曲。②体征:坐卧不安,肋脊角叩痛,腹部检查可无异常,发热(提示感染),血尿。③诊断方法:尿常规可见血尿,CT平扫,静脉肾盂造影,肾、输尿管和膀胱超声。

(16)肠扭转:①症状:突发严重腹部,腹胀,可反复发作,恶心,呕吐,便秘。②体征:弥漫性腹部压痛,腹部膨胀,气鼓肠,伴盲肠扭转可及肿块,腹膜刺激征,体温升高,感染性休克。③诊断方法:腹部平片见结肠严重扩张,钡灌肠,乙状结肠镜检查。

(17)肠易激综合征(IBS):①症状:排便后腹痛缓解,随腹痛发作而产生便意,稀便,伴有黏液,排便后仍感觉排便不完全。②体征:持续或反复腹痛或不适至少3个月,伴有下列一项或多项:便后痛缓;大便频率改变;大便形态改变。有以下2项或以上者支持IBS诊断:大便多于3次/天或少于3次/周、大便粗硬或稀水样、用力大便或便后感觉排便不完全、有黏液,腹胀(罗马Ⅱ标准)。

二、处 置

腹痛的处置原则首要的仍是ABC——气道(维持气道通畅)、呼吸(呼吸平稳和充分氧合)、循环(稳定血流动力学)。病因治疗是根本,但急诊主要治疗目标是稳定生理指标,缓解症状,尽可能确定并处理致腹痛的原发病,必要时为外科干预提供准备。

(一)一般治疗

对严重腹内外疾病所致的腹痛患者如疑似绞

窄性肠梗阻、坏死性胰腺炎、坏死性胆囊/胆管炎、腹膜炎或腹腔内脏穿孔、腹主动脉夹层等患者,必须进行生命体征的监护,严密观察神志、瞳孔、尿量,血氧饱和度监测等。

(二)容量复苏

并非所有腹痛患者均需要建立静脉通路和液体复苏,但许多严重腹痛、容量相对或绝对不足的患者,特别是呕吐、腹泻、食欲不振、发热、出汗等患者,进行有效容量复苏是重要的治疗措施(具体方法参见脓毒症和休克的有关内容)。

(三)缓解疼痛

长期以来认为麻醉药会掩盖急性腹痛的临床表现,延误诊断,但尚无足够证据支持这种观点,近年的研究表明,应用中等强度的止痛药并缓解腹痛不会掩盖诊断发现,反而有利于外科急腹症的诊断。急诊和ICU的主要止痛药是鸦片类药物,如吗啡或芬太尼等,静脉缓慢推注、泵注。或可用解热镇痛药如痛力克(Ketorolac,酮咯酸)等。

(四)抗感染治疗

腹部脓毒症、腹腔脏器穿孔或腹膜炎(局限性或弥漫性)患者,均须使用抗生素治疗。经验性腹腔抗感染应考虑到多重覆盖,包括肠道革兰阴性菌、肠道革兰阳性菌、厌氧菌。对严重疾病、老年、免疫抑制或低血压等病人,往往需要联合两种抗生素方能有效控制腹腔内感染。传统经验是用氨基糖苷类抗革兰阴性需氧菌(庆大霉素或妥布霉素,1.5 mg/kg,iv drip,q8 h,或阿米卡星 5 mg/kg,iv drip,q8 h)和甲硝唑治疗厌氧菌(1 g,iv drip,作为负荷剂量,继之 500 mg,iv drip,q6 h),或克林霉素(900 mg,iv drip,q8 h)。对轻症患者可考虑用二代头孢菌素单药治疗,如头孢西丁 2 g,iv,q6 h;或头孢替坦 2 g,iv,q6 h。其他替代单药方案如氨苄西林-舒巴坦 3 g,iv,q6 h;或替卡西林-克拉维酸 3.1 g,iv,q6 h。更有效的抗感染方法如哌拉西林-他唑巴坦 3.3 g,iv,q6 h,其作用不亚于亚胺培南-西司他丁 1 g,iv,q6 h(最大剂量),特别是治疗疑为胆道感染或脓毒症患者。

(五)对症支持治疗

控制恶心、呕吐症状,如为功能性腹泻可使用吸附性止泻药如思密达(复合硅铝酸盐),但感染性腹泻患者,原则上不宜使用止泻药。维持水、电解质和酸碱平衡,控制血糖于正常水平。对胰腺炎、幽门梗阻或肠梗阻等患者应插入鼻胃管引胃肠减压治疗等。

(赖荣德)

第8节 晕 厥

晕厥(syncope)是指突然发作、短暂性的意识丧失,并有姿势性、紧张性缺失(跌倒),是常见的急诊主诉之一。约12%~48%的人一生中可能会有晕厥的发作,3.5%~5%的急诊就诊者以晕厥为主诉,因晕厥而入院者占住院病人的1%~6%,75岁以上老年人每年有6%发生晕厥,而15%~50%的儿童至少出现一次晕厥发作。大多数晕厥是良性的,而且预后良好,但有心血管基础病者发生晕厥的死亡风险增加,年死亡率达18%~33%,红细胞压积<30%、年龄增加和其他严重合并症也是恶劣预后的危险因素。不明原因的晕厥1年死亡率约为6%,其他非心血管病性原因所致的晕厥1年死亡率约为12%。复发性晕厥,特别是老年人,其死亡率达30%左右。预后良好的所谓良性晕厥多数是青少年和年轻成人,但运动员在运动期间发生死亡者中,30%与晕厥有关。晕厥可能导致严重创伤,这种情况引起死亡的风险增加,老年人群更为突出。

一、识 别

(一) 病因

引起晕厥的原因主要分为神经介导性(反射性)、直立性低血压、心律失常、结构性心脏病或心肺疾病、脑血管病、精神性六大类。

(1) 神经介导性(反射性):血管迷走性晕厥(典型或非典型);颈动脉窦性晕厥(如领带晕厥或剃须晕厥);处境性晕厥(包括急性失血、咳嗽,打喷嚏,胃肠道刺激(如吞咽、排便、内脏痛),排尿性(排尿后),运动后,进食后,其他(如金属器械运动和举重等引起胸内压增高的情况));舌咽神经痛等。

(2) 直立性低血压:自主神经衰竭(包括原发性自主神经衰竭(如单纯性自主神经衰竭、多系统萎缩、帕金森病伴自主神经衰竭),继发性自主神经衰竭(如糖尿病神经病变、淀粉样变性神经病),运动后,进食后;药物和乙醇诱发性体位性晕厥;容量不足性(如出血、腹泻、Addison's 病)等。

(3) 心律失常:窦房结功能障碍(包括心动过缓-心动过速综合征);房室传导系统疾病(二度或三度房室传导阻滞等);阵发性室上性心动过速或室性心动过速;遗传性综合征(如长 QT 综合征、Brugada 综合征);植入装置(如起搏器、植入性复律除颤器(ICD))的功能障碍;药物诱发性心律失常和其他原因的心动过缓等。

(4) 结构性心脏病或心肺疾病:闭塞性心瓣膜病;急性心肌梗死或缺血;阻塞性心肌病;心房黏液瘤;急性主动脉夹层;心包疾病或填塞;肺栓塞或肺动脉高压等。

(5) 脑血管病:血管窃血综合征。

(6) 精神性:躯体化障碍,癔病(Hysteria),恐惧,惊吓等。

(二) 病理生理

晕厥的最终结果是两侧大脑半球或脑干(网状激活系统)功能障碍,多为急性低灌注所致。脑血流下降可能是区域性的(脑血管收缩),或是全身性的(低血压),意识丧失导致姿势性反应缺失,导致晕厥发作。如同定义所言,晕厥是暂时性的,因此,引起中枢神经系统(CNS)功能障碍的原因也必须是暂时性的。但引起持续性 CNS 功能障碍的原因导致昏迷或意识改变,可能与晕厥的病因有重叠。低灌注导致意识丧失者,脑血流下降一般超过35%,任何引起灌注降低的原因如心输出量下降、全身性血管阻力减低、血容量不足、局部性血管阻力减少等,均会引起晕厥发作。其他 CNS 功能障碍的机制导致晕厥者包括低血糖、中毒、代谢异常、自身调节功能衰竭或丧失,以及原发性神经功能紊乱等。

(三) 临床表现

晕厥本身也只是一个症状,了解晕厥发作过程和发作前后症状或病史,以及阳性体格检查发现,有助于诊断致晕厥的原发病,对临床治疗提供帮助。

1. 病史和症状

(1) 主诉:病人自己对晕厥发作的描述,以及目击者的补充性描述有助于确定详细而可靠的病史。

(2) 关键性的特征包括:发作时的情景(如餐后),前驱症状,发作速度(缓慢发作还是突发),症状发作时的体位(站立、坐位或仰卧位),发作持续时间,恢复速度快慢等。突然发作、坐位或仰卧位、持续数秒钟以上是严重发作,多数是心源性晕厥;相反,不完全性晕厥或近乎晕厥(near-syncope),可能相对较轻。

(3) 晕厥前状态:重度体力劳动时发作晕厥多为流出道阻塞所致,运动后或长时间热应激暴露可能是体位性晕厥。神经心源性反应多种多样,如迷走刺激包括就情感变化、排尿、排便、呕吐、颈部活动或按摩刺激颈动脉窦,有时抽搐可能是晕厥的先兆症状之一。

(4) 发作时状况:有助于晕厥病因诊断,如强直-阵挛、癫痫样发作提示为癫痫发作或心源性疾病,前驱症状、癫痫发作后状态如疲乏或虚弱无力、局灶性神经定位征可进一步支持神经源性疾病的诊断,但短暂缺氧也会引起肌阵挛,无前驱症状者可能是心律失常所致，少见于中枢性神经变性疾病伴自主神经衰竭如帕金森病（Parkinson病），心电监护发现心律失常提示为心源性。有时基底动脉或严重的双侧颈动脉病晕厥者可伴有局灶定位性神经症状。注意，有时跌伤或其他表现可能会掩盖晕厥的基本原因。

（5）伴随症状：伴有胸痛或气短可能提示心肌缺血或肺栓塞；出汗和头晕眼花一般是非特异性的，但如大量出汗伴有面色灰暗（或苍白）提示为体位性或血管迷走性晕厥；舌咬伤、大小便失禁提示为癫痫发作；颈部转动后晕厥，特别是老年人，颈动脉窦敏感性晕厥可能性更大，床边仰卧位或直立位颈动脉窦按摩更有助于诊断，但有TIA、中风、同侧颈动脉狭窄或颈动脉有杂者禁做此试验。

（6）既往史：住院病人晕厥可能与体位性低血压、完全性房室传导阻滞、慢性脑病、偏头痛、主动脉狭窄、胃肠道出血等有关；既往冠状动脉或脑血管病、糖尿病、高血压或其他严重疾病者晕厥发作风险增加；心肌梗死史伴或不伴左室功能障碍或先天性心脏病修补术后者晕厥，室性心律失常的可能更高；有头部创伤史的年轻患者晕厥则神经源性可能大。

（7）用药史：某些药物可能诱发晕厥，特别是新近使用抗心律失常药或抗高血压药者应注意其致心律失常作用，老年人，酚噻嗪类、三环类抗抑郁药易发生体位性晕厥。常见的可诱发晕厥的药物有三大类：①心血管药：β-受体阻滞剂，血管扩张剂（钙通道阻滞剂、硝酸盐类、肼屈嗪、血管紧张素转换酶抑制剂、酚噻嗪类、磷酸二酯酶抑制剂），利尿剂，中枢性抗高血压药（可乐定、甲基多巴），其他抗高血压药（胍乙啶），QT延长药（胺碘酮、丙吡胺、氟卡尼、普鲁卡因胺、奎尼丁、索他洛尔、恩卡尼），以及其他抗心律失常药等；②精神活性药：抗惊厥药（卡马西平、苯妥英），抗帕金森药，CNS抑制药（巴比妥类、苯二氮䓬类），单胺氧化酶抑制剂，三环类抗抑郁药，麻痹性镇痛药，镇静和非镇静性抗组胺药，胆碱酯酶抑制剂（多奈哌齐、他克林）；③其他机制的药物：药物滥用（大麻、可卡因、海洛因、乙醇），地高辛，胰岛素和口服降糖药，长春新碱，非甾体抗炎药（NSAIDs），溴隐亭等。

2. 体格检查

详细的体格检查有助于发现晕厥的蛛丝马迹或为诊断提供相关线索，所有病人均应检查体位性晕厥相关的征象，任何晕厥患者均应做结肠指检和大便潜血试验。根据病情轻重缓急，急诊时的体格检查应着重强调神经和心血管系统检查，待急症处理完毕后，可进一步完善体检。通常可从以下方面着手。

（1）生命体征：脉搏和心律方面，如有无心动过速、心动过缓、其他心律失常；呼吸频率和深度检查，如呼吸急促可能提示低氧血压、过度通气或肺栓塞；血压方面，体位性低血压、自主神经功能障碍、某些器质性心脏病，可通过上、下肢和仰卧位及立位的血压测定和脉搏检查得以确定，休克会导致脑灌注不足，低血容量可能引起体位性低血压或体位性晕厥，且15%～30%的晕厥与此有关；体温方面，发热提示脓毒症或感染，可能引起体位性晕厥。

（2）皮肤检查：肤色变化和出汗，可能提示器官灌注不足。

（3）眼、耳鼻喉：触痛和畸形提示创伤；视乳头水肿可能是颅内高压的表现或是头部创伤；深大呼吸提示糖尿病酮症酸中毒。

（4）颈部：颈动脉血管杂音提示有脑供血不足或栓塞可能；颈静脉曲张可能是心肌缺血后、心包填塞或肺栓塞引起右心功能不全。

（5）肺部：呼吸音、啰音或哮鸣音等提示有肺部感染、心肌缺血后左心功能衰竭或肺栓塞等。

（6）心脏：收缩期杂音提示主动脉狭窄、肥厚性心肌病；心包摩擦音提示心包炎或心包填塞。

（7）腹部：搏动性肿块提示为腹主动脉瘤。

（8）结肠：潜血试验阳性提示消化道出血，可进一步关注有无贫血、低血容量。

（9）盆腔：子宫出血、附件压痛或触痛，提示贫血、异位妊娠或低血容量等。

（10）肢体：两上肢脉搏是否对称，如不对称有助于检查并发现锁骨下窃血、胸主动脉夹层等。

（11）神经：意识状态、局灶定位征，有助于诊断癫痫、中风或其他原发性神经病变，认知功能和语言障碍、视野缺损、肌张力变化、感觉障碍、震颤和步态失衡等进一步提示神经功能障碍。

（四）辅助检查

晕厥的主要辅助检查是12导联ECG评估，任何晕厥患者均应作ECG检查，除非病因已明确者。新发的心肌缺血有助于提示急性冠脉综合征，心律失常、短PR间期或QT延长等均可经12导联ECG发现，对阵发性心电异常者，可持续心电监测，右室劳损表现可能提示肺栓塞，弥漫性ST段抬高或电交替有助于心包炎的诊断等。

血、尿、大便常规和潜血试验，血电解质、血糖、肝肾功能应作为晕厥的常规检查，育龄女性应排除妊娠，可行尿妊娠试验检查。有条件者，胸片也应作为常规筛查项目。其他有关检查可根据病史表现酌情选择，如运动员死亡多数是肥厚性心肌病，超声心动图（心超）有助于确定诊断，年轻人猝死最常见的是冠状动脉异常所致，年轻、消瘦者心脏超声可能发现异常冠状动脉开口，如经胸心超无法找到冠脉开口，可做经食道心超检查，或行MRI或CT，甚至造影检查等。

（五）诊断评估

晕厥的诊断有赖于详细的病史和全面的体格检查，包括体位性血压测量和标准ECG检查，结合其他有关辅助检查，多数晕厥患者可确定病因，但仍有约40%的晕厥病人无法找到确切病因。分清真性晕厥与非晕厥是基本诊断要求，真性晕厥包括神经介导性（反射性）、体位性低血压、心律失常、结构性心脏或肺部疾病以及脑血管病等；非晕厥主要包括类似晕厥但无意识丧失者和部分或完全性意识丧失，前者主要见于跌倒、昏倒、猝倒、精神性假性晕厥、颈动脉源性短暂性脑缺血发作（TIA），后者更多见于癫痫、中毒、椎-基动脉性TIA、代谢异常（如低血糖、低氧血症、过度通气引起的低碳酸血症等）。

1. 诊断

晕厥的诊断首要的是明确或排除心源性和神经源性疾病，由于其他病因诊断有时极为复杂，初始诊断可按"晕厥初始诊断程序图（图1-8-1）"进行。不明原因晕厥，尤其是运动相关性者，可行运动试验检查。年龄在40岁以下，运动后血压下降或血压不升高者，肥厚性心肌病或左冠状动脉主干疾病的可能大；老年人，主要表现为自主功能衰竭；运动试验还有助于筛查儿茶酚胺能多形性室性心动过速。无基础心脏病者，晕厥与死亡率无相关性。反复发作者的主要风险在于身体损害，这种情况称为恶性发作。晕厥的恶性发作是指晕厥发作时无或无明显的先兆表现，但会产生严重的身体损伤或财产损失，如车祸等。常规评估正常者，尽管致命性疾病的可能性不大，但神经源性、颈动脉窦敏感性、阵发性心动过缓、室上速、室速和其他非心脏性晕厥的可能性依然存在。

诊断心源性晕厥的金标准是晕厥发作伴异常心电图表现，但有时不易发现这种心电变化，Holter监测是发现异常心电的有效方法，可做动态心电监护24～48h或更长时间。植入式回路监控仪（implantable loop monitor）可植入皮下，并能记录约14个月的双极ECG信息，可自动记录心动过缓和心动过速等心律失常，不明原因的晕厥中，使用植入式回路监控仪监测1年，90%以上的不明原因晕厥患者可得到有效的诊断信息。

倾斜试验（tiltt able test）用于诊断神经心源性（neurocardiogenic）晕厥，敏感性26%～80%，特异性90%，对评估阴性者，如无缺血证据和心脏结构正常者，预测神经心源性晕厥诊断的可能性高，因此，此试验对确定诊断的意义不大，如任何年龄的患者，其他评估正常，倾斜试验阴性者，最大可能的诊断仍是神经心源性晕厥。对恶性晕厥者，它对排除其他原因性晕厥如缓慢性心律失常、室上速、室速的作用更大。方法是由平卧位转为60°～70°角检查是否有症状发作（图1-8-2）。

ATP试验在心电监护期间静脉快速推注ATP20mg，心脏暂停6s以上或房室传导阻滞超过10s即为异常。ATP试验对某些不明原因晕厥会产生异常反应。由于ATP可能引起支气管痉挛，故哮喘者禁用，另外它可能引起冠状动脉窃血，也不适于严重冠心病者。

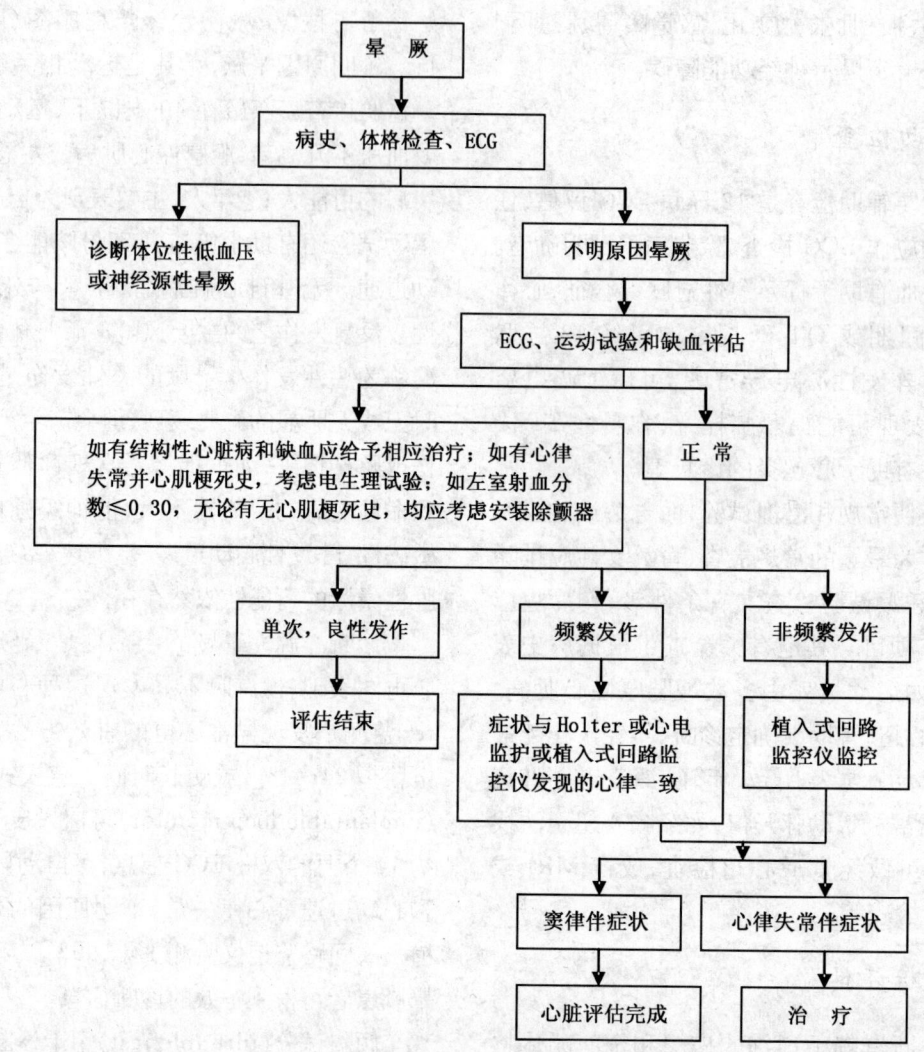

图 1-8-1 晕厥初始诊断程序图

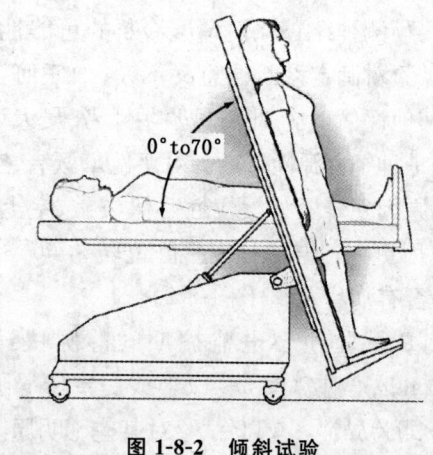

图 1-8-2 倾斜试验

2. 鉴别诊断

(1)血管迷走性晕厥：经典的血管迷走性晕厥诊断主要有促发事件如恐惧、严重或剧烈疼痛、情感应激、器械操作、长时间站立等，导致典型的前驱症状。

(2)处境性晕厥：主要发生于排尿、排大便、咳嗽或吞咽后发生晕厥者。

(3)体位性晕厥：主要有晕厥前或晕厥相关性体位性低血压证据，如体位直立位时，与有低血压作用药物的使用和剂量变更有密切关系，长时间站立，尤其是拥挤或高温环境中，有自主神经病变或帕金森综合征(Parkinsonism)，劳力之后。体位性血压测定方法是：仰卧平躺5 min，测定血压，而后站立3 min，测定血压，每分钟测血压一次，连续测定3次或更长时间，如病人无法站立3 min，或

3 min 后血压持续降低,记录最低血压,卧位与直立收缩压差≥20 mmHg,或立位收缩压<90 mmHg,可定义为直立性低血压,无论有无症状发作。

(4)心源性晕厥:存在严重器质性心脏病,劳力期间或仰卧位时,有心悸或伴随胸痛,心脏猝死家族史。

(5)心肌缺血相关性晕厥:晕厥发作时,ECG有急性心肌缺血表现,伴或不伴心肌梗死,不论是何种机制。

(6)心律失常相关性晕厥:晕厥发作时,ECG有以下表现之一:未用负性心率药者,窦性心动过缓<50 次/min,或复发性窦房传导阻滞,或窦心停搏≥3 s;MobitzⅡ型 2 度或 3 度房室传导阻滞;交替性的左右束支传导阻滞;快速阵发性室上性心动过速或室性心动过速;起搏器故障时发生心脏停搏。或有以下 ECG 表现提示心律失常性晕厥:双束支传导阻滞(左束支传导阻滞或右束支传导阻滞伴左前或左后分支传导阻滞);其他室内传导异常(QRS 时间≥0.12 s);Ⅱ度Ⅰ型房室传导阻滞;未使用负性变时药物时无症状的窦性心动过缓(<50 次/min),≥3 s 的窦房阻滞或窦性停搏;预激波;QT 间期延长;右束支传导阻滞伴 V_1~V_3 导联的 ST 段抬高(Brugada 综合征);右胸导联 T 波倒置,ε 波和心室晚电位提示致心律失常性右室心肌病;病理性 Q 波提示心肌梗死。

(7)神经源性晕厥:无心脏疾病,有长时间晕厥史,不愉快的视、听、嗅或疼痛之后,长时间站立或处于拥挤、闷热环境中,晕厥伴有恶心、呕吐,进餐时或进食后晕厥,晕厥发于头部转动、颈动脉窦压迫(如肿瘤、剃须或衣领过紧),劳力之后。

(8)脑血管性晕厥:上肢运动时出现,两上肢的血压或脉搏不同。

二、处 置

绝大多数晕厥患者无需紧急处理,晕厥的治疗主要针对原发病进行,目标是预防晕厥复发和降低死亡风险。ABC 处理同样适于晕厥患者,但由于晕厥多是一过性或暂时性发作,一般能够自我保持呼吸道的通畅,维持正常呼吸,心源性晕厥者可能有各种类型的心脏病变出现,快速识别并处理致命性心律失常或心脏骤停是治疗关键。缓慢性心律失常大多无需处理,但伴有症状者应给予阿托品升高心率,以改善症状,必要时给予起搏治疗,快速性心律失常视原发病及血流动力学变化而给予相应处理。如能诊断原发病,及时给予相关治疗,并维持水、电解质和酸碱平衡等。

(赖荣德)

第 9 节 抽 搐

抽搐是指大脑皮层或神经边缘系统的神经元异常放电引起神经功能异常,表现为全身或局部肌群的抽动或强烈收缩,常可引起关节运动和强直。当肌群收缩表现为强直性和阵挛性时,有人称之为惊厥;癫痫则指反复发作的抽搐。有时抽搐是急诊就诊惟一的也是致命性的表现。抽搐发作可为全身性强直抽动或局部震颤样抽动,大多为对称性,伴或不伴意识丧失。美国 2%~6% 的人群在其一生中经历至少 1 次无热性抽搐,抽搐的年人群发病率为 84/10 万,超过一半患者发展为癫痫。抽搐约占成人急诊总量的 1%~2%。有限的资料表明,ICU 内抽搐发作约 0.7%~3.5%。

一、识 别

(一)病因

引起抽搐或惊厥的原因很多,归纳起来主要包括：①头部创伤如凹陷性颅骨骨折,硬脑膜下/外血肿,脑内出血；②感染性如脑膜炎,脑炎,脑脓肿,狂犬病,破伤风；③脑寄生虫病如脑型疟疾,脑包虫病,脑血吸虫病,脑囊虫病等；④血管性如中风或血管畸形,高血性脑病,子痫,心源性脑缺血综合征(Adams-Stokes综合征)；⑤环境性如高热,中暑,溺水,触电；⑥中毒性如药物过量、中毒或戒断综合征(安眠药、抗癫痫药、戒毒、酒精戒断综合征等)；⑦肿瘤性如脑癌、脑转移癌、脑膜瘤等；⑧代谢性如低血糖,高/低钠血症,高/低钙血症,低血镁,尿毒症,肝性脑病,高渗状态；⑨先天性如特发生或原发性癫痫,或其他先天性脑部不稳定状态；⑩神经性如热性惊厥发作,HIV脑病,脑缺血；⑪血液性如卟啉病；⑫其他如狼疮脑病,脑血管炎,神经官能症(癔症性抽搐或惊厥)等。

虽然原因多种多样,但ICU内危重病人抽搐更多的是因药物所致,肝肾功能不全患者更易发生。如氨茶碱注入过快或浓度过高会引起抽搐甚至癫痫持续状态,即便血药浓度正常也可能发生；亚胺培南-西司他丁和氟喹诺酮类有潜在降低抽搐阈的风险,特别是肾损患者；酗酒者停止乙醇摄入6~96 h最易引起戒断综合征而发生抽搐；哌替啶代谢产生积聚也会引起抽搐；ICU常见的电解质紊乱、低血糖、高渗状态如非酮症高血糖症等均可能引起全身性或局灶性抽搐。

(二)病理生理

病理生理机制尚未完全清楚,神经元募集反应学说已在某些研究中得到证实。抽搐发作时,起始神经元异常增加的电活动激化并带动邻近神经元,电兴奋传递到丘脑,其他皮层下也有相似的兴奋刺激。募集反应经邻近径路或沿不同整合环路传递到深部并会越过中线,导致典型的全身性抽搐活动发作。当皮下层神经元的异常放电传向深部结构时,脑干网状结构激活系统受影响,导致意识变化。全身性抽搐时,放电病灶常位于深部和中线处,这可解释意识很快丧失而且双侧受累。抽搐大多自限性；某些兴奋灶的超极化消退,兴奋灶的放电终止,这种终止可能与反射抑制、神经元消耗或神经递质局部平衡改变有关。部分性抽搐发作可能与全身性抽搐相似,只是参加募集反应的神经元更少,而且异常电活动未能跨过中线所致。

(三)成人抽搐分类

根据病因可分为原发性和继发性抽搐；按发作部位分为全身性或局灶性(或部分性)抽搐。全身性抽搐是指异常神经元电活动发生于双侧大脑半球,它包括强直阵挛发作(占35%)、失神发作(约1%)、肌阵挛(约1%以下)和其他(占2%~3%)；局灶性抽搐一般只影响单侧大脑半球,它包括简单部分发作(约3%)、复杂部分发作(约11%)、继发全身性发作(27%)、混合部分发作(12%)和未分类的发作(9%)。简单部分发作时患者意识清楚,复杂部分发作时患者意识不清。继发性抽搐可能是因大面积损伤和其他疾病如中毒、脑炎、脑病、器官衰竭、代谢紊乱、中枢神经系统(CNS)感染、脑肿瘤、妊娠等所致。

(四)临床表现

1. 全身性抽搐

大多突然意识丧失,强直阵挛发作表现为张力肌群收缩引起肢体过伸或跌倒,伴呼吸停止、紫绀,强直发作停止后,呼吸恢复,继而出现节律性的肌肉收缩和松弛,肢体对称性痉挛,此时一般有自主呼吸,并伴大小便失禁或尿失禁。强直阵挛发作停止后,常伴意识不清或模糊,多数在30 min内清醒,但也可持续数小时或更长时间。癫痫小发作表现为短暂性(5~10 s)意识丧失,期间可能维持某一特定姿势,有时可仅表现为眨眼或头部扭转至一侧,发作过后恢复如常,无发作后意识障碍表现。

2. 局灶性抽搐

癫痫的简单部分发作可能是大脑皮层某一区域病变所致,症状与大脑皮层的病变部位有关,一般意识清醒,可表现为身体某一部分连续性肌肉收缩,如口角、眼睑、手足抽搐,或感觉缺失或自主神经功能障碍。手足搐搦症则表现为间歇性双侧强直性肌痉挛,以上肢手部最典型,呈"助产士手"。局限性抽搐的症状可自动缓解,也可能引发全身抽搐，但如无全身性抽搐，一般无意识丧失。复杂性部分发作可引起意识受损或意识丧失，患者可表现为两眼凝视，肌张力缺失，导致跌倒。上腹部症状也常见，情感、认知或感觉症状时有发生。还可发生简单的自动症如不自主性咀嚼、眨眼、发笑等；或出现复杂的自动症状如自语或重复运动。有时症状不明显，或仅在意识改变时才被发现。发作后症状虽常见但持续时间短，多数仅维持几分钟。

（五）辅助检查

1. 实验室检查

抽搐病人首先应检查血糖水平，三大常规、电解质、血钙、血镁、凝血酶原时间以及肝肾功能等应作为常规检查。育龄女性应做妊娠试验检查。有条件者应测定抗癫痫药的血药浓度。如疑有中毒，应行毒物检测。

2. 腰椎穿刺

以下情况应考虑腰椎穿刺：

(1) 持续意识改变或癫痫持续状态（病人稳定后）；

(2) 有 CNS 感染征象者如颈项强直、皮肤淤点等；

(3) 严重头痛如疑有动脉瘤破裂或蛛网膜下腔出血者；

(4) 有癌症史但头颅 CT 扫描阴性者；

(5) 有免疫抑制史，但抽搐原因不明者；

(6) 儿童最近使用抗生素者；

(7) 成人发热但无明确感染源者（排除中性粒细胞减少症）。注意，新发抽搐的病人急诊时，在抽搐发作停止后拟行腰穿者，最好先行头颅 CT 扫描，而后考虑腰椎穿刺。

3. 影像检查

首次发作抽搐且无确定性原因，或无非结构性原因如低血糖、热性惊厥者，均应行头颅 CT 平扫检查。3%～41%的首次抽搐患者头颅 CT 检查有阳性结果，但首次抽搐急诊者何时行头颅 CT 检查仍有争议。有下列因素，CT 异常的可能性增高：①局灶性异常体征或有颅内压升高征象；②多次或局灶性抽搐；③高度怀疑结构性异常，如有高龄、头部创伤史、HIV 或其他免疫抑制状态、癌症、酗酒、抗凝治疗、血管病、囊虫病高发区等；④既往有中枢神经系统异常。

抽搐患者急诊时有以下情况时建议行头颅 CT 扫描：疑有急性颅内病变、有恶性肿瘤史、有急性头部创伤史、免疫抑制患者、发热、持续头痛、有抗凝治疗史者、或新发现阳性神经体征、40 岁以上者等。免疫抑制病人和有恶性病史者（CT 平扫阴性）应行 CT 增强扫描。

低于治疗量的抗癫痫药水平是反复发作抽搐的最常见原因，既往诊断癫痫的病人 CT 检查适应证包括：①抽搐的发作模式发生变化，与以往不同；②持续性精神状态改变或癫痫发作后精神错乱的时间延长；③有新发的局灶性神经缺陷。

4. MRI 检查

某些病人如疑有异常，而 CT 扫描阴性者，应考虑行 MRI 检查。

5 脑电图（EEG）

抽搐后不必常规行 EEG 检查，但以下情况应行 EEG 检查：抽搐已停止，但病人仍意识障碍者或持续意识改变者；疑为癫痫持续状态者。难治性癫痫持续状态、经药物镇静且昏迷患者、疑病毒性脑炎、疑为非惊厥癫痫持续状态（nonconvulsive status epilepticus）者最好也行 EEG 检查。

6. 心电图

心肌缺血性心律失常病人，癫痫可能是低氧血症的主要表现。对已确定或疑为急性冠状动脉病变者均应行 ECG 检查；晕厥发作后常有长 QT 综合征；有晕厥、早期夭折家族史或有先天性耳聋家庭史者（儿童或成人）可能有先天性长 QT 综合征。获得性长 QT 综合征，如三环类抗抑郁药、酚噻嗪类和胺碘酮等药的副作用。其他 ECG 异常包括异常 T 波和心动过缓等。

（六）诊 断

(1) 病史评估：如果病人到达急诊或医院前抽搐已终止，目击者描述极为重要，同时应注意有无创伤史（当前或既往），了解发作前表现，如发作前有无疼痛主诉或局灶性神经功能缺陷，以及病人抽搐时有无损伤,如跌倒等。如有可能,还应了解既往病史,包括既往抽搐史或其他基础病史,用药史,或最近症状如感染等,询问有无吸毒、饮酒或其他毒物暴露/接触史。

(2)体检评估:包括生命体征(肛温),检查有无创伤表现,创伤可能是抽搐的原因,也可能是抽搐所致的后果。尽可能进行详细的神经功能检查,如病人有意识变化,评估是癫痫发作后状态还是其他原因所致,有无神经功能缺失体征,是否有颅内压增高征象如视神经乳头水肿,有无 CNS 或全身性感染,有无其他全身性疾病体征,有无毒物暴露征象等。

结合病史、体格检查和上述必要的辅助检查,大多能够确定致抽搐原因。

二、处 置

(一)一般处理

任何抽搐发作或全身性发作后的病人到达急诊或在 ICU 内,首要的是开放气道并维持通畅、维持呼吸功能和氧合、稳定血流动力学。患者应置于防御体位,以防呕吐时产生误吸或窒息,吸引装置应处理待命状态,以随时准备吸引。进行持续的血氧饱和度及心电血压监护,如有低氧血症或有低氧倾向者,应予氧疗,如暂时无法进行血氧监护或无法确定有无缺氧,均应给予经鼻或面罩氧疗。注意,使用面罩吸氧者应用透明面罩,以利发现呕吐物,便于及时处理。同时应建立静脉通道,以利随时用药。抽搐发作时应注意患者自伤或伤人,但一般情况下无需在口腔内放入压舌板或其他相似器械,因为放后压舌板后引起气道阻塞的风险比不放更高。

(二)控制抽搐

尽管给药的必要性仍有争议,苯二氮䓬类药仍是终止抽搐急性发作的首选药物。但多数抽搐发作时间很短暂(少于 2 min),短暂抽搐发作是否导致 CNS 恶化仍无确定证据。

地西泮高度脂溶性,可以快速透过血脑屏障,常经静脉给药,也可经直肠给药,其他给药方法如口服或气管内给药,静脉用药后终止抽搐的平均时间为 2 min,但持续时间仅 20~30 min,用药后可静脉维持给药,或加用长效抗癫痫药。劳拉西泮脂溶性比地西泮略低,但终止抽搐的时间相似(约 3 min),抗癫痫活性可维持 12~24 h,如抽搐控制无需再用长效抗癫痫药,常用给药途径包括静脉、直肠、舌下和口服。咪达唑仑较少应用,但也是可选药物,与地西泮和劳拉西泮不同,此药水溶性好,肌注吸收良好,用药物可变为脂溶性,会快速进入血脑屏障,作用时间短,可接受的用药物途径包括鼻内、肌注、静脉、直肠和口含。常用药物见表1-9-1。

表 1-9-1 常用控制癫痫发作药

药 物	剂 量(IV)	不良反应
咪达唑仑	0.1~0.2 mg/kg,iv 或 0.2 mg/kg,im,继之 0.05~1.0 mg/(kg·h)	呼吸抑制,低血压,镇静,长期使用会产生快速耐受性
地西泮	0.2 mg/kg(成人可达 20 mg)	呼吸抑制,低血压,镇静
劳拉西泮	0.1 mg/kg(成人可达 8~10 mg)	呼吸抑制,低血压,镇静
苯妥英钠	20 mg/kg,50 mg/min,可重复给予 5~10 mg/kg	低血压,房室传导阻滞,心律失常,肌注或血管外漏时会产生软组织坏死或无菌性脓肿
磷苯妥英	20 mg/kg,iv,150 mg/min,可重复一次	低血压,瘙痒症
苯巴比妥	20 mg/kg,iv,≤100 mg/min	呼吸抑制,呼吸暂停,低血压
丙泊酚(异丙酚)	1~3 mg,iv,继之 2~10 mg/(kg·h)	呼吸抑制,低血压
戊巴比妥	3~5 mg/kg,iv,继之 1~5 mg/(kg·h)	呼吸抑制,呼吸暂停,低血压,心肌抑制,恢复期虚弱

（三）长期抗癫痫药

主要适用：①基础病无法及时处理者如肿瘤；②有反复发作抽搐风险者如囊虫病、穿透性脑损伤；③有确定性原因（有争议）；④近期（小于2年）抽搐史且未治疗者。

（四）支持对症治疗

高热患者给予物理和（或）药物降温，颅内高压者给予脱水处理，维持水、电解质和酸碱平衡，及时发现并处理有关并发症等。

另外，新发或首次抽搐发作急诊者，大多数为血钠异常或血糖异常。抽搐停止后何者需入院尚无统一意见，急诊观察24小时无抽搐发作，神经结构和功能检查（包括头颅CT）正常且无合并症者，无须抗癫痫治疗，可以离院回家，追踪随防即可。但如已开始给予抗癫痫药，选择卡马西平（得理多）、苯妥英钠（大仑丁）、丙戊酸/双丙戊酸、苯巴比妥、加巴喷丁、拉莫三嗪、奥卡西平或托吡酯均是安全的药物。首次不明原因抽搐发作者的危险因素包括：AIDS、急性头部创伤、年龄在40岁以上、发热、使用抗凝药史、恶性肿瘤史、新发局灶性神经功能缺失、部分必抽搐、持续意识改变者、持续头痛者。

（赖荣德）

第10节 休 克

休克是一种多因素综合征，主要是由多种原因引起的全身性和局部性的组织低灌注，导致细胞缺氧、功能损伤和多器官功能障碍，是临床各科均可遇到的危重病之一，如未经快速有效的处理，几乎所有病人最终将昏迷甚至死亡。

一、识 别

（一）病因和分类

1. 低血容量性休克

是最常见的休克形式，主要由于血容量丢失，心脏前负荷下降所致，可因创伤、胃肠道和腹膜后出血、非创伤性内出血（如动脉瘤、异位妊娠破裂）或阴道出血所致。脱水、呕吐、腹泻、肠瘘多尿等胃肠道非出血性失液、发热或体温过高引起的蒸发性失液或血管内液向第三间隙转移如肠梗阻等也可引起血容量过低导致休克。另外，脓毒症、过敏、中毒等血管容量增加也可导致低血容量性休克。临床表现因容量丢失多少而异，主要表现为心动过速、低血压、尿量减少、意识改变和呼吸急促等。

休克指数（shock index, SI）可粗略评估失血量，体克指数=心率（次/分）÷收缩压（mmHg）。如SI=0.5，估计血容量正常或失血量<10%；如SI=1.0，估计失血量<20%~30%；如SI=1.5，估计失血量>30%~50%。低血容量性休克分级见表1-10-1。

表 1-10-1 低血容量性休克分级

低血容量性休克（按70 kg计）	Ⅰ级	Ⅱ级	Ⅲ级	Ⅳ级
失血量(ml)	<750 ml	750~1 500 ml	1 500~2 000 ml	>2 000 ml
丢失血容量(%)	15%	15%~30%	30%~40%	>40%
脉搏（次/分）	<100	>100	>120	>140
血压	正常	正常	下降	下降

续表

低血容量性休克（按70 kg计）	Ⅰ级	Ⅱ级	Ⅲ级	Ⅳ级
毛细血管充盈	正常	下降	下降	下降
呼吸（次/分）	正常	20~30	30~40	窘迫（或>35）
尿量（ml/h）	>30	20~30	5~15	<5
精神状态	轻微焦虑	焦虑	意识模糊	昏睡
复苏液体类型	晶体液	晶体液	晶体液+输血	晶体液+输血

2. 阻塞性休克

正常心脏输出功能受机械性阻塞导致的全身低灌注状态，主要由急性心包填塞和张力性气胸引起，临床表现包括颈静脉曲张、心音低钝（心包填塞）、一侧呼吸音减低（张力性气胸），其他原因如大面积肺栓塞、急性肺动脉高压、主动脉夹层、空气栓塞、机械通气、腔静脉阻塞和缩窄性心包炎等。

3. 心源性休克

心泵功能衰竭所致，最常见于广泛心肌梗死，其他原因如心肌收缩力下降（心肌炎、心肌病、缺血后心肌钝抑、脓毒症心肌抑制）、主动脉狭窄、二尖瓣狭窄、心房黏液瘤、急性瓣膜衰竭、心律失常和药物作用（蒽环类心肌毒性、钙通道阻滞剂）等。

4. 分布性休克

刺激性原因如感染、过敏等导致全身血管扩张，引起全身性低血压和心输出血增加或减少。最常见于脓毒症称为脓毒症休克，脓毒症由全身感染所致，以高心输出量和全身性低血压为特征。分布性休克会因炎症反应而增强，尽管心输出血增加，但线粒体功能障碍导致细胞缺氧。非感染性全身炎症反应综合征如急性胰腺炎也可引起分布性休克，其他原因包括过敏反应和类过敏反应、严重创伤、严重肝功能障碍、中毒性休克综合征和神经源性休克。神经源性休克多因颈椎损伤导致交感张力下降或缺失所致，并无炎症反应，病人可表现为低血压、心动过速和四肢温暖。

5. 内分泌性休克

由甲状腺功能减退、甲状腺功能亢进伴心功能障碍和肾上腺功能不全所致。肾上腺功能不全可能是危重病人休克的源头，危重病人休克如常规治疗无反应，应作肾上腺功能检查。

（二）病理生理

各种原因，如失血、失液、感染、过敏、创伤等产生血管容量扩张、有效循环血量减少，微循环功能障碍，引起组织灌液不足和组织细胞血缺、缺氧，导致细胞能量产生减少，细胞膜钠、钾、钙和氢离子转运障碍，细胞内酸中毒，氧自由基形成；低氧状态导致内皮细胞功能障碍，膜透通性升高，血管通透性增强，膜转运功能进一步降低；再灌注引起超氧自由基大量释放进一步引起细胞损害，同时活化中性粒细胞并释放前炎细胞因子，炎症反应促进细胞损害；微循环障碍活化凝血系统，白细胞黏附，血小板聚集，微血栓形成，微循环塌陷，凝血功能障碍，加重组织缺血缺氧；脓毒症和SIRS可因多种炎症反应的启动，加重微循环塌陷，导致多器官功能衰竭。图1-10-1是休克主要病理生理机制示意图。

另外，不同病因所致的休克，产生的血流动力学参数也各有差异，表1-10-2是各型休克状态下血流动力学的变化特点。

表1-10-2　各型休克状态下血流动力学变化特点

休克类型	心输出量	外周血管阻力	平均动脉压	肺动脉楔压	中心静脉压
低血容量性	↓	↑	↔或↓	↓	↓
分布性	↑	↓	↔或↓	↔或↓	↔或↓
早期脓毒症	↑	↓	↔或↓	↓	↓

续表

休克类型	心输出量	外周血管阻力	平均动脉压	肺动脉楔压	中心静脉压
晚期脓毒症	↓	↓	↓	↑	↔或↓
阻塞性	↓	↑	↔或↓	↑	↑
心源性	↓	↑	↔或↓	↑	↑

注：↑＝升高；↓＝降低；↔＝不变。

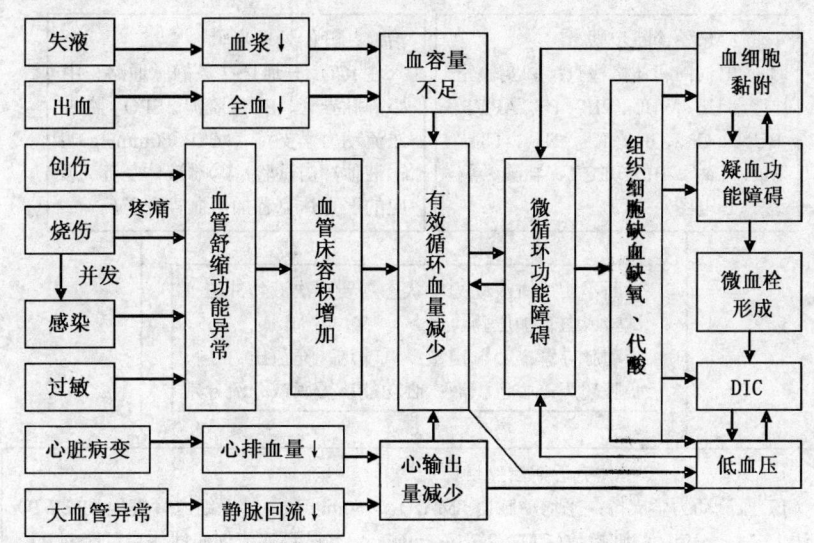

图 1-10-1　休克主要病理生理机制示意图

（三）临床表现

休克主要表现为血压下降或低血压或脉压变小，早期可能由于儿茶酚胺的大量释放血压不一定下降，表情淡漠、烦躁不安或躁动，反应迟钝，皮肤湿冷或大汗，皮肤或面色苍白，尿量减少或无尿，呼吸加快，脉搏微弱，心动过速，但年轻人或使用 β-受体阻滞剂者心率不一定有明显增加，长时间低血压会引起心动过缓。末梢紫绀或低氧血症，或全身皮肤呈网状青斑，感染病人可表现为发热或体温正常，但肢端湿冷，严重低血容量和脓毒症休克者可出现低体温，等等。

（四）辅助检查

休克的检查主要针对原发病进行选择，实验室、放射和其他辅助检查主要目的是评估组织和器官灌注情况；诊断创伤情况、发现脓毒症的感染源、确认心衰原因等。血、尿、粪三大常规和电解质、肝肾功能、心肌酶谱、ECG、胸片是必备检查。胸片检查可发现严重胸部创伤、肺部有无感染、有无肺水肿或张力性气胸；ECG 检查有助于确定有无心肌缺血、心律失常或肺栓塞等；快速血糖测定有无高血糖或低血糖；如休克病人的血红蛋白＜80 g/L 强烈提示需要输血；血电解质检查可有助于进一步确定代谢性酸中毒是否为乳酸性酸中毒；BUN/Cr 比值升高提示脱水或慢性胃肠道出血，如合并低钠和高钾血症，提示肾上腺功能不全；动脉血气分析可了解有无酸中毒、缺氧情况、碱缺失多少等；如有条件，休克病人应尽早进行血乳酸监测，它是休克的有效诊断指标之一；如有条件应做床边超声检查，心脏和腹部超声可了解中心静脉血容量是否充分、有无腹腔隐蔽部位出血、腹主动脉瘤、左室收缩功能衰竭和心包填塞等；其他检查根据病因选择性进行。注意，有关检查或标本留取应在床边进行，休克期间原则上应避免搬动,在留取标本后进行有关治疗。

(五)诊 断

根据各种原因造成的出血、大量丢失体液、烧伤、严重创伤、感染或过敏等病史。结合低血压或脉压缩小、心动过速、尿少等临床表现,休克的诊断并不困难,在诊断休克的同时,应注意原发病的寻找和诊断,以利于及时处理。图1-10-2是休克的诊断和处理简易程序图。

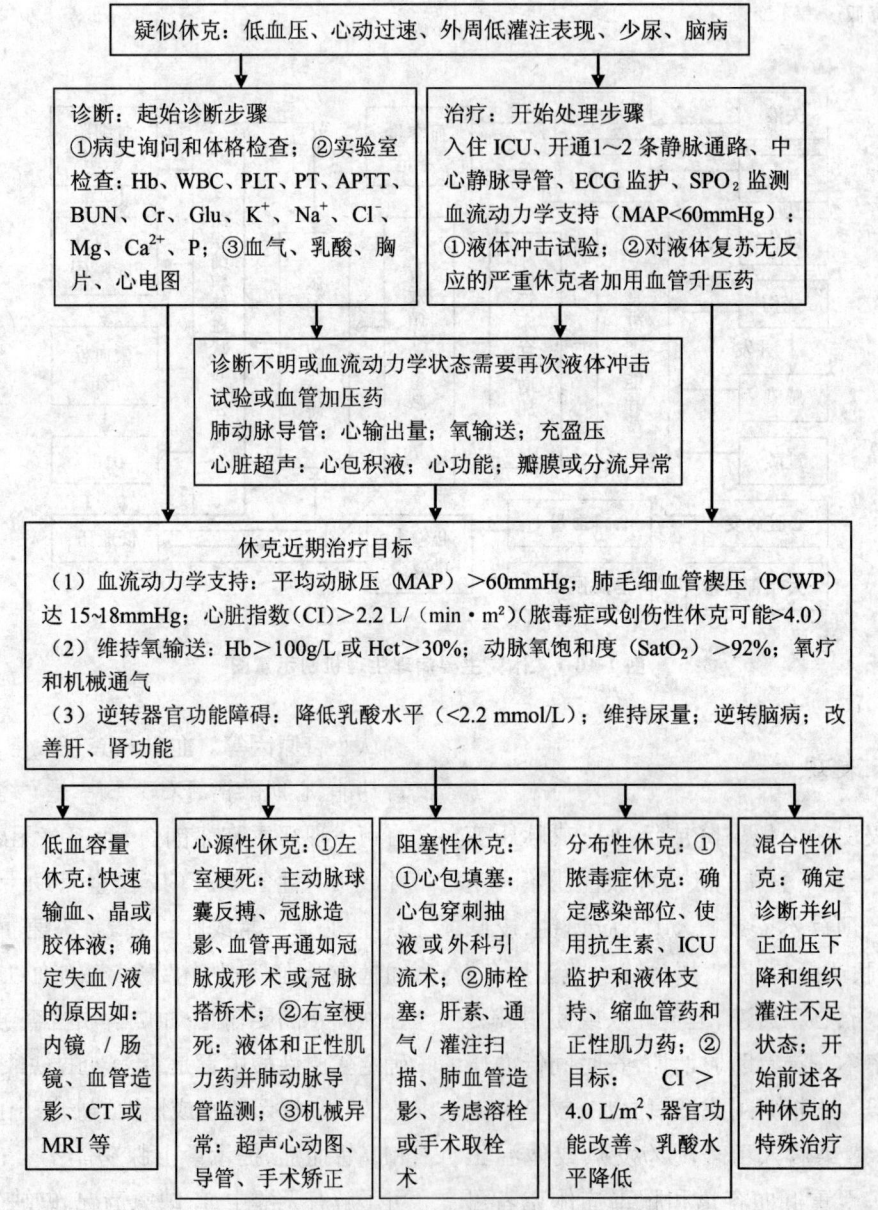

图1-10-2 休克诊断和处理简易程序图

血乳酸水平增加是无氧代谢的结果,提示严重休克,乳酸清除率是液体复苏的有效指标。近年研究表明,碱欠缺与休克严重程度有相关性。由于胃肠道对休克低灌注的早期反应较其他器官更早,因此,胃肠黏膜pH监测是早期休克低灌注的有效指征,并与死亡率有相关性。中心静脉是经典的反应休克的指标之一,但只是较为粗略的指标。

循环性休克的经验性诊断标准包括:苍白、出汗、表情淡漠等表现或意识状态改变；心率＞100次/min；呼吸＞22次/min 或 $PaCO_2$＜32 mmHg；动脉血气示碱缺失＜－5 mEq/L 或动脉血乳酸≥4 mmol/L；尿量＜0.5 ml/(kg·h)；低血压持续＞20 min。

二、处　置

（一）评估和一般处理

休克病人进行液体复苏必须依据全身灌注和器官功能情况而定，所有休克患者必需行 ECG 和脉氧监测，了解心率和动脉氧合情况，有人称脉搏氧饱和度监测为"第5生命体征"，脉氧插头可夹在手指、脚趾或耳垂，但严重休克脉搏微弱、肢体冰冷影响脉氧结果，异常血红蛋白如 CO 中毒和高铁血红蛋白血症也会导管脉氧结果不准确。液体复苏过程中，应每2～5 min 进行一次无创血压监测，但严重低血压状态时无创血压的准确性欠佳，有条件者应做有创血压动态监测，注意，休克时血压、心率与心脏指数的相关性很差，常常低估低血压病人的严重程度；另外，儿童低血容量性休克时，血压往往正常或下降不明显，一旦出现血压下降，提示已处于心脏接近停止的血流动力学状态。尿量是反映重要生命器官灌注情况的有效指征，维持尿量≥0.5 ml/(kg·h)，无肾病者尿量最好≥1 ml/(kg·h)。纠正血乳酸或碱缺失，尽可能使之正常化。生命体征和尿量明显改善是液体复苏充分的可靠指征，但液体复苏过程中血乳酸进行性升高或难治性休克伴碱缺失加重，强烈提示预后恶劣，此时必须采取积极的液体复苏措施或其他干预如手术等。意识状态也等同于生命体征，休克伴进行性意识障碍可有多种原因，但至少说明脑灌注不足或低氧血症，也是液体复苏的指征之一。疼痛评估是休克病人寻找原因的线索之一，无论是口头表述或是表情反映，它可指引医生寻找隐藏的损伤如骨折或穿透伤，胸痛缓解心肌缺血或肺水肿得到充分改善。

休克抢救时最好建立两条静脉通路或一条较粗的静脉通路。心衰或肾衰者常需插入中心静脉导管做中心静脉压（CVP）监测，必要时应插入肺动脉导管做有关监测，儿童可经股静脉插入 3F 或 5F 的双腔静脉导管做有关监测。为防药液外渗引起的组织和皮肤伤害，血管活性药最好从中心静脉导管给予。如中心静脉导管使用血管活性药，可经外周静脉输注晶体液和其他治疗药物。休克时可采取平卧位或下肢略抬高（15°～20°）。

（二）早期目标治疗

早期目标治疗（early goal-directed therapy）是使休克病人前6小时液体复苏达到以下4个目标：①中心静脉压（CVP）：8～12 mmHg（机械通气病人 CVP 目标值为12～15 mmHg）；②平均动脉压（MAP）≥65 mmHg；③尿量≥0.5 ml/(kg·h)；④中心静脉（上腔静脉）或混合静脉氧饱和度（$ScvO_2$）≥70%。早期目标治疗过程中是否进行肺动脉导管监测评估液体复苏疗效问题尚存在争议。

最近乳酸清除指数被用作评估液体复苏的替代方法之一。乳酸清除指数指动态监测动脉血乳酸浓度，通常需查乳酸2次或更多，如液体复苏持续1 h 后乳酸浓度未下降50%，应考虑加用其他改善灌注的措施。液体复苏应持续进行直至血乳酸水平低于2 mmol/L。

混合静脉血氧饱和度（SvO_2）可反应缺输送和输耗间的平衡状况，SvO_2 的目标值是≥70%，可作为危重病人充盈状况评估时替代心脏指数（CI）的指标。SvO_2 需肺动脉导管方可获得，但研究发现取自中心循环的中心静脉氧饱和度（$ScvO_2$）与 SvO_2 呈平行关系，特别是动态检查时更明显。黏膜 pH 监测可较好地反映胃肠道灌注状况。

（三）通气支持

多数休克病人需气管插管机械通气治疗，气管插管机械通气不仅能纠正低氧血症，还可预防误吸、提高氧合、治疗呼吸衰竭、可作为代谢或呼吸性酸中毒的初始治疗方法、降低病人的呼吸功耗，从而减轻乳酸性酸中毒，根据条件的情加用低水平呼气末正压（PEEP≈5 cmH_2O）可防止肺泡塌陷或肺膨胀不全。

(四)液体复苏

休克病人的本质是微循环障碍,血容量相对或绝对不足,组织缺血缺氧。因此,液体复苏是休克尤其是低血容量性休克治疗的关键所在,但阻塞性和心源性休克者补液时应谨慎进行。液体复苏时一般先给予晶体液如乳酸林格液、生理盐水或葡萄糖生理盐水等,乳酸林格氏液是休克液体复苏时使用最广泛的,通常应在充分补充晶体液后再考虑给予胶体液如6%右旋糖酐、白蛋白和血浆等。液体复苏根据早期目标治疗进行。疑为低血容量性休克时,可进行液体冲击试验:方法是用250 ml晶体液以大口径静脉通路推注,2~5 min内完毕,如推注后血压回升、心率下降、外周灌注改善,可证实为血容量不足,应继续快速补液。充分液体复苏的指征包括血压回升、意识改善或清醒、肢端变暖、尿量增加达≥1 ml/(kg·h)、血乳酸在复苏1 h后下降≥50%或绝对值<2 mmol/L、碱缺失纠正、胃肠黏膜pH监测等。在充分液体复苏后仍无法达到上述目标者,应根据CVP等考虑酌情给予血管活性药如多巴胺、去甲肾上腺素等。

(五)缩血管药和正性肌力药应用

休克特别是低血容量性休克早期不宜用血管收缩药物,只有血容量已基本补足,又无继续出血以及酸中毒与心功能不全时,才考虑使用缩血管药如多巴胺、去甲肾上腺素等。血管扩张药同样要保证血容量充分,才考虑使用。表1-10-3是不同缩血管药和正性肌力药对休克的相对强度。

表1-10-3 不同缩血管药和正性肌力药对休克的相对强度

药物	剂量	心脏作用			外周血管	
		心率	收缩力	缩血管	扩血管	多巴胺能效应
多巴胺	1~4 μg/(kg·min)	1+	1+	0	1+	4+
	4~20 μg/(kg·min)	2+	2~3+	2~3	0	2+
去甲肾上腺素	2~20 μg/min	1+	2+	4+	0	0
多巴酚丁胺	2.5~15 μg/(kg·min)	1~2+	3~4+	0	2+	0
异丙肾上腺素	1~5 μg/min	4+	4+	0	4+	0
肾上腺素	1~20 μg/min	4+	4+	4+	3+	0
苯肾上腺素	20~200 μg/min	0	0	3+	0	0
氨力农	0.75 mg/kg 继之5~15 μg/(kg·min)	1+	3+	0	2+	0
米力农	37.5~75 μg/kg 继之0.375~0.75 μg/(kg·min)	1+	3+	0	2+	0
血管加压素	0.1 U/min	0	0	4+	0	0

注:"+"代表相对强度。

常用缩血管药的作用各有特点,如作用于α受体的药物:去甲肾上腺素、间羟胺、去氧肾上腺素(苯肾上腺素)、甲氧明;主要作用于α、β肾上腺素的药物:肾上腺素、多巴胺、麻黄碱;主要作用于β受体的药物:异丙肾上腺素、多巴酚丁胺。临床上根据所需作用,选择有关药物,原则上应从低剂量开始使用,根据反应情况逐步递增,必要时可以两种药物联合使用。

血管加压素是下丘脑合成的九肽,高渗、低血压和低血容量刺激其释放,急性休克状态时血清加压素水平快速增加,但较长时间的脓毒症休克时其浓度降低,健康人使用血管加压素无明显作用,但血管扩张性休克时,血管加压素会通过 V_1 受体提高平均动脉压、降低心输出量,它能刺激肾脏的 V_2 受体促使水通道蛋白 2 开放而加强水的重吸收,血管加压素还会增强去甲肾上腺素的收缩血效应,显著增加血管扩张性休克的血压改善肾功能。不良反应包括皮肤和胃肠道黏膜缺血性损害。一般使用剂量在 0.1~0.4 U/min,>0.4 U/min 不良反应明显增加,甚至导致心脏骤停。

(六)各类休克识别和处置要点

1. 失血性休克

正常成人血容量相当于体重的 7% 左右,即体重 70 kg 者全身总血量约 5 L,老年人体重比略少,儿童总血量可达体重的 8%~9%,新生儿血量可达体重的 9%~10%。失血量的估算受多个因素影响,包括尿量、组织灌注、心率、血压等(参见前述的低血容量性休克分级表)。Ⅰ级非休克状态,可见于献血 1U 者,而Ⅳ级则达致命水平,需立即治疗。大出血可定义为 24 h 失血量达机体总血量的水平或 3 h 失血量达全身血量的 50%。失血后全身反应包括儿茶酚胺、抗利尿激素释放,导致小动脉、肌性动脉收缩和心率加快,心输出量代偿性增加,尿量减少、口渴。由于儿茶酚胺释放和脑血流轻度降低会产生焦虑、呼吸加快、低血压,随着血容量减少,组织灌注不足加重,产生缺氧、代谢性酸中毒、白细胞黏附、凝血功能障碍、微血栓形成,甚至 DIC。呼吸中枢受低氧刺激,呼吸驱动加快,呼吸困难。血量减少,收缩压进一步下降,导致肾脏、内脏血流量减少,肾脏滤过减少;冠状动脉供血不足,影响心肌收缩力,脑血流量减少,导致意识不清、昏迷甚至死亡。注意,低血容量在休克产生明显症状之前已发生,因此,当病人出现心动过速或低血压等时表明病人已有严重休克或生理学已经失代偿,此时即应考虑积极处理。

失血性休克的处置包括控制出血和快速容量复苏两大方面。首先应确保充分的通气和氧合作用。立即控制出血是出血性休克治疗的关键,创伤出血可采用直接压迫止血或手术止血,胃肠道出血可在内镜下止血等。液体容量复苏不应以血红蛋白(Hb)为惟一依据,而应结合血压、心率和心输出量、CVP、肺毛细血管楔压(PCWP)和混合静脉氧饱和度(SvO_2)等综合确定。液体复苏总量按 3∶1 原则,即每失血 1 ml 需补充晶体液(乳酸 Ringer's 液或生理盐水)约 3 ml。开始 20~30 min 可谨慎地输注乳酸 Ringer's 液或生理盐水 10~20 ml/kg,或羟乙基淀粉 5 ml/kg,根据机体反应情况,酌情维持输注晶体液。但过量输入(>10 L)生理盐水,易发生高氯性酸中毒。胶体液如 5%~25% 的白蛋白溶液可作为晶体液的辅助治疗,有助于提高血管内渗透压,缺点是价格较昂贵、黏滞度高(输入速度慢),与晶体液相比,5% 白蛋白在用于创伤性休克病人早期液体复苏时预后更差。

研究发现,少量(300~500 ml 或 4 ml/kg)高渗晶体液(7.5% 氯化钠)对创伤性失血性休克病人已显示一定的预后优势,与等渗晶体液相比,高渗性晶体液或高渗晶体-右旋糖酐 70 溶液可降低创伤性失血性休克病人的病死率,但尚需进一步论证。

最近有研究表明,除非出血已经得到有效控制,对失血性休克的低血压病人,可采用限制性复苏技术(limited resuscitation)(又称控制性复苏(controlled resuscitation)、允许性低血压(permissive hypotension)或平衡复苏(balanced resuscitation)),目标是维持收缩压≥80 mmHg 或平均动脉压>60 mmHg 水平,或使病人意识恢复,或有可触及的脉搏,这样可使出血患者重要组织器官获得或达到充分的灌注,又可避免出血加重。待清创或手术处理出血完全控制后(一般在数小时内,不超过 6~8 h),再给予积极的液体复苏,即所谓的"延迟液体复苏"技术,有助于降低病死率,提高存活率。相反,对出血仍未有效控制的低血压病人过量或过于积极的液体复苏可能导致出血加重,或引起出血部位已经凝结且不牢固的小血栓破裂再次出血,还会导致凝血因子进一步稀释,促进或加重出血,且预后更差。注意,限制性/控制性复苏仅适于出血未控制的严重休克病人,其主要目标是使严重失血性休克病人能够存活到接受确定性(手术)治疗,以挽救生命,对已行确定性外科手术治疗的非出血或少量出血病人以及创伤性脑损伤病人均不适用。

对Ⅲ级失血者,应给予输血,但临床急性出血时判断困难,可操作性差。美国外科医师学会推荐,失血性休克经2L晶体液复苏反应仍差者,应予输血;或进行性出血/失血,Hb 进行性下降至≤100 g/L 者应开始输血;或伴有器官灌注不足表现且预期30 min 内不易止血者,应开始输注浓缩红细胞(PRBC),5~10 ml/kg;或 Hb 水平在≤70~80 g/L 的危重病患者,即便无明显组织缺氧表现,仍应考虑给予输血,维持 Hb≥90 g/L。对活动性出血、老年病人或有心肌梗死风险的病人,维持 Hb 于较高水平,最好使 Hb 在 100 g/L 或以上,但 Hb>100 g/L 者不必预防性输血。一般非活动性出血者,每输入 PRBC1U,可提高 Hb 约 1 g/dl 或红细胞压积(Hct)3%左右。疑有中枢神经系统创伤或 GCS 积分少于 9 分者,立即输注 PRBC;严重酸中毒(pH<6.8)者,最好选用三羟甲基氨基甲烷(THAM)治疗;同时应积极治疗其他合并症如心律失常等。

2. 心源性休克

心源性休克多因心泵功能急性障碍如急性心肌梗死,也见于严重心动过速或心动过缓、心瓣膜病等。主要表现为心输出量下降,外周灌注不足,肺充血,全身血管阻力增加,肺血管压升高。急性右心衰竭可因右心室梗死或 ARDS、严重肺动脉高压引起,导致左室前负荷降低,并进一步加重全身灌注不足。与其他休克不一样的是,心源性休克通常不伴绝对或相对性低血容量。左或右心室收缩功能下降均加重血液回流障碍。左心室衰竭导致肺动脉回流障碍,肺淤血,肺淋巴回流障碍,引起肺间质和肺泡性水肿。肺间质水肿通常肺毛细胞压大于 18 mmHg,如压力超过 24 mmHg 则会引起明显肺泡水肿,产生氧弥散功能障碍、肺顺应性降低、通气负荷增强但有效通气不足。右心衰竭表现为上下腔静脉回流受阻征象如水肿、颈静脉曲张、肝颈静脉反流征阳性等。心源性休克时,除外心脏疾病如心肌梗死、血周血管收缩、肺和(或)外周静脉淤血,ECG 提示心梗或其他心脏病的心电表现,胸片可显示肺水肿和心脏形态改变,心超提示心脏结构或功能异常,血清心肌酶谱会明显升高。因此,心源性休克时必须行血流动力学监测,肺动脉导管有助于提示心输出量下降、PCWP 升高和测定右房压等。

任何形式的心源性休克,均应监测心脏前后负荷、心肌收缩能力,目标是维持 PCWP 于 15~20 mmHg。首先改善呼吸功能,给予氧疗,急性肺水肿者给予适当的 PEEP 治疗。PCWP 过高者可开始正性肌力药治疗,多巴胺、去甲肾上腺素或血管加压素可提高心脏收缩力和缩血管效应且对心率影响较小。多巴胺是最常用的经验治疗正性肌力药物,开始按 5 μg/(kg·min),酌情调整剂量,可每 15~30 min 增加剂量 2.5~5 μg/(kg·min)。多巴酚丁胺具有正性肌力和血管扩张特性,适于血压恢复的病人。肺淤血、水肿可静脉使用呋塞米(速尿)20~40 mg 或吗啡 3~5 mg,15~30 min 可重复。同时应积极寻找可逆性损伤的原因,如心肌梗死者开始溶栓治疗、经皮冠状动脉腔内成形术,药物过量者给予活性炭等。难治性休克者考虑给予主动脉内球囊反搏术等(详见心力衰竭章节)。

3. 脓毒症休克

脓毒症休克是临床常见的急症之一,主要是确保充分氧合,改善呼吸功能。使用晶体液 20 ml/kg 或胶体液 5 ml/kg 进行液体复苏,必要时增加液体复苏量,以保证有充分的尿量(≥1 ml/(kg·h))。开始抗生素治疗,有脓肿者给予引流或清创排脓。如容量复苏无法改善器官灌注,应考虑使用缩血管药,如多巴胺 5~15 μg/(kg·min),或去甲肾上腺素 0.1~1 μg/(kg·min),采用渐增剂量法,避免不良反应(详见"脓毒症"节)。

4. 过敏性休克

过敏性休克是致命性急症之一,主要由于已致敏者接触过敏源后,肥大细胞、嗜碱粒细胞迅速释放大量的组胺、激肽、血小板活化因子、白三烯和前列腺素等介症介质,引起全身毛细血管扩张、血管通透性增高,血浆渗出,导致有效循环血量急剧下降而发病。过敏源多种多样,包括胰岛素、酶类、花粉等异种蛋白,食物如海产品、牛奶等,以及多糖、药物(抗生素、局麻药)和化学制剂如乙烯氧化物等。临床上不仅有休克表现如低血压、意识障碍、肢体湿冷、心动过速、呼吸急促等,还有过敏相关表现如头晕、皮疹或荨麻疹、瘙痒、血管性水肿、咽喉部堵塞感、胸闷、气喘、气短、喘鸣、胸部压迫感、紫绀等。

过敏性休克应即刻处理,否则很快致命。首先应控制气道,早期气管插管和通气,保持良好氧合功能,否则等咽喉部、声带甚至气道水肿插管困难,错失抢救时机。快速给予晶体液10~20 ml/kg静脉注入,而后酌情维持补液,总量可达2~3 L。肾上腺素是抢救过敏性休克的首选药物,它可通过α受体效应收缩外周血管,恢复血管张力和有效血管容量,通过β受体效应缓解支气管痉挛,阻断肥大细胞和嗜碱粒细胞等释放炎性介质。静脉推注肾上腺素 50~100 μg(稀释成 1:100 000),即 1:1 000 肾上腺素溶液 0.05~0.1 ml 用 10 ml 生理盐水稀释后 5~10 min 内推注完毕或 1~2 ml/min,iv,而后 5 mg 加入 500 ml 生理盐水中滴注,10 ml/h 开始,根据血压逐渐增加剂量。儿童肾上腺素 0.1~1.5 μg/(kg·min) 持续滴注。收缩压 ≥90 mmHg 且呼吸困难、腹痛、荨麻疹者可用 1:1 000 肾上腺素 0.3~0.5 ml 皮下注射,视给药反应,可每 5~10 min 重复使用。虽然大多数过敏性休克病人经肾上腺素便可很快缓解,但肾上腺素对迟发相的过敏反应无法保证,因此,在给予肾上腺素后,一般应同时给予糖皮质激素,后者可有效阻止迟发相过敏反应,可给予氢化考的松 5~10 mg/kg 或甲泼尼龙 1~2 mg/kg 或 125 mg,iv。必要时可同时使用 H_1 受体阻滞剂如苯海拉明 25~50 mg(儿童 1 mg/kg),iv。在给予肾上腺素、容量复苏和糖皮质激素后仍顽固性低血压者,应考虑给予缩血管药如去甲肾上腺素。气喘或胸闷严重者,可加用支气管扩张剂β受体激动剂如沙丁胺醇雾化吸入。严重难治性支气管痉挛者可给予氨茶碱 5 mg/kg,iv,×30 min 或静脉滴注。

5. 阻塞性休克

心脏受压导致心脏及其周围组织结构顺应性降低,心脏舒张受阻,包括心包填塞和任何导致胸内压过度者如张力性气胸、腹腔内脏通过横膈疝入胸腔、或过高的正压通气支持等。诊断主要根据临床表现和胸片、心脏超声等判断。创伤合并阻塞性休克时诊断更为困难,常易被忽视。吸气时收缩压降低超过 10 mmHg 者值得警惕。

心包填塞的处理主要是心包穿刺抽液或引流;张力性气胸主要是胸腔穿刺抽气或胸腔闭引流。一旦行胸腔闭式引流或心包抽液,休克会迅速改善。如出现腹腔脏器疝入胸内,也应手术治疗。

(赖荣德)

第11节 意识障碍与昏迷

意识障碍是急诊就诊和入住 ICU 的常见病症,意识是指对自我和环境状态的认知,意识障碍则指人体对周围环境及自身状态的识别和觉察能力出现障碍,多由于高级神经中枢功能活动(意识、感觉、运动)受损所引起,严重的意识障碍表现为昏迷。

一、识 别

(一)病 因

1. 弥漫性脑功能障碍

(1)缺氧、葡萄糖不足或代谢因素引起的神经损害:脑血流量(cerebral blood flow,CBF)正常伴低氧血症如严重肺部,贫血;CBF降低如心脏骤停后,心源性和低血容量性休克;脑细胞中毒如CO,氰化物,硫化氢中毒;硫胺素缺乏如Wernicke-Korsakoff综合征(韦尼克-科尔萨科夫综合征)。

(2)内外源性中枢神经系统(CNS)中毒:①内源性中毒:血氨过多如肝性脑病;肺性脑病;Prune-Belly综合征(一种腹壁畸形,又称干梅腹综合征、薄腹突出综合征或满腹综合征);尿毒症;CO_2麻醉;高/低血糖。②外源性CNS中毒:醇类中毒如乙醇,异丙醇;酸类中毒如甲醇,乙二醇,水杨酸盐;镇静麻醉药;吸毒过量;有机磷中毒;抗惊厥药;拟精神病药;异烟肼;重金属中毒等。

(3)内分泌异常:黏液性水肿昏迷,甲状腺毒症,肾上腺皮质机能减退症(Addison's病),库兴病(Cushing's病),嗜铬细胞瘤等。

(4)中枢神经系统离子环境异常:高/低钠血症,高/低钙血症,高/低血镁,低血磷,酸/碱中毒。

(5)环境异常和体温调节障碍:低体温,中暑,抗精神病药的恶性综合征,恶性高热等。

(6)颅内高压:高血压脑病,假性脑瘤等。

(7)CNS炎症:脑炎,脑膜炎,脑病,脑血管炎,蛛网膜下腔出血,脑膜炎假瘤,创伤性轴突损伤等。

(8)初级神经元或神经胶质异常:Creutzfeldt-Jakob病(克罗伊茨费尔特-雅各布病或痉挛性假性硬化),Marchiafava-Bignami病,脑白质-肾上腺萎缩症,大脑神经胶质瘤,进行性多灶性白质脑病(或进行性多病灶脑白质病)等。

(9)抽搐和癫痫发作后状态。

2. 局灶性中枢神经系统损害

(1)脑出血:创伤性和非创伤性出血如脑内出血,硬膜外出血,硬膜下出血,垂体卒中。

(2)脑梗死:动脉血栓形成,动脉栓塞,静脉闭塞。

(3)脑肿瘤和脓肿。

(4)大脑受压迫:脑出血,后颅窝硬膜下或硬膜外出血,脑梗塞,脑肿瘤,脑脓肿,基底动脉瘤。

(5)大脑受破坏:脑桥出血,脑干梗死,基底动脉型偏头痛,脑干脱髓鞘。

另外,电解质异常也可引起的意识变化,不同类型电解质异常引起的意识改变见表1-11-1。

表1-11-1 电解质异常可引起的意识变化

电解质异常	昏睡(lethargy)	木僵(stupor)	昏迷(coma)
低/高钠血症	+	+	+
高血钾	−	−	−
低血钾	+	−	−
高血钙	+	+	+
低血钙	+	罕见	−
高血镁	+	−	罕见
低血镁	+	+	+
低血磷	+	+	+
低血糖	+	+	+

(二)病理生理

意识是觉醒和认知功能的统一,两者功能的完成隶属于大脑不同的解剖区域,觉醒功能由脑干完成,认知功能主要由大脑皮质控制,两种功能的完整是维持意识清醒的先决条件。各种原因引起脑干功能损害均可引起觉醒功能障碍,如脑干中毒、麻醉、功能受抑制或损伤等,脑桥少面积损害即可导致意识改变甚至诱发昏迷,而单侧大脑半球广泛性损害也不会影响意识水平,双侧大脑半球受损或代谢受到抑制才会诱发昏迷。上行网状激动系统(ascending reticular activating system, ARAS)是觉醒的神经解剖结构,它受躯体和特殊感觉通路刺激,并将有关刺激传递至大脑皮质,作为觉醒和睡眠始动环节,脑皮质反过来可调节网状结构功能,当此通路发生障碍时,脑皮质无法接受唤醒刺激而产生昏迷。

昏迷是意识内容的认知障碍,主要是脑皮质功能完全或近乎完全受损,当两侧大脑半球受影响时,意识改变程度就因受损伤范围和速度而异,产生弥漫性抑或是局灶性脑功能障碍。如无明显原因,50%~70%的昏睡或昏迷是代谢障碍所致。幕上损害较幕下损害更多见,神经功能检查有助于区分弥漫性或是局灶性损害。

意识障碍主要是致病因素引起脑神经细胞受到损伤破坏,或神经递质传递、能量代谢障碍和脑细胞膜功能受损,或大脑和脑干直接受压迫,导致皮层细胞或网状结构功能障碍而产生。图1-11-1为意识障碍机制示意图。

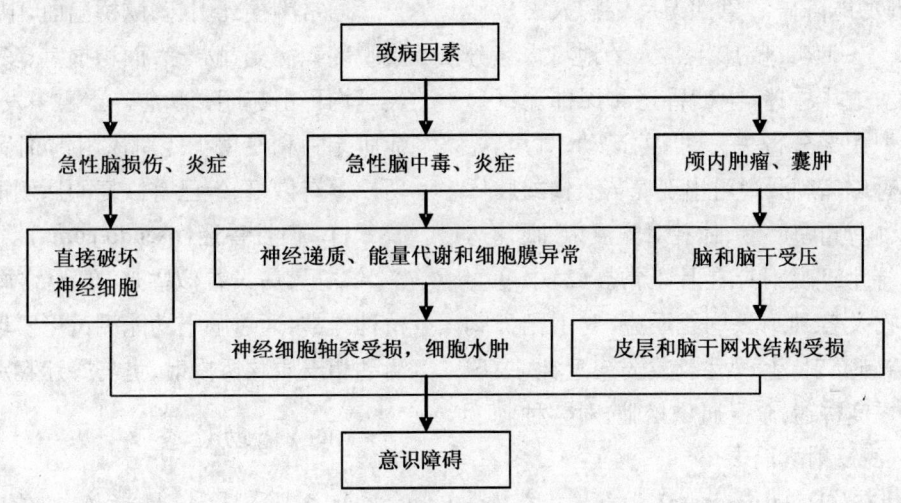

图1-11-1　意识障碍机制示意图

(三)神经系统概念

1. 木僵(stupor)

是指处于非唤醒状态,病人看似睡眠,但强烈的外界刺激可暂恢复觉醒,它含有一定程度的认知活动伴觉醒障碍,可能是暂时性的,病人可有少许或没有自主活动,即便刺激后意识清醒时仍有部位活动障碍且常不能说话。

2. 嗜睡(drowsiness)

是最轻的意识障碍,是一种病理性倦睡,患者陷入持续的睡眠状态,可被唤醒,并能正确回答和做出各种反应,但当刺激去除后,很快再入睡。

3. 意识混乱(confusion)

是以对刺激的反应、记忆、思维和认知损害为特征的意识障碍,并伴有定向力障碍。是意识水平的轻度下降,意识障碍程度较瞌睡深。患者能保持简单的精神活动,但对时间、地点、人物的定向力发生障碍。

4. 昏睡(lethargy)

是接近于不省人事的意识状态。患者处于熟睡状态,不易唤醒,虽在强烈刺激下(如压迫眶上神经、摇动身体等)可被唤醒,但很快再入睡,且醒时答话含糊或答非所问。

5. 谵妄(delirium)

是意识功能严重紊乱状态,伴有躁动不安,暂时性幻觉、记忆、思维、定向力障碍,错觉和言语杂乱,睡眠-清醒节律紊乱,病人看似清醒,但注意力受损,也是一种以兴奋性增高为主的高级神经中枢急性活动失调状态。可持续数天至数周不等,一般不超过1个月主要有四大类疾病:原发性颅内疾病、全身性疾病继发影响CNS、外源性中毒和停药综合征。可见于急性感染的高热期间、某些药物中毒(酒精中毒、颠茄类药物中毒)、代谢障碍(肝性脑病)、循环障碍或中枢神经疾患等。有人统计约10%~25%的老年住院病人在入院时有不同程度的谵妄。部分可恢复,少数患者会加重至昏迷。

6. 昏迷(coma)

是指意识水平深度抑制,患者处于一种睡眠样状态但无法唤醒,双眼闭合,对面部伤害性刺激不会睁眼,生命体征存在,但对体内外的一切刺激均无理解能力和反应,临床上表现为意识丧失,运动、感觉和反射等功能障碍。急性无反应病人占急诊就诊者的0.5%~1%。临床上常人为地将昏迷分为轻、中、重度,或浅昏迷、中度昏迷和深昏迷:(1)轻度昏迷:意识大部分丧失,无自主运动,对声、光刺激无反应,对疼痛刺激尚可出现痛苦表情或肢体退缩等防御反应,角膜反射、瞳孔对光反射、眼球运动、吞咽反射等生理反射存在且正常。(2)中度昏迷:对周围事物及各种刺激均无反应,对于剧烈刺激或可出现防御反射,生理反射减弱或迟钝,眼球无转动。(3)重度昏迷:全身肌肉松弛,对各种刺激全无反应,深、浅反射均消失。

7. 植物状态(vegetative state)

一种对自我和环境无意识的临床状态,病人有自主呼吸,循环功能稳定,能自动睁眼和闭眼,有睡眠和觉醒周期,但完全无认知功能,可能是昏迷恢复的过渡状态,也可能持续直至死亡。当大脑皮质恢复慢于脑干或皮质不可逆性损害时,病人就会出现植物状态且无认知功能。最常见于缺氧性损伤造成皮质薄层坏死或创伤所致的弥漫性轴索损伤病人。约1%~14%的昏迷病人最终可能发展为植物状态。如植物状态持续多于1个月,病人有恢复可能,特别是创伤所致者,但如创伤后植物状态维持12个月以上或非创伤性损伤所致的植物状态维持3个月以上,恢复的机会极低,此时可称为永久性植物状态。

8. 无运动性缄默(akinetic mutism)

病人处于无应答状态,对伤害性刺激可有警觉并伴有脑电图的α和θ波节律,但病人不动,常闭眼躺着,睡眠-觉醒周期存在,极少或无发音,与植物状态的主要不同在于,它具有肌张力和屈肌反应,对外界疼痛刺激无反应。可能是两侧额叶损害,弥漫性皮质损害或深部灰质损害。

9. 闭锁综合征(locked-in syndrome)

表现为第三脑神经以下全部麻痹,能开眼,眼睑可以上下活动,但眼球不能水平运动,无其他随意运动。闭锁综合征患者有清醒并完全了解周围环境。最常见的是脑桥腹侧损害导致皮质-脊髓束、皮质-脑桥束和皮质延髓束受损。

10. 闭锁状态(locked-instate)

通常因梗死引起,脑桥出血、中脑梗死、脑桥中央脱髓鞘病变、脑干大面积损害、多发性硬化症、脑炎等均可引起闭锁状态。严重多发性神经病变、重症肌无力和使用神经肌肉阻滞剂后会出现类似表现。罕有恢复,但已有恢复的病例报告。

11. 假性昏迷(pseudo-coma)

罕见,病人看似昏迷,但无结构、代谢、中毒或精神异常,通过脑干功能测试可发现有良好的脑干活动和皮质脑桥投射,可与昏迷鉴别。

(四)辅助检查

(1)实验室检查:昏迷必须做的检查包括:血常规,血糖,电解质,血尿素氮、肌酐,血钙、血镁,肝功能,血气分析,根据病史和临床表现可选择性进行毒物筛选、酒精测试、碳氧血红蛋白等。ECG可确定心律失常、心肌缺血、药物的心肌反应如三环类抗抑郁药引起的宽QRS,电解质紊乱如严重高血压发生心电变化等。

(2)胸片:有助于确定或排除肺炎、肺水肿或充血性心衰、肺癌(提示脑转移),对气管插管者确定插管位置等。

(3)CT:主要适于疑有头颅创伤;疑有颅内出血;无法解释的局灶性神经功能缺失;视神经乳头水肿;排除非颅内原因性昏迷;脑梗塞或占位病变等。

(4)MRI:在急诊和ICU应用越来越多,但由于检查时间较长,大多在病人生命体征相对稳定后再考虑此检查,紧急情况一般优先考虑CT检查,如仍有疑问时或CT检查无法发现病灶时更多选用MRI。

(5)腰椎穿刺:适于任何疑似脑膜炎病人,对无视乳头水肿或其他颅内高压者均是安全的检查,如疑似脑膜炎又有腰穿禁忌,应先行抗生素治疗,而后行 CT 检查。

(6)脑电图:适于癫痫诊断。

(五)诊断评估

1. 昏迷评分

昏迷本身较易识别,作为一个疾病或某种疾病的症状,发现昏迷应充分寻找、诊断和评估原发病。GCS 评分(表 1-11-2 为 Glasgow-pittsburgh 昏迷评分表)最初用于创伤患者意识障碍的评分,后来证实各种疾病发生意识障碍均可较为准确评估,最高为 15 分,最低为 3 分,分数越低,越不利于恢复,8 分以下即为昏迷,8 分以上多为其他意识障碍,GCS8 分以上者也可能有其他致命性疾病,GCS 积分主要评估最强的运动反应,因此,一侧偏瘫而另一侧反应正常者运动评分应评为 6 分。

2. 有针对性的病史询问和体格检查,将会为昏迷原发病因的确立提供一定的线索

(1)病史询问:询问昏迷前有基础病史,如有无糖尿病、癫痫、脑瘤、结核性脑膜炎,有无服药或吸毒史等。昏迷前有何不适,如有剧烈头痛提示蛛网膜下腔出血,昏迷发生快慢,骤发昏迷者多为颅内出血、急性阻塞性脑水肿,如数小时才发展为昏迷多提示为代谢性疾病如低血糖、中毒,或感染,或创伤后出血。

(2)伴随征与诊断:昏迷患者应同时检查直接和间接瞳孔对光反应,瞳孔不对称,特别是一侧扩大或缩小或对光反应迟钝提示有潜在的严重中枢神经系统疾病。有无合并抽搐同样应认真询问或检查,节律性抽动或节律性、小幅度的眼球水平运动有时可能是癫痫持续状态的惟一表现。如昏迷前有头痛、发热、呕吐,并有脑膜刺激征者等应考虑脑膜炎、脑炎,须行头颅 CT 检查和(或)腰椎穿刺,抽取脑脊液检查。如患者意识水平降低并有单侧瞳孔散大,且对光反射迟钝,应考虑有颅内高压和脑疝形成。昏迷伴有口腔异味,如糖尿病酮症酸中毒有烂苹果味,尿毒症有尿味,肝昏迷有肝臭味,有机磷中毒为大蒜味,酒精中毒为酒味。昏迷伴有肢体瘫痪、瞳孔不等大及病理反射阳性,多为脑血管疾病、颅内血肿等。瞳孔反应是结构损害和代谢障碍的重要鉴别点,大多数代谢性疾病所致昏迷,瞳孔对光反应存在;昏迷伴有瞳孔缩小,见于有机磷中毒、脑桥损害如出血、巴比妥类药物及吗啡、海洛因等中毒;昏迷伴有瞳孔扩大,见于颅内高压、脑疝晚期或阿托品类中毒;双侧瞳孔无反应和固定,提示脑疝、低氧性脑损害或脑死亡,是预后恶劣的先兆。除外终末期,低血压很少因颅内原因引起,昏迷伴低血压提示血容量不足,血管扩张或心功能不全,昏迷伴有低血压、心律失常,多见于休克、内脏出血、心肌梗死等。严重高血压如舒张压超过 120 mmHg 可能为高血压脑病或伴脑出血。刺激角膜存在眨眼反应提示第 5 和第 7 脑神经功能完好,表明脑干功能存在。眼视网膜出血与蛛网膜出血有关,视神经乳头水肿,进一步提示有颅内高压,且可能已有 12 小时或更长时间。Cheyne-Stokes 呼吸可见于酸中毒或各种脑损害,但定位意义不大;长吸样呼吸伴吸气暂停罕见,可见于脑桥中风、脑膜炎、低血糖或低氧血症等。注意神经毒的毒蛇咬伤患者,可出现"假性脑死亡"表现,应予识别(参见"毒蛇咬伤")。

表 1-11-2 Glasgow-pittsburgh 昏迷评分表

Ⅰ. 睁眼动作	
(1)自动睁眼	4 分
(2)遵嘱睁眼	3 分
(3)刺痛睁眼	2 分
(4)刺痛无睁眼	1 分
Ⅱ. 言语反应	
(1)定向力正常	5 分
(2)对话混乱	4 分
(3)不适当的用语	3 分
(4)不能理解语言	2 分
(5)无言语反应	1 分

续表

Ⅲ. 运动反应		
（1）能遵嘱动肢体		6分
（2）刺痛能定位		5分
（3）刺痛肢体能躲避		4分
（4）刺痛能屈肢		3分
（5）刺痛能肢体过伸		2分
（6）肢体无反应		1分
Ⅳ. 瞳孔对光反应		
（1）正常		5分
（2）迟钝		4分
（3）两侧反应不同		3分
（4）大小不等		2分
（5）无反应		1分
Ⅴ. 脑干反射		
（1）全部存在		5分
（2）睫毛反射消失		4分
（3）角膜反射消失		3分
（4）眼脑及眼前庭反射消失		2分
（5）上述反射均消失		1分
Ⅵ. 抽搐		
（1）无抽搐		5分
（2）局限性抽搐		4分
（3）阵发性大发作		3分
（4）连续大发作		2分
（5）松弛状态		1分
Ⅶ. 自发性呼吸		
（1）正常		5分
（2）周期性		4分
（3）中枢过度换气		3分
（4）不规则/低呼吸		2分
（5）无		1分

① Ⅰ至Ⅶ七大项的总分为35分，最差7分，最好35分。
② 通常所指 Glasgow 昏迷评分（GCS）是指表中Ⅰ～Ⅲ项，最好15分，最差3分，8分以下一般处于昏迷状态。

二、处 置

可快速逆转的常见意识障碍原因包括低血糖、低/高体温、鸦片类过量、休克状态、低氧血症和高血压脑病；致命性原因包括脑膜炎、颅脑大块损害、肾/肝功能衰竭、脓毒症、中毒（如氢化物、CO）和酸碱功能紊乱等。这些患者及时抢救有望逆转，否则很快会进一步恶化发生心跳呼吸停止。

（一）通畅气道

快速病情评估的同时，进行早期快速干预将为意识恢复起到至关重要的作用。气道开放永远是第一优先的，任何意识障碍或昏迷病人均应首先开放并保持呼吸道通畅，特别是颈椎不稳定患者。由于意识障碍或昏迷患者气道清除功能障碍，绝大多数病人有必要给予鼻咽或口咽导气管。昏迷病人的气管插管指征应适当放宽，即便入院时呼吸功能完好的病人也可能会很快呼吸停止，且潜在的呕吐物、口腔内分泌物或口咽部血液等，很容易引起误吸，气管插管建立确定性气道是治疗的前提。对无咳嗽保护反射者也宜行气管内插管，以维持气道开放。注意，任何意识障碍或昏迷病人均应快速询问（家属或目击者）、检查和评估有无头颈部损伤，特别是颈椎损伤，只要疑有颈椎损伤均应给予固定颈椎或用颈托固定，无论是在院前、急诊室或 ICU 均应如此，只有排除颈椎损伤，才可采用仰额托颌手法或使颈部转向一侧。

（二）充分氧合

保持充分氧合既是治疗的目标也是其他治疗的前提。建立确定性气道的同时，应予纯氧吸入维持血氧饱和度≥93%，待呼吸维持稳定后逐渐下调吸氧浓度，不要担心吸入纯氧会发生氧中毒，因为纯氧吸入 6 h 内很少发生氧中毒，但低氧血症的危害却是致命性的。惟一例外的是百草枯中毒或使用博莱霉素者，因为氧会促进或加重肺纤维化（此类患者维持氧饱和度不低于 90% 即可）。呼吸困难、自主呼吸功能障碍、叹气样或不规则呼吸等者即便氧饱和度暂时超过 90%，应提前给予气管插管和机械通气支持，切勿等到血氧饱和度低于 90% 或自主呼吸停止才给予插管和机械通气。

（三）维持循环

包括开放静脉通道、维持生命体征。在保持气道开放及通畅前提下,检查生命体征特别是脉搏和血压,给予心电、血压、血氧饱和度监测,如无大动脉搏动即应开始心肺复苏,恶性心律失常者应予抗心律失常治疗,以维持血流动力学或循环功能稳定。静脉通道开放是维持血容量或液体复苏的必须方法,建立静脉通道的同时可留取必要的血标本以送有关检查。

(四)昏迷鸡尾酒疗法

在完成 ABC 及开放静脉通道后,可给予"昏迷鸡尾酒"——吸纯氧＋葡萄糖＋维生素 B_1＋纳络酮。①就诊时立即测定快速血糖,只要没有高血糖,均可给予 50% 葡萄糖 50 ml,或儿童按 25% 葡萄糖 2 ml/kg 给予;②维生素 B_1 100 mg,注意维生素 B_1 最好在葡萄糖之前或同时给予,静脉注射,主要适于疑似乙醇或其他营养不良病人;③纳络酮 2 mg,iv drip,主要适于鸦片类过量患者,如疑为麻醉品过量,首剂纳络酮 0.4 mg,必要时可重复给药,麻醉品过量者给予纳络酮后会很快转清醒并可能出现兴奋、躁动,应避免急性鸦片戒断症状。

(五)对症治疗

昏迷病人在检查的同时便应给予必要的处理,ABC 管理首当其冲。完成上述基本的"救命"性治疗后,考虑对症治疗,如有颅内压增高者给予脱颅压治疗,高血糖者给予降血糖,抽搐者应立即给予镇静,可用地西泮或咪达唑仑 5~10 mg,iv,2 mg/min,或劳拉西泮 2~4 mg,iv;癫痫患者在控制抽搐后应给予苯妥英钠 18 mg/kg,iv,25 mg/min 维持。躁动患者同样可予镇静治疗等。

(六)病因或其他治疗

是昏迷患者治疗的根本,但病因治疗只有在完成上述必要治疗后方可进行。如中毒者给予洗胃、对抗药或解毒剂,脑膜炎患者给予抗感染等。高血压者控制血压,心律失常患者给予抗心律失常药,控制过快心室率;尿毒症者给予血液净化治疗。颅内占位或出血者请外科协助治疗等。维持水、电解质和酸碱平衡,必要时给予营养支持。

(赖荣德)

第 12 节　气道异物

一、识　别

异物吸入可能发生致命性结果,需要立即救治或干预,特别是大块异物进入气道,会发生气道阻塞,气道异物以儿童为多见。

(一)病　因

气道异物种类繁多,可为食物如花生仁、果核、口香糖或其他球形食物或药丸等均可能误入气道;工作用具:某些特殊工作者将所需用具如小钉子、弹丸、小块物件等含于口中,不慎吸入;生活用品或儿童玩具:各种小的圆形用品如硬币、弹丸、笔帽、儿童小玩具等,均可放入口中不慎误吸进入气道或阻于上气道;医疗操作器械:各种经口、鼻操作的医疗器械,特别是口腔操作器械,可能操作不慎滑入气道内,等等。

(二)气道阻塞类型

异物进入气道后可造成气道完全性或不完全性阻塞。完全性阻塞多在大气道阻塞,可表现为患者无法说话、呼吸、咳嗽,或有说话口形而无声音、有呼吸动作却无呼吸气流,意识清醒者可表现为用拇指和食指抓压颈部,或用手指向颈部示意(图 1-12-1),常迅速发生面色、口唇青紫,意识丧失,小儿不能哭出声。不完全性阻塞可表现为强烈的刺激性咳嗽,病人神志可保持清醒,咳嗽的间隙出现喘息,但老年人、意识不清者、反射减退者等可能无明显咳嗽反射。

(三)辅助检查

(1)X线检查:是诊断气道异物的有效方法之一(图1-12-2和图1-12-3),但有时可能因胸骨阻挡,不能清晰显示,可行胸CT检查有助进一步确认。

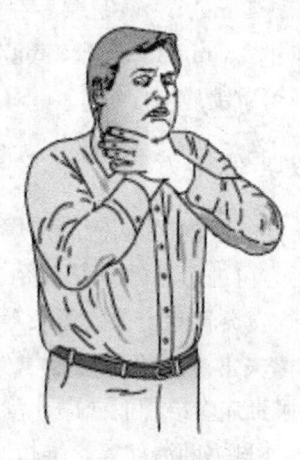

双手抓颈部无法说话
图1-12-1　气道阻塞表现

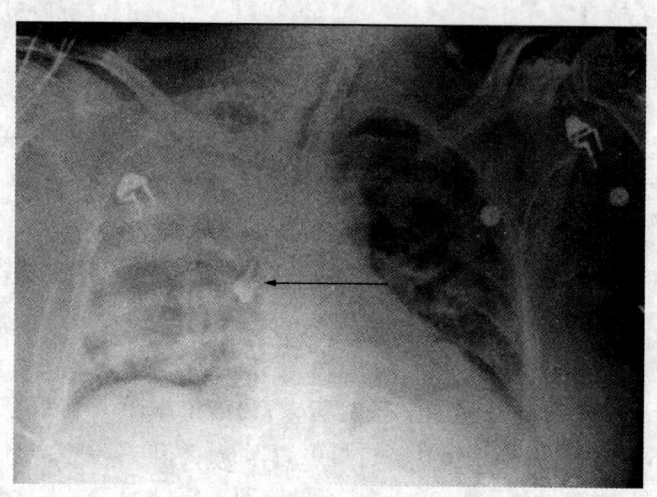

图1-12-2　牙齿脱入右主支气管

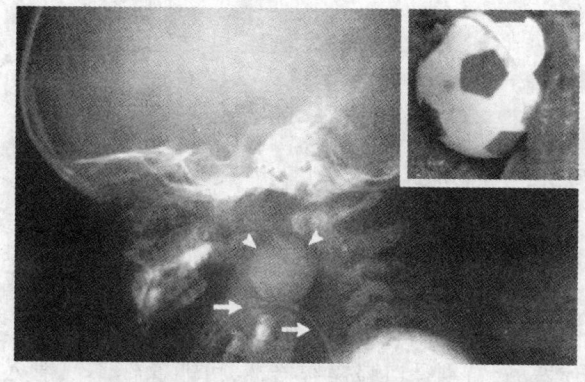

口咽部一乒乓球导致气道完全阻塞,
长箭头示气管导管,短箭头示异物
图1-12-3　完全性气道阻塞

(2)喉镜或气管镜:既是诊断的有效工具,也是治疗(取异物)的有效手段。

(四)诊　断

气道异物根据吸入史、临床表现大多可诊断,特别是有严重阻塞征象者(完全性或近乎完全性气道阻塞),可能咳嗽越来越轻、呼吸困难越来越明显、呼吸有响声或很快出现意识丧失,此时常来不及作有关检查,需要立即抢救。非致命性气道异物阻塞,可经胸片等确认异物种类、性质、形态、部位等后,再做相应治疗,提高治疗成功率。如病人无法说话,可询问"你噎着了是吗?",病人可能会点头示意,即可诊断。

二、处　置

(一)成人气道异物阻塞处理流程

(图1-12-4)

(二)手法急救

拍背或叩背、腹部冲击法、胸部冲击法是抢救严重气道异物阻塞的有效手法,常需多种手法联合或交替使用,单独使用某一种手法,成功率只有50%左右。成人一般首选腹部冲击法,如无效可考虑胸部冲击法,对1岁以下的婴儿不主张用腹部冲

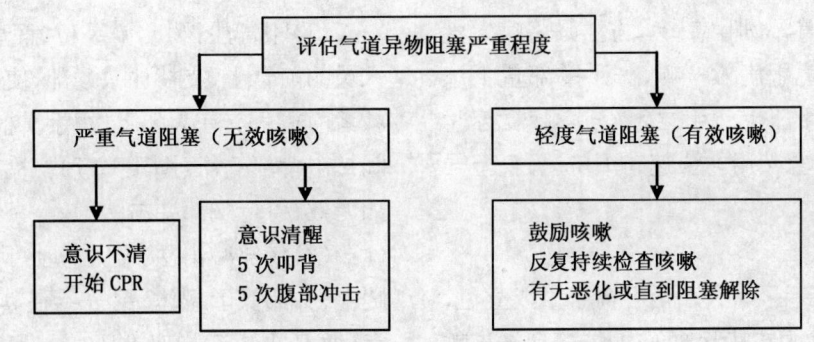

图 1-12-4 成人气道异物阻塞处理流程图

击法,而应做叩背法或胸部冲击法。胸部冲击法更多用于抢救者无法环抱腹部的肥胖病人、孕妇或儿童。由于腹部冲击法可能损伤腹部脏器,因此,做了腹部冲击法的气道异物阻塞者应做腹部的有关医学检查,如超声或 CT 检查,同样做过胸部冲击者,应检查有无肋骨骨折。

1. 腹部冲击法

Heimlich 法(海氏法)是一种简便、有效的解除气道异物阻塞的急救手法。海氏手法也即"腹部冲击法"。其原理是在上腹部猛推,促使膈肌抬高,胸腔内压骤然升高,使肺内空气向气管方向冲出,产生人工咳嗽效应,将阻塞于气道的异物向口咽部排出。常需多次重复,直至异物排出为止。

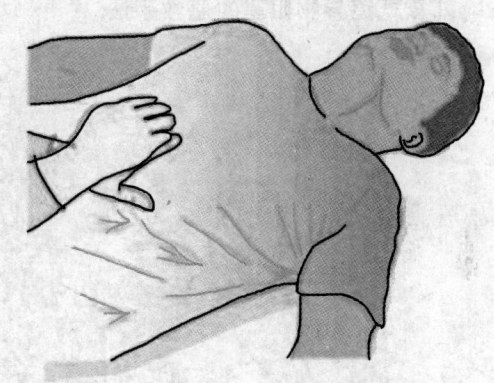

图 1-12-5 仰卧位腹部冲击法

(1)卧位腹部冲击法:适于神志丧失者。即在病人意识不清或神志丧失时,可将病人置于仰卧位,抢救者骑跨于病人大腿部,一只手掌根部置于上腹部的剑突下方,另一手直接放在前一只手背上,双手齐用力,向病人的后上方快速推挤,达到立位腹部冲击法同样效果(图 1-12-5)。

(2)立位腹部冲击法:适于神志清醒者。方法是:抢救者站在病人的背后,用双臂环抱病者腰部,一只手握拳,拳头的拇指一侧朝病人的上腹部剑突下方,另一只手抓住前一手的拳头,向病人的后上方向快速猛压,压入病人上腹部,应反复推击,直到异物从气道排出或病人意识丧失(图 1-12-6)。

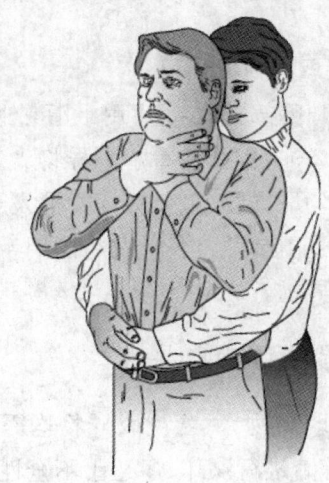

图 1-12-6 立位腹部冲击法

2. 胸部冲击法

适用于不宜做腹部冲击法的气道异物阻塞者,如妊娠后期、明显肥胖的病人。原理与腹部冲击法类似,通过骤然增加胸内压,促使气道内异物排出。

(1)立位胸部冲击法:适于神志尚清醒的妊娠后期、明显肥胖的病人。方法是:抢救者站在病人后方,双臂由腋下环抱病者胸部,一只手握拳并将拇指侧置于患者胸骨中部(勿置于剑突上),另一只手抓前一手的拳头,朝病人后背方向骤然猛挤,直到把异物排出或病人神志丧失为止。

(2)卧位胸部冲击法:适于意识不清的妊娠后

期、明显肥胖的气道异物阻塞者。方法是将病人置于仰卧位,抢救者跪于病人一侧,一手掌部置于患者胸骨中部,另一手压于此手之上(与心肺复苏时的胸外按压类似),骤然用力快速向下挤压,直至异物排出。

3. 叩背法

适于意识清楚者。令病人坐于椅子上或立位,上身前倾,抢救者用力在其背部正中拍击,促进咳嗽排出异物,连续5次,无效者立即进行腹部冲击法。

4. 儿童气道异物阻塞的急救手法

(1)叩背法:婴儿俯卧位,面朝下,骑跨在抢救人员的前臂上,支持住头颈部,使其头低于躯干,抢救者前臂可支在大腿上,用手掌根部在婴儿双肩之间拍击背部5次(图1-12-7)。检查有无异物排出,如无效,可行胸部冲击法。

(2)胸部冲击法:婴儿仰卧于抢救者手臂与大腿上,头部低于身体,另一手在其两个乳头连线中点,做5次快速胸部推压(图1-12-8),注意有无异物排出。

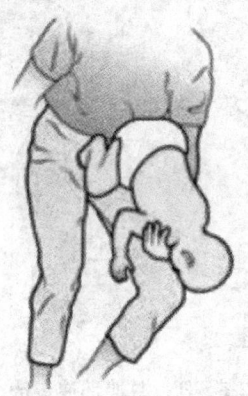
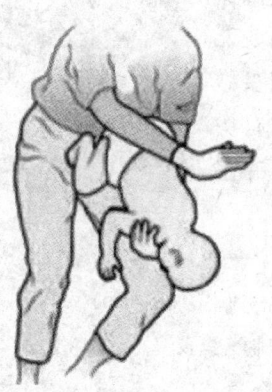
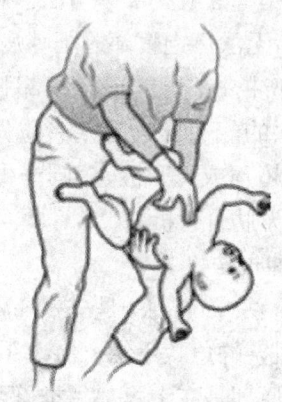

图1-12-7 叩背法　　　　　　　　图1-12-8 胸部冲击法

5. 徒手取异物

对可见口咽部异物者,可用手指或钳夹法取出异物(图1-12-9),但张口看不到异物者,不要用手指常规伸入勾取异物,以免将异物推入更深部位,加重病情。也不要花过多时间企图用手指勾出或取出口咽部异物。

(三)器械协助取异物

喉镜下取异物、气管镜取异物均需有专门器具、技术熟练者进行操作,多适于不全性气道阻塞者和经手法急求无效的严重气道阻塞者紧急取异物。

(四)环甲膜穿刺或紧急气管切开

严重气道异物阻塞可能很快诱发心跳呼吸骤停,未能用手法解除气道阻塞的病人,特别是完全性气道异物阻塞者,应建立人工气道。大多数完全性气道阻塞的异物停留在声门以上,可进行环甲膜

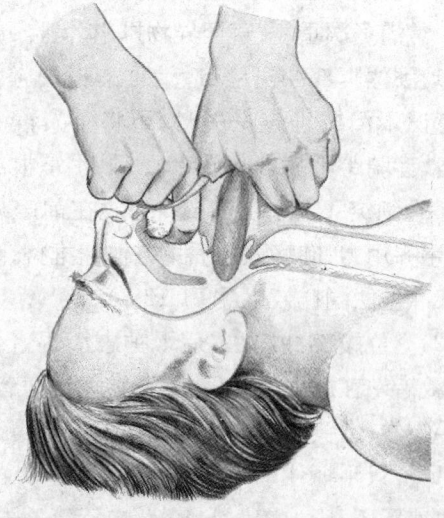

图1-12-9 徒手取异物

穿刺、切开或气管切开,此时忌行气管插管,因为插管可能将异物进一步推向气管内。一旦心跳呼吸骤停,应在建立上述人工气道后做心肺复苏术。

(五)并发症

腹部冲击法可能引起腹腔内脏器损伤,而胸部冲击法易引起肋骨骨折、皮下气肿、气胸等。因此,在手法解除气道异物阻塞后应做医学观察和检查,以确定和排除有关并发症。

(赖荣德 梁子敬)

参 考 文 献

1. Porth CM. Essentials of Pathophysiology: Concepts of Altered Health States. Lippincott Williams & Wilkins, 2003
2. Porth CM. Pathophysiology: concepts of altered health states. Lippincott Williams & Wilkins, 2004
3. Roth AR, Basello GM. Approach to the adult patient with fever of unknown origin. Am Fam Physician, 2003, 68(11): 2223~2228
4. Sur DK, Bukont EL. Evaluating fever of unidentifiable source in young child. Am Fam Physician, 2007, 75: 1805~1811
5. Algorithm for evaluating, managing, and reporting patients with fever or respiratory symptoms in the presence of known person-to-person SARS transmission. www.cdc.gov, 2004
6. Jacobs M. Imported fever: a survival guide. J R Soc Med, 2000, 93: 124~128
7. Redington AE, Morice AH. Acute and chronic cough. Taylor & Francis Group, 2005
8. Chapman S, Robinsin G, Stradling J, et al. Oxford handbook of respiratory medicine. Oxford University Press, 2005
9. McCrory DC, Lewis SZ. Methodology and grading of the evidence for the diagnosis and management of cough: ACCP evidence-based clinical practice guidelines, Chest, 2006, 129(1): 28s~32s
10. Mason RJ, Murray JF, Broaddus VC, et al. Murray and Nadel's textbook of respiratory medicine. 4th edition. Saunders, 2005
11. Irwin RS. Complications of cough: ACCP evidence-based clinical practice guidelines. Chest, 2006, 129(1): 54s~58s
12. Irwin RS, Baumann MH, Boulet LP, et al. Diagnosis and management of cough: executive summary. Chest, 2006, 129(1): 1s~23s
13. Morice AH, Fontana GA, Sovijarvi ARA, et al. The diagnosis and management of chronic cough. Eur Respir J, 2004, 24: 481~492
14. Bolser DC, Cough suppressant and pharmacologic protussive therapy: ACCP evidence-based clinical practice guidelines. Chest, 2006, 129(1): 238s~249s
15. Prakash UBS, Uncommon causes of cough: ACCP evidence-based clinical practice guidelines. Chest, 2006, 129(1): 206s~219s
16. Pratter MR. Unexplained(idiopathic) cough: ACCP evidence-based clinical practice guidelines. Chest, 2006, 129(1): 220s~221s
17. Braman SS. Chronic cough due to acute bronchitis: ACCP evidence-based clinical practice guidelines. Chest, 2006, 129(1): 95s~103s
18. Braman SS. Chronic cough due to chronic bronchitis: ACCP evidence-based clinical practice guidelines, Chest, 2006, 129(1): 104s~115s
19. Dicpinigaitis PV. Chronic cough due to asthma: ACCP evidence-based clinical practice guidelines. Chest, 2006, 129(1): 75s~79s
20. Irwin RS. Chronic cough due to gastroesophageal reflux disease: ACCP evidence-based clinical practice guidelines. Chest, 2006, 129(1): 80s~94s
21. Pratter MR. Chronic upper airway cough syndrome secondary to rhinosinus diseases(previously referred to as postnasal drip syndrome): ACCP evidence-based clinical practice guidelines. Chest, 2006, 129(1): 63s~71s
22. Rosen MJ. Chronic cough due to bronchiectasis: ACCP evidence-based clinical practice guidelines. Chest, 2006, 129(1): 122s~131s
23. Hammond CAS, Goldstein LB. Cough and aspiration of food and liquids due to oral-pharyngeal dysphagia: ACCP evidence-based clinical practice guidelines. Chest, 2006, 129(1): 154s~168s

24 Irwin RS, Glomb WB, Chang AB. Habit cough, tic cough, and psychogenic cough in adult and pediatric populations: ACCP evidence-based clinical practice guidelines, Chest, 2006, 129(1): 174s~179s

25 Chang AB, Landau LI, Asperen PPV, et al. Cough in children: definitions and clinical evaluationposition statement of the Thoracic Society of Australia and New Zealand. MJA, 2006, 184: 398~403

26 Chang AB, Glomb WB. Guidelines for evaluating chronic cough in pediatrics: ACCP evidence-based clinical practice guidelines. Chest, 2006, 129(1): 260s~283s

27 Mahadevan SV, Garmel GM. An introduction to clinical emergency medicine, Cambridge University Press, 2005

28 Ropper AH, Brown RH. Adams and Victor's principles of neurology, 8th edition. McGraw-Hill Company, Inc., 2005

29 Llewelyn H, Ang HA, Lewis K, et al. Oxford handbook of clinical diagnosis. Oxford University Press, 2006

30 Wasson JH, Walsh BT, LaBrecque MC, et al. A-Z common symptom answer guide. McGraw-Hill Company, Inc., 2004

31 Jagoda AS, Dalsey WC, Fairweather PG, et al. Clinical policy: critical issues in the evaluation and management of patients presenting to the emergency department with acute headache. Ann Emerg Med, 2002, 39(1): 108~122

32 Armon C, Evans RW. Addendum to assessment: prevention of post-lumbar puncture headaches. Neurology, 2005, 65: 510~512

33 Modi S, Lowder DM. Medications for migraine prophylaxis. Am Fam Physician, 2006, 73(1): 72~78

34 Fink MP, Abraham E, Vincent JL, et al. Textbook of critical care, 5th edition. Elsevier Inc., 2005

35 Blomkalns AL, Gibler WB. Chest pain unit concept: rationale and diagnostic strategies. Cardiol Clin, 2005, 23: 411~421

36 Hamilton GC, Saunders AB, Strange GR, et al. Emergency medicine: an approach to clinical problem-solving, 2nd edition. WB Saunders Company, 2003

37 Marx JA, Hockberger RS, Walls RM. Rosen's emergency medicine: concepts and clinical practice, 6th edition. Elsevier Health Sciences, 2006

38 Davies C, Bashir Y. Cardiovascular emergencies. BMJ Books, 2001

39 Mulder S. Diagnosis and treatment of chest pain and acute coronary syndrome, 3rd edition. Institute for Clinical Systems Improvement(www.icsi.org), 2006

40 Diercks DB, Kirk JD, Amsterdam EA. Chest pain units: management of special populations. Cardiol Clin, 2005, 23: 549~557

41 Tintinalli JE, Kelen GD, Stapczynski JS. Tintinalli's emergency medicine: a comprehensive study guide, McGraw-Hill Companies, 2006

42 Karnani NG, Reisfield GM, Wilson GR. Evaluation of dyspnea. Am Fam Physician, 2005, 71(8): 1529~1537

43 Zoorob RJ, Campbell JS. Acute dyspnea in the office. Am Fam Physician, 2003, 68(9): 1803~1810

44 Nava S, Welte T. Respiratory emergencies. Europe Respiratory Monograph, 2006, 36(11): 95~107

45 Goroll AH, Mulley AG. Primary care medicine, 5th edition. Lippincott Williams & Wilkins, 2007

46 American Gastroenterological Association Medical Position Statement: irritable bowel syndrome. Gastroenterology, 2002, 123(6): 2105~2107

47 Avunduk C. Manual of gastroenterology: diagnosis and therapy, 3rd edition. Lippincott Williams & Wilkins, 2002

48 Strickberger SA, Benson DW, Biaggioni I, et al. AHA/ACCF scientific statement on the evaluation of syncope. Circulation, 2006, 113: 316~327

49 Brignole M, Alboni P, Benditt DG, et al. Guidelines on management(diagnosis and treatment) of syncope-update 2004: executive summary. European Heart Journal, 2004, 25: 2054~2072

50 Grubb BP, Neurocardiogenic syncope. N Engl J Med, 2005, 352(10): 1004~1010

51 Scarabelli CC, Scarabelli TM. Neurocardiogenic syncope. BMJ, 2004, 329: 336~341

52 Huff JS, Decker WW, Quinn JV, et al. Clinical policy: critical issues in the evaluation and management of adult patients presenting to the emergency department with syncope. Annals of Emergency Medicine, 2007, 49(4): 431~444

53 Jagoda AS, Kuffner EK. Clinical policy: critical issues in the evaluation and management of adult patients presenting to the emergency department with seizures. Ann Emerg Med, 2004, 43(5): 605~625

54 Henderson SO. Wandemecum Emergency Medicine, Landes Bioscience, 2006
55 Hall JB, Schmidt GA, Wood LDH. Principles of critical care, 3rd edition. McGraw-Hill Companies, Inc., 2005
56 Hughes RAC. Neurological emergencies, 4th edition. BMJ Publishing Group, 2003
57 Adams SM, Knowles PD. Evaluation of a first seizure. Am Fam Physician, 2007, 75(9): 1342~1347
58 Suarez JL. Critical care neurology and neurosurgery. Humana Press Inc., 2004
59 Riviello JJ, Ashwal JS, Hirtz D, et al. Practice parameter: diagnostic assessment of the child with status epilepticus(an evidence-based review): report of the quality standrards subcommittee of the American Academy of Neurology and the Practice Committee of the Child Neurology Society. Neurology, 2006, 67: 1542~1550
60 Irwin RS, Rippe JM. Manual of intensive care medicine, 4th edition. Lippincott Williams & Wilkins, 2006
61 Goldman L, Ausiello D. Cecil textbook of medicine, 22nd edition. WB Saunders, 2004
62 Graham CA, Parke TRJ. Critical care in the emergency department: shock and circulatory support. Emerg Med J, 2005, 22: 17~21
63 Gutierrez G, Reines HD, Gutierrez MEW. Clinical review: hemorrhagic shock. Critical Care, 2004, 8(5): 373~381
64 Ouden D. T. D, Meinders AE. Vasopressin: physiology and clinical use in patients with vasodilatory shock: a review. the Netherlands Journal of Medicine, 2005, 63(1): 4~13
65 Silbergnagl S, Lang F. Color atlas of pathophysiology. Thieme, 2000
66 Tramer MR, Evidence-based resource in anaesthesia and analgesia, 2nd edition. BMJ book, 2003
67 Miksad RA, DeLaMora PA, Meyer GK. Last Minute Internal Medicine. McGraw-Hill Companies, 2008
68 Greaves I, Porter K, Ryan J. Trauma Care Manual. Arnold, 2001
69 Abrams JH, Druck P, Cerra FB. Surgical critical care, 2nd edition. Taylor & Francis Group, 2005
70 2005 American Heart Association Guidelines for Cardiopulmonary Resuscitation and Emergency Cardiovascular Care. Circulation, 2005, 112: IV-1~IV-5
71 Baskett P, Nolan J. A pocket book of the European resuscitation council guidelines for resuscitation 2005. Resuscitation, 2005, 67: s3~s56
72 Jones SA. ECG notes: interpretation and management guide. FA Davis company, 2005
73 Guidelines 2000 for Cardiopulmonary Resuscitation and Emergency Cardiovascular Care-Part 3: adult basic life support. Circulation, 2000, 102(8 Suppl): I22~59
74 Ostrinsky Y, Cohen Z. Tooth aspiration. N Engl J Med, 2006, 354, 24: e25
75 Neda Zarrin-Khameh, Lyon RE. Asphyxia due to an inhaled foreign body. N Engl J Med, 2005, 352, 20: 2110

第 2 章

急救与转运

第 1 节 院前急救

急救是一种评估和干预措施,这种评估和干预措施可被医务人员、目击者(或病人自己)用最少或不用医疗器械得以实施。急救者是指经过正规的急救、急诊医疗或医学培训,并可提供急救的人。医疗急救已由传统的急诊科(室)外延至院前或现场急救。院前急救简单地说是在医院以外的场所实施医疗急救,它是急诊医学的重要组成部分。"120"是我国院前急救医疗服务的全国惟一通用号码(欧美国家呼救号码一般是"911")。院前急救主要包含急救医疗服务体系、现场医疗评估和处理、病人转运后送等多个环节。由于医疗条件和水平的提升,院前急救在提高抢救成功率方面起着至关重要的作用,对心跳呼吸骤停者更需分秒必争。现场急救装置也不断完善,一些地方的医疗急救车已装备成为移动式的 ICU,可在现场开展基础生命支持、简易手术、高级生命支持等,为挽救生命提供良好的保障。然而由于急救现场的环境极为复杂,急救人员可能面对各种疾病或创伤,单个或是成批病人,涉及内容十分广泛,技术性强,这对现场急救医生是很高的技术挑战。本节主要介绍现场急救的一般要求和原则性处理措施。

一、院前急救的人员和装备

(一)运输工具

院前急救装备包括运输工具和随行设备。运输工具包括救护车、直升机以及任何第一反应者运送病人的工具,如消防车、警车和其他营救车辆。最常用的是地面救护车,救护车必须同时配备警灯和警报器。

(二)随行设备

依据医疗水平不同而有所差异。国内外各大城市救护车内一般配有氧气(氧气袋或氧气瓶)、抢救设备和必要的急救药品。抢救设备主要包括担架和(或)轮椅、除颤仪(如自动体外除颤仪(AED))、心电(血压)监护仪、心电图机、血氧饱和度仪、血压计、开放气道和通气装置、便携式呼吸机、医务人员保护装置等。

(1)诊箱配备:插管箱、心脏复苏泵、呼吸气嘴、简易呼吸器、便携式吸引器、听诊器、叩诊锤、体温表、剪刀、镊子、血管钳、手电筒及必备药品。

(2)气道和通气装置:主要包括通气面罩(鼻罩或口鼻面罩)、人工通气囊(带储气袋)、各种气管插管导管、喉镜、咽气管气道、口或鼻咽导气管、Magil弯式卵圆钳、CO_2定性或定量监测仪、气管内导管管芯等。

(3)供氧系统:氧气瓶不小于 3 L,配有氧气压力计、流量表和湿化瓶等。

(4)输液装置:输液导轨或吊瓶架,照明灯,以及各种型号的注射器、静脉导管、静脉输液管、输液袋、止血带等。

(5)抢救药品:基础生命支持的各种药品如肾上腺素、胺碘酮、利多卡因;硫酸镁,碳酸氢钠,葡萄糖酸钙(拮抗高血钾);容量扩张剂如生理盐水、葡萄糖生理盐水(GNS)、乳酸林格氏液(Ringer's液)、低分子右旋糖酐、羟乙基淀粉、25%~50%的葡萄糖(用于低血糖);止血药;利尿、降压药;血管扩张剂(如硝酸甘油);抗血小板药(阿司匹林);吗啡类止痛剂(吗啡);支气管解痉剂(如沙丁胺醇、特布他林);呼吸兴奋剂(尼可刹米);盐酸纳洛酮;腺苷和地尔硫䓬(控制心律失常),甚至镇静剂和(或)肌松剂等。根据抢救功能和医疗条件的差异,具体的药品配备可有所差异。如有条件,车内较大的玻璃瓶装药液应尽可能更换成胶袋式,即可节省车内空间,又能防玻璃瓶碰撞损坏。

(6)固定装置:车式可固定担架及约束带、止血带、绷带、无菌纱布或相关敷料、抗休克裤、三角巾、四头带、颈托和(或)颈圈、不同型号的夹板(普通小夹板或充气式夹板)、脊柱板、牵引夹板等。

(7)个人防护装备:滤过式面具(如高效空气过滤器、M95、N95 或化学特异性防毒面具)、护目镜、手套、防护鞋(靴)、防护服或隔离衣,以及反光夹克等。

(8)通信工具:救护车一般配有专用的无线对讲机,供随车医务人员与现场或附近医院沟通现场情况或病情信息。由于通信技术的发展,不少城市的救护车配有全球卫星定位系统(GPS)和移动电话(手机或小灵通),更加方便医务人员与急救指挥中心、医院和现场的联络及信息沟通。

(三)人员配备

国内每个抢救单元(或每辆救护车)的院前急救队伍(小组)通常包括医生 1 名,护士 1~2 名,救护车驾驶员 1 名,担架工 2 名。但由于多种原因,不同地方的院前急救队伍配备有较大差异。

二、院前急救的派遣

急救医疗指挥中心接到现场呼救后,应了解以下情况:①在哪里?即呼救的详细地点,包括呼救地所在街道,门牌号。如具体门牌号不清楚可提供周围的明显标志,如某某大楼、大酒店、学校或机关单位等。②发生何事?现场发生了什么医疗事件,或事件产生的原因,如创伤或烫伤?爆炸?中毒?动物咬伤?呼吸困难?胸痛?急产?以及意识是否清楚等。③多少人?需要接受医疗救治的人数是多少,单人或群体性。④性别?男性还是女性。⑤年龄?老人还是小孩,或者具体年龄等。⑥如何联系?电话或手机号码。如有时间可同时询问用药情况或是否得到处理等。了解这些情况有助于急救指挥中心及时调派足够的车辆和医务人员,以及携带必要、足够的抢救器械和药品等。

三、现场病情评估和处置

现场急救的基本原则是"先救命后治伤(病),先治重伤后治轻伤"。单个伤病员,直接进行现场病情评估和处置,多个伤病员应首先进行检伤分类,而后按病情的轻重缓急展开现场急救工作。

(一)检伤分类

检伤分类是指对成批伤病员实施的初始评估措施,主要基于损伤或疾病的严重程度、预后和可提供的抢救资源,对伤病员进行抢救优先程度的区分。它有助于提高医疗现场救治的工作效率,提高抢救成功率。检伤是专业性很强的工作,一般应由经验丰富的高年资住院医师、主治医师或有丰富抢救经验的护士长承担;优秀的检伤分类者应有丰富的临床经验,良好的识别、判断和领导能力,应急状态下可保持冷静处事,决策果断,有幽默感,能灵活运用现场资源等。检伤分类按照国际上统一的检伤规则进行,通常将伤病员按危、重、轻、死亡分为四大类,并分别用红、黄、绿、黑四种颜色的标志牌(伤病卡)分别标记伤。伤病员经分检后,将相应颜色的标志牌统一置于其左胸前或其他明显部位,或让其穿上相应颜色的背心等。标志牌可用 5 cm×3 cm 的不干胶材料制作。

(1) 红色:第一优先。即病情危重者,主要是致命性休克或低氧血症、气道阻塞、呼吸受限(如连枷胸和张力性气胸)、大出血患者,但如经及时有效的抢救,病人可能存活并维持稳定。

(2) 黄色:第二优先。即病情急迫,伤者可能有合并症,但无致命性休克或低氧血症,尽管病情会恶化,但如经及时处理,一般在 45~60 min 内无立即致命风险。如腹部穿透伤或开放性损伤但无休克征象者、严重烧伤、闭合性颅脑损伤伴意识改变或加重者、大量出血但出血已得到控制者。

(3) 绿色:第三优先。指非紧急状态,损伤仅为局部性且无全身性并发症,稍作处理,病人在几小时内不会恶化。如中度烧伤、皮肤裂伤需要缝合者、轻度闭合性颅脑损伤未严重进展者,其他如擦伤、挫伤、扭伤等。

(4) 黑色:死亡或等待。无自主呼吸和心跳,病人无任何反应,即便积极抢救存活机会渺茫。只有在其他伤病员救治后方可考虑此类患者,但在大规模伤病员的情况下可不作抢救,作为临床或生物学死亡。灾难情况下,某些病人存活机会十分渺茫,尽管花大量时间全力抢救仍无存活机会,如 95%或以上的特大面积Ⅲ°烧伤,心脏完全停止跳动,炭疽感染性脓毒症休克等,均分类为黑色组。

战争时期的战伤分检可按"立即处理伤(immediate)、延迟处理伤(delayed)、轻伤(minimal)、等待处理(expectant)"四大类进行伤情的简单分类。立即处理伤者是指需要立即外科手术解决致命伤者,包括呼吸道阻塞、胸腹部不稳定性损伤或紧急截肢术者;延迟处理伤是指严重损伤,需进行耗时性手术(手术时间长),但短时内不会致命者,可先行液体复苏、夹板固定、使用抗生素、胃肠减压、止痛等初步处理,包括大面积肌肉伤、严重骨折、腹内或胸内创伤以及烧伤面积在 50%以下者;轻伤是创伤相对较轻者如轻微裂伤、擦伤、小骨折、小面积烧伤,可自我处理或非医务人员可协助处理者;等待者是指伴有头部穿透性创伤而无反应者、高位脊髓损伤、四肢截断性损伤影响多器官或部位者、Ⅱ°或Ⅲ°烧伤超过 60%者、多发伤并严重休克者、濒死性呼吸者,此类病人须等待处理,但非完全放弃。

(二) ABCD 处理

任何现场抢救,第一位的处理是开放气道(airway)、维持呼吸(breathing)、循环(circulation)和除颤(defibrillation)——ABCD 处理。

(1) 气道开放:清除口中可见异物,注意是可见性的异物,切忌花大量时间去寻找口中异物。常用方法是仰额抬颌法和双手托颌法,前者适于无颈椎损伤者,后者适合颈椎损伤者。如无颈椎损伤,可将患者头部侧向一边,以利口中分泌物流出,或呕吐物排出,防止误吸。如这些方法无法维持正常气道畅通,应考虑给予口或鼻咽导气管,必要时行气管插管。维持气道通畅是任何急救的第一优先措施。

(2) 维持呼吸和氧合:气道开放后,检查有无自主呼吸,或呼吸情况是否稳定。缓慢的叹气样呼吸或每分钟 6 次以下的呼吸视为无效呼吸,应给予人工呼吸。常用的人工呼吸包括口对口呼吸、口对面罩呼吸、气囊面罩呼吸、气管插管后气囊通气等。如有条件给予吸氧,至少维持血氧饱和度在 90%或以上的水平。

(3) 循环功能:判断有无心跳,可检查大动脉(颈或股动脉)有无搏动,或听诊有无心音,如无心跳,应立即进行胸外心脏按压,无法确定有无心跳者,按心脏骤停进行胸外心脏按压。胸外按压速率为 100 次/min,详见心肺复苏节。如发现严重血流动力学障碍如心电图提示为室颤或室扑、无脉电活动或呈一直线,均是心脏停跳的表现,须进行心肺复苏。

(4)除颤:一旦确定为室颤或室扑、无脉电活动者进行除颤(单相波 360 J/次,双相波 150~200 J/次),心电呈一直线者不宜除颤。

另外,ABCD 处置的同时,应尽快建立静脉通道,以利给药治疗或进行液体复苏。

(三)非创伤性疾病的检查和处理

非创伤性疾病者,如意识清醒,应简要询问或了解病史。意识不清者可向家属或其他目击者了解简要情况。通过病史询问,基本上可以确定某些典型疾病或某一系统疾病。现场急救的关键是识别和处理致命性疾病如急性冠脉综合征、主动脉夹层、张力性气胸、心包填塞、恶性心律失常(如室速)等,并给予必要急救的处理。

1. 呼吸困难

呼吸困难伴端坐呼吸、大汗、肺部哮鸣音而又无慢性肺部疾病史者,首先考虑急性左心功能不全或衰竭者,可给予含服硝酸甘油、注射吗啡及或呋塞米等扩血管和利尿处理,必要时给予西地兰等强心剂;呼吸困难伴一侧呼吸音减低或消失者考虑气胸,疑为张力性气胸者,应立即行胸腔穿刺排气减压;有慢性肺部疾病史者出现呼吸困难伴哮鸣音者,应考虑气道痉挛性疾病如哮喘或 COPD 等,可给予 β_2 受体激动剂吸入或口服;呼吸困难伴颈静脉曲张或怒张、心音低钝或遥远者,考虑心包填塞应立即给予心包穿刺抽液减压。

2. 胸痛

心前区疼痛如有高血压和(或)心脏病史者,首先应排除心绞痛或急性冠脉综合征,其次考虑消化性溃疡或胸膜炎等;心绞痛或急性冠脉综合征者可给予硝酸甘油舌下含服,有条件者行 ECG 检查有助诊断;骤发、持续性剧烈胸痛或撕裂样痛者,应考虑或疑及主动脉夹层,主要给予降低血压处理。

3. 腹痛

典型转移性右下腹痛者多为急性阑尾炎;上腹部剧痛伴 Murphy's 征阳性者提示为胆绞痛;侧腰部剧痛伴肾区叩痛者多为肾绞痛或输尿管结石;腹痛伴有肌紧张者多为外科疾病所致的腹痛,如腹腔脏器穿孔等。

4. 昏迷

骤然意识改变或昏迷者,注意有无一侧肢体肌力或肌张力变化,阳性者为脑血管意外;虽然意识尚清楚,突然单侧肢体功能障碍者,也是脑血管意外的表现;昏迷伴瞳孔不等大者提示有脑疝可能,应给予降低颅内压如脱水和(或)利尿;昏迷伴瞳孔针尖样者,多为吗啡类中毒,如伴有大蒜样气味者,可能是有机磷农药中毒,并注意其身边有无残余药瓶或注射器等吸毒装置;有糖尿病史者应测定末梢血糖以排除酮症酸中毒性昏迷或低血糖昏迷,等等。

5. 抽搐

无论何种原因所致的抽搐,关键是迅速控制抽搐,特别是全身性抽搐,同时预防患者在抽搐发作时自伤或伤人。典型的癫痫发作为意识丧失、全身性强直性抽搐伴阵挛、口吐白沫、两眼上翻;癔症性抽搐者多意识清醒,多有情绪变化等诱因;低钙性抽搐多为手及手腕的搐动;妊娠抽搐者提示为子痫发作,应即时使用地西泮、硫酸镁等止痉处理。

6. 躁动

烦躁不安者应先考虑心理抚慰。意识改变者,可考虑给予小剂量镇静剂,或给予东莨菪碱肌注或静脉注射,东莨菪碱有皮层抑制和兴奋呼吸中枢作用。有关症状的详细内容参见相关章节。

7. 中毒

现场急救最主要的仍是 ABCD,由于现场无法洗胃,可酌情给予催吐,大量补液、利尿,促进排毒是主要原则。如为有机磷中毒,可注射阿托品(或长托宁),如有条件可给予氯磷定或解磷定等解毒剂,快速后送抢救,详见中毒节。

(四)致命性创伤的检查和处理

在完成上述检伤分类处理后,有针对地询问病史和体检,特别胸部、腹部和颈椎的检查,以便及时有效的处理。现场处理关键是快速识别并处理致命性创伤,主要包括以下几种。

1. 胸部创伤

常见表现是低氧血症,主要原因有出血、肺萎陷或压缩、呼吸或心脏功能衰竭、肺挫伤、胸内压变化和纵隔移位等。早期或现场处理的目的是恢复氧输送和氧合功能,主要包括开放气道、高浓度吸氧、胸腔引流促进肺复张等。致命性的胸部创伤包括气道阻塞、张力性气胸、开放性气胸、大量血胸、连枷胸、心包填塞。

2. 开放性气胸

小的胸壁穿透伤可能很快自动闭合,创口较大(超过气管直径的2/3)时,胸腔与外界相通,导致肺萎陷。应立即用厚无菌纱布或其他清洁不透气敷料封闭气胸创口,并用宽胶带固定,使之成为闭合性气胸,而后再进行相应处理,以维持呼吸系统稳定。如需闭式引流,引流管应远离胸壁创口。注意胸壁创口仍应进行后续的清创处理、注射破伤风抗毒素等。

3. 张力性气胸

呼吸窘迫,胸廓过度膨胀(伴或不伴可见的肋骨骨折),患侧呼吸音明显减低或消失,对侧叩诊清音,气管向健侧移位,颈静脉怒张,严重低氧血症或紫绀等,提示张力性气胸,可用大号注射针头在病侧锁骨中线第2肋间进针进行胸腔穿刺,以排气减压,改善症状,而后考虑闭式引流,不必等待胸片检查或检查结果。如首次穿刺排气减压失败,但临床仍高度怀疑张力性气胸,可能是胸壁过厚,应在腋中线第4肋间再行穿刺。

4. 大量血胸

穿透伤可能引起肺门或心脏损伤,导致大量出血,一侧胸腔内积血多于1 500 ml,或胸腔引流多于200 ml/h或3 ml/(kg·h)即为大量血胸,可很快引起失血性休克、肺萎陷和低氧血症,检查可发现休克伴病侧叩诊浊音,呼吸音明显减低或消失,同侧呼吸运动度下降等。急救处理:引流前应先立即建立大口径静脉通道(≥法氏28号),快速输液。持续失血多于3 ml/(kg·h)者多需立即外科手术探查。

5. 连枷胸

如发现胸壁局部浮动,吸气时局部向内凹陷,呼气时局部向外凸出,此即多根多处肋骨骨折所产生的矛盾呼吸,严重影响潮气量和通气效果,产生低氧血症,一般可伴有肺挫伤和失血;胸壁检查可有捻发感;有时连枷胸的表现不明显,须仔细检查方可确定。主要处理:用宽胶布(胶带)固定胸壁,或用物理牵拉法固定。由于疼痛影响病人呼吸,导致潮气量下降和肺不张,应予适当止痛处理。

6. 心包填塞

穿透伤是心包填塞的主要原因,但胸部钝性损伤也会引起心脏或大血管破裂,产生心包填塞。典型者表现为Beck's三联征(贝克三联征)——低血压、中心静脉压升高、心音遥远,Kussmaul's征(吸气时颈静脉怒张加重)等,ECG显示低电压表现等。心包填塞者,可用套管针自剑突下向左后上方进针,行心包穿刺抽液(血)减压。有条件者最好在心电监护下进行操作,心包穿刺是救命的紧急措施,随后应尽快安排进行外科手术或探查。

7. 潜在致命伤

以下8种情况,均是潜在性致命伤,要充分警惕、识别和处理:心脏挫伤、创伤性主动脉破裂、膈肌破裂、大气道损伤、食管损伤、肺挫伤、单纯性气胸、血胸。这些损伤院前急救不易诊断,但应高度警惕,以免遗漏而危及生命。将其主要特征列出以利急救时参考:

(1)心脏挫伤:是最常漏诊的胸部致命伤,主要是心脏直接受压或快速减压致伤,常与胸骨骨折相关。诊断有赖于其损伤机制、心肌酶、ECG、超声心动图(有助于发现心室壁活动异常和心包积液)等。20%患者有心律失常,如窦性心动过速、室上速、室性早搏(期外收缩),甚至出现完全性传导阻滞等,其治疗包括抗心律失常和起搏等。

(2)创伤性主动脉破裂:90%的主动脉撕裂者立即死亡,主要因钝性或穿透性损伤所致,特别是道路交通事故伤或高处坠落伤多见。主动脉有三个部位是固定的(主动脉瓣处、动脉导管索处和膈肌裂孔处),突发的减速伤会引起可移动部分快速移动产生主动脉断裂或撕裂。其胸片征象包括纵隔增宽、主动脉尖端血肿、第1或第2肋骨折、右主支气管升高、左主支气管压低、主动脉结消失、气管右偏、左侧血胸、胃管偏向右侧、主动脉窗消失。早期诊断和及时的修补是存活的主要措施。

(3)膈肌破裂:穿透性损伤引起膈肌小裂孔不

会立即致命,但钝性损伤产生大的膈肌撕裂则是致命性的,右膈受肝保护相对较少见,左侧膈肌撕裂更多见。膈肌破裂主要引起腹腔脏器入胸,胸片或CT有助于诊断;治疗方法是手术修补。

(4)大气道损伤:颈部、胸壁大量皮下积气或纵隔气肿应高度警惕大气道损伤。其主要表现是咯血、皮下气肿、张力性气胸或交通性气胸。紧急气管插管是方法之一,但插管可能导致原本撕裂的气管完全断裂。支气管镜或喉镜引导插管是有效方法,手术修补是根本。

(5)食管创伤:主要是穿透性损伤所致,钝性损伤较少引起食管破裂。诊断有赖于内镜或食道造影检查。外科手术是其主要处理方法,患者应同时大量使用广谱抗生素。

(6)肺挫伤:胸片和CT检查是诊断的主要方法。治疗方法是高浓度氧疗、适当止痛、谨慎液体复苏和机械通气等。

(7)单纯性气胸:锐器伤或钝挫伤均可致病。主要表现为胸廓活动度减低、呼吸音减弱或消失、叩诊鼓音,X线可确诊。处理方法为腋前线第5肋间引流或第2肋间穿刺抽气。

(8)血胸:肺穿透伤是主因。表现为胸廓活动减弱、叩诊浊音、呼吸音减低,X线或超声可确诊。急救处理主要是采用大口径导管引流(参见大量血胸的处理)。

(五)其他创伤检查和处理

1. 出血

体表活动性出血者立即止血是首要措施,可用无菌纱布直接压迫止血或加压包扎止血。如压迫止血无效或大动脉出血者,必要时可用橡胶止血带或充气止血带止血,附以衬垫,在出血处近端结扎止血,但应在止血带上标明结扎时间,注意定时(1 h)松解止血带约5 min,防止长时间缺血导致肢体坏死。止血药物如止血敏、止血芳酸等对大出血已证实几乎无效,但对渗出性出血可能起到一定的止血作用。立止血是临床上常用的有效止血药物,对小血管破裂出血有一定疗效,但对大血管破裂出血者同样效果不佳。基于现场急救条件的限制,创伤病人的止血应以物理止血(压迫或简单手术)为主。单纯性的鼻出血者,可压迫鼻翼止血,或用棉球或凡士林纱条填塞止血。

2. 颅内高压

典型的颅内压增高表现为头痛、喷射性呕吐,如发现明显瞳孔不等大等脑疝表现者,应立即给予20%甘露醇125~250 ml静脉滴注,可加用呋塞米20~40 mg,地塞米松10 mg,静脉注射。注意活动性颅内出血者禁用甘露醇。

3. 脑脊液漏

脑脊液耳漏或鼻漏者,不宜用棉球堵塞,但流出的液体(或血)可以擦除。

4. 脊髓损伤

意识不清者脊髓损伤主要体征包括腹式呼吸、神经源性休克(低血压和心动过缓)、反射消失(脊休克)、上肢屈曲姿势(缺乏伸肌神经反射),仅在锁骨以上区有疼痛反射,男性可有阴茎异常勃起等。如疑有脊椎(脊柱)骨折者,应在保持患者中轴线不变的情况下多人同步抬起或翻转病人,以免造成或加重脊髓损伤。

5. 骨折与关节脱位

骨折主要表现为疼痛和骨折部位的压痛、功能障碍、骨擦音或骨擦感、局部肿胀、畸形、反常活动等。骨折者现场处理时应保持原有骨折位置进行固定,可用小夹板、充气夹板或现场可找到的类似木板或木棍固定。注意,固定时夹板应跨过上、下两个关节,否则无效。如一侧下肢骨折者也可将骨折侧的下肢与健侧下肢固定在一起。特别注意不要将已成角的骨折拉直后再作固定,以免加重损伤或伤及邻近大血管或神经。关节脱位主要表现为疼痛、畸形、活动障碍或固定于某一特定姿势,可伴有血管神经损伤。原则上不做现场复位,但有经验的院前急救医生,可对单纯性关节脱位者行现场复位,对无复位经验者应妥善固定后送回医院再行复位,以免出现并发症。

6. 开放伤

其他开放性创伤者,快速清除创面上较大或可见异物,经消毒和止血后,用无菌纱布包扎,等待后送到医院进一步进行清创处理。

7. 离断性损伤

遇有肢体、耳或鼻尖断离者,用无菌纱布或其他清洁敷料包扎残端以防大出血。原则上不用止血带止血。同时将断肢(指)、断鼻或断耳等器官用无菌敷料包裹,设法以干燥冷藏方法予以保存。方法是:先将断肢装入塑料袋内,袋口扎紧后放入不透水的容器内,再置于放有冰块的保温瓶中,随病人一并送回医院,以利再植。

8. 内脏脱出

遇有腹腔脏器或肠管脱出者,宜用无菌碗或类似的清洁容器将脱出脏器扣在腹壁上,而后连同无菌碗一并包扎后送。原则上不宜将已脱出脏器送回腹腔,但如脱出的肠管有绞窄可能或腹壁大块缺损,脱出脏器较大,在急救时应将内脏送回腹腔,以免因暴露后大量渗出失液而加重休克,病人取仰卧位后送,禁食禁饮水,用衣物垫于膝后,使髋膝关节呈半屈状,以减轻腹壁张力,减轻病人痛苦。

9. 挤压综合征

挤压伤(crush injury)是指伤者受各种重物压迫导致的损伤,主要表现为皮肤坏死、横纹肌溶解症和骨折等。挤压伤后会发生全身性的挤压综合征(crush syndrome),出现以肢体肿胀、肌红蛋白尿和高钾血症为特点的急性肾功能衰竭。除采取必要的局部处理措施外,应充分补液利尿、碱化尿液;严重高血钾者应滴注5%碳酸氢钠80~125 ml,可同时静脉注射10%葡萄糖酸钙10~20 ml以拮抗高血钾的毒性作用,必要时快速后送作血液净化(如血液透析)。

需要注意的是,车祸后因车体变形导致受害者夹在车中无法动弹,或灾害时木头、墙体、泥石流或其他重物压迫时,不应强行拉出,而应根据具体情况,采取切割车体或搬开其他重物后再整体抬出伤者。遭受泥土淹埋者应尽可能先暴露头面部,而后暴露颈胸部,依次向下暴露身体。受挤压期间要做好患者生命体征的稳定和心理抚慰工作。如果发生钢条等异物贯穿肢体或躯体,或尖刀刺入身体时,原则上在现场不应拔出钢条或尖刀等,而应将伤患连同有关异物一并送到医院手术处理,除非现场有充分抢救器械、专科医务人员和药物准备。

四、伤病员后送

(一)转运与监护

伤病员的转运由当地医疗事故救援领导小组或急救指挥中心统一指挥。转运过程中,随车医务人员应继续监测病人的生命体征变化,尤其是心电、血压、呼吸及血氧饱和度,注意保持输液管、气管内导管、引流管、胃管、导尿管等的通畅。应固定好病人及有关器械,避免在车辆晃动时病人滑动而加重伤情,或医疗器械固定不牢砸伤病人、随行家属或医务人员等。到达目标医院前应提前联系,报告有关伤情,使对方做好接应的各项准备(包括专业技术人员到位、必备的药品和仪器设备等)。

(二)转运体位

(1)仰卧位:所有伤病员均适合仰卧位,这也是院前转运最常用、最基本的体位。

(2)侧卧位:主要适合非颈部创伤且有意识障碍的伤病员,这样可防止呕吐物或口腔内分泌物的误吸。也可采用平卧头转向一侧,但需除外颈椎损伤。

(3)半卧位:仅适于有胸部损伤,疼痛、血气胸等导致严重呼吸困难无法平卧者。不适于胸椎、腰椎损伤及休克患者。

(4)坐位:主要适用胸腔大量积液、严重心衰无法平卧者,但不适于休克者。

(三)转运安全

(1)行车安全:驾驶员应按有关交通规则行车,匀速行驶,确保安全。由于天气等特殊原因导致救护车自身发生交通意外也非罕见,特别是水灾、地震等灾害环境下,道路严重损毁,更易导致各种意外发生。一旦发生交通意外,随车医务人员应做好自救和互救工作,在保护自身安全的同时,尽力抢救车内病人和家属,把事故导致的人身伤亡降到最低程度,同时迅速报警,并与急救指挥中心、目标医院或就近医院联系,以争取援助。

(2)红绿灯:根据"2004年道路交通安全法"的规定,救护车非执行紧急任务者也应遵守红绿灯规则;遇有执行抢救任务等特殊情况,在确保安全的前提下,不受行驶路线、行驶方向、行驶速度和信号灯的限制,即可以"闯"红灯,但应开启警灯和警报器,以提醒其他车辆和行人避让,防止与垂直方向的车辆相碰撞。

(3)高速公路行车:应严格按规定行车速度开车,不要因考虑伤病员病情严重而超速行车,因为超速行车会将救护车内病人、家属、随车医务人员和驾驶员本人的安全置于十分危险的境地,它带来的安全隐患绝对超过车内某一伤病员的疾病风险。另外行车过程中,应开启警灯和警报器,以提示其他车辆避让,防止追尾等交通意外。一旦高速公路上救护车发生故障,应在来车方向150 m以外的地方设立警告标志,并靠边或在应急车道内停车,保持警灯和警报器开启,迅速报警等待交通警察协助处理,同时应立即与目标医院急诊部或急救指挥中心联系,告知有关情况,以便派出其他车辆接应,尽快将病人送达目标医院进行有效抢救。须要注意的是,高速公路上救护车发生故障时,切忌打开车后门;如已停在应急车道内,车内人员不要下车;如停在正常行车道内,车内人员应在安全的情况下,迅速转移到应急车道内,或留在车内,待交警疏导车辆后,再转移至应急车道内,以利保护车内所有人员的安全。

(赖荣德　黄　毅)

第2节　危重病人转运

近年来,医疗条件的改善和人们经济生活水平提高,各级医院的医疗技术力量得到大力提升,特别是在大中城市公立医院更为明显,但不同地区、不同级别、不同功能的医院,尤其是基层医院受多种条件限制,技术力量和设备方面仍有较大的差异,在危重病人救治能力方面也各有优劣,病人转运越显重要,加上交通条件改善,院间越来越多。危重病人转运是危重病人抢救的重要措施之一,精心准备、充分计划和良好的转运方能让病人安全到达目的地或顺利完成某些检查平安返回。

危重病人转运包括医院内转运和医院间转运。受医疗技术、设备条件的限制,不少危重病人要进行院内或院间转运。转运目的包括:危重病人院前转运、急诊危重病人转入ICU、某些特殊检查或治疗需要,如转运进行手术、CT、MRI检查、核素扫描等。但无论是院内还是院间,危重病人转运时要根据转运必要性、风险和利弊的评估而确定。

危重病人的转运,并发症和死亡风险增加,但如精心准备、转运人员训练有素、转运设备选择正确和运行良好,可将这种风险降至最低程度。转运过程中,每一个环节和监护均应尽可能做到环环相扣、毫无脱节。通常经济条件不是病人转运所需考虑的范围,但在特定情况下,转运前应考虑转运及转运后所需的经济承受能力,特别是医院间转运。

一、转运前准备

任何危重病人转运前,应征得病人和(或)家属同意和支持,向其充分说明转运的理由、必要性和可行性,院内检查或院间转运所需费用,途中可能发生的常见意外、风险和转运方为此所作的应对措施或方案,详细记录病人或家属的意见、建议和决定,并履行相关签字手续。院间转运前还需向所在医院有关部门负责人汇报拟行转运的安排,获得其同意和支持。

二、医院内转运

虽然科技进步,便携式检查设备不断增多,但一些大型设备条件限制,仍经常需要转运危重病人到院内特定地点行某些特定检查、操作或手术，或危重病人由急诊转入ICU。转运前应有充分计划和安排，一般转运时需考虑四方面：信息沟通、陪同人员、所需设备和途中监护。

（一）信息沟通

即转运前协调和沟通，转运前应与目的地科室人员进行充分的病情沟通，以使对方有充分准备，如转运病人去做某项检查，事前应通知检查科室医生、护士，安排好检查时间，减少在现场等待时间，了解该检查的有关注意事项，同时做好检查所需的特定设备如氧源、电源插座、呼吸机等。到达检查科室后，转运人员应与检查医生充分交流，告知病人特点和检查过程中需要注意的事项等。

（二）陪同人员

转运人员至少2名医疗专业技术人员，其中一名为经验丰富的护士，另一人可以是呼吸治疗师、执业注册护士或必要时由危重病科医生陪同。建议让有丰富气道管理经验和高级生命支持能力以及经过危重病处理专门培训或具有相似经历的医生，陪同病情不稳定的危重患者检查。如果估计检查或操作所需时间较长，若目标科室医务人员有丰富的危重病处理经验，并能够处理检查或操作过程中可能出现的异常情况，转运人员可先返回，待检查即将结束时再去准备接回病人，否则，有关人员应全程陪同，直到病人安全返回出发地（ICU或急诊监护室）。

（三）所需设备

血压监护仪（或标准血压计）、脉搏氧饱和度仪、便携式心电监护/除颤仪，如有条件可配备带有记忆功能的便携式监护设备，以便可以回放运送过程中、检查或操作过程中的有关变化过程。病人所需的特定气道管理设备如人工气囊、气管插管导管、喉镜、吸痰器、氧气等，应有充分准备。特别是氧气，除需携带完成常规检查所需时间的氧气，应同时储备可能延误至少30 min所需的氧量。基础生命支持药物包括肾上腺素、抗心律失常药，以及时处理突发心脏停止或心脏骤停或心律失常。其他转运车所配有的药物也应足量。特殊情况时应准备辅助药物如镇静麻醉药，静脉输液所需药液。有关设备的电源应充足，确保正常运行。如无医生陪同，转运前应该对可能出现的情况向护士详细说明，制定周密计划或方案，并授权紧急情况下使用特定的药液（如条件许可，最好由医生亲自陪同）。不少综合性医院儿童和成人检查使用同一设备，因此，转运儿童或婴儿时，应准备儿童或婴儿所需的特定设备和药液，以备急需。

临床上，人工呼吸气囊是最常用的通气设备，便携式呼吸机可更安全有效的执行所需通气指标和氧浓度。通常转运过程中需使用高浓度氧或纯氧，但婴儿或有右向左分流的心脏病患者需注意纯氧可能造成的损害，恰当地调节吸入氧浓度，以防氧中毒或造成其他伤害。机械通气的患者，还需注意气管导管位置，防止脱出或滑入气管，转运前应测量导管深度，到达目的地后重新测量导管深度。如病人有机械通气，途中应保持有效的报警设置，以利及时发现管道脱开或气道压过高等。

（四）途中监护

所有危重病人转运途中，应尽量维持与在ICU或急诊监护室同样的生理指标，如心电、脉搏氧饱和度、血压、脉率、呼吸、意识状态、尿量等。某些病人还可能需要监护并维持CO_2图、有创血压、肺动脉压、颅内压等。目标是维持生命征象的平衡或减少波动，及时发现异常并给予相应处理。

三、院间转运

院间转运病人的预后很大程度上与转运人员技术和经验有关。院间转运只有在转运获益超过风险时才可实施。图2-2-1是院间转运评估和程度示意图。

（一）转运前准备

所有危重病患者，在转运前应开通静脉通路。外周静脉不易建立通道者，应开通中心静脉通道。

如有必要,应给予充分液体复苏和缩血管药。另外,所带输液最好是软袋包装而非玻璃瓶装,以防玻璃瓶在转运过程中受损或破裂。所有病人转运前应做好气道稳定工作,进行充分的气道评估并建立人工气道(必要时)是完成转运的重要工作之一,因为途中建立人工气道更为困难。喉罩气道不是危重病人优选的院间转运气道管理方式,创伤病人应做好脊椎稳定。需要机械通气、肠梗阻的病人,应常规插入胃管以防误吸;需要液体复苏、利尿、观察尿量者,应在转运前插入并留置导尿管;必要时,对有高危气胸风险者,应预防性做好胸腔引流。激动或情绪不稳定者,应用软束带约束其手脚。不合作或躁动者,应先给予镇静或麻醉;未行镇静和止痛者,不宜使用肌松剂,但对有必要使用肌松剂者,使用肌松剂前必须有机械通气支持。转运应尽可能带齐各种病历资料,包括影响资料或记录。

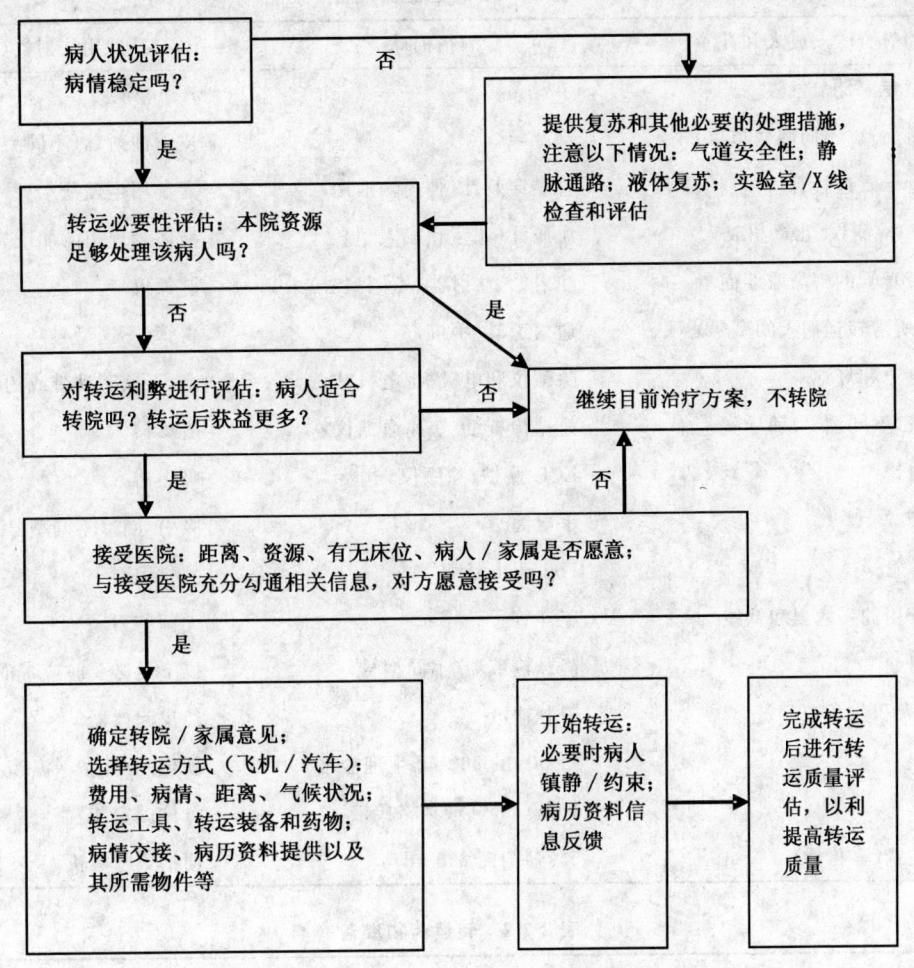

图 2-2-1　院间危重病人转运评估和程序图

(二)转运前协调与沟通

院间转运的转运之前应与目标医院或接受医院有充分沟通,获得对方确认后方可考虑转运。最好在转运前将病历资料简要向对方介绍,让对方了解是否有能力或条件接受,也可使对方有足够时间安排接受病人或为接受病人作相应准备工作。如接受医院派人和车转运病人,那么转运方式(空中或地面)由转运者确定。转出医院应提尽可能提供详细的病历资料,转出医院的护士与接受单位护士应充分做好交接工作。

(三)陪同人员

危重病人院间转运时,除外转运车驾驶员和抬架工,至少由 2 名专业人员。如病人不稳定,转运应由一名医生或经验丰富的护士负责,转运人员应能进行高级气道管理、静脉给药、心律失常识别和抗心律失常处理能力和经验,并具基础和高级生命支持能力,如无内科医生参加转运,应有通畅的通信交通工具(如手机)以便及时与内科医生联系获取指导。

(四)最少的装备要求

院间转运需要基本的设备和药液,以备紧急抢救和生命支持之需(表 2-2-1 为转运所需的器械准备,表 2-2-2 为转运药物准备)。主要保证气道和氧合、生命体征监测和紧急复苏和稳定用药。转运路程不同,所需药物剂量和设备要求不一,因此,所需携带的药物数量会有差异,应酌情调整。

表 2-2-1 转运器械准备

气道管理和氧合——成人和儿童	酒精棉球	冲洗用注射器(60 ml)
成人和儿童专家储氧气囊	手臂夹板	Kelley 夹
成人和儿童面罩(不同型号布罩)	动脉导管	皮下注射针(不同型号)
气囊和气管导管连接管	骨髓穿刺针(骨内输液用)	灌洗用生理盐水
呼气末 CO_2 检测仪(儿童和成人)	血压计(儿童和成人型)	液体管理用的加压袋
婴儿专用带套管的中高浓度面罩	注射针、注射器(不同型号)	脉氧仪
喉镜(适于所需转运病人的型号)	通信工具(手机)	胃管(不同型号)
喉镜备用电池和灯泡	除颤仪和电极板/电极帖	上、下肢制动带或约束带
气管内导管(不同型号)和导丝	血糖检查纸/快速血糖仪	听诊器
镊子和止血钳	ECG 监护/除颤仪、电极	吸引器
鼻咽导气管	手电筒	吸引导管(不同型号)
口咽气道导管	Heimlich 活瓣	外科敷料
环甲膜切开用的手术刀和针线	三通管	无菌剪刀
可溶性润滑油	静脉输液器(不同型号)	以下是必要时应带的装置:
鼻套管(成人和儿童)	静脉输液	经皮起搏器
吸氧导管	1 000 ml、500 ml 生理盐水	新生儿/儿童保温箱
胶带	1 000 ml 乳酸林格氏液	脊柱固定装置
悬浮雾化装置(雾化器)	5% 葡萄糖 250 ml	便携式呼吸机

表 2-2-2 转运药物准备

腺苷,6 mg/2 ml	异丙肾上腺素,1 mg/5 ml	碳酸氢钠,50 mEq/50 ml
沙丁胺醇,2.5 mg/2 ml	拉贝洛尔,40 mg/8 ml	注射用水,30 ml
阿托品,1 mg/10 ml	利多卡因,100 mg/10 ml	特布他林,1 mg/ml
胺碘酮,150 mg/3 ml	利多卡因,2 g/10 ml	维拉帕米,5 mg/2 ml
氯化钙,1 g/10 ml	甘露醇,50 g/50 ml	
丁卡因/表麻药	硫酸镁,1 g/2 ml	以下特殊用药或控制性用药应在拟转运前用:
葡萄糖,25%,10 ml	甲基泼尼龙,125 mg/2 ml	
葡萄糖,50%,50 ml	美托洛尔,5 mg/5 ml	◇麻醉性镇痛药(如吗啡、芬太尼等)

续表

地高辛,0.5 mg/2 ml	纳洛酮,2 mg/2 ml	◇镇静催眠药(如劳拉西泮、咪达唑仑、异丙酚、依托咪酯、氯氨酮)
地西泮(安定),25 mg/5 ml	硝酸甘油注射液,50 mg/10 ml	
苯海拉明,50 mg/ml	硝酸甘油片,0.4 mg/支	◇神经肌肉阻滞剂(如琥珀酰胆碱、泮库溴铵、阿曲库铵、罗库溴铵)
多巴胺,200 mg/5 ml	硝普钠,50 mg/2 ml	
肾上腺素,1 mg/10 ml	生理盐水,30 ml,注射用	◇前列腺素 E_1
磷苯妥英,750 mg/10 ml	苯巴比妥,65 mg/ml 或 130 mg/ml	◇肺表现活性物质等
呋塞米(速尿),100 mg/10 ml	氯化钾,10%,20 ml	
胰高血糖素,1 mg/支	普鲁卡因胺,1 000 mg/10 ml	
肝素,1000 U/ml	碳酸氢钠,5 mEq/10 ml	

(五)转运监测

所有危重病人至少应做到脉搏氧饱和度、心电、血压和呼吸监测。对某些特定病人,根据临床情况不同,可能需要做有创血压、中心静脉压、肺动脉压、颅内压和(或)CO_2 监测。机械通气病人,应严密注意气管插管位置,以防脱出或滑入一侧气道影响通气功能,多次过床、上下车者,每次完成后应评估和测量气管导管位置,因为保护气道通畅是所有病人转运第一优先保障的环节。

(六)救护车

承担危重病人转运的救护车,出车前应功能完好,车内除具备以上药物和器械,必须有充分照明系统、吸引装置、供氧系统和电源插座等。

四、空中转运

近30年来,空中直升机作为危重病人救治方法已越来越多,快捷到达是选择空中转运的重要原因,特别是较长途转运尤为适用。根据飞机型号、气候状况、飞行高度和负荷量,国外经验表明,直升机转运可达 120～180 mile/h(1 mile=1.61 km)。其优点是:直升机可以"点对点"转运,与地面转运相比,可缩短转运时间约 1/3～1/4 左右,它飞行高度较低,还可进行地面车辆无法到达的地方展开救治转运,尤其适合暴风雪、洪水、龙卷风和其他灾害事件后,也适于处于野外或农村地区的危重病人,主要适于半径在 50～200 mile 的危重病人营救或转运。其缺点是:需要一定范围的停机场所,病人可能需要多次转接,并受雾、大雨/雪、大风等恶劣气候条件限制。另外,直升机飞没有增压舱,虽然 8 000 ft(1 m=3.28 ft)以上高空才会影响人的生理参数,纵使直升机可以低空飞行,但某些特定病人,如窦房结病变、耳病者或上呼吸道感染者,若达到 1 000～2 000 ft 高度差变化时,可能因气压变化而影响病情,而且,即便转运人员和病人可戴耳机,但直升机的飞行震动、噪声和湍流等所造成的影响仍比其他转运工具更明显,这些均会影响直升机转运的使用。

五、转运意外事件和处置

无论院间还是院内危重病人转运,均可能出现意外情况。除在转运前充分准备有关药液、设备处理完好状态外,事先应预见最可能出现的意外事件,特别是院间转运,如机动车辆途中故障、转运交通意外等突发事件。院间转运出现交通意外或机动车故障时,随车医务人员应尽可能保证自身和病人生命安全,如在高速公路发生机车故障,驾驶员应立即靠边,并在来车方向 150 m 外处设置明显标记,以防发生追尾事件,并设法向交通指挥中心和急救指挥中心求救。车上人员应尽可能在车内,忌下车造成新的交通意外。如发生交通事故,车上人员应做好自救和互救,医务人员还应尽力挽救病人生命,应向病人/家属充分解释,以防病人或家属发生情绪波动。有关事件及时向发出医院有关部门负责人通报,并将有关消息告知目标医院,使病人安全、快速地送达目标医院。

(赖荣德 黄 力)

第3节 急诊医学模式

急性医学临床模式最早是1975年由美国急诊医师协会等对急诊医学临床实践进行分析,列举的核心内容并经多次修订而成,本模式是根据2005年美国急诊医学委员会、美国急诊医师学会、急诊医学住院医师主管委员会、美国急诊医学住院医师学会、急诊医学住院医师考核委员会和急诊医学学术协会模式编制而成。主要是根据各科常见疾病特点和表现,对其严重性进行划分,有利于临床特别是急诊和危重病科医生及时识别和处理,以防疏漏而造成严重后果。

一、医师职责

表2-3-1 病情分级决定医师职责。

表2-3-1 医师职责

➢院前急救	➢药物治疗
➢急诊救治	➢观察和再评估
➢重点进行病史询问体格检查	➢会诊和处置
➢辅助因素	➢预防和教育
➢职业与法律问题	➢病情记录
➢诊断和鉴别诊断	➢其他工作团队管理
➢治疗干预	

二、病情分级定义

根据病情严重性分为轻(loweracuity)、重(emergent)、危(critical),其定义见表2-3-2。

表2-3-2 轻、重、危三种病情分级定义

◇危:病人有致命性的疾病症状或损伤,如不立即开始给予维持气道、呼吸、血流动力学和(或)不稳定的神经功能,极有可能死亡

◇重:病人有疾病症状或损伤,如不迅速开始治疗,极有可能加重或产生严重致命性并发症

◇轻:病人的症状或损伤进展为更严重疾病或出现并发症可能性较低

三、医师职责定义

医师各项职责的定义见表2-3-3。

表2-3-3 医师不同职责的定义表

院前急救	◇积极参与院前急救;指导病人用药或电话或非电话医学指导或与院前急救人员交流;综合院前医疗救护人员信息与病人资料对病人进行评估和处理
急诊救治	◇进行初步评估,并采取恰当步骤稳定和治疗病人
病史询问体格检查	◇采取有效的解释,评估病人症状及病史;确定病史中的有关危险因素;进行有重点评估;解释病人一般表现、生命体征和状态;识别有关体征;进行必要的有关检查
辅助因素	◇了解年龄、性别、种族、交流障碍、社会经济状况、基础疾病和其他可能影响病人处理的因素

续表

职业与法律问题	◇了解和应用有关职业、伦理和法律概念原则,对病人进行恰如其分的处理
诊断试验	◇选择并进行最有效的诊断试验,并解释结果,如心电图、急诊超声和实验室检查
诊断	◇通过鉴别诊断并根据病史、体格检查、干预措施和诊断试验结果确定最可能的诊断
治疗干预	◇进行物理和非药物治疗,咨询
药物治疗	◇选择恰当的药物治疗,掌握药代学特性、药物间相互作用及副作用
观察和再评估	◇反复评估病人有关处理或治疗的效果,包括发现并发症和潜在错误;监护、观察、处理及维持某个或多个正在接受治疗且处于不同阶段的病人
会诊和处置	◇与内科和其他专科医生共同评估和处理病人,安排合适的治疗场所,必要时转诊,制定下一步诊疗计划,并与病人、家属和其他有关医务人员充分沟通
预防和教育	◇对危重病人应用流行病学信息说教;对病人做医学指导和教育;指导其选择恰当的疾病和创伤预防方法
病情记录	◇使用简练的方式记录有关病人的治疗信息,以利治疗质量评估和编码
其他工作团队管理	◇在急诊对多位病人按不同优先次序进行分类,以利提供最佳的治疗;科室所有成员应相互帮助、相互合作、相互提点和指导;充分利用医院资源;熟悉灾害急救处理

根据症状、体征和其他表现确定病情严重程度(表 2-3-4)。

表 2-3-4 常见不同症状和体征的病情严重程度判断

轻	◇焦虑、淋巴结肿大、睡眠问题、便秘、痛经、排尿困难、尿失禁、呃逆、头颈部充血、流涕、听觉缺失、耳鸣、喂养问题
重	◇意识混淆、黄疸、无尿、尿潴留、复视、视力丧失
危	◇呼吸暂停、昏迷、休克、婴儿猝死综合征
轻,重	◇共济失调、哭闹/易怒、头晕、水肿、发育停滞、疲劳、关节痛/肿、跛行、抑郁、感觉异常/痛觉迟钝、瘙痒症、震颤、虚弱无力、体重减轻、腹水、腹绞痛、痛性痉挛、腹泻、恶心/呕吐、直肠痛、咳嗽、吞咽困难、眼痛、咽喉痛、眩晕
重,危	◇意识改变、意识水平降低、脱水、低血压、多发性创伤、瘫痪或麻痹、呕血、腹膜炎、呼吸困难、咯血、呼吸急促、心动过速、哮鸣、喘鸣
轻,重,危	◇背痛、出血、发热、疼痛、中毒、皮疹、晕厥、阴道出血、便血、腹痛、骨盆痛、直肠出血、胸痛、心悸、头痛

腹部和胃肠道病症确定病情严重程度(表 2-3-5)。

表 2-3-5 腹部和胃肠道病症的病情严重程度判断

轻	◇胃食管反流、食管痉挛、胃内感染、过敏性结肠炎、直肠炎、肛裂、直肠/肛门先天性异常、痔疮
重	◇食道异物、胆汁阻塞性肝硬化、肝脓肿、胆囊炎、先天性幽门肥大狭窄、阻塞性/麻痹性肠梗阻、抗生素相关性结肠感染、急性阑尾炎、放射性肠炎、结肠梗阻、直肠周围脓肿、直肠脱垂
危	◇主动脉肠瘘

续表

轻,重	◇腹壁疝、食管念珠菌感染、食管炎、食管憩室、食管疝、食管受限和狭窄、食管肿瘤、酒精性肝硬化、药物性肝硬化、肝脏感染、急性肝炎、肝肿瘤、胆石症/胆总管结石、胰腺肿瘤、急性胃炎、消化性溃疡、胃内异物、胃肿瘤、小肠感染、节段性肠炎/Crohn's病、先天性小肠异常、小肠吸收不良、Meckel's憩室、小肠肿瘤、细菌性/寄生虫性/病毒性结肠炎、溃疡性结肠炎、先天性巨结肠症、先天性结肠异常、结肠憩室、结肠肿瘤、肛周/直肠脓肿、直肠毛窝瘘/脓肿、肛瘘、直肠/肛门异物、直肠肿瘤
重,危	◇食管酸/碱烧伤、特发性食管破裂综合征、Mallory-Weiss综合征、气管食管瘘、食管静脉曲张、肝性肾衰(肝肾综合征)、胆管炎、胰腺炎、特发性细菌性腹膜炎、消化性溃疡出血/穿孔、小肠血管功能不全、坏死性小肠结肠炎、结肠套叠、结肠扭转
轻,重,危	◇脾脏疾病

根据心血管病变判断病情严重程度(表2-3-6)。

表2-3-6 心血管病变的病情严重程度判断

危	◇心跳呼吸骤停、婴儿猝死综合征、主动脉夹层
轻,重	◇心包炎
重,危	◇动脉血栓栓塞、静脉血栓栓塞、室性心律失常、心力衰竭(肺心病/高输出性/低输出性)、充血性心力衰竭、冠脉综合征、缺血性心脏病、心肌梗死、心包填塞、心脏肿瘤
轻,重,危	◇心血管解剖异常、遗传性传导异常、动脉瘤、心律失常、室上性心律失常、心脏传导异常、心肌病/肥厚性心肌病、心肌炎、心室壁瘤、高血压、血管异常

根据皮肤病变判断病情严重程度(表2-3-7)。

表2-3-7 皮肤病变的病情严重程度判断

轻	◇皮肤癌(基底细胞/Kaposi's肉瘤/黑色素瘤/鳞状上皮细胞癌)、皮炎(异位性/接触性/湿疹/银屑病/皮脂腺囊肿/脂溢性皮炎)、脓疱病、皮肤真菌感染(念珠菌/癣)、皮肤寄生虫(虱病/疥螨)、皮肤病毒感染(口疮性溃疡/传染性红斑/单纯疱疹/人乳头瘤病毒/传染性软疣/疣)、结节性红斑、玫瑰糠疹、皮肤血管瘤、淋巴管瘤
重	◇丹毒、HSP(Henoch-Schonlein purpura)、天疱疮
轻,重	◇压疮(褥疮)、脓肿、蜂窝织炎、带状疱疹、多形性红斑、紫癜、荨麻疹
重,危	◇皮肤坏死性感染、葡萄球菌烫伤样皮肤综合征、Stevenson-johnson综合征、中毒性表皮坏死溶解

根据内分泌、代谢和营养状况判断病情严重程度(表2-3-8)。

表2-3-8 内分泌、代谢和营养状况的病情严重程度判断

轻	◇维生素缺乏/过多
重	◇Wernicke-Korsakoff综合征、全垂体功能减退症
轻,重	◇Cushing's综合征、镁代谢失常、磷代谢失常、2型糖尿病、高血糖、糖尿病全身性并发症、甲状旁腺疾病、垂体疾病、甲状腺炎、肾上腺/垂体/甲状腺肿瘤
重,危	◇代谢性或呼吸性酸中毒、混合性酸碱平衡失常、肾上腺皮质功能不全、容量负荷过度/容量不足、糖尿病酮症酸中毒、糖尿病高渗性昏迷、低血糖
轻,重,危	◇代谢性或呼吸性碱中毒、钙代谢失常、高/低钾血症、高/低钠血症、1型糖尿病、甲状腺功能亢进/减退症

根据环境性异常判断病情严重程度(表2-3-9)。

表2-3-9 环境性异常的病情严重程度判断

轻	◇昆虫咬伤
危	◇热射病
轻,重	◇节肢动物咬伤和中毒、蜘蛛咬伤、哺乳动物咬伤、急性高山病、上升性气压伤、中暑衰竭(热衰竭)、冻疮
重,危	◇气体栓塞、减压综合征、闪电击伤、高原性脑水肿、高原性肺水肿、冷水淹溺、近乎溺死(Near drowning)、低体温
轻,重,危	◇海洋生物咬伤、毒蛇咬伤、气压伤、电击伤、放射性急症

根据头、眼、耳、鼻、喉病变判断病情严重程度(表2-3-10)。

表2-3-10 头、眼、耳、鼻、喉病变的病情严重程度判断

轻	◇耵聍栓塞、耳迷路炎、美尼尔病、外耳炎(感染)、鼓膜穿孔、睑炎、结膜炎、泪系统病症、眼睑炎(霰粒肿/麦粒肿)、鼻炎、鼻窦炎、牙痛、口腔炎、龈口炎、喉炎、口腔念珠菌病(鹅口疮)、咽炎/扁桃体炎、颞颌关节病
重	◇乳突炎、外耳恶性炎症、眼及附件烧伤、眼后极病变(脉络膜炎/脉络膜视网膜炎/视神经炎视网膜剥离/视网膜血管闭塞)、眼眶蜂窝织炎、化脓性眼内炎、化脓性腮腺炎、扁桃体周围脓肿
轻,重	◇耳异物、中耳炎、角膜上皮擦伤、泪囊炎、眼异物、眼前极病变(青光眼/前房充血/虹膜炎)、鼻异物、涎石病、气管炎、根尖周围脓肿、肿瘤
重,危	◇视乳头水肿、海绵窦血栓形成、脓性颌下腺炎、咽喉异物、会厌炎
轻,重,危	◇鼻出血、咽后脓肿

根据血液学异常判断病情严重程度(表2-3-11)。

表2-3-11 血液学异常的病情严重程度判断

重	◇溶血
危	◇弥散性血管内凝血
轻,重	◇血小板减少症、淋巴瘤、血红蛋白病性贫血、镰状红细胞贫血、缺铁性血红蛋白减少性贫血、巨幼红细胞贫血、红细胞增多症、白细胞异常(白细胞过多症/多发性骨髓瘤/白细胞减少症)
重,危	◇输血并发症、各类血细胞减少症、再性障碍性贫血、高铁血红蛋白血症
轻,重,危	◇血液凝固功能缺陷(获得性/血友病)、血小板异常

根据免疫系统异常判断病情严重程度(表2-3-12)。

表2-3-12 免疫系统异常的病情严重程度判断

轻	◇雷诺病
重	◇Kawasaki综合征
危	◇过敏症(Anaphylaxis)
轻,重	◇Reiter's综合征、类风湿性关节炎、硬皮病、系统性红斑狼疮、血管炎、变态反应、肉样瘤病(Sarcoidosis)、免疫抑制、风湿热
重,危	◇血管性水肿、排异反应
轻,重,危	◇HIV及其表现、药物过敏、移植相关性问题

根据全身感染性疾病判断病情严重程度(表2-3-13)。

表2-3-13 全身感染性疾病的病情严重程度判断

轻	◇风疹、蔷薇疹
重	◇疟疾、埃里希体病(Ehrlichiosis)、莱姆病、洛矶山斑疹热
危	◇脓毒症休克、狂犬病
轻,重	◇细菌性食物中毒、衣原体感染、淋球菌感染、非典型分枝杆菌病、结核、梅毒螺旋体病、真菌感染、弓形体病、传染性单核细胞增多症、流感/副流感、单纯疱疹病毒感染、带状疱疹/水痘
重,危	◇肉毒杆菌中毒、脑膜炎球菌血症、其他细菌感染(气性坏疽)、脓毒症(sepsis)/菌血症、系统性炎症反应综合征(SIRS)、生物武器、汉坦病毒感染、新出现感染
轻,重,危	◇HIV

根据骨骼肌异常(非创伤性)判断病情严重程度(表2-3-14)。

表2-3-14 骨骼肌(非创伤性)的病情严重程度判断

轻	◇骶髂关节炎、腰扭伤、腰肌劳损、类风湿关节炎、Juvenile关节炎、骨关节病、肌炎、过度使用综合征(滑囊炎/肌肉劳损/周围神经综合征/腕关节综合征/腱炎)
重	◇骨髓炎、脓毒性关节炎、筋膜炎、坏疽
危	◇腰痛(马尾综合征)
轻,重	◇无菌性骨坏死、骨肿瘤、脊间盘异常、炎症性脊椎病、痛风性关节炎、先天性髋关节脱位、头骨骺脱位、甲沟炎、滑膜炎/腱鞘炎
重,危	◇横纹肌溶解症、坏疽

根据神经系统异常判断病情严重程度(表2-3-15)。

表2-3-15 神经系统异常的病情严重程度判断

轻	◇颅神经异常(Bell's麻痹/三叉神经痛)、肌紧张性头痛、神经痛/神经炎、痴呆、帕金森病
重	◇脑室腹膜分流术后脑积水、脊髓炎、周围神经病、新生儿惊厥
危	◇癫痫持续状态
轻,重	◇多发性硬化症、血管性头痛、脑积水、正常脑压性脑积水、病毒性脑膜炎、运动失调(张力障碍反应)、脑假瘤、发热惊厥、短暂性脑缺血(TIA)、脑肿瘤
重,危	◇脱髓鞘病、脑炎、颅内和椎管内脓肿、细菌性脑膜炎、格林-巴利综合征、重症肌无力、脊髓受压、脑出血、蛛网膜下腔出血、脑血栓形成、脑梗死
轻,重,危	◇头痛、惊厥发作

根据妇产科学问题判断病情严重程度(表 2-3-16)。

表 2-3-16 妇产科问题的病情严重程度判断

轻	◇子宫肿瘤、女性生殖道单纯疱疹病毒/乳头瘤病毒感染、卵形囊肿、子宫内膜异位症、子宫脱垂、子宫平滑肌瘤、阴道炎/外阴阴道炎、正常妊娠
重	◇盆腔炎、Fitz-Hughv-Curtis 综合征、输卵管脓肿、卵形扭转、妊娠性滋养层细胞病、外阴和阴道 Bartholin's 脓肿、流产/坠胎、先兆子痫、妊娠感染、妊娠 Rh 同族免疫作用(Rh isoimmunization)、早产、胎膜早剥、产后子宫内膜炎
危	◇分娩时胎儿窘迫、分娩时子宫破裂、分娩时脐带绕颈、分娩时脐带脱垂
轻,重	◇宫颈炎和子宫内膜炎、卵形肿瘤、非功能性子宫出血、子宫肿瘤、阴道异物、妊娠剧吐、妊娠高血压并发症、正常阵痛和分娩、产后乳腺炎
重,危	◇异位妊娠、妊娠血小板减低(HELLP)综合征、胎盘早剥、前置胎盘、妊娠子痫、高危妊娠、分娩时胎位异常、产后出血

根据精神行为异常判断病情严重程度(表 2-3-17)。

表 2-3-17 精神行为异常的病情严重程度判断

轻	◇酒精依赖性行为异常、药物依赖性行为异常、精神药物依赖性行为异常、悲伤反应、觅药行为(假性精神病)、焦虑/恐惧、强迫症、恐慌症、创伤后应激、慢性器质性精神病、人格障碍、疑病症、癔症(歇斯底里)/Conversion
重	◇痴呆性精神障碍、苯环己哌啶中毒、家庭暴力/疟待/疏忽(儿童,配偶,老人)、性攻击、工作人员/病人安全暴力
轻,重	◇进食障碍性行为异常、双相性精神异常、抑郁症、精神分裂症、病理性谎言综合征(Munchausen 综合征)/代理人谎言(假性精神病)、酒精中毒性精神病、药物性精神病、狂想症、致幻剂中毒
重,危	◇急性精神病、抑郁症伴自杀倾向、杀人倾向
轻,重,危	◇酒精脱瘾综合征、鸦片成瘾、镇静/催眠/抗焦虑剂中毒、拟交感神经药/可卡因中毒

根据肾脏和泌尿系统异常判断病情严重程度(表 2-3-18)。

表 2-3-18 肾脏和泌尿系统异常的病情严重程度判断

轻	◇膀胱炎、泌尿道感染、男性生殖器损伤、男性尿道炎、前列腺肥大、睾丸肿块、前列腺肿瘤、睾丸肿瘤、多囊肾病、泌尿道肿瘤
重	◇肾盂肾炎、包皮嵌顿、阴茎异常勃起、睾丸扭转、溶血性尿毒症综合征、阻塞性尿路疾病
轻,重	◇肾小球肾炎、肾病综合征、男性生殖器伤、男性生殖道炎症/感染、龟头炎/龟头包皮炎、附睾炎/睾丸炎、前列腺炎、肾炎、泌尿道结石
重,危	◇肾透析并发症、阴囊坏疽(Fournier's gangrene)
轻,重,危	◇急慢性肾功能衰竭

根据胸部-呼吸系统异常判断病情严重程度(表 2-3-19)。

表 2-3-19　胸部和呼吸系统异常的病情严重程度判断

轻	◇上呼吸道感染、肋软骨炎、胸膜炎、乳房/胸壁肿瘤
重	◇义膜性喉炎、纵隔积气、单纯性气胸、肺脓肿、非典型肺炎、衣原体肺炎、肺结核
危	◇气道阻塞、张力性气胸
轻,重	◇胸膜渗漏(胸腔积液)、支气管炎/细支气管炎、尘肺、mycoplasmal 肺炎、肺肿瘤
重,危	◇会厌炎、百日咳、气管造口术并发症、纵隔炎、非心源性肺水肿、哮喘/气道反应性疾病、气道异物、脓毒性栓子、静脉血栓栓塞、吸入性肺炎、细菌性肺炎、真菌性肺炎
轻,重,危	◇慢性阻塞性肺疾病、囊性肺纤维化、环境/工业品暴露、毒烟/气中毒、病毒性肺炎

根据中毒性病变判断病情严重程度(表 2-3-20)。

表 2-3-20　中毒性病变的病情严重程度判断

重	◇对乙酰氨基酚(扑热息痛)中毒、抗帕金森药中毒、抗组胺类/止吐药中毒、支气管扩张剂中毒
轻,重	◇非甾体抗炎药中毒、致幻剂中毒、激素/类固醇类中毒、非处方药中毒
重,危	◇鸦片及麻醉相关药物中毒、水杨酸盐中毒、乙二醇中毒、甲醇中毒、麻醉剂中毒、抗胆碱能类/胆碱能药中毒、抗凝剂中毒、抗惊厥剂中毒、抗抑郁药中毒、抗精神药中毒、一氧化碳中毒、抗心律失常药中毒、地高辛中毒、抗高血压药中毒、β阻滞剂中毒、钙通道阻滞剂中毒、腐蚀剂(酸/碱)中毒、氰化物/硫化氢中毒、有害物质中毒、重金属中毒、除草剂/杀虫剂、杀鼠剂中毒、烃类中毒、降糖药/胰岛素中毒、吸入中毒、铁中毒、异烟肼中毒、高铁血红蛋白血症、蘑菇/有毒植物中毒、安定类药物中毒、有机磷酸盐中毒、镇静催眠药中毒、中枢兴奋剂/拟交感药中毒、士的宁中毒
轻,重,危	◇乙醇中毒、异丙基醇中毒、可卡因中毒、家庭/工业化学物质中毒、海产毒素中毒、娱乐药中毒、锂中毒

根据创伤性异常判断病情严重程度(表 2-3-21)。

表 2-3-21　创伤性异常的病情严重程度判断

轻	◇面部骨折、脊椎扭伤/劳损、鼓膜破裂、儿童 Torus 骨折、关节周围损伤、扭伤/劳损、肌腱损伤
重	◇单纯性气胸、膀胱损伤、外生殖器损伤、输尿管损伤、下肢骨脱位/半脱位、角膜酸/碱烧伤、眼睑撕裂伤、眼异物、眼前房出血、泪管损伤、眼球穿透伤、视网膜剥离、儿童 Greenstick 骨折、截肢/再植术、肢体间隔综合征、肢体软组织高压注射伤、关节穿透伤、肌腱撕裂/切割伤、肌腱断裂、Achilles 腱断裂、膝韧带断裂、马尾综合征、无放射学异常的脊髓损伤(SCIWORA)、上肢脱位/半脱位、创伤致早产
危	◇主动脉夹层/破裂、心包填塞、张力性气胸、妊娠创伤致 Perimortem C-section、创伤性妊娠子宫破裂
轻,重	◇锁骨骨折、胸骨骨折、皮肤撕脱伤、皮肤咬伤、皮肤裂伤、皮肤刺伤、牙齿断裂、下颌骨骨折、眼眶骨折、肾脏损伤、头皮裂伤/撕脱伤、颅骨骨折、下肢骨骨折(开放性/闭合性)、角膜上皮擦伤/裂伤、角膜紫外线伤、外伤性虹膜炎、耳部血肿、儿童骨骺骨折、肢体关节损伤、膝关节损伤、软组织穿透伤、神经根损伤、周围神经损伤、上肢骨折(开放性/闭合性)

续表

重,危	◇横膈损伤、腹部空腔脏器损伤、腹部穿透伤、腹膜后腔损伤、腹部实质性器官损伤、腹部血管损伤、肺挫伤、血胸、胸部穿透伤、颅内损伤、脊柱脱位/半脱位、喉气管损伤、颈部穿透伤、颈动脉/静脉损伤、血管损伤、脊髓损伤、创伤致胎盘早期剥离、多系统创伤、冲击波损伤
轻,重,危	◇心脏挫伤、肋骨骨折/连枷胸、烧伤(电/化学/热)、面部 Le Fort、脊柱骨折

(赖荣德)

参 考 文 献

1. Tintinalli JE, Kelen GD, Stapczynski JS. Emergency medicine: a comprehensive study guide, 6th edition. McGraw-Hill Companies, Inc., 2006
2. Greaves I, Porter K, Ryan J. Trauma care manual. Arnold, 2001
3. Lounsbury DE, Brengman M, Bellamy RF. Emergency war surgery, 3rd US revision. Library of Congress Cataloging in Publication Data, 2004
4. 王正国. 王正国创伤外科学. 上海:上海科学技术出版社, 2002
5. Hogan DE, Burstein JL. Disaster medicine, 2nd edition. Lippincott Williams & Wilkins, 2007
6. Warren J, Fromm RE, Orr RA, et al. Guidelines for the inter- and intrahospital transport of critically ill patients. Crit Care Med, 2004, 32(1):256~262
7. Hall JB, Schmidt GA, Wood LDH. Principles of critical care, 3rd edition. McGraw Hill Companies, 2005
8. Chang DW. AARC clinical practice guideline guidelines: in hospital transport of mechanically ventilated patient-2002 revision & update. Respiratory Care, 2002, 47(6):721~723
9. Thomas HA, Binder LS, Chapman DM, et al. 2005 Model of the clinical practice of emergency medicine. Acad Emerg Med, 2006, 13:1070

第3章

心肺复苏

第1节 心跳呼吸骤停的识别

心脏骤停(sudden cardiac arrest,SCA)是造成死亡的首要原因,据美国疾病预防和控制中心估计,美国每年院前和急诊死亡的冠心病人达到33万人,其中大约25万发生在院前,在北美,人群年SCA发生率约0.55/1 000。在欧洲国家,每年约有70万人发生SCA。我国尚无准确数字,但由于我国人口基数大和现有医疗水平,估计绝对数不会低于欧美。研究发现,大多数SCA病人在心脏骤停的早期为心室颤动(ventricular fibrillation, VF),院外分析资料显示,约40%的SCA者初始心律是VF。如能在SCA病人倒下的最初5 min内开始除颤和复苏,可大大提高病人的存活率。但如呼叫急救系统,待医务人员到达现场的时间间隔大多超过5 min,疗效显然大打折扣,因此,心肺复苏专家倡导公众心肺复苏计划。本节包含现场急救非医务人员的CPR操作内容。

一、病 因

心脏骤停的常见非创伤性原因包括:心脏性、呼吸性、循环性、代谢性、中毒性和环境性疾病,以及儿童心脏骤停。

(一)心脏性疾病

冠状动脉疾病是VF死亡的最常见病理状态,尸体解剖显示既往有心肌梗死者占75%,急性心肌梗死约占20%~30%。无脉电活动(pulseless electrical activity,PEA)和心脏停搏是少见的心脏骤停原因,主要发生于VF或VT恶化加重时,或对复苏治疗后如除颤的患者。引起心脏骤停的心脏性疾病包括冠状动脉疾病、心肌病、结构异常、心脏瓣膜功能障碍。

(二)呼吸性疾病

原发性呼吸衰竭开始引起高血压和心动过速,继之出现低血压和心动过缓,而后进展为PEA、VF或心脏停搏。致心脏骤停的呼吸性疾病主要有:①低通气性原因,如中枢神经系统(CNS)功能障碍、神经肌肉疾病和中毒或代谢性脑病;②上气道阻塞,如CNS功能障碍、气道异物、感染肿胀、创伤、肿瘤;③肺功能障碍,如严重哮喘、慢性阻塞性肺疾病(COPD)、肺水肿、肺栓塞、肺炎。

(三) 循环性疾病

循环阻塞和低血容量开始表现为心动过速、低血压，而后进展为心动过缓，并继续发展为 PEA，少数情况出现 VF 或心脏停搏。主要疾病包括：①机械阻塞，如张力性气胸、心包填塞、肺栓塞；低血容量，如出血；②血管紧张度异常，如脓毒症 (sepsis) 性血管张力异常和神经源性血管紧张度异常。

(四) 代谢性疾病

最常见的致心脏停搏的代谢性因素是高血钾，主要见于肾功能衰竭患者，高血钾导致 QRS 增宽，进而恶化为 VT、VF、心脏停搏或 PEA。其他电解质异常主要引起严重心律失常，但引起心跳停止资料不多，常见引起心跳呼吸停止的代谢性疾病包括低血钾或高钾血症，高血镁，低血镁，低血钙。

(五) 中毒性疾病

常见疾病包括：①处方药中毒，如抗心律失常药中毒、地高辛中毒、β 受体阻滞剂中毒、钙通道阻滞剂中毒、三环类抗抑郁药中毒；②药物滥用，如可卡因中毒、海洛因中毒；③其他中毒，如一氧化碳中毒，氰化物中毒。

(六) 环境性疾病

如电击和雷击、低体温或体温过高、淹溺等。

(七) 儿童心脏骤停

包括婴儿猝死综合征和儿童猝死等。

二、病理生理

心跳呼吸骤停主要是心脏骤停所致，通常称为心脏性猝死 (sudden cardiac death, SCD)，SCD 一般由于心律失常事件引起，心律失常主要是心脏结构性异常与暂时性、功能性的心电生理紊乱相互作用而产生。大多数病例，初始心电表现为快速型室性心动过速，要么是快速恶化为 VF 的无脉室性心动过速，要么是原发性 VF。触发致命性室性心律失常的确切机制尚未完全阐明，单纯频发室性异位心律如无明显的基础性心脏结构病变，一般很少产生心脏骤停，但室性期前收缩 (室性早搏) 如有短暂性心脏缺血、左室功能障碍和 (或) 心肌肥大，可能进展为 VT，并进一步恶化为无脉 VT 或 VF。

许多结构性心脏病均可诱发 SCD，其中一种常见的情况是心室除极和 (或) 复极分离，允许心室组织中某个"小岛"组织以不同的速率进行除极和复极，这种心电活动的不均一性，孕育产生了折返环，从而引起并维持快速性室性心律失常。心肌缺血和 (或) 梗死也会产生暂时性的左心室除极和复极的不同步。左心室肥厚 (常由高血压和 (或) 心瓣膜病等产生) 或传导功能障碍会缓慢地进展并产生类似的功能紊乱，预激如 WPW (Wolf-Parkinson-White) 综合征如发生心房颤动并下传至心室产生快速性心室率会触发 VF，从而引起 SCD。其他电生理机制如 Brugada 综合征也会引起 SCD。先天性或获得性长 QT 综合征如校正后 QT 间期 (QTc) 病理性延长，也与 SCD 有关。多数 SCD 患者尸检发现有心脏异常，最常见的尸检发现是冠状动脉硬化及其并发症、心肌肥大伴左心室肥厚和收缩带坏死。

除外 VT 和 VF，缓慢性心律失常或 PEA 也会引起 SCD。低氧血症或严重窦房结缺血，房室传导阻滞，病态窦房结综合征等可能引起缓慢性心律失常和 (或) 心脏停搏；低血容量，张力性气胸，心包填塞，肺栓塞，大面积心肌功能障碍 (如心肌梗死或缺血、心肌炎、中毒性心肌抑制)，心肌中毒 (如三环类抗抑郁药、β 阻滞剂、钙阻滞剂)，严重休克，低氧血症，酸中毒，严重高碳酸血症，内源性呼气末正压，高钾血症，低体温，假性 PEA，除颤后无脉等大量疾病状态均会引起 PEA，因此，缓慢性心律失常和 PEA 也是少见但重要的 SCD 发病机制。

三、临床表现

(一) 病 史

家庭史、目击者或急救人员可提供关键的病因信息,如有无目击者,心脏停止的时间,当时病人正在做什么(如吃饭、运动、创伤),可能服药史,有无初始CPR,初始心律及有无急性人员干预等。重要的既往史包括平时身体状态和精神状况,既往心、肺、肾或恶性病史,出血,感染,冠心病和肺栓塞危险因素等。

(二)体格检查

主要是确保气道通畅和维持通气;确定心脏骤停诊断;发现有关病因信息;监测治疗并发症等。主要包括以下检查。

(1)一般检查:如皮肤苍白、冷,可能是出血或低体温等。

(2)气道:如有分泌物、呕吐物或血,提示有误吸或气道阻塞,如通气阻力较大,可能有张力性气胸、气道阻塞或支气管痉挛等。

(3)颈部:如有颈静脉扩张,提示有张力性气胸、心包填塞或肺栓塞等;气管偏向一侧,提示为张力性气胸。

(4)胸部:正中胸骨切手术瘢痕,提示有心脏基础病。

(5)肺部:仅一侧呼吸音,提示有张力性气胸、插管插至一侧(右侧)主支气管或误吸;呼吸音遥远或无呼吸音或无胸廓扩张,提示插入误及食道、气道阻塞或严重支气管痉挛;哮鸣音提示误吸、支气管痉挛或肺水肿;肺部啰音提示有误吸、肺水肿或肺炎等。

(6)心脏:如低血容量、心包填塞、张力性气胸或肺栓塞。

(7)腹部:膨胀有移动性浊音提示腹主动脉破裂或异位妊娠破裂;膨胀伴鼓音提示插入误入食道、胃扩张等。

(8)结肠:血便或黑粪,提示胃肠道出血。

(9)肢体:脉搏不对称提示主动脉夹层。

(10)皮肤:有针眼可能是静脉药瘾者;烧伤可能有吸入性烧伤或电击伤。

(三)心跳呼吸骤停

心脏骤停主要根据以下症状和体征进行判断:

(1)意识突然丧失,伴或不伴抽搐,抽搐常呈全身性,一般发生于心脏停搏后10 s内;

(2)心音消失;

(3)颈、股动脉等大动脉的脉搏触不到;

(4)血压测不出;

(5)呼吸停止,呼吸断续或呈叹息样、点头样,多在心脏停搏后20~30 s内完全停止;

(6)昏迷,大多发生于心脏停搏30 s后;

(7)瞳孔散大,通常在心脏停搏后30~60 s内出现;

(8)心电图检查,提示为VF、PEA或心电呈一直线,这是心跳停止的最肯定指标。注意,心电监护发现VF或无脉VT时15~30 s内患者仍可能维持清醒状态,如及时发现,可鼓励患者咳嗽,直至除颤。

(四)呼吸停止

可通过看、听和感觉共同确定,如看胸廓有无起伏,听诊有无呼吸音,感觉口、鼻部有无气流等综合判定,如胸廓无起伏、听不到呼吸音、口或鼻部无气流即判断为自主呼吸停止。偶尔出现一次叹息并非有效呼吸,一般每分钟低于4~5次的叹气样、叹息样或点头样呼吸,均应视为无效呼吸,应立即按无呼吸处理。

心跳呼吸骤停主要判断标准:意识丧失、大动脉搏动消失、呼吸停止。

四、心脏骤停心电类型

心脏骤停根据心电图变化分为三种:心室颤动、无脉电活动(pulseless electric activity(PEA),曾称为电-机械分离)和心脏停搏。VF是心脏以无序的快速除极和复极为特征,导致心脏颤动而无法有效将血液泵出;PEA则是心脏能够产生生物电活动,但心脏无收缩活动,完全无法产生血流;心脏停搏即心脏完全停止工作。这三种情况的最终结果均是导致血液循环停止,全身组织细胞的血供及氧供终止。全身各组织中,大脑对耐受缺氧的时间最短,一般超过6 min便会导致不可逆性损害,因此,如能在发生心脏骤停的6 min内进行有效复苏,可能挽救生命,但如未得到及时救助,将导致不可逆性脑损害甚至死亡。

五、无脉电活动的常见原因诊断和处理

无脉电活动(PEA)是指有协调的心动活动但无脉搏,PEA 的治疗需要各种复苏措施,包括 CPR、插管和机械通气、建立静脉通道和反复使用缩血管药等。表 3-1-1 是 PEA 的病因识别和处置。

表 3-1-1 无脉电活动的病情识别与处置简表

原因	诊断	姑息性治疗	确定性治疗
低血容量	对液体复苏有反应	液体复苏,考虑 OCCM	如有出血,给予止血
低氧血症	对氧疗有反应	氧疗,辅助通气治疗	治疗基础原因
心包填塞	心超诊断,心包抽出积液	心包穿刺抽液	开胸和心包切开手术
张力性气胸	呼吸音不对称,气管偏移	针刺排气减压	胸腔闭式引流
低体温	肛温诊断		腹腔或胸腔复温,OCCM 或心肺转流术
肺栓塞	危险因素或 DVT 证据	OCCM 或心肺转流术	溶栓,肺动脉取栓
药物过量	服药史	特异性拮抗剂	特异性拮抗剂
高血钾	紧衰竭或血钾升高	氯化钙、胰岛素、葡萄糖、碳酸氢钠	血液透析
酸中毒	动脉血气分析诊断	高通气,碳酸氢钠	治疗基础病

注:OCCM=开胸心脏按摩(open-chest cardiac massage);DVT=深静脉血栓形成。

(赖荣德)

第 2 节 基础生命支持

基础生命支持(basic life support,BLS)包括识别突发心脏骤停、心脏停搏、中风和气道异物阻塞(foreign-body airway obstruction,FBAO),心肺复苏(cardiopulmonary resuscitation,CPR),使用体外自动除颤仪(automated external defibrillation,AED)除颤。早期开展有效心肺复苏,可提高生存率,面对室颤的心脏骤停病人,每延迟一分钟其存活率降低 7%~10%,如果目击者作 CPR,从病人倒下到除颤,每分钟存活率下降变慢至 3%~4%。复苏生存链的提出和实施,为心肺复苏的存活率提高起到重要作用,国际上已命名为"生存链",俗称四早生存链,即"早期呼叫、早期 CPR、早期除颤、早期高级生命支持"(图 3-2-1)。

早期呼叫:早期识别急症并呼叫急救中心或当地急救反应系统,中国急救电话统一为"120",或当地确定的其他急救电话。

早期 CPR:早期目击者 CPR 可能使 VF 的 SCA 成功机会提高 2~3 倍。

早期除颤:在 3~5 min 内对 SCA 病人作 CPR 及除颤,其存活率可达 45%~75%。

早期高级生命支持:是医务人员进行复苏后支持。

一、成人 BLS 顺序

复苏前应确定周围环境是否安全,如有害物质、不稳定的框架结构、暴力场所、火灾现场等,只有确定环境安全后方可展开急救工作。BLS 的步骤包括一系列的评估和行动,这在 BLS 程序图中已充分展示(图 3-2-2),程序图方框中的数字代表操作步骤,

院内抢救时,可直接大声呼叫其他医务人员帮助。根据 BLS 程序图,主要按以下步骤进行救治。

步骤1

检查反应:在确认复苏环境安全的情况下(指院外),应检查病人的反应。可以拍击病人的肩膀并问:"你还好吗?"如果病人有反应但受伤或需要医学处理,赶紧去呼叫 120(或当地指定的其他电话),然后尽快返回,并再次检查病人的情况。

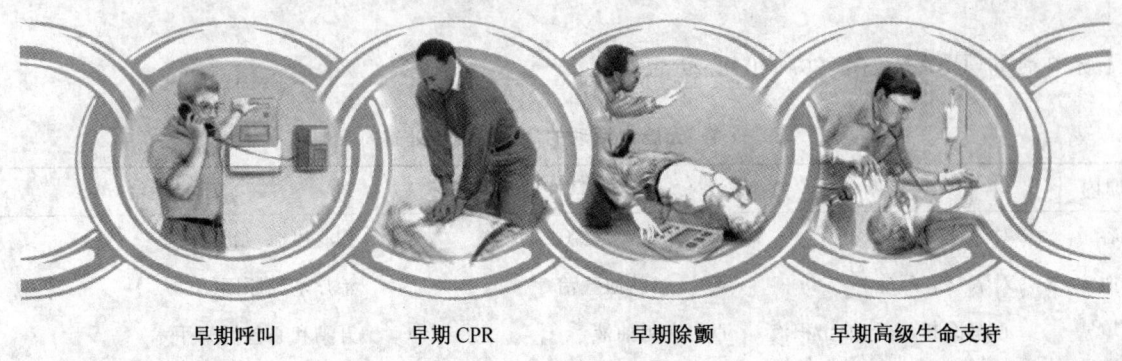

早期呼叫　　　早期 CPR　　　早期除颤　　　早期高级生命支持

图 3-2-1　四早生存链

步骤2

急救呼叫:如果仅一人发现一个没有反应(即没活动或刺激没反应)的成年人,作为目击者,应呼叫 120(或当地指定的其他急救专用电话),如有可

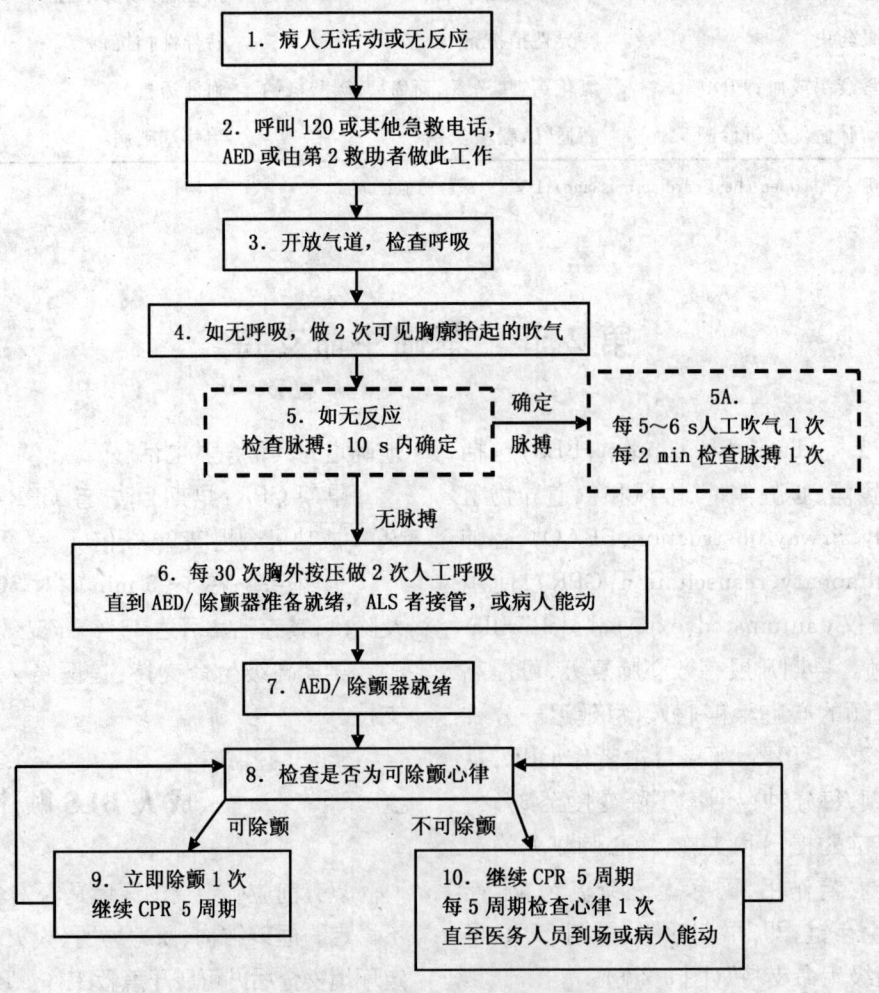

图 3-2-2　成人 BLS 操作程序图

注:虚线框内的步骤由医务人员完成,普通施救者操作

能,应同时取回 AED(不少发达国家公共场所配备了 AED,但我国尚待完善),并返回做 CPR,如有必要,进行 AED 除颤。两人或多人在场时,一人立即开始 CPR,另一人呼叫 120,并取 AED。如果现场有专业医疗救助系统或人员,应立即通知现场的医疗机构人员,而不是去呼叫急救中心。

医务人员应根据最可能引起心脏骤停的病因,灵活使用救治顺序。如果只有一个医务人员,看见病人突然倒下,这种情况很可能是心源性的,抢救者应呼叫 120,并取 AED,然后返回现场作 CPR,进行除颤。如果仅有一个医务人员,面对淹溺或其他窒息(主要是呼吸)引起的心脏骤停任何年龄的病人,抢救者应先给 5 周期 CPR(约 2 min),再去启动医疗急救系统(emergency medical system,EMS)。

呼叫内容:呼叫 120 时应告诉急救指挥中心的主要内容包括:事发地点、发生了什么、病人数、病人情况、救助情况。呼叫者后快速返回现场作 CPR,如有必要,进行除颤。

步骤 3
开放气道和检查呼吸

(1)开放气道:准备 CPR 时,病人应仰卧于硬板病床或硬地上。如果病人是俯卧位的,将其翻正至仰卧位。如果院内有人工气道的病人(如气管插管、喉罩或食管气管导管),不要翻正(如脊柱外科),医务人员可以在病人俯卧位进行 CPR。CPR 时开放气道和保持足够通气是最优先的。①医务人员开放气道:如果没有头或颈部损伤的证据/表现,开放气道时,应使用抬头举颏法(图 3-2-3)。虽然这种位置是针对意识障碍或瘫痪者的,并非对心脏骤停者的,但临床和放射学证据,以及一系列病例资料均证实是有效的。②普通公众开放气道:抢救者开放气道时,应将病人额头向下压并抬起下巴(抬头举颏法),无论病人有无损伤。

约 2% 的钝性损伤有脊髓损伤,如果病人有头面伤或 GCS 昏迷积分≤8 分,或两者均有者,其风险增加了 3 倍。如果医务人员怀疑其有颈椎损伤,开放气道时应采用双手托颌法而不拉伸头部(图 3-2-4)。怀疑有脊髓损伤时,应用手固定头部,而不用固定装置。用手固定头部比固定装置更安全,而且固定装置可能影响气道通畅。CPR 时使用颈套会给气道管理带来麻烦,它会增加合并头颅损伤者的颅内压。转运时使用脊柱固定装置是必要的。

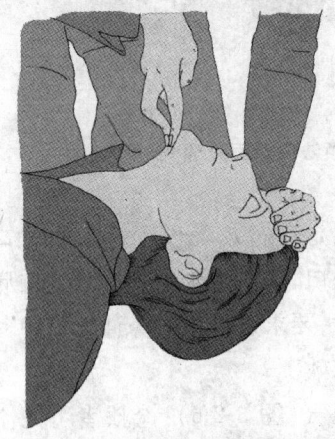

图 3-2-3 抬头举颏法

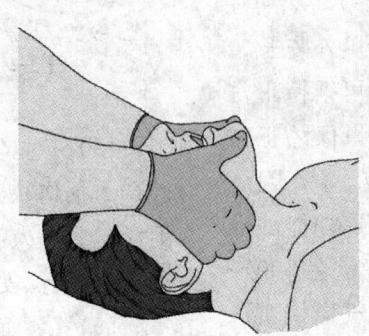

颈椎固定,双手托起下颌骨
图 3-2-4 双手托颌法

(2)检查呼吸:假如气道通畅,应看、听、感觉呼吸。如果不能确定正常呼吸或在 10 s 内不能确定有无呼吸,应给 2 次人工通气。人工呼吸可采用口对口或气囊面罩,如果普通公众不愿或不能做人工呼吸者,应立即做胸外按压。气道不通畅或 SCA 的最初几分钟内病人可能偶尔会有一次叹息,这种偶然叹息并非有效的呼吸,换言之,对偶尔叹息一次的病人按无呼吸处理,应予人工呼吸。

步骤 4

人工呼吸：应做 2 次人工呼吸，每次吹气持续 1 s 以上，吹气时应见到病人有胸廓上抬（扩张），这种持续 1 s 的吸气要求适合各种通气方法，包括口对口呼吸、面罩通气和高级气道的通气，不管是否用氧气。在 SCA 的起初几分钟内，人工呼吸的重要性不及胸外按压，因为在心跳刚停止的几分钟内血氧水平仍较高，此时主要是确保有效的胸外按压，并尽量减少中断按压的时间；在较长时间抢救时，胸外按压和人工通气同等重要，因为此时血中的氧气已耗尽，另外，窒息者如儿童和淹溺者胸外按压和人工通气也一样重要，因为这些病人的心脏停止是由于低氧所致。在 CPR 期间，到达肺部的血流明显减少，因此低潮气量和呼吸频率能够保证恰当的通气-血流比值，不应给予过度通气（呼吸过快或潮气量过大）。过度的通气不仅没有必要而且是有害的，因为它会增加胸内压，减少静脉回流到心脏，减少心输出量，并降低存活率。通气时按正常呼气速度吹气便可，应避免通气过快或太用力，这样可能引起胃扩张及由此导致的并发症如胃内容物反流等。

（1）人工呼吸要点：①吹或送气时间超过 1 s；②潮气量应以可见到明显的胸廓抬起为目标（无论有否给氧）；③避免过快或过大压力通气而产生过度通气；④高级气道建立后，通气频率每分 8~10 次，可在胸外按压时同步进行，即通气时无须停止胸外按压。

研究表明 8~10 ml/kg 的潮气量可维持正常氧合并排出 CO_2，在 CPR 期间心输出量仅为正常的 25%~33%，肺摄取氧和 CO_2 相应下降，因此 CPR 时低通气（低于正常的潮气量和频率）能够维持有效的氧合和通气。在 CPR 时潮气量在 500~600 ml（6~7 ml/kg）应该足够。如用气囊和面罩通气，应使用成人气囊（容量 1~2 L），而儿童通气囊不能保证成人通气潮气量。

在没有高级气道做人工通气时，常出现胃扩张，会引起反流、误吸、横膈抬高、限制肺活动和降低肺顺应性等。

（2）口对口人工呼吸方法：口对口人工呼吸提供氧和潮气量。做口对口人工呼吸时，应先通畅病人气道、捏住病人鼻子、抢救者要用嘴包住病人的嘴巴。给予 1 次超过 1 s 的吹气，正常呼吸即可（无须深呼吸），吹气后立即离开病人嘴唇，待胸廓自然回复 1 s 作为呼气，然后同样方法做第 2 次吹气。

（3）口对屏障装置吹气：尽管口对口吹气是安全的，一些医务人员和公众不愿如此，更愿意用屏障装置（图 3-2-5）。屏障装置并未降低传染的几率，有时反而会增加吹气阻力。不要因为使用屏障装置而延误吹气的时间。常用的屏障装置有 2 种类型：面盾和面罩。面盾是一种塑料或硅片，减少病人与施救者接触，但并不能防止其边缘对施救者的污染。使用面罩作口对面罩人工呼吸时，应使用只有单向阀的面罩。如有条件，可将面罩接上氧气，氧流量调至 10~12 L。

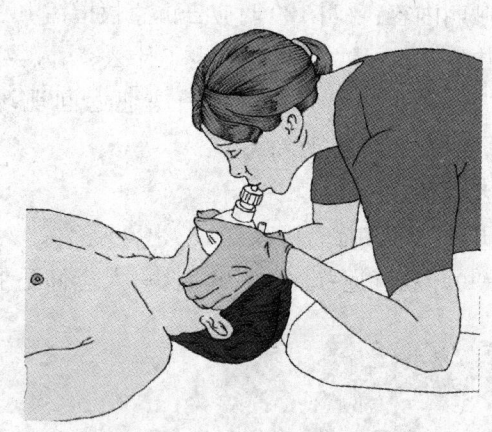

图 3-2-5　托颌法口对面罩通气（单人）

（4）口对鼻通气：是在病人嘴巴无法通气（如口腔严重损伤）、无法张口、病人在水中或抢救者口唇无法包紧病人嘴巴时，要求进行口对鼻通气。口对鼻通气可行、安全、有效。

（5）气囊-面罩通气（图 3-2-6）：抢救者可用空气或氧气作气源。气囊-面罩装置可以在没有高级气道时产生正压通气，因此也可引起胃扩张和相应并发症。用气囊-面罩通气时，每次也应吹气 1 s 以上，并应见到明显的胸廓上抬。气囊-面罩装置应具备以下条件：没有阻塞的入气阀；没有减压阀，或不通过减压阀；有标准的 15 mm/22 mm 接口装置；有储氧袋以供高浓度的氧气；没有呼气阀阻挡，

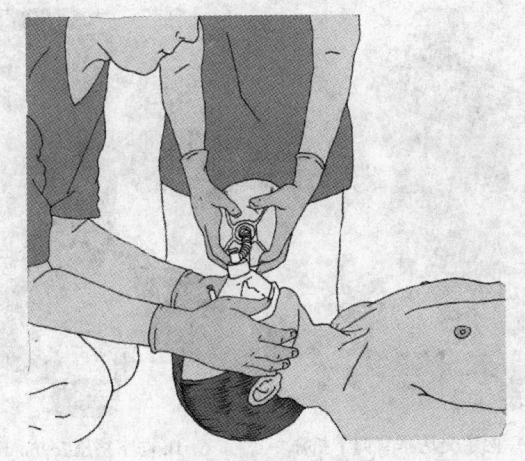

图 3-2-6 托颌法气囊-面罩通气(双人)

允许 30 L/min 的氧气通过；在常温和极低温下能正常工作。面罩应用透明材料，应利及时发现可能的反流物。同时应与面部有较好的吻合功能，能同时罩住鼻和口。各种面罩应有接氧气的接口，能与标准的 15 mm/22 mm 接口吻合，应有成人和各种儿童专用型号。气囊-面罩通气是一种挑战性的技能，要求有熟练的实际使用经验。单人使用气囊面罩通气时应同时托下颌开放气道，面罩与病人面部完全吻合并压紧不致漏气。每次吹气时，应同时注意观察胸廓上抬情况。2 位训练有素的抢救者使用气囊-面罩通气是最有效的通气方式，一人开放气道并压紧使之不漏气，另一人挤压气囊，但两人都应该注意胸廓抬高和回复情况。

使用成人型(1~2 L)的气囊时，应挤入足够的潮气气体以保证达到明显的胸廓抬起。如气道通畅且没有漏气(即面罩与口密闭)，在用 1 L 的气囊时所需的通气容量为 1/2 或 2/3，而 2 L 气囊时为 1/3。在没有高给气道前，胸外按压与呼吸比为 30：2，挤压送气时应停止胸外按压，吹气时间应大于 1 s。

(6) 高级气道装置：如喉罩气道(LMA)和食管-气管导管在许多地方的 BLS 中使用，这种装置对训练有素的医务人员来说，是可接受的作为气囊面罩的替代装置，还不清楚这种装置比气囊面罩的并发症多还是少，要安全、有效地使用气囊面罩和各种高级气道装置，必需经过正规的培训(见"气道管理"节)。

(7) 经高级气道通气：CPR 时，如病人已有高级气道(包括喉罩气道、食管-气管导管和气管插管)，两位抢救者无需再轮换胸外按压和人工呼吸，按压者应该按 100 次/min 的频率持续不断地胸外按压，人工通气时不必停止胸外按压。通气按 8~10 次/min 的频率进行。但胸外按压者和通气者应每 2 min 交替一次，以免引起按压疲劳，导致按压质量和频率下降，如果有多人在场，应每 2 min 换一位按压者。

(8) 挤压环状软骨(Sillick 手法)：挤压病人的环状软骨，使其向后压迫食道至颈椎骨上，既可保证气体进出气管，又能防止胃胀气，减少反流和误吸(图 3-2-7)。环状软骨挤压者一般应由第三人操作，不兼做胸外按压和通气，但环状软骨挤压仅用于深昏迷的病人(即没有咳嗽或呕吐反射者)。

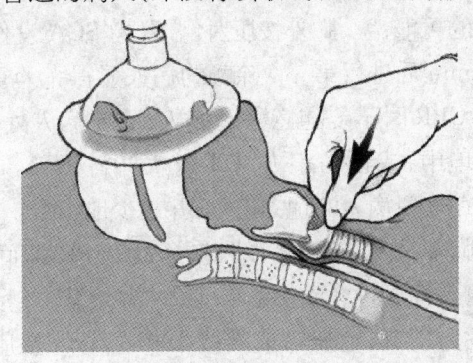

压迫食管，防止反流误吸或胃胀气

图 3-2-7 挤压环状软骨

步骤 5

检查脉搏：一般应检查大动脉搏动情况如颈动脉或股动脉。仅要求医务人员做脉搏检查，但即便经验丰富的医务人员，有时也很难确定到底有无脉搏，如 10 s 内不能确定有无脉搏，即进行胸外按压(按无脉处理)。注意，公众做心肺复苏时，不要求检查脉搏。

(1) 仅做人工呼吸而不做胸外按压：适用于医务人员，如果病人有自主循环(即能触及脉搏)要求进行通气支持，人工呼吸频率为 10~12 次/min，或每 5~6 s 通气一次。无论有无高级气道，每次吹/送气时间应超过 1 s，同样在吹气时应见到胸廓抬起。

(2)脉搏检查时间间隔:人工呼吸时,每 2 min 应检查一次脉搏,但每次检查脉搏时间不超过 10 s,如在 10 s 内无法确定有无脉搏,应按无脉搏继续进行胸外按压。另外,脉搏指检查大动脉的脉搏,一般检查颈动脉(环状软骨水平、胸锁乳突肌前缘处深部触压感知),其次检查股动脉(腹股沟韧带中点下方 1～2 cm 处深压感知)。

步骤 6

胸外心脏按压　胸外心脏按压包括对下半胸骨略下处进行有节律的挤压。这种按压通过增加胸内压和直接挤压心脏产生血流。正确的胸外按压可产生 60～80 mmHg 的峰动脉压,但舒张压低,平均动脉压很少超过 40 mmHg。由按压产生的血流能给心脏和脑输送少量但极为重要的氧气和养分。对 VF 的 SCA 病人,胸外按压增加除颤成功的可能性。胸外按压对倒下(指 SCA 发作)超过 4 min 后进行第一次除颤的病人显得尤为重要。现场 CPR 时不要随意移动病人,除非病人处在危险环境中,或创伤病人需要紧急外科干预。CPR 最好在发现病人的地方进行,并最少地中断。

胸外按压的专家共识包括:①CPR 期间"有效"胸外按压极为重要。②为做"有效"胸外按压,应"用力压、快速压",成人按 100 次/min 按压,按压深度约为 4～5 cm,按下后应让胸骨回复,按下与松开的时间相等。③尽量减少胸外按压的中断时间,中断时间不超过 10 s。④还有待更深入研究确定最佳的通气和胸外按压方法,即从存活率和神经预后角度,确定按压-通气比。

(1)按压体位:为确保按压的最大效果,病人应置于硬板床或硬平面上(如挡板或地面);按压者跪于病人胸旁或立于床边,上肢应保持垂直,利于按压者的上身重力向下挤压(图 3-2-8)。

(2)按压定位:按压定位应在两乳头连线中点略下方或胸骨中段略下方处,以此作胸外按压中心点,用一手的掌根置于按压点(图 3-2-9),另一手置于其上,两只手平行重叠,以掌跟着力,手指上翘(图 3-2-10)。

(3)按压深度:将胸骨下压约 4～5 cm,儿童按压深度为其胸廓前后径的 1/3～1/2。然后放松让

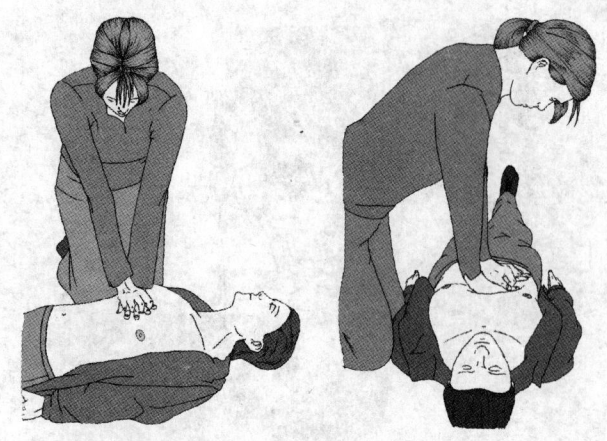

A. 两手交迭垂直向下挤压　　B. 向下挤压 4～5cm

图 3-2-8　按压体位

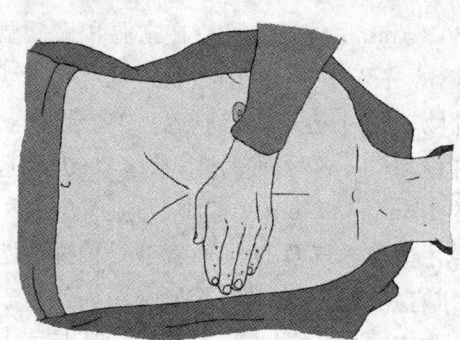

以乳头连线与胸骨交界处略下方为中心

图 3-2-9　定位

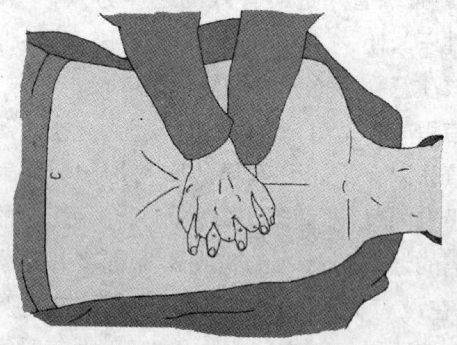

图 3-2-10　一手置于另一手上

其自动回复,胸廓的完全回复,有利于静脉回流,对有效的 CPR 是必要的(注意按压后放松时手掌不宜离开胸壁)。按压和胸廓回复时间大致相当。在院内/外胸外按压的研究中发现,40%胸外按压深度不够。

(4)按压频率:100 次/min。抢救者疲劳可能

导致按压频率和深度不充分。研究发现,在 CPR 开始的 2 min 后,可见明显的疲劳和按压过浅,但抢救者按压 5 min 以上仍然否认有疲劳。如果有 2 人以上在场,应每 2 min(或 5 个周期)交换一次。如两个抢救者分别在病人的两侧,其中一个应在每 2 min 做好准备,等待正在"按压工作"的那个停下,一旦停下,另一人立即开始继续胸外按压。

(5)胸外按压-人工通气比:胸外按压-通气比为 30:2,即连续按 100 次/min 的频率按压 30 次,再做人工通气 2 次,此为 1 个周期。不要误解为胸外按压 15 次后做 1 次人工呼吸。每 5 个周期约耗时约 2 min。如婴儿和 8 岁以下儿童单人抢救也按 30:2 进行,双人抢救应按 15:2 进行。

(6)仅做胸外按压的 CPR:在心脏骤停的成人患者,仅做胸外按压而不做人工呼吸的预后比完全不做 CPR 更好,应鼓励不愿做人工呼吸者做胸外按压,尽管最好的 CPR 方法是胸外按压和人工呼吸同时进行。

(7)"咳嗽"CPR:"咳嗽"CPR 对无反应病人来说无作用。只有当人在清醒、有监护的情况下,发现 VF 或快速 VT 时,进行"咳嗽"CPR 的报道。

(8)背向 CPR:当病人不能放置于仰卧位进行 CPR 时,可以考虑进行背向 CPR,特别是适于院内有高级气道的病人。

步骤 7

除颤:所有 BLS 抢救人员应接受除颤培训,因为目击的非创伤 SCA 成人,最常见的是 VF。这些病人在 3～5 min 内接受目击者的立即除颤,存活率最高。立即除颤是对短期 VF,如目击的 SCA 进行的除颤。对延时的 VF 的 SCA 病人(超过 5 min),除颤前应先作 CPR。换言之,在开始急救时间与发病时间超过 5 min 者,或对院外无目击者的心脏骤停病人,急救医务人员赶到时,在检查心律和除颤前,应先进行短时(即 5 周期或大约 2 min)的 CPR。除颤完成后,无论脉搏有无,均应立即继续作 5 个周期约 2 min 的 CPR,再判断有无心跳或脉搏。有关除颤内容详见"除颤、复律和起经皮起搏"。1 岁以下的婴儿是否除颤尚存争议。

(1)电极位置:一个电极放在右锁骨中线第 2 肋下方或心尖电极的背面对应处;另一电极放在左侧的心尖区。

(2)除颤能量:单相波除颤仪每次除颤均为 360 J;双相波除颤仪每次除颤可 120～200 J,如不清楚具体能量水平,可按 200 J 进行除颤。

(3)除颤次数:不连续除颤,即除颤 1 次后立即 CPR 约 2 min(即 1 个 CPR 周期),而后确定是否进行第 2 次除颤。

(赖荣德)

第 3 节　高级生命支持

四种心律引起无脉心脏骤停:心室颤动、快速性室性心动过速(或无脉室速)、无脉电活动、心脏停搏。要从这四种心律存活下来,必需进行基础生命支持(BLS)和高级生命支持(advanced cardiovascular life support,ACLS)。

ACLS 的基础是高质量的 BLS。对 VF/无脉 VT 者来说,应在病人倒下的几分钟内开始除颤,对有人目击倒下的心脏停搏病人来说,目击者快速进行 CPR 和尽早除颤,能明显增加存活出院率。但如只进行规范的 ACLS 治疗,如气管插管和循环的药物支持,并不增加存活出院率。图 3-3-1 为无脉心脏骤停 ACLS 程序。

一、开始用药:合理有序

心脏骤停时,基础 CPR 和早期除颤极为重要,用药其次。有足够循证医学证据支持的对心脏骤停有效的药物只有少数几种。开始 CPR 并除颤后，才建立静脉通道，考虑药物治疗，并作气管插管。当然如院内抢救时，有足够多的医务人员，可在进行 CPR 的同时，建立静脉通道和气管插管，尽可能缩短插管时间，减少对 CPR 的影响，如插管困难，可暂时用气囊面罩通气，同样能达到有效通气，不要过多浪费时间去插管。

二、给药途径：外周静脉为主

(一) 静脉给药

大多数复苏时不必中心静脉注射，如果静脉通道尚未建立，抢救者应插入大的外周静脉导管。尽管成人外周给药比中心静脉给药时的药物峰浓度更低、循环时间更长，但外周静脉通道建立时不需中断 CPR。外周静脉给药到达大循环比中心静脉给药时慢 1~2 min。如果从外周静脉壶入复苏药物，则应在壶入药物后静脉推注 20 ml 液体，给药后抬高肢体 10~20 s 时间有助于药物更快到达中心循环。

(二) 骨内给药

骨内中空未塌陷的静脉丛，能起到与中心静脉给药相似的作用，骨内给药对液体复苏、药物输送、血标本采集是安全有效的，而且对各年龄组均可行，如果静脉通道无法建立，可以考虑骨内注射(io)，市场上有专用的成人骨内静脉穿刺包可买(操作方法见"骨内输液")。如果除颤、外周静脉给药、骨内静脉给药均不能恢复自主循环，抢救者应考虑中心静脉穿刺注射(如无禁忌证)。注意，对中风或急性冠脉综合征溶栓的病人来说，放置中心静脉导管是相对(不是绝对)的禁忌证。

(三) 气管内给药

如果静脉或骨内穿刺无法完成，利多卡因、肾上腺素、阿托品、纳络酮和血管加压素气管给药也能吸收，但同剂量的复苏药物，气管给药比静脉给药血浓度更低，大多数药物的气管内给药理想剂量不明，但一般气管内给药量为静脉给药量的 2~2.5 倍。气管内给药应用注射用水或生理盐水稀释至 5~10 ml 后直接注射，肾上腺素和利多卡因以注射用水稀释比生理盐水稀释更易吸收。最好还是采用静脉给药或骨内给药，因为这样可产生更大的药物浓度和药理学效应。

CPR 期间，应尽可能在检查心律后再用药，可在除颤前或后用。按照"CPR—查心律—CPR(如果药物准备好，除颤器已充电)—除颤"这样的顺序进行(必要时可重复)。

如果持续 CPR 并给予 2~3 次除颤和血管加压素之后仍然是 VF/无脉 VT，考虑给予抗心律失常药如胺碘酮。如无胺碘酮，可考虑用利多卡因。如为长 QT 间期的尖端扭转形室速(TDP)则考虑用硫酸镁。如不是可除颤心律，且心律规则(QRS 看起来规则或是窄的)，则应触诊脉搏。心律检查必须很快完成，而脉搏检查通常只在有规律性心律出现后才进行。如无肯定的脉搏，则应继续 CPR。若病人恢复自主循环，开始复苏后处理。如经几次除颤后，再灌注心律只是暂时恢复，而非完全成功维持(复发性 VF/VT)，此时适合抗心律失常药物治疗。

在 VF/无脉 VT 抢救过程中，抢救者应灵活使用 CPR 和除颤。当 VF 持续几分钟后，心肌氧气已耗尽，并有代谢产物积蓄。短暂的胸外按压能够提供心脏一定的氧和能量，增加再灌注心律除颤恢复的可能性。VF 波形特征分析表明，从停止按压至除颤的时间越短，除颤成功的可能性越大。哪怕缩短暂停按压至除颤间只有几秒，除颤成功的可能性就会增加。

三、心脏停搏与无脉电活动

PEA 包括不同类型的几种无脉电活动，如假性电机械分离(pseudo-electromechanical dissociation，假-EMD)、室性自主心律、室性逸搏心律、除颤后室性自主心律和过缓无效收缩心律。心超和留置的心导管证实，有心电活动的无脉病人与机械收缩相关，但这种收缩太弱，以至触诊摸不到脉搏或无创法测不到血压。PEA 通常是可复性的，如

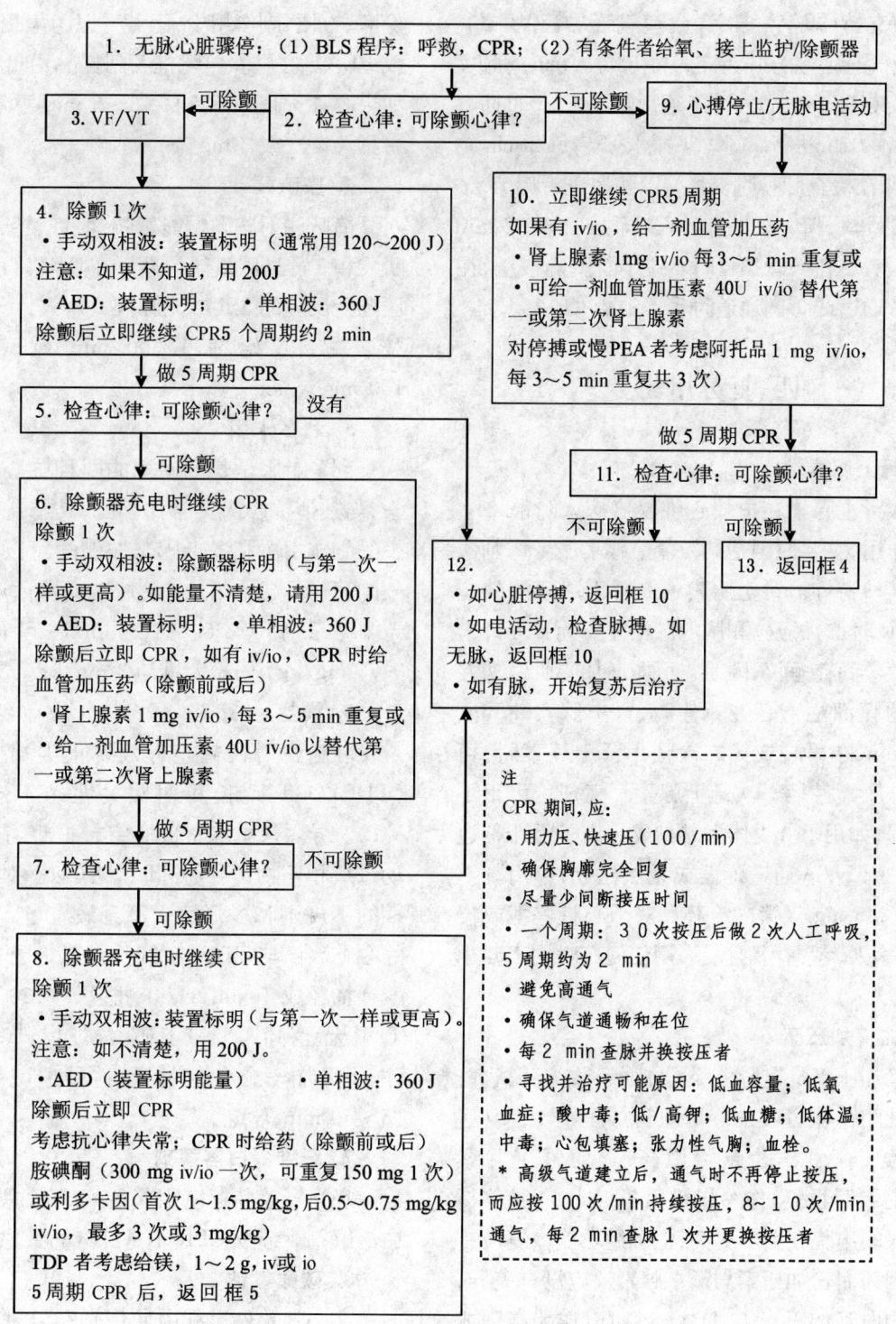

图 3-3-1 无脉心脏骤停 ACLS 程序图

果能发现并及时正确地处理,是可治的。心脏停搏的心脏骤停存活率极低。复苏过程中,监护可见短暂的规则性 QRS 波群,但极少恢复自主循环。与 PEA 一样,复苏成功的希望在于发现并处理可复性的病因,但两种骤停心律原因和处理相似。

无论是心脏停搏还是 PEA,用电除颤均无益。复苏焦点在于进行高质量的 CPR、最少的按压中断,并及时发现可复的病因和其他并发因素。抢救者应作高级气道支持(即气管插管,食道气管导管,喉罩)。一旦高级气道建立,按压者应保持 100 次/min 的频率持续胸外按压,人工通气时不须暂停按压,此时通气按 8~10 次/min 进行。同样,两位按压者每 2 min 轮换一次(即在检查脉搏时交换),以防按压者疲劳,按压质量和频率下降。如果有多人按压,也应每 2 min 更换按压者。在气管插管时不应中断胸外按压,在建立静脉通道或骨内通道时也不中断 CPR。

四、复苏用药

1. 肾上腺素

盐酸肾上腺素在抢救心脏骤停病人时能产生有益的作用,主要原因是其 α 肾上腺素能受体刺激(即缩血管)特性。肾上腺素的 α 肾上腺素能效应能在 CPR 时增加冠脉和脑的灌注压。而且 β 肾上腺素能效应尚存争议,因为它可能增加心肌做功并减少心内膜灌注。心脏骤停时,肾上腺素 1 mg,q 3~5 min,在第一或第二次该用肾上腺素时,可用血管加压素替换一次肾上腺素。高剂量可用于特殊情况,如用于 β 受体阻滞剂或钙离子阻滞剂过量时。如果 iv/io 通道延误或无法建立,可用肾上腺素 2~2.5 mg 气管内给药。对于心脏停搏或慢性 PEA 病人,考虑用阿托品,用任何药时均不要中断 CPR。

2. 血管加压素

血管加压素是非肾上腺素能血管收缩药,也能引起冠脉和肾血管收缩。用血管加压素 40 U(必要时重复一次)作为起始用药,与血肾上腺素(1 mg,必要时重复)作为起始用药相比,心脏停搏亚组病人的出院存活率更高,但神经功能恢复没有区别。因为血管加压素与肾上腺素效应没有差异,一剂量的血管加压素 40 U,iv/io 可以作为第一或第二次替代肾上腺素治疗无脉心脏骤停。

3. 阿托品

硫酸阿托品能逆转胆碱能介导的心率下降、全身血管收缩和血压下降。没有阿托品用于心脏停搏或慢 PEA 的前瞻对照研究。阿托品可降低或加重迷走功能亢进作用,生理学上作为迷走抑制药,

价廉、方便、副作用少,因此可以考虑用于心脏停搏或 PEA。心脏骤停时推荐阿托品用量为 1 mg,iv,如果心脏一直停搏,可每 3~5 min 重复使用(最大总量为 3 次或 3 mg)。

4. 胺碘酮

静脉注射胺碘酮能影响钠、钾、钙通道,并有阻断 α 和 β 肾上腺素能特性。在除颤、CPR 和血管加压药无反应的 VF 或无脉 VT 病人,可以考虑使用胺碘酮。起始剂量 300 mg iv/io,可接着用 150 mg,iv/io。

5. 利多卡因

利多卡因是长期使用的两种抗心律失常药之一,与其他抗心律失常药相比,具有广为熟知的更少的副作用。利多卡因与胺碘酮可以作为二中选一的药物。起始剂量 1~1.5 mg/kg,iv,如果 VF/无脉 VT 持续,5~10 min 后可再用 0.5~0.75 mg/kg,iv,最大量为 3 mg/kg。

6. 镁盐

静脉注射镁盐能有效终止尖端扭转型室速(TDP)(QT 延长间期相关性的不规则和多形 VT)。异丙肾上腺素或心室起搏也可有效终止心动过缓和药物诱导的 TDP。镁似乎对正常 QT 间期的不规则和多形性 VT 无效。当 VF/无脉 VT 的心脏骤停与 TDP 相关时,可以给予 1~2 g 的硫酸镁稀释成 10 ml,iv/io,推注 5~20 分钟。如果 TDP 无脉,同样 1~2 g 硫酸镁加入 50~100 ml 滴注,可以加一个负荷剂量,这种情况给药应更慢 (5~60 min,iv)。

7. 纤维蛋白溶解剂

在怀疑为肺栓塞引起的病人考虑使用纤维蛋白溶解剂。继续 CPR 不是纤溶的禁忌。

8. 碳酸氢钠

在心脏骤停过程中使用碳酸氢钠反而有很多副作用。它能通过降低全身血管反应性降低 CPR;引起细胞外碱中毒,以致血红蛋白氧离曲线右移,抑制氧气释放;产生高碳酸血症,并由此引起高渗血症;产生过多的 CO_2,后者自由扩散入心肌和脑细胞,并由此产生细胞内酸中毒;这会加重中央静脉的酸血症,并抑制儿茶酚胺的活性或使其

失活。

碳酸氢钠主要适于某些特殊情况，如原本就有代谢性酸中毒、高钾血症、三环类抗抑郁药过量，碳酸氢盐可能是有益的。碳酸氢钠已不作为心脏骤停病人的一线药物。特殊情况下使用碳酸氢钠，最好起始剂量为 1 mEq/kg（5% 碳酸氢钠 250 ml 相当于 150 mEq）；有效通气后仍严重酸中毒者，如 pH<7.10 时，也应考虑使用碳酸氢钠。

五、已不支持的复苏措施

(1) 起搏：心脏骤停后起搏无益处，对心脏停搏病人可不做起搏。

(2) 普鲁卡因胺：1 项 20 例回顾性对照研究支持心脏骤停使用普鲁卡因胺。心脏骤停使用普鲁卡因胺仅限于慢灌注和不能确定效果的紧急情况。

(3) 去甲肾上腺素：惟一的一项前瞻性人体研究中，对比标准剂量肾上腺素、高剂量肾上腺素和高剂量去甲肾上腺素，去甲肾上腺素没有益处，且神经预后更差。

(4) 胸前叩击：没有前瞻性研究评估胸前叩击的作用。在 3 份系列病例报告中，胸前叩击能使 VF 或无脉电活动转为可灌注心律。相反，其他研究发现叩击后使心律恶化，如使 VT 加快，VT 转为 VF，或转为完全性心脏阻滞，或引起心脏停搏。胸前叩击不再作为 BLS 的措施。根据其有限的有效证据，和已报道的潜在危害，在 ACLS 时不推荐也不反对使用该法。

六、心脏骤停常规补液问题

没有公开发表的有关正常容量的心脏骤停病人常规补液的评估资料，而 4 个动物研究结果是中性的。没有充分的证据要求心脏骤停时常规补液治疗，但容量不足时应补足。

七、复苏后支持

复苏后治疗，对改善血流动力学不稳定和多器官功能衰竭的早期病死率，以及脑损伤引起的病死率，有重要的潜在意义。

复苏后治疗的初始目标是：①使心肺功能和全身灌注状况最佳化，特别是脑灌注达到最佳水平。②将心脏骤停的院外病人转运到医院的急诊（ED），并继续在有良好装备的 ICU 充分治疗。③努力寻找引起心脏骤停的原因。④进行预防再发（心脏骤停）的治疗。⑤开始有关提高长期生存和神经功能恢复治疗。

复苏后治疗是高级生命支持（ALS）的重要组成部分。ROSC 恢复和稳定的起始阶段病人仍有很高的病死率。最初 72 h 的预后很难评估，也很难估计复苏存活者以后能否恢复正常生活。复苏后的阶段，医务人员应当：①优化血流动力学、呼吸和神经支持；②确认并治疗引起心脏骤停的可逆性病因；③监测体温，并考虑体温和代谢调节障碍的处理措施。当通气和再灌注恢复后，大多数酸血症相关的心脏骤停的可能性减少，但血压的恢复和气体交换的改善并不能确保存活和功能恢复。可能出现明显的心肌损伤和血流动力学不稳定，此时需要使用血管加压药。大多数复苏后死亡发生在 24 h 内。

最好的复苏结局是病人苏醒、有反应和有自主呼吸。刚开始病人可能是昏迷的，但经过有效的复苏后治疗完全有可能恢复。事实上，刚开始昏迷的心脏骤停病人，大约有 20%一年后神经功能恢复。医务人员应保持良好的气道和呼吸，氧供，监测病人的生命体征，建立和确认静脉通道，确保静脉导管在位。

1. 病因寻找

寻找可能的致心脏骤停原因，或复杂的复苏过程或复苏后处理是很有帮助的。常见原因可概括为 6"H"5"T"（表 3-3-1），即：低血容量、低氧血症、氢离子高/低钾血症、低血糖、低体温、中毒、心包填塞、张力性气胸、冠脉或肺血管栓塞和创伤。

2. 诱导低体温

自发的允许性低体温（允许轻度低体温，T>33 ℃）和主动诱导的低体温对复苏后治疗均有作用。体温降到 33 ℃或 32~34 ℃，维持 12~24 h，能改善复苏后昏迷的院外 VF 的 SCA 病人的预后。低温相关的并发症包括：凝血障碍、心律失常，特别是无意地降到靶体温以下的情况。虽然并不很高，在诱导性低体温病人中也出现肺炎和脓毒血症的病例。

表 3-3-1 6"H"、5"T"含义

6"H"	5"T"
Hypovolemia（低血容量）	Toxins（中毒）
Hypoxia（低氧血症）	Tamponade（cardiac，心包填塞）
Hydrogen ion（acidosis，氢离子（酸中毒））	Tension pneumothorax（张力性气胸）
Hyper-/Hypokalemia（高/低钾血症）	Thrombosis of the coronary or pulmonary vasculature（冠脉或肺血管栓塞）
Hypoglycemia（低血糖）	Trauma（创伤）
Hypothermia（低体温）	

体外低体温技术（如降温毯和反复使用冰袋），需要几个小时达到靶体温；体内降温技术（如冰生理盐水、血管内降温导管），也可用于诱导低体温。降温过程中应连续监测体温。对那些血流动力学稳定的、心脏骤停复苏后自发性低体温（>33 ℃）病人的体温，无需主动恢复体温。

3. 体温过高

复苏后，体温高于正常会产生氧耗增加，损害脑功能。心脏骤停后发热会使人的脑功能，并引起缺血性脑损伤（从中风推断）。因此，复苏后应监测病人的体温，避免出现体温过高。

4. 血糖控制

复苏后病人可能出现电解质异常，不利于恢复。用胰岛素严格控制血糖，会降低需要通气支持的严重病人的病死率，血糖水平控制尚无统一标准，最好控制于正常范围内，但在昏迷病人，出现低血糖时症状不明显，因此要密切监测，以防出现低血糖，并积极处理高血糖。根据脓毒症休克指南，血糖控制于 8.3 mmol/L 以下就有预后优势。

5. 呼吸系统

自主循环恢复后病人可能有呼吸功能障碍。部分病人可能依靠呼吸机来维持通气，并需要较高吸氧浓度。应作全身检查，拍摄胸片确认气管插管的深度，评估和判断复苏时的心肺并发症。根据病人的血气分析、呼吸频率、呼吸能力等调整呼吸机的通气参数。一旦病人的自主呼吸增强，就应减少呼吸支持，直到自主呼吸完全恢复而停机。

6. 镇静

对控制低氧产生的抽搐有必要使用镇静剂，如使用镇静剂后仍然抽搐，应加用神经肌肉阻滞剂以加强镇静作用。

7. 通气参数

过度通气会引起 PCO_2 下降，导致脑血管收缩，会进一步降低脑血流，加重脑缺血和缺血性损伤。没有证据表明，心脏骤停后的高通气能保护脑和其他重要器官免受进一步缺血的损害。实际上，高通气会恶化神经系统的预后。高通气可能产生气道压增加，增加内源性呼气末正压（PEEPi 或 autoPEEP），导致脑静脉压增加并产生颅内高压。增加脑静脉压会降低脑血流，并增加脑缺血。通气支持维持脑损伤病人的 $PaCO_2$ 于正常水平。

8. 心血管系统

心脏骤停病人的缺血/再灌注和电除颤均会引起心肌钝抑和功能障碍，这种情况会持续数小时，但使用血管加压药可以得到改善。在心脏骤停和 CPR 期间的冠脉缺血或血流减少，导致全心普遍性缺血，从而使用心肌标志物水平增高。心肌标志物水平增高也可能表明心脏骤停是心肌梗死所致。心脏骤停后易引起血流动力学不稳，而多器官功能衰竭所致的早期死亡，与复苏后的最初 24 小时持续低心输出量有相关性。因此，复苏后有必要评估病人的心电图、胸片、实验室检查血电解质和心肌

标志物。心脏骤停后的最初 24 小时作心脏超声评估,对正在进行的治疗有指导作用。准确的非侵入性血压监测是必要的,有利于确定最恰当的用药组合,以使血流和分布最优化。为保证必要的血压、心脏指数和全身灌注,应给予输液,加用血管活性药(如去甲肾上腺素)、正性肌力药(多巴酚丁胺)和强心药(米力农)等。心脏骤停和脓毒症(sepsis)均被认为与多器官缺血损伤和微循环障碍相关,复苏后脓毒症是致命的并发症,用液体复苏和血管活性药物作为目标导向治疗(Goal-directed therapy),对提高感染中毒症的存活率有效(参见"脓毒症")。心脏骤停的应激可能产生肾上腺功能相对不足,但这类病人早期使用糖皮质激素改善血流动力学或预后尚未得到证实。持续使用某种与自主循环恢复相关的抗心律失常药是合理的,同样,为给原先使用β受体拮抗剂的缺血性心脏病人以心脏保护,复苏后如没有禁忌证,可谨慎给予β受体拮抗剂。

9. 中枢神经系统

心肺脑复苏的主要目标是使病人有健康的大脑和完好的功能。自主循环恢复后,由于心肌功能障碍,在短暂的脑充血之后出现脑血流减少(无复流现象,no-reflow phenomenon),这种减少即使在脑血流灌注正常时也会发生。对无反应病人的神经功能支持,包括维持恰当的脑灌注压,即通过维持病人平均动脉压于正常或略高于正常水平,如果有颅内高压则应给予降低颅内压。

八、复苏后体位

防御体位适于有自主呼吸和有效循环的成年病人,这种体位主要设计用于维持气通畅、减少气道阻塞和误吸风险。复苏后如意识恢复或不需气通支持者,可采用恢复体位或防御体位。但需通气支持和自主循环不稳定者,应平卧于病床并进行有关处理。防御体位的具体操作方法见图 3-3-2。

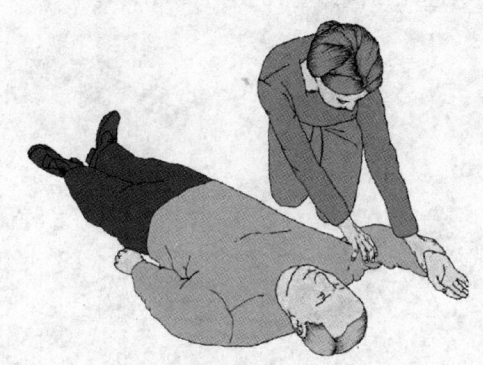

A. 将靠近你的这一侧上肢上抬

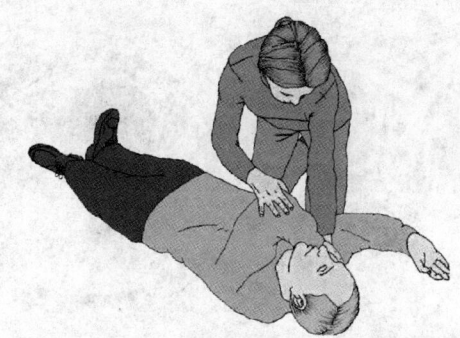

B. 另一手置于对侧颈部

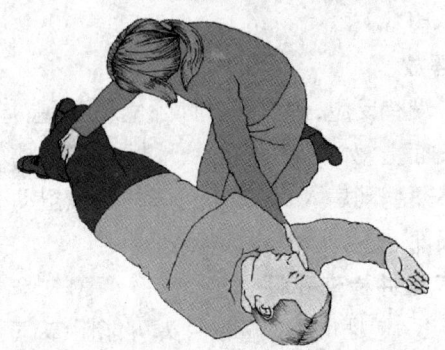

C. 对侧腿部屈曲

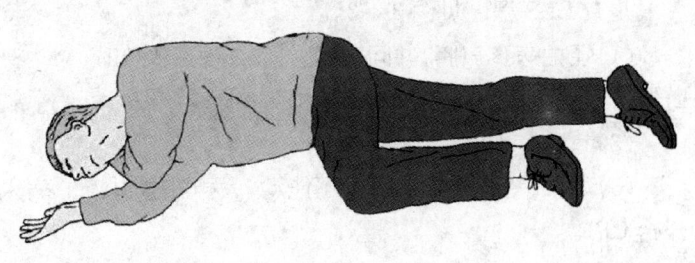

D. 沿长轴侧翻置于恢复体位

图 3-3-2　防御体位

九、预后因素

复苏后的一段时期内医务人员压力常很大,因为患者家庭成员最关心的是病人的最终预后问题。可惜的是,没有可靠的、能预测预后的实验室或临床指标。很难以起初的临床检查结果为基础做出预后的决定,而复苏后最初 12~72 h 的昏迷积分的预测能力,还不及病人的泵功能和脑干反射情况。最近一份包含 11 项研究共 1 914 例病人的 meta-分析,发现 5 个临床征象强烈预示死亡或神经功能预后很差,复苏后具备 5 项预测指标中的 4 项预后差:①24 h 没有角膜反射;②24 h 没有瞳孔对光反射;③24 h 对疼痛刺激没有躲避反应;④24 h 没有运动反应;⑤72 h 没有运动反应。

在复苏 24~48 h 后做脑电图,对预测预后也很有用,并可帮助确定预后。

(赖荣德)

第 4 节　儿童心肺复苏

一、儿童基础生命支持

儿童生存链(图 3-4-1):预防、基础 CPR、快速呼叫急救系统、快速儿童高级生命支持(PALS)。

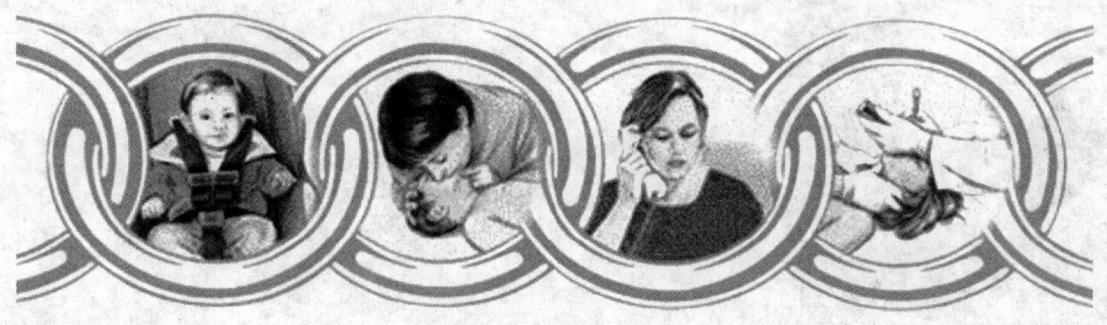

图 3-4-1　儿童生存链

1. 检查反应

儿童 BLS 程序见图 3-4-2。

(1)轻拍病孩肩膀,并问"你还好吗?"如果你知道他/她的名字,可直呼其名。

(2)看看有无活动。

(3)如果小孩没有反应,且不能动,大声呼救并开始 CPR。

2. 呼叫 120

如果只有一人,持续做 5 周期的 CPR(约 2 min)。单人 CPR 每周期应做 30 次胸外按压和 2 次人工呼吸。然后呼叫急救系统(120),如有可能,应同时取来 AED。

3. 体位摆放

如果病人没有反应,确保病人仰卧位(面朝上)平躺在硬质表面上,如牢固的桌上、地板上或地楼板上。如果必须翻动病人,尽最小可能翻动或扭动病人的头和颈部。

4. 开放气道并检查呼吸

对一个无反应婴儿或儿童,舌头可能阻塞气道,因此,抢救人员应开放气道。方法与成人相同。

5. 检查呼吸

在维持气道通畅的情况下,花时不超过 10 s

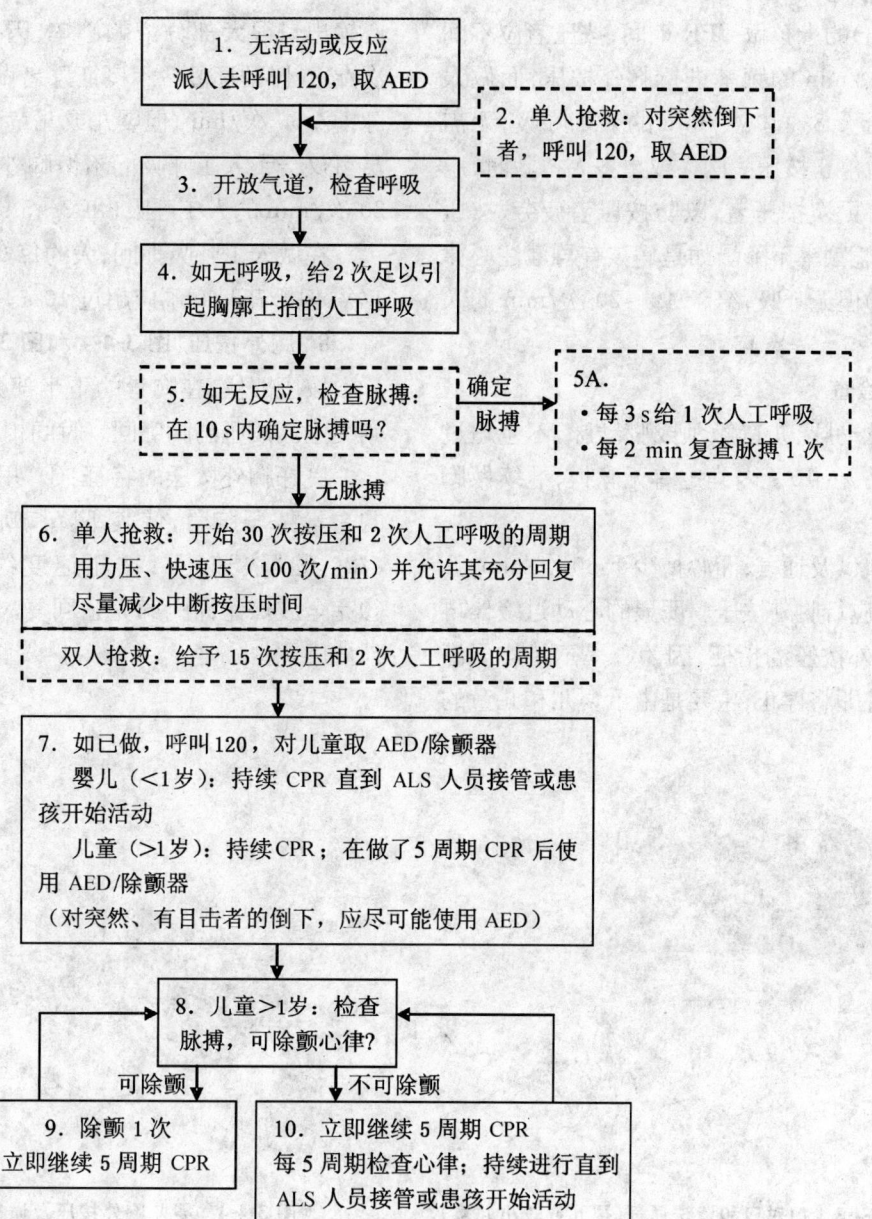

图 3-4-2 儿童 BLS 程序图
有虚线的方框应指定由医务人员操作

检查病人有否呼吸:检查胸部节奏及腹部运动情况,在口边或鼻子旁听病人的呼吸音,用你的颊部感觉其呼气。周期性呼吸,也称垂死喘气,不是呼吸。如果小孩有呼吸,并没有创伤的证据:转动患孩至侧卧位(防御体位,参见图 3-3-2)。这会帮助维持明确的气道,减少误吸的风险。

6. 人工呼吸

维持气道开放并给予 2 次人工呼吸,确保呼吸有效(如胸廓抬起)。如果胸部没有抬起,调整病人头部位置,口封紧后再试。有必要在一定范围内移动病人的头部,以获得理想的气道开放并作有效的人工呼吸。对婴儿,可用口对口和鼻技术;对儿童,用口对口技术(图 3-4-3)。通气时足以见到胸廓抬气便可,避免过度通气,每次送气时间应超过 1 秒。对一个没有高级气道的心脏骤停病人,无论使用口对口或面罩气囊技术,在给予 30 次按压(单人抢救)或 15 次按压(双人抢救)后,再给予 2 次人工呼吸。在对有高级气道(如气管内插管、食管-气管导管或喉罩气道)的患孩做CPR期间,按压者应不间断地以100次/min的频率进行胸外按压,而做人工呼吸者应给予8~10次/min的人工呼吸,无需在人工通气时停止按压。两人或更多人抢救时,应每2 min左右更换按压者,以防按压者疲劳、按压质量下降、按压频率下降。如是病孩有再灌注心律(如存在脉搏)但无呼吸,给予12~20次/min的人工呼吸(每3~5 s一次)。

7. 脉搏检查

婴儿触肱动脉、儿童触颈或股动脉,不应超过10 s,如果无法在10 s内确定有无脉搏,继续做胸外按压。

如果有氧供及通气,而心搏少于60次/min,且灌注很差者,应行胸外按压。明显的心动过缓伴再灌注差,是胸外按压的指征,因为心率不足伴再灌注差表明心脏即将停止,主要是由于婴儿和儿童的心输出量很大部分依赖心率,因此给心率少于60次/min伴循环灌注不良征象者做胸外按压。如果脉搏≥60次/min,但婴儿或儿童没有呼吸,抢救人员可仅给予人工呼吸而不做胸外按压。给予12~20次/min的人工呼吸(每3~5 s人工呼吸1次)。

在做人工呼吸期间,大约每2 min再评估脉搏1次,但所花时间不应超过10 s。

8. 胸外按压(图3-4-4和图3-4-5)

按压部位:在胸骨的下半部分,但不要按压在剑突上。按压与胸廓回复时间相等。

良好胸外按压的特征:①"用力压":用足够大的力量按压胸骨,使其下降胸廓前后径的1/3~1/2。②"快速压":按压速度约为100次/min。③完全放松允许胸廓完全回复。④最小地中断胸外按压。

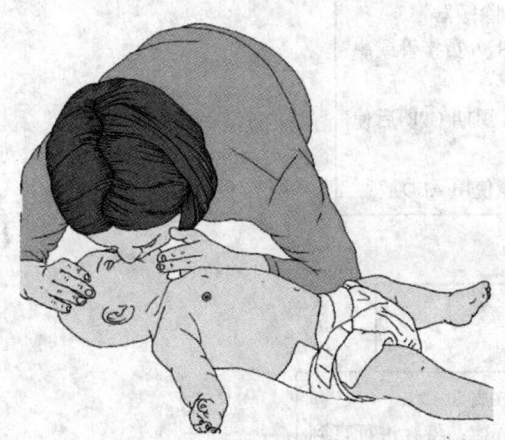

图3-4-3 口对口和鼻法通气(婴儿或较小儿童)

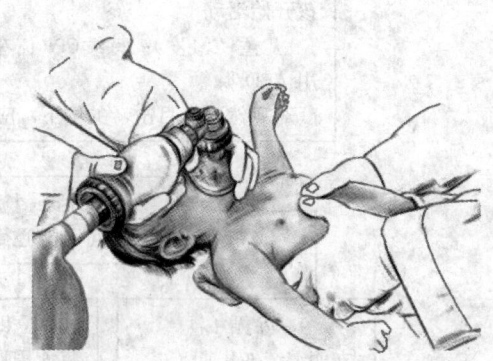

图3-4-4 婴儿胸外按压及通气(双人)

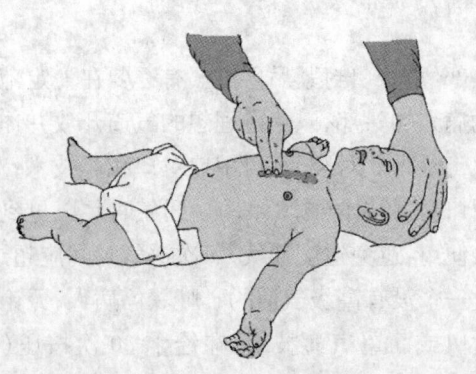

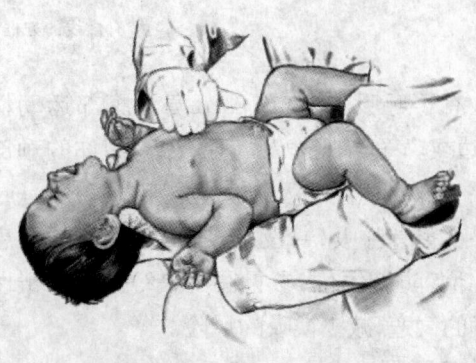

图3-4-5 婴儿按压部位及方法(单人)

9. 除颤

VF 可能是突然倒下的原因,或者在复苏时发生 VF。有目击者的突然倒下的儿童(如儿童在运动时突然倒下)很可能是发生 VF 或无脉 VT,并需要立即 CPR 及快速除颤。VF 和无脉 VT 是"可除颤心律",因为这种心律对除颤反应良好。许多 AED 对儿童可除颤心律能很好识别,AED 对 1~8 岁的儿童安全和有效。但 1 岁以下的婴儿是否做除颤尚不确定。首次除颤 2 J/kg,第 2 次及以后 4 J/kg。电极大小:成人电极(8~10 cm)适用于 10 kg 以上(超过 1 岁);儿童电极适用于体重 10 kg 以下婴儿。

二、儿科高级生命支持

与成人相比,SCA 在儿童不常见,心脏骤停通常不是原发性心脏骤停的结果,更多的是呼吸衰竭或休克进展的结果,也称为窒息心脏骤停。

(1)呼吸衰竭:呼吸衰竭以通气和氧合不充分为特征。以下情况应预见呼吸衰竭和出现呼吸骤停的可能性:①呼吸频率加快,特别有呼吸窘迫征象(如呼吸困难、鼻翼扇动、抽泣、呼噜响)。②呼吸频率、力量、胸廓活动不充分(如呼吸音减低、喘息、紫绀),特别是出现精神状态变差时。

(2)休克:休克代偿的征象包括:心动过速;肢体变凉;毛细血管再灌注延长(尽管周围环境温暖);与大动脉脉搏相比,外周脉搏微弱;血压正常。代偿失败者,除上述表现外,还包括:精神状态变差;尿量减少;代谢性酸中毒;呼吸急促;中心脉搏变弱;低血压。低血压指收缩压比正常年龄血压低 5%,定义为:新生儿(0~28 天)<60 mmHg;婴儿(1 月~12 月)<70 mmHg;儿童(1~10 岁)<70 mmHg+(2×年龄);儿童(10 岁)<90 mmHg。

(3)气道和氧疗:口咽气道和鼻咽气道、喉罩气道(LMA),复苏时使用 100% 氧浓度氧疗。

(4)气管内导管大小:对 1~10 岁的儿童,无充气囊气管内导管大小(mm)=(岁数/4)+4;有充气囊导管大小(mmID)=(岁数/4)+3。

(一)复苏和心律失常用药

复苏和心律失常用药见表 3-4-1。

表 3-4-1 儿科复苏和心律失常用药

药物	剂量	评价
腺苷	0.1 mg/kg(最大 6 mg);重复用药 0.2 mg/kg(最大 12 mg)	心电监护快速 iv/io 推注
胺碘酮	5 mg/kg,iv/io;重复达 15 mg/kg,最大 300 mg	心电及血压监护,紧急时调整用药速度(有可灌注心律时更慢);用其他会引起 QT 间期延长的药物时,慎用本药
阿托品	0.02 mg/kg,iv/io;0.03 mg/kg,ET*,必要时重复一次,最小 0.1 mg/kg;最大单剂:儿童 0.5 mg;青少年 1 mg	更高剂量用于有机磷中毒
氯化钙	20 mg/kg,iv/io(0.2 ml/kg)	慢用,成人 5~10 ml
肾上腺素	0.01 mg/kg(0.1 ml/kg 1∶10 000),iv/io;0.1 mg/kg(0.1 ml/kg 1∶10 000),ET*;最大剂量:1 mg iv/io;10 mgET	可 q 3~5 min 重复
葡萄糖	0.5~1 g/kg,iv/io	10%GS:5~10 ml/kg;25%GS:2~4 ml/kg;50%GS:1~2 ml/kg
利多卡因	推注:1 mg/kg,iv/io;最大剂量:100 mg 滴注:20~50 μg/(kg·min);ET:2~3 mg	

续表

药 物	剂 量	评 价
硫酸镁	25～50 mg/kg,iv/io,>10～20 min,TDP者可略快,最大剂量:2 g	
纳洛酮	<5岁或≤20 kg:0.1 mg/kg,iv/io/ET* ≥5岁或>20 kg:2 mg,iv/io/ET*	抢救鸦片吸食引起的呼吸抑制时,用量更小(1～15 μg/kg)
普鲁卡因胺	15 mg/kg,iv/io>30～60 min,成人剂量:20 mg/min,iv,最大剂量17 mg/kg	心电血压监护,在用其他会引起QT延长的药物时应慎重使用
碳酸氢钠	1 mEq/kg,iv/io,慢速	充分通气后

注:iv=静脉注射;io=骨内用药;ET=气管插管内用药。　*用药后立即用5ml生理盐水推注,然后通气5次。

插管患者病情恶化原因:考虑以下可能(DOPE):Displacement(气管导管从气道滑脱);Obstruction(导管阻塞);Pneumothorax(气胸);Equipment failure(设备故障)。

给药途径与液体:在心脏骤停时,如果没有预先建立的静脉通道,立即建立骨内通道(io)是用药或输液的快速、安全、有效的途径。用等张晶体液(如乳酸Ringer液或生理盐水)治疗休克;复苏初期使用胶体液(如白蛋白)并无益处。只有在低血糖时静脉使用含糖液体。

(二)维持心输出量的药物

心脏骤停后心肌功能障碍是很常见的。全身性和肺血管阻力增加,除外某些脓毒性休克。血管活性药可能改善血流动力学,但每种药物及其剂量应依病人而定,因为临床反应各不相同。所有血管活性药均应经安全的静脉通道给药。儿茶酚胺的潜在副作用包括局部缺血、溃疡、心动过速、代谢变化(高血糖、乳酸浓度增加和低血钾)。维持心输出量和复苏后稳定的药物见表3-4-2。

表3-4-2　维持心输出量和复苏后稳定药物表

药 物	剂 量	注 释
氨力农	0.75～1 mg/kg,iv/io>5 min可重复2次;然后2～20 μg/(kg·min)	磷酸二酯酶抑制剂
多巴酚丁胺	2～20 μg/(kg·min),iv/io	正性肌力;血管扩张剂
多巴胺	2～20 μg/(kg·min),iv/io	正性肌力;正性时间;低剂量扩张肾和内脏血管;高剂量缩血管
肾上腺素	0.1～1 μg/(kg·min),iv/io	正性肌力;正性时间;低剂量手扩血管;高剂量缩血管
去甲肾上腺素	0.1～2 μg/(kg·min)	正性肌力,缩血管
硝普钠	1～8 μg/(kg·min)	扩血管;在D_5W准备好后方可使用
米力农	50～75 μg/(kg·min),iv/io>10～60 min,然后0.5～0.75 μg/(kg·min)	磷酸二酯酶抑制剂

注:iv=静脉注射;io=骨内注射;计算注射公式:注射速度(ml/h)=[体重(kg)×剂量(μg/(kg·min))×60(min/h)]÷浓度(μg/ml);D_5W=5%GS。

三、新生儿复苏

那些刚出生的无需复苏的婴儿，通常用以下4个特征便可做出快速评估：新生儿是否足月产？羊水是否澄清、有无感染证据？新生儿会呼吸或会哭吗？新生儿肤色正常吗？

上述4个问题如果均是肯定的，即为"是"，此婴儿不需要复苏，也不用与其母亲分开。婴儿擦干后可直接放在其母亲身边，并用干燥的麻料布包好以保持体温。并应继续观察其呼吸、活动、肤色。

如果这4个问题的任何一个为"否"，通常一致认为该婴儿应依次接受以下4类中的一类或更多处理。

A. 开始稳定步骤（提供保暖、体位安置（吸气位）、清除气道（分泌物）、保持（皮肤）干燥、刺激、重新安置体位（warmth, position, clear airway, dry, stimulate, reposition））

B. 通气支持

C. 胸外按压

D. 使用肾上腺素和/或扩容

决定从一类进入下一类处理，应同时依据3个生命体征：呼吸、心率和肤色。每一步约30 s时间，然后再次评估，评估后决定是否进入下一步（图3-4-6）。

（一）起始步骤

复苏的起始步骤是保暖，这主要将婴儿安置于热源下，保持气道开放，用囊状吸球或吸引管清除气道（分泌物），保持皮肤干燥，并给予刺激使其呼吸。最近的研究对这些步骤做了多方面验证，下面就这些研究作扼要介绍。

(1) 体温控制：极低体重（<1 500 g）早产儿更易出现低体温，尽管使用传统方法减少热量丢失。推荐使用另一种保温技术，例如，将婴儿放在塑料包装纸内（食物级、耐热塑料），然后将其置于热源下。应密切监护体温，以免产生轻微高体温。在分娩室还可用其他体温稳定技术（如干燥的褶裸、暖垫、增加环境温度、将婴儿与其母亲身边以肌肤接触，然后两人用毯子盖着）。

(2) 清除气道内的胎儿排泄物：在分娩前、分娩过程中或复苏时，可能会吸入胎儿排泄物，引起严重吸入性肺炎。一种减少吸入的助产技术是在胎头娩出而胎肩未娩出时吸去气道中的这种分泌物（分娩期吸引）。

(3) 每30 s作一次评估：在娩出后立即评估，并使用初始步骤，进一步的复苏是否进行，应根据呼吸、心率和肤色同时评估决定。在开始呼吸努力后，新出生的婴儿应有规则的呼吸，这会改善肤色，并维持心率>100次/min。喘息和窒息提示应进行通气辅助，心率增加或下降也是提示好转或恶化的证据。

新出生的无危险的婴儿，未吸气便有并能维持粉红色的黏膜。然而，持续氧饱和度监测证据显示，新生儿转变是一个渐进的过程。健康婴儿分娩时需要>10 min时间才能获得进产道前>95%的氧饱和度，并需要1 h才能达到娩出后>95%的氧饱和度。中心性紫绀取决于面部、躯干和黏膜的检查。手足紫绀（手、脚变蓝）通常是出生时的正常发现，这并不表示是低氧的指征，但可能意味着是其他情况如冷应激。苍白或斑纹可能是心输出量降低、严重贫血、低血容量、低体温或酸中毒的征象。

(4) 吸氧：大家关注的是100%氧气吸入产生呼吸生理和脑循环效应，及氧自由基产生的潜在组织损害。复苏时标准治疗是吸入100%氧气。但如果临床医生复苏开始时用空气，对出生后90 s内评估没有改善的新生儿应给予吸氧。

(5) 正压通气：在开始初始步骤后30 s，如果婴儿仍喘息或无呼吸，如果心率仍<100次/min，或如果婴儿吸氧后仍持续中心性紫绀，应开始正压通气支持。

(6) 气管内插管：在新生儿复苏过程中，有几点是气管内插管的指征：需要气管内吸引胎粪时；气囊-面罩通气无效或延误；需要胸外按压时；需要气管内给药时；对特殊复苏情况，如先天性膈疝或极低体重儿（<1 000 g）。气管内插管的时间也依靠抢救人员的技术和经验水平而定。气管内插管并用正压通气后，心率快速增加是表明插管在气管支

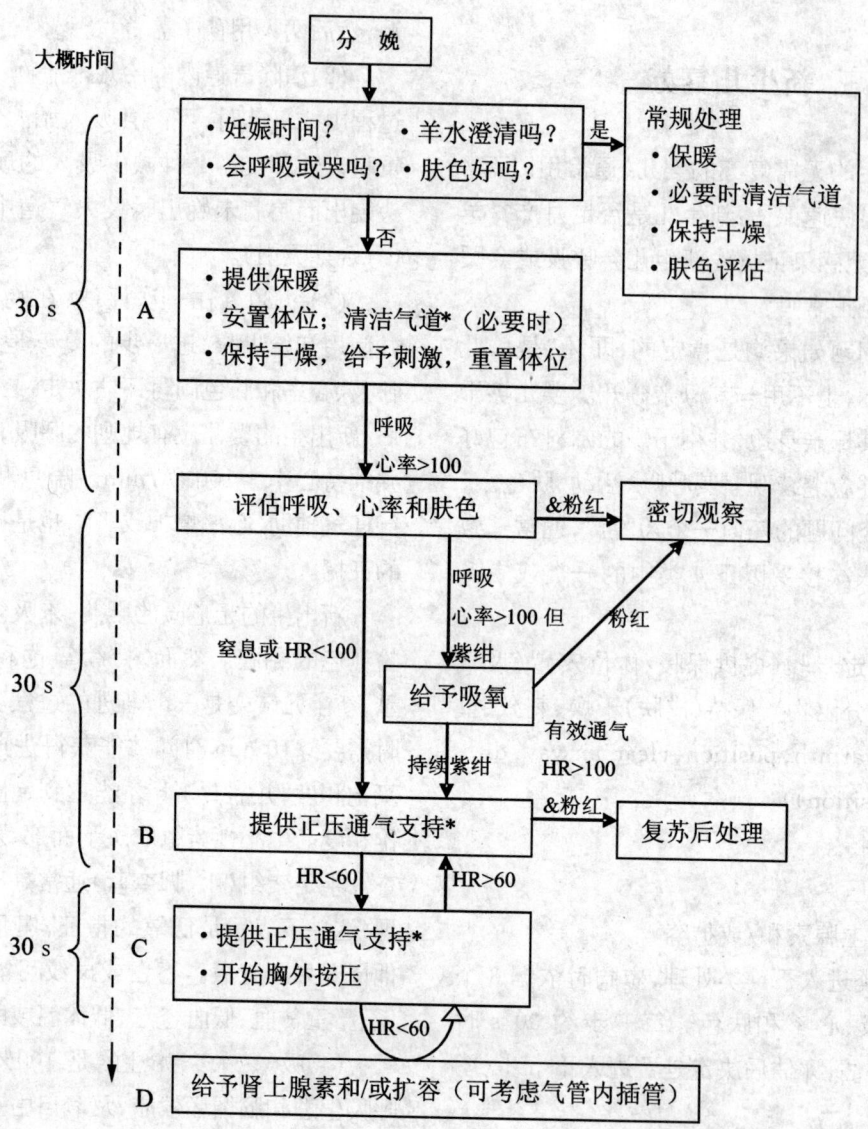

图 3-4-6 新生儿处理流程图

气管树的最好指标,并提供了有效的通气。

(7)胸外按压:经充分通气并辅助吸氧 30 s 后,心率<60 次/min 是胸外按压的指征。因为通气是新生儿复苏中最重要的措施,胸外按压近乎与有效通气同等重要,在开始做胸外按压前,抢救人员应确保有理想的辅助通气。

(8)胸外按压部位:应在胸骨中 1/3 与下 1/3 交界处,按压深度为其前后径的 1/3。

(9)胸外按压-通气比:胸外按压-通气比为 3:1,即按压 90 次/min、通气 30 次/min,以使在可实施的情况下,达到 120 次/min 的操作。因此每个动作持续约 1/2 s。

每 30 s 评估一次呼吸、心率、肤色,按压和通气应持续进行,除非心率≥60 次/min。

(二)新生儿复苏主要用药

药物很少适合刚出生的新生儿复苏。

(1)肾上腺素:已建立静脉通路者,应 iv 方法给药。推荐 iv 剂是每次 0.01~0.03 mg/kg。无论何种途径给药,肾上腺素浓度均应是 1:10 000 (0.1 mg/ml)。

(2)扩容:当怀疑有失血时或婴儿表现为休克(皮肤苍白、灌注差、脉搏微弱),以及对充分的其他措施无反应时,应考虑扩容。等张晶体液而不是白蛋白溶液,是分娩室扩容的首选。剂量是 10 ml/kg,必要时可重复。如果复苏未成熟儿,扩容时给药速度不应太快,因为过快给予大量容液与心室内出血相关。

(3)纳络酮:分娩室给呼吸抑制的刚出生新生儿初始复苏时不主张使用纳络酮。如果考虑使用纳络酮,应先给予通气恢复心率和肤色。首选的给药方法是 iv 或肌内注射。剂量是 0.1 mg/kg,纳络酮比其前体鸦片半衰期短;因此新生儿应严密监护以免窒息复发或低通气,并应给予后续剂量的纳络酮。

(4)复苏后处理:需要复苏的婴儿在生命体征恢复正常后仍有再次恶化的风险。一旦建立了充分的通气和循环,新生儿应维持在或转送到有严密监护并可提供预期治疗的环境中。

(5)葡萄糖:应监测并维持血糖于正常范围。

(6)诱导低体温:没有充分证据推荐对可疑窒息的新生儿复苏后,常规使用适度的全身或选择性脑部低温疗法,但对可能有低氧-缺血事件的新生儿,避免高体温是极其重要的。

(三)不复苏和停止复苏

新生儿发病率和病死率因区域和病因各不相同。社会科学研究表明,父母希望决定开始复苏和继续对严重生命危险的新生儿生命支持问题上发挥更大的作用。而新生儿抢救人员对这类新生儿积极治疗的益处和不利方面的观点各不相同。

停止复苏:复苏后 10 min 没有生命征象的婴儿(无心跳、无呼吸),显示要么高病死率,要么严重神经无能者。在做了 10 min 持续和有效的复苏后,如果没有生命征象,可确认停止复苏。

(赖荣德)

第 5 节 某些特殊疾病的心肺复苏

一、中毒导致的心跳呼吸骤停

药物中毒导致的心跳呼吸骤停并非少见,主要是 40 岁以下的年轻人,当中毒者心脏骤停或接近停止时,第一优先考虑的应是气道、呼吸和循环支持。对反应迟钝或昏睡的病人,应在洗胃前插管,以减少误吸的风险。洗胃仅推荐服用了潜在致命数量的药物或毒物,且 1 小时内就诊者。

鸦片类

鸦片制剂中毒通常产生呼吸抑制,导致呼吸功能不全或停止。海洛因过量可能引起呼吸抑制,且它常引起肺水肿,鸦片受体拮抗剂纳络酮能快速逆转鸦片类产生的呼吸效应。处理可疑鸦片类过量时,在使用纳络酮应先作通气支持,但在气管插管前(即使用面罩气囊)应先使用纳络酮,因为其并发症较少,而且可逆转鸦片诱导的呼吸抑制作用,可能不必再行插管。纳络酮可静脉注射、肌内注射、鼻内给药或皮下注射,首选静脉注射,其作用时间约 45~70 min,而鸦片过量引起的呼吸抑制可能持续 4~5 h,因此必须反复使用纳络酮。用法:0.4~2 mg,iv;或 0.4~0.8 mg 肌内或皮下注射,必要时可重复。少数患者需要静脉滴注 6~10 mg。使用纳络酮解救鸦片过量的时限是有良好的气道反射和通气,而不是完全清醒。对慢性鸦片成瘾者,应小剂量、缓慢静脉滴注,以减少潜在的心血管副作用和戒断症状。但纳络酮不能改善鸦片诱导心脏骤停者的预后,因此常规心肺复苏方法不可丢。

1. 药物诱导的有血流动力学异常的严重心动过缓

中毒或毒品过量产生的有明显血流动力学异常的严重心动过缓,使用标准 ACLS 可能较难控制,应加用特殊的解毒药。

(1) 有机磷中毒、氨基甲酸盐中毒或神经毒药物中毒者,阿托品是救命性的。乙酰胆碱酯酶抑制药产生的心动过缓,阿托品的起始剂量是 2～4 mg,以后酌情调整。

(2) 对乙酰胆碱酯酶诱导的心动过缓病人,禁忌使用异丙肾上腺素。

(3) 地高辛或洋地黄糖苷相关性的心脏传导阻滞和室性心律失常,使用地高辛特异性抗体治疗有效。

(4) 特异性抗体疗法对富含洋地黄糖苷的植物或中药引起的中毒也有效。

(5) 中毒或过量产生的轻到中度血流动力学异常的严重心动过缓,使用经皮起搏可能有效。

2. 药物诱导的有血流动力学异常的严重心动过速

(1) 药物诱导的有血流动力学异常的严重心动过速,可能引起心肌缺血、心肌梗死或室性心律失常,并可能导致高心输出量性心力衰竭和休克。

(2) 腺苷和同步电复律对此无益,但有些药物诱导的快速型心律失常,使用腺苷有效。

(3) 对临界性低血压不宜使用地尔硫䓬和维拉帕米,否则会进一步降低血压。

(4) 苯二氮䓬类药如地西泮或劳拉西泮,对拟交感药引起的药物诱导性有血流动力学异常的严重心动过速是安全和有效的,但它可能导致呼吸抑制和气道保护反射减低,应严密监测意识水平、通气情况、呼吸功能变化。

(5) 毒扁豆碱可用于抗胆碱能药物中毒所致的药物诱导性有血流动力学异常的严重心动过速和中枢抗胆碱能综合征,但它会产生胆碱能危象综合征,如气管支气管分泌增多(需频繁吸引)、惊厥、心动过缓,给药剂量过大或速度过快会产生心脏停搏。

(6) 三环类抗抑郁剂过量征禁用毒扁豆碱。

3. 药物性高血压急症

苯二氮䓬类药是处理药物诱导性高血压的药物,因为它会降低内源性儿茶酚胺释放作用。药物诱导性高血压会继发低血压,不宜过分积极控制血压。因此应选用短效抗高血压药,如硝普钠。非选择性 β 阻滞剂如普萘洛尔禁用。

4. 药物性急性冠脉综合征(ACS)

主要发生于可卡因过量者,它是冠状动脉收缩导致冠脉缺血产生,交感神经过度刺激相关的心动过速和高血压会进一步加重缺血。药物诱导性 ACS 慎用静脉溶栓,必要时可行冠脉内溶栓或用冠脉扩张剂。硝酸甘油和苯二氮䓬类药是一线药物,酚妥拉明是二线药物,普萘洛尔禁用于可卡因诱导的 ACS。

5. 药物性 VT 或 VF

突然转为宽 QRS 心律伴低血压,很可能是 VT,提示应予复律。如果病人不稳定,并有多源性 VT,应行非同步的除颤。抗心律失常药只适用于血压动力学稳定的药物性 VT。利多卡因适用于大多数药物诱导性单形性 VT。镁对药物诱导性 VT 有效,但也可能导致药物诱导性低血压。对药物性尖端扭转型室速(TDP),即便血镁正常也应使用镁盐。

6. 药物性传导阻滞

(1) 高渗盐水或系统性碱化疗法可预防或终止钠通道阻滞剂(如普鲁卡因胺、氟卡尼或氟卡胺)和三环类抗抑郁药中毒继发的 VT。

(2) 碳酸氢钠可提供高渗盐水,并产生系统性碱化作用;

(3) 高渗盐水单用也能治疗这类药物相关性的传导阻滞。

(4) 碳酸氢钠用于治疗心律失常和低血压时,其碱化目标是反复滴注 1～2 mEq/kg 的碳酸氢钠,使用动脉血 pH 维持在 7.45～7.55,推荐维持 150 mEq/L 的碳酸氢钠＋30 mEq/L 的氯化钾加入 5%GS 中滴注,如果出现 QRS 间期＞0.10 s 或低血压的急性失代偿者,滴注碳酸氢钠不需要事先测定血 pH。

(5) 钙通道阻滞剂和 β 受体阻滞剂过量可产生严重的传导阻滞。这些病人需要用变时性的肾上腺素能药如肾上腺素,使用高剂量的胰高血糖素,或可能要起搏,是否使用碳酸氢钠尚无定论。

7. 药物诱导性休克

药物诱导性休克会产生血容量减少,全身血管阻力降低,降低心肌收缩力,药物可能使用正常代偿机制失效。

(1)药物诱导的低血容量性休克:起初需要补液以矫正相对低血容量并有充分的前负荷。在心脏毒中毒性充血性心力衰竭时,对液体疗法的耐受性和反应性可能受限。对液体疗法无反应的病人,可能需要正性肌力药或血管加压药支持,或二者合用。多巴胺常作为初始用药。

(2)药物诱导性再分布性休克:其心输出量和低外周阻力正常或增高,需用α肾上腺素能药如去甲肾上腺素或苯肾上腺素,但应避免使用多巴酚丁胺和异丙肾上腺素,它们可能通过进一步降低SVR而加重低血压。

(3)药物诱导的心源性休克:药物诱导的心源性休克与低心输出量和平高SVR相关,常伴心脏缺血,除了补液并使用拟交感药如多巴酚丁胺外,还应给予正性肌力药如氨力农、钙剂、胰高血糖素、胰岛素或异丙肾上腺素,依据所确定的中毒药物而定,通常需要合并使用血管加压药。

(4)药物诱导的心脏骤停:药物诱导的VT或VF和病情不稳定的多形性VT应行电除颤,如果有拟交感药中毒所致的难治性VF,增加肾上腺素的使用间隔,而且只用标准剂量,普萘洛尔禁用。

(5)延长CPR和复苏:对药物中毒或过量者延长CPR和复苏是合理的,特别是那些钙通道阻滞剂中毒者,心肺转流(体外膜氧合)已成功地用于严重中毒病人的复苏。

二、淹溺的复苏

淹溺是一个过程,是沉浸/淹没于液体介质中,主要导致呼吸损害。决定预后的最重要因素是溺水的时间和缺氧的严重程度,因此,淹溺的复苏与普通心跳呼吸骤停者略有差异。

1. 人工呼吸

对淹溺者第一位也是最重要的处理是立即提供通气支持,因为立即开始人工呼吸增加存活的机会。受害者在浅水中或移出水后迅速开始人工呼吸,受过专门训练的人员可在水中开放其气道,做口对口的人工呼吸。没有必要清除吸入气道中的水分,因为大多数淹溺者只吸入中度的水分,而且吸入的水分很快吸收进入血液循环,因此它不会成为气道阻塞物,也不主张对淹溺者常规地行腹部冲击。

2. 胸外按压

在给予2次有效的人工呼吸后,应检查受害者有无脉搏,但有时很难感知,如在10 s内无法确定有无脉搏,应开始胸外按压和通气循环。由于大部分淹溺者均会出现呕吐,因此应预防窒息。如疑有脊柱损伤,应沿身体纵轴作整体侧翻。

淹溺者的ACLS应包含早期插管。巴比妥类、激素、NO、自主循环恢复后低体温疗法、或血管加压素等措施是否使用,应根据各自经验而定,因为其有效性尚无确切定论。对淹溺者行治疗性低体温疗法的有效性也还不明确。

三、低温的复苏

严重低体温(体温<30 ℃)与显著抑制重要脏器功能有相关性,以至于在临床早期评估时可表现为死亡,但心脏骤停者,有时低体温可发挥保护脑和器官功能的作用。低体温的心脏骤停者经有效救治后神经功能可能完全恢复。记住,低体温的救命过程不应依据临床表现而停止。低体温病人应尽可能快速送到有复温监护条件的中心进行治疗。

1. 低体温者的通用治疗原则

当病人极冷但仍有可灌注心律,应重点预防热量进一步丢失,并开始对病人复温。可以:①脱去病人的外衣以防继续丢失热量,并隔离病人以防继续暴露于低温环境;②不要延误重要处理程序,如气管插管和置入血管导管,但应严密心电监护,因为病人很容易出现VF;③对中到重度低体温的病人,治疗取决于有无可灌注心律。

低体温伴有可灌注心律:①>34 ℃的轻度低体温者:被动复温;②30~34 ℃的中度低体温者:积极体外复温;③<30 ℃的重度低体温者:积极体外复温并考虑体外膜氧合。

低温心脏骤停者:CPR+积极体外复温。

①30～34 ℃中度低体温者：开始 CPR，准备除颤，建立静脉通道，iv 给药间隔时间延长，提供积极的体外复温；②＜30 ℃的重度低体温者：开始 CPR，立即除颤，控制用药直到体温＞30 ℃，提供积极的体外复温；③＞34 ℃的轻度低体温者：可用暖毯被动复温，并提供温暖环境；④对中度低体温（30～34 ℃）并有可灌注心律者，应考虑积极体外复温（用热毯，加压空气和暖灌注）。积极体外复温使用加热方法或装置包括热辐射、加压热空气、iv 暖液体、暖水袋，但不用侵入性装置，使用这些方法要求严密监护病人的血流动力学变化，小心病人不要被体外加热装置损伤。最近研究表明，加压暖空气对有些病人是有效的，即使对那些严重低体温者也有效。

2. 低体温者 BLS

一般原则仍应是关注气道、呼吸和循环，但应先评估呼吸，后评估脉搏，大约 30～45 s 确定。如果病人没有呼吸，立即开始人工呼吸。如可能，通过气囊面罩通气给予湿化的暖氧气（42～46 ℃）。如无循环征象，立即开始胸外按压，无法确定有无脉搏者，也应开始胸外按压。VT 或 VF 者应除颤，但如对第一次除颤无反应，应暂缓除颤，重点行 CPR 和复温，当体温到 30～32 ℃再行除颤。如果病人的中心体温在 30 ℃以下，不太可能恢复到窦性心律。

3. 低体温 ACLS

必须气管插管，目的有二：①可给予温暖、湿化的氧气通气；②能阻隔气道降低误吸的可能性。ACLS 重点在更大胆地行积极的中心复温技术作为主要的治疗措施。低温心脏对心血管药物、起搏器刺激、除颤可能没有反应。另外，药物代谢减低。如果中心体温＜30 ℃，静脉给药少用或不用；如果中心体温＞30 ℃，iv 药物可使用，但应延长给药间隔时间。严重低体温者窦性心动过缓是生理性的，不必起搏治疗。院内控制复温包括使用温暖、湿化的氧气（42～46 ℃），iv 暖液体（生理盐水）43 ℃，暖液体行腹膜灌洗，通过胸腔导管行胸腔暖液体灌洗，部分旁路做体外血循环加温和心肺转流。复温期间，低体温＞45～60 min 的病人，应给予血容量补充，因为血管扩张血管容量增大。不必常规使用激素、巴比妥类和抗生素。如低体温前有淹溺史，复苏成功的可能性不大。

在野外，如果出现明显损伤，或如果机体已经冷冻以至于鼻和口有冰决阻塞且无法进行胸外按压者，不做复苏。

四、致死性哮喘的复苏

致命性哮喘病人需要紧急和积极的治疗，即同时使用氧气、支气管扩张剂和类固醇激素，并应密切监护病情进展情况。尽管威胁生命的哮喘的病生理包括支气管收缩、炎症、黏液阻塞，只有支气管收缩和炎症对药物治疗有效。

1. 主要治疗

（1）氧疗：所有严重哮喘病人均应吸氧，即使用氧合正常者也给，维持 SaO_2＞92%。

（2）吸入 β 激动剂：立即吸入阿布特罗（或沙丁胺醇），剂量依赖性支气管扩张，副作用少。雾化吸入阿布特罗的常规剂量是 2.5～5 mg，q15～20 min，10～15 mg/h。

（3）糖皮质激素：全身性激素是惟一证实治疗哮喘炎症的有效治疗措施，但其产生抗炎效应的时间是用药物 6～12 h。早期使用激素，但不应期望几个小时内起效，首选确甲泼尼龙 125 mg（剂量范围 40～250 mg），iv。

2. 辅助性治疗

（1）抗胆碱能药：溴化异丙托品是一种抗胆碱能支气管扩张剂，其药理学作用与阿托品相似，与单用阿布特罗相比，它产生中度临床肺功能的中度改善。用法：0.5 mg，雾化吸入，约 20 min 起效，峰作用时间是 60～90 min，无全身性的副作用，由于其副作用少，应与阿布特罗合用。新型长效抗胆碱能药 Tiotropium 已在临床试用。

（2）硫酸镁：与雾化吸入 β 激动剂和激素合用，iv 硫酸镁对急性哮喘病人产生中度肺功能改善。镁产生支气管平滑肌松弛也血清镁浓度无关，仅轻微副作用（脸红，头昏）。用法：1.2～2.0 mg，iv＞20 min。如果给予 $β_2$ 激动剂，雾化吸入硫酸镁也可改善急性哮喘的肺功能,但并入减少住院率。

(3)胃肠外肾上腺素或特布他林:肾上腺素和特布他林是肾上腺素能药,可皮下注射用于急性严重哮喘病人。皮下注射肾上腺素(浓度1:1000)的剂量是0.01 mg/kg,分3次给药,约每20 min注射0.3 mg。肾上腺素的非选择性肾上腺素能特性可产生心率加快、心肌兴奋、氧耗增加,但其耐受性好。特布他林皮下给药剂量为0.25 mg,30~60 min可重复,儿童常用。

(4)氯胺酮:是胃肠外的一种游离性麻醉剂,有支气管扩张特性,还可通过其镇静特性对哮喘病人产生间接效应,但它会刺激支气管产生大量的分泌物,使用受限。

(5)氦氧混合气:是氦气和氧气的混合物(通常是70:30的氦氧比),分子间的相互作用比空气低,对传统方法治疗过的难治疗性哮喘有效。氦氧混合气要求至少70%的氦气起效,因此对需要吸入氧浓度>30%的病人,不能使用氦氧混合气。

(6)甲基黄嘌呤:即茶碱类,以前作为哮喘治疗的主要药物,但其药物动力学不稳定和副作用而不常规使用。

(7)白三烯拮抗剂:在长期哮喘治疗过程中,白三烯拮抗剂改善肺功能并减少短效β激动剂的剂量,但它在急性哮喘恶化的有效性尚未证实。

(8)吸入麻醉剂:成人和儿童病例报告建议,对最大的常规治疗无反应的哮喘病人,吸入麻醉剂有效。这些麻醉剂直接作为支气管扩张剂起效,还可通过提高病人-通气机的同步性、减少氧耗和降低二氧化碳产生等间接作用起效。但需要在ICU进行,且有效性尚待确定。

3. 辅助通气

(1)无创正压通气:可作为急性呼吸衰竭的短期支持,可延迟或避免气管插管,但需要病人有足够的自主呼吸能力,双水平正压通气(BiPAP),是最常见的NIPPV方式。

(2)气管内插管并机械通气:气管内插管并不解决严重哮喘病人的小气道收缩问题,且插管和正压通气会促发支气管进一步收缩,并易产生残气增加(内源性PEEP)及气压伤等并发症。尽管插管产生风险,但哮喘病人乃需选择性地进行气管插管。

4. 哮喘心脏骤停

一旦哮喘病人出现心脏骤停,除常规CPR外,应注意不要完全按照ACLS指南,应按上述原则进行适当修改。

五、过敏性心跳呼吸骤停的复苏

过敏反应是一种严重的、全身性的过敏性反应,以多系统受累为特征,包括皮肤、气道、血管系统、胃肠道。严重病例会出现气道完全阻塞、血管塌陷和死亡。

1. 预防心肺骤停的措施

因为病因、临床表现(包括严重性和进程)和受累器官大不相同,预防心肺骤停的方案很难标准化。医务人员应熟知哪些病人会很快恶化,掌握必要的气道、呼吸和循环支持方法。以下治疗经常使用并得到广泛认可。

(1)氧疗:给予高流量吸氧。

(2)肾上腺素:①皮下注射后吸收和所产生的最大血浆浓度很慢,并可能延误而导致休克。因此,肌注更好。②对有全身反应征象的病人早期肌内注射肾上腺素,特别是低血压、气道水肿或有明确呼吸困难者。③如果没有临床改善,肌注肾上腺素0.3~0.5 mg(1:1000)每15~20 min 1次。④如果有严重的可能立即威胁生命的过敏反应表现,应静脉注射肾上腺素,肾上腺素(1:10 000)0.1 mg,iv,>5 min,使用前应稀释成1:10 000;静脉注射按1~4 μg/min可防止反复使用肾上腺素。⑤密切监护极为重要,因为有致命性肾上腺素过量的报道。⑥使用β受体阻滞剂的病人过敏反应的几率增加,严重程度增大,并可能出现对肾上腺素产生矛盾反应,对这些病人使用胰高糖素和异丙托品。⑦积极的液体复苏:如果有低血压、对肾上腺素反应慢者,应给予等渗晶体溶液(如生理盐水),最初可能需要输入1~2 L,甚或4 L液体。

(3)抗组胺药:抗组胺药缓慢iv或im(如苯海拉明25~50 mg)。

(4) H_2 阻滞剂：使用 H_2 阻滞剂如西咪替丁（300 mg 口服、im 或 iv）。

(5) 吸入 β 肾上腺素能药：如果支气管痉挛是主要表现，可吸入阿布特罗。对使用 β 阻滞剂的病人的支气管痉挛，使用异丙托品极为有用。注意那些按致命性哮喘处理的病人有些实际上有过敏反应，因此这部分病人应给反复给予支传统的支气管扩张剂，而不是肾上腺素。

(6) 激素：治疗早期 iv 大剂量的激素，有效作用产生于 4～6 h 后。

(7) 拔除毒液囊：如蜜蜂（不是黄蜂）叮刺后可能留有毒液囊在病人皮肤上。在初始评估阶段，查看皮肤，如果发现有毒刺，立即刮除它，或昆虫毒刺的其他部分，用钝刀缘刮除。避免压或挤昆虫留在皮肤上的任何部分，因为挤压可能增加毒物进入体内。

(8) 其他治疗：①血管加压素：有病例报告表明，血管加压素对严重低血压病人有益。②阿托品：病例报告显示，如果有相对或严重心动过缓，使用阿托品可能有效。③胰高血糖素：对肾上腺素治疗无反应的病人，特别是那些接受 β 受体阻滞剂的病人，胰高血糖素可能有效。这是一种短效药，每 5 min 给 1～2 mg，im 或 iv，常见副反应有恶心、呕吐、高血糖。

(9) 观察：对有治疗效应的病人需要观察，但没有证据表明需要观察多长时间。虽然在干预后的无症状期内，部分病人（达20%）的症状可能在1～8 h 内（双相反应）再出现。有报道，双相反应在起始症状发作后 36 h 出现。经过治疗后病人持续 4 h 无症状即可出院，但反应严重者或其他问题，可能需要更长的观察时间。

(10) 气道阻塞：①对观察过程中发现声嘶、声带水肿、喘鸣或口咽肿胀者，应早期插管。对有血管性水肿表现焦虑的病人应注意观察，因为这可能有很高的快速恶化的风险。多数有不同程度的唇或面部肿胀，有声嘶、声带水肿、口咽肿胀者，极有可能发展为呼吸衰竭。②在一个短暂时间（1/2～3 h）后，病人可能出现病情恶化，进展为喘鸣、发声困难或失声、喉水肿、声带肿胀、面颈部肿胀和低氧血症。这可能发生于延期来院就诊病人或对治疗反应无效者。③如果出现这些情况，应使用喉罩气道或食管气管罩是无效的，而气管插管和环甲膜切开术可能很困难或不可能进行。反复气管插管可能进一步增加喉头水肿或引起气道损伤。早期识别这种潜在的困难，有助于选择合适的气道管理方法，并由熟练的专业人员完成插管等操作。

2. 心跳呼吸骤停的治疗

如果出现心脏骤停，CPR、容量支持、肾上腺素能药是治疗的基础，重要治疗有以下几种。

(1) 积极容量扩增：致命性过敏产生严重的血管扩张，明显增加血管容量，需要进行大量扩容。至少需要 2 条大号针头的静脉通道进行加压大量输液（典型者要 4～8 L），尽可能输注等张晶体液。

(2) 高剂量肾上腺素 iv：对心脏骤停的病人需用大剂量的肾上腺素静脉推注。常用剂量是依次用 1～3 mg，iv（3 min），3～5 mg，iv（3 min），然后 4～10 μg/min 输注。

(3) 抗组胺药 iv：对过敏所致的心脏骤停使用抗组胺药的价值的资料极少，但如无禁忌，可适当选用。

(4) 激素疗法：激素对心脏骤停者极少有用，但任何复苏后的早期使用可能有效。

(5) 心脏停搏/无脉电活动（PEA）程序：过敏反应引起的心脏骤停常常是 PEA 或心脏停搏，治疗同 ACLS 无脉心脏骤停程序。

(6) 延长 CPR：过敏反应的病人往往较年轻，心脏和心血管系统常是健康的，这些病人的血管扩张和低血容量对治疗反应常很好。有效 CPR 可维持充分的氧供，直到过敏产生的严重反应解除，因此可考虑适当延长 CPR 时间。

六、创伤并心跳骤停的复苏

1. 创伤相关性心脏骤停的 BLS

(1) 气道：如果有多系统创伤或头颈部有创伤时，抢救人员在做任何 BLS 操作时均应稳定病人的脊柱。用双手托颌法而非仰额抬颌法开放气道，优先建立通畅的气道。如果有可能，应手工固定病人的头和颈部。如果气道通畅,清除口中积血、呕吐物和其他分泌物。

(2) 呼吸/通气:一旦通畅的气道建立,就应评估呼吸。如果没有呼吸、濒死状或慢而极表浅的呼吸,必须作人工通气,缓慢送气以免产生胃胀气;如果给予了足够的气体而且气道是通畅的,胸廓没有扩张,应排除张力性气胸或血胸。

(3) 循环:抢救人员应用适当的敷料、用直接压迫法止住任何可见的出血。在开放气道并给予 2 次有效的人工呼吸后,尝试触摸颈动脉脉搏,如 10 s 内不能确定有脉搏,就应开始胸外按压,并做按压和通气循环。如有 VF 或 PEA,应予除颤。

(4) 伤残:通过所有措施评估病人的反应,并密切监护恶化征象。

2. 创伤相关性心脏骤停的 ACLS

ACLS 包括对气道、氧供和通气(呼吸)及循环进行持续和评估和支持,其中有些措施只有在病人送到医院以后才进行。

(1) 气道:创伤病人立即气管内插管的指征包括:呼吸停止或窒息;呼吸衰竭,包括严重低通气或尽管供氧仍为低氧血症;严重头部损伤(如 GCS 昏迷积分<8 分);无法保护上气道(如呕吐反射消失,意识水平降低);胸部损伤(如连枷胸、肺挫伤、穿透伤);有潜在气道阻塞相关的损伤(如面部挤压伤或颈部损伤)。颈椎损伤的病人应气管插管。对有大面积面部损伤和水肿的病人,如果插管不成功,应行环甲膜穿刺。

(2) 通气:即使病人的氧饱和度是正常的,也应给予吸入高浓度的氧气。一旦明确的气道建立完成,应评估呼吸音和胸廓扩张度。如果通气时胸廓扩张度和呼吸音降低、人工送气阻力增大(气囊导管)或病人的氧饱和度下降时,抢救人员应注意是否产生了张力性气胸,并及时排气减压。应寻找并封闭任何形式的开放性气胸。有血胸者应输血,并作胸腔插管引流,同时计算引流量。胸腔引流管有进行性出血者是开胸探查的指征。

(3) 循环:如果气道、氧合和通气充分,应评估并支持循环。立即止住明显可见的出血。容量复苏是创伤复苏很重要但有争议的部分。复苏液体选用等张晶体液,需要输血,输用红细胞悬液及等张晶体液。对没有危及生命出血的创伤病人没有必要积极的液体复苏。快速输液达到目标血压≥100 mmHg,目前只主张用于只有头或肢体损伤的病人,无论钝伤还是穿透伤者。在城市,不再推荐对穿透性创伤病人行积极的院前液体复苏,因为这会增加血压,并随之加快血液丢失,延误送达创伤中心的时间,延误修复或结扎血管等外科干预。在创伤病人几分钟就能送达创伤中心的情况下,这种延误无法判断其恰当性。在农村,转运到创伤中心的时间会比较长,因此,对钝性或穿透性创伤病人作容量复苏,以维持转运时收缩压达到 90 mmHg 左右。

创伤病人最常见的终末心脏骤停心律是 PEA、缓慢停止的心律、偶然见到 VF/VT。处理 PEA 要求 CPR 和确认并处理可逆性原因,如严重低血容量、低体温、心脏填塞或张力性气胸。缓慢停止心律通常提示有严重低血容量、严重低氧血症、呼吸循环衰竭。VF 和无脉 VF 应 CPR 和迅速除颤。尽管肾上腺素对这些心律失常是最常用的 ACLS 药物,但在严重未纠正的低血容量病人似乎没有多大效果。

七、孕妇的心肺复苏

治疗严重疾病的妊娠病人:①将孕妇置于左侧卧位;②吸入 100% 的氧气;③建立静脉通道并提供静脉输液;④考虑心脏骤停的可逆性原因,确认任何复苏可能并发的先前存在的医学问题。

1. BLS 的修订

心脏骤停的孕妇复苏时,有必要对标准 BLS 作几点修改。当孕期超≥20 周时,妊娠子宫对其下腔静脉和主动脉会产生压迫作用,阻止静脉回流和心脏输出。子宫压迫阻止静脉回流会产生心脏骤停前的低血压或休克,在病情严重的病人会产生心脏骤停。妊娠子宫产生的静脉回流和心输出量下降现象,限制了心脏骤停复苏时胸外按压的有效性。通过将孕妇置于向左侧推动 15°~30°的体位,或将子宫推向一边,解除妊娠子宫对下腔静脉和主动脉的压迫作用。这可通过手动方法或将卷着的毯子放在其右臀和右腰部达到。

(1)气道和呼吸：激素水平的变化导致胃食道括约肌功能下降，增加反流的风险。对任何意识不清的孕妇行正压通气时，应持续压迫环状软骨。

(2)循环：胸外按压时，按压部位应上移，在胸骨中段略上方处进行按压。这应根据妊娠子宫产生的横膈和腹腔脏器上移情况做出的调整。

(3)除颤：除颤使用标准 ACLS 除颤剂量，没有足够的证据表明，除颤器的直流电会对胎儿心脏产生副作用。如有胎儿或子宫监护，除颤前应拿掉。

2. 对 ACLS 所作的修改

(1)气道：①复苏早期就应保护气道，因为潜在的胃食道括约肌功能降低增加了反流的风险，在气管插管前或插管时应压迫环状软骨。②给妊娠妇女插管时，应选择比非妊娠妇女小 0.5~1 mm 的气管导管，因为妊娠妇女的气管可能水肿狭窄。

(2)呼吸：①妊娠病人会很快产生低氧血症，因为其功能残气量下降而氧耗量增加，因此，抢救者应准备好氧气和通气支持。②用临床和装置如 $ETCO_2$ 确认、评估气管导管位置，因为在妊娠晚期，即使气管插管在气管内，食道监测装置更易误认为在食道内，这会导致误拔原本在位的气管导管。③通气量需要适当减低，因为母体横膈上抬。

(3)循环：依据 ACLS 指南进行复苏用药。血管加压药如肾上腺素、血管加压素和多巴胺会使子宫血流减少，但复苏用药没有替换方法，即使胎儿存活无望，孕母仍应复苏。

3. 其他并发症

(1)硫酸镁过量：接受硫酸镁治疗的子痫病人，产生医源性硫酸镁过量是很有可能的，特别是孕妇有少尿情况时。使用 10% 葡萄糖酸钙 10 ml(1 支或 1 g)是治疗镁过量的有效选择。经验性地使用钙剂可能是救命性的。

(2)急性冠脉综合征：孕妇可能会出现急性冠脉综合征，通常与其他问题相关。因为溶栓是妊娠的相对禁忌证，经皮做冠脉再灌注治疗是 ST 抬高心梗的选择策略。

(3)先兆子痫/子痫：先兆子痫/子痫在妊娠 20 周以容易发生，并会产生严重的高血压，最后导致器官功能衰竭。如果没有治疗，母体和胎儿均会致命。

(4)主动脉夹层：妊娠妇女发生自发性主动脉夹层的风险增加。

(5)致命性肺栓塞和中风：有报道，对大面积、致命性肺栓塞和缺血性中风作溶栓取得成功。

(6)羊水栓塞：有报道，临床医生对分娩过程中出现羊水栓塞者施行心肺转流取得成功。

(7)创伤和药物过量：孕妇也不免发生意外和遭受社会上的各种精神伤害。妊娠期间家庭暴力增加；实际上自杀和他杀是孕妇死亡的主要原因。

4. 心脏骤停孕妇紧急子宫切开术（剖腹产）

母体心脏骤停 BLS 和 ACLS 后未立即逆转：

(1)当孕妇发生心脏骤停时，抢救指挥人员应考虑作急诊子宫切开术（剖腹产）的必要性。妊娠 >24~25 周的妇女心脏停止不超过 5 min 时做行剖腹产，胎儿会取得最高的存活率，这通常需要抢救人员在孕妇心脏停止后大约 4 min 时开始作剖腹产。

(2)急诊剖腹产是一个大胆的决策，这似乎违背了抢救胎儿的关键是抢救其母亲(the key to salvage of a potentially viable infant is resuscitation of the mother)的宗旨，但对母体无法成功复苏，这是补救方法，除非静脉回流和心输出量恢复，另外，剖出胎儿清空了子宫，同时缓解了静脉阻塞和主动脉压迫，同时，剖宫产取出了胎儿，才能对胎儿进行复苏。应该牢记的要点是，如果不能恢复母体的心脏血流，会母婴同失。注意，4~5 min 是抢救人员应做出决定的最长时间，如果 BLS 和 ACLS 不能逆转心脏骤停的话。开始剖腹产前，抢救人员不应白白浪费这些时间。最近一份报告表明，在做出剖腹产的决定到实际取出胎儿的间隔需要很长时间，远超过产科指南的 30 min。

(3)建立静脉通道和高级气道通常需要几分钟时间，大多数病例，在建立静脉给药通道及气管插管前，实际上剖腹产不可能进行下去。复苏指挥人员应启动紧急预案，对确认孕妇发生心脏骤停时立即开始剖腹产。在抢救指挥员准备剖腹产时，静脉通道已建立,初始用药已给,高级气道就位,心脏骤停的即时可逆性已确定。

5. 决定开始紧急子宫切开术

复苏队伍在决定紧急子宫切开术时,应考虑几种母体和胎儿的因素。

(1)考虑妊娠时间:尽管妊娠子宫到大约妊娠20周时就开始影响主动脉腔静脉的血流,在24～25周时胎儿开始有生存能力。在某些部门有条件做便携式超声检查,可确定胎龄(有经验的医生)和胎位。但做超声检查时不应延误紧急子宫切开术。①孕龄<20周:不必考虑紧急剖腹产,因为这么大的子宫不会对母体心输出量产生明显影响。②孕龄大约20～23周:紧急子宫切开术有助于母体复苏成功,但不是为了抢救胎儿,因为这种胎龄的胎儿不太可能生存。③孕龄≥24～25周:紧急子宫切开术有助于同时抢救母婴。

(2)考虑心脏骤停的表现:以下表现的心脏骤停增加胎儿存活的机会:①母体心脏骤停和胎儿娩出时间很短;②心脏骤停前母体没有持续低氧血症;③母体心脏骤停前胎儿很少或没有呼吸窘迫;④对母体积极有效的复苏;⑤在有新生儿监护室的医学中心作子宫切开术。

(3)考虑职业环境:①有良好的装备和补给吗?②抢救人员有经验和技术做紧急子宫切开术吗?③有新生儿/儿童监护专业技术和人员吗?特别是婴儿不足月的情况能做到吗?④剖腹产后,产科人员能够做到立即进行产妇复苏支持吗?

八、触电与雷击的复苏

电击和雷击损伤产生于电流对心脏和脑、细胞膜及平滑肌的直接损伤效应,另外也产生于电流穿过机体组织产生的电能转化为热能的间接损伤作用。

1. 基础生命支持的修正

首先应在环境中进行复苏。电击后即刻,呼吸或心脏或二者同时停止,即使初始评估表现为死亡的病人,也应给予充分的复苏措施,因为许多受害者很年轻,没有心肺基础病,如果立即给予心肺功能支持,他们极有可能存活。如果有自主呼吸和循环,立即呼叫120,必要时立即进行通气和胸外按压及除颤。

雷击和电击均会产生多处损伤,包括脊柱伤、肌肉牵拉伤、抛出时内脏伤、骨骼肌强直性痉挛产生的骨折。脱去燃烧的衣服、鞋子和裤带,以防产生进一步的热损伤。

2. ACLS(高级心血管生命支持)的修正

施救者应确定抢救环境安全。电损伤后的无反应病人应行气道控制、立即CPR和及时除颤(如果有指征)极为重要。然后行气道管理,包括早期放置高级气道(如气管插管),对面、口或前颈部电烧伤的病人建立人工气道可能很困难,对广泛烧伤的病人早期插管极为重要,即使开始自主呼吸也应插管。

对有低血容量性休克或严重组织破坏的病人,静脉快速补液以对抗休克,并纠正向第三间隙外渗的液体。液体疗法应足够产生多尿,以排出肌红蛋白、钾和其他组织破坏所产生的产物(对电损伤的病人特别重要)。与外部损伤一样重要,电热伤在电击后出现,潜在的组织损伤远比看见的范围广泛,应及时请烧/创伤科会诊处理。

(赖荣德)

第6节 心脏骤停后综合征

自主循环恢复(resumption of spontaneous circulation,ROSC)是机体在经历长时间、完全的、全身性缺血、成功心肺复苏(CPR)后的一个非自然的病理生理状态。1970年代初期,Vladimir Negovsky 认识到,机体的全身性完全缺血和再灌注后产生的病理变化,是一个独特的病理学过程,因为它有清楚的可解释的原因、时间过程和相互影响因素,他将这种状况命名为"复苏后病"(postresuscitation disease)。尽管那时很恰当,但现在使用的"复苏(resuscitation)"这个名词的含义更为广泛,它包括循环尚未停止的各种休克状态的治疗,且"复苏后(postresuscitation)"这个名词是指复苏已经停止的行动。Negovsky 指出,当心脏骤停的病人再次获得自主循环后,第二个、更复杂复苏阶段刚刚开始。基于这些原因,最近提出一个新的名词:"心脏骤停后综合征(post-cardiac arrest syndrome)"。

一、识 别

1. 病理生理

心脏骤停后初始获得 ROSC 者的高死亡率归因于它所产生的独特的、影响多个器官的病理生理学过程。尽管延长的全身缺血初始引起所有组织和器官损伤,再灌注期间和再灌注之后会发生其他损害。心脏骤停后病理生理学的独特表现,常与引起心脏骤停的疾病或损伤及其既存并发症相重叠。针对某一器官的治疗可累及其他受损的器官系统。心脏骤停后综合征的四个关键部分是:

(1)心脏骤停后脑损伤:脑血管自动调节受损、脑水肿和(或)缺血后神经变性。

(2)心脏骤停后心肌功能障碍:整体性运动机能减退(心肌顿抑)、急性冠脉综合征。

(3)全身性缺血/再灌注反应:全身炎症反应综合征、血管调节受损、血液凝固性增加、肾上腺抑制、组织氧输送和利用受损、对感染的耐受性下降。

(4)持续诱因性病变:①心血管病,如 AMI/ACS、心肌病;②肺疾病,如 COPD、哮喘;③中枢神经系统疾病,如脑血管意外;④血栓栓塞性疾病,如肺栓塞;⑤毒物,如药物过量、中毒;⑥感染,如脓毒症、肺炎;⑦低血容量,如出血、脱水。

ROSC 后这些障碍的严重程度不完全相同,并随不同个体缺血损害严重程度、致心脏骤停原因和病人心脏骤停前健康状况的不同而异。当然,如果 ROSC 在心脏骤停后很快恢复,可能就不会发生心脏骤停后综合征。

2. 临床表现

心脏骤停后产生不同脏器损害,其表现各有差异。心脏骤停后脑损伤表现为昏迷、抽搐、肌阵挛、认知功能障碍、持续性植物状态、继发性帕金森病、皮质中风、脊髓中风、脑死亡。心脏骤停后心肌功能障碍表现为心输出量下降、低血压、心律失常、心血管性虚脱。全身性缺血/再灌注反应表现为进行性组织低氧/缺血、低血压、心血管性虚脱、发热、高血糖、多器官衰竭、感染。持续致病性诱因的表现则随病因而异。

3. 心脏骤停后分期

目前将心脏骤停后分为即刻、早期、中期和恢复期共四个阶段。心脏骤停后即刻阶段可定义为 ROSC 后的最初 20 分钟。心脏骤停后早期阶段应定义为 ROSC 后 20 分钟至 6~12 h,此时早期干预可能最有效。中期阶段可能是 6~12 h 至 72 h,此期损伤仍在继续,应行积极的专业治疗。超过 3 天应认为是恢复期,此期的预后判断更可靠,最终预后更具预测性。

二、治疗策略

心脏骤停患者的处理有时间敏感性,涉及多学科问题,给处理带来复杂性,最好应由多学科联合小组共同制定综合的临床处理程序。其处理方案必须根据不同的患者而调整,治疗应着眼于需要逆转心脏骤停后综合征的病理生理学表现,同时要进行适当的优化,并按时完成有关目标。

1. 监护

心脏骤停后综合征的一般治疗措施与 ICU 内大多数危重病患者的处理类似。监护主要包括三个部分:普通重症监护、血流动力学监护和脑功能监护。普通重症监护是必需的,包括动脉导管、脉搏血氧饱和度、连续的心电监护、中心静脉压(CVP)、混合静脉血氧饱和度($ScvO_2$)、体温、尿量、动脉血气、血清乳酸、血糖、电解质、全血细胞计数、心电和胸片；高级的血流动力学监护包括超声心动图和心输出量监护（无创或肺动脉导管）；脑功能监护包括脑电图、CT/MRI 等。

2. 早期血流动力学优化

早期血流动力学的优化或早期目标治疗，是促进恢复及维持全身组织氧供和氧耗平衡的一个途径。其关键是在于尽早地开始监测及治疗，并在几小时内达到目标。主要着眼于前负荷、动脉血氧含量、后负荷、收缩性及全身氧利用的最优化，心脏骤停后综合征合理的早期治疗目标包括：平均动脉压（MAP）65～90 mmHg，CVP 8～12 mmHg，$ScvO_2$ >70%，尿量>1 ml/(kg·h)，血乳酸正常或低于正常水平。心脏骤停后血红蛋白的目标还仍然未确定，Hb 最好不低于 70～90 g/L，或红细胞压积>30%。

3. 通气与氧合

（1）通气：虽然在心脏骤停后急性期大多数患者都是缺乏大脑自动调节或者有功能障碍的，但仍然会保持着脑血管对动脉二氧化碳张力改变的反应性，过度通气会使脑血管收缩，从而产生大脑缺血的潜在危害、增加胸内压，使 CPR 期间及之后的心输出量降低，但通气不足也可能有害，因为低氧和高碳酸血症会使脑灌注压增加或产生混合型的代谢性酸中毒，且常在 ROSC 不久后即可发生。可参照脓毒症急性肺损伤/急性呼吸窘迫综合征的患者，给予 6 ml/kg 体重的潮气量，平台压≤30 cmH_2O，并根据血气值逐步调整。

（2）氧合：CPR 期间或 ROSC 后，临床医生常以 100%的氧维持通气。虽然纠正缺氧极为重要，但越来越多的临床前证据建议在再灌注的早期阶段，组织内氧过多会通过过度氧化应激损伤缺血后神经元。有研究证实，ROSC 后第 1 个小时用纯氧通气与适当的 FiO_2 并使动脉血氧饱和度在 94%～96%相比，前者的神经系统预后更差，但目前尚无理想的氧合指标。

4. 循环支持

心脏骤停后血流动力学不稳定很普遍，表现为心脏节律障碍、低血压、低心脏指数，其机制包括血管内容量不足、血管舒张功能受损和心肌功能障碍。节律障碍可以通过维持电解质正常、使用药物及电击疗法治疗，但没有证据支持要在心脏骤停后预防性使用抗心律失常药，早期的再灌注治疗也许就是最好的抗心律失常疗法。低血压的一线干预方法就是静脉液体复苏以改善右心充盈压。早期的超声心动图可量化心功能障碍的程度，有助于指导治疗。根据血压、心率、超声心动图和反映组织氧供的指标，如 $ScvO_2$、乳酸清除率、尿量等综合评估，以指导血管活性药物的选择，并可结合肺动脉导管或其他非侵入性的心脏监护综合确定。

5. 诱因处理

除外前述原因，其他引起院外心脏骤停的原因包括肺动脉栓塞、脓毒血症、低氧血症、低血容量、低钾血症、高钾血症、代谢性疾病、意外性低温、张力性气胸、心脏填塞、毒物、中毒和脑血管意外，在 ROSC 后要迅速寻找这些可能引发心脏骤停的原因并给予积极治疗颇为重要。

6. 亚低温治疗

越来越多的证据表明，亚低温治疗或将成为心脏骤停后昏迷的存活者标准治疗策略的重要部分。亚低温治疗的目标是，院外 VF 性心脏骤停后恢复了自主循环的无意识成年患者，需要降温至 32～34 ℃并持续至少 12～24 h。如未进行亚低温治疗，应积极治疗心脏骤停后第一个 72 个小时内的发热。亚低温治疗可分为三个阶段：诱导、维持及复温。诱导可使用冰液体静脉内注射（如生理盐水或 Ringer's 液，30 ml/kg），也可用传统的冰袋包裹法，冰袋放置在腹股沟、腋窝及围绕着颈部和头部。此法可使体温在 1h 内下降。为防止寒战，可加用神经肌肉阻滞剂或镇静剂，它还有促进初期的降温作用。维持阶段应避免体温显著波动。体外降温装置包括有降温毯、水循环系统垫或更多的先进系统如冷空气循环帐篷。单独使用冰冻液体并不能维持亚低温。硫酸镁是天然的 N-甲基-D-天门冬氨酸受体拮抗剂，它能降低寒战阈值，可以在降温过程中使用以减少寒战，镁也是一种血管扩张剂，因此它可提高降温率。复温阶段可用体内或体外降温装置或其他加热系统进行调节，尚无最理想的复温方案，但专家意见是每小时升温 0.25～

0.5 ℃。由于在亚低温治疗过程中代谢率、血浆电解质、血流动力学的改变非常迅速，因此在整个降温及复温的过程中都需要进行密切监护和护理。

亚低温治疗的并发症包括寒战、全身血管阻力升高、心输出量下降、心律失常（如心动过缓；亚低温会诱发利尿，可并发血容量不足，导致血流动力学不稳定，引起电解质异常如低磷、低钾、低镁和低钙。另外，亚低温降低了胰岛素的敏感性和胰岛素的分泌，可产生高血糖；亚低温对血小板及其凝血的影响可损伤凝血功能及增加出血；亚低温还能损伤免疫系统及增加感染几率；在整个亚低温过程中，血清淀粉酶都会增高，但其意义还不太清楚。

7. 镇静及神经肌肉阻滞

如在 ROSC 后 5～10 min 内未能显示充分的觉醒征象，常需气管插管、机械通气和镇静，适当的镇静能降低氧耗量，亚低温疗法能使氧耗进一步减少。使用某些镇静评分标准（如 Richmond 或 Ramsay 评分）监测可能有益。阿片类药物和安眠药都可应用。在亚低温治疗期间，理想的镇静可防止寒战及加快达到目标体温。如深度镇静仍然发生寒战，可在密切监测下使用神经肌肉阻滞药（静脉注射或滴注）。由于心脏骤停后癫痫的发生率相对较高，在神经肌肉阻滞期间，建议给患者进行持续脑电图监测。

8. 癫痫的控制及预防

在 ROSC 后的成人患者中，癫痫、肌阵挛或两者的同时发生率为 5%～15%，持续昏迷的患者中发生率为 10%～40%，癫痫发作使脑代谢增加 3 倍，应积极控制抽搐或癫痫，但尚无研表明需要对此类患者预防性使用抗惊厥药物。常用药物包括地西泮、苯妥英钠、丙戊酸钠、异丙酚或巴比妥酸盐等治疗。肌阵挛的治疗尤其困难，苯妥英通常无效，氯硝西泮是最有效的抗肌阵挛药物，异丙酚、丙戊酸钠和左乙拉西坦也可能有效。注意这些药物都可能产生低血压。

9. 血糖控制

心脏骤停后经常会发生高血糖，多数研究显示，心脏骤停后患者的血糖浓度最好能控制在一个 8 mmol/L（144 mg/dL）以下的目标范围。鉴于胰岛素治疗可能诱发低血糖，不管选择何种血糖目标范围，都必须要频繁监测血糖，特别是在开始使用胰岛素时、降温和复温期间。

10. 神经保护药物

已经使用或正在研究的神经保护剂包括有麻醉剂、抗惊厥药、钙钠通道拮抗剂、N-甲基天冬氨酸受体拮抗剂、免疫抑制剂、生长因子、蛋白酶抑制剂和 γ-氨基丁酸激动剂，但迄今为止仍然没有一项药物干预措施能在前瞻性的临床试验中被证实能改善院外心脏骤停的预后，也没有充分证据显示使用任何药物神经保护策略能减少心脏骤停后患者的脑损伤。

11. 肾上腺功能障碍

院外心脏骤停成功复苏的患者常会发生相对性肾上腺功能不全，同时会伴随死亡率的上升。1 个小型研究证明，用氢化可的松治疗院外心脏骤停的患者能提高 ROSC，但还没有在心脏骤停后阶段应用皮质醇的研究。通常推荐在感染性休克中使用小剂量的皮质醇都是合理的，但也存在争议，目前还缺乏有效证据证实使用皮质醇治疗能提高远期的预后。因此，在心脏骤停后不主张常规使用类固醇。

12. 其他治疗

主要包括脏器功能支持，尤其是肾功能监测和支持，气管插管、免疫防御受损等原因使感染风险大大升高，必要时应给予防治感染等。

（赖荣德）

参 考 文 献

1. 2005 American Heart Association Guidelines for Cardiopulmonary Resuscitation and Emergency Cardiovascular Care. Circulation,2005,112:Ⅳ-1~Ⅳ-5
2. Baskett P, Nolan J. A pocket book of the european resuscitation council guidelines for resuscitation 2005. resuscitation,2005,67:s1~s189
3. Marx JA, Hockberger RS. Rosen's emergency medicine-concepts and clinical practice, 6th edition. Elsevier Health Sciences,2006
4. Jones SA. ECG Notes: interpretation and management guide. F. A. Davis Company, Philadelphia,2005
5. Longe JL. The Gale encyclopedia of medicine, 3rd edition. Thomson Gale,2006
6. Tintinalli JE, Kelen GD, Stapczynski JS. Emergency medicine: a comprehensive study guide, 6th edition. McGraw-Hill Companies, Inc. ,2006
7. Post - Cardiac Arrest Syndrome: Epidemiology, Pathophysiology, Treatment, and Prognostication-A Consensus Statement From the International Liaison Committee on Resuscitation (American Heart Association, Australian and New Zealand Council on Resuscitation, European Resuscitation Council, Heart and Stroke Foundation of Canada, InterAmerican Heart Foundation, Resuscitation Council of Asia, and the Resuscitation Council of Southern Africa); the American Heart Association Emergency Cardiovascular Care Committee; the Council on Cardiovascular Surgery and Anesthesia; the Council on Cardiopulmonary, Perioperative, and Critical Care; the Council on Clinical Cardiology; and the Stroke Council, Endorsed by the American College of Emergency Physicians, Society for Academic Emergency Medicine, Society of Critical Care Medicine, and Neurocritical Care Society. Circulation,2008,118:0—0

第 4 章

危重症基础

第 1 节 危重病人的气道管理

通过气道管理维持充分的通气和氧合是急诊或危重病医学最基本、最重要的工作之一。如无氧供,大脑在几分钟内便会产生不可逆性缺氧损伤甚至丧失功能。气道管理的主要目的是促进并维持肺的氧输送和气体交换,保护气道免受血液、体液或食物的污染,防止气道阻塞,其主要任务是确保气道通畅,提供氧气、促进氧合,对通气不足或无呼吸的病人及时建立人工气道并给予正压通气。"气道—供氧—通气"是气道管理的中心内容。

一、上气道解剖特点

正常上呼吸道解剖见图 4-1-1。

1. 鼻

鼻开口处有鼻毛,是空气滤过或净化的良好屏障;鼻腔内有丰富的血供,能对经过鼻腔的空气产生暖化和湿化作用,但表面高度血管化的上、中、下鼻甲也极易受伤、出血;鼻旁窦和鼻泪管开口于鼻腔侧壁,易因长时间经鼻插管而阻塞,产生鼻窦炎。

2. 口腔

舌、牙槽和腭共同形成口腔,硬腭和软腭形成上壁,咽部形成其后壁,软腭表面的悬雍垂是经口

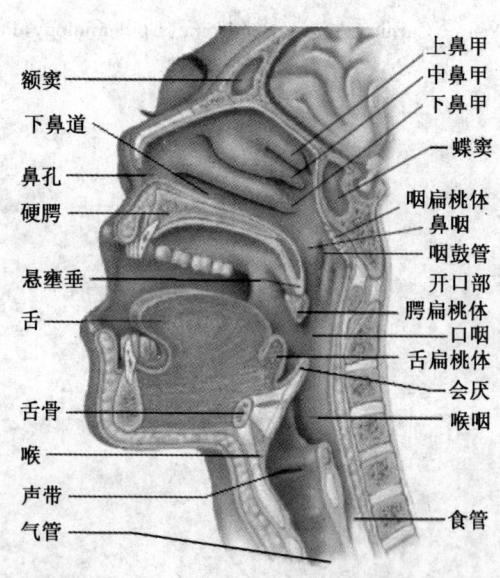

图 4-1-1 上气道解剖结构示意图

气管插管时最先见到的解剖标志,张口无法见到悬雍垂可能为插管带来一定的困难。

3. 鼻咽

颅底和软腭构成鼻咽的上下面,前通鼻腔,后续口咽部,咽扁桃体位于咽后壁和咽上壁之间,咽扁桃体肿大会影响鼻腔气流,或因经鼻插管而造成

损伤,儿童尤为明显;咽鼓管开口于咽侧壁,长时间经鼻气管插管会引起咽鼓管口周围的组织水肿,导致咽鼓管开口受阻,或因细菌上行而引起中耳炎。

4. 口咽

口咽部始自软腭,下至会厌,上续鼻咽,下通喉咽;腭扁桃体从口咽侧壁凸出,腭扁桃体肿大会影响会厌和声带暴露,并将为经口气管插管带来困难,过度肿大的扁桃体还可能引起口咽部阻塞;正常情况下,颏舌肌收缩会使舌向前下方移动,吸气时促进口咽部开放,此肌张力降低(如麻痹状态),会引起吸气时口咽气流不畅甚至阻塞。

5. 喉咽

口咽下部直接相连的是喉咽,会厌为其上缘,食管开口处是其后下缘,喉部是其前缘,这些部位异常将影响喉咽的畅通,另外,其两侧各有一个深窝(梨状隐窝),异物容易滞留此处。

6. 喉

上接喉咽,下连气管,有三组成对软骨和三个不成对软骨构成,成对软骨是指杓状软骨、小角状骨和楔状软骨,不成对软骨是甲状腺、环状软骨、会厌,这9块软骨共同构成喉部;甲状软骨和环状软骨可在颈前区触及,环状软骨与甲状软骨之间的环甲膜相当于第6颈椎水平,环甲膜是紧急穿刺和切开建立确定性气道的重要区域;由于环状软骨是惟一的单环状骨,压迫环状软骨可使食管开口受压而阻塞,有利于防止胃内容物反流和误吸,插管时轻压环状软骨有助于暴露声带,为气管插管带来便利。儿童和成人上气道结构略有差异,了解这些差异将为气道管理带来便利,表4-1-1是成人和儿童上气道解剖特点对照。

表 4-1-1 成人和儿童上气道解剖特点对照表

分 类	成 人	儿 童
气道口径	大	小
气道阻力	小	大
黏膜和黏膜下层	结合紧密且脆性小	结合疏松且脆性大
气道淋巴组织	相对较少	相对较多
舌骨	与喉相距较远	接近喉部
会厌	易曲,短而宽,突出度小	较硬、更长、更窄,呈U形,突出度大
咽喉角	角度大	角度小
喉结	突出或可触及	更隐蔽
环甲膜	可触及	更隐蔽(婴儿无法触及)
气道窄部	声门处	声门下区(环状软骨)
Sniffing 位	需要约10 cm薄枕垫于枕部才行	因其头部相对较大,呈自然Sniffing位
喉镜窥视片	弯或直镜片均可	<2岁需直镜片,≥2岁两种镜片均可
气管内导管	带充气囊	10岁以下儿童多需用无充气囊的导管
环甲膜切开术	容易	极为困难,属相对禁忌

二、急危重症病人的气道问题特点

病情严重、病况复杂、时间紧迫是急危重症病人的主要特点，且不少病人存在气道问题或有潜在气道障碍的威胁，引起原发或继发性气道和肺受损，导致通气、氧合功能障碍。解决通气和氧合功能是气道管理的终极目标。急诊和危重病科病人的气道问题主要有以下特点。

1. 气道结构受损或阻塞

包括：①先天畸形：如扁桃体肿大、巨舌、小颌、颈部肿块；②感染：如扁桃体炎、扁桃体周围脓肿、咽后脓肿、气管前脓肿、会厌炎、喉炎脓性颌下腺炎；③内科急症：如囊性纤维化、血管性水肿、喉痉挛、气道肌松弛、局部炎症、哮喘；④创伤：如喉部创伤、咽喉部血肿、烟雾吸入、热灼伤、气道异物等。

2. 呼吸功能系统严重不全

包括重症肺炎、急性肺损伤/急性呼吸窘迫综合征、大咯血、气道痰液清除障碍（如 COPD 急性加重期或支气管扩张）、气胸、气道异物等。

3. 血流动力学障碍

心力衰竭（包括急性肺水肿）、休克（失血/感染/过敏/心源性等）、心包填塞、恶性心律失常等。

4. 神经肌肉受损

重症肌无力、脑血管意外、昏迷、中毒、药物过量（吸毒或镇静睡眠药等）、麻痹剂使用等。

5. 严重创伤或外伤性失血

主要包括重型颅脑创伤、严重口腔颌面部创伤、颈部严重损伤、胸腹部严重创伤等。

6. 严重传染病

严重急性呼吸综合征（SARS）、禽流感、脑炎/脑膜炎、脊髓灰质炎、肺炭疽等。

7. 其他严重疾病导致的多脏器功能障碍综合征

急性严重溶血、横纹肌溶解综合征、上消化道大量出血/呕吐、重型胰腺炎、气管-食管瘘、甲状腺危象、糖尿病酮症酸中毒、严重低血糖、严重低/高血钾、重型表皮坏死溶解症、中毒性休克综合征等。

三、气道开放

通气不足原因多种多样，自主呼吸病人可因食物、血液和分泌物或组织等阻塞气道，或影响咽喉部正常结构。意识不清的病人，由于咽喉部肌肉松弛或舌根后坠，导致气道梗阻，或因口腔分泌物或胃内容物反流产生误吸。即便意识清醒患者，也可能因异物、咽喉部组织肿胀、水肿、肿瘤或喉痉挛等，产生气道阻塞的风险。通常根据临床表现便可明确哪些病人需要气道支持。需要紧急气道开放的是有通气和氧合不足表现者，如呼吸急促，呼吸困难，紫绀，躁动不安或辅助呼吸肌参与等表现。气道部分阻塞的表现有焦虑、哮鸣或喘鸣音，胸骨上窝或肋间隙随吸气而产生凹陷，婴幼儿可见吸气时胸骨下陷；气道完全性阻塞时可没有哮鸣音等，有时仅有呼吸动作但无呼吸音，不能说话或只能以手抓脖子示意。这些均是紧急气道开放的指征。

各种急、重、危病人，最基本也是最重要的气道管理是开放气道，无论病人有无自主呼吸，气道开放是气道管理、也是危重病人抢救治疗的第一步和首要目标，即便将有误吸风险者的头部转向一侧也是气道开放和管理的重要一步。鼻吸气位（sniffingposition，图 4-1-2）、侧卧位可纠正软组织所致的气道阻塞，如病人严重肥胖，可在其肩下垫一薄枕以达到鼻吸气位。最常用、最有效的气道开放方法包括仰额抬颌法或托下颌法。对疑有颈椎损伤患者，采用双手托颌法使头部保持正位而不应斜向一侧，可最大限度地减少颈椎脊突的活动，防止颈髓损伤或加重原有创伤。对完全性气道阻塞者，完全没有气流，应立即气管插管、环甲膜穿刺或切开、甚或紧急气管切开。气管插管时，为防止咽喉部刺激引起胃内容物反流产生误吸，可采用 Sellick 手法（图 4-1-3），即将环状软骨向后推压，压迫食管于环状软骨与颈椎骨之间，避免胃内容物反流导致误吸。

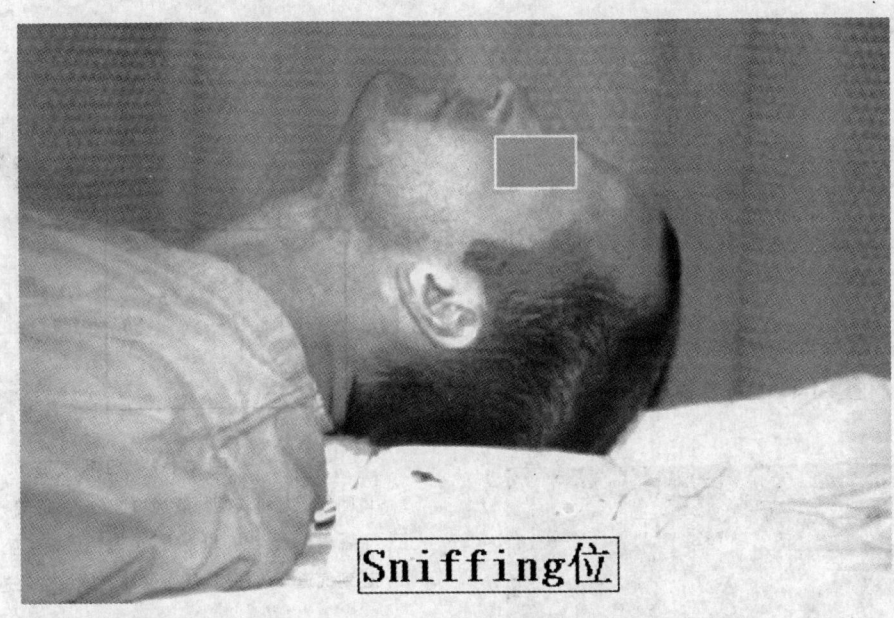

图 4-1-2 Sniffing 位

枕部垫约 10cm 高的薄枕,或颈椎抬高约 15°角,并最大限度地拉伸寰枕关节,保持气道通畅

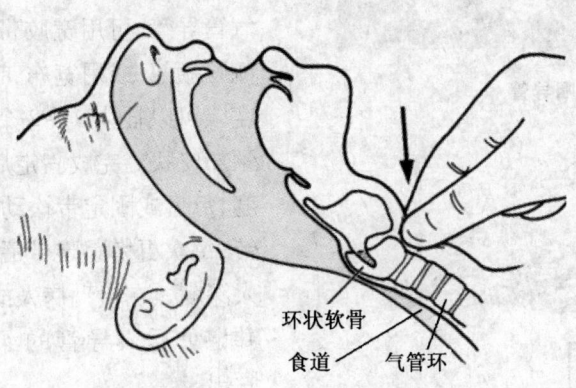

环状软骨
食道 气管环

图 4-1-3 Sellick 手法

用拇指和食指压迫环状软骨,继而向后压迫食道,使食道处于闭合状态,避免胃内容物反流和误吸,也有利于气管插管

四、人工气道管理

(一) 人工气道

大多数气道阻塞发生于咽喉部,除外合适的体位,可用口咽或鼻咽气道或喉罩气道以达开放。如放置简易气道仍无法维持气道通畅,应建立确定性气道如气管插管、环甲膜穿刺或切开、气管切开。

(1) 鼻咽气道(图 4-1-4 和图 4-1-6):是用软橡胶管或塑料管经鼻腔插入口咽部,会厌上方,以维持气道开放;鼻咽气道导管有多种不同型号,成人一般选择 30~32 F 的导管,或导管长度相当于鼻尖至耳垂的距离,它适于意识清醒、模糊或不清的病人,最好使病人处于仰额抬颌位或托下颌位。

(2) 口咽气道(图 4-1-5 和图 4-1-7):是半环形塑料导管,它可将后坠的舌根托起,与咽后壁分离,起到开放气道的作用,口咽气道只适于意识不清的病人,因为用于意识清醒的病人时,有发生喉痉挛或呕吐反射的风险,成人一般可选用 8.0~10.0 cm 的口咽气道。

(3) 食管-气管导管(图 4-1-8 食管-气管导管):

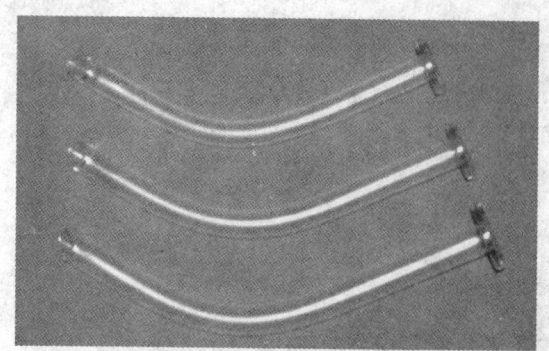

图 4-1-4 鼻咽导管

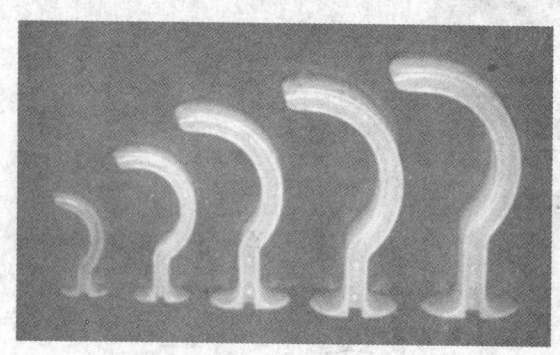

图 4-1-5 口咽导管

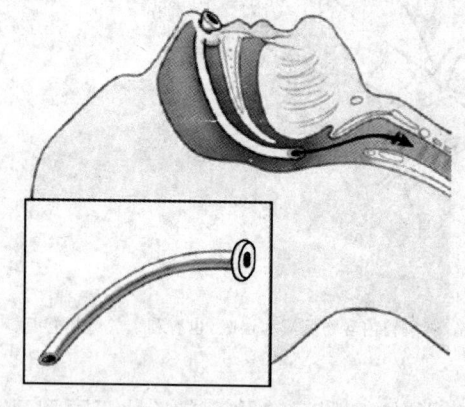

图 4-1-6 鼻咽气道

鼻咽气道是将鼻咽导管经鼻放入，远端开口处正好处于舌根部，会厌开口上方，避免舌根后坠产生的气道阻塞，达到气道开放作用，从而保证气体可有效进入气道内

是较灵活的人工气道，它是由两套导气管组成的通气导管，无论插管气道还是食道，只要及时识别插入位置，即可保持气道通畅，使用方法见图注。

（4）喉罩气道（图4-1-9）：是将导管开口直接"罩"在会厌口处的人工气道，可有效避免舌根后坠所致的气道阻塞，保持气道通畅。

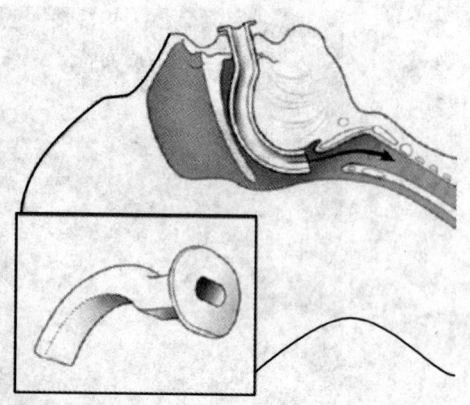

图 4-1-7 口咽气道

口咽气道是将口咽导管经口腔放入，远端开口处正好处于舌根部，会厌开口上方，可避免舌根下坠而阻塞气道，达到气道开放作用，从而保证气体可有效进入气道内

（二）导管固定

气管插管的病人，在完成插管后，应充分固定气管导管，可用宽胶带作"X"形或"Y"形固定于双侧脸颊部；或用宽布带绕于颈后并打结固定，松紧度以可以插入1~2个手指为宜，否则易勒伤病人颈部皮肤。完成固定后，测量并记录导管插入的深度，每日或固定带松动或固定带污染后宜更换固定带，每次更换固定带后，应重新测量并记录导管插入深度。在搬动病人或导管受到牵拉后，也应测量并记录插入导管的深度，以免导管滑入更深或脱出。

（三）导管气囊充气

气管导管气囊分为低容高压和高容低压气囊，目前市售的气管内导管的气囊几乎全是高容低压气囊，一般气管插管导管的气囊内充气压为 20 mmHg（17~23 mmHg）左右（1 mmHg≈10 cmH$_2$O），一般不超过25 mmHg，因为正常气道黏膜毛细血管充盈灌注压在25~32 mmHg左右，否则易产生压迫，导致气管黏膜受压产生缺血损伤甚至坏死。定时检查气囊内充气压，可防止漏气造成的通气不足，又可避免气囊内压过度产生气管黏膜压迫损伤。测压仪是最常用的。如无测压仪，可用最小漏气技术，方法是：在向气管送气过程中，将听诊器放在气管处，缓慢向气囊内注气，直至无漏

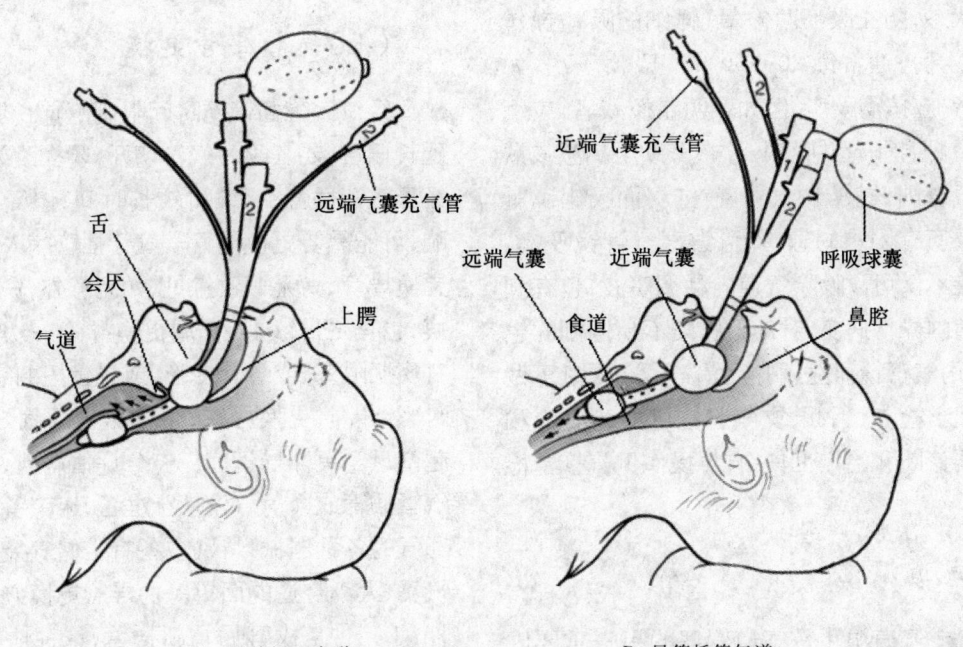

A. 导管插入食道　　　　　B. 导管插管气道

图 4-1-8　食管-气管导管

食管-气管导管是带侧孔的具有远、近两个充气囊的双腔导管,同时向两个充气囊内充气,使近端气囊充气封闭口咽部,远端气囊充气封闭气管或食管腔。如导管远端插管食管内,则两个充气囊之间的侧孔正好在会厌口处,此时将人工呼吸气囊或呼吸机导管接在近端通气导管上,气体可经两充气囊之间的侧孔进入气道;如导管远端刚好插入气管内,则将人工呼吸气囊或呼吸机管路与远端通气导管相连接,气体直接经远端通气孔进入气道内

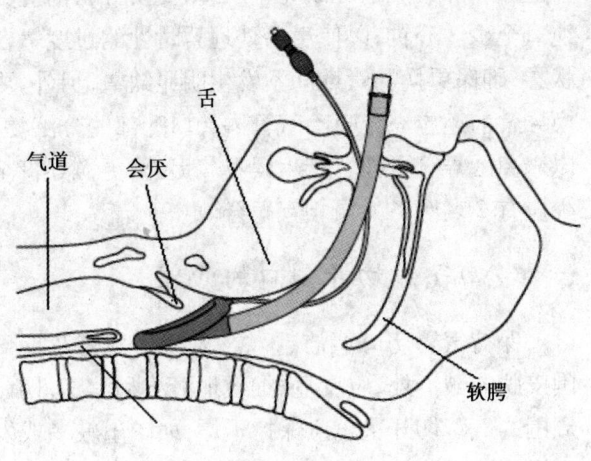

图 4-1-9　喉罩气道

喉罩气道是经口将喉罩插管会厌下方,使喉罩正好处在气管开口处,此时向喉罩导气管内注气,正好流向气管内,达到有效通气的目的

气声为止,此时如放出少量气囊内的气体,又可听到漏气声,重新注入少许气体至漏气声消失为止,如用手轻轻挤捏气囊,气囊富有弹性,如挤捏气囊时发现气囊较硬而无明显弹性表明充气量过度,气囊内压过高。以往低容量高压气囊需每 2～4 h 放气一次,每次约 5～10 min(放气前充分吸除气道内和口咽部分泌物),以恢复气道黏膜血供,但其疗效受到质疑,目前所用的高容量低压气囊放气与否无太大差异,大多不必放气。

(四) 清理呼吸道

气管插管病人,受病情本身或镇静等的影响,咳嗽反射下降或消失,气道内分泌物无法有效清除,如不及时清除气道内分泌物,可导管分泌物积聚在气道内,产生气道通气阻力过度,影响气体交换,甚至引起肺膨胀不全或不张,如分泌物黏稠,可能导致气管导管阻塞,如未及时发现,严重者可产生窒息。及时吸除气道内分泌物是气道管理的重要内容,有助于病情恢复,加快脱机和拔管。吸痰时清理呼吸道的最有效方法。吸痰时应遵守无菌操作原则,吸痰管直径不超过气管导管内径的1/2,每次吸痰时间不超过 15 s,另外吸痰前后均需用纯氧呼吸 1～2 min(至少 30 s),使病人达到暂时性的过度氧合状态,防止吸痰时缺氧(详细的吸痰操作请见"吸痰术"),通常每20～60 min吸痰一次,如痰液较多者,应按需吸痰,但如无明显痰液者,应每1～2 h配合翻身叩背并吸引一次,有助于刺激咳嗽促进末梢气道内痰液向中心气道排泌而吸出。对常规方法吸痰有困难的患者,可尝试气管镜吸痰,通过气管镜不仅可以吸除气道内黏稠痰液,也有利于发现气道内异常病变,对部分感染不易控制的患者,还可利用气管镜灌洗、刷检送培养,必要时可做活检送病理学检查,因此,支气管镜已成为急诊和ICU的重要诊断和治疗工具,有关操作见气管镜检查章节。

(五)气道湿化

吸入气或气道湿化是气道管理的另一重要内容。充分的湿化,可促进支气管纤毛运动,促进痰液排出至大气道利于吸出或咳出,也可防止痰液干结成痂。大多数病人每日需要250～400 ml的湿化液,根据痰液黏稠程度略作增减,以分泌物稀薄、痰液易吸出为目标。如气管插管而未行机械通气者,可用持续滴注法进行气道湿化,滴速约10 ml/h左右,根据痰液黏稠程度,酌情加快或减慢滴速,每次吸痰前,可先注入3～5 ml左右的湿化液,用气囊做人工通气至少2～3次后再行吸引,如气道内本身较多痰液,吸引前无需另外注入湿化液。机械通气病人可通气湿化器湿化,目前绝大多数的多功能呼吸机都带有湿化装置,只要温度调节得当,完全可以满足湿化需求。湿化器的湿度常用加热蒸发的方法,湿化器的湿度一般调设为32～35℃,到达气道内的气体温度约35～37℃,温度过高,除了导致湿化过度外,可能引起气道黏膜烫伤,温度过低,无法达到湿化要求。

(六)湿化液

呼吸机湿化灌内的湿化液宜用无菌水,因为生理盐水可结晶堵塞湿化灌孔或黏附在湿化低上,影响湿化效果。如直接向气道内滴注湿化,可用水或生理盐水。

(七)气管导管更换

经口气管插管受时间限制不宜长期插管,如要延长插管,要么改为气管切开,要么改为经鼻插管。经鼻气管插管,可维持较长时间,但受各种因素影响,可能需要更换插管。气管插管病人是否要定时更换导管,尚无一致意见,如无意外,一般可不作更换,也有主张每1～2周更换导管一次。但如导管有痰痂阻塞、或导管变形、或导管扭曲、或气囊破损时必须即时更换导管,否则影响通气效果,甚至引起窒息。更换导管前应充分评估病情,并做好经口气管插管或紧急气管切开准备,床旁备有人工辅助通气的各种器械,特别应备有带储气袋和活瓣式的气囊、大小合适的面罩等。导管更换方法主要分两种:①一种是拔管后重新插管,这种情况适于无困难插管的病人;②另一种为拔管前先向气管导管内插入一根引导管(如细吸痰管),而后顺着引导管轻快地退出气管导管,引导管留在原位,退出气管导管后,将新的气管导管沿引导管推入,这种方法大多适于困难插管的病人。导管更换后应重新确认位置。除非紧急情况或完全阻塞,更换导管前应吸纯氧至少3分钟,以使患者处理暂时性的过度氧合状态,确保更换导管期间不发生明显缺氧,另外,更换导管前还应充分吸除气管内和口咽部的分泌物,以避免因导管更换时产生误吸。另外,更换导管至少应有2名医务人员相互配合。

(八)气管切开创口的管理

保持气管切口清洁、干燥,尤其是导管及期周围皮肤的皱折处,应反复、细致地清洁和消毒,切口周围的气管切开垫也应保持干燥,如渗出较多或发生污染,应及时更换,如渗出物不多或保持清洁,可每24 h左右更换一次。当前使用的气管切开导管几乎全是一次性套管,大多无需更换,但有阻塞、变形或严重污染等情况者应及时更换。对仅有气管切开导管而未行机械通气的患者,加用人工鼻可防止异物吸入,更有助于加强气道湿化作用。

(九)人工气道阻塞及处理

人工气道阻塞在临床上时有发生,大多是痰痂干结阻塞,也有导管变形阻塞者。人工气道阻塞主要表现有:①正常通气过程中,病人血氧饱和度下降、或 PaO_2 降低、或出现紫绀表现、或病人发生明显的吸气"三凹"征、或病人示意吸气困难,甚至有些患者可出现不明原因烦躁或躁动不安;②原本正常通气病人发生气道压力明显增加;③辅助通气模式时出现浅快呼吸;④吸痰管插入不畅或无法插入;⑤改用人工气囊通气时,挤压气囊感觉阻力明显增加或气流明显变慢等。导管阻塞可行气管镜检查,以明确有无痰痂阻塞或变形,也可拍摄床边胸片了解导管位置或有无气胸等并发症等。一旦确定导管阻塞或疑为导管阻塞而又无法进一步确证或排除时,应在备好再插管或气管切开等抢救设备的前提下立即拔管,重新插管,切勿拖延而导致长时间严重缺氧。

(十)意外脱管及处理

意外脱管在临床上也时有发生,主要原因包括:病人躁动拔管、呼吸管路受牵拉、操作意外、固定带松脱等。意外脱管后,无论病人有无自主呼吸以及呼吸强度如何,原则上均应重新插管。特殊情况下,如脱管前已准备拔管、或自主呼吸且有较强咳嗽能力的病人,可在密切监护的情况下暂时观察;或有指征者可改为无创面罩通气,但如无创通气无法保证通气需求者,仍应重新气管插管。

(十一)导管插入过深及处理

气管插管后应常规拍摄床边胸片,以确认导管在气道内,了解导管尖端与隆凸的距离,排除插管并发症。通常气管导管尖端应在隆突上方 3~6 cm 处。一旦导管位置确定后,应测量并记录导管插入的深度,各班护士交接班时均应重新测量并记录导管插入的深度。导管插入过深,会出现单侧通气或接近隆突影响吸痰管插入,或导致隆突损伤等。确认导管插管过深后,应根据情况适当外拉导管,但外拉导管前,应先吸除气管内和口咽部分泌物,再将气囊放气,并松开导管固定带,然后再向外牵拉导管,达到目标要求后,重新向气囊内注气并固定导管(如导管位置过浅需向内推入时,也应在吸除分泌物后再将气囊放气并推入导管)。调整导管位置后仍需重新拍胸片,而后再测量并记录新的导管插入深度。

(十二)呼吸机管路管理

呼吸机管路是保证通气正常进行的必需通路,如正常通气下呼吸机反复低压或低潮气量报警,应注意检查有无管路漏气。由于湿化气温较管道外温度高,气体经管路时会凝结而产生水珠,大量水珠积聚于管路可能引起导管阻力增加、不畅或阻塞,造成呼吸机反复高压报警,应及时排除管路内的积水。注意,管路内的积水可引向接水瓶内,若无接水瓶者应断开管路接头排水,而不应将管路内的积水直接倒回到湿化器内。另外如管路"Y"形接口处有触发管接口,触发管口应保持向上,否则管路中的水会流向触发导管,影响触发灵敏度,从而影响通气的正常进行。呼吸机管路是否更换,以及多长时间更换一次,尚无一致意见,目前普遍使用的是一次性管路,如无明显污染、破损,短时通气者一般无需更换,长期通气者可每 2~4 周更换一次,以减少感染机会,但也有主张每周更换导管一次。

五、困难气道

困难气道(difficult airway)是指训练有素的麻醉医生进行上气道面罩通气和(或)用标准装置进行气管插管时遭遇困难。困难气道至少与以下不良预后有相关性:死亡、脑损伤、心跳呼吸骤停、不必要的气管切开、气道创伤、牙齿损坏。

(一)相关名词界定

1. 困难面罩通气

(1)由于以下一个或多个因素,麻醉医生无法完成充分的面罩通气:面罩与病人吻合密封性差;漏气过多;气体入口或流出道阻力过大。

(2)面罩通气不充分的征象至少包括:胸廓无运动或运动不充分;无呼吸音或呼吸音过低;听诊发现严重阻塞征象;紫绀;胃内大量进气或胃扩张;

氧饱和度降低或无明显升高,如用纯氧正压面罩通气仍无法维持氧饱和度在90%以上或无法逆转缺氧表现;无呼气CO_2或CO_2量极低;肺量计测定无呼气流速或流速极低;因低氧血症或高碳酸血症产生血流动力学变化(如高血压、心动过速、心律失常)。困难面罩通气以往被低估为只有1%以下,事实上其发生率达5%或以上。

2. 困难喉镜评估

常规喉镜检查无法见到声带的任何部分,而且多次尝试均失败者,困难喉镜检查发生率达1%~4%,如加上不可预测性气管插管困难,发生率为0.3%~13%。喉镜检查分为4级:Ⅰ级:喉镜检查可暴露声带的大部分,插管无困难;Ⅱ级:喉镜检查只能见到声带后极,可能有轻度插管困难,压迫环状软骨可改善喉部视野;Ⅲ级:喉镜检查只能见到会厌,无法见到声带,严重插管困难;Ⅳ级:喉镜检查无法暴露声带,如无特殊技术协助几乎不可完成插管,如解剖正常,此种情况极为少见。

3. 困难气管插管

训练有素的麻醉医生用常规方法气管插管时,尝试3次以上或持续10 min以上才能完成,无论有或无气道病理变化。困难插管占麻醉的1.8%,急诊困难插管约占总插管的3%~5.3%,ICU困难气道的发生率尚无公开报道。

4. 插管失败

训练有素的麻醉医生多次气管插管尝试均无法完成插管。

(二)影响因素

困难气道受病人因素、临床环境和医师插管水平共同影响。主要包括:①操作因素:1/3困难麻醉插管是因为没有助手帮忙,1/5麻醉插管困难是插管经验不足所致;②疾病相关因素:1/3的困难插管是急诊病例;③病人相关因素:小下颌、前切牙突出、小口、高腭弓、颈粗短、大舌头和扁桃体或其他咽喉肿胀因素、下颌或颈椎移动度小等均与困难插管有关,肥胖、颈部活动受限和张口受限占2/3的困难插管,解剖因素也是困难插管的原因之一。

在ICU这些困难插管的因素更为明显,操作因素,如许多插管是在正常工作时间以外(中午或夜间),此时多是低年资医生在班,没有上级医生指导;疾病相关因素,如几乎所有插管均是紧急插管;病人相关因素,如除外时间相关的紧急病例,疾病恶化的应激加重困难插管,其他如气道水肿、声门下炎症和狭窄等,均加重ICU困难插管的发生。

(三)插管前评估

1. 气道评估

进行麻醉插管或气管管理前应充分了解气道史如既往麻醉记录、有无困难插管史、手术或头颈部放射治疗史、创伤插管史、气道疾病操作史、全身性疾病如类风湿性关节炎或强直性脊柱炎、睡眠呼吸暂停、气管切开史、胃食管反流、胃饱胀、先天性或后天性畸形,或其他困难插管的麻醉因素,如有手术史应尽可能检查以往的麻醉记录,以了解困难插管相关信息。在手术室,术前充分病史评估是插管成功的因素之一,如无可靠的术前评估或困难插管准备,1/3的困难插管者将发生插管失败;在急诊室,由于病情危重紧需气管插管,常无充分时间评估和检查;在ICU,尽管ICU与急诊一样常遇到紧急插管,但ICU医生常已了解病情,多已预见有无困难插管的可能性。

2. 体格检查

所有病人进行麻醉插管和气道管理前应进行气道物理检查,以发现与困难插管有关的体征。体格检查应注意有无喘鸣、肥胖、短颈、张口度减小、小下颌、地鼠样嘴、兔齿、上齿缺失、呼吸困难、颈部肿块、了解悬雍垂可视度、腭弓形状、上下颌骨咬合情况、下颌间隙顺应性、颈长度和厚度、头颈部运动关系等。

3. 下颌活动试验

此试验主要评估喉镜可操作性,方法是让病人尽可能向前伸下颌,看上下齿关系。A级:下齿在上齿前方;B级:下齿与上齿平行;C级:下齿在上齿后方。A级最易插管、C级插管最困难。

4. Mallampati试验

令患者坐位张口伸舌,查看腭、咽可视度,共分四级,Ⅰ级最容易插管,Ⅳ插管最难。Ⅰ级:腭弓、软腭、悬雍垂可见；Ⅱ级：软腭和悬雍垂可见；Ⅲ级：软腭可见；Ⅳ级：只能见到硬腭，其他标志不可见。

Mallampati 试验分级见图 4-1-10。

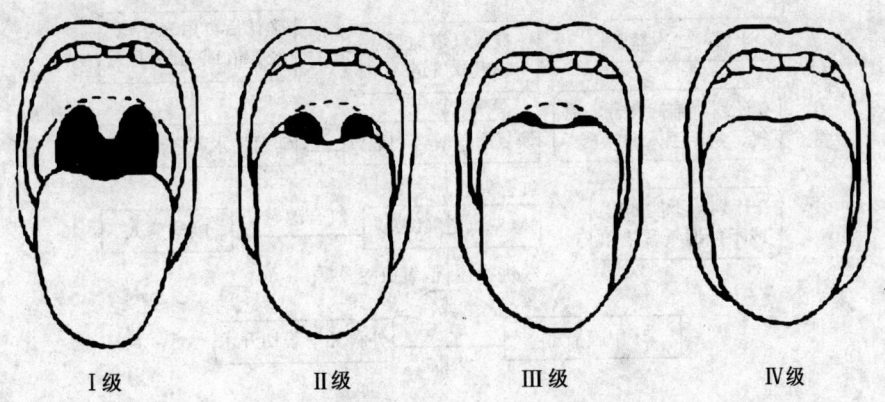

图 4-1-10 Mallampati 试验

(四) 困难气道管理准备

气管插管时应至少准备一个便携式的困难气道管理器械包，如有确定或疑似的困难气道，应告知患者本人或其监护人，说明病人存在困难气道以及操作的可能风险，并应有病人或监护人的同意插管签名；有另一名困难气道插管助手随时帮忙；困难气道操作前应先用面罩进行预氧合（儿童或不合作者可能不配合）；困难气道操作过程中尽可能持续氧疗如鼻导管、面罩、喉罩气道（LMA）、吹气法吸氧、插管时联合喷射通气，插管失败拔管后应予面罩、吹气或鼻导管吸氧。

预氧合操作是指自主呼吸时吸入纯氧（100% O_2）≥3 min，让病人达到一定的氧储备，可以在一定的"安全窒息"时间范围内提供足够的氧气进行气管插管操作，操作期间病人无呼吸也不会发生明显缺氧，主要适于儿童、妊娠期妇女、慢性呼吸衰竭、肥胖病人等。

便携式困难气道插管器械包至少包含：不同型号或大小的硬质喉镜片，甚至硬质纤维喉镜；不同大小的多根气管导管；气管插管导丝，包括半硬质管芯、通气管接头、光棒、用于远端气管导管钳夹的专用钳子；合适大小的喉罩气道；可曲式纤维插管器械（如纤维支气管镜）；逆行导引插管器械；至少一种紧急无创通气器械如气管食管导管、喷射通气管和经气管喷射通气机；紧急有创气道（如环甲膜切开）器械；呼气末 CO_2 监测仪等。

(五) 困难气管插管策略

关于困难气管插管，美国麻醉协会强调以下几点：如确认为困难气道，应考虑清醒插管并维持自主呼吸；如已行麻醉诱导者发现困难气道，应取消诱导并进行催醒，不管困难程度如何（ICU 罕见）；插管时总有替代计划，如"A"计划不行，立即改行"B"计划（图 4-1-11）；请有资深的医生传授插管经验。另外，对任何有高危误吸风险的病人，插管时均应使用 Sellick 手法，即助手用 3 个手指推压环状软骨，使其压迫食管以防胃内容物反流。

困难气道插管策略包括：①从以下四个方面问题评估预期发生的可能性和影响：困难通气；困难插管；病人合作困难；气管切开困难。②考虑以下三个基本处理选择的相对优缺点和可行性：清醒插管还是诱导麻醉后插管；开始时使用无创技术还是使用有创技术（如外科手术或经皮气管切开或环甲膜切开）；保留自主通气下插管还是打断自主呼吸后再插管。合作的病人首选纤维光镜引导下清醒插管，插管前行局部麻醉，镇静病人应监护其意识水平，维持在 Ramsay 评分 3 分左右，同时监测氧合状态。③以下三种情况时确定基本或首选方法：清醒插管；病人通气充分但插管困难；病人处于致

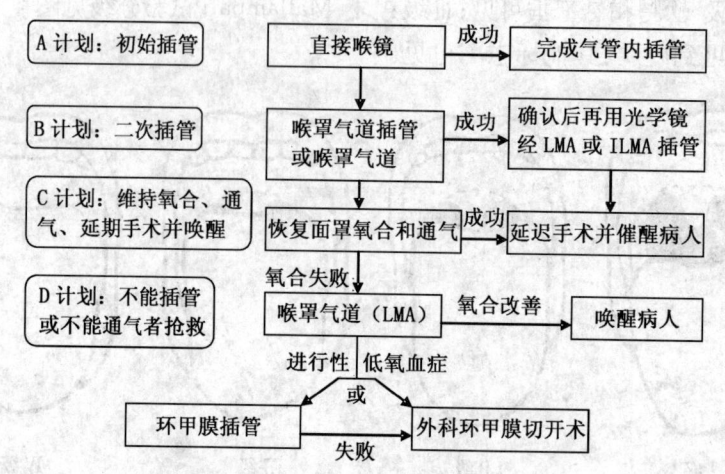

图 4-1-11 困难气管插管基本流程图
ILMA＝喉罩气道插管

命状态无法通气或插管。对无法通气又无法插管(cannot ventilate cannot intubate,CVCI)病人,惟一的方法是快速经皮环甲膜穿刺或切开,紧急气管切开(urgent surgical tracheotomy)不再作为首选方法,因为气管切开一般医生常缺乏经验,切开操作更为困难,需时更长,病人更危险;这是后选的但非最后的选择,因为达到紧急氧合才是最重要的任务;紧急气管切开仅限于新生物阻塞窒息在除外气管插管无其他方法可选择,而且手术操作常需耳鼻喉科联合麻醉医生共同完成。④确定首选方法失败或不可行的替代方案:困难插管或困难通气技术配备器械(见后述);儿童或不合作者的困难插管替代方法有限,可选择诱导麻醉后插管(但合作的病人不作为首选方法);局部浸润麻醉或区域神经阻滞技术后插管。困难插管技术应配备以下器械:备用喉镜片、清醒插管、经口或鼻盲插、纤维光学镜引导插管、带导丝插管、喉罩气道引导插管、光棒引导插管、逆行导引插管。困难通气技术应配备以下器械:食管气管导管通气、气管内喷射导管通气、喉罩气道通气、口或鼻咽气道通气、硬质通气支气管镜通气、有创气道、经皮喷射通气、双人面罩通气。⑤使用呼气末CO_2监测确认气管插管在位。

(六)清醒插管

清醒插管是临床上最常用的插管方法之一,成功率达98%以上,很少出现并发症,也是临床上发生困难插管时优选的方法。

(1)优点:保存肌张力以维持病人气道;插管期间病人可持续呼吸;病人可配合操作;误吸风险低;有颈椎损伤的病人能保持肌肉紧张度,有利于防止损伤加重。

(2)缺点:插管时病人有不适感;需要病人合作(因此头部损伤或儿童病人不大适合)。

(3)适应证:面罩通气困难或需要气管插管者;插管所需的时间超过病人呼吸暂停的安全时间者;颈椎、上气道或面部损伤者。

(4)禁忌证:病人不同意时或不合作者;局麻敏感者。

(七)直接喉镜检查困难处理策略

如病人麻醉后发现直接喉镜困难,应考虑以下方法:请有经验的喉镜专家协助;改变病人的头颈部位置,以处于最佳位如鼻吸气位(sniffing位);辅用喉外操作如向后推压环状软骨;考虑使用喉镜辅件如加用气管导管管芯或导丝;考虑更换不同大小或型号的喉镜镜片;考虑更换为更小号的气管内导管。

(八)困难气道拔管策略

困难气道拔管应有计划进行,主要包括:①考虑清醒拔管还是清醒前插管的相对优缺点;②评估临床常见的可能影响拔管后通气的因素;③考虑拔管后可能出现的无法维持通气的替代气道管理方案;④考虑短时预留重新插管的引导装置如拔管后气管内留有引导管或引导丝,以备作为重新气管插管的导引设备。一般情况下,困难插管者拔管时,应预留中空的引导管如吸痰管并给予氧疗,同时将困难插管的情况记录在病历上,再告知病人。

六、非药物气道清除技术

气道清除受损可能与异常咳嗽机制(如肌无力)、黏液流变性变化(如囊性肺纤维化)、黏膜纤毛清除率改变(如原发性纤毛运动障碍)或结构缺陷(如支气管扩张症)等有关。临床上使用各种措施以提高气道清除功能,其目的是改善肺通气和气体交换功能,预防肺膨胀不全和感染。有些措施需要别人辅助,有些病人自己可以进行。

(一)辅助技术

1. 胸部物理治疗(叩诊、体位引流和振动疗法)

胸部物理治疗包括叩诊、体位引流和振动疗法等。对囊性肺纤维化(CF)病人,胸部物理治疗是有效的增加黏膜清除的标准技术,但长期效果不明确,对其他病人如COPD和支气管扩张症,也可改善排痰量,对FEV_1无效,而且只有在每日排痰量超过20～30 ml的病人有利。

2. 用手辅助咳嗽

正常人咳嗽时腹肌收缩,腹壁向内,但某些病人如神经肌肉功能虚弱或腹壁结构缺陷的病人,咳嗽时腹壁反常地向外鼓起,产生矛盾运动,导致咳嗽效果受到很大影响。减少这种反常效应的方法是咳嗽时用手压迫腹部或用腹带包绕腹部,研究发现用手压迫腹部能提高峰气流14%～100%,但其不足之处是需要护理人员帮助,病人耐受性差,且胸壁僵硬的病人如严重脊柱侧突、骨质疏松症、腹部外科手术后或有腹内引流管等病人效果差。对COPD等气流阻塞的病人,用手辅助咳嗽是有害的,会降低峰流速。

(二)无帮助技术

(1)用力呼气技术(forced expiratory technique, FET):慢性气道疾病患者如COPD、CF和支气管扩张症病人,可能胸腔内中央气道依从性差,咳嗽时会产生气道塌陷,影响气道分泌物的清除。用力呼气技术引入可协助咳嗽,它主要是利用一次或两次突然、用力呼气但不关闭声带的动作,而后正常呼吸,与愤怒时突然呼气相似,俗称愤怒(huffing)。FET主要是使中、下肺产生压力,促使气道内痰排出,由于FET时胸内压低于咳嗽,它更少产生气道压迫效应,并有更好的排痰功能。

(2)呼吸肌力训练:神经肌肉疾病者吸气和(或)呼气肌可能虚弱无力,导致咳嗽功能减弱,提高肌力有助于改善咳嗽能力。神经肌肉萎缩的病人训练吸气肌能提高肺活量,改善呼气峰压,对轻症病人更明显。

(三)装 置

(1)正压呼气(positive expiratory pressure, PEP):通过面罩应用5～20 cmH_2O的PEP可改善黏膜清除功能,它可能通气提高通呼气时气道壁旁的气流压从而促进分泌物排出,或通气防止呼气时的气道陷蔽达到促进排痰功能,主要适于CF和慢性支气管炎病人。

(2)振动装置:振动装置包括振动、肺内冲击通气和高频胸壁振荡,对CF病人可用为物理治疗方法之一。

(3)机械吹气-排气:适于神经肌肉疾病咳嗽受损患者。

(4)电刺激呼气肌:腹部肌肉受到电刺激会增加呼气压,且具有无需护理人员在场即可完成的优势,由此产生的咳嗽所引起的呼气气流与手法辅助咳嗽效果相当。此技术尚需更详细的研究,这对脊髓损伤病人的辅助治疗具有潜在效应。

七、成人氧疗

氧疗(oxygen therapy, OT)是指吸入比周围空气环境中(20.9%)更高浓度的氧,以治疗和预防低氧血症的症状和体征。主要适于:各种原因所致的低氧血症,即在吸入空气的情况下动脉血氧分压或血氧饱和度(PaO_2<60 mmHg,或 SaO_2<90%);紧急医疗救护时疑似或确定性的低氧血症;严重创伤、休克;急性心肌梗死;哮喘急性发作期;围手术期和外科手术后状态;心跳或呼吸骤停;呼吸窘迫;PaO_2正常的组织缺氧患者如一氧化碳中毒、急性贫血、镰状细胞危象和丛集性头痛等;某些静息时不缺氧,但行走、睡眠或运动时缺氧者,当 SaO_2≤88%时需要氧疗;COPD 长期氧疗有助于减少住院次数、缩短住院时间;充血性心力衰竭、肺心病、红细胞增多症(红细胞压积>56%),且 SaO_2≤89%者,需要氧疗;生命晚期反复出现呼吸困难伴或不伴低氧血症者等。

PaO_2≥60 mmHg 者,如病人自主呼吸并伴有 $PaCO_2$明显升高者,可能发生呼吸抑制;FiO_2持续≥0.5时,可能发生吸收性肺膨胀不全、氧中毒、纤毛或白细胞功能抑制。百草枯中毒和使用博莱霉素者应谨慎氧疗,因为二者均可能发生或加重肺纤维化;支气管镜激光治疗期应尽可能使用低浓度的氧,以免引起燃烧。注意,吸氧浓度越高,着火风险越大。及时清洁雾化或湿化装置,以避免氧气雾化或湿化系统的细菌污染。另外,氧疗对贫血所致的低氧性贫血作用有限,而循环功能障碍的病人氧疗所产生的效果也会受到一定的限制。对有机械通气指征的病人应及时给予通气支持,不要舍弃通气而给予氧疗,否则会导致延误病情甚至引起病情加重。

氧疗有多种方法,包括鼻导管、简易面罩、部分重复呼吸式面罩、非重复呼吸式面罩和带储气袋的气囊活瓣式面罩,以下是各种吸氧方法的简易对比。

(1)鼻导管(nasal cannula):主要提供低浓度氧,它所能提供的吸氧浓度为25%~34%(有研究发现浓度可达40%),吸氧流量一般为1~6 L/min(LPM),因为氧流量>6 LPM 并不提高氧合功能。成人鼻导管吸氧浓度≤4 LPM,可不给予湿化。婴儿鼻导管吸氧流量最大为2 LPM。

(2)简易面罩(simple face masks):也是提供低浓度吸氧,可提供的氧浓度约为35%~50%,吸氧流量5~10 LPM,如氧流量低于5 LPM,可能会产生 CO_2重复吸入,高于10 LPM 的氧流量并不改善氧合功能。长期简易面罩吸氧可能导致皮肤刺激和压疮(或褥疮)。

(3)部分重复呼吸式面罩(partial rebreathing mask):是简易面罩外加储氧袋,氧流量6~10 LPM,可提供40%~70%的氧浓度。如再提高吸氧流量并不明显增加吸氧浓度。

(4)非重复呼吸式面罩(non-rebreathe masks):可提供高浓度吸氧,它所提供的氧浓度为60%~95%,但氧流量不应低于6 LPM,通常使用氧流量为10~15 LPM。

(5)带储气袋的气囊活瓣式面罩(bag-valve-masks and reservoirs):能提供高浓度的吸氧,可为呼吸窘迫、呼吸功能不全或心跳呼吸骤停的病人提供60%~100%的吸氧浓度,氧流量不低于6 LPM,氧流量应达到并保持储气袋处于持续膨胀状态,通常氧流量应达10~15 LPM。

不同型号氧气筒及其所能耐受不同浓度的吸氧时间对比见表4-1-2。

表4-1-2 不同型号氧气筒及其所能耐受不同浓度的吸氧时间对比

氧气筒大小及其储氧量	不同吸氧浓度所能耐受的大致吸氧时间				
	3 LPM	6 LPM	10 LPM	12 LPM	15 LPM
D-350 L	1 h 36 min	48 min	29 min	24 min	19 min
E-625 L	2 h 48 min	1 h 24 min	50 min	42 min	34 min
M-3 000 L	15 h 36 min	7 h 48 min	4 h 40 min	3 h 54 min	3 h 7 min
H-6 900 L	31 h 24 min	15 h 40 min	9 h 25 min	7 h 51 min	6 h 17 min

注:L=升,h=小时,min=分钟,LPM=升/分钟。

八、气溶胶疗法和装置选择

某些药物经气溶胶吸入治疗肺部疾病的疗效比口服和胃肠外途径更好,吸入肺选择性药气溶胶,不仅可直接作用于肺组织和气道,而且减少用药剂量,减少全身性的不良反应,如吸入 β_2 激动剂治疗 COPD 或支气管哮喘的急性发作,比口服起效更快,吸入激素可作为哮喘病人口服激素的替代治疗,不仅可减少给药剂量,还能避免或减轻不良反应。气溶胶的使用不仅方便,而且无痛,主要缺点是需要特殊的器具及吸入技术,否则疗效不佳。常用气溶胶吸入装置包括:小容量喷射雾化器(small volume nebulizers, SVN)、大容量雾化器(large volume nebulizers, LVN)、超声雾化器(ultrasonic nebulizers, USN)、定量吸入器(metered dose inhalers, MDI)、MDI 伴储雾器(spacer)、干粉吸入器(dry powder inhalers, DPI)。对非气管插管病人或急诊时,可参照下表各种气溶胶吸入的优缺点,灵活选择吸入装置,对气管插管病人,大多选择喷射性雾化器,目前绝大多数的多功能呼吸机均配有喷射雾化功能。表 4-1-3 为不同吸入方法的优缺点对比。

(一)雾化适应证

雾化药物到下呼吸道,常用于雾化吸入的药物包括:β_2 激动剂、抗胆碱能药、抗炎药(如激素)、炎症介质拮抗剂如色甘酸钠、黏液溶解剂等。

雾化吸入仅有少量沉积于气道(≤10%),其有效性因技术而异(取决于配合程度、呼吸模式、吸气控制能力等),机械通气、人工气道、气道口径(婴儿和儿童)、阻塞严重程度等影响其疗效发挥。

表 4-1-3 各种吸入方法优缺点对比

类型	优点	缺点
小容量喷射雾化器	无需病人合作;随潮气吸入起效;可大剂量吸入;剂量可调;不排放氟氯化碳;可与氧共同吸入;可与其他配伍药物共用	携带不便;需要压力气源;治疗时间长;需要清洁装置;有污染可能;并非所有药物均可经溶液形式使用;雾化颗粒不均匀;需要特定准备装置;操作变化大;需要压缩机者价格昂贵
超声雾化器	无须病人合作;可大剂量使用;剂量可调;不排放氟氯化碳。死腔量小;噪音小;新型超声雾化器体积小、便于携带;比喷射式雾化器更快;呼气时无药液丢失	价格昂贵;需要电源;易受污染;并非所有药物均可以深液形式使用;治疗前需要准备器具;雾化颗粒大小不均;可能有药物降解;某些药物可产生气道刺激作用
压力型定量吸入器(MDI)	便携、轻巧;治疗时间短;无需准备药物;药物无污染;剂量重复性好;有些可经口呼吸驱动吸入	需要呼吸和喷药动作配合;需要摇动装置;咽部沉积量大;剂量受限;剩余量难以确定;易致滥用;并非所有药物均可用;大多数装置由全氟氯碳驱动
MDI 伴储雾器	降低病人合作要求;减少咽喉部沉积	对某些病人吸入更复杂;如使用不准确可导致剂量减少;比单用 MDI 更贵;比 MDI 可携带性更差;联全驱动装置与单用驱动器可比可能改变气溶胶特性
干粉吸入器(DPI)	呼吸驱动;无需病人太多配合;无需驱动器;体积小,便携性好;治疗时间短;大多数新型设计的 DPI 有剂量计量器	需要中高度吸入气流;某些是单剂量产品;咽部沉积量;并非所有药物可用此法吸入治疗

（二）雾化吸入的应用

雾化吸入 β_2 激动剂治疗 COPD 急性发作和哮喘是吸入治疗的最主要用途。雾化吸入激素用于替代口服激素治疗成人和儿童哮喘中度发作，并可减少慢性哮喘口服激素的剂量。雾化吸入激素也可用于肺移植病人。手动吸入器或喷射雾化吸入激素可替代口服激素。某些传统的喷射雾化器和超声雾化器比手动吸入器产生更多的雾量进入肺部。

1. ICU 雾化器的使用

MDI 和喷射雾化器雾化支气管扩张药用于儿童和成人机械通气者，两者作用哪个更优尚不清楚，但有研究发现 MDI 外接储雾器用于通气病人可能更有效。雾化吸入抗生素治疗社区获得性肺炎或长期预防社区获得性肺炎的疗效尚无确定性研究结论。雾化吸入表面活性物质治疗 ARDS 尚处于早期研究阶段，且理论的给药剂量不清楚，而且现有雾化设备可能导管表面活性物质变性，已知雾化吸入或气管内注入表面活性物质并不改善 ARDS 病人的气体交换功能。雾化吸入前列腺环素治疗 ARDS 的研究也刚起步。

2. 雾化用于支气管镜检查和治疗

有气流阻塞或可能发生支气管痉挛的病人，支气管镜检查前可雾化支气管扩张剂。有人在支气管镜检查前雾化吸入抗胆碱能药，但其临床效益尚未证实。支气管镜检查前可雾化吸入利多卡因，但应选择大多数雾化颗粒沉积在中心气道的雾化器如超声雾化器。

3. 其他雾化吸入治疗方法

（1）雾化吸入抗生素和雾化器在支气管扩张的应用：雾化吸入抗生素治疗囊性肺纤维化和支气管扩张症很常见，但其疗效尚不确定。

（2）雾化吸入在免疫缺陷综合征包括卡氏肺囊虫性肺炎的应用：免疫缺陷综合征病人雾化吸入有使病人和医务人员产生社区获得性感染包括多耐药结核的风险。雾化吸入喷他眯预防和治疗肺孢子虫肺炎比安慰剂更有效，但疗效不及口服复方新诺明（SMZco）。

（3）气管切开病人气治疗阻塞：COPD 合并喉癌切除术后者使用 MDI 较为困难，常用雾化吸入，近年有报告可用 MDI 并储雾器吸入支气管扩张剂；对气管切开病人，可用婴儿面罩外接 750 ml 的储雾器雾化吸入支气管扩张剂；对气管插管病人或持续气管切开导管病人，可用 MDI-储雾器可接在导管上进行雾化吸入。

（4）雾化用作姑息性治疗：雾化支气管扩张剂可用于肺癌合并严重 COPD 的病人，晚期肺癌使用生理盐水或黏液溶解剂雾化吸入以稀释气道分泌物的有效性尚不确定。

（5）雾化黏液溶解剂治疗 COPD：不少国家使用黏液溶解剂雾化吸入治疗 COPD，但有效性尚需进一步论证。

（6）真菌性肺疾病：雾化吸入两性霉素 B 预防中性白细胞减少症病人的真菌性肺疾病有中度益处，但气管不良反应如咳嗽和支气管反应使药物耐受性差是主要临床问题，约 20% 的病人因无法耐受治疗而中断。两性霉素吸入治疗肺移植病人曲霉菌或念珠菌属培养阳性者，可起到预防侵袭性真菌性肺炎。但雾化吸入两性霉素治疗气和支气管真菌感染仍有争议。

（7）雾化吸入治疗肺动脉高压：雾化吸入前列腺环素（伊洛前列素）治疗成人肺动脉高压有长期的临床和生理学益处，且对预后可能有改善。

（8）上呼吸道雾化：雾化治疗鼻、咽、喉和鼻窦疾病有效，尚需更多研究证实，慢性鼻炎使用加温湿化空气吸入有助于改善症状。

（9）雾化用于诊断：雾化吸入还可用于变应原或职业性哮喘诊断、COPD 可逆性试验、高渗盐水诱导痰、放射性同位素用于通气研究，但大多数用法还需要特殊装置。

（赖荣德　秦伟毅）

第2节 危重病人的呼吸监护与评估

呼吸管理是危重病人救治最重要的内容之一，而呼吸监护和及时、充分、有效呼吸功能评估是呼吸管理的具体措施。呼吸功能异常、气体交换不足，会影响各重要脏器功能，必须进行有效的呼吸监护，通过监护尽早发现和处理呼吸衰竭等呼吸功能异常，维持有效的呼吸而获取足够的氧气，为机体提供能量代谢来源，促进和维持组织细胞的功能。呼吸监护主要是观察呼吸变化、监测呼吸功能、气道和通气的监护和管理(气道管理和通气支持另列章节)。

一、临床监护

临床呼吸功能评估是呼吸监护的最简单、有效的评估方法之一。体温、脉搏、呼吸和血压等生命体征是评估呼吸循环功能的重要体征；瞳孔大小可反应脑神经功能变化；皮肤温度变化、有无紫绀等可充分反应末梢循环状况，有无缺氧等，皮肤检查可鉴别充分的氧输送和利用，如肤色正常、温暖提示外周血流充分且氧合功能良好，此时毛细血管充盈良好，通过按压皮肤可使按压部位变白，但放开按压后，毛细血管会在2~3 s内恢复充盈，回复正常肤色，这些有助于排除明显的血容量不足或心输出量受损(与全身血管阻力升高相关)，但不排除脓毒症和其他可能(与全身血管阻力降低相关)。当皮肤发现不可靠时，可通过评估其他器官O_2输送和利用，如本来健康的人突然意识模糊或反应迟钝，提示脑血流氧合降低，同样，尿量则能反映肾脏的血供情况及肾脏功能的变化，如尿量低于$0.5\ ml/(kg \cdot h)$提示可能有肾血流减少或灌注不足。

通气主要是呼吸肌的节律性活动引起气体进出肺部，肺泡内气体再与肺毛细血管进行气体交换，完成呼吸过程，监测呼吸频率是呼吸监护的最粗略也是最重要的一个指标。静息时正常通气频率为12~20次/min，如果静息时的呼吸频率持续低于12次/min，提示可能有通气不足，并会导致代谢不足；假如呼吸频率持续在20次/min以上，可能已是通气衰竭的早期表现，若是呼吸频率持续>35次/min，需要进行机械通气支持，否则很快会出现呼吸肌疲劳甚至呼吸停止。呼吸频率经临床观察和检查可以很容易得到，但潮气量在目测情况下大多只是粗略估计。如果病人的呼吸频率和潮气量过低或过高，往往有呼吸功能不全，多需进行干预处理。对那些呼吸频率和潮气量看似低或高的病人，临床医生应避免使用诸如低通气和过度通气这种名词称谓，因为低通气和过度通气是特指动脉血气$PaCO_2$异常，只有血气分析方可确认这种诊断。

呼吸显著加快可能伴随通气不足，出现某些异常呼吸。其一是胸壁和腹壁运动不协调；其二是呼吸肌矛盾，吸气时腹壁向下陷而非向外鼓起，提示胸壁肌参与做功超过膈肌。

病人自诉呼吸困难，并有鼻翼扇动、张口耸肩、紫绀、呼吸深慢或浅快，甚至不规则时，应及时寻找和排除通气管道、通气机是否正常工作，有无痰液阻塞等原因。出现吸气时胸骨上窝、锁骨上窝与各肋间隙明显凹陷即"三凹征"时，应考虑气道阻塞。呼吸节律异常时大多是呼吸中枢病变所致，应考虑有无颅内压增加、缺氧、中毒或糖尿病酮症酸中毒等原因。腹式呼吸变为胸式呼吸为主或出现矛盾呼吸或反常呼吸时，应注意有无机械性并发症，有无气胸或血胸，有无腹膜炎，以及气管导管是否在位还是向内滑入等。呼吸急促不能平卧时，应考虑有无心功能不全或肺水肿等。

二、胸部影像监护与评估

危重急症病人由于病情危重，常需行各种有创操作，如气管插管或切开、中心静脉导管或肺动脉导管(Swan-Ganz 导管)等,导管位置的准确放置是精确测量或治疗的关键,胸部 X 线检查不仅可协助判断这些导管的定位,还能及时发现有无胸肺部并发症,如气胸、肺部感染、纵隔气肿、肺不张等。胸部 X 线检查虽不一定能发现细小、胸腔后方、肺尖部、纵隔等隐蔽部位的病变,但作为粗筛性检查是不可或缺的,对某些异常发现有时 X 线不易鉴别时,可酌情采用 CT 等检查。

1. 气管插管导管

气管插管尖端一般应在左右主支气管分叉(隆凸)上方约 3~7 cm 水平,如距离隆凸过远或气管导管插入过浅,可能导管易脱出,或气囊卡在声带上,易引起声带损伤,产生漏气,导致通气不充分;如离隆凸过近,插入吸痰管时易导致隆凸损伤,吸痰管不易插入支气管,引起气道分泌物潴留;如插入过深还可能导致气管导管进入一侧支气管(通常为右侧),产生单侧通气,易致通气侧的肺过度膨胀、损伤甚至气胸,而另一侧肺产生肺不张、感染等。

2. 中心静脉导管

中心静脉导管的尖端应位于上腔静脉内右心房开口上方约 1~3 cm 处,胸部 X 线有助于确定导管尖端位置,发现有无移位、错位、打结、气胸、纵隔气胸甚至血胸等穿刺并发症。

3. 肺动脉导管

肺动脉导管插管过程中也易发生移位、错位、气胸等并发症,X 线检查不仅可发现有关并发症,因肺动脉导管尖端有充气的气囊,X 线下可见小圆形透亮区,可较容易识别其顶端所在位置,并可了解有无导管打结等。

4. 肺部和胸腔

胸部 X 线检查可发现有无肺不张、气胸、纵隔气肿、肺炎以及胸腔积液等。

三、呼吸功监护

(一)血气分析

经皮穿刺或经动脉导管获取的动脉血标本用于血气分析,测定 $PaCO_2$、pH、PaO_2 和 HCO_3^- 浓度,也可通过动脉导管内放置微型动脉内传感器持续监测动脉血气,但此技术尚需进一步研究论证和完善。

$PaCO_2$ 主要用于评估通气充分性和诊断高碳酸血症性呼吸衰竭,通常称为通气功能衰竭。海平大气压下,$PaCO_2$ 正常值为 35~45 mmHg。过度通气和呼吸性碱中毒通常是指 $PaCO_2$ 低于 35 mmHg;通气不足、高碳酸血症和呼吸性酸中毒是指 $PaCO_2$>45 mmHg,如 $PaCO_2$>50 mmHg,即存在通气衰竭。

pH 和 HCO_3^- 浓度可用于确定过度呼吸、低通气和呼吸性酸或碱中毒是急性还是慢性。主要基于 Henderson-Hasselbalch 公式:$pH = 6.1 + \log(HCO_3^-)/0.003 \times PaCO_2$

为维持平衡,$PaCO_2$ 急性增加或下降会引起 pH 下降或升高,直至肾脏逐渐储存或释放 HCO_3^- 来缓冲 pH 的下降或升高。正常 pH 值为 7.35~7.45,急性 $PaCO_2$ 升高导致 pH 下降并低于 7.35,此即呼吸性酸中毒。如 $PaCO_2$ 升高,pH 低于正常,且 HCO_3^- 增高,要么是慢性呼吸性酸中毒伴代偿性代谢性碱中毒,或是持续时间不明的呼吸性酸中毒伴代谢性酸中毒(非代偿性代谢性酸中毒)。相反,$PaCO_2$ 急性下降引起 pH 升高大于 7.45,产生急性呼吸性碱中毒,如 $PaCO_2$ 下降,pH 高于正常上限,且 HCO_3^- 浓度降低,此为慢性呼吸性碱中毒伴代偿性代谢性酸中毒,或是持续时间不明的代谢性碱中毒。

动脉血气分析测定:氧分压(PaO_2):是评估动脉氧合充分与否的标准指标。正常 PaO_2 约 100 mmHg,但随年龄增加而略有下降,可通过以下公式估算 PaO_2 值(该公式未经大气压的校正):

正常 PaO_2(mmHg)=100-0.3×年龄(岁)

经皮氧分压测定:与 CO_2 相似,经皮 O_2 分压也可用皮肤加热电极监测,但与经皮 CO_2 分压不同的是,PaO_2 与经皮氧分压受年龄和局部灌注状态的影响。

吸入气氧分压(PiO_2):吸入气氧分压是指大气压减去大气中的水蒸气压,再乘以吸入氧浓度。即

$PiO_2 = (PB - 47) \times FiO_2$。

吸入氧浓度（FiO_2）：空气氧约占大气的比值为21%，即如果吸入空气时，FiO_2为0.21，吸氧时氧浓度计算的简易公式，吸氧FiO_2(%) = 21 + 4×吸氧流量（L/min）。机械通气病人吸入氧浓度可在呼吸机上直接调节，范围为21%~100%。

肺泡气氧分压（P_AO_2）：尽管肺泡气氧分压无法直接测出，但可用以下简易公式计算而得：

$P_AO_2 = FiO_2 \times (PB - 47) - PaCO_2 \div R$

FiO_2为吸气氧浓度（空气氧浓度为0.21），PB为大气压（海平面下为760 mmHg），47为37℃下的水蒸气压，R是呼吸商（一般为0.8）。

肺泡动脉氧分压差[$P(A-a)O_2$]：正常情况下，肺泡气氧分压与动脉血气分压相差约10~15 mmHg左右，吸入纯氧时$P(A-a)O_2$正常值为25~75 mmHg。$P(A-a)O_2$随年龄增大可达30 mmHg，呼吸疾病时也会增加。$P(A-a)O_2$升高提示肺泡氧与动脉血氧梯度增加，说明存在氧弥散功能障碍，或通气/血流比值失衡，或有肺内分流，如ARDS、COPD、肺炎、肺水肿、肺间质病等。如吸入空气时$P(A-a)O_2 > 50$ mmHg(6.6 kPa)，则应考虑机械通气治疗。

动脉-肺泡氧分压比（PaO_2/P_AO_2）：动脉-肺泡氧分压比值随不同吸氧浓度变化而维持相对稳定水平，即它不随FiO_2而变化，正常PaO_2/P_AO_2为0.9。

氧合指数：氧合指数(oxygenation index, OI)是指动脉氧分压除以吸入氧浓度（PaO_2/FiO_2），正常值为400~500 mmHg，急性肺损伤（ALI）病人氧合指数<300，而ARDS氧合指数<200。

动脉血氧饱和度（SaO_2）：动脉血氧饱和度与PaO_2在血红蛋白氧离曲线上有相关性。当PaO_2为100 mmHg时，血氧饱和度几乎为100%，此时如果再提高PaO_2，饱和度不会再出现明显的升高。在PaO_2不变的情况下，如碱中毒或低体温时，氧离曲线左移，组织获取氧量减少；相反，PaO_2不变时，如酸中毒或高体温时，氧离曲线右移，组织获得氧量会增加。

大多数情况下，假定是在理想状况、血红蛋白氧离曲线不移动，SaO_2根据PaO_2推算。当PaO_2在60~100 mmHg时，SaO_2在90%以上，如PaO_2低于60 mmHg，SaO_2会显著下降，即当SaO_2为90%时，PaO_2约为60 mmHg左右，反之亦然。氧离曲线受CO_2、体温、2,3-二磷酸甘油酸（DPG）和pH影响，氧离曲线会发生左右移动。当曲线向左移时，O_2释放减少，组织细胞不易获得O_2；曲线右移时，O_2释放增加，组织/细胞易获得O_2。

P_{50}是一个表达氧离曲线位置的重要参考指标，意即当Hb的SaO_2达到50%时的PaO_2，健康人在pH为7.4、$PaCO_2$为40 mmHg时，P_{50}约为3.6 kPa(26.6 mmHg)，它主要反映血液氧转运能力和Hb对氧的亲和力，P_{50}增加提示氧离曲线右移，反之则左移，如果P_{50}太低，即便SaO_2较高，也会有组织缺氧，如P_{50}增加，即使SaO_2偏低，组织细胞可能无明显缺氧。图4-2-1为氧饱和度解离曲线及影响因素示意图。

（二）经皮脉搏氧饱和度（SpO_2）

经皮脉氧仪是利用血液吸收红光原理测定动脉血氧饱和度的。在外周动脉灌注充分的情况下，当动脉氧饱和度在80%以上时较为准确，由于脉氧仪无法校正，其准确性差异较大，大多数脉搏氧饱和度仪生产厂家报告，$SaO_2 > 70$%时，SpO_2的误差为±2%，$SaO_2 > 50$%~70%时，误差为±3%，因此，血流动力学稳定、血红蛋白氧离曲线不移动的病人极为有用。某些特定情况如CO中毒，碳氧血红蛋白和氧合血红蛋白一样会吸收同等红光，脉氧仪无法鉴别，会发生动脉血氧饱和度结果的假性升高，致使SpO_2不准确。运动伪差和低灌注是最常见的SpO_2不准确原因；皮肤和探针之间有空隙也会导致结果不准确；指甲油和皮肤色素沉积也会影响结果准确性；静脉充血或动静脉吻合产生静脉搏动时，SpO_2会偏低；低血容量和高气道压也会产生误差；贫血（Hb8 g/dl）和严重低氧血症（SaO_2 54%）SpO_2偏误显著增加（达-14%）。高胆红素血症和心律失常并不影响SpO_2的准确性。

（三）经皮CO_2监测

经皮肤电极可测定出CO_2分压。由于电极加

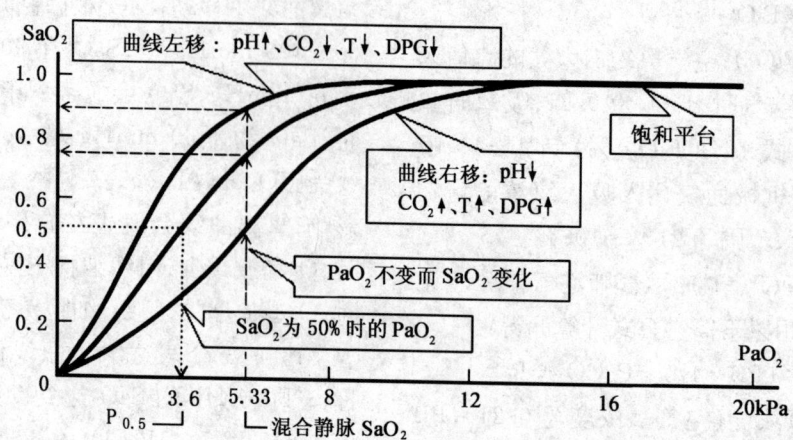

图 4-2-1 氧饱和度解离曲线及影响因素
T=体温；DPG=2,3-二磷酸甘油酸；P0.5=氧饱和度 50% 时的 PaO$_2$，↑=升高，↓=降低

热测得，经皮测定出的 CO$_2$ 分压较 PaCO$_2$ 略高，与经皮 O$_2$ 饱和度相比，经皮 CO$_2$ 分压对皮肤灌注变化相对不敏感，且随年龄增高，变化不大。经皮 CO$_2$ 分压测定主要用于婴儿监测，因为婴儿动脉取血困难，动脉导管也不切实际。

四、氧输送与氧利用评估

(一) 氧输送 (DO$_2$)

组织氧输送与心输出量和动脉氧含量 (CaO$_2$) 有关：

DO$_2$ = CaO$_2$ × 心输出量

CaO$_2$ (ml/dl) = 1.39 × Hb × SaO$_2$ ÷ 100 + 0.0031 × PaO$_2$

1.39 是血红蛋白的氧输送能力 (mlO$_2$/g)，0.0031 是血浆氧溶解系数。假设 SaO$_2$ 为 100%，PaO$_2$ 为 100 mmHg，Hb 为 14 g/dl，那么 CaO$_2$ 约为 20 mlO$_2$/dl。

(二) 混合静脉血氧饱和度

肺动脉导管抽取混合静脉血，测定血氧饱和度和氧分压。正常人的混合静脉血氧饱和度约为 70%~80%，混合静脉血氧分压为 40 mmHg。严重氧输送受损患者混合静脉血氧饱和度降至 60% 以下，混合静脉血氧分压不足 28 mmHg，当混合静脉氧饱和度低至 40% 或以下时，组织产生无氧代谢。

(三) 动脉-混合静脉血氧含量差 (AVDO$_2$)

AVDO$_2$ = CaO$_2$ − CvO$_2$，动脉血氧容量为 20 mlO$_2$/dl 血，而混合静脉血氧容量约为 15 mlO$_2$/dl 血，AVDO$_2$ 正常约为 5 mlO$_2$/dl 血。

(1) AVDO$_2$ 升高，说明混合静脉血氧含量降低，组织摄氧量增多或供氧量不足，主要见于心排出量下降、动脉血氧含量减少、组织需氧量增加，如焦虑、疼痛、发热、感染等。

(2) AVDO$_2$ 降低，提示混合静脉血氧含量增多，说明组织氧摄取减少，主要见于：细胞代谢受阻，组织氧利用不能，如氰化物中毒或脓毒症；或存在外周血液分流，微循环血流分布不均，导致分流的血流在通过毛细血管床时未摄氧，如脓毒症、外周组织明显水肿；或血红蛋白对氧的亲和力增强，氧离曲线左移，如碱中毒、低体温、输入大量库存血 (含 DPG 较低)；或高压氧治疗，高心排量状态。

五、通气监测

(一) 潮气末 CO$_2$ (ETCO$_2$) 监测

任何年龄的插管病人，PaCO$_2$ 值与潮气末呼气

CO_2 分压($P_{ET}CO_2$)几乎相当。$P_{ET}CO_2$ 可用二氧化碳监测仪或二氧化碳分析仪测出,前者可测出具体的 $P_{ET}CO_2$ 值,后者可获取 CO_2 波形图。二氧化碳分析仪可提供动态 $P_{ET}CO_2$,从死腔(管道、解剖和肺泡内死腔)到参与气体交换的 CO_2 均可测出,当二者达到平台水平后,提示为肺泡气 CO_2,此时死腔量最小,$P_{ET}CO_2$ 与 $PaCO_2$ 相当,相差约 1~5 mmHg。开始时可测定动脉血 $PaCO_2$,与 $P_{ET}CO_2$ 作同步对比值,可了解二者的误差。如果肺泡通气低于灌注,如 COPD 病人,二氧化碳分析仪无法获取肺泡平台,$P_{ET}CO_2$ 与 $PaCO_2$ 差距可能下降;相反,如果灌注低于通气,如肺栓塞或其他增加死腔的情况,$P_{ET}CO_2$ 可低于 $PaCO_2$。肺泡平台时与无平台时的 $P_{ET}CO_2$ 图示(图 4-2-2)。

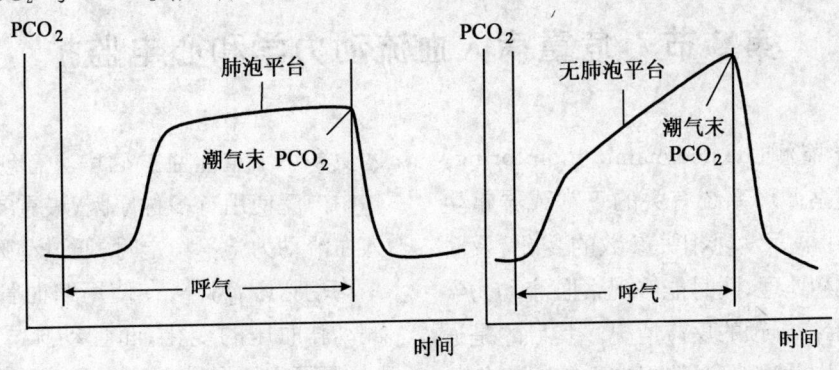

图 4-2-2 二氧化碳分析仪测定 $P_{ET}CO_2$ 图(肺泡平台和无肺泡平台的比较)

(二)死腔测定

死腔通常是指不参与肺泡和血液之间交换的那部分气体,是潮气量的一部分,正常人死腔量约为 150 ml 左右,随年龄增加略有增多。每次呼吸死腔与潮气量的比值(Vd/Vt)可通过 $PaCO_2$ 和平均 $P_{ET}CO_2$ 计算而得,用 Bohr 公式校正如下:

$$Vd/Vt=(PaCO_2-P_{ET}CO_2)\div PaCO_2$$

健康人自主呼吸时死腔/潮气量的比值为 0.30~0.40,正常肺机械通气时,比值约 0.50,因为有部分气体压缩在呼吸管道内,严重呼吸病者,比值可达 0.70 或更高。

(三)通气变量

健康人的潮气量约 400~500 ml,如病人自主呼吸潮气量低 300 ml 或 5 ml/kg,很难脱离呼吸机。正常成人静息状态下的分钟通气量约 6 L,危重病人的分钟通气量 CO_2 产量增加而升高,死腔/潮气量比值增加,如分钟通气量超过 10 L 也很难脱机成功。病人呼吸浅快时,浅快呼吸指数增加(浅快呼吸指数 = 呼吸频率[次/分] ÷ 潮气量[L]),研究发现,机械通气病人的浅快呼吸指数超过 105 次/(min·L),也很难脱机成功。

(四)CO_2 产量

机体 CO_2 产量可通过特定的装置测得,健康成人的 CO_2 产量约 200 ml/min,但随体温和代谢状况不同而有差异。如组织代谢加强、感染、脓毒症等 CO_2 产量显著增加。

(五)呼吸力学测定

肺活量(VC)是指深吸气后呼气,所能呼出的最大气体量。正常 VC 约 70 ml/kg。大多数阻塞性和限制性呼吸病者 VC 下降,VC<10 ml/kg 常与出现通气不足有关。不论插管与否,VC 均可用肺量计测出来。

(六)换气动力

呼吸驱动是指刚开始吸气的前 100 ms 所用的吸气力量,正常人低于 2 cmH_2O,并受呼吸肌力和肺容量影响。如驱动力>4 cmH_2O 提示仍需通气支持,而呼吸驱动<4 cmH_2O 多提示易于成功脱机。

（七）呼吸肌力

功能残气量位时，健康成人最大吸气压＜－100 cmH₂O(即超过 100 cmH₂O)，而最大呼气压超过 150 cmH₂O。如最大吸气压不到 30 cmH₂O，提示需要通气支持；如最大吸气压超过 30 cmH₂O，提示易于脱机成功，如能持续 3～5 s，成功机会更大。

（赖荣德）

第3节 危重病人血流动力学和心电监护

血流动力学监测(hemodynamic monitoring)是间断或持续观察循环系统有关的正常或异常生理学参数，监测并早期发现相关参数的变化，及时进行必要的干预和处理，同时能够观察血流动力学对疾病、损伤和治疗干预的反应情况。其目的是通过维持充分的平均动脉血压，确保病人获得理想的组织灌注和氧输送，从而显著降低并发症的发生和危重病死亡率。因此，血流动力学监测在危重病人评估和处理过程中起着重要作用。图 4-3-1 为血流动力学示意图。

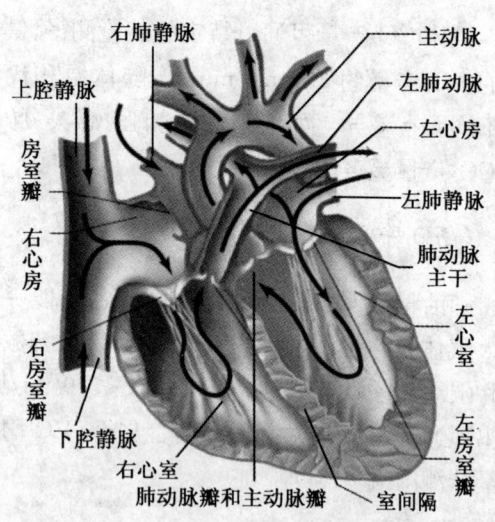

图 4-3-1 血流动力学示意图
箭头所指为血流方向

一、动脉血压监测

无创血压测量是临床上应用最广泛的操作之一，已为临床各科医生所熟知，而有创血压监测技术更多用于重症监护病房。有创血压在危重病监护中广泛使用有多种原因，最重要的原因是危重病人血流动力学不稳定时，通过动脉导管获取准确的平均动脉压，另外，在使用缩血管药时可以持续监测动脉血压的变化，而且动脉导管监测血压的同时，还可方便提供动脉血标本进行动脉血气检测，减少病人不适和反复抽血的创伤，显然，频繁的有创血压本身也会给病人带来不适。

低血压通常指收缩压低于 90 mmHg 或平均动脉压低于 65 mmHg。危重症监护学家们一致认为血压必须维持在一个保证组织充分灌注的水平，特别是保证重要器官如心、肝、脑、肾等的灌注，并维持一定的血流量，通常出现低血压即很难保证重要器官的有效灌注，因此，监护并维持收缩压≥90 mmHg 或平均动脉压≥65 mmHg，是危重病血压监护的间接指标之一。

动脉血压随呼吸时的胸腔负压变化而有所波动，如波动超过一定范围，可能提示需要进行容量补充。通常收缩压和(或)脉压随呼吸变化≥10%或 12%，提示病人可能有容量不足，此时进行液体复苏可能有效缓解，这是危重病研究近年取得的重要的技术发展，因为危重病人出现隐性低血容量屡见不鲜，此时如未能识别，持续发展可能增加并发症甚至死亡率。

脉压＝收缩压－舒张压；平均动脉压(MAP)＝舒张压＋1/3 脉压

二、中心静脉压监测

中心静脉压(central venous pressure, CVP)是

指胸腔大静脉的压力,与大气压相关,CVP 导管可尖端放在胸腔大静脉(如上下腔静脉)和右心房内,但放入右心房有导致心房穿刺和心律失常的风险,因此,经典的 CVP 监测将导管尖端放在上腔静脉与右心房交界处的,此处压力水平与右房压水平相当或比右房压低 1 cmH_2O 左右。CVP 主要是用作反映容量状态或前负荷的指标。正常参考值为 6~12 cmH_2O。

CVP 监测主要有以下四大适应证:急性循环衰竭;拟进行大量输血作容量复苏;指导心血管功能不全病人进行谨慎输液;疑似心包填塞。

CVP 常被误解为可以反映左心压力,事实上,反映左心室压力变化的是左心房内压力,而左心房压力与肺毛细血管楔压(PCWP)相当,而肺毛细血管楔压需肺动脉导管(或 Swan-Ganz 导管,参见后述)方可测定。

CVP 受血容量状态和静脉腔隙顺应性的影响,其数值高低取决于血管内容量、左心房和心室的功能、静脉舒缩性以及胸腔内压力,常见影响因素见表 4-3-1。

表 4-3-1 影响中心静脉压监测的因素

中心静脉容量	三尖瓣疾病	胸腔内压
◇静脉回流量/心输出量	◇狭窄	◇呼吸
◇总血容量	◇反流	◇间断正压通气
◇局部血管紧张性	心脏节律	◇呼气末正压(PEEP)
中心血管腔的顺应性	◇结性节律	◇张力性气胸
◇血管紧张性	◇心房颤动	
◇右室顺应性(心肌/心包疾病、心包填塞)	◇房室分离	

由于受多种因素的影响,CVP 评估危重病人的前负荷的可靠性就不是很好。CVP 与总血容量状态、右室收缩末期容量、每搏指数、病人的液体变化的反应情况相关性较差。因此,CVP 更适于非危重病人或无心肺基础病者,以反映右室充盈、静脉回流,并指导液体补充,但在无其他方法可替代时,CVP 仍不失为一种反映容量负荷的客观指标。

(一)CVP 测压方法

中心静脉测压方法有多种,一种是电子转换测压法,即将特定的电子转换仪(不少监护仪有此功能)接在输液器中,电子转换器会自动测出 CVP,并可动态监测 CVP 变化,较为方便,缺点是受设备限制。另一种是简易测压法,其原理是直接利用静水压估算 CVP。

1. 简易测压方法

将输液器、测压管通过三通管与中心静脉导管相连接(测压管上有刻度尺,图 4-3-2),测压前用生理盐水冲满输液管道,先将三通管调至与中心静脉导管相连通,使中心静脉导管内充满生理盐水,再将三通管与中心静脉导管的通道关闭,使输液管与测压管相连通,让生理盐水流入测压管,待测压管

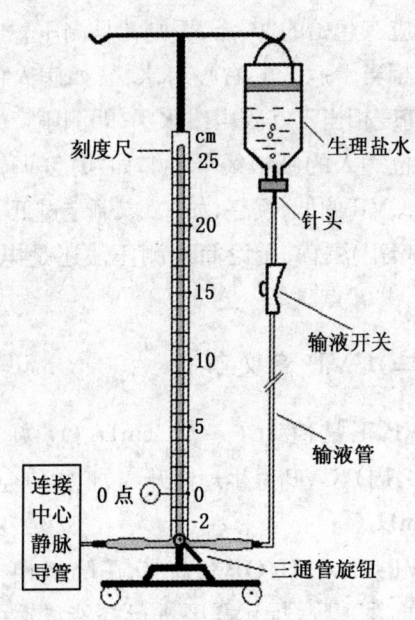

图 4-3-2 中心静脉测压简易装置示意图

内的生理盐水充盈至约25 cm水平时,关闭生理盐水通道,随即让测压管与中心静脉导管相通,使测压管内生理盐水自然沿中心静脉导管下降,直至某一水平不再下降,或可见到测压管内的水柱随呼吸略有波动,此时测压管内水柱的高度即为中心静脉压水平(cmH_2O)。完成测压后再调节三通管,开通中心静脉导管与输液器,继续输液即可。若病人的CVP高于25 cmH_2O,测压管内的液体不会下降,反而升高,升高所至的高度即为CVP水平。

如无专用的测压管,可用直尺替代,直尺垂直放置,确定0点后,使输液管沿直尺垂直而下,让生理盐水直接流入三通管,待中心静脉导管内充满生理盐水后,拔出或断开输液瓶口处的输液针头,使输液管内的液体自动下降流入中心静脉导管,待输液器内的生理盐水不再下降时,直尺读出的输液器内的液柱高度即中心静脉压水平,但由于此法输液针需与输液瓶断开,易发生污染,不宜反复操作,否则可能污染机会增加。

2. 中心静脉测压调零

测压时主要是利用水柱高度判断CVP水平,那水柱应有起始的"0"点,否则无从测压。通常"0"点高度相当于病人的右心房水平,如病人仰卧位,"0"点高度相当于其腋中线水平,即测压管的"0"点与仰卧位病人的腋中线平行。如"0"度调定过高,测出的CVP偏低,反之,"0"点调定过低,测出的CVP偏高。注意,无论简易测压法还是电子测压法均需调"0"点。

(二)CVP意义解读

CVP正常值为6~12 cmH_2O。妊娠后期(30~42周),CVP呈生理性升高,正常值会升高约5~8 cmH_2O。

CVP<6 cmH_2O与右心房压降低相一致,反映回心血量下降,提示需要进行补液或输血;血管紧张性下降或血管容量扩增也会导致CVP降低,主要见于脓毒症、脊髓损伤或其他交感功能下降者等。

CVP>12 cmH_2O提示心脏泵出功能受损,见于容量正常但有心脏病者,如左室肥厚顺应性下降,或心脏功能正常而容量负荷过多,如过度输液或输血,也见于其他泵功能衰竭,如心包填塞、限制性心包炎、肺动脉狭窄和肺栓塞等。

CVP监测可指导病人输液,动态监测CVP更是提供心脏可接受液体负荷能力的可靠指标,尽管PCWP更能反映左心功能(有时必须PCWP),但动态监测CVP也基本能提供较为可靠的信息。

1. 液体冲击试验

如有CVP或PCWP监测,液体冲击试验(fluidchallenge)可用作评估液体量不足或泵功能衰竭。可用50~200 ml晶体液快速输注,10 min后再监测CVP。具体方法是:液体冲击试验前测定CVP,而后将200 ml晶体液快速注入,20 ml/min,iv,×10 min,这些晶体液输入10 min后可以达到均衡分布,在输注完毕10 min后再测定CVP,比较冲击前后CVP变化。如CVP较前升高>5 cmH_2O,提示右心已不能接受更多输液,应停止液体冲击或缓慢、控制输液;如CVP增加3~5 cmH_2O,应在30 min后再做冲击试验;如CVP升高<3 cmH_2O,表示容量不足,可继续输液,或反复液体冲击,直至容量负荷充足为止。如休克的血流动力学征象恢复正常或出现明显的心功能不全表现,也应停止液体冲击。

2. 心包填塞

心包填塞时心包压力与右心室舒张末期压相等,导致CVP升高,其CVP升高幅度各不相同,应依临床实际而定。急性心包填塞时CVP一般在16~18 cmH_2O,也可高达30 cmH_2O,但CVP10~12 cmH_2O时出现心包填塞也非罕见;心包填塞伴血容量不足时,CVP可能正常或下降。过度用力、激动或躁动、使用抗休克服、正压机械通气或张力性气胸可增加胸内压,产生CVP显著升高,不要误读为心包填塞。血管紧张性增加,如使用多巴胺或其他缩血管药,也会导致CVP升高,产生类似心包填塞表现,应注意鉴别。

三、肺动脉压监测

心脏持续、可靠、正确的血压和血流监测有利于早期开始恰当的治疗,以达到并维持良好的血流动力学目标。肺动脉导管监测可较为准确地指导危重病医师对危重病人血流动力学生理参数进行评估和治疗,如测定肺毛细血管楔压和心输出量,评估左或右室功能、监测血流动力学状况、指导治疗和提供预后信息等。1970年Swan和Ganz最早开展单腔气囊导管进行血流动力学监测,即Swan-Ganz导管,经过几十年的研究发展,目前肺动脉导管可通过温度稀释技术持续监测心输出量,监测肺动脉压、中心静脉压、肺动脉氧饱和度、混合静脉氧饱和度和中心体温等。通过这些参数,了解心脏前负荷、收缩性和后负荷,同时指导临床医生判断氧供和氧需平衡等。

(一)适应证

肺动脉导管监测主要适于以下情况。

(1)心血管系统疾病:心肌梗死、心源性休克、机械并发症或右心衰竭;严重或进行性充血性心力衰竭;原发性肺动脉高压的诊断并指导血管扩张剂的使用;休克。

(2)围手术期:心脏外科手术;主动脉和外周血管手术;胸和腹主动脉手术等。

(3)危重病:严重创伤;严重脓毒症或脓毒症休克;急性肾功能衰竭;严重烧伤;急性呼吸窘迫综合征伴多器官功能障碍综合征;严重脑创伤伴颅内高压;脑血管痉挛;严重先兆子痫或子痫等。

(二)禁忌证

肺动脉导管监测没有绝对禁忌证。相对禁忌指某些病人插入导管通路时可能因插入发生出血(如严重出血体质或出凝血功能严重障碍),或右心或心内膜血栓因导管影响脱落进入肺动脉导致肺动脉栓塞风险。当肺动脉导管无法提供比其他无创方法更多的诊断或治疗信息时,无需插入肺动脉导管,如肺动脉导管在诊断和治疗心肌梗死伴二尖瓣反流或室间隔缺损很有帮助,超声心动图也可提供同等重要的信息,此时就无需插入肺动脉导管,心包填塞时也一样;另外,如心功能正常的病人发生低血容量进行液体复苏时,尿量和血压恢复就可反映有效治疗效果,此时也无需插入肺动脉导管。显然,如无足够插管技术(经验)和分析波形能力时,不应盲目插入肺动脉导管。

(三)并发症

肺动脉导管插入公开报道可能出现以下并发症:完全性房室传导阻滞(0~2.6%),需要治疗的室性心律失常(0~3%),血肿(0~3%),空气栓塞(0.1%),气胸(0.1%~1.5%),多次插管失败(1.7%),损伤大血管(0.1%~13%),室性心律失常(20%~50%),有报道但无发生率的包括:血胸、纵隔血肿、淋巴导管穿孔、气管损伤、膈或迷走神经损伤、导丝栓塞、导管打结(需要外科手术取出)、心脏穿孔。

维持导管的并发症:肺动脉破裂(0~0.5%),肺梗死(0~0.5%),导管感染(1%~5%)。以及导管断裂引起栓塞和数据错误等。

左束支传导阻滞病人拟插入肺动脉导管时,应事先准备临时起搏装置。

(四)肺动脉导管结构与插入

肺动脉导管总长度约150 cm,如从颈内中锁骨下静脉插管,插管前应充分、严格消毒头颈部、肩部和胸前,以免引起污染。插管前同样应检查导管是否完好,检查远端气囊充气后是否有漏气(气囊一般充气量为1.5 ml,充气时应缓慢注入[速度约1 ml/s]),各腔是否通畅,压力阀是否有用。穿刺时病人同样采用Trendelenburg体位(垂头仰卧位)。

肺动脉导管插入与中心静脉导管插入方法相似,可经颈内、锁骨下或上肢肢静脉插入,前两者是最常用的插管途径,其中右颈内静脉距心房最近,股静脉最远。肺动脉经以上静脉入口进入上(下)腔静脉,而后进入右心房,进入右心房后,将远端气囊充气,此时缓慢推入肺动脉导管,导管远端会随血流进入右心室,并继而向右心室流出道进入经三尖瓣进入肺动脉主干,而后向左或右肺动脉,并继续走向某一肺动脉分支。肺动脉导管插入在位后,应拍摄床边胸片以检查导管位置和有无中心静脉并发症如气胸等。导管形态和插入解剖示意图见图 4-3-3、图 4-3-4。

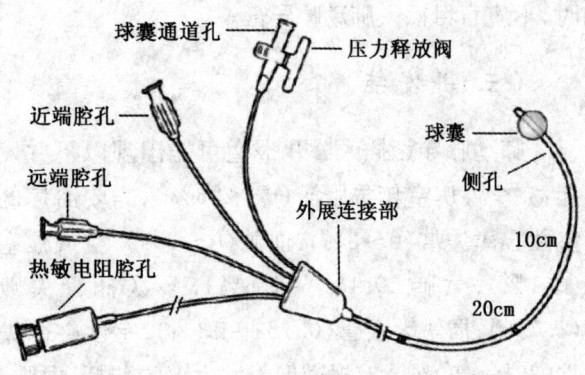

图 4-3-3　肺动脉导管结构示意图

当导管进入恰当位置后，扩张的气囊将会楔在肺动脉分支上，不再向前，导管尖端的传感器会感知流向远端的血流压力，而非肺动脉主干内压力，由于肺循环无瓣膜，肺动脉导管尖端的压力与肺毛细血管压力相等，此压力也与肺静脉和左心房内压力一致。舒张时，当二尖瓣开放，此压力与左心室舒张压相等。左心室舒张末期压力是极为重要的血流动力学参数，因为它是临床上反映左室前负荷的最好指标。因此，测定肺毛细血管楔压（pulmonary capillary wedge pressure，PCWP）或肺动脉阻塞压（pulmonary artery occlusion pressure，PAOP）可提供良好的左室充盈压评估参数，无需另外向左心插入另一导管。

肺动脉高压、严重三尖瓣反流或严重右心室扩大病人肺动脉导管可能较难插入肺动脉，此时可令病人作深、慢吸气，这样会增加右心回流血量，导管更易进入肺动脉。

不同部位插入肺动脉导管时，导管尖端至插入口的平均距离略有差异（表 4-3-2）。

肺动脉导管也可用热稀释法测定心输出量。导管尖端有一温度敏感探针，用冷生理盐水向肺动脉导管的右房孔注入，并流入右心室时，冷盐水会使血流温度下降，这种"冷血流"流经导管尖端时会被导管尖端的温度敏感探针感知。如心输出量高，冷盐水会混入较大血流，此时血流温度下降幅度较小，而且排除速度很快；如心输出量低，冷盐水混入较小血流中，此时血温下降较明显，而且流出速度减慢，消除速度也减慢。

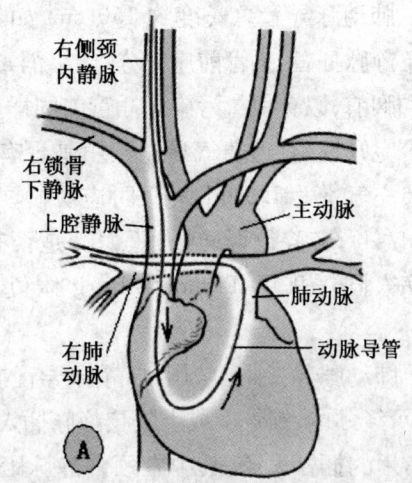

A. 肺动脉导管插入肺动脉：肺动脉导管经上腔静脉进入右心房，继而随血流进入右心室，再走向右室流出道，经三尖瓣进入肺动脉主干，然后再随血流进入左或右肺动脉，进而走向肺动脉的某一分支，直至嵌在远端分支处（箭头所指为导管插入方向）。

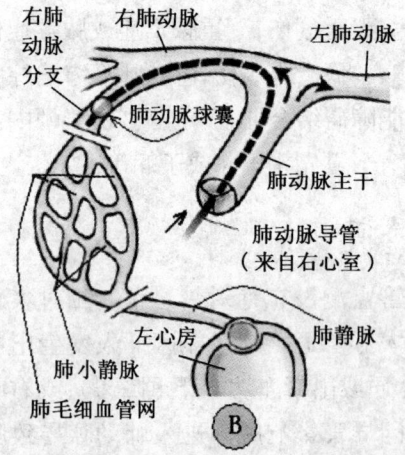

B. 肺动脉导管楔入肺小动脉：肺动脉导管进入肺动脉后，继续前行并嵌在右肺动脉小分支处，此时导管远端所感知的压力即反映肺毛细血管压力，也与肺静脉和左心房压力一致

图 4-3-4　肺动脉导管插入示意图

表 4-3-2　导管尖端至插入口的平均距离(cm)

插入部位	右心房距离	右心室距离	肺动脉距离	楔入肺小动脉距离
锁骨下静脉	10	20	30～40	40～45
右颈内静脉	15	25	35～45	45～50
左颈内静脉	20	30	40～50	50～55
右肘前静脉	45	60	70～80	80～85
左肘前静脉	50	65	75～85	85～90

(五)血流动力学监测

随着肺动脉导管逐渐向前推进,压力监护仪上可出现不同波形,这些波形的变化有助于提示和判断导管所在的位置。肺动脉导管远端进入右心房时出现小双峰波(图 4-3-5A),进入右心室时,因右室压力增加,变为单峰波,波幅突然扩大(图 4-3-5B),经肺动脉流出道进入肺动脉后波又出现双峰波,但波幅较右室突然缩小(图 4-3-5C),当进入肺小动脉时再次出现单峰波,波幅进一步减小,此即肺毛细血管内波形(图 4-3-5D),气囊放气后波形又会变为肺动脉压力波形,如气囊放气后未出现肺动脉压力波,应将导管后退少许,直至出现肺动脉压力波形。注意,插入导管至心房时,就应将导管远端气囊充气,这样导管可随气囊顺血流逐渐"漂"入;导管退回时,应将气囊放气后再退出。

下面是肺动脉导管经过右心房(RA)、右心室(RV)、肺动脉(PA)和肺小动脉远端(PCWP)各阶段对应的同步血流动力学压力演变图示(图 4-3-6)。

(六)结果解释

肺动脉导管获取的实测变量正常值、主要用途和评价见表 4-3-3。

表 4-3-3　肺动脉导管获取的实测变量

实测变量	正常值	主要用途	评价
心输出量(CO)	4～6 L/min	诊断休克(高或低心输出量),调节血管活性药	结果易于出现误差,应根据病人大小判断
肺毛细血管楔压(PCPW)	5～15 mmHg	容量状态,利尿,液体复苏判断	常过高估算,应与其他值共同判断
右房压(RAP)	0～10 mmHg	右心室状况	意义不及 PCWP
肺动脉压(PAP)	15～25/8～15 mmHg	右室和肺循环状态	多数情况下,肺动脉舒张压可被 PCWP 取代
混合静脉氧饱和度($\overline{SvO_2}$)	70%～80%	评估氧输送;肺血管分流分数	最好从肺动脉远端取血做血气分析

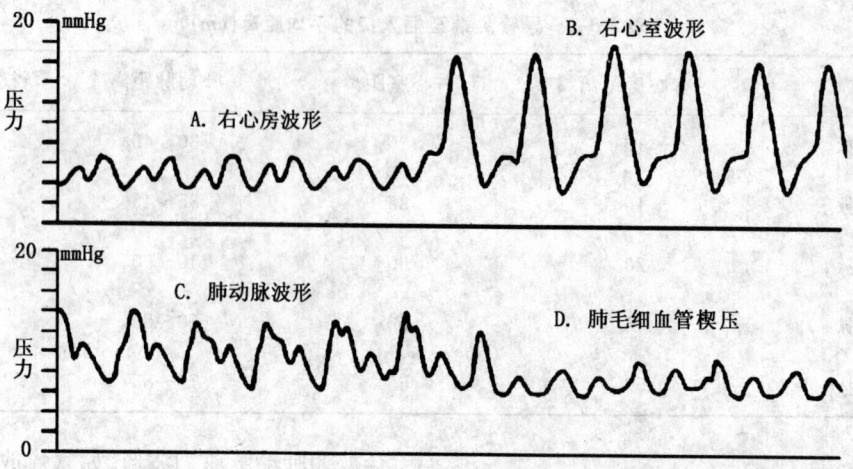

图 4-3-5 肺动脉导管在右心房、心室、肺动脉和肺毛细血管各部位的波形示意图

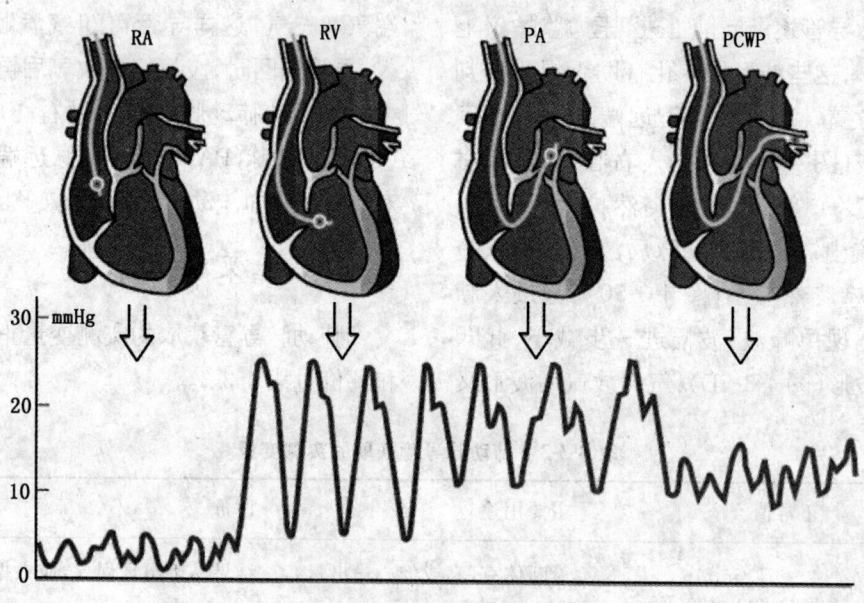

图 4-3-6 肺动脉导管在不同部位时的压力波形对照

肺动脉导管获得的衍生变量正常值、主要用途和评价见表 4-3-4。

表 4-3-4 由肺动脉导管获取变量推导的衍生变量

衍生变量	正常值	主要用途	评价
系统性血管阻力(SVR)	800~1 600 dynes/(sec·cm^5) 或 10~15 mmHg/(L·min)	休克状态,扩/缩血管治疗(后负荷)	尚不清楚此值是否需与病人大小综合判断
肺血管阻力(PVR)	20~200 dynes/(sec·cm^5) 或 1.5~2.5 mmHg/(L·min)	肺动脉高压;急/慢性肺病	同上
左室搏出功指数(LVSWI)	56±6(g·m)/m^2	左室工作效能	临床应用不确定

续表

衍生变量	正常值	主要用途	评价
右室搏出功指数(RVSWI)	$8.8\pm0.9(g\cdot m)/m^2$	右室工作效能	临床应用不确定
氧输送(DO_2)	900~1 100 ml/min	休克状态、贫血、低心输出量	有争议
氧耗量(VO_2)	200~250 ml/min	脓毒症、烧伤、创伤、通气病人	受多种变量影响,使用有争议
肺血管分流(Qs/Qt)	3%~5%	急慢性肺病	尚未用于肺病的评估

(七)肺动脉导管衍生变量计算方法

$SVR=(MAP-CVP)\times 80\div CO$

$PVR=(MAP-PCWP)\times 80\div CO$

$LVSWI=SV\times(MAP-PCWP)\times 0.0136\times BSA$

$RVSWI=SV\times(MAP-RAP)\times 0.0136\times BSA$

$DO_2=(CO\times Hb)\times 13.4\times(\%氧饱和度)+(PO_2\times 0.0031)$

$CaO_2=0.0031\times PaO_2+1.38\times Hb\times SaO_2$

$VO_2=(CO\times Hb)\times 13.4\times(SaO_2-SvO_2)$

$Qs/Qt=$(肺毛细血管O_2容量$-CaO_2$)÷(肺毛细血管O_2容量$-CvO_2$)

$SV=CO\div HR$,即每搏出量是心输出量除以心率所得,正常值60~130 ml。

$SVI=SV\div BSA$,即搏出量指数是搏出量除以体表面积而得。正常值为30~65 ml/beat·m^2。

(八)参数影响因素

(1)影响SV、SVI、CO、CI、RVSWI、LVSWI的因素:①致其升高的因素:正性肌力药(如多巴酚丁胺、肾上腺素、多巴胺、异丙肾上腺素、地高辛、氨力农等)和异常病况(如脓毒症(早期)、高体温、高血容量、血管阻力降低)。②致其降低的因素:负性肌力药(如普萘洛尔、替马洛尔、美托洛尔、阿替洛尔、纳多洛尔等)和异常病况(如脓毒症(后期)、充血性心力衰竭、低血容量、肺栓塞、血管阻力增加、心肌梗死)以及肺过度膨胀(如机械通气如持续正压通气(CPAP)和呼气末正压(PEEP))。

(2)降低肺血管阻力(PVR)的因素:氧、药物(如异丙肾上腺素、氨茶碱、钙阻滞剂)和体液物质(如乙酰胆碱、缓激肽、前列腺素E、前列环素)。

(3)影响SVR的因素:增加系统性血管阻力(SVR)的因素血管收缩药(如多巴胺、去甲肾上腺素、肾上腺素、苯肾上腺素)和异常病况(如低血容量、脓毒症(后期)、PCO_2降低等)。

降低系统性血管阻力(SVR)的因素:扩血管药(如硝酸甘油、硝普钠、吗啡、肼屈嗪、甲基多巴、二氮平等)和异常病况(如脓毒症(早期)、PCO_2升高)。

四、心电监测

心电监测对危重病人是常用监测方法,但不同病人所需监测要求有异。必需监测是指有心电监测指征,对病人有诊断和治疗益处,且有必要进行的心电监测;有益监测是指心电监测对某些病人诊断和治疗可能有益,但并非必需进行的监测;无需监测指无需做心电监测,因为这类病人发生严重事件风险很低,监测不会带来治疗益处。

(一)心律失常监测

1. 必需监测

所有易发生致命性心律失常风险的病人均应立即进行心电监测。如病人要离开监护室去其他地方做诊断或治疗操作,应带便携式具有除颤监护功能的心电监护仪进行持续心电监护,而且应有熟悉心电图和有除颤经验的医生陪同。以下16种情况必须进行心电监测。

(1)心脏骤停复苏后病人:院前或院内心脏骤停复苏后病人极可能再发心脏停止,应持续心电监护。

(2)急性冠脉综合征(ST段抬高或非ST段抬

高、不稳定心绞痛/"排除"心肌梗死)早期阶段:急性无并发症的心肌梗死病人或所有接受早期再灌注治疗的病人,极有可能发生恶性再灌注性心律失常,应持续心电监护至少 24 h,包括院内转运过程中或送做有关检查/操作。不稳定心绞痛或"排除"心肌梗死的病人应持续心电监护,直至真正排除心肌梗死且心肌缺血的症状和体征(暂时性 ST 段改变、胸痛或心绞痛)消失 24 h 以后。进行性或反复心肌缺血者、急性心衰或心源性休克、需要介入操作干预(如起搏、除颤或静脉抗心律失常)应持续监护至少 24 h。

(3)不稳定冠脉综合征和早期诊断高危冠脉损害的病人:早期诊断的邻近左冠状动脉主干或类似病变(如左前降支和回旋支病变)等需要急诊冠脉成形术者,等待介入治疗时应持续不间断地心电监测。

(4)成人心脏外科术后病人:此类病人应监护至少 48~72 h,有发生术后房颤高危风险的病人(术后房颤高危因素包括高龄、房颤史、有心瓣膜病、术前停用用 β 受体阻滞剂者),应持续监护直至病人出院。术后房颤多发生于术后第 2~4 d。术后其他心律失常包括室速、室颤、房室传导阻滞和窦房结功能障碍。房颤心室率>150 bpm 者,RR 间期变化极小,易误为阵发性室上性心动过速,术前有束支传导阻滞者,术后室上性心动过速很难与室速相鉴别,此时如有术后预置在心房表面导联的心房电图方易诊断和鉴别。

(5)儿童心脏术后病人:与成人不同,儿童心脏手术多是先天性心瓣膜病修补,不易发生术后房颤,更多发生房扑和结性异位性心动过速。心室切开或动脉转位冠状动脉移植者易发生室速。儿童先天性心脏病心脏术后预置心房表面导联记录心房电图对诊断极有帮助,如心房电图很容易鉴别结性心动过速与窦心心动过速。

(6)非紧急经皮冠状动脉介入(PCI)伴并发症者:冠状动脉成形术、支架或成形加支架并发导管并发症,如血管夹层、无复流或其他并发症者,应持续心电监护至少 24 h。

(7)植入自动除颤或起搏导联和起搏器依赖者:起搏依赖是自动起搏节律不稳定或无自动起搏节律,如无人工起搏血流动力学不稳定者。导联脱位或移动少见但时有发生的早期并发症,另外起搏未捕获、感知失败也偶有发生,因此,这类病人应监护至少 12~24 h。

(8)临时起搏或经皮起搏者:经静脉临时起搏比永久起搏更易发生搏获失败,且导联性更硬,更易导致心脏穿孔或导联脱位,另外,导致线与体外起搏器脱离、电池耗竭、因大 P 或 T 波外界电源干扰等导致过度感知。所有临时起搏均应心电监护,直到终止起搏或改用永久起搏。

(9)房室传导阻滞(AVB)者:Mobitz Ⅱ 型,2∶1 或更高二度 AVB,完全性 AVB 或心肌梗死新发束支传导阻滞(特别是下壁梗死者),应持续心电监护。

(10) Wolff-Parkinson-White 综合征(WPW)伴快速顺行性旁路传导者:WPW 发生心脏性猝死与快速顺行性旁路传导高度相关,特别在发生房颤时。其他因素包括 WPW 家庭史、晕厥、使用地高辛和多发性旁路传导。这类病人监护应持续至确定性治疗(如消融)。

(11)长 QT 间期综合征和相关室性心律失常病人:尖端扭转型室速(TDP)是致命、血流动力学不稳定多形性室速,与 QT 间期延长相关,常因室早诱发,持续 TDP 会导致室颤发生,应持续心电监护。

(12)主动脉内球囊反搏病人:主动脉球囊反搏病人在反搏期间应持续心电监测。

(13)急性心力衰竭/肺水肿病人:许多心律失常诱发心衰或是心诱的病因。急性心衰也是房性和室友性心律失常的主要危险因素。另外,某些心衰的治疗特别是静脉正性肌力药如米力农、多巴酚丁胺有致心律失常特性。B 型纳尿肽是抑制交感活性的动静脉扩张剂,致心律失常作用小于正性肌力药。应持续监护至病人症状和体征缓解,直至无致严重血流动力学变化性心律失常至少 24 h。

(14)有加强监护适应证的病人:严重创伤、急性呼吸衰竭、脓毒症、休克、急性肺栓塞、非心脏性大手术(特别是老年有冠心病或冠心病危险因素的病人)、肾功能衰竭伴电解质异常(如高血钾)者、药物过量(特别是致心律失常药如地高辛、三环类抗抑郁药、酚噻嗪类、抗心律失常药)和其他严重疾病者均应心电监护。有人统计入 ICU 的病人 1/5 发生严重心律失常,最常见的是房颤或室速。危重病人应持续心电监护直至血流动力学平稳、停止机械通气。

(15)需要镇静或止痛方能进行治疗或治疗操作的病人:不少操作需要镇静或止痛,如电复律,这类操作时均应心电监护,直至病人清醒、反应灵敏且血流动力学稳定。

(16)有任何其他血流动力学不稳定的心律失常病人:某些心律失常对无器质性心脏病者可能是"良性"的,但若发生在有心脏病者身上,可能是致命性的。如严重主动脉狭窄或肥厚性心肌病发生房颤可立即引起血流动力学变化。

另外,通常儿童和成人心律失常的机制一样,但由于心脏大小、基础心率、窦房结和 AV 结功能和自主神经分布不同,ECG 表现可能有差异,如宽和窄 QRS 心动过速鉴别成人与儿童有别,成人 QRS>0.12 s 定义为宽 QRS 心动过速,婴儿上限为 0.08 s,也就是说,如用成人标准,婴儿 QRS 时间为 0.09 s 可被误诊为室上速。而心动过速的标准也与年龄有关,婴儿心率上限为 158 次,而年少年上限为 120 次,应注意鉴别。

2. 有益监测

某些心律失常进行心电监测有治疗益处,但不是必需监测,主要包括以下 10 种情况。

(1)急性心肌梗死后:急性心肌梗死入院 24~48 h 后是否进行心电监护尚有争论。一方面 15 059 例病人的 GUSTO-Ⅲ(Global Use of Strategies to Open Occluded Coronary Arteries)试验显示后期(入院>48 h)发生室性心律失常 1 个月和 1 年死亡率比早期发生室性心律失常者更高,48 h 后心电监护似乎有利于确定高危组。另一方面,48 h 后发生室性心律失常机会较少。GUSTO-Ⅲ试验显示,绝大多数严重室性心律失常发生于心梗后 24 h 内,而且 95%的严重恶劣预后(死亡、中风或休克)也在前 24 h 发生。ST 段抬高和非 ST 段抬高 MI 后住院持续室性心律失常(室速和室颤)预测因子包括高血压史、COPD、既往 MI、ST 段变化、Killip 分级积分高者、起始收缩压低者。提示有这些危险因子的 MI 48 h 后继续进行心电监护是有利的。

(2)胸痛综合征病人:胸痛急诊但无 ECG 确定性诊断或心肌标志物升高的病人,常先进入临时监护单元,并监测心肌缺血的症状、体征和肌钙蛋白变化,但这一结论存在争议。以下 5 个预测因子有助于判断胸痛病人发生恶性心律失常风险:初始 ECG 疑似 MI(ST 段抬高≥1 mm 或≥2 个导联出现病理性 Q 波)、初始 ECG 疑似心肌缺血(ST 段压低≥1 mm 或 T 波倒置≥2 个导联)、收缩压<110 mmHg、两侧肺底听到啰音、有不稳定性缺血性心脏病史(心绞痛加重、新发 MI 后心绞痛、冠脉成形术后心绞痛或胸痛与既往 MI 的胸痛一样)。对胸痛伴有缺血或梗死循证依据的危险因素(收缩压低、肺部啰音或缺血性心脏病恶化)之一者,应进行持续 12~24 h 的心电监护,直至心肌标志物阴性排除急性 MI。

(3)接受非紧急 PCI(经皮冠状动脉介入)、无并发症的病人:对接受了非紧急 PCI(即非 MI)且无并发症者应在介入后立即进行心电监护 6~8 h,接受冠脉成形术但未放支架的病人,应在术后监护 12~24 h,因此此期发生突然闭塞风险最高。

(4)使用抗心律失常药或需要使用控制心室率药的慢性快速性房性心律失常病人:监测的潜在益处包括监测药物性 QT 间期延长;初始使用负性心率药者监测窦房结功能,特别是窦房结功能不全者;初始使用负性心率药监测血流动力学变化,尤其是左室功能不全的病人(EF<40%);评估慢性房颤或房扑心室率控制疗效。但此类病人使用有高危致心律失常特性药物时必须进行心电监护。

(5)接受起搏导联植入且无起搏器依赖者:非起搏器依赖病人监测目标,不是监测和治疗致命性心律失常,而是监测起搏器的捕获、起搏或正确感知的失败,确定起搏功能和设定恰当性,宜在操作后行 ECG 监护 12~24 h。

(6)接受了无并发症的消融治疗者:一般病人消融后短时观察后便可离院,此类病人无需常规监护。但持续心动过速有较长时间快速心室率者,心电监测可能有益,因为它易发生消融后QT间期延长和消融后TDP,此类病人应监护12~24 h,另外,有严重器质性心脏病的患者接受心室速消融术者,消融术后应监护12~24 h。

(7)接受常规冠脉造影术的病人:造影术后无并发症者数小时后便可离院,但有迷走反应引起症状性心动过缓的病人并非少见,此类病人应立即进行心电监护。

(8)亚急性心力衰竭病人:这类病人监测尚有争议。

(9)进行晕厥评估的病人:晕厥原因不明的病人应心电监护至少24 h。疑为心律失常所致的晕厥或晕厥有原发性心电生理异常者(如传导系统疾病、可能有起搏功能障碍)应进行心电监护24~48 h,或经有创心电生理试验排除心律失常是晕厥的原因。

(10)有不复苏指令(do not resuscitate orders,DNR)患者心律失常引起不适:终末期病人发生心悸、气短、焦虑需要抗心律失常处理作为姑息治疗者,监护的目标不是预防或治疗致命性心律失常,而是监测抗心律失常药控制心室率的疗效,如心室率控制,可停止心电监护。

3. 无需监护

这类病人发生严重事件风险很低无监护和治疗益处,包括术后心律失常风险很低(如年轻无心脏病人外科手术后无并发症者);产科无心脏病者;有永久心室率控制的房颤病人;门诊血液透析病人,但有必须监护的其他指征者除外;慢性室性早搏的稳定病人。

(二)ST段缺血监测

1. 必需监测

(1)早期急性冠脉综合征病人(ST段抬高或非ST段抬高MI、不稳定心绞痛/"排除"MI):急性冠脉综合征(ACS)病人必须进行ST段监测至少24 h,直到无事件发生。急性MI人监护的潜在益处包括能够:评估溶栓后"犯罪"动脉开放与否;监测血管成形术后突发再梗塞;监测进行性缺血(如再灌注失败)、再发缺血和梗死扩大;监测暂时性心肌缺血。

(2)胸痛或心绞痛样症状来急诊的病人:急性ST段抬高性MI病人开始时表现为急性缺血性非确定性ECG变化不少见。胸痛来急诊的病人进行8~12 h的ST段监测联合血清心肌标志物检测是高效价比的方法。

(3)接受非紧急PCI和血管造影病人:包括冠脉造影、支架或造影加支架时在导管室内发生并发症,如血管夹层或血栓形成或不确定性介入结果者,应在操作完成后立即进行持续ST段监测,至少24 h。操作后早期极易发生突然再梗塞,而且多在病人离开导管室前或转到监护单元后数小时内发生。

(4)可能是冠脉痉挛所致的变异性心绞痛病人:ST段监测的潜在益处包括通过观察ST段升高确定诊断;预测"犯罪"血管和邻近部位血管痉挛(如做多导联或12导联监测);评估血管痉挛期间恶性室性心律失常风险;评估钙通道阻滞剂治疗效果。监护应持续至少12~24 h或治疗完成。

2. 有益监测

(1)急性MI后:急性MI后ST段监测的潜在益处是评估病人的早期活动和出院准备状况。增加活动无缺血事件,有助于调整抗心绞痛方案和为病人尽早出院做准备。有再发性胸痛或心绞痛症状或心肌酶二次升高提示心梗范围扩大者应持续不间断的ST段监护,直至24 h的无ST段(ST event-free)事件。如ST段监测停止后,病人再发胸痛症状,应重新开始ST段监测。

(2)接受非紧急PCI且无并发症的病人:接受非紧急PCI病人如无并发症,有条件者应在术后立即进行至少4~8 h的ST段监护。

(3)接受心脏或非心脏手术后高危缺血者:心脏外科术后ST段监护的潜大益处有:鉴别切口痛与缺血性胸痛;评估搭桥效果和监测再梗阻;确定是否有术后心脏并发症(如心律失常、心衰)。非心脏外科术后ST段监护的潜在益处是监测有心脏并发症风险(如有左室肥厚、冠状动脉或外周动脉病或心脏危险因素)的老年人围手术期缺血。至少监测24~48 h。

(4)儿童先天或后天情况有心肌缺血或梗死风险病人:儿童ST段监测无充分资料,但缺血机制已阐述,这些机制包括:产前暴露于可卡因引起婴儿冠脉血管痉挛;儿童严重哮喘治疗产生心脏毒性作用;先天性心脏病修复术中发生低氧;胸部钝挫伤;Kawasaki病并发生冠脉病变;急性心肌炎和其他心脏病变。儿童ST段监护不易实施,因为不少儿童和新生儿监护单元未装备ST段监测软件,另外资料有限也影响儿童ST段监护的实施。

3. 无需进行ST段监测

左束支传导阻滞者、心室起搏节律者、其他混杂性心律失常影响ST段者、病人激动不安时(因为此时可能因噪音影响监测)。

(三)致心律失常作用的QT间期和ECG监护

QT间期是心室复极的间接测量,QT间期急性延长临床上经常发生,并与TDP增加晕厥和猝死有相关性。临床上可引起QT延长的情况包括:初次、增加剂量或过量使用QT延长药物,缺血/梗死,电解质紊乱,心率骤降,急性神经事件。正常QT间期为0.36~0.44 s,由于心室复极时间因心率减慢而增加,心率加快而缩短,QT间期应进行校正(即QTc),但QTc从未被确认为TDP的预测因子。$QTc = QT/\sqrt{R-P}$(QT和R-R的单位为s)。正常QTc<0.46 s(女性)和<0.45 s(男性),无论男女,如QTc>0.50 s,有高度发生TDP的风险。

如病人有TDP风险,应优先监测QT间期,TDP危险因素包括:老年;女性;心脏病(特别是左室肥厚、缺血、左室EF低);心率慢或心动过缓;电解质异常(尤其是低血钾或低血镁);饥饿;获得性或遗传性代谢缺陷;长QT遗传倾向(基础QT间期延长,或晕厥、猝死或长QT综合征家族史);联合使用其他延长QT间期或影响其代谢的药物。

1. 必需监护

(1)使用可引起TDP的抗心律失常药:常见易引起TDP的药物见表4-3-5。最可能引起心律失常的药物包括奎尼丁、普鲁卡因胺、丙吡胺、索他洛尔、多菲利特和伊布利特。胺碘酮常引起QT间期明显延长,但很少产生TDP。病人开始使用或增加奎尼丁、普鲁卡因胺、丙吡胺、索他洛尔和多菲利特应行ECG QT间期监护48~72 h,而使用伊布利特者应监护4~5 h。如病人QTc>0.50 s,应停用有关致QT延长药物,并持续ECG监护,直至QTc下降和药物排泄。

表4-3-5 有TDP风险的药物

通用药名	临床使用	通用药名	临床使用
胺碘酮(Amiodarone)	抗心律失常	氟哌啶醇(Haloperidol)	抗精神病
三氧化二砷中毒(Trisenox)	抗癌/白血病	伊布利特*(Ibutilide)	抗心律失常
苄普地尔(Bepridil)	抗心绞痛	奥拉姆(Levomehadyl)	鸦片激动剂(镇痛药)
氯丙嗪(Chlorpromazine)	抗精神病	美索达嗪(Mesoridazine)	抗精神病
西沙必利(Sisapride)	胃肠动力药	美沙酮(Methadone)	鸦片激动剂
克拉霉素(Clarithromycin)	抗生素	喷他脒(Pentamidine)	抗寄生虫/黑热病
丙吡胺*(Disopyramide)	抗心律失常	匹莫齐特(Primozide)	抗精神病
多非利特*(Dofetilide)	抗心律失常	普鲁卡因胺*(Procainamide)	抗心律失常
多潘力酮(Domperidone)	止吐药	奎尼丁*(Quinidine)	抗心律失常
氟哌利多(Droperidol)	镇静、止吐药	索他洛尔*(Sotalol)	抗心律失常
红霉素(Erythromycin)	抗生素	司帕沙星(Sparfloxacin)	抗生素
氯氟菲醇(Halofantrine)	抗疟药	硫利达嗪(Thhiridazine)	抗精神病

*需要住院ECG监护。

(2)潜在致心律失常药过量：应持续 ECG 监护 QT 间期，直至血药水平下降和 QT 间期复常或与 QT 间期延长与该药无关。

(3)病人发生新的缓慢性心律失常：出现完全性传导阻滞或窦性间期伴病态窦房结综合征易发 TDP，包括接受房室结消融产生完全性心脏传导阻滞以中止未控制性快速心室率者。应持续监护至心动过缓改善或进行确定性治疗。

(4)严重低血钾或低血镁病人：严重电解质紊乱，特别是有 TDP 其他危险因素存在时，应监测 QT 间期，直至电解质纠正，无 QT 相关性心律失常存在。

2. 有益监测

(1)需要抗精神病治疗或其他可能引起 TDP 风险的药物治疗者：产生中度 QT 间期延长作用的药物常在门诊开始给药，但少数有 QT 延长史需用此类药物者，应住院监护治疗。

(2)急性神经病事件者：蛛网膜下腔出血有产生 QT 间期延长倾向，但罕有发生 TDP 者。QTc>0.50 s 应监测 QT 间期相关性心律失常。

3. 无需监测

健康人使用低 TPD 风险的药物无需 ECG 监测 QT 间期。

4. 心脏监护导联系统的电极放置方法

常见 3 电极和 5 电极导联系统电极放置方法见图 4-3-7。各电极代号分别是：RA＝右上肢，LA＝左上肢，LL＝左下肢，RL＝右下肢，C＝胸导联。

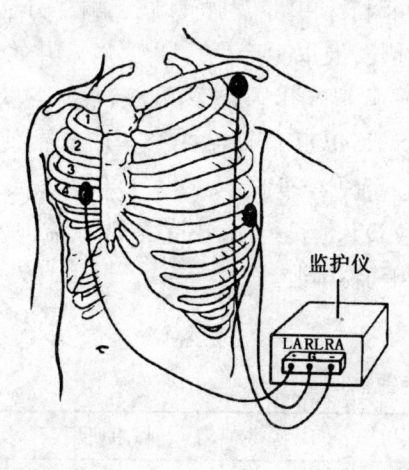

简单 3 导联双极导联系统只能记录 MCL-1 导联

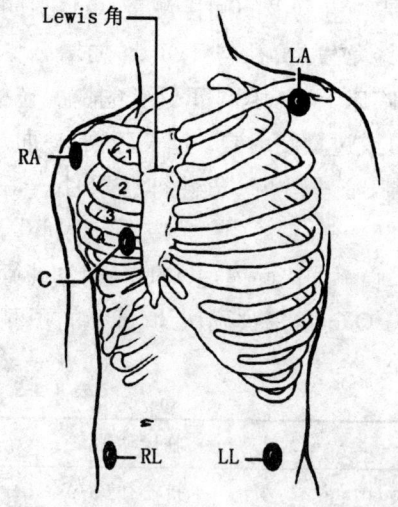

常用的 5 电极导联系统可记录 6 个肢体导联加 1 个胸前导联

图 4-3-7　心脏监护导联监护电极放置方法

（赖荣德　刘　平）

第 4 节　危重病人液体选择

危重病的液体复苏是重要的抢救措施之一，临床上有多种液体可供医生选择，归纳起来分为两大类：晶体液和胶体液。一般情况下，抢救时首先选择使用晶体液如乳酸格林液（Ringer's 液）、生理盐水等，但晶体和胶体溶液两者何为优，尚无统一意见。危重病人液体复苏时，晶体液和胶体液对照研究发现，两者在总的病死率、住院时间或肺水肿事件方面无显著差异。

一、晶体液

(一)生理盐水

正常人体中,75%~80%的细胞外液位于血管外或组织间隙中,静脉输注生理盐水也有相似的比例进入组织间隙,也就是说晶体液主要是扩张组织间隙的容量,而非血浆容量。血浆中的钠、氯浓度分别是 140 mEq/L、103 mEq/L,pH 为 7.4,渗透压为 290 mOsm/L,并含有碳酸氢根 25 mEq/L,而等张生理盐水含钠、氯、pH、渗透压分别为 154 mEq/L、154 mEq/L、5.7 mOsm/L、308 mOsm/L,大量输注生理盐水会导致酸中毒,主要是由于大量氯离子所致的高氯性酸中毒。

(二)乳酸格林液

与生理盐水不同,乳酸格林液中钠、氯、钾、钙、pH 和渗透压分别为 130 mEq/L、109 mEq/L、4 mEq/L、3 mEq/L、6.4 mOsm/L、273 mOsm/L,另含乳酸根 28 mEq/L。由于含有游离钾、钙、乳酸根等,格林液中的钠、氯离子浓度与血浆几乎相当,大量输入时不会引起高氯性代酸。不过,乳酸格林液中含有钙离子,会与血制品中的抗凝剂枸橼酸结合成枸橼酸钙,导致抗凝作用失活,促进血凝块形成,因此,乳酸格林液禁忌作为输注浓缩红细胞的稀释液,但当格林液不超过浓缩红细胞总容量的50%时,一般不会形成血凝块。理论上,输入乳酸格林液可能引起患者发生高乳酸血症,特别是休克或肝功能不全患者,但由于晶体液输入后约75%~80%进入组织间隙,留在血中仅约 20%~25%,因此,即便乳酸清除功能受损,也不会因输入乳酸格林液而明显影响血中的乳酸水平,但测定血乳酸水平时不应在输液的同一部位抽血,以免受输入液体中的乳酸影响。

(三)葡萄糖溶液

主要用于能量提供,1 g 葡萄糖可提供能量3.4 kcal,5%GS 血浆渗透压为 278 mOsm/L,与血浆相近。5%GS 输入后仅有不到 10%留在血管内,绝大部分进入组织间隙,因此它的扩容效用很差,反而易引起细胞水肿,除非用于供能。对健康个体,输入 5%GS 便可能引起血乳酸形成,对危重病人,由于组织低灌注,85%的糖代谢分解产生乳酸,因此,对循环功能不全患者,即便输入 5%GS 也会引起代谢性酸中毒。与此同时,过量葡萄糖输入后可能引起高血糖,危重病人由于应激作用,血糖代谢受影响,本身可能引起血糖升高,有人统计入住 ICU 的病人中有近 20%患者有糖尿病,90%的病人在 ICU 住院过程中发生高血糖。高血糖会引起免疫功能抑制、增加感染风险、加重缺血性脑损伤、甚至增加病死率,因此,在输入葡萄糖时应注意严格控制血糖水平,必要时应加用胰岛素以防血糖过高。

二、胶体液

理论上,根据 Starling 定律,胶体可起到较强扩容作用,并可提高胶体渗透压,但一组包含 30 个随机试验共纳入 1 419 例危重病人的系统综述发现,低血容量、烧伤、低蛋白血症病人使用白蛋白时,死亡风险增加,而且白蛋白价格更加昂贵,合成胶体还与凝血功能障碍、过敏反应和终末器官损害有关,而白蛋白因源于血液,可能引起血液性感染等不良反应。

目前临床上使用的胶体可分为合成胶体(明胶、右旋糖酐、淀粉)和非合成胶体(白蛋白)。表4-4-1 是各种胶体的临床生理特征和效应比较。

表 4-4-1 常见静脉输液用胶体的生理特征和临床效应比较

	白蛋白溶液		淀粉			右旋糖酐(DX)		明胶	晶体液	
	4%,5%	20%,25%	3%,6%,10%羟乙基淀粉	10%喷他淀粉	10%右旋糖酐40	3% DX-60, 6% DX-70	琥珀酸交链:2.5%,3%,4%; 尿素交链:3.5%		生理盐水	乳酸林格氏液
平均分子量	69	69	450	280	40	70	30~35		0	0
渗透压	290	310	300~310	326	280~324	280~324	300~350		285~308	250~273
胶体渗透压	20~30	70~100	23~50	23~50	20~60	20~60	25~42		0	0
最大扩容(%)	70~100	300~350	100~200	100~200	100~200	80~140	70~80		20~25	20~25
扩容时间(h)	12~24	12~24	8~36	12~24	1~2	≤8~24	≤4~6		1~4	1~4
血浆半衰期(h)	16~24	16~24	50	2~12	4~6	-12	2~9		0.5	0.5
潜在不良反应	+	+	++	++	+++	+++	++		+	+
可能的副作用	过敏;感染	过敏;感染	肾损;凝血障碍;瘙痒	同左	类过敏;过敏;干扰交叉配血	同左	高钙;类过敏		高氯性代酸	高血钾

三、胶体治疗应用

胶体液应首先用于非出血性休克液体复苏;羟乙基淀粉应谨慎用于心肺转流术和脓毒症病人;胶体应避免或谨慎用于创伤性脑损伤病人;血流动力学稳定的 ALI/ARDS 病人应限制液体输入,低渗性 ALI/ARDS 者可考虑联合使用胶体和利尿剂;胶体首选用于治疗透析相关性低血压和维持血流动力学稳定以达透析目标;高渗蛋白应该用于利尿剂难治性肝硬化腹水的大量腹水穿刺术后;白蛋白可与抗感染治疗联合用于自发性细菌性腹膜炎。

最近的大规模随机对照研究显示,使用 4% 的白蛋白或生理盐水对相对或绝对容量不足的 ICU 危重病患者进行液体复苏,两者在单个器官或多器官功能衰竭、机械通气时间、需要肾脏替代治疗的时间、ICU 或住院时间、病死率方面的结果无明显差异,因此,两种液体均可作为液体复苏用药,但晶体液更为经济、方便,另外,对头部损伤者优先选择晶体液。

临床上各种常用液体对比见表 4-4-2。

表 4-4-2 常用液体特性对比

液体类型	适应证	优 点	注意点
晶体液 　生理盐水 　乳酸 Ringer's 液	低血容量、脱水、出血、休克、烧伤	易于储藏,价格低廉,效果确定,等渗	输液量为失血量3倍 可发生血液稀释、组织水肿、凝血功能障碍
高渗盐水(HTS) 　3%~5% 　7.5% 　HTS-胶体混合液 　HTS 右旋糖酐 　HTS 羟乙基淀粉	出血性休克:4 ml/kg 或 250 ml,iv,可重复一次,但烧伤病人仅开始时使用一次	重量轻,容量小可产生大量输液的效应 增加心肌收缩力 比普通 HTS 维时更长	>500 ml 有高血钠和抽搐风险 勿用于呕吐、腹泻、出汗或热损伤病人 未用其他液体不要重复使用 必须补充丢失的血管外液
胶体液 　白蛋白 　人工胶体 　右旋糖酐 　6%羟乙基淀粉 　10%喷创淀粉 　明胶为主的胶体	出血性休克 250~500 ml,iv	持续时间长 1:1 替代血液 提高血浆渗透压 吸收血管外液 重量/体积比晶体液小	过度使用会"漏"进周围组织 与免疫球蛋白和 Ca^{2+} 合用 必须补充丢失的血管外液 人工胶体:有凝血障碍、过敏反应、渗透性利尿、干扰交叉配血等不良反应 羟乙基淀粉:纤溶↑,淀粉酶↑ 最大剂量:20 ml/kg·d
口服补液盐溶液(ORS)	出血已控制的脱水者 烧伤患者	获取方便 原料无须消毒:4匙糖+1匙盐+1升水	意识不清和腹部创伤者可谨慎选用
血液	出血患者(战时可用 O 型作为"万能血")	携氧 自身输血 移动血库	需特别储藏、配型和交叉配血;有输血反应、感染、自身免疫作用
人工血 　可有血红蛋白功能 　碳氟化合物溶液	出血	易于储藏 无须血型和交叉配血	可能是未来选择 仅处于实验阶段,未用于临床 使用碳氟化合物时须氧疗

(赖荣德)

第 5 节　危重病人营养支持

一、人体基本营养概述

营养是人体利用食物产生能量用于维持健康、生长和正常器官及组织功能的过程。临床营养主要针对营养和人体疾病和治疗,营养是多学科科学,涉及组织细胞内的疾病相关性生化、代谢、营养素活动和其他饮食因素。饮食中维持生命必需的成分包括水分、能量(用升卡或千焦表示)、某些氨基酸、必需脂肪酸、维生素、矿物和微量元素。人体必需营养素见表4-5-1。

表4-5-1 人体必需营养素

水	氨基酸	维生素	矿物质
能量	组氨酸	维生素A	钙
碳水化合物	异亮氨酸	维生素D	磷
蛋白质	亮氨酸	维生素E	镁
脂肪	赖氨酸	维生素K	铁
必需脂肪酸	甲硫氨酸(蛋氨酸)	叶酸	锌
亚油酸	苯丙氨酸	维生素PP(烟酸)	铜
α-亚麻酸	苏氨酸	核黄素	锰
电解质	血管紧张肽	维生素B_1(硫胺素)	碘
钠		维生素B_6	硒
钾		维生素B_{12}	钼
氯化物		维生素H(生物素)	铬
微量元素		维生素B_5(泛酸)	

这些必需营养素在人体不同生长阶段需求量各异,男女不同性别间有差异,男性需求量往往高于同个年龄段的女性,而普通女性、孕妇和哺乳期妇女需要量也不完全一样,表4-5-2和表4-5-3是根据不同年龄段列出年龄、性别、孕妇和哺乳期妇女矿物质和维生素日常饮食必需量,供临床参考。

表4-5-2 日常饮食需要量-矿物质

年龄	钙 mg/d	铬 μg/d	铜 μg/d	氟化物 mg/d	碘 μg/d	铁 mg/d	镁 mg/d	锰 mg/d	钼 μg/d	磷 mg/d	硒 μg/d	锌 mg/d
婴儿												
0~6个月	210	0.2	200	0.01	110	0.27	30	0.003	2	100	15	2
7~12个月	270	5.5	220	0.5	130	11	75	0.6	3	275	20	3
儿童												
1~3岁	500	11	340	0.7	90	7	80	1.2	17	460	20	3
4~8岁	800	15	440	1	90	10	130	1.5	22	500	30	5
男性												
9~13岁	1300	25	700	2	120	8	240	1.9	34	1250	40	8
14~18岁	1300	35	890	3	150	11	410	2.2	43	1250	55	11
19~30岁	1000	35	900	4	150	8	400	2.3	45	700	55	11
31~50岁	1000	35	900	4	150	8	420	2.3	45	700	55	11
51~70岁	1200	30	900	4	150	8	420	2.3	45	700	55	11
>71岁	1200	30	900	4	150	8	420	2.3	45	700	55	11

续表

年龄	钙 mg/d	铬 μg/d	铜 μg/d	氟化物 mg/d	碘 μg/d	铁 mg/d	镁 mg/d	锰 mg/d	钼 μg/d	磷 mg/d	硒 μg/d	锌 mg/d
女性												
9~13岁	1300	21	700	2	120	8	240	1.6	34	1250	40	8
14~18岁	1300	24	890	3	150	15	360	1.6	43	1250	55	9
19~30岁	1000	25	900	3	150	18	310	1.8	45	700	55	8
31~50岁	1000	25	900	3	150	18	320	1.8	45	700	55	8
51~70岁	1200	20	900	3	150	8	320	1.8	45	700	55	8
>71岁	1200	20	900	3	150	8	320	1.8	45	700	55	8
孕妇												
≤18岁	1300	29	1000	3	220	27	400	2.0	50	1250	60	12
19~30岁	1000	30	1000	3	220	27	350	2.0	50	700	60	11
31~50岁	1000	30	1000	3	220	27	360	2.0	50	700	60	11
哺乳期												
≤18岁	1300	44	1300	3	290	10	360	2.6	50	1250	70	13
19~30岁	1000	45	1300	3	290	9	310	2.6	50	700	70	12
31~50岁	1000	45	1300	3	290	9	320	2.6	50	700	70	12

表 4-5-3　日常饮食维生素需要量

年龄	维生素A μg/d	维生素C πg/d	维生素D μg/d	维生素E πg/d	维生素K μg/d	硫胺素 mg/d	核黄素 mg/d	烟酸 mg/d	维生素B_6 mg/d	叶酸 μg/d	维生素B_{12} μg/d	泛酸 mg/d	生物素 μg/d	胆碱 mg/d
婴儿														
0~6个月	400	40	5	4	2.0	0.2	0.3	2	0.1	65	0.4	1.7	5	125
7~12个月	500	50	5	5	2.5	0.3	0.4	4	0.3	80	0.5	1.8	6	150
儿童														
1~3岁	300	15	5	6	30	0.5	0.5	6	0.5	150	0.9	2	8	200
4~8岁	400	25	5	7	55	0.6	0.6	8	0.6	200	1.2	3	12	250
男性														
9~13岁	600	45	5	11	60	0.9	0.9	12	1.0	300	1.8	4	20	375
14~18岁	900	75	5	15	75	1.2	1.3	16	1.3	400	2.4	5	25	550
19~30岁	900	90	5	15	120	1.2	1.3	16	1.3	400	2.4	5	30	550
31~50岁	900	90	5	15	120	1.2	1.3	16	1.3	400	2.4	5	30	550
51~70岁	900	90	10	15	120	1.2	1.3	16	1.7	400	2.4	5	30	550
>71岁	900	90	15	15	120	1.2	1.3	16	1.7	400	2.4	5	30	550

续表

年龄	维生素A μg/d	维生素C πg/d	维生素D μg/d	维生素E πg/d	维生素K μg/d	硫胺素 mg/d	核黄素 mg/d	烟酸 mg/d	维生素B$_6$ mg/d	叶酸 μg/d	维生素B$_{12}$ μg/d	泛酸 mg/d	生物素 μg/d	胆碱 mg/d
女性														
9~13岁	600	45	5	11	60	0.9	0.9	12	1.0	300	1.8	4	20	375
14~18岁	700	65	5	15	75	1.0	1.0	14	1.2	400	2.4	5	25	400
19~30岁	700	75	5	15	90	1.1	1.1	14	1.3	400	2.4	5	30	425
31~50岁	700	75	5	15	90	1.1	1.1	14	1.3	400	2.4	5	30	425
51~70岁	700	75	10	15	90	1.1	1.1	14	1.5	400	2.4	5	30	425
>71岁	700	75	15	15	90	1.1	1.1	14	1.5	400	2.4	5	30	425
孕妇														
≤18岁	750	80	5	15	75	1.4	1.4	18	1.6	600	2.6	6	30	450
19~30岁	770	85	5	15	90	1.4	1.4	18	1.9	600	2.6	6	30	450
31~50岁	770	85	5	15	90	1.4	1.4	18	1.9	600	2.6	6	30	450
哺乳期														
≤18岁	1200	115	5	19	75	1.4	1.6	17	2.0	500	2.8	7	35	550
19~30岁	1300	120	5	19	90	1.4	1.6	17	2.0	500	2.8	7	35	550
31~50岁	1300	120	5	19	90	1.4	1.6	17	2.0	500	2.8	7	35	550

(1)蛋白质:是三大营养物质之一,至少10%~14%的能量供应来自蛋白质,饮食蛋白质中包含必需氨基酸和非必需氨基酸,以供机体蛋白质合成、能量代谢和糖异物。正常人体每日需要蛋白质约0.6~0.8 g/kg,当机体处于生长期、妊娠期、哺乳期和营养不良恢复期时,蛋白质需求量增加。肝肾功能不全者,饮食蛋白质耐受量下降。对肝硬化腹水或肾功能衰竭的病人,正常量的蛋白摄入可能性会诱发肝性脑病或促使尿毒症恶化。通常危重病人的蛋白需要量为正常成人需要量的2倍左右,即约1.2~1.5 g/(kg·d);肾功能损害的病人,日需蛋白量约1 g/kg,如有透析,可适当增加;肝功能轻度损害的病人蛋白需要量1~1.5 g/(kg·d);蛋白供给>1.75 g/(kg·d)已超过机体代谢和合成能力。蛋白产热为4.1 kcal/g。

(2)脂肪:是人体供能和合成的主要物质,约34%能量供应来自脂肪,理想情况下,正常饮食中脂肪含量不超过总热量的30%,饱和脂肪酸、转运脂肪尽量限于10%以内,多不饱和脂肪酸<10%,其他脂肪应为单不饱和脂肪酸。脂肪产热量约9 kcal/g。

(3)碳水化合物(糖):是人体热卡供应的最主要来源,至少55%的热卡来源于碳水化合物,大脑每日需糖作为供能约100 g,其他组织供热约需50 g/d,即正常成人日需碳水化合物量至少150 g,但日供糖≥400 g/d可能已超过机体代谢需要。糖产热量约3.4 kcal/g。

(4)水:人体各种代谢均需水参与,每千卡热量需消耗水 1~1.5 ml，尿量每日排水至少 1 000 ml，蒸发和呼吸系统失水每日约 500~1 000 ml 水分，大便排水约 50~100 ml/d，因此，正常成人日需要水量至少 1 500~2 000 ml。发热引起的水分丢失约 200 ml/(d·℃)；大汗、呕吐、腹泻均相应增加水分丢失量。婴儿因其体表面积与血容量比值更大，需水量更高（按千克体重计算），妊娠时需增加水分约 30 ml/d。哺乳期，因产乳所需，每天应增加 1 ml 水分/ml 奶量。老年人对水需量略有下降，但因其渴觉反射迟钝，应注意补允足的水分。

人体热量的需求主要用于基础代谢和各种体力活力或运动，成人静息时能量消耗（resting energy expenditure，REE）可用 Harris-Benedict 公式推算：

男性：REE(kcal/d) = 66.5 + 13.75 × (体重[kg]) + 5.0 × (身高[cm]) - 6.75 × 年龄

女性：REE(kcal/d) = 655 + 9.56 × (体重[kg]) + 1.85 × (身高[cm]) - 4.68 × 年龄

或可用简易计算公式：

男性：REE(kcal/d) = 900 + 10 × 千克体重
女性：REE(kcal/d) = 700 + 7 × 千克体重

根据不同体力或活动状况确定实际热卡需要量，实际热卡需求量为活动强度系数 ×（REE），即对以坐位工作为主轻度体力劳动者，能量需求约为 1.2 × REE；中度活动者需能量为 1.4 × REE；对重度体力劳动者，能量需要为 1.8 × REE。

二、营养不良的识别与评估

营养不良（malnutrition）是指机体能量、蛋白和其他营养素缺乏或过多或失衡，引起组织/机体的体形结构和功能异常，或临床预后向差的方向发展。营养不良约占成人急慢性住院病人的近 50%，严重创伤、烧伤、脓毒症、呼吸衰竭、外科大手术等是常见的高耗能性危重急症，最易导致营养不良或是营养不良的高危人群，蛋白消耗或不足带给这类危重病人最重要的营养打击。它能增加内外科疾病的发病率和死亡率，老年人尤其明显，营养不良可因多种原因所致，如饥饿、饮食不当、疾病应激和代谢异常等。

(一) 营养不良的识别

1. 营养不良病因评估

营养不良的病因包括：饥饿、应激和混合机制。

(1) 饥饿：①饮食摄入减少：社会经济原因：贫困、慢性酗酒；精神因素：神经性厌食症、严重抑郁症；老人神经性痴呆；AIDS 相关性食欲不振、癌症播散、肾衰；摄食后腹痛：胰腺炎、肠缺血。②消化功能降低：运输性进食受损如食管或胃良恶性肿瘤、肠梗阻；饮食消化受损如胰腺功能不全、短肠综合征；肠吸收障碍。

(2) 应激（高代谢状态）：①急性创伤如事故、烧伤、大手术；②急性脓毒症（sepsis）；③急慢性炎症：胰腺炎、胶原病、慢性感染如结核、AIDS 机会性感染等。

(3) 混合机制：①废用性代谢循环和厌食症如 AIDS，癌症播散；②能量需求增加如慢 COPD；③代谢异学和胆汁消化减低如慢性肝病；④蛋白丢失性肠病和慢性炎症如 Crohn's 病、溃疡性结肠炎等。

2. 营养不良表现

营养不良常见表现有食欲不振，消瘦，体重下降，肌肉萎缩或缩小，尤其颞肌萎缩。皮肤褶皱变薄，毛发易脱落或稀少、易拔易断，皮肤易破，毛囊过度角化，毛囊周围易出血点或淤点，皮肤易起鳞屑或牛皮癣样皮疹，湿疹样皮疹，阴囊湿疹，剥脱性皮炎，皮肤粗糙、增厚，暴露阳光的皮肤易出现色素沉着。匙状甲，甲横线（transverse lines）。眼结膜苍白，目光呆滞，夜盲症，畏光，视物模糊，结膜炎，角膜血管化作用，干燥性眼病，比奥斑，角膜软化，眼肌麻痹。鼻唇脂溢性皮炎，舌炎（舌面光滑，舌质红），牙龈出血，唇损害，口角炎，味觉减退，舌龟裂。甲状腺肿大，腮腺肿大。胸廓串珠样结构。消化系统可出现腹泻，腹胀，肝肿大。肢体水肿，骨软化，骨触痛或骨痛，关节痛，肌肉萎缩，肌无力，肌痛，肌肉触痛。神经系统变化如手足搐搦，感觉异常，反射减退或消失，腕下垂，足下垂，定向力障碍，少言，痴呆，共济失调，外周神经病，震动觉、位置觉功能减退或消失。血液系统表现为贫血、溶血等。

3. 营养不良临床评估

无论门诊或住院病人有下列一项或多项者,符合营养不良:①最近3~6个月内不明原因体重下降>10%。②体重低于理想体重的90%(<75%为严重营养不良,<60%可能影响生命)。③体重指数(BM=体重(kg)/身高^2(m^2))<1.85 kg/m^2。④BM<20 kg/m^{2}且最近3~6个月不明原因体重下降>5%。表4-5-4为营养不良评估参数比较。

(1) 上臂测量:约50%的体脂分布于皮下,皮褶测定计确定三头肌皮褶厚度是最实用的体脂估计技术。三头肌皮褶厚度测量法(triceps skinfold measurement, TSF)是确定上肢肌围(arm muscle circumference, AMC)或臂肌面积的主要方法。AMC(cm)=臂围-π·(TSF(mm))/10。

(2) 血清蛋白:血清白蛋白水平仍然是营养评估的传统标准,低白蛋白血清是住院和门诊病人发病和死亡的强烈预测因子。白蛋白半衰期18~20 d,应激反应消除后,饮食途径恢复白蛋白的时间约需2~3周。其他血清蛋白如转铁蛋白、前白蛋白和视黄醇结合蛋白半衰期分别为7 d、2 d和0.5 d,急性损伤或应激下降速度更快,应激源消除后恢复也更快,但这些蛋白较白蛋白更差,无法确定应激反应的存在和严重程度。

表 4-5-4 营养不良评估参数比较

试验或测量	营养不良严重程度			反映内容
	轻度	中度	重度	
理想体重(%)	80~90	70~80	<70	总体变化
平时体重(%)	85~95	75~85	<75	总体变化
肌酐高度指数	—	60%~80%	<60%	去脂肪体重
皮褶厚度(%)	35~40	25~35	<25	脂肪状态
上臂中段臂围(%)	30~40	25~35	<25	去脂肪体重变化
白蛋白(g/L)	28~35	21~27	<21	内脏蛋白状态
转铁蛋白(mg/dl)	150~200	100~150	<100	内脏蛋白状态
绝对淋巴细胞计数(千/mm^3)	1.2~2.0	0.8~1.2	<0.8	内脏蛋白状态和免疫活性

(二)营养不良处置

营养不良处理包括消除病因,治疗基础病和营养支持(包括食品强化、肠内营养和静脉营养)。严重营养不良病人开始进食前,应详细检查有无致命性并发症,血容量是否充分,血糖水平,电解质和酸碱平衡与否,有无感染的表现可检查全血细胞计数(血常规)、尿常规,必要时甚至做血尿等培养、胸片有无异常表现,有无异常心电变化等。应先谨慎地液体复苏并维持电解质平衡,而后再逐步增加营养,切勿开始就大量补液、进食和(或)营养,否则可能加重心脏负荷导致心力衰竭。

三、危重病人肠内营养

促进胃肠道细胞生长和维持肠道细胞功能的最重要刺激因素是营养素,肠腔内的营养素可直接或间接促进这种效应,它可直接增加肠上皮增殖,促进黏膜细胞增殖更新,如小肠或大肠内没有营养素的刺激,肠壁的吸收细胞和纤毛上皮细胞均会不断萎缩,而且肠黏液分泌细胞和肠相关性淋巴细胞也会随之萎缩、退化。肠内营养是将营养物质的液体配方送入胃肠道的营养补充方法,与全胃肠外营养(静脉营养)相比,肠内营养增加肠黏膜生长,维持肠道功能,经济实惠,因此,成人临床最常用的营养补充方式。肠内营养是补充营养的第一选择。图 4-5-1 为危重病人营养方式的确定程序。

(一)肠内营养适应证

(1)肠内营养的适应证:包括蛋白质能量营养不良症;各种疾病如大手术、严重创伤、多脏器功能障碍、严重脓毒症等预期至少 7 d 内口服饮食明显减少者;严重吞咽困难无法获取充分营养者;小肠大部分切除(与静脉营养联合);小量肠外瘘(<500 ml/d)。

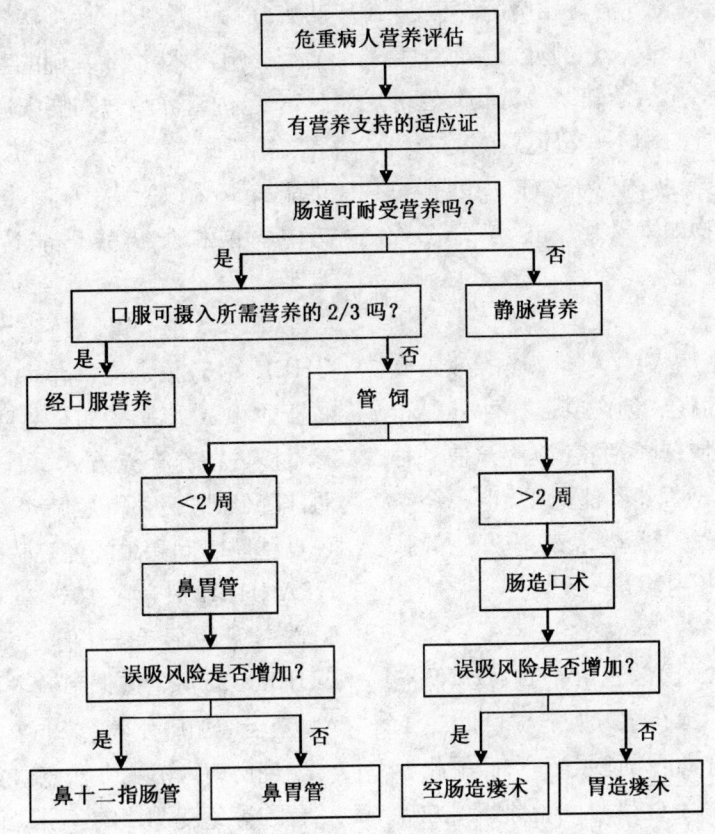

图 4-5-1 确定营养方式的程序图

(2)肠内营养的前提或必要条件:胃肠道可耐受肠内营养物质;胃肠道不存在阻塞;无严重或顽固性腹泻;无胃肠道大出血。

(二)肠内营养适应证和实施

1. 开始 EN 的时机

由于基础代谢增加,危重病人比普通饥饿或非急性病人更易出现营养不良。研究发现,连续 14 天仅补充 250~300 g/d 葡萄糖作为供能的病人,其病死率较持续静脉营养者高 10 倍。外科手术后能量补充不足者,8~10 d 便会出现营养不良。因此,所有病人预期 3 天内无法完全恢复正常经口饮食者,均应接受肠内营养(enteral nutrition,EN)。早期(入住 ICU 时间<24~48 h)肠内营养是否较延迟营养病人更好呢? 不是。因为没有充分的证据显示危重病人早期营养能改善预后,但欧洲营养专家委员会推荐对血流动力学稳定的危重病人,如胃肠道仍有功能,应早期(<24 h)开始一定数量的饮食。早期肠内营养可能减少危重病人感染并发症、缩短 ICU 住院时间、提高存活率。

2. 能量水平

危重病人应避免过高营养,住院时间<72~96h 的危重病人,男性>25~30 kcal/(kg·d)或女性>20~25 kcal/(kg·d)的能量水平可能已经过多，因此，在急性或开始阶段，危重病人如给予＞20～25 kcal/(kg·d)可能预后反而更差，因此，第1周补充热卡为20～25 kcal/(kg·d)较为合适，第2周及以后宜补充热卡量约30～35 kcal/(kg·d)。恢复阶段，由于能量合成代谢恢复，应补充更多能量，此时总的目标能量供约25～30 kcal/(kg·d)。严重营养不良病人或合并慢性消耗性疾病的患者，至少应给予25～30 kcal/(kg·d)的肠内营养，如肠内营养无法达到此目标，应给予辅助性胃肠外营养（静脉营养），但两种营养总和不宜超过总的营养目标水平；如病人不能耐受肠内营养如胃内残留过多，可考虑给予辅助药物如甲氧氯普胺（胃复安）或琥乙红霉素，但不用西沙必利。

3. 营养途径

没有充分证明危重病人经空肠营养的效果会好于经胃营养效果。如腹部创伤或选择性外科手术者，经空肠营养更方便，此时经空肠营养是一种最佳选择，如果经胃补充营养不能耐受，也可经空肠营养。如果病人无法耐受肠内营养，应开始静脉营养，营养供能水平与肠内营养一致。

4. 营养成分

营养配方按能量水平分为正常能量配方、低能量配方和高能量配方。营养配方所能提供的热卡为0.9～1.2 kcal/ml者属正常能量配方，低于此者即低能量配方，反之，高于此者称为高能量配方。一般病人使用正常能量配方的营养素即可，但某些病人为防容量负荷过重者，选择高能量配方既可满足供能需要，又能保证液量控制；同理，对部分血容量相对欠缺或液体限制不严或需控制能量水平的病人，使用低能量配方，可在补充容量的同时，保证热卡供应。

根据蛋白组成分为全蛋白配方、以肽类为基础的配方和游离氨基酸配方。全蛋白配方是指营养素提供完整的未分解的蛋白成分，又称聚合体(polymeric)配方或高分子量配方，高蛋白配方是指营养素中蛋白含量占总能量的20%或以上者。以肽为基础的配方是指营养配方中蛋白成分以肽类为主，一般是2～50个氨基酸肽链，又称为低聚物配方或低分子量配方。游离氨基酸配方是指蛋白营养成分以单个氨基酸为主，又称要素配方、单体配方或低分子量配方。对危重病人，以肽类为基础的营养配方并不优于全蛋白（指未分解的蛋白）营养配方，因此对大多数病人，可以给予全蛋白营养配方。但脓毒症病人，胰外分泌功能可能下降，胰酶分泌可能减少，此类病人全蛋白供应可能吸收会受影响，以肽类为基础的营养方式可能更好。表4-5-5肠内营养配方和临床适应证。

高脂配方是指营养所提供的能量水平中，脂肪供能占40%以上者。高不饱和脂肪酸配方是指配方中不饱和脂肪酸供能达总热卡的20%或以上者。

对选择性上胃肠道手术、创伤和轻度（APACHEⅡ＜15）脓毒症(sepsis)的病人，富含精氨酸、核苷酸和ω₃脂肪酸的有免疫调节作用的营养优于标准肠内营养补充方式，可改善预后，病人死亡率可能降低，医院获得性肺炎发生率有下降趋势，但ICU住院时间和总的住院时间无明显差异；脓毒症APACHEⅡ积分在15～26者，与未补充者相比，死亡率无明显差异；但严重脓毒症病人（APACHEⅡ＞25），免疫调节营养补充方式可能弊多利少，甚至增加病死率。

烧伤病人不主张补充富含ω₃脂肪酸、精氨酸、核苷酸等免疫调节的营养，相反，烧伤病人每日补充（比标准方案）更多的微量元素（如Cu、Se和Zn）可降低肺部感染并发症的发生率，缩短平均住院日。烧伤和创伤病人额外补充谷氨酰胺，可能有利于创面愈合，缩短住院时间，但其他外科和ICU病人无此作用，不必补充额外的谷氨酰胺。

ARDS病人额外补充富含ω₃脂肪酸和抗氧化剂的营养，可缩短机械通气时间和ICU住院时间，减少多器官衰竭发病率，但无需额外补充ω₃脂肪酸、精氨酸和谷氨酰胺或核苷酸。

对所有ICU的严重病人，如不能耐受每日700 ml以上（或＜2 500 ml/72 h）肠内营养者，不应补充富含精氨酸、核苷酸和ω₃脂肪酸的免疫调节营养。

表 4-5-5 肠内营养配方和临床适应证

标准肠内营养配方	适应证	修订的肠内营养配方	适应证
◇完全饮食产品	适于大多数需要管饲者，也适于口服营养者	1. 热卡水平：1.5～2.0 kcal/ml	限液病人
◇热卡：1 kcal/ml		2.(1) 高蛋白：热卡约占 20%	蛋白质营养不良和创口愈合减慢
◇蛋白：热卡约 14%，酪蛋白，大豆蛋白，乳白蛋白		(2) 小肽水解蛋白	蛋白消耗/吸收↓或蛋白过敏
		(3) 谷氨酰胺↑、精氨酸、核苷酸	严重免疫抑制
◇脂肪：热卡约 30%，玉米油、大豆油和红花油		(4) 支链氨基酸含量↑、低产蛋白的氨基酸含量减少	肝功能衰竭不耐受 0.8 g/kg
◇葡萄糖：热卡约 60%，玉米淀粉，糊精-麦芽糖复合剂、蔗糖		(5) 高生物价值蛋白含量↓	肾功能衰竭
		3.(1) 低脂肪，部分用中链三酰甘油替代	脂肪吸收障碍
		(2) 高脂肪，热卡>40%	肺衰竭使用标准配方 PCO_2 产生增加
◇>1 500 kcal/d 者宜含所有矿物质和维生素		(3) 单不饱和脂肪酸增加	糖尿病控制不佳
		(4) ω_3（鱼油）脂肪增加，ω_6 脂肪减少	免疫抑制或自身免疫障碍
◇渗透压≤300 mOsm/kg		4.(1) 纤维由大豆多糖提供	腹泻/便秘
		(2) 纤维由蔬菜和水果类提供	苯妥英钠结合减少
		5. 矿物质（Zn）和维生素（A 和 C）增加	褥疮或压疮

5. 喂食方法

肠内营养前应确认饲养管在胃内，可经拍摄腹部平片得以确认。如无禁忌，管饲时应抬高床头至 30°左右，直至饲完后 2 h。护理人员应记录管饲营养素名称、输入速度、数量等。按照先慢后快，渐进增加的原则进行。肠内营养液的温度一般控制在 35～40 ℃。正常容量和肝肾功能的病人营养液一般可按 35 ml/kg 计算。开始时按 25～30 ml/h 饲入，按约 10 ml/h 渐增，绝大多数病人可耐受 240～400 ml/4h。初次管饲者应测定胃内残留量，q1 h×12，以后 tid 进行，如果残余量≥100 ml，暂停输入；或 q4 h 测定胃内残余量，如超过 150 ml，应暂停输入 4 h。必要时可加用甲氧氯普胺 10～20 mg，po 或 im，q6～8 h。如有条件，应隔天或每周 3 次给病人称重。记录出入量。如管饲完毕，应向饲养管内注入 20 ml 温开水冲管。

(三) 肠内营养的监测

(1) 临床监测：病人自我不适症状，生命体征（T、P、R、BP），出入量（静脉补液和管饲量、大小便、引流量、呕吐量等），饲养速度等。

(2) 实验室检测：快速末梢血糖测定，非糖尿病者，q4 h，如血糖正常，可减至 q8 h。每日监测静脉血糖、电解质（Na^+、K^+、Cl^-、Ca^{2+}、Mg^{2+}、HCO_3^-）、BUN、Cr、ALT、AST、白蛋白、Hb/Hct、WBC、INR（国际标准化比）或 PT/APTT，待管饲量稳定且这些指标维持正常后可每周测定 2 次。

(四) 肠内营养并发症

1. 胃肠道并发症

腹泻是肠内营养时最常见的并发症，通常是指大便超过 200 ml/24 h，约 10%～20% 的肠内营养病人会发生腹泻。引起腹泻的常见原因包括营养配方中含有山梨醇、含镁盐的制酸剂、抗生素诱导的无菌性腹泻、伪膜性肠炎；少见原因如营养配方中纤维素不足无法形成容积性大便、配方中脂肪含量过高（脂肪吸收不良综合征）、营养素或管饲系统受细菌污染、管饲速度过快；罕见原因如营养素渗透压过高、乳糖。减慢管饲速度是最常用的处理方法，如无明显感染，可考虑适当使用止泻药如易蒙停（苯丁哌胺）2.4 mg po 或灌入 Q6 h，最大 16 mg/d po，或地芬诺酯（苯乙哌啶）/阿托品 5～

10 ml(2.5 mg/5 ml)po 或灌入 Q4~6 h,最多 12#/d,或白陶土和果胶制剂 30 ml po 或灌入 Q6 h。增加纤维素有利于固化大便,可能有助于减慢排空时间,必要时暂停肠内营养,改用静脉营养替代,待腹泻控制后再开始肠内营养,采用渐增方式进行。

2. 代谢并发症

包括水和电解质异常,高血糖,微量元素不足,维生素缺乏,蛋白不耐受。约 20%~25% 的肠内营养病人发生水分过多,心肾功能不全起促进作用,减慢速度或改用 1.5~2.0 kcal/ml 的高能营养素,可减少喂食总容量,利尿可控制急性容量过多。高能量营养素可能引起高渗血症,尤其病人渴觉不敏感者更易出现。肠内营养病人约 10%~30% 病人出现高血糖,高能营养素更易合并高血糖,近年研究取得的影响预后的里程碑式结果之一是有效控制早期肠内外营养病人的血糖水平。处理方法包括减慢速度,使用充分的胰岛素控制血糖水平,另外高血糖可能引起渗透性利尿,应注意血容量的补充。维生素和微量元素缺乏少见,可在肠内营养的同时适当补充,现已有市售的水溶性维生素、脂溶性维生素、微量元素复合制剂。

3. 感染

肠内营养最常见的感染并发症是吸入性肺炎,并且往往是致命性的,发生率自 1% 到 44% 不等,多因呕吐或反流所致,鼻胃管饲入较胃造瘘或空肠造瘘者更易发生,气管插管或切开者特别容易发生。如病人出现心动过速、呼吸急促、发热、低氧血症或其他胸片所见的新发病灶,应疑及此因。预防方法包括抬高床头至 30°左右,定期检查胃内残留量,气管插管病人应充分保证气囊充气。处理包括吸净进入气管内的营养物或分泌物,给予必要的抗感染,必要时给予激皮质激素和(或)通气支持等。

4. 机械性并发症

机械性并发症多与营养管相关,如引起鼻咽部损伤、不适、鼻窦炎、中耳炎、食管炎、恶心、食管反流、气管食管瘘和食管静脉曲张破裂出血,甚至营养管打结、阻塞等,胃或腔肠造瘘者可能出现在导管周围外渗或造瘘口周渗瘘等(详见下表)。发生机械性并发症的最有效方法是改变径路,如鼻胃管可更换鼻孔重新插管或暂时改用静脉营养,发生机械性出血者参见有关章节给予止血等处理。

四、危重病人静脉营养

静脉营养又称胃肠外营养(parenteral nutrition, PN)或全胃肠外营养(total parenteral nutrition, TPN)是经静脉输入高营养物质的一种治疗方法。PN 是在无法进行肠内营养或肠内营养不足以向病人提供所需热卡的情况下,通过中心静脉(中心静脉营养)或外周静脉(外周静脉营养)为需要营养支持的病人提供氨基酸(氮)、葡萄糖(碳水化合物)、脂肪、电解质、矿物质、微量元素、维生素和水。只要病人能够耐受肠内营养,原则上首先选择肠内营养,静脉营养较肠内营养更为昂贵,更易产生代谢并发症,而且通常需要静脉导管(尤其是中心静脉导管)。

1. 静脉营养的适应证

病人营养不良或有营养不良风险,并符合以下标准者之一者,即应考虑进行胃肠外营养。

(1)经口或肠内摄入的营养不充分或不稳定者;

(2)消化道功能暂时或永久性丧失,或无法经消化道进食或无法插入饲养管者;

(3)消化道穿孔(肠瘘)者;

(4)持续远端肠梗阻者;

(5)严重胃肠蠕动异常伴胃肠导管不耐受者;

(6)短肠综合征肠内营养不充分者;

(7)严重胰腺炎。

2. 输入途路

外周静脉输入法多适于短期(≤7~10 d)静脉营养、低热量和低蛋白营养者,一般情况下,混合营养液的渗透压应≤1 000 mOsm/L,等渗脂类可能会提高外周静脉对葡萄糖和氨基酸的耐受性;中心静脉输入法更适于静脉营养时间较长(>7~10 d)、中重度应激的危重病人、营养液渗透压较高(>1 000 mOsm/L)、高热量营养液和含高渗脂肪乳者,以及输入速度相对较快者。

3. 导管要求

(1) 导管插入：插入中心静脉导管前应严重消毒，充分准备，如血常规(含血小板)、出凝血功能。中心静脉导管首选锁骨下静脉。注意，中心静脉导管静脉营养绝非急诊之需，急诊急救时无需中心静脉营养。导管插入后应确认位置是否正确，原则上应考虑拍摄胸片确认导管尖端在上腔静脉远端、右心房上方处。外周静脉导管首选肘前的贵要静脉或头静脉。

(2) 导管使用：所有静脉营养的混合营养液均应经专用静脉导管输入，可经电子容量控制泵(输液泵)控制输入。对使用含有脂肪乳的混合营养液，专家们强烈建议并推荐经滤孔直径为 1.2 μm 的过滤装置滤过后输入，其他营养液需经滤孔直径为 0.2 μm 过滤装置输入。混合静脉营养液可经外周静脉或中心静脉输入，何种途径输入更好尚无定论。

4. 能量要求

能量需求量可按 Harris-Benedict 公式计算(见肠内营养)，按计算值的 100%～120% 输入，蛋白 1.0～1.5 g/kg，脂肪占总热卡的 20%～30% 计算，其能量由碳水化合物(葡萄糖)补充。注意，能量过高可能增加氧耗量、增加二氧化碳产量、增加分钟通气量、增加呼吸做功、引起高血糖、增加医院内感染几率、影响肝功能。营养支持时，每日考虑给予适量的维生素和微量元素。目前市售的水溶性和脂溶性复合维生素注射液各 1 支可维持基本的日常维生素需要量；微量元素注射液 1 支也可保证微量元素的日常基本需要。谷氨酰胺是重要的能量物质，与细胞增殖、抑制凋亡和参与细胞信号传导有关，静脉营养液中补充适量的谷氨酰胺，可使肌肉蛋白降解减少、改善病人免疫功能，有利于缩短静脉营养时间和住院时间，减少医院感染事件。

5. 容量估算

容量和肾功能正常且无胃肠道或肾额外丢失的病人，按 30 ml/kg 计算较为合理；胃肠道失液如鼻胃管丢失、腹泻或瘘管的病人，每日应计算丢失液＋尿量(1～1.5 L/24 h)＋不湿性失水(500 ml)；水钠潴留、危重病或抗利尿激素失当综合征病人，应输注输注高浓度的静脉营养液。

举例：体重 60 kg 的非肥胖病人，按 Harris-Benedict 公式计算总热卡为 1 250 kcal/d。①病人特征：等容量，尿量正常，无额外胃肠失液，开始输入量按 30 ml/kg 计算；中度应激伴正常肝肾功能，蛋白需要量按 1.2 g/kg 计算；不肥胖，总热卡按 Harris-Benedict 公式计算加 20%，即 1 250 kcal＋1250×20%＝1 500 kcal。②营养液设计：所需液量＝30 ml/kg×60 kg＝1 800 ml；所需热卡＝1 250＋250＝1 500 kcal；所需蛋白＝60 kg×1.2 g/kg≈70 g，70 g 蛋白热量＝70 g×4 kcal/g＝280 kcal；所需脂肪按总热卡的 30% 计算，30%×1 500 kcal＝450 kcal；碳水化合物为总热量减去蛋白和脂肪热量，即 1 500－280－450＝770 kcal，所需碳水化合物量＝770 kcal÷3.4 kcal/g≈225 g。

6. 输入方法

开始静脉营养的最初 24～48 h，供热量不超过预计总供热卡量的 50%，并应密切监测，一旦口服或肠内营养恢复，便应停止静脉营养，改用肠内营养。需要静脉营养的危重病人应考虑 24 h 持续输注法，为防止营养管道阻塞，可每 4～6 h 向营养管内缓慢注入生理盐水 20 ml 左右；外周静脉输入者，应考虑多部位轮流输入；对需要静脉营养 2 周以上者，应考虑中心静脉营养和外周静脉营养交替法输入。营养液输注完毕，应再用生理盐水 50 ml 左右冲管，如需封管，宜用含肝素 25～50 U/ml 的生理盐水溶液 5～10 ml 向中心静脉导管注入，再用肝素帽封管。

7. PN 监测

临床监测：病人自我感觉，如提示容量负荷过重的症状，高血糖或低血糖症状；活动能力，生命体征，体重，出入量，输入导管、静脉导管是否正常。

实验室监测：参见肠内营养监测。

8. 静脉营养并发症

静脉通路相关性并发症：建立和维持 PN 支持的静脉导管可能会引起：穿刺部位损伤如颈动脉破裂、气胸、血栓性静脉炎(尤其是周围静脉通路)、导管阻塞和血栓栓塞(包括严重的肺栓塞)、气体栓塞、导管相关性脓毒症(sepsis)。

代谢和液体相关性并发症：静脉营养会影响机体的内环境变化，引起循环巨大的渗透负荷，快速和严重扰乱生化会导致喂养综合征、高血糖，特别是病人有糖尿病或应激诱导性胰岛素抵抗者更为多见，PN 也会引起肝功能异常，同样会影响液体负荷加重，因此，PN 时应严密监测血容量变化，以免加重心脏负荷，导致心力衰竭。

最初 48 小时常见并发症：导管相关性并发症如导管尖端向头侧、气胸、血胸、导管连接不紧密引起的失血或气体栓塞；代谢并发症发液体负荷过重、高血糖、低血磷或低血钾等。

2 周内易出现的并发症：导管相关性并发症如导管脱出静脉、导管连接不紧导致失血或气体栓塞、血栓形成；代谢并发症如心肺功能衰竭、营养支持相关性水肿、高渗性非酮症昏迷、高血糖昏迷、酸碱失衡、电解质紊乱；感染如导管诱发性脓毒症、导管置管处感染。

3 个月内易出现的并发症：导管相关性并发症如导管连接不紧导致失血或气体栓塞、导管破裂或折断、导管植入静脉壁；代谢性并发症如必需脂肪酸缺乏、铁缺乏、维生素缺乏、静脉营养性代谢性骨病、静脉营养性肝病、锌、铜、铬、硒、钼等缺乏；感染如导管诱发性脓毒症、导管周围感染、导管置管处感染。

9. 静脉营养的伦理问题

静脉营养是治疗肠功能衰竭的昂贵治疗措施，开始治疗前应充分权衡病人的负担和风险与维持生命必要性之间的利弊关系，至少应顾及以下伦理问题：病人是否认可静脉营养；治疗有何益处；病家是否能够承担治疗的经济负担；治疗是否可行和有无足够资源等。

（赖荣德）

第6节 危重病人镇静止痛

危重急症病人由于受疾病、损伤（如裂伤、骨折或脱位）、各种刺激、侵入性医学操作或治疗等，常常疼痛、焦虑和烦躁不安、疲乏不适等。及时给予镇静和止痛等对症处理，使病人恢复并保持舒适，降低应激反应，减少肺部、气道和心脏并发症，减少意外拔管（气管插管），减轻激动和谵妄，减少创口感染，既是临床治疗的重要组成部分，又将为后续更好的治疗奠定基础，可能有助于改善预后，程序性镇静和止痛（procedural sedation and analgesia, PSAA）由此产生。

PSAA 是指抑制病人意识水平，使其能充分接受痛性或不愉快的诊断或治疗操作，而病人本身感知、不适、记忆水平受抑程度达到最小化，并尽可能保持病人的自主呼吸和气道保护反射。PSAA 不仅适于 ICU 的危重病人，也适于门急诊病人的有关操作。在英国，机械通气病人接受连续镇静和止痛者达 75%，而意大利约 30%。欧洲国家，连续镇静使用最多的药是异丙酚和咪达唑仑，而在美国，咪达唑仑和异丙酚用于短期镇静，劳拉西泮用作长期镇静。常用止痛药多选择吗啡、芬太尼等。

一、止 痛

疼痛会引起各种应激反应如心动过速、增加心肌耗氧量、促进血液凝固性增加、免疫抑制、加速分解代谢，甚至影响病人睡眠，病人可能因疼痛影响呼吸肌收缩，限制胸部和横膈的呼吸肌活动。疼痛程度受病人情绪、年龄、个体反应情况和既往疼痛经验等影响。适当的镇静和止痛有助于缓些应激反应，减少肺部并发症。所有疼痛急危重症病人均须足够重视，并给予必要的止痛。

（一）疼痛评估

疼痛程度最可靠和有效的评估方法是病人自

我评估,根据疼痛部位、特征、加重和缓解因素以及严重程度做出评估。评估方法可用口述等级量表(verbal rating scale,VAS)、直观模拟标度尺(visual analogue scale,VAS)和数字评定量表(numeric rating scale,NRS)。VAS 是由 10cm 水平直线,从一端"无疼痛"开始至另一端的"严重疼痛"或"最痛",是最可靠和有效的评估方法,使用最广泛,但老年人可能不太适用。NRS 与 VAS 相似,是 0~10 点的量表,0 表示最轻,10 表示疼痛最重,由病人自我打分评定,也很有效,多用于心外科病人,因为此类病人可说话或写字,适于多数年龄段的病人,也适于危重病人。无法用语言表达的病人疼痛评估较为困难,此类病人的疼痛评估,应观察疼痛相关的行为来确定,如运动、面部表情、体态;或根据生理指标变化如心率、血压、呼吸频率,以及止痛后这些指标变化情况综合确定;或借助家属或照顾患者的人员经验进行评估。

(二)疼痛处理(止痛)

止痛是指使病人对疼痛或伤害性刺激感觉减弱或缓解,可分为非药物治疗和药物止痛。

1. 非药物治疗

可通过合适的体位调整,固定骨折,消除刺激因素,有时甚至给予适当的热敷或冷敷治疗可能起到缓解疼痛的作用。

2. 药物止痛

包括使用各种止痛剂如鸦片类药、非甾体抗炎药(NSAIDs)和对乙酰氨基酚(扑热息痛)。表 4-6-1 常用止痛药物特点对照表。

(1)鸦片类药物:通过影响多种中枢和外周鸦片受体起效,主要作用于 μ 和 κ 受体,ICU 最常用的止痛药是芬太尼、吗啡和氢化吗啡酮,阿芬他尼(alfentanil)也用于止痛,但不常用。其主要特征见表 4-6-1。此类药的主要优点是起效快、可控性好、代谢快、不易蓄积且价格低廉。芬太尼起效最快,持续时间最短,但反复使用可能有蓄积作用且持续时间会延长。吗啡作用持续时间更长,可间断给药,但有扩血管作用,可能会引起低血压,对肾功能不全病人,其代谢物可能会延长镇静时间。氢化吗啡酮作用持续时间与吗啡相仿,但氢化吗啡酮不出现明显活性代谢产物或释放组胺。哌替啶(度冷丁)活性代谢产物会引起神经毒性如焦虑、恐惧、震颤、精神错乱和惊厥,且会与抗抑郁药相互作用,忌与单胺氧化酶抑制剂(MAOIs)联用,避免与选择性 5-羟色胺再吸收抑制剂(SSRIs)合用,多不重复使用。可待因镇静效果差,一般不用于镇痛。雷米芬太尼半衰期短,需静脉持续输注,也不常用,多用于需神经系统检查病人。吗啡:1~4 mg,iv,q 10~15 min,持续静脉用药可 1~4 mg/h;或芬太尼:25~75 μg,iv,q 5~10 min;持续静脉用药可 50~300 μg/h。

疾病状态如肝肾功能不全可能改变鸦片类药物及其代谢产物消除,老年病人需减量或小剂量使用。此类药物的不良反应主要影响呼吸、血流动力学、中枢神经系统和胃肠道。

(2)非鸦片类止痛药:NSAIDs 通过非选择性竞争性抑制环氧合酶(COX)起效,会引起明显不良反应如胃肠道出血、抑制血小板的继发性出血和引起肾功能不全。血容量不足或低灌注者、老年人、肾功能已有损害者更易诱发 NSAIDs 诱发性肾损害。痛力克延长使用时间(超过 5 d)肾损害风险增加 2 倍,也会引起胃肠道出血和手术处出血风险增加。哮喘和阿司匹林过敏病人不宜使用 NSAIDs。对乙酰氨基酚适于轻、中度疼痛,与鸦片类合用产生镇痛作用超过鸦片类药物本身增加剂量产生的效应。因此,NSAIDs 或对乙酰氨基酚仅作为鸦片类药物的辅助用药,痛力克使用不宜超过 5 d,同时应严密监测肾功能和出血情况。

表 4-6-1 常用止痛药物特点对照表

药物	等效剂量(iv)	半衰期	代谢途径	不良反应	间断剂量	范围
芬太尼	200 μg	1.5~6 h	氧化	高剂量会出现强直	0.35~1.5 μg/kg, iv,q0.5~1 h	0.7~10 μg/(kg·h)

续表

药物	等效剂量(iv)	半衰期	代谢途径	不良反应	间断剂量	范围
氢化吗啡酮	1.5 mg	2～3 h	糖脂化	同上	10～30 μg/kg, iv, q1～2 h	7～15 μg/(kg·h)
吗啡	10 mg	3～7 h	糖脂化	组胺释放	0.01～0.15 mg/kg, iv, q1～2 h	0.07～0.5 mg/(kg·h)
派替啶	75～100 mg	3～4 h	脱甲基和脱羟基	避免与 MAOIs 和 SSRIs 合用	酌情确定	酌情确定
可待因	120 mg	3 h	脱甲基和糖脂化	组胺释放		
雷米芬太尼		3～10 min	血浆酯酶	同上		0.6～15 μg/(kg·h)
痛力克		2.4～8.6 h	肾	出血风险,胃肠和肾不良反应	15～30 mg, iv, q6h, >65 岁、<50 kg、肾损者减量,连用≤5 d	
布洛芬		1.8～2.5 h	氧化	同上	400 mg, po, q4～6 h	
对乙酰氨基酚		2 h	结合反应	同上	325～650 mg, po, q4～6 h, ≤4 g/d	

注:MAOIs=单胺氧化酶抑制剂;SSRIs=选择性5-羟色胺再吸收抑制剂。

二、镇 静

对焦虑和激动病人进行镇静是常用的治疗方法之一,多数作为焦虑和激动病人的辅助治疗。危重病人产生焦虑的原因多种多样,各种仪器、装置的杂音或报警音,周围灯光,过度刺激(止痛不充分,频繁生命体征测定,体位搬动,或不能活动,室内温度过高或过低等),睡眠不足,入住 ICU 等均可引起焦虑,约50%的 ICU 病人会产生焦虑不适。焦虑解除方法包括维持舒适的体位,充分镇痛,优化治疗环境,适当镇静。通气病人最好不用镇静剂,但部分机械通气病人仍需使用镇静剂方能维持良好通气。

激动是 ICU 各年龄段病人的常见表现之一,约71%的外科 ICU 病人有不同程度激动,也可因其他多种原因引起,如过度焦虑,药物不良反应和疼痛等。并非所有焦虑者均出现激动,某些病人可表现为恐惧、忧虑和孤独感。焦虑和激动的首要处理是确认并维持基础生理指标稳定,如纠正低氧血症、低血糖、低血压、疼痛、停用有关药物等,然后才考虑使用镇静剂。

(一)镇静评估

1. 镇静和激动主观评估

反复镇静或激动的评估,有利于调整镇静药以达到预期目标。理想的镇静评估方法是通过简单计算和记录便可完成。Riker 镇静-激动评分(Riker Sedation-Agitation Scale,SAS)是首个被证实安全可靠的成人危重病镇静评估方法,它通过7项内容评估意识和激动水平。活动评分(Motor Activity Assessment Scale,MAAS)源自 SAS 评估法,也被证明安全有效,它通过7项内容评估病人对刺激的反应情况确定积分。Ramsay 评估通过3个意识清醒状态和3个睡眠状态确定评分,已被临床广泛使用。

合理的镇静目标根据病人的急性疾病过程、治疗和支持干预需要而定。通常危重成年病人的镇静目标是保持正常睡眠周期,安静、镇定,镇静后很容易唤醒。

镇静剂在机械通气病人使用频繁,但不少病人仅需早期镇静,待其适应插管后但无需镇静或仅需轻度镇静;对无创通气病人也仅需轻度镇静;需要较强镇静的机械通气病人仅适于某些特殊情况如严重脑损伤或破伤风或需要呼吸肌充分休息的病人。机械通气病人需要医务人员和病人间的充分沟通,尽量让呼吸机适应病人,而不是让病人去适应呼吸机。间断镇静尤其是夜间充分镇静,使病人得到充分休息,有利于促进病人早期恢复,减少并发症,缩短平均通气时间和ICU住院时间。

2. 客观镇静评估

客观检查病人镇静水平,对深度镇静的病人或使用神经肌肉阻滞剂的病人有助于观察病情,生命体征如血压、心率对镇静的敏感性和特异性均不高,并非有效指标。客观镇静评估工具包括心率变异性和食道下端收缩压力,但大多根据脑电图确定,不过受设备影响,脑电图对ICU病人使用不方便。

以下为四种镇静评分方法及各自目标镇静水平简介(见表4-6-2～表4-6-5)。

表4-6-2　Riker镇静-激动评分(SAS)

积分	描述	定义
7分	危险的激动	拽动气管插管,极力拔除导管,爬上床栏,攻击医务人员,翻来覆去
6分	非常激动	尽管反复口头提醒仍不平静,需要物理约束,咬动气管插管
5分	激动	焦虑或轻度激动,企图坐起,口头提醒可平静下来
4分	平静、合作	安静,易唤醒,听从指令
3分	镇静	难唤醒,但口头呼唤或轻摇病人可唤醒,遵从简单指令
2分	非常镇静	物理刺激可唤醒,但醒后不能交流或遵从指令,可以自动翻身
1分	不易唤醒	对伤害性刺激无或仅很少反应,不对交流或遵从指令

镇静目标:维持评分于3～5分,理想水平4分

注:伤害性刺激＝吸痰或5秒钟的压眶、或压胸骨、或挤压甲床。

表4-6-3　活动评分(MAAS)

评分	描述	定义
6分	危险的激动	无需外部刺激可活动,病人不合作,牵拉导插管或导管或翻来覆去或攻击医务人员或尽力爬下床,口头指令无法安静
5分	激动	无需外部刺激可活动,尽力坐起或将肢体移出床外,不能持续遵从指令(如指令后可安静下来,但不久便又想坐起或将手脚伸出床外)
4分	不安静、合作	无外部刺激可下地活动,病人不断牵拉床单或导管或揭去床单,能遵从指令
3分	安静、合作	无外部刺激可有目的地活动,病人能自动有目的地调整床单或衣服,可遵从指令
2分	对触碰或呼唤名字有反应	触碰或大声呼唤名字可睁眼或提眼睑或头转向刺激侧或移动肢体
1分	仅对伤害性刺激有反应	伤害性刺激可睁眼或提眼睑或头部可转向刺激侧或移动肢体
0分	无反应	对伤害性刺激无活动

镇静目标:维持评分于2～4分,理想水平3分

注:伤害性刺激＝吸痰或5 s的压眶、或压胸骨、或挤压甲床。

表 4-6-4 Ramsay 评分

评分	描述	定义
1分	觉醒	病人焦虑、激动或不安静或两者同时存在
2分	觉醒	病人合作,定向力正常,安静
3分	觉醒	病人仅对指令有反应
4分	睡眠	对眉间光照或大声呼唤反应敏锐
5分	睡眠	对眉间光照或大声呼唤反应迟钝
6分	睡眠	对眉间光照或大声呼唤无反应

镇静目标:维持评分于 2~4 分,理想水平 2 分。

表 4-6-5 观察者警觉/镇静评估积分(OAAS/S)

病人反应	语言	面部表情	动眼	评分
正常语音呼唤其名字反应良好	正常	正常	灵敏,无眼睑下垂	5
正常语音呼唤其名字反应迟钝	轻度语速减慢	轻度松弛	眼睑轻度下垂不超过正常眼裂的一半	4
仅对大声呼唤名字或反复呼唤有反应	粗钝或回答缓慢	明显松弛(下颌松弛)	眼睑下垂超过正常眼裂一半	3
仅对轻度刺激或摇动才有反应	吐词不清			2
轻度刺激或摇动无反应				1

镇静目标:维持评分于 4~5 分,理想水平 5 分。

(二)镇静治疗

(1)苯二氮䓬类药:是镇静催眠药,它能阻断外部新的信息收集和编码,有较强的顺行性遗忘作用,但无逆行性遗忘效应。尽管无镇痛特性,但会产生轻度的类似鸦片样镇痛作用。此类药物个体差异较大,老年人或肝肾功能不全者,消除时间延长,血流动力学不稳定的病人会因镇静产生低血压,给药时宜小剂量开始,逐渐增加,直至达到目标镇静效应。维持治疗时,可采用间断或按需给药。

(2)地西泮(安定):首次给药后便迅速起效,易唤醒,由于代谢时间较长,重复使用后作用持续时间延长。

(3)劳拉西泮:起效略慢,但药物相互作用较少,因其起效慢,对急性激动病人不太适用。

(4)咪达唑仑:起效快,单剂作用时间短,与地西泮相似,因其快速起效,适于急性激动病人。反复使用也会产生蓄积效应,激动病人一般 1~3 mg,iv,1~4 mg/h 静脉维持给药,根据镇静程度调整剂量。

(5)苯二氮䓬类:如产生延长作用时,不常规使用拮抗如氟马西尼,因为使用拮抗剂后会产生停药综合征,增加心肌氧耗。

(6)异丙酚:静脉用药,是一种超短效的非鸦片类镇静催眠剂,也作为全身麻醉剂,低剂量产生镇静和催眠作用,有轻度止吐和致欣快效应,能产生顺行性遗忘作用,无止痛作用。特点是起效快(<60 s)、维持时间短(约 10 min),它是一种乳剂,每毫升可产热 1.1 kcal,长时间或大剂量使用会产生高三酰甘油血症,其他不良反应包括低血压、心动过缓、外周注射静脉疼痛、少数病人胰酶升高甚至胰腺炎,长时间(>48 h)高剂量(>66 μg/(kg·min))会产生乳酸性酸中毒等。此药应单独通路给药,否则会引起相互反应,溶液应在 6~12 h 内更换。对激动病人可 20~40 mg,iv,持续使用可 2~6 mg/(kg·h),iv,根据镇静程度调整。注意,使用异丙酚的病人原则上均应同时给予氧疗,并应监测脉搏氧饱和度、呼吸、脉搏和血压。

(7)中枢α激动药:可乐定可增强麻醉作用,也可作为ICU镇静药停药综合征的治疗药。

(8)镇静选择:地西泮和咪达唑仑起效快,对急性激动病人首选此药;咪达唑仑适于短期使用,持续使用时间超过48~72 h后,唤醒时间不确定;劳拉西泮适于大多数需要镇静病人,可间断给药;异丙酚适于镇静后需快速唤醒的病人如神经功能评估或拔管者;短效止痛剂如芬太尼可立即产生镇静效果,但没有与其他镇静剂对照研究。注意,异丙酚快速起效,但静脉注射会产生低血压。非气管插管病人应慎重考虑持续静脉输注,以防呼吸肌受抑。

三、镇静和止痛撤除

高剂量鸦片类或镇静剂治疗超过1周,会产生神经性适应或生理依赖性。过快停药会产生停药综合征或戒断综合征。鸦片类停药症状包括瞳孔扩大、出汗、流泪、流涕、毛发竖起、心动过速、呕吐、腹泻、高血压、打呵欠、发热、呼吸加快、坐立不安、兴奋、痛觉过敏、痛性痉挛、肌痛、焦虑等。苯二氮䓬类停药症状包括烦躁不安、震颤、头痛、恶心、出汗、疲劳、焦虑、激动、对光和声敏感性增强、感觉异常、肌肉痛性痉挛、肌阵挛、睡眠紊乱、谵妄、惊厥等。异丙酚停药症状可能与苯二氮䓬类相似。儿童和成人停药均可能出现停药综合征,成人的停药与ICU住院时间、机械通气、给药剂量和持续时间有关。停药综合征的高危病人包括ICU住院多于7 d者、劳拉西泮剂量多于35 mg/d、或芬太尼剂量多于5 mg/d。

防止停药综合征的停药方法:高危病人鸦片类每日减量不超过10%,如间断给药,可更换为长效制剂,或改变给药途径等。

四、谵妄(delirium)

约80%的ICU病人有谵妄出现,特征性地表现为急性精神状态变化或波动、注意力不集中、思维紊乱、意识状态变化伴或不伴激动。谵妄常表现为整天的唤醒水平波动,与睡眠周期紊乱相关,受白天-黑夜周期颠倒促发,谵妄与精神经混乱和不同活动亚型有关:活动功能减退、活动亢进或混合型。活动功能减退与预后恶劣有相关性,特征是精神运动性阻抑,表现为平静、注意力不集中、活动减少、肢体活动迟钝;活动亢进很容易因激动、好斗行为、定向力缺失和镇静治疗后进行性混乱而识别。

(一)谵妄评估

谵妄诊断金标准是使用《diagnostic and statistical manual of mental disorders, 4th edition(DSM-IV)》介绍的临床病史和体格检查进行评估。为方便ICU病人评估,多个研究小组创立了专为ICU病人谵妄准确诊断的工具,称为ICU精神混乱评估方法(confusion assessment method for the ICU, CAM-ICU),CAM-ICU是目前谵妄评估的有效方法(表4-6-6)。

表4-6-6 ICU精神混乱评估方法(CAM-ICU)

表现	评估变量
1. 精神状态变化或波动过程中急性发作	◇有急性的与基础病不同的精神状态变化的证据吗? ◇异常行为波动是在最近24 h发生,如时好时坏,或时轻时重吗? ◇最近24 h镇静评分或昏迷评分(GCS)有波动吗?
2. 注意力不集中	◎病人有注意力不集中现象吗? ◎注意力维持能力或思维变化有下降吗? ◎病人注意力筛选检查(attention screening examination, ASE)评分是有何变化?(如ASE视觉检查可通过让病人看10幅图片,检查其回想能力;听觉检查可通过随机读一组无序的字母,每组均有字母"A",让其听到"A"时握手或点头,反复几次,检查是否配合)

续表

表现	评估变量
3. 思维紊乱	◇如果病人刚停机拔管后,确定病人思维是否紊乱或不连贯,如交流散漫或答非所问,逻辑不清,或毫无关联的从一主题转向另一主题 ◇对机械通气病人,病人能正确回答以下问题吗?即:(1)石头能浮在水上吗?(2)鱼生活在水中吗?(3)1斤比2斤重吗?(4)你能用锤子称铁钉吗? ◇病人能跟随或完成以下评估指令吗?(1)"你的思维有异常吗?"(2)"紧握我的手指"(检查者可伸出2个手指)。(3)"用另一只手紧握我的手指(不要用与上次相同数量的手指)"
4. 意识水平变化,无先兆出现任何意识水平变化如警觉、昏睡、木僵或昏迷	◎灵敏(alert):正常,完全理解环境变化,交流准确 ◎警觉(vigilant):痛觉过敏 ◎昏睡(lethargic):昏昏欲睡但易唤醒,不知道某些环境因素,或无法与检查者正确交流;轻微刺激可清醒并正确交流 ◎木僵(stupor):不易唤醒,对环境部分或全部不知,或无法与检查者交流;强烈刺激仍不完全清醒且交流不准确;强刺激可唤醒,但刺激一停止又回到无反应状态 ◎昏迷(coma):无法唤醒,不知环境变化,不能与检查者交流,即便强刺激也无用

注:谵妄诊断:上述1+2+3或1+2+4。

(二)谵妄处理

不恰当的镇静或止痛方案可能使谵妄加重,如使用镇静剂,会使病人更加迟钝,甚至引起反常的激动。精神抑制剂(如氯丙嗪和氟哌定醇)是谵妄治疗最常用的药物,它可通过拮抗脑突触和基底神经节中多巴胺介导的神经传递产生稳定脑功能的效应,也会增强椎体外系症状。抑制异常症状如幻觉、错觉、思维紊乱等,但病人对环境毫无兴趣,产生特征性的大脑安静效应,此类药物还会产生镇静作用。

氯丙嗪不宜作为ICU病人的常规用药,因其能产生强大的抗胆碱能、镇静、α肾上腺素能拮抗效应。与氯丙嗪相比,氟哌啶醇镇静强度更低,不易产生低血压,常经静脉间断给药,理想给药剂量不详,一般1~2 mg,iv,如症状未缓解,可4 mg, q 15~20 min重复使用;症状控制后可 q 4~6 h,连用数天;或3~25 mg/h泵注可达更持续的镇静浓度;大剂量可引起QT延长或室性心律失常包括尖端扭转型室速。椎体外系症状(EPS)也是此类药物的不良反应,发生EPS后可停药,用苯海拉明或甲磺酸苄托品对抗。

五、失 眠

约50%的ICU住院病人有较严重的焦虑,几乎所有ICU病人有不同程度睡眠受影响,而缺乏充分睡眠会影响组织修复和免疫功能,不睡眠还会增进病人持久应激作用。尽管危重病人不大可能获得充足睡眠,但尽量增加或保证睡眠时间被认为是促进康复的重要方法之一。

1. 失眠评估

与疼痛一样,睡眠充足与否最好由病人自我描述和评估,因为危重急症病人使用多导睡眠图十分不方便,如病人无法自我评估,护士对病人睡眠时间观察是可靠的,部分病人需要VAS或问卷评估。

2. 失眠处理

(1)非药物催眠策略:非药物干预催眠包括改变环境,病人放松,按摩和音乐治疗。ICU各种噪音如设备、报警音或电话声、呼吸机声和工作人员交谈等均会影响睡眠,一般ICU噪音超过80分贝,而人的睡眠噪音最好在35分贝以下。在ICU,耳塞可降低噪声并能增加志愿者快速动眼睡眠。单人病房或改变光亮度有利调整睡眠,夜间最好避免较强光亮度。放松疗法如深（慢）呼吸等，可增加副交感反应，可减慢呼吸、降低血压、心率和下颌紧张度。音乐疗法可使病人放松，并能减轻疼痛反应，对外科术后病人特别是术后第一天病人较有用，可降低噪音刺激、减慢心率、降低血压等，对机械通气病人也可减轻焦虑促进放松，对其他重危病人也有效。按摩可促进病人放松，增加病人睡眠时间，也是有效的辅助性非药物疗法。

(2) 药物催眠：非药物催眠可能适于少数病人，多数病人需要结合止痛、镇静和各种放松技术方可促进睡眠。镇静催眠药可诱导健康人睡眠，但对危重病人效果尚不确定，对非插管病人使用咪达唑仑或异丙酚作用相仿，口服催眠药如地西泮或唑吡坦用于非插管病人，可缩短入睡时间而不改变三期、四期和快速动眼睡眠结构。表4-6-7 不同镇静剂作用特性对比。

表 4-6-7 不同镇静剂作用特性对比

药物	起效时间(iv)	代谢途径	不良反应	间断剂量(iv)	剂量范围
地西泮	2~5 min	脱甲基和羟化	静脉炎	0.03~0.1 mg/kg,q 0.5~6 h	
劳拉西泮	5~20 min	糖脂化作用	溶剂相关性酸中毒/大剂量肾损害	0.02~0.06 mg/kg,q 2~6 h	0.01~0.1 mg/(kg·h)
咪达唑仑	2~5 min	氧化作用		0.02~0.08 mg/kg,q 0.5~2 h	0.04~0.2 mg/(kg·h)
异丙酚	1~2 min	氧化作用	转氨酶升高,注射时疼痛		5~80 μg/(kg·min)
氟派啶醇	3~20 min	氧化作用	QT 间期	0.03~0.15 mg/kg,q 0.5~6 h	0.04~0.15 mg/(kg·h)

六、镇静止痛的监测

镇静止痛病人有必要进行监测，以利掌握镇静止痛程度，识别并发症或不良反应。镇静监测可评估镇静质量（镇静质量＝充分的目标镇静时间[h]÷总的镇静时间[h]×100%），理想的目标镇静质量应≥85%。镇静止痛最常见的不良反应是中枢神经系统（CNS）过度抑制、呼吸和血流动力学衰竭，监测相关参数如无创血压、呼吸频率、节律和深度、心率、心律、脉搏氧饱和度及镇静水平评估等，有利于发现并处理这些不良反应。镇静时应充分准备好吸氧、吸引和紧急气管插管装置，保证随时可用。如血氧饱和度下降≥10%（65岁以上老人＞5%）且持续30 s以上；血压下降＞10%；出现血管迷走反应；或意识丧失等，可给予病人口头呼唤或物理刺激，给予氧疗（必要时气管插管），减量或减速给药，必要时停药，甚至给予拮抗剂如纳络酮或氟马西尼。

(1) 纳络酮：0.1~2 mg,iv,一分钟起效，维持15~30 min，适于阿片类过量的拮抗。

(2) 氟马西尼：0.2 mg/min,iv，最大1 mg，q20 min，一分钟起效，维持45 min，适于苯二氮䓬类过量或停药综合征或癫痫持续状态的拮抗。

七、常用镇静止痛药的药理学特性比较

下面列举常镇静止痛药的有关药理学（表4-6-8）和药效学效应特性（表4-6-9）比较，为临床选用恰当的镇静止痛药提供参考。

表 4-6-8 常用镇静止痛药的药理学效应对比

药物	心率	收缩压	通气	脑血流	颅内压	脑氧耗	组胺释放
硫喷妥钠(Thiopental)	↑	↓	↓	↓	↓	↓	+
美索比妥(Methohexital)	↑	↓	↓	↓	↓	↓	+
地西泮(Diazepam)	0/↑	↓	↓	↓	↓	↓	0
劳拉西泮(Lorazepam)	0/↑	↓	↓	↓	↓	↓	0
咪达唑仑(Midazolam)	0	0/↓	0/↓	0/↓	0/↓	0/↓	0
依托咪酯(Etomidate)	0/↑	0/↓	0/↓	0/↓	0/↓	0/↓	0
异丙酚(Propofolum)	0/↓	↓	↓	↓	↓	↓	0
氯胺酮(Ketamine)	↑	↑	0/↓	↑	↑	↑	0
吗啡(Morphine)	↓	↓	↓	↓	↓	↓	+
派替啶(Meperidine)	↑	↓	↓	↓	↓	↓	+
芬太尼(Fentanyl)	↓	↓	↓	↓	↓	↓	0
舒芬太尼(Sufentanil)	↓	↓	↓	↓	↓	↓	0
阿芬太尼(Alfentanil)	↓	↓	↓	↓	↓	↓	0
雷米芬太尼(Remifentanil)	↓	↓	↓	↓	↓	↓	0
右旋美托咪啶(Dexmedetomidine)	0/↓	0/↓	0/↓	U	U	U	0

注：↑＝增加；↓＝降低；0＝效应不变；＋＝产生效应；U＝效应不清。

表 4-6-9 常用镇静止痛药的药效学对比

药物	抗焦虑	镇静	催眠	痛觉缺失	遗忘	感觉缺失	依赖性	半衰期
硫喷妥钠	0	+	+	0	+	+	+	11.6 h
美索比妥	0	+	+	0	+	+	+	3.9 h
地西泮	+	+	+	0	+	+	+	21～37 h
劳拉西泮	+	+	+	0	+	+	+	10～20 h
咪达唑仑	+	+	+	0	+	+	+	1～4 h
依托咪酯	0	+	+	0	+	+	0	2～5 h
异丙酚	0	+	+	0	+	+	+	0.5～1.5 h
氯胺酮	0	0	0	+	+	+	0	2～3 h
吗啡	0	+	+	+	0	+	+	1.7～3.3 h
派替啶	0	+	+	+	0	+	+	3～5 h
芬太尼	0	+	+	+	0	+	+	3.1～6.6 h
舒芬太尼	0	+	+	+	0	+	+	2.2～4.6 h
阿芬太尼	0	+	+	+	0	+	+	1.4～1.5 h
雷米芬太尼	0	+	+	+	0	+	+	0.2～0.3 h
右旋美托咪啶	0	+	+	+	+	S	0/A	2 h

注：0＝效应不变；＋＝产生效应；S＝止痛外效应；A＝停药减轻。

八、老年人镇静止痛特点

由于生理性原因，老年人器官功能自然降低，例如75岁老年人脑血流量仅有30岁时的80%，而心输出量下降至65%，肾血流量更下降至55%左右，因此，药物代谢和消除明显减慢，半衰期和血浆药物浓度明显增加或延长，镇静止痛时应充分考虑这些因素。虽然老年人使用局部麻醉药、镇静或全身麻醉无绝对禁忌，但由于半衰期延长，使用时应适当减量或延长给药间隔时间，如20岁青年完全清除地西泮仅需20 h，而80岁的老年人完全清除需90 h。

给药途径：选择口服给药可能较肌注更为安全，因为老年人肌内注射吸收差，通常不选择肌注给药。静脉给药可迅速起效，剂量随时可调，因而也是老年人镇静的安全给药通路。

给药剂量：老年人镇静止痛剂的剂量，宜小剂量开始，分次给药，或按成人剂量的1/2~2/3计算，可能更为安全可靠。

九、儿童镇静剂选择及评价

儿童镇静剂选择及评价见表4-6-10。

表4-6-10 儿童镇静方案

药物	给药途径和剂量	评价
异丙酚	100~200 μg/(kg·min)	非疼痛诊断操作的理想药物，主要适于熟练的医师进行气道操作，并应有完好支持系统
戊巴比妥	4~6 mg/kg iv 或 po	有长期放射影像操作安全使用经验
咪达唑仑	0.5~0.75 mg/kg，po 0.025~0.5 mg/kg，iv 0.2 mg/kg，经鼻给药	po 或 iv 安全，但不良反应也不少见，经鼻给药刺激性大，不常用
水合氯醛	50~100 mg/kg，po	放射影像操作镇静的最常用药物；也有延长镇静和不良反应报告。使用时需注意监测
依托咪酯	0.1~0.4 mg/kg，iv	虽无止痛特性，新近用于急诊短时操作的止痛。有镇静后恶心的报道；对大多数病人心率和血压影响不大
美索比妥	0.25~0.5 mg/kg，iv 20~25 mg/kg，直肠给药	iv 可镇静 直肠给药少用，因它常会引起呼吸暂停和低氧血症
异丙酚+芬太尼	芬太尼 1~2 μg/kg，iv 异丙酚 50~150 μg/kg，iv	用于深度镇静/止痛；需建立高级气道（如气管插管、喉罩气道、气管-食管气道）风险较高
咪达唑仑+芬太尼	咪达唑仑 0.02 mg/kg，iv 芬太尼 1~2 μg/kg，iv	是急诊痛性操作的最常用方案。可能引起呼吸暂停和低氧血压
氯胺酮	3~4 mg/kg，im 1~2 mg/kg，iv	痛性操作可有效镇静和止痛 常出现操作后出现恶心和呕吐；有引起喉痉挛的报道；最好与抗胆碱能药合用*。常与咪达唑仑合用，但治疗急性烦躁不安有争议
雷米芬太尼	0.1 μg/(kg·min)	最近麻醉师用于儿童镇静，但有呼吸暂停风险
一氧化氮(NO)	50%NO+50%O_2	有长期轻中度痛性操作的镇静使用历史。但其他镇静需慎重，因很容易引起深度镇静

* 阿托品 0.01 mg/kg，iv/im，最小 0.1 mg，最大 0.5 mg，静脉给药 1 min 起效，肌注 5 min 起效，维持 2 h，可有效对抗氯胺酮的迷走效应。

（赖荣德　刘　平）

第7节 脓毒症

一、识别

(一) 病因和定义

感染是指致病性或潜在致病性病原微生物浸入正常无菌的组织、组织液或体腔引起的病理过程；脓毒症(sepsis)是机体对感染的全身性反应，它是指有明确证据的感染或疑似感染伴有炎症反应的症状和体征；严重脓毒症(severe sepsis)是指脓毒症伴有器官功能障碍；脓毒症休克(septic shock)是除脓毒症外无法用其他原因解释，指严重脓毒症伴有虽经充分容量管理仍持续动脉血压过低为特征的急性循环衰竭。在美国，严重脓毒症发生率达240/10万，每年有约75万严重脓毒症病例，ICU住院病人中约有35%合并脓毒症，脓毒症病死率达29%。引起脓毒症感染的部位也不断发生变化，1990年以前，主要是腹腔感染所致，近年来主要感染来自肺部。肺炎相关的脓毒症约占40%，腹腔感染所致者约20%，导管相关性和原发感染约15%，泌尿道感染约10%。

脓毒症的致病菌也不断变化，以往革兰阴性菌是最常见的致病原因，近年来，革兰阳性菌在严重脓毒症和脓毒症休克病人中不断分离出来，目前引起脓毒症的细菌中，革兰阳性和阴性菌比例相当。真菌或寄生虫感染也会引起脓毒症。1/3的脓毒症病人无法确认病原体，究其原因，通常要么无法获取标本(如一些社区获得性肺部感染但无咳痰)，要么是标本采集前已用抗生素致使培养阴性。

(二) 病理生理

脓毒症的病理生理机制是一个极为复杂的过程，它涉及细胞活化导致前炎介质的释放，如细胞因子、活化中性粒细胞、单核细胞、微血管内皮细胞，涉及神经内分泌反射和补体活化、凝集、纤溶系统。开始是由于已知的微生物可溶性分子或受体或细胞结合识别分子或受体，如 CD_{14} 和 Toll-like 受体(TLRs)，通过核因子-kB介导机制，活化诱导炎症和免疫反应基因转录，导致一系列内源性介质释放。有促炎或抗炎特性的细胞信号传导肽家族类细胞因子，是已知了解和研究最多的与脓毒症多器官系统功能障碍相关的内源性介质。活化的 CD_{14} 细胞程序性分泌细胞因子，1型Th辅助细胞(Th1)分泌炎症性细胞因子如TNFA、γ干扰素、白介素-2(IL-2)，2型Th辅助细胞(Th2)分泌抗炎介质如IL-4和IL-10，这些炎性因子和抗炎因子失衡，促进脓毒症产生，但它们之间如何维持这种平衡尚不完全清楚。

与脓毒症关系最密切的两种细胞因子是肿瘤坏死因子α(TNF-α)和白介素-1(IL-1)。TNF-α于1975年得到确认，具有白细胞黏附，参与局部炎症，促进中性粒细胞活化，产生发热，抑制红细胞生成，降低脂肪酸合成和抑制白蛋白合成等效应。最近研究发现循环TNF-α水平放大与病人预后有相关性，而动物注射IL-1或TNF-α会产生严重脓毒症和器官功能衰竭的所有血流动力学变化和生化特性，如此关键性的研究证明这些细胞因子参与严重脓毒症。深入研究表明，严重感染模型注射TNF和IL-1可有效阻止其发生发展，并能改善其预后。HMGB1 (high-mobilitygroupbox1)、蛋白、全身炎症反应的后期因子和巨噬细胞移动抑制因子(MIF)等也是与脓毒症有重要关系的细胞因子或促炎介质。革兰阴性细菌释放的内毒素和其他细胞毒素如黏肽或脂磷壁酸也会诱导脓毒症相关性炎症介质的产生。

脓毒症休克对心血管方面主要起三方面作用：血管扩张、血流分布不均和心肌抑制。前炎因子和其他代谢产物如前列腺素引起内皮源性一氧化氮(NO)增加，使细胞膜转运机制和细胞内因子发生改变，导致细胞内钙下降，继发血管扩张，且对血管加压药失去反应性。引起血管反应性缺失有三个主要机制：低氧使细胞内能量（ATP）产生减少，致使 ATP 敏感性钾通道活化，导致细胞膜超极化，抑制除极和钙离子流入细胞内，促进细胞内 H^+ 和乳酸浓度增加，抑制血管扩张；诱导型 NO 合酶增加，引起 NO 浓度增加，NO 是促进血管扩张和低血压的主要介质，它能直接舒张血管；循环加压素（缩血管剂）水平降低。血流分布不均是由于部分血管阻力降低，血管扩张，而另一些血管（特别是小动脉）仍保持收缩功能所致；炎症介质和内皮素（脂多糖，LPS）引起多形核白细胞失去变形能力，结合在内皮细胞上引起微血管闭塞，导致组织灌注不足，内毒素和前炎因子也刺激内皮细胞损伤、胶原暴露、释放组织因子，引起内、外源性凝血途径活化，微血栓形成，继发出血，即产生 DIC，使微血管阻塞，进一步使血流分布不均，产生组织缺氧。另外，内毒素和 TNF-α 使血栓调节蛋白和内皮细胞蛋白 C 受体减少，影响蛋白 C 活化，增加纤溶酶原活化抑制因子合成，影响抗凝因子如蛋白 C 和蛋白 S、抗凝血酶Ⅲ和组织因子途径抑制剂的合成和分泌，纤溶过程受损，加重血凝过程。内毒素和各种炎症性细胞因子、心肌供氧障碍等，引起心肌抑制，导致心肌舒张功能障碍。后期由于血管反应性降低、淋巴细胞减少、低氧血症和医院内获得性感染等，使宿主免疫反应受到严重抑制，进一步加重脓毒症。致炎因子、活化的 B 细胞和 T 细胞、循环激素水平、TNF-α、LPS 等均启动细胞凋亡过程，诱发肺泡细胞、肠上皮细胞、血管内皮细胞等凋亡，更加加重病情进展。

简言之，脓毒症是病原微生物和宿主免疫反应、炎症和抗炎、凝血和抗凝反应相互作用产生的。宿主反应和感染均影响脓毒症的预后，器官功能障碍主要由于宿主对感染反应不充分所致。

（三）临床表现

1. 脓毒症的表现

往往与基础病和原发感染表现相重叠，不同病人有较大差异，有些病人血流动力学正常，有些为低动力表现，儿童、老年人、尿毒症或酗酒病人常无明显发热等。早期常有通气过度、定向力障碍、意识混乱和其他脑功能障碍表现，特别是老年和有神经系统病变基础病者更为明显，有局灶性神经功能障碍者可能出现加重表现，但新发神经定位性损害多不明显。低血压和 DIC 可诱发手足发绀和外周组织缺血坏死。皮肤或软组织的细菌或真菌感染，如发生血源性播散会引起蜂窝组织炎、脓肿、脓疱或出血性损害。有时一些皮损有助于提示特异性致病菌感染，如脓毒症伴有皮肤淤点或紫癜，提示脑膜炎双球菌感染（少见流感嗜血杆菌感染）；全身性红斑往往提示金葡菌或化脓性葡萄球菌感染所致的中毒性休克综合征。胃肠道表现常有恶心、呕吐、腹泻和肠梗阻提示急性胃肠炎；应激性溃疡会产生上消化道出血。容量不足或肾功能损在可表现为少尿、无尿。

2. 血流动力学表现

早期临床研究确定为高动力型和低动力型休克，分别称为暖休克或冷休克，甚至有研究认为这与感染病原体相关，如革兰阳性菌引起暖休克或阴性菌引起冷休克。最近液体复苏研究证明脓毒症休克是高动力型。低动力型者仅发生于充分的液体复苏前，或少数心肌严重抑制的病人如某些脑膜炎菌血症病人。

（四）实验室检查

早期发生白细胞核左移，10%～30%病人血小板减少，部分病人有白细胞减少，中性粒细胞有中毒颗粒，细胞质空泡现象等，随着病情加重，血小板减少不断明显，常伴凝血酶时间延长，纤维蛋白原降低，及 D-二聚体阳性，有助于 DIC 诊断（血小板 $<50\times10^9$/L），发生 DIC 的病人多有微血管病性血涂片改变。肾脏损害者出现氮质血症、蛋白尿；肝损者 ALT 升高，血清胆红素增高；溶血提示梭状芽孢杆菌感染或疟疾、药物反应或 DIC。早期血气分析可发现呼吸性碱中毒表现（通气过度所致），以后随着乳酸积聚可表现为代谢性酸中毒，氧供障碍发生血氧分压降低等。血糖可升高，有糖尿病基础者易发生酮症酸中毒，低血糖少见。白蛋白可以正常，但随着病情加重、消耗增加或病情延长，白蛋白

会不断降低。血培养有助于发现致病菌。

胸片可表现出为正常或发现肺炎改变，容量负荷过度可表现为充血性心衰样肺纹理增粗或片状渗出影响，弥漫性浸润影提示 ARDS。

ECG 可正常，或心动过速，部分病原体感染会出现非特异性 ST-T 波异常。

（五）诊断与鉴别诊断

1. 脓毒症诊断

脓毒症反应无特异性的诊断试验标准，明确感染或疑似感染包括发热或低体温，心动过速，呼吸急促，白细胞减少或增加，急性意识改变，血小板减少，或低血压等有助诊断。脓毒症诊断包括明确感染或疑似感染伴以下部分或全部表现。

（1）一般情况：发热（中心体温>38 ℃）；低热（中心体温<36 ℃）；心动过速（>90 T/min）；呼吸急促（>24 T/min）；意识改变；明显水肿或液体正平衡（24h 正平衡的液量>20 ml/kg）；高血糖（非糖尿病者血糖≥6.67 mmol/L(120 mg/dl)）。

（2）炎症变化：白细胞增多症（WBC>12×10^9/L）；白细胞减少症（WBC<4×10^9/L）；白细胞正常，但幼稚细胞计数>10%。

（3）血流动力学变化：低动脉血压（收缩压[SBP]<90 mmHg，平均动脉压[MAP]<70 mmHg 或 SBP 下降>40 mmHg）；中心静脉血氧饱和度（SvO_2）<70%；心脏指数（CI）>3.5 L/min·m^2。

（4）器官功能障碍：低氧血症（PaO_2/FiO_2<300）；急性少尿（尿量[UOP]<0.5 ml/kg/h）；肌酐升高>0.5 mg/dl；凝血异常（INR>1.5 或 APTT>60 s）；肠梗阻（肠鸣音消失）；血小板减少症（<100×10^9/L）；高胆红素血症（血浆总胆红素>4 mg/dl）。

（5）组织灌注变化：高乳酸血症（>1 mmol/L）；毛细血管再充盈降低或皮肤出现斑纹。

2. 脓毒症及相关名词定义及简易判断方法

（1）全身炎症反应综合征（systemic inflammatory response syndrome, SIRS）：有感染性与非感染性原因，符合以下 2/4 项者：发热（T>38 ℃）或低热（T<36 ℃）；呼吸急促（>24 T/min）；心动过速（>90 T/min）；WBC>12×10^9/L，或<4×10^9/L。

（2）脓毒症（sepsis）：IRS+感染（或疑似感染）。

（3）严重脓毒症（severe sepsis）：严重脓毒症是指感染继发急性器官功能障碍，即 Sepsis+以下一项或以上：①心血管：BP≤90 mmHg 或 MBP≤70 mmHg，对静脉补液有效；②肾脏：尿量<0.5 ml/(kg·h)，经静脉输液仍持续至少 1 h；③呼吸：PaO_2/FiO_2≤250 mmHg，如肺是惟一的功能障碍器官时，PaO_2/FiO_2≤200 mmHg；④血液：血小板（PLT）<80×10^9/L 或近 3 d 下降 50%；⑤不明原因代酸：pH≤7.30 或 BE≤-5 mEq/L，血乳酸>1.5 倍正常上限值；⑥充分液体复苏：PAWP≥12 mmHg 或 CVP≥8 mmHg。

（4）脓毒症休克（sepsis shock）：脓毒症伴低血压（SBP<90 mmHg 或比基础血压下降 40 mmHg），经液体复苏持续 1 h 或以上；或需要缩血管药方能维持 SBP≥90 或 MBP≥70。

（5）难治性脓毒症休克（refractory septic shock）：脓毒症休克持续>1 h，且对液体复苏或缩血管药无反应。

（6）多器官功能障碍综合征（multiple organ dysfunction syndrome, MODS）：一个以上器官功能障碍，需要干预方能维持内环镜平衡。

二、处　置

脓毒症的处理流程可参考图 4-7-1。

（一）早期目标治疗

脓毒症急症处理的里程碑是早期目标治疗（early goal-directed therapy），加上肺保护通气策略、广谱抗生素使用和可能的活化蛋白 C 治疗。图 4-7-2 早期目标治疗流程图。

1. 液体复苏

脓毒症低灌注病人（低血压或乳酸性酸中毒（血清乳酸>4 mmol/L））应在识别诊断后立即开始液体复苏治疗，不要因为等待入住 ICU 而延迟

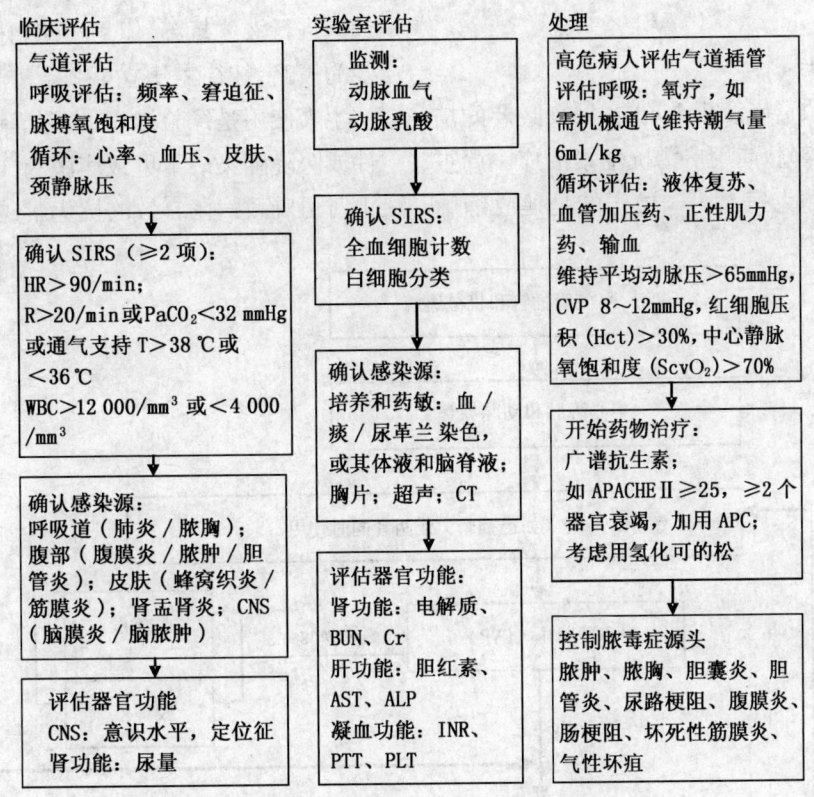

图 4-7-1 脓毒症简易处理程序图

治疗,乳酸浓度升高对非低血压者病人有低灌注风险。低灌注的脓毒症休克病人前 6 h 液体复苏应达到以下 4 个目标:①中心静脉压(CVP):8~12 mmHg(机械通气或原有心室顺应性降低的病人 CVP 目标值为 12~15 mmHg);②平均动脉压(MAP)≥65 mmHg;③尿量≥0.5 ml/(kg·h);④中心静脉血氧饱和度:上腔静脉血氧饱和度($ScvO_2$)≥70%或混合静脉氧饱和度≥65%。急诊早期目标治疗能提高有低血压的脓毒症休克病人存活率,6 h 内达到目标可降低 28 d 病死率。虽然多种原因可引起心率加快,但充分液体复苏后,心率下降是容量改善的有效指标。

严重脓毒症或脓毒症休克病人前 6 h 液体复苏期间,如 CVP 达到 8~12 mmHg 而 $ScvO_2$<70%者,应继续液体复苏,或输注浓缩红细胞(PRBC),使其红细胞压积(Hct)≥30%,和(或)使用多巴酚丁胺(最大可达 20 μg/(kg·min))以达此目标,这种治疗方案与提高存活率有相关性。

液体复苏时所用液体可以是晶体液或胶体液,两者作用相当(考虑价格原因,晶体液可能更为经济和方便)。如果合并低血容量,在最初 30 min 应输入 500~1 000 ml 晶体液或 300~500 ml 胶体液(5%白蛋白),其后液体量和输液速度根据治疗反应和心肺功能确定。对有静脉扩张和(或)毛细血管渗漏的病人,前 24 h 应持续输液,补液量明显多于出量,此时出/入量评估无多大意义。

2. 确认诊断

在开始抗生素治疗前应采集标本送微生物培养。为获取理想的培养结果,至少应送 2 份血培养,一份直接经皮抽血,另一份经静脉置管或相关静脉管道(除非导管置入时间<48 h)。必要时在用抗生素前还应送其他部位的标本做培养,如尿液、脑脊液(CSF)、创口组织或分泌物、呼吸道分泌物或其他体液。最好是各静脉管道处均送一份血培养。如果两份标本培养结果一致,则这种微生物是致病菌的可能性明显提高。另外,如果静脉装置处所获标本培养阳性结果早于外周静脉(如提前>2 h),提示此血管装置为感染源。其他有关检查也应及时进行,如影像学检查,但有时病人极为严重,无法转运到 ICU 之外进行检查者,可作床边检查如超声检查。

3. 抗生素治疗

在明确严重脓毒症诊断 1 h 内,采集必要的培养标本后,应开始静脉使用广谱抗生素治疗。严重脓毒症或脓毒症休克病人第一优先的是建立静脉通道进行液体复苏,但尽早使用抗生素也是极为重要的策略,往往需建立第 2 条静脉通道输注。开始抗生素使用是经验治疗,应选择针对当地社区获得性或医院感染最常见致病菌的抗生素,包括 1 种以上对可疑致病菌有效的抗生素(抗细菌或真菌)。

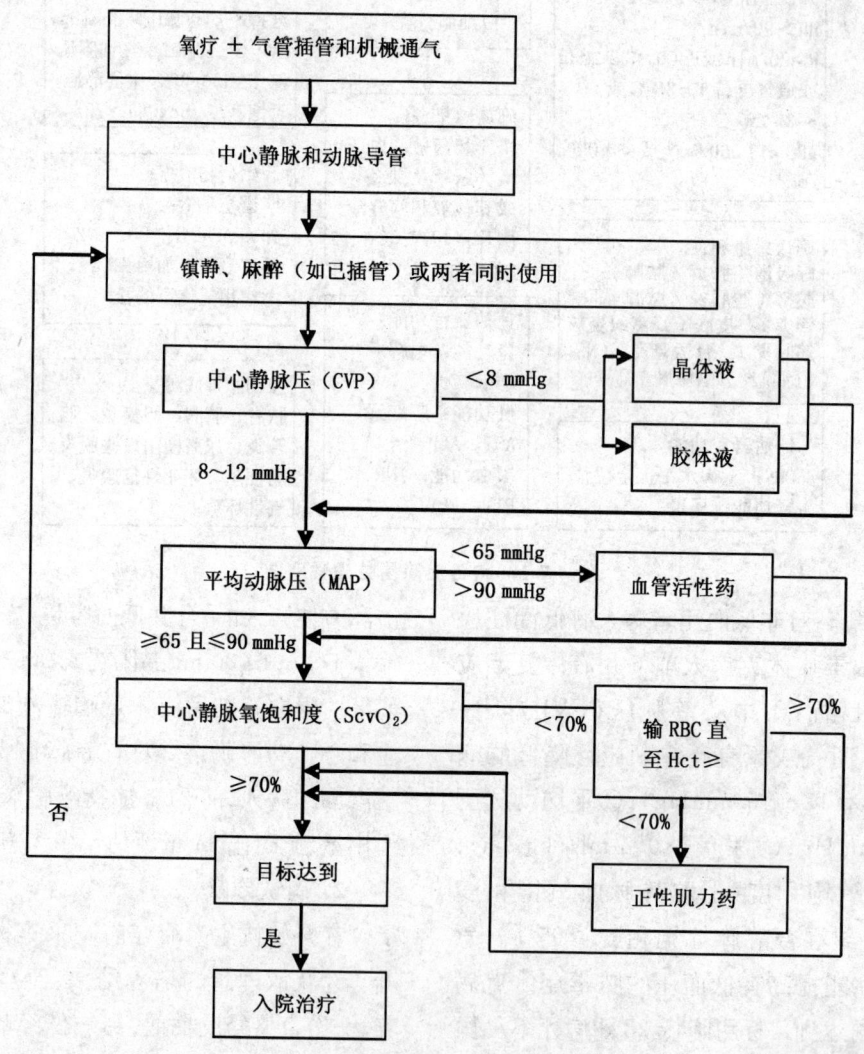

图 4-7-2 早期目标治疗流程图

经验抗生素选择很复杂,应至少应考虑病史(包括病人耐药性)、基础病、临床情况和当地致病菌谱等。目前真菌、革兰阳性菌、高耐药性革兰阴性杆菌、耐甲氧西林金葡菌、耐万古霉素肠球菌、耐青霉素肺炎球菌越来越多,应尽量选择足以覆盖可能考虑到的所有致病菌的广谱抗生素。每种抗生素均应足量使用。使用 48~72 h 后,应根据临床情况重新评估抗生素的有效性,如果已有阳性培养结果,按照药物敏感结果调整抗感染方案。有效治疗方案通常应维持 7~10 d,并根据临床状况确定治疗反应,对铜绿假单胞菌多数专家建议联合用药。严重脓毒症或脓毒症休克病人伴中性粒细胞减少症者也主张联合抗感染,而且此类病人中性粒细胞未恢复前均应使用广谱抗生素维持治疗。

如果确定临床综合征并非感染引起的,要及时停止抗感染治疗,以防继发耐药菌或超级感染如念珠菌、难辨梭状芽孢杆菌或耐万古霉素尿肠球菌等。

4. 感染灶处理

任何严重脓毒症病人均应寻找局部感染灶,如脓肿引流、局部坏死组织清除、感染相关装置拔除或清除周围感染源等。选择控制感染源的方法应权衡处置方式的利弊,因为清除感染源可能引起出血、瘘管或引起其他器官损伤,尽可能采用最简便有效的方法。如果严重脓毒症或脓毒症休克感染灶需外科处理,如腹腔内脓肿、胃肠穿孔、化脓性胆管炎或肠缺血等,应在充分液体复苏后即进行处理。如果静脉等装置引起的感染,在建立新的静脉通路后便应拔除。以下是部分处理方法和要求:①适于引流者:如腹腔内脓肿、脓胸、脓毒性关节炎、肾盂肾炎。②适于清创术者:如坏死性筋膜炎、感染坏死性胰腺炎、肠梗阻、纵隔炎。③需要拔除装置者:如血管内导管感染、导尿管、气管内导管感染宫内节育器感染。④限期处理者:如憩室炎切除术、坏疽性胆囊炎胆囊切除术、气性坏疽截肢术。

5. 血管升压药

充分的液体冲击后,血压和器官灌注仍不恢复者,应开始使用血管加压药或升压药。致命性低血压者,在液体复苏的同时,应暂时加用升压药。脓毒症休克的首选升压药是去甲肾上腺素或多巴胺(尽可能通过中心静脉导管给药),其次考虑苯肾上腺素和肾上腺素。苯肾上腺素很少产生心动过速;多巴胺增加平均动脉压(MAP)和心输出量(主要是心搏出量和心率增加);去甲肾上腺素产生缩血管作用增加MAP,很少增加心率,心搏出量增加量不及多巴胺;对脓毒症休克者,去甲肾上腺素升压作用强于多巴胺;对有心脏收缩功能降低者,多巴胺更有效,但易合并心动过速及产生致心律失常作用。低剂量多巴胺($2\sim4\ \mu g/(kg\cdot min)$)对严重脓毒症者无肾脏保持作用。如条件许可,所有需要使用升压药者均应考虑放置动脉导管监测。经上述液体复苏和升压药处理后表现为难治性休克的病人,可考虑使用血管加压素(vasopressin),它能扩张肾脏、肺、脑和冠状动脉,短期(一般数小时)低剂量后叶加压素($0.01\sim0.04\ U/min$),可升高血压、增加尿量、增强肌酐清除率、减少其他升压药的用量(如无此药,可用垂体后叶素替代)。后叶加压素的不利风险在于能增加肠缺血、降低心输出量、皮肤坏死甚至有心脏骤停风险,尤其大于$0.04\ U/min$时更易发生。

各种升压药常用剂量:多巴胺$5\sim20\ \mu g/(kg\cdot min)$;去甲肾上腺素$2\sim20\ \mu g/min$或$0.01\sim3.0\ \mu g/(kg\cdot min)$;苯肾上腺素$40\sim300\ \mu g/min$;后叶加压素$0.01\sim0.04\ U/min$(一般不用高剂量如$0.06\sim0.18\ U/min$),肾上腺素$1\sim10\ \mu g/min$或$0.1\sim0.8\ \mu g/(kg\cdot min)$,各药均应从低剂量开始,逐渐增量,直至达到目标血压水平。

6. 正性肌力药

经充分液体复苏仍低心输出量时,加用多巴酚丁胺,用法:$2.5\sim5\ \mu g/(kg\cdot min)$开始,每$20\sim30\ min$增加$2.5\ \mu g/(kg\cdot min)$,直至达到目标值。为减少氧耗量,应避免心动过速,一般使心率控制在<100次/min。心率过快者,可考虑米力农作为替代。

7. 糖皮质激素

脓毒症休克经充分液体复苏仍需升压药维持者或持续ARDS者可加用激素治疗。氢化可的松$200\sim300\ mg/d$,持续静脉滴注或分$3\sim4$次使用,连用7天,氢化可的松较地塞米松对下丘脑-垂体-肾上腺皮质轴的抑制更小,应作优选激素,如无氢化可的松,可选择口服氟氢可的松($50\ \mu g/d$)。经治疗临床情况改善后激素减量、提前停药、使用促肾上腺皮质激素(ACTH)或改为口服均无更多益处。但如无须升压药可维持血流动力学稳定者,可考虑停用激素。激素的用量不必$>300\ mg/d$,否则可能会增加副作用。脓毒症无休克者,不必使用激素,原已使用激素者可给予激素冲击治疗。激素治疗的副作用包括神经肌病、高血糖、降低淋巴细胞数量、免疫抑制、促进肠上皮细胞凋亡等。

8. 重组人活化蛋白C(rhAPC)

rhAPC适用于死亡风险极高,如急性生理学和慢性健康评估Ⅱ(APACHEⅡ)≥25、脓毒症诱发多器官衰竭、脓毒症休克、脓毒症诱发ARDS者,这些病人可提高存活率,改善器官功能障碍,对低危病人作用不大。用法:24 μg/(kg·min)×96 h。rhAPC有增加出血风险(高出血风险是指出血2 d内需输注浓缩红细胞≥3 U者),其禁忌证包括:活动性出血;近3个月出血性中风;近2个月颅内或椎管内手术,或严重头部创伤;近12 h创伤有增加致命性出血风险者;有硬膜外导管者;颅内肿瘤或大面积损伤或小脑疝形成者;PLT<30×10^9/L者。

9. 血制品使用

一旦组织低灌注纠正,CVP恢复,但$ScvO_2$<70%,血红蛋白(Hb)<70 g/L,应输注浓缩红细胞使红细胞压积≥30%或Hb达到70~90 g/L,其他特殊情况如心肌缺血、严重低氧血症、急性出血、紫绀型心脏病或乳酸性酸中毒时,应维持Hb于更高水平(>90 g/L)。脓毒症性贫血可能是由于TNF-α和IL-1β等介质抑制促红细胞生成素基因和蛋白的表达所致,但此类贫血临床上一般不用促红细胞生成素,因为它需数天至数周方能起效,且未提高存活率,除非合并慢性肾病引起贫血等。对无出血或未做有创操作的凝血异常者,不必常规输注新鲜血浆。脓毒症和脓毒症休克病人一般不用抗纤维蛋白酶,因为它并不降低病死率,且对使用肝素者还有增加出血风险。对严重脓毒症伴血小板(PLT)≤5×10^9/L者,不论有无出血均应考虑输注血小板;PLT(5~30)×10^9/L且有严重出血风险者,应考虑输注PLT;需行外科手术或有创操作者,应保证PLT≥50×10^9/L。

10. 机械通气治疗

脓毒症诱发急性肺损伤(ALI)/急性呼吸窘迫综合征(ARDS)者应避免高潮气量(VT)通气,否则会加重ALI/ARDS。ALI/ARDS患者不必常规行肺动脉导管监测。开始1~2h的VT 6 ml/kg,以后酌情调节,以维持平台压≤30 cmH_2O,允许适当的高碳酸血症(即容许性高碳酸血症),为防止肺泡萎陷,可以加用呼气末正压(PEEP),也有助于提高氧合能力。有条件的医院,ARDS病人可考虑作俯卧位通气治疗。通气时应采取半卧位(床头抬高45°,或维持于30°~45°),有助于防呼吸机相关性肺炎,除非有禁忌证。少数轻中度低氧性呼吸衰竭的ALI/ARDS患者,可考虑给予无创通气治疗,条件是:病人维持血流动力学稳定、处于舒适状态、易唤醒、有气道保护或清洁能力、预期可很快恢复。自主呼吸能力较强的病人,符合以下条件者,可考虑自主呼吸试验(SBT):①病人易唤醒;②血流动力学稳定而未用升压药;③无新的其他严重并发症;④仅需低水平通气支持(包括低PEEP);⑤吸入氧浓度(FiO_2)在安全水平(≤35%~40%),可以过渡到面罩或鼻导管吸氧。自主呼吸试验包括低水平的压力支持(PSV),一般在5~8 cmH_2O左右。通气要求参见表4-7-1。

表4-7-1 Sepsis伴ALI/ARDS患者机械通气要点

◇辅助-控制(A/C)模式,容量型通气

◇潮气量(VT):6 ml/kg

◇平台压:<30 cmH_2O,为防平台压过高,可降低VT至4 ml/kg

◇血氧饱和度(SaO_2或SPO_2):88%~95%

◇根据FiO_2设定PEEP预计值简要方法(PEEP单位为mmHg或cmH_2O):

FiO_2	0.3	0.4	0.4	0.5	0.5	0.6	0.7	0.7	0.7	0.8	0.9	0.9	0.9	1.0
PEEP	5	5	8	8	10	10	10	12	14	14	14	16	18	20~24

◇体重预测:(1)男性体重(kg)=50+0.91×(身高[cm]-152.4);(2)女性体重(kg)=45.5+0.91×(身高[cm]-152.4)

(二)其他对症治疗

1. 脓毒症的镇静、止痛和肌松剂使用

机械通气病人为保证充分有效通气的进行,给予适当镇静有时是必不可少的,可以持续静脉镇静或间断给予镇静剂以达到镇静要求。每日间断镇静法,使病人白天处于清醒状态,有利于降低氧耗、减少通气时间和缩短ICU住院时间。神经肌肉阻滞剂(肌松剂)应尽量避免使用,但为保证开始几小时通气的有效进行,镇静剂效果欠佳者,可考虑间断或持续静脉输注肌松剂。长时间使用肌松剂不利于病人恢复。

2. 体温控制

脓毒症者体温控制仍有争议。但高热病人显然会增加氧耗量,加快能量代谢和消耗,降低体温有助于减少氧耗。使用冰敷或降温毯等物理降温可起到有效控制发热的作用。但布洛芬等药物治疗虽可改善氧耗,并未改善存活率。且体温控制后热休克蛋白的保护作用减少。

3. 血糖控制

严重脓毒症病人有效控制血糖可降低ICU病死率,尤其是入住ICU≥5 d者,还能降低以下发生率:延长通气病人的通气时间、肾脏替代治疗、周围性神经肌肉功能障碍、菌血症。维持血糖<8.3 mmol/L(150 mg/dl),理想的血糖浓度是4.4~6.1 mmol/L(80~110 mg/dl)为保证能量供给可在使用葡萄糖时加用胰岛素,初始控制阶段,需每1~2 h测血糖一次,待血糖稳定于<8.3 mmol/L后,每4 h测定一次,以免发生低血糖。控制血糖过程中,应同时考虑营养支持方案,尽可能经胃肠营养。

4. 肾脏替代治疗

急性肾功能衰竭病人,血流动力学稳定者,可作持续静脉-静脉血液滤过或间断血液透析,二者疗效相当,血流动力学不稳定的病人,连续血液滤过有利于维持液体平稳。

5. 碳酸氢钠使用

对低灌注诱发乳酸性酸中毒病人,如pH≥7.15,一般不用碳酸氢钠,但对严重酸中毒病人,使用碳酸氢钠有助于维持血流动力学稳定和减少升压药的使用。

6. 深静脉血栓预防

严重脓毒症病人应同时进行深静脉血栓(DVT)预防,如无禁忌,可使用普通肝素或低分子肝素。目标是使INR维持在1.5~2.5之间。对有肝素禁忌者(如血小板减少症、严重凝血障碍、活动性出血、近期颅内出血等),可考虑使用机械装置预防DVT,或使用间断按摩装置(有外周血管病者禁用);对严重脓毒症有DVT史的病人,可联合使用肝素和机械滤过装置。

7. 应激性溃疡预防

所有严重脓毒症者均应预防应激性溃疡。H_2受体拮抗剂或质子泵抑制剂可有效预防应激性溃疡,硫糖铝不及H_2受体拮抗剂。是否使用制酸剂预防上消化道出血,应权衡呼吸机相关性肺炎的发生风险而灵活确定。

(三)有潜在好处的治疗

超级抗原和甘露糖是细菌代谢物,可能有潜在治疗作用。组织因子抑制剂可缓解过多的前凝血剂活性;有免疫抑制者早期使用免疫增强剂可改善预后;γ-干扰素可增强巨噬细胞功能,甚至提高存活率;抗凋亡治疗在实验模型中可提高脓毒症存活率;脂肪乳可结合及中和LPS(内毒素),可通过抑制LPS调节天然免疫作用。

(四)无效治疗

抗内毒素治疗无效,可能是应用较晚或抗体缺乏中和LPS的能力;多个阻断致炎性细胞因子的治疗均失败,可能是抗因子谱过窄,而炎症因子作用途径过多,或细胞因子本身有助于宿主防御,阻断后产生过度免疫抑制;布洛芬、血小板活化因子乙酰水解酶、缓激肽拮抗剂和其他治疗并未改善脓毒症的存活率。

(赖荣德)

第8节 机械通气

机械通气是急诊和危重病科生命支持的最有效方法之一。呼吸机的广泛使用，使无数的生命得以延续，便携式呼吸机特别是无创呼吸机的出现，不仅医院内可以开展通气支持，在院前抢救、危重病人转运、乃至家庭呼吸机的使用也日渐增多。由于呼吸机的使用涉及呼吸生理、病理生理、机械力学和疾病本身等多学科知识，使用较为复杂，经验丰富的呼吸师指导使用呼吸机，可能取得良好的治疗效果，但使用经验不足者可能导致病情恶化加重或脱机困难。本章仅介绍呼吸机的基本知识和常规模式，供临床参考。

一、机械通气的目的

机械通气的主要目的是纠正低氧血症和急性高碳酸血症，防治呼吸肌疲劳，逆转呼吸困难症状，降低组织和心肌的氧耗量，治疗急性颅内高压和手术麻醉。

二、机械通气的适应证

1. 低氧血症性呼吸衰竭（Ⅰ型呼吸衰竭）

重症肺炎、肺水肿、肺出血、呼吸窘迫综合征导致通气-灌注比例失衡和肺内分流等产生的低氧血症。机械通气的治疗目标是通过机械通气提供充分氧气，提高氧合功能，纠正低氧血症，改善通气-灌注比例，减少肺内分流。

2. 高碳酸血症性呼吸衰竭（Ⅱ型呼吸衰竭）

各种原因引起分钟通气量降低或生理死腔增加的疾病，尽管总的分钟通气量尚可正常，但若肺泡通气无法满足代谢需要，便会导致急性二氧化碳潴留。常见的与高碳酸血症性呼吸衰竭相关性临床疾病包括：神经肌肉疾病，如重症肌无力、进行性多发性神经根病、肌病；或由于呼吸负荷增加引起呼吸肌疲劳的疾病，如支气管哮喘（简称哮喘）、慢性阻塞性肺疾病（COPD）、限制性肺疾病。急性高碳酸血症性呼吸衰竭是指动脉血 CO_2 分压（$PaCO_2$）＞50 mmHg 及动脉血 pH＜7.30。急性高碳酸血症性呼吸衰竭应行机械通气治疗，但急慢性高碳酸血症需要进行机械通气的水平有赖于血气指标和临床分析。如果病人 CO_2 潴留不伴呼吸窘迫或意识变化，无需进行机械通气，宜在其他治疗如充分吸痰、抗感染等治疗的基础上，进一步评估和判断机械通气的必要性。高碳酸血症性呼吸衰竭治疗目标是，通过排出 CO_2，使血液 pH 正常化，但为防止某些病人气道压力过高，临床上有意识地控制潮气量，致使 pH 无法达到正常水平，而 PCO_2 处在高于正常的可接受水平，此即允许性高碳酸血症。

3. 其他

(1)通过控制性高通气以降低 $PaCO_2$，促使脑血管收缩，起到治疗颅内高压的作用；(2)通过高通气改善术后肺动脉高压病人的肺部血流动力学状况；(3)用于充血性心力衰竭病人以降低呼吸肌负荷；(4)用于其他严重疾病导致的临床情况不稳定者，如药物过量洗胃期间或上消化道内镜期间，作为防止误吸的治疗；(5)手术：气管插管和机械通气是手术麻醉过程和麻醉后呼吸支持的重要方式。

4. 机械通气的生理指征

根据有关生理指标变化确定通气，是临床实践中的重要方法，表 4-8-1 列出需要机械通气的生理指征，供临床参考使用。

表 4-8-1 机械通气的生理指征

◇急性 CO_2 潴留，$PaCO_2$＞50 mmHg 伴 pH＜7.30	◇呼吸频率＞35 次/min
◇潮气量＜5 ml/kg	◇浅快呼吸指数呼吸频率((次/分)/潮气量(L))＞105

续表

- ◇分钟通气量＞10 L/min
- ◇最大吸气压 0 至 -20 cmH$_2$O
- ◇临床状况不稳定需要呼吸支持
- ◇急性低氧血症(PaO$_2$＜60 mmHg 或 SaO$_2$＜90%，尤其是 FiO$_2$≥0.40 时；或 FiO$_2$＝1.0 时，肺泡动脉氧分压差[PA-αO$_2$]＞300 mmHg)
- ◇肺活量＜10 ml/kg
- ◇死腔/潮气量≥0.6
- ◇需要过度通气治疗(如急性颅内压增高)

三、机械通气类型

一般分为负压通气(negative pressure ventilation)、正压通气(positive pressure ventilation)和高频通气(high frequency ventilation)。

（一）负压通气

通过环绕并紧贴于胸廓的胸甲状装置(铁肺或胸甲肺)对胸廓产生负压吸引作用，使胸廓节律性地扩张，导致胸腔和气道产生同步节律性的负压，气体随气道负压经气道进入肺泡，负压终止后，气体随着胸廓的弹性回复作用所产生的气道正压排出肺泡，周而复始，达到人工通气的目的。负压通气最适于神经肌肉疾病而肺部正常的病人，它也是与正常人体生理最相似的通气方式，但由于负压通气机的体积庞大、病人耐受性差等原因，负压通气在临床上已极少使用。

（二）正压通气

正压通气是指通过呼吸机产生周期性的正压力，气体因正压作用经通气管路进入气道和肺泡，正压终止后，因胸廓弹性回复作用产生的正性跨肺压促使肺内气体经通气管路排出，周而复始，达到通气目的。正压通气是目前使用最为广泛的机械通气方式。

根据气管插管与否，正压通气分为有创正压通气和无创正压通气。有创正压通气(invasive positive pressure ventilation)是指呼吸机通过人工气道如气管插管或气管切开导管进行通气的方式；无创正压通气(noninvasive positive pressure ventilation, NIPPV 或 NIV)是指呼吸机通过面罩、鼻罩或鼻面罩进行通气的方式。

（三）高频通气

高频通气是一种特殊类型的正压通气方式，通气频率大大高于正常呼吸频率，一般通气频率高于正常呼吸频率 4 倍以上(60～3 000 次/min)，而其所产生的潮气量接近或低于解剖死腔。高频通气主要有高频正压通气(high frequency positive pressure ventilation, HFPPV)、高频喷射通气(high frequency jet ventilation, HFJV)和高频振荡通气(high frequency oscillation ventilation, HFOV)。高频通气主要特点是：通过多种气体流动方式完成通气和改善气体交换；在非密闭气路条件下工作，低潮气量，低气道压力可减少肺损伤，其低胸腔内压对循环系统影响小；反射性抑制自主呼吸。

各种高频通气特点：①高频正压通气的通气频率在 60～120 次/min 或更高，潮气量仅 150 ml 左右，本质与常规正压通气相似。②高频喷射通气的通气频率 60～300 次/min，潮气量 50～300 ml。使用不当可能引起肺泡陷闭、气道压增高甚至气胸。③高频振荡通气的通气频率 300～3 000 次/min，潮气量仅 30～100 ml。如果有恰当的适应证，而且使用得当，高频通气可能达到常规正压通气相当的作用，可以作为早产儿、新生儿呼吸衰竭和 ARDS 早期的辅助通气工具。但由于高频通气的监测系统不完善，使用不当可能加重病情，常规通气与高频通气之间、几种高频通气间的作用没有严格的临床对资料等原因，目前使用不多。

四、正压通气的适应证、禁忌证

正压通气中，除持续正压通气（CPAP）外，其他情况均为间歇正压通气（intermittent positive pressure breathing/ventilation, IPPB/IPPV）。

1. 适应证

（1）临床明显的肺不张，经其他方法处理无效（如诱发性肺量测定法、胸部物理治疗、深呼吸训练、气道正压）或病人不合作。

（2）病理性原因使通气能力明显受限，或无法有效咳嗽，或无他方法处理无效，导致气道分泌物无法充分清除。

（3）病人低通气，需要短期通气支持作为气管插管和持续机械通气的替代方法，考虑无创正压通气。

（4）需要气道雾化给药

①给严重气道痉挛病人（如急性哮喘或哮喘持续状态、COPD急性加重）做IPPB，但当其他装置（定量气雾剂[MDI]或雾化器）无法有效给药时，谨慎、密切监测下，用IPPB作为给药方法。

②呼吸肌无力的病人，如机械通气停机失败、神经肌肉病变、脊柱后侧凸、脊髓损伤等，IPPB可作为雾化给药装置，或适于间歇通气支持的慢性病，如家庭通气和经鼻IPPV通气不足者。

③严重肺扩张病人，IPPB可降低雾化治疗时的呼吸急促和不适。

2. IPPB禁忌证

以下几种情况是IPPB的临床禁忌证：未治疗的张力性气胸是绝对禁忌证；相对禁忌证包括：颅内压（ICP）＞15 mmHg；血流动力学不稳定；近期面、口或颅脑外科手术；气管-食管瘘；近期食道手术；活动性咯血；恶心；吞气症者；未治疗的活动性结核；放射学证实的肺大泡；呃逆。

五、间歇正压通气的并发症

IPPB并发症主要分5大类。

1. 插管或拔管相关性并发症

如上气道损伤，导管不慎脱出或拔出，导管插管右主支气管，声带水肿或肉芽肿，导管开口损伤气管内壁，导管插入食管，诱发呕吐，过早拔管，病人自我拔管，导管破损，鼻坏死，鼻窦炎；无创通气引起的并发症包括鼻梁损伤或溃疡，鼻充血，面罩漏气引起结膜炎，长期无创面罩通气引起下颌或牙齿畸形等。

2. 气管内插管导管或气管切开导管相关性并发症

如导管破损，导管远端气囊破裂，气管切开处出血，皮下气肿等。

3. 呼吸机操作相关性并发症

包括机器故障，报警失效，报警自动关闭，雾化或湿化不充分，吸入气温度过高，呼吸机同步性降低，细菌污染呼吸机各部件（如管路、湿化器等）。

4. 通气期医疗相关性并发症

包括通气不足或过度，支气管肺发充不良，通气相关性静脉回流降低引起的低血压，动脉硬化病人因通气性心输出量下降引起血管功能不全，正压通气降低左房压导致循环抗利尿激素增加出现水潴留或水肿，压力性肺损伤（如间质性肺气肿伴纵隔气肿、皮下气肿、腹膜后气肿、气腹、气胸或张力性气胸），低位心，气道分泌物阻塞，低氧血症加重，通气/灌流比例失调，内源性PEEP等。

5. 心理因素性并发症

如焦虑，激动，精神性或心理性呼吸机依赖。

六、常用正压通气模式

根据通气机的通气输出方式分为容量预设通气和压力预设通气。前者按照预设的容量（潮气量）供气，只要通气达到预设容量便切换为呼气，不顾及通气时所产生的压力；后者按照预设的压力供气，只要通气时产生的压力达到预设水平即切换为呼气，它不保证通气的容量即潮气量。根据对机器触发方式分为控制通气和辅助/控制通气、间歇强制通气、压力支持通气、压力控制通气等。表4-8-2为机械通气常用模式可能获得的呼吸类型。

表 4-8-2 机械通气常用模式可能获得的呼吸类型

模式	可能的呼吸类型						
	VC	VA	PC	PA	PS	PR	Sp
容量辅助-控制（VACV）	√	√					
压力辅助-控制（PACV）			√	√			
容量 SIMV	√	√			√		√
压力 SIMV			√	√	√		√
压力支持（PSV）					√		
气道压力释放通气（APRV）					√	√	√

注：VC=容量控制；VA=容量辅助；PC=压力控制；PA=压力辅助；PS=压力支持；PR=压力释放；Sp=非辅助自主呼吸；SIMV=同步间歇强制通气。

1. 控制通气（controlled mechanical ventilation, CMV）

控制通气是通气机按预设的参数供气，需要预设呼吸频率(f)、吸呼比(I:E)、潮气量(VT)或压力。VT 可由吸气时间(Ti)和吸气流量相乘而得。呼吸机仅按预设的参数进行通气，即呼吸机完全控制病人的呼吸，对病人的自主呼吸不起反应，如病人有自主呼吸则无法做到同步性，易产生人机对抗，因此，主要用于无自主呼吸或自主呼吸无法触发呼吸机通气的病人，也用于意识不清者、需要过度通气病人或麻醉恢复过程的病人，目前 CMV 基本已被更为智能化的 A/C 模式取代。

2. 辅助-控制通气（assist control mode ventilation, ACMV 或 A/C）

辅助-控制通气是辅助通气和控制通气的结合模式，呼吸机对病人自主吸气有敏感的反应能力，病人自主呼吸可以主动触发呼吸机进行通气，如在一定时间窗内病人自主呼吸未能触发呼吸机，呼吸机会按预设的参数进行通气。如病人自主呼吸足够触发呼吸机，且病人自主呼吸频率＞预设呼吸频率，那么病人自主呼吸频率即为呼吸机的实际通气频率；如病人自主呼吸频率＜预设频率，实际通气频率等于预设频率。呼吸机与病人有良好的互动性和同步性是其特点。容量切换型需要预设的参数包括：FiO_2、f、VT、吸气流速/流速波形；压力切换型需要预设的参数包括：FiO_2、f、Ti、压力水平、触发灵敏度；需要监测气道峰压、PaO_2、$PaCO_2$、平均气道压、I:E。其优点是有定时器切换备份、人-机同步好、病人可控制分钟通气；缺点是不适于停机、可潜在引起呼吸性碱中毒。A/C 模式是目前使用最为广泛的通气模式。

3. 同步间歇强制通气（synchronized intermittent mandatory ventilation, SIMV）

呼吸机按预定参数通气，同时允许病人自主呼吸，而且通气时能与病人自主呼吸同步。需要设定的参数包括 FiO_2、f、Ti 或流速、VT、触发灵敏度。例如病人自主呼吸频率 22 次/min，呼吸机的预设频率为 10 次/min，则每分钟呼吸机每隔 6 s 会按预设的参数通气一次，其余 12 次完全是病人的自主呼吸，呼吸机所提供的 10 次呼吸可与病人自主呼吸同步。间歇强制通气（IMV）与 SIMV 相同，但无同步性，目前已被 SIMV 取代。SIMV 也是目前广为使用的模式，主要适于病人自主呼吸煅炼，是常用的撤机通气模式，但如 f 预设过低，不能保证充足的分钟通气量，易致呼吸肌疲劳。SIMV 与 ACMV 的主要不同之处在于前者允许病人自主呼吸，且自主呼吸期间不提供通气辅助。

4. 压力支持通气（pressure support ventilation, PSV）

PSV 是一种压力预设型通气，它是在病人吸气触发后，呼吸机提供预设压力的气流，在病人整个吸气过程中维持一定的气流，促进病人吸气，使病人达到一定的潮气量，但潮气量并不稳定。呼吸频率、吸气时间完全由病人自主呼吸决定，PSV 时患者呼吸更为舒适,需预设 FiO_2、吸气压力、PEEP(必要时);需监测 VT、气流速率、分钟通气量、PaO_2、$PaCO_2$、I∶E。PSV 主要用于呼吸机撤机,降低病人呼吸功耗,对自主呼吸能力较强的病人,可以作为容量通气的替代方式,锻炼呼吸肌,促进撤机,且同步性很好,但不能保证稳定的潮气量。

5. 压力控制通气(pressure control ventilation,PCV)

PCV 是压力预设、时间触发、时间切换型通气方式,需预设吸气压力、吸气时间或 I∶E、f、FiO_2、PEEP(必要时),需监测 VT、气流速率、分钟通气模式、PaO_2、$PaCO_2$。通气时呼吸机按预设压力产生一定气流促进病人吸气,结合预设的吸气时间决定 VT,但不能确保 VT 稳定,需密切监测 VT 及分钟通气量,对气道压力较高的病人,如未及时调节预设参数,可能导致通气不足。PCV 可由病人自主呼吸触发,与容量型 A/C 模式通气一样,如病人无自主呼吸,可按预设参数进行通气,确保病人基本通气需要。对肺损伤者,可防止产生过高气道压,引起继发性肺损伤。其优点是压力可调、可用于气压伤患者的治疗、定时器切换备份;缺点是需要镇静、不适于停机。

6. 反比通气(inverse ratio ventilation,IRV)

IRV 是延长吸气时间,缩短呼吸时间,使 I∶E 比值增加,达到≥1∶1,甚至 3～4∶1(正常人 I∶E 为 1∶1.5～2.5)。主要目的是延长吸气时间,增强氧合功能,缓解过高的气道峰压力,防止压力性肺损伤。但因呼气时间过短可能影响 CO_2 排放,气道平均压增加可能影响胸腔内的血流动力学,影响静脉回流和心排出量,限制了其使用。

7. 持续气道正压通气(continuous positive airway pressure,CPAP)

CPAP 是在病人自主呼吸的基础上,持续提供一定水平的压力($0\sim20\ cmH_2O$),使病人在此压力水平上保持自主呼吸功能,病人吸气时气道压力会低于预设压力,呼气时压力反而高于预设压力,严格地说,CPAP 不是一种真正的通气模式(图4-8-1)。需要预设 FiO_2 和 CPAP 压力,监测 VT、f、气流模式、气道压、PaO_2、$PaCO_2$、I∶E。CPAP 主要用于评估有一定自主呼吸能力病人的轻度支持,或用于已停机病人评估拔管风险,或者呼吸功能不全需要气管插管作为气道保护作用的病人。

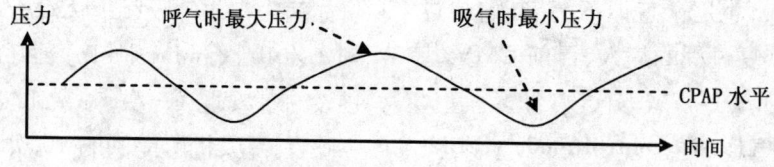

图 4-8-1　持续气道正压通气压力-时间变化模式图

8. 气道压力释放通气(airway pressure release ventilation,APRV)

APRV 是病人在自主呼吸基础上,接受较高水平的 CPAP($12\sim20\ cmH_2O$),维持 $2\sim4\ s$,即让气道保持 $12\sim20\ cmH_2O$ 的压力,使肺泡持续扩张,处于吸气状态,然后压力下降到较低水平($2\sim5\ cmH_2O$)维持 $0.5\sim1.0\ s$,此时气道压力和肺泡压力下降到此低水平,肺泡内气体随之排出,产生呼气过程,一个高-低水平的压力变化过程即完成一个呼吸周期。预设参数:两个压力水平的 CPAP、时间、频率。APRV 主要用于有一定呼吸驱动力或呼吸肌能力的肺损伤病人引起的肺功能残气量降低或顺应性下降,也用于术后轻度呼吸功能不全病人,有利于扩张肺泡,提高肺泡顺在性,防止气道峰压过高和肺泡塌陷,病人无需镇静等,但其不足在于,如果高水平 CPAP 预设值过高,可能引起肺泡过度扩张,特别是对 COPD 患者不利。

9. 呼气末正压通气(Positive end-expiratory pressure,PEEP)

PEEP 是一种辅助通气技术,常与其他通气技术联合使用,它是在病人的气末期给予一定水平的压力阻抗,使呼气末期的压力不低于设定的压力水平。PEEP 主要从四个方面改善肺功能和气体交换:增加功能残气量、稳定肺泡作用(特别是肺复张后患者）、血管外肺水（extravascula rlung water）重新分布、改善通气-灌注效应。主要用于预防和逆转肺膨胀不全；用于机械通气停机；降低吸入氧浓度，提高氧合水平；降低内源性PEEP（autoPEEP或PEEPi）患者的呼吸触发水平。同样是应用PEEP，但目的不完全相同，如ALI/ARDS主要目的是防止肺泡萎陷、促进肺泡扩张、提高氧合能力；而COPD使用PEEP的主要目的是促进小气道开放，对抗autoPEEP，避免肺泡过度扩张和压力过高。PEEP的使用一般从低水平开始，如$4\sim5\ cmH_2O$，每$15\sim30\ min$增加一次，每次增加$2\sim4\ cmH_2O$，直至达到目标氧分压或氧饱和度水平。通常PEEP≤$15\ cmH_2O$，过高的PEEP可能影响血流动力学，但需根据临床情况确定。对于有autoPEEP的病人，PEEP设定水平应低于autoPEEP约$1\sim2\ cmH_2O$左右，否则会加重autoPEEP；如有压力容量曲线（P-Vcurve），PEEP最好比曲线的低拐角点（LIP）水平高约$1\sim2\ cmH_2O$。PEEP可增加胸腔内压力，限制静脉回流和右心充盈效应，从而降低心输出量；PEEP产生的肺过度膨胀能挤压心包，影响左心舒张顺应性，也会降低心输出量。

10. 双水平正压通气（bi-level positive airway pressure, BiPAP）

BiPAP是PSV与CPAP相结合的一种通气模式，预设两个压力水平：①吸气相气道正压（inspiratory positive airway pressure, IPAP），此压力在吸气相起作用；②呼气相气道正压（expiratory positive airway pressure, EPAP），此压力在呼气相发挥作用。另外需预设f、触发灵敏度、压力持续时间。IPAP高于EPAP，可由病人触发或按预设周期通气。压力设置从较低水平开始，如IPAP $8\sim10\ cmH_2O$，EPAP $3\sim5\ cmH_2O$，而后逐渐上调，约每$15\sim30\ min$左右上调IPAP $2\ cmH_2O$，在IPAP达到目标值之后（如$20\ cmH_2O$左右），可适当上调EPAP，但均应根据病人舒适度、氧饱和度或动脉血氧分压评估确定最终IPAP、EPAP水平。

11. 无创通气（NIPPV或NIV）

NIPPV是指未经气管插管提供呼吸辅助通气的一种通气技术，入选NIV的标准见表4-8-3，主要适用的疾病包括COPD、Ⅰ型呼吸衰竭、术后呼吸衰竭、神经肌肉疾病、辅助脱机或拔管后呼吸衰竭加重、哮喘、肥胖低通气综合征、胸廓疾病引起的限制性通气功能障碍、睡眠呼吸暂停综合征、呼吸康复治疗等。此外，心源性肺水肿病人早期使用NIV可改善氧合指数（PaO_2/FiO_2）、$PaCO_2$、呼吸困难、呼吸频率，但不影响预后。另外，NIV也作为有创通气的停机过度，有助于缩短脱机时间，已越来越多地作为一种停机手段或序贯性停机方法。表4-8-3 无创通气的入选标准。

表4-8-3　无创通气的入选标准

◇意识清醒且能合作的病人（COPD例外）
◇无急性面部创伤（头罩通气者例外）
◇无吞咽功能障碍
◇面部能与通气装置配合
◇不需要紧急气管插管保护气道或清除必分物者
◇无近期胃肠道出血
◇血流动力学和心律稳定

虽然适应证较多，NIV也有其禁忌证。绝对禁忌证包括：心跳或呼吸停止；自主呼吸微弱、昏迷；高危误吸者；合并其他脏器功能衰竭（血流动力学不稳定、消化道大出血/穿孔、严重脑病）；面部创伤/术后/畸形；不合作；无气道保护能力者；上气道阻塞者。相对禁忌证包括：气道分泌物多/排痰障碍；严重感染；极度紧张；严重低氧血症；（PaO_2<$45\ mmHg$）/严重酸中毒（pH≤7.20）；近期上腹部手术后（尤其需要严格胃肠减压者）；严重肥胖。

多份研究证实以下预测指标预示NIV成功几率较高：同步呼吸；患者的牙列完整；低APACHE Ⅱ评分；漏气少；气道分泌物少；对NIV初始反应好（如pH纠正、呼吸步率降低、$PaCO_2$下降）；无肺炎（pH>7.1、$PaCO_2$<$92\ mmHg$、神经功能好、顺应性好）。另有多变量分析研究证实以下因素是NIV失败的独立预测因素：年龄>40岁；简化急性生理学Ⅱ评分（simplified acute physiology score, SAPSⅡscore）≥35；存在ARDS或社区获得性肺炎；NIV通气1h后PaO_2/FiO_2≤146。表4-8-4面罩与鼻罩无创通气的优点（+）和缺点（-）比较。

表 4-8-4　面罩与鼻罩无创通气的优点（＋）和缺点（－）比较

	口漏气或经口呼吸	牙齿影响	气道压	死腔	交流	饮食	咳痰	误吸风险	吞气风险	恐惧	舒适度
面罩	＋	＋	＋	－	－	－	－	－	－	－	－
鼻罩	－	－	－	＋	＋	＋	＋	＋	＋	＋	＋

七、呼吸机参数调节

（一）呼吸频率（frequency,f）

呼吸频率的设定主要根据病人实际情况而定，主要应考虑通气模式、代谢水平、目标通气要求、自主呼吸有无及强度等。通常辅助/控制模式通气时，f 设为 12～20 次/min 均可；对无自主呼吸的病人，如心肺复苏期间或之后，初始设定 f 为 10～12 次/min，以后根据血气分析结果调整；哮喘或 ARDS 病人由于及潮气量较小，起始 f 可设为 12～16 次/min，根据气道压和潮气量可适当增加，但应＜35 次/min；COPD 病人初设频率与哮喘类似，或接近自主呼吸频率（呼吸频率过快者，原则上预设的 f≤22～25 次/min）。

（二）潮气量（tidal volume,VT）

容量型通气机需预设潮气量。传统的机械通气要求 VT 达 10～15 ml/kg（标准体重），这种潮气量适于肺功能正常或仅轻微受损的病人，例如外科手术或麻醉时使用，但对急性肺损伤（acute lung injury,ALI）/ARDS 者会加重肺部损伤（即压力性肺损伤），目前一致认可用较低潮气量（5～8 ml/kg）较为合适。压力性肺损伤主要取决于平台压，一般平台压≤30 cmH_2O 不会产生压力性肺损伤，因此，在调节潮气量时应参看通气时的平台压水平，如平台压过高，应酌情降低潮气量，ARDS 者的 VT 可低至 4 ml/kg，使动脉血 pH≥7.25，即允许性高碳酸血症。COPD 病人可初设 VT 为 8～10 ml/kg，吸气流速为 40～60 L/min；严重哮喘病人 VT 可初设为 8 ml/kg，流速可预设为 60 L/min 左右。

值得注意的是，允许性高碳酸血症（产生急性呼吸性酸中毒）不适于以下 10 种情况：①任何原因的颅内压升高，包括创伤、占位性损害、恶性高血压等原因；②急性脑血管异常，如中风；③急性或慢性心肌缺血；④严重肺动脉高压；⑤右心室衰竭；⑥未矫正的严重代谢性酸中毒；⑦镰状细胞贫血；⑧三环类抗抑郁药过量；⑨他用 β 受体阻滞剂者；⑩妊娠，其原因是 CO_2 产生血管扩张，诱发窃血综合征，导致胎儿血流供应下降，另外，可产生氧离曲线右移，发生母-胎血氧分压差降低。

（三）压力预设（pressure preset）

压力控制的通气模式时需预设通气压力（初始预设为 20～40 cmH_2O）肺膨胀顺应性与之有重要相关性，如前所述，通常应维持吸气时平台压不超过 30 cmH_2O。

（四）吸-呼比（inspiratory-to-expiratory ratio,I∶E）

正常人的吸-呼比为 1∶1.5～2.5，初始可预设为 1∶2，以后根据血气分析和治疗反应酌情调节，反比通气时 I∶E 可达 4∶1。吸气时间与呼气时间根据呼吸频率和（或）吸气流量确定，如病人呼吸频率仅 10 次/min，每个呼吸周期为 6 s，按 I∶E＝1∶2 计算，吸气时间设定为 2 s，呼气时间为 4 s，如呼吸达 20 次/min，吸气时间为 1 s，而呼气时间为 2 s。

（五）吸入氧浓度（fraction of inspired oxygen,FiO_2）

机械通气的最主要目的是纠正低氧血症，所有因缺血缺氧进行机械通气的病人均应给予一定浓度的氧气。氧浓度的调节无绝对标准，但急诊和危重病人，为尽快纠正低氧血症，开始时可先给高浓度氧或纯氧（FiO_2 0.8～1.0），但长时间纯氧吸入可能导致氧中毒,因此,在纠正缺氧后,应根据 PaO_2 和(或)$SatO_2$,逐渐下调 FiO_2。对低氧性呼吸衰竭者,尽快纠正低氧血症和维持充分氧合是主要目的,PaO_2 的目标值是≥60 mmHg,$SatO_2$ 目标值是≥90%。但末梢循环差或 PaO_2<60 mmHg 时,经皮血氧饱和度(SPO_2)并不十分可靠,此类病人应以 PaO_2 为准。FiO_2≤60% 是相对安全的吸氧浓度,FiO_2≤45% 可长时间通气,原则上宜用尽可能低的 FiO_2,达到最佳目标 PaO_2 或 $SatO_2$。某些疾病依靠单纯提高给氧浓度并不能完全纠正缺氧,特别是 ARDS 病人,此类病人可在较高浓度给氧的同时加用 PEEP,有助于提高氧合能力,降低 FiO_2,防止氧中毒,防止肺泡萎陷。注意,百草枯中毒或使用博莱霉素者,应尽可能避免过高浓度给氧,因为过多氧气吸入会进一步促进或加重肺维化,此类病人 PaO_2 维持≥55~60 mmHg(或 $SatO_2$ 维持≥85%~90%)左右即可。

(六)触发灵敏度(trigger sensitivity)

触发灵敏度是指呼吸机对病人呼吸流速或压力的反应度。压力触发阈可 0.5~5 cmH_2O,初始预设为 1~2 cmH_2O;流量触发阈可在 0.5~5 L/min,通常可初设为 2~3 L/min。触发灵敏度的设定应根据病人的自主呼吸频率、呼吸强度和血气结果综合考虑,逐步调节为较合理的水平。设定的数值越低,灵敏度越高,相反,设定的数值越高,灵敏度越低。灵敏度过高(即设定数值过低),可能稍有振动便会触发通气,导致呼吸频率可能过快,通气不充分;灵敏度过低(即设定数值过高),不易触发呼吸机通气,易导致控制模式样通气,不利于自主呼吸和脱机。

(七)吸气末暂停(end-inspiratory pause)

在吸气末期,以预期的压力或容量维持一定时间,而后再呼气,称为吸气末暂停。吸气末暂停的优点是增加肺内气体分布时间、提高氧合、降低死腔通气、减少肺内分流;其缺点是可影响静脉回流、减少心排出量。一般吸气暂停时间不超过吸气时间的 10%~20% 或少于 2 s。

(八)分钟通气量(minute ventilation)

分钟通气量通常不是直接预设的参数,健康人维持正常二氧化碳分压所需的分钟通气量约为 5 L 左右,一般维持分钟通气量至 4~10 L/min 左右是较为合适的水平。分钟通气量过低可能引起低通气甚至严重呼吸性酸中毒,产生脑血管扩张导致或加重颅内高压,即便实施允许性高碳酸血症患者,其 pH 也不宜低于 7.20;分钟通气量过高,产生过度通气综合征,引起脑血管痉挛,过度通气还会引起氧解离曲线左移,加重脑、心、肾等重要脏器缺血缺氧。

(九)流速波形(flow wave patterns)

呼吸机能以各种方式释放出气体流量,但气流释放有几种不同的波形,称为流速波形,通常包括:方形波、正弦波形、加速波形和减速波形(图 4-8-2)。①方形波是指呼吸机从开始供气至一次供气或吸气结束提供持续稳定的气流速率;②正弦波形是指呼吸机开始供气时逐渐增加气流速度,达到一定峰流速后,气流速度再减慢供气流速,整个供气过程的气流速度呈正弦波样变化;③加速波是指呼吸机从开始供气至一次供气结束时提供的气流不断增大,呈直线上升;④减速波形是指呼吸机开始供气提供较大的流速,但整个供气过程逐渐减慢供气流速,当流量降至峰流量的 25% 时停止供气。除外加速波使用较少外,其他三种波形无明显差异。

(十)叹气(sighing)

生理情况下平静呼吸一定时间后,会有一次不随意的深吸气,这种比平均潮气量大的吸气和随之产生的呼气即为叹气样呼吸,通常叹气量为潮气量的 1.5 倍左右,正常人每小时会不自主地叹气 10 次左右。理论上有助于防止肺泡萎陷,使所有肺泡单位都能充分扩张。长期卧床和持续机械通气的患者由于咳嗽反射减弱或气道分泌物引渡不畅,可能产生肺不张,此类患者间歇性给予叹气呼吸有助

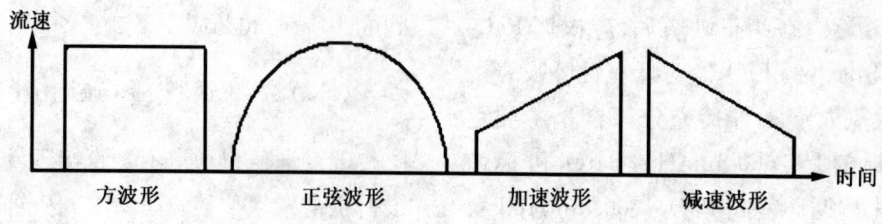

图 4-8-2 不同流速波形压力-时间示意图

于防止肺不张的发生,一般频率为每小时 5 次左右。但由于叹气可能引起肺脏过度膨胀、呼吸性碱中毒,且叹气呼吸不能使已经萎陷的肺泡再张开,目前不主张常规预设叹气呼吸。

(十一)报警值的设置

多功能呼吸机一般都有自动报警功能,一旦呼吸机故障或通气参数未达预定水平,便会自动报警提醒医务人员及时发现和排除有关故障。报警设置一般为预设值的±10%～30%左右。具体地说,吸氧浓度报警阈可按预设值±10%～20%;气道压力报警阈可按实际气道压±5～10 cmH_2O 设定;分钟通气量可按预设通气量±20%～30%设定。

(十二)湿化器温度设定

充分的气道湿化有利于气道分泌物的吸引或清除,有助于防止分泌物过度黏稠甚至干结,导致气道阻塞,但过度湿化又会产生过多分泌物,需要反复吸引,增加工作量,反复吸痰又会影响通气效果,并可能增加感染机会。湿化器温度的控制可达到有效控制湿化作用。通常湿化器温度设定为32～34℃。湿化器温度过高,会引起气道灼伤,过度湿化;湿化器温度过低,又无法达到充分湿化作用。

八、呼吸机依赖与停机
(weaning/discontinuation)

机械通气病人的停机是重要的临床问题。短期通气达到停机要求的病人,可直接撤除呼吸机如手术麻醉后、酒精或急性镇静剂过量呼吸抑制的病人,经过数小时通气支持后,如无严重基础病,一般在病人清醒后即可考虑停机,但通气时间超过 24 h 的病人,一般需要停机策略方可成功停机,而且,通气时间越长,往往停机过程越漫长。研究表现,机械通气病人的整个通气过程中,约 42% 的时间是停机过程,机械能通气病人原发病得到有效控制后停机困难约占 30%,ICU 的机械通气病人中,25% 的通气时间多于 7 天。因此,有人提出,一旦病人开始机械通气便应考虑停机问题。

(一)呼吸机依赖原因

对于机械通气时间多于 24 h 的病人,应寻找呼吸机依赖的有关原因,这对停机困难的病人更为重要,引起呼吸机依赖的常见原因由以下几大类(表 4-8-5)。

表 4-8-5 引起呼吸机依赖的原因

呼吸系统	◇机械负荷:呼吸力学,负荷加重	神经系统	中枢驱动;外周神经
	◇呼吸肌特性:内在强度/耐力;代谢状态/营养/氧供和氧耗	心血管系统	心脏对呼吸肌工作的耐受性;外周氧耗情况
	◇气体交换特性:血管特性及通气-灌注比值	心理因素	心理依赖

这几大类原因中,常见的病症包括:①气道阻力负荷增加的原因包括支气管痉挛,气道水肿,气道分泌物,上气道阻塞,阻塞性睡眠暂停综合征,气管内导管扭曲技术打结,分泌物结痂,通气管路阻力。②胸壁弹性阻力负荷增加的因素包括:胸腔积液,气胸,连枷胸,肥胖,腹水,腹胀。③肺弹性负荷

增加的因素包括:充气过度(PEEPi),肺泡水肿,肺部感染,肺膨胀不全间质性炎症和(或)水肿。④神经肌肉驱动的因素包括:药物过量,脑干损害,睡眠缺乏,甲状腺功能减退症,饥饿/营养不良,代谢性酸中毒,肌强直性营养不良。⑤引起肌肉虚弱无力的因素包括:电解质紊乱,营养不良,肌病,充气过度,药物/激素,脓毒症(sepsis)。⑥神经肌肉传递功能受损的因素包括:严重多发性神经病或危象,神经肌肉阻滞剂,氨基糖苷类药的使用,Guillain-Barre综合征,重症肌无力,膈神经损伤,脊髓损伤。

(二)停机标准

对机械通气病人经一定时间治疗后,如自主呼吸恢复,原发病得到有效控制,可考虑进行试停机,进行停机试验的标准见表4-8-6。

表 4-8-6　可考虑进行停机试验的主、客观标准

客观指标	◇充分氧合:如 $FiO_2 \leq 0.40$ 时,$PaO_2 \geq 60$ mmHg;PEEP$\leq 5 \sim 10$ cmH$_2$O;$PaO_2/FiO_2 \geq 150 \sim 300$ mmHg
	◇心血管系统稳定:如HR$\leq$140 T/min;无心肌缺血且血压稳定、无明显低血压;无或少量使用升压药(如多巴胺或多巴酚丁胺<5 μg/kg·min)
	◇无高热:如体温<38 ℃
	◇无严重的呼吸性酸中毒:如≥ 7.25
	◇血红蛋白充足:如Hb$\geq 80 \sim 100$ g/L
	◇精力充沛:如觉醒或易唤醒,GCS积分≥ 13分,无持续镇静药使用
	◇代谢状态稳定:如电解质正常或在可接受范围内
主观临床评估	◎疾病的急性期已解决
	◎主管医生确认有停机可能
	◎有充分的咳嗽能力

(三)自主呼吸试验评估标准

经一定时间试停机后,如病人可以耐受停机自主呼吸试验(spontaneous breathingtrial, SBT)30~120 min以上者,可考虑持续停机。SBT耐受性评估标准见表4-8-7。

机械通气病人接受试停机自主呼吸试验失败的病人,应继续接受充分的通气支持在消除有关SBT失败的原因后,呼吸功能恢复且符合试停机标准者,可于24 h后重新开始试停机试验。

表 4-8-7　自主呼吸试验(SBT)耐受性评估标准

提示SBT可耐受或成功的客观标准	◇气体交换可接受性:如 $SPO_2 \geq 85 \sim 90\%$;$PaO_2 \geq 50 \sim 60$ mmHg;pH≥ 7.32;$PaCO_2$增加量≤ 10 mmHg
	◇血流动力学稳定性:如HR$<120 \sim 140$ T/min;心率变化量$\leq 20\%$;收缩压$<180 \sim 200$ mmHg,且>90 mmHg;血压变化量$\leq 20\%$,无需使用升压药
	◇呼吸功能稳定性:如呼吸频率$\leq 30 \sim 35$ T/min,呼吸变化$\leq 50\%$
提示SBT不耐受或失败的主观临床标准	◎试停机时意识状态变化:如出现嗜睡,昏迷,激动,焦虑
	◎试停机时病人自觉不适加重或出现新发症状
	◎试停机时出汗(注意:非气温过高性原因)
	◎出现呼吸功耗增加的征象:如辅助呼吸肌参与,胸腹部矛盾呼吸

(四)常用停机方法

常用于停机的方法有 SIMV、PSV、Flow-by、SBT、NIV 等,这些方法各有优缺点,应根据使用者经验决定何种方法。停机过程中,应采用渐进原则,不宜操之过急,停机后仍应严密观察病情变化,对病情加重者,必要时应重新给予机械通气治疗。初始停机时间最好应选择上午或医务人员上班或下午午休后进行,让患者在停机前有充分的休息和睡眠,停机前应准备好吸氧装置(面罩或小导管),FiO_2 一调在 35%~45% 左右或略高于通气时的吸氧浓度,充分吸除气道内分泌物,待病人呼吸、心率平衡后再停机。

(1)SIMV:通气期间病人可有部分自主呼吸,能够减少呼吸肌疲劳,随着通气支持频率的下调,病人自主呼吸逐步得以锻炼,但自主呼吸时病人需克服呼吸机管路的阻力,这会增加呼吸肌做功,并有可能加重呼吸肌疲劳,需要克服呼吸管路的阻力约 3~14 cmH_2O 不等。如与 PSV 联合使用,会大大提高撤机成功率。一般 f_{SIMV} 4~6 T/min,PSV 4~8 cmH_2O 时,停机成功率较高。

(2)PSV:通气期间病人可自我控制呼吸频率、吸气时间和吸气流速,病人需要克服气管内导管阻力评估困难,一般在 3~14 cmH_2O 不等。

(3)自主呼吸试验(SBT):病人可通过 T 管自主呼吸,同时可经 T 管获得较高流量的氧供。

(4)无创通气(NIV):NIV 已越来越多地作为停机方法之一。无创通气作为拔管后呼吸衰竭加重或停机困难病人的撤机过度是 NIV 用于停机的方法之一,可缩短插管时间,避免再次插管,减少并发症,甚至可提高存活率。但 NIV 用于停机有其局限性,一般要求在其方法停机困难的病人,且多数适于慢性气流阻塞性基础病或高碳酸血症性呼吸衰竭、血流动力学稳定、意识正常者且无发热,有较强的咳嗽反应功能。对不能充分合作、分泌物过多、血流动力学不稳定、缺乏气道保护功能等患者,不适于 NIV 撤机。

(五)恢复通气的指征

如前所述,SBT 失败即应恢复机械通气。一般认为达到以下临床和实验室标准者便应恢复机械通气:

(1)心率/脉搏:>110 T/min,或较停机前增加 20 T/min 以上者;

(2)呼吸:呼吸频率>30 T/min,或较停机前增加>10 T/min 以上者;

(3)血压:收缩压变化(升高或降低)>20 mmHg 或出现低血压;

(4)新发严重的心律失常或 ECG 改变;

(5)潮气量:<250~300 ml(成人);

(6)PaO_2<60 mmHg 或 $SatO_2$<90%(COPD 病人 PaO_2 < 50~55 mmHg 或 $SatO_2$ < 85%~90%);

(7)$PaCO_2$>55 mmHg;

(8)pH<7.32。

(六)呼吸机依赖病人的气管切开问题

气管切开是危重病人常用方法之一,呼吸机依赖的长期通气病人应考虑气管切开。病人在接受初始机械通气治疗稳定后,如有明显需延长机械通气的征象者,应考虑气管切开,如气管切开后有以下益处者,应考虑气管切开:①需要大剂量或高水平镇静剂方可耐受气管插管者;②呼吸动力学功能严重不全或边缘化(常表现为呼吸急促),而气管切开可降低这种呼吸肌过度负荷风险者;③如气管切开后病人获得经口进食、口头交流和增强活动能力可带来精神益处;④活动能力提高可获得物理治疗效应者。

(七)延长通气和长期机械通气

延长机械通气(prolonged mechanical ventilation, PMV)是指每日通气时间至少 6 h,持续 21 d 以上者。

长期机械通气是指非不可逆性原因所致的呼吸衰竭病人需机械通气支持超过 3 个月者。换句话说,如果病人没有明显不可逆性因素,如高位脊髓损伤或严重肌萎缩侧索硬化症,除非在 3 个月内停机失败,否则不应认为长期呼吸机依赖。延长通气病人停机时应缓慢进行,可采用逐渐延长自主呼吸时间的方法,逐步过渡到完全停机。

(赖荣德)

第9节 儿科监护

监护技术是儿科危重症处理的重要措施,目的是利用密切临床观察和先进监护设备结合,及时发现儿童各项生理、生化指标的变化,并在动态监护中程序性地给予及时、果断的处理和脏器功能支持,使危重症患儿能度过器官功能障碍期,逐渐恢复乃至康复。本章仅对儿童急症和危重病监护的基本问题做出简要阐述。

一、临床观察

临床观察包括充分的病史询问和全面的体格检查。

(1)病史:详细的病史询问,包括家族史、用药史、过敏史、既往史、致病/致伤原因、外伤或手术史、饮食情况等。

(2)体检:体温、血压、心率和呼吸,意识是否清醒或有无意识障碍或进行性意识障碍;肤色是否红润、干燥,有无紫绀、苍白,有无出血点(淤点/淤斑)或紫癜,有无蜘蛛痣、毛细血管扩张,有无斑纹(网状青斑),皮肤温、热还是冷;以心、肺、腹部和神经系统检查为重点的全面体格检查,但儿童体检不应拘于"从头到脚式"或"从脚到头式",特别是年幼患儿,应尽可能先做不做令其不适的检查,或分散注意力后再行检查,否则很难得到可靠的检查结果。针对不同危急状态,根据全身表现、呼吸情况、循环和皮肤的正常与否,可作出初步临床判断,参见表4-9-1。

表4-9-1 儿童临床状态及特点

儿童状态	全身表现	呼吸情况	循环和皮肤
呼吸窘迫	正常	异常	正常
呼吸衰竭	异常	异常	正常
休克代偿	正常	正常	异常
休克失代偿	异常	异常	异常
脑损伤/功能障碍	异常	正常	正常
心肺衰竭	异常	异常	异常

二、呼吸监护

呼吸监护至少应包括呼吸频率、节律变化,有创和无创氧饱和度动态观察,人工气道建立和维持,以及通气支持等。表4-9-2是不同年龄段正常呼吸频率,供临床判断时参考。

表4-9-2 不同年龄段的呼吸频率比较

年龄(岁)	<1	1~2	2~5	5~12	>12岁儿童	成人
呼吸频率(次/min)	30~40	25~35	25~30	20~25	15~20	12~15

(一)经皮血氧监测($PtcO_2$)和经皮CO_2监测($PtcCO_2$)

(1)适应证:凡需要监测动脉氧合程度和(或)通气功能者,以及需要定量确定诊断和治疗反应作为治疗效应的证据者均是经皮血氧监测的适应证。

(2)禁忌证:理论上没有明确的禁忌证,但皮肤破损处不宜进行监测,或需更换部位。

(3)危害或并发症:$PtcO_2$和(或)$PtcCO_2$监测是较为安全的操作,但由于装置的限制,可能发生假阴性或假阳性导致治疗不充分,另外监测部位可能造成组织损伤如红斑、水疱、烧伤、皮损破损等。

(4)装置限制:$PtcO_2$是PaO_2的间接反映,像PaO_2一样,并不反映氧输送或氧容量,充分评估氧输送需要综合考虑血红蛋白、氧饱和度和心输出量等。同样$PtcCO_2$是$PaCO_2$的间接反映。以下因素会增加经皮和动脉血实际值两者间差距:高氧血($PaO_2>100$ mmHg)、低灌注(休克或酸中毒等)、电极放置不准确、血管活性药、皮肤和皮下组织特性(皮肤皱褶、厚度或水肿)等。

为增加监测的准确性,开始监测时应同时做动脉血气测定氧分压,以了解二者的误差,以后仍应定时测定动脉血气,以进一步校核两者间的误差,从而为临床诊断和治疗提供充分的参考。

(二)气道评估与开放

气道开放是成人和儿童危重急症的基本救治措施,是必需最优先解决的环节,只有在充分气道开放的基础上,才能进一步进行其他处理,在急诊和ICU内,关键是对危重患儿建立人工气道,气管插管是最常用、最有效的确定性气道,也是维持有效通气的根本保证。

1. 儿童气管插管指征

(1)心脏或呼吸骤停;

(2)气道分泌物过多,清除能力低下,维持气道通畅;

(3)低氧血症需要通气治疗,如需氧量增加、呼吸衰竭或意识水平降低者;

(4)潜在气道阻塞如烧伤等。

2. 气管内导管选择

气管内导管可按以下方法进行选择:

(1)导管型号:1岁以上儿童气管内导管直径(mm)=年龄(岁)÷4+4,实际插管时可选择比此计算值大或小半号,即直径大或小0.5 mm,如计算值为4.5 mm(即4.5号),可选择4~5号的气管导管;8岁以下儿童主张选择无气囊导管,导管大小较为合适的判断方法是充气压力峰压超过20 cmH_2O时可听到漏气声。

(2)导管长度:1岁以上儿童气管内导管长度,①经口长度(cm)=年龄(岁)÷2+12;②经鼻长度(cm)=年龄(岁)÷2+15。

(3)1岁以下儿童气管内导管直径选择可参照表4-9-3标准执行。

表4-9-3　1岁以下儿童气管内导管大小选择标准

	气管导管内径(mm)(即气管导管型号)	经口插管长度(cm)(即导管尖端至门牙的距离)	经鼻插管长度(cm)(即导管尖端至鼻尖的距离)
早产儿	2.5~3.0	5.5~7.0	7.0~9.0
新生儿	3.0	8	10
6个月	3.5	10	12
1岁	3.5~4.0	11	14

3. 插管成功确认

(1)插管时直视可见导管通过声带。

(2)呼出气CO_2监测。

(3)物理检查:①听诊:可在双侧腋窝听诊(呼吸音是否对称),并在上腹部听诊(有无气过水声),有时听诊会误导判断,因为导管插入食道时也可听到呼吸音,但听诊仍是必需的重要物理判断措施;②视诊:使用人工呼吸气囊通气,是否有对称性胸廓上抬,如初始使用呼吸气囊通气即到见上腹部明显饱胀,提示误插入食道,应立即重新插管。

(4)X线胸片确定导管尖端位置,尖端位置应在锁骨头下缘水平,过深可能进入一侧支气管导致单侧肺通气和另一侧肺不张,过浅则易脱管、通气效果差、易损伤声带等。

4. 插管并发症

(1)低氧血症不改善或加重;

(2)插管失败;

(3)错位(如插入食道);

(4)导管尖端引起创伤如牙、扁桃体、口咽部或鼻咽部软组织损伤;

(5)插管过深,进入一侧支气管;

(6)喉痉挛;

(7)心动过速或心动过缓;

(8)声门下水肿,潜在引起拔管后喘鸣;

(9)声门狭窄(如反复插管、导管太粗、导管内气囊压力过大压迫气管内壁所致)。

5. 经口插管优缺点

(1) 优点：容易插管；可以快速控制气道。

(2) 缺点：不适感明显如恶心或呕吐；患儿可咬闭导管导致气管阻塞；口腔卫生不易解决；较经鼻插管固定更难，安全性更差；咽喉部更易活动；须要更多镇静剂，拔管时因镇静剂过量出现的问题更多、更麻烦。

6. 经鼻插管优缺点

(1) 优点：更舒适，因此镇静剂须量更少；易固定；鼻咽部和喉部活动度更小；导管留置时间更长，必要时可放置数周。

(2) 缺点：插管更困难；易造成鼻黏膜损伤或糜烂；易产生假性通道；插管时易损伤鼻咽部；有潜在引起鼻窦炎的风险；吸痰较经口插管更困难；鼻腔入口处或鼻咽部易扭曲甚至缠结。

(3) 反指征：出血体质；颅底骨折有导致脑膜炎的风险；解剖问题如鼻后孔狭窄或面部畸形。

与成年人不同，大多数情况下儿童优选经鼻插管。

7. 气管切开优缺点

(1) 优点：舒适；死腔小；长期使用易于吸引。

(2) 缺点：需要外科有创操作；明显的并发症如出血、假性通道产生、低氧血症；意外脱管可能是致命性的；其他早期并发症如皮下气肿、气胸、甲状腺损伤；年龄小的儿童会厌下狭窄更常见；其他后期并发症如切口感染、气管炎、误吸、气管肉芽肿形成、继发性出血。

(三) 呼吸支持

1. 有创通气

机械通气治疗是儿童监护的最重要措施之一，低氧血症如 FiO_2 为 60% 时 $PaO_2 < 60$ mmHg、进行性高碳酸血症或酸中毒、神经状态恶化即应通气治疗，但应强调的是动态趋势比按照绝对指标确定通气更为有效。无康复可能和有严重并发症并征得其父母同意者可不进行通气治疗，但实际操作时应考虑伦理问题。表 4-9-4 为儿童机械通气初始设定方法。

(1) 机械通气指征：①心脏或呼吸骤停；②窒息；③气道保护；④呼吸病如肺炎、细支气管炎、急性呼吸窘迫综合征；⑤心脏病如休克、肺水肿；⑥中枢神经系统受损如脑病、昏迷、癫痫持续状态；⑦神经肌肉疾病如 Guillain-Barre 综合征；⑧创伤如头部、肺或胸壁损伤；⑨手术后如心外科术后、伴有术后并发症、新生儿术后；⑩面或上气道烧伤。

(2) 高频通气指征：①婴儿呼吸窘迫综合征 (infant respiratory distress syndrome, IRDS)；②早产儿 <1 kg；③漏气综合征 (air leak syndrome, 气体从肺组织外漏到达肺和气道外的组织或间隙，包括纵隔气肿、气胸、肺-心包积气和间质性肺气肿)；④胎粪吸入；⑤膈疝；⑥持续胎儿循环；⑦急性呼吸窘迫综合征；⑧复发性气胸。

表 4-9-4 儿童机械通气初始设定方法

	正常肺	顺应性降低	阻力增加
VT	8~12 ml/kg（容量型通气预设，压力控制通气衍生）	10~12 ml/kg（如压力过高可适当降低）	10~12 ml/kg（如需较高的膨胀压时可适当降低，以防气压伤等）
F（次/min）	生理呼吸频率相当或略低（如婴儿 30，学步儿童 20，青少年 16）	需要高于正常的频率以维持充分的分钟通气量	比正常略低的频率，经允许充分呼气
PIP	初始约 20~25 cmH_2O，监测胸廓膨胀度和潮气量	需要高于正常的吸气峰压，经维持可接受的潮气量	需要高于正常的吸气峰压，经维持可接受的潮气量
PEEP	2~4 cmH_2O，以防肺膨胀不全	常需较高 PEEP，以达到氧合和改善顺应性（如 6~10 cmH_2O）；可能降低静脉回流和心输出量	可能需要维持低 PEEP，以避免气体潴积和过度膨胀

续表

	正常肺	顺应性降低	阻力增加
FiO_2	可能不必供气,但常用纯氧开始,而后快速降至≤0.5	纯氧开始,尽量根据气道压/PEEP 降至≤0.6	纯氧开始,根据氧合尽快降低,以免引起氧中毒
吸气时间	正常吸呼比为 1:2～1:3	容许较长吸气时间,以利陷闭肺泡的复张(如 1:1.2)	确保充分的吸气和呼气时间,特别是呼气时间,避免气体潴留(如 1:3～1:4)

注:VT=潮气量,F=呼吸频率,PIP=吸气峰压,PEEP=呼气末正压,FiO_2=吸入氧浓度。

2. 呼吸机撤离

(1)停机前提:①急性病恢复;②心血管系统稳定(可能需要小剂量正性肌力药);③电解质和血红蛋白浓度正常;④感染消散;⑤疼痛缓解。

(2)停机标准:①$PaCO_2$正常;②肺活量达 10～15 ml/kg;③潮气量 4～5 ml/kg;④最大吸气负压超过 20 cmH_2O;⑤自主分钟通气量<10 L/min;⑥FiO_2为 0.4 时的 PaO_2>8 kPa;⑦pH>7.3。

(3)停机方法:①T管:最好用于短期通气和快速撤除镇静剂者如术后早期、头部损伤者;②同步间歇指令通气(SIMV):减少通气支持频率、年长儿童可用持续正压通气、新生儿 f_{SIMV} 降至 5 次/min、减少压力支持、减少 CPAP。缓慢停机的优点是允许从镇静和止痛药中缓慢恢复、通过减少通气支持增强呼吸肌功能、让患儿可逐步适应。

(4)停机问题:停机时还应考虑到以下问题:废用性呼吸肌萎缩、神经肌肉功能障碍、通气储备减少、如通气机的同步性差可能增强呼吸肌功耗、顺应性差可增强呼吸肌功耗(如支气管痉挛或气道狭窄等)、未及时发现的疾病影响(如医院获得性肺炎)、气道分泌物清除不充分、镇静剂的后续作用等。

3. 无创通气

各种类型的无创通气适于儿童如持续气道正压通气(CPAP,经面罩、鼻罩或鼻面罩)、双水平正压通气(BiPAP)等。

(1)无创通气的适应证:各种原因的呼吸功能不全并能自我保持气道通畅者如气道分泌物少、患儿易配合是无创通气的前提,主要用于:呼吸病如细支气管炎、气管软化症;神经肌肉疾病如肌萎缩症;肿瘤或血液功能衰竭插管和有创通气死亡率高者,如儿童白血病化疗后呼吸疾病等。

(2)无创通气优缺点:①优点:无需插管;可避免使用镇静剂;易于停机;神经-肌肉疾病的长期存活率明显提高。②缺点:很难给予高浓度氧;物理治疗和吸引更为困难;可能导致胃胀气;严重心血管或呼吸疾病不能使用;使用全面罩通气对呕吐患儿安全性更低。

(四)拔 管

(1)拔管标准:①FiO_2<0.4 可维持充分氧合;②呼吸驱动功能良好;③神经肌肉阻滞剂和镇静剂已充分代谢,对呼吸肌无影响;④咳嗽反射和咽反射均完好。

(2)拔管后即发的并发症:喉痉挛;误吸;支气管痉挛;拔管后喘鸣。

(3)喉痉挛处理:让患孩完全清醒并吸除咽喉部的分泌物可防止喉痉挛;处理方法为使用气囊面罩给予 5～10 cmH_2O 的压力进行加压通气;必要时给予镇静或使用琥珀胆碱并重新插管。

(4)拔管后喘鸣处理:①一般在拔管后数分钟内出现;②预防方法是拔管前先开放气囊通气,拔管前 24 h 给予地塞米松,很少需要重新插管;③处理方法是雾化吸入 1:1 000 的肾上腺素 0.5 ml/kg,最大 5 ml,q3 h,或 1 ml 每半小时一次,或使用糖皮质激素,或必要时使用较前略小的气管内导管重新插管。

三、心血管监护

(一)儿童心血管生理特点

新生儿心输出量是频率依赖性的;左室顺应性

差,每搏出量固定;新生儿细胞内钙相对低;心肌对静脉使用钙剂更为敏感;卵圆孔一般在48小时内由于肺血管阻力作用而闭合,而动脉导管在2~4周后由于动脉压降至正常而闭合;评估包括中心毛细血管再充盈时间(正常不足2 s)或中心-外周循环体温差(不足2 ℃),外周循环冷导致毛细血管再充盈时间更长;囟门触诊可辅助判断婴儿液体状态;儿童收缩压估算方法:收缩压(mmHg)=80+年龄×2。表4-9-5是各年龄段儿童的正常心率和收缩压参考范围。

表4-9-5 不同年龄段儿童正常心率和收缩压比较表

年龄(岁)	<1岁	1~2岁	2~5岁	5~12岁	>12岁
心率(次/min)	110~160	100~150	95~140	80~120	60~100
收缩压(mmHg)	70~90	80~95	80~100	90~110	100~120

(二)循环和心律

心血管系统评估包括以下方面。

(1)脉搏:速率、节律、充盈度。

(2)毛细血管再充盈时间或中心-外周体温差。

(3)血压:动脉血压可粗略反映心脏后负荷、心肌耗氧量、心脏做功及循环血流,是常用的生命体征之一。

(4)循环效应评估:循环灌注对其他系统的效应,如脑灌注不足会产生意识改变,肾脏低灌注可导致少量等。

(5)其他:还需观察儿童的意识状态、有无呼吸困难、体位、面色、肤色等。

(6)心电监护:无创心电监护不仅可提供心脏心率,还可监测节律变化,如心动过缓、过速、早搏、室性心动过速或其他心律失常,为临床及时处理提供重要信息,但也应注意,除外心率、心律、心脏骤停,心电监护提供的心律失常不可替代心电图,如要确定诊断,一般须经心电图检查。

(7)ECG:可直接确定心电类型,为临床判断提供确定性依据。

(8)中心静脉压监测:中心静脉压(CVP)可反映右心室前负荷,与右心室功能、静脉血容量及张力有关,对输血、输液治疗有指导作用,正常约6~12 cmH$_2$O,低于正常表明回心血量不足或血容量不足,高于正常提示心功能不全或液体超负荷,但值得注意的是,严重呼气困难时可因胸内压变化而可上、下波动,机械通气时,胸内压增加,可使CVP略为升高,加用PEEP时则可明显升高。

(9)血流动力学监测:肺动脉和肺毛细血管楔压均可反映左房舒张或左室充盈压的变化,输液过多时CVP增加,肺动脉压可正常;而急性左心衰时则相反,由此可作为鉴别心源性、非心源性肺水肿的重要参数;低血容量性休克时,肺动脉压多降低,而心源性休克、先心病如室间隔缺损或复苏后等可引起肺动脉压升高;肺毛细血管充盈压可间接反映左心室充盈压,作为扩容参数,有助于肺水肿的诊断和鉴别,如升高提示肺充血、肺水肿、静脉血量过多等;正常肺动脉楔压为6~10 cmH$_2$O,如达18~20 cmH$_2$O提示肺淤血,升至21~25 cmH$_2$O提示轻到中度肺淤血,26~30 cmH$_2$O一般中重度肺淤血,>30 cmH$_2$O常发生肺水肿。

(10)心脏指数(CI):CI(L/min·m^2)是心输出量(CO)除以体表面积而得,CO可采用热稀释法或电阻法测出,正常值为2.5~4.4 L/min·m^2,CI可较为准确判断心脏的泵血功能,为临床判断心功能和容量评估起重要的指导作用。

(三)休 克

休克的本质是微循环障碍,主要分为5大类,在发现休克的基础上,充分寻找病因将为休克的精确治疗奠定坚实的基础,结合血压、血流动力学监测和原发病综合判断,是休克治疗的最基本、最重要和最简洁的方法,以下是各型休克的常见原因和处理要点。

(1)低血容量休克:原因包括出血、腹泻、糖尿病、尿崩症、烧伤、肾上腺性性腺综合征、毛细血管渗漏综合征,主要处理方法是积极的容量替代或液体复苏。

(2) 分布性休克：原因包括脓毒症、过敏反应、CNS/脊髓损伤，主要治疗是在充分容量替代的基础上适当使用血管活性药。

(3) 心源性休克：原因包括先天性心脏病、严重心衰、心律失常、低氧血症或缺血性损伤、心肌病、代谢紊乱、心肌炎、药物毒性、Kawasaki 病（婴儿急性热性皮肤黏膜淋巴结综合征），治疗主要是控制容量，适量使用利尿、血管扩张药和正性肌力药。

(4) 阻塞性休克：常见原因包括心包填塞、大面积肺栓塞、张力性气胸、心脏肿瘤，治疗原发病是治疗的根本。

(5) 解离性休克：多见于 CO 中毒或高铁血红蛋白血症等，保持适当容量的前提下，CO 中毒应给予高浓度氧或高压氧、高铁血红蛋白血症应给予还原剂。

四、神经功能监测

（一）临床诊查

应注意检查和观察意识状态、姿态，有无不自主运动，深浅反射、肌力、肌张力、病理反射、眼底、瞳孔（大小或对光反射）、呼吸频率和节律等。

（二）颅内压监测和处理

(1) 颅内压升高表现包括：意识水平下降；Cushing's 三联征（高血压、心动过缓和呼吸暂停）；持续呕吐；斜视（Ⅲ 或 Ⅵ 神经麻痹）；瞳孔不等大或散大；视神经乳头水肿（极少见）；婴儿囟门鼓起或颅骨缝分离；视网膜或玻璃体出血（与预后差相关）等。

(2) 颅内压测定：简单的颅内压可经腰穿测得，也可经脑室穿刺而得，但后者有创性和风险增高，正常为颅内压 40~150 mmH$_2$O，>200 mmH$_2$O 可确诊为颅内压增高；一旦确定颅内压增高，应立即给予对症和病因治疗，如限制入液量、渗透性利尿、使用肾上腺糖皮质激素等，病因治疗有赖于致颅内压增高的原发病识别。

(3) 急性脑功能损害原因包括：①创伤：钝性、穿透性、挤压性、非意外损伤；②脑血管病：血管畸形或血栓栓塞事件；③代谢：低氧（如心跳骤停或溺淹）、窒息（如婴儿猝死综合征），感染（如脑炎、脑膜炎/败血症），代谢（低血糖、低或高血钠、低体温、高渗状态、肝性脑病、Reye's 综合征、溶血性尿毒症综合征、药物毒性、中毒、先天性代谢异常或癫痫持续状态）。

(4) CT 检查：必要时可行头颅 CT 检查，其指征包括：①GCS<12 分或进行性降低（儿童 GCS 评分方法见表 4-9-6）；②出现局灶性神经定位征；③持续抽搐；④其他颅内压升高征象；⑤婴儿不明原因脑病或疑有非意外创伤等。

(5) CT 提示颅内压升高标准包括：大脑基底池消失；脑室呈细小狭缝或完全闭塞；脑沟闭塞；中线移位、颞叶疝或小脑扁桃体疝。如 CT 显示有硬膜外或硬膜下任何出血均应考虑神经外科处理。

表 4-9-6 不同年龄段儿童 GCS(Glasgow Coma Scale)评分方法

	>5 岁儿童	评分	<5 岁儿童	评分
睁眼反应	自动睁眼	4	自动睁眼	4
	对声音睁眼	3	对语音睁眼	3
	疼痛睁眼	2	刺痛睁眼	2
	无睁眼	1	无睁眼	1
语言反应	定向力正常	5	呀呀学语	5
	语言含糊	4	应激性哭闹	4
	言语错乱	3	刺激可哭闹	3
	声音不能理解	2	刺痛可呻吟	2

续表

	>5岁儿童	评分	<5岁儿童	评分
	无	1	无	1
运动反应	遵嘱动肢体	6	运动反应正常	6
	疼痛可定位	5	触摸可躲避	5
	刺痛可躲避	4	刺激可躲避	4
	刺激异常屈曲	3	刺激异常屈曲	3
	过伸	2	刺激过伸	2
	无	1	无	1

五、肾脏和内分泌监测

(一)肾功能监测

通过尿量、尿常规(包括渗透压、比重、管型等)、血 BUN、Cr、尿钠、肾衰竭指数等综合判定肾功能损害。

(1)尿量:尿量减少应考虑肾血流量不足(肾前性)、休克或肾功能不全。

(2)尿/血渗透比:24 h 混合尿与血浆渗透浓度比,比值小于 1.15 提示肾脏器质性病变引起浓缩功能不全,比值 1.15~1.17 应疑有肾脏疾患,比值>1.17 多为功能性异常。

(3)BUN 和 Cr 是反应肾功能的两个最常用指标,BUN 约为非蛋白氮的 50%,Cr 是肌肉中磷酸肌酸代谢产物,不为肾小管吸收,且少受肾外因素影响,是肾功能的可靠指标;正常人 BUN/Cr 值为 10~15,肾性肾衰时,二者比例上升,仍保持在 10~15 左右;若<10,多因肾脏病变致回吸收减少造成,但应排除低蛋白饮食、肝功能不良引起的 BUN 上升;若>15 多提示肾血流量减少、血尿素氮排出减少、高蛋白饮食或分解代谢增加等。

(4)尿 Cr/血 Cr 比值:比值小于 5,说明肾脏有器质性损害;5~10 为可疑器质性损害;大于 10 多为功能性改变,但有急性脱水、肾上腺皮质功能不全、甲状腺功能不全时,比值可小于 5。

(5)尿钠:尿钠>50 mmol/L 提示肾小管病变;尿钠<20 mmol/L 多为肾前性原因所致。

(6)肾衰指数:肾衰指数=尿钠(mmol/L)×血肌酐(μmol/L)÷尿肌酐(μmol/L),指数>2 提示急性肾小管坏死,存在急性肾功能衰竭。

(二)急性肾功能衰竭原因

(1)肾前性/低灌注性:液体丢失如出血、脱水、脓毒症休克、烧伤、外科手术、糖尿病。

(2)心功能降低:①解剖异常如阻塞(尿道隔膜、肿瘤、血块、先天性肾病(多囊肾));②中毒:肌红蛋白、血红蛋白、造影剂;③免疫:溶血性尿毒症综合征、肾病综合征、肾小球肾炎;④肿瘤溶解综合征;⑤感染;⑥药物;⑦血管异常如肾动脉或静脉栓塞。

(三)肾替代治疗

急性肾功能衰竭的重要治疗是肾替代。

(1)肾替代指征:液体超负荷、肺水肿;排除液体以便喂食或输血等;高钾血症;严重酸中毒;内源性毒素如尿素或氨等;外源性毒素如锂、水杨酸盐等;可能排除细菌性毒素如脑膜炎球菌性脓毒症。

(2)常用的肾替代方法:腹膜透析;血液透析;缓慢连续性超滤(SCUF);血浆滤过;血液滤过(包括连续性动静脉血液滤过(CAVH)、连续性静脉-静脉血液滤过(CVVH)、连续动静脉血液透析滤过(CAVHD)、连续静脉-静脉血液透析滤过(CVVHD))。

(四)内分泌

主要是血糖监测和处理,高血糖应积极降糖,胰岛素是危重急症儿童最有效的降糖方法,应尽可能维持血糖于正常水平,但危重急症儿童低血糖的损害在临床上更为严重。充分寻找低血糖的原因是有效防止低血糖的最重要方法之一,引起低血糖原因包括:①底物缺乏:生酮性低血糖;葡萄糖输入不足。②内分泌平衡紊乱:高胰岛素血症(包括糖尿病母亲之婴)、甲状腺功能减退症、肾上腺功能不全、糖原缺乏。③肝释放缺陷:糖原贮积病Ⅰ、Ⅲ、Ⅳ;半乳糖血症;果糖不耐受症。④肝病:肝炎、肝硬化、Reye's综合征、肝衰竭。⑤先天性氨基酸代谢障碍:枫糖尿症(一种遗传性氨基酸病)、丙酮酸血症、异戊酸血症、酪氨酸病、甲基丙二酸尿症。⑥脂肪酸氧化作用不足:介质和长链乙酰辅酶A脱氢酶缺乏。⑦药物诱导性低血糖:胰岛素、水肠酸盐、普萘洛尔、乙醇、对乙酰氨基酚等。

六、儿童营养支持

危重症患儿均应评估和监测营养状态,特别在PICU内更需每日评估并考虑给予营养支持,目标是尽量减少组织丢失、促进疾病恢复和创伤愈合。初始营养评估是体重、身高和最近体重减轻情况,包括上臂中段臂围、皮肤皱褶厚度(应除外水肿),其他包括营养史,如恶心、呕吐、腹泻、发热、感染情况、疲乏、厌食、腹部不适或食物不耐受等。确定体重指数(体重指数=体重(kg)÷身高的平方(m^2))对2岁以上儿童营养状态评估有重要作用。

表4-9-7为生理状态下不同年龄段儿童的总热卡需求量估算方法。

疾病状态热卡需求量会不同程度增加,可按表4-9-8方法估算。

表4-9-7 不同年龄段儿童生理状态下热卡需求对照

年龄	早产儿	新生儿	<10 kg儿童	10~20 kg儿童	>20 kg儿童
kcal/(kg·d)	150	100~120	100	1 000+50×剩余体重*	1 000+20×剩余体重**

*是指超过10 kg部分的体重;**是指超过20 kg部分的体重。如15 kg者热卡=1 000+5×50 kcal。

表4-9-8 疾病状态下儿童非蛋白热卡目标量(单位:kcal/(kg·d))

疾病状态	婴儿(<10 kg)	儿童(1~7岁)	儿童(>7岁)
疾病急性期(前3~5 d)	50~80	45~65	30~50
疾病恢复期(>5 d)	80~120	75~90	30~75

(一)营养支持

营养支持时应尽可能从肠内途径给予,只要无禁忌,原则上均应经肠内营养支持,因为:肠内营养可保持肠道功能,保护肠黏膜,减少应激性溃疡风险或发生率,价格更低廉,也更符合生理要求。肠内营养的禁忌证包括:呕吐者、有误吸风险者、肠内细菌感染、无法插管鼻胃管或胃管阻塞者、便秘或腹泻者。

静脉营养指征:①急性期:早产儿,创伤,烧伤,肠道手术,多器官系统衰竭,骨髓移植,恶性肿瘤;②长期慢性营养:短肠综合征,顽固性腹泻,假性肠梗阻,炎性肠病,免疫缺陷。

急性疾病的静脉营养可经外周静脉也可经中心静脉给予,但长期静脉营养需从中心静脉导管给予。外周静脉营养有两大限制,一为外周静脉营养常失败,需中断静脉营养而另外建立新的外周静脉通道,另一不足是易引起外周静脉炎,特别是糖和氨基酸,渗透压较高,受限更大,而脂肪乳由于渗透压较低,可较容易从外周静脉输注。

静脉营养主要包含热卡、氨基酸、电解质、矿物质、必须脂肪酸、维生素、铁和微量元素,热卡主要来自葡萄糖和脂肪,其中脂肪占热卡的20%~30%,一般不超过40%,氨基酸也可用作供能,但临床上主要用于蛋白合成。外周静脉葡萄糖浓度最好为10%~12%左右,中心静脉浓度可达20%,

限液者浓度可升至25%～30%。

通常儿童蛋白需要量为1～2 g/(kg·d)，但疾病状态时需求量会增加，一般在疾病的急性期(前3～5 d)7岁以下儿童日需蛋白量1.5～2.5 g/(kg·d)，7岁以上儿童日需蛋白量为1.5～2.0 g/(kg·d)；疾病恢复期(5天以后)7岁以下儿童日需蛋白量为2～3 g/(kg·d)，7岁以上儿童日需蛋白量为1.5～2.5 g/(kg·d)。年长儿童目标蛋白需量为0.8～2.0 g/(kg·d)，足月及以上婴儿蛋白需量为1.5～3.0 g/(kg·d)，早产儿蛋白需要量为2.5～3.5 g/(kg·d)。

(二)水和电解质

水分监测主要包括：①生命体征：特别是脉搏和血压；②出入量：液体平衡、尿量和其他丢失量(如呕吐、腹泻、引流量)；③体重、水过多或不足的表现；④电解质：尤其是血清K^+、Na^+、Cl^-等。儿童生理日需水量见表4-9-9。

(1)脱水：儿童主要水分丢失包括胃肠道和糖尿病酮症酸中毒。脱水主要根据临床征象和血BUN、电解质等综合确定。表4-9-10为儿童脱水的症状和体征以及严重程度划分方法。

表4-9-9　不同体重儿童生理日需水量对比

体重	<3 kg	3～10 kg	11～20 kg	>20 kg
需水量	6 ml/(kg·h)	4 ml/(kg·h)	2 ml/(kg·h)	1 ml/(kg·h)

表4-9-10　儿童脱水的症状和体征

症状/体征	轻度(<5%)	中度(5%～10%)	重度(>10%)	注意事项
口干	±	+	+	用口呼吸者总有口干
皮肤弹性度	-	±	+	注意皮肤薄处，应多部位检查
呼吸急促	-	±	+	代谢性酸中毒和发热时呼吸会↑
心动过速	-	±	+	低血容量/发热/兴奋时心率会↑
脉搏	存在	存在但减弱	明显减弱	
血压	正常	直立性低血压	低血压	
皮肤灌注	正常	正常	减少或花斑状	
囟门	正常	轻度下陷	明显凹陷	
黏膜	湿润	干	极干燥	
眼泪	有	有或无	无	
尿量	正常或减少	少尿	严重少尿或无尿	注意水样腹泻导致的尿布会变湿

注：脱水程度为占体重的百分比。

(2)儿童水分需求量增减情况：①水分需量增加：体温升高(发热)；环境温度升高；新生儿；辐射加热器/光线疗法；烧伤。②水分需量减少：空气湿度增加；神经-肌肉麻痹；低体温；肾功能衰竭。

(3)儿童水分补充目的：①替代非显性水分丢失；②维持必须的尿量；③补充利尿所需水分；④替代异常失液。

(4)水分补充方法：补水量=缺水百分比×体重，如10 kg儿童缺水10%，则补水量为10×10%(L)。

儿童钠和钾的生理需要量见表4-9-11。

表 4-9-11　不同体重儿童日生理钠和钾需量
（单位：mmol/(kg·d)）

体重(kg)	Na⁺	K⁺
0～10	2～4	1.5～2.5
11～20	1～2	0.5～1.5
>20	0.5～1	0.2～0.7

七、儿科ICU的镇静、止痛和肌松

儿科ICU(PICU)中的危重急症儿童由于受损伤、手术、有创操作（如气管插管、骨髓穿刺、静脉置管等）或机械通气等原因刺激，产生不同程度的疼痛、不适或焦虑，为改善这些不适症状，镇静和止痛成为PICU必要的治疗措施之一。镇静和止痛的其主要目的是：减少不良应激；减轻危重病的应激（改善预后）；减轻不适和疼痛；保护儿童免受损伤，有利于治疗实施；减轻患孩父母看到其孩子痛苦状态的应激。

（一）镇静剂

与成人不同，儿童的不适或疼痛常不是通过语言表述，而是通过某些特定的情感变化和体征表现出来，如哭闹、激动或躁动、表情痛苦、口诉（年长儿童）、心动过速、血压升高、呼吸加快等，程序性镇静止痛是最为合适的方法。表4-9-12儿科ICU常用镇静剂及特点。

表 4-9-12　儿科ICU常用镇静剂及特点

镇静催眠药	作用	不良反应
咪达唑仑	抗焦虑、镇静、肌松、遗忘	可能有耐受现象；呼吸暂停、低血压、心功能受抑；维持时间短
劳拉西泮	作用同上	不良反应同上，但维持时间长
氯胺酮	麻醉、止痛、遗忘	分裂反应、心动过速、高血压、支气管分泌物增加、突发谵妄、幻觉；颅内压升高
水合氯醛	镇静	呕吐、低血压、心律失常、肝功能异常，可能有致癌效应
异丙酚	快速诱导镇静并维持麻醉状态	儿童产生代谢性酸中毒，可能产生心功能抑制

常用镇静催眠药的使用方法

咪达唑仑：2～6 μg/(kg·min)，蓄积效应，肝功能异常者和新生儿慎用，可能产生停药问题。

劳拉西泮：0.1 mg/kg，iv，作用维持时间长。

水合氯醛：25～50 mg/kg，口服或灌肠，有蓄积效应，产生低血压，新生儿维持时间延长，呼吸抑制小。

异丙酚：0.025～0.1 mg/(kg·min)，iv，短效，会引起高脂血症，可能与某些死亡有关。

氯胺酮：0.5～2 mg/(kg·h)，iv，止痛，释放内源性儿茶酚胺，颅内压升高者禁用，并可产生幻觉。

（二）止痛剂

表4-9-13儿童ICU常用止痛剂对比。

表 4-9-13　儿童ICU常用止痛剂对比

止痛剂	作用	并发症
对乙酰氨基酚和NSAIDs	中度止痛、退热	封顶效应(ceiling effect)，需口服用药；NSAIDs会产生胃肠道出血、溃疡
鸦片类		无封顶效应、呼吸抑制、镇静、瘙痒、恶心/呕吐、胃动力下降、尿潴留，滥用会产生耐受现象

续表

止痛剂	作用	并发症
吗啡	止痛	除上述不良反应,还可引起心肌抑制
可待因	止痛	恶心/呕吐
芬太尼/阿(或苏)芬太尼	止痛、镇静	无心血管不良反应;胸部僵硬(stiff chest)综合征
部分显效/显效-拮抗剂		躁动不安、戒断综合征
右丙氧芬	止痛	头晕、镇静
哌替啶	止痛、镇静	可能增加颅内压,呼吸抑制
美沙酮	止痛	

常用止痛剂的使用方法:

吗啡:是所有止痛药的标准对照剂,可静脉注射 0.1～0.2 mg/kg,立即起效,作用峰值约在 20 min 时,持续 4 h 左右;或 10～80 μg/(kg·h),新生儿半衰期延长且易透过血脑屏障。

芬太尼:1～2 μg/kg,半衰期仅 20 min,持续时间约 30～40 min,作用强度为吗啡的 100 倍,但一般需持续用药,可按 1～3 μg/(kg·h),比阿芬太尼维持时间略长,也可引起呼吸抑制,特别是 3 个月以下婴儿最明显,另一严重不良反应为僵硬胸综合征(rigid chest syndrome),可引起病人胸廓活动受限、通气困难等。

阿芬太尼:10～50 μg/(kg·h),作用维持时间短,心血管功能稳定。

(三)神经肌肉阻滞剂

PICU 神经-肌肉阻滞剂的使用包括:①插管的操作;②人机对抗或寒战需维持有效通气(排除呼吸机故障及设置错误);③辅助控制颅内压增高。注意有自主呼吸者最好不要打掉,除外躁动不安等不合作者必须维持有效通气者,另外长时间肌松者可能导致严重神经病变。表 4-9-14 为儿科 ICU 神经-肌肉阻滞剂的使用方法。

表 4-9-14 儿科 ICU 神经-肌肉阻滞剂的使用

肌松剂	插管者剂量	评价
阿曲库铵	0.6 mg/kg	降解依赖于 pH 和温度而非依赖肝肾代谢;释放组胺;可发生快速减敏
维库溴铵	0.1 mg/kg	不良反应少
罗库溴铵	0.5 mg/kg	
泮库溴铵	0.1 mg/kg	抑制迷走神经引起心动过速
氯化琥珀胆碱	1～2 mg/kg	插管去极化剂;可引起烧伤或神经肌肉疾病者高钾血症;升高颅内压;心动过缓(第 2 次使用后更明显)

八、儿童几种特殊操作介绍

(一)中心静脉导管

中心静脉导管是婴儿和儿童严重疾病或损伤的常用操作,经验丰富的医生可安全、快速地完成操作,插管入口依医生的经验和技能而定,股静脉是最常使用的部位,其次是颈内静脉,锁骨下静脉也常用,但并发症的发生率高。

(1)适应证:主要适应证包括:血流动力学不稳定病人监测中心静脉压;用于高渗液体输入通道如全胃肠外营养或有渗入危险的药物如升压药或化疗药等;外周静脉通路差但需要快速补液或多条静

脉通道者；需要频繁抽血者；需要血液净化如连续肾替代治疗、血浆置换、血液灌流或血液透析者。

(2)禁忌证：中心静脉导管的所有禁忌证是相对禁忌，但任何操作前均应权衡利弊，因为中心静脉穿刺很容易并发出血，尽可能避免给凝血功能障碍者行中心静脉穿刺，如必须穿刺，应尽量在穿刺前纠正凝血功能障碍。穿刺部位应清洁、无感染、腹股沟区无尿布相关性皮炎。其他相对禁忌证包括：避免对严重创伤性腹部损伤者作股静脉穿刺、避免将导管靠近人工异物如脑室腹膜分流导管等。

(3)并发症：出血、感染、血栓形成、导管损坏、气胸或血胸是最常见的中心静脉导管穿刺并发症。出血最为多见，一般在插管时或穿刺时；颈静脉入口出血者，轻者仅为局部小血肿，重者可引起压迫气道的严重血肿；股静脉入口者可发生血肿压迫膀胱或腹膜后血肿，锁骨下静脉或颈内静脉者可并发气胸；凝血功能障碍者出血风险更高；最好采用直接压迫止血法，但锁骨下静脉穿刺出血无法压迫。感染是导管穿刺的常见并发症之一，通常发生于置管数天之后，导管相关性感染可发生于导管入口处、血流感染、脓毒性血栓栓塞、心内膜炎或其他感染如肺脓肿。发生率约为7.7/1 000导管放置日。

(二)肺动脉导管

儿童病人肺动脉压测量有两种技术，一种为床边经皮放置标准的带球囊导管(主要是Swan-Ganz导管)，另一种为心脏手术时放置单腔导管，后者更多用于婴儿和儿童行天性心脏病术后肺动脉高压监测。

(1)适应证：先天性或获得性肺动脉高压；对液体复苏和血管活性药治疗无反应的严重休克；严重呼吸衰竭需要高水平持续气道正压通气可能影响血流动力学者。

(2)禁忌证：无绝对禁忌证，但有一些相对禁忌。凝血功能障碍者出血风险明显增加；先天性心脏病严重三尖瓣或肺功能不全者床边插管非常困难，因为反流的血液使球囊行进困难；心内导管会引起血流动力学不稳定性心律失常；另外，心内分流、三尖瓣功能不全或肺功能不全者可能引起热稀释技术测定的心输出量结果不可靠。

(3)并发症：肺动脉导管穿刺的并发症主要发生于三个时段：穿刺开始时、导管前行时、长期使用者。静脉穿刺时的并发症与中心静脉导管相似；导管行进时的并发症是心律失常，大多数是良性、自限性的，少数需要药物干预或电学干预，穿刺时助手应随时观察ECG监护并识别心律失常类型；长时间导管放置并发症主要是感染或血栓形成。

(三)动脉导管

动脉导管主要用于外周或股动脉持续血压监测和留取血标本，新生儿可选择脐动脉。桡动脉、足背动脉和胫后动脉是最常用的外周动脉，尺动脉也可使用，但应了解与桡动脉是否连通。

(1)适应证：血流动力学不稳定或严重高血压者的持续动脉血压监测；需要反复抽血做动脉血气分析者；少数情况下，静脉导管相对禁忌但需反复抽血者如糖尿病酮症酸中毒，也可经动脉导管抽取血标本。

(2)禁忌证：最重要的禁忌证是导管可能导致远端供血受阻的部位，行桡或尺动脉穿刺时应做Allen's试验确定动脉是否通畅，凝血功能障碍是相对禁忌证。

(3)并发症：外周动脉穿刺部位出血是相对较轻的并发症，但股动脉出血则是严重并发症；导管连接脱开易造成严重放血，应高度警惕；置管远端部位缺血也时有发生，应注意监测末梢血供情况，以利及时发现；血栓形成或栓塞阻塞可引起严重缺血性损伤；感染；心律失常，最常见的是房颤和房扑，有基础心脏病者尤其明显。

(四)除 颤

(1)适应证：适于明确诊断或疑为室颤(VF)或无脉室速，突然倒下意识障碍者应疑为VF或无脉室速可能。基础心肌病或心肌炎、药物中毒、先天性心脏病、QT延长综合征、电击、电解质异常如低钾血症、突然胸前遭到如球类等猛击，这些病人有可能发生VF。

(2)禁忌证:确定或高度疑似 VF 时无除颤的禁忌证。

(3)并发症:最重要的并发症是除颤后未能恢复可灌注心律,导致 VF 持续或导致心脏停搏,另外能量过高可能引起心肌损害,导电胶不均可能引起局部皮肤烧伤。

(五)复 律

(1)适应证:同步电复律用于血流动力学不稳定的房性心动过速,包括室上速、房扑和房颤;房性异位性心动过速或结性异位性心动过速者复律无效。

(2)禁忌证:地高辛中毒所致的心律失常不宜复律,因为其 VF 阈明显降低,复律可能导致 VF,此类病人即便要复律,也应先用利多卡因(1 mg/kg,iv),并应随时准备除颤。房颤或房扑慢性发作,可能导致栓塞并发症,此类病人复律前最好先行经食管心超检查有无栓子形成。慢性房性心动过速者复律前应先抗凝数周以降低栓塞风险。

(3)并发症:最常见的并发症是复律引起其他类型心律失常或室速;地高辛摄入者复律后发生 VF;房性心动过速复律后也可发展为其他心律失常如房扑或房颤;另外可发生暂时性窦性心动过速或房室传导阻滞;如前所述,少数病人复律后发生栓塞等。

(赖荣德 王 斌)

参 考 文 献

1. Reichman EF, Simon RR. Emergency medicine procedures. McGraw-Hill's company, 2004
2. Mader SS. Understanding human anatomy & physiology, 5th edition. McGraw-Hill Companies, Inc, 2004
3. Hamilton GC, Sanders AB, Strange GR, et al. Emergency medicine: an approach to clinical problem-solving, 2nd edition. WB Saunders Company, 2003
4. Irwin RS, Rippe JM, Lisbon A, et al. Procedures, techniques and minimally invasive monitoring in intensive care medicine, 4th edition. Lippincott Williams & Wilkins, 2008
5. Ellis H, Feldman S, Griffiths WH, et al. Anatomy for anaesthetists, 8th edition. Blackwell Science Ltd, 2004
6. 董浩芬,程光琪. 危重病人人工气道管理. 中华急诊医学杂志,2002,11(1):70
7. Buckley T, Dudley J, Eberhart M, et al. AARC clinical practice guideline: oxygen therapy in the home or alternate site health care facility—2007 revision & update. Respiratory Care, 2007, 52(1):1063~1068
8. Kallstrom TJ. AARC clinical practice guideline: oxygen therapy for adults in the acute care facility—2002 revision & update. Respir Care, 2002, 47(6):717~720
9. McCool FD, Rosen MJ. Nonpharmacologic airway clearance therapies—ACCP evidence-based clinical practice guidelines. Chest, 2006, 129:250s~259s
10. Boe J, Dennis JH, O'Driscoll BR. European respiratory society guidelines on the use of nebulizers. Eur Respir J, 2001, 18:228~242
11. Dolovich MB, Ahrens RC, Hess DR, et al. Device selection and outcomes of aerosol therapy: evidence-based guidelines. Chest, 2005, 127:335~371
12. Nilsestuen J, Fink J, Witek T, et al. AARC clinical practice guideline—selection of aerosol delivery device. Respir Care 1992, 37:891~897
13. Caplan RA. Practice guidelines for management of the difficult airway. Anesthesiology, 2003, 98(5):1269~1277
14. Lim MST, Smith JJH. Difficult airway management in the intensive care unit: practical guidelines. Critical Careand Resuscitation, 2003, 5:43~52
15. Henderson JJ, Popat MT, Latto IP, et al. Difficult airway society guidelines for management of the unanticipated difficult intubation. Anaesthesia, 2004, 59:675~694
16. Accorsi A, Adrario E, Agro F, et al. Recommendations for airway control and difficult airway management. Minerva Anestesiol, 2005, 71(11):617~657
17. Goldman L, Ausiello D. Cecil textbook of internal med-

icine, 22nd edition. WB Saunders, 2004
18. Fink MP, Abraham E, Vincent JL, et al. Textbook of critical care, 5th edition. Elsevier Inc. , 2005
19. Despopoulos A, Silbernagl S. Color atlas of physiology, 5th edition. Thieme, 2003
20. Widmaier EP, Raff H, Strang KT. Vander's Human physiology: the mechanisms of body function, 9th edition. McGraw-Hill Companies, 2003
21. Jardins TD. Cardiopulmonary anatomy & physiology: essentials for respiratory care, 4th edition. Delmar, Thomson Learning Inc. , 2002
22. Drew BJ, Califf RM, Funk M, et al. Practice standards for electrocardiographic monitoring in hospital settings. Circulation, 2004, 110: 2721~2746
23. Roberts JR, Hedges J. Clinical procedures in emergency medicine. 4th edition. WB Saunders, 2003
24. Marino PL. The ICU book, 3rd edition, Lippincott Williams & Wikins, 2007
25. Martic GS, Matthay MA. Evidence-based colloid use in the critically ill: American Thoracic Society Consensus Statement. Am J Respir Crit Care Med, 2004, 170: 1247~1259
26. Brunicardi FC. Schwartz's Manual of surgery, 8th edition. McGraw-Hill Companies, Inc. , 2006
27. Lounsbury DE, Brengman M, Bellamy RF. Emergency war surgery, 3rd U. S. revision. Library of Congress Cataloging-in-Publication Data, 2004
28. The SAFE study investigators. A comparison of albumin and saline for fluid resuscitation in the intensive care unit. N Engl J Med, 2004, 350(22): 2247~2256
29. Lochs H, Allison SP, Meier R, et al. Introductory to the ESPEN guidelines on enteral nutrition: terminology, definitions and general topics. Clinical Nutrition, 2006, 25: 180~186
30. Kreymann KG, Berger MM, Deutz NEP, et al. ESPEN Guidelines on enteral nutrition: intensive care. Clinical Nutrition, 2006, 25: 210~223
31. Irwin RS, Rippe JM. Irwin and Rippe's Intersive Care Medicine, 5th edition. Lippincott Williams & Wilkins Publishers, 2003
32. Stroud M, Baldwin C, Bradnam V, et al. Nutrition support for adults: oral nutrition support, enteral tube feeding and parenteral nutrition. National Collaborating Centre for Acute Care, 2006
33. Sayers GM, Lioyd DAJ, Gabe SM. Parenteral nutrition: ethical and legal considerations. Postgrad Med J, 2006, 82: 79~83
34. Haberle J, Gorg B, Rutsch K, et al. Congenital glutamine deficiency with glutamine synthetase mutations. N Engl J Med, 2005, 353: 1926~1933
35. Griffiths RD, Bongers T. Nutrition support for patient in the intensive care unit. Postgrad Med J, 2005, 81: 629~636
36. Ferri FF. Practical guide to the care of the medical patient, 6th edition. Mosby, Inc. , 2004
37. Jacobi J, Fraser GL, Coursin DB, et al. Clinical practice guidelines for the sustained use of sedatives and analgesics in the critically ill adult. Crit Care Med, 2002, 30 (1): 119~141
38. Godwin SA, Caro DA, Wolf SJ, et al. Clinical Policy: Procedural Sedation and Analgesia in the Emergency Department. Ann Emerg Med, 2005, 45: 177~196
39. Colson JD. The pharmacology of sedation. Pain Physician, 2005, 8: 297~308
40. Walder B, Tramer MR. Analgesia and sedation in critically ill patients. Swiss Med WKLY, 2004, 134: 333~346
41. Burchardi H. Aims of sedation/analgesia. Minerva Anestesiol, 2004, 70: 137~143
42. Mondello E, Siliotti R, Gravino E, et al. Sedation monitoring in ICU. Minerva Anestesiol, 2005, 71: 487~496
43. Lopez-Jimenez J, Gimenez-Pratx MJ. Sedation in the geritric patient. Med Oral, 2004, 9: 45~55
44. Symington L, Thakore S. A review of the use of propofol for procedural sedtion in the emergency department. Emerg Med J, 2006, 23: 89~93
45. Cravero JP, Blike GT, Review of pediatric sedation, Anesth Analg, 2004, 99: 1355~1364
46. Martiin J, Parsch A, Franck M, et al. Practice of sedation and analgesia iin gemerman intensive care units: results of a national survey, Critical Care, 2005, 9: R117~123
47. Brown TB, Lovato LM, Parker D, Procedural sedation in the acute care setting, Am Fam Physician, 2005, 71: 85~90
48. Vincent JL, Abraham E, The last 100 years of sepsis, Am J Respir Crit Care Med, 2006, 173: 256~263
49. Dellinger RP, Carlet JM, Masur H, et al. Surviving sepsis campaign guidelines for management of severe sepsis and

septic shock. Crit Care Med,2004,32(3):858~873
50. Dellinger RP, Levy MM, Carlet JM, et al. Surviving Sepsis Campaign: International guidelines for management of severe sepsis and septic shock:2008. Crit Care Med,2008,36(1):296~327
51. Hotchkiss RS, Karl IE. The pathophysiology and treatment of sepsis. N Engl J Med,2003,348:138~150
52. Bridges EJ, Dukes MS. Cardiovascular aspects of septic shock: pathophysiology, monitoring, and treatment. Critical Care Nurse,2005,25(2):14~40
53. Rivers E, Nguyen B, Havsa S, et al. Early goal-directed therapy in treatment of severe sepsis and septic shock. N Engl J Med,2001,345:1368~1377
54. Russell JA. Management of sepsis. N Engl J Med, 2006,355:1699~1713
55. River EP, Mclntyre L, Morro D, et al. Early and innovative interventions for severe sepsis and septic shock: taking advantage of window of opportunity. CMAJ, 2005, 173(9):1054~1065
56. Irwin RS, Rippe JM. Irwin and Rippe's intensive care medicine 6th edition. Lippincott Williams & Wilkins, 2008
57. Thome UH, Carlo WA, Pohlandt F. Ventilation strategies and outcome in randomized trials of high frequency ventilation. Arch Dis Child Fetal Neonated Ed, 2005, 90:466~473
58. Eichenwald EC, Stark AR. High-frequency ventilation: current status. NeoReviews,1999:e127~e133
59. Rimensberger PC. ICU cornerstone: high frequency ventilaiton is here to stay. Critical Care,2003,7(5):342~344
60. Sorenson HM, Shelledy DC. AARC Clinical practice guideline: intermittent positive pressure breathing-2003 revision & update. Respiratory Care,2003,48(5):540~546
61. Antonelli M, Pennisi MA, Montini L. Clinical review: noninvasive ventilation in the clinical setting-experience from the past 10 years. Critical Care,2005,9(1):98~103
62. 中华医学会呼吸病学分会临床呼吸生理及ICU学组，无创通气临床应用中的几点建议，中华结核和呼吸杂志,2002,25(3):130~134
63. Nava S, Carbone G, Dibattista N, et al. Noninvasive ventilation in cardiogenic pulmonary edema: a multicenter randomized trial. Am J Respir Crit Care Med, 2003,168:1432~1437
64. Ferrer M. Non-invasive ventilation as a weaning tool. Minerva Anestesiol,2005,71(6):243~247
65. Nava S, Ceriana P. Causes of failure of noninvasive mechnical ventilation. Respir Care,2004,49(3):295~303
66. Schonhofer B, Sortor-Leger S. Equipment needs for noninvasive mechanical ventilation. Eur Respir J,2002, 20:1029~1036
67. Liesching T, Kwok H, Hill NS. Acute applications of noninvasive positive pressure ventilation. Chest, 2003, 124:699~713
68. 刘又宁. 机械通气与临床. 第2版. 北京:科学技术出版社,1997
69. Fishman AP, Elias JA, Fishman JA, et al. Fishman's Pulmonary Diseases and Disorders, 4th edition. McGraw-Hill Companies,2008
70. Alia I, Esteban A. Weaning from mechanical ventilation. Crit Care,2000,4(2):72~80
71. Macintyre NR, Cook DJ, E Wesley Ely Jr, et al. Evidence-based guidelines for weaning and discontinuing ventilatory support. Respir Care,2002,47(1):69~90
72. Krachman SL, Martin U. D'Alonzo GE, Weaning from mechanical ventilation: an update, JAOA, 2001, 101(7):387~390
73. 蔡柏蔷,李龙芸. 协和呼吸病学. 北京:中国协和医科大学出版社,2004
74. Ferrer M, Bemadich O, Nava S, et al. Noninvasive ventilation after intubation and mechanical ventilation. Eur Respir J,2002,19:959~965
75. MacIntyre NR, Epstein SK, Carson S, et al. Management of patients requiring prolonged mechanical ventilation: report of a NAMDRC consensus conference. Chest,2005,128(6):3937~3954
76. Haitsma JJ. Physiology of mechanical ventilation. Crit Care Clin,2007,23:117~134
77. Stack CG, Dobbs P. Essentials of pediatric intensive care. Cambridge University Press,2004
78. Kliegman RM, Marcdante KJ, Behrman RE, et al. Nelson essentials of pediatrics, 5th edition. Elsevier Inc., 2007
79. Sittig SE. AARC clinical practice guideline: transcutaneous blood gas monitoring for neonatal & pediatric patients——2004 revision & update. Respiratory Care, 2004,49(9):1069~1072
80. 胡亚美,江载芳. 诸福棠实用儿科学. 第7版. 北京:

人民卫生出版社,2002
81 Kliegman RM, Behrman RE, Jenson HB, et al. Nelson textbook of pediatrics, 18th edition. Saunders, 2007
82 Marx JA, Hockberger RS, Walls RM. Rosen's Emergency Medicine: concepts and clinical practice, 6th edition. Elsevier Health Sciences, 2006
83 吴梓梁. 小儿内科学, 郑州: 郑州大学出版社, 2003

第 5 章

急重症操作技术

第 1 节 吸 痰 术

一、适应证

吸除气道内沉积的分泌物;获取痰标本,以利培养或涂片确定肺炎或其他肺部感染,或送痰液做细胞病理学检查;维持人工气道通畅;对不能有效咳嗽导致精神变化的病人,通过吸痰刺激患者咳嗽,或吸除痰液,缓解痰液刺激诱导的咳嗽;因气道分泌物潴积导致肺不张或实变者,吸痰可促进肺复张。

二、禁忌证

气管内吸痰术对人工气道病人是必要的常规操作,无绝对禁忌证。

三、主要器械

(1)必要器械:负压源,集痰器,连接管,无菌手套,无菌水和杯,无菌生理盐水,护目镜、面罩和其他保护装置,氧源,带活瓣和氧源的人工气囊,听诊器,心电监护仪,脉氧监测仪,无菌痰标本收集装置等。

(2)吸痰管:吸痰管直径不超过气管插管内径的1/2。

四、吸痰操作

(1)病人准备:如条件允许,吸痰前应先予100% O_2 >30 s(最好吸纯氧 2 min);可适当增加呼吸频率和(或)潮气量,使患者稍微过度通气,吸痰前可调节呼吸机"叹息(sigh)"呼吸 1~2 次,或用呼吸球囊通气数次(3~5 次);机械通气病人最好在不中断通气的情况下吸痰或密闭式吸痰;吸痰前后最好有脉搏氧饱和度监测,以观察病人有无缺氧;吸痰时可向气道内注入少许生理盐水以稀释痰液或促使气内道的痰液移动,以利吸除。

(2)吸引负压:吸引管负压一般按新生儿 60~80 mmHg,婴儿 80~100 mmHg,儿童 100~120 mmHg,成人 100~150 mmHg。吸引负压不

超过150 mmHg,否则可能因吸引导致气道损伤、低氧血症和肺膨胀不全等。

(3)吸痰目的:至少达到下列之一:①呼吸音改善;②机械通气病人的吸气峰压(PIP)与平台压间距缩小,气道阻力下降或顺应性增加,压力控制型通气病人的潮气量增加;③PaO_2或经皮氧饱和度(SPO_2)改善;④吸除了肺内分泌物;⑤患者症状改善,如咳嗽减少或消失等。

(4)监测:吸痰前、中、后应做好以下监测:呼吸音变化,血氧饱和度或经皮氧饱和度,肤色变化,呼吸频率和模式,血流动力学参数如脉搏、血压、心电,痰液特征如颜色、量、黏稠度、气味,咳嗽有无及强度,颅内压(必要时),通气机参数如PIP、平台压、潮气量、FiO_2,动脉血气,以及吸痰前后气管导管位置有无移动等。

(5)吸痰:吸痰时遵守无菌操作原则,术者戴无菌手套,如有需要可戴防护眼镜、隔离衣等。吸痰管经人工气道插入气管/支气管时应关闭负压源,待吸痰管插入到气管/支气管深部后,再开放负压吸引,边吸引边退出吸痰管,吸痰管宜旋转式退出,而非反复抽插式吸痰。每次吸痰的吸引时间约10～15 s,如痰液较多,可在一次吸引后通气/吸氧至少10 s(最好能吸氧1 min左右)再吸引,避免连续吸引,以防产生低氧血症和肺膨胀不全等。吸痰完成后,应继续给予纯氧约2 min,待血氧饱和度恢复正常或超过94%后,再将吸氧浓度调至吸痰前水平。目前不少多功能呼吸机有专用的吸纯氧键,按压该键后,会自动提供纯氧约2 min(具体时间因厂品不同而异)。吸除气道内的痰后,再吸除患者口鼻中的分泌物(特别是经口气管插管或吞咽功能受影响者)。

五、并发症

气管内吸引主要并发症包括低氧血症或缺氧;气管/支气管黏膜组织损伤;心跳骤停;呼吸骤停;心律失常;肺膨胀不全;支气管收缩/痉挛;感染;支气管/肺出血;引起颅内压增高;影响机械通气疗效;高血压;低血压。这些并发症大多是吸引不当所致,规范的操作,可大大降低有关并发症的风险。

(赖荣德)

第2节 气管插管术

根据插管途径不同,气管插管分为经口气管插管和经鼻气管插管。根据气道严重程度可分为几种情况:紧急插管(urgent intubation)、急诊插管(emergent intubation)、延迟插管(delayed intubation)和选择性插管(elective intubation)。

紧急插管:指需要立即进行气管插管作气道保护和机械通气治疗的病人,主要包括因休克引起氧输送降低、气道丧失或气道无保护作用,可能或已经产生低氧血症和(或)高碳酸血症性酸中毒。

急诊插管:适于几分钟内需建立人工气道的病人,主要是气道可能会丧失,病人进行性血氧下降和CO_2潴留导致病人呼吸功耗增加,或意外复合伤影响气道或胸廓的病人,几分钟内可能出现低氧血症和高碳酸血症,常规氧疗无法纠正低氧血症和高碳酸血症,需氧管插管和机械通气者。

延迟插管:指开始或初始评估时病情相对稳定,无明显低氧血症和(或)严重高碳酸血症,但随后出现呼吸功能障碍需要机械通气辅助,其原因主要包括治疗不充分或虽经充分治疗病情仍进行性恶化,出现低氧和(或)高碳酸血症的病人,或有潜在引起气道功能丧失的新入院病人,送入非危重病处理病区后发生气道功能下降,需要气管插管作气道保护或通气支持者。

选择性插管:指通过气道保护和机械通气更有利于呼吸道以外的器官系统治疗者,最常见的例子是有创操作气道控制者,此类多半不在急诊室,如有潜在气道功能障碍的病人需送去做院内检查或治疗、需要院间或院外转运且有气道保护功能下降或丧失风险的病人,作预防性气管插管以充分保障安全转运。

一、经口气管插管

(一)适应证

气管插管适于各种需要确定性气道的病人。主要适用于为机械通气或吸氧提供密闭的通气系统,特别是高浓度吸氧病人;预防和逆转上气道阻塞;保护气道防止(胃内容物)误吸;有利于气道和肺部分泌物扩清;手术麻醉需要等。急诊适应证:包括心脏或呼吸骤停,气道防误吸功能丧失,氧合功通气功能不足,气道阻塞等。

(二)禁忌证

紧急情况或急诊,如心脏骤停病人,气道通畅是首要的,气管插管禁忌证极少。气管部分横断时禁忌经使用直接喉镜法作口气管插管,因为作气管插管时会导致气管完全断裂或丧失气道,此时必须行外科手术作气管切开。不稳定性颈椎损伤病人并非气管插管的禁忌证,但气管插管时必须保证颈椎固定于正中线上,插管过程中,应有一名助手站在床边并固定病人的头、颈和肩于解剖正中位,同时解开前面的颈套或除去颈套,以保证插管时病人能充分张口。如不需紧急插管,插管前应先做插管困难程度评估。

(三)插管器械

经口气管插管需要以下器具:手套,口罩或面具,吸引器,带活瓣的气囊面罩,氧气,气管插管导丝,10 ml 注射器,气管导管固定器(如无专用固定器,可用固定带),呼气末二氧化碳浓度探测仪,听诊器和有适当镜片的喉镜。喉镜的镜片主要有弯曲的 Macintosh 镜片和直式的 Miller 镜片,镜片选择依操作者经验或个人偏好而异,一般使用弯式 Macintosh 镜片进行插管。成人插管一般选择 3～4 号的 Macintosh 镜片或 2～3 号的 Miller 镜片。

如经鼻气管插管还需要气管插管钳作辅助工具。

气管内导管选择:标准成人气管导管长度一般 30 cm,型号按导管内径(mm)计算,导管内径在 2.0～10 mm 之间,即 2～10 号。通常成年男性选择内径为 7.5～8.5 mm 的导管较合适(女性 7.0～8.0);1 岁以上儿童导管大小可按以下公式:导管内径(mm)=岁数÷4+4,或导管外径与儿童小指的指甲宽度相当,或根据儿童年龄或身高估算(表 5-2-1)。气管内导管可带气囊或不带气囊,前者适于成人或较大儿童,后者一般适于需要 5.5 mm 以下导管的小孩。气囊有助于防止漏气或胃内容物反流误吸。

(四)插管准备

插管前应检查所需器具是否备全,导管和喉镜是否完好,导管气囊有无漏气等,如病情允许,应征得病人或家属同意(签属知情同意书),建立静脉通路,连接监护仪(心电监测或氧饱和度监护),插管前吸纯氧约 3 min。调整病床高度和床头,使病人的头部低于其胸骨,如无禁忌,在其枕部垫一个约 10 cm 的枕头或折叠床单(婴儿枕部较大不需要)。如病人有假牙,插管前应取出。必要时,适当使用镇静剂或神经肌肉阻滞剂(即肌松剂),有助于改善声带视野、预防呕吐和误吸,但使用此类药物前,应评估有无插管的困难气道,备有面罩和呼吸球囊。可能的困难气道包括:有困难气管插管史,颈部活动受限,小下颌,张口伸舌很难看到咽部,张口受限或喉结与颏部间距缩短;解剖畸形如肿瘤、创伤、局部感染或水肿,气道阻塞。如有困难插管可能,事先应准备好如弹性树胶探条、喉罩气道、纤维支气管镜或气管切开。

(五)插管操作

插管时,操作者与病人保持适当的距离,使自己操作时有最佳的视野,左手持喉镜,右手拇指和食指撑开病人嘴唇,将镜片沿病人舌的右侧插入,而后把镜片推移至口腔正中位,将舌推向左侧,慢慢将弯式喉镜的镜片插入至会厌与舌根之间的间隙即会厌谷处(图 5-2-1),直式喉镜的镜片应盖在会厌上(图 5-2-2)。镜片到达合适的位置后,向上、向前约 45°提起喉镜暴露声带。如声带暴露不良，可请助手轻压患者的环状软骨，这样既有利于防止误吸，又有助于暴露声带，在确认导管进入气管后，令助手停止压迫环状软骨。为防止损伤牙齿和口腔软组织，操作者应避免将喉镜以病人牙齿为支点曲腕和移动镜片。右手持气管导管，将导管在明视下沿喉镜导的导管槽插入，插管深度一般以导管气囊进入声带后再插入 3～4 cm。如插管时使用引导丝，导丝远端距气管导管尖端约 1 cm 左右，否则导丝会引起气道损伤甚至穿孔，导管插入后令助手立即拔出导丝。导丝拔出后应迅速给气管套囊（或气囊）充气，气囊的充气量一般少于 10 ml，可使用最小漏气法（方法是：充气到一定程度听不到气体泄漏声音，少量放气后又能听到漏气声，再向气囊内注入少量气体至漏气声消失即可）；如有测压器，可使气囊充气压维持在 20 mmHg 左右（17～23 mmHg），充气囊内的压力不宜超过 25 mmHg，否则易引起气道黏膜受压缺血甚至坏死。有时插入喉镜后看不见声带，可能是镜片插入太深，可适当退出镜片少许；或是镜片位置不在正中位。

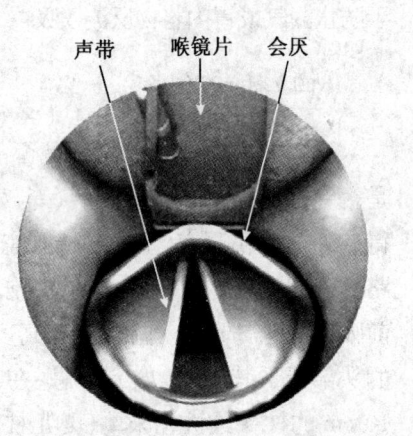
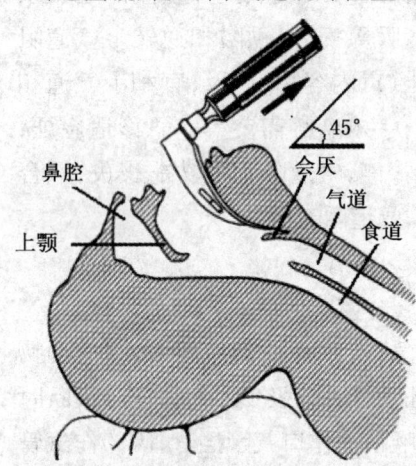

图 5-2-1　弯式喉镜片（Macintosh）气管插管时镜片位置正侧位观

喉镜的镜片前端应置于舌根与会厌之间的"会厌谷"处，然后将喉镜呈 45°角向前上方提起，暴露声带后再将气管导管沿声带之间的声门处插入。

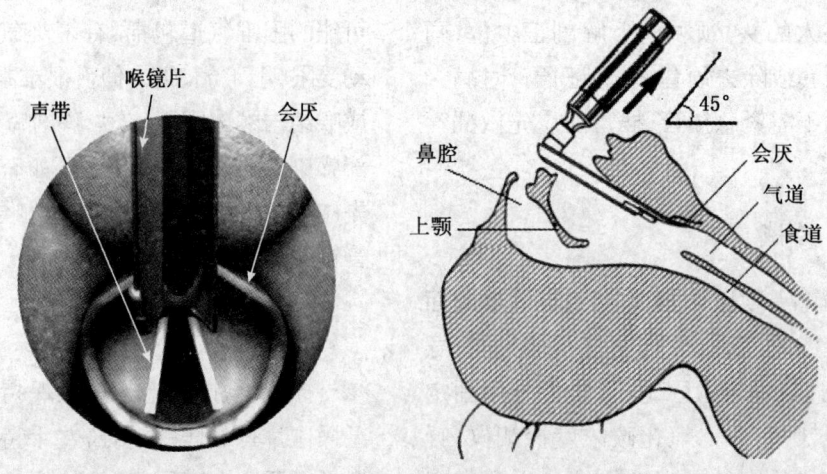

图 5-2-2　直式喉镜片（Miller）气管插管时镜片位置正侧位观

喉镜的镜片前端应压住会厌，然后将喉镜呈 45°角向前上方提起，暴露声带后再将气管导管沿声带之间的声门处插入。

（六）导管确认

1. 位置确认

插管完成后，首先应确认导管在气管内。确认导管是否在气管内有多种方法：

(1) 呼气末 CO_2（$ETCO_2$）测定：可随呼吸探测呼出气 CO_2 波形，是可靠的判断方法。

(2) 导管气雾法，即导管插入气管后可见到导管腔内有气雾形成，但反复插管误入胃内且胃内有较多积气的病人导管内也可能产生少量气雾。

(3) 听诊法，将听诊器置于左上腹（胃前区），令助手用呼吸球囊向气管导管内送气，送气时可听到气过水声者，表明导管在胃内，反之则提示导管在气管内；同时应听诊两侧呼吸音，如送气时两侧呼吸音对称、响亮，提示导管在气管内。另外，送气时可见胸廓明显抬高，也提示导管在位，如充气时腹部明显抬高，而胸廓抬升不明显，提示导管可能插管食道内。

(4) 胸片：X 线胸片是确定导管在位的方法之一，不仅可确认导管是否在气管内，还可确定导管尖端与隆凸的距离是否合适，以及有无肺部异常病变等，因此，气管插管后应常规拍摄胸部正位片。

(5) 直接喉镜检查：通过直接喉镜检查气管导管是否通过声门是确定气管插管的可靠方法之一。

(6) 脉氧检查法：气管插管后立即检查脉搏氧饱和度，如饱和度很快上升并维持稳定，提示导管在气道内并产生有效氧合，此法的不足是，部分患者如 ARDS 经氧疗呈顽固性低氧血症，即插管氧疗后血氧饱和度可能无明显上升，另外有自主呼吸者，即便未插管也可能维持血氧饱和度于一定范围，不易判断。

(7) 其他：如食管探测装置国内使用较少，可靠性有限。

2. 深度确认

插入深度成人一般是导管末端与门齿相距 22 cm 左右，导管末端位于气管中段，距气管隆凸 5 ± 2 cm（即 3~7 cm），胸片是最佳确认方法。正常隆凸相当于第 5~7 胸椎水平，如隆凸不明显，导管尖端最好位于第 3 或第 4 胸椎水平。儿童隆凸位置较成人略高，位于第 3~5 胸椎水平，因此儿童气管内导管尖端最好在第 1 胸椎水平。儿童深度可按以下公式计算：插入深度(cm)＝(年龄÷2)＋12。表 5-2-1 是不同年龄段气管内导管型号（内径）和插入深度经验估算，供临床参考。

表 5-2-1　不同年龄段气管内导管型号（内径）和插入深度经验估算

年龄	导管内径	插入深度	年龄	导管内径	插入深度
早产新生儿	2.5 mm	10 cm	6 岁	5.5 mm	15~16 cm
足月新生儿	3.0 mm	11 cm	8 岁	6.5 mm	16~17 cm
1~6 月	3.5 mm	11 cm	10 岁	7.0 mm	17~18 cm
6~12 月	4.0 mm	12 cm	12 岁	7.5 mm	18~20 cm
2 岁	4.5 mm	13 cm	≥14 岁	8.0~9.0 mm	20~24 cm
4 岁	5.0 mm	14 cm			

注：导管内径的数值等于导管型号；插管深度是指门齿至导管尖端的距离（插管深度以胸片结果为准）；如经鼻插管时导管插入的长度应增加 2~4 cm 左右。

3. 导管固定

导管位置和深度确认后，应做好固定，以防移位或脱出，如滑出致过浅或滑入致插入过深。固定可用胶带黏贴于两颊部，或布带绑于枕（颈）部。

（七）并发症

气管插管最严重的并发症是导管插入食道未被发现，轻者低氧血症加重、高碳酸血症、造成胃过度胀气，重者可能导致病人死亡。插喉镜时，刺激迷走神经产生呕吐，导致胃内容物误吸引起吸入性肺炎。其他并发症包括损坏牙齿、嘴唇，声带损伤，延误心肺复苏，咽部迷走神经受刺激产生反射性心动过缓，喉、气管支气管痉挛，呼吸暂停，低血压或高血压，室性早搏或室性心动过速。插管后并发症包括气管导管阻塞或扭结，导管脱出，导管滑入左或右主支气管，机械损伤上呼吸道结构，机械通气相关性并发症等。

二、经鼻气管插管操作

经鼻气管插管主要适于预期需要留置时间相对较长的病人，如严重哮喘、COPD、充血性心衰等；或口腔、颌面部严重创伤无法张口的病人；或舌肿胀或新生物无法经口插管者；或脊柱后弯、严重关节炎或放射治疗后颈椎纤维化等需要颈椎固定的病人。其他禁忌证包括呼吸停止；严重面部或颌面骨折，颅底骨折，或头部损伤伴颅内高压者；鼻或鼻咽部阻塞者；接受溶栓或静脉抗凝者；以及凝血功能障碍者；颈髓损伤者；新生儿、婴儿或幼儿也不经鼻插管等。

经鼻插管需作鼻腔和咽喉部麻醉，必要时应使用缩血管药（如麻黄素滴鼻剂），以利鼻腔黏膜收缩，防止出血，增大管腔，确保气管导管顺利通过鼻腔。经鼻气管插管导管直径一般较经口小 0.5～1 mm，成人一般用直径 6.5～7 mm（即 6.5 或 7 号导管）。导管过小不利于气道分泌物清除，增加气道阻力，因此，宜根据病人鼻孔情况，尽可能选择直径相对较大的导管。

（一）经鼻直视插管法

经鼻直视插管法主要是借助直接喉镜，暴露声带并直视下见到导管尖端通过声门，或利用卵圆钳协助后插入气管（图 5-2-3）。注意卵圆钳不要夹到气囊处，以免气囊受损或破裂。此法更适于盲插困难或失败者。

（二）气管镜引导下气管插管

经气管镜引导行气管插管时，操作者需有气管镜操作技能，它与气管镜检查类似。方法是：将气

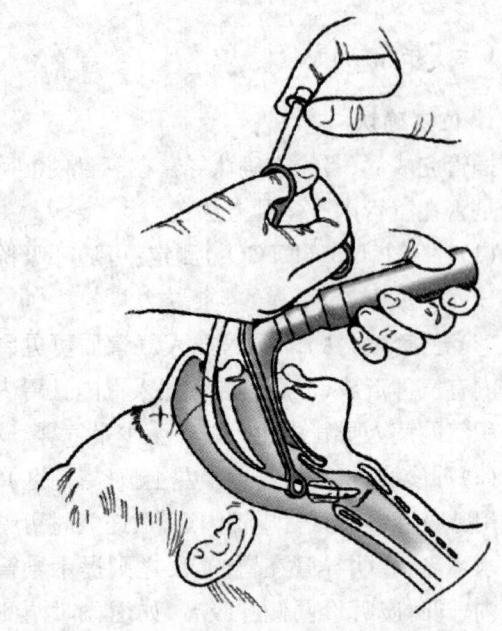

图 5-2-3 直视插管法
卵圆钳辅助插入气管导管

管导管套在气管镜外，待气管镜通过声门进入气管后，将导管推入气管内，然后拔出气管镜，但拔出气管镜前最好粗略估计气管导管与隆凸距离，确定气管导管插管合适深度（图 5-2-4）。此法在安全插入导管的同时，可提供氧气、观察气管有无病损，并能在插管的同时直视下吸除气管内分泌物。

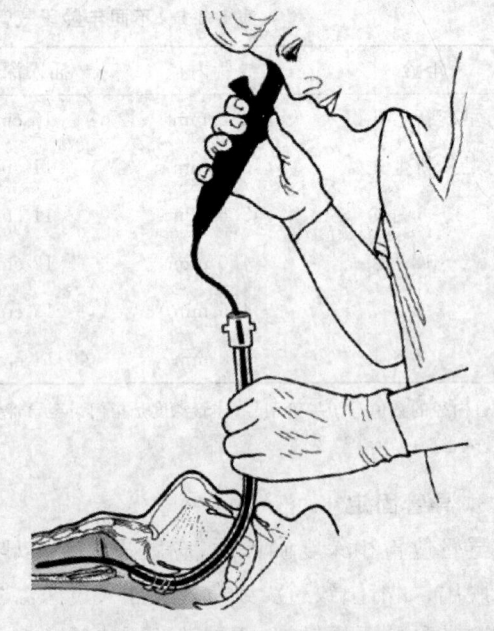

图 5-2-4 气管镜引导下气管插管

(三)经鼻盲插法

经鼻盲插法较直视插管更为困难,其主要优点是病人无需张口、颈椎活动度小。沿下鼻道轻柔推进气管导管,如遇阻力,可退出少许,适当调整方向或左右旋转后再推进,如仍有阻力无法插管,可更换另一鼻孔插管(图 5-2-5)。一般插入 5~7 cm 后,导管尖端穿过后鼻孔和鼻咽部,此时可边插入导管边听导管口有无呼吸气流声或感觉到暖气流,如遇阻力,可适当旋转导管再插入,可在插管同时,压迫环状软骨(Sellick's 手法)更有助于导管插入气管内,导管通过声带时,病人常有咳嗽反射,导管口可听到明显呼吸声,导管内可见到白色气雾。如果病人仍会发音或说话,表明导管进入食管。由于此法操作难度较大,需一定技巧,主要适于选择性插管者,一般不宜用于紧急插管。操作者应是麻醉师、专业呼吸师、经验丰富的急诊或危重病科医生完成。

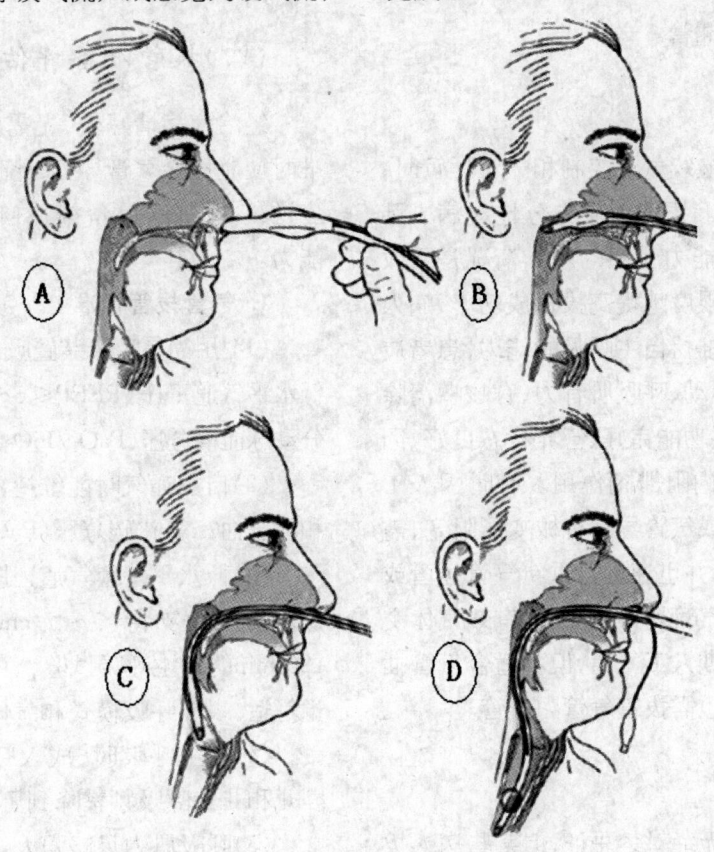

图 5-2-5 · 盲插法经鼻气管插管示意图

(四)导管确认

经鼻气管插管的导管位置确认方法与经口插管法相同,尖端也隆凸相距 3~7 cm。经鼻气管插管的长度较经口更长,一般成人较经口插管深约 3~4 cm,即导管尖端至鼻孔的距离约 25~26 cm。

(五)经鼻插管并发症

经鼻插管的即时并发症包括鼻出血,喉和气管损伤,黏膜撕裂伤,咽后壁损伤,下鼻甲损伤,误入颅内(尤其是颅底有骨折者);长期并发症包括上颌窦炎、咽后脓肿、纵隔炎、鼻黏膜坏死和蜂窝织炎等。插管后并发症同经口气管插管,包括气管导管阻塞或纽结、导管脱出、导管滑入左或右主支气管、机械损伤上呼吸道结构,以及机械通气相关性并发症等。

三、气管内导管拔管

气管内导管拔管时,应有生理指标监护,床旁备有紧急气管插管或切开器械,有能够熟练进行气道管理的专科医生在场。

延长经喉气管插管风险主要包括:鼻窦炎、声带损伤、喉狭窄、声门下狭窄(新生儿和儿童)、气管损伤、咯血、误吸、肺部感染、气和内导管阻塞、意外拔管迫使进行紧急再插管。

(一)适应证

当病人没有必要继续气道控制和气管插管时,应及时拔除气管插管。拔管前应充分地对病人肺功能和(或)气体交换能力受损的基本情况是否改善进行评估。为最大限度地提高拔管成功率,病人应有维持气道开放和维持自主呼吸的能力,患者应有充分的:中枢吸气驱动、呼吸肌有力、有咳嗽清除气道分泌物的能力、喉功能完好、营养状态良好、而且没有镇静和神经肌内阻滞剂作用。有时因人工气道因黏痰等分泌物或气管导管机械变形阻塞,需立即拔除气管内导管,并迅速进行重新气管插管或其他气道重建技术如气管切开,以维持有效气体交换。某些病人需要长期人工气道,但不适合气管插管,需要气管切开时,也需拔管气管内导管。

(二)禁忌证

气管插管的拔管无绝对禁忌证,但某些病人拔管后为维持气体交换功能,需要以下某种措施:无创机械通气,持续气道正压通气,高浓度吸氧,或再插管。有时刚拔管后或拔管后一定时间内,气道保护反射降低,应充分注意预防误吸。

(三)并发症

拔管并发症主要包括:①即时并发症:如喉痉挛、误吸,意外拔管窒息是严重的拔管并发症;②近期或远期并发症:如拔管后低氧血症或高碳酸血症,咽喉疼痛,口唇、口腔、喉或声带溃疡,舌麻木(舌下神经受压),喉炎,声带麻痹(单侧或双侧),喉水肿,喉间溃烂,喉肉芽肿,声带粘连,气管狭窄等。

拔管后低氧血症:主要有以下原因:无法经自然上气道吸氧,喉痉挛继发急性上气道阻塞,阻塞后肺水肿,支气管痉挛,肺膨胀不全或肺萎陷,误吸,低通气。

拔管后高碳酸血症:主要有以下原因:气管、声带或喉水肿引起上气道阻塞,呼吸肌无力,呼吸功过度,支气管痉挛。

医疗原因:如意外拔管可能导致病人死亡。

(四)拔管准备评估

经治疗病情好转,无需人工气道,达到拔管标准时便应拔除气管导管,此时引起呼吸衰竭的原因应逆转或消除,具备维持自主呼吸和气体交换的能力。

1. 气管拔管标准

(1)用简易吸氧装置吸氧($FiO_2 \leqslant 0.4 \sim 0.5$)和低水平气道正压($PEEP \leqslant 5 \sim 8\ cmH_2O$),能维持充分动脉血氧分压($PaO_2/FiO_2 > 150 \sim 200\ mmHg$)。

(2)自主通气时能维持合适的pH($pH \geqslant 7.25$)和动脉血二氧化碳分压($PaCO_2$)。

(3)低水平持续气道正压($CPAP\ 5\ cmH_2O$)或低水平压力支持($5 \sim 7\ cmH_2O$)顺利完成$30 \sim 120\ min$的自主呼吸试验,血流动力学稳定,主观感觉舒适,表明呼吸模式和气体交换恰当。

(4)自主呼吸时,成人呼吸频率<35次/min;婴儿和儿童呼吸频率降到可接受的水平。

(5)呼吸肌力足够强大。

(6)最大吸气负压超过$-30\ cmH_2O$(即绝对值$>30\ cmH_2O$),尽管现代临床试验可接受的最大吸气负压超过$-20\ cmH_2O$。

(7)肺活量$>10\ ml/kg$理想体重或新生儿$>150\ ml/m^2$。

(8)自主通气时跨隔压监测$<$最大值的15%。

(9)成人自主呼气分钟通气量$<10\ L/min$。

(10)成人浅快呼吸指数(rapid shallow breathing index, RSBI, = 呼吸频率/FiO_2)$\leqslant 105$(阳性预测值0.78);婴儿和儿童应根据年龄和体重标准不同校正标准后更有用。修正的CROP指数(compliance(顺应性)、resistance(阻力)、oxygenation(氧合)、ventilating pressure(通气压力))≥正常高限 0.1~0.15 ml/(mmHg·呼吸·min·kg)(敏感性 83%,特异性 53%,阳性预测值 0.71,阴性预测值 0.70),是比修正的 RSBI≤8~11 次/(min·ml·kg)(敏感性 74%,特异性 74%)更好筛选工具。(注:CROP=顺应性×最大吸气压×(PaO_2/P_AO_2)/呼吸频率)。

(11)胸廓顺应性>25 ml/cmH_2O。

(12)呼吸功<0.8 J/L。

(13)氧呼吸商<总量的 15%,特别是慢性呼吸功能不全需要长期机械通气支持的病人(敏感性 100%,特异性 87%)。

(14)死腔/潮气量(Vd/Vt)<0.6。儿童 Vd/Vt≤0.5 者拔管成功率 96%,0.51~0.6 者拔管成功率 60%,0.65 者成功率 20%。

(15)0.1 s 气道阻塞压(P0.1)<6 cmH_2O。

(16)最大呼吸量>2 倍静息分钟通气量。

(17)呼气峰流速(peak expiratory flow,PEF)≥60L/min(3 次结果最大值)。

(18)持续最大吸气压(sustained maximal inspiratory pressures,SMIP)>57.5 压力时间单位(敏感性和特异性为 100%)可预测拔管预后。

(19)新生儿,总呼吸顺应性(Crs,源于 V_T/(PIP-PEEP))≤0.9 ml/cmH_2O 与拔管失败相关,≥1.3 ml/cmH_2O 预示成功。

2. 人工气道的气道保护作用

除外呼吸衰竭的治疗,人工气道有时用作气道保护。气道有保护能力的表现主要包括:意识水平良好(清醒);气道保护反射良好,咳嗽力量强,分泌物易清除者;但气道分泌物增多预示不成功。

3. 拔管前注意事项

除外人工气道本身过程,所有病人拔管前应考虑:

(1)预期无须重新插管。

(2)无拔管失败的危险因素。①拔管失败的高危因素包括:入住 ICU;年龄大于 70 岁或小于 24 月;停机时疾病仍很严重;Hb<100 g/L;静脉使用镇静剂;长期机械通气;有症状性或慢性病;有已知的内科或外科气道问题;反复肺灌洗;无气道保护反射。②有已知困难气道史的危险因素:与颈椎不稳定相关的症状性或先天性疾病(如 21 三体征或 Klippel-Feil 病);气道物理入口有限(如解剖学异常);有经验的喉镜检查专家多次喉镜失败,或喉镜失败用纤维支气管镜插管,或需置入喉罩气道。③儿童心胸外科人群存在以下一个或多项者,预示拔管失败率增加:年龄小于 6 月,有早产史,充血性心力衰竭,肺动脉高压。

(3)是否存在上气道阻塞或喉水肿。

(4)有无稳定和充分的血流动力学功能证据。

(5)有无非呼吸功能稳定的证据。

(6)电解质是否在正常范围。

(7)有无降低呼吸肌功能和通气驱动的营养不良状况。

(8)麻醉文献提示病人在气道操作前不应经口摄食或饮水。

(9)拔管前预防性用药以避免拔管后并发症或降低其严重程度,可考虑:①对有风险的病人使用利多卡因预防咳嗽和(或)喉痉挛;②高危新生儿预防性使用激素有助于预防再插管,但儿童和成人无必要;③儿童预防性使用激素有助于降低拔管后喘鸣,但新生儿和成人无必要;④有喉气管支气管炎的成人预防性使用激素与降低再插管率有相关性;⑤枸橼酸咖啡因降低婴儿窒息的风险,但并未减少拔管失败的风险;⑥呼吸驱动差的新生儿使用甲基磺嘌呤可刺激呼吸和降低窒息发生率,尤其对极低体重儿有效。

(五)预后预测和评估

预后预测:预测拔管预后有重要临床意义,因为延迟拔管和拔管不成功均与预后不良有关。拔管失败或重新插入人工气道与治疗失败无必然联系。如果拔管时间不当、基础病进展或发生新的异常情况时,某些病人可能在拔管后即刻或一段时间后需要重新插管。因此,某些预期可能发生拔管后需要再插管的"边缘"病人,需要做拔管试验。成人拔管失败率在 1.8%~18.6% 不等,儿童为 2.7%~22%,低体重婴儿可高达 40%~60%。临床实践中,拔管后应继续进行:密切监护、快速识别呼吸窘迫、维持气道开放、必要时重新插管或行气管切开。

预后评估:气管内导管拔除后应能通过自然气道维持良好的自主通气,并可充分氧合,无须重新插管;可通过物理检查、听诊、气体交换的无创和有创措施、胸部影像评估临床预后;通过系统性监护拔管并发症和评估重新插管的必要性;成功拔除气管内导管可通过检查再插管频率和并发症发生率进行监护评估;如病人发生意外性的自我拔管且无须再插管者,提示需要重新评估插管计划。

某些病人可能需要拔管后支持或干预以维持充分的气体交换,而不需要控制通气。①无创通气支持:成人无须常规进行拔管后无创通气支持如 BIPAP;COPD 病人拔管后给予 5 cmH_2O 的 CPAP 和 15 cmH_2O 的压力支持有助于改善气体交换、降低肺内分流和减少呼吸功;婴儿拔管后给予经鼻间断正压通气(NIPPV)的拔管失败率比经鼻 CPAP 更低。②拔管后用药:雾化吸入左旋肾上腺素与消旋肾上腺素治疗儿童拔管后喉水肿效果相当;吸入氦气可减轻部分气道阻塞的症状和喘鸣、改善病人舒适度、减少呼吸做功、预防再插管;③诊断性治疗:出现拔管后并发症如喘鸣或阻塞者,纤维支气管镜检查不仅可直视下检查气道,还可进行必要的干预(如清除分泌物、局部滴药、清除异物)。

(六)拔管前床旁备用抢救器械

氧源;吸氧装置;高容量吸引器和导管;咽和气管吸引导管;人工呼吸气囊;合适的面罩;口和鼻咽气道;大小合适的气管导管;经喉插管装置如喉镜、润滑剂、注射器、导管芯等;大小合适的喉罩导气管;紧急气管切开包;合适的鼻导管;脉搏氧饱和度仪;心电监护(拔管前后持续监护);动脉穿刺和血气分析器具;镇静、麻醉药,神经肌肉阻滞剂等;CO_2 监测仪(定量或定性)。

(七)拔管后监护

心肺功能;频率呼吸评估包括生命体征、神经功能状态、气道开放情况、听诊发现、呼吸功、血流动力学状况等。

(赖荣德)

第3节 胸腔穿刺与引流术

一、胸腔穿刺术

(一)适应证

(1)诊断:胸腔穿刺作为新发或不明原因性胸腔积液的诊断性穿刺,抽取胸液分析是渗出液抑或漏出液,胸液涂片、培养、细菌学和生化学检查有助于进一步判断病因,诊断性胸腔穿刺抽液一般抽取 50~100 ml 即可,但明确为充血性心力衰竭所致的少量胸腔积液如不合并感染,可不做胸腔穿刺抽液;

(2)治疗:胸腔穿刺抽液可缓解大量胸腔积液产生的压迫症状;

(3)气胸抽气。

(二)禁忌证

胸腔穿刺无绝对禁忌证。相对禁忌证包括:

(1)严重凝血障碍,如血小板<$5×10^9$/L、凝血酶原时间(PT)或部分凝血酶原时间(APTT)延长>2倍正常值上限者,如必须穿刺,操作前宜给予适当纠正措施,如输注血小板、新鲜血浆等,穿刺后应密切观察有无出血表现;

(2)局部皮肤感染者,避开此处进行穿刺;

(3)机械或人工通气病人慎重考虑穿刺的必要性;

(4) 病人不合作者,可适当给予镇静等处理后再行穿刺;

(5) 其他如病情垂危、大咯血或血流动力学不稳定者,应待病情稳定后再行穿刺;

(6) 严重肺结核或肺气肿、肺大疱等也作为胸腔穿刺的相对禁忌证。

(三)主要器械

消毒液、无菌洞巾,胸腔穿刺针(25号、22号),无菌纱布或敷料,大注射器(35~60 ml),麻药(1%~2%利多卡因),5~10 ml注射器,引流管,标本试管(至少1支真空试管),装废液广口容器等。备好肾上腺素等抢救药品。

(四)穿刺步骤

(1) 病人体位:病人坐位,可反坐在靠背椅上,椅背垫枕头,双前臂平置于椅背上缘,头伏于枕头上;或让病人坐于床边,头伏于床上。病重者可取半卧位(床头抬高≥30°),拟穿刺侧的手臂上举,置于枕后,无力支撑手臂者,可由助手协助托起患者手臂。

(2) 穿刺定位:胸腔积液的穿刺部位应取叩诊实音处,一般于肩胛下第7~8肋间、腋中线第6~7肋间、腋前线第5肋间进针,或超声定位标志处。包裹性积液应经超声检查决定穿刺部位。气胸应取患侧锁骨中线第2肋间(床头抬高≥30°)。

(五)操作过程

(1) 消毒与麻醉:术者戴口罩及无菌手套,常规消毒皮肤,铺无菌洞巾,以利多卡因行局部浸润性麻醉直达壁层胸膜,抽到胸液或气体者不必再注入麻醉药。麻醉进针应与胸壁垂直,进针时应固定皮肤,以免皮肤滑动移位,麻醉穿刺时注意进针深度。

(2) 穿刺抽液:沿麻醉进针方向应沿肋间隙下缘或肋骨上缘缓慢刺入,进针时注射器应抽吸成负压状态,边抽吸边进针;如用带乳胶管的穿刺针穿刺时,乳胶管应先用钳子夹闭。当穿过壁层胸膜时,多有突空感。穿刺成功后,接上注射器或三通管及引流袋,再放开钳子,进行抽液或引流。断开注射器前,应确保乳胶管夹闭或关闭三通管,以防空气进入胸腔形成液气胸。抽液完毕,拔出穿刺针,以无菌纱布外敷,胶布固定,如有凝血功能障碍,拔针后应压迫数分钟,直至针眼无出血再作固定。嘱患者卧床休息。目前,不少单位使用静脉穿刺导管,更加方便引流,但成本增加,积液黏稠者易致堵管。

(3) 穿刺抽气:一般取病侧锁骨中线第二肋间,麻醉及进针同抽液。注意,在更换注射器过程中,防止气体进入胸腔。如一侧胸腔已抽出4 L气体,抽吸时仍无明显阻力,表明肺与胸膜腔的破口仍未闭合,此类病人应行胸腔闭式引流。张力性气胸者,胸腔穿刺排气减压只能作为临时措施,在快速完成减压后,应行胸腔闭式引流。

(4) 拔针与观察:闭合性气胸穿刺完毕拔针后应拍摄胸片,了解肺复张情况,至少观察4~6 h后,再复查胸片,如肺复张且气体不再增加者,可考虑离院;张力性气胸者经胸腔闭式引流肺持续复张24~48 h后可考虑夹管观察至少6~12 h,以评估病人是否有症状再现,并应复查胸片,如经至少6~12 h观察胸腔内仍无新的积气,可考虑拔管。拔管后应备有重新插管所需的各种器械,以便病情反复随时插管。拔管观察至少12 h且经胸片证实无新发气胸者,可考虑出院随防,并告之如发生新的变化及时就诊。注意,短期内应避免重体力劳动或剧烈活动,保持大便通畅以避免增加腹压导致再次发生气胸。

(六)并发症

最常见的并发症是损伤脏层胸膜引起气胸或加重气胸,甚至造成张力性气胸,如胸腔穿刺抽液过程中吸出气体,表明已造成气胸,应动态观察,必要时作胸腔引流。通常穿刺后应拍摄胸片,既有利于了解胸腔积液减少情况,又可及时发现气胸等并发症。如抽到气体,或出现胸痛、呼吸困难、低氧血症,或多部位穿刺,或危重病人,或机械通气病人,穿刺后必须拍摄胸片。

其他并发症包括胸痛、咳嗽、局部感染(<2%),严重并发症如血胸、损伤腹腔脏器如肝或

脾、气体栓塞、复张性肺水肿（<1%）。一般每次抽液不超过1 500 ml者极少出现复张性肺水肿；如为急性气胸，全部抽气也很少发生复张性肺水肿，但发病时间不明的慢性大量气胸，如一次抽尽，可能会出现复张性肺水肿。复张性肺水肿的处理以对症为主，必要时给予机械通气支持。另外，穿刺时出现头晕、出汗、咳嗽、心悸、面色苍白、胸部压迫感或剧痛等，可能是胸膜反应，轻者可暂停观察数分钟，症状缓解后继续操作；重者宜立即拔针终止操作，让病人平躺，必要时可给予肾上腺素0.5 mg皮下注射，可择期再做穿刺。壁层胸膜充分麻醉，可大大减少胸膜反应的发生。

二、胸腔引流术

1. 适应证

气胸（任何通气的病人、张力性气胸针刺抽气缓解后、简单抽吸后持续或反复气胸、50岁以上者继发大量自发性气胸）；反复胸腔积液；恶性胸腔积液；脓胸和肺炎旁胸腔积液；血胸；创伤性血气胸；乳糜胸；胸膜剥脱术；手术后引流（如开胸术后、食管手术后或心脏手术后引流）。

2. 禁忌证

需要开胸手术治疗者、肺与胸廓紧密粘连者是胸腔引流的绝对禁忌证。创伤特别是钝性创伤后少量气胸（≤20%），如不伴血胸者可不必引流，但应密切观察，并在3~6 h后复查胸片，以排除气胸扩大或迟发性血胸。相对禁忌证包括凝血功能障碍，肺大疱，肺粘连，分房性胸腔积液，结核和既往有胸腔引流术史者，这类病人应在CT或超声引导下行胸腔引流。肺切除术后的空隙作胸腔引流应先请胸心外科医生会诊或咨询。有凝血功能障碍者如不必紧急胸腔引流，宜先纠正凝血状况，再作引流。引流前充分鉴别包裹性气胸还是大疱性疾病，如COPD伴随的肺大疱；还应鉴别胸片提示的单侧"大白肺"是肺炎还是胸腔积液，超声检查可鉴别。另外，院前胸腔引流虽有报道，但尚未得到广泛认可。

3. 主要器械

胸腔引流的器械包括：无菌手套和手术衣；皮肤消毒剂如碘酒或聚维酮碘；无菌巾；无菌纱布；21~25号注射器；局麻药如1%~2%的利多卡因；手术刀柄及刀片；缝线如"1"号线；钝性分离器具如弯钳；带扩张器的导丝（如用小引流管）；胸腔引流管；连接管；密闭引流系统（或一次性引流瓶）；敷料。一些医院现已包装成胸腔引流专用包。

4. 操作步骤

（1）病人体位：引流术前应征得病人或家属认可，告之手术操作的器官损害风险、感染、其他可能的并发症等。一般情况下病人可采取仰卧位或半卧位，拟引流侧上臂向上举起或手放在颈下，以充分暴露手术视野。

（2）手术部位：第5肋间腋中线至腋前线是引流的最佳部位，因为呼吸时膈肌可升达乳头水平，第五肋间腋中-腋前线处不会损伤膈肌和腹腔脏器，同时此处肌肉最少，最容易进入胸膜腔。如为气胸，一般选择锁骨中线第二肋间。由于肋间血管和神经多靠近肋骨下缘或肋间隙上缘，一般手术切开选择肋骨上缘或肋间隙下缘。2003年英国胸科协会推荐胸腔引流的穿刺部位是"安全三角区"，分别以腋窝、腋前线、腋中线和乳头水平线为边界构成的类似三角形区域，作为引流的入口（图5-3-1）。

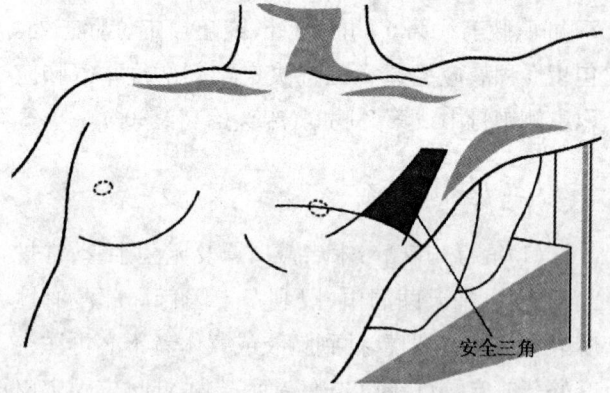

图5-3-1 胸腔引流"安全三角"示意图

安全三角边界分别是：上界为腋窝，前为腋前线，后为腋中线，下为乳头水平线，在安全三角进行穿刺引流相对安全。

5. 操作过程

完成定位后，术者穿手术衣，戴帽子和口罩，用碘酒或聚维碘酮常规消毒、铺无菌巾，再用1%~

2%利多卡因局部浸润麻醉,直至壁层胸膜。

麻醉成功后,用10号手术刀片在肋间隙下缘沿病人横轴作一长度约3～5 cm的切口,深达皮肤全层,而后用止血钳行钝性分离肌肉,分离肌肉长径约1 cm,直至胸膜,见胸膜后用止血钳尖端刺破胸膜,插管胸腔,但钳子尖端不应插入过深,以免伤及肺脏,插入胸腔后可有气体或液体会向外溢出或喷出(减压引流时),而后用止血钳扩大胸膜开口,并用手指探查肺和壁层胸膜有无粘连,如广泛粘连,应另选引流部位。

完成胸腔探查后,以止血钳夹住预先准备好的带侧孔的引流管前端,将引流管送入胸腔,插入深度为胸腔引流口距离引流管的侧口约4～5 cm(引流管后端(接引流瓶端)预先用另一止血钳夹闭),引流管就位后,拔出止血钳,用0号或1号缝线缝合切口并固定引流管于合适的深度。缝合结束后,用消毒液(碘酒或聚维碘酮)消毒切口及周围皮肤,无菌凡士林纱布包绕引流管入口处,再用无菌纱布外敷手术切口,胶带固定。引流管的另一端与引流瓶相连接后方可放开夹管的止血钳,可见胸液引出或气体溢出(引流瓶装置见气胸)。注意固定时避免直接将胶带粘在乳头上,如确要经过乳头,应用小纱布片盖住乳头后粘上胶带。完成引流手术后听诊两肺呼吸音并拍摄胸片,以了解引流管的位置,发现有无气胸、手术相关性皮下气肿等并发症。简要操作步骤见图5-3-2。

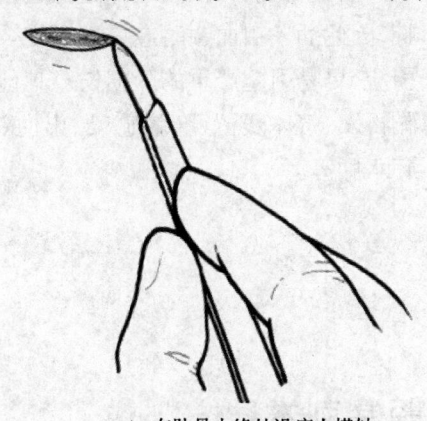

A. 在肋骨上缘处沿病人横轴作一直径3～5 cm的皮肤切口;

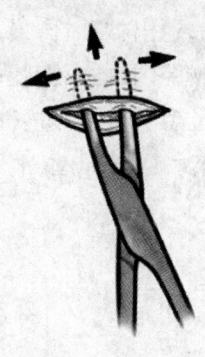

B. 钝性分离,扩张皮肤及皮下组织至直径约1 cm,并用Kelly钳穿过壁层胸膜;

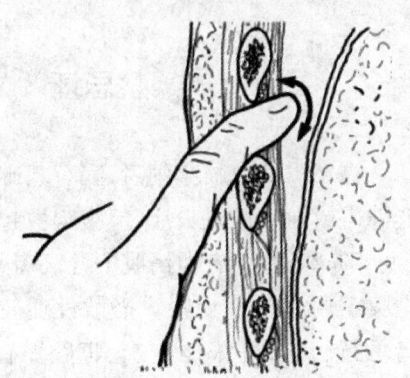

C. 用手指探查有无肺-胸膜粘连;

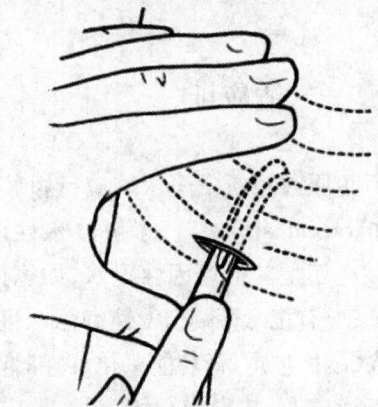

D. 以Kelly钳持引流管沿切口送入胸腔内,引流管所有侧孔均需进入胸膜腔内,再行固定。

图5-3-2 胸腔引流管插入操作示意图

(1)引流管选择:一般血胸或血气胸者应选用大口径导管(>24 F),以免血块堵塞引流管;如为脓胸或较稠厚的胸腔积液,可选择中号导管(16～24 F);如为气胸、普通胸腔积液或分房性脓胸,可选用小口径导管(8～14 F)。注意引流管应有侧孔以防阻塞。

(2) 引流管的拔除：胸腔放置引流管后，应定时观察水柱波动，如肺复张持续24~48 h，可考虑夹闭引流管观察至少6~12 h，夹管后要密切观察有无新的临床症状发生，如持续6~12 h无新的气胸或肺持续张开，可考虑拔除引流管。拔管后至少应观察12 h，经胸片复查确定无新发气胸者可考虑离院。

近年来，不少临床医生特别是内科性胸腔积液做胸腔引流时，选用深静脉穿刺导管作为引流管，穿刺方法与静脉导管相似，即在完成定位、消毒、铺无菌巾和局部浸润麻醉后，用穿刺针完成胸腔穿刺，而后沿穿刺针孔插入导丝，导丝插入胸腔后退出穿刺针，再将扩孔针沿导丝插入，扩开胸腔入口处皮肤、皮下组织和壁层胸膜后，退出扩孔针，最后将深静脉穿刺导管沿导丝插入胸腔内，插入胸腔内的导管深度一般约5~10 cm（过短易滑出，过长易打结，酌情确定），穿刺导管插入后退出导丝，消毒胸腔入口后固定导管，引流导管远端接引流袋完成操作。此法多适于胸腔积液，且积液稀薄者较好。优点是病人痛苦少，操作简便易学，可持续引流，无需外科手术，导管易于固定，操作后病人舒适度好，微创易愈，穿刺孔不易感染。缺点是导管价格仍较贵，导管口径较细，易堵塞，不适合血胸或脓胸等胸液黏稠的胸腔积液。

6. 并发症

胸腔引流操作相对简单，但如操作不慎，也可能发生严重并发症，包括损伤肺脏和（或）腹部脏器，已有发生死亡的报告。如果损伤迷走神经，会刺激发生心动过缓；如左前胸腔引流可能损伤心脏和大血管；止血钳插入过深过猛也会损伤或刺破肺脏，因此插入钳血钳时应控制深度。如用套管针作引流，更易引起严重的肺损伤。其他并发症包括气胸再发、气体残留、胸腔感染、出血、疼痛和复张后肺水肿等。

（赖荣德）

第4节 腹腔穿刺术

一、适应证

成人任何不明原因的新发腹水均应行腹腔穿刺（abdominal paracentesis）检查，了解腹水性质，以确定是门脉高压还是其他原因性腹水，如癌性、感染性或胰腺炎；已有腹水怀疑自发性细菌性腹膜炎，如发热、腹痛、脑病加重、肾功能恶化、白细胞增高、酸中毒、胃肠道出血、脓毒症和休克时，也应做腹穿抽液检查；对肝硬化和腹水合并隐匿性自发性腹膜炎并非少见，最好做腹穿抽水监测腹水性质；大量张力性腹水行腹腔穿刺放腹水，以缓解压迫症状如腹胀或呼吸困难；难治性腹水或腹水对利尿剂反应差者也需穿刺排放腹水。

二、禁忌证

许多需做腹腔穿刺者，因有基础肝病伴凝血功能障碍或血小板减少症，但腹穿引起严重出血者极少（<0.2%），如有血清肌酐升高者易出血，此类病人腹穿后应注意观察。播散性血管内凝血（DIC）者忌行腹穿；妊娠伴腹水、腹腔器官巨大症（如巨脾）、肠梗阻、腹腔内粘连、膀胱扩大者慎做腹穿，或在超声引导下腹穿，以避免医源性损伤，肠梗阻者腹穿前宜先行胃肠减压，尿潴留者腹穿前应予导尿。腹穿时，穿刺针应避开腹壁感染区、腹壁扩张的血管、手术瘢痕、腹壁血肿。

三、主要器械

腹穿主要器械有消毒液、1%～2%利多卡因、穿刺针、注射器等,医院内一般都有专用的腹穿包,不少医院已使用一次性腹穿包,内有穿刺必需的器械。

四、穿刺操作

(1)体位:一般可轻度抬高床头约15°～30°,让病人处理斜坡位,腹水少者可取侧卧位。

(2)穿刺点:①腹中线脐下2 cm处;②左或右下腹,髂前上棘内、上方2～4 cm处(图5-4-1)。脐下正中线处穿刺优点在于没有大血管,肥胖者最好选左下腹穿刺点,因其腹壁较厚,且腹水多积于下腹部,更易穿到腹水。穿刺前宜先做腹部叩诊,了解有无移动性浊音及浊音区,或先行超声检查确认腹水多少、有无分隔等,以免伤及肠袢或其他器官如膀胱或子宫等,特别是多次腹部手术瘢痕者。

(3)穿刺:常规消毒铺巾,局麻达腹膜(壁层)。常用的有两种穿刺进针方法:①倾斜进针法:穿刺针与腹壁呈45°角进针,穿刺针进入腹腔后有突空感(图5-4-2);②另一种是错位穿刺法(又称"Z"道穿刺法),即进针前用手指将腹壁皮向上或向下推移约2 cm,进针后同样有突空感,这样拔针后皮肤回复,形成内外针眼错开(图5-4-3)。两种方法均不易引起腹水外漏,对大量腹水或张力性腹水者尤为重要,否则拔针后易渗腹水。

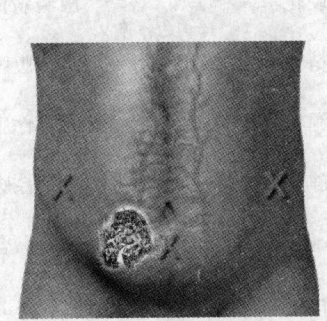

图5-4-1 穿刺点定位

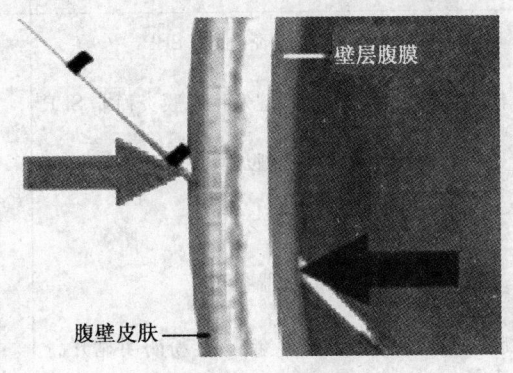

图5-4-2 倾斜进针法

如诊断性腹穿,用大注射器抽取30～60 ml腹水即可;如大量腹水,穿刺成功后,穿刺针外接事先准备好的引流袋,达到目标引流量后,快速拔针,针眼用无菌纱布外敷固定。腹水排放量参见"肝硬化"。

五、并发症

大量排放腹水后易引起循环功能障碍,如低血压、低钠血症、血浆儿茶酚胺和肾素水平升高。严重者会出现肝肾综合征甚至死亡。建议给予排放5 L以上的腹水者输注白蛋白,一般可按每排放1 L腹水补充白蛋白6～8 g计算。

其他少见轻度并发症包括腹水渗漏、局部感染、腹壁血肿,少见的严重并发症如出血、腹腔内器官损伤、腹壁下动脉破裂。

六、腹水检查

腹水检查项目选择方法:

(1)必做项目:细胞计数和分类、白蛋白定量、培养;

(2)选做项目:总蛋白定量、糖、乳酸脱氢酶(LDH)、淀粉酶、革兰染色;

(3)少用项目:涂片找抗酸杆菌或抗酸杆菌培养、细胞学检查(病理)、甘油三酯。腹水分析意义见表5-4-1。

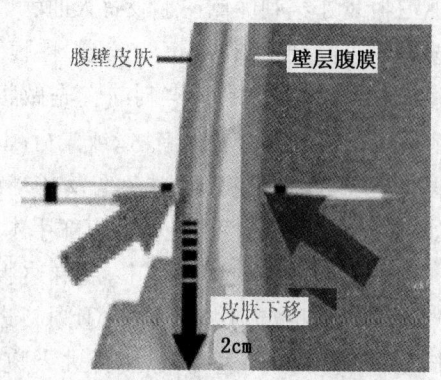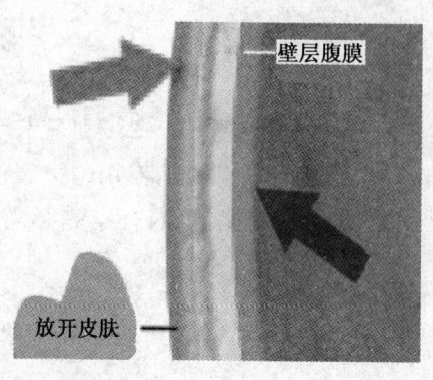

图 5-4-3 错位穿刺法
A. 错位进针法(腹壁皮肤向下推移 2 cm)　B. 错位进针法(拔针后皮肤复位,针孔错开)

表 5-4-1 腹水分析及意义

腹水分析		血清-腹水白蛋白梯度鉴别诊断	
无防腐剂管	意 义	≥1.1 g/dl	<1.1 g/dl
总蛋白	≥10 g/L 提示继发腹膜炎,而非 SBP	肝硬化	腹腔癌扩散
乳酸脱氢酶	低于血清正常上限提示继发性腹膜炎而非 SBP	酒精性肝炎	结核腹膜炎
糖	<500 mg/L 提示继发性腹膜炎而非 SBP	心源性腹水	胰腺性腹水
癌胚抗原	>5 ng/ml 提示空腔脏器穿孔	门静脉血栓形成	胆汁性腹水
碱性磷酸酶	>240 U/L 提示空腔脏器穿孔	Budd-Chiari 综合征	肾病综合征
淀粉酶	胰腺炎腹水或空腔脏器穿孔,淀粉酶明显升高(常>2 000 U/L 或 5 倍血清值)	肝转移癌	浆膜炎
三酰甘油	>200 mg/dl 提示乳糜性腹水	* 97% 为门脉高压性腹水	* 提示为其他原因性腹水(非门脉高压)
真空管腹水	意 义		
细胞学	如三管标本送检且立即检查,敏感性升高		
微生物培养	敏感性约 50%		

注:SBP=自发性腹膜炎;血清-腹水白蛋白梯度(g/dl)=血清白蛋白-腹水白蛋白。

(赖荣德)

第 5 节 腰椎穿刺术

一、适应证

(1)诊断方面：提取脑脊液协助诊断，主要用于感染性疾病如病毒、细菌或真菌性脑炎、脑膜炎或脑膜脑炎，炎症疾病如多发性硬化症、Guillain-Barre 综合征、神经梅毒、假性颅内高压或良性颅内高压，用于蛛网膜下腔出血的诊断；代谢性疾病和肿瘤学诊断操作。腰穿测定脑脊液压力，间接推断颅内压变化；了解蛛网膜下腔有无阻塞；做脑或脊髓造影。

(2)治疗方面：腰椎麻醉；各种操做下肢止痛或麻醉；鞘内注射药物如某些脑膜或脑室炎使用抗生素、万古霉素、庆大霉素，某些白血病和淋巴瘤的化疗。

二、禁忌证

脑疝形成是腰穿的绝对禁忌。腰穿时的体位可能影响心肺功能，因此心肺功能不全的病人应尽量避免腰穿；颅内压明显增高，尤其是颅内占位性病变，如小脑肿瘤或脑脓肿所引起者；凝血功能障碍如血友病、血小板减少症等，增加穿刺部位硬膜外和硬脑膜下出血和血肿形成风险，是腰穿的相对禁忌证，必须进行穿刺者，应使用细穿刺针；有腰部手术史者，在腰穿前最好先行影像学检查；昏迷或意识改变、局灶性神经定位征、HIV 阳性、头痛进行性加重或视神经乳头水肿者在行腰穿前宜先行头颅 CT 检查，但无视神经乳头水肿者并非颅内压正常的可靠征象，因为颅内压升高一般要经过约 48 h 才出现典型的视神经乳头水肿。早期颅内压增高者中，约 15％的成人无乳神经乳头水肿，约 50％的儿童缺乏视乳头水肿。穿刺部位局部皮肤或软组织感染，有脊髓结核或其他脊髓炎症者；败血症或全身感染也是相对禁忌证；休克、衰竭、病情垂危者；从病史和体检已可明确诊断，腰穿不能提供更多信息。

三、主要器械

腰穿器械主要包括腰椎穿刺套管针、5 ml 注射器及针头、收集脑脊液的试管(4 支)、聚维碘酮消毒剂、测压管、三通管、无菌洞巾、纱布垫、胶带、麻醉药(1％~2％的利多卡因)等。

四、操作步骤

(1)体位：患者可取坐位，或侧卧于硬板床上，使背部与床边垂直，头向胸前弯曲，双膝向腹部屈曲，或令患者双手抱膝，腰向后凸起，以便增大穿刺部位的腰椎间隙。

(2)穿刺点：常选择第 3~4 或第 4~5 腰椎间隙为穿刺点(两侧髂嵴连线和脊棘线交点为第 3 腰椎间隙)。

(3)消毒与麻醉：术者戴口罩及无菌手套，以穿刺点为中心，自内向外常规消毒局部皮肤，铺无菌洞巾。用利多卡因溶液做局部浸润麻醉，深达棘突韧带。

(4)进针：术者一手固定穿刺点皮肤，另一手持腰椎穿刺专用针，从棘间隙与脊柱呈垂直方向进针或穿刺针尖略向头偏斜进针，但穿刺针不宜向左右偏斜，缓慢刺入，穿过黄韧带和硬脊膜时，常有落空感，此时可拔出针芯，即可见脑脊液缓缓流出，如未见脑脊液流出，可继续进针少许。成人进针深度一般 4~6 cm 左右。注意，针芯应缓慢退出，如退出针芯时见脑脊液喷出，可能提有颅内高压，不宜拔针芯。

(5)测压及放液：测压时全身放松，头及下肢可稍伸展。穿刺针接测压管测量初压，测压管应垂直向上，测压管内的液柱高度即为脑脊液压。移去测压管(测压管内的脑脊液也应留取作为标本)，收集脑脊液 4 管共约 3~4 ml，分别送常规、生化检验、细菌培养、真菌检验及血清学检验。采取脑脊液后可再接上测压管,测试脑脊液终压。

(6)拔针:测量终压后插入针芯,再拔出穿刺针,拔针后压迫针孔以防止出,外敷无菌纱布并固定。拔针后患者应平卧至少 4 h,平卧可减轻腰穿后头痛程度,但并未减少头痛发生率。

五、并发症

肥胖病人穿刺标志定位困难,骨关节炎、强直性脊柱炎、脊柱后侧凸、有腰椎手术史者和椎间盘退行性变者穿刺操作难度增加,应请经验丰富的医生或麻醉师穿刺。主要并发症包括脑疝形成、心肺功能不全、局部或牵涉痛、头痛、穿刺部位出血、感染、脑脊液漏等。

最常见的是头痛,穿刺后 48 h 头痛的发生率达 36.5%,65% 的头痛在穿刺后 24 h 内发生,90% 的头痛在穿刺后 48 h 内发生,迟发性头痛在穿刺后 5～14 天发生,头痛多位于额部或枕部,严重程度各不相同,相关症状包括恶心、呕吐、颈项强直、听觉异常和前庭功能异常如头晕等。300～500 mg 的咖啡因可能暂时缓解头痛症状,或严重头痛者可试用 5～6 mg/kg 的氨茶碱。最严重的致命性并发症是脑疝形成,表 5-5-1 为常见疾病的脑脊液(CSF)变化。

表 5-5-1 常见疾病的脑脊液变化对照

病 状	CSF 外观	压力	细胞计数(mm³)	糖(mg/dl)	蛋白(mg/dl)
细菌性脑膜炎(未治)	清、混浊或脓性	↑	500～1 000,90%～95% 为 PMN	0～40	>50
细菌性脑膜炎(已治)	可能混浊	N 或 ↑	1～500,L 或 M 为主	↓ 或 N	>50,<500
脑脓肿	清、混浊或脓性	↑	如脓肿破裂可能 >1 万,PMN 为主	N	<200
结核性脑膜炎	清、乳白或毛玻璃样	↑	WBC 25～500,早期有 PMN,但 L 为主	10～40	50～500
真菌性脑膜炎	清或混浊	N 或 ↑	WBC 10～500,L 为主,早期 PMN	<40	<600
病毒性脑膜炎或脑炎	清、可轻微乳白色	N 或 ↑	6～1 000,主要是 L,早期 PMN	N,但疱疹或腮腺炎者减低	<200
急性梅毒性脑膜炎和钩端螺旋体病	清或浑浊	↑	WBC 100～500,多为 L	N 或 ↓	<200
脑膜癌	清或黏蛋白状	↑	WBC 10～500,L 为主	<40	<500
蛛网膜下腔出血	血性、变黄、清	↑	RBC 1000 至 3.5×10⁶	N,约 10%～15% 的患者 ↓	↑
多发性硬化症	清	N	L 0～20,罕有 >50	N	45～75
进行性多灶性脑白质病	清	N	M<10	N	N
Guillain-Barre 综合征	清或黄色	N 或 ↑	N,WBC 10～200,L 为主	N	可高达 1 000
脑假瘤	清	↑	N	N	N
亚急性硬化性全脑炎	清	N	多数 N	N	↑,检查 CSF 中 γ 球蛋白滴度
神经-白塞病综合征	清	N 或 ↑	WBC 3000,PMN 为主	N	↑

注:PMN=多形核白细胞,M=单核,L=淋巴细胞,RBC=红细胞,N=正常,↓=降低,↑=升高。

(赖荣德)

第6节 经鼻胃管插入术

一、适应证

鼻胃管插入的主要适应证有:

(1)胃肠减压:插入鼻胃管并吸除胃内空气(如胃胀气),胃内容物(幽门梗阻、肠梗阻);严重胰腺炎及相关性肠梗阻插入鼻胃管可缓解症状,但轻中度症状者不一定插入鼻胃管,因其可能导致恶心、呕吐和住院时间延长;气管插管、机械通气病人插入胃管(经鼻或经口)并吸除胃内容物,有利于防止胃内容物误吸。

(2)经胃肠道给药:某些不能口服的病人,可经鼻胃管内灌入一些口服药,如活性炭或其他除毒剂或放射用造影剂。

(3)胃肠道出血:严重胃肠道出血病人插入鼻胃管并吸除胃内积血,以缓解症状,有利于行胃和十二指肠内镜检查观察黏膜病变,但有呕血或黑便史者即便胃管内未吸出血液,也不能作为确定或排除活动性出血的可靠依据,因其敏感性和特异性较低。

(4)洗胃:插入胃管(经口或经鼻)吸除摄入的物质(毒物或过量药物),反复注入并吸出洗胃液,直至清洗干净。

(5)其他:某些创伤病人在行诊断性腹腔灌洗前,插入鼻胃管吸除胃内容物,利于腹腔灌洗。

二、禁忌证

鼻胃管插管的禁忌证主要包括:

(1)颌面部创伤:严重颌面部创伤病人禁忌插入鼻胃管,以免导致胃管经潜在的筛板破孔进入颅顶,此类病人宜行经口插入胃管。

(2)食管异常:近期有吞服过腐蚀性物质者、食管狭窄者或有憩室者,插入胃管很有可能导致食管穿孔,但大多数食管静脉曲张的病人可安全插入鼻胃管。

(3)精神状态改变和防御功能受损:鼻胃管可能诱导呕吐,因此,意识改变或气道防御反射缺失者应避免插管,如必需插入鼻胃管,应先行气管内插管,然后再插入鼻胃管。

(4)凝血功能障碍和严重血小板减少症是相对禁忌证,这类病人可能诱发严重鼻出血。

三、器械

手套,防护衣和面罩;鼻胃管;表面麻醉药/血管收缩药液;润滑剂;水和可弯曲的吸管;50ml 注射器;外科带。

四、插管操作

1. 插管前准备

插鼻胃管者操作前应穿长大衣,戴手套和面罩。病人可以坐位或抬高床头卧位,头部轻度前倾。鼻胃管长度估计有三种方法:①鼻尖经耳垂至剑突的距离是最常用的估算方法;②耳垂至脐的距离;③口角或鼻翼经左耳廓至左肋缘的距离;④根据身高估算法(见"洗胃术")。胃管插入的深度,一般成人需插入的长度约 50~60 cm。检查两侧鼻孔的通畅度,如鼻黏膜充血水肿,应给予血管收缩药如羟甲唑啉、苯肾上腺素溶液或麻黄素滴鼻剂(欧美国家多用前二者,国内多用后者),如时间允许,应给予表面麻醉药如 4%的可卡因溶液或 4%利多卡因溶液。向鼻孔内注入少许润滑剂(5~6 ml 即可),鼻胃管前端约 6 cm 表面也应涂上润滑剂。

2. 插管

鼻胃管沿下鼻道插入,令病人略伸直颈部或让其略抬高下巴,轻轻用力将胃管沿下鼻甲向里推送,到后鼻咽部时可能有少许阻力,嘱患者用吸管吸入少量水并咽下,以利胃管沿食管下行。如胃管卷曲在口腔或打结,将胃管退至鼻咽部重新插管,但不必全部退出。如插入管达到事先预计的长度,向胃管内快速注入 20～50 ml 空气,注气的同时用听诊器在左上腹部听诊,如胃管在胃内,可听到气过水音;胃管内抽出胃内容物也是插入胃内的证据。如要向胃入注入药物如活性炭,注药前应拍胸片,确认胃管在横膈以下或在胃泡内。确定胃管在位后,用胶带固定胃管。

3. 注意

插胃管后立即让病人说话,语言流畅提示在胃内,如不能说话或出现声嘶,提示胃管可能插入气道;插管后应没有任何呼吸困难或窘迫表现。严密观察、检查和询问病人有无颈痛、胸骨后痛、吞咽困难、流涎、发热或皮下和纵隔气肿,这些是食管穿孔或胃管错位的重要表现。尽管向胃内注气听诊是确认胃管是否在胃内的经典方法,但管端在胸膜腔或食道错位也易听到气过水声。检查胃管内吸出液的 pH 有助判断胃管位置,如胃管在气管树时,99%的病人吸出液 pH≥7;如胃管在胃内,70%的病人吸出液的 pH≤5,但使用制酸剂后 pH 判断更为困难。放射学检查才是确定胃管是否在胃内的金标准。

五、并发症

(1)胃管可反向经筛板孔进入颅腔,这是颌面部严重创伤禁忌插管的原因所在。

(2)胃管可能插入气管内,时常引起严重咳嗽,并有气体经胃管内冲出,如患者不能说话或呼吸窘迫,应快速退出胃管重新插管。

(3)胃管卷在口咽部,意识不清或不合作的病人常见,细管更易出现,更换为粗管后可能解决问题,或用冰水冷却胃管,让其变硬,更易插入。

(4)鼻咽部损伤,是较常见的并发症,可能会导致少量出血,但戒粗暴插管,否则可能引起严重的鼻、咽或食管黏膜损伤和出血。

(5)其他轻度并发症如鼻炎、咽痛,严重少见并发症如食管穿孔、气胸等。

(赖荣德)

第 7 节　洗 胃 术

洗胃(gastric lavage)是一种清除胃内物方法,主要是消除胃内摄入过多的药物或毒物。

一、适应证

洗胃主要是在摄入过量药物或毒物后 1～2 小时内、在无禁忌的情况下清除胃内容物,已知或疑有胃排空延迟如摄入抗胆碱能药或鸦片类摄入时或毒物为片剂尚未完全溶解或排空时,超过 2 小时仍可考虑洗胃。

具体来说,洗胃主要适于以下情况:

(1)农药中毒:有机磷酸酯类、有机氯类或氨基甲酸酯类农药等,这仍是我国最常见的毒物中毒。

(2)明显或高危病死率的药物:β阻滞剂、钙通道阻滞剂、氯喹、秋水仙碱、氰化物、重金属、杂环类抗抑郁药、铁、百草枯、水杨酸盐、亚硒酸。

(3)活性炭难吸收的物质:重金属、铁、锂、有毒醇类。

(4)形成凝结块:肠溶制剂、铁、酚噻嗪类、水杨酸盐。

(5)无抗毒剂或治疗无效者:钙通道阻滞剂、秋水仙碱、百草枯、亚硒酸。

(6)其他不明原因摄入中毒又无洗胃禁忌者。

二、禁忌证

意识进行性恶化且无气道保护性反射者是绝对禁忌证,如必须洗胃者,应在洗胃前先作气管插管做好气道保护和通气,而后再考虑洗胃。腐蚀性物质摄入者禁忌洗胃;局部黏膜损害可能引起插管穿孔,应权衡利弊后进行;较大片剂、大块异物、有锐利边缘的异物禁忌洗胃;烃类如苯、N己烷、杀虫剂等摄入是洗胃的相对禁忌;少数情况下有严重上气道或上胃肠道异常如狭窄、畸形或新近完成移植等限制进行插胃管。呕吐可排出胃内毒物,反复呕吐已排出大量毒物者,洗胃应权衡利弊;其他相对禁忌包括凝血功能障碍者、摄入无毒或低毒物质者等。

三、洗胃器械

洗胃器械包括:脉氧仪、心电监护仪、无创血压监测仪、防毒服装、开口器或牙垫、经口气道、呕吐盆、吸引源、吸引管、大注射器(50～100 ml)、清水或生理盐水、球形吸引装置或自动洗胃机、水溶性润滑剂、经口洗胃管、必要的复苏装置和药物。

1. 胃管插入深度估算方法

(1)根据不同身高估算经鼻或经口胃管插入的长度(cm)方法见图5-7-1。

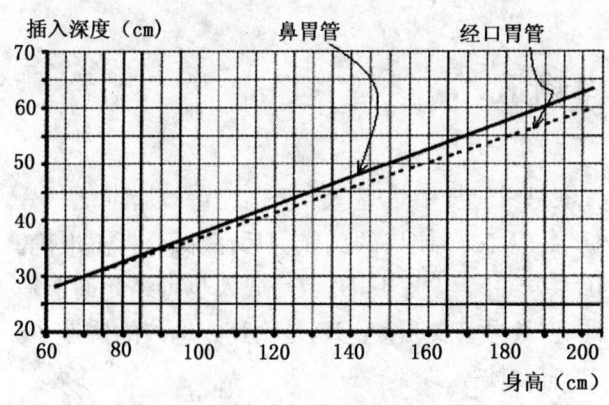

图 5-7-1　身高-胃管插入深度估算图

(2)根据体表标志估算胃管插管深度:①传统的也是临床上最常用的估算方法采用图5-7-2中A的方法,即经鼻插入胃管的深度为"耳垂经鼻翼至剑突的距离"。②或按照图5-7-2中B的方法,即经鼻插入胃管的深度为"左口角或鼻翼经耳廓至肋缘的距离"。③按照耳垂经剑突至脐的距离来估算。

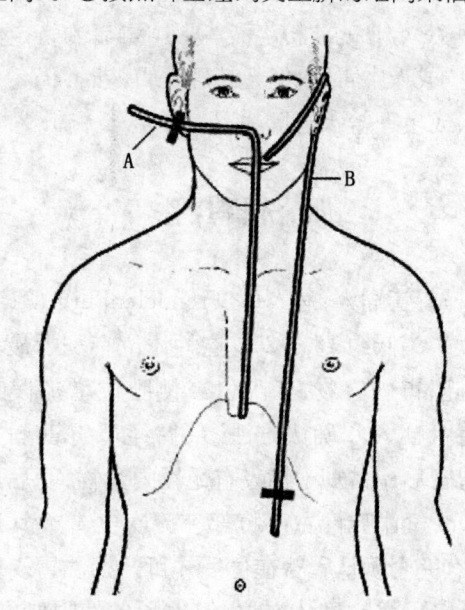

图 5-7-2　体表标志估算胃管插入深度
A. 耳垂经鼻翼至剑突的距离　B. 左口角或鼻翼经耳廓至肋缘的距离

通常经口插入胃管的深度比经鼻胃管插入更短些,插入深度具体估算方法可参照上述四种方法,并根据不同病人的实际情况和临床医生个人经验综合确定,不宜完全教条。

2. 胃管选择

成人一般选择法氏30～50号胃管,青少年选择法氏30～34号胃管,儿童可选择法氏24号胃管,新生儿和婴儿一般禁忌洗胃或充分权衡利弊后请儿科专家指导处理。值得注意的是,如拟洗出胃内容物,应经口插入大口径胃管,经鼻插入胃管仅适于向胃内灌溶液或吸出稀薄胃内容物,很难吸出胃内残渣类物质,更不可能吸出未溶解的药片或药丸等。

3. 洗胃液

通常用清水或生理盐水洗胃,但儿童避免使用清水洗胃,否则易导致电解质紊乱。某些特殊物质可能需要特定的洗胃液,如氟化物摄入宜用15～30 mg/L的葡萄糖酸钙溶液(可产生不溶性的氟化钙而起解毒作用);甲醛摄入宜用10 mg/L的醋酸铵水溶液;铁剂摄入宜用2%的碳酸氢钠生理盐水溶液(可产生碳酸亚铁);草酸摄入宜用5~30 g/L的葡萄糖酸钙溶液(可产生不溶性的草酸钙);碘摄入宜用75 g/L的淀粉溶液等。中毒者的特定洗胃液参见"成人中毒"。但无特殊洗胃液时,仍考虑使用清水或生理盐水进行洗胃。

四、洗胃操作

(1)胃管插入:病人取 Trendelenburg 位(垂头仰卧位),头低约15°~20°,这种体位有利于最大限度地排出胃内容物,仰卧位或侧卧位增加误吸风险。胃管插入和确认方法参见"经鼻胃管插入"。插入胃管后应常规地抽吸有无胃内容物,而后再注入50 ml气体听诊左上腹部有无吹气音或气过水声,只有完全确认胃管在位后才可开始洗胃。虽然X线是最可靠的确认方法,但由于条件限制,有时无法在洗胃时拍摄 X 线片。另外,插管和洗胃时最好行心电监护、脉氧监测和无创血压监测。

(2)洗胃:灌洗液温度最好与体温相当,但临床上很难做到,灌洗液温度与室温一样是合适的。洗胃前应尽量抽空胃内容物,再向胃内灌入洗胃液。每次最大灌入液量为300 ml左右(儿童可按10~15 ml/kg计算,最大也不超过 300 ml)。灌入量过大会导致呕吐、误吸,促进胃内容物向下进入十二指肠或空肠,加快毒物进一步吸收。至洗出液澄清、无颗粒物或无明显药物气味方可停止洗胃,洗胃液总量一般需数升,有时需 10 000 ml 或更多。必要时洗胃后可向胃管内灌入活性炭(30 g + 240 ml生理盐水或清水)。

五、并发症

从插胃管开始直至洗胃后6~8 h均应监测有无并发症。一般很少发生严重并发症,但如未经认真确认或插管者操作不熟练,并发症的发生风险大大增加。

洗胃相关性并发症包括:心律失常、电解质异常、脓胸、食管撕裂或穿孔、胃穿孔、低体温、喉痉挛、鼻或口或咽喉损伤、气胸、误吸、梨状隐窝穿孔、误插入气管内、胃管阻塞等。

为防误吸,洗胃液量不宜过大,通常每次不超过 300 ml;由于经口胃管较粗且弹性差,插管时不应过大用力插入或粗暴插管。一旦发现严重并发症如气管内插管、穿孔等应立即拔管并给予机械通气或请外科专家会诊处理。

(赖荣德)

第8节 骨内输液术

一、适应证

骨内输液(intraosseous,IO)或骨内给药通常用于急性致命性情况,如心脏骤停,特别是无法建立静脉通路时使用。液体通过骨髓内的营养静脉和导流静脉进入全身血液循环。晶体液、血制品和许多药物均经IO输注后,几乎立即吸收进入血液循环。心脏骤停所用的各种药物如肾上腺素、腺苷、儿茶酚胺等均可经IO通道输注,还可经此通道次采样血样做血型、交叉配血、生化检测、血气分析等,但经IO使用碳酸氢钠后,酸碱分析不准确。IO主要用于5岁以下儿童,成人也可经此通道输注,但效果不及儿童。IO是用药或输液的快速、安全、有效途径。

二、器械

消毒手套和洞巾、沙袋或毛巾卷、消毒液(聚维酮碘溶液)、1%~2%利多卡因溶液和注射器、带套管针骨髓穿刺针(16号或18号,如没有此针,可用带针芯的腰穿针替代)、无菌纱布、带输液管的输注瓶或袋、加压注射泵。图5-8-1为不同型号的骨内穿刺针。

三、部位及穿刺

(1) 穿刺部位:多个部位可以穿刺,如股骨远端、胫骨远端、内踝、髂嵴、成人胸骨。本节介绍最常用的胫骨远端。三个常用的穿刺点见示意图5-8-2。

(2) 穿刺方法:胫骨粗隆远端1~2 cm,靠近内侧部,膝下垫沙袋或毛巾卷,用聚维酮碘局部消毒、铺无菌洞巾后,如病情允许,可用利多卡因作局部皮肤麻醉,持骨穿针与穿刺表面垂直进针,可左右旋转进针,进入骨髓腔有突空感,或阻力突然消失,骨穿针进入骨髓腔后会固定于穿刺部位,拔出针芯,用空注射器抽吸出少许骨髓液证实进入骨髓腔内,有时会出现干抽现象,此时可向穿刺针内注入少许生理盐水,注射时阻力很低且无皮下渗出表现(图5-8-3)。穿刺成功后,针眼周围消毒,用无菌纱布外敷,将输液器与穿刺针连接即可输液,必要时可用加压输液泵输助输注。

四、并发症

骨内输注禁忌证很少,但成骨不全病人不宜使用此法输液,局部皮肤感染或骨折段不宜做骨内穿刺输液。最常见的并发症是骨髓炎,一般不到1%。其他并发症包括脓毒症(sepsis)、蜂窝组织炎、皮下脓肿、皮下或骨膜下渗液、骨折、骺板损伤(儿童)等。一般通过严格消毒、仔细观察,避免对菌血症者穿刺和长时间放置穿刺针等方法,可以有效防止上述并发症。准确定位,可有效预防骺板损伤。

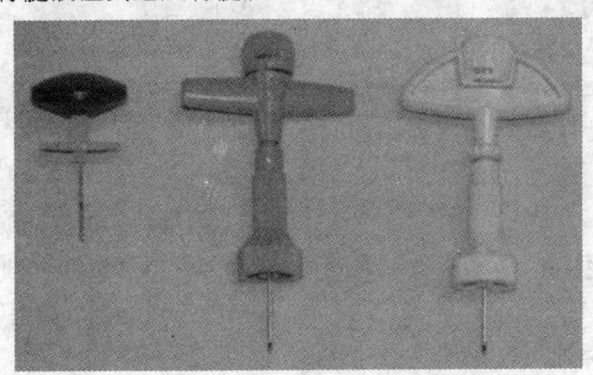

图 5-8-1 不同型号的骨内穿刺针

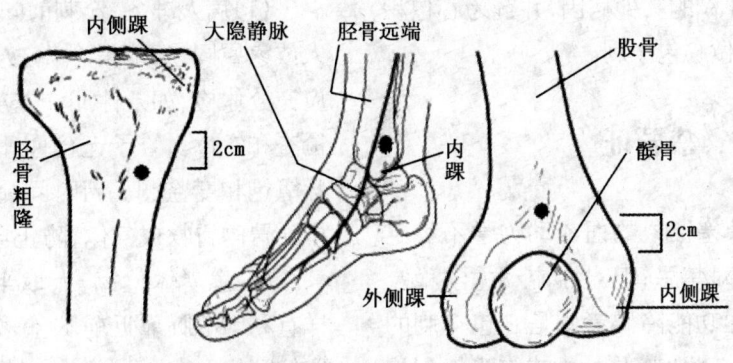

图 5-8-2 骨内输液穿刺点(分别为胫骨粗隆下、内踝和髌骨上区)

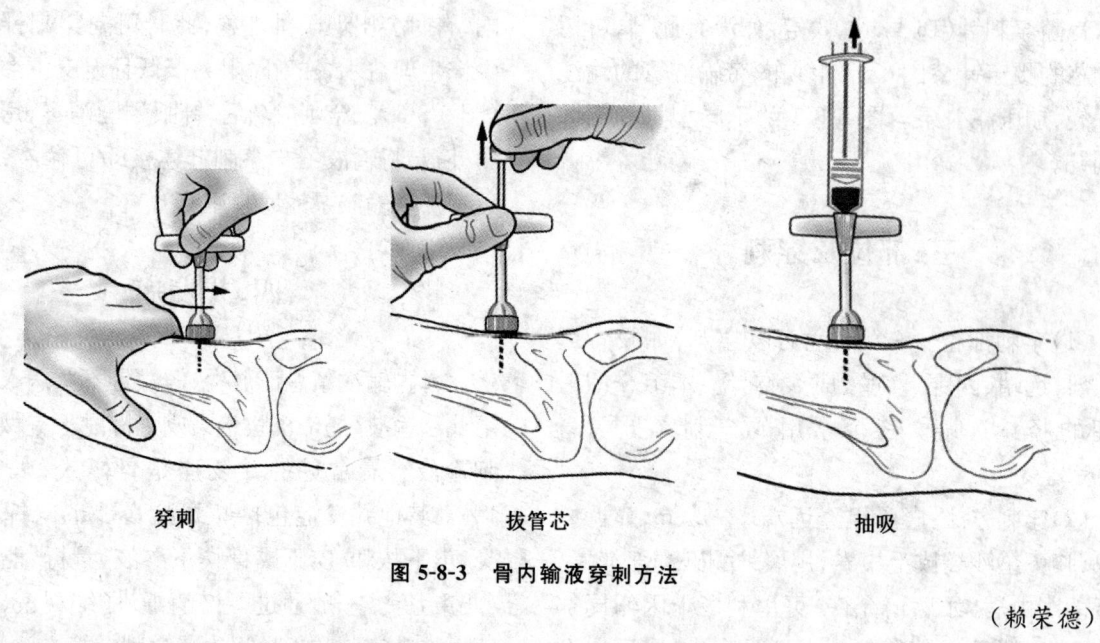

图 5-8-3 骨内输液穿刺方法

（赖荣德）

第9节 心包穿刺术

慢性心包积液，积液量可达 1～2L 而无明显心包填塞征象，但急性心包积液（血），积液量达 60～200ml 时便可出现心包填塞表现，出现心包填塞时，应紧急穿刺抽液。

一、适应证

紧急心包穿刺的惟一指征是大量积液伴心包填塞；心包穿刺也适于对心包积液进行病因诊断，抽取心包积液做有关检验。复苏时无脉电活动（PEA）者，排除了 PEA 的其他病因，并疑为心包积液（血）所致者，也宜做心包穿刺。

二、禁忌证

对有明确心包填塞征象的血流动力学不稳定患者，心包穿刺无绝对禁忌；但对血流动力学稳定伴有未校正的出凝血功能障碍者则是心包穿刺的绝对禁忌证。少量心包积液、局灶性或包裹性积液的血流动力学稳定病人也是心包穿刺的禁忌证。对创伤性心包积液（血），应行紧急开胸手术，同时应积极液体复苏，保证充分血容量。

三、主要器械

消毒剂如聚维碘酮，局麻药（1%利多卡因），穿刺针（可用套管针，一般法氏 6～10 号即可），无菌巾、纱布，监护仪，注射器，集液器或袋等。

四、穿刺操作

(1) 病人准备：穿刺前向病人充分解释，征得病人或家属同意，取得合作，方可穿刺。穿刺进针前应充分体检，如条件允许，应拍摄胸片，做心脏超声检查和定位。给予无创血压和心电监护，吸氧、脉脉氧饱和度监测。若时间允许，应常规插胃管，以排除胃内胃物或气体，防止穿刺误伤胃。

(2) 患者体位：病人取半卧位，30°～45°角，这样有利于心脏靠近前胸壁，如病人无法半卧，可采取仰卧位。

(3) 穿刺定位：剑突下；右胸骨旁；左胸骨旁（剑突下进路）；左或右侧第 5 肋间胸骨旁（胸骨旁进

路);左锁骨中线第5肋间(心尖途径)(图5-9-1)。最常用的穿刺部位是左胸骨旁或剑突下。

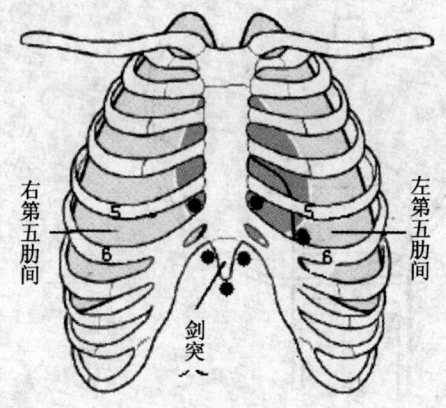

图 5-9-1　穿刺点示意图

(4)穿刺操作:常规消毒铺巾后,在拟穿刺部位以1%利多卡因局部浸润麻醉,成功后进行穿刺。如咳嗽明显可给予适量镇静剂。穿刺时一般用20 ml注射器接穿刺针,并预吸5 ml无菌生理盐水再进行穿刺。

①心前区穿刺:于左侧锁骨中线与第5肋间隙交界处(心浊音界内侧进行),针尖向内、上、后方刺入,边进针边回抽,抽出液体时停止进针,如用套管针,可固定穿刺针并将套管向内推进,然后拔出穿刺针,留置套管接注射器完成抽液。

②剑突下穿刺:于剑突与左侧肋软骨交界处进针,针尖方向与腹壁成45°,与正中线成45°角,斜向左后上方刺入心包,边进针边抽吸,抽到液体时停止进针,此时成人一般需进针约4～5 cm,如用套管针,可固定穿刺针并将套管向内推进,然后拔出穿刺针,留置套管接注射器完成抽液(图5-9-2)。穿刺时可将心电图的V_1导联用鳄鱼钳夹在穿刺针柄上(图5-9-3),此时的穿刺针作为活动电极,如穿刺针刺到心肌或穿透心肌时,ECG会出现V_1导联的ST段抬高,或者出现室性早搏,甚或室性心律失常,这可为穿刺提供安全预警,避免伤及心肌。如出现心肌损伤心电变化,应退出穿刺针少许(约1～2 mm),直至ECG恢复正常。

③超声引导穿刺:许多专家认为超声引导穿刺是心包穿刺的标准方法,心超可定位最大积液平面,而且可指引穿刺针的进针方向,使穿刺更为安全可靠。

五、并发症

心包穿刺并发症的发生率4%～40%不等,超声引导下穿刺的并发症发生率低于5%。反复或再发心包填塞、出血或心律失常会导致死亡,但超声引导下穿刺很少发生死亡。穿刺针损伤心肌、冠状动脉、心包血管或内乳血管时,可引起出血、血胸、和(或)心包填塞。穿刺针刺入后避免针尖摇动是减少损伤的有效方法。刺破肺脏可能出现气胸、心包积气,如气体进入心腔可出气体栓塞。穿刺针穿透心肌时可发生心律失常、室颤、室速或心脏停搏。如穿刺针伤及肝脏可能导致出血,甚至胆汁渗漏。穿刺时患者清醒者可能出现迷走反应。如心包内有血凝块或穿刺针未刺入心包,会出现假阴性;同样,如穿刺针刺入心腔或血管内,会出现假阳性结果。

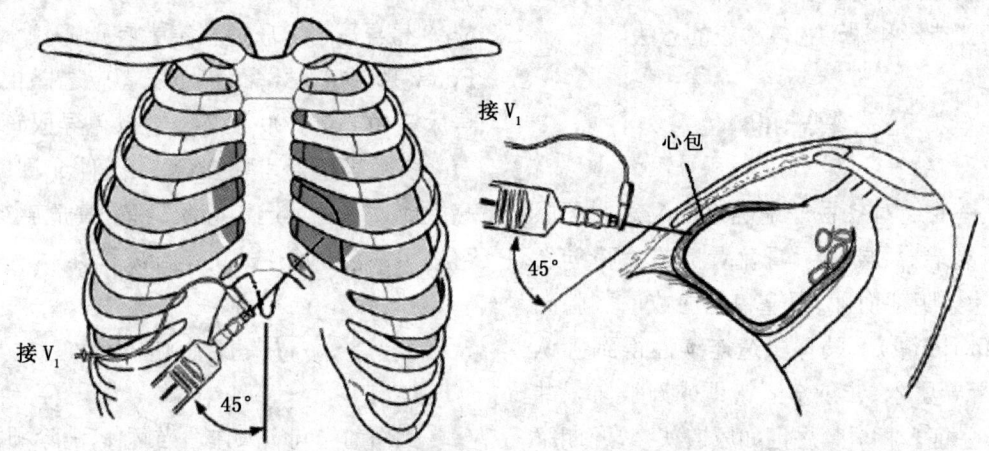

图 5-9-2　心包穿刺进针方法(穿刺针与胸壁、正中线分别成45°角进针)

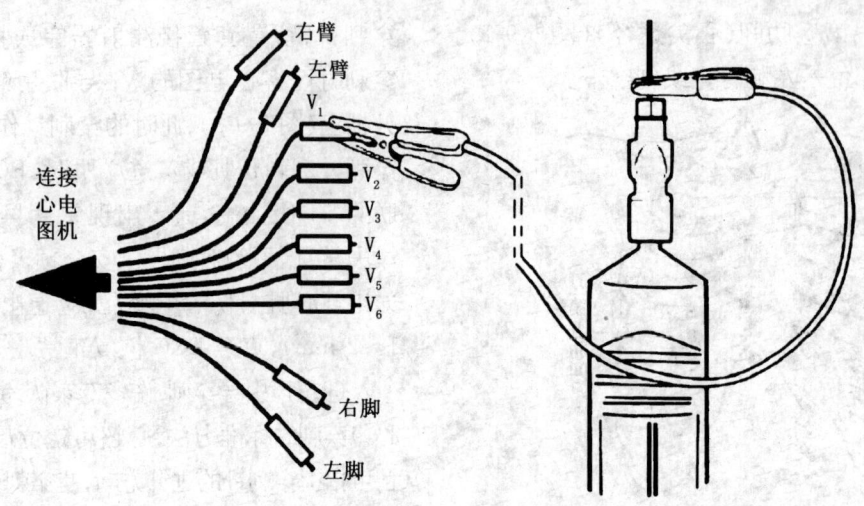

图 5-9-3 穿刺针与 V_1 导联连接（穿刺针的针柄与监护导联 V_1 连接）

（赖荣德）

第10节 导 尿 术

一、适应证

导尿是临床上最常用的泌尿外科和非泌尿道疾病的诊断和治疗措施之一。其适应证包括：外科手术、急诊和危重病人，常需导尿观察尿量变化；急慢性阻塞性尿潴留或神经性膀胱，需导尿缓解症状；膀胱功能不全者，导尿用作排尿后残余尿量评估；导尿留取非污染尿标本检查作为泌尿系感染的重要诊断手段（多为女性病人）；其他如利用导尿作为逆行性膀胱造影和尿动力学检查的方法。

二、禁忌证

导尿惟一的绝对禁忌证是确定性或疑似下尿道损伤或断裂者，主要见于骨盆骨折或盆腔创伤者，多表现为会阴部血肿、尿道口出血或前列腺高位骑跨（high-riding）。只有尿道连续性得到确认后，方可进行导尿术，非创伤者镜下或肉眼血尿并非导尿的禁忌证。相对禁忌证如尿道狭窄、近期尿道或膀胱手术、狂躁或不合作者等。

三、主要器械

消毒剂如聚维酮碘，水溶性润滑剂如甘油，无菌巾，无菌棉球及纱布，无菌手套，连接管，无菌盐水，10 ml 注射器，尿量计，接尿器（或接尿袋），固定胶带等。

四、导尿管选择

成人常用 Foley-16 或 18 号导尿管，儿童多用 5～8 号导尿管。尿道狭窄者宜选择较小导尿管如 Foley-12 或 14 号，而有血尿者应选择相对较大的导尿管如 Foley-20 至 24 号，以免导尿管被血块阻塞。多数导尿管为乳胶管，如条件允许，对乳胶过高敏或过敏者可选用硅胶管，有高危感染风险者，可选用银合金涂层的抗菌导尿管。

五、操作前准备

操作前先向病人作适当解释，消除顾虑，取得其充分合作。病人多取仰卧位或半卧位，双大腿可略外展。男性包茎者应翻开包皮暴露尿道口，清除包皮垢。然后用浸有消毒液的棉球或海绵块消毒，注意，在消毒时，应以尿道口为中心向外消毒。消毒后常规铺无菌巾或洞巾，导尿管外涂润滑剂备用。

六、导尿操作

（一）病人导尿术

术者戴无菌手套，消毒铺巾后，一手握阴茎，使之垂直向上，另一手持带有滑润剂的导尿管，自尿道口插入，导尿管至少插入大部分或见尿液流出，见有尿液自导尿管流出后仍应继续推入导尿管数厘米，而后将导尿管外端接上接尿袋，用 10ml 注射器抽取无菌生理盐水注入球囊管，再将向外牵拉导尿管，直到遇到阻力，固定导尿管于一侧大腿上，完成导尿(图 5-10-1)。

有时导尿管插入阻力较大，可能是在前列腺膜部狭窄或尿导尿管硬度较大，致使导管前端阻于前列腺膜部前方的尿道后皱襞处，此时可用手指在前列腺下方轻托尿道或适当旋转导尿管方向，便于导尿管前端顺利进入尿道前列腺部(图 5-10-2)。

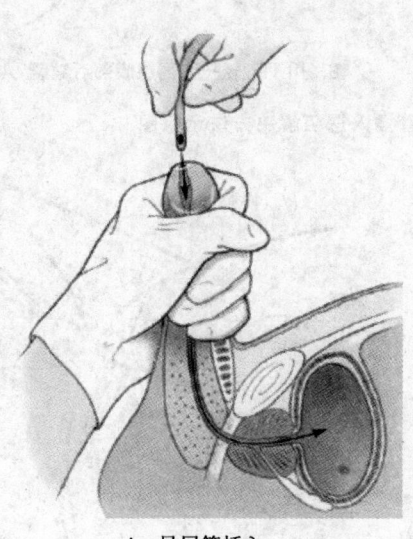
A. 导尿管插入

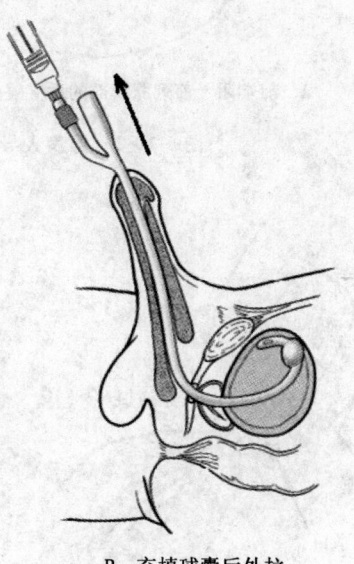
B. 充填球囊后外拉

图 5-10-1　男病人导尿管插入方法示意图

（二）女病人导尿术

病人取仰卧位，双大腿略向外展或呈膀胱截石位，用手指撑开阴唇后自尿道口向周围消毒并常规铺无菌巾。术者用一手拇、食指分别撑开两侧小阴唇，另一手持导尿管自尿道口插入导尿管，见尿液处导尿管外流时，继续向内插入导尿管数厘米，用注射器抽取 10 ml 无菌生理盐水，向球囊导管内注入生理盐水，而后向外牵拉导尿管，直到遇到阻力即可，而后固定导尿管于一侧大腿根部即完成导尿。

七、并发症

导尿的主要并发症包括造成假通道，尿道穿孔，出血，感染。尿道炎是最常见的并发症，发生率达 3%~10%。每个导尿管留置日，特别多见于尿道狭窄或前列腺肥大者，主要是无症状性菌尿；附睾炎，膀胱炎和肾盂肾炎是少见并发症，多见于长期留置导尿管合并感染者。减少感染的最有效方法是尽可能减少导尿管的留置时间，严格无菌操作。导尿者无需常规预防性使用抗生素，但感染高危风险者如免疫功能受抑、经尿道前列腺切除术、肾移植者等，需要预防性使用抗生素。医源性创伤可导致尿道狭窄，出血和血尿，少量出血大多是自限性的，无需特殊处理，但出血较多者，应给予止血药如立止血 1 ku 肌注或静脉注射，凝血功能障碍者应处理原发病。包茎者导尿后包皮未复原易致包皮嵌顿。

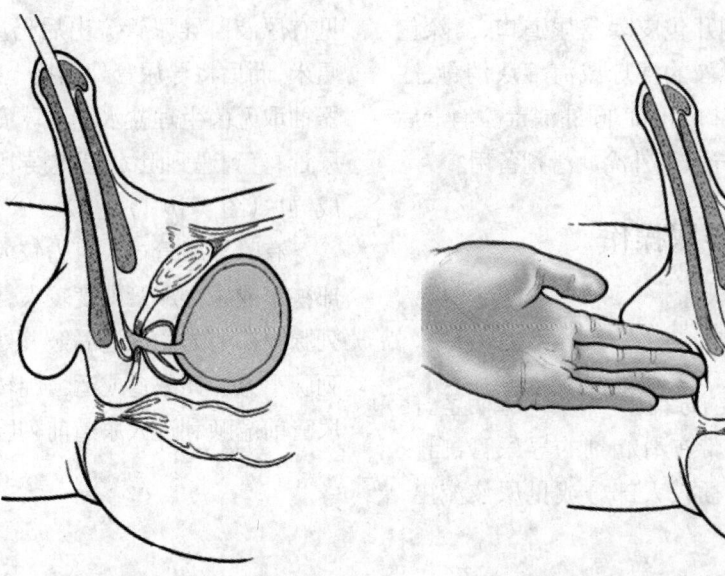

A. 前端阻于前列腺膜部的后皱襞处　　B. 用手指轻托前列腺膜部后皱襞

图 5-10-2　男病人导尿管插入遇阻解决方法示意图

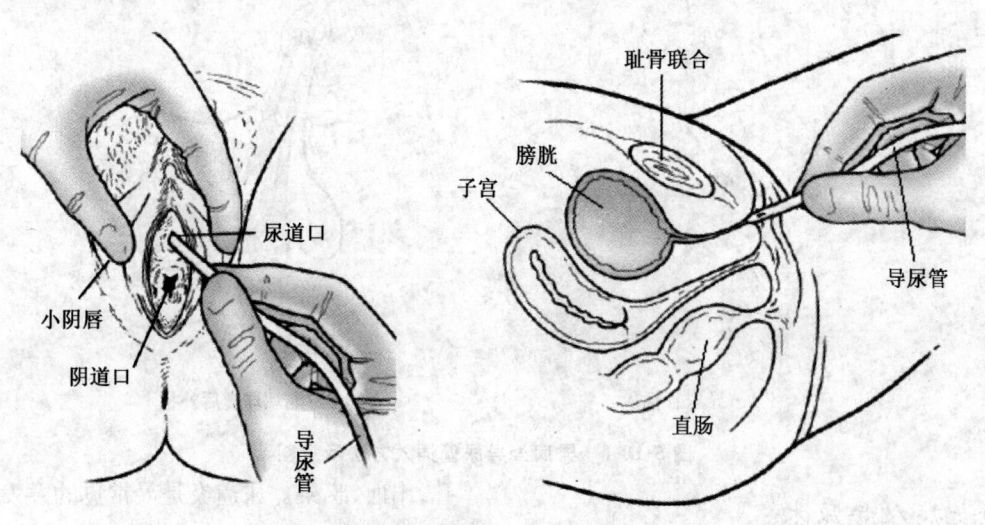

拇、食指分别撑开两侧小阴唇，自尿道口插入导尿管

图 5-10-3　女性导尿方法示意图

（赖荣德）

第 11 节　环甲膜穿刺和切开术

一、适应证

环甲膜切开术只适于所有非手术方法失败或禁忌的紧急情况下建立确定性人工气道，如急性喉阻塞等。在建立外科气道前，应先尝试行经口或经鼻气管插管，但上气道异物阻塞时不宜做气管插管，以免将异物推入气道。8～10岁或以下的儿童，更适于行环甲膜穿刺术。

二、禁忌证

环甲膜切开的绝对禁忌证包括：可行气管插管者禁忌作环甲膜切开；气道部分或完全断裂者禁忌行环甲膜切开，而应行气管切开造口术；环状软骨、喉、甲状软骨严重创伤、破裂或骨折者禁忌做环甲膜切开。相对禁忌证包括：喉病变如肿瘤、骨折不宜做环甲膜切开而应行气管切开造口；较长时间气管插管的病人，环甲膜切开的并发症发生率明显升高，原则上应行气管切开造口术；凝血功能障碍者；颈部肿块或颈部血肿；操作者技术不熟练易增加并发症发生率，也作为相对禁忌证。

三、器 械

环甲膜切开器械：消毒手套，手术衣，面罩和眼保护罩，局麻药（1%利多卡因），5 ml 注射器，21 和 25 号穿刺针，带活瓣的面罩气囊，氧源和吸氧导管，环甲膜切开包（包含消毒剂如聚维酮碘，11 号手术刀片和解剖刀柄，弯止血钳，气管拉钩，小止血钳，缝合剪，气管导管（4 号或 6 号），缝线等）。

环甲膜穿刺器械：消毒剂如聚维酮碘，14 号穿刺套管针，10 ml 注射器，氧源及导管等。

四、操 作

1. 准备

患者取仰卧位，颈肩部垫一小枕或毛巾垫，有利于充分暴露颈部，防止气道移位或扭曲，拉伸环甲膜（图 5-11-1）。如病人有颈椎损伤，应去除颈托，并应有专门助手固定颈部与正中位，另一助手给氧或行面罩通气支持。术者最好穿上无菌手术衣，戴面罩，再进行消毒、麻醉，但由于操作常常时间紧迫，这些均需快速完成。

2. 环甲膜切开术

以正中线为中心，做一横形切口，深达皮下组织，分离暴露环甲膜，再做环甲膜切开（图 5-11-2）。操作熟练者可一次性做皮肤和环甲膜切开，但初学

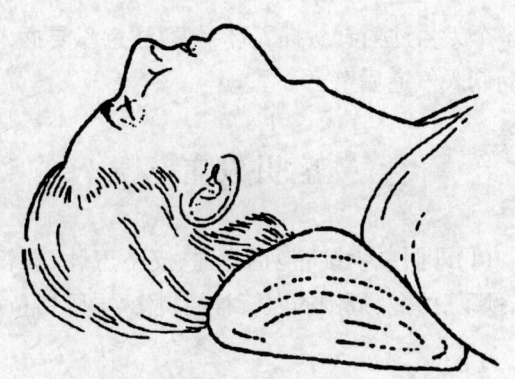

图 5-11-1 体位（仰卧位，颈肩部垫薄枕）

或操作不熟练者，应分别进行，以免伤及气道后壁的平滑肌甚或食道。切口长度不超过 2~3 cm，过长可能会伤及甲状软骨旁的颈前静脉。切开环甲膜后，插入气管切开导管，固定逐层缝合，切口用无菌"Y"形纱布垫于导管与切口之间，固定导管。

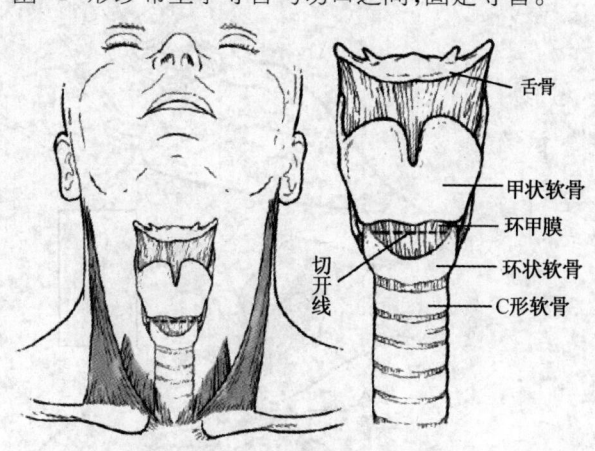

图 5-11-2 环甲膜切开示意图

3. 环甲膜穿刺术

一般适于 8 岁以下儿童或紧急情况又无条件做环甲膜切开的成人。选用 12~16 号带套管的穿刺针，接 10 ml 注射器，注射器内抽吸约 5 ml 生理盐水，在正中线环甲膜处进针，针尖朝颈部后下方向，针柄与颈长轴的垂直线成 30°~45°角，刺入后抽吸，如见大量气泡进入注射器，穿刺针刺入气管内时可出现咳嗽，或注入少许生理盐水也可有咳嗽反射，这些均是穿刺成功的指征。穿刺成功后，固定套管针，将外套管向气管内推入，而后拔出穿刺针，套管接供氧导管即可（图 5-11-3）。紧急情况下，如无大号穿刺套管针，为解救气道完全阻塞，可

用多个大号注射针头插入环甲膜,注意不要插入过深而刺入气道后壁。

五、并发症

(1)即时并发症:包括出血、皮下气肿、食管裂伤、颈动脉鞘及周围的血管神经裂伤、导管错位(插入气管前)、甲状软骨或环状软骨骨折或脱位、窒息甚至死亡。

(2)后期并发症:包括蜂窝组织炎、声门下肉芽肿形成、切口处肉芽肿形成或狭窄。

(3)儿童:一般8岁及以下儿童不做环甲膜切开术,因为儿童的环甲膜很小,且并发症的发生率高,抢救时通常采用环甲膜穿刺术。

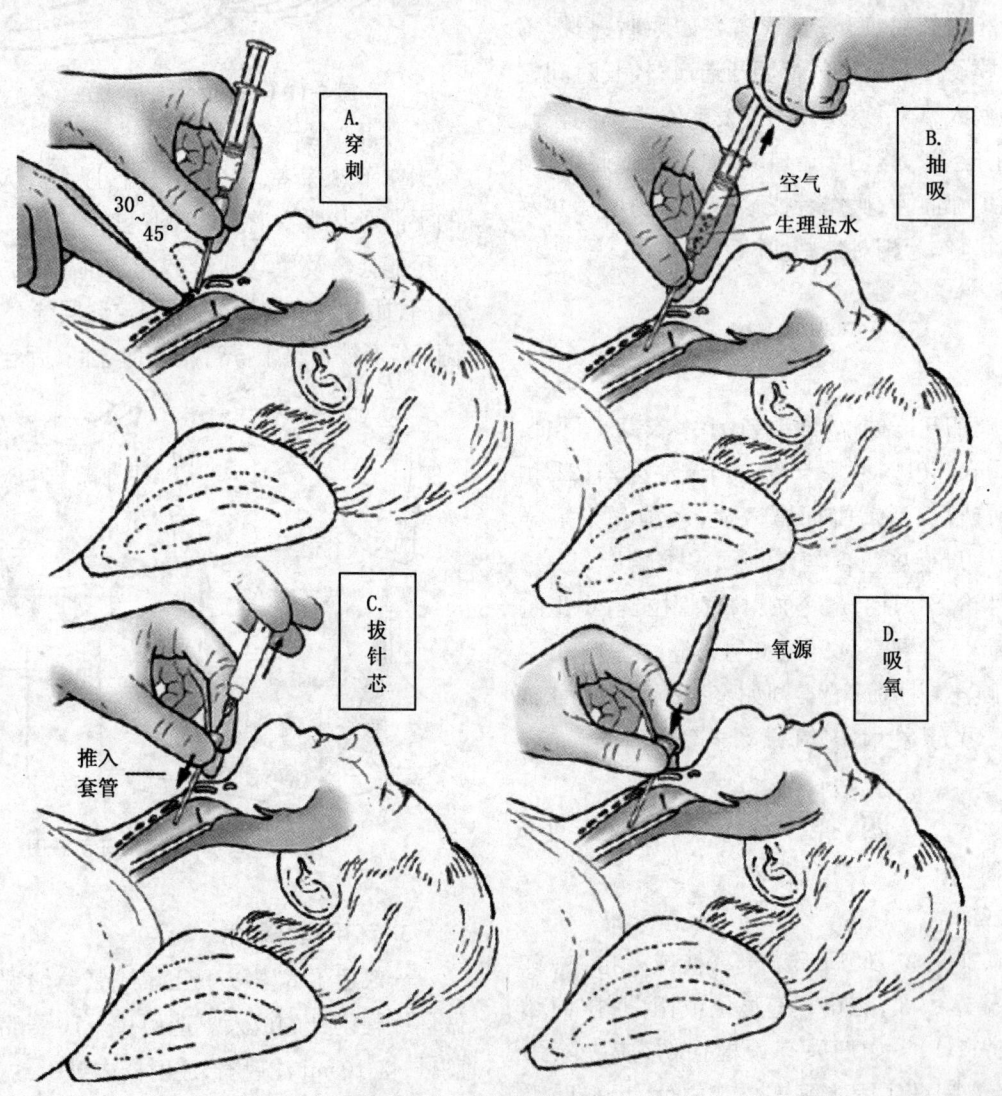

图 5-11-3 环甲膜穿刺术
A. 套管针穿刺成功 B. 抽吸带有生理盐水的注射器可见气泡吸出 C. 拔出针芯,推入套管 D. 套管针接氧源

(赖荣德)

第12节 中心静脉导管插入术

急诊和重症监护单元开展中心静脉通路和有创操作越来越频繁，各种高级监护技术、经静脉起搏和静脉营养等均需要快速、安全和可靠的中心静脉通路。纵使在复苏时或儿童危重病人，也越来越多地开展中心静脉导管技术。

一、适应证

多种原因需要中心静脉导管，最常见的是需要紧急静脉输液或给药的病人无法建立外周静脉通路时，应建立中心静脉导管通路；不宜经外周小静脉使用刺激性较强的药物时，也需开放中心静脉通路给药；高能量静脉营养和其他高浓度输液。其他如中心静脉测压、经静脉临时起搏、心导管操作、肺动脉导管、肺血管造影等均需中心静脉通路。

二、禁忌证

中心静脉导管插入无绝对禁忌，应根据临床和穿刺经验选择合适的穿刺部位，但应避免在目标静脉区有皮肤感染处或有静脉血栓形成的静脉进行穿刺。凝血功能障碍者（特别是锁骨下静脉穿刺）、严重肥胖且解剖定位困难者和不合作者等均是相对禁忌证。

具体地说，一般的相对禁忌证包括局部解剖变异、血管炎、既往有长期留置导管史、既往有使用致血管硬化剂史、局部有放射治疗史、疑有邻近血管损伤、出血体质、抗凝或溶栓治疗、躁动病人、穿刺者无操作经验或不熟练。锁骨下静脉相对禁忌证如胸壁畸形、气胸、COPD；颈静脉相对禁忌如经颈静脉吸毒者；股静脉相对禁忌如病人需要不断活动下肢者；贵要静脉（外周）相对禁忌如心脏骤停等。

三、不同穿刺入口优缺点比较

根据医生穿刺技术和经验不同，选择穿刺入口也各有差异，有时贵要静脉等外周静脉也作为中心静脉导管的入口，但外周静脉到达上/下腔静脉的距离较远，而且外周静脉可能因容量不足等原因常有萎陷，甚至血栓栓塞，不宜进行中心静脉导管操作。一些大静脉如锁骨下静脉、颈内静脉和股静脉部位较为确定，静脉内径较粗，穿刺成功率更高，是中心静脉的优选。表5-12-1是不同穿刺入口的优缺点简单比较，可作临床穿刺时参考。

表5-12-1 中心静脉穿刺不同入口优缺点比较

穿刺入口	优点	缺点
贵要静脉（肘部，外周）	严重并发症发生率低；可以直视下穿刺操作；可以进行大量和快速输液	轻度并发症如感染、静脉炎和血栓形成发生率高
颈内静脉	体表标志好；与锁骨下静脉相比，气胸发生率更低；易出血但可控性好；罕有发生导管错位；右颈内静脉到上腔静脉几乎成一直线；颈动脉容易鉴别；是2岁以下儿童静脉切开的次选和有效途径	属于"盲穿"操作；失败率略高于锁骨下穿刺法；固定更困难和不方便
股静脉	体表标志好；是凝血功能障碍、上腔静脉创伤或CPR等上腔静脉入口的优选替代途径	固定困难；易受污染
锁骨下静脉锁骨下入口	体表标志好	并发症发生率高，特别是低血容量性休克病人；属于"盲穿"；2岁以下儿童尽量避免
锁骨下静脉锁骨上入口	体表标志好；气胸风险更低；心跳呼吸停止病人更多选择此径路；导管错位少见	属于"盲穿"

四、穿刺器械

无菌手套；静脉输液和输液管；中心静脉专用穿刺包，一般含聚维酮碘消毒液，消毒洞巾，麻醉剂及注射器，穿刺针，金属导丝，导管，皮肤扩张导管，纱布垫，11号小刀片，5 ml和10 ml注射器，3-0号或4-0号不吸收缝线等。成人用静脉导管一般要求20 cm的法氏7号留置管，如用作透析或快速输液，应选择更大孔径的导管。图5-12-1是不同类型导管和扩张器（自上而下分别为单腔导管、双腔导管、三腔导管和扩张器）。

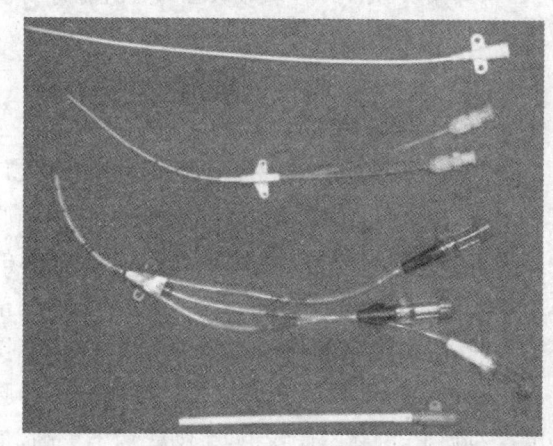

图5-12-1　不同类型导管
自上而下分别是单腔、双腔、三腔导管和扩张器

五、穿刺定位及方法

（一）颈内静脉穿刺置管

病人仰卧Trendelenburg位（特伦德伦伯位或垂头仰卧位），将床头下倾10°～15°角，头转向穿刺对侧。一般取右侧颈内静脉，因为它与上腔静脉几乎成一直线，有气管插管的病人更多选用锁骨下或股静脉置管。颈内静脉穿刺分为前、中、后路三种进针法，三种进针方法详见表5-12-2。图5-12-2为颈内静脉穿刺前、后路进针法。以下简要介绍中路进针法：穿刺点定位于锁骨、胸锁乳突骨胸骨头和锁骨头形成的三角形尖端，由于颈颈静脉位于颈动脉外侧，即穿刺时应在颈动脉搏动外侧进针，颈静脉一般在皮下约0.5 cm，但个体肥胖程度不同而有差异。用1%～2%的利多卡因溶液1～2 ml，作皮肤及皮下浸润麻醉。穿刺进针点位于颈动脉搏动外侧的三角区顶点处，针尖朝向同侧乳头方向，针柄与皮肤成45°～60°角进针（图5-12-3），边进针边抽吸，见暗红色细血流进入注向器表示穿刺进入颈内静脉，可再进针少许（约1～2 mm）以确保针尖斜面完全进入血管内，然后按下述的"导管插入过程"置入静脉导管。置管完成后，应拍摄胸部平片，确定导管位置及有无并发症。

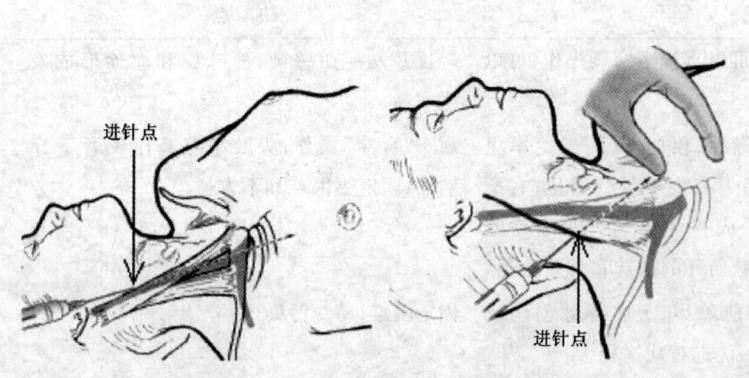

图5-12-2　颈内静脉穿刺前、后路进针法

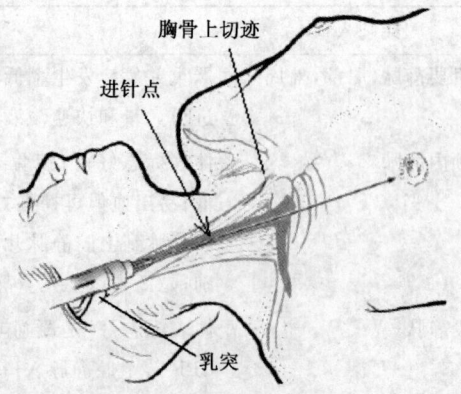

图5-12-3　颈内静脉穿刺
中路进针法：头转向对侧，进针点为胸锁乳突肌胸骨头与锁骨头分叉处，针尖指向同侧乳头

表 5-12-2　颈内静脉前、中、后路穿刺方法比较

	中路进针法	前路进针法	后路进针法
进针点标志	胸锁乳突肌胸骨头、锁骨头与锁骨所成的三角形尖部	胸锁乳突肌前缘与甲状软骨上缘的水平线交界处	胸锁乳突肌后缘、锁骨和同侧乳突连线下 1/3 交界处
针柄与皮肤角度	儿童 30°，成人 45°～60°	儿童 30°，成人 45°	30°～45°，沿胸锁乳突肌内侧边向下
针尖方向	同侧乳头	同侧乳头	胸骨上切迹
成人颈内静脉深度	≤3 cm	≤3 cm	≤5 cm

（二）锁骨下静脉穿刺置管

病人仰卧置于 Trendelenburg 位，头转向穿刺对侧。在病人肩胛骨下置一毛巾或纱垫，以突出胸锁关节。用利多卡因溶液作皮肤及皮下浸润麻醉。按进针点在锁骨上或下分为锁骨上进针法和锁骨下进针法。

（1）锁骨下进针法：多数医生（或经培训的护士）习惯锁骨下进针法。进针点位于锁骨下 1 cm，锁骨 1/3 与外 1/3 交界处，针尖朝向内上方，胸骨上切迹上方，穿刺针与皮肤成 15°～20°角进针，边进针边抽吸，见有暗红色血流进入注射器，表示已穿刺进入锁骨下静脉，可再进针少许（约 1～2 mm）以确保针尖斜面完全进入血管内，一般进针 3～4 cm 即可（图 5-12-4AC）。然后按下述的"导管插入过程"置入静脉留置针。置管完成后应报胸部正

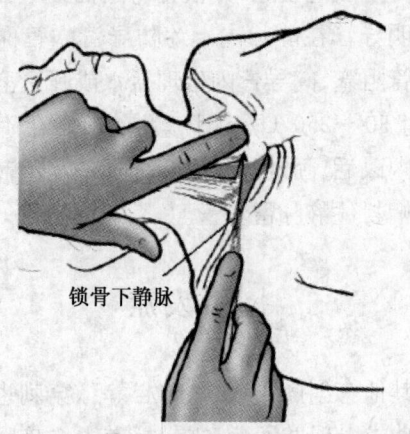

A. 锁骨下进针法（头转向对侧，进针点位于锁骨下 1cm，锁骨 1/3 与外 1/3 交界处，针尖朝向内上方，直指胸骨上切迹上方，穿刺针与皮肤成 15°～20°角进针）

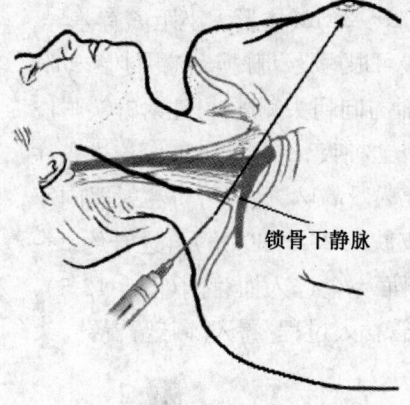

B. 锁骨上进针法（头转向对侧，于胸锁乳突肌外侧 1cm、锁骨上方 1cm 进针，针尖指向对侧乳头方向，穿刺针与皮肤约 45°角）

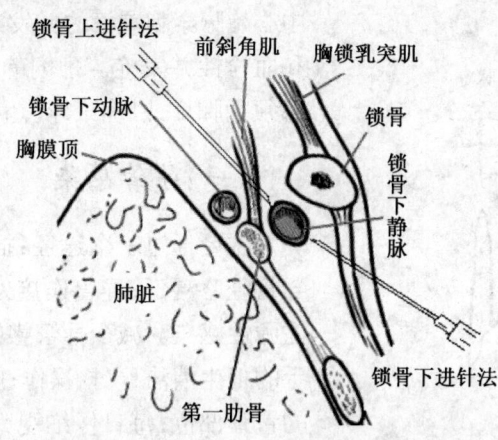

C. 锁骨上、下进针法解剖结构示意图（锁骨下静脉位于锁骨后上方，锁骨下动脉的前下方）

图 5-12-4　锁骨下静脉穿刺示意图

位片了解导管位置及有无并发症。

(2) 锁骨上进针法：进针点位于胸锁乳突肌外侧 1 cm，锁骨上方 1 cm，针尖指向胸骨颈静脉切点后方，朝对侧乳头方向，穿刺针与皮肤约 45°角，边进针边抽吸，见有暗红色细血流进入注射器表明已穿刺进入锁骨下静脉，此时可再进针少许（约 1～2 mm），以确保针尖斜面完全进入血管内，一般进针 2～3 cm 即可（图 5-12-4BC）。然后按下述的"导管插入过程"置入静脉留置导管。置管完成后应报胸部正位片了解导管位置及有无并发症。

（三）股静脉穿刺置管

病人仰卧位，穿刺侧大腿轻度外展。在腹股沟下方触摸确定搏动的股动脉，股静脉紧邻股动脉内侧。用 1%～2% 的利多卡因溶液做皮肤及皮下浸润麻醉。穿刺点位于腹股沟中点下方约 2～4 cm，股动脉搏动中点内侧约 1～2 cm（体形大小距离有差异，可 0.5～1 cm，一般可根据股动脉搏动范围判断动脉直径）。沿大腿长轴方向朝头侧进针，注射针头与皮肤成 45°角，边进针边抽吸，有暗红色细血流进入注射器表示针尖已穿入股静脉，此时可将注射器向下压约 20°角（即与皮肤成 25°～30°角）再进针约 2～3 mm，确保针尖斜面完全进入血管内（图 5-12-5），然后按下述的"导管插入过程"置入静脉留置针。

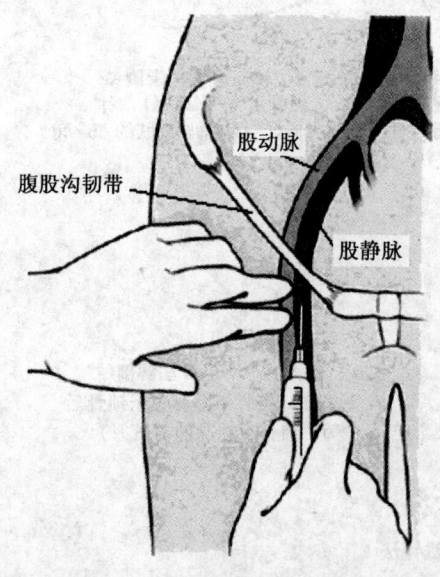

图 5-12-5　股静脉穿刺示意图

六、导管插入过程

穿刺针进入血管后，按图 5-12-6 中的 A～H 图示进行：向血管内成功插入穿刺针后（A）；将引导丝沿穿刺针插入静脉，插入导丝应毫无阻力，导丝远端必须超出穿刺针的针尖（B）；导丝到位后，缓慢退出穿刺针，退针时应固定导丝，不要让导丝退出（C）；退出穿刺针后，可用小刀在穿刺针眼处沿导丝作 1～2 mm 的皮肤小切口（注意不要切断导丝），利于导管穿过即可（也有人认为无需作切口）（D）；而后沿导丝插入带引导鞘的扩张器，扩开皮肤及皮下组织和血管入口（E）；成功后，退出扩张器，插入静脉留置管（F）；静脉留置管到位后，缓缓拔出导丝（G）。导丝拔出后，用注射器抽吸将连接处的少量气泡吸除，并很容易回抽到暗红色静脉血即证明导管在静脉内。为防导管内管血液凝固发生导管阻塞，向导管内生理盐水或肝素溶液少许（一般用 50～250 U/ml 肝素溶液）。在确定导管在静脉内以后，固定静脉导管，连接输液管输液，或用肝素帽封住静脉留置管。

七、并发症

与其他有创操作一样，中心静脉穿刺也时有穿刺不成功或出现并发症，文献报道中心静脉穿刺总失败率约 10%～20%，并发症发生率 5%～10%，其中约 4% 发生错位，应慎重选择相应操作，切勿滥用。中心静脉穿刺置管的并发症一般有感染性、机械性和血栓性并发症。颈内静脉或锁骨下静脉穿刺后必须拍胸片，以确认导管位置和有无并发症。

（一）导管感染

主要通过三个途径：插入部位感染，并沿插入导管径路蔓延；导管连接处感染并向导管内蔓延；血源性感染。减少导管感染可采用 5 步法：操作者手的卫生清洁；严格操作；皮肤严格消毒；选择理想的置管部位；每日仔细观察导管及附属必需物品，无使用必要时，及时拔除导管。

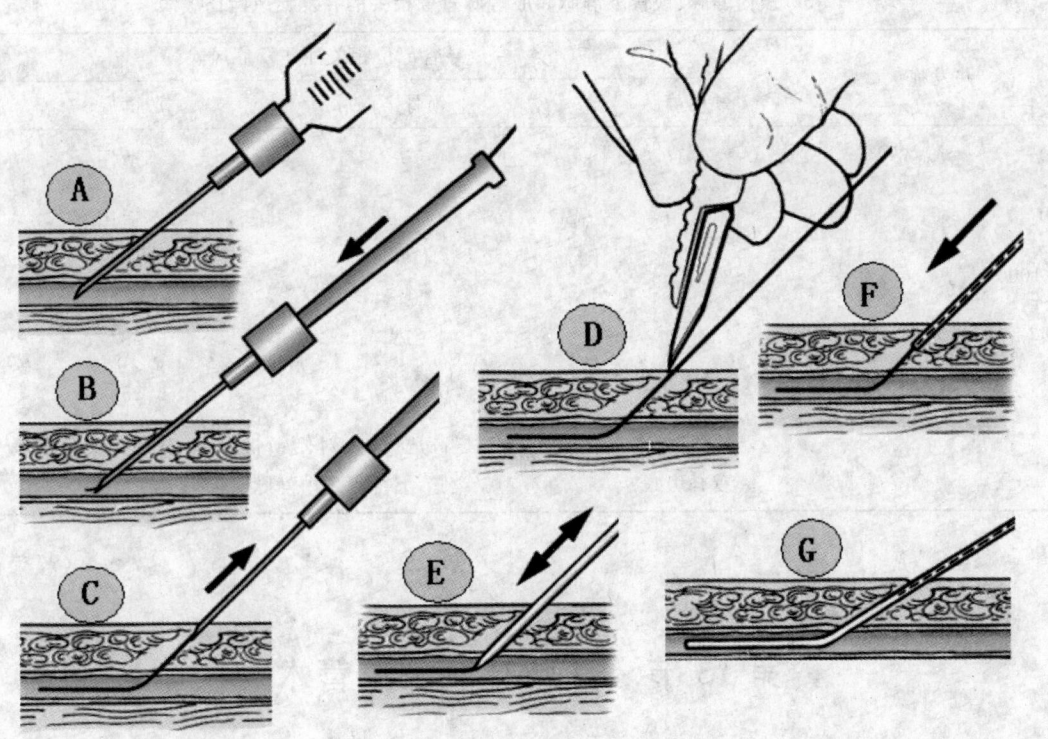

图 5-12-6 中心静脉穿刺示意图

A. 血管穿刺成功；B. 沿穿刺针插入导丝；C. 固定导丝，退出穿刺针；D. 在导丝入口处作一直径 1~2 mm 皮肤小切口；E. 沿导丝插入扩张器；F. 退出扩张器，沿导丝插入静脉留置导管；G. 退出导丝，固定静脉留置导管

(二) 机械并发症

主要有动脉损、血肿形成、气胸、血胸、心律失常、导管位置不当。股静脉与锁骨下静脉置管并发症相当。如刺破动脉，应更换穿刺部位，不宜再在同一部位进行穿刺。超声引导穿刺有利于降低穿刺并发症，但受条件限制，不少医院尚难以做到。左锁骨下静脉穿刺时，气胸的发生率可能更高，因为左侧胸膜顶位置较右侧略高。穿刺后注意病人有无呼吸困难、有无皮下气肿、气管有无移位、两侧呼吸音是否对称等方法了解有无气胸，通常穿刺后应拍摄胸部后前位片。如患者在置管前已有气胸，一般选择气胸同侧进行穿刺置管，以免在对侧穿刺引起双侧气胸。如导丝插入过深进入心室，可能诱发早搏或心动过速等并发症，此时可适当退出几厘米。导管刺入动脉是最严重的并发症，此时常可见到导管内搏动性鲜红色血液回流，颈内动脉刺破可能导致颈部血肿压迫气管，应仔细观察，必要时做气管插管。

(三) 血栓性并发症

静脉导管增加静脉血栓形成的风险，易并发血栓栓塞。血栓形成最早可发生于穿刺置管后的第一天，通常锁骨下静脉血栓形成的风险最低。尽快拔除导管是降低血栓形成风险的最有效方法。

颈内静脉、锁骨下静脉和股静脉置管各种并发症发生风险对比见表 5-12-3。

表 5-12-3 颈内静脉、锁骨下静脉和股静脉置管相关的并发症风险比较表

并发症	导管部位相关性并发症风险		
	颈内静脉	锁骨下静脉	股静脉
气胸(%)	<0.1~0.2	1.5~3.1	不适用
血胸(%)	不适用	0.4~0.6	不适用
感染(每1000导管·天发生率)	8.6	4	15.3
血栓形成(每1000导管·天发生率)	1.2~3	0~13	8~34
动脉刺破(%)	3	0.5	6.25
错位	低危(进入下腔静脉/通过右心房)	高危(进入对侧锁骨下静脉/上行入颈内静脉)	低危(腰部静脉丛)

(赖荣德)

第13节 动脉穿刺及置管术

动脉穿刺及置管是危重病人抢救治疗的重要途径之一,及时的动脉穿刺将为标本采集、有创血压监测和临床治疗提供重要帮助。

一、适应证

危重病或大手术后,血流动力学不稳定且需要使用正性肌力或缩血管药者行有创血压监测;动脉血标本采集用于血气分析如监测 PaO_2、pH、PCO_2、HCO_3^- 等;其他可用于经动脉给药等。

二、禁忌证

有出血或凝血功能障碍者、拟穿刺部位感染者不宜行动脉穿刺。穿刺和(或)置管后不影响远端血供是基本原则,避免在侧支循环差动脉进行穿刺,如有雷诺现象的供血动脉、血栓性脉管炎或终动脉。严重动脉疾病,如脉搏微弱或局部可听到血管杂音或曾行血管手术的动脉也是穿刺或置管的禁忌。如需反复抽取动脉血者,一般适宜放置动脉导管。

艾伦试验(Allen's test)有助于判断侧循环状况。图 5-13-1 为掌部动脉血供示意图。试验方法是:①触摸腕部桡动脉和尺动脉搏动情况;②嘱病人

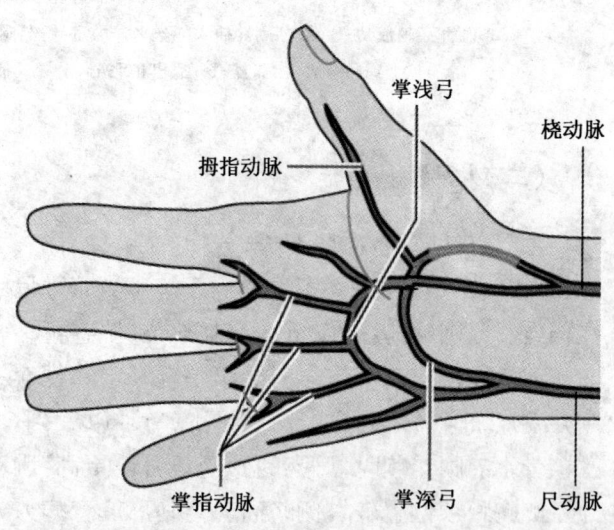

图 5-13-1 掌部动脉血供示意图

反复紧握拳头并压迫两动脉(桡和尺动脉);③松开拳头后观察手掌有无苍白;④放开尺动脉,观察手掌变白的恢复时间,5~10 s 内恢复者属正常。如恢复时间延长,提示尺动脉侧支循环差,此时做桡动脉穿刺便应慎重考虑,但艾伦试验并非完全可靠,其有效性仍存争议,具体操作应结合病人实际情况。

三、操作方法

1. 穿刺前准备

5 ml 注射器或专用动脉穿刺包(包括套管针)、肝素溶液或肝素帽,1%~2%利多卡因溶液,纱布垫,麻醉用注射器,无菌棉球、纱布和洞巾等。穿刺前,抽吸肝素溶液润滑注射器管壁及针栓(可用肝素注射液原液或 50~250 U/ml 的稀释液),应充分暴露穿刺部位,在拟穿刺处作广泛皮肤消毒,铺无菌洞巾(单次性抽血可不铺巾,但消毒区直径应≥5 cm,用利多卡因局部麻醉(昏迷病人或肢体水肿不一定麻醉)。

2. 桡动脉穿刺抽血

术者立于穿刺侧,戴无菌手套或用碘酊、乙醇消毒拇、食指,以消毒手指固定桡动脉,另一手持注射器,在两指间与动脉走向呈 30°~45°角缓慢刺入,如见鲜血进入注射器(玻璃注射器的针栓会自动弹出,无需抽吸),即表示已刺入动脉,略进针少许后,获取足够动脉血后拔针。注意拔针的同时,应用无菌棉球压迫针眼至少 5 min,如有凝血功能障碍或已使用肝素者,应压迫 10~15 min 或更长时间,否则会致局部出血和血肿。

3. 桡动脉穿刺置管

戴无菌手套、局部消毒、铺巾、麻醉后,用手指固定欲穿刺的桡动脉,另一手持套管针,在两指间与动脉走向呈 30°~45°角缓慢刺入,如见搏动性鲜血进入针与套管间隙,即表示已刺入动脉,略进针少许后,持针的那只手固定位置针头不动,另一手将套管推入动脉血管内,确定位置后,缓慢拔出针头,在针头完全拔出前可见动脉血随针头充盈套管,拔针后立即压迫套管,并向套管内注入生理盐水或肝素生理盐水溶液 1~2 ml,而后用肝素帽封住套管口,固定套管,以无菌棉球或纱布擦净套管周围血迹,再用消毒棉球消毒针眼及周围,以保护薄膜覆盖穿刺套管入口处。注意,如穿刺时套血内未见动脉血搏动性冲入套管,应怀疑穿刺针是否在动脉内。

4. 肱动脉穿刺

肱动脉较桡动脉粗,因此穿刺成功率更高,由于无侧支循环,肱动脉一般仅用作单次性抽取血气分析,较少用于动脉置管。如用于动脉置管,应密切监测桡动脉搏动情况,必要时可行多普勒超声检查,一旦发现桡动脉搏动减弱或有栓塞证据者,应立即拔除导管。穿刺部位选择肘窝部搏动最明显处或肘窝略下方处,如已行置管,置管后前臂应处于伸展状态。

5. 股动脉穿刺

股动脉穿刺置管是继桡动脉置管的第二选择,由于股动脉粗大,较其他部位动脉更易触及,穿刺更容易。方法与桡动脉穿刺相似,置管时应在腹股沟韧带下方约 3~5 cm 处进针,以避免或减少穿刺针过度而引起腹膜后血肿或肠穿孔的风险。穿刺时,针柄与皮肤成 45°角进针,穿刺成功后,针柄可适当向下压至与皮肤成 25°~30°角,以方便引导丝插入,但单纯抽动脉血,一般选择垂直进针。股动脉穿刺置管成功率高,但有动脉硬化或置管史者也易导致穿刺失败。

四、并发症

局部血肿形成是最常见的并发症,通过充分压迫可预防。穿刺部位感染是另一重要并发症,股动脉穿刺由于靠近会阴更易感染,但严重感染者少见。穿刺可能诱导血管痉挛,可能会导致远端缺血或血栓形成,一般是暂时性缺血,多数不会产生严重后遗症,少数情况时需拔针另找其他部位置管。静脉或神经损伤也是潜在并发症,特别是股动脉穿刺,因为股动脉与股静脉紧靠,易受损伤,反复穿刺者更易出现,也可能损伤动脉旁边的神经。

(赖荣德)

第 14 节　除颤、经皮起搏与复律

一、电除颤术

早期除颤对心脏骤停(SCA)的存活率是极为重要的,主要原因包括:目击 SCA 最常见的起始心律是室颤(VF);VF 的治疗是除颤;颤动持续时间越短,除颤成功可能性越大;VF 可能在几分钟内恶化为心脏停搏。

研究表明,除颤开始时间和目击者开始心肺复苏(CPR)早晚与 SCA 存活率相关。自 VF 的 SCA 病人倒下到除颤,每延迟 1min,如果不作 CPR,病人存活率下降 7%～10%。如果有目击者做 CPR,自病人倒下到除颤时间每延后 1 min,存活率下降 3%～4%。目击者立即 CPR 并最快除颤,存活率可提高 2～3 倍。

目击者立即 CPR,可能会让许多经抢救存活的成年 VF 病人不遗留神经功能障碍,尤其是在 SCA 发生 5 min 内进行除颤者更佳。CPR 能延长 VF 持续时间(即延长除颤时间窗),并为心脏和脑提供少量携带氧和养分的血流。单独行基础 CPR,似乎不能消除 VF 并恢复灌注心律。

除颤适用证:适用于无脉室性心动过速和心室颤动(VF)的抢救治疗。

能量水平:现代除颤器根据波形分为 2 类:单相波和双相波。如今市售的几乎所有自动体外除颤仪(AED)和手动除颤器均为双相波除颤器,但医院内已有的除颤仪可能仍有单项波除颤仪,一般机器有标明。能量水平因不同型号的装置不一。单项波每次均用 360 J。双相尖波为 150～200 J,双相线性波为 120～200 J,如记不清楚能量水平,可按 200 J 开始除颤。如行第 2 次或更多次除颤,单相波能量不变(360 J),双相波可按第 1 次能量进行,或根据经验适当提高除颤能量;如首次除颤有效,进行第 2 次或更多次除颤时,能量水平与有效的那次一样。儿童(1～8 岁)手动除颤时,无论单相波还是双相波,首次能量为 2 J/kg,以后按 4 J/kg 进行除颤。1 岁以下的婴儿是否除颤,尚有争议。

电极位置:一个电极放在右上胸即右锁骨中线第二肋间,另一个电极放在左心尖部;或一个电极放在心尖区,另一个电极放在背部对应的区域。假如患者已有永久起搏器或 ICD,需要进行电复律或除颤,至少将除颤电极远离起搏器或 ICD 约 1 英吋(2.5 cm),勿将电极放于这些装置上或靠近它们,因为除颤可能引起其功能障碍。如 ICD 正在除颤(见病人肌肉在收缩),应等待 30～60 s 后再考虑体外除颤,以利 ICD 完成其除颤周期;也不要将电极板直接放在经皮药物贴片上(如硝酸甘油、烟碱、止痛剂、激素替代、抗高血压药等贴片),因为这些贴片会阻止电极板放电能量传到心脏,或可能引起烧伤。放电极板前先揭去这些贴片,并擦洗此处。如果病人是躺在水中或胸部有很多水或大汗,贴电极和除颤前应将病人移出水,并快速擦干水或汗。AED 可在病人躺在雪或冰上时使用。除脱去衣服外,大多数病人胸壁不需要特殊处理,但如果病人胸毛很多,应剪去部分胸毛,以利电极板黏贴上。

除颤电极要求:成人除颤,手提电极板和自带胶电极贴直径 8～12 cm 有效,但直径 12 cm 的电极板除颤成功率高于 8 cm 的电极板。小电极(4.3 cm)可能有害,并会引起心脏坏死。儿童宜用小电极板或儿童专用除颤电极板或电极贴。另外,除颤时,两个电极不要相互接触。

除颤次数:以前要求连续进行 3 次除颤,2005 年新的心肺复苏指南要求进行 1 次除颤,如论除颤是否有效,除颤后立即进行 CPR 1 个周期(约 2 min),而后再决定是否进行第 2 次除颤,换言之,不做连续除颤,两次除颤之间至少应进行 1 个周期约 2 min 的 CPR。

除颤成功判定:除颤是电流通过病人胸壁到达

心脏,使心肌细胞除极,从而终止VF。除颤器的能量是以终止VF的最低有效能量设置的。因为除颤是发生在放电后300～500 ms内产生的电生理事件。除颤(放电成功)通常定义为放电后终止VF至少5 s。除颤后VF常反复发作,但这种发作不应归为除颤失败。放电成功(shock success),通常用专用名词除颤(defibrillation)表示,不应与复苏结果如恢复再灌注心律、存活入院或存活出院相混淆。

1. 自动体外除颤仪除颤

自动体外除颤仪(automatic external defibrillator, AED)是一种小巧、轻便的计算机心律自动分析和评估装置,医务人员和普通群众均可操作,对心室颤动(VF)或室性心动过速(VT)的心脏骤停(sudden cardiac arrest, SCA)患者可自动放电进行除颤,促使其恢复正常心律。

操作步骤如下:

确认病人心跳停止,无脉搏或呼吸,立即开始心肺复苏术(CPR),如可能,应快速取来AED并放置于病人身旁。然后按下列3步法进行操作。

(1) 开启AED,开机后会发出声音或有显示屏提示。

(2) 揭开胶质电极板并连接AED导线,分别将两个电极贴在病人心前区和右上胸(锁骨中线第二肋间),AED会自动分析病人心律,如有可除颤心律(室颤),AED会发出警报声或语音提示,此时相关人员不要接触病人,停止CPR。

(3) 按压除颤按钮,AED即自动放电除颤。除颤1次后应立即开始CPR 5个周期(30次胸外按压和2次人工呼吸为一个周期),约2 min,而后再评估是否进行第二次除颤。

目前AED半自动和全自动两种,半自动AED,"开机-分析-除颤"3步需人员操作,大多数AED面板上标有"1"、"2"、"3"三个按钮,开机后根据除颤仪的提示,按顺序操作便可;全自动AED仅需一步操作,即开机后会自动检测心律,如有可除颤心律,会自动放电除颤。除颤能量可按AED默认能量水平即可,如专业人员操作,可根据需要进行能量调节。

2. 手动除颤

手动除颤仪用于心脏骤停病人恢复正常心律,首先应确认病人的心律为VF或无脉VT,而后进行除颤。

操作步骤如下:

病人心脏骤停,如无脉搏或呼吸停止,立即开始CPR。

取来手动除颤仪,将电极线与除颤电极贴连接好(如为电极板,应在电极板上均匀涂上除颤专用导电糊)。

开启除颤仪,确认病人的心律为VF或无脉VT后,将除颤仪由"监护"状态转为"除颤"状态。

调节所需除颤能量水平(单向波除颤能量为360 J,双相波除颤(120～200 J,或200 J开始),按"充电(charge)"。1～8岁儿童首次为2 J/kg,以后4 J/kg。

充电后,嘱所有人员不要接触病人(包括CPR操作者),将两个涂有导电膏的电极板(分别在右锁中线第二肋间和左心尖区)与病人皮肤紧贴,按"除颤或放电(discharge)"。

除颤1次后立即开始CPR一个周期(30次胸外按压和2次人工呼吸,约2 min),而后再评估是否进行第二次除颤。

二、同步直流电复律

同步复律是放电时间正好与QRS波群的R波同步,这样可避免放电时间落在心脏周期的相对不应期内,否则易诱发室颤。同步复律的能量低于非同步除颤能量水平,换言之,非同步的除颤能量水平应高于同步的复律能量水平,因为低能量非同步除颤易诱发室颤。

1. 适应证

适用于各种血流动力学不稳定性心动过速,并有可灌注心律,但灌注很差,可出现意识丧失、眩晕、进行性胸痛或心绞痛、心力衰竭、低血压或休克等,一般用于折返引起的不稳定型室上性心动过速,如快速心室率的心房颤动或扑动、阵发性室上性心动过速、单形性室速等。对结性心动过速,或异位或多源性房性心动过速无效,因为这些心律有自动节律点。

2. 禁忌证

洋地黄中毒、病态窦房结综合征、严重房室传导阻滞、低钾血症者禁忌同步电复律。同步电复律也不用于 VF、无脉 VT 或不稳定性多形性 VT（这类心律要求非同步除颤）。对不稳定病人心动过速病人，无法快速分辨是单形性或多形性 VT 时，不要耽误时间去分析详细心律，应赶紧进行能量较高的非同步除颤（即除颤能量）。

3. 能量水平

房颤单项波复律能量 100～200 J，房扑和其他室上性心动过速可从 50 J 开始，如复律不成功，可每次增加 50 J。单形性 VT（形态和节律规则）并有脉搏用单相波转律（同步）起始能量为 100 J，如果第一次放电无效，逐渐增加能量（如 100 J、200 J、300 J、360 J）。

4. 复律操作

(1) 准备：给患者吸氧，平卧于绝缘的床上或地上，进行心电、呼吸、血压监护，注意病人神志变化，开通静脉通路，备好复苏抢救准备如气管插管等器械。

(2) 镇静：意识清醒的病人给予充分解释，并可予适当镇静，如地西泮 5 mg 或咪达坐仑 2.5～5 mg，缓慢静脉注射（约 2 mg/min）。镇静程度判断的简易方法是：在静脉推注镇静药时，嘱患者数"1、2、3、4……"，患者数数停止即可停药；或给药时让病人持续握住医生的手，推药过程中，其手慢慢会松开，待其于无力握住医生的手时，停止推药。

(3) 复律：将除颤器调至同步（synchronized）模式，调节所需能量水平，电极板涂以导电胶，两电极板分别置于患者右锁骨中线第二肋间及心尖部，紧贴皮肤。然后充电，充电完毕后，嘱所有人员不接触病人或病床后放电。观察并记录心电图（不少机器会自动记录）。如无效，可重复电转复，每次能量可增加 50 J。

注意：如病人有植入式起搏器，复律时电极板应远离起搏器。

三、经皮临时起搏

经皮临时起搏对急性缓慢性心律失常有确定性作用，主要用于心动过缓和心脏刺激性操作。根据专业特点，本节介绍经皮起搏。

1. 适应证

(1) 急性心肌梗死（AMI）：症状性窦房结功能障碍药物治疗无效者、AMI 伴 Mobitz Ⅱ 型 Ⅱ 度房室传导阻滞（AVB）、前壁心梗伴 Ⅲ 度 AVB、新发的双束支阻滞、交替性束支传导阻滞、交替性 Wenckebach 阻滞、新发束支阻滞伴前壁心梗、束支阻滞伴前壁或定位不确定的心梗、药物难控性房室传导阻滞半有心动过缓及症状者（不管梗死部位）。

(2) 无急性心肌梗死：药物治疗呈顽固性心动过缓伴窦房结功能不全或 Ⅱ 度或 Ⅲ 度 AVB；Ⅲ 度 AVB 伴宽 QRS 逸搏或心室率＜50 次/min。

(3) 预防性起搏：左束支传导阻滞病人行 Swan-Ganz 导管或心内膜活检；病态窦房结综合征病人进行复律者；急性心内膜炎（特别是主动脉瓣心内膜炎）病人出现新发 AVB 或束支传导阻滞；双束支阻滞和晕厥史病人围手术期；拟给予可能加重心动过缓的药物治疗。

(4) 快速型心律紊乱治疗：终止复发性室性或室上性心动过速；抑制心动过缓-心动过速综合征（包括尖端扭转型室速）。

2. 经皮起搏器

操作快速、安全。主要是贴在皮肤的两个电极间产生电流，经心脏导致心肌除极。电极直径 8 cm（非金属），含有高气体阻力的导电膏。经皮起搏发生器常与体外除颤器整合在一个机器上，起搏器可在 20～40 ms 内耐受 200 mA 的电流。

3. 电极位置

与除颤相仿。一个电极必须放在心前区或心电图的 V_3 导联位置，此电极应连接阴极端。另一个电极放在左或右侧肩胛骨下方或右锁骨中线第 2 肋下方。

4. 起搏频率

根据医生经验而异，一般开始时，起搏节律可稍高于病人基础心率(如高5次左右),待达到初始设定的心率后,再往上调起搏节律,循序渐进,直至目标心率(大多数病人在50次/min以上即可)。

5. 起搏电流

起搏电流宜从低水平开始。一般从10～15 mA开始,达到初始心率后再逐渐上调,每次可上调约5 mA。最终输出电流可在目标域电流或高于域电流5～10 mA水平,通常大多数成人所需的起搏电流为40～80 mA(临床上可能的起搏范围为20～140 mA),但因起搏器的敏感度不同而有所差异。

(赖荣德)

第15节 气管镜检查

气管镜检查(bronchoscopy)是一种有创操作,无论纤维或硬质支气管镜或电子支气管镜,均可在直视下行上或下呼吸道检查,对气道或肺部炎症、感染和肿瘤性疾病的诊断和治疗有重要作用。通过气管镜检查,还可获取组织标本(支气管刷检、钳夹活检和针吸),支气管肺泡灌洗(BAL),通过激光凝固或去除异常组织。气管镜检查是气道疾病诊断和治疗有效工具,广泛用于急危重症患者的气道管理,但常需训练有素的高年资执业医师操作。气管镜检查可经鼻、经口或经气管切开处进行,通常采用经鼻检查法。

一、适应证

气管镜检查至少包括以下适应证:

(1)胸片提示不明原因肺部病变,或需评估反复发作的肺炎、持续性肺膨胀不全或肺部浸润影;

(2)评估上气道明显的或机械性病变性质;

(3)评估咯血、持续不明原因咳嗽、呼吸困难、局限性哮鸣音或喘鸣;

(4)痰细胞学检查可疑或阳性者;

(5)获取下呼吸道分泌物、灌洗细胞、细胞学或组织学活检标本,以及微生物评估;

(6)确定吸入性中毒或误吸的损伤程度和范围;

(7)评估气管内导管或气管切开导管相关性问题,如气管损伤、气道阻塞或导管移位;

(8)用于困难气管插管或辅助经皮气管切开;

(9)评估和处理疑似为气道分泌物或黏液栓所致的肺叶或段性膨胀不全;

(10)通过钳夹、网兜或激光去除气管内异常组织或异物;

(11)气道取异物;

(12)呼吸机相关性肺炎的支气管肺泡灌洗治疗;

(13)主支气管的选择性气管插管;

(14)气管内支架放置或评估支架功能;

(15)气管、支气管狭窄的球囊扩张。

二、禁忌证

气管镜检查禁忌证包括相对和绝对禁忌:

(1)绝对禁忌证:除非紧急情况,未经病人或其家属代表同意者不应行气管镜检查;无操作经验者、无监护或抢救设备者,禁止作气管镜检查;操作者无心肺复苏、气胸或出血等抢救处理能力者禁忌检查;患者无法维持充分氧合的也不应行气管镜检查。

(2)有下列异常者,气管镜检查并发症发生率很高,此类病人通常为绝对禁忌,除非气管镜检查的获益超过其所带来的风险:活动性大咯血、凝血功能障碍或出血素质未能纠正者;严重顽固性低氧血症者;血流动力学不稳定者(包括心律失常导致的血流动力学异常者)。

(3)相对禁忌证:成人纤维支气管镜检查的相

对禁忌证包括：不合作者；最近6周有心肌梗死或不稳定心绞痛发作者；气管部分阻塞者；中重度低氧血症或任何程度的高碳酸血症；尿毒症和肺动脉高压（可能在检查后发生严重出血）；肺脓肿（有引起脓液泛溢于气道的风险）；上腔静脉阻塞（可能引起出血和喉水肿）；虚弱无力、极度衰竭和营养不良者；需要激光治疗的异常、病变阻塞大气道进行活检或多次经肺活检；已知或疑似妊娠；哮喘者（行气管镜检查的安全性值得关注，但不完全排除此类操作）；最近有颅脑损伤有引起颅内压升高可能者；无法镇静者。

三、检查资源

1. 器械

(1) 气管镜：根据患者选择合适大小的气管镜，包括吸引起装置和活检钳；气管镜光源和视屏装置；细胞刷、活检钳、经支气管抽吸针、异物网兜；标本收集装置；注射针、生理盐水灌洗液和抽吸针；喉镜；不同型号的气管内导管；胸腔穿刺包；静脉通道装置；喉罩气道；各种连接装置（包括气管镜与呼吸管路的连接装置）；无菌纱布；必要的记录纸；水溶性润滑剂或胶。

(2) 监护装置：脉搏氧饱和度仪；心电监护仪；血压计等。

(3) 操作室内装置：氧源和吸氧装置；复苏用具；吸引系统；感染控制设备；气管镜保护装置；激光源（如需要）；通风设备。

(4) 消毒防污装置：蛋白酶类用于清洁和去除气管镜及相关设备上的血和蛋白类；高效消毒剂或灭菌剂：2%碱性戊二醛、环氧乙烷等。

2. 药物

(1) 表面麻醉剂：1%、2%、4%利多卡因，或14%苯佐卡因；

(2) 抗胆碱能药以减少分泌物和迷走神经兴奋性，如阿托品、格隆溴铵；

(3) 操作前30～40 min给予镇静剂，如可待因、咪达唑仑、吗啡等；

(4) 静脉镇静（操作开始前或检查过程中用），如咪达唑仑、异丙酚、地西泮、芬肽尼；

(5) 无菌生理盐水（用于灌洗或冲洗）；

(6) 缩血管药（用于止血），如1：10 000肾上腺素；

(7) 吸入型β激动剂，如沙丁胺醇、特布他林、奥西那林（间羟异丙肾上腺素）；

(8) 水溶性润滑剂或胶如利多卡因凝胶；

(9) 鼻缩血管药如伪麻黄碱；

(10) 黏液溶解剂或黏膜动力药，如10%或20%乙酰半胱氨酸、7.5%碳酸氢钠、重组DNA降解剂）；

(11) 心肺复苏所需的基本药物等。

3. 人员

气管镜检查者必须是有操作经验的医生和有丰富经验的护士。

四、操作（经鼻）

1. 进镜前准备

(1) 知情同意：检查前应告知患方有关检查的利弊，得到患者本人或直系亲属同意，做好解释工作，消除顾虑，取得患方充分合作。

(2) 评估：检查前应先评估鼻腔是否通畅，有无鼻中隔弯曲、鼻息肉等。

(3) 术前用药：气管镜检查前是否给予抗胆碱能药如阿托品，宜结合患者实际情况确定，不要求每一位患者均用药；同样是否给予镇静剂，也依情况而定，通常大多数患者不必使用镇静剂。

(4) 麻醉：1%～2%利多卡因溶液喷雾麻醉，分别向鼻腔和咽部喷雾麻药，也有人采用超声雾化吸入法对口咽至支气管进行麻醉，哪种效果更佳尚不确定，但雾化吸入者可能利多卡因的需要量更多，而咳嗽症状或病人舒适度并无明显改善；通常利多卡因总量不超过6～7 mg/kg，肝肾功能不全者总量不超过4～5 mg/kg。

(5) 体位：患者可采取仰卧位、坐位，一般取前者。

(6) 进镜部位：气管镜检查可经鼻、经口或经气管切开口进镜，通常采用经鼻进镜，已插管者可经气管插管进镜。

2. 操作步骤

(1)找到会厌:患者取仰卧位,从已麻醉侧鼻孔进镜,沿下鼻道缓缓进镜,边进镜边调节方向,进镜10 cm左右即到咽部,此时调整方向,寻找会厌,如有分泌物应及时吸除。

(2)确定声带:找到会厌后,沿会厌下方推进,即可见到声带。

(3)进入声门:调整气管镜方向,使镜端接近声门中央,待吸气或呼气时声带张开后迅速向声门插入,插入声门后,可能有咳嗽反射(麻醉充分者不一定有咳嗽),即可见到气管软骨环。

(4)确定隆凸:沿气管中央进镜可见到尖锐的隆凸,它是左右主支气管分叉的标志,隆凸左右两个侧的小孔分别为左、右主支气管开口。

(5)各叶段检查:根据隆凸确定左右主支气管后,根据解剖位置逐一检查各叶和段支气管。图5-15-1是气管-支气管结构模式图。进镜时应边进镜边吸引气道内分泌物(未见分泌物不必吸引,以免产生低氧血症),以利充分暴露视野。主要检查内容包括:声带有无结节和声带活动度,气管和支气管黏膜或结构是否正常,有无出血、肿块、结节、溃疡或异物,分泌分多少和性状,隆凸是否锐利,开口是否通畅,管腔是有无变窄等。原则是先检查健侧,后检查患侧(根据胸片或CT确定),如病变不明确者,可先检查右侧,后检查左侧,通常先视诊,后刷检或活检。

五、监 护

气管镜检查前、检查过程中和检查后助手应作必要的监护,直至病人平稳。检查时不用或尽量少用镇静剂;中重度镇静者更应密切监护。主要监测以下情况,直至恢复到镇静前状况:

(1)病人:意识水平;药物剂量、给药途径和用药时间;对操作的主观反应(如疼痛、不适或呼吸困难);血压、呼吸音、心率、心律和心功能变化情况;血氧饱和度、吸入氧浓度和呼气CO_2;机械通气患者应监护潮气量、吸气峰压、吸入气流和其他通气参数是否合适;灌洗液量(灌入量与回收量);监测和记录活检和灌洗部位;操作后24~48 h均应监测病人状况,门诊患者检查后出现发热、胸痛或不适、呼吸困难、喘息、咯血或其他新发情况时,应及时与气管镜检查者联系;气管镜活检后1 h应拍摄胸片,以排除气胸。

(2)设备:气管镜完好性(光纤或活检孔等);严格按要求行气管镜清洁、消毒等;活检钳、针、刷结构和功能完好。

(3)记录完整。

六、并发症

气管镜检查前或操作过程中的药物不良反应;低氧血症;高碳酸血症;支气管痉挛;低血压;喉痉挛、心动过缓或其他迷走介导性异常;机械并发症如鼻出血、气胸和咯血;气道阻力增高;死亡;医务人员或其他病人感染;标本或气管镜交叉污染;恶心、呕吐;发热和寒战;心律失常。

(赖荣德)

参 考 文 献

1 AARC Clinical Practice Guideline:Endotracheal suctioning of mechanically ventilated adults and children with artificial airways. Respiratory Care 1993,38:500~504
2 AARC Clinical Practice Guideline:nasotracheal suctioning-2004 revision & update,Respiratory Care,2004,49(9):1080~1084
3 Robert JR, Hedges J. Clinical procedures in emergency medicine,4th edition. WB Saunders,2004

4 Kabrhel C, Thomsen TW, Setnik GS, et al. Orotracheal intubation. N Engl J Med, 2007, 356(17):e15
5 Mahadevan SV, Garmel GM. An introduction to clinical emergency medicine. Cambridge University Press, 2005
6 Irwin RS, Rippe JM, Lisbon A, et al. Procedures, techniques and minimally invasive monitoring in intensive care medicine, 4th edition. Lippincott Williams & Wilkins, 2008
7 Reichman EF, Simon RR. Emergency medicine procedures. McGraw Hill's, 2004
8 Wratney AT, Cheifetz IM. AARC Clinical practice guideline: removal of the endotracheal tube—2007 revision & update. Respiratory Care, 2007, 52(1):81~93
9 Thosen TW, De La Pena J, Setnik GS. Thoracentesis. N Engl J Med, 2006, 355(15):e16
10 Laws D, Neville E, Duffy J. BTS guidelines for the insertion of a chest drain. Thorax, 2003, 58(suppl II):ii53~ii59
11 Thomsen TW, Shaffer RW, White B, et al. Paracentesis. N Engl J Med, 2006, 355(19):e21
12 Ellenby MS, Tegtmeyer K, Lai S, et al. Lumbar puncture. N Engl J Med, 2006, 355(13):e12
13 Thomsen TW, Shaffer RW, Setnik GS. Nasogastric intrbation. N Engl J Med, 2006, 354(17):e16
14 James DM. Field guide to urgent and ambulatory care procedures, 1st edition. Lippincott Williams a Wilkins publishers, 2001
15 2005 American Heart Association Guidelines for Cardiopulmonary Resuscitation and Emergency Cardiovascular Care. Circulation, 2005, 112:IV-1~IV-5
16 Thomsen TW, Setnik GS. Male urethral catheterization. N Engl J Med, 2006, 354(21):e22
17 Hamilton GC, Sanders AB, Strange GR, et al. Emergency medicine: an approach to clinical problem-solving, 2nd edition. WB Saunders Company, 2003
18 Reichman EF, Simon RR. EMERGENCY MEDICINE PROCEDURES. McGraw-Hill's company, 2004
19 Graham AS, Ozment C, Tegtmeyer K, et al. Central venous catheterization. N Engl J Med, 2007, 356(21):e21
20 Tegtmeyer K, Brady G, Lai S. Placement of an arterial line. N Engl J Med, 2006, 354(15):e13
21 Faller A, Schuenke M. The human body: an introduction to structure and function, Thieme, 2004
22 Jones SA. ECG notes: interpretation and management guide. F. A. Davis Company, 2005
23 Ellenbogen KA, Wood MA. Cardiac pacing and ICDs, 4th edition. Blackwell Publishing Inc., 2005
24 Clifton S. AARC clinical practice guideline: bronchoscopy assisting—2007 revision & update. Respiratory Care, 2007, 52(1):74~80

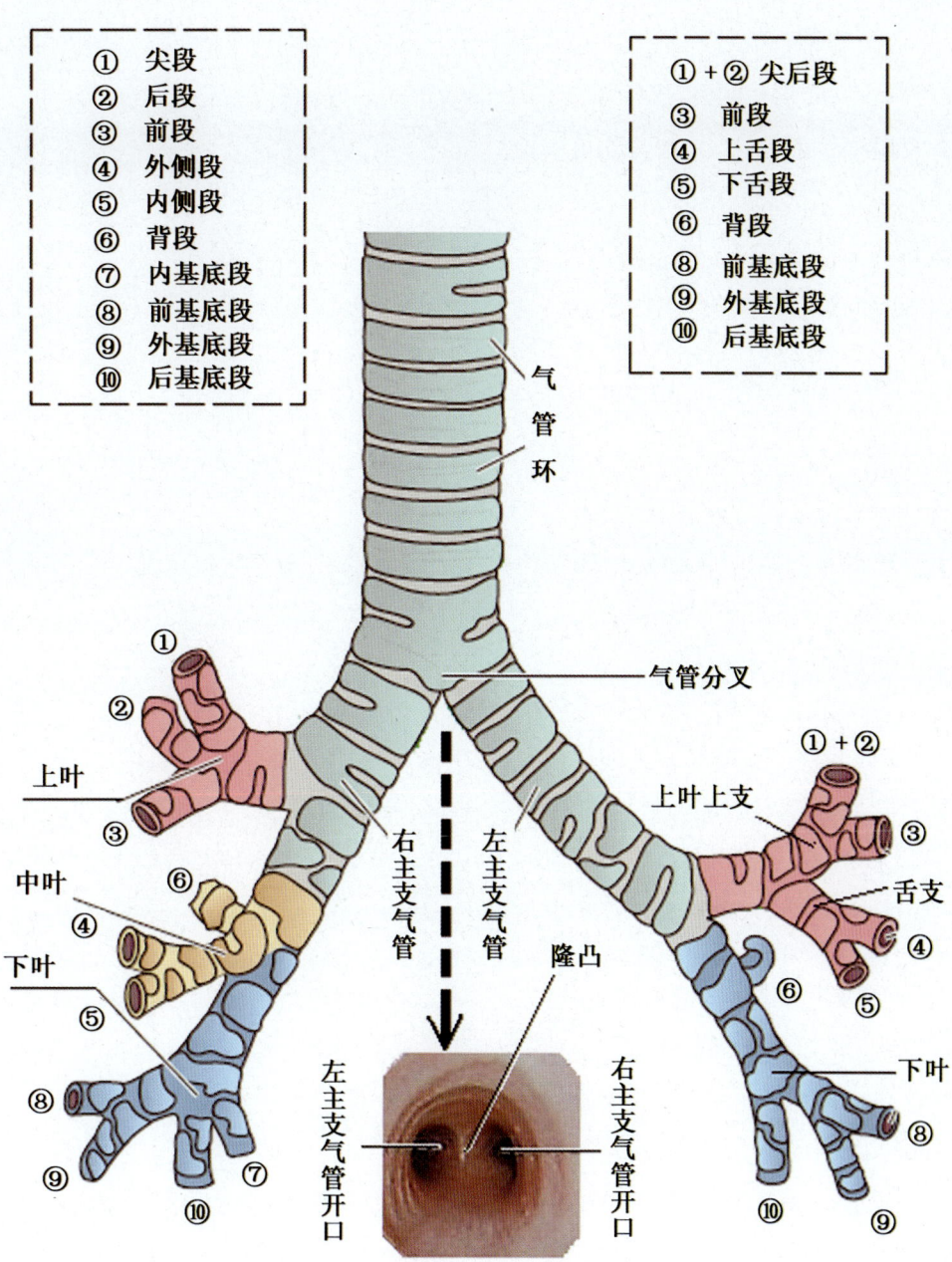

图 5-15-1

第6章

急诊和危重病常用药

第1节 抗 菌 药

抗菌药物是临床上使用最多的一大类药物,急诊和危重病患者使用抗菌药物更为普遍,也是选用最复杂、最困难和最混乱的一大类药物。事实上,我国也是细菌耐药率较高的国家之一。在选择抗菌药物时如能考虑以下6大问题,就会避免或明显减少抗菌药物的乱用或耐药性:①病人有没有感染?②感染部位在哪里以及最可能的致病菌是哪种或哪类?③抗菌药物能够到达感染部位吗?④拟选用的抗生素有何不良反应或可能的药物相互作用是什么?⑤老年人、婴儿、肾功能衰竭患者用法或用量需不需要调整以及怎么调整?⑥不同部位感染时抗生素的用量和疗程如何调整?

2004年卫生部颁布的《抗菌药物临床应用指导原则》,是我国最权威的抗菌药物使用规范性文献,本章内容节选自该文献,并结合"2005版药典·临床用药须知",对部分常用抗菌药物的用法用量进行增补后成稿(实际用法用量以说明书为准)。

一、抗菌药物治疗性应用的基本原则

1. 诊断为细菌性感染者,方有指征应用抗菌药物

据患者的症状、体征及血、尿常规等实验室检查结果,初步诊断为细菌性感染者以及经病原检查确诊为细菌性感染者方有指征应用抗菌药物;由真菌、结核分枝杆菌、非结核分枝杆菌、支原体、衣原体、螺旋体、立克次体及部分原虫等病原微生物所致的感染亦有指征应用抗菌药物。缺乏细菌及上述病原微生物感染的证据,诊断不能成立者,以及病毒性感染者,均无指征应用抗菌药物。

2. 尽早查明感染病原,根据病原种类及细菌药物敏感试验结果选用抗菌药物

抗菌药物品种的选用原则上应根据病原菌种类及病原菌对抗菌药物敏感或耐药,即细菌药物敏感试验(以下简称药敏)的结果而定。因此有条件的医疗机构,住院病人必须在开始抗菌治疗前,先留取相应标本,立即送细菌培养,以尽早明确病原

菌和药敏结果；门诊病人可以根据病情需要开展药敏工作。

危重患者在未获知病原菌及药敏结果前，可根据患者的发病情况、发病场所、原发病灶、基础疾病等推断最可能的病原菌，并结合当地细菌耐药状况先给予抗菌药物经验治疗，获知细菌培养及药敏结果后，对疗效不佳的患者调整给药方案。

3. 按照药物的抗菌作用特点及其体内过程特点选择用药

各种抗菌药物的药效学（抗菌谱和抗菌活性）和人体药代动力学（吸收、分布、代谢和排出过程）特点不同，因此各有不同的临床适应证。临床医师应根据各种抗菌药物的上述特点，按临床适应证（参见"各类抗菌药物适应证和注意事项"）正确选用抗菌药物。

4. 抗菌药物治疗方案应综合患者病情、病原菌种类及抗菌药物特点制订

根据病原菌、感染部位、感染严重程度和患者的生理、病理情况制订抗菌药物治疗方案，包括抗菌药物的选用品种、剂量、给药次数、给药途径、疗程及联合用药等。在制订治疗方案时应遵循下列原则。

(1) 品种选择：根据病原菌种类及药敏结果选用抗菌药物。

(2) 给药剂量：按各种抗菌药物的治疗剂量范围给药。治疗重症感染（如败血症、感染性心内膜炎等）和抗菌药物不易达到的部位的感染（如中枢神经系统感染等），抗菌药物剂量宜较大（治疗剂量范围高限）；而治疗单纯性下尿路感染时，由于多数药物尿药浓度远高于血药浓度，则可应用较小剂量（治疗剂量范围低限）。

(3) 给药途径

①轻症感染可接受口服给药者，应选用口服吸收完全的抗菌药物，不必采用静脉或肌内注射给药。重症感染、全身性感染患者初始治疗应予静脉给药，以确保药效；病情好转能口服时应及早转为口服给药。

②抗菌药物的局部应用宜尽量避免：皮肤黏膜局部应用抗菌药物后，很少被吸收，在感染部位不能达到有效浓度，反易引起过敏反应或导致耐药菌产生，因此治疗全身性感染或脏器感染时应避免局部应用抗菌药物。抗菌药物的局部应用只限于少数情况，例如全身给药后在感染部位难以达到治疗浓度时可加用局部给药作为辅助治疗。此情况见于治疗中枢神经系统感染时某些药物可同时鞘内给药，包裹性厚壁脓肿脓腔内注入抗菌药物以及眼科感染的局部用药等。某些皮肤表层及口腔、阴道等黏膜表面的感染可采用抗菌药物局部应用或外用，但应避免将主要供全身应用的品种作局部用药。局部用药宜采用刺激性小、不易吸收、不易导致耐药性和不易致过敏反应的杀菌剂，青霉素类、头孢菌素类等易产生过敏反应的药物不可局部应用。氨基糖苷类等耳毒性药不可局部滴耳。

(4) 给药次数：为保证药物在体内能最大地发挥药效，杀灭感染灶病原菌，应根据药代动力学和药效学相结合的原则给药。青霉素类、头孢菌素类和其他β内酰胺类、红霉素、克林霉素等消除半衰期短者，应一日多次给药。氟喹诺酮类、氨基糖苷类等可一日给药一次（重症感染者例外）。

(5) 疗程：抗菌药物疗程因感染不同而异，一般宜用至体温正常、症状消退后72～96 h，特殊情况，妥善处理。但是，败血症、感染性心内膜炎、化脓性脑膜炎、伤寒、布鲁菌病、骨髓炎、溶血性链球菌咽炎和扁桃体炎、深部真菌病、结核病等需较长的疗程方能彻底治愈，并防止复发。

(6) 抗菌药物联合应用指征：单一药物可有效治疗的感染，不需联合用药，仅在下列情况时有指征联合用药：①原菌尚未查明的严重感染，包括免疫缺陷者的严重感染。②单一抗菌药物不能控制的需氧菌及厌氧菌混合感染，2种或2种以上病原菌感染。③单一抗菌药物不能有效控制的感染性心内膜炎或败血症等重症感染。④需长程治疗，但病原菌易对某些抗菌药物产生耐药性的感染，如结核病、深部真菌病。⑤由于药物协同抗菌作用，联合用药时应将毒性大的抗菌药物剂量减少，如两性霉素B与氟胞嘧啶联合治疗隐球菌脑膜炎时，前者的剂量可适当减少，从而减少其毒性反应。联合用药时宜选用具有协同或相加抗菌作用的药物联合，如青霉素类、头孢菌素类等其他β内酰胺类与氨基糖苷类联合,两性霉素B与氟胞嘧啶联合。联合用药通常采用2种药物联合,3种及3种以上药物联合仅适用于个别情况,如结核病的治疗。此外必须注意联合用药后药物不良反应将增多。

二、抗菌药物预防性应用的基本原则

(一)内、儿科预防用药

(1)用于预防一种或两种特定病原菌入侵体内引起的感染,可能有效;如目的在于防止任何细菌入侵,则往往无效。

(2)预防在一段时间内发生的感染可能有效;长期预防用药,常不能达到目的。

(3)患者原发疾病可以治愈或缓解者,预防用药可能有效。原发疾病不能治愈或缓解者(如免疫缺陷者),预防用药应尽量不用或少用。对免疫缺陷患者,宜严密观察其病情,一旦出现感染征兆时,在送检有关标本作培养同时,首先给予经验治疗。

(4)通常不宜常规预防性应用抗菌药物的情况:普通感冒、麻疹、水痘等病毒性疾病,昏迷、休克、中毒、心力衰竭、肿瘤、应用肾上腺皮质激素等患者。

(二)外科手术预防用药

1. 目的

预防手术后切口感染,以及清洁-污染或污染手术后手术部位感染及术后可能发生的全身性感染。

2. 基本原则

根据手术野有否污染或污染可能,决定是否预防用抗菌药物。

(1)清洁手术:手术野为人体无菌部位,局部无炎症、无损伤,也不涉及呼吸道、消化道、泌尿生殖道等人体与外界相通的器官。手术野无污染,通常不需预防用抗菌药物,仅在下列情况时可考虑预防用药:①手术范围大、时间长、污染机会增加;②手术涉及重要脏器,一旦发生感染将造成严重后果者,如头颅手术、心脏手术、眼内手术等;③异物植入手术,如人工心瓣膜植入、永久性心脏起搏器放置、人工关节置换等;④高龄或免疫缺陷者等高危人群。

(2)清洁-污染手术:上、下呼吸道、上、下消化道、泌尿生殖道手术,或经以上器官的手术,如经口咽部大手术、经阴道子宫切除术、经直肠前列腺手术,以及开放性骨折或创伤手术。由于手术部位存在大量人体寄殖菌群,手术时可能污染手术野引致感染,故此类手术需预防用抗菌药物。

(3)污染手术:由于胃肠道、尿路、胆道体液大量溢出或开放性创伤未经扩创等已造成手术野严重污染的手术。此类手术需预防用抗菌药物。术前已存在细菌性感染的手术,如腹腔脏器穿孔腹膜炎、脓肿切除术、气性坏疽截肢术等,属抗菌药物治疗性应用,不属预防应用范畴。

(4)外科预防用抗菌药物的选择及给药方法:抗菌药物的选择视预防目的而定。为预防术后切口感染,应针对金黄色葡萄球菌(以下简称金葡菌)选用药物。预防手术部位感染或全身性感染,则需依据手术野污染或可能的污染菌种类选用,如结肠或直肠手术前应选用对大肠埃希菌和脆弱拟杆菌有效的抗菌药物。选用的抗菌药物必须是疗效肯定、安全、使用方便及价格相对较低的品种。

3. 给药方法

接受清洁手术者,在术前0.5~2 h内给药,或麻醉开始时给药,使手术切口暴露时局部组织中已达到足以杀灭手术过程中入侵切口细菌的药物浓度。如果手术时间超过3 h,或失血量大(>1 500 ml),可手术中给予第2剂。抗菌药物的有效覆盖时间应包括整个手术过程和手术结束后4 h,总的预防用药时间不超过24 h,个别情况可延长至48 h。手术时间较短(<2 h)的清洁手术,术前用药一次即可。接受清洁-污染手术者的手术时预防用药时间亦为24 h,必要时延长至48 h。污染手术可依据患者情况酌量延长。对手术前已形成感染者,抗菌药物使用时间应按治疗性应用而定。

三、抗菌药物在特殊病理、生理状况患者中应用的基本原则

(一)肾功能减退患者抗菌药物的应用(表 6-1-1)

表 6-1-1 肾功能减退感染患者抗菌药物的应用

肾功能减退时应用	抗菌药物
可按原治疗量或略减量使用	①红霉素或阿奇霉素等大环内酯类、利福平、克林霉素、多西环素;②氨苄西林、阿莫西林、哌拉西林、美洛西林、苯唑西林;③头孢哌酮、头孢曲松、头孢噻肟、头孢哌酮/舒巴坦;④氨苄西林/舒巴坦、阿莫西林/克拉维酸、替卡西林/克拉维酸、哌拉西林/他唑巴坦;⑤氯霉素、两性霉素B、异烟肼、甲硝唑、伊曲康唑
需减量使用	①青霉素、羧苄西林、阿洛西林、头孢唑啉、头孢噻吩、头孢氨苄、头孢拉定、头孢呋辛、头孢西丁、头孢他啶、头孢唑肟、头孢吡肟、氨曲南、亚胺培南/西司他丁、美罗培南;②氧氟沙星、左氧氟沙星、加替沙星、环丙沙星;③磺胺甲噁唑、甲氧苄啶、氟康唑、吡嗪酰胺
避免使用,确要用者调整给药方案*	氨基糖苷类如庆大霉素、妥布霉素、奈替米星、阿米卡星、卡那霉素、链霉素、万古霉素、去甲万古霉素、替考拉宁、氟胞嘧啶、伊曲康唑静脉注射剂
不宜选用	四环素、土霉素、呋喃妥因、萘啶酸、特比萘芬

* 需进行血药浓度监测,或按内生肌酐清除率(也可自血肌酐值计算获得)调整给药剂量或给药间期。

1. 基本原则

许多抗菌药物在人体内主要经肾排出,而某些抗菌药物具有肾毒性,肾功能减退的感染患者应用抗菌药物的原则如下:

(1)尽量避免使用肾毒性抗菌药物,确有应用指征时,必须调整给药方案。

(2)根据感染的严重程度、病原菌种类及药敏试验结果等选用无肾毒性或肾毒性低的抗菌药物。

(3)根据患者肾功能减退程度以及抗菌药物在人体内排出途径调整给药剂量及方法。

2. 抗菌药物的选用及给药方案调整

根据抗菌药物体内过程特点及其肾毒性,肾功能减退时抗菌药物的选用有以下几种情况:

(1)主要由肝胆系统排泄或由肝脏代谢,或经肾脏和肝胆系统同时排出的抗菌药物用于肾功能减退者,维持原治疗量或剂量略减。

(2)主要经肾排泄,药物本身并无肾毒性,或仅有轻度肾毒性的抗菌药物,肾功能减退者可应用,但剂量需适当调整。

(3)肾毒性抗菌药物避免用于肾功能减退者,如确有指征使用该类药物时,需进行血药浓度监测,据以调整给药方案,达到个体化给药;也可按照肾功能减退程度(以内生肌酐清除率为准)减量给药,疗程中需严密监测患者肾功能。

(二)肝功能减退患者抗菌药物的应用(表 6-1-2)

肝功能减退时抗菌药物的选用及剂量调整需要考虑肝功能减退对该类药物体内过程的影响程度以及肝功能减退时该类药物及其代谢物发生毒性反应的可能性。由于药物在肝脏代谢过程复杂,不少药物的体内代谢过程尚未完全阐明,根据现有资料,肝功能减退时抗菌药物的应用有以下几种情况:

(1)主要由肝脏清除的药物,肝功能减退时清除明显减少,但并无明显毒性反应发生,肝病时仍可正常应用,但需谨慎,必要时减量给药,治疗过程中需严密监测肝功能。红霉素等大环内酯类(不包

括酯化物)、林可霉素、克林霉素属此类。

(2) 药物主要经肝脏或有相当量经肝脏清除或代谢,肝功能减退时清除减少,并可导致毒性反应的发生,肝功能减退患者应避免使用此类药物,氯霉素、利福平、红霉素酯化物等属此类。

(3) 药物经肝、肾两途径清除,肝功能减退者药物清除减少,血药浓度升高,同时有肾功能减退的患者血药浓度升高尤为明显,但药物本身的毒性不大。严重肝病患者,尤其肝、肾功能同时减退的患者在使用此类药物时需减量应用。经肾、肝两途径排出的青霉素类、头孢菌素类均属此种情况。

(4) 药物主要由肾排泄,肝功能减退者不需调整剂量。氨基糖苷类抗生素属此类。

表 6-1-2 肝功能减退感染患者抗菌药物的应用

肝功能减退时的应用	抗菌药物
按常规治疗量应用	①青霉素、头孢唑啉、头孢他啶;②庆大霉素、妥布霉素、阿米卡星等氨基糖苷类;③万古霉素、去甲万古霉素、多黏菌素;④氧氟沙星、左氧氟沙星、环丙沙星、诺氟沙星
严重肝病时减量慎用	①哌拉西林、阿洛西林、美洛西林、羧苄西林;②头孢噻吩、头孢噻肟、头孢曲松、头孢哌酮;③红霉素、克林霉素;④甲硝唑、氟罗沙星、氟胞嘧啶、伊曲康唑
肝病时减量慎用	林可霉素、培氟沙星、异烟肼(活动性肝病时避免应用)
肝病时避免应用	红霉素酯化物、四环素类、氯霉素、利福平、两性霉素B、酮康唑、咪康唑、特比萘芬、磺胺药

(三) 老年患者抗菌药物的应用

由于老年人组织器官呈生理性退行性变,免疫功能也见减退,一旦罹患感染,在应用抗菌药物时需注意以下事项:

(1) 老年人肾功能呈生理性减退,按一般常用量接受主要经肾排出的抗菌药物时,由于药物自肾排出减少,导致在体内积蓄,血药浓度增高,容易有药物不良反应的发生。因此老年患者,尤其是高龄患者接受主要自肾排出的抗菌药物时,应按轻度肾功能减退情况减量给药,可用正常治疗量的 2/3~1/2。青霉素类、头孢菌素类和其他 β 内酰胺类的大多数品种即属此类情况。

(2) 老年患者宜选用毒性低并具杀菌作用的抗菌药物,青霉素类、头孢菌素类等 β 内酰胺类为常用药物,毒性大的氨基糖苷类、万古霉素、去甲万古霉素等药物应尽可能避免应用,有明确应用指征时在严密观察下慎用,同时应进行血药浓度监测,据此调整剂量,使给药方案个体化,以达到用药安全、有效的目的。

(四) 新生儿患者抗菌药物的应用

新生儿期一些重要器官尚未完全发育成熟,在此期间其生长发育随日龄增加而迅速变化,因此新生儿感染使用抗菌药物时需注意以下事项:

(1) 新生儿期肝、肾均未发育成熟,肝酶的分泌不足或缺乏,肾清除功能较差,因此新生儿感染时应避免应用毒性大的抗菌药物,包括主要经肾排泄的氨基糖苷类、万古霉素、去甲万古霉素等,以及主要经肝代谢的氯霉素。确有应用指征时,必须进行血药浓度监测,据此调整给药方案,个体化给药,以确保治疗安全有效。不能进行血药浓度监测者,不可选用上述药物。

(2) 新生儿期避免应用或禁用可能发生严重不良反应的抗菌药物(表 6-1-3)。可影响新生儿生长发育的四环素类、喹诺酮类禁用,可导致脑性核黄疸及溶血性贫血的磺胺类药和呋喃类药避免应用。

(3) 新生儿期由于肾功能尚不完善,主要经肾排出的青霉素类、头孢菌素类等 β 内酰胺类药物需减量应用,以防止药物在体内蓄积导致严重中枢神经系统毒性反应的发生。

表 6-1-3　新生儿应用抗菌药物后可能发生的不良反应

抗菌药物	不良反应	发生机制
氯霉素	灰婴综合征	肝酶不足,氯霉素与其结合减少,肾排泄功能差,使血游离氯霉素浓度升高
磺胺药	脑性核黄疸	磺胺药替代胆红素与蛋白的结合位置
喹诺酮类	软骨损害(动物)	不明
四环素类	齿及骨骼发育不良,牙黄	药物与钙络合沉积在牙齿和骨骼中
氨基糖苷类	肾、耳毒性	肾清除能力差,药物浓度个体差异大,致血药浓度升高
万古霉素	肾、耳毒性	同氨基糖苷类
磺胺药及呋喃类	溶血性贫血	新生儿红细胞中缺乏葡萄糖-6-磷酸脱酶

(4)新生儿的体重和组织器官日益成熟,抗菌药物在新生儿的药代动力学亦随日龄增长而变化,因此使用抗菌药物时应按日龄调整给药方案。

(五)小儿患者抗菌药物的应用

小儿患者在应用抗菌药物时应注意以下几点:

(1)氨基糖苷类抗生素:该类药物有明显耳、肾毒性,小儿患者应尽量避免应用。临床有明确应用指征且又无其他毒性低的抗菌药物可供选用时,方可选用该类药物,并在治疗过程中严密观察不良反应。有条件者应进行血药浓度监测,根据其结果个体化给药。

(2)万古霉素和去甲万古霉素:该类药也有一定肾、耳毒性,小儿患者仅在有明确指征时方可选用。在治疗过程中应严密观察不良反应,并应进行血药浓度监测,个体化给药。

(3)四环素类抗生素:可导致牙齿黄染及牙釉质发育不良。不可用于8岁以下小儿。

(4)喹诺酮类抗菌药:由于对骨骼发育可能产生的不良影响,该类药物避免用于18岁以下未成年人。

(六)妊娠期和哺乳期患者抗菌药物的应用

1. 妊娠期抗菌药物的应用

需考虑药物对母体和胎儿两方面的影响。

(1)对胎儿有致畸或明显毒性作用者,如四环素类、喹诺酮类等,妊娠期避免应用。

(2)对母体和胎儿均有毒性作用者,如氨基糖苷类、万古霉素、去甲万古霉素等,妊娠期避免应用;确有应用指征时,须在血药浓度监测下使用,以保证用药安全有效。

(3)药毒性低,对胎儿及母体均无明显影响,也无致畸作用者,妊娠期感染时可选用。青霉素类、头孢菌素类等β内酰胺类和磷霉素等均属此种情况。

美国食品药品管理局(FDA)按照药物在妊娠期应用时的危险性分为 A、B、C、D 及 X 类,可供药物选用时参考(表 6-1-4)。

表 6-1-4　抗微生物药在妊娠期应用时的危险性分类

FDA 分类	抗微生物药
A. 在孕妇中研究证实无危险性	
B. 动物中研究无危险性,但人类研究资料不充分,或对动物有毒性,但人类研究无危险性	①青霉素类、头孢菌素类、青霉素类+β内酰胺酶抑制剂、氨曲南、美罗培南、厄他培南;②红霉素、阿奇霉素、克林霉素、磷霉素;③两性霉素 B、特比萘芬、利福布丁、乙胺丁醇;④甲硝唑、呋喃妥因

续表

FDA 分类	抗微生物药
C. 动物研究显示毒性,人体研究资料不充分,但用药时可能患者的受益大于危险性	①亚胺培南/西司他丁、氯霉素、克拉霉素、万古霉素;②氟康唑、伊曲康唑、酮康唑、氟胞嘧啶;③磺胺药/甲氧苄啶、氟喹诺酮类、利奈唑胺;④乙胺嘧啶、利福平、异烟肼、吡嗪酰胺
D. 已证实对人类有危险性,但仍可能受益多	氨基糖苷类、四环素类
X. 对人类致畸,危险性＞受益	奎宁、乙硫异烟胺、利巴韦林

注:(1)妊娠期感染时用药可参考表中分类,以及用药后患者的受益程度及可能的风险,充分权衡后决定。A 类:妊娠期患者可安全使用;B 类:有明确指征时慎用;C 类:在确有应用指征时,充分权衡利弊决定是否选用;D 类:避免应用,但在确有应用指征、且患者受益大于可能的风险时严密观察下慎用;X 类:禁用。

(2)妊娠期患者接受氨基糖苷类、万古霉素、去甲万古霉素、氯霉素、磺胺药、氟胞嘧啶时必须进行血药浓度监测,据以调整给药方案。

2. 哺乳期患者抗菌药物的应用

哺乳期患者接受抗菌药物后,药物可自乳汁分泌,通常母乳中药物含量不高,不超过哺乳期患者每日用药量的 1%;少数药物乳汁中分泌量较高,如氟喹诺酮类、四环素类、大环内酯类、氯霉素、磺胺甲噁唑、甲氧苄啶、甲硝唑等。青霉素类、头孢菌素类等 β 内酰胺类和氨基糖苷类等在乳汁中含量低。然而无论乳汁中药物浓度如何,均存在对乳儿潜在的影响,并可能出现不良反应,如氨基糖苷类抗生素可导致乳儿听力减退,氯霉素可致乳儿骨髓抑制,磺胺甲噁唑等可致核黄疸、溶血性贫血,四环素类可致乳齿黄染,青霉素类可致过敏反应等。因此治疗哺乳期患者时应避免选用氨基糖苷类、喹诺酮类、四环素类、氯霉素、磺胺药等。哺乳期患者应用任何抗菌药物时,均宜暂停哺乳。

四、抗菌药物的分级管理

各医疗机构应结合本机构实际,根据抗菌药物特点、临床疗效、细菌耐药、不良反应以及当地社会经济状况、药品价格等因素,将抗菌药物分为非限制使用、限制使用与特殊使用三类进行分级管理。

(1)非限制使用:经临床长期应用证明安全、有效,对细菌耐药性影响较小,价格相对较低的抗菌药物。

(2)限制使用:与非限制使用抗菌药物相比较,这类药物在疗效、安全性、对细菌耐药性影响、药品价格等某方面存在局限性,不宜作为非限制药物使用。

(3)特殊使用:不良反应明显,不宜随意使用或临床需要倍加保护以免细菌过快产生耐药而导致严重后果的抗菌药物;新上市的抗菌药物;其疗效或安全性任何一方面的临床资料尚较少,或并不优于现用药物者;药品价格昂贵。

五、各类抗菌药物的适应证和注意事项

(一)青霉素类

1. 青霉素类分类

(1)主要作用于革兰阳性细菌的药物,如青霉素(G)、普鲁卡因青霉素、苄星青霉素、青霉素 V(苯氧甲基青霉素)。

(2)耐青霉素酶青霉素,如甲氧西林(现仅用于药敏试验)、苯唑西林、氯唑西林等。

(3)广谱青霉素,抗菌谱除革兰阳性菌外,还包括:①对部分肠杆菌科细菌有抗菌活性者,如氨苄西林、阿莫西林;②对多数革兰阴性杆菌包括铜绿假单胞菌具抗菌活性者,如哌拉西林、阿洛西林、美洛西林。

2. 适应证

(1)青霉素:青霉素适用于溶血性链球菌、肺炎链球菌、对青霉素敏感(不产青霉素酶)金葡菌等革兰阳性球菌所致的感染,包括败血症、肺炎、脑膜炎、咽炎、扁桃体炎、中耳炎、猩红热、丹毒等,也可用于治疗草绿色链球菌和肠球菌心内膜炎,以及破

伤风、气性坏疽、炭疽、白喉、流行性脑脊髓膜炎、李斯特菌病、鼠咬热、梅毒、淋病、雅司、回归热、钩端螺旋体病、奋森咽峡炎、放线菌病等。青霉素尚可用于风湿性心脏病或先天性心脏病患者进行某些操作或手术时，预防心内膜炎发生。用法：80万~200万 U/d，肌注，分3~4次；200万~1 000万 U/d，静滴，分2~4次；儿童2.5万 U/(kg·d)，肌注，q12 h，5万~20万 U/(kg·d)，静滴，分2~4次。肾功能严重减退者延长给药时间。普鲁卡因青霉素的抗菌谱与青霉素基本相同，供肌注，对敏感细菌的有效浓度可持续24 h。适用于敏感细菌所致的轻症感染。用法：常用量60万~120万 U，qd-bid；治疗梅毒80万 U，qd，早期梅毒10~15 d，晚期梅毒20 d。苄星青霉素的抗菌谱与青霉素相仿，本药为长效制剂，肌注120万 U后血中低浓度可维持4周。本药用于治疗溶血性链球菌咽炎及扁桃体炎，预防溶血性链球菌感染引起的风湿热；本药亦可用于治疗梅毒。用法：常用量60万~120万 U，q2~4 W；小儿30万~60万 U，Q2~4 W；治疗梅毒240万 U，qW，共2~3次。青霉素 V 对酸稳定，可口服。抗菌作用较青霉素为差，适用于敏感革兰阳性球菌引起的轻症感染。

(2)耐青霉素酶青霉素类：本类药物抗菌谱与青霉素相仿，但抗菌作用较差，对青霉素酶稳定；因产酶而对青霉素耐药的葡萄球菌对本类药物敏感，但甲氧西林耐药葡萄球菌对本类药物耐药。主要适用于产青霉素酶的葡萄球菌(甲氧西林耐药者除外)感染，如败血症、脑膜炎、呼吸道感染、软组织感染等；也可用于溶血性链球菌或肺炎链球菌与耐青霉素葡萄球菌的混合感染。单纯肺炎链球菌、溶血性链球菌或青霉素敏感葡萄球菌感染则不宜采用。

(3)广谱青霉素类：氨苄西林与阿莫西林的抗菌谱较青霉素为广，对部分革兰阴性杆菌(如流感嗜血杆菌、大肠埃希菌、奇异变形杆菌)亦具抗菌活性。对革兰阳性球菌作用与青霉素相仿。本类药物适用于敏感细菌所致的呼吸道感染、尿路感染、胃肠道感染、皮肤软组织感染、脑膜炎、败血症、心内膜炎等。氨苄西林为肠球菌感染的首选用药。用法：氨苄西林2~4 g/d，肌注，分4次，4~12 g/d，静滴，分2~4次。阿莫西林0.5 g，口服，q6~8 h，儿童20~40 mg/kg，口服，q8 h。哌拉西林、阿洛西林和美洛西林对革兰阴性杆菌的抗菌谱较氨苄西林为广，抗菌作用也增强。除对部分肠杆菌科细菌外，对铜绿假单胞菌亦有良好抗菌作用；适用于肠杆菌科细菌及铜绿假单胞菌所致的呼吸道感染、尿路感染、胆道感染、腹腔感染、皮肤软组织感染等。用法：哌拉西林：轻症4~8 g/d，肌注或静滴，分2~4次，重症3~4 g，静滴，q4~6 h。本类药物均可为细菌产生的青霉素酶水解失活。

3. 注意事项

(1)无论采用何种给药途径，用青霉素类药物前必须详细询问患者有无青霉素类过敏史、其他药物过敏史及过敏性疾病史，并须先做青霉素皮肤试验。

(2)过敏性休克一旦发生，必须就地抢救，并立即给病人注射肾上腺素，并给予吸氧、应用升压药、肾上腺皮质激素等抗休克治疗。

(3)全身应用大剂量青霉素可引起腱反射增强、肌肉痉挛、抽搐、昏迷等中枢神经系统反应(青霉素脑病)，此反应易出现于老年和肾功能减退患者。

(4)青霉素不用于鞘内注射。

(5)青霉素钾盐不可快速静脉注射。

(6)本类药物在碱性溶液中易失活。

(二)头孢菌素类

1. 分类

头孢菌素类根据其抗菌谱、抗菌活性、对β内酰胺酶的稳定性以及肾毒性的不同，目前分为四代。

第一代头孢菌素主要作用于需氧革兰阳性球菌，仅对少数革兰阴性杆菌有一定抗菌活性；常用的注射剂有头孢唑林、头孢噻吩、头孢拉定等，口服制剂有头孢拉定、头孢氨苄和头孢羟氨苄等。

第二代头孢菌素对革兰阳性球菌的活性与第一代相仿或略差，对部分革兰阴性杆菌亦具有抗菌活性；注射剂有头孢呋辛、头孢替安等，口服制剂有头孢克洛、头孢呋辛酯和头孢丙烯等。

第三代头孢菌素对肠杆菌科细菌等革兰阴性杆菌具有强大抗菌作用,头孢他啶和头孢哌酮除肠杆菌科细菌外对铜绿假单胞菌亦具高度抗菌活性;注射品种有头孢噻肟、头孢曲松、头孢他啶、头孢哌酮等,口服品种有头孢克肟和头孢泊肟酯等,口服品种对铜绿假单胞菌均无作用。

第四代头孢菌素常用者为头孢吡肟,它对肠杆菌科细菌作用与第三代头孢菌素大致相仿,其中对阴沟肠杆菌、产气肠杆菌、柠檬酸菌属等的部分菌株作用优于第三代头孢菌素,对铜绿假单胞菌的作用与头孢他啶相仿,对金葡菌等的作用较第三代头孢菌素略强。

2. 适应证

(1) 第一代头孢菌素:注射剂主要适用于甲氧西林敏感葡萄球菌、溶血性链球菌和肺炎链球菌所致的上、下呼吸道感染、皮肤软组织感染、尿路感染、败血症、心内膜炎等;亦可用于流感嗜血杆菌、奇异变形杆菌、大肠埃希菌敏感株所致的尿路感染以及肺炎等。头孢唑林常用于预防手术后切口感染。头孢拉定、头孢氨苄等口服剂的抗菌作用较头孢唑林为差,主要适用于治疗敏感菌所致的轻症病例。用法:头孢拉定:0.25～0.5 g/d,po,q6 h,最高 4 g/d。头孢氨苄 0.25～0.5 g/d,q6 h,最高 4 g/d,儿童 25～50 mg/kg,q6 h。头孢唑林钠 0.5～1.0 g/d,肌注、静注或静滴,q6～12 h,重者 6 g/d,儿童 25～50 mg/(kg·d),分 3～4 次。

(2) 第二代头孢菌素:主要用于治疗甲氧西林敏感葡萄球菌、链球菌属、肺炎链球菌等革兰阳性球菌,以及流感嗜血杆菌、大肠埃希菌、奇异变形杆菌等中的敏感株所致的呼吸道感染、尿路感染、皮肤软组织感染、败血症、骨、关节感染和腹腔、盆腔感染。用于腹腔感染和盆腔感染时需与抗厌氧菌药合用。头孢呋辛尚可用于对磺胺药、青霉素或氨苄西林耐药的脑膜炎球菌、流感嗜血杆菌所致脑膜炎的治疗,也用于手术前预防用药。头孢克洛、头孢呋辛酯、头孢丙烯等口服剂,主要适用于上述感染中的轻症病例。头孢呋辛酯口服尚可用于淋病奈瑟球菌(包括产青霉素酶及非产青霉素酶菌株)所致单纯性淋菌性尿道炎、宫颈炎、直肠肛门感染。用法:头孢呋辛钠 2.25～4.5 g/d,分 3 次,重者 6 g/d,儿童 50～100 mg/kg,分 3～4 次;头孢呋辛酯 0.5～1.0 g/d,po,分 2 次;小儿 20～30 mg/(kg·d),分 2 次,总量不超过 1 g;头孢丙烯 0.5～1.0 g/d,qd-bid,儿童 7.5～20 mg/(kg·d),分 2 次;头孢克洛 0.75～1.0 g/d,重症加倍,儿童 20～30 mg/(kg·d),分 3 次,总量不超过 1 g。

(3) 第三代头孢菌素:适用于敏感肠杆菌科细菌等革兰阴性杆菌所致严重感染,如下呼吸道感染、败血症、腹腔感染、肾盂肾炎和复杂性尿路感染、盆腔炎性疾病、骨关节感染、复杂性皮肤软组织感染、中枢神经系统感染等。治疗腹腔、盆腔感染时需与抗厌氧菌药如甲硝唑合用。本类药物对化脓性链球菌、肺炎链球菌、甲氧西林敏感葡萄球菌所致的各种感染亦有效,但并非首选用药。头孢他啶、头孢哌酮尚可用于铜绿假单胞菌所致的各种感染。第三代口服头孢菌素主要用于治疗敏感菌所致轻、中度感染,也可用于经第三代头孢菌素注射剂治疗病情已基本好转后的病例;但需注意第三代口服头孢菌素均不宜用于铜绿假单胞菌和其他非发酵菌的感染。用法:头孢噻肟钠 2～6 g/d,iv 或 iv drip(或 iv gtt),分 2～3 次,重症感染最大可达 12 g/d,小儿 50～75 mg/(kg·d),分次给药。头孢曲松(或头孢三嗪)1～2 g/d,qd-bid,最大 4 g/d,小儿 50～75 mg/(kg·d)。头孢哌酮钠 2～3 g/d,bid,iv 或 iv drip,最大不超过 9 g/d,小儿 50～100 mg/(kg·d),分 2～3 次。头孢他定 1.5～6 g/d,iv 或 iv drip,分 2～3 次,小儿 50～150 mg/(kg·d),分 2～3 次。头孢唑肟 2～6 g/d,分 2～3 次,最大 12 g/d,儿童 50 mg/kg,q6～8 h。头孢克肟 400 mg/d,po,qd,儿童 8 mg/kg,qd。头孢地尼 600 mg/d,po,分 2 次。头孢西丁 3～8 g/d,iv drip,分 3 次,最大 12 g/d,儿童20～40 mg/kg,iv drip,q8 h。头孢美唑 2～4 g/d,iv 或 iv drip,分 2 次,重症加倍,小儿 25～100 mg/kg,分 2～4 次,重症 150 mg/(kg·d)。氨曲南 3～8 g/d,分 2～4 次,最大 8 g/d,儿童 90～120 mg/(kg·d),q8 h。

(4) 第四代头孢菌素:目前国内应用者为头孢吡肟。本药的抗菌谱和适应证与第三代头孢菌素同,尚可用于对第三代头孢菌素耐药而对其敏感的产气肠杆菌、阴沟肠杆菌、沙雷菌属等细菌感染,亦可用于中性粒细胞缺乏伴发热患者的经验治疗。用法:头孢吡肟 1～2 g,iv 或 iv drip,q12 h,小儿 50～100 mg/(kg·d),分 2 次。所有头孢菌素类对甲氧西林耐药葡萄球菌和肠球菌属抗菌作用均差,故不宜选用于治疗上述细菌所致感染。

3. 注意事项

(1)禁用于对任何一种头孢菌素类抗生素有过敏史及有青霉素过敏性休克史的患者。

(2)用药前必须详细询问患者先前有否对头孢菌素类、青霉素类或其他药物的过敏史。有青霉素类、其他β内酰胺类及其他药物过敏史的患者,有明确应用指征时应谨慎使用本类药物。在用药过程中一旦发生过敏反应,须立即停药。如发生过敏性休克,须立即就地抢救并予以肾上腺素等相关治疗。

(3)本类药物多数主要经肾脏排泄,中度以上肾功能不全患者应根据肾功能适当调整剂量。中度以上肝功能减退时,头孢哌酮、头孢曲松可能需要调整剂量。

(4)氨基糖苷类和第一代头孢菌素注射剂合用可能加重前者的肾毒性,应注意监测肾功能。

(5)头孢哌酮可导致低凝血酶原血症或出血,合用维生素 K 可预防出血;本药亦可引起戒酒硫样反应。用药期间及治疗结束后 72 h 内应避免摄入含酒精饮料。

(三)碳氢酶稀类

1. 分类

目前在国内应用的碳青霉烯类抗生素有亚胺培南/西司他丁、美罗培南和帕尼培南/倍他米隆。碳青霉烯类抗生素对各种革兰阳性球菌、革兰阴性杆菌(包括铜绿假单胞菌)和多数厌氧菌具强大抗菌活性,对多数β内酰胺酶高度稳定,但对甲氧西林耐药葡萄球菌和嗜麦芽窄食单胞菌等抗菌作用差。

2. 适应证

(1)多重耐药但对本类药物敏感的需氧革兰阴性杆菌所致严重感染,包括由肺炎克雷伯菌、大肠埃希菌、阴沟肠杆菌、柠檬酸菌属、黏质沙雷菌等肠杆菌科细菌、铜绿假单胞菌、不动杆菌属等细菌所致败血症、下呼吸道感染、肾盂肾炎和复杂性尿路感染、腹腔感染、盆腔感染等;用于铜绿假单胞菌所致感染时,需注意在疗程中某些菌株可出现耐药。

(2)脆弱拟杆菌等厌氧菌与需氧菌混合感染的重症患者。

(3)病原菌尚未查明的免疫缺陷患者中重症感染的经验治疗。亚胺培南/西司他丁可能引起癫痫、肌阵挛、意识障碍等严重中枢神经系统不良反应,故不适用于治疗中枢神经系统感染。美罗培南、帕尼培南-倍他米隆则除上述适应证外,尚可用于年龄在 3 个月以上的细菌性脑膜炎患者。用法:亚胺培南-西司他丁钠 2～3 g/d,iv drip,分 3～4 次,日最大 4 g 或 50 mg/kg,小儿 15～25 mg/kg,q6～8 h。美罗培南 3～6 g/d,iv drip,分 2～3 次,儿童 20～40 mg/kg,q8 h。帕尼培南-倍他米隆 1～2 g,iv drip,q8～12 h,儿童 30～60 mg/(kg·d),分 2～3 次,重症 100 mg/kg,q6～8 h。

3. 注意事项

(1)禁用于对本类药物及其配伍成分过敏的患者。

(2)本类药物不宜用于治疗轻症感染,更不可作为预防用药。

(3)本类药物所致的严重中枢神经系统反应多发生在原有癫痫史等中枢神经系统疾患者及肾功能减退患者未减量用药者,因此原有癫痫等中枢神经系统疾病患者避免应用本类药物。中枢神经系统感染的患者有指征应用美罗培南或帕尼培南时,仍需严密观察抽搐等严重不良反应。

(4)肾功能不全者及老年患者应用本类药物时应根据肾功能减退程度减量用药。

(四)β内酰胺类/β内酰胺酶抑制剂

1. 品种

目前临床应用者有阿莫西林/克拉维酸、替卡西林/克拉维酸、氨苄西林/舒巴坦、头孢哌酮-舒巴坦和哌拉西林-三唑巴坦。

2. 适应证

本类药物适用于因产β内酰胺酶而对β内酰胺类药物耐药的细菌感染,但不推荐用于对复方制剂中抗生素敏感的细菌感染和非产β内酰胺酶的耐药菌感染。阿莫西林/克拉维酸适用于产β内酰胺酶的流感嗜血杆菌、卡他莫拉菌、大肠埃希菌等肠杆菌科细菌、甲氧西林敏感金葡菌所致下列感染:鼻窦炎,中耳炎,下呼吸道感染,泌尿生殖系统感染,皮肤、软组织感染,骨、关节感染,腹腔感染,以及败血症等。重症感染者或不能口服者应用本药的注射剂,轻症感染或经静脉给药后病情好转的患者可予口服给药。用法:625 mg,po,q8 h,儿童20～40 mg/kg,q8 h。氨苄西林/舒巴坦静脉给药及其口服制剂舒他西林的适应证与阿莫西林/克拉维酸同。用法:1.5～3.0 g,iv 或 iv drip,q6 h,儿童100～200 mg/(kg·d),分次给药。头孢哌酮/舒巴坦、替卡西林/克拉维酸和哌拉西林/三唑巴坦仅供静脉使用,适用于产β内酰胺酶的大肠埃希菌、肺炎克雷伯菌等肠杆菌科细菌、铜绿假单胞菌和拟杆菌属等厌氧菌所致的各种严重感染。用法:头孢哌酮/舒巴坦2～4 g,iv drip,q12 h,儿童40～80 mg/(kg·d),分2～4次。替卡西林/克拉维酸3.1 g,iv drip,q4～6 h,60 kg 以下成人或儿童200～300 mg/kg,q4～6 h。哌拉西林/三唑巴坦4.5 g,iv drip,q8 h,或 3.75 g,q6 h。

3. 注意事项

(1)应用阿莫西林/克拉维酸、替卡西林/克拉维酸、氨苄西林/舒巴坦和哌拉西林/三唑巴坦前必须详细询问药物过敏史并进行青霉素皮肤试验,对青霉素类药物过敏者或青霉素皮试阳性患者禁用。对以上合剂中任一成分有过敏史者禁用该合剂。

(2)有头孢菌素或舒巴坦过敏史者禁用头孢哌酮/舒巴坦。有青霉素类过敏史的患者确有应用头孢哌酮/舒巴坦的指征时,必须在严密观察下慎用,但有青霉素过敏性休克史的患者,不可选用头孢哌酮/舒巴坦。

(3)应用本类药物时如发生过敏反应,须立即停药;一旦发生过敏性休克,应就地抢救,并给予吸氧及注射肾上腺素、肾上腺皮质激素等抗休克治疗。

(4)中度以上肾功能不全患者使用本类药物时应根据肾功能减退程度调整剂量。

(5)本类药物不推荐用于新生儿和早产儿;哌拉西林/三唑巴也不推荐在儿童患者中应用。

(五)氨基糖苷类

1. 临床常用的氨基糖苷类抗生素

(1)对肠杆菌科和葡萄球菌属细菌有良好抗菌作用,但对铜绿假单胞菌无作用者,如链霉素、卡那霉素、核糖霉素。其中链霉素对葡萄球菌等革兰阳性球菌作用差,但对结核分枝杆菌有强大作用。

(2)对肠杆菌科细菌和铜绿假单胞菌等革兰阴性杆菌具强大抗菌活性,对葡萄球菌属亦有良好作用者,如庆大霉素、妥布霉素、奈替米星、阿米卡星、异帕米星、小诺米星、依替米星。

(3)抗菌谱与卡那霉素相似,由于毒性较大,现仅供口服或局部应用者有新霉素与巴龙霉素,后者对阿米巴原虫和隐孢子虫有较好作用。此外尚有大观霉素,用于单纯性淋病的治疗。所有氨基糖苷类药物对肺炎链球菌、溶血性链球菌的抗菌作用均差。用法:庆大霉素80 mg(8万U),im 或 iv drip,q12 h～q8 h,儿童2～2.5 mg/kg,q8 h。阿米卡星7.5 mg/kg,im 或 iv drip,q12 h,日最大1.5 g,疗程不超过10 d。妥布霉素1～1.7 mg/kg,iv 或 iv drip,q8 h,疗程14 d,儿童2 mg/kg,q8 h。奈替米星2～3.25 mg/kg,q12 h,7～14 d,日最大不超过7.5 mg/kg。上述各种药均可每日一次给药。

2. 适应证

(1)中、重度肠杆菌科细菌等革兰阴性杆菌感染。

(2)中、重度铜绿假单胞菌感染。治疗此类感染常需与具有抗铜绿假单胞菌作用的β内酰胺类或其他抗生素联合应用。

(3)严重葡萄球菌或肠球菌感染治疗的联合用药之一(非首选)。

(4)链霉素或庆大霉素亦可用于土拉菌病、鼠疫及布鲁菌病,后者的治疗需与其他药物联合应用。

(5)链霉素可用于结核病联合疗法。

(6)新霉素口服可用于结肠手术前准备,或局部用药。

(7)巴龙霉素可用于肠道隐孢子虫病。

(8)大观霉素仅适用于单纯性淋病。

3. 注意事项

(1)对氨基糖苷类过敏的患者禁用。

(2)任何一种氨基糖苷类的任一品种均具肾毒性、耳毒性(耳蜗、前庭)和神经肌肉阻滞作用,因此用药期间应监测肾功能(尿常规、血尿素氮、血肌酐),严密观察患者听力及前庭功能,注意观察神经肌肉阻滞症状。一旦出现上述不良反应先兆时,须及时停药。需注意局部用药时亦有可能发生上述不良反应。

(3)氨基糖苷类抗生素对社区获得上、下呼吸道感染的主要病原菌肺炎链球菌、溶血性链球菌抗菌作用差,又有明显的耳、肾毒性,因此对门急诊中常见的上、下呼吸道细菌性感染不宜选用本类药物治疗。由于其毒性反应,本类药物也不宜用于单纯性上、下尿路感染初发病例的治疗。

(4)肾功能减退患者应用本类药物时,需根据其肾功能减退程度减量给药,并应进行血药浓度监测调整给药方案,实现个体化给药。

(5)新生儿、婴幼儿、老年患者应尽量避免使用本类药物。临床有明确指征需应用时,则应进行血药浓度监测,根据监测结果调整给药方案。

(6)妊娠期患者应避免使用。哺乳期患者应避免使用或用药期间停止哺乳。

(7)本类药物不宜与其他肾毒性药物、耳毒性药物、神经肌肉阻滞剂或强利尿剂同用。与注射用第一代头孢菌素类合用时可能增加肾毒性。

(8)本类药物不可用于眼内或结膜下给药,因可能引起黄斑坏死。

(六)四环素类

1. 分类

四环素类抗生素包括四环素、金霉素、土霉素及半合成四环素类多西环素(强力霉素)、美他环素(甲烯土霉素)和米诺环素(二甲胺四环素)。四环素类曾广泛应用于临床,由于常见病原菌对本类药物耐药性普遍升高及其不良反应多见,目前本类药物临床应用已受到很大限制。

2. 适应证

(1)四环素作为首选或选用药物可用于下列疾病的治疗:①立克次体病,包括流行性斑疹伤寒、地方性斑疹伤寒、洛矶山热、恙虫病、柯氏立克次体肺炎和Q热;②支原体感染如支原体肺炎、解脲脲原体所致的尿道炎等;③衣原体属感染,包括肺炎衣原体肺炎、鹦鹉热、性病淋巴肉芽肿及沙眼衣原体感染等;④回归热螺旋体所致的回归热;⑤布鲁菌病(需与氨基糖苷类联合应用);⑥霍乱;⑦土拉热杆菌所致的兔热病;⑧鼠疫耶尔森菌所致的鼠疫。

(2)四环素类亦可用于对青霉素类抗生素过敏的破伤风、气性坏疽、雅司、梅毒、淋病、非淋菌性尿道炎和钩端螺旋体病的治疗。

(3)也可用于炎症反应显著痤疮的治疗。

3. 注意事项

(1)禁用于对四环素类过敏的患者。

(2)牙齿发育期患者(胚胎期至8岁)接受四环素类可产生牙齿着色及牙釉质发育不良,故妊娠期和8岁以下患者不可使用该类药物。

(3)哺乳期患者应避免应用或用药期间暂停哺乳。

(4)四环素类可加重氮质血症,已有肾功能损害者应避免用四环素,但多西环素及米诺环素仍可谨慎应用。

(5)四环素类可致肝损害,原有肝病者不宜应用。

(七)氯霉素

1. 适应证

(1)细菌性脑膜炎和脑脓肿:氯霉素可用于氨苄西林耐药流感嗜血杆菌、脑膜炎球菌及肺炎链球菌所致的脑膜炎。青霉素与氯霉素合用可用于需氧菌与厌氧菌混合感染引起的耳源性脑脓肿。

(2)伤寒:成人伤寒沙门菌感染的治疗以氟喹诺酮类为首选,氯霉素仍可用于敏感伤寒沙门菌所致伤寒的治疗。

(3)厌氧菌感染:氯霉素对脆弱拟杆菌具较强抗菌活性,可与其他抗菌药物联合用于需氧菌与厌氧菌所致的腹腔和盆腔感染。

(4)其他:氯霉素对 Q 热等立克次体感染的疗效与四环素相仿。用法:0.5～1.5 g,iv drip,q12 h,儿童30～50 mg/(kg·d),分 2 次。

2. 注意事项

(1)对氯霉素有过敏史的患者禁用本药。

(2)由于氯霉素的血液系统毒性,用药期间应定期复查周围血常规,如血液细胞降低时应及时停药,并作相应处理,避免长疗程用药。

(3)禁止与其他骨髓抑制药物合用。

(4)妊娠期患者避免应用,哺乳期患者避免应用或用药期间暂停哺乳。

(5)早产儿、新生儿应用本药后可发生"灰婴综合征",应避免使用氯霉素,婴幼儿患者必须应用本药时需进行血药浓度监测。

(6)肝功能减退患者避免应用本药。

(八)大环内酯类

1. 分类

目前沿用的大环内酯类有红霉素、麦迪霉素、螺旋霉素、乙酰螺旋霉素、交沙霉素、柱晶白霉素。大环内酯类新品种(新大环内酯类)有阿奇霉素、克拉霉素、罗红霉素等,其对流感嗜血杆菌、肺炎支原体或肺炎衣原体等的抗微生物活性增强、口服生物利用度提高、给药剂量减小、不良反应亦较少、临床适应证有所扩大。

2. 适应证

(1)红霉素(含琥乙红霉素、依托红霉素、乳糖酸红霉素)等沿用大环内酯类作为青霉素过敏患者的替代药物,用于以下感染:①β溶血性链球菌、肺炎链球菌中的敏感菌株所致的上、下呼吸道感染。②敏感β溶血性链球菌引起的猩红热及蜂窝织炎。③白喉及白喉带菌者。④军团菌病。⑤衣原体属、支原体属等所致的呼吸道及泌尿生殖系统感染。⑥其他:口腔感染、空肠弯曲菌肠炎、百日咳等。麦迪霉素、螺旋霉素、乙酰螺旋霉素及交沙霉素,主要用于革兰阳性菌所致呼吸道、皮肤软组织、眼耳鼻喉及口腔等感染的轻症患者。用法:红霉素 1～2 g,po,分 3～4 次,小儿 30～50 mg/kg,分 3～4 次,治疗军团菌 2～4 g/d。

(2)大环内酯类新品种:除上述适应证外,阿奇霉素可用于军团菌病,阿奇霉素、克拉霉素尚可用于流感嗜血杆菌、卡他莫拉菌所致的社区获得性呼吸道感染,与其他抗菌药物联合用于鸟分枝杆菌复合群感染的治疗及预防。克拉霉素与其他药物联合,可用于幽门螺杆菌感染。用法:罗红霉素 150 mg,po(空腹服用),bid,或 300 mg,qd,儿童 2.5～5 mg/kg,bid。阿奇霉素首剂 500 mg,第 2～5 d 250 mg,qd,或 500 mg,iv drip,qd,治疗淋球菌性尿道炎及宫颈炎时 2 g 顿服,儿童首日 10 mg/kg,第 2～5 d 5 mg/(kg·d),qd(最大不超过 500 mg)。克拉霉素 250～500 mg,po,bid,500 mg,iv,bid,疗程 7～14 d。

3. 注意事项

(1)禁用于对红霉素及其他大环内酯类过敏的患者。

(2)红霉素及克拉霉素禁止与特非那丁合用,以免引起心脏不良反应。

(3)肝功能损害患者如有指征应用时,需适当减量并定期复查肝功能。

(4)肝病患者和妊娠期患者不宜应用红霉素酯化物。

(5)妊娠期患者有明确指征用克拉霉素时,应充分权衡利弊,决定是否采用。哺乳期患者用药期间应暂停哺乳。

(6)乳糖酸红霉素粉针剂使用时必须首先以注射用水完全溶解,加入生理盐水或 5%葡萄糖溶液中,药物浓度不宜超过 0.1%～0.5%,缓慢静脉滴注。

(九)林可霉素和克林霉素

1. 分类

林可霉素类包括林可霉素及克林霉素,克林霉素的体外抗菌活性优于林可霉素。

2. 适应证

(1)林可霉素适用于敏感肺炎链球菌、其他链球菌属(肠球菌属除外)及甲氧西林敏感金葡菌所致的各种感染。用法:1.5～2.0 g/d,po,分3～4次,小儿30～60 mg/(kg·d),分3～4次;0.6 g/d,im,q8～12 h,儿童15～30 mg/(kg·d),分3～4次;成人0.6 g,iv drip,q8～12 h,儿童10～20 mg/kg,分2～3次。

(2)克林霉素适用于厌氧菌、肺炎链球菌、其他链球菌属(肠球菌属除外)及敏感金葡菌所致的下呼吸道感染和皮肤软组织感染;并常与其他抗菌药物联合用于腹腔感染及盆腔感染。用法:盐酸克林霉素150～300 mg,po,qid,重症450 mg,qid;克林霉素磷酸酯0.6～1.2 g/d,im或iv drip,分2～4次,儿童15～40 mg/(kg·d),iv drip,分3～4次。两者的静脉制剂可用于上述感染中的较重患者。

3. 注意事项

(1)禁用于对林可霉素或克林霉素过敏的患者。

(2)使用本类药物时,应注意假膜性肠炎的发生,如有可疑应及时停药。

(3)本类药物有神经肌肉阻滞作用,应避免与其他神经肌肉阻滞剂合用。

(4)有前列腺增生的老年男性患者使用剂量较大时,偶可出现尿潴留。

(5)本类药物不推荐用于新生儿。

(6)妊娠期患者确有指征时方可慎用。哺乳期患者用药期间应暂停哺乳。

(7)肝功能损害的患者确有应用指征时宜减量应用。

(8)静脉制剂应缓慢滴注,不可静脉推注。

(十)利福霉素类

1. 品种

利福霉素类目前在临床应用的有利福平、利福喷汀及利福布汀。

2. 适应证

(1)结核病及其他分枝杆菌感染:利福平与异烟肼、吡嗪酰胺联合是各型肺结核短程疗法的基石。利福喷汀也可替代利福平作为联合用药之一。利福布汀可用于免疫缺陷患者鸟分枝杆菌复合群感染的预防与治疗。

(2)麻风:利福平为麻风联合化疗中的主要药物之一。

(3)预防用药:利福平可用于脑膜炎奈瑟球菌咽部慢性带菌者或与该菌所致脑膜炎患者密切接触者的预防用药;但不宜用于治疗脑膜炎球菌感染,因细菌可能迅速产生耐药性。

(4)其他:在个别情况下对甲氧西林耐药葡萄球菌如甲氧西林耐药金葡菌、甲氧西林耐药表皮葡萄球菌(以下简称表葡菌)所致的严重感染,可以考虑采用万古霉素联合利福平治疗。

3. 注意事项

(1)禁用于对本类药物过敏的患者和曾出现血小板减少性紫癜的患者。

(2)妊娠3个月内患者应避免用利福平;妊娠3个月以上的患者有明确指征用利福平时,应充分权衡利弊后决定是否采用。

(3)肝功能不全、胆管梗阻、慢性酒精中毒患者应用利福平时应适当减量。

(4)用药期间,应定期复查肝功能、血常规。

(5)结核病患者应避免用大剂量间歇用药方案。

(十一)万古霉素和去甲万古霉素

1. 概述

万古霉素和去甲万古霉素属糖肽类抗生素。去甲万古霉素的化学结构与万古霉素相近,抗菌谱和抗菌作用与万古霉素相仿。

2. 适应证

(1)万古霉素及去甲万古霉素适用于耐药革兰阳性菌所致的严重感染,特别是甲氧西林耐药金葡菌(MRSA)或甲氧西林耐药凝固酶阴性葡萄球菌(MRCNS)、肠球菌属及耐青霉素肺炎链球菌所致感染;也可用于对青霉素类过敏患者的严重革兰阳性菌感染。

(2)粒细胞缺乏症高度怀疑革兰阳性菌感染的患者。

(3)去甲万古霉素或万古霉素口服,可用于经甲硝唑治疗无效的艰难梭菌所致假膜性肠炎患者。

用法：万古霉素 7.5 mg/kg，iv drip，q6 h，或 15 mg/kg，q12 h。去甲万古霉素 0.8～1.2 g/d，iv drip，分 2～3 次。

3. 注意事项

（1）禁用于对万古霉素或去甲万古霉素过敏的患者。

（2）不宜用于：①预防用药；②MRSA 带菌者；③粒细胞缺乏伴发热患者的常规经验用药；④局部用药。

（3）本类药物具一定肾、耳毒性，用药期间应定期复查尿常规与肾功能，监测血药浓度，注意听力改变，必要时监测听力。

（4）有用药指征的肾功能不全、老年人、新生儿、早产儿或原有肾、耳疾病患者应根据肾功能减退程度调整剂量，同时监测血药浓度，疗程一般不超过 14 d。

（5）万古霉素属妊娠期用药 C 类，妊娠期患者应避免应用。确有指征应用时，需进行血药浓度监测，据以调整给药方案。哺乳期患者用药期间应暂停哺乳。

（6）应避免将本类药物与各种肾毒性药物合用。

（7）与麻醉药合用时，可能引起血压下降。必须合用时，两药应分瓶滴注，并减缓万古霉素滴注速度，注意观察血压。

（十二）磷霉素

1. 适应证

（1）磷霉素口服剂：可用于治疗敏感大肠埃希菌等肠杆菌科细菌和粪肠球菌所致急性单纯性膀胱炎和肠道感染。用法：2～4 g/d。

（2）磷霉素钠注射剂：可用于治疗敏感金葡菌、凝固酶阴性葡萄球菌（包括甲氧西林敏感及耐药株）和链球菌属、流感嗜血杆菌、肠杆菌科细菌和铜绿假单胞菌所致呼吸道感染、尿路感染、皮肤软组织感染等。治疗严重感染时需加大治疗剂量并常需与其他抗菌药物联合应用，如治疗甲氧西林耐药金葡菌重症感染时与万古霉素或去甲万古霉素联合。用法：4～12 g/d，重症 16 g/d。

2. 注意事项

（1）既往对磷霉素过敏者禁用。

（2）磷霉素与 β 内酰胺类、氨基糖苷类联合时多呈协同抗菌作用。

（3）由于磷霉素钠主要经肾排出，肾功能减退和老年患者应根据肾功能减退程度减量应用。

（4）每克磷霉素钠盐含 0.32 g 钠，心功能不全、高血压病及需要控制钠盐摄入量的患者应用本药时需加以注意。

（5）静脉用药时，应将每 4 g 磷霉素溶于至少 250 ml 液体中，滴注速度不宜过快，以减少静脉炎的发生。

（十三）甲硝唑和替硝唑

本类药物对厌氧菌、滴虫、阿米巴和蓝氏贾第鞭毛虫具强大抗微生物活性。

1. 适应证

（1）可用于各种需氧菌与厌氧菌的混合感染，包括腹腔感染、盆腔感染、肺脓肿、脑脓肿等，但通常需与抗需氧菌抗菌药物联合应用。

（2）口服可用于艰难梭菌所致的假膜性肠炎、幽门螺杆菌所致的胃窦炎、牙周感染及加德纳菌阴道炎等。

（3）可用于肠道及肠外阿米巴病、阴道滴虫病、贾第虫病、结肠小袋纤毛虫等寄生虫病的治疗。

（4）与其他抗菌药物联合，可用于某些盆腔、肠道及腹腔等手术的预防用药。用法：甲硝唑 500 mg，po，tid，日最大不超过 4 g；或 7.5 mg/kg，iv drip，q8～12 h，首剂加倍，一次最大不超过 1 g。替硝唑 0.8 g，iv drip，qd；或 1 g，po，qd。

2. 注意事项

（1）禁用于对硝基咪唑类药物过敏的患者。

（2）妊娠早期（3 个月内）患者应避免应用。哺乳期患者用药期间应停止哺乳。

（3）本类药物可能引起粒细胞减少及周围神经炎等，神经系统基础疾患及血液病患者慎用。

（4）用药期间禁止饮酒及含酒精饮料。

（5）肝功能减退可使本类药物在肝脏代谢减慢而导致药物在体内蓄积，因此肝病患者应减量应用。

（十四）喹诺酮类

1. 品种

临床上常用者为氟喹诺酮类，有诺氟沙星、依诺沙星、氧氟沙星、环丙沙星等。近年来研制的新品种对肺炎链球菌、化脓性链球菌等革兰阳性球菌的抗菌作用增强，对衣原体属、支原体属、军团菌等细胞内病原或厌氧菌的作用亦有增强，已用于临床者有左氧氟沙星、加替沙星、莫西沙星等。

2. 适应证

（1）泌尿生殖系统感染：本类药物可用于肠杆菌科细菌和铜绿假单胞菌等所致的尿路感染；细菌性前列腺炎、淋菌性和非淋菌性尿道炎以及宫颈炎。诺氟沙星主要用于单纯性下尿路感染或肠道感染。但应注意，目前国内尿路感染的主要病原菌大肠埃希菌中，耐药株已达半数以上。

（2）呼吸道感染：环丙沙星、氧氟沙星等主要适用于肺炎克雷伯菌、肠杆菌属、假单胞菌属等革兰阴性杆菌所致的下呼吸道感染。左氧氟沙星、加替沙星、莫西沙星等可用于肺炎链球菌和溶血性链球菌所致的急性咽炎和扁桃体炎、中耳炎等，及肺炎链球菌、支原体、衣原体等所致社区获得性肺炎，此外亦可用于革兰阴性杆菌所致下呼吸道感染。

（3）伤寒沙门菌感染：在成人患者中本类药物可作为首选。

（4）志贺菌属肠道感染。

（5）腹腔、胆道感染及盆腔感染：需与甲硝唑等抗厌氧菌药物合用。

（6）甲氧西林敏感葡萄球菌属感染。

（7）本类药物对甲氧西林耐药葡萄球菌感染无效。

（8）部分品种可与其他药物联合应用，作为治疗耐药结核分枝杆菌和其他分枝杆菌感染的二线用药。用法：诺氟沙星 300～400 mg, po, bid。环丙沙星 0.5～1.5 g/d, po, 分 2～3 次，或 200 mg, iv drip, q12 h, 重症 800～1 200 mg/d, 分 2～3 次滴注。氧氟沙星 200～400 mg, po 或 iv drip, bid。依诺沙星 200～400 mg, bid。盐酸洛美沙星 400 mg, qd 或 300 mg, bid。甲磺酸培氟沙星首日 400 mg 顿服，第 2 日起 200～400 mg, po, bid; 400 mg, iv drip, bid。司帕沙星首日 400 mg 顿服，第 2 日起 200 mg, qd。左氧氟沙星 400～500 mg/d, po 或 iv drip, 分 2 次。加替沙星 400 mg, po, qd, 或 200 mg, iv drip, bid。

3. 注意事项

（1）对喹诺酮类药物过敏的患者禁用。

（2）18 岁以下未成年患者避免使用本类药物。

（3）制酸剂和含钙、铝、镁等金属离子的药物可减少本类药物的吸收，应避免同用。

（4）妊娠期及哺乳期患者避免应用本类药物。

（5）本类药物偶可引起抽搐、癫痫、神志改变、视力损害等严重中枢神经系统不良反应，在肾功能减退或有中枢神经系统基础疾病的患者中易发生，因此本类药物不宜用于有癫痫或其他中枢神经系统基础疾病的患者。肾功能减退患者应用本类药物时，需根据肾功能减退程度减量用药，以防发生由于药物在体内蓄积而引起的抽搐等中枢神经系统严重不良反应。

（6）本类药物可能引起皮肤光敏反应、关节病变、肌腱断裂等，并偶可引起心电图 QT 间期延长等，用药期间应注意观察。

（十五）磺胺类

1. 分类

根据药代动力学特点和临床用途可分为：

（1）口服易吸收可全身应用者，如磺胺甲噁唑、磺胺嘧啶、磺胺林、磺胺多辛、复方磺胺甲噁唑（磺胺甲噁唑与甲氧苄啶 SMZ-TMP）、复方磺胺嘧啶（磺胺嘧啶与甲氧苄啶 SD-TMP）等；

（2）口服不易吸收者如柳氮磺吡啶（SASP）；

（3）局部应用者，如磺胺嘧啶银、醋酸磺胺米隆、磺胺醋酰钠等。

2. 适应证

（1）全身应用的磺胺类药：本类药物适用于大肠埃希菌等敏感肠杆菌科细菌引起的急性单纯性尿路感染；敏感流感嗜血杆菌、肺炎链球菌和其他链球菌所致的中耳炎，脑膜炎奈瑟球菌所致的脑膜炎。复方磺胺甲噁唑可治疗肺炎链球菌、流感嗜血杆菌、卡他莫拉菌所致的呼吸道感染，流感嗜血杆菌、肺炎链球菌和其他链球菌所致的急性中耳炎，大肠埃希菌等敏感株引起的反复发作性、复杂性尿路感染、伤寒和其他沙门菌属感染，卡氏肺孢菌肺炎，以及星形奴卡菌病。复方磺胺嘧啶亦可作为脑膜炎奈瑟球菌脑膜炎的预防用药。磺胺林与甲氧苄啶合用对间日疟及恶性疟原虫（包括对氯喹耐药者）有效。磺胺多辛与乙胺嘧啶等抗疟药联合可用于氯喹耐药虫株所致疟疾的治疗和预防。磺胺类药不宜用于 A 组溶血性链球菌所致扁桃体炎或咽炎以及立克次体病、支原体感染的治疗。

(2) 局部应用磺胺类药：磺胺嘧啶银主要用于预防或治疗 Ⅱ、Ⅲ 度烧伤继发创面细菌感染，如肠杆菌科细菌、铜绿假单胞菌、金葡菌、肠球菌属等引起的创面感染。醋酸磺胺米隆适用于烧伤或大面积创伤后的铜绿假单胞菌感染。磺胺醋酰钠则用于治疗结膜炎、沙眼等。柳氮磺吡啶口服不易吸收，主要用于治疗溃疡性结肠炎。

3. 注意事项

(1) 禁用于对任何一种磺胺类药物过敏以及对呋塞米、矾类、噻嗪类利尿药、磺脲类、碳酸酐酶抑制剂过敏的患者。

(2) 本类药物引起的过敏反应多见，并可表现为严重的渗出性多形红斑、中毒性表皮坏死松解型药疹等，因此过敏体质及对其他药物有过敏史的患者应尽量避免使用本类药物。

(3) 本类药物可致粒细胞减少、血小板减少及再生障碍性贫血，用药期间应定期检查周围血常规变化。

(4) 本类药物可致肝脏损害，可引起黄疸、肝功能减退，严重者可发生肝坏死，用药期间需定期测定肝功能。肝病患者应避免使用本类药物。

(5) 本类药物可致肾损害，用药期间应监测肾功能。肾功能减退、失水、休克及老年患者应用本类药物易加重或出现肾损害，应避免使用。

(6) 本类药物可引起脑性核黄疸，因此禁用于新生儿及 2 月龄以下婴儿。

(7) 妊娠期、哺乳期患者应避免用本类药物。

(8) 用药期间应多饮水，保持充分尿量，以防结晶尿的发生；必要时可服用碱化尿液的药物。

(十六) 呋喃类

1. 品种

国内临床应用的呋喃类药物包括呋喃妥因、呋喃唑酮和呋喃西林。

2. 适应证

(1) 呋喃妥因：适用于大肠埃希菌、腐生葡萄球菌、肠球菌属及克雷伯菌属等细菌敏感菌株所致的急性单纯性膀胱炎；亦可用于预防尿路感染。

(2) 呋喃唑酮：主要用于治疗志贺菌属、沙门菌、霍乱弧菌引起的肠道感染。

(3) 呋喃西林：仅局部用于治疗创面、烧伤、皮肤等感染；也可用于膀胱冲洗。

3. 注意事项

(1) 禁用于对呋喃类药物过敏的患者。

(2) 在新生儿红细胞中缺乏葡萄糖-6-磷酸脱氢酶时应用呋喃妥因可发生溶血性贫血，故新生儿不宜应用。成人患者缺乏此酶者也不宜应用。

(3) 哺乳期患者服用本类药物时应停止哺乳。

(4) 大剂量、长疗程应用及肾功能损害患者可能发生头痛、肌痛、眼球震颤、周围神经炎等不良反应。

(5) 呋喃妥因服用 6 个月以上的长程治疗者偶可发生弥漫性间质性肺炎或肺纤维化，应严密观察以便及早发现，及时停药。

(6) 服用呋喃唑酮期间，禁止饮酒及含酒精饮料。

(十七) 抗结核分枝杆菌和非结核分枝杆菌

本类药物主要包括异烟肼、利福平、乙胺丁醇、吡嗪酰胺、对氨水杨酸，以及异烟肼-利福平-吡嗪酰胺（卫非特）和异烟肼-利福平（卫非宁）两个复方制剂。

1. 异烟肼

(1) 异烟肼对各型结核分枝杆菌（以下简称结核菌）都有高度选择性抗菌作用，是目前抗结核病药物中具有最强杀菌作用的合成抗菌药物,对其他细菌无作用。

(2)适应证 ①结核病的治疗:异烟肼是治疗结核病的一线药物,适用于各种类型结核病,但必须与其他抗结核病药联合应用。②结核病的预防:本药既可单用,也可与其他抗结核病药联合使用。预防应用适用于:A. 有结核病史的人类免疫缺陷病毒感染者;B. 与新近诊断为传染性肺结核病患者有密切接触的 PPD 试验阳性幼儿和青少年;C. 未接种卡介苗的 5 岁以下儿童 PPD 试验阳性者;D. PPD 试验阳性的下述人员:糖尿病、矽肺、长期使用肾上腺皮质激素或免疫抑制剂的患者;E. PPD 试验强阳性的可疑结核病患者。③非结核分枝杆菌病的治疗:异烟肼对部分非结核分枝杆菌病有一定的治疗效果,但需联合用药。

(3)注意事项 ①本药与乙硫异烟胺、吡嗪酰胺、利福平等其他抗结核病药物合用时,可增加本药的肝毒性,用药期间应密切观察有无肝炎的前驱症状,并定期监测肝功能,避免饮含酒精饮料。②本药可引起周围神经炎,服药期间患者出现轻度手脚发麻、头晕者可服用维生素 B_1 或维生素 B_6,严重者应立即停药。③妊娠期患者确有应用指征时,必须充分权衡利弊后决定是否采用。哺乳期患者用药期间应停止哺乳。

2. 利福平

(1)利福平对结核分枝杆菌和部分非结核分枝杆菌均具抗菌作用。

(2)适应证:利福平适用于各种类型结核病和非结核分枝杆菌感染的治疗,但单独用药可迅速产生耐药性,必须与其他抗结核病药联合应用。

(3)注意事项:①对本药过敏的患者禁用。②用药期间应定期检查周围血常规及肝功能。肝病患者、有黄疸史和酒精中毒者慎用。③服药期间不宜饮酒。④本药对动物有致畸作用,妊娠期患者确有应用指征时应充分权衡利弊后决定是否采用,妊娠早期患者应避免使用。哺乳期患者用药期间应停止哺乳。⑤不推荐 5 岁以下儿童患者应用本药。⑥患者服药期间大、小便、唾液、痰、泪液等可呈红色。

3. 乙胺丁醇

(1)适应证:与其他抗结核病药联合治疗结核分枝杆菌所致的各型肺结核和肺外结核,亦可用于非结核分枝杆菌病的治疗。

(2)注意事项:①对本药过敏的患者禁用。②球后视神经炎为本药的主要不良反应,尤其在疗程长、每日剂量超过 15 mg/kg 的患者中发生率较高。用药前和用药期间应每日检查视野、视力、红绿鉴别力等。一旦出现视力障碍或下降,应立即停药。③用药期间应定期监测血清尿酸,痛风患者慎用。④妊娠期患者确有应用指征时应充分权衡利弊后决定是否采用。⑤哺乳期患者用药期间应停止哺乳。⑥不推荐 13 岁以下儿童患者应用本药。

4. 吡嗪酰胺

(1)适应证:吡嗪酰胺对异烟肼耐药菌株仍有作用,与其他抗结核病药联合用于各种类型的肺结核和肺外结核。本药通常在强化期应用(一般为 2 个月),是短程化疗的联合用药之一。

(2)注意事项:①对本药过敏的患者禁用。②肝功能减退患者不宜应用,原有肝脏病、显著营养不良和痛风的患者慎用。③服药期间应避免曝晒日光,因可引起光敏反应或日光皮炎。一旦发生光敏反应,应立即停药。④糖尿病患者服用本药后血糖较难控制,应注意监测血糖,及时调整降糖药的用量。

5. 对氨水杨酸

(1)适应证:对氨水杨酸为二线抗结核病药物,需与其他抗结核病药联合应用。静脉滴注可用于治疗结核性脑膜炎或急性播散性结核病。

(2)注意事项:①禁用于正在咯血的患者。消化道溃疡、肝、肾功能不全者慎用,大剂量使用本药(12 g)静脉滴注 2~4 h 可能引发血栓性静脉炎,应予注意。②本药静脉滴注液必须新鲜配制,静脉滴注时应避光,以防减效。③用药期间应定期作肝、肾功能测定,出现肝功能损害或黄疸者,应立即停药并进行保肝治疗。本药大剂量应用可能抑制肝脏凝血酶原的生成,可给予维生素 K 预防出血。④本药可引起结晶尿、蛋白尿、管型尿及血尿等,碱化尿液可减少对肾脏的刺激和毒性反应。

6. 利福平-异烟肼-吡嗪酰胺（卫非特）

(1)适应证：适用于结核病短程化疗的强化期（即在起始治疗的 2~3 个月）使用，通常为 2 个月，需要时也可加用其他抗结核病药物。

(2)注意事项：参见利福平、异烟肼和吡嗪酰胺。

7. 异烟肼-利福平（卫非宁）

(1)适应证：用于结核病的初治和非多重耐药结核病患者的维持期治疗。

(2)注意事项：参见利福平和异烟肼。

（十八）抗麻风分枝杆菌类

1. 氨苯砜

(1)氨苯砜是治疗麻风病的主要药物。但由于长期广泛使用，耐药病例不断增多，现已不单独使用，而是作为联合治疗方案中的主要药物。

(2)适应证：本药为麻风病联合治疗中的主要药物。一般需连续服用 6~24 个月。

(3)注意事项：①有磺胺类药过敏史、严重肝、肾功能障碍、贫血、精神病的麻风病患者禁用。②治疗初期部分患者可发生不同程度贫血，应适当补充铁剂和维生素 B_{12}。有严重贫血时应停药。葡萄糖-6-磷酸脱氢酶缺乏的患者应慎用本药。③极个别患者可发生发热、淋巴结肿大、黄疸、肝肿大等（氨苯砜综合征），预后较差。

2. 氯法齐明

(1)适应证：目前作为麻风病联合化疗的主要药物之一，与利福平和氨苯砜联合应用。

(2)注意事项：本药可引起皮肤色素沉着，剂量较大时尿液、汗液、泪液、乳汁等均可呈红色，内衣、床单可被染红。

（十九）抗真菌药

1. 两性霉素 B 及其含脂复合制剂

(1)适应证

①两性霉素 B 适用于下列真菌所致侵袭性真菌感染的治疗：隐球菌病、北美芽生菌病、播散性念珠菌病、球孢子菌病、组织胞浆菌病，由毛霉属、根霉属、犁头霉属、内孢霉属和蛙粪霉属等所致的毛霉病，由申克孢子丝菌引起的孢子丝菌病，曲霉所致的曲霉病、暗色真菌病等。本药尚可作为美洲利什曼原虫病的替代治疗药物。

②两性霉素 B 含脂制剂包括两性霉素 B 脂质复合体（ABLC）、两性霉素 B 胆固醇复合体（ABCD）和两性霉素 B 脂质体（L-AmB），主要适用于不能耐受两性霉素 B 去氧胆酸盐，或经两性霉素 B 去氧胆酸盐治疗无效的患者。两性霉素 B 脂质体还可用于疑为真菌感染的粒细胞缺乏伴发热患者的经验治疗。用法：A. 注射用两性霉素 B，静脉给药，先试从 1~5 mg/次或 0.02~0.1 mg/(kg·次)开始，以后根据耐受情况每日或隔日增加 5 mg，当增至 0.6~0.7 mg/kg·次时暂停增量，最高单次不超过 1 mg/kg，总量 1.5~3.0 g，疗程 1~3 个月，也可长延至 6 个月。B. 两性霉素 B 脂质复合体成人及小儿推荐剂量为 5 mg/(kg·d)，qd，浓度为 1 mg/ml，小儿及心血管疾病者可为 2 mg/ml。如用药时间超过 2 h，应每 2 h 摇动输液袋一次。C. 两性霉素 B 脂质体 3~5 mg/kg。D. 两性霉素 B 胆固醇复合体，成人及小儿均推荐 3~4 mg/(kg·d)，qd，应先用灭菌注射用水溶解药物，再以 5% GS 稀释至 0.6 mg/ml，以 1 mg/(kg·h)静脉滴注。

(2)注意事项：

①对本类药物过敏的患者禁用。

②两性霉素 B 毒性大，不良反应多见，但本药又常是某些致命性深部真菌病惟一有肯定疗效的治疗药物，因此必须从其拯救生命的效益和可能发生的不良反应两方面权衡考虑是否选用本药。

③两性霉素 B 所致肾功能损害常见，少数患者可发生肝毒性、低钾血症、血液系统毒性，因此用药期间应定期测定肾、肝功能、血电解质、周围血常规、心电图等，以尽早发现异常，及时处理。出现肾功能损害时，应根据其损害程度减量给药或暂停治疗。原有严重肝病者不宜选用本类药物。

④原有肾功能减退，或两性霉素 B 治疗过程中出现严重肾功能损害或其他不良反应，不能耐受两性霉素 B（去氧胆酸盐）治疗者，可考虑选用两性霉素 B 含脂制剂。

⑤本类药物需缓慢避光静脉滴注,常规制剂每次静脉滴注时间为4～6 h或更长;含脂制剂通常为2～4 h。给药前可给予解热镇痛药或抗组胺药或小剂量地塞米松静脉推注,以减少发热、寒战、头痛等全身反应。

⑥如果治疗中断7天以上,需重新自小剂量(0.25 mg/kg)开始用药,逐渐递增剂量。

⑦妊娠期患者须有明确指征时方可应用。

⑧哺乳期患者用药期间应暂停哺乳。

2. 氟胞嘧啶

(1)适应证:适用于敏感新生隐球菌、念珠菌属所致全身性感染的治疗。本药单独应用时易引起真菌耐药,通常与两性霉素B联合应用。

(2)注意事项:

①本药禁用于严重肾功能不全及对本药过敏的患者。

②下列情况应慎用本药:骨髓抑制、血液系统疾病或同时接受骨髓抑制药物,肝、肾功能损害。

③老年及肾功能减退患者应根据肾功能减退程度调整剂量,并尽可能进行血药浓度监测。

④用药期间应定期检查周围血常规、尿常规及肝、肾功能。

⑤定期进行血液透析和腹膜透析的患者,每次透析后应补给一次剂量。

⑥妊娠期患者有明确应用指征时,应仔细权衡利弊后决定是否应用。哺乳期患者用药期间暂停哺乳。

⑦不推荐儿童患者应用本药。

3. 吡咯类抗真菌药

(1)吡咯类抗真菌药包括咪唑类和三唑类。咪唑类药物常用者有酮康唑、咪康唑、克霉唑等,后两者主要为局部用药。三唑类中有氟康唑和伊曲康唑,主要用于治疗深部真菌病。

(2)适应证

①氟康唑适用于以下疾病的治疗。

念珠菌病:用于治疗口咽部和食道念珠菌感染;播散性念珠菌病,包括血流感染、腹膜炎、肺炎、尿路感染等;念珠菌阴道炎;用法:400 mg/d,以后200～400 mg/d,iv drip,qd。

隐球菌病:用于脑膜以外的隐球菌病;隐球菌脑膜炎患者经两性霉素B联合氟胞嘧啶治疗病情好转后可选用本药作为维持治疗药物;用法:初治者首日400 mg,iv drip,以后200～400 mg,qd;球孢子菌病;芽生菌病、组织胞浆菌病。

②酮康唑适用于念珠菌病、芽生菌病、球孢子菌病、组织胞浆菌病、暗色真菌病和副球孢子菌病,本药难以到达脑脊液中,故不用于上述真菌感染累及脑膜者。由于本药的肝毒性,近年来全身应用较前减少。

③伊曲康唑注射剂适用于治疗芽生菌病、组织胞浆菌病,以及不能耐受两性霉素B或经两性霉素B治疗无效的曲霉病。口服剂适用于治疗芽生菌病、组织胞浆菌病以及不能耐受两性霉素B或两性霉素B治疗无效的曲霉病,亦可用于皮肤癣菌所致的足趾或(和)手指甲癣。因胶囊剂口服吸收差,现较少用于深部真菌感染的治疗。本药口服液适用于粒细胞缺乏怀疑真菌感染患者的经验治疗和口咽部、食道念珠菌感染。伊曲康唑注射及口服后,尿液及脑脊液中均无原形药,故本药不宜用于尿路感染和中枢神经系统感染的治疗。

(3)注意事项

①禁用于对本类药物及其赋形剂过敏的患者。

②本类药物可致肝毒性,以酮康唑较为多见。多表现为一过性肝酶升高,偶可出现严重肝毒性,包括肝衰竭和死亡,因此在治疗过程中应严密观察临床征象及监测肝功能,一旦出现临床症状或肝功能持续异常,须立即停止治疗。肝病患者有明确应用指征时,应权衡利弊后决定是否用药。

③本类药物禁止与西沙必利、阿司咪唑、特非那定和三唑仑合用,因可导致严重心律紊乱。

④伊曲康唑不可用于充血性心力衰竭以及有充血性心力衰竭病史的患者。

⑤伊曲康唑注射剂中的赋形剂主要经肾排泄,因此注射剂不可用于肾功能减退、肌酐清除率<30 ml/min的患者。

⑥妊娠期患者确有应用指征时,应充分权衡利弊后决定是否应用。哺乳期患者用药期间应停止哺乳。

⑦氟康唑和伊曲康唑不推荐用于6个月以下婴儿。儿童患者确有应用指征时,须充分权衡利弊后决定是否应用。

4. 烯丙胺类抗真菌药特比萘芬

(1) 适应证：①甲真菌病；②皮损广泛的浅表皮肤真菌感染，如体股癣、手足癣；③头癣。

(2) 注意事项：

①禁用于对本药及其赋形剂过敏的患者。

②本药有肝毒性，在治疗过程中应定期检查肝功能，出现异常应及时停药，慢性或活动性肝病的患者不宜应用本药。

③肾功能受损（肌酐清除率低于 50 ml/min 或血肌酐超过 300 μmol/L）的患者应当服用正常剂量的一半。

④妊娠期患者确有应用指征时，应在充分权衡利弊后慎重用药，哺乳期妇女在服药期间，应停止哺乳。

⑤暂不推荐儿童患者使用本药。

⑥利福平可促进血浆中本药的清除，甲氰咪胍可抑制血浆中本药的清除，合并用药时应注意调整剂量。

5. 其他抗真菌药：灰黄霉素

(1) 适应证　主要用于治疗皮肤癣菌引起的各种浅部真菌病，包括头癣和手足癣等。目前主要用于治疗头癣，仍为首选药物，疗程 3~4 周。

(2) 注意事项

①本药常见的不良反应有消化系统反应，如恶心、呕吐、腹泻、肝酶异常等，一般停药后消失。还可出现口干，舌痛等。神经系统常见症状有头痛，发生率约 10%。

②少数患者可出现嗜睡、疲劳。极少数患者可出现神经炎、精神错乱、晕厥、眩晕、一过性视乳头水肿等。

③周围血常规可出现中性粒细胞减少、单核细胞增多。治疗开始时应每 1~2 周作周围血常规检查，长期用药者应每 2~4 周检查一次。

④约 30% 的患者服药后可发生皮疹，表现为荨麻疹、剥脱皮炎等，也可出现麻疹样损害及光敏反应。

⑤偶可发生血尿和管型尿，可出现卟啉代谢异常。

⑥动物实验有致癌和致畸作用。

⑦巴比妥类药物可以降低灰黄霉素的吸收，导致血浆中药物水平偏低。灰黄霉素与双香豆素类合用时可抑制其抗凝作用；与镇静或抗组胺药合用时，疗效降低。

（赖荣德）

第 2 节　镇静止痛和麻醉药

一、可卡因

(1) 可卡因（Cocaine）又称古柯碱，长效酯类局麻药，脂溶性高，对神经组织亲和性良好，表面麻醉好，并有缩血管效应。毒性较大，小剂量时能兴奋大脑皮层，产生欣快感，随着剂量增大，使呼吸、血管运动和呕吐中枢兴奋，严重者可发生惊厥；大剂量可引起大脑皮层下行异化作用的抑制，出现中枢性呼吸抑制，并抑制心肌而引起心力衰竭。在肝和血浆经酯酶水解代谢，代谢物经肾脏排出，部分还可通过乳汁排泄。可通过血脑屏障，并在中枢神经系统蓄积，急性中毒时脑中的药物浓度高于血药浓度，可通过胎盘屏障。因其毒性大并易于成瘾，已被其他局麻药所取代。临床上常用其盐酸盐制剂。

(2) 适应证：各种手术的局部麻醉，常用于口、鼻、咽、耳、尿道、阴道等手术表面麻醉。

(3) 用法：配制成 1%~10% 水溶液，表面麻醉、喷雾、填塞黏膜表面，极量 30 mg/次。

(4) 慎用及禁忌：严重心血管疾病、高血压、甲亢患者慎用，青光眼患者禁用。

(5) 不良反应：①可引起典型的变态反应。②对组织有一定刺激性，可致角膜浑浊或溃疡，眼压可增高。

(6) 注意事项：不宜注入体内；遇热分解失效，不宜煮沸消毒；不宜与肾上腺素合用，有增加心律失常和高血压危象的可能；对角膜有很强的损害作用，不作为眼科使用；有较强药物滥用潜力，可产生依赖性。

二、阿　片

(1) 阿片(Opium)为罂粟未成熟蒴果的乳汁干燥而成，含有25种以上的生物碱，按化学结构分为菲类和异喹啉两大类，前者如吗啡、可待因；后者如蒂巴因、罂粟碱等有松弛平滑肌扩张血管的作用。阿片含吗啡（按无水吗啡计算）不少于9.5%。主要作用于中枢神经系统的阿片受体，解除疼痛及合并的情绪反应；通过兴奋迷走神经和对平滑肌的直接作用改变肠蠕动的生理功能而止泻；通过直接抑制咳嗽反射中枢发挥镇咳的药理效应。吸收后可迅速分布于机体各器官组织，口服10～30 min即可显现药理效应，30～60 min镇痛效果达到高峰，药物$t_{1/2}$ 2～3 h，可通过胎盘屏障，主要在肝脏代谢，由肾脏排出，少量由乳汁排泄。临床主要制剂有阿片片（含无水吗啡9.5%～10.5%）、阿片酊（含无水吗啡0.95%～1.05%，乙醇41%～46%）以及复方制剂阿桔片、复方甘草片、复方樟脑酊等。

(2) 适应证：主要用于镇痛、止咳、止泻、麻醉及治疗心源性哮喘。

(3) 用法：①阿片片：口服0.03～0.1 g/次，0.1～0.4 g/d，极量0.2 g/次，0.6 g/d。②阿片酊：口服0.3～1 ml/次，1～4 ml/d，极量2 ml/次，6 ml/d。

(4) 慎用及禁忌：肺源性心脏病、支气管哮喘、巨结肠急性炎症、颅脑损伤、颅内高压、前列腺肥大、呼吸道梗阻患者，对阿片类药物过敏、婴儿及哺乳期妇女和产妇忌用本品，肝肾功能不全者慎用。

(5) 不良反应：①偶见过敏、皮疹、瘙痒、眩晕、嗜睡、注意力分散、视力下降、恶心、呕吐、出汗、便秘、口干、排尿困难等。②罕见体位性低血压及呼吸抑制等。③长期使用可产生耐受性和药物依赖性。

三、吗　啡

1. 药理

吗啡(Morphine)属阿片类生物碱，为阿片受体激动剂。药理作用：

(1) 模拟内源性抗痛物质脑啡肽的作用，激动中枢神经阿片受体而产生强大的镇痛作用。对一切疼痛均有效，对持续性钝痛效果强于间断性锐痛和内脏绞痛。

(2) 在镇痛的同时有明显的镇静作用，改善疼痛病人的紧张情绪。

(3) 可抑制呼吸中枢，降低呼吸中枢对二氧化碳的敏感性，对呼吸中枢抑制程度为剂量依赖性，过大剂量可导致呼吸衰竭而死亡。

(4) 可抑制咳嗽中枢，产生镇咳作用。

(5) 可兴奋平滑肌，使肠道平滑肌张力增加而导致便秘，可使胆道、输尿管、支气管平滑肌张力增加。

(6) 可促进内源性组胺释放而导致外周血管扩张、血压下降、脑血管扩张、颅内压增高。

(7) 有镇吐、缩瞳等作用。口服后自胃肠道吸收，单次给药镇痛作用时间可持续4～6 h。皮下及肌内注射后吸收迅速，皮下注射30 min后即可吸收60%，血浆蛋白结合率为26%～36%，吸收后可分布于肺、肝、脾、肾等组织，并可通过胎盘，仅少量通过血脑屏障，但已能产生镇痛作用。主要经肝脏代谢，60%～70%在肝内与葡萄糖醛酸结合，10%脱甲基为去甲基吗啡，20%为游离型。主要经肾脏排泄，少量经胆汁和乳汁排泄。普通片剂清除$t_{1/2}$为1.7～3 h，缓释片和控释片其达峰效应的时间较长为2～3 h，峰浓度较低，达稳态时血药浓度波动较小，清除$t_{1/2}$为3.5～5 h。

2. 适应证

(1) 镇痛：短期用于其他镇痛药无效的急性剧痛，如手术、创伤、烧伤的剧烈疼痛；晚期癌症病人的三阶梯止痛。

(2) 心肌梗死：用于血压正常的心肌梗死患者，有镇静和减轻心脏负荷的作用，缓解恐惧情绪。

(3) 心源性哮喘：暂时缓解肺水肿症状。

(4) 麻醉和手术前给药：使病人安静并进入嗜睡状态。

3. 应用原则

(1) 疼痛原因未明确前，不使用本药，以防掩盖症状贻误诊断。

(2)连续使用3～5 d即产生耐受性,1周以上可致依赖性,仅用于疼痛原因明确的急性剧烈疼痛且短期使用或晚期癌性重度疼痛。对于晚期癌症病人重度疼痛,按WHO三阶梯止痛原则,口服给药、按时、按需、剂量个体化,一般不会造成成瘾。

(3)缓释片和控释片只用于晚期癌症病人的镇痛。

(4)过量可致急性中毒,成人中毒量为60 mg,致死量为250 mg,吗啡长期用药可导致耐受,对于重度癌痛病人长期慢性用药,其使用量可从低剂量逐步递增超过上述剂量。

4. 用法

(1)口服:对于首次用药和无耐受性病例,常用量为5～15 mg/次,15～60 mg/d。极量为30 mg/次,100 mg/d。重度癌痛应按时、按需口服,逐渐增量,个体化给药。首次剂量范围较大,3～6次/d。缓释片和控释片应根据癌痛的严重程度、年龄及服用镇痛药史来决定,个体差异较大,首次用药者一般10 mg或20 mg,每12 h 1次,根据镇痛效果调整用药剂量。

(2)皮下注射:常用量为5～15 mg/次,15～40 mg/d。极量为20 mg/次,60 mg/d。

(3)静脉注射:镇痛的常用量为5～10 mg/次,对于重度癌痛首次剂量范围可较大,3～6次/d。

(4)硬膜外注射:极量为5 mg/次,若在胸段硬膜外用药减为2～3 mg/次。

(5)蛛网膜下隙注射:单次0.1～0.3 mg,不重复给药。

(6)老年人用量酌减。

(7)儿童不宜使用。

5. 慎用

(1)老年人和儿童。

(2)心律失常患者。

(3)胃肠道术后肠蠕动未恢复者。

(4)惊厥或有惊厥发作史的患者。

(5)精神失常有自杀倾向者。

(6)肝、肾功能不全者。

6. 禁忌证

(1)对阿片类药物过敏者。

(2)孕妇、哺乳期妇女、新生儿和婴儿。

(3)原因不明的疼痛。

(4)休克尚未控制。

(5)中毒性腹泻。

(6)炎性肠梗阻。

(7)通气不足、呼吸抑制。

(8)支气管哮喘。

(9)慢性阻塞性肺疾病。

(10)肺源性心脏病失代偿。

(11)颅内高压或颅脑损伤。

(12)甲状腺功能低下。

(13)肾上腺皮质功能不全。

(14)前列腺肥大、排尿困难。

(15)严重肝功能不全。

7. 不良反应

(1)心血管系统:可使外周血管扩张,产生直立性低血压。鞘内和硬膜外给药可致血压下降。

(2)呼吸系统:直接抑制呼吸中枢、抑制咳嗽反射、严重呼吸抑制可致呼吸停止。偶有支气管痉挛和喉头水肿。

(3)肠道:恶心、呕吐、便秘、腹部不适、腹痛、胆绞痛。

(4)泌尿系统:少尿、尿频、尿急、排尿困难、尿潴留。

(5)精神神经系统:一过性黑蒙、嗜睡、注意力分散、思维力减弱、淡漠、抑郁、烦躁不安、惊恐、畏惧、视力减退、视物模糊或复视、妄想、幻觉。

(6)内分泌系统:长期用药可致男性第二性征退化,女性闭经、泌乳抑制。

(7)眼:瞳孔缩小如针尖状。

(8)皮肤:荨麻疹、瘙痒和皮肤水肿。

(9)戒断反应:对本药有依赖或成瘾者,突然停用或给予阿片受体拮抗药可出现戒断综合征,表现为流泪、流涕、出汗、瞳孔散大、血压升高、心率加快、体温升高、呕吐、腹痛、腹泻、肌肉关节疼痛及神经、精神兴奋性增高,表现为惊恐、不安、打呵欠、震颤和失眠。

8. 注意事项

(1)儿童、老人体内清除缓慢、$t_{1/2}$长,易引起呼吸抑制。

(2)能透过胎盘屏障影响胎儿,并可造成胎儿药物依赖,新生儿出生后立即出现戒断症状。

(3)用于内脏绞痛如胆、肾绞痛时应与解痉药阿托品联合使用,疗程宜短。

(4)停用单胺氧化酶抑制剂2~3周后才可应用本药。

(5)缓释片和控释片服用时必须整片吞服,不可掰开或嚼碎。

(6)注射液不得与氯丙嗪、异丙嗪、氨茶碱、巴比妥类、苯妥英钠、碳酸氢钠、肝素钠、哌替啶、磺胺嘧啶等药物混合注射。

(7)硬膜外和鞘内注射本药时,应严密监测呼吸和循环功能。

(8)与吩噻嗪类药、镇静催眠药、三环类抗抑郁药、抗组胺药、巴比妥类麻醉药、哌替啶、可待因、美沙酮、芬太尼等合用时需减量。

(9)本品急性中毒的主要症状为昏迷、呼吸抑制、瞳孔极度缩小、血压下降、发绀、尿少、体温下降、皮肤湿冷、肌无力,最终可致休克、循环衰竭、瞳孔散大及死亡。

四、羟考酮

(1)羟考酮(Oxycodone)属阿片受体激动剂,用于缓解中度疼痛。口服用药的镇痛效力为注射给药的50%,普通片剂药效4~6 h,缓释片在给药10 h后仍可维持高血药浓度。在肝脏代谢为去甲羟可酮,与原形药物一起从肾脏排出。常与解热止痛药或解痉药配伍用于止痛或解痉。

(2)适应证:用于中度疼痛的止痛或解痉,常与解热止痛药或解痉药配伍使用。

(3)用法:羟考酮普通片剂口服5~15 mg/次,3次/d或必要时服用;缓释片每片5 mg,可设最低剂量,口服5 mg羟考酮缓释片1 h后显效,根据患者情况调整用药剂量,2次/d。缓释片不可嚼碎服用。

(4)慎用及禁忌:呼吸功能不全、颅脑损伤、哺乳期妇女、待产妇、婴儿禁用;严重肝肾功能障碍者慎用。

(5)不良反应:同吗啡类似,包括眩晕、呕吐、恶心、便秘等,但反应较轻;过量使用可引起呼吸中枢抑制;长期连续使用可产生药物依赖。

(6)注意事项:①可通过胎盘屏障或经乳汁排泄而抑制胎儿或新生儿呼吸,妊娠期及哺乳期禁用。②与其他麻醉剂、镇静催眠药复合可加重中枢抑制作用。③禁忌与抗胆碱药配伍。

五、盐酸乙基吗啡

(1)盐酸乙基吗啡(Ethylmorphine)属阿片类药物,作用与可待因相似,一般不作镇痛、止咳药,其对黏膜有显著刺激作用,使黏膜充血,有助于炎性渗出物、血液、变性异物及云翳的吸收,促进瘢痕消失。

(2)适应证:可治疗巩膜炎、虹膜炎、视神经炎、玻璃体混浊、视神经萎缩及促进角膜损伤后恢复透明度。

(3)用法:制剂:滴眼液:0.5%~10%(6.18%为等渗溶液);眼膏:1%~3%;注射液:2%。用法:滴眼用0.5%~20%溶液,或1%~3%眼膏涂眼,2~3次/日;结膜下注射用1%~3%注射液0.2~5 ml,2次/周球后注射1%~3%注射液0.5 ml,用于治疗视神经病变。电离子透入给药:1%~3%溶液,阳极为有效电极。

(4)慎用及禁忌:结膜充血者禁用,青光眼者慎用。不宜作为镇痛或镇咳药使用。

(5)不良反应:局部刺激如灼痛、充血,其他不良反应同吗啡。

六、盐酸丁丙诺啡

(1)盐酸丁丙诺啡(Buprenorphine Hydrochloride)为蒂巴因(Thebaine)的半合成衍生物,为部分μ受体激动剂,广泛应用于治疗疼痛,用于海洛因成瘾的脱毒治疗取得满意效果。注射剂和舌下含片用于镇痛,舌下含片用于阿片依赖脱毒治疗。

与中枢神经系统 μ 和 κ 阿片受体亲和力较强,与阿片受体相互作用的动力学过程比较缓慢,尤其是解离速度慢,一旦与受体结合就不容易解离而保持较长时间的药效作用。其药效具有"封顶效应"作用,药物剂量达到一定血药浓度后,效应不再随剂量升高而增加。首关作用明显,因此口服效果差。注射给药后 30～60 min 出现作用,舌下给药 15～40 min 起效,2 h 后达峰值,镇痛效应持续 5～8 h。生物利用度约 55%,血浆蛋白结合率 96%,$t_{1/2}$ 为 2～3 h,主要以原形从粪便排泄,部分经肝脏 N-脱烷基后经肾脏排泄,可通过胎盘屏障。具有中长镇痛时效。其等效镇痛强度为吗啡的 25～40 倍。用于阿片类依赖的脱毒治疗,可以有效控制阿片戒断症状。

(2)适应证:①各类手术后疼痛、癌性疼痛、烧伤性疼痛、心绞痛、内脏疼痛和脉管炎引起的肢体痛等中、重度疼痛的镇痛治疗。②舌下含片用于阿片类依赖的脱毒治疗。

(3)用法

①镇痛:肌内注射或缓慢静脉注射,0.15～0.3 mg/次,舌下含服 0.2～0.8 mg/次。每隔 6～8 h 给药一次或按需给药。

②脱毒:对阿片类药物依赖治疗的一个重要原则是"个体化用药"。小剂量开始,如不能控制戒断症状可以在 4～6 h 后适当追加剂量。对阿片依赖的脱毒治疗给药总量不超过 8 mg/d。轻度依赖 1～2 mg/d、中度依赖 2.5～4 mg/d、重度依赖 4.5～8 mg/d,均分 3 次给药。以此剂量给药至第 4 d 开始减量,减量的方式一般从给药 3 次/d 改为 2 次/d,每次剂量不变;第 6 d 起给药 2 次/d,剂量减至原药量的 2/3 或 1/2;第 8 日至第 10 日改为用药 1 次/d,第 11～12 d 停药。

③对于完全停药后或在减量期间出现比较严重戒断症状的患者,可以酌情应用中药戒毒药和其他必要的对症治疗,一般不再继续或增加用量。

(4)慎用及禁忌:颅脑损伤、颅内压增高、呼吸功能不全患者及 6 岁以下儿童、妊娠期、哺乳期妇女禁用;老年患者慎用;正在接受其他中枢神经抑制剂治疗的患者慎用。

(5)不良反应:呼吸抑制作用较吗啡轻。主要有头晕、嗜睡、恶心、呕吐、出汗等,嗜睡发生率略高于其他阿片类药物。大剂量可引起呼吸抑制,发生率低于 10%。拟精神病作用发生率较低,表现为一过性精神错乱和烦躁。少见不良反应有欣快感和幻觉,提示本药有滥用的可能,尤其是与其他中枢神经系统药物复合时。

(6)注意事项

①本品具有一定的强化效应和潜在药物依赖性,预防非医疗目的的滥用或非法流失。

②可降低注意力、集中力和反射活动能力,用药期间不宜驾驶车辆和操作机器,用药期间慎用镇静催眠药,禁忌酗酒。

③老年患者、儿童及妊娠妇女和有严重肝、肾或呼吸功能不全、胆道功能不全、甲状腺或肾上腺皮质功能低下、中枢抑制或昏迷、中毒性精神病、前列腺肥大或尿路狭窄、急性酒精中毒、精神错乱者等慎用。

④长期使用突然停药后可引起轻至中度戒断反应,应递减停药。

⑤特点为起效慢,维时长。

七、吗啉乙基吗啡

(1)吗啉乙基吗啡(福尔可定 Pholcodine)。化学名称为 17-甲基-3-[2-[4-吗啉基]乙氧基]-4,5α-环氧-7,8-二脱氢吗啡喃-6α-醇一水合物。本品是中枢性镇咳药,与右美沙酚相似,具有中枢性镇咳作用,也有镇静和镇痛作用,但药物依赖性较磷酸可待因弱。

(2)适应证:缓解剧烈干咳和中度疼痛。

(3)用法:口服,水合物片剂:成人 5～15 mg/次,3～4 次/d。儿童(2 岁以上),5 mg,4 次/d;酒石酸盐,10～30 mg/次,3～4 次/d。

(4)慎用及禁忌:痰多者禁用。

(5)不良反应:有恶心、嗜睡等,大剂量可引起烦躁不安及运动失调。

(6)注意事项:有成瘾性。儿童中毒剂量约为 200 mg,新生儿和儿童对此药易产生耐受性。

八、盐酸美沙酮

(1)盐酸美沙酮(Methadone Hydrochloridum)为阿片受体激动剂,药效与吗啡类似,具有镇痛作用,并可产生呼吸抑制、缩瞳、镇静等作用。与吗啡比较,具有作用时间较长、不易产生耐受性、药物依赖性低的特点。口服吸收良好,服药后30 min起效,4 h血药浓度达高峰,作用持续时间24~36 h,$t_{1/2}$为15~18 h,血浆蛋白结合率为85%~90%;在肝脏代谢,由肾脏及胆汁排泄,反复给药有组织蓄积作用。

(2)适应证:①用于创伤、术后、癌症引起的重度疼痛的镇痛治疗。②用于阿片类依赖的脱毒治疗。③用于阿片类依赖的替代维持治疗。

(3)应用原则

①不宜静脉注射方式给药,尤其是脱毒治疗时禁止注射方式给药;用于疼痛治疗时,可采用口服、肌内注射或皮下注射给药。

②由于交叉耐受性,对阿片类(如海洛因)依赖者进行脱毒治疗和替代维持治疗时,应根据该患者对阿片依赖的严重程度进行美沙酮个体化给药,初始用药量宜小以免发生呼吸抑制。在停用毒品(海洛因)后4~6 h应用美沙酮,一般初次给药从15 mg开始,不宜超过30 mg/次,如不能缓解戒断症状或出现严重戒断反应,则可在6~8 h后视具体情况追加美沙酮用量,追加用量为5~10 mg/次。以停药后72 h内不出现严重戒断反应为原则进行剂量调整,减药速率可根据患者情况而定,一般第4~6天可减量5~10 mg/d,以后减3~5 mg/d,2~3周完成递减。

③用美沙酮脱毒递减治疗时,减量速率不宜过快,否则会出现戒断反应;从减量开始至完全停药的时间应因人而异,通常为2~3周;在减量过程中,出现轻度戒断反应属正常现象,这时可应用一些中药戒毒药或对症治疗,除非出现严重戒断反应,常不需重新增加美沙酮剂量。

④替代维持治疗是以足够适当的剂量为基础,因此应注意根据患者药物依赖程度调整好药物剂量,做到个体化用药。

(4)用法

①镇痛:口服:成人5~10 mg/次,2~3次/d,或必要时肌内或皮下注射5~10 mg/次。三角肌注射血浆峰值高,作用出现较快,因此可采用三角肌注射。极量10 mg/次,20 mg/d。

②脱毒:阿片类依赖撤药后发生的急性戒断症状是一种"自限性障碍",如无严重身体并发症,大部分急性戒断症状经14~21 d的时间可达到不同程度的缓解。采用美沙酮替代递减可使患者痛苦较小和比较安全地度过急性戒断期。阿片类依赖撤药后4~6 h会出现戒断症状(取决于所依赖药物的$t_{1/2}$长短,海洛因一般为4~6 h),48~72 h戒断症状反应最为严重,此后,戒断症状逐渐减轻,经14~21 d大部分急性戒断症状得到缓解或基本解除。根据上述阿片类依赖戒断症状特点,可采用2~3周美沙酮递减治疗方案,具体见上述应用原则。

③用于阿片类依赖替代维持治疗方案(表6-2-1)。

表6-2-1 阿片类依赖替代维持治疗方案

阶段	目的	给药剂量范围
初始阶段	初步缓解戒断症状	15~30 mg
早期引入	确定个体耐受水平	增加或减少5~10 mg(6~24 h以内)
晚期引入	调整确定合适剂量(期望结果)	增加或减少5~10 mg(5~10 d内完成)
维持阶段(稳定阶段)	维持期望效果	40~100 mg

阿片类依赖替代维持治疗是为降低因滥用毒品（海洛因）及其导致的社会危害而采取的一种医学治疗措施。美沙酮维持治疗（MMT）的药理学目的是：避免出现戒断症状；减轻对毒品的渴求；预防重新滥用毒品。为达到 MMT 的药理学目的，足够、合适的剂量是治疗成败的关键因素，这就需要因人而异确定美沙酮的剂量。可参考上述方案确定剂量。

（5）慎用与禁忌：呼吸功能不全者、婴幼儿、临产妇（分娩）禁用；妊娠妇女、老年人、肝肾功能不全慎用。

（6）不良反应：与吗啡类似，但相对较轻，主要有头痛、眩晕、恶心、出汗、嗜睡、欣快（过量时）、便秘、体位性低血压；具有成瘾性，长期使用应注意组织蓄积产生的过量中毒以及导致的药物依赖（主要为身体依赖），美沙酮导致的药物依赖属中度至重度，表现为突然停药后出现阿片戒断症状；长期使用美沙酮的妊娠妇女，娩出的新生儿可出现戒断综合征，表现为震颤、肌肉强直、烦躁不安（啼哭）、呵欠、喷嚏、呕吐、腹泻等，可采取镇静和对症治疗。美沙酮过量可导致呼吸抑制，呼吸抑制主要表现为昏迷、呼吸变浅变慢，瞳孔缩小呈针尖状（严重呼吸抑制可因脑缺氧而散大），血压下降，甚至休克，严重者可因呼吸抑制而死亡。

（7）注意事项

①可导致呼吸抑制，过量中毒的主要原因是肺水肿，呼吸功能不全者禁用；忌作麻醉前和麻醉中用药；美沙酮过量中毒时可应用纳洛酮注射剂抢救。②对于阿片依赖脱毒治疗和替代维持治疗者，应遵循不同的治疗原则，此外，根据患者药物依赖严重程度和其生理状况进行个体化用药。

③由于反复慢性用药导致蓄积及个体差异，故应在连续用药过程中经常根据治疗效果和病人反应及时调整用药剂量。

④与西咪替丁复合可增强其镇痛作用，与利福平、苯妥英钠复合可加快其代谢而诱发戒断反应；服药期间慎用镇静、催眠药，禁忌饮酒。

⑤异烟肼、吩噻嗪类、尿液碱化剂可减少本品排泄，复合时需酌情减量。

⑥与抗高血压药合用可致血压下降过快，严重的可发生晕厥。

九、二氢埃托啡

1. 概述

二氢埃托啡（Dihydroetorphine）是合成的强效镇痛药，为阿片受体的纯激动剂，与 μ、δ、κ 受体的亲和力都远远大于吗啡，对 μ 受体的亲和力大于 δ 和 κ 受体的上千倍。其镇痛作用的量效关系与吗啡一样呈直线形，等效镇痛作用强度比吗啡强 1 000 倍以上，药效维持时间比吗啡短，对呼吸抑制作用比吗啡轻。还有镇静和解痉作用，用于平滑肌痉挛引起的绞痛，反复用药可产生耐药性和依赖性，主要表现为精神依赖性。曾用于各种急慢性疼痛的镇痛，因依赖性强，临床上已基本不使用。

2. 适应证

各种急性重度疼痛的镇痛，如重度创伤性疼痛和使用吗啡、哌替啶无效的急性剧烈疼痛的镇痛。

3. 用法

舌下含化：20～40 μg/次，根据需要可于 3～4 h 后重复给药；极量为 60 μg/次，180 μg/d。肌注：10～20 μg/次，根据需要可 2～4 h 1 次；极量 30 μg/次，90 μg/d。静注：主要做麻醉辅助药，每次 0.1～0.2 μg/kg，极量 0.3 μg/kg。内镜检查术前肌注 10 μg/次，极量 15 μg/次。术后让患者坐或卧 30 min。

4. 慎用及禁忌

(1) 过敏者、孕妇、哺乳期妇女禁用。

(2) 参见吗啡。

(3) 脑外伤神志不清者或肺功能不全者禁用。

(4) 肝、肾功能不全者慎用。

(5) 非剧烈疼痛（如牙痛、头痛、风湿痛、痔疮痛或局部组织小创伤痛等）不宜使用。

5. 不良反应

可导致药物依赖性（主要是精神依赖性）；一般不良反应有头晕、恶心、呕吐、乏力、出汗、呼吸减慢、心悸、排尿困难、语言错乱和荨麻疹等。

6. 注意事项

本品依赖性大，使用时只可含化，不可将药片吞服，否则影响止痛效果。过量致中毒时应及时进行人工呼吸，必要时可肌注或静注盐酸纳络酮 0.4 mg 或氢溴酸烯丙吗啡 10 mg 解救。规定本品不得用作海洛因成瘾时脱毒治疗的替代药。遮光密闭保存。

十、可待因

1. 概述

可待因(Codeine)从罂粟属植物中分离出来的一种天然阿片类生物碱，其盐类包括磷酸盐、盐酸盐、硫酸盐、樟脑磺酸盐、氢溴酸盐等。盐酸可待因可溶于水，微溶于无水乙醇，不溶于环乙烷中，避光保存。临床常用的磷酸可待因复方制剂通常由磷酸可待因与对乙酰氨基酚或阿司匹林复合制成。硫酸可待因溶于水，微溶于乙醇，不溶于氯仿和乙醚，密闭、避光保存。稳定性较磷酸可待因溶液强。临床上多用其磷酸盐，如磷酸可待因片、磷酸可待因注射液、磷酸可待因糖浆（每毫升含 4.7～5.4 mg/ml 磷酸可待因）；复方磷酸可待因片等。

2. 药动学特性

可待因在阿片中的含量约为 0.5%～1%，生物利用度为 40%～70%，易于通过血脑屏障，又能通过胎盘屏障，血浆蛋白结合率一般在 25% 左右。口服后约 1 h 血药浓度达高峰，$t_{1/2}$ 约为 3～4 h，主要在肝脏与葡萄糖醛酸结合，约 15% 去甲基后代谢为吗啡而发挥作用，主要以葡萄糖醛酸结合物的形式经肾排出。肌注和皮下注射镇痛起效时间为 10～30 min，镇痛最强作用时间，肌注为 30～60 min。作用持续时间：镇痛为 4 h，镇咳为 4～6 h。可待因具有镇咳、镇痛和镇静作用，其镇咳作用为吗啡的 1/4；镇痛作用仅为吗啡的 1/12～1/7，但强于一般解热镇痛药，作用持续时间与吗啡相似；镇静作用不明显；药物成瘾性弱于吗啡。可待因是强效中枢性镇咳药，镇咳作用起效快，直接抑制延脑的咳嗽中枢而产生较强的镇咳作用，抑制支气管腺体分泌，可使痰液黏稠，难以咳出，不宜用于多痰者，多用于无痰干咳及剧烈、频繁的咳嗽；有少量痰液的患者，宜与祛痰药合用。镇咳剂量时，对呼吸中枢抑制轻微，且无明显便秘、尿潴留及体位性低血压等副作用，耐受性及成瘾性等作用均较吗啡弱。本品为弱效阿片类药物，能与脑中的阿片受体结合，模拟内阿片肽，并产生激动作用。激活脑内抗痛系统，阻断痛觉传导，产生中枢镇痛作用。多用于中度疼痛的治疗，与解热镇痛药并用有协同作用。其镇痛效果部分源于代谢产物吗啡，与吗啡有交叉耐受性。

3. 适应证

(1) 各种原因引起的干咳和刺激性咳嗽，尤适用于伴有胸痛的剧烈干咳。对有少量痰液的剧烈咳嗽，应复合祛痰药。

(2) 中等程度疼痛，如偏头痛、牙痛、痛经和肌肉痛的短期镇痛，还可用于减轻发热和感冒伴有的严重头痛、肌肉酸痛等；可待因及其复方制剂是癌痛病人第二阶梯的主要止痛药。

(3) 在儿科手术麻醉和术后镇痛方面是有效的镇痛药。可待因所致的与阿片类受体有关的不良反应发生率较低，因此在年幼的患者包括新生儿中较为普遍地使用，尤其是在气道管理和神经学评估存在困难的情况下。

4. 应用原则

常作为口服止咳药；片剂用于缓解轻至中度疼痛，多与非阿片类镇痛药如阿司匹林或对乙酰氨基酚等制成复方制剂使用。儿童静脉注射可待因可诱发组胺释放，导致血管扩张、严重低血压和呼吸暂停，因此儿童均不宜采用静脉给药。含可待因的止咳药一般不推荐用于儿童，禁用于 1 岁以下的婴儿和急性腹泻的幼儿。

5. 用法

用于治疗干咳时，成人及 12 岁以上青少年常用量：口服或皮下注射，15～30 mg/次，3～4 次/d 或 30～90 mg/d；极量：100 mg/次，250 mg/d；5～12 岁的儿童 7.5～15 mg/次，3～4 次/d；1～5 岁的儿童 3 mg/次，3～4 次/d。用于缓解疼痛的剂量为 30～60 mg/次，1 次/4 h，最大剂量不超过 240 mg/d；1～12 岁的儿童 500 μg/kg·次，4～6 次/d。儿童可经口服、直肠或肌注给药。镇痛，口服，0.5～1.0 mg/kg·次，3 次/d 或按体重 3 mg/kg·d。镇咳为镇痛剂量的 1/3～1/2。磷酸可待因缓释片必须整片吞服,不可截开或嚼碎。

6. 慎用及禁忌

(1)可通过胎盘屏障,使用后致胎儿产生药物依赖,引起新生儿的戒断症状如过度啼哭、打喷嚏、打呵欠、腹泻、呕吐等,故妊娠期间禁用。分娩期应用本品可引起新生儿呼吸抑制。

(2)过敏者禁用。

(3)痰多黏稠者禁用,以防因抑制咳嗽反射,使大量痰液阻塞呼吸道,继发感染而加重病情。

(4)可自乳汁排出,哺乳期妇女应慎用。

(5)12岁以下儿童不宜使用。

(6)老年患者慎用。

7. 慎用

(1)支气管哮喘;

(2)急腹症,在诊断未明确时可因疼痛缓解而掩盖疾病本质造成误诊;

(3)胆结石,可引起胆管痉挛;

(4)原因不明的腹泻,可使肠道蠕动减弱、减轻腹泻症状而误诊;

(5)脑外伤或颅内病变,可引起瞳孔变小、混淆临床体征;

(6)前列腺肥大,易引起尿潴留而加重病情;

(7)肝、肾功能不全。

8. 不良反应

治疗剂量的可待因产生不良反应的可能性比吗啡小,长期或大量服用可能产生下述不良反应:

(1)常见不良反应:幻觉等精神症状;呼吸减弱、减慢或不规则;心率失常。

(2)少见不良反应:惊厥、耳鸣、精神抑郁、震颤或不能自控的肌肉收缩和肌肉强直等;可待因与吗啡相似,具有剂量相关性的组胺释放作用,极少数情况下静脉用药后可产生过敏反应,如荨麻疹、瘙痒、固定性红斑、猩红热样皮炎或颜面水肿等;偶见恶心、呕吐、便秘和眩晕。

(3)长期应用可产生耐药和药物依赖,停药时可引起戒断综合征。常用量所致依赖程度较吗啡为弱,典型的症状为:鸡皮疙瘩、食欲减退、腹泻、牙痛、恶心呕吐、流涕、寒战、打喷嚏、打呵欠、睡眠障碍、胃痉挛、多汗、乏力、心动过速、情绪激动或原因不明的发热。

(4)大剂量明显抑制呼吸中枢,单次口服剂量超过60 mg时,某些病人可出现烦躁不安等中枢神经兴奋症状,并且呈现剂量依赖性。

(5)逾量服用可很快出现严重不良反应,如头晕、嗜睡、昏迷、烦躁、精神错乱、瞳孔针尖样缩小、呕吐、瘙痒、共济失调、皮肤肿胀、癫痫、低血压、心动过缓、呼吸微弱、神志不清、呼吸深度抑制、发绀、少尿、体温下降、皮肤湿冷和肌无力。还可导致肺水肿,严重缺氧、休克、循环衰竭、瞳孔散大,甚至死亡。

(6)小儿用药过量可致惊厥,致死剂量500~1 000 mg。

(7)中毒后解救可采取洗胃或催吐等措施以排除胃中药物,给予拮抗剂 N-乙酰半胱氨酸或静注纳络酮。不宜使用活性炭,以免影响拮抗剂的吸收,保持呼吸道通畅,必要时可行人工呼吸。

9. 注意事项

(1)长期应用可产生耐受性和药物依赖性。

(2)与中枢抑制药并用可致相加作用。

(3)用药期间应避免驾驶车辆、操作机器、高空作业及饮用酒精类或含咖啡因的饮料。

(4)长期服用者应定期进行造血功能和肝、肾功能检查。

10. 药物相互作用

(1)与美沙酮或其他吗啡类药合用时,可加重中枢性呼吸抑制作用;

(2)丙烯吗啡能拮抗可待因的镇痛作用和中枢性呼吸抑制作用;

(3)与全麻药或其他中枢神经系统抑制药合用时,可加重中枢性呼吸抑制及产生低血压;

(4)与肌松药合用时,呼吸抑制更为显著;

(5)长期饮酒或正在应用其他肝酶诱导剂时,尤其是巴比妥类或其他抗痉挛药的患者,连续服用,有发生肝脏毒性的危险;

(6)不宜与优降宁等单胺氧化酶抑制剂合用,以免影响血压;

(7)与抗胆碱药合用时,可加重便秘或尿潴留;

(8)与抗凝血药合用,可增加抗凝血作用,故要调整抗凝血药的用量；

（9）与抗病毒药齐多夫定合用会增加毒性，应避免同时服用；

（10）与氯霉素同用时可增加其毒性；

（11）奎尼丁可抑制可待因的镇痛功效。

十一、双氢可待因

（1）双氢可待（Dihydrocodeine）因为镇痛药，口服吸收良好，经肝脏代谢。药物峰效应时间约为1h，$t_{1/2}$为3～4 h。

（2）适应证：多种疼痛，也可用于剧烈咳嗽及感冒引起的头痛。

（3）用法：口服，成人及12岁以上的儿童30～60 mg/4～6 h。双氢可待因复方片（对乙酰氨基酚0.5 g＋双氢可待因 10 mg）1～2 片/4～6 h，极量8 片/d。

（4）慎用及禁忌：12岁以下的儿童慎用，对本品过敏者及发生呼吸抑制和有呼吸道梗阻性疾病的患者禁用。

（5）不良反应：可出现恶心、头痛、眩晕，也可出现便秘。

十二、芬太尼

1. 药理

芬太尼（Fentanyl）为 μ 阿片受体激动剂，作用与吗啡相似，镇痛强度约为吗啡的75～125倍。脂溶性强，易于通过血脑屏障，起效快，静脉注射100 μg后1 min起效，4 min 达峰，维持时间为17 min～2 h，肌内注射100 μg作用维持1～2 h。消除 $t_{1/2}$ 较长，$t_{1/2}$为3～4 h。主要在肝内生物转化，通过脱去甲基、羟基化和酰胺基水解，形成多种无药理活性的代谢物，随尿液和胆汁排出。不到8%以原形从肾脏排出。

2. 适应证

用于手术前、中、后及其他情况的镇痛，与麻醉药合用作为辅助用药。

3. 应用原则

一般不单独用于镇痛，主要用于麻醉辅助用药和全麻复合。

4. 用法

全麻辅助用药或麻醉诱导、维持：肌内注射或静脉注射 1～2 μg/kg，每隔 30～60 min 追加 50 μg，应辅助呼吸。儿童（2～12 岁）麻醉诱导：静脉注射 50～100 μg，而后补充用量 1 μg/kg。与氟哌利多合用组成神经安定镇痛术，小量分次静脉注射，其总量：芬太尼 200～400 μg，氟哌利多 10～20 mg。

5. 慎用及禁忌

本药不宜与单胺氧化酶抑制剂合用，禁用于支气管哮喘、呼吸抑制和重症肌无力及高敏感性患者。孕妇及心律失常病人慎用。

6. 不良反应

偶见眩晕、恶心、呕吐。静脉注射剂量过快或过大时，可致胸壁肌肉强直和延迟性呼吸抑制。

7. 注意事项

（1）能引起呼吸抑制和窒息，需在呼吸和心血管功能监测及辅助设施完备的情况下，由有资格和有经验的麻醉医师给药。

（2）务必在单胺氧化酶抑制药（如呋喃唑酮、丙卡巴肼）停用14 d 以上方可给药，而且应先试用小剂量（1/4 常用量），否则会发生严重的并发症，临床表现为多汗、肌肉僵直、血压先升高后剧降、呼吸抑制、发绀、昏迷、高热、惊厥，终致循环虚脱而死亡。

（3）快速静脉注射芬太尼可引起胸壁和腹壁肌肉强直而影响通气，可用肌肉松弛药处理。

（4）由于其药代动力学特点，芬太尼反复注射或大剂量注射后，可在用药后3～4 h 出现延迟性呼吸抑制，临床上应引起警惕。

（5）虽然大量快速静脉注射能使神智消失，但病人的应激反应依然存在，常伴有术中知晓。

十三、舒芬太尼

（1）舒芬太尼（Sufentanil）为芬太尼的衍生物，药用其枸橼酸盐。主要作用于 μ 阿片受体。其亲脂性约为芬太尼的2倍,更易通过血脑屏障,与血浆蛋白结合率较芬太尼高,而分布容积则较芬太尼小,虽然其消除$t_{1/2}$较芬太尼短,但由于与阿片受体的亲和力较芬太尼强,镇痛强度更大,作用持续时间也更长(约为芬太尼的2倍)。肝内经受广泛的生物转化,形成N-去烃基和O-去甲基的代谢物,经肾脏排出。其中去甲舒芬太尼有药理活性,效价约为舒芬太尼的1/10,亦即与芬太尼相当,这也是舒芬太尼作用持续时间长的原因之一。

(2)适应证:可以作为辅助麻醉和麻醉诱导。适用于心血管手术麻醉。

(3)应用原则:作为辅助麻醉和麻醉诱导用药,总量每小时不超过1 $\mu g/kg$。

(4)用法:气管插管前给予总量的75%,术中按需追加10~50 μg。

(5)慎用及禁忌:①已知对舒芬太尼或其他阿片类药物过敏者。②不宜与单胺氧化酶抑制剂合用,禁用于支气管哮喘、呼吸抑制和重症肌无力病人。③因为舒芬太尼可以引起新生儿呼吸抑制,所以分娩期间或剖腹产手术期间婴儿剪断脐带之前,不能静脉内用药。不宜用于新生儿、妊娠期或哺乳期的妇女。如果哺乳期妇女必须使用舒芬太尼,则应在用药24 h后方能再次哺乳婴儿。

(6)不良反应:对呼吸有抑制作用,其程度与等效剂量的芬太尼相似,但持续时间更长。可引起恶心、呕吐和胸壁肌肉僵直等作用与芬太尼相似。

(7)注意事项:本药能引起呼吸抑制和窒息,需在呼吸和心血管功能监测及辅助设施完备的情况下,由有资格和有经验的麻醉医师给药。在有如下疾病的病人中,如:非代偿性甲状腺功能减退、肺部疾患(尤其是呼吸贮备功能降低的疾病)、肝和(或)肾功能不全、肥胖和酒精中毒等,其用药量应酌情减少。对这些患者,建议做较长时间的术后观察。体弱患者、老年病人以及已经使用过抑制呼吸的药物的病人,应减少用量。而对那些接受过阿片类药物治疗的或有过阿片类滥用史的患者,则需要使用较大的剂量。

十四、瑞芬太尼

(1)瑞芬太尼(Remifentanil)为芬太尼家族中的最新成员,是μ阿片受体激动药。临床上效价与芬太尼相似,注射后起效迅速,1 min可达有效浓度,维持时间短,仅5~10 min。长时间输注或反复注射用药其代谢速率无变化,体内无蓄积。在体内被组织和血浆中非特异性酯酶迅速水解,其代谢产物的效价仅为瑞芬太尼的0.1%~0.3%,经肾脏排出。其清除率不受体重、性别或年龄的影响,也不依赖于肝肾功能,即使在严重肝硬化病人,其药代动力学与健康人相比无显著差别。瑞芬太尼可增强异氟烷的麻醉效能,降低其最低肺泡有效浓度,其程度与年龄相关,对40岁年龄者,血药浓度1.2 $\mu g/L$时,异氟烷MAC降低50%,32 $\mu g/L$时则产生封顶效应。

(2)适应证:用于全麻诱导和全麻中维持镇痛。

(3)应用原则:只能用于静脉给药,特别适用于静脉持续滴注给药。

(4)用法:①麻醉诱导:与催眠药(如丙泊酚等)共同给药用于麻醉诱导。②气管插管病人的麻醉维持:在气管插管后,应根据其他麻醉用药的情况,减少本药输注速率。由于起效快,作用时间短,麻醉中的给药速率可以每2~5 min增加25%~100%或减小25%~50%,以获得满意的μ阿片激动受体的药理作用。麻醉过浅时,每隔2~5 min给予0.5~1 $\mu g/kg$剂量静脉推注给药,以加深麻醉深度。

(5)慎用及禁忌:本药不宜与单胺氧化酶抑制剂合用,禁用于支气管哮喘、呼吸抑制和重症肌无力及高敏感性患者。孕妇及心律失常病人慎用。禁与血制品经同一路径给药。

(6)不良反应:不良反应有恶心、呕吐、呼吸抑制、心动过缓、低血压和肌肉强直,停药或降低输注速率后几分钟内即可消失。国内外的临床研究还发现有寒战、发热、眩晕、视觉障碍、头痛、呼吸暂停、心动过速、高血压、激动、低血氧症、癫痫、皮肤瘙痒、潮红和过敏。

(7)注意事项

①能引起呼吸抑制和窒息,需在呼吸和心血管功能监测及辅助设施完备的情况下,由有资格和有经验的麻醉医师给药。

②务必在单胺氧化酶抑制药(如呋喃唑酮、丙卡巴肼)停用14 d以上,方可给药,而且应先试用小剂量,否则会发生严重的并发症。

③在推荐剂量下,能引起肌肉强直。肌肉强直的发生与给药剂量和给药速率有关,因此,单剂量注射时应缓慢给药,给药时间应不低于60 s;提前使用肌肉松弛药可防止肌肉强直的发生。出现危及生命的肌肉强直时,应给予迅速起效的神经肌肉阻断剂或立即中断输注。

④用药过程中出现呼吸抑制时应妥善处理,包括减小输注速率或暂时中断输注。虽然延长给药未发现引起再发性呼吸抑制,但由于合用麻醉药物的残留作用,在某些病人身上停止输注后30 min仍会出现呼吸抑制,因此,保证病人离开恢复室前完全清醒和足够的自主呼吸非常重要。

⑤停止给药后5~10 min,镇痛作用消失。对预知需要术后镇痛的病人,因此在终止给药前需给予适宜的替代镇痛药。

⑥肝肾功能受损的病人不需调整剂量。肝肾功能严重受损的病人对瑞芬太尼呼吸抑制的敏感性增强,使用时应注意监测。

十五、阿芬太尼

(1)阿芬太尼(Alfentanil)为芬太尼的衍生物,药用其盐酸盐。主要作用于 μ 阿片受体,为短效镇痛药,镇痛强度为芬太尼的1/4,作用持续时间为其1/3。起效快,静脉注射1.5~2 min达峰,维持约10 min,消除 $t_{1/2}$ 为64~129 min,长时间输注后,其作用维持时间可以迅速延长。阿芬太尼的亲脂性较芬太尼低,与血浆蛋白结合率却较高,分布容积小,符合三室模型,经肝脏代谢失活后经尿排出。

(2)适应证:适用于短时手术的麻醉和全身麻醉的诱导和维持。

(3)应用原则:在临床麻醉中主要用作复合全麻的组成部分。

(4)用法:有自主呼吸者,起始静脉注射500 μg 或8~20 $\mu g/kg$,以后追加250 μg 或3~5 $\mu g/kg$;有辅助呼吸者,给30~50 $\mu g/kg$,可追加15 $\mu g/kg$。

(5)慎用及禁忌:不宜与单胺氧化酶抑制剂合用,禁用于支气管哮喘、呼吸抑制和重症肌无力及高敏感性患者。孕妇及心律失常病人慎用。

(6)不良反应:对呼吸有抑制作用,其程度与等效剂量的芬太尼相似,但持续时间较短。引起恶心、呕吐和胸壁肌肉僵直等作用也与芬太尼相似。

十六、哌替啶

1. 药理

哌替啶(Pethidine,度冷丁)是人工合成阿片类镇痛药,为阿片受体激动剂,通过激动中枢神经系统的阿片受体而产生镇痛、镇静作用。镇痛作用相当于吗啡的1/10~1/8,维持时间较短,为2~4 h。有呼吸抑制作用,镇静、镇咳作用较弱,能增强巴比妥类药物的催眠作用。增加胆道、支气管平滑肌张力的作用较吗啡弱。有轻微的阿托品样作用,可使心率加快。口服或注射均可吸收。肌内注射后10 min即出现镇痛作用,持续2~4 h;口服吸收快,有首过效应,血药浓度较低,达峰时间为1~2 h,可出现两个峰值,表观分布容积为2.8~4.2 L/kg,蛋白结合率为40%~60%,可透过胎盘屏障。主要经肝脏代谢,$t_{1/2}$ 为3~4 h,肝功能不全时可增至7 h以上。代谢产物主要经肾脏排出,少量经乳汁排出,血浆清除率为10~17 ml/(kg·min)。

2. 适应证

(1)各种急性重度疼痛,如创伤、烧伤、烫伤、手术后疼痛及分娩止痛等。

(2)心源性哮喘。

(3)麻醉前给药。

(4)内脏剧烈绞痛,如胆绞痛、肾绞痛需与阿托品合用。

(5) 与氯丙嗪、异丙嗪等合用用于人工冬眠。

3. 应用原则

(1) 本药为特殊管理的麻醉药品,必须严格按适应证使用。

(2) 疼痛原因未明确前,不宜使用本药,以防掩盖症状贻误诊断。

(3) 耐受性和致药物依赖程度虽比吗啡轻,但连续使用亦能形成药物依赖。

(4) 慢性重度疼痛的晚期癌症病人不宜长期使用。

4. 用法

(1) 口服:镇痛的常用量 50～100 mg/次,200～400 mg/d;极量 150 mg/次,600 mg/d。对于有耐受性病例,根据病人情况首次剂量可大于常规剂量。

(2) 皮下注射:镇痛的常用量 25～100 mg/次,100～400 mg/d;极量 150 mg/次,600 mg/d,两次用药间隔不宜少于 4 h。

(3) 肌内注射:镇痛的剂量和用法同皮下注射。分娩镇痛 25～50 mg/次,每 4～6 h 可根据需要重复给药;极量为 50～75 mg/次。麻醉前给药为术前 30～60 min 1～2 mg/kg。

(4) 静脉注射:镇痛不超过 0.3 mg/(kg·次)。

(5) 静脉滴注:用于麻醉维持中总量为 1.2～2 mg/kg,配成稀释液,以 1 mg/min 的速度给药。

(6) 硬脑膜外注射:用于术后镇痛或缓解晚期癌症的重度疼痛,24 h 总量不超过 2.1～2.5 mg/kg。晚期癌症病人个体化给药,剂量可较常规大,并可逐渐增加至止痛疗效满意。

(7) 儿童口服:不超过 1.1～1.76 mg/(kg·次)。

(8) 儿童静脉注射:用作基础麻醉,硫喷妥钠给药 10～15 min 后本药 1 mg/kg 与异丙嗪 0.5 mg/kg,稀释至 10 ml 缓慢注射。

(9) 儿童静脉滴注:用于麻醉维持,剂量同成人,滴速相应减慢。

5. 慎用

(1) 惊厥或有惊厥发作史的患者。

(2) 精神失常有自杀倾向者。

(3) 肝、肾功能不全者。

(4) 甲状腺功能不全者。

(5) 老年人、孕妇、产妇、哺乳期妇女、儿童和婴幼儿,1 岁以内小儿一般不应作静脉注射或行人工冬眠。

(6) 恶液质患者。

6. 禁忌证

(1) 对本药过敏者。

(2) 中毒性腹泻患者。

(3) 急性呼吸抑制、通气不足者。

(4) 慢性阻塞性肺疾病患者。

(5) 支气管哮喘患者。

(6) 严重肺功能不全者。

(7) 肺源性心脏病者。

(8) 室上性心动过速者。

(9) 颅脑损伤、颅内占位性病变、颅内高压者。

(10) 正使用单胺氧化酶抑制或停用单氨氧化酶抑制剂 2～3 周内。

(11) 排尿困难者。

7. 不良反应

(1) 现轻度的眩晕、出汗、口干、恶心、呕吐、心动过速、直立性低血压。

(2) 现脑脊液压升高、胆管内压力升高。皮下注射局部有刺激性;静脉注射后可出现外周血管扩张,血压下降,尤其与氯丙嗪和中枢抑制药合用时。

(3) 有时可出现呼吸困难、焦虑、兴奋、疲倦、排尿困难、尿痛、震颤、发热、咽痛。

8. 注意事项

(1) 芬太尼的化学结构相似,两药可有交叉过敏。

(2) 中应监测呼吸,用于分娩镇痛时须注意本药对新生儿的呼吸抑制作用。

(3) 单氨氧化酶抑制剂 2～3 周后才可应用本药,而且应先从小剂量开始。

(4) 不得与氨茶碱、巴比妥类、苯妥英钠、碳酸氢钠、肝素钠、碘化钠、磺胺嘧啶等药物混合注射。

(5) 与巴比妥类药、吩噻类药、镇静催眠药、三环类抗抑郁药、硝酸酯类抗心绞痛等药合用时需减量。

(6)把药液注射到外周神经干附近。

(7)与全麻药、局麻药、吩噻嗪类中枢抑制药及三环类抗抑郁药合用时,会加重呼吸抑制。易发生低血压、便秘和产生药物的依赖性。

(8)血压药、利尿药与本药合用,有发生直立性低血压的危险。

(9)可增强硫酸镁静脉给药的中枢抑制作用。

(10)本药过量中毒时可出现皮肤湿冷、紫绀、脉缓、血压下降、肌无力、呼吸减慢、嗜睡,进而昏迷。偶可出现阿托品样中毒症状,如瞳孔散大、心动过速、兴奋、谵妄、甚至惊厥。

十七、地芬诺酯

(1)地芬诺酯(Diphenoxylate)又名苯乙哌啶,氰苯哌酯,止泻宁,为哌替啶的衍生物,可替代阿片使用,临床常用其盐酸盐。可直接作用于肠平滑肌,通过抑制肠黏膜感受器,消除局部黏膜的蠕动反射而减弱肠蠕动,同时可增加肠的节段性收缩,使肠内容物通过延迟,有利于肠内水分的吸收,显示较强的止泻作用。大剂量有镇静作用,产生欣快感。

(2)适应证:用于各种原因引起的急、慢性功能性腹泻及慢性肠炎等。

(3)用法:口服:2.5~5 mg/次,2~4 次/d,至腹泻被控制时,应减少剂量。

(4)慎用及禁忌:①肝功能不全或正在服用可致依赖性药物的患者慎用,肝硬化者可诱发肝昏迷,应慎用。②腹泻早期及腹胀者应慎用。③2岁以下小儿禁用。

(5)不良反应:偶有恶心、嗜睡、头晕、头痛、失眠、抑郁、皮疹、腹胀、大肠扩张及肠梗阻。减量或停药即可消失。大剂量(40~60 mg)可引起欣快感,长期服用可至依赖性。

(6)注意事项:可增强巴比妥酸盐类、阿片类及其他中枢抑制药的作用,不宜合用。长期服用时合用阿托品可减少药物依赖性发生。密封储存。具有药物滥用潜力,应严格按国家有关规定管理和使用,防止非医疗用途的流失。

十八、复方右丙氧芬片

(1)复方右丙氧芬片为萘磺酸右丙氧芬和对乙酰氨基酚复方片。每片含无水萘磺酸右丙氧芬50 mg以及对乙酰氨基酚500 mg。本品具有中等程度的镇痛效应,对行为和自发活动无明显影响,本品属低毒药品。本品经胃肠很快吸收,有首过效应,血药浓度达峰时间为1~2 h,本品在肝脏内代谢生成去甲基丙氧芬,经肾脏排出。因此,有肝、肾毒性,但具有可逆性。$t_{1/2}$ 6 h左右。对大鼠、小鼠和猴进行身体依赖性研究表明,本品有一定的身体依赖性潜力,但明显低于可待因。

(2)适应证:术后疼痛、骨关节痛、牙痛、神经性疼痛、血管性头痛等;也可缓解中、轻度肿瘤性疼痛,但不宜长期持续服用。

(3)用法:口服:成人1次1~2片,1日3~4次,餐后服,儿童酌减或遵医嘱。7岁以下儿童不宜使用。

(4)慎用及禁忌:①对呼吸有抑制作用,头颅损伤、急性乙醇中毒、急性哮喘发作者禁用。②肝、肾、肾上腺功能不全和妊娠、甲状腺功能减退者慎用。

(5)不良反应:①消化道反应,如恶心、呕吐、上腹部不适。②偶有头晕、嗜睡、便秘、纳差、口干和无力。

(6)注意事项:其他中枢神经系统抑制药物可加强本品的中枢抑制作用,而发生嗜睡、呼吸困难等。

十九、氯胺酮

(1)氯胺酮(Ketamine)有镇痛作用的静脉全麻药。可选择性抑制丘脑内侧核,阻滞脊髓网状结构束的上行传导,兴奋边缘系统。对中枢神经系统中的阿片受体也有一定的亲和力。可以产生一种分离麻醉状态,其特征是僵直状、浅镇静、遗忘与显著镇痛,并能进入梦境、出现幻觉。起效快,静脉注射后1 min、肌内注射后5 min,血浆内药物浓度达峰值。苏醒迅速，对心血管有兴奋交感神经作用，对呼吸的影响较轻。进入血循环后大部分进入脑组织，然后再分布于全身组织中，主要在肝内进行生物转化成去甲氯胺酮，其作用强度约为氯胺酮的1/5～1/3，使得神志恢复后仍有较长时间的嗜睡状态，再逐步代谢成无活性的化合物经肾排出，仅有2.5%以原形经尿排出。重复给药时，自我诱发的酶性诱导能使此药产生耐药性在静脉麻醉药中，镇痛效果良好，尤其是体表镇痛，且对循环系统有交感兴奋作用，对呼吸系统影响轻微，因此，它明显优于硫喷妥钠、异丙酚等药；但缺点是麻醉中肌肉紧张、苏醒期有致幻等不良反应。

(2)适应证

各种浅表、短小手术和诊断性检查的麻醉；基础麻醉如对小儿、广泛烧伤、静脉穿刺困难者；其他麻醉方法的辅助麻醉。有支气管扩张作用，故适用于哮喘病人。

(3)应用原则

剂量在临床上变异较大，单次静脉注射一般按1～2 mg/kg计算，肌注4～5 mg/kg，必要时追加首次剂量的1/2～2/3。

(4)用法

基础麻醉时可用4～6 mg/kg肌内注射或者1～2 mg/kg静脉注射，维持15～30 min。也可用于神经阻滞麻醉及椎管内麻醉的辅助用药，0.5～1 mg/kg经静脉或肌内注射。

(5)慎用及禁忌

严重高血压、动脉硬化、冠心病、心功不全、肺心病、肺动脉高压、颅压或眼压过高者禁用。有癫痫、精神病史、甲亢及肾上腺嗜铬细胞瘤患者慎用。

(6)不良反应

在麻醉恢复期有幻觉、躁动不安、恶梦及谵语等精神症状，其次是在术中常有泪液、唾液分泌增多，血压、颅压及眼压升高；偶有一过性呼吸抑制或暂停，喉痉挛及气管痉挛，多半是在用量较大、分泌物增多时发生。

(7)注意事项

①术前用安定类药物可减少术中和苏醒过程中的不良反应。

②诱导时常见肌震颤与肌肉不自主运动，偶有肢体无目的运动与肌阵挛，此种情况易误认为麻醉过浅而给药过量。苏醒期肌张力首先恢复正常，此后有一阶段病人不关心其周围环境，与周围的人与物完全恢复联系可能很突然，这可能出现在病人有苏醒体征后数分钟至数小时不等。苏醒期有时有复视或其他视觉障碍，偶有失明或说话困难，多为短暂性，且恢复很快。

③注射后，眼泪、唾液分泌增多，出现自主神经兴奋的表现，偶有喉痉挛及气管痉挛发生，术前用抗胆碱药则可避免或减少发生。

④虽然呼吸抑制作用轻微，但如静脉给药剂量过大或注药速度过快，或复合应用麻醉性镇痛药时，则可引起呼吸明显抑制，甚至呼吸停止。另外，对婴儿或老年人的呼吸抑制作用较为明显。扩张支气管，并能对抗组胺、乙酰胆碱及5-羟色胺对气管和支气管的收缩作用。现已确认此药是治疗哮喘最满意的药物之一，有临床实用价值。

⑤能增强心肌收缩力，从而致心肌耗氧量增多，故严重冠心病病人不宜应用此药。

⑥增加妊娠子宫的肌张力、收缩强度及频率，通常情况下无病理性作用。但是在子宫活动异常增加时，例如强直性子宫收缩、胎盘早剥与脐带脱垂等情况下，常规应用临床剂量的氯胺酮有害，剂量应减少至25 mg以下。母体注入氯胺酮后，胎儿肌张力增加。

⑦增加脑血流与脑耗氧量，脑脊液压随脑血流的增多而升高。控制呼吸造成低碳酸血症能消除氯胺酮对脑血流、脑脊液压及颅内压的升高反应。

⑧具有较强的药物滥用潜力，应严格按国家有关规定管理和使用。

二十、布桂嗪

(1)布桂嗪(Bucinnazine)为合成的中等强度非麻醉性镇痛药，为速效镇痛药，镇痛作用为吗啡的1/3，但比解热镇痛药作用强，为氨基比林的4～20倍。对皮肤、黏膜和运动器官的疼痛有明显抑制作用，对内脏器官的疼痛效果较差，无抑制肠蠕动作用,对平滑肌痉挛的镇痛效果差。不易成瘾,但有不同程度的耐受性。成人可口服或肌注。口服后10～30 min或皮下注射后10 min起效,20 min作用达高峰,持续3～6 h。主要以代谢物形式从尿与粪便中排出。呼吸抑制和胃肠道反应轻微。久用可成瘾。制剂和规格包括:片剂:30 mg/片,60 mg/片。注射液:50 mg/1 ml,100 mg/2 ml。

(2)适应证:对皮肤、黏膜和运动器官如关节、肌肉、肌腱的疼痛有明显抑制作用。用于偏头痛、三叉神经痛、炎症性及外伤性疼痛、关节痛、牙痛、痛经、癌性疼痛(属二阶梯镇痛药)、手术后疼痛和排尿痛等。

(3)应用原则:本品为一类精神药品,按规定书写精神药品处方和供应、管理本类药品,防止滥用。医疗机构使用该药时,处方量每次不应超过3日常用量。

(4)用法:口服:成人30～60 mg/次,3～4次/d或痛时服用。儿童1 mg/(kg·次),成人50～100 mg/次,皮下或肌内注射,1～2次/d。疼痛剧烈时用量可酌情增加。对于慢性中重度癌痛病人,剂量可逐渐增加。

(5)慎用及禁忌:孕妇及哺乳期妇女用药后因其药物代谢和不良反应尚不明确,故应慎用。

(6)不良反应:用药后少数病人偶见恶心、呕吐、头痛、眩晕、困倦、黄视、全身发麻等,停药可消失。

(7)注意事项:本品药物依赖性潜力比阿片类药低,但连续使用可致药物耐受和药物依赖。

(赖荣德)

第3节 抗高血压药

当前主要用于抗高血压的药物主要分为以下几大类:利尿降压药、β阻滞药、血管紧张素转换酶抑制剂(ACEI)、血管紧张素受体拮抗剂(ARB)、钙拮抗剂、α、β阻滞剂、直接扩血管药等。

一、利尿剂

1. 噻嗪类利尿药

(1)作用:常与其他降压药合用以增强疗效,适于轻中度高血压、纯收缩性高血压和高血压合并心功能不全者较好,单独应用也有效,可显著降低卧位与立位高血压。

(2)机制:通过利尿排钠,血浆与细胞外液容量减少,血容量及心排血量降低,因而血压降低,持续给药时,血容量及心排血量可恢复原来水平,但总外周血管阻力降低,血压仍可降低。

(3)主要不良反应:血钾减低,血钠减低,血尿酸升高,血低密度脂蛋白和三酰甘油升高、高密度脂蛋白降低,有促进动脉粥样硬化的可能。痛风禁用,妊娠慎用。

(4)用法与剂量:双氢氯噻嗪6.25～25 mg,qd;氯噻酮12.5～25 mg,qd;吲哒帕胺0.625～2.5 mg,qd;吲哒帕胺缓释片1.5 mg,qd。

2. 袢利尿剂

(1)作用:不作为原发性高血压的首选药物,但当噻嗪类疗效不佳时,尤其当伴有肾功能不全或出现高血压危象时,主要用于高血压伴终末期肾衰、充血性心衰者。

(2)机制:抑制肾小管髓袢钠水重吸收,还具有扩张肾血管和肺容量静脉,降低肺毛细血管通透性,从而达到降低容量、减少回心血量、降低左室舒张末压,起到降压、改善急性左心衰症状。

(3)主要不良反应:电解质紊乱,血钾减低。

(4)用法与剂量:呋塞米10～40 mg,bid。

3. 保钾利尿剂

(1)作用:适于高血压伴有水肿、充血性心衰。

(2)机制:氨苯蝶啶能直接抑制肾脏远端小管和集合管的钠钾交换,从而排钠、排水、排氯,但钾离子排泄减少；阿米洛利除具氨苯蝶啶作用外，还可使镁和钙离子排泄减少，而排钠和水的作用增强。

(3) 主要不良反应：血钾升高。

(4) 用法与剂量：阿米洛利 5～10 mg，分 1～2 次；氨苯蝶啶 1.25～50 mg，qd-bid。

4. 醛固酮受体拮抗剂

(1) 作用：适用于充血性心衰和心梗后高血压。

(2) 机制：作用于末端远曲小管和集合管的醛固酮受体，阻断钠钾、钠氢交换。

(3) 主要不良反应：血钾升高；肾功能衰竭、高钾血症禁用。

(4) 用法与剂量：螺内酯 25～50 mg，分 1～2 次。

二、α、β阻滞剂

(1) 作用：适于高血压伴心绞痛、心梗后、充血性心衰、妊娠、心动过速。

(2) 机制：β阻滞剂可阻断心脏β受体降低心排血量，并可阻断肾小球旁β受体，减少肾素分泌，抑制肾素-血管紧张素-醛固酮系统，还能阻断中枢β受体，使外周效感活性降低。

(3) 主要不良反应：体位性低血压，支气管痉挛。β阻滞剂禁用于哮喘、COPD、Ⅱ°或Ⅲ°房室传导阻滞者。

(4) 用法与剂量：拉贝洛尔 100～300 mg，bid；卡维地洛 6.25～25 mg，bid；阿罗洛尔 10～20 mg，分 1～2 次。

三、血管紧张素转换酶抑制剂(ACEI)

(1) 作用：适用于高血压伴充血性心衰、左心室功能障碍、心梗后、非糖尿病肾病、1型糖尿病、蛋白尿者。

(2) 机制：直接抑制血管紧张素转换酶，导致血管紧张素Ⅱ不能产生，肾血活性增高，醛固酮分泌减少，血管阻力降低，并可抑制缓激肽降解，直接作用于周围血管而降低其阻力，心排血量不变或增多，肾小球波过率不变，还可降低心脏负荷降低，心衰时可扩张动脉与静脉，降低周围血管阻力或后负荷，减低肺毛细血管嵌压或前负荷，也降低肺血管阻力，改善心排血量，延长运动而量时间。

(3) 主要不良反应：咳嗽，血钾升高，血管性水肿。妊娠、高血钾、双侧肾动脉狭窄者禁用。

(4) 用法与用量：卡托普利 25～100 mg，分 2～3 次；依那普利 5～40 mg，分 2 次；苯那普利 5～40 mg，分 1～2 次；赖诺普利 5～40 mg，qd；雷米普利 1.25～20 mg，qd；福辛普利 10～40 mg，qd；西拉普利 2.5～5 mg，qd；培哚普利 4～8 mg，qd；喹那普利 10～40 mg，qd；群多普利 0.5～4 mg，qd；地拉普利 15～60 mg，bid；咪哒普利 2.5～10 mg，qd。

四、血管紧张素受体拮抗剂(ARB)

(1) 作用：适于高血压伴2型糖尿病、蛋白尿、糖尿病微量白蛋白尿、ACEI咳嗽者。

(2) 机制：可逆性竞争性的血管紧张素Ⅱ受体拮抗剂，阻滞血管紧张素Ⅱ与其受体Ⅰ结合，使血管阻力降低，醛固酮分泌减少，血浆血管紧张素Ⅱ水平增高，不抑制缓激肽降解，从而不会引起咳嗽；本药还可降低心脏负荷、降低肺毛细血管嵌压或前负荷，降低肺血管阻力，改善心排血量，延长运动耐量和时间，并具有肾脏保护作用，能增加肾血流量和肾小球滤过率，增加尿量，促进尿钠、尿酸排出，显著降低蛋白尿，明显延迟终末期肾病的进程。

(3) 主要不良反应：血钾升高，血管性水肿(罕见)。妊娠、高血钾、双侧肾动脉狭窄禁用。

(4) 用法与用量：氯沙坦 25～100 mg，qd；缬沙坦 80～160 mg，qd；厄贝沙坦 150～300 mg，qd；坎地沙坦 8～32 mg，qd；替米沙坦 20～80 mg，qd；奥美沙坦 20～40 mg，qd。

五、钙拮抗剂

(1) 作用：二氢吡啶类主要适于老年高血压、单纯收缩性高血压、心绞痛、外周血管病、颈动脉硬化、妊娠高血压，但心动过速、充血性心衰慎用。非二氢吡啶类主要适于高血压伴心绞痛、窦性心动过速、颈动脉硬化，但Ⅱ°或Ⅲ°房室传导阻滞、充血性心衰者禁用。

（2）机制：选择性阻断钙通道，抑制细胞外钙离子内流，松弛血管平滑肌，降低外周血管阻力，从而降低血压。

（3）主要不良反应：二氢吡啶类：水肿、头痛、皮肤或面部潮红。非二氢吡啶类：房室传导阻滞，心功能抑制。心动过速或充血性心衰慎用。

（4）用法与用量：①二氢吡啶类：氨氯地平 2.5~10 mg，qd；非洛地平 2.5~20 mg，qd；尼卡地平 60~90 mg，分2次；硝苯地平 10~30 mg，分2次（控释片 30~60 mg，qd）；尼群地平 20~60 mg，分2次；尼索地平 10~40 mg，qd；拉西地平 4~6 mg，qd；乐卡地平 10~20 mg，qd。②非二氢吡啶类：维拉帕米 90~180 mg，分3次；地尔硫䓬 90~360 mg，分3次。

六、α阻滞剂

（1）作用：适于高血压伴良性前列腺肥大、高脂血症者。

（2）机制：多沙唑嗪选择性阻滞突触后 α_1 肾上腺素受体而引起周围血管扩张；哌唑嗪可阻滞突触后 α 受体，使周围血管扩张，周围血管阻力降低而降压，可扩张动脉和静脉，降低心脏前后负荷，降低左室舒张末压，改善心功能；特拉唑嗪也具阻滞周围突触后 α_1 肾上腺素受体，扩张血管，降低周围血管阻力，但不影响到心排血量，不会引起反射性心动过速。

（3）主要不良反应：体位性低血压；直立性低血压禁用，充血性心衰慎用。

（4）用法与剂量：多沙唑嗪 1~16 mg，qd；哌唑嗪 2~20 mg，分2~3次；特拉唑嗪 1~20 mg，分1~2次。

七、中枢作用药物

（1）作用：适用于高血压。

（2）机制：可乐定可激动延脑突触后膜 α_2 肾上腺素受体，使中枢交感冲动传出减少，周围血管阻力降低，心率减慢，并可激动周围血管 α_2 受体，使儿茶酚胺释放减少，很少发生体位性低血压；甲基多巴主要激动中枢 α 受体，从而抑制对心、肾和周围血管的效感冲动输出，导致周围血管阻力及血浆肾素活性降低，达到降压效果。

（3）主要不良反应：利血平主要有鼻充血、抑郁、心动过缓、消化性溃疡；可乐定主要为低血压，其贴片可能引起皮肤过敏；甲基多巴主要为肝功能损害和免疫失调；莫索尼定主要为镇静；利美尼定主要为心悸、乏力。

（4）用法与用量：利血平 0.05~0.25 mg，qd；可乐定 0.1~0.8 mg，分2~3次；可乐定贴片 0.25，每周1次；甲基多巴 250~1 000 mg，分2~3次；莫索尼定 0.2~0.4 mg，qd；利美尼1 mg，qd。

八、直接血管扩张药

（1）作用：适用于高血压或心力衰竭。

（2）机制：米诺地尔直接扩张小动脉而降压，对小静脉无扩张作用，因此可因周围血管阻力减低后反射性引起心率加快、心排血量增加，降低后肾素活性增高，引起水钠潴留，不发生直立性低血压；肼屈嗪主要是扩张小动脉，对静脉作用小，使周围血管阻力降低，心率增快，心每搏量和心排血量增加。

（3）主要不良反应：米诺地尔主要为多毛症；肼屈嗪主要为狼疮综合征。

（4）用法与剂量：米诺地尔 5~100 mg，qd；肼屈嗪 25~100 mg，qd。

（赖荣德）

第4节 抗心律失常药

一、抗心律失常药分类

(1) Ⅰ类抗心律失常药：膜稳定剂，阻滞细胞膜的 Na^+ 通道而抑制快 Na^+ 内流，降低最大除极速率，减低 0 相上升速度，减慢心内传导，抑制自律性，影响动作电位和有效不应期。Ⅰa 类：中度抑制 0 相上升速度并延长复极时间，增加心室不应性，延长动作电位时程（APD），延长 QT 间期，包括奎尼丁、普鲁卡因胺和双异丙吡胺等；Ⅰb 类阻滞 Na^+ 通道作用较轻，缩短动作电位时程，也不延长复极时间，对 PR、QRS 或 QT 间期影响甚微，包括利多卡因、苯妥英钠、美西律、安搏律定等；Ⅰc 类高度抑制 0 相上升速度，明显延长除极和传导时间，轻度延长复极时间和 APD，增加 PR 和 QRS 间期，但对 QT 间期影响极微，包括普罗帕酮、英卡尼、氟卡尼、劳卡尼等。由于Ⅰa 类可延长心房及心室有效不应期，使心房颤动、心房扑动转复为窦律，对室上性或室性心律失常均有效；Ⅰb 类仅对室性心律失常有效；Ⅰc 类对室性、室上性心律失常均有效。

(2) Ⅱ类抗心律失常药：β 受体阻滞剂，通过抑制 β 受体而起作用，在心血管领域目前主要用于治疗高血压和冠心病，室上性心律失常，也用于交感神经兴奋或儿茶酚胺增加引起的快速型心律失常，但对严重、致命性室性心律失常的作用有限。此类药物包括普萘洛尔、阿普洛尔、阿替洛尔、吲哚洛尔、纳多洛尔、噻吗洛尔，起效短的艾司洛尔可静脉应用。

(3) Ⅲ类抗心律失常药：以延长动作电位时程为主要作用，包括胺碘酮、溴苄胺、索他洛尔和多菲利特、N-乙酰-普鲁卡因胺（普鲁卡因胺的代谢产物），其中胺碘酮对室上性和室性心律失常均有效，而后溴苄胺及索他洛尔仅用于室性心律失常。

(4) Ⅳ类抗心律失常药：钙拮抗剂，抑制细胞膜的 Ca^{2+} 通道而影响 Ca^{2+} 内流，因而抑制窦房结和房室结的自律性，减少 0 相上升速度，减慢传导，用于治疗室上性快速性心律失常，尤其以房室结为折返组成部分的心律失常，更适于治疗高血压和冠心病，包括维拉帕米、地尔硫䓬和苄普地尔等。

除外上述四类药物，作用于自主神经系统的药物也可用于治疗心律失常，洋地黄类、腺苷（包括 ATP）、α 受体兴奋药为代表的升压药可用于治疗阵发性室上性心动过速，阿托品及其他胆碱能受体阻滞剂、异丙肾上腺素、麻黄碱可用于治疗缓慢性心律失常。

二、抗心律失常药特点

1. 利多卡因

(1) 临床应用：仍然是抑制急性室性心律失常的常用药物，尽管它未降低发病死率，它可降低急性心肌梗死（AMI）原发性室颤的发生率，但 AMI 并发室性心律失常，与交感阻滞剂相比，利多卡因死亡率更高，由于利多卡因的复杂药物动力学效应，使用时应监测和评估其对患者的治疗反应和毒性。

(2) 作用机制：降低最大上升速度（V_{max}），缩短或不改变 APD 和正常浦肯野纤维的有效不应期，利多卡因对正常传导系统的电生理作用影响甚微，传导系统异常者，作用差异较大。其抗心律失常活性与中央室浓度有关，分布半衰期快（8 min），正常个体达到稳态浓度的时间为 8～10 h，心衰和或肝病者为 20～24 h，清除半衰期较正常个体长 1.5～2 h。单剂使用维持短，1 mg/kg 或 50 mg iv × 2 min，每 8～10 min 重复，20～30 min 内总量可达 3～4 mg/kg，维持给药浓度为 20～60 μg/kg·min，使血药浓度维持在 3 μg/ml 左右。用药时应监测患者的 ECG、血压、意识状态，血药浓度 < 1.5 μg/ml 时几乎无治疗作用，但当血药浓度超过

5～7 μg/ml 时即可产生不良反应,血药浓度达 5 μg/ml 时即应注意其毒副作用,达到稳态浓度 8～10 h 即可逐渐减量。机制通气者心输出量减低、肝血流减少,利多卡因宜适当减量。

(3) 不良反应:CNS 症状是最常见的不良反应,快速注入会诱发抽搐,浓度过高会产生昏睡、发音困难、感觉迟钝甚至昏迷。利多卡因可抑制心功能,导致利多卡因的清除率降低,血浓度升高。部分患者可能发生窦房结功能不全。

2. 美西律

(1) 临床应用:用于治疗室性心律失常,偶对难治性心律失常有效,成功率在 6%～60%,通常不到 20%,美西律不延长 QT 间期,当奎尼丁、索他洛尔、普鲁卡因胺、丙吡胺禁忌时,对尖端扭转型室速(TDP)史或长 QT 综合征者有效,常与延长不应期药合用而增强疗效。

(2) 临床药理:美西律虽经肝代谢,但首过代谢效应不明显,10%～15% 以原形经肾排泄,半衰期为 8～20 h(健康人为 9～12 h),达到稳态时间为 1～3 d。

(3) 用法与用量:低剂量开始,2～3 d 增量一次直至有效或出现不良反应如震颤或其他 CNS 症状,肾功能正常者起始剂量 200 mg,q8 h,肾功能不全者起始剂量应减低。

(4) 不良反应:呈剂量相关性,主要包括震颤、视物模糊、头晕、烦躁不安、恶心,极少数发生血小板减少和抗核抗体阳性,窦房结功能障碍者可发生严重心动过缓,高浓度可加重心脏传导阻滞,口服不会抑制心室功能或诱导心衰。

3. 普鲁卡因胺

(1) 临床应用:与奎尼丁相似,可有效治疗室上性或室性心律失常,虽然这两种药电生理效应相似,但临床作用不同,一种药无效时,另一种仍有效。普鲁卡因胺对 Wolf-Parkinson-White 综合征(WPWs)相关性的急性折返性室上速和房颤、房扑有效。血流动力学稳定性持续性室速者可静脉使用普鲁卡因胺,但静脉注射约需 20 min,限制了其在临床上的使用。

(2) 作用机制:减慢传导,降低心房、心室和浦肯野纤维心肌自动节律性和兴奋性,延长 APD 和有效不应期。与奎尼丁相比,普鲁卡因胺几乎无迷走活性,对 QT 间期影响甚小,其主要代谢产物 N-乙酰-普鲁卡因胺(NAPA)有 III 类抗心律失常活性,它可延长心房和心室肌 APD 和有效不应期,延长 QT 间期。

(3) 临床药理:吸收快而完全,约 15% 与血清蛋白结合,半衰期 2～4 h,可每 3～6 h 给药一次,普鲁卡因胺的有效血浆浓度为 4～8 μg/ml,NAPA 的有效血浆浓度为 7～15 μg/ml。

(4) 用法与用量:275 μg/(min·kg)×25 min,iv;或 100 mg×3 min,q5 min,iv,总量 1 g。如首次负荷剂量后耐受性良好且无低血压,QRS 或 QT 增宽<25%,可 20～60 μg/(kg·min) 维持给药,直到心律失常转复。口服 50 mg/(kg·d),分 3～4 次给药,但应密切监控其不良反应。

(5) 不良反应:40% 患者在 6 月内因不良反应而停药,主要不良反应包括心律失常恶化加重,发生 TDP,粒细胞缺乏症,因此前 3 个月应每 2 周复查血常规 1 次。有长 QT 综合征、TDP 史或低血钾者忌用普鲁卡因胺。

4. 丙吡胺

(1) 临床应用:治疗室上速和室性心律失常,疗效与奎尼丁和普鲁卡因胺相似,负性肌力效应和抗胆碱能活性限制了其应用。

(2) 用法和用量:100～400 mg,q6～12 h,最大 800 mg/d。维持血药浓度 2～5 μg/ml 即可。

5. 奎尼丁

(1) 临床应用:对室上性和室性心律失常有效,可转复房颤、房扑或室上速,抑制室性期前收缩(早搏)和室速。

(2) 临床药理:硫酸奎尼丁 q6 h,半衰期 3～19 h,口服生物利用度达 70%,经肝代谢(50%～90%),少量经肾排泄(10%～30%)。

(3) 用法与用量:有硫酸盐、葡萄糖酸盐和聚半乳糖醛酸盐制剂。硫酸奎尼丁 800～2 400 mg/d,最大单剂量为 600 mg,老年人减量,每 2～4 d 调整剂量,有效血药浓度为 0.7～5.5 μg/ml,极少静脉用药。

(4) 不良反应：显著延长 QT 间期，TDP 风险明显增加，导致奎尼丁性晕厥，首日发生率达 5%～10%，甚至产生奎尼丁诱导性猝死，发生 TDP 者可用起搏或异丙肾上腺素治疗，同时给予硫酸镁。奎尼丁阻断 α 肾上腺素能作用，可产生扩血管和低血压，其他不良反应包括腹泻、呕吐、耳鸣、血小板减少症、传导阻滞等。由于其不良反应多而严重，目前临床上已很少使用。

6. 普罗帕酮

(1) 临床应用：适于多种心律失常，对室上性心律失常如非结构性心脏病引起的房颤有效。

(2) 临床药理：Ⅰc 类药，与普萘洛尔结构相似，可产生明显 β 抑制作用。

(3) 用法与用量：300～900 mg/d，分 2～4 次给药，每 3 天调整剂量一次。

7. β 受体阻滞剂

对交感过度刺激产生的心律失常有效，对运动或 AMI 相关性心律失常有效。抗心律失常效应缘自两方面，即心脏突触后受体阻断和膜稳定活性。常用药如普萘洛尔、阿替洛尔、美托洛尔等对室上性心律失常如房室结折反应性心动过速、房颤、房扑有效；艾司洛尔是一种超短效 β 阻滞剂，半衰期仅 9 min，可有效降低心室对房颤或房扑的反应性，特别是手术后病人。β 阻滞剂长期治疗可预防先天性长 QT 综合征患者的致命性心律失常，特别适于肾上腺素能刺激相关性心律失常。β 阻滞剂治疗心律失常与高血压或心绞痛治疗相似。

8. 索他洛尔

(1) 临床应用与药理：阻断 β 受体、延长 QT 间期和心脏不应期，对各种室上性和室性心律失常有效，但增加 MI 后室性心律失常的不稳定性，血浆峰浓度在用药后 2.5～4 h，经肾以原型排泄，半衰期约 12 h。

(2) 用法与用量：80 mg，q12 h，2～3 d 达稳态浓度，QT＜500 ms 者可增量至 160 mg，bid，必要时可达 240 mg，bid。肾功能减退者应减量。

(3) 不良反应：主要不良反应为 TDP，总发病率约 2%，女性、心衰和有持续室速史者好发。其他不良反应如诱发或加重心衰、QT 延长等。

9. 胺碘酮

(1) 临床应用：适于其他药物无效的致使性、顽固性室速。对房扑、房室结折返性心动过速和 WPWs 相关性心动过速有效。静脉用药可治疗反复致命性室速或室颤，它可提高院外心脏骤停者到医院的存活率，但未增加出院存活率。

(2) 临床药理：胺碘酮是多通道阻滞剂，可表现出 Ⅰ～Ⅳ 类所有抗心律失常药物的电生理作用。包括①轻度阻断钠通道，作用于通道失活态，特点是心率快时阻滞作用强，但没有 Ⅰ 类抗心律失常药物所特有的促心律失常作用。②阻断钾通道，可同时抑制慢、快成分的延迟整流钾电流（Iks、Ikr），特别是开放状态的 Iks。一般的钾通道阻滞多作用于 Ikr，Ikr 是心动过缓时的主要复极电流，因此该通道的阻滞剂表现出逆使用依赖特性，即在心率减慢时作用加强，易诱发 TDP，但在心动过速时，Iks 复极电流加大，此时胺碘酮作用较强，表现为使用依赖性，即在快速心率时胺碘酮仍有抗心律失常作用。胺碘酮延长 APD，但基本不诱发 TDP，因为它虽可延长心房和心室的 APD，但不诱发后除极电位，它还可阻滞超快激活的延迟整流和内向整流钾电流。③阻滞 L 型钙通道，抑制早期后除极和延迟后除极。④竞争性阻断 α 受体和 β 受体，扩张冠状动脉，增加血流量，减少心肌耗氧，扩张外周动脉，降低外周阻力，因此静脉注射时能明显地降低血压，对心排量无明显影响。胺碘酮还有类似 β 受体阻滞剂的抗心律失常作用，但较弱，因此可与 β 受体阻滞剂合用。经胃肠道缓慢吸收，生物利用度差异较大，血浆清除时间为 4.8～68.2 h，半衰期长，约 13～103 d。电生理作用主要表现在抑制窦房结、房室交界区的自律性，减慢心房、房室结和房室旁路传导，延长心房肌、心室肌的 APD 和有效不应期，延长旁路前向和逆向有效不应期。

(3) 用法与用量：如无负荷剂量，胺碘酮需数周至数月才发挥抗心律失常效应，大剂量静脉或口服给药可加速治疗效应，大规模临床试验显示口服负荷量为 600～800 mg/d，×14 d，维持量为 200～600 mg/d，由于不良反应严重，应尽可能低剂量维持给药，目前倾向 100～300 mg/d 为佳。前 24 h

静脉用药时,分三阶段给药:150 mg×10 min,继之 1 mg/min×6 h(或 360 mg/6 h),再 0.5 mg/min×18 h。如患者再发心室或室颤时可加用一次 150 mg×10 min;对无脉室速或室颤者,应快速静脉注射 300 mg(用 20~30 ml 的生理盐水或葡萄糖(推荐)稀释),必要时再加 150 mg。

(4)不良反应:静脉用量超过 5 mg/kg 时降低心肌收缩性和外周血管阻力,部分患者可产生严重低血压,由于常用量口服可改善心肌收缩性,因此,其安全性仍有争议。最严重的不良反应是致使性间质性肺炎,有基础肺病者甚,长期用药者应每 3 月拍胸片一次。4% 患者可发生甲亢或甲减。部分患者可发生皮肤色素沉着(蓝色)、光过敏。少见不良反应如恶心、食欲下降、便秘、视神经炎、角膜色素沉着、附睾炎、致心律失常等,并有黄疸和肝硬化报告。

10. 钙通道阻滞剂

维拉帕米和地尔硫䓬对室上性心动过速有效,可减慢房颤或房扑患者的心室率,可预防或治疗房室结折返性心动过速。静脉给予地尔硫䓬可暂时控制房颤和房扑的快速心室率。维拉帕米 2.5~5 mg,iv×2~4 min,必要时 15~30 min 后加生 5~10 mg,最大总量为 20 mg;或地尔硫䓬 0.25 mg/kg(约 20 mg),iv×2 min,必要时可加用 0.35 mg/kg,5~10 mg/h 维持,最大 15 mg/h,最长持续 24 h。

11. 腺苷

(1)临床应用和药理:直接减慢房室结传导,对折返引起的阵发性室上性心动过速有效,由于清除快以及其对房室结相对选择性作用,可用于鉴别窄或宽 QRS 心动过速。快速静脉注射后,半衰期仅 1.5~10 s,静脉用药 10~20 s 产生最大效应。

(2)用法与用量:成人 6 mg 用生理盐水稀释后在 1~2 s 内静脉注入,如心律失常持续,可在首次给药 1~2 min 后再注射 12 mg。另一用法是 50 μg/kg,每数分钟增量 50 μg/kg,直至阵发性室上速终止或不耐受或最大量达 0.3 mg/kg。

(3)不良反应:病态窦房结综合征或 Ⅱ°或 Ⅲ°房室传导阻滞者禁用腺苷,除非已安装起搏器。主要不良反应为面红、呼吸困难或胸闷,但持续不超过 60 s,少见恶心、头昏眼花、出汗、心悸、低血压和视物模糊。

表 6-4-1 为各型抗律失常药的作用特点比较。

表 6-4-1 各型抗律失常药的作用特点

Vaughan Williams 分类法	药物	通道			受体		乙酰胆碱	腺苷	临床效应			
		Na	Ca	K	α	β			致心律失常	左室流出量	HR	心外
Ⅰa	奎尼丁	中		高	低		中		高			中
	普鲁卡因胺	中		中					中			高
	丙吡胺	中		中			中		低	↓↓		中
Ⅰb	利多卡因	低							低			中
	美西律	低							低			中
Ⅰc	普罗帕酮	高			中				中	↓↓	↓	低
	氟卡尼	高							高	↓↓		低
Ⅱ类	β阻滞剂					高			低	↓	↓↓	低
Ⅲ类	溴苄胺			高	拮抗	拮抗			低	↓	↓	低

续表

Vaughan Williams 分类法	药物	通道			受体				临床效应			
		Na	Ca	K	α	β	乙酰胆碱	腺苷	致心律失常	左室流出量	HR	心外
Ⅲ类	索他洛尔			高		高			高		↓	低
	胺碘酮	低	低	高	中	中	中		低		↓	高
	伊布利特	激动		高					高			低
Ⅳ类	维拉帕米		高						低	↓↓	↓	低
	地尔硫䓬		中						低	↓	↓	低
其他	腺苷							激动	低		↓	低

(赖荣德)

第5节 抗脑水肿药

一、甘露醇

适于脑水肿及降低颅内压,还有清除在缺血性损伤中起重要作用的自由基,并能降低血黏度,改善脑部血液循环,使脑血管收缩,致使脑血容量减少,颅内压下降。注入过快会发生一过性偏头痛、头晕或眩晕、视物模糊、注射部位疼痛等,长期使用可造成低钠血症及血尿。有活动性脑出血者(除开颅手术外)不宜应用,恐颅压骤降诱发再出血,禁用于急慢性肾衰竭者,心功能不全、脱水导致少尿者慎用。本药外渗可引起局部水肿、肿胀或坏死,低温下易结晶,此时可用热水加热摇溶后应用。用法:20%溶液250~500 ml(50~100 g)或每次1~4.5 g/kg,滴速为10 ml/min,q4~6 h;小儿每次1~1.5 g/kg。

二、甘油

用于脑水肿及颅内压升高,如脑出血、脑梗死、蛛网膜下腔出血、脑外伤、脑膜炎、脑肿瘤、脑猪囊尾蚴病引起的高颅压,特别适用于心肾功能不全的高颅压患者。机制与甘露醇相似,主要是提高血浆渗透压而产生脱水作用。用法:口服50%甘油溶液1~2 ml/kg,首次宜量大,以后q6~8 h,每日可达5 ml/kg以上;静脉给药复方甘油注射液(含10%甘油和0.9%氯化钠)500 ml,qd-bid,2 ml/min。

三、甘油果糖

用于颅内压升高、脑水肿、脑血栓、脑栓塞、脑外伤、脑出血、脑病、蛛网膜下腔出血、脑脊髓膜炎等疾病,以及降低眼内压。也为渗透性脱水作用。与甘露醇相比,降颅压作用较强,但起效慢,维持时间较长(6~12 h),且无"反跳"作用,尤其适于慢性颅压增高者,适于合并肾功能障碍或需要长期脱水降颅压的患者。禁用于遗传性果糖耐受不良症者,有心脏、循环系统及肾功能障碍、尿崩症和糖尿病者慎用,急性硬膜下/外血肿出血未停者慎用。用法:250~500 ml,qd-bid,每500 ml需2~3 h滴完,但用于降眼压者可90 min滴完。

四、七叶皂苷钠

用于各种原因的脑水肿、颅内血肿并发脑功能障碍、创伤或手术后组织肿胀、烧/烫伤及静脉回流障碍性疾病。具有显著抗炎、清除自由基、改善微循环作用。禁用于肾功能损害和 Rh 血型不合的妊娠妇女。0.1~0.4 mg/kg 加入 10%GS 250~500 ml 滴注，bid，儿童按小剂量给药。

五、地塞米松

主要用于自身免疫性疼痛，也有预防和治疗脑水肿作用，特别是血管源性水肿者，本品对水、钠潴留和排钾作用较轻微，对垂体肾上腺皮质轴的抑制作用较强。禁用于活动性肺结核、血栓性静脉炎者，大剂量易引起糖尿及类库欣综合征，长期应用可致精神症状。10~40 mg/d 静脉滴注。

六、人血白蛋白

用于因失血、创伤及烧伤等引起的休克、脑水肿及大脑损伤所致的脑压增高，对防治低蛋白血症及肝硬化或肾病引起的水肿或腹水有较好的疗效。主要为增加循环血容量和维持血浆渗透压的作用。禁用于急性肺水肿者。用法：5~10 g 静脉滴注，可在 4~6 h 后重复。

七、呋塞米（速尿）

用于功能障碍或血管障碍引起的周围性水肿如脑水肿等，主要通过降低容量而减少灌作压，因此，对容量不足者慎用或禁用。

（赖荣德）

第6节　抗心绞痛药

一、硝酸甘油

治疗或预防心绞痛，也可用作扩血管治疗充血性心力衰竭，注射剂用于治疗高血压。本药可同时扩张周围静脉和小动脉。因此禁用于严重低血压者，也不用于青光眼、梗阻性心肌病者或对硝酸盐类过敏者。用法：0.25~0.5 mg 舌下含服，可每 5 min 一次，一日不超过 2 mg；静脉滴注按 5 μg/min 开始，根据血压和症状控制情况，可每 3~5 min 增加 5 μg/min；气雾剂可向舌下黏膜处喷雾 1~2 次（约 0.5~1 mg）。

二、硝酸异山梨酯

本药作用与硝酸甘油类似，治疗和预防各型心绞痛，可用于治疗对洋地黄毒苷或利尿剂效果不满意的充血性心力衰竭者。用法：舌下含服 5 mg 用于缓解心绞痛；预防心绞痛者 5~10 mg，bid-tid；治疗心力衰竭者 5~20 mg，q6~8 h；缓释片 40~80 mg，q8~12 h；静脉滴注按 40 μg/min 开始，可酌情于每 4~5 min 可增加 10~20 μg/min，一般 2~10 mg/h，并应监测血压和心率。

三、单硝酸异山梨酯

预防和治疗心绞痛，与洋地黄及（或）利尿剂合用治疗慢性心力衰竭。作用与硝酸甘油相似。用法：片剂 20 mg，bid-tid，严重者每次增至 40 mg；胶囊 10~20 mg，bid；缓释剂 1 粒，qd，早餐后服用。

四、硝苯地平

用于治疗高血压、心绞痛,主要为冠脉痉挛所致的心绞痛或变异型心绞痛、冠状动脉阻塞所致的典型心绞痛或劳力性心绞痛。本药可扩张冠脉,增加冠脉血供,抑制冠脉痉挛,抑制心肌收缩,降低心肌作功,减少氧耗量,缓解心绞痛,但血压下降可反射性加速心率。禁用于严重低血压、重度主动脉瓣狭窄或对本药过敏者。用法:普通片剂 10 mg,tid;缓释片 10~20 mg,bid,控释片 30~60 mg,qd。

五、盐酸地尔硫䓬

治疗心绞痛、高血压,可用于冠脉痉挛性心绞痛,包括静息时心绞痛或变异型心绞痛或冠脉阻塞所致的劳力性心绞痛,并可治疗室上性快速心律失常,静脉注射可控制心房颤动的心室率,也可治疗肥厚型心肌病。禁用于孕妇、病态窦房结综合征、Ⅱ°或Ⅲ°房室传导阻滞、低血压、急性心肌梗死和肺充血者。用法:30 mg,tid-qid,餐前或睡时服,酌情增量,合理的平均安全剂量范围为 90~360 mg/d;静脉注射 10 mg,稀释成 1% 的浓度缓慢注入(约 3 min),15 min 后可重复,或 5~15 μg/(kg·min) 给药。治疗室上性心动过速者应心电监测。

六、尼可地尔

用于心绞痛及缺血性心脏病。本品为烟酸和硝酸酯衍生物,作用于平滑肌钾通道,可扩张小动脉和冠脉,不影响血压、心率及传导。禁用于心源性休克、左心功能衰竭合并充盈压降低、低血压者。用法:5~10 mg,bid-tid,可酌增至 60 mg/d。

七、曲匹地尔

用于心绞痛和心肌梗死。具用舒张血管、抑制血小板凝集、抑制组胺释放、松弛平滑肌及正性肌力作用,还具抗高血脂和抗动脉粥样硬化作用。禁用于过敏、肝病、妊娠头 3 个月、严重低血压和休克者。用法:50~100 mg,tid,餐后服用;静脉注射量为 100~150 mg,3~5 min 以上。

(赖荣德)

第7节 抗心力衰竭药

一、强心药

包括洋地黄类和非洋地黄类(儿茶酚胺类和磷酸酯酶抑制剂)。洋地黄类强心药的优点是:作用持久,没有耐药现象,容易中毒,缺少心肌正性松弛作用,其反射性扩血管作用较弱。洋地黄可改善心力衰竭患者的血流动力学和临床症状,特别是改善运动时的血流动力学变化,但对心力衰竭的远期预后无明显改善。其在心肌梗死后的安全性仍有争议。地高辛起效快,作用时间较短,其浓度双易于测定,应用最广泛,是惟一经安慰剂对照试验评估的洋地黄制剂,在肾功能不全时排泄缓慢。洋地黄毒苷起效较慢,作用时间较长,适用于长期治疗者,由于其主要经肝代谢,受肾功能影响小,可用于肾功能不全者。紧急情况下静脉用药,常用去乙酰毛花苷丙,毒毛花苷 K 或 G。非洋地黄类包括儿茶酚胺类和磷酸酯酶抑制药。儿茶酚胺类如肾上腺素、异丙肾上腺素等具强心作用,兴奋心肌过强,有不利的外周阻力作用,因此临床上不作为强心药用。多巴胺和多巴酚丁胺用于重症心力衰竭应用洋地黄有困难者,对症状的改善有帮助,但其正性肌力作用较强,易产生耐药性,并可增加心肌氧耗,且需静脉滴注,故只能短期给药。磷酸二酯酶抑制药氨力农、米力农对心衰病人的近期血流动力学效应是肯定的，但长期口服副作用大，且死亡率增高，目前只限于洋地黄类应用有困难者或于重症心力衰竭的短期应用。用法：地高辛 0.125～0.5 mg（小剂量开始），qd，po；毛花苷丙 0.2～0.4 mg，稀释后缓慢 iv，2～4 h 后酌情重复；毒毛花苷 K 0.125～0.25 mg，稀释后缓慢 iv，必要时 2 h 后可重复，总量 0.5 mg；氨力农 0.75 mg/kg，缓慢 iv，继之 5～10 μg/(kg·min)维持，每日最大剂量不超过 10 mg/kg，疗程在 2 周内；米力农 25～75 μg/kg，iv，随之 0.25～1.0 μg/(kg·min)维持，日最大少于 1.13 mg/kg，疗程在 2 周内。

二、利尿剂

是惟一能控制心衰体液潴留的药物，可使用心衰症状迅速缓解、稳定。本药的合理应用也是其他治疗心衰药物取得成功的关键因素。一般利尿剂应与 ACEI、β 阻滞剂或洋地黄类合用。氯噻嗪类适于轻度体液潴留而肾功能正常者；袢利尿剂如呋塞米、布美他尼、托拉噻米等更适于水肿显著、肾功能损害者。用药原则为小剂量开始，逐渐增量，出现利尿药抵抗时，可改为静脉给药或联合用药或加用小剂量多巴胺。

三、血管紧张素转换酶抑制药

血管紧张素转换酶抑制药(ACEI)治疗慢性心力衰竭的机制是抑制血管紧张素转换酶、抑制肾素-血管紧张素系统、抑制缓激肽降解、提高缓激肽水平。表 6-7-1 为常用 ACEI 药治疗心力衰竭的起始参考剂量和目标剂量。

表 6-7-1 常用 ACEI 药治疗心力衰竭的参考剂量

药物	起始剂量	目标剂量	药物	起始剂量	目标剂量
卡托普利	6.25 mg,tid	25～50 mg,tid	依那普利	2.5 mg,qd	10 mg,bid
培哚普利	2 mg,qd	4 mg,qd	雷米普利	1.25～2.5 mg,qd	2.5～5 mg,bid
贝那普利	2.5 mg,qd	5～10 mg,bid	福辛普利	10 mg,qd	20～40 mg,qd
西拉普利	0.5 mg,qd	1～2.5 mg,qd	赖诺普利	2.5 mg,qd	5～10 mg,qd

四、β 阻滞剂

心力衰竭时交感肾上腺素能系统激活，在早期起一定代偿作用，但持久的效感兴奋性过度增强则对心脏有害，可介导心肌重塑。心肌细胞存在 $β_1$、$β_2$、$α_1$ 三种受体，而 $β_1$ 受体信号转导的致病性明显大于 $β_2$、$α_1$ 受体；正常人体左心室 $β_1$∶$β_2$ 约为 78～80∶20～30；衰竭的心脏 $β_1$ 受体下调，$β_2$ 受体不变，$α_1$ 受体上调，因此 β 受体阻滞剂长期治疗可阻断心力衰竭的进展。β 阻滞剂可改善临床情况和左心室功能，降低死亡率和住院率。所有慢性收缩性心力衰竭、心功能Ⅱ～Ⅲ级、LVEF<40%、病情稳定者均须应用 β 受体阻滞药，除非有禁忌证或不可能接受。常用的有美托洛尔、比索洛尔、卡维地洛。治疗应小剂量开始，每 2～4 周增量一次。

五、醛固酮受拮抗药

心肌有醛固酮受体，醛固酮具有独立于血管紧张素之外对心肌的不良作用。在 ACEI 基础上加用醛固酮受体拮抗药可加强对肾素-血管紧张素-醛固酮系统(RAA)通路的作用，对重度心力衰竭有益。但其在轻、中度心力衰竭的有效性和安全性尚待确定。

六、血管紧张素受体拮抗药(ARB)

初步证据表明 ARB 治疗心力衰竭有效，但是否相当或优于 ACEI 还待证实，可用于无法耐受 ACEI 者。

七、钙拮抗剂

具有扩张全身和冠状动脉循环阻力型血管的作用,但缺乏钙拮抗剂治疗心力衰竭疗效的证据,故不主张使用。

(赖荣德)

第8节 镇咳和祛痰药

一、镇咳药

1. 磷酸可待因

具有选择性延髓咳嗽中中枢产生抑制,是中枢性镇咳、镇静和镇痛药,抑制支气管腺体的分泌,可使痰液黏稠难以咳出,主要用于刺激性干咳。长期使用具有依赖性,可经乳汁排泌,哺乳期、支气管哮喘、急腹症诊断未明者慎用,前列腺增生者易引起尿潴留,胆结石者可引起胆管痉挛,颅内外伤或颅内病变者因可引起瞳孔变小而模糊临床体征,应慎用。用法:15~30 mg,qd-tid;儿童镇痛 0.5~1 mg/kg,或 3 mg/(kg·d),镇咳最为镇静剂量的 1/2~1/3。

2. 氢溴酸右美沙芬

适于各种原因的干咳,也为中枢镇咳作用,直接抑制延髓咳嗽中枢,作用与可待因相当或稍强,但无镇痛作用或成瘾性。妊娠前 3 个月妇女忌用。用法:10~20 mg,tid-qid;缓释片 30 mg,bid;儿童酌减。

3. 萘磺酸左丙氧芬

中枢镇咳药,非成瘾性,镇咳强度为可待因的 1/5。用法:100 mg,tid。

4. 枸橼酸喷托维林

各种原因引起的干咳,具有中枢和外周性镇咳作用,非成瘾性药,强度为可待因的 1/3。青光眼、心功能不全者慎用。用法:25 mg,tid-qid,儿童减量。

二、祛痰药

1. 氯化铵

用于干咳及痰不易咳出者、酸化尿液和纠正代谢性酸中毒。主要为黏膜的化学性刺激作用,反射性增加痰量,恶心、呕吐是主要不良反应,肝肾功能不全者禁用。用法:0.3~0.6 g,tid;儿童 40~60 mg/kg,分次服用。

2. 盐酸溴已新

用于慢性支气管炎、哮喘等痰黏不易咳出而造成气急的患者。主要为溶解黏痰中的多糖纤维素,抑制杯状细胞和黏液腺体合成糖蛋白使痰中的唾液酸减少,减低痰黏度,便于排出。有轻度胃黏膜刺激反应。用法:8~16 mg,tid。

3. 盐酸氨溴素

适于伴有痰液分泌异常或排痰功能不良的急慢性支气管肺疾病的祛痰治疗。主要是黏痰溶解作用,可减少黏液的滞留,促进排痰而改善呼吸状况。用法:12 岁以上者 30~60 mg,bid-tid;12 岁以下者 1.2~1.6 mg/kg,分 2~3 次服用。

4. 乙酰半胱氨酸

适于痰液黏稠者。主要是其化学结构中的巯基可使黏蛋白的双硫键断裂,降低痰黏度,使黏痰容易咳出。可引起恶心、吸入可致支气管痉挛,但可被舒张支气管药物解除。用法:用氯化钠溶解成 10% 的溶液吸喷雾吸入 1~3 ml,bid-tid。

三、平喘药

见支气管哮喘和 COPD 节。

(赖荣德)

第9节 血浆代用品

一、羟乙基淀粉

羟乙基淀粉是合成的血浆代用品，静脉注射后可补充血容量，预防和治疗各种原因引起的血容量不足和休克，特别是创伤性休克和失血性休克。适于节约用血技术（急性等容血液稀释或急性高容血液稀释）时补充血容量，也可用于治疗性血液稀释。羟乙基淀粉是高分子量的支链淀粉，能产生渗透压作用，维持并扩张血浆容量，其中葡萄糖单位一定部位的碳原子被羟乙基化，难于被淀粉酶水解，使其在血管内的停留时间显著延长。中分子羟乙基淀粉（6%羟乙基淀粉氯化钠溶液）平均分子量 2×10^5，渗透浓度 308 mOsm/L，Na^+ 154 mmol/L，Cl^- 154 mmol/L，胶体渗透压 36 mmHg；706代血浆（6%羟乙基淀粉氯化钠溶液）平均分子量 2×10^4，Na^+ 154 mmol/L，Cl^- 154 mmol/L。大剂量输注后能抑制凝血因子，引起凝血障碍，个别发生过敏反应。明显高血容量、严重心功能不全、严重肾功能障碍、严重凝血功能异常和过敏者禁用。用法：静脉滴注，中分子羟乙基淀粉 $\leqslant$ 33 ml/(kg·d)；706代血浆 $\leqslant$ 1000 ml/24 h。

二、明胶

补充血容量，预防和治疗各种原因引起的血容量不足和休克，特别是创伤性休克和失血性休克，适于节约用血技术时补充血容量。可提高胶体渗透压，明显改善低血容量病人的心输出量、血压和尿量，不会对凝血系统产生非稀释性影响。禁用于过敏、高血容量、严重心功能不全、严重凝血功能异常者。用法：静脉注射，4%明胶（500 ml）含琥珀酰胶 40 g/L，Na^+ 154 mmol/L，Cl^- 120 mmol/L；3.5%明胶（500 ml）含尿素桥联明胶 35 g/L，Na^+ 145 mmol/L，Cl^- 145 mmol/L，K^+ 51 mmol/L，Ca^{2+} 625 mmol/L 和微量磷酸及硫酸等离子。

三、右旋糖酐40

用于各种休克如失血、创伤、烧伤及中毒性休克，抗失血性休克的疗效优于右旋糖酐70，还可早期预防因休克引起的弥漫性血管内凝血；体外循环时，代替部分血液预充心肺；血栓性疾病如脑血栓形成、心绞痛和心肌梗死、血栓闭塞性脉管炎、视网膜动静脉血栓、皮肤缺血性溃疡等；预防肢体再植和血管外科手术的术后血栓形成，并可改善血液循环，提高再植成功率。本品可提高血浆胶体渗透压，吸收血管外的水分而补充血容量，维持血压，使已经聚集的红细胞和血小板解聚，降低血液黏滞性，改善微循环，防止休克后期的血管内凝血；抑制凝血因子Ⅱ的激活，使Ⅰ因子和Ⅷ因子的活性降低，以及抗血小板作用均可防止血栓形成，还具有渗透性利尿作用。少数发生过敏反应，禁用于有出血倾向及出血性疾病、充血性心力衰竭者，肝肾疾病者慎用。用法：静脉滴注，250～500 ml，抗休克速度为 20～40 ml/min，总量 $\leqslant$ 20 ml/(kg·24 h)。

（赖荣德）

第10节 肾上腺皮质激素

糖皮质激素以氢化可的松为代表,调节糖、蛋白质和脂肪代谢,并有抗炎、免疫抑制等作用。

一、适应证

(1) 治原发性或继发性肾上腺皮质功能减退症。

(2) 治疗合成糖皮质激素所需酶系缺陷者。

(3) 抗炎和免疫抑制作用,如:①自身免疫病:类风湿性关节炎、系统性红斑狼疮、血管炎、多肌炎、皮肌炎、多发性硬化、Still病、Graves眼病、自身免疫性溶血、血小板减少性紫癜、重症肌无力;②过敏性疾病:支气管哮喘、过敏性休克、荨麻疹、花粉症、血清病、血管神经性水肿、过敏性鼻炎、特异反应性皮炎等;③严重急性感染:中毒性菌痢、暴发型流行性脑膜炎、中毒性肺炎、重症伤寒、急性粟粒性肺结核、猩红热及败血症或严重脓毒症等,病毒性感染慎用,如水痘患者用激素可加重病情,但对严重传染性肝炎、流行性腮腺炎、麻疹、乙型脑炎等也有缓解症状作用;④器官移植排异反应,多与其他免疫抑制剂合用;⑤炎症性疾病:如节段性肠炎、溃疡性结肠炎,防止某些炎症的后遗症如结核性脑膜炎、脑炎、心包炎、风湿性心瓣膜炎、损伤性关节炎、睾丸炎及烧伤后瘢痕挛缩等;⑥抗休克:广泛用于各种类型的休克,包括感染性、出血性、心源性、创伤性、过敏性休克,但用于感染性休克时应与抗生素合用;⑦血液病:急性淋巴细胞性白血病、多发性骨髓瘤、再生障碍性贫血、自身免疫性溶血性贫血、粒细胞减少症、血小板减少症和过敏性紫癜等;⑧眼病:控制虹膜炎、角膜炎、视网膜炎、视神经炎等非特异性眼炎的症状;⑨皮肤疾病:广泛用于各种皮肤病,局部用于淡疹、接触性皮炎、神经性皮炎、银屑病等;⑩其他:如结节病、甲状腺危象、亚急性非化脓性甲状腺炎、脑水肿、肾病综合征、高钙血症。表6-10-1是各种糖皮质激素效应对照。

表6-10-1 常用糖皮质激素效应比较表

	糖皮质激素	维持时间	糖皮质效应	盐皮质效应	等效剂量	血浆半衰期
短效	氢化可的松	8~12 h	1	1	20 mg	90 min
	可的松	8~12 h	0.8	0.8	25 mg	30 min
中效	泼尼松	12~36 h	4	0.8	5 mg	60 min
	泼尼松龙	12~36 h	4	0.8	5 mg	200 min
	甲泼尼龙	12~36 h	5	0.5	4 mg	180 min
长效	地塞米松	36~54 h	20~30	0	0.75 mg	100~300 min
	倍他米松	36~54 h	20~30	0	0.6 mg	100~300 min

二、不良反应

(1) 过敏反应;

(2) 中长程用药可引起:医源性肾上腺皮质功能亢进,发生多种代谢异常如满月脸、水牛背、肌肉萎缩、皮肤变薄和紫纹、体重增加、下肢浮肿、多毛、痤疮、高血压、高血糖、低血钾、易出血倾向、创口愈合不良、月经紊乱、肱骨或股骨头缺血性坏死、骨质疏松或骨折;诱发或加重感染;胃肠道刺激、胰腺炎、消化性溃疡或肠穿孔;儿童生长受抑;诱发或加重青光眼、白内障,引起良性颅内压升高综合征;

精神症状如欣快、激动、不安、谵妄、定向力障碍，甚至情感变异等。

(3) 下丘脑-垂体-肾上腺轴受抑。

(4) 停药综合征如下丘脑-垂体-肾上腺功能减退，可表现为乏力、软弱、食欲减退、恶心、呕吐、血压偏低，长程治疗者停药症状可能需要9～12月才可恢复；停药后原已被控制的症状重新出现等。

（赖荣德）

第11节 镇静催眠药

一、分 类

按化学结构分为苯二氮䓬类、巴比妥类、醛类、环吡咯酮类和其他类。苯二氮䓬类包括地西泮、氯氮䓬、氟西泮、硝西泮、氯硝西泮、阿普唑仑、艾司唑仑、劳拉西泮、奥沙西泮、三唑仑、咪达唑仑等。巴比妥类包括长效巴比妥，如苯巴比妥；中效巴比妥，如异戊巴比妥；短效巴比妥，如司可巴比妥。醛类如水合氯醛；环吡咯类如佐匹克隆，咪唑吡啶类的唑吡坦和扎来普隆等新一代催眠药；其他类：包括氨基甲酸类如甲丙氨酯（安宁），溴化物如溴化钠、溴化钾。

二、适应证

1. 苯二氮䓬类药

不仅有镇静催眠作用，也具有抗焦虑、中枢性肌肉松弛、抗惊厥、抗震颤作用，它在镇静催眠方面与巴比妥类及其他类镇静催眠药都有显著不同，且药物过量一般不致引起生命危险，与香豆素类抗凝剂无相互干扰，已作为镇静、催眠和抗焦虑的首选药物。①抗焦虑：阿普唑仑、溴西泮、氯氮䓬、氧草酸钾、哈萨克拉西泮、地西泮、劳拉西泮、奥沙西泮、普拉西泮、凯他唑仑等；②镇静催眠：氯氮䓬、氯草酸钾、地西泮、氟西泮、劳拉西泮、溴西泮、艾司唑仑、替马西泮、硝西泮、普拉西泮、夸西泮、咪达唑仑等；③抗惊厥：氯硝西泮、硝西泮、氯草酸钾、地西泮、劳拉西泮等；④松弛骨骼肌：地西泮、劳拉西泮；⑤抗惊厥：阿普唑仑、氯硝西泮、地西泮、劳拉西泮；⑥抗震颤：氯氮䓬、地西泮、劳拉西泮；⑦基础麻醉或麻醉前给药：地西泮、劳拉西泮。

2. 巴比妥类

此类药具有镇静、催眠、抗惊厥、降低脑细胞代谢效应，适于镇静、预防癫痫发作和癫痫持续状态的治疗，缺血性中风发作，脑外伤后神经元保护，精神科用于麻醉分析。巴比妥类药物在催眠剂量时，可诱导近似生理的睡眠，在伴心血管和呼吸功能抑制的同时，出现轻度血压下降和呼吸减慢；增加剂量时，则开始对全脑神经元无选择性抑制。

3. 其他各类药物

一般用于入睡困难的患者，如水合氯醛是一种氯化的乙醇衍生物，系安全和有效的催眠药，但因其大剂量时可抑制呼吸，故仅限用作睡眠诱导剂。

三、应用原则

最理想的是入睡时间缩短、睡眠较深、晨醒后药物作用消失。躯体疾病影响睡眠者应首先治疗原发病；有精神因素者以心理治疗为主，并合理应用抗焦虑的苯二氮䓬类药物。如拟使用，应以短程为宜，并在失眠原因解除后尽快停药。一般以单一用药治疗为主，应试用2～3 d，无效者再考虑加量或换药。老年人用药须从小剂量开始。如果使用巴比妥类药物改善睡眠，应根据药物作用时间长短选用适宜的药物：①对入睡困难者，可选用快速作用的药物，如司可巴比妥；②对能入眠但持续时间短暂者，可选用中效的药物，如异戊巴比妥、戊巴比妥等；③对睡眠不深、多梦、易醒者，可选用长效的药物,如巴比妥等。用药期间避免饮酒,尽可能不使用其他中枢抑制剂,以免引起毒性反应。

四、药物选择

有效的催眠药应具有吸收快、作用时间短、在体内清除快、无蓄积等特点。药理实验和临床应用证明,苯二氮䓬类药较巴比妥类药安全,依赖性小,长期应用戒断症状轻,过量时也易被唤醒。对入睡困难者应选用吸收快、起效快的药物,如咪达唑仑;对早醒者应选用吸收较慢、作用时间长的药物,如氯硝西泮;两种症状并存者可选用氟西泮。对睡眠中断者可选用扎来普隆;对处于焦虑状态的睡眠障碍患者,可选择抗焦虑药中的阿普唑仑、氯硝西泮或劳拉西泮。表6-11-1为常用镇静催眠药半衰期、主要适应证和常用量对照。

表6-11-1 常用镇静催眠药半衰期、主要适应证和常用量

药物名称	半衰期(h)	适应证	常用剂量(mg/d)
地西泮(Ciazepam)	20~70	抗焦虑、镇静催眠、抗癫痫	5~30
氯氮䓬(Chlordiazepoxide)	10~48	抗焦虑、催眠、抗癫痫	5~60
氟西泮(Flurazepam)	30~100	催眠	15~30
硝西泮(Nitrazepam)	18~36	催眠、抗癫痫	5~15
氯硝西泮(Clonazepam)	18~50	抗癫痫、抗躁狂、催眠	1~8
阿普唑仑(Alprazolam)	12~15	抗焦虑、抗抑郁、催眠	0.4~4
艾司唑仑(Estazolam)	10~24	抗焦虑、催眠、抗癫痫	1~12
劳拉西泮(Lorazepam)	10~20	抗焦虑、抗躁狂、催眠	1~6
奥沙西泮(Oxazepam)	6~24	抗焦虑、催眠	30~90
三唑仑(Triazolam)	1.5~5.5	抗焦虑、催眠	0.125~0.5
咪达唑仑(Midazolam)	2~5	快速催眠、诱导麻醉	15~30

注意事项:本类药物均在肝内经微粒体酶代谢进行生物转化,形成水溶性更高的代谢产物。药物半衰期取决于代谢的速度。肝功能障碍患者及老年人的代谢速度下降,药物半衰期延长,如给予同等剂量的镇静催眠药,可发生中枢神经系统蓄积或中毒。因此,对肝功能障碍患者和老年人应减少剂量。长期服用镇静催眠药,可增加微粒体酶代谢活性,加速药物代谢速度,容易产生耐药性。在用药期内,还应注意避免使用其他对中枢神经系统产生抑制的药物,以避免增强镇静催眠作用。

不良反应:常见不良反应表现在对呼吸和心血管功能的影响。通常剂量对健康人不致引起明显的不良反应;但对严重慢性阻塞性肺病患者,一般治疗剂量即可引起呼吸抑制而导致死亡。对低血容量、充血性心力衰竭或心功能不全者,通常剂量也会引起心血管功能抑制,导致循环衰竭,静脉给药时更加明显。因此,对急性酒精中毒、昏迷、休克及肝肾功能不全者应慎用。此外,对各种机动车辆的驾驶人员及机器操作者应特别注意用量。禁止用于对本药过敏、青光眼、重症肌无力、新生儿及孕妇。儿童因其中枢神经系统对本药异常敏感,易导致中枢抑制,故需慎用。老年人静脉注射本药易出现呼吸暂停、低血压、心动过缓甚至心脏停搏。本药可通过胎盘,妊娠早期对胎儿有致畸的危险,故除抗癫痫外,妊娠早期应避免使用。哺乳期妇女使用可导致药物在母乳喂养的婴儿体内蓄积,引起婴儿嗜睡、喂食困难、体重减轻等,应避免使用。

(赖荣德)

参 考 文 献

1. 中华人民共和国卫生部,抗菌药物临床应用指导原则,2004年8月
2. 中华医学会,中国医院协会药事管理专业委员会,中国药学会医院药学专业委员会,麻醉药品临床应用指导原则,中华人民共和国卫生部,2007,www.moh.gov.cn
3. 中国高血压病防治指南,2005年修订版
4. Meredith P, Modern strategies in hypertension management, European Heart Journal, 2004, 6(suppl): H23~29
5. 国家药典委员会,中华人民共和国药典:临床用药须知(2005年版),人民卫生出版社,2005
6. Goldman L, Ausiello D, Cecil textbook of medicine, 22nd edition, WB Saunders, 2004
7. 中国生物医学工程学会心脏起搏与心电生理分会,中华医学会心血管病学分会,中华心血管病杂志编辑委员会等,胺碘酮抗心律失常治疗应用指南,中华心血管病杂志,2004,32(12):1065~1071
8. 中华医学会,中国医院协会药事管理专业委员会,中国药学会医院药学专业委员会,精神药品临床应用指导原则,中华人民共和国卫生部,2007

下篇

各论

第7章

呼吸系统急重症

第1节 社区获得性肺炎

社区获得性肺炎(community-acquired pneumonia,CAP)是指在医院外获得的肺实质感染性炎症,包括具有明确潜伏期的病原体感染而在入院后潜伏期内发病的肺炎。根据美国感染协会定义,"CAP是一种急性感染症状相关的肺实质感染,伴有急性肺部浸润性阴影或听诊发现肺炎相关性表现(如呼吸音改变和(或)局部啰音),病人症状发作前14天未曾住院或未长期住在护理院内"。大多数病人有非特异性症状如疲劳、头痛、肌痛、食欲不振,肺炎症状有发热或低体温、出汗、寒战、呼吸困难、胸部不适、新出现的咳嗽伴或不伴咳痰,或慢性咳嗽的病人出现痰色变化。在美国,每年大约有近400万CAP病人,其中65岁以上者达90万左右,年约80万~100万人次住院,每年花费近97亿美元,其中住院费用为门诊消耗的近20倍。

一、识 别

(一)病 因

不同CAP的病原体不一,然而,最常见的病原体仍是肺炎球菌,它占所有细菌性肺炎的2/3,在美国,每年大约有12.5万人次因肺炎球菌肺炎住院治疗,它也是引起CAP死亡的最常见病原体。其他病原体包括流感嗜血杆菌、金黄色葡萄球菌、肺炎支原体、肺炎衣原体、化脓性链球菌、脑膜炎双球菌、卡他莫拉菌、肺炎克雷伯杆菌,大肠杆菌等其他革兰阴性菌、军团菌、流感病毒等。特定情况下可有洋葱伯克霍尔德菌、铜绿假单胞菌、新型隐球菌等感染。

某些特殊人群可能有特定的病原体感染,以下是特定人群的常见病原体谱,供临床治疗参考。

(1)酗酒者:肺炎链球菌、口腔厌氧菌、肺炎克雷伯菌、不动杆菌属、结核分枝杆菌。

(2)COPD/吸烟者:流感嗜血杆菌、铜绿假单胞菌、军团菌属、肺炎链球菌、卡他莫拉菌、肺炎衣原体。

(3)误吸者:革兰阴性肠菌属、口服厌氧菌。

(4)肺脓肿:社区获得性耐甲氧西林金葡菌、口腔厌氧菌、结核分枝杆菌、非典型分枝杆菌。

(5)蝙蝠或鸟分泌物暴露:夹膜组织胞浆菌。

(6)与鸟类接触:鹦鹉热衣原体(如为禽类:禽

流感病毒)。

(7) 与家兔接触:兔热病杆菌。

(8) 暴露于农场动物:立克次体菌属(Q热)。

(9) HIV 感染早期:肺炎链球菌、流感嗜血杆菌、结核分枝杆菌。

(10) HIV 晚期:早期 HIV 感染相关的病原菌加肺囊虫、隐球菌属(新型隐球菌)、组织胞浆菌属、曲霉菌、非典型分枝杆菌(特别是堪萨斯杆菌)、铜绿假单胞菌属、流感嗜血杆菌。

(11) 两周前有旅馆或勘查船住宿史者:军团菌属。

(12) 到美国西南部旅行或居住者:球孢子菌属、汉坦病毒属。

(13) 到东亚或东南亚旅行或居住者:类鼻疽假单胞菌、禽流感、SARS。

(14) 社区内流感流行:流感、肺炎链球菌、金黄色葡萄球菌、流感嗜血杆菌。

(15) 咳嗽 2 周以上伴吼声者:百日咳杆菌。

(16) 肺结构性病变(如支气管扩张):铜绿假单胞菌、洋葱假单胞菌、金黄色葡萄球菌。

(17) 静脉药瘾者:金黄色葡萄球菌、厌氧菌、结核分枝杆菌、肺炎链球菌。

(18) 气管内阻塞:厌氧菌、肺炎链球菌、流感嗜血杆菌、金黄色葡萄球菌。

(19) 生物恐怖袭击:炭疽芽孢杆菌、鼠疫耶尔森菌(鼠疫)、兔热病杆菌(兔热病)等。

(二) 病理生理

感染激发肺实质发生渗出性反应,导致液体、炎症蛋白、白细胞进入肺实质中。炎性渗出使间质和肺泡间隙充填水肿液或渗出液,导致肺终末端即肺泡发生实变和密度增加。某些细菌性肺炎局限于局部肺实质,但也有患者迅速扩散到外周组织、胸膜腔和心包。一些病原体如葡萄球菌和假单胞菌可发生严重病变,引起脓肿和肺组织持续性损坏,这种肺组织的严重损坏即为坏死性肺炎。肺部的急性炎症和实变导致受损部位肺通气功能降低和气体交换功能受损,而灌注未受明显影响,从而导致通气-灌注失衡或肺内分流。肺组织实变使受累区的肺顺应性和通气容量降低,增加患者的呼吸功耗,引起气喘或呼吸困难。当肺部感染得以控制后,这些改变可能逐步吸收,肺功能渐趋恢复,少数肺组织坏死者可能被纤维组织替代而长期存在。

(三) 临床表现

突然发作的发热(＞90%)、咳嗽、咳痰(约50%)、寒战或颤抖、呼吸急促是肺炎的典型表现,广泛性肺组织炎症易产生呼吸困难(约66%),胸膜受累者可伴有胸痛。其程度可轻可重,平时健康的人可能出现严重肺炎,其发作可能是突然的、隐袭的,抑或是易于发现的。常见的伴随症状包括头痛、恶心、呕吐、腹泻、肌痛、关节痛、和(或)疲乏无力。老年病人或许表现为突然跌倒、新发的或进行性加重的意识改变,这也是老年人肺炎发作的重要表现。体检可有呼吸急促、叩诊浊音、触觉和听觉语颤增强、支气管呼吸音、耳语胸语音、啰音和胸膜摩擦音。有研究发现,呼吸频率＞25 次/min 者肺炎的拟然比是 1.5～3.4。另一项研究提示,心率≤100 次/min、体温≤37.8 ℃、呼吸频率≤20 次/min 者肺炎的风险是具备前述所有症状者患肺炎风险的 1/5。

(四) 辅助检查

CAP 患者的常规检查除血尿常规、电解质、血糖和肝肾功能、ECG、胸片等之外,必要时应行胸 CT 检查,以进一步了解病变范围和胸片盲区如心脏后或纵隔区、肺尖、肺底等部位的病变。痰液的革兰染色可快速提供痰液中所含的细菌是革兰阳性或阴性菌,为抗生素的初选提供较为可靠的客观依据,而痰培养寻找致病菌是正确选择敏感抗生素的重要方法之一,有条件者均应送检。对部分抗感染治疗效果不佳或有其他并发症者,如条件允许,应进行更为广泛和深入的检查,有关检查选择可参见表 7-1-1。

表 7-1-1 特定人群培养选择

适应证	血培养	痰培养	军团菌 UAT	肺炎球菌 UAT	其他
入住 ICU 者	√	√	√	√	√[a]
门诊治疗失败者		√	√	√	
腔内浸润者	√	√			√[b]
白细胞减少者	√			√	
继续酗酒者	√	√	√	√	
慢性严重肝病者	√			√	
严重阻塞/结构性肺病者		√			
无脾（切脾后或脾无功能）	√			√	
近 2 周内有外出旅行史			√		√
军团菌 UAT 阳性		√[c]		不适合	
肺炎球菌 UAT 阳性	√	√		不适合	
胸腔积液	√	√	√	√	√[d]

注：a. 如有插管应行气管内吸引，可行气管镜或非气管镜支气管肺泡灌洗；b. 真菌和结核菌培养；c. 军团菌需要特殊培养基；d. 胸腔穿刺及胸液培养。UAT＝尿抗原试验（urinary antigen test）

（五）诊断评估

通常肺炎诊断依据胸片，但其敏感性并非100%；对胸片阴性而临床症状和体征符合肺炎的病人进行 CT 检查是有益的。如果临床高度怀疑为肺炎而初始胸片无异常发现时，24～48 h 后复查胸片或做 CT 检查是必要的。

1. CAP 临床诊断

以下 1～4 项中任何一项加第 5 项，并除外肺结核、肺部肿瘤、非感染性肺间质性疾病、肺水肿、肺不张、肺栓塞、肺嗜酸粒细胞浸润症及肺血管炎等，即可诊断为肺炎。①新近出现的咳嗽、咳痰或原有呼吸道疾病症状加重，并出现脓性痰，伴或不伴胸痛；②发热；③肺实变体征和（或）闻及湿性啰音；④WBC>10×10^9/L 或 <4×10^9/L，伴或不伴细胞核左移；⑤胸部 X 线检查显示片状、斑片状浸润阴影或间质性改变，伴或不伴胸腔特别积液。

2. 重症肺炎诊断标准

出现下列征象中 1 项或以上者可诊断为重症肺炎，需密切观察，积极救治，有条件时，建议收住ICU 治疗：①意识障碍。②呼吸频率≥30 次/min。③PaO$_2$<60 mmHg，PaO$_2$/FiO$_2$<300 mmHg，需行机械通气治疗。④动脉收缩压<90 mmHg。⑤并发脓毒性休克。⑥X 线胸片显示双侧或多肺叶受累，或入院 48 h 内病变扩大≥50%。⑦少尿：尿量<20 ml/h，或<80 ml/4 h，或并发急性肾功能衰竭需要透析治疗。

3. 住院标准

（1）入院治疗标准：满足下列标准之一，尤其是两种或两种以上条件并存时，建议住院治疗：①年龄≥65 岁。②存在以下基础疾病或相关因素之一：COPD 或糖尿病；慢性心、肾功能不全；恶性实体肿瘤或血液病；艾滋病（AIDS）；吸入性肺炎或存在容易发生吸入的因素；1 年内曾因 CAP 住院；精神状态异常或新发的意识模糊或意识状态改变；脾切除术后或器官移植术后；慢性酗酒或营养不良；长期应用免疫抑制剂。③存在以下异常体征之一：呼吸频率≥30 次/min；脉搏≥120 次/min；收缩压<90 mmHg 或比基础血压降低≥30 mmHg；体温≥40℃或<35℃；意识障碍；存在肺外感染病灶如败血症、脑膜炎。④存在以下实验室和影像异常之一：WBC>20×10^9/L 或<4×10^9/L 或中性粒细胞计数<1×10^9/L；呼吸空气时 PaO$_2$<60 mmHg、PaO$_2$/FiO$_2$<300，或 PaCO$_2$>50 mmHg；血肌酐>106 μmol/L 或 BUN>7.1 mmol/L；Hb<90 g/L 或红细胞压积（HCT）<30%；血浆白蛋白<25 g/L；

有败血症或 DIC 的证据,如血培养阳性、代谢性酸中毒、凝血酶原时间(PT)和部分凝血活酶时间(APTT)延长、血小板减少;X 线胸片显示病变累及 1 个肺叶以上、出现空洞、病灶迅速扩散或出现胸腔积液。⑤多叶性肺炎伴低氧血症。

(2)入住 ICU 标准:病情严重的 CAP 符合下列表 7-1-2 中 2 项主要标准之一或 3 项以上次要标准即应收入 ICU(表 7-1-2)。

4. 肺炎严重程度指数及意义

肺炎严重程度指数(pneumonia severity index,PSI)由下列表 7-1-3 中 19 项独立危险因素积分相加而得。

表 7-1-2　入住 ICU 标准

主要标准①	次要标准	
(1)需要有创机械通气治疗	(1)呼吸频率②≥30 次/min	(6)白细胞减少症③(WBC<4×10⁹/L)
(2)脓毒症休克或感染性休克需要使用血管活性药者	(2)PaO₂/FiO₂②≤250	(7)血小板减少症(PLT<100×10⁹/L)
	(3)多叶肺浸润	(8)低体温(中心体温<36 ℃)
	(4)意识混乱或定向力障碍	(9)低血压需要积极液体复苏者
	(5)尿毒症(BUN≥20 mg/dl)	

注:①其他可考虑的标准包括:非糖尿病性低血糖,急性酒精中毒/酒精戒断综合征,低钠血症,不明原因代谢性酸中毒或乳酸升高,肝硬化,无脾者。②需要无创通气者可取代呼吸频率>30 次/min 或 PaO₂/FiO₂<250。③感染所致。

表 7-1-3　肺炎严重程度指数(PSI)评分指标

危险因素		评分	危险因素		评分
并发症*	肿瘤性疾病	+30	年龄	男性	岁数
	肝病	+20		女性	岁数-10
	心力衰竭	+10		住养老院	+10
	脑血管病	+10	实验室	pH<7.35	+30
	肾脏疾病	+10	检查	BUN≥11 mmol/L	+20
体格检查发现	意识改变	+20		钠<130 mmol/L	+20
	呼吸频率≥30 次/min	+20		血糖>14 mmol/L	+10
	收缩压<90 mmHg	+20		Hb<90 g/L(Hct<30%)	+10
	T<35 ℃或>40 ℃	+15		PaO₂<60 mmhg(SatO₂<90%)	+10
	脉搏≥125 次/min	+10		胸腔积液	+10

* 各种并发症的定义分别是:①肿瘤性疾病是指任何癌,除外皮肤基底和鳞状上皮癌,活动或存在 1 年内。②肝病是指临床或组织学肝硬化或慢性活动性肝炎。③心衰是指病史、体检和 X 线发现,心超,放射性核素扫描或左心室造影。④心血管病是指临床诊断中风或 TIA,或中风的 CT 或 MRI 表现。⑤肾病是指慢性肾病,或 BUN 或 Cr 异常。PSI 不同积分的意义见下表。

PSI 评分解释表

总积分	危险分级	危险度	推荐治疗场所	死亡率(%)(文献 Cohorts 总结)
无危险因素	Ⅰ	低	门诊	0.1
≤70	Ⅱ	低	门诊	0.6
71~90	Ⅲ	低	门诊或短暂住院	0.9~2.8
91~130	Ⅳ	中	住院	8.2~9.3
>130	Ⅴ	高	住院	27~29.2

二、处　置

(一) 初始评估和处理

(1) 评估肺炎严重程度,注意生命体征和血氧饱和度,亲自数 1 min 的实际呼吸频率。

(2) 确保充分氧合和循环支持。

(3) 确立病原学诊断。

(4) 确定治疗场所(门诊或住院)。

(5) 制定经验性抗生素治疗方案。

(6) 所有胸腔积液液平 1 cm 以上的病人应排除脓胸。

(7) 永远不要忘记结核和肺囊虫感染的可能性,有些地方结核发病率较高,应注意作痰结核菌涂片检查。

(8) 有胸痛的所有病人应考虑肺血栓栓塞可能。

(9) 监测并治疗并发症。

(10) 必要的生理学指标监测,维持其平稳。

(11) 评估日常活动能力。

(12) 评估意识状态。

(13) 考虑预防措施:如可能应劝告戒烟;评估肺炎球菌和流感疫苗使用情况,必要时给予疫苗注射;评估误吸风险并采取相应预防措施。

(14) 随后监测肺炎影像吸收情况:所有年龄 40 岁以上、吸烟的病人均应复查影像学肺炎吸收情况。

(二) 抗感染治疗

1. 经验性抗生素选择

(1) 门诊治疗经验抗生素选择:①平时身体健康且近 3 个月内未使用抗生素者首选大环内酯类,次选多西环素。②有并发症如慢性心、肺、肝或肾疾病,糖尿病,酗酒,恶性肿瘤,无脾,免疫抑制或使用免疫抑制药,或 3 个月内使用过抗生素者,首选主要作用于呼吸系统的喹诺酮类(如左氧氟沙星、加替沙星或莫西沙星),或 β 内酰胺类加大环内酯类。③对耐大环内酯类肺炎链球菌的高发地区,考虑选择主要作用于呼吸系统的喹诺酮类或 β 内酰胺类。

(2) 非 ICU 住院病人经验抗生素选择:首选主要作用于呼吸系统的喹诺酮类,或 β 内酰胺类加大环内酯类。

(3) ICU 住院病人经验抗生素选择:β 内酰胺类(如头孢噻肟、头孢曲松或氨苄青霉素-舒巴坦)加阿奇霉素,或 β 内酰胺类加主要作用于呼吸系统的喹诺酮类抗生素,对青霉素敏感者,选择主要作用于呼吸系统的喹诺酮类和氨曲南。

表 7-1-4 中列出不同人群 CAP 常见病原体感染及经验性抗生素选择方法,可作为临床参考。

表 7-1-4　不同人群 CAP 常见病原体及经验性抗生素选择方案

人　群	常见病原体	初始经验性治疗的抗生素选择
青壮年或无基础病者	肺炎链球菌、肺炎支原体、流感杆菌、肺炎衣原体等	①青霉素类(青霉素、阿莫西林等);②多西环素(强力霉素);③大环内酯类;④第 1 代或第 2 代头孢菌素;⑤喹诺酮类
老年人或有基础病者	肺炎链球菌、流感杆菌、需氧 G⁻ 杆菌、金葡菌、卡他莫菌等	①第 2 代头孢菌素(头孢呋辛、头孢丙烯、头孢克洛等)单用或联合大环内酯类;②β 内酰胺类/β 内酰胺酶抑制剂(如阿莫西林/克拉维酸、氨苄西林/舒巴坦)单用或联合大环内酯类;③喹诺酮类
需住院但不必住 ICU 者	肺炎链球菌、流感杆菌、混合感染(包括厌氧菌)、需氧 G⁻ 杆菌、金葡菌、肺炎支原体、肺炎衣原体、呼吸道病毒等	①静注第 2 代头孢菌素单用或联合静注大环内酯类;②静注喹诺酮类;③静注 β 内酰胺类/β 内酰胺酶抑制剂(如阿莫西林/克拉维酸、氨苄西林/舒巴坦)单用或联合静注大环内酯类;④头孢噻肟、头孢曲单用或联合静注大环内酯类

续表

人群	常见病原体	初始经验性治疗的抗生素选择
入住ICU的重症患者 A组：无铜绿假单胞菌感染危险因素	肺炎链球菌、需氧G⁻杆菌、嗜肺军团菌、肺炎支原体、流感杆菌、金葡菌等	①头孢曲松或头孢噻肟联合静脉注射大环内酯类；②静注喹诺酮类联合氨基糖苷类；③静注β内酰胺类/β内酰胺酶抑制剂（如阿莫西林/克拉维酸、氨苄西林/舒巴坦）联合注射大环内酯类；④亚胺培南联合注射大环内酯类
B组：有铜绿假单胞菌感染危险因素	A组常见病原体＋铜绿假单胞菌	①具有抗假单胞菌活性的β内酰胺类（如头孢他啶、头孢吡肟、哌拉西林/他唑巴坦、头孢哌酮/舒巴坦、亚胺培南、美罗培南等）联合注射大环内酯类，必要时可同时联用氨基糖苷类；②具有抗假单胞菌活性的β内酰胺类联合静注喹诺酮类；③静注环丙沙星或左氧氟沙星联合氨基糖苷类

2. 病原菌特异性抗感染治疗

一旦CAP的病因确定为某种特定的微生物，应直接选择针对该病原体的抗生素。对流感病毒感染者的早期治疗（症状发作48h内）选用奥塞米韦或扎那米韦，但症状持续48h以上且无并发症的流感患者不一定使用奥塞米韦或扎那米韦。如症状与流感相似者，并有近期H5N1感染疫区的禽类接触史者应做H5N1流感病毒检测，疑为H5N1病毒感染，应做好防护隔离工作，直至排除H5N1禽流感病毒感染；对疑为H5N1病毒感染者，应联合使用奥塞米韦和针对肺炎链球菌及金黄色葡萄球菌感染的抗生素，因为流感最常继发这两种细菌感染。

3. 抗生素使用时机

原则上确定CAP诊断并留取有关标本后便应开始抗生素使用，如在急诊就诊并确定诊断，在急诊室内便应开始使用抗生素，而后收入住院（如需要住院）。但有研究发现，2h内开始用药并不优于2~4h内用药者，发病4~8h开始使用抗生素并未降低死亡率。不过许多重症病人延迟使用抗生素可能影响预后，对危重病人、血流动力学不稳定的CAP患者，应尽早开始抗感染治疗。

4. 抗生素给药途径调整

当患者血流动力学稳定且临床症状改善，胃肠道功能正常，并能服药者，可将静脉使用抗生素改为口服给药。临床稳定、无其他活动性病变并有安全的治疗环境者，可出院并继续在门诊抗感染治疗。临床稳定是指：体温≤37.8℃，心率≤100次/min，呼吸≤24次/min，收缩压≥90 mmHg，吸入室内空气时动脉血氧饱和度≥90%或PaO_2≥60 mmHg，能正常饮食，意识状态正常。

5. 抗感染时间

CAP患者抗感染治疗至少5d，体温正常48~72h后才可考虑停药，而且停药前CAP相关性临床情况不稳定体征不超过1项或最多一项。但如早期未能及时控制确定性病原菌，或并发肺外感染如脑膜炎或心内膜炎等，抗感染时间应酌情延长。大多数CAP治疗时间为7~10d或更长时间，但最佳用药疗程尚确定，应结合临床实际情况综合考虑。

（三）其他治疗

1. 免疫调节治疗

CAP入院24h内经充分液体复苏乃有持续性脓毒症休克表现者，应考虑给予免疫调节剂如活化的α-Drotrecogin。此药主要适用于高危死亡风险的病人，如急性生理学和慢性健康评估（APACHE）Ⅱ评估≥25分者，或两个脏器功能衰竭者，或脓毒症诱发白细胞减少症者，或ARDS患者，其他如严重CAP患者均可酌情考虑使用，但使用时间尚无定论。

2. 糖皮质激素

严重 CAP 经液体复苏后仍低血压的病人,应注意检查有无隐性肾上腺皮质功能不全,必要时考虑使用肾上腺糖皮质激素如氢化考的松 200~300 mg/d,一般使用 3 d 左右。

3. 通气治疗

低氧血症或呼吸窘迫患者,应考虑给予无创通气治疗(NIV),直到需要气管插管进行有创机械通气为止。进行有创通气者,如伴有两侧肺部弥漫性肺炎或 ARDS 应行低潮气量通气或肺保护通气策略(有关通气适应证等参见机械通气节)。

(四)无治疗反应病人的治疗策略

由于诊断试验限制,大多数 CAP 的治疗是经验治疗,这便会有不少患者对初始治疗无反应或反应差。无治疗反应一般是指初始治疗后病情无改善或恶化进展,虽然治疗无反应的确切定义不完全明确,但 6%~15% 的 CAP 住院病人对初始经验抗感染治疗后病情无改善或进一步恶化进展。

对病情恶化或进展的 CAP 者,应考虑:①重复送血和痰培养;②快速检测肺炎链球菌和肺炎军团菌尿抗原试验;③行胸 CT 检查排除肺栓塞、胸腔积液、肺脓肿、中央气道阻塞;④胸腔穿刺解除肺炎引起的脓胸或胸腔积液;⑤支气管镜检查做支气管肺泡灌洗和经支气管肺活检。透过这些检查,进一步寻找或排除有关并发症,寻找或排除新的病原体,寻找新的敏感抗生素。对治疗无反应者可考虑:转入更高级别的机构进行治疗;或进一步进行有关诊断试验;扩大抗菌谱或调整治疗方案。门诊治疗患者应收住院观察治疗,已住院患者可考虑转入 ICU 治疗。通过综合的检查和治疗措施的全面调整,达到有效治疗目的。

(五)出院标准

经有效治疗后,患者病情明显好转,同时满足以下 6 项标准时,可以出院(原有基础疾病可影响到以下标准判断者除外):①体温正常≥24 h;②静息时心率≤100 次/min;③平静时呼吸≤24 次/min;④收缩压≥90 mmHg;⑤不额外吸氧的情况下,动脉血氧饱和度或血氧分压维持正常;⑥可以接受口服药物治疗,无精神障碍等情况。

(赖荣德)

第 2 节 医院获得性肺炎

医院获得性肺炎(hospital-acquired pneumonia, HAP)或称医院性肺炎(nosocomial pneumonia, NP)是从医院内获得的肺炎,指入院 48 h 后发生的呼吸道感染,且入院时未行气管插管。HAP 的发病率占全部住院病人的 0.5%~1.7%,HAP 导致住院时间平均延长 7~9 d,其中部分为气管内插管 48~72 h 后发生的机械通气相关性感染,即呼吸机相关性肺炎(ventilator-associated pneumonia, VAP),VAP 使病人死亡率增加到 20%~50%,平均住院时间延长 6 d,如为多耐药致病菌,死亡率更高达 76%。医疗保健相关性肺炎(healthcare-associated pneumonia, HCAP)是一种特殊的 HAP,主要包括感染前的 90 d 内曾在医院停留 2~3 d 者发生的肺炎;住在疗养院(所)或其他长期护理照料机构者发生的肺炎;近期静脉使用抗生素、化疗或 30 d 内曾行创伤处理者发生的肺炎;或定时去医院或血液透析门诊者发生的肺炎。HAP 占 ICU 所有感染的 25%,占所有抗生素处方量的 50%,ICU 中的 HAP,90% 为 VAP。早发性 HAP 是指住院前 4 d 发生的感染,常是抗生素敏感性感染;迟发性 HAP 是指住院 5 d 或以上者发生的感染,常易引起多重耐药感染。既往使用抗生素的早发性 HAP 或 90 d 内曾住过院者易为多重耐药(multidrug resistant, MDR)细菌感染,此类患者应与迟发性HAP一样进行治疗。HAP的病死率高达30%~70%，但许多发生HAP的危重病人死于基础病而非肺炎，与HAP相关的死亡约占其中的33%~50%。

一、识　别

(一) 病因和危险因素

HAP和HCAP可因多种不同的致病菌所致，也可能是多种细菌同时感染，免疫功能正常者中，病毒或真菌感染少见。常见的致病菌包括需氧革兰阴性杆菌如铜绿假单胞菌、大肠埃希菌、肺炎克雷伯菌和不动杆菌属。在美国，革兰阳性球菌如金黄色葡萄球菌，尤其是耐甲氧西林金黄色葡萄球菌（MRSA）感染日益增多，金黄色葡萄球菌性肺炎在糖尿病、头颅创伤和ICU住院患者中更为常见。远端支气管标本中的口咽部菌群（如草绿色链球菌、凝固酶阴性葡萄球菌、奈瑟菌属和棒状杆菌属）明显增多，其意义很难解释，但这类细菌可引起免疫功能障碍者和某些免疫功能正常者的感染。多重微生物感染的发生率差异很大，但有增多趋势，急性呼吸窘迫综合征（ARDS）患者特别高。引起HAP的特定MDR致病菌随医院、患者人群、抗生素暴露情况和ICU患者类型的不同而异，并随时间而变化，这就需要及时监测，并结合当地监测资料而定。HAP的厌氧菌感染主要发生于未插管的误吸者，但已插管的VAP者极为少见。一组综合研究发现，HAP常见致病菌的发生频率分别为：肠杆菌科（包括克雷伯菌、大肠埃希菌、肠道细菌、变形杆菌、不动杆菌、黏质沙雷菌）占30%~50%，金黄色葡萄球菌占10%~30%，铜绿假单胞菌占10%~20%，链球菌（包括肺炎链球菌）占10%~15%，军团菌属占5%~15%，流感嗜血杆菌占2%~10%，卡他莫拉菌占2%~10%，厌氧菌占2%~5%。

老年肺炎致病菌谱较为分散，尤其是HCAP者，长期居住于疗养院中的老年人肺炎，其病原菌谱与迟发性HAP和VAP非常相似。一组104例年龄≥75岁的老年重度肺炎的研究发现，金黄色葡萄球菌占29%、肠道革兰阴性杆菌占15%、肺炎链球菌占9%、假单胞菌属占4%；另一组52例长期居住在疗养院、年龄≥70岁、对抗生素治疗72 h无反应的老年肺炎研究中，通过有创诊断方法（支气管镜）分离到的病原菌中，MRSA占33%、革兰阴性肠道细菌占24%、假单胞菌属占14%，这组患者中，72%的患者至少有2种并发症，23%有3种或多种并发症。一些多重耐药菌如铜绿假单胞菌、克雷伯菌、肠杆菌、沙雷菌属、不动杆菌属、嗜麦芽窄食单胞菌、洋葱伯克雷尔德菌、肺炎链球菌、流感嗜血杆菌、嗜肺军团菌等，以及真菌和病毒等的感染特性参见"呼吸机相关性肺炎"章。

1. 免疫功能障碍者的常见感染

(1) 体液免疫障碍：临床表现为低丙种球蛋白血症、慢性淋巴细胞性白血病、多发性骨髓瘤，主要为化脓性细菌性肺炎。

(2) 吞噬细胞缺陷：临床表现为化疗诱发的粒细胞减少症、急性髓细胞性白血病，主要为细菌和真菌性（曲菌病、念珠菌、隐球菌）感染。

(3) 细胞介导性免疫功能障碍：临床见于淋巴瘤或急性淋巴细胞性白血病化疗后、大剂量激素治疗、器官移植、严重艾滋病感染，主要为卡氏肺孢子虫、军团菌、奴卡放线菌、巨细胞病毒、隐球菌、分枝杆菌等感染。

2. 危险因素

引起HAP、HCAP的多重耐药病原菌的危险因素包括：①过去的90天内用过抗生素治疗；②本次住院时间≥5 d；③社区或医院的特定病房中抗生素耐药的发生率高；④存在HCAP的危险因素：过去的90天内有过2天以上的住院、居住在疗养院（所）或护理机构、家庭输液治疗（包括抗生素）、30天内有透析史、家庭伤口处理、家庭成员携带有多重耐药菌；⑤免疫抑制性疾病和（或）使用免疫抑制剂治疗。

(二) 病理生理

宿主防御功能、微生物定植和侵入之间微妙的平衡遭到破坏，有利于病原菌持续存在并侵入下呼吸道。HAP 的感染源包括医疗装置或环境(如空气、水、医疗器械和飞沫),微生物可在医务人员和患者之间传播而感染。许多宿主和治疗相关性细菌定植因素,如基础疾病的严重程度、手术史、抗生素或其他药物使用史以及有创的呼吸道器械等,对 HAP(及 VAP)的发病均有重要作用。病原菌进入并定植于下呼吸道,破坏宿主(患者)的机械防御功能如纤毛上皮和黏液屏障、体液防御功能如抗体和补体,以及细胞防御因子如多形核白细胞、巨噬细胞、淋巴细胞及其细胞因子等导致感染的发生。口咽部菌群吸入或经气管套囊周围漏入气管是细菌进入下呼吸的主要途径。胃和鼻窦可能是某些口咽部和气管定植细菌的潜在储库,但其作用尚有争议。有学者认为气管内细菌包裹于生物膜中,可能随吸痰或支气管镜检查而进入肺泡,连同气道分泌物一起储积于肺泡内,产生肺泡堵塞。因污染的雾化飞沫吸入病原菌并导致细菌直接种植者少见。从感染的血管内导管经血源性传播或胃肠道内菌群移位引起肺部感染者相当罕见。图 7-2-1 是医院获得性肺炎病原体入侵和病生理机制。

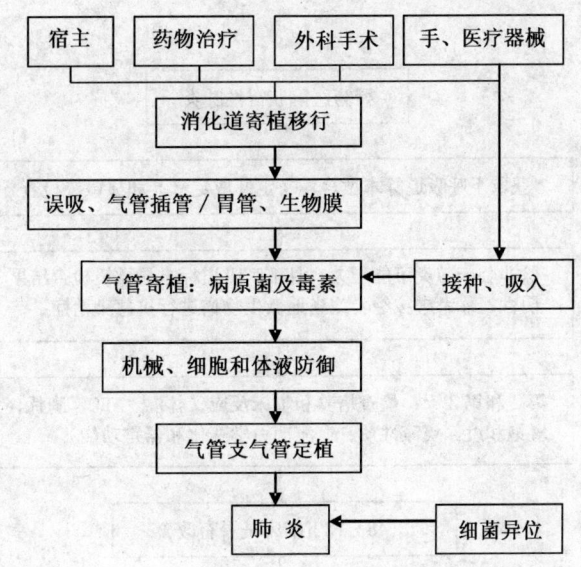

图 7-2-1 医院获得性肺炎病原体入侵和病理生理机制

(三)临床表现

HAP 是在原发病基础上发生的,除外原发病表现,有新出现的发热,或原有发热经治好转后再度升高,新发咳嗽、咳痰,或原有咳嗽、咳痰增加,或痰液性质变化如变为稠厚、黄痰、痰量增加(气管插管或切开者气道分泌物增加)、痰液恶臭或气味变化等。发生胸闷,心悸,呼吸加快,呼吸困难。肺部出现啰音或原有啰音增加,呼吸音减低等。心脏检查可发现心率加快或心动过速等。有时由于原发病较为严重,肺炎表现可能被原发病掩盖,应注意细心观察病情,详细询问患者的自觉症状有无变化,每日查房除针对原发病的检查外,应认真做心肺物理检查,以便及时发现肺部异常体征。

(四)辅助检查

除外原发病相关的检查,主要针对呼吸系统检查,包括:痰液做涂片革兰染色及痰液培养发现致病菌(必要时行气管镜检查吸取痰标本送革兰染色和培养),复查血常规可见白细胞升高,或中性粒细胞升高。血气分析可能发生血氧分压降低,胸片检查可发现肺部浸润阴影等,必要时可行胸部 CT 检查,有助于发现胸片隐蔽部位的肺炎,这些检查均有助于医院内获得性肺炎的诊断。

(五)诊断

HAP诊断应结合临床表现,白细胞计数,影像学表现和病原微生物发现共同确定。根据定义,HAP是入院48 h后出现新的肺部浸润影,且入院时未行插管者,并符合以下三点:①脓性痰或痰液的性质改变,或从血、胸液、痰液或呼吸道侵入性操作标本培养找到致病菌;②体温>38.5 ℃或<35 ℃;③WBC>10×10⁹/L或<3×10⁹/L。如有发热、白细胞增多、脓痰、痰培养或气管吸出物培养阳性,但没有新的肺部浸润,应当考虑诊断为医院获得性气管支气管炎。

符合HAP诊断者还可进一步细分为严重HAP(severe HAP),因为严重HAP患者一般需要收入ICU治疗,HAP伴有以下任何一项者即可认为是严重HAP:①休克:收缩压<90 mmHg或舒张压<60 mmHg;②呼吸衰竭:须要机械通气治疗或FiO_2>0.35才能维持血氧饱和度>90%;③需要使用血管活性物质治疗>4 h;④尿量<20 ml/h或4 h总尿量<80 ml/h,其他原因所致的少尿除外;⑤急性肾功能衰竭需要行血液透析;⑥胸部病变快速进展、多叶肺炎或肺浸润影伴有空洞出现。

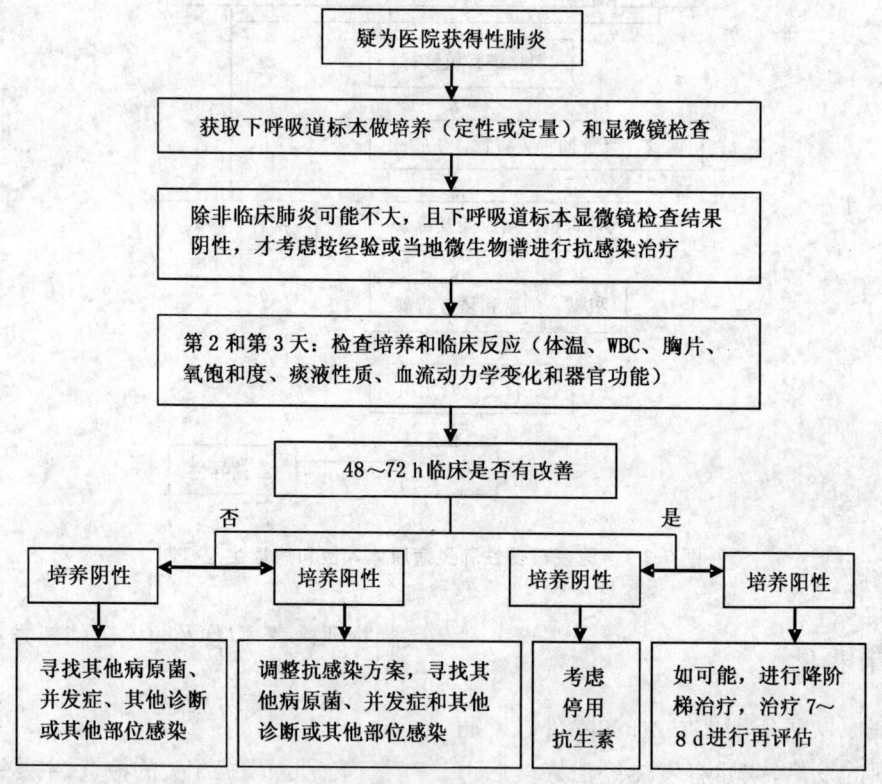

图7-2-2 医院获得性肺炎诊疗流程图

二、处 置

除外原发病的有关治疗,HAP主要是针对病原菌进行有效抗感染,促进气道分泌物稀释和排出,日间应以半卧位(30°~45°)为主,间断镇静治疗(必须镇静者),特别是日间,应尽可能保持清醒状态(参见呼吸机相关性肺炎)。图7-2-2是HAP的总体诊疗流程。

(一)抗感染治疗

1. 经验性抗生素选用

(1)不清楚有无MDR致病菌的早发性HAP初始经验性抗生素治疗(不考虑严重程度):其常见

病原菌为肺炎链球菌，流感嗜血杆菌，甲氧西林敏感金葡菌，抗生素敏感的肠道革兰阴性杆菌（如大肠埃希菌、肺炎克雷伯菌、肠道杆菌属、变形杆菌属、黏质沙雷菌）等，采用单药治疗，可选用头孢曲松，或左氧氟沙星、莫西沙星或环丙沙星，或氨苄西林/舒巴坦，或厄他培南。

（2）迟发性或有 MDR 菌危险因素（如住院时间长(≥5 d)、从医疗保障机构转入、最近有较长时间的抗生素使用史）的 HAP（包括 VAP、HCAP）初始经验性治疗（不考虑疾病严重程度）：其潜在致病菌同如前，并可能有 MDR 菌如铜绿假单胞菌、肺炎克雷伯菌（超广谱 β 内酰胺酶（ESBL）阳性）、不动杆菌属、耐甲氧西林金黄色葡萄球菌、嗜肺军团菌等，选择三联治疗，可选用抗假单胞菌的头孢菌素（头孢吡肟、头孢他定）、或抗假单胞菌的碳青霉烯类（亚胺培南或美罗培南）、或 β 内酰胺类-β 内酰胺酶抑制剂（哌拉西林-他唑巴坦）；加上抗假单胞菌的氟喹诺酮类（环丙沙星或左氧氟沙星）、或氨基糖苷类（阿米卡星、庆大霉素或妥布霉素）；加上利奈唑胺(Linezolid)或万古霉素。

成人迟发性或有多重耐药病原菌危险因素的 HAP（包括 VAP 和 HCAP）经验性治疗的初始抗生素选择及静脉给药剂量，参见表 7-2-1。

表 7-2-1 成人迟发性或多重耐药病原菌危险因素的 HAP 经验性抗感染治疗药物选择

抗生素	剂量☆	抗生素	剂量
抗假单胞菌头孢菌素		氨基糖苷类	
头孢吡肟	1～2 g，q8～12 h	庆大霉素	7 mg/(kg·d)△
头孢他啶	2 g，q8 h	妥布霉素	7 mg/(kg·d)△
碳青霉烯类		阿米卡星	20 mg/(kg·d)△
亚胺培南	500 mg，q6 h；或 1 g，q8 h	抗假单胞菌喹诺酮类	
美罗培南	1 g，q8 h	左氧氟沙星	750 mg，qd
β-内酰胺类/β-内酰胺酶抑制剂		环丙沙星	400 mg，q8 d
哌拉西林/他唑巴坦	4.5 g，q6 h	万古霉素	15 mg/kg，q12 h※
		利奈唑胺	600 mg，q12 h

☆根据正常肝肾功能的剂量；△庆大霉素和妥布霉素的谷浓度应当低于 1 μg/ml，阿米卡星的谷浓度应当低于 4～5 μg/ml；※万古霉素的谷浓度应当在 15～20 μg/ml。

2. 针对病原菌的抗生素选择

已培养出致病菌的，应根据药物敏感试验结果选择抗生素，抗生素的选择应同时考虑其在肺部的浓度、持续时间、有无抗生素后效应(postantibiotic effect, PAE)、杀菌剂还是抑菌剂等综合确定，同时应足量用药。通常严重 HAP 者均应考虑静脉给药，如胃肠功能良好，可采用先静脉给药后改为口服给药的序贯治疗。抗感染尚无最佳疗程的研究结果，应根据临床情况而定，一般 1 周左右便有效，一项多中心随机对照试验表明，针对 VAP 接受恰当的初始经验治疗 8 d 的患者，其结局与治疗 14 d 的患者相似。

3. 某些特定致病菌感染的抗生素选择

（1）铜绿假单胞菌：可能随时会产生对所有已知种类的抗生素耐药，单药治疗的患者中，30%～50%发生耐药，即便联合治疗，也不一定能解决耐药问题，不过临床上常选择联合抗感染治疗。

（2）不动杆菌属：它对许多抗生素种类天然耐药，所以可选择的抗生素品种不多，最可靠的有效抗生素是碳青霉烯类、氨苄西林-舒巴坦和多黏菌素。

（3）产超广谱 β-内酰胺酶(ESBL)的肠杆菌科细菌：其特点是对头孢菌素类治疗的效果不一，由于其耐药性高，应避免用三代头孢菌素作为单药治疗，应联合使用四代头孢菌素如头孢吡肟治疗，也可选用碳青霉烯类,哌拉西林-他唑巴坦对ESBL阳性的细菌疗效不确定,一旦选用应足量给药。

(4)耐甲氧西林金黄色葡萄球菌:万古霉素一直是公认的对这种病原菌的标准治疗,但已有耐药现象出现。

(5)结核感染:应转入感染科按肺结核治疗(异烟肼、利福平、乙胺丁醇、吡嗪酰胺)。

(6)真菌感染:选择氟康唑、伊曲康唑、两性霉素等。

(二)其他治疗

原发病治疗,维持水、电解质和酸碱平衡,低氧或呼吸衰竭者应予氧疗,必要时给予机械通气辅助呼吸,同时应给予稳定血流动力学等。

(赖荣德)

第3节 呼吸机相关性肺炎

ICU中危重病人发生感染的风险极高,而感染又与病人的死亡率有显著相关性。ICU住院的平均感染率达40%左右,随着呼吸机在ICU中的广泛应用,呼吸机相关性肺炎(ventilator-associated pneumonia,VAP)越来越常见。VAP是指气管插管和机械通气后出现的肺实质感染,是气管插管和机械通气支持的并发症,已成为ICU感染的重要源头,VAP占所有气管插管病人的9%~27%,甚至有报道高达52%。ICU的院内感染者中,90%与机械通气有关。ICU留住时间越长,感染的几率也随之升高,与此同时,VAP的发生会进一步延长ICU留住时间,增加病死率和医疗费用。研究发现,ICU住院时间≥5 d者,感染率达50%~60%。有人估计ICU通气的病人中,入住ICU的前5 d内,每多住一天,VAP发生率增加3%,第5~10 d每天增加2%,10 d之后每天增加1%。近年来,由于新的通气策略的使用,病人在ICU的通气时间缩短,近50%的VAP发生在机械通气的前4 d内。气管插管过程本身增加了感染的机会,如果急性呼吸衰竭病人作无创通气治疗,院内肺炎的发生率就明显降低。早期VAP通常是指住院前4 d发生的肺炎,这类病人预后更佳,其致病菌多半是抗生素敏感的细菌;迟发性VAP是指住院5 d或更长发生的肺炎,这类肺炎大多是由多重耐药(multidrug-resistant,MDR)病原菌所致,其病死率明显增加。

一、识 别

(一)病因和危险因素

1. 通气因素

VAP的危险因素受呼吸机管理策略中的多个问题影响,主要包括:①呼吸机诱导或加重肺损伤(呼吸机诱导性肺损伤(ventilator-induced lung injury,VILI));②使用肺保护策略降低VILI的结果如呼吸性酸中毒,使用肺保护策略,小潮气量常使患者与呼吸机的同步性下降,某些病人需要使用镇静药,镇静药的使用又会抑制咳嗽或自主呼吸,诱发肺膨胀不全;③医原性延迟通气引起不适当的有创通气时间延长。这三种情况都会使VAP的感染风险增加。

2. 独立危险因素

多变量分析表明,以下因素是VAP的独立危险因素:①宿主因素:血清白蛋白<22 g/L;年龄≥60岁;ARDS;COPD;肺疾病;昏迷或意识改变;烧伤或创伤;器官衰竭;疾病严重程度;大量胃液抽吸;胃内寄生菌和pH;上呼吸道菌群;鼻窦炎。②干预因素:H_2阻滞剂±抗酸药;麻醉剂,持续静脉镇静;输入血制品多于4单位;颅内压监测;通气时间多于2 d;呼气末正压通气(PEEP);频繁更换呼吸机管道;再插管或重新插管;鼻胃管;仰卧位;病人转

出 ICU；既往使用抗生或未使用抗生素治疗。

3. 病原菌

VAP 的感染可由多种细菌引起，少数由病毒或真菌感染所致，通常非通气院内肺炎与呼吸机相关性肺炎的微生物谱相似。常见的病原菌以包括革兰阴性需氧菌如铜绿假单胞菌、大肠杆菌（埃希杆菌属）、肺炎克雷伯杆菌属和不动杆菌属。革兰阳性球菌如金黄色葡萄球菌（金葡菌），尤其是耐甲氧西林金黄色葡萄球菌（MRSA）。从支气管远端收集的标本中获得的口咽部共生菌（如凝固酶阴性葡萄球菌、奈瑟菌属、棒状杆菌属）很难解释，但这些细菌在免疫功能降低的病人会引起感染。以下是常见感染病原菌及特征：

（1）铜绿假单胞菌：对许多抗生素有内在耐药性，这种耐药性是由多个流出泵介导的，这种流出泵不停地表达或因突变而上调。导致耐哌拉西林、头孢他定、头孢吡肟、其他氧头孢 β 内酰胺酶、亚胺培南、美洛培南氨基糖苷类或氟喹诺酮类的铜绿假单胞菌不断增加。其外膜通道蛋白 OprD 表达减少会引起同时对亚胺培南和美洛培南耐药。目前某些 MDR 铜绿假单胞菌仅对多黏菌素 B 敏感。

（2）肺炎克雷伯杆菌属：对氨苄青霉素和其他氨基青霉素天然耐药，通过产生超广谱 β 内酰胺酶（ESBLs）对头孢菌素类和氨曲南有获得性耐药性，但产 ESBL 株对碳青霉烯类仍然敏感。

（3）不动杆菌属：虽然毒力不及铜绿假单胞菌，但其耐药性不断增加，超过 85% 菌株对碳青霉烯类敏感，但耐药性逐渐升高。舒巴坦常被认为是酶抑制剂，它具有直接对抗不动杆菌的活性。

（4）耐甲氧西林金葡菌（MRSA）：通过 mecA 基因编码产生一种青霉素结合蛋白，与 β 内酰胺酶抗生素亲和力降低，有 mecA 基因的 MRSA 对目前所有的抗 β 内酰胺酶类和抗葡萄球菌抗生素耐药。尽管耐万古霉素金葡菌已出现，但尚未分离出呼吸道感染株。

（5）肺炎链球菌、流杆嗜血杆菌：主要引起早期 HAP/VAP，而迟发性 HAP/VAP 中不出现，这类细菌多是社区获得性的，其耐青霉素主要通过改变青霉素结合蛋白产生，某些菌株对头孢菌素、大环内酯类、四环素、克林霉素产生耐药性，尽管如此，此类细菌感染预后仍较好。

（6）军团菌属多发生于免疫功能降低的病人如器官移植和 HIV 感染者、糖尿病（DM）、基础肺疾病者或肾病晚期者，因军团菌感染所致的 HAP/VAP 病人不断增加。

（7）真菌：如念珠菌属、烟曲菌，真菌感染主要发生于器官移植或免疫功能低下、中性粒细胞减少病人，免疫功能健全的病人不多见。相比之下，气管导管内吸引物分离出白色念株菌和其他念株菌属更为常见，但多半只是气道内定植，对免疫功能健全的病人引起肺炎者少见，很少需要抗真菌治疗。

（8）病毒：引起的 HAP/VAP 在免疫功能健全的病人少见，常见病毒是流感、副流感病毒、腺病毒、呼吸道合胞病毒，而且常常是季节性的。病毒感染的诊断有赖于快速抗原检测、病毒培养或血清学检测。

（二）病理生理

呼吸机相关性肺炎病原体入侵主要有两条途径：外源性和内源性途径。外源性途径主要是病原体经由医务人员、呼吸机管路、雾化装置、各种生物膜等携带或污染，大多数为病原体经吸入呼吸道和肺部而感染；内源性途径主要是患者鼻部寄殖菌、鼻窦炎、口咽部、气管、胃液等内的病原体入侵所致，大多数为误吸进入呼吸道和肺部产生感染。病原体的入侵导致肺实质和间质感染，产生肺部渗出，其发病机制与社区获得性肺炎相似。

（三）临床表现

由于呼吸机相关性肺炎是在使用呼吸机过程中出现，原发病的一系列表现仍可存在，很多时候可能呼吸机相关性肺炎的表现被原发病所掩盖，当然，只要认真检查，常可有一些相关症状和体征，如出现咳嗽或反复发生人机对抗，气道压增高表现，或出现发热或原有发热好转后再出现新的发热，肺部新发啰音或原有啰音增加，呼吸音降低或肺部呼吸音变粗等，均提示可能有呼吸机相关性肺炎。

(四) 辅助检查

除外常规检查如胸片、心电图、血常规、电解质、肝肾功能等，呼吸机相关性肺炎更多需要有创操作方可诊断，胸部 CT 可更有效地评估肺内、胸腔、纵隔的并发症，为 VAP 诊断提供重要参考。以下辅助检查有助于病原学诊断。

1. 气道内吸出物培养的作用

气道内分泌物定性培养是常见的有创诊断措施，此法敏感性较高，但培养出的细菌往往并非真正的致病菌，即特异性不高。气管内分泌物定量培养，培养出的细菌量受细菌负荷、通气持续时间、培养以前抗生素使用情况等影响，敏感性为 38%～100%，特异性为 14%～100%，气道内分泌物革兰染色和培养同时进行，对诊断 VAP 有重要作用。

2. 支气管肺泡灌洗的作用

支气管肺泡灌洗(BAL)自 1988 年开始用于诊断 VAP，但支气管镜检查和细菌学尚未标准化。支气管肺泡灌洗液(BALF)培养的敏感性为 42%～93%(平均 73%)，如作定量培养，10^3～10^5cfu/ml 可认为是阳性结果，大多数以 10^4cfu/ml 作为阳性结果，敏感性差异较大，特异性为 45%～100%(平均 82%)。BALF 检测细胞内致病菌特异性高(89%～100%)，阳性预测值高，但敏感性略低(37%～100%)。BAL 对急性肺损伤(ALI)很安全，主要风险在于它会降低动脉氧合作用，因为氧合能力恢复可能需要数小时。最近美国和加拿大一组共纳入 740 例留住 ICU 的 VAP 大规模随机多中心研究，采用支气管肺泡灌洗液定量细菌培养和气管内吸出物非定量培养两种策略，发现两种策略的主要预后指标(28 d 死亡率)无统计学差异，两种策略的临床预后和总的抗生素使用结果相似。

3. 防污染标本毛刷(protected specimen brush, PSB)的作用

PSB 用于临床已有 20 年余，但尚未标准化。敏感性为 33%～100%(平均 67%)，特异性为 50%～100%(平均 95%)，即其对 VAP 诊断的特异性比敏感性更高。其操作并发症尚不完全明确，但气管镜检查也会引起氧合异常。

4. 非定向盲法取样的作用

由于操作不便，价格昂贵，需要气管镜专业操作人员，出现了三种非定向盲取标本技术：非定向支气管取样(blinded bronchial sampling, BBS)，迷你 BAL(mini-BAL)和 PSB 盲取(blinded sampling with PSB, BPSB)。BBS 是通过小导管楔入远端支气管，抽吸气道分泌物，但导管定位不明；mini-BAL 是用长 50 cm 的消毒单鞘可伸缩导管，盲法楔入支气管，用 20～150 ml 液体慢慢灌入，然后回收 BALF；BPSB 是用消毒毛刷，带保护塞防污染，盲法插入取样，远端定向不明。这三种方法操作均未标准化。三种方法的敏感性分别为：BBS，74%～97%；mini-BAL，63%～100%；BPSB，58%～100%。特异性分别为：BBS，74%～100%；mini-BAL，66%～96%；BPSB，71%～100%。

(五) 诊 断

医院内获得性肺炎(HAP)是指入院 48 h 后发生的肺炎，呼吸机相关性肺炎(VAP)则是气管插管和机械通气支持的并发症，是指气管插管后 48～72 h 发生的肺炎，二者并不完全等同。早期 VAP 常由肺炎球菌、流感嗜血杆菌或卡他莫拉菌等引起，少数由厌氧菌引起。迟发性 VAP 多因铜绿假单胞菌、不动杆菌或肠道细菌或 MRSA 引起。

VAP 的初始诊断依据肺炎临床表现以及新发或进展性肺部浸润影。肺泡浸润的出现取决于有创技术或组织学检查。支气管含气影征敏感性为 58%～83%，50%～78%有肺部新发或进展性浸润影，特异性尚不明确。单纯放射学异常不能确定为 VAP，因为机械通气病人可出现其他放射学异常，胸片并非十分可靠的诊断工具。

VAP 的标准诊断至少应包含以下三项：发热、白细胞升高和气道脓性分泌物，通常有胸片异常。如果这些情况均有，VAP 可能性便很高。胸片异常浸润影加发热、白细胞升高或脓性气道分泌物诊断 VAP 敏感性很高，但特异学较低。如果所有四项均具备，特异性提高，但敏感性又低于 50%，临床上很难接受。这些异常临床表现结合放射学异常，可以作为 VAP 诊断的初始筛选，但缺乏特异

性,因此需要其他辅助措施进一步确定诊断,如下呼吸道分泌物的定性和定量培养结果等。图7-3-1是VAP诊断程序。

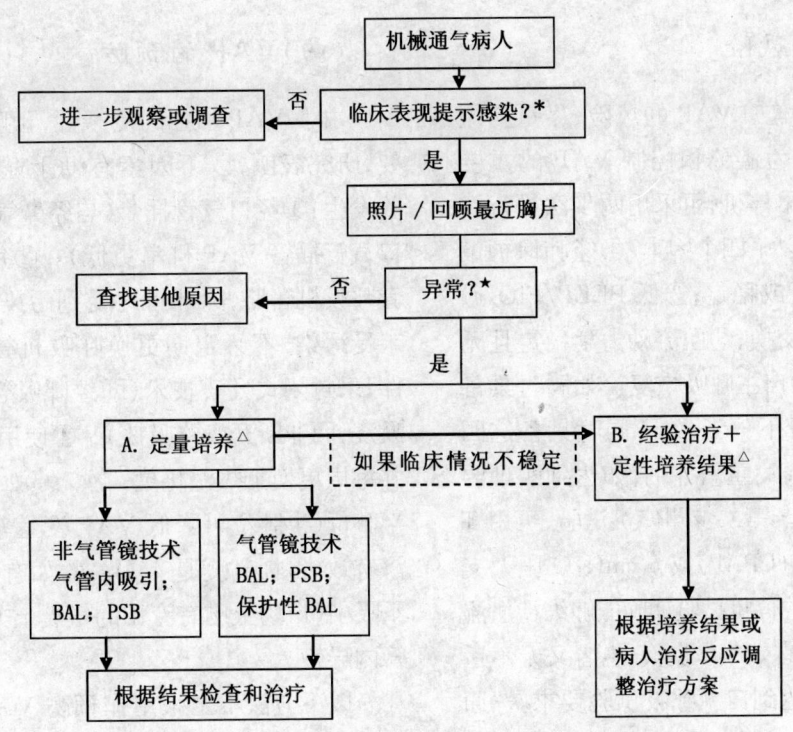

图7-3-1 呼吸机相关性肺炎诊断程序图

＊包括以下两项或更多:体温>38℃或<36℃,白细胞减少症/白细胞增多,脓性气道分泌物,PaO_2降低
★包含肺泡浸润的放射学证据,支气管含气征,新发或进行性肺浸润影
△无确定的证据或专家认为定量结果比经验治疗更佳

二、处 置

(一)抗感染治疗

尽管抗感染治疗取得不少进展,但医院获得性肺炎和VAP的抗感染仍很困难,处理起来也较为复杂,由于各种原因,病原菌的原定有时十分困难,大多数情况下经验性抗感染治疗仍是主要方法,以下四方面因素有助于经验性抗生素的选择:①根据各地各医院(ICU)既往的微生物流行病学资料推测可能的致病菌,并采取对其敏感的抗菌药物;②动态监测(多次)病人的培养结果;③肺部分泌物的直接检查结果如涂片;④充分了解各种抗生素的抗菌谱及药动力特征。

根据病程感染早晚和既往有无抗生素使用史,以下药物可作为经验性抗生素的具体选药:①未用抗生素的早发性VAP者,选择针对非铜绿假单胞菌的第三代头孢菌或β内酰胺类-β内酰胺酶抑制剂。②已用抗生素的早发性VAP或未用抗生素的晚发性VAP者,选择氨基糖苷类或环丙沙星,加用以下任意一种:头孢他定、头孢吡肟、头孢哌酮、哌拉西林-他唑巴坦、替卡西林-克拉维酸。③已用抗生素的晚发性VAP者,氨基糖苷类或环丙沙星,加用哌拉西林-他唑巴坦或亚胺培南,并同时加用万古霉素。

如有确定性病原菌培养结果,根据药物敏感试验选择有效抗生素。抗生素的理想使用疗程尚不确定,主要根据病情严重程度、临床治疗反应和病原微生物类型。理论上,抗生素使用时程越短,耐药性风险越低,但以下情况临床上一般采用2~3周的"长"疗程方案:多叶性肺炎;营养不良者;铜绿假单胞菌或不动杆菌感染等。

(二)降低感染风险

由于延长通气会增加VAP的风险,尽量缩短呼吸机通气时间就成为避免和控制VAP的重要方法之一。为达到尽早停机,可采用两步法进行评估。第一步需要考虑以下四个因素:①经肺保护策略通气后,肺损伤恢复或稳定;②低PEEP/FiO_2通气能获得充分的气体交换;③血流动力学稳定且无需使用血管活性药;④自主呼吸恢复。如同时具备以上四点,可考虑进行下一步;如不同时具备这四项,可在继续通气24 h后重新评估,如达到四项要求,同样可进入下一步。第二步即停机试验,可用T管、持续气道正压通气(CPAP)或5 cmH_2O压力支持,如在30~120 min的停机试验期间能够维持血流动力学稳定、能够维持有效气体交换、患者又无不适症状、呼吸平衡,则已达到自主呼吸试验要求。"通过"自主呼吸试验后,应考虑立即停机,但如自主呼吸试验失败,可继续通气支持并在24 h后重新进行自主呼吸试验,"通过"者同样应开始停机。

除外降低感染风险,更重要的是在有效控制感染的同时,降低VAP的细菌耐药率。初始经验性广谱抗生素的有效使用,加上气道内分泌物培养结果,可及时找出致病菌,为更换使用有针对性的"窄谱"抗生素奠定基础。另外,缩短抗感染时间时预防耐药的有效措施,通常通气支持患者使用抗生素7~8 d后继发耐药性感染的风险明显增加。鉴于快速耐药性的产生和有效数量的新型抗生素推出,就要求临床治疗VAP过程中,在选择有效初始抗菌方案的同时,充分把握抗感染疗程,避免不必要的长疗程用药,避免或减少耐药性的产生,促进早期停机和拔管。

(三)其他治疗

除外抗感染,VAP的治疗包括有效的气道管理如及时吸除气道内分泌物,减少镇静剂的使用或间断性镇静治疗,日间抬高床头30°~45°(如可能),减少或避免使用PEEP,维持水、电解质和酸碱平衡,纠正低蛋白血症和充分的营养支持治疗等。

(四)VAP的预防

由于VAP治疗的复杂性,预防就显得尤其重要,研究表明,以下因素有助于避免或减少VAP的发生:①经口气管插管(与经鼻气管插管相比,经口气管插管VAP机率更低)。②每位患者使用一套呼吸机管路,除非管路受到污染才考虑更换,如未受污染,不必定期更换呼吸机管路。③如有条件,采封闭式吸痰技术(即经呼吸管路的吸引侧孔吸痰,而非断开管路吸痰)。④使用加热加湿装置,并每周更换加热湿化罐一次。⑤如无禁忌证,采用半卧位(半卧位可降低VAP发生率,且易操作,经济有效,目标高度是45°)。⑥如有条件,采用声带下吸引(市场上已有专用的气囊上方带吸引管的气管内导管)。

以下方法不主张用作预防VAP:①高危胃肠道出血风险者使用硫糖铝预防VAP:临床严重出血风险极低者如有自主呼吸且无凝血功能障碍者,降低VAP风险是避免预防应激性溃疡;高危病人如需要机械通气时间多于48 h者,应充分权衡出血和VAP风险,但高危应激性溃疡出血风险者使用硫糖铝并不能降低VAP风险。②局部抗生素使用。

由于循证证据不足或证据的可靠性问题,已不主张:①检查有无上颌窦炎;②胸部物理治疗(胸部物理治疗有降低VAP发生率,但其已有研究的方法学有争议,且可操作性差,故已不推荐);③适时气管切开(早期或晚期气管切开VAP感染率无差异);④活动床治疗(活动床可降低VAP发生率,但可行性和经济价值是主要障碍(注:如不考虑经济问题,可以考虑使用));⑤俯卧位通气(俯卧位通气可能有助于降低VAP发生率,但已有的研究方法学有争议,且缺乏普遍操作的可行性(注:有足够人力、监护设备的单位可考虑使用));⑥预防性静脉使用抗生素或静脉加局部使用抗生素(选择性消化道致病菌清除有助于减少VAP发生率,但其临床效价比不确定,是否有长期耐药性和继发更严重感染尚无法确定,对通气支持和ICU住院时间的影响作用有限,因素暂不主张使用)。

(五) 预 后

医院获得性肺炎(HAP)的死亡率为30%~70%,但许多的合并HAP的危重病人死于基础病者而非肺炎本身,与HAP/VAP有关的死亡约占总死亡的33%~50%,通气病人每多使用呼吸机一天死亡风险增加2~10倍,铜绿假单胞菌感染所致的VAP病死率高达43%。

(赖荣德)

第4节 慢性阻塞性肺疾病

慢性阻塞性肺疾病(chronic obstructive pulmonary disease,COPD)是一种以气流不完全可逆性受限为特征、可预防和治疗的疾病状态,其气流受限呈进展性,与肺脏对有害颗粒或有害气体产生的异常炎症反应相关,它可产生某些肺外不良效应,这种肺外效应可能促进病情进一步加重。COPD包含肺气肿、慢性支气管炎和小气道疾病,但这些疾病只有具备气流受限才是COPD,慢性支气管炎不伴气流受限不在此列。COPD目前居全球死亡原因的第4位,至2020年COPD将成为世界疾病经济负担的第5位及第3位死亡原因。

一、识 别

(一) 危险因素

COPD的危险因素众多。全球范围内吸烟是COPD最常见的危险因素,吸烟者肺功能异常率较高,FEV_1下降率较快,吸烟者死于COPD人数较非吸烟者更多,被动吸烟也可能导致呼吸道症状以及COPD发生,孕期妇女吸烟可能影响胎儿肺生长及宫内发育,并影响其免疫功能。严重的遗传性α_1-抗胰蛋白酶缺乏是已知基因水平的危险因素,它是丝氨酸蛋白酶的主要循环抑制因子,这也为其他基因性危险因素提供研究模板。职业粉尘暴露如有机和无机粉尘、化学物质和烟雾等均是COPD危险因素。室内空气污染包括木料、动物粪便、作物残体和煤,特别取暖和烹饪产生烟尘且通风差者COPD风险增加。城市室外严重空气污染对心脏或肺病者有害,其致COPD的机制不清,但程度不及吸烟。任何影响孕期、分娩和儿童期肺生长和发育的影响均增加COPD的风险。肺持续暴露于巨噬细胞和其他细胞产生的内源性氧化应激环境中,氧化应激可直接导致肺损害,氧化应激产生的自由基等物质可启动肺部炎症。性别因素在COPD中的作用尚不完全清楚,过去认为男性COPD发病率和死亡率更高,危险性也更高,但近期研究发现男女患COPD的风险相当,一些研究提示女性吸烟者COPD易感性更高。细菌和病毒感染有助于COPD进展,细菌寄殖与气道炎症相关,促进其恶化,儿童严重呼吸道感染与成年期呼吸道症状增加有相关性。其他如社会经济状况、营养水平、有无哮喘等并发症均与COPD有关。表7-4-1是COPD危险因素。

表 7-4-1 COPD 危险因素

基因:严重的遗传性 α_1-抗胰蛋白酶缺乏	氧化应激:直接损伤肺、促进炎症
有害颗粒暴露	年龄
吸烟:最重要的危险因素	性别:男女相当,吸烟女性易感性更高

续表

职业粉尘:有机和无机粉尘,化学物质和烟雾	呼吸道感染:细菌或病毒
室内空气污染:取暖和烹饪产生+通风差	社会经济状况
室外环境污染	营养状况
肺生长和发育:影响妊娠、分娩和儿童期肺生长的因素	并发症:如哮喘

(二)病理和病理生理

1. 病理变化

COPD病理变化影响肺部4个主要部位:中央气道、外周气道、肺实质和肺血管。

(1)中央气道:包括气管和直径≥2 mm的支气管。炎症细胞如巨噬细胞增多、CD_8^+ T淋巴细胞(细胞毒T细胞)和少量中性粒细胞或嗜酸粒细胞。结构变化如黏液细胞增加,黏膜下腺扩大,二者均导致黏液分泌增多,上皮细胞鳞状化生。

(2)外周气道:包括直径<2 mm的支气管。炎症细胞如巨噬细胞和T淋巴细胞增加(CD_8^+>CD_4^+),B淋巴细胞增加,淋巴滤泡增多,成纤维细胞增多,少量中性粒细胞或嗜酸粒细胞。结构改变如气道壁增厚,支气管周围纤维化,胶原性炎症渗出增多,气道变化(阻塞性细支气管炎),增加的炎症反应和渗出与疾病严重程度有相关性。

(3)肺实质:包括呼吸性细支气管和肺泡。炎症细胞如巨噬细胞和CD_8^+ T淋巴细胞增加。结构性变化见肺泡壁破坏,上皮细胞和内皮细胞凋亡增加。小叶中心性肺气肿表现为呼吸性细支气管扩张和破坏,多见于肺上区、吸烟者;全小叶型肺气肿表现为肺泡囊和呼吸性细支气管破坏,多见于肺下区、$α_1$-抗胰蛋白酶缺乏者。

(4)肺血管变化:炎症细胞如巨噬细胞、T淋巴细胞增加。结构改变包括血管内膜增厚,内皮细胞功能异常,血管平滑肌增生,最终引起肺动脉高压。

2. 病理生理

COPD是慢性炎症过程,主要影响外周气道和肺实质。各种致病因子导致肺部产生炎症反应,表现为中性粒细胞、巨噬细胞、CD_8^+ T淋巴细胞浸润,部分病人出现嗜酸性粒细胞增多,这些炎症细胞释放各种细胞因子和炎症介质如IL-4、IL-8、TNF-$α$、蛋白水解酶和抗蛋白酶失衡,氧化应激等,最终出现气道壁和肺毛细血管壁受损害;气道炎症刺激引起黏液腺扩大、黏液分泌增加,纤毛功能障碍,气道上皮鳞状上皮化生,进行性炎症循环和修复引起气道管腔狭窄和气流阻塞,肺泡壁破坏,远端小气道扩张、栓塞,气道陷闭,肺毛细血管床破坏等。早期气肿性改变为主,特别是上肺野区,气道结构支持逐渐减弱或丧失,引起呼气时呼吸性细支气管陷闭,使无功能性肺泡增加,肺气流交换功能下降。随着炎症进展,肺泡和毛细血管床破坏进一步加重,造成通气和换气功能障碍,通气/血流比例失调,最终导致呼吸衰竭。由于气道狭窄、陷闭,呼出气流减慢,导致肺泡内气体流出受阻,肺泡内残余气体过多,肺泡内压力增加,导致内源性呼气末正压(autoPEEP或PEEPi)的产生。而毛细血管床的破坏,致使肺血流阻力增加,产生肺动脉高压,甚至右心功能不全。以下COPD病理生理(图7-4-1)和气流受限机制(图7-4-2)示意图。

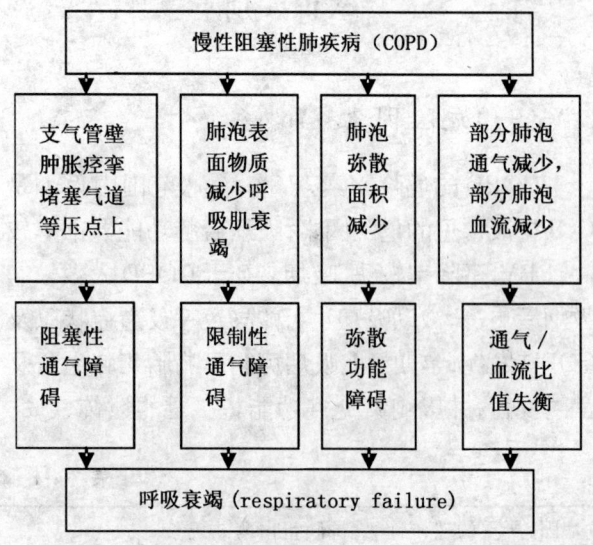

图7-4-1 COPD病理生理示意图

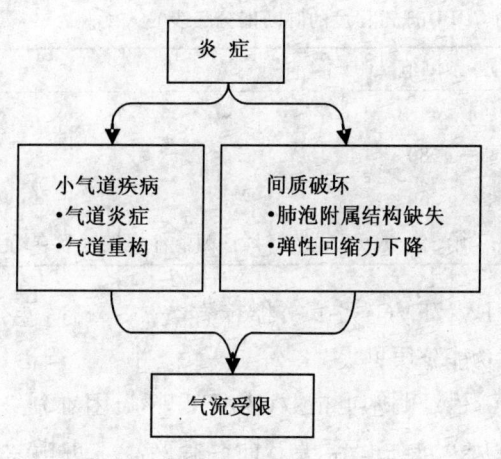

图7-4-2 气流受限简易机制

(三)临床表现

1. 症状

(1)咳嗽:咳嗽是 COPD 最常见和首发症状,多数患者在呼吸困难前或与之同时发生,表现为慢性咳嗽,起初为晨起阵发性咳嗽,以后发展为整日咳嗽,但整夜咳嗽者少。

(2)咳痰:初为晨起咳痰,以后发展为整天咳痰,多为黏稠、黏液性少量痰,连续2年、每年3个月以上咳痰是诊断慢性支气管炎的流行病学定义,痰量或颜色变化(脓痰)提示感染恶化。

(3)呼吸困难:进行性发展,随着时间延长,逐渐成为持续性呼吸困难。起初为活动后呼吸困难(如爬山或上楼),此时可用行为疗法(如腹式呼吸完全缓解),但随着病程延长,即便轻微活动甚至休息也会出现呼吸困难。

(4)全身性症状:在疾病的临床过程中,特别在较重患者,可能会发生全身性症状,如体重下降、食欲减退、外周肌肉萎缩和功能障碍、精神抑郁和(或)焦虑等。合并感染时可咳血痰或咯血。

2. 病史特点

(1)吸烟史:大多数患者有长期较大量的吸烟史。

(2)职业性或环境有害物质暴露史:如粉尘、烟雾、有害颗粒或有害气体暴露。

(3)家族史:COPD 有家族聚集倾向。

(4)发病年龄及好发季节:多于中年以后发病,症状好发于秋冬寒冷季节,常有反复呼吸道感染及急性加重史。随病情进展,急性加重愈渐频繁。

(5)慢性肺源性心脏病史:COPD 后期出现低氧血症和(或)高碳酸血症,可并发慢性肺源性心脏病和右心衰竭。

3. 体格检查

早期 COPD 可无阳性体征,特别是在静息呼吸时,以后随着病情进展,可出现一系列变化如充气过度呈桶状胸(barrel chest),呼吸时嘴唇呈"钱夹状"或称缩唇呼吸,胸/腹壁反常呼吸运动,动用辅助呼吸肌呼吸等。临床检查可按:①视诊:可见中心性紫绀或黏膜变淡蓝色,但早期不明显;肺过度膨胀可表现为肋骨平坦,桶状胸,腹部膨突,横膈低平,剑突-胸骨角增大;静脉时呼吸浅快,一般超过20次/min;噘唇呼吸或缩唇呼吸,这样有助于减慢气流,有利于肺排空;仰卧位时辅助呼吸肌参与,如有三角肌和胸锁乳突肌参与提示呼吸窘迫;发生右心衰时可见踝或下肢水肿。②触诊和叩诊:对 COPD 帮助不大,但由于肺膨胀不易触到心尖搏动,使肝下移,虽无肝肿大,仍可能触及肝脏。③听诊:呼吸音降低,但无特异性;静息时气流受限的重要指征是喘鸣,多在深呼气时明显;部分病人吸气时可闻及湿啰音,但无诊断特异性;心音最强处位于剑突区,部分患者可闻及第2心音分裂、肺动脉瓣或三尖瓣杂音,提示可能出现肺心病。全身检查发现颈静脉扩张,肝大,外周性水肿,提示有肺心病或严重肺动脉高压,肌肉消瘦无力等。

(四)辅助检查

(1)肺功能:对诊断和分期均有重要意义,是 COPD 评估的必要手段,而最重要的是肺量测定(表7-4-2)。

(2)支气管扩张试验:有助于与哮喘鉴别。

(3)胸片:所有病人均应做胸片检查。常见肺野透亮度增加,肺纹理粗乱,横膈下降,肋间隙加宽等,肺气肿的最可靠证据是横膈低平。由于 COPD 是功能诊断,因此胸片对诊断不很敏感,但有助于排除其他疾病如肺炎、肺癌、充血性心衰,胸腔特别积液和气胸等。

表7-4-2 吸入支气管舒张剂后FEV₁变化的COPD严重程度的肺功能分级表

严重度	FEV_1/FVC	FEV_1%预测值
Ⅰ级（轻度）	<0.7	≥80%
Ⅱ级（中度）	<0.7	50%≤~<80%
Ⅲ级（重度）	<0.7	30%≤~<50%
Ⅳ级（极重度）	<0.7	<30%预测值，或FEV_1<50%预测值伴慢性呼吸衰竭

(4) 胸部CT：胸CT对肺实质的显示比标准胸片更佳，但它不是COPD必需的检查。不过，高分辨率CT对辨别小叶中心型或全小叶型肺气肿及确定肺大疱的大小和数量有很高的敏感性和特异性，对预计肺大疱切除或外科减容手术等的效果有一定价值。

(5) 其他选择性检查：如血气分析、运动试验等。当PaO_2<55 mmHg时，血红蛋白及红细胞可增高，红细胞压积>55%可诊断为红细胞增多症。并发感染时痰涂片可见大量中性粒细胞，痰培养可检出各种病原菌，常见者为肺炎链球菌、流感嗜血杆菌、卡他摩拉菌、肺炎克雷伯杆菌等。

（五）诊 断

咳嗽、咳痰、呼吸困难，有相关危险因素。支气管扩张试验示1 s用力呼气量/用力肺活量（FEV_1/FVC）<0.7，提示有气流不可逆性受限。肺功能分层见表7-4-2。

已证明体重指数（BMI）和呼吸困难分级在预测COPD生存率等方面有意义。体重指数=体重/身高²（即BMI=kg/m²），如BMI<21 kg/m²，病死率增加。

(1) 呼吸困难评分：0级：无气促，除非高强度或剧烈运动；1级：快速走动或登小山出现气促；2级：与同龄人相比，因呼吸困难行走速度明显减慢或平路走动时需止步呼吸；3级：行走100 m以内或平路行走数分钟需停下来呼吸；4级：气短严重，无法离开家或无法穿/脱衣服。

(2) 鉴别诊断：COPD患者应与支气管哮喘、充血性心衰和支气管扩张等症相鉴别，表7-4-3是有关疾病的鉴别诊断要点。

表7-4-3 其他有关疾病与COPD鉴别诊断要点

诊 断	鉴别诊断要点
慢性阻塞性肺疾病	中年或以后发病；慢性排痰性咳嗽、呼吸困难、喘息，症状缓慢进展；长期吸烟史；活动后气促；大部分为不可逆性气流受限，肺一氧化碳弥散量降低
支气管哮喘	早年发病（通常在儿童期）；间歇性咳嗽，每日症状变化快；夜间和清晨症状明显；也可有过敏史、过敏性鼻炎和（或）湿疹；哮喘家族史；气流受限大部分可逆，肺一氧化碳弥散量正常
充血性心力衰竭	中年或以后发病，与高血压或冠心病等危险因素有关，疲乏、劳累性和阵发性夜间呼吸困难，可伴外周水肿，听诊肺基底部可闻细啰音；X线胸片示心脏扩大、肺水肿；肺功能测定示限制性通气障碍（而非气流受限）
支气管扩张	多中年发病，进行性恶化，大量黏稠脓痰；常伴细菌感染；粗湿啰音、杵状指；X线胸片或CT示支气管扩张、管壁增厚
肺结核	所有年龄均可发病；咳嗽、咯血、发热和体重降低；X线胸片示肺浸润性病灶或结节状阴影；微生物检查可确诊；流行地区高发
闭塞性细支气管炎	发病年龄较轻且不吸烟；可能有类风湿关节炎病史或烟雾接触史；CT在呼气相显示低密度影
弥漫性泛细支气管炎	大多数为男性非吸烟者；几乎所有患者均有慢性鼻窦炎；X线胸片和高分辨率CT显示弥漫性小叶中央结节影和过度充气征

二、处置

COPD 的治疗目标是缓解症状,预防或延缓病情进展,改善运动耐力,提高健康状况,预防和治疗并发症,预防和治疗急性恶化,降低病死率。而要具体落实这个目标,可从四个方面进行:评估和监测疾病,减少危险因素,稳定期治疗,急性恶化期治疗。

(一)稳定期治疗

戒烟,脱离污染环境,使用支气管舒张剂,长期氧疗,肺康复训练,营养支持,外科手术作肺减容术或肺大疱切除术,改善睡眠。图 7-4-3 为不同阶段 COPD 的治疗策略。

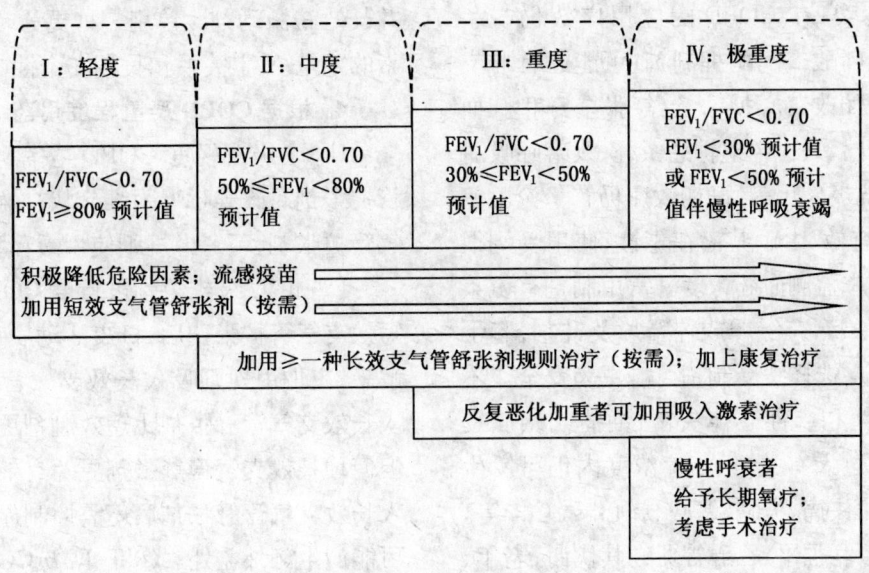

图 7-4-3 不同阶段 COPD 的治疗策略

1. 支气管舒张剂

可快速控制症状,包括 β_2 肾上腺素受体激动剂、抗胆碱能药、茶碱,根据治疗反应和不良反应情况可联合应用,联合使用支气管舒张剂可提高疗效、降低不良反应风险。支气管舒张剂可按需或规则用药,选用长效吸入型支气管舒张剂更有效、更方便。支气管舒张剂主要作用在于:通过刺激 β_2 受体增加 cAMP、拮抗支气管痉挛,起到松弛支气管平滑肌、舒张支气管、缓解气流受限,是控制 COPD 症状的主要治疗措施,短期按需应用可缓解症状,长期规则应用可预防和减轻症状,增加运动耐力,但不能使所有患者的 FEV_1 都得到改善。与口服药物相比,吸入剂不良反应小,吸入治疗作为首选方法。

(1) β 受体激动剂:短效者如沙丁胺醇(舒喘宁、喘乐宁),特布他林(博利康尼)和非诺特罗,吸入后数分钟内起效,15~30 min 达峰值,维持 4~6 h,每次可吸入 100~200 μg(每喷 100 μg),酌情增量,但通常 24 h 不超过 8~12 喷。长效者如沙美特罗、福莫特罗等,吸入后数分钟起效,维持时间长达 12~24 h,一般每日用药 1~2 次即可,每次 1~2 喷(酌情增量)。主要不良反应包括窦性心动过速,易感病人可能发生心律紊乱,部分老年患者可发生肢体颤抖,但大多与剂量过高有关,少数可发生低钾血症,与噻嗪类利尿剂合用者甚,静脉时可能轻微增加氧耗。

(2)抗胆碱能药:最重要的作用是阻断乙酰胆碱的 M_3 受体,目前的短效制剂还可阻断 M_2 受体,长效制剂噻托溴铵可选择性阻断 M_3 和 M_1 受体。短效制剂如异丙托溴铵(或溴化异丙托品)和氧托溴铵,起效时间较短效 β-受体激动剂略慢,30~90 min 达最大效果,持续时间更长(6~8 h),每次吸入2~4喷(每喷20 μg),tid~qid;长效制剂如噻托溴铵(Tiotropium)可持续24 h以上,每日1次即可,吸入剂量为18 μg,长期吸入可增加深吸气量,减低呼气末肺容量,进而改善呼吸困难,提高运动耐力和生活质量,也可减少急性加重的频率。由于吸收不佳,因此,其全身不良反应极少,主要不良反应是口干,吸入后用清水漱口可减轻不良反应的发生。

(3)黄嘌呤类:在COPD的应用疗效仍有争议,它是选择性磷酸二酯酶抑制剂;可能还有非支气管舒张作用,如改善心搏血量、舒张全身和肺血管、增加水盐排出、兴奋中枢神经系统、改善呼吸肌功能以及某些抗炎作用等,确切效疗仍有争论。氨茶碱对COPD有效,由于其潜在毒性,使用受到很大限制,使用时应监测血药浓度。常用制剂有氨茶碱和茶碱(胆茶碱),有缓释或控释片及针剂,鉴于其潜在不良反应,选择缓释制剂可能更为安全。不良反应包括房性和室性心律失常、抽搐或癫痫发作,大多与剂量过大有关,但治疗浓度内仍可发生轻度不良反应如头痛、失眠、恶心、烧心感、心悸等,吸烟、抗惊厥药、利福平、乙醇等促进其代谢,老年、低氧血症、呼酸、充血性心衰、肝硬化、红霉素、喹诺酮类抗生素、西咪替丁、病毒感染、某些草药等减慢其代谢。

2. 长期氧疗

能延长生存期,提高运动能力,改善睡眠和认知能力。适于静息呼吸空气时$PaO_2 < 55$ mmHg (或$SaO_2 \leqslant 88\%$);对呼吸空气时PaO_2在56~59 mmHg的患者,如红细胞增多症者(Hct≥55%)、有肺心病证据或肺动脉高压者、心力衰竭伴水肿者。氧疗方法是:吸氧流量一般1~2 L/min,吸氧时间15 h/d以上。目标是使休息、睡眠和活动时的血氧饱和度>90%。

3. 糖皮质激素

激素对COPD的作用不及哮喘可靠,仅适于部分患者。

(1)短期口服激素:各种COPD指南均推荐短期(2周)口服激素治疗,以确定COPD对长期口服或吸入激素治疗的益处。

(2)长期口服激素可产生类固醇性肌病,导致严重COPD患者产生肌无力、功能减退和呼吸衰竭,因此COPD患者不主张长期口服激素治疗。

(3)吸入激素:规则地吸入激素治疗并不减缓COPD患者的FEV_1下降,但它对改善Ⅲ级或Ⅳ级COPD患者的症状有帮助,并可减少急性加重的频率,从而改善健康状况,停用吸入激素可能导致某些COPD病人急性加重,COPD稳定期吸入激素合并长效β_2激动剂比单用一种更为有效,但是吸入激素的剂量-反应关系和长期安全性尚不确定。

4. 根据COPD严重程度用药

(1)Ⅰ级或轻度COPD:按需短效吸入型支气管扩张剂对改善呼吸困难症状有益,如无吸入型支气管扩张剂,可考虑规则使用缓释型氨茶碱。

(2)Ⅱ-Ⅳ级或中到极重度COPD:①按需使用短效支气管扩张剂后,日夜活动后呼吸困难症未缓解者,应加用规则吸入长效支气管舒张剂;规则吸入长效支气管舒张剂比短效制剂更为有效和方便,但何种长效支气管舒张剂更为有效尚不确定;如吸入长效支气管舒张剂后还需控制症状,加用氨茶碱可能产生额外益处。②Ⅱ-Ⅳ级COPD已经规则使用短效或长效支气管舒张剂者,仍可按需加用短效支气管舒张剂以改善症状。

(3)支气管舒张剂后$FEV_1 < 50\%$预测值者(Ⅲ-Ⅳ级)、有反复加重史(最近3年至少3次加重),规则吸入激素减少了急性加重的频率、改善了健康状况者,此类病人在规则吸入激素的同时应加用长效支气管舒张剂,而应避免口服激素。

5. 其他药物治疗

(1)疫苗:流感疫苗可减少COPD严重疾病,降低死亡率近50%,可用减毒活疫苗或灭活疫苗,老年COPD者选择灭活疫苗更安全有效,每年均应注射。65岁或以上的COPD者应注射肺炎球菌多糖疫苗,这种疫苗可降低65岁以上COPD伴$FEV_1 < 40\%$预测值者的社区获得性肺炎发生率。

(2)α_1抗胰蛋白酶强化治疗:严重遗传性α_1抗胰蛋白酶缺乏症和肺气肿者可用α_1抗胰蛋白酶强化治疗。

(3)抗生素:COPD预防性持续使用抗生素并

不减少急性加重发作的频率,因此,COPD 稳定期者不必使用抗生素,除非合并感染。

(4) 黏液溶解剂:包括安溴素、厄多司坦、羧甲司坦(羧甲半胱氨酸)、碘化甘油等,部分病人使用黏液溶解剂有效,COPD 者不必常规使用。

(5) 抗氧化剂:抗氧化剂特别是 N-乙酰半胱氨酸在小规模试验中证实可减少急性加重的频率,但也有一项大规模研究发现它未能减少急性加重的频率。

(6) 免疫调节剂:初步研究发现免疫调节剂可降低 COPD 急性加重的严重程度,减少急性加重的发作频率。

(7) 镇咳药:COPD 咳嗽虽然令人不爽,但也起到一定的保护作用,因此,稳定期 COPD 患者不必规则使用镇咳药。

(8) 血管扩张剂:COPD 肺动脉高压会引起右心负荷加重,预后变差,从而使用各种药物降低右心后负荷,增加心输出量,提高氧输送和氧合,包括一氧化氮,但结果总是令人失望。事实上,COPD 低氧血症主要是通气-血流比例失衡所致,而非肺内分流增加(非心源性肺水肿)引起,吸入一氧化氮反而会恶化气体交换,因此,COPD 稳定期禁忌使用一氧化氮。

(9) 麻醉药(吗啡):仅对少数 COPD 患者的呼吸困难有效,并有严重不良反应,应慎重选用。

(10) 其他:奈多罗米(Nedocromil)、白三烯修饰剂、草药、针灸等未经充分临床试验证实。

6. 肺康复治疗

目标是减轻症状、提高生活质量、增加活动能力和情感。研究证实,肺康复治疗有助于提高运动能力,减轻气短的严重程度,提高健康相关性生活质量,减少住院频率和住院时间,缓解 COPD 患者的焦虑和抑制情绪,提高上肢运动耐力、改善上肢功能,其益处并非即时显现,但确有其效,提高存活率。呼吸肌训练也是有益的康复,特别是日常运动训练,另外,社会心理干预对 COPD 患者有益。

7. 外科手术治疗

包括肺减容术和肺移植术等。

(二) 急性加重期诊断与治疗

COPD 急性加重期是指患者出现超越日常状况的持续恶化,并需改变基础 COPD 的常规用药者,通常在疾病过程中,患者短期内咳嗽、咳痰、气短和(或)喘息加重,痰量增多,呈脓性或黏脓性,可伴发热等炎症明显加重的表现,最常见原因是气管-支气管感染,主要是病毒或细菌的感染,部分病例加重的原因难以确定,环境理化因素改变可能有作用。而稳定期则指患者咳嗽、咳痰、气短等症状稳定或症状轻微。

1. 严重非致命性 COPD 急性加重的急诊处理

(1) 评估症状严重程度、血气分析、胸部 X 线片;

(2) 控制性氧疗,并在氧疗 30~60 min 后复查血气分析;

(3) 使用支气管扩张剂:①已使用支气管扩张剂者可加量或增加给药频率,②联合使用 β_2 激动剂和抗胆碱能药,③必要时考虑静脉给予黄嘌呤类(如氨茶碱);

(4) 口服或静脉使用糖皮质激素;

(5) 疑有细菌感染者应考虑使用抗生素(口服或静脉用药);

(6) 考虑给予无创机械通气治疗;

(7) 任何时候均应:①监护液体平衡和营养状况,②考虑皮下注射肝素,③确定并治疗相关疾病如心衰或心律失常,④密切观察病情变化。

2. COPD 急性加重住院指征

COPD 伴以下一项或以上表现者,应考虑住院治疗:

(1) 症状明显加重,如突发静息性呼吸困难;

(2) 严重基础 COPD;

(3) 新发物理征象如发绀、周围性水肿;

(4) 对门急诊初始治疗仍进行性加重或呼吸衰竭者;

(5) 严重并发症;

(6) 反复加重;

(7) 新发心律失常者;

(8) 诊断不明确者;

(9) 老年患者；
(10) 家庭支持不充分者。

3. COPD急性加重入住ICU指征

发生以下一项或以上情况时,应考虑收入ICU治疗。

(1) 对急诊初始治疗反应差的严重呼吸困难者；

(2) 意识改变者(精神错乱、昏睡或昏迷)者；

(3) 氧疗和无创通气治疗后,仍持续或进行性低氧血症($PaO_2 < 40$ mmHg),和(或)严重或进行性高碳酸血症($PaCO_2 > 60$ mmHg),和(或)严重或进行性呼吸性酸中毒($pH < 7.25$)；

(4) 需要有创机械通气治疗者；

(5) 血流动力学不稳定(需要缩血管药)者。

4. 控制性氧疗

氧疗是COPD加重者治疗的里程碑,吸氧深度应尽可能低而达到目标氧合水平($PaO_2 > 60$ mmHg 或 $SaO_2 > 90\%$)。吸氧浓度简易估算公式为：$FiO_2(\%) = 21 + 4 \times$ 氧流量(L/min),一般吸入氧浓度 $\leq 30\% \sim 35\%$。一旦吸氧治疗,$30 \sim 60$ min后应复查血气分析,以确保无二氧化碳潴留或呼吸性酸中毒。

5. 支气管扩张剂

吸入短效 β_2 激动剂是COPD加重治疗首选的支气管舒张剂,如果用药后反应不佳,应加用抗胆碱能药。虽然黄嘌呤类药(如氨茶碱或茶碱)已得到广泛使用,此类药只宜作为二线治疗药物,只有对短期支气管舒张剂反应不佳时才考虑此药,因为其仅产生中度作用,但副作用较为明显。目前还没有临床研究评估COPD急性加重吸入长效支气管舒张剂(β_2 激动剂或抗胆碱能药)是否不用吸入糖皮质激素。

6. 糖皮质激素

COPD急性加重者住院治疗时应口服或静脉使用糖皮质激素。具体使用剂量尚无统一规定,但大剂量与严重不良反应有相关性,通常泼尼松(强的松) $30 \sim 40$ mg/d,持续 $7 \sim 10$ d 是有效和安全的,或甲泼尼龙 40 mg,bid $\times (5 \sim 7$ d),以后快速减量直至停用。延长使用时间并未增强疗效,反而增加不良反应的风险(如高血糖、肌萎缩等)。但对激素敏感的COPD病人可考虑长期吸入激素治疗。

7. 抗生素

以下情况适合使用抗生素：①COPD急性加重伴下列三项主要症状：呼吸困难加重、痰量增加、脓性痰增多。②COPD急性加重伴脓痰及另一项主要症状。③COPD严重恶化需要机械通气者(不论有创还是无创通气)。降阶梯疗法或所谓"重锤猛击"的抗感染方案对重症感染者是有效的。抗生素可按表7-4-4的分层进行选择。

表7-4-4 COPD急性加重期抗生素治疗分层和潜在致病菌

分层	定义	微生物
A组	轻度加重：无预后差的危险因素	流感嗜血杆菌、肺炎链球菌、肺炎衣原体、病毒
B组	中度加重：伴预后差的危险因素	A组加：耐药菌(产β内酰胺酶、耐青霉素肺炎球菌),肠杆菌科(肺炎克雷伯杆菌、大肠杆菌、变形杆菌、肠道细菌等)
C组	重度加重：伴铜绿假单孢菌感染危险	B组加铜绿假单孢菌

预后差的危险因素包括：存在并发症、严重COPD、频繁加重(>3次/年)、最近3个月内使用抗生素。

根据表7-4-4的分层选择抗生素。

A组：①口服治疗：单一症状者无需使用抗生素,如要使用,可考虑用β内酰胺酶类如青霉素、氨苄青霉素/阿莫西林;或替卡西林;或复方新诺明(SMZco)。②替代口服治疗方法：β内酰胺/β内酰胺酶抑制剂如阿莫西林复方制剂;或大环内酯类如阿奇霉素、克拉霉素或罗红霉素;或第2/第3代头孢菌素;或酮内酯类如泰利霉素。

B组:①口服治疗:β内酰胺/β内酰胺酶抑制剂如阿莫西林复方制剂。②替代口服方法:氟喹诺酮类如吉米沙星、左氧氟沙星或莫西沙星等。③静脉给药:β内酰胺/β内酰胺酶抑制剂如阿莫西林复方制剂或氨苄青霉素/舒巴坦),或第2或第3代头孢菌素,或氟喹诺酮类如左氧氟沙星、莫西沙星等。

C组:①口服治疗:氟喹诺酮类如大剂量左氧氟沙星(750 mg/d)。②静脉治疗:氟喹诺酮类如环丙沙星、大剂量左氧氟沙星;或具有抗铜绿假单胞菌活性的β内酰胺酶类抗生素。

8. 呼吸兴奋剂

COPD加重伴急性呼吸衰竭患者已不主张使用呼吸兴奋剂。多沙普仑(Doxapram,吗乙苯吡酮)为非特异性呼吸刺激剂,某些国家仍在静脉使用,但仅适于没有无创通气条件或不适合无创通气者。

9. 其他药物支持治疗

(1)营养支持:COPD病人多营养状况不佳,在急性加重期消耗量更是显著增加,加强营养支持对促进康复极为重要,营养支持方式应以胃肠内营养为主,只有胃肠内营养无法进行时才考虑静脉营养。

(2)维持水、电解质和酸碱平衡:保持内环境稳定是治疗基本或必不可少的支持性治疗措施,只有在充分的容量状态下才能继续其他治疗。值得注意的是,COPD伴呼吸性酸中毒者应以改善通气(包括机械通气)为主,原则上不宜首先使用碳酸氢钠,只有在充分通气治疗后仍伴严重酸中毒者(代谢性酸中毒),才考虑小剂量碳酸氢钠(5%碳酸氢钠50~80 ml)。另外,当充分容量替代治疗后仍有低血压者,应考虑给予缩血管药如多巴胺等。

10. 呼吸支持

呼吸支持通常包括无创通气(NIPPV)和有创通气两种。下面介绍机械通气的有关指征和禁忌,通气的具体操作方法详见"机械通气"章。

(1)无创通气:常选用持续气道正压通气(CPAP)、压力支持通气(PSV)或双水正压通气(BiPAP)等。①无创通气适应证:中至重度呼吸困难,伴辅助呼吸肌参与呼吸和胸腹部矛盾运动者;中重度酸中毒(pH≤7.35)和(或)高碳酸血症($PaCO_2$＞45 mmHg);呼吸频率＞25次/min。②无创通气淘汰标准:呼吸停止者;心血管功能不稳定(如低血压、心律失常、心肌梗死)者;意识改变或嗜睡无法合作者;有高度误吸风险者;气道分泌物多或黏稠者;近期颜面或胃食管手术者;颅面部创伤;鼻咽部异常或畸形者;烧伤者;重度肥胖者。③无创通气并发症:面部皮肤红斑;鼻充血;鼻中隔溃疡;鼻或耳痛;鼻或口干;眼部刺激征;胃刺激征;吸入性肺炎;分泌物无法控制。④无创通气有效的指征:动脉血气和pH改善;呼吸困难缓解;急性发作缓解无需气管插管;可以停止机械通气;病人可出院。⑤与无创通气有效的其他相关因素:年轻;能合作;疾病较轻;医护人员有丰富的治疗经验;有较好的监护。

(2)有创通气:COPD急性加重期经一般治疗或无创通气治疗失败者需行有创通气支持,有创通气是指需要气管插管或气管切开进行机械通气者。有创通气适应证包括:①无创通气失败或不耐受者;②严重呼吸困难动用辅助呼吸肌和腹部矛盾运动者;③呼吸频率＞35次/min者;④致命性低氧血症者;⑤严重酸中毒(pH＜7.25)和(或)高碳酸血症($PaCO_2$＞60 mmHg);⑥呼吸停止者;⑦嗜睡、意识改变者;⑧心血管并发症(低血压、休克);⑨其他并发症(代谢异常、脓毒症、肺炎、肺栓塞、气压伤、大量胸腔积液。在行有创通气前应充分考虑其他因素如病人意愿、治疗期望、经济状况、预期康复可能性等。

(三)COPD急性加重者出院标准

凡符合以下情形者,可考虑出院随访:

(1)吸入$β_2$激动剂治疗频率低于q4 h;

(2)本次加重前可步行的病人治疗后能在室内活动走动者;

(3)能够进食,睡眠不会受频繁呼吸困难惊醒者;

(4)临床稳定持续12~24 h者;

(5) 动脉血气分析维持稳定达12~24 h；

(6) 病人或其陪护者完全了解有关药物的准确使用方法；

(7) 安排好家庭护理和随访工作(如随访护士或社区医生、氧疗装置、饮食安排等)；

(8) 患者、家庭和医生均认可其在家中能够得到充分照顾(包括用药)者。

(赖荣德)

第5节 支气管哮喘

支气管哮喘简称哮喘(asthma)，是由嗜酸粒细胞、肥大细胞和T淋巴细胞等多种细胞和细胞组分参与的气道慢性炎症性，并在慢性炎症的基础上产生气道高反应性，表现为广泛多变的可逆性气流受限，反复发作性的喘息、气急、胸闷或胸部压迫感，咳嗽等症状，常在夜间和(或)清晨发作或加剧，多数患者能自行缓解或经治疗缓解。哮喘是全球普遍性疾病，是急诊和危重病医学科常见的疾病之一，估计全球约有3亿人患有哮喘，美国约有2 200万，我国约有2 000万，以青壮年和儿童居多，全球每年死于哮喘者约25万人。

一、识 别

(一) 病因和危险因素

哮喘病因复杂，是一种有明显家族聚集倾向的多基因遗传性疾病，受宿主和环境因素的共同影响。

(1) 宿主因素包括：①遗传因素如遗传特异性(过敏原特异性IgE抗体)、遗传性气道高反应性表达，产生炎症介质如细胞因子、化学因子和生长因子，Th1与Th2细胞比值等；②肥胖：已证实肥胖是哮喘的危险因素；③性别因素：男孩是哮喘的危险因素，14岁前的哮喘男孩是女孩的2倍，但随着年龄增加，性别差异缩小，成年期妇女哮喘超过男性。

(2) 环境因素：①过敏原：室内过敏原如室内尘螨、动物皮毛(狗、猫、鼠)、蟑螂过敏，真菌，霉菌，酵母等；室外过敏原如花粉，真菌，霉菌，酵母等；②感染：主要是病毒感染，如呼吸道合胞病毒和流感病毒；③职业致敏原：300多种物质与职业性哮喘有关；④吸烟：包括主动和被动吸烟；⑤室内外空气污染；⑥饮食习惯如鱼类、虾蟹、蛋类、牛奶等食物；⑦其他因素包括精神因素(紧张不安、怨怒、情绪激动等)；运动(约70%~80%的哮喘患者在剧烈运动后诱发哮喘，称运动性哮喘)；药物诱发(阿司匹林、普萘洛尔)；妊娠或月经期前诱发。

(二) 病理生理

哮喘的病理生理机制主要包含以下几个关键的异常环节。

(1) 气道慢性炎症：①参与气道炎症的细胞包括肥大细胞、嗜酸粒细胞、T淋巴细胞、树突状细胞、巨大细胞和中性粒细胞；②气道结构细胞也参与其中，如气道上皮细胞、气道平滑肌细胞、内皮细胞、成纤维细胞和肌纤维母细胞、气道神经；③炎症介质或细胞因子作用，参与哮喘的介质主要有化学因子如嗜酸细胞活化趋化因子、胸腺及其调节化学因子、巨噬细胞源性化学因子等；半胱氨酰白三烯类是强大的支气管收缩和前炎介质；白细胞介素(IL)1β、肿瘤坏死因子α(TNFα)可放大炎症反应；巨噬细胞集落刺激因子延长嗜酸细胞在气道的存活期；Th2源性细胞因子如IL-5是嗜酸细胞分化和存活的重要因子，IL-4是Th2分化的重要因子，IL-13是IgE形成的必须因子；组胺由肥大细胞释放，可促使支气管痉挛，并参与炎症反应；一氧化氮(NO)是强大的血管扩张剂；前列腺素D_2是一种支气管收缩剂等,促进气道收缩痉挛。

(2) 气道高反应性:主要是气道平滑肌过度收缩、气道壁水肿和增厚、气道神经末梢暴露等产生支气管痉挛收缩。

(3) 气道狭窄:气道平滑肌因各种介质或神经递质的作用产生收缩,微血管渗漏产生的气道壁水肿,以及气道结构变化或重塑,以及黏液过度分泌导致气道阻塞。

(三) 临床表现

1. 症状

哮喘的基本症状是哮鸣、胸闷和气短,常因运动而诱发。可表现为发作性伴有哮鸣音的呼气性呼吸困难、发作性胸闷和咳嗽,严重者坐位或端坐呼吸,干咳或咳大量白色泡沫痰,甚至紫绀等,有时咳嗽是惟一的症状(此即为咳嗽变异性哮喘),夜间及凌晨发作和加重常是哮喘的特征之一。运动是诱发哮喘的常见原因,某些病人运动是惟一的诱发因素,运动性哮喘者多在较剧烈运动后 5~10 min 出现喘息症状,但极少在运动期间发作,可在任何气候条件下诱发,吸入干、冷空气更易诱发,运动诱发性哮喘一般在 30~45 min 后可自然缓解。

2. 体征

由于哮喘症状变化较大,有时体检可无任何异常发现,不过,最常见的症状是听诊发现哮鸣音,有时不用听诊器便可听到喘鸣音,提示气流受限,但有时即便有严重气流受限,仅在用力呼气时才可听到。其他症状如发作时胸部呈过度充气状态,呼气音延长。注意,轻度或严重哮喘发作时,哮鸣音可不出现,严重哮喘可无哮鸣音称为寂静胸。严重哮喘发作可出现心率加快、奇脉、胸腹部反常运动和紫绀。非发作期体检可无异常体征。

(四) 辅助检查

(1) 肺功能检查:肺功能检查一般在症状发作时进行,也可在哮喘症状缓解后进行,通常有特征性变化,最初是峰流速(PEF)降低,但峰流速检测不可替代第 1 s 用力呼气容量(FEV_1),FEV_1 是最标准且广为使用的评估气流阻塞的指标,使用支气管扩张剂后 FEV_1 增加 12% 或绝对值增加 200 ml 是界定点;FEV_1 解释还需同时测定用力肺活量(FVC)。

(2) 动脉血气分析:可快速评估氧合情况,也可通过无创脉搏氧饱和度监测血氧,但动脉血气分析可了解有无酸中毒或 CO_2 潴留等。

(3) 其他血液学检查:血常规、电解质、茶碱浓度监测、肝肾功能,以及缺血缺氧后的肌酶变化等。

(4) 放射学检查:胸片对哮喘急性发作本身帮助不大,但对一些特殊患者可发现或排除某些并发症如肺炎、气胸、纵隔气肿或充血性心衰,对气管插管者可确定气管导管的位置。

(5) 心电图:哮喘发作可伴有心动过速,某些病人可有心肌缺血变化,但随着哮喘缓解而消失,老年或有心脏病者或严重发作者需要持续心电监测有无心律失常。

(6) 气道反应性测定:对无症状哮喘且肺功能正常的患者,测定气道反应性有助于确立哮喘诊断,气道反应性可吸入不同浓度的乙酰胆碱、组胺或甘露醇,或行运动激发试验等,此检查的敏感性较大,但特异性有限,通常以诱发哮喘症状或 FEV_1 下降 20% 以上作为界定标准。

(五) 诊断、分级和危险性预测

1. 诊断标准

哮喘诊断主要依靠临床表现和肺功能检查。符合以下第 1~4 项或第 4、5 项者可诊断为哮喘:①反复发作喘息、气急、胸闷或咳嗽,多与接触变应原、冷空气、物理、化学性刺激、病毒性上呼吸道感染、运动等有关。②发作时双肺部可闻及散在或弥漫性呼气相为主的哮鸣音,呼吸相延长。③上述症状可经治疗或自行缓解。④除外其他疾病所引起的喘息、气急、胸闷、咳嗽。⑤临床表现不典型者应至少具备以下一项试验阳性(图 7-5-1):支气管激发试验或运动试验阳性;支气管舒张试验阳性(1 s 用力呼气量(FEV_1)增加 15% 以上,且 FEV_1 增加绝对值>200 ml);最大呼气流量峰值(PEF)日变异率或昼夜波动率≥20%。

可逆性和变异性是指症状变化伴气流受限改

变,可以是自发性变化或对治疗后的反应性改变。可逆性通常是指 FEV_1 或 PEF 快速改善,一般在吸入速效支气管扩张剂如 200~400 μg 沙丁胺醇后发生改变,或可在有效控制后数天或数周持续改善;变异性是指症状和肺功能改善或恶化,变异性可以是昼夜变异、日与日之间变异、月与月之间或季节性变异,它是哮喘控制评估的重要组成部分。

2. 分级

(1)未治哮喘严重程度分级:根据哮喘症状和 PEF 或 FEV_1 可将哮喘分为间歇发作、轻度持续、中度持续和重度持续四级,具体分级标准参照表 7-5-1。

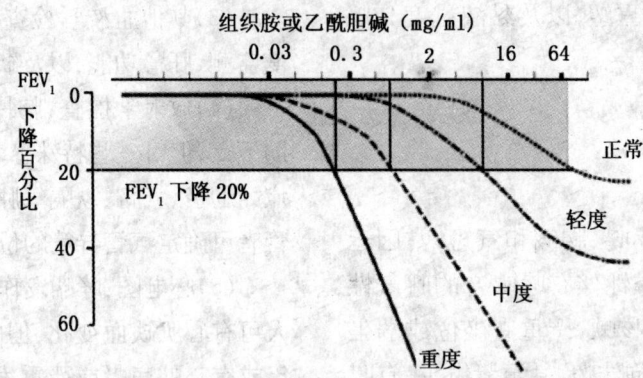

图 7-5-1 气道反应性测定示意图(轻、中、重度是指气道高反应性(AHR)的程度)

表 7-5-1 治疗前的哮喘严重程度分级

级 别	日间症状	夜间症状	FEV_1 或 PEF	PEF 或 FEV_1 变异率
间歇发作	<1 次/周;发作间歇无症状,短暂加重	≤2 次/月	≥80%预计值	<20%
轻度持续	>1 次/周,但<1 次/d;发作时可能影响活动和睡眠	>2 次/月	≥80%预计值	20%~30%
中度持续	每日有症状;发作时影响活动和睡眠;每日使用吸入短效 $β_2$ 激动剂	>1 次/周	60%~80%预计值	>30%
重度持续	每日有症状;频繁发作或加重;体力活动受限	频繁发作	≤60%预计值	>30%

(2)哮喘急性发作时的严重程度分级:根据哮喘发作的临床表现,将哮喘分为轻、中、重和危重(或呼吸停止前兆)4级,详细分级可参照表 7-5-2。

(3)控制水平分级:根据哮喘发作时间周期、频率和肺功能状况,将哮喘控制水平分为控制、部分控制和未控制三个等级,确切分级标准可参照表 7-5-3。

表 7-5-2 哮喘急性发作时的严重程度分级

临床特点	轻 度	中 度	重 度	危 重
气短	步行、上楼时	稍事活动、说话、进食困难、婴儿哭闹	休息时;婴儿拒食	
体位	可平卧	喜坐位	端坐呼吸	
讲话方式	连续成句	可说短语或单词	单个字	不能讲话
精神状态	可有激动	常激动	常激动	嗜睡或意识模糊
出汗	无	有	大汗淋漓	

续表

临床特点	轻度	中度	重度	危重
呼吸频率	轻度增加	增加	常>30次/min	
辅助呼吸肌活动及三凹征	常无	可有	常有	胸腹部矛盾运动
哮鸣音	中度,呼吸末期	响亮	常很响亮	无喘鸣
脉率(次/min)	<100	100~120	>120	脉率变慢或不规则
奇脉	无,<10 mmHg	可有,10~25 mmHg	常有,>25 mmHg;儿童20~40 mmHg	无,提示呼吸肌疲劳
最初使用β_2激动剂后PEF%预计值或个人最佳值	>80%	60%~80%	<60%或<100L/min或反应持续时间<2 h	
PaO_2(吸入空气)	正常	≥60 mmHg	<60 mmHg,可有紫绀	<60 mmHg
$PaCO_2$(mmHg)	<45	≤45	>45,可能呼吸衰竭	>45
$SatO_2$%(吸入空气)	>95	91~95	≤90	≤90

注:危重者pH降低;只要符合某一严重程度的某些指标,而不必满足全部指标,即可诊断为该级别的急性发作。

表 7-5-3 哮喘控制水平

特 征	控制(以下所有各项)	部分控制(出现以下任一项)	未控制
日间症状	无(≤2次/周)	>2次/周	每周有≥3次部分控制的表现
活动受限	无	任何程度	
夜间症状/惊醒	无	任何程度	
需要缓解剂治疗	无(≤2次/周)	>2次/周	
肺功能(PEF或FEV_1)	正常	<80%预计值或个人最好值	
发作或加重	无	≥1次/年	1次/周

3. 危险性预测

预测哮喘死亡的危险因素包括:
(1)既往有突发严重发作史;
(2)既往有哮喘发作后气管插管史;
(3)既往因哮喘入住ICU史;
(4)近1年来因哮喘住院≥2次;
(5)近1年来因哮喘发作急诊就诊≥3次;
(6)近1个月因哮喘住院或急诊就诊史;
(7)每月需用定量吸入气雾剂(MDI)>2支;
(8)目前正在使用或最近停用全身性激素者;
(9)有心血管病或其他全身性并发症;
(10)严重精神病或心理问题;
(11)使用违禁药品,特别是吸食可卡因和海洛因等。

(六)并发症

哮喘的并发症主要有气胸、纵隔气肿、肺不张;长期反复发作和感染可并发慢性支气管炎、肺气肿、肺源性心脏病。

二、处 置

(一)治疗目标和药物分类

目前哮喘尚无特效治愈方法,但通过药物治疗可以达到长期控制症状,维持正常生活,减少副作用,降低死亡等。哮喘的治疗总目标是达到并维持临床控制水平,具体体现为:①获得并维持症状的控制;②保持正常活动水平(包括运动);③尽可能使肺功能维持在接近正常水平;④防止哮喘的加重;⑤避免哮喘药物的不良反应;⑥防止哮喘死亡,降低哮喘病死率。其治疗可参考图7-5-2所列哮喘治疗流程。

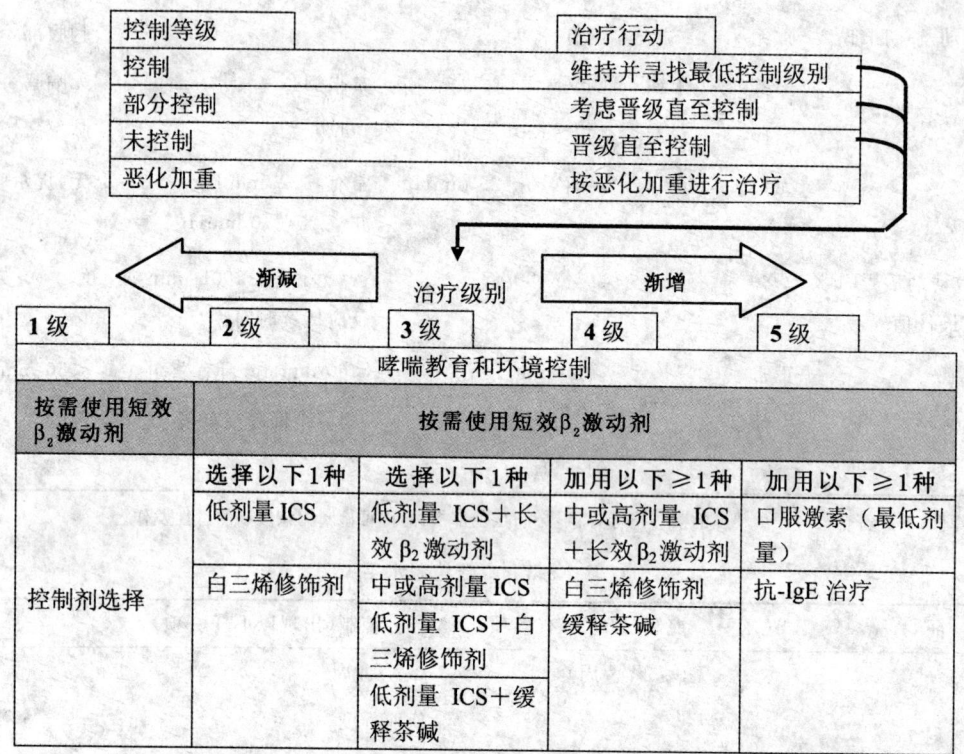

图7-5-2 基于控制等级的哮喘治疗方案(适于≥5岁儿童、青少年和成人)

1. 治疗药物

可分为控制剂或缓解剂。控制剂是指通过长期使用药物以维持临床控制,主要是抗炎药物,包括吸入和全身性使用激素、白三烯修饰剂(或称白三烯调节剂,包括白三烯受体拮抗剂和合成抑制剂)、长效吸入型 β_2 激动剂联合吸入激素、控释茶碱、色甘酸钠和奈多罗米钠、抗IgE和其他全身性非激素类药物,其中,吸入激素是目前哮喘治疗最有效的控制剂;缓解剂主要是指按需使用可快速起效而逆转支气管痉挛和缓解症状的药物,主要有速效吸入型 β_2 激动剂、吸入抗胆碱能药、短效茶碱和短效口服 β_2 激动剂。

2. 给药途径

成人哮喘治疗可经不同途径给药,包括吸入、口服、皮下注射、肌内注射或静脉注射给药。吸入给药是最常用和安全有效的方法,其主要优点是药物可直接进入气道,在局部产生更高的药物浓度,并可明显降低全身不良反应的风险。吸入药物有压力型定量吸入剂(MDIs)、呼吸驱动MDIs、干粉吸入剂(DPIs)、雾化吸入剂和喷雾剂等。

(二)控制剂(Controller)

1. 吸入激素

(1)治疗作用:吸入糖皮质激素(ICS)是目前持续性哮喘治疗的最有效抗炎药,已证实它能有效减轻哮喘症状、提高生活质量、改善肺功能、降低气道高反应性(AHR)、控制气道炎症、减少恶化加重的频率和严重程度、并能降低哮喘死亡率,但它不能治愈哮喘,而且部分已达到临床控制的患者会在停药后的数周至几个月内加重。表7-5-4中所列的是临床上几种吸入激素的常用等效剂量,如再增加吸入剂量(即超过最大吸入剂量)临床疗效不会有明显提高,不良反应却会显著增加,但为达到临床控制,可另外增加一种其他类型的控制剂。

表7-5-4 成人和5岁以上儿童每日吸入激素等效剂量对照表(μg/d)

药物名称	低剂量	中等剂量	高剂量
倍氯米松	200~500(100~200)	>500~1 000(200~400)	>1 000~2 000(400)
布地奈德	200~400(100~200)	>400~800(200~400)	>800~1 600(400)
环索奈德	80~160(80~160)	>160~320(160~320)	>320~1 280(320)
氟尼缩松	500~1 000(500~750)	>1 000~2 000(750~1 250)	>2 000(1 250)
氟替卡松	100~250(100~200)	>250~500(200~500)	>500~1 000(500)
莫米松	200~400(100~200)	>400~800(200~400)	>800~1 200(400)
曲安奈德	400~1 000(400~800)	>1 000~2 000(800~1 200)	>2 000(1200)

注:括号内为5岁以上儿童的剂量范围

(2)不良反应:吸入激素的局部不良反应包括口咽部念珠菌病、发声困难、偶有发生上呼吸道刺激性咳嗽;压力控制型MDIs加用贮雾器后可减轻这类事件,吸入后漱口可减轻口腔念珠菌病的发生,某些药物前体(如环索奈德)和新型装置降低口咽部的沉积作用,从而降低此类不良反应;吸入激素在肺部吸收,可产生一定程度的全身性生物学效应,全身性不良反应取决于吸入激素的剂量和效能、吸入装置、全身性生物活性、肝脏的首过代谢效应和半衰期,因此不同激素产生的全身性不良反应各不相同,环索奈德、布地奈德、氟替卡松三种药同等剂量时的全身性副作用较少,一般吸入400 μg/d的布地奈德或等效剂量不会产生明显的全身性副作用,但长期大剂量吸入可产生某些副作用如皮肤易破损、肾上腺功能受抑、骨矿物质密度降低,尚无证据表明吸入激素会增加肺部感染(包括结核)风险,合并活动性肺结核的病人同样可以吸入激素。

2. 白三烯修饰剂或调节剂

(1)治疗作用:白三烯修饰剂包括半胱氨酸白三烯1受体拮抗剂(如孟鲁司特、普仑司特和扎鲁司特)和5脂肪酶抑制剂(齐留通(Zileuton));白三烯修饰剂有轻度支气管扩张效应,可减轻症状如咳嗽,改善肺功能,降低气道炎症和哮喘恶化加重;可作为成人轻度持续性哮喘的替代治疗药,也可用于某些对本类药物有效的阿司匹林敏感性哮喘,但单独应用的疗效不及低剂量的吸入激素。本类药物可作为激素治疗的附加药物,有助于减少吸入激素的剂量、提高吸入中低剂量激素未控制者的控制水平,但其附加作用不及长效吸入型 β_2 激动剂。

(2)不良反应:本类药物耐受性好,不良反应少;齐留通有肝毒性,使用此药时需定期监测肝功能;某些病人可能会发生Churg-Strauss综合征(一种病因不明的主要累及中小动脉的系统性坏死性血管炎,又称变应性肉芽肿性血管炎)。

(3)用法:孟鲁司特10 mg,qd,儿童5 mg,1次/d(6~14岁),4 mg,qd(2~5岁);普仑司特450 mg,bid;扎鲁司特20 mg,bid,儿童10 mg,bid(7~11岁);齐留通600 mg,qid。

3. 长效吸入型 β_2 激动剂

(1)治疗作用:长效吸入型 β_2 激动剂包括福莫特罗和沙美特罗,不能作为单独用药,因为它不抑制气道炎症;与激素联合使用最为有效,特别适于单独使用中剂量吸入激素未控制的患者;吸入激素加用长效 β_2 激动剂可改善症状积分、降低夜间哮喘发作、改善肺功能、降低速效 β_2 激动剂的使用、减少恶化加重次数,使达到临床控制水平者更快、更多,并可减少吸入激素剂量;长效吸入型 β_2 激动剂可用于运动诱发性哮喘;沙美特罗和福莫特罗的支气管扩张持续时间相当,但后者起效更快,因此福莫特罗可用为缓解症状药物,也可作用症状预防药;最近大规模研究发现每日2次使用氟地卡松达到控制水平的轻度持续性哮喘患者,可迅速改为每日1次氟地卡松加用沙美特罗而不增加急性发作事件。

(2)不良反应:长效吸入型 β_2 激动剂不良反应少,其心血管刺激、骨骼肌震颤和低血钾作用较口服制剂低。

(3)用法:福莫特罗 DPI:每次1吸(12 μg),bid;MDI:每次2喷,bid。沙美特罗 DPI:每次1吸(50 μg),bid;MDI:每次2喷,bid。

4. 茶碱

(1)治疗作用:茶碱是支气管舒张剂,具有轻度强心、利尿、扩张冠状动脉、兴奋呼吸中枢和呼吸肌的作用,低剂量还有中度抗炎作用,它有缓释剂型(或持续释放型),可每日1次或2次给药;本药作为长期有效控制药的资料不足,已有证据表明它作为一线控制剂的作用很小,它可以作为单独吸入激素未获控制者的附加治疗药;另外,此类病人停用缓释剂后可引起症状加重;作为附加药,其疗效不及长效吸入型 β_2 激动剂。

(2)不良反应:茶碱的不良反应限制了其使用,特别是大剂量时更为明显(≥ 10 mg/(kg·d)),但小剂量使用、密切监测有助于减少或避免其不良反应;主要不良反应包括胃肠道症状、稀便、心律失常、惊厥甚至死亡;恶心和呕吐是最常见的早期事件,高剂量时应监测血药浓度;发热性疾病、妊娠、抗结核药等可减低茶碱血药水平,但肝病、充血性心衰、某些药物(如西咪替丁、某些喹诺酮类和某些大环内酯类)有增加其毒性的风险;不过低剂量茶碱无需持续监测血药浓度。多索茶碱的作用与氨茶碱相当,且不良反应较轻。虽然双羟丙茶碱的不良反应少,但其作用较氨茶碱低。

(3)用法:缓释茶碱开始剂量6~10 mg/(kg·d),日最大剂量不超过800 mg,分1~2次,静脉注射氨茶碱的负荷剂量为4~6 mg/kg,速度不宜超过0.25 mg/(kg·min),或可作为静脉滴注,其有效、安全的血药浓度为6~15 mg/L。

5. 色甘酸钠和奈多罗米钠

(1)治疗作用:作为长期治疗哮喘受到限制,轻度持续性哮喘和运动诱发性支气管痉挛有效,其抗炎效应弱,比低剂量吸入性激素更低。

(2)不良反应:不多,主要包括咳嗽和咽喉疼痛。

(3)用法:色甘酸钠:MDI 2 mg 或 5 mg/喷,每次2~4喷,tid-qid,雾化吸入 20 mg/次,tid-qid,可能需要使用4~6周以决定其最大的药;尼多克米罗:MDI 2 mg/喷,每次2~4喷,bid-qid。

6. 长效口服型 β_2 激动剂

(1)治疗作用:包括沙丁胺醇、特布他林缓释剂和班布特罗,后者是特布他林的前体药,较少使用。

(2)不良反应:口服和班布特罗不良反应明显增多,包括心血管刺激(心动过速)、焦虑、骨骼肌震颤;口服 β_2 激动剂和茶碱合用的心血管不良事件增加;本品一般不作为规则单独用药,常与吸入激素合用。

7. 抗 IgE

(1)治疗作用:抗 IgE 适于血清 IgE 水平升高者,主要适于吸入激素未控制的严重过敏性哮喘。

(2)不良反应:已有几项研究显示其不良反应主要发生于11~50岁者,但这些病人大多已用糖皮质激素和长效 β_2 激动剂;本药作为附加药物是安全的。

8. 全身性激素

(1)治疗作用:长期口服激素治疗适于严重未控制性哮喘,但严重不良反应限制了其应用,长期吸入激素的治疗指数(效应/不良反应)较长期全身使用更好,如已长期口服激素,应注意尽量减少不良反应发生;口服比肠外(肌注或静脉)的盐皮质激素反应更轻,半衰期相对更短,对横纹肌的作用更少。

(2)不良反应:长期口服或肠外激素治疗的不良反应包括骨质疏松、高血压、糖尿病、下丘脑-垂体-肾上腺轴抑制、肥胖、卡他作用、青光眼、皮肤变薄导致皮肤细纹和易破、肌无力等;长期全身性激素治疗者均应预防骨质疏松;虽然少见,但停用口服激素可诱发肾上腺衰或隐匿性基础疾病如 Churg-Strauss 综合征;考虑全身性使用激素时应监测有无结核、寄生虫感染、骨质疏松、青光眼、糖尿病、严重抑郁或消化性溃疡;有报道全身性激素治疗产生致命性疱疹病毒感染,即便短期脉冲式治疗也应慎重考虑。

(3) 用法:泼尼松 0.5～1 mg/kg(或可 40～50 mg),qd,或其等效剂量药。

9. 口服抗过敏化合物

(1) 治疗作用:口服抗过敏药主要有曲尼司特、瑞吡司特、他扎司特、吡嘧司特、奥扎格雷、氨来占诺、异丁司特,其抗哮喘效应有限,主要用于轻中度过敏性哮喘。

(2) 不良反应:镇静是其潜在不良反应。

10. 变应原特异性免疫疗法

(1) 治疗作用:成人哮喘使用特异性免疫疗法的作用有限,合理的免疫疗法需要确定过敏原,目前尚无针对多种致敏原的有效免疫疗法。

(2) 不良反应:局部和全身性不良反应均可发生,小至局部风团,大者产生大水疱、疼痛、迟发性过敏反应,全身性不良反应包括过敏反应,有时可能是致命性的,可引起哮喘加重,已有使用特异性免疫疗法产生严重哮喘死亡的报告。

(三)缓解剂(Reliever)

1. 速效吸入型 β_2 激动剂

(1) 治疗作用:速效吸入型 β_2 激动剂是急性哮喘加重解除支气管痉挛的药物,也是运动诱发性支气管痉挛的缓解剂,主要包括沙丁胺醇、特布他林、非诺特罗、瑞普特罗、吡布特罗;长效制剂福莫特罗起效快,也可缓解症状,但仅适于规则吸入激素控制治疗;速效吸入型 β_2 激动剂仅作为按需使用。

(2) 不良反应:主要是震颤和心动过速,口服标准剂量的 β_2 激动剂不良反应如震颤和心动过速比吸入制剂高。

2. 全身性糖皮质激素

(1) 治疗作用:虽然全身性糖皮质激素不常作为缓解剂,但治疗严重急性加重的哮喘有重要作用,可减少急诊和住院次数,降低死亡率;全身性激素用于急性哮喘的效应高峰在用药后 4～6 h 才出现,首选口服制剂,其疗效与静脉使用氢化可的松相当;典型的口服激素是泼尼松(强的松) 40～50 mg,qd,根据哮喘严重程度使用 5～10 d,当症状减轻、肺功能达到平时最佳值时,逐渐减量至停用,并加用吸入激素;肌注作用并不比口服快。

(2) 不良反应:短期大剂量全身激素治疗不良反应少,包括可逆性糖代谢异常、体重增加、食欲增加、水分潴留、面圆、情绪改变、高血压、消化性溃疡、无菌性股骨头坏死。

3. 抗胆碱能药

(1) 治疗作用:用于哮喘的抗胆碱能支气管扩张剂包括异丙托溴铵(溴化异丙托品)和噻托溴铵;研究显示异丙托溴铵与吸入型 β_2 激动剂合用于急性哮喘发作,产生中度肺功能改善,明显降低住院风险;吸入异丙托溴铵是仅次于速效 β_2 激动剂的缓解症状药物;其长期治疗哮喘的益处尚待确认。

(2) 不良反应:吸入抗胆碱能药可引起口干、口苦,黏液分泌的不良反应尚未证实。

4. 茶碱

(1) 治疗作用:短效茶碱可作为缓解哮喘症状的药物,其治疗加重期哮喘的作用仍有争议。

(2) 不良反应:茶碱有潜在的严重不良反应,但可通过监测和控制剂量避免;在未测定血药浓度的情况下,已使用控释茶碱长期治疗者不宜加用短效茶碱。

(3) 用法:氨茶碱 4～6 mg/kg,qd-bid。

5. 速效口服 β_2 激动剂

速效口服 β_2 激动剂适用于少数不能使用吸入剂者,但其不良反应发生率高。沙丁胺醇每次 4 mg,q12 h;特布他林每次 10 mg,q12 h。

6. 辅助和替代药物

(1) 治疗作用:此类药物作用有限,主要因为大多数疗法的疗效尚未经证实;主要包括针灸、顺势疗法、草药、饮食疗法、印度草药、电离剂、按摩和手法治疗等。

(2) 不良反应:针灸与乙肝、双侧气胸有相关性,其他疗法的不良反应大多尚未确认。

(四)哮喘恶化加重及处理

1. 病情评估和监测

哮喘恶化加重是指哮喘发作或急性哮喘气短、咳嗽、喘鸣和(或)胸闷进行性加重,常有呼吸窘迫。

其特征是呼出气流降低，可通过肺功能定量测出（PEF 或 FEV_1），气流受限程度的客观指标较症状严重程度更为可靠，但症状敏感程度更高，因为症状加重常伴随峰流速降低。少数病人症状感觉差，没有明显不适症状便已出现明显肺功能下降，这种情况更多见于男性或有致命性哮喘史者。

哮喘相关性死亡高危者需要密切注意并发现恶化加重的早期迹象，这类高危患者包括：①有近乎致命性哮喘发作需要气管插管和机械通气史者；②近 1 年内曾住院或急诊就诊者；③目前正在使用或最近刚刚停用口服激素者；④过度依赖速效 $β_2$ 激动剂，特别是每月超过 1 支沙丁胺醇（或等效剂量）者；⑤有心理疾病或心理问题史，包括使用镇静剂者；⑥有对哮喘治疗计划的不配合史者；⑦目前未使用吸入激素。

恶化加重的严重程度决定了治疗措施，治疗期间应监测严重指数，特别是 PEF（>5 岁）、脉搏、呼吸频率和脉搏氧饱和度。病情评估方法参见前述"哮喘发作严重程度评估"表。

恶化加重的主要治疗包括反复应用速效吸入支气管扩张剂、早期全身使用激素和氧疗。治疗目标是缓解气流阻塞、尽快纠正低氧血症和预防再发。

2. 轻中度处理

大多数恶化加重的哮喘患者均应到急诊室处理，包括客观监测气流阻塞程度、氧饱和度、心功能（必要时）。轻度加重是指峰流速降低不足 20%、夜间惊醒和速效 $β_2$ 激动剂使用量增加者，这类患者可在社区医院治疗，如病人对吸入支气管扩张剂治疗有效，不必到综合医院急诊室处理，可在初级保健医生或社区医生指导下全身性使用激素等。轻中度加重者，反复使用速效吸入型 $β_2$ 激动剂（第 1 h 给予 2~4 喷，q20 min）常是最好和最有效的快速逆转气流限制的方法，经过第 1 h 处理以后，给药剂量应依据严重程度而定。轻度加重者需每小时 3~4 喷，q3~4 h 才有反应；中度加重者需 6~10 喷，q1~2 h。治疗应基于病人反应情况而随时调整，如无治疗反应，需立即到急诊监护室内处理。许多病人在初始使用支气管扩张剂治疗后能监测到 PEF，支气管扩张剂经 MDI 吸入，最好加用贮雾器，只要病人能使用 MDI，就是最经济有效的方法。如速效 $β_2$ 激动剂可产生完全反应（PEF 回升至最大预计值或个人最佳值的 80% 以上），并可维持完全反应状态 3~4 h，不必加用其他药物。恶化加重者应同时口服激素（泼尼松 0.5~1 mg/kg·24 h 或其他等效激素）。如对支气管扩张剂治疗失败，即气流持续阻塞，应立即转移到急诊抢救室处理，特别是高危险组患者。

3. 严重急性哮喘的处理

哮喘严重急性加重是致命性内科急症，最安全的治疗场所是急诊室，其治疗流程见图 7-5-3。

（1）评估：简要询问病史和体格检查，并迅速开始治疗。①主要病史：了解症状严重度和持续时间，包括运动受限和影响睡眠，目前用药情况（如剂量和装置）和治疗反应情况，发作时间和引起目前恶化加重状态的原因，以及哮喘相关性死亡危险因素。②体格检查：包括通过患者的语言、脉搏、呼吸频率、动用辅助呼吸肌情况和其他体征，以评估加重程度，还应确定任何伴发因素如肺炎、肺膨胀不全、气胸或纵隔气肿。③肺功能评估：包括 PEF 或 FEV_1 和动脉血氧饱和度或缺氧程度。治疗开始前应测定基础 PEF 或 FEV_1，其他措施应在治疗有反应的间歇期进行。④氧饱和度：可经脉氧仪测出，儿童血氧饱和度应在 95% 以上，低于 92% 者应住院治疗。⑤胸片：成人哮喘不必常规检查胸片，但疑有心肺并发症者，需住院者和对初治疗无反应且不除外气胸者应拍摄胸片，儿童也一样。⑥动脉血气：不必常规检查，但 PEF 占预计值的 30%~50% 者、初始治疗无反应者或初始治疗仍继续加重者应做血气分析，抽血气时应持续氧疗，PaO_2 < 60 mmHg（8 kPa）、$PaCO_2$ 正常或升高者提示存在呼吸衰竭。

（2）氧疗：基本目标是 $SatO_2$ ≥ 90%（儿童 95%），可经鼻导管、面罩或头罩（极少用）。少数患者吸入纯氧后 $PaCO_2$ 会升高，尤其是严重气流阻塞者。根据血氧饱和度逐步调节氧流量。

（3）速效 $β_2$ 激动剂：应规则吸入速效 $β_2$ 激动剂，由于速效 $β_2$ 激动剂维持时间短，有条件者可使用长效制剂福莫特罗，它起效快且作用维持时间

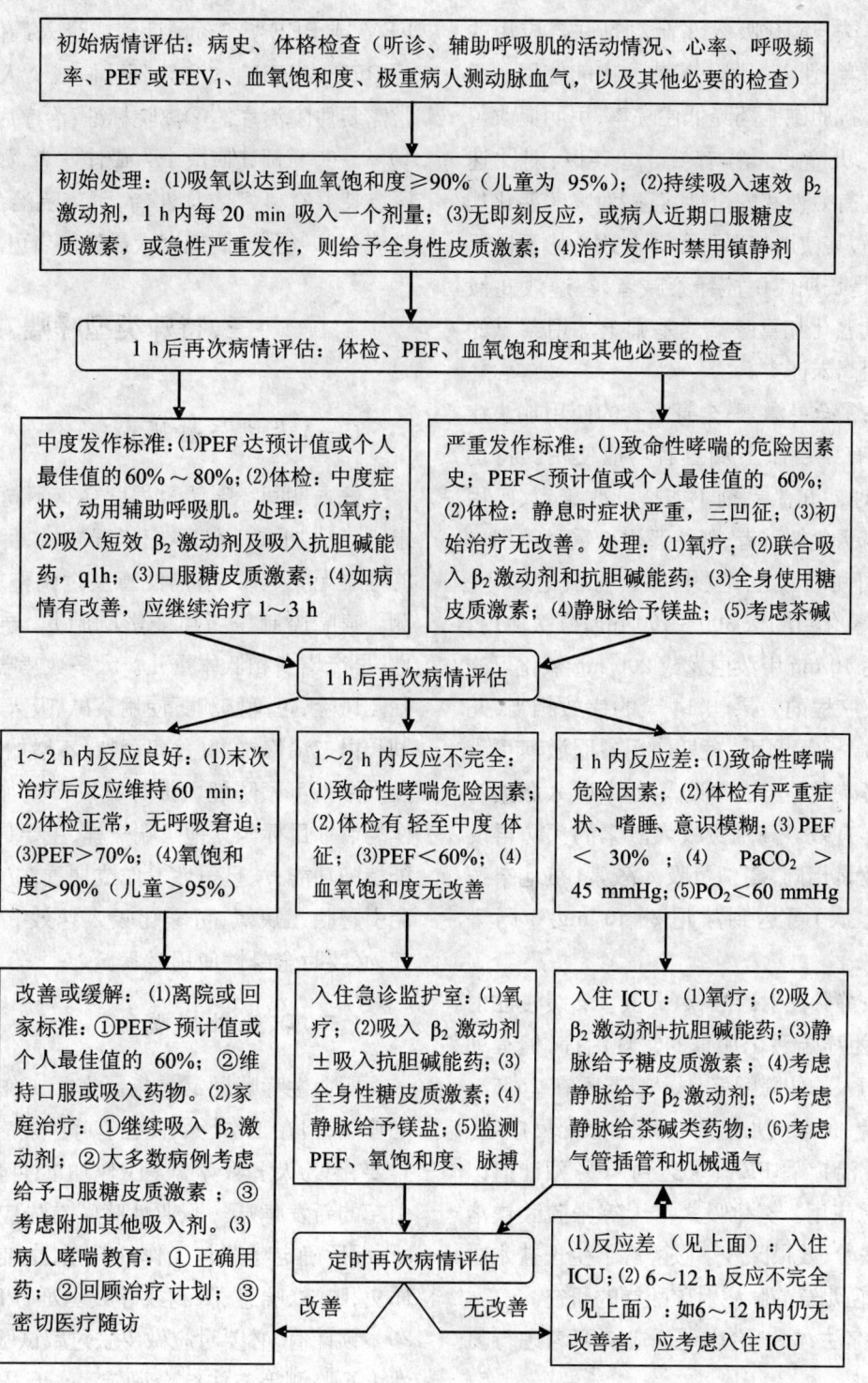

图 7-5-3 哮喘发作时医院内治疗程序图

长,可产生同等效应,副作用并未增加,但价格较高。尚无证据表明严重哮喘加重者需常规静脉注射 β_2 激动剂。

(4)肾上腺素:皮下或肌内注射肾上腺素适于过敏反应和血管神经性水肿,但不作为哮喘加重的常规治疗药物。

(5)其他支气管扩张剂：①异丙托溴铵：抗胆碱能药异丙托溴铵与雾化吸入 β_2 激动剂联合应用的疗效超过单用者，且应在用甲基黄嘌呤前使用。联用 β_2 激动剂和抗胆碱能药降低住院率，可明显改善 PEF 和 FEV_1，儿童也一样有效。②茶碱：对比速效 β_2 激动剂的有效性和安全性，茶碱对哮喘恶化加重的作用较小，其使用与严重和潜在致命的不良反应有关，特别是长期使用控释茶碱者，在速效 β_2 激动剂治疗严重恶化加重哮喘的基础上加用茶碱的额外有益作用尚未证实。

(6)激素：①全身激素：全身激素的使用加快症状的缓解，所有中度以上加重者均应使用。特别是：初始吸入速效 β_2 激动剂不能持续改善者、已用口服激素病情恶化加重者、既往恶化加重时需用口服激素者。可用甲泼尼龙(甲基强的松龙)60~80 mg,qd,或氢化可的松 300~400 mg,分次使用，多数病人使用 40 mg 甲泼尼龙或 200 mg 氢化可的松有效。7 天疗程的效果与 14 天的疗效相当，儿童一般使用 3~5 天即可，短期使用口服激素可直接停用而不必减量停药。②吸入激素：吸入激素对部分哮喘同样有效。高剂量吸入激素的预防再发效果与口服激素相同，高剂量吸入激素（布地奈德 2.4 mg,分 4 次）可达到泼尼松 40 mg/d 同等疗效。

(7)镁盐：静脉注射硫酸镁（一般 2 g 缓慢注射 20 min)不作为哮喘恶化加重的常规治疗，但有助于减少某些病人的住院频率，成人 FEV_1 在 25%~30%预计值者、成人或儿童对初始治疗无反应者、或儿童经 1 h 治疗后 FEV_1 未达到 60%预计值以上者等可考虑使用。雾化吸入溶于等张硫酸镁溶液中的沙丁胺醇，效果比沙丁胺醇溶于生理盐水中更好，尚无年轻儿童静脉注射硫酸镁的研究。

(8)氦氧疗法：标准治疗无反应者可考虑行氦氧疗法。

(9)白三烯修饰剂：哮喘急性发作使用白三烯修饰剂有效的资料极少。

(10)镇静：哮喘急性恶化加重应严格避免使用镇静剂，因为抗焦虑和催眠药有呼吸抑制作用，已证实使用此类药物与可避免的哮喘死亡有相关性。

(11)住院或离院标准：①住院标准：治疗前 FEV_1 或 PEF<25%预计值或个人最佳值者、治疗后 PEF 或 FEV_1<40%预计值或个人最佳值者通常需要住院治疗。②离院标准：治疗后肺功能达到 40%~60%预计值或个人最佳值者，如有良好的社区支持并有良好依从性者，可离院治疗；治疗后肺功能≥60%预计值或个人最佳值者可离院。

三、特殊类型哮喘

(一)哮喘与妊娠

妊娠期间哮喘严重程度会有不同变化，约 1/3 患者哮喘加重，1/3 孕妇哮喘减轻，另有 1/3 孕妇的哮喘无明显改变，需注意及时调整用药，加强监测。哮喘控制差者可能影响胎儿，导致围产期死亡、早产增多和低体重儿。大多数哮喘用药不增加胎儿风险，正确监测下使用茶碱、吸入激素、β_2 激动剂和白三烯修饰剂(孟鲁司特)不增加胎儿异常率，吸入激素可预防妊娠期哮喘发作或加重。急性发作的治疗目标与其他哮喘一样，主要是控制症状和维持肺功能；一旦急性发作或加重，应积极控制，以免引起胎儿缺氧，可雾化吸入速效 β_2 激动剂和氧疗，必要时全身性使用激素。

(二)职业性哮喘

职业性哮喘通常是指暴露于工作环境中新发的哮喘，但在工作场所使已有哮喘发病或加重更为重要，因为大多数哮喘是工作加重性哮喘而非工作引起的新发哮喘。职业性哮喘首先应确定哮喘诊断，而后确定哮喘与工作的关系，主要根据暴露发作史、咳嗽、喘息、胸闷或呼吸困难，PEF 下降超过 20%预计值，必要时应做皮肤过敏试验或血清特异性 IgE 监测等方法综合确定。一旦职业性哮喘诊断确定，最重要的是调离暴露物质。职业性哮喘的药物治疗方法与其他哮喘一样。

(三)阿司匹林诱导性哮喘

约 28%的成人哮喘会因阿司匹林和其他非甾

体类抗炎药而加重,严重哮喘者更多见,但儿童少见。

1. 临床表现

阿司匹林诱导性哮喘的临床表现和过程具特征性,大多数病人首次表现是血管舒缩性鼻炎、大量流涕,一般在三四十岁多见,可有慢性鼻充血,体检可发现鼻息肉。高敏表现是服用阿司匹林数分钟至 1~2 h 产生急性、严重哮喘发作,常伴流涕、鼻塞、结膜刺激征、头颈部发红,可能产生严重的支气管痉挛、休克、意识丧失,甚至呼吸停止。

2. 病理变化

阿司匹林诱发性哮喘者气道发现有持续明显的嗜酸细胞炎症、上皮细胞破裂、细胞因子产生、黏附分子上调。气道 IL-5 表达增加,并可活化半胱氨酸白三烯通路,但确切发病机制不详。

3. 诊断

特征性反应史者应疑及本病,不过确定性诊断有赖于阿司匹林诱发,但诱发试验不宜常规进行,否则可能导致潜在致命性后果,即便要行诱发试验,也应在有充分心肺复苏抢救设施和能力的机构进行,通常经支气管吸入或经鼻吸入赖氨酸阿司匹林较口服诱发更为安全。

4. 防治

一旦诊断确立,便应避免使用阿司匹林和其他环氧化酶-1 抑制剂类解热镇痛剂,半琥珀酸酯氢化可的松也应避免使用,但即便不用此类药,气道炎症仍会继续进展。必须使用时,可考虑在充分监测下使用环氧化酶 2 抑制剂,服药后至少观察 1 小时。激素仍是治疗的主要药物,但白三烯修饰剂可作为有效的附加药物。阿司匹林脱敏治疗也是方法之一,但仅可改善鼻部症状,对下呼吸道症状改善较差。通常哮喘病人,特别是成年发作哮喘和有上呼吸道疾病(鼻息肉)者,应常规询问有无阿司匹林过敏史,必要时应避免使用非甾体类抗炎药,必要时改用对乙酰氨基酚(扑热息痛)。

(赖荣德)

第 6 节 肺 栓 塞

肺栓塞(pulmonary embolism,PE)是指肺血管树或其某个分支受各种栓子阻塞所引起的一组疾病或临床综合征,这些栓子通常由远端血栓脱落导致阻塞,最常见于腿部深静脉的血栓,约 79% 的肺栓塞血栓塞子来源于深静脉血栓。PE 和深静脉血栓形成(deep venous thrombosis,DVT)统称静脉血栓栓塞(venous thromboembolism,VTE),VTE 发病率约为(71~117)/10 万,大约 30% 的 DVT 病人发展为有症状性 PE,另有 40% 是无症状性 PE,后者可通过影像学检查发现。肺栓塞包括肺血栓栓塞症(pulmonary thromboembolism,PTE),脂肪栓塞综合征,羊水栓塞,空气栓塞等,临床上 90% 以上的 PE 是血栓性栓塞,因此,通常所称的 PE 即指 PTE。引起 PTE 的血栓主要来源于 DVT,PTE 也是 DVT 的常见并发症。PE 年发病率约(60~70)/10 万,仅美国每年就有约 60 万人次发病,美国每年约 30 万人死于急性 PE,常经尸检才能确定诊断。有报道 PE 也是英国孕产妇死亡的最常见原因。

一、识 别

肺血栓栓塞症(pulmonary thromboembolism,PTE)为来自静脉系统或右心的血栓阻塞肺动脉或其分支所致,以肺循环和呼吸功能障碍为其主要临床和病理生理特征。肺动脉发生栓塞后,若其支配区的肺组织因血流受阻或中断而发生坏死,称为肺梗死(pulmonary infarction,PI),但因肺部有肺动脉系统和体动脉系统(支气管动脉系统)两套血液循环,一般较少出现 PI,尸解证实仅约 10%~15%

的 PE 发生肺梗死。

（一）病因及危险因素

PTE 的危险因素与 VTE 相同，包括任何可以导致静脉血液淤滞、静脉系统内皮损伤和血液高凝状态的因素。易发生 VTE 的危险因素包括原发性和继发性两类，原发性危险因素由遗传变异引起，常以反复静脉血栓栓塞为主要临床表现；继发性危险因素是指后天获得的易发生 VTE 的多种病理生理异常（表 7-6-1）。这些危险因素可以单独存在，也可同时存在，协同作用，年龄作为独立的危险因素，随着年龄的增长，VTE 的发病率逐渐增高。

表 7-6-1　肺栓塞的原发和继发性危险因素

原发性危险因素	继发性危险因素	
抗凝血酶缺乏	创伤/骨折	血小板异常
先天性异常纤维蛋白原血症	髋部骨折（50%~75%）	克罗恩病（Crohn 病）
血栓调节因子	脊髓损伤（50%~100%）	充血性心力衰竭（>12%）
异常高同型半胱氨酸血症	外科手术后	急性心肌梗死（5%~35%）
抗心脂抗体综合征	疝修补术（5%）	恶性肿瘤
纤溶酶原激活物抑制因子过量	腹部大手术（15%~30%）	肿瘤静脉内化疗
凝血酶原 20210A 基因变异	冠脉搭桥术（3%~9%）	肥胖
XII 因子缺乏	脑卒中（30%~60%）	制动/长期卧床
V 因子 Leiden 突变（活性蛋白 C 抵抗）	肾病综合征	长途航空或乘车旅行
纤溶酶原缺乏	中心静脉插管	口服避孕药
纤溶酶原不良血症	慢性静脉功能不全	真性红细胞增多症
蛋白 S 缺乏	吸烟	巨球蛋白血症
蛋白 C 缺乏	妊娠/产褥期	植入人工假体
	血液黏滞度增高	高龄

注：括号内数字为该人群中发生 VTE 的百分率。

（二）病理生理

下肢深静脉和骨盆的血栓脱落游移进入肺动脉，导致肺动脉栓塞，产生血流动力学异常和气体交换障碍。血流动力学对 PE 反应取决于栓子的大小、病人的基础心肺功能和神经代偿性适应能力。除外物理阻塞作用，急性 PE 引起缩血管物质释放，产生肺动脉收缩及低氧血症，继而引起肺血管和右心室后负荷阻力增加。右室后负荷的突然增加进一步引起右室扩张和运动功能障碍，三尖瓣反流，甚至右室功能衰竭，右室功能衰竭即会快速进展为全身性低血压和心脏骤停。同时，右室压力过高也会引起室间隔变窄，导致舒张期室间隔向左室推挤，从而影响左室充盈，这种效应促使左房收缩时的血流发生变化，进一步影响左室充盈。右室压力过度还会使室壁张力增加，产生心肌氧供受限，代偿性消耗增多，导致心肌缺血。

气体交换障碍的机制包括通气-血流灌注比例失调、总死腔增加、右向左分流。动脉氧分压降低和肺泡动脉氧分压差增大是 2 个最常见的气体交换异常表现。过度通气引起低碳酸血症和呼吸性碱中毒。大面积 PE 时，解剖和生理死腔明显增加，影响每分有效通气量，分钟有效通气量减少，产生高碳酸血症，因此，高碳酸血症是病情严重或大面积 PE 的重要提示。

（三）临床表现

1. 症状和体征

PE 的临床症状多种多样，不同病例症状各异，且严重程度差异较大，缺乏特异性。典型的 PE 表现是呼吸困难、咯血和胸痛,习惯称为"肺梗死三联征",事实上,仅约20%病人有此表现。起始出现的最常见表现是突然发作急性呼吸困难和心动过速,病人常自诉有焦虑、恐惧感。大面积PE病人,由于栓塞后肺血流突然受阻,10%~15%出现晕厥,右室压力增高引起右室扩张和功能障碍,右室扩张导致三尖瓣分离,出现反流和右心衰竭的表现,如颈静脉曲张、心动过速、呼吸急促、低血压、三尖瓣区出现新的杂音、缺氧或血氧饱和度下降等。严重者出现休克表现,如肢端湿冷、脉搏细速、呼吸浅快、血压下降等。肺部听诊可无明显异常,但大面积PE或肺梗死者可能出现胸膜摩擦音,哮鸣音和细湿啰音。发热是PE病人经常伴随的症状之一,文献报告T>37.5℃者达50%~57.1%,但一般小于38.3℃,多数是短时的,峰值在发病当天出现,一周内逐渐消退,原因不甚明确。

肺栓塞各临床症状出现的频率分别是:①呼吸困难、气促(60%~90%);②胸痛:包括胸膜炎样疼痛(40%~70%)、心绞痛样疼痛(4%~12%)和胸骨下痛(15%);③晕厥(10%~15%),可为PE的惟一或首发症状;④烦躁不安、惊恐甚至濒死感(55%);⑤咯血(10%~30%),常为小量咯血;⑥咳嗽(10%~37%);⑦心悸(10%~20%)。各组体征出现的频率分别是:①呼吸急促(60%~70%):呼吸频率>20次/min,是最常见的体征,低碳酸血症(80%),呼吸性碱中毒(90%);②心动过速(30%~40%);③血压变化,严重时可出现血压下降甚至休克(5%);④发绀(11%~16%);⑤发热(43%~57.1%):多为低热,少数患者可有中度以上的发热(7%);⑥颈静脉充盈或搏动(10%~12%);⑦肺部可闻及哮鸣音(5%)和(或)细湿啰音(18%~51%),偶可闻及血管杂音;⑧胸腔积液的相应体征(24%~40%),单侧横膈升高(30%),肺膨胀不全(80%);⑨肺动脉瓣区第二音亢进或分裂(23%~25%),$P_2>A_2$,三尖瓣区收缩期杂音;⑩右室扩张和运动机能减退(50%)。

2. 深静脉血栓的症状与体征

下肢DVT主要表现为患肢肿胀、周径增粗、疼痛或压痛、浅静脉扩张、皮肤色素沉着、行走后患肢易疲劳或肿胀加重,约半数或以上的下肢深静脉血栓患者无自觉临床症状和明显体征。Well预测DVT评分见表7-6-2。

表7-6-2 Well深静脉血栓预测方法:临床DVT可能性评估预测指标

临床表现	积分	临床表现	积分
活动性癌症(6个月内接受治疗或姑息治疗)	1	瘫痪、麻痹或最近下肢石膏固定	1
最近卧床不起>3d或12周内外科大手术需要全身或局部封闭	1	小腿肿胀周长比健侧长3cm以上(胫骨粗隆下10cm处测量)	1
整条腿肿胀	1	深静脉行走区局部触痛	1
腿不有症状伴凹陷性水肿	1	浅表静脉曲张	1
与DVT相似的其他另一诊断可解释者	-2		

评估:高度可能:≥3分;中度可能:1~2分;低度可能:0分或负分值。
注:如双腿均有症状,用症状严重的一侧评分。

(四)辅助检查

1. 心电图(ECG)

超过70%的肺栓塞病人出现非特异性的ECG改变,这种改变多在发病后即刻便开始出现,以后随病程的发展演变而呈动态变化,心电图的动态改变较静态异常对于提示PTE意义更大。常见的ECG改变包括$V_1\sim V_4$的T波改变和ST段异常;约30%的病人可出现Ⅰ导联S波加深,Ⅲ导联出现Q波和T波倒置呈所谓的"$S_ⅠQ_ⅢT_Ⅲ$"征;其他ECG改变包括房性心律失常,完全或不完全右束支传导阻滞,肺型P波,电轴右偏,顺钟向转位,Ⅰ、Ⅱ、$V_4\sim V_6$导联ST段抬高或压低。

2. 胸部 X 线片

常见的 X 线表现有：区域性肺血管纹理变细、稀疏或消失，肺野透亮度增加；肺野局部浸润性阴影；以胸膜为基底尖端朝向肺门的楔形阴影，或外周以胸膜为基底凸面朝肺门的圆形致密影（Hamptom hump）（图7-6-1A）；肺不张或膨胀不全；右下肺动脉干增宽或伴截断征，或扩张的肺动脉伴远端肺血管纹理稀疏（Westermark 征）（图7-6-1B）；肺动脉段膨隆以及右心室扩大征；患侧横膈抬高；约40%的病人有少量或中量胸腔积液，少见的有右下肺动脉扩张（Palla's 征）。这些 X 线改变是非特异性的，单凭 X 线胸片不能确诊或排除 PTE，但在提供疑似 PTE 线索和除外其他疾病方面，X 线胸片具有重要作用。

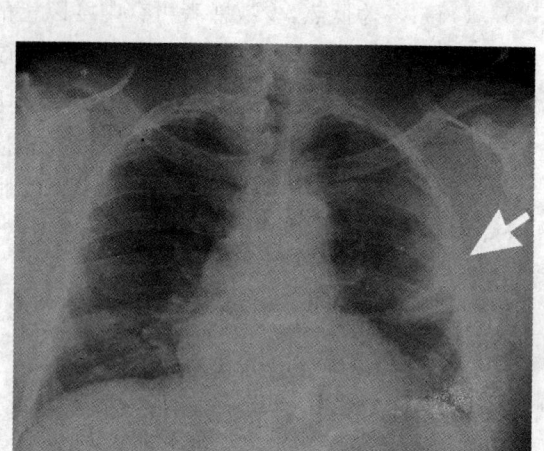 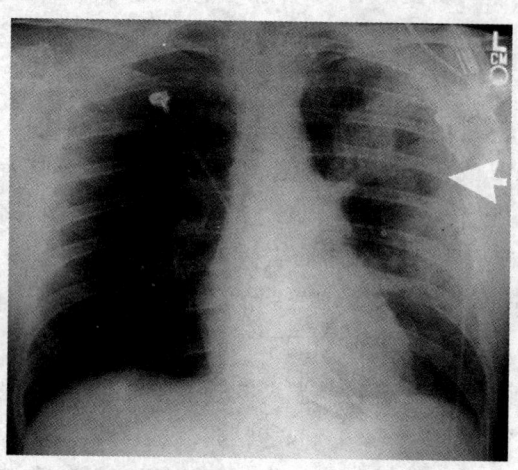

A. Hampton hump 征　　　　B. Westermark 征

图 7-6-1　肺栓塞特殊 X 线表现

3. 动脉血气分析

PE 的常见血气表现为低氧血症，低碳酸血症，肺泡动脉血氧分压差（$P_{A-a}O_2$）增大。部分患者的结果可以正常。

4. 超声心动图（心超）

在提示诊断和除外其他心血管疾患方面有重要价值。严重的 PTE，心超可发现右室壁局部运动幅度降低；右心室和（或）右心房扩大；室间隔左移和运动异常；近端肺动脉扩张；三尖瓣反流速度增快；下腔静脉扩张，吸气时不萎陷，提示肺动脉高压、右室高负荷和肺源性心脏病，可以提示或高度怀疑 PE，但不能作为确诊标准。心超为划分次大面积 PE 的依据。右心室壁如增厚，提示慢性肺源性心脏病，有助于诊断慢性栓塞。若在右房或右室发现血栓，与临床表现相吻，可以诊断 PE。

5. 血浆 D-二聚体

D-二聚体（D-dimer）是交联纤维蛋白降解产生的可溶性产物，是一个特异性的纤溶过程标记物。几乎所有 PE 病人血浆 D-二聚体均有升高，因此，D-二聚体对 PE 诊断极为敏感，敏感性高达 92%～100%，但高龄者、孕妇、手术后、炎症状态、感染、创伤、组织坏死、心肾功能衰竭和肿瘤等情况均使 D-二聚体升高，故其特异性较低，仅为 40%～43% 左右。然而，D-二聚体的阴性预测作用高达 90%，若其含量 <500 μg/l，可基本除外急性 PTE，这尤其适于门急诊的排除诊断。

6. CT（螺旋 CT 或电子束 CT 造影）

能够发现段以上肺动脉内的栓子，是肺栓塞的确诊手段之一。CT 诊断肺栓塞的敏感性为 88.9%（53%～100%），特异性为 94.6%（79%～100%），阴性率为 1.5%。电子束 CT 扫描速度更快，可在很大程度上避免因心跳和呼吸的影响而产生的伪影。

急性 PE 的直接征象为肺动脉内的低密度充盈缺损，部分或完全包围在不透光的血流之间（轨道征，railway track 征），血管断面有"polo mint

征"或者呈完全充盈缺损,远端血管不显影;周围的充盈缺损与动脉壁形成锐角,与邻近血管相比,受累动脉可能有扩张,管径增粗;间接征象包括肺野楔形密度增高影,条带状的高密度区或盘状肺不张,中心肺动脉扩张及远端血管分支减少或消失等。可以伴有右心室功能衰竭的CT造影改变,如右室扩张(短轴可见右室腔较左室宽大),伴或不伴造影剂流入室间静脉;室间隔向左室偏移;或肺栓塞指数超过60%。图7-6-2列出常见肺栓塞CT表现。

慢性肺栓塞CT诊断包括:CT显示受累血管比邻近血管更小些;管腔内充盈缺损形成月牙形影,造影剂与管壁形成钝角;造影剂流增宽多见于小动脉;造影剂-充盈动脉之间形成网格状或活瓣状;间接征象包括支气管扩张或有其他伴行血管形成,伴有马赛克样灌注图形,或偏心性血管钙化,其他辅助征象还可包括肺动脉高压(肺动脉直径>33 mm)和心包积液。CT对亚段PE的诊断价值有限。CT扫描还可以同时显示与急性肺栓塞表现相似的其他肺及肺外胸部疾患如心包炎(表现为心包增厚或积液)、急性心肌梗死(表现为冠脉充盈缺损或心肌灌注缺损)、主动脉夹层、食管炎,少见的有食管破裂,其他还有肺炎、肺癌、胸膜疾病(如气胸和胸膜炎)、胸壁异常如肋骨骨折等。

7. 核素肺通气/灌注扫描

通气/灌注扫描用于PE诊断已有30年历史,是诊断PE最重要方法之一。典型征象是肺部通气正常,灌注缺损,即通气-灌注显像不匹配或通气/血流比例失衡。许多疾病可以出现肺通气/血流状况异常改变,需密切结合临床进行判读。扫描结果一般分为三类:①高度可能:其征象为至少一个或更多叶段的局部灌注缺损而该部位通气良好或X线胸片无异常;②低度可能:正常或接近正常;③中度可能:即非诊断性异常,其征象介于高度可能与正常之间。一半以上疑似PE的病人是非诊断性结果(即低或中度可能),其中约有25%是PE,此在病人需要结合其他诊断如CT血管造影(CT-PA)或磁共振血管造影(MRA)等进一步确诊。

8. 磁共振成像(MRI)

对段以上肺动脉内栓子诊断的敏感性和特异性均较高,避免了注射碘造影剂的缺点,与肺血管造影相比,患者更易于接受。适用于碘造影剂过敏的患者。MRI具有潜在的识别新旧血栓的能力,有可能为将来确定溶栓方案提供依据。不足之处是,目前的MRI检查所需时间较CT长,一些病人可能不耐受。

9. 肺动脉造影

肺动脉造影仍为PTE诊断的"金标准",其敏感性约为98%,特异性为95%~98%。PTE的直接征象有肺血管内造影剂充盈缺损,伴或不伴轨道征的血流阻断;间接征象有肺动脉造影剂流动缓慢,局部低灌注,静脉回流延迟等。如缺乏PTE的直接征象,不能诊断PTE。肺动脉造影是一种有创性检查,需要经验丰富的专家方可操作,否则易发生致命性并发症,应严格掌握适应证。由于其他相对无创影像技术的广泛应用,肺动脉造影已很少使用,但在其他影像学检查无法确定诊断而又高度怀疑为PE时,仍应考虑做造影检查以明确诊断。

10. DVT及检查

临床上可将DVT分为以下五类:有症状的近端DVT;无症状的近端DVT;腓肠肌DVT;复发性、慢性下肢DVT;上肢静脉血栓形成。DVT诊断方法很多,下肢静脉造影仍是诊断DVT的金标准。其他主要技术有:①超声技术:可以发现95%以上的近端下肢静脉内的血栓。对腓静脉和无症状的下肢深静脉血栓,其检查阳性率较低。②MRI:对有症状的急性DVT诊断的敏感性和特异性可达90%~100%,MRI还可试用于检测无症状的下肢DVT。MRI在检出盆腔和上肢深静脉血栓方面有优势,但对腓静脉血栓其敏感性不如静脉造影。③肢体阻抗容积图(IPG):可间接提示静脉血栓形成,对有症状的近端DVT具有很高的敏感性和特异性,对无症状的下肢静脉血栓敏感性低。④放射性核素静脉造影:属无创性DVT检测方法,常与肺灌注扫描联合进行,也适用于对造影剂过敏者。⑤静脉造影:可显示静脉堵塞的部位、范围、程度及侧支循环和静脉功能状态,其诊断敏感性和特异性接近100%。

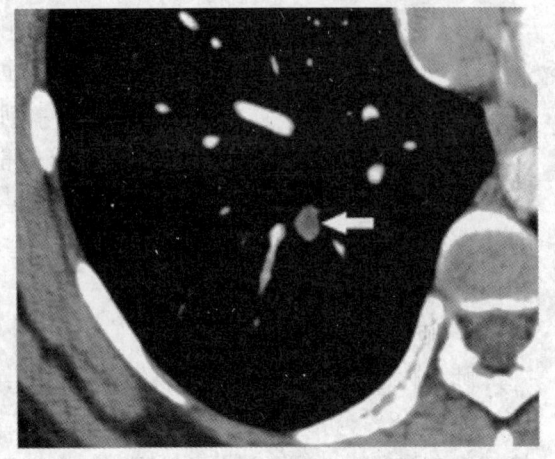
A. 右下叶后基底段栓塞，与邻近血管相比此血管扩张

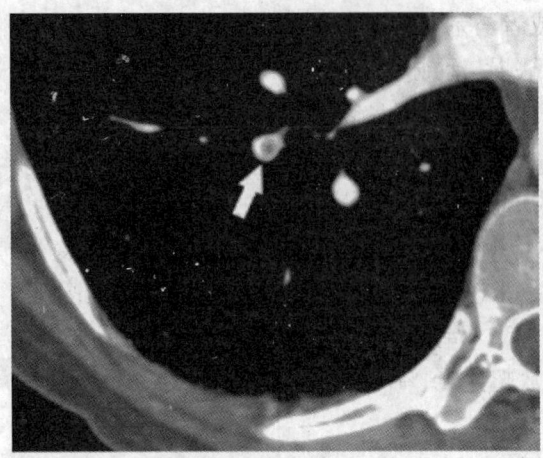
B. 右基底段polo mint征

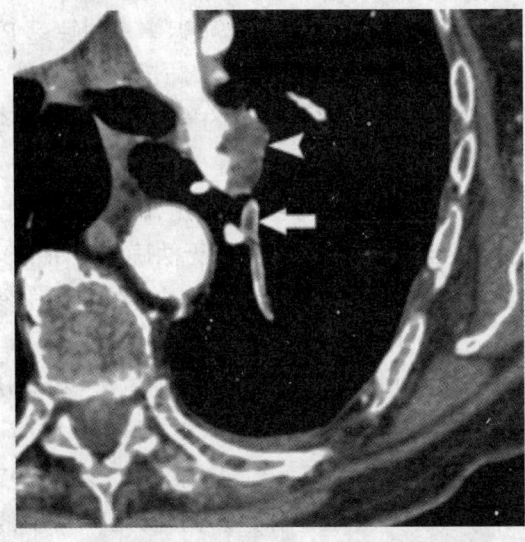
C. 上箭头示左主干充盈缺损，下箭头示轨道征

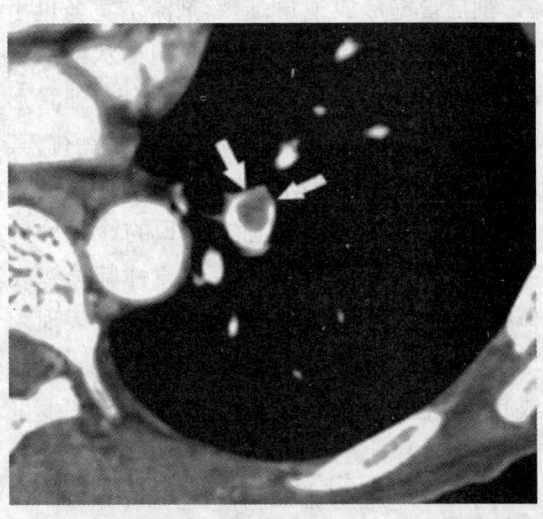
D. 偏心位充盈缺损，造影剂包绕栓子与动脉壁形成锐角

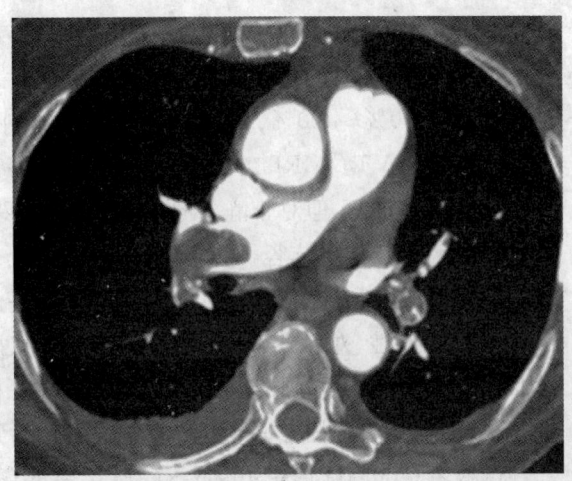
E. 右主干和左中间支栓塞

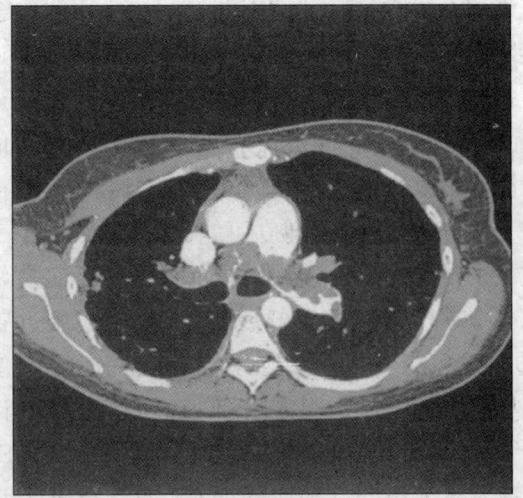
F. 左右肺动脉主干栓塞

图 7-6-2 肺栓塞 CT 表现

(五)诊断评估

PE的评估应根据各医院自身设备、技术水平而定,并酌情对上述检查与诊断方案作适度调整,但须注意,无论是PTE还是DVT,没有客观证据,不能确立诊断,临床上疑似急性肺栓塞者可参考诊断程序图和PE可能性评分统进行诊断。

为便于临床上对不同程度的PTE采取相应的治疗,评估时一般将PTE作以下临床分型:①大面积PE(massive PE):主要表现为低血压和心源性休克或心脏骤停,即体循环动脉收缩压<90 mmHg,或较基础值下降幅度≥40 mmHg,持续15 min以上,但须除外新发生的心律失常、低血容量或感染中毒症所致血压下降。一般肺循环阻塞>60%~70%。②非大面积PE(non massive PE):指不符合以上大面积PTE标准的PTE。

肺栓塞的诊断有多个评分分统,表7-6-3中列出评估临床PE可能性的3个常用评分系统,供临床参考。

表7-6-3 评估临床PE可能性的3个常用评分系统

Well评分系统		英国胸科协会修正评分系统		日内瓦评分系统	
临床表现	评分	临床表现	评分	临床表现	评分
DVT症状	3	①不可能是其他诊断吗? 根据临床基本检查:WBC,胸片,ECG,肺功能,最大呼吸流量,血气分析	如果是,+1分	年龄60~79岁	1
高度怀疑PE	3			年龄>80岁	2
HR>100次/min	1.5			以前有PE/DVT	2
过去4周制动	1.5			最近外科手术	3
既往有PE或DVT	1.5			HR>100次/min	1
咯血	1	②有一项主要危险因素存在:	如果是,+1分	$PaCO_2 < 4.8$ kPa	2
恶性肿瘤	1			$PaCO_2$ 4.8~5.16 kPa	1
		最近制动或外科大手术		$PaO_2 < 6.5$ kPa	4
		最近下肢创伤/外科手术		PaO_2 6.5~7.99 kPa	3
		临床DVT		PaO_2 8~9.49 kPa	2
		既往有DVT或PE		PaO_2 9.5~10.99 kPa	1
		妊娠或产后		胸片示盘状肺不张	1
		临床严重基础疾病		胸片示单侧膈升高	1
临床诊断PE可能性:		临床诊断PE可能性:		临床诊断PE可能性:	
高:>6分		高:2分		高:>9分	
中:2~6分		中:1分		中:5~8分	
低:<2分		低:0分		低:<4分	

肺栓塞诊断程序:临床疑似肺栓塞患者,可根据临床证据可靠程度分别处理,低中度怀疑者,测定D-二聚体,阴性或正常者排除诊断,异常或高度怀疑者,行胸部X线检查,X线正常者行肺通气灌注扫描,异常者行肺CT动脉造影检查,而后可确定有无肺栓塞,图7-6-3是诊断程序图。

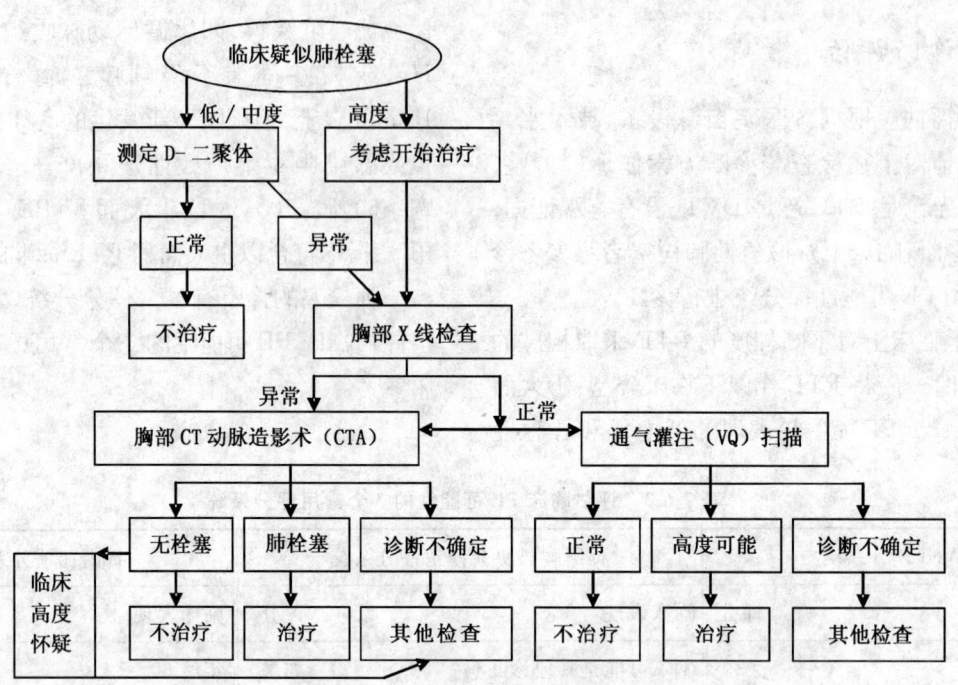

图 7-6-3 临床疑似肺栓塞诊断程序图

二、处　置

(一)一般监护治疗

对高度疑诊或确诊 PTE 者,应绝对卧床休息,保持大便通畅,消除焦虑和惊恐症状,适当镇静、镇痛等处理,严密监护呼吸、心电、血压、静脉压、血氧饱和度或血气分析等生命体征或生命征相关性征象。肺栓塞的主要处理方法包括内科处理(容量复苏、使用升压药、抗凝治疗、溶栓治疗)和外科处理(经静脉导管血栓抽吸术、下腔静脉滤器放置、肺动脉血栓摘除术或取栓术)。其总体治疗可参见图 7-6-4。

(二)稳定血流动力学和呼吸支持

循环支持主要是维持血压,保持气道通畅和预防新的血栓形成。而气道管理和保持氧供是首要处理步骤。对有低氧血症的患者,采用经鼻导管或面罩吸氧,对合并严重的呼吸衰竭者,应早发现并给予经鼻/面罩无创性机械通气或经气管插管行机械通气,躁动者可少量给予镇静,但应注意镇静药对血压的负性影响,通气过程中注意正压通气支持对循环功能的影响。应避免做气管切开,以免在抗凝或溶栓过程中局部大量出血。

初始低血压者应在 1~2 h 内给予约 1 000 ml 晶体液进行容量复苏,在充分容量复苏的情况下血压仍不升高者,应考虑给予升压药如去甲肾上腺素、肾上腺素、多巴胺或苯肾上腺素。注意容量复苏时不要产生输液过度,否则易引起右心负荷进一步加重。对于出现右心功能不全,心排血量下降,但血压尚正常的病例,可予具有一定肺血管扩张作用和正性肌力作用的多巴酚丁胺和多巴胺。

(三)溶栓治疗

根据英国胸科协会的推荐,溶栓主要适于急性大面积性肺栓塞,即 PE 引起心血管功能衰竭者,因为这种情况很有可能引起心脏骤停。方法是阿替普酶(rt-PA)50 mg,iv×30 min;或 100 mg iv drip,≥2 h;或尿激酶(或链激酶)25 万 U,iv×30 min,继之 10 万 U/h,×(24~72)h;或尿激酶 4 400 IU/kg,iv×10 min,继之 4 400 IU/(kg·h),×12 h。对于次大面积 PE,溶栓治疗仍有争议,对血流动力学不稳定、有肺动脉高压和右室功能障碍

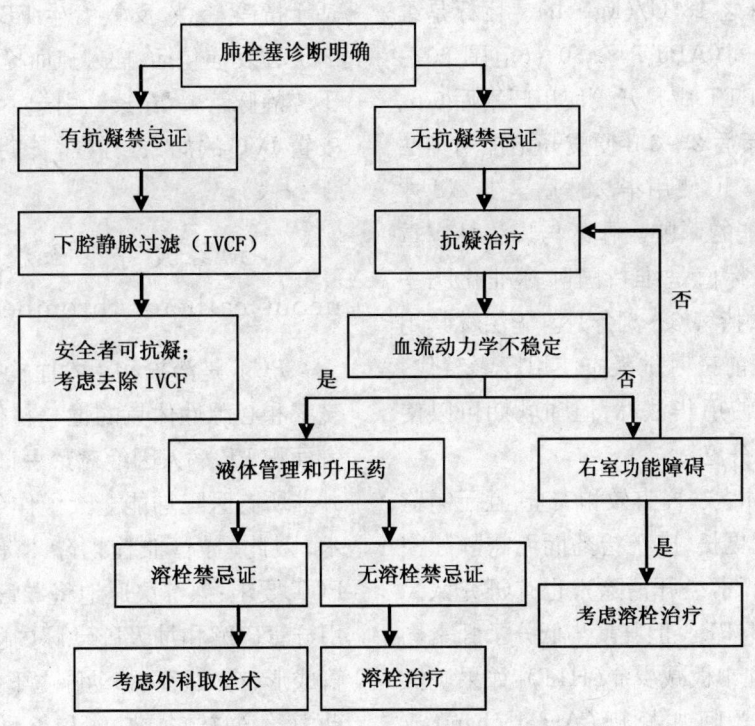

图 7-6-4 急性肺栓塞治疗程序图

的次大面积 PE,支持进行溶栓治疗,方法是阿替普酶 100 mg,iv drip,≥90 min。溶栓治疗可迅速溶解部分或全部血栓,恢复肺组织再灌注,减小肺动脉阻力,降低肺动脉压,改善右室功能,减少严重 PTE 患者的病死率和复发率,但 20% 有出血并发症,3% 的病人并发颅内出血,因此,应慎重选择溶栓适应证。溶栓时间无绝对规定,一般 2 周内均可溶栓治疗。

溶栓的绝对禁忌证是活动性内出血和近期自发性颅内出血。相对禁忌证有:10 d 内的外科大手术、分娩、器官活检或不能用压迫止血的部位行血管穿刺;2 个月内的缺血性中风;10 d 内的胃肠道出血;6 个月内的内出血;15 d 内的严重创伤;1 个月内的神经外科或眼科手术;未能控制的重度高血压(收缩压 > 180～200 mmHg,舒张压 > 100～110 mmHg);近期曾行心肺复苏;血小板计数 < 100 000/mm³ 或 PT 少于正常的 50%;妊娠;感染性心内膜炎;心包炎;糖尿病出血性视网膜病变;出血性疾病;严重肝肾功能不全;颅内病变(动脉瘤、动静脉畸形、新生物);动脉瘤。由于大面积 PTE 本身会对生命造成极大威胁,因此,绝对禁忌证应被视为相对禁忌。

(四)开胸肺动脉血栓摘除术(open surgical embolectomy)

虽然溶栓疗效不尽如人意,由于其简便易行得到广泛使用,外科手术已明显减少。开胸手术适于三类病人:急性大面积 PE、溶栓禁忌证的 PE、溶栓或内科保守治疗无效的大面积 PE。理想的手术适应证是病人肺动脉主干或大分支不全阻塞,无持续肺动脉高压者。手术治疗结果不乐观,因为多数接受手术的是濒死病人,手术死亡率高 20%～50%,手术死亡取决于术前复苏、年龄、症状持续时间、肺栓塞的次数,但术后长期(8 年)存活率可高到 71%。

(五)抗凝治疗

抗凝治疗是 PTE 和 DVT 的基本治疗方法,可有效防止血栓再形成和复发,同时机体自身纤溶机制溶解已形成的血栓。一旦疑诊或确诊为大面积 PE,便应开始使用高于常规用量的肝素治疗,大多数病人需用至少 10 000U,iv,继之 1 250 U/h,或肝素80 U/kg,iv,继之18 U/(kg·h)。目标是维持部分凝血活酶时间(APTT)≥80 s(范围60～100 s),初次测定APTT应是开始使用肝素后6 h。

在开始使用肝素后2～3 d便应开始加用华法林,其半衰期36～48 h,使用华法林后至少2 d才能显示其对凝血功能的影响。肝素与华法林应重叠使用至少4 d,目标值是维持国际标准化比率(INR)在2.0～3.0,持续3～6个月。华法林禁用于孕妇,特别是妊娠前三月抗凝应使用肝素替代,分娩前6周也不应使用华法林,但哺乳期可以使用,因为它不经乳汁分泌。

低分子肝素与肝素一样有效和安全,且无需监测凝血功能,半衰期更长,皮下给药而无需静脉使用,经肾清除(普通肝素经肝清除),也有研究认为它更适用于次大面积PE。但肝素与低分子肝素均易产生肝素诱导性血小板减少症(HIT),如果确认发生HIT,应更换为阿加托班(Argatroban)或Lepirudin(重组水蛭素)。

最近美国食品与药物管理局(FDA)证实Fonfaparinux可以达到与肝素相似的抗凝功效,适用于血流动力学稳定的DVT和PE病人。Fonfaparinux是一种合成的戊多糖,特异性抗活化X因子(Xa)。其特点是经肾清除,不会引起HIT,每日1次,经皮下注射给药,根据体重确定剂量:50 kg以下者给予5 mg,50～100 kg者给予7.5 mg,100 kg以上者给予10 mg,无需更调整剂量。

值得注意的是,应用肝素/低分子肝素前应测定基础APTT、PT及血常规等,以及是否存在抗凝治疗的相对禁忌证如活动性出血,凝血功能障碍,血小板减少,未能控制的严重高血压等。

(六)下腔静脉滤器(inferior vena cava filters, IVC)

下腔静脉滤器(经皮按置)最早始于20世纪80年代,主要预防下腔静脉血栓脱落引起PE,它适于抗凝禁忌,反复发生PE,和接受开胸取栓术者。并发症包括:插入点血栓形成、滤器移位、侵蚀下腔静脉管壁(穿透)、引起下腔静脉阻塞等,因此,安置IVC的病人一般需长期抗凝治疗(维持INR于2～3)。

(七)经皮导管血栓切除术(percutaneous catheter thrombectomy, PCT)

PCT是溶栓和手术血栓摘除术恢复右室功能衰竭和心源性休克的惟一替代方法。大约1/3的大面积PE病人因绝对禁忌证无法溶栓治疗,而且并非所有医院均能全天候作急诊开胸血栓摘除手术,因此,导管血栓切除术是良好选择。理想的PCT要求:熟练快速地将导管插入到肺动脉主干,用导管碎解和抽吸肺动脉内巨大血栓或行球囊血管成形,有效解决肺动脉主干内的栓子以恢复血流动力学;逆转右室功能和心源性休克;不引起心脏结构或肺动脉损伤。主要并发症有:穿孔或心血管结构夹层(动脉夹层)、心包填塞、肺出血、远端血栓栓塞,其他并发症包括出血、心律失常、造影剂诱导性肾病、造影剂过敏,及血管通路并发症如血肿、假性动脉瘤或动静脉瘘。为减少穿孔和夹层风险,PCT仅适于肺动脉主干和肺叶动脉栓塞,段及以下肺动脉栓塞不做PCT,而且只要血流动力学改善,不论造影结果如何,便应终止手术。

(八)预防

对有发生VTE危险因素的病例,宜根据临床情况采用机械或药物预防。机械预防措施,包括渐进式使用加压弹力袜、间歇序贯充气泵以增强内源性纤溶作用和预防性使用下腔静脉滤器等;药物预防措施,包括皮下注射肝素、低分子肝素、华法林和Fonfaparinux。常见的高危病人静脉血栓栓塞预防方案见表7-6-4。

表7-6-4 静脉血栓栓塞(VTE)危险病人预防方案

危险状态	预防	危险状态	预防
普外科	普通肝素 5000U,SC,tid 或 依诺肝素 40mg,SC,qd 或 Dalteparin 2500 或 5000U,SC,qd	肿瘤外科 胸外科	依诺肝素 40mg,SC,qd 或 普通肝素 5000U,SC,tid 和 渐进式弹力袜/间歇序贯充气泵
矫形外科	华法林(目标 INR2.0-3.0)或 依诺肝素 30mg,SC,bid 或 依诺肝素 40mg,SC,qd 或 Dalteparin 2500 或 5000U,SC,qd Fondaparinux 2.5mg,SC,qd	内科病人	普通肝素 5000U,SC,tid 或 依诺肝素 40mg,SC,qd 或 Dalteparin 5000U,SC,qd 或 Fondaparinux 2.5mg,SC,qd 或 抗凝禁忌者渐进式使用弹力袜/间歇序贯充气泵
神经外科	普通肝素 5000U,SC,bid 或 依诺肝素 40mg,SC,qd 和 渐进式弹力袜/间歇序贯充气泵 超声波监测下肢静脉血栓		极高危病人考虑联合使用药物和机械预防 ICU 病人考虑使用超声监测下肢静脉血栓

(赖荣德)

第7节 急性呼吸窘迫综合征

急性呼吸窘迫综合征(acute respiratory distress syndrome, ARDS)最初由 David G. Ashbaugh 于1967年报道,是一种严重的临床综合征,以进行性的呼吸急促、顽固性低氧血症和弥漫性肺部浸润为主要特征的呼吸衰竭。急性肺损伤(acute lung injury, ALI)是 ARDS 的早期阶段,二者均是非心源性因素所致,常同时并发多器官功能障碍综合征(multiple organ dysfunction syndrome, MODS)或多器官功能衰竭(multiple organ failure, MOF)。1972年美国心肺血液研究所(NIH)报告 ARDS 年发病率约75/10万,此后报告的发病率均明显低于此,但2005年研究显示,15岁以上成人 ALI 的年粗发病率为78.9/10万,年龄校正后的发病率达86.2/10万,死亡率为38.5%,并随年龄增加而升高,其中15～19岁年龄组年发病率约16/10万,病死率24%;75～84岁年龄组发病率达306/10万,病死率60%;ARDS 年发病率约58.7/10万左右,病死率41.1%。最近的多中心 Cohort 研究提示,ALI 的发病率为34～78.9/10万,病死率约32%～50%,ARDS 发病率为1.5～58.7/10万,病死率为34%～57.9%。2002中国上海一组 ARDS 的病死率达68.5%。

一、识 别

(一)病 因

许多内科外疾病均会引起 ALI/ARDS,肺内外多种非心源性因素均可致病,可以是肺部直接受损伤或间接性肺损伤引起。主要病因有各种严重感染(脓毒症和重症肺炎等)、严重创伤(肺挫伤、多发性骨折、胸壁创伤/连枷胸等)、休克,其他如反复或大量输血、误吸或胃内容物吸入、中毒或药物过量、药物不良反应、有毒气体吸入、重症急性胰腺炎、淹溺、烧伤、头部创伤、体外循环、再灌注损伤（如肺移植术后）、弥漫性血管内凝血（DIC）等。其他因素如老年、慢性酗酒、慢性肝病、代谢性酸中毒、疾病严重度等均与ARDS有相关性，创伤病人急性生理学和慢性健康评分（APACHE）Ⅱ≥16分者ARDS风险增加2.5倍，APACHEⅡ>20分者ARDS发病率较积分≤9分者高3倍以上。

（二）病理生理

确切发病机制尚不完全清楚，其基本病理生理改变是肺泡上皮细胞和肺毛细血管内皮细胞通透性升高，导致非心源性肺水肿。一般认为是多种细胞（如多形核白细胞或中性粒细胞、单核-巨噬细胞、肺泡毛细血管内皮细胞、肺泡上皮细胞和淋巴细胞等）和细胞因子、炎症介质（如IL-1、IL-6、IL-8、TNF-α、血小板活化因子PAF、白三烯、氧自由基等）共同相互作用而引起上皮细胞和肺毛细血管内皮细胞受损伤，但损伤的确切机制不明。病理生理改变以肺顺应性降低，肺内分流增加及通气血流比值失衡为主。

虽然病因不同，但ARDS自然发展过程相同，主要包括三大阶段，即渗出期、增殖期和纤维化期。①渗出期：主要是肺毛细血管内皮细胞和肺泡上皮细胞损伤，致使肺泡屏障功能丧失，水和蛋白等大分子物质进入肺泡腔和肺间质内，引起肺间质性和肺泡性水肿，大量细胞因子（如IL-1、IL-8、TNF-α）和脂质介质（如白三烯B_4）等聚集于肺间质和肺泡内。受炎反应刺激，白细胞（尤其是中性粒细胞）受前炎介质的趋化作用也大量进入肺间质和肺泡腔内，白细胞进入后释放大量促炎介质和自由基（如氧自由基、蛋白酶、血小板活化因子、白三烯等），进一步加重肺泡和肺毛细血管损伤。进入肺泡腔内的蛋白、损伤或坏死的细胞碎片以及肺泡表面活性物质混杂在一起，沉积在肺泡内表面内，形成透明膜。水肿液和透明膜共同作用，加之肺泡表面活性物质因肺泡Ⅰ型上皮细胞破坏而分泌减少、消耗增加，引起肺泡塌陷、肺顺应性和肺泡的氧弥散作用降低、肺膨胀不全或不张，继而引起肺内分流和低氧血症，呼吸功增加，导致呼吸困难。另外，肺不张和肺水肿的压迫作用、蛋白聚集或沉积，加上炎症反应引起的凝血和纤溶紊乱所致的凝血增强作用，引起肺毛细血管微血栓形成，导致肺毛细血管受阻，肺微循环障碍，肺动脉血流降低，死腔通气增加，进而可发展为肺动脉压力升高。渗出期主要是在12～36h开始，持续至第7天左右，但此期大多是可逆性损伤。②增殖期：此期常持续约2周左右，约在疾病的第7～21天。此时肺泡内渗出开始逐渐吸收，肺泡开始修复，肺泡壁上的Ⅰ型上皮细胞增殖，部分分化为Ⅱ型上皮细胞，Ⅱ型上皮细胞合成和分泌肺泡表面活性物质，促进肺功能恢复。但肺泡上皮损伤后，与纤维化密切相关的肺泡Ⅲ型胶原也肽暴露、增殖，可能进一步使肺泡顺应性下降，通透功能降低，氧弥散作用受损，呼吸困难、低氧血症加重，恶化ARDS的预后。③纤维化期：许多ARDS患者经历初始肺损伤后，可在3～4周恢复肺功能，相当部分病人的肺泡由于胶原增殖作用而发生纤维化，导致肺泡结构严重破坏，产生肺气肿样改变，甚至形成肺大泡，通气/血流比例严重失衡，与此同时，由于增殖作用导致肺微循环阻塞和肺动脉高压形成，产生顽固性的呼吸困难和低氧血症，需要长时间的机械通气支持。图7-7-1为ARDS基本病理生理简易机制示意图。

（三）临床表现

在致病因素或原发病的基础上发生，因此临床症状、体征与这些原发病或致病因素相混淆，但其特征性表现是快速、进行性的呼吸急促、表浅、呼吸困难，顽固性低氧血症等。其发病一般在致病因素作用的12～48h或更长时间发作。早期往往是原发病表现为主，很快可发生原发病加重表现，咳嗽，初为干咳，继之咳痰，由于红细胞渗入肺泡腔内，可咳出血性痰，典型的多为血小样，可与充血性心衰肺水肿的血性泡沫痰相区别。随后可发展为呼吸窘迫感，如呼吸浅促、快速，通常吸氧治疗无法改善，且这种表现持续进行性加重，并出现严重、吸氧不易纠正的低氧血症，动用辅助呼吸肌，患者可表现为鼻翼扇动，锁骨或胸骨上窝、肋间隙凹陷等，肺部听诊可有呼吸音增粗，少量干或细湿啰音或捻发

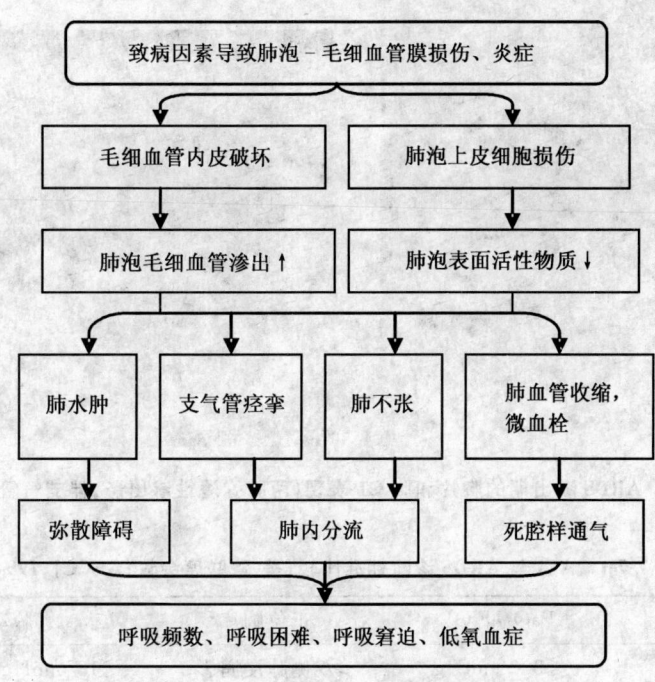

图 7-7-1 ARDS 基本病理生理简易机制示意图

音等。后期可伴有肺间质纤维化而表现为顽固性低氧血症和呼吸困难、呼吸窘迫难以缓解。

(四)辅助检查

血常规可与原发病一致,感染者白细胞和(或)中性粒细胞升高。ECG 一般表现为窦性心动过速,严重者可有 ST 段压低等缺血表现,持续低氧血症者可发生心律失常。

1. 血氧分析

早期表现为低氧血症,伴 $PaCO_2$ 降低,呈 I 型呼吸衰竭表现;随着病变进展,透明膜形成和纤维化期可表现为氧和 CO_2 弥散障碍,PaO_2 降低,$PaCO_2$ 升高,呈 II 型呼吸衰竭表现。

2. 胸片

早期(12 h 内)可无特殊变化,其后(12~24 h)胸片表现为正常或肺纹理增粗,或肺纹理边缘模糊,可有小片状模糊阴影,但一般无间隔线影,也无血流重新分配征象,肺野上、下部血管粗细与正常相似,提示间质性肺水肿;随着渗出性病变增加,胸片可表现为两侧对称性、边缘模糊的浸润性斑片状阴影,并随病情进展逐渐发生两肺呈"磨玻璃样"改变,伴有气管充气相,心脏边缘不清或消失,严重者表现为"白肺"。后期由于水肿液吸收,纤维增生,胸片或见肺纹化或索条状阴影(图 7-7-2)。

3. 胸部 CT

与 X 线相比更为清晰,特别是多层螺旋 CT 可为 ARDS 早期诊断提供重要帮助。在 ARDS 早期,由于肺毛细血管膜通透性均匀增加,可引起血管内液体渗出到血管外,呈非重力依赖性影像学变化。小叶间隔线比心源性肺水肿少见,肺内有弥漫性或斑片状毛玻璃密度或肺实变影像,有的可见小叶中心密度增高影,病变分布可为外围肺野更重,或中央性分布而外周部病变较轻微(图 7-7-2)。

(五)诊 断

ALI/ARDS 的诊断仍然沿用 1994 年美-欧联席会议(AECC)1994 年的标准(表 7-7-1)。

1. ALI 诊断标准

有发病的高危因素;急性起病,呼吸频数和(或)呼吸窘迫;低氧血症:200 mmHg<PaO_2/FiO_2≤300 mmHg;肺部 X 线检查可有或无两肺浸润阴影;肺毛细血管楔嵌压(PCWP)≤18mmHg 或临

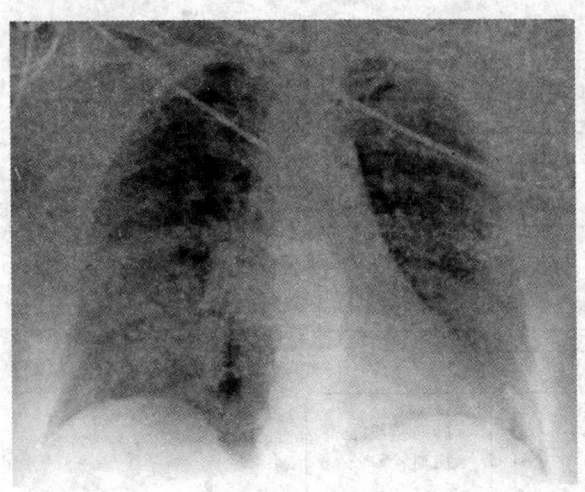 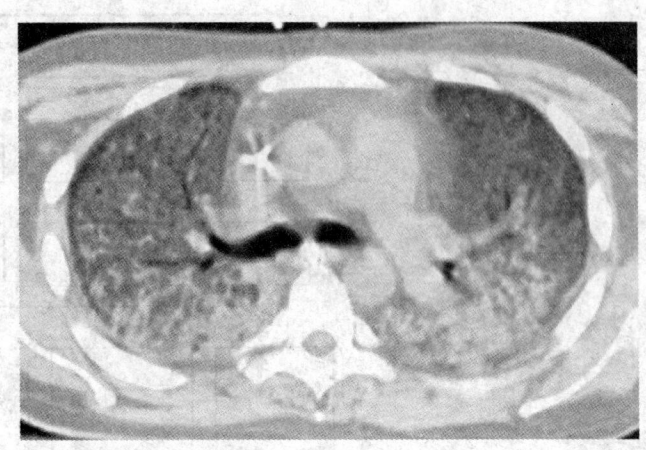

图 7-7-2　ARDS 渗出期的胸片和胸 CT 表现(两肺弥漫性渗出影,伴支气管流气征)

表 7-7-1　ALI 与 ARDS 诊断标准比较(美-欧联席会议(AECC),1994)

	发病形式	PaO_2/FiO_2	正位胸片	肺动脉楔压(PAWP)
ALI	急性起病	≤300 mmHg	双侧肺浸润影	≤18 mmHg 或无临床左心房高压证据
ARDS	急性起病	≤200 mmHg	双侧肺浸润影	≤18 mmHg 或无临床左心房高压证据

床上能除外心源性肺水肿。

2. ARDS 诊断标准

有发病的高危因素;急性起病,呼吸频数和(或)呼吸窘迫;低氧血症:PaO_2/FiO_2≤200 mmHg;肺部 X 线检查见两肺浸润阴影;肺毛细血管楔嵌压(PCWP)≤18 mmHg 或临床上能除外心源性肺水肿。

二、处 置

(一)治疗和监测

治疗关键在于消除病因或基础疾病的控制和通气支持。主要有以下几方面:

(1)快速纠正缺氧;

(2)识别和治疗基础病和外科异常,如脓毒症、误吸、创伤等;

(3)尽量减少有创操作及其并发症;

(4)预防静脉血栓形成、胃肠道出血和中心静脉导管感染等并发症;

(5)快速识别医院内感染;

(6)给予充分的营养支持等。简要处理参见图 7-7-3 的"急性肺损伤/急性呼吸窘迫综合征诊治程序图"。

(二)纠正缺氧

纠正缺氧是 ARDS 治疗的关键,常需高浓度面罩吸氧,目标是使 PaO_2≥60 mmHg(范围是 55～80 mmHg),或血氧饱和度(SaO_2)≥90%(范围是 88%～95%),但绝大多数患者需机械通气方能缓解缺氧,并需给予一定水平的呼气末正压(PEEP)。

(三)机械通气

既往常用 10～15 ml/kg 的大潮气量通气治疗 ARDS,近十多年的研究发现"肺保护策略(lung-protective ventilation strategies)"即"小潮气量+呼气末正压(PEEP)"通气能有效降低病死率。具体通气要求有以下几点。

1. 通气模式

辅助/控制模式(A/C),容量控制技术,这是美国国立心肺血液研究 ARDS 临床试验网络(简称

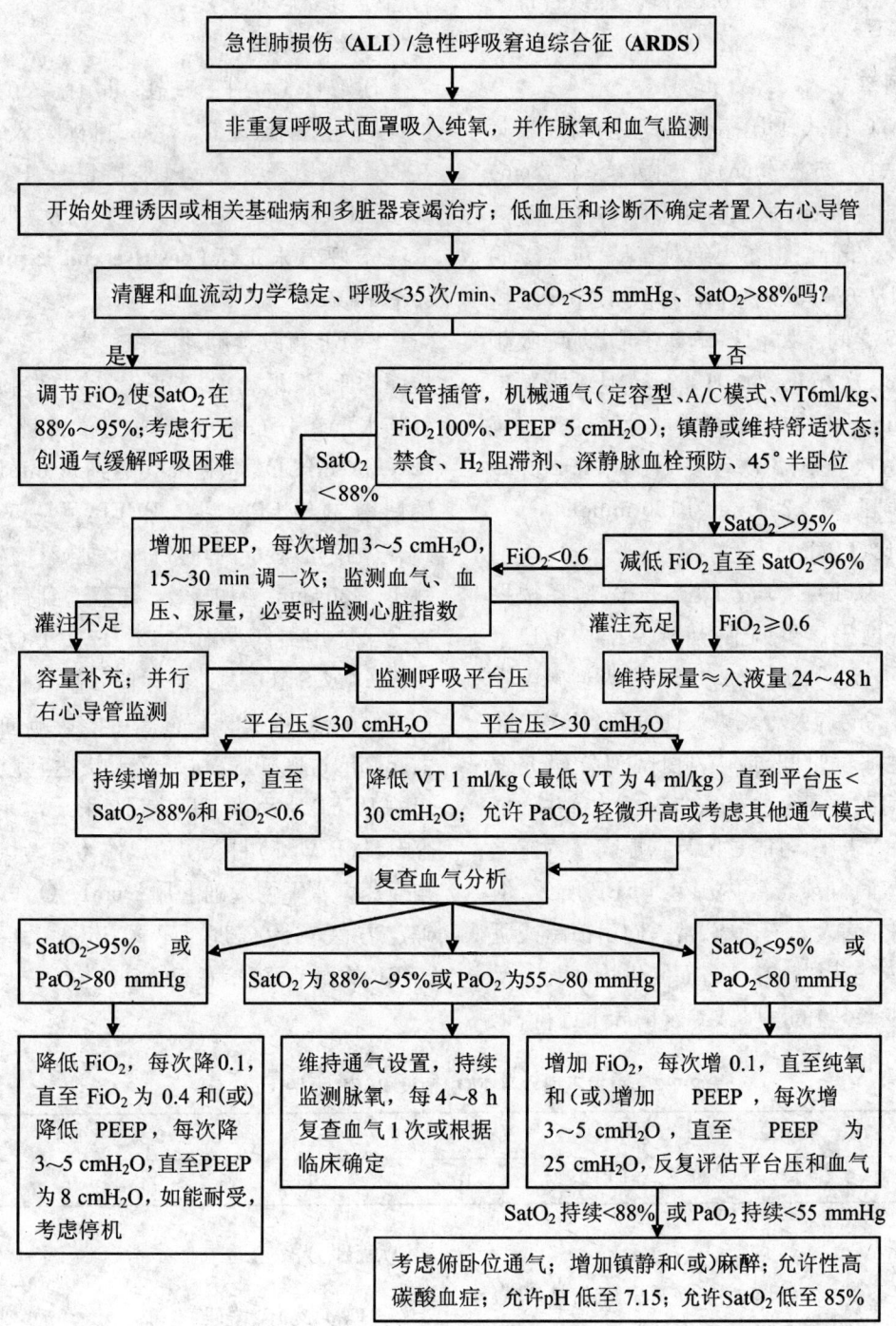

图 7-7-3 急性肺损伤/急性呼吸窘迫综合征诊治程序图

ARDS 网络)的推荐模式,是否可用压力控制技术尚待研究。

2. 潮气量(tidal volume, VT)

小潮气量通气并允许 $PaCO_2$ 高于正常水平,即允许性高碳酸血症,已是 ARDS 治疗的基本理论。开始通气时的 VT 可按 6~8 ml/kg 计算,而后在 2~4 h 内使 VT 维持在 6 ml/kg。体重预测值计算方法:男性(kg) = 50 + 0.91 × (身高(cm) −

152.4),女性(kg) = 45.5 + 0.91×(身高(cm) − 152.4)。

3. 呼吸频率

可使用 A/C 模式,即由患者自己控制呼吸频率;如呼吸过快(>35 次/min)或过慢(<6 次/min)者,可考虑控制呼吸,最好维持呼吸频率在正常范围内(10~20 次/min),但不必绝对盲从,可接受的呼吸频率范围是 6~35 次/min,目标是使 pH 维持在 7.30~7.45 之间。如 pH<7.30,可增加呼吸频率,最大可达 35 次/min;如 pH<7.30 且呼吸频率已达 35 次/min,此时应考虑给予静脉滴注碳酸氢钠,宜小剂量分次给药,每次可按 1~1.5 mmol/kg 计算(注:5%碳酸氢钠 250 ml 为 150 mmol)。

4. 吸/呼比(I/E)

吸/呼比可从 1:1.5 或 1:2 开始,以后根据临床血气分析结果逐步调节,目标是维持 I/E 于 1:1~1:3。必要时,极少部分严重呼吸性碱中毒或气道峰压过高的病人可考虑反比通气(IRV),即吸气时间超过呼气时间,或吸/呼比>1。研究发现,反比通气可改善氧合(减少右向左分流)并降低气道峰压和呼气末压,可能是因为它提高了气道平均压,延长吸气时间或产生内源性 PEEP 所致,但反比通气会增加病人的不适感,常需使用镇静或肌松剂,而且它未能获得生存率方面的优势,因此,反比通气最好在有经验的医师或专家指导下进行,切盲目使用。

5. 给氧浓度

初始通气为纠正缺氧,可用高浓度氧或纯氧,但纯氧一般不超过 6~12 h,目标吸入氧浓度控制在 60% 或以下水平,以维持目标 PaO_2 在 60~80 mmHg 或 SaO_2 在 90%~95%左右即可。

6. 呼气末正压(positive end expiratory pressure,PEEP)

PEEP 可改善肺功能和气体交换,主要有四个方面的原因,即:增加肺残气量、扩张肺泡、使血管外肺水重新分布和改善通气-灌注比例。一般需 12~15 cmH_2O,为使 PaO_2 达到 60 mmHg 以上,可酌情增加 PEEP 水平。PEEP 可从 5 cmH_2O 开始,以后酌情逐步调高,每次增加 2~4 cmH_2O,可每 15~30 min 增加一次,直至达到目标 PaO_2,并应尽可能用最低水平的 PEEP 使 $FiO_2 \leq 0.60$,并使 PaO_2 或 $SatO_2$ 达到目标值。高或低水平 PEEP 各有优缺点,但 PEEP 过高可能影响血流动力学、引起肺泡过度膨胀,过低又无法达到应有作用,理想的 PEEP 水平尚不明确,临床上常用静态压力-容量环(P-V 环)的低拐角点作为参考,通常在低拐角点压力水平的基础上加 2 cmH_2O 作为 PEEP 的确定方法较为合理。不同 FiO_2 水平及所对应 PEEP 的调节,可参考表 7-7-2 进行。

表 7-7-2 根据不同水平 FiO_2 预设 PEEP 水平(cmH_2O)

FiO_2	0.3	0.4	0.4	0.5	0.5	0.6	0.7	0.7	0.7	0.8	0.9	0.9	0.9	1.0
PEEP	5	5	8	8	10	10	10	12	14	14	14	16	18	20~24

7. 平台压

按照上述参数设定进行通气后,更应关注和监测平台压,因为过高平台压是压力性肺损伤的主要因素,平台压目标值是≤30 cmH_2O,如按初期预设的潮气量通气 2~4 h 后平台压未达此目标,可酌情降低 VT,直至 VT 达 4~5 ml/kg。

如果上述常规方法仍无法纠正缺氧,或病人持续低氧性呼吸衰竭,可考虑:①使用神经肌肉阻滞剂(肌松剂)或镇静剂;②试用俯卧位通气技术、反比通气、吸入 NO、高频通气、体外膜氧合技术(ECMO)或部分液体通气技术等。

(四)液体管理

由于 ARDS 病人的肺毛细血管通透性增加,产生间质性和肺泡性肺水肿,且水肿液富含蛋白。液体量过多可导致渗出进一步增加,但液量不足则会引起血容量低下,血压下降,引起重要脏器灌注不足。因此,究竟是积极补液还是保守补液,成为 ARDS 液体管理的争议焦点之一,2006 年 ARDS 网络对 ALI 分别采用积极补液和限制性补液两种补液方法进行大规模随机对照研究发现,两组60 d死亡率无明显差异,但限制性补液组可改善肺功能、缩短通气时间和ICU住院时间,且不增加肺外脏器衰竭的发生率,这一结果已得到广泛关注和认可。提示临床上用限制性补液的管理策略,维持入出量基本平衡,或使液体处于轻度负平衡(如维持出入量负300~500 ml是合理的),但前提是保证有效血管容量和血流动力学的相对稳定(即血压平稳)。参照脓毒症的"早期目标管理"方法,可有效维持血流动力学稳定并保护重要脏器灌注。为促进血管外肺水的消退,可酌情给予小剂量利尿剂(如呋塞米(速尿)、丁脲胺),但同时应注意维持电解质和酸碱平衡。

液体管理中,使用晶体液还是胶体液也是临床上有争议的问题。最近研究发现,ARDS患者使用胶体液在改善生存率、器官功能保护、机械通气时间及ICU住院时间方面与生理盐水疗效相当,两者无明显差异。但低蛋白血症是严重感染患者发生ARDS的独立危险因素,而且低蛋白血症可导致ARDS病情进一步恶化,并使机械通气时间延长,病死率增高。因此,ARDS患者选择晶体液是经济有效的方法,不过对严重低蛋白血症的ARDS患者,有必要适当输入白蛋白或人工胶体液以提高胶体渗透压。

(五)糖皮质激素

ARDS是炎症性损伤过程,早期为炎性渗出,其后可发生胶原沉积和纤维增殖,激素具有强大的抗炎作用,但是否使用激素一直是临床医生关注的问题,曾认为早期短时给予糖皮质激素有效。最近ARDS网络的大规模研究表明,激素对持续ARDS对存活率方面无益处,ARDS发病2周或以后使用激素不仅无益,还会增加60 d和180 d的死亡率,但使用激素3~7 d后可改善心肺生理指标和ARDS过程,使用甲泼尼龙可减少28 d内的不用呼吸机天数、降低ICU天数和无休克天数、改善氧合功能和呼吸系统顺应性、缩短使用升压药的时间、降低肺炎和脓毒症休克发生率,60 d和180 d病死率有明显降低但无统计学差异。因此,如果经一周的支持治疗缺氧仍未改善且无禁忌的情况下,可考虑经验性的给予中等剂量的糖皮质激素治疗,第7~13 d是可以考虑使用激素治疗的时间窗,用法:甲泼尼龙2 mg/(kg·d),分4次使用。但新近临床随机、双盲、对照研究显示,严重ARDS早期使用低剂量甲泼尼龙(1 mg/(kg·d))可缩短机械通气时间表和ICU停留时间、降低ICU住院死亡率、改善肺和肺外器官功能。对过敏、误吸或刺激性气体吸入导致肺损伤者,使用糖皮质激素可能有益。

(六)肺复张(lung recruitment)

ARDS的重要病理过程之一是肺泡塌陷,也是低氧血症的重要原因,为限制气道平台压而采用的小潮气量通气不利于塌陷肺泡的膨胀,加用PEEP可维持肺泡处理膨胀状态,有利于延长氧合时间、提高氧合。肺复张手法主要适于肺外疾病所致的ARDS,且越早使用越好。进行肺复张前应充分液体复苏,保证容量平衡,以避免或减低对血流动力学的影响。肺复张手法包括控制性肺膨胀、PEEP递增法及压力支持法。其中一种方法是使用40 cmH$_2$O、持续40 s的持续气道正压方法实施肺复张;也有人用30~40 cmH$_2$O的压力持续20 s。但最近ARDS网络对肺复张手法的研究显示,肺复张手法并不能改善氧合,加上肺复张手法对血流动力学有明显影响,因此,肺复张手法的益处尚须进一步研究论证。

(七)俯卧位通气

俯卧位通气(prone position ventilation)有助于促进椎旁肺部、肺尖部和心后区肺组织的气体重新分布,促进分泌物引流,促进肺内液体移动,降低局部通气-血流比例,预防胸前部肺过度扩张,提高PEEP诱导性肺复张,从而改善多数早期急性呼吸衰竭患者的氧合功能,降低通气机诱导性肺损伤。如常规机械通气FiO$_2$≥0.60但SatO$_2$<90%,又无禁忌证的前提下,可考虑行俯卧位通气。俯卧位通气的持续时间尚不确定,每日共6~12 h是安全的(分次进行),有人认为只有在发病的最初1周才

有效,且不降低病死率。俯卧位通气的禁忌证包括:烧伤、面部或腹部体表开放性创伤、近期胸腹部手术、脊柱不稳定、骨盆骨折、致命性循环性休克(严重低血压)、室性心律失常、颅内高压。并发症包括:面部水肿;褥疮;气管导管或引流管或中心静脉导管的意外脱管等。

(八)部分液体通气(partial liquid ventilation,PLV)

PLV是在常规机械通气基础上经气管插管向肺内注入相当于功能残气量的全氟碳化合物,以降低肺泡表面张力,促进肺重力依赖区塌陷的肺泡复张,动物试验表明,使用全氟碳进行PLV可改善氧合和降低肺损伤,但随机研究发现,无论高或低剂量,PLV并不改善ARDS预后,尽管全氟碳有利于复张手法,但目前不主张常规用于ARDS患者,但它可作为常规通气无效时的一种选择。

(九)体外膜氧合技术(extracorporeal membrane oxygenation,ECMO)

建立体外循环后可减轻肺负担、有利于肺功能恢复,它已作为新生儿严重呼吸衰竭的常规治疗方法,但ECMO用于成人并未取得改善预后的疗效,且有高出血风险。已有的大多数研究发现,使用ECMO装置者平均每日需输血1.7 L。考虑其昂贵的治疗代价和其尚须进一步研究论证的疗效,目前不主张在成人ARDS者使用此技术。

(十)营养支持

ARDS患者常处理高代谢状态,营养补充不足可导致呼吸肌疲劳、无力,增加感染风险,充分的营养支持,对促进呼吸肌功能恢复有重要意义,应及时给予胃肠内或静脉营养支持,保持总热量在30~40 kcal/kg(126~168 kJ/kg)。

(十一)病因治疗

病因或原发病治疗是遏制ALI/ARDS进展的基本措施。如使用广泛抗生素控制感染,纠正休克,治疗创伤或清创等。感染源不明的情况下应重步检查有无肺部和腹腔感染。

(十二)其他治疗

其他治疗如抗氧化、自由基清除剂、细胞因子单克隆抗体、吸入一氧化痰、肺泡表面活性物质替代疗法等,已有的研究均未获得有益的充分证据,只能作为探索性治疗。维持水、电解质平衡,预防感染和消化道出血等并发症等也是ARDS的基础性治疗。

(赖荣德)

第8节 呼吸衰竭

呼吸衰竭(Respiratory failure)是构成呼吸系统的某一个或多个环节功能不全所产生的气体交换功能障碍,它是一种综合征而非一种疾病,许多疾病可引起呼吸衰竭,是临床上常见的危重症。呼吸衰竭可表现为低氧血症(海平面水平、静息状态下$PaO_2 < 60$ mmHg),伴或不伴高碳酸血症($PCO_2 > 45$ mmHg)。根据其发展速度不同,常分为急性呼吸衰竭和慢性呼吸衰竭。急性呼吸衰竭是快速、突发事件引起致命性呼吸功能不全;慢性呼吸衰竭是呼吸功能缓慢减退,进行性气体交换功能障碍,这种慢性发展的过程所产生的代谢效应(血氧水平下降和(或)CO_2潴留)逐渐被其他器官系统适应而部分代偿。呼吸衰竭病人达137/10万,并随年龄增加而升高,虽然近几十年来呼吸支持技术得到快速发展和广泛应用,其病死率仍达约36%。

一、识 别

(一) 病 因

呼吸衰竭可由全身各器官系统疾病而引起,或者是疾病终末期的表现之一。常见引起呼吸衰竭的病因可归为以下几大类疾病。

(1) 肺组织疾病:各种原因累及肺泡和(或)肺间质的疾病均可导致有效气体交换的肺泡减少,气体弥散障碍,肺顺应性降低,通气/血流比例,引起低氧或伴 CO_2 潴留,如肺炎、肺出血、肺结核、结节病、间质性肺纤维化、肺水肿(急性左心衰、吸毒、化学物质吸入中毒等)、急性呼吸窘迫综合征、药物反应、肺挫伤等。

(2) 气道疾病:急性发病者如会厌炎、喉水肿、异物阻塞、气管狭窄、支气管哮喘等;慢性发病者如慢性阻塞性肺疾病(COPD)、慢性支气管炎、肺气肿、睡眠呼吸暂停综合征、支气管扩张症等。

(3) 肺血管病:肺血栓栓塞、减压病(气体栓塞)、脂肪栓塞、羊水栓塞、多发性肺血管炎、肺动脉高压、动静脉畸形或心内分流、播散性血管内凝血(DIC)等。

(4) 胸壁和胸膜病变:胸部外伤性连枷胸、胸廓畸形、强直性脊柱炎、胸膜纤维化、气胸、胸腔积液、脓胸等。

(5) 神经肌肉疾病

中枢神经系统病变引起延髓呼吸中枢或呼吸传导通路障碍。脑血管意外、脑外伤、颅内感染(如脑炎)、肿瘤等均可直接或间接抑制呼吸中枢;镇静催眠药、麻醉药的使用产生呼吸中枢受抑。脊髓颈段或高位胸段损害(如肿瘤或创伤);肌肉疾病如重症肌无力、肌萎缩症;肌炎如多发性神经炎、脊髓灰质炎、格林-巴利综合征;中毒如有机磷农药、氨基糖苷类、类固醇肌病等;破伤风;重度低血钾或高血钾;代谢病如甲状腺功能减退症、低磷血症;副肿瘤综合征(或瘤外综合征);手术后或放射治疗后膈神经损伤等。

(二) 病理生理

低氧血症的病理生理机制分为6大类:吸入氧分压过低、通气不足、弥散障碍、通气/血流比例失调(V/Q)、肺内分流、动静脉瘘。

(1) 吸入氧分压过低:主要发生于烟雾吸入中毒时,火灾中氧气消耗所致,或在高海拔地区大气压下降如高原旅行或高空飞行航班密闭差引起。

(2) 通气不足:通气不足引起肺泡氧分压(P_AO_2)下降,肺泡与血液中气体交换减少,导致低氧血症。$P_AO_2 = P_IO_2 - PaCO_2 \div R$,[注:$P_AO_2$=肺泡氧分压;$P_IO_2$=吸入气氧分压;$PaCO_2$=动脉血 CO_2 分压;R=常数(0.8)]。

(3) 弥散障碍:即 O_2、CO_2 等气体通过肺泡膜进行交换的物理弥散过程发生障碍。肺泡膜由肺泡毛细血管血基底膜、毛细血管内皮细胞、肺泡-毛细血管间隔、肺泡上皮基底膜、肺泡上皮细胞、肺泡表面活性物质六层组成,这六个屏障中的任何一个出现异常便可能发生气体弥散障碍。常见引起弥散障碍的疾病有肺炎、间质性肺炎、肺水肿等。正常静息状态时,流经肺泡壁毛细血管的血液与肺泡接触的时间约为 0.72 s,O_2 完成气体交换的时间为 $0.25\sim0.3$ s,CO_2 只需 0.13 s,且 CO_2 的弥散能力为 O_2 的 20 倍,因此,在弥散障碍时,常以低氧血症为主,而 CO_2 很少出现升高。

(4) 通气/血流比例失调:静脉血流经肺泡时,能否保证得到充足的 O_2 和充分排出 CO_2,使全身回流的静脉血动脉化,需有正常的肺通气功能、良好的肺泡膜弥散功能和肺泡通气/血流比例平衡。正常成人静息时 V/Q=0.8。V/Q 比值失调有两种表现:①部分肺泡通气不足,见于肺部病变如肺泡萎陷、肺炎、肺不张、肺水肿等引起受累肺组织的肺泡通气不充分,V/Q 减少,部分未经氧合或氧合不充分的肺动脉血(静脉血)通过肺泡毛细血管或短路流入肺静脉血中(动脉血),这又称为肺动-静脉样分流或功能性分流;②部分肺泡血流不足,见于肺血管病变如肺血栓栓塞引起栓塞部位血流减少,V/Q 值升高,肺泡通气不能被流分利用,又称死腔样通气。V/Q 比例失调一般仅有低氧血症,不会引起CO_2潴留,因为:①动脉与混合静脉血的氧分压差为59 mmHg,比CO_2分压差大10倍;②氧离曲线呈"S"形,正常肺泡毛细血管氧饱和度已处于曲线平台段,无法携带更多的O_2以代偿低PaO_2区的血氧含量下降,而CO_2解离曲线在生理范围内呈直线关系,有利于通气良好区对通气不足区的代偿,排出足够的CO_2,不致出现CO_2潴留,但在严重的V/Q比例失调时亦可导致CO_2潴留。

(5)肺内动-静脉解剖分流增加:肺动脉内的静脉血未经氧合直接流入肺静脉,导致PaO_2下降,是V/Q比例失调的特例。此时,提高FiO_2并不能使分流的静脉血氧分压升高,分流量越多,吸氧后提高动脉血氧分压的效果越差;若分流量超过30%,吸氧并不能明显提高PaO_2,主要见于肺动-静脉瘘。

另外,耗氧量增加是加重缺氧的一个原因,如发热、寒战、呼吸困难和抽搐时,氧耗量均增加。

(三)分 类

目前临床中,呼吸衰竭有多种分类方法,通常根据动脉血气分析、发病急慢进行分类。

1. 根据动脉血气分析分为Ⅰ型和Ⅱ型呼吸衰竭

(1)Ⅰ型呼吸衰竭:特点是低氧血症,血气分析表现为$PaO_2<60$ mmHg,PCO_2正常或低于正常。这类呼吸衰竭多见于肺换气障碍性疾病如严重肺部感染性疾病、肺间质病、急性肺栓塞等。

(2)Ⅱ型呼吸衰竭:特点是缺氧伴有CO_2潴留,血气分析表现为$PaO_2<60$ mmHg,$PCO_2>45$ mmHg。主要是肺泡有效通气不足相关性疾病如慢性阻塞性肺疾病、严重哮喘等。

2. 根据发病急缓分为急性和慢性呼吸衰竭

(1)急性呼吸衰竭:由于某些突发性致病因素如严重肺疾病、创伤、休克、急性气道阻塞等,导致肺通气和(或)换气功能迅速出现严重障碍,短时间内引起呼吸衰竭,此时机体不能很快代偿,如不及时抢救,将会危及患者生命。

(2)慢性呼吸衰竭:是某些慢性疾病如COPD、肺结核、肺间质性疾病、神经肌肉病变等所致。

(四)临床表现

呼吸衰竭的临床表现随原发病而有所差异,但低氧血症和高碳酸血症本身会引起某些特殊表现。低氧血症可表现为焦虑、出汗、呼吸困难或呼吸急促、心动过速或过缓、精神状态改变、意识模糊、紫绀、血压升高或降低、惊厥或抽搐、昏迷、乳酸性酸中毒。高碳酸血症可引起头痛、嗜睡、昏睡、震颤、言语不清、扑翼样震颤、视神经乳头水肿、昏迷、出汗等。呼吸衰竭可因肺外疾病所致,因此,并非所有呼吸衰竭患者均有咳嗽、咳痰症状,呼吸困难有时是惟一表现。感染所致者可表现为畏寒、发热或寒颤等,可同时伴有乏力、食欲不振、全身不适等非特异性症状。慢性阻塞性肺疾病者可因气道分泌物清除障碍而发生呼吸困难、紫绀;支气管哮喘急性发作者可表现为气喘、喘息或喘鸣。肺栓塞者可仅有胸闷、呼吸困难,少数患者伴有咯血、胸痛,大面积肺梗塞者可突发晕厥。中枢神经系统疾病如脑血管意外可产生神经肌肉受损表现或发生中枢性呼吸骤停。神经肌肉疾病者可突然产生呼吸肌无力导致严重呼吸困难、呼吸衰竭,周期性麻痹也可因呼吸肌无力产生呼吸困难、衰竭等。

(五)诊断评估

1. 初始评估

呼吸衰竭的诊断评估与治疗常是同步进行的,在评估的同时,有时需做简单而必要的治疗措施,初始评估就包括立即确保上呼吸道通畅。简要询问病史,了解基础疾病如阻塞性肺病、神经肌肉疾病、用药史对下一步处理极为重要。而后开始体格检查,确定是中心性还是外周性紫绀,继之检查呼吸频率,观察呼吸深度和呼吸类型。同时还必须注意有无呼吸窘迫表现如鼻翼煽动、噘唇呼吸和辅助呼吸肌使用。接着检查评估胸壁和呼吸运动。然后进行胸廓触诊和肺部听诊。这个过程主要确定呼吸驱动情况、呼吸泵功能、外界空气与肺部交换情况。另外还需确定氧合和CO_2状态,经皮血氧饱和度可以确定血氧情况,但并不知晓肺泡通气和PCO_2水平,此时需做动脉血气分析。

2. 呼吸控制功能障碍评估

这可能是最不常见的呼衰病因,而且在 ICU 插管的病人很难评估,因为许多药物影响病人意识并限制呼吸驱动功能。不过,通过简单观察和了解病史便可获得有用的信息。最常引起呼吸驱动功能的是药物使用,而且此类药物常常影响病人的意识状态。有使用呼吸抑制剂史或意识改变先于用药插管前已经出现呼吸异常,提示很可能是呼吸控制功能障碍。意识清醒,轻微镇静的病人出现明显的高碳酸血症或低氧血症且呼吸频率并未增加(如<12 次/min),也没有辅助呼吸肌参与,很可能是呼吸驱动有问题。呼吸驱动功能障碍为引起呼吸衰竭的主要病因者,如阿片类过量,低氧血症与高碳酸血症常呈比例关系,如病人的肺泡-动脉氧分压差正常。其他检查呼吸驱动功能的方法是,如果病源人吸入 5%的 CO_2 和 15%的 O_2 病人的呼吸频率是否升到 25 次/min 以上(CO_2 激发试验),并测定吸气开始的最初 0.1s 产生的负压情况(P0.1 测试),但这种方法不适于 ICU 中的病人。

3. 泵功能障碍评估

泵功能障碍是 ICU 中呼吸衰竭的常见原因,通常是多因素的。各种药物、长时间机械通气、多发性神经根病变等均会影响呼吸肌功能。对未插管的病人,应注意呼吸窘迫情况,另外,腹部矛盾呼吸提示膈肌疲劳,是呼吸泵衰竭的标志。机械通气的病人,可通过床边试验评估呼吸泵功能,测定肺活量和吸气力量是最常用的方法,肺活量<10 ml/kg、吸气压<20 cmH_2O(即-20cmH_2O)提示呼吸肌功能不全。浅快呼吸指数(呼吸频率/潮气量)是一个呼吸功能评估的综合指标,浅快呼吸指数<105,提示易于撤机成功。其他更多的测定呼吸肌功能的方法包括用食管球囊法测定跨膈压、床边肌电图描记法和神经传导研究,这些主要用于特定情况下测定呼吸肌功能。

4. 气道功能障碍评估

这也可在床边用简单方法测定和临床评估。喘鸣提示有大气道和喉梗阻;支气管痉挛听诊可发现哮鸣音或干啰音;吸气时呼吸音粗大或干啰音提示有大气道阻塞,往往是分泌物干结固定所致;呼气时高调哮鸣音提示小气道阻塞,常常是支气管痉挛;对严重气流阻塞的病人,哮鸣音可能因气流很少而降低。这些病人,阻塞可能引起过度充气或产生内源性呼气末正压(autoPEEP)。简单的床边检测还可测定气流阻塞情况,但这需要病人与呼吸机同步,呼吸不急促,因此,这种检测最适于镇静的病人。

5. 肺泡腔功能障碍评估

这可通过几种特殊的辅助床边技术和简单的气体交换测定。体检发现肺实变表现,如管状呼吸音、叩诊浊音、支气管羊鸣音等支持肺泡功能障碍。静态顺应性可提示肺变硬,正常静态肺顺应性是 35~50 ml/cm H_2O。常规潮气量(7~12 ml/kg)时肺静态顺应性<30 ml/cmH_2O,提示肺和(或)胸壁变硬。胸片是评估肺泡腔的有效工具,胸片符合肺泡感染、损伤、水肿改变,加上肺顺应性降低、PaO_2 下降,表明肺泡腔功能障碍。

6. 肺血管功能障碍评估

床边无法直接评估,但右心室功能可以反映出来,如颈静脉压升高、响亮的或肺动脉瓣第二心音延迟、右侧抬举、右侧第三心音、三尖瓣回流杂音。如果没有这些征象,可通过排除驱动功能、泵功能、气道功能或肺泡腔功能障碍来确定。肺血管疾病可引起 ECG 和胸片异常,还可引起右心劳损或右束支传导阻滞的 ECG 表现,肺动脉扩张可通过胸片显示。更多其他确定性测试如超声心动图、右心导管或胸部 CT 增强检查等,是临床上常用的检查肺血管疾病的方法。

二、处 置

(一)治疗和监测

呼吸衰竭患者应监测神志或意识状态、呼吸频率、血氧饱和度、脉搏、血压和尿量等。其起始治疗稳定生理学指标或生命体征。第一优先的是确保气道畅通,给予充分的氧供,促进氧合,改善低氧血症。高碳酸血症性呼吸衰竭者产生严重的酸中毒或因供氧纠正低氧血症产生高碳酸性酸中毒,最主要的支持措施是保证有效肺泡通气。尽管部分病人不需建立人工气道便可进行无创通气,但大多数呼吸衰竭病人的控制和稳定均需要气管插管(经口或经鼻),插管并确认气管导管位置正确以后,给予100%氧气并立即进行充分的机械通气(参见机械通气章)。很多时候往往出现急性呼吸衰竭或快速进展的、潜在性、致命性缺氧,首先处理仍是立即纠正缺氧,呼吸衰竭的病因诊断和治疗退居次要地位,否则低氧血症和高碳酸血症会很快导致循环衰竭甚至死亡。从呼吸衰竭本身来说,初始处理是供氧,如果呼吸窘迫,必须进行人工通气,开始可用气囊面罩供氧,一旦气管插管成功,便进行机械通气。病人经上述处理初步得到稳定之后,再着手进行呼吸衰竭的病因诊断和处理,就安全得多了。

(二)通畅气道

意识不清的病人多因舌或软组织阻塞所致的上气道阻塞应立即处理,可采用双手托颌法或仰额抬颌法保证气道通畅。气道异物则是另一需要紧急处理的急症,如病人有自主呼吸而无法自我移除异物时,用腹部冲击法(Heimlich 手法)可解除异物,但孕妇和小儿应采用胸部冲击法。液性异物如呕吐物或血液(块)可在直视下用吸引管吸除。虽然少数呼吸衰竭病人的气道稳定,无需器械辅助,但大多数病人需要气管插管。如果这些方法均无法解决气道通畅问题,应紧急行环甲膜穿刺或切开术,甚至考虑行紧急气管切开,以维护气道通畅,纠正缺氧。

(三)氧疗

提高呼吸衰竭患者血氧容量的最有效方法是增加肺泡有效通气量,增高肺泡氧浓度,开始可给予 FiO_2 100%氧疗,低氧纠正后逐步降低,当 FiO_2 <50%时就比较安全,但Ⅱ型呼吸衰竭患者在建立人工气道前,应先给予低流量氧疗,否则会加重 CO_2 潴留,使意识障碍程度加深。通畅气道的前提下,机械通气的病人可通过调高 PEEP 提高肺泡氧浓度,每次上调 2~4 cmH_2O,13~30 min 调节一次,直至达到合理的目标水平($SatO_2$ >90% 或 PaO_2 >60 mmHg)。通过增加肺泡通气即可消除 CO_2、纠正酸中毒。

(四)原发病治疗

在通畅气道、纠正严重低氧之后,应着手寻找并确定引起呼吸衰竭原发病或诱因,很大程度上,呼吸衰竭的治疗效果有赖于早期识别并合理消除所有导致呼吸衰竭可治疗性因素。包括:

(1)清除气道分泌物(吸引、加强湿化或使用痰液稀释剂)。

(2)有效的抗生素治疗感染如早期开始广谱抗生素,待感染控制或确定敏感菌后调整敏感抗菌药物。

(3)使用抗炎药或免疫抑制剂控制炎症如糖皮质激素。

(4)使用支气管扩张剂解除痉挛性气道阻塞,如 $β_2$ 受体激动剂(沙丁胺醇或特布他林)、抗胆碱能药(异丙托溴铵或噻托溴铵)、磷酸二酯酶抑制剂(茶碱)。

(5)避免过度给氧的不良反应(氧中毒)。

(6)避免呼吸机相关性压力伤。

(7)纠正电解质失衡和维持容量平衡。

(8)使用抗凝剂或溶栓剂消除凝血异常。

(9)给予肺血管扩张剂、使用利尿剂消除过量的肺水肿液,改善肺部气体交换功能。

(10)某些慢性呼吸衰竭如睡眠暂停综合征、脊髓灰质炎综合征,可给予间断性机械通气,如夜间机械通气或持续正压气道通气(CPAP),以解决夜间缺氧现象。

(11)极少数肺脏功能丧失的慢性呼吸衰竭病人,只有通过肺移值才能改善生活质量等。

(赖荣德)

参 考 文 献

1. Shah PB, Giudice JC, Griesback R, et al. The newer guidelines for the management of community acquired pneumonia. JAOA, 2004, 104(12):521~526
2. Mandell LA, Wunderink RG, Anzueto A, et al. Infectious Diseases Society of America/American Thoracic Society consensus guidelines on the management of community-acquired pneumonia in adults. Clinical Infectious Diseases, 2007, 44(Suppl 2):27~72
3. 中华医学会呼吸病学分会. 社区获得性肺炎诊断和治疗指南. 中华结核和呼吸杂志, 2006, 29(10):651~655
4. Halm EA, Teirstein AS. Management of community-acquired pneumonia. N Engl J Med, 2002, 347(25):2039~2045
5. Degelau J. Community-acquired pneumonia in adults, 7th edition. Institute for Clinical Systems Improvement, 2006
6. Wilkins RL, Dexter JR, Gold PM. Respiratory disease-a case study approach to patient care. F. A. Davis Company, 2007
7. Niederman MS, Craven DE. Guidelines for the management of adults with hospital-acquired, ventilator-associated, and healthcare-associated pneumonia. Am J Respir Crit Care Med, 2005, 171:388~416
8. Masterton R, Craven D, Rello J, et al. Hospital-acquired pneumonia guidelines in Europe: a review of their status and future development. Journal of Antimicrobial Chemotherapy, 2007, 60:206~213
9. Hoo GWS, Wen YE, Nguyen TV, et al. Impact of clinical guidelines in the management of severe hospital-acquired pneumonia. Chest, 2005, 128(4):2778~2787
10. Hall JB, Schmidt GA, Wood LDH, et al. Principles of critical care, 3rd edition. McGraw-Hill Companies. Inc., 2005
11. Jarvis WR. Bennett & Brachman's Hospital infections, 5th edition. Lippincott Williams & Wilkins, 2007
12. Fink MP, Abraham E, Vincent JL, et al. Textbook of critical care, 5th edition. Elsevier Inc., 2005
13. MacIntyre NR. Ventilator-associated pneumonia: the role of ventilator management strategies. Respir Care, 2005, 50(6):766~772
14. Rello J. Nosocomial pneumonia-strategies for management. John Wiley & Sons Ltd, 2007
15. Grossman RF, Fein A. Evidence-based assessment of diagnostic tests for ventilator-associated pneumonia: executive summary. Chest, 2000, 117:177s~181s
16. The Canadian Critical Care Trials Group. A randomized trial of diagnostic techniques for ventilator-associated pneumonia. N Engl J Med, 2006, 355(25):2619~2630
17. Hollef MH, Diagnosis of ventilator-associated pneumonia. N Engl J Med, 2006, 355(25):2691~2693
18. Dodek P, Keenan S, Cook D, et al. Evidence-based clinical practice guideline for the prevention of ventilator-associated pneumonia, Ann Intern Med, 2004, 141:305~313
19. Buist AS. Global strategy for the diagnosis management, and prevention of chronic obstructive pulmonary disease, updated 2007, Global initiative for chronic obstructive lung disease. www.goldcopd.org
20. 中华医学会呼吸病学分会慢性阻塞性肺疾病学组. 慢性阻塞性肺疾病诊治指南, 中华结核和呼吸杂志. 2007, 30(1):3~21
21. Dewar M, Curry RW. Chronic obstructive pulmonary disease: diagnostic considerations. Am Fam Physician, 2006, 73(4):669~676
22. Global strategy for asthma management and prevention 2007 update. 2007, www.ginasthma.org
23. Mason RJ, Murray JF, Broaddus VC, et al. Murray & Nadel's textbook of respiratory medicine, 4th edition. Saunders, 2005
24. Marx JA, Hockberger RS, Walls RM. Rosen's Emergency Medicine: concepts and clinical practice, 6th edition. Elsevier Health Sciences, 2006
25. The American lung association asthma clinical research centers. Randomized comparison of strategies for reducing treatment in mild persistent asthma. N Engl J Med, 2007, 356(20):2027~2039
26. Nicholson PJ, Cullinan P, Taylor AJN, et al. Evidence based guidelines for the prevention, identification, and management of occupational asthma. Occup Environ Med, 2005, 62:290~299
27. 中华医学会呼吸病学分会哮喘学组. 支气管哮喘防治

指南(支气管哮喘的定义、诊断、治疗和管理方案). 中华结核和呼吸杂志,2008,31(3)

28 Robinson GV. Pulmonary embolism in hospital practice. BMJ,2006,332:156～160

29 Tapson VF. Acute pulmonary embolism. N Engl J Med,2008,358(10):1037～1052

30 Piazza G, Goldhaber SZ. Acute pulmonary embolism: part I : epidemiology and diagnosis. Circulation. 2006,114(2):28～32

31 Segal JB, John Eng, Tamariz LJ, et al. Review of the evidence on diagnosis of deep venous thrombosis and pulmonary embolism. Ann of Fam Med,2007,5(1):63～73

32 中华医学会呼吸病学分会. 肺血栓栓塞症的诊断与治疗指南(草案). 中华结核和呼吸杂志,2001,24(5):259～264

33 Nucifora G, Badano L, Hysko F, et al. Pulmonary embolism and fever-When should right-sided infected endocarditis be considered? Circulation, 2007, 115: e173～176

34 Torbicki A, et al. Guidelines on diagnosis and management of acute pulmonary embolism, European Heart Journal. 2000,21:1301～1336

35 Rees M, Williams TJ. Pulmonary embolism-assessment and management. Australian Family Physician,2005,34(7):555～561

36 Lee CH, Hankey GJ, Ho KW, et al. Venous thromboembolism: diagnosis and management of pulmonary embolism. MJA,2005,182:569～574

37 Goldhaber SZ, Elliott CG. Acute pulmonary embolism: part II : risk stratification, treatment, and prevention. Circulation,2003,108(23):2834～2838

38 Hogg K, Brown G, Dunning J, et al. Diagnosis of pulmonary embolism with CT pulmonary angiography: a systematic review. Emerg Med J,2006,23:172～178

39 Wittram C, Maher MM, Yoo AF, et al. CT angiography of pulmonary embolism: diagnostic criteria and causes of misdiagnosis. RadioGraphics, 2004, 24:1219～1238

40 Shaughnessy K. Massive pulmonary embolism. Critical Care Nurse,2007,27(1):39～50

41 Kucher N, Goldhaber SZ. Management of massive pulmonary embolism. Circulation,2005,112,e28～e32

42 Rubenfeld GD, Caldwell E, Peabody E, et al. Incidence and outcomes of acute lung injury. N Engl J Med,2005,353(16):1685～1693

43 Lewandowski K, Lewandowski M. Epidemiology of ARDS. Minerva Anestesiol,2006,72(6):473～477

44 Kasper DL, Braunwald E, Fauci AS, et al. Harrison's principles of internal medicine, 16th edition. McGraw-Hill Company, Inc. ,2005

45 Rubenfeld GD, Herridge MS. Epidemiology and outcomes of acute lung injury. Chest, 2007, 131 (2):554～562

46 中华医学会重症医学会分. 急性肺损伤/急性呼吸窘迫综合征诊断和治疗指南(2006). 中国危重病急救医学,2006,18(12):706～710

47 蔡柏蔷,李龙芸. 协和呼吸病学,北京:中国协和医科大学出版社,2004

48 李铁一. 中华影像医学·呼吸系统卷,北京:人民卫生出版社,2002

49 Dellinger RP, Levy MM, Carlet JM, et al. Surviving Sepsis Campaign: International guidelines for management of severe sepsis and septic shock:2008. Intensive Care Med,2007,Dec 4 [Epub ahead of print]

50 The national Heart, Lung, and Blood Institute acute respiratory distress syndrome(ARDS) clinical trials network. Comparison of two fluid-management strategies in acute lung injury. N Engl J Med, 2006, 354 (24):2564～2575

51 The national Heart, Lung, and Blood Institute acute respiratory distress syndrome(ARDS) clinical trials network. Efficacy and safety of corticosteroids for persistent acute respiratory distress syndrome. N Engl J Med,2006,354(16):1671～1684

52 Meduri GU, Golder E, Freire AX, et al. Methylprednisolone infusion in early severe ARDS: results of a randomized controlled trial. Chest, 2007, 131 (4):954～963

53 Gattinoni LG, Caironi P, Cressoni M, et al. Lung recruitment in patient with the acute respiratory distress syndrome. N Engl J Med,2006,354(17):1775～1786

54 Suter PM, Lung inflammation in ARDS—friend or foe?. N Engl J Med,2006,354(16):1739～1742

55 The national Heart, Lung, and Blood Institute acute respiratory distress syndrome(ARDS) clinical trials net-

work. Higher versus lower positive end-expiratory pressures in patients with the acute respiratory distress syndrome. N Engl J Med, 2004, 351(4)327~336

56 Villar J. The use of positive and end-expiratory pressure in the management of the acute respiratory distress syndrome. Minerva Anestesiol, 2005, 71(6): 265~272

57 Rouby JJ, Lu Q. Bench-to-bedside review: adjuncts to mechanical ventilation in patients with acute lung injury, Critical Care, 2005, 9(5): 465~471

58 Katz JN, Patel CB, Aslam MK. Parkland manual of inpatient medicine. FA Davis Company, 2006

59 Nava S, Welte T. Respiratory emergencies. The European Respiratory Monograph, 2006, 11(36): 49~63

60 Goldman L, Ausiello D. Cecil Medicine, 23rd edition. WB Saunders, 2007

61 Esteban A, Anzueto A, Cook DJ. Evidence-based management of patients with respiratory failure. Springer, 2004

62 Baum GL, Bartolome RC, Crapo JD et al. Baum's Textbook of Pulmonary Diseases(7th edition). Lippincott Williams & Wilkins Publishers, 2003

第8章

心血管系统急重症

第1节 心律失常

一、概述

正常心脏传导系统由窦房结、结间束、房室结、希氏束、左右束支和普肯野纤维网组成,窦房结是心脏正常窦性起搏点,位于上腔静脉入口与右心房后壁的交界处,约(10 mm～20 mm)×(2 mm～3 mm)。传导系统受迷走和交感神经共同支配,迷走神经兴奋可以抑制窦房结的自律性和传导性,延长窦房结及其周围组织的不应期,减慢房室结传导并延长其不应期;交感神经对传导系统的效应与迷走神经相反。正常心脏传导过程(图8-1-1):窦房结内心电冲动一方面向右房下传导,同时跨过心房壁传向左房,引起左右心房收缩(①),冲动到达房室结后沿房室束下传导(②),冲动经希氏束分别沿左右束支继续下传导至心尖部(③),而后再沿Purkinje纤维传向左右心室,引起心室收缩(④)。传导系统中的任何一环出现异常(如冲动不外传、传导减慢或阻断或加快等)均会出现心律失常。

二、正常心电图

(一)正常心电图间期及参数

正常心电图描记时图纸走速25 mm/s。

P 波:持续时间<0.12 s;振幅<3 mm(0.3 mV),Ⅰ导联直立,aVR 导联倒置(相反者应考虑左右臂导联错换或右位心)。

PR 间期:0.12～0.20 s,成人可长达 0.22 s。

QRS 间期:0.05～0.10 s;如≥0.10 s,应考虑不完全性左/右束支传导阻滞或预激综合征。

Q 波:aVR 导联恒有 Q 波;V_1 或 aVL 导联偶可见 Q 波;Ⅲ导联常有 Q 波,持续时间≤0.04 s;Ⅰ导联以外的其他导联,Q 波<0.04 s,深度≤3 mm;>30 岁者的Ⅰ导联 Q 波幅度≤1.5 mm,<30 岁者的Ⅰ导联 Q 波可深达 5 mm。

R 波:① V_1 导联:12～20 岁者 R 波 0～15 mm;20～30 岁者 R 波 0～8 mm;>30 岁者 R 波 0～6 mm。② V_2 导联 0.2～12 mm(年龄<30

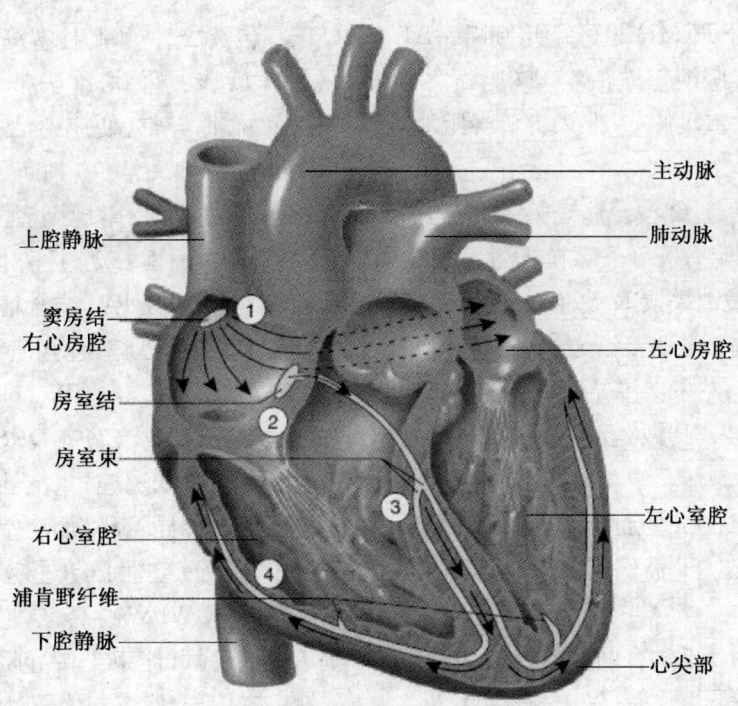

图 8-1-1 正常心脏传导系统示意图

岁);③V_3 导联 1～20 mm(年龄>30 岁者)。

ST 段:呈等电位,肢导或胸前导联抬高<1 mm;正常变异情况时,V_2～V_4 导联的 ST 段可抬高 1～2 mm,但弓背向下,或呈鱼钩状,而非弓背向上。

T 波:aVR 导联倒置;Ⅰ、Ⅱ、V_3～V_6 导联直立;Ⅲ、aVF、aVL、V_1、V_2 导联不确定。

电轴:年龄<40 岁者电轴为 0～(+110°);年龄>40 岁者电轴为(-30°)～(+90°)。

QT 间期:①心率 45～65 bpm 者,男性<0.47 s,女性<0.48 s;②心率 66～100 bpm 者,男性<0.41 s,女性<0.43 s;③心率>100 bpm 者,男性<0.36 s,女性<0.37 s。

(二)心电图快速判读

心电图快速判读可分为 11 步。

第 1 步:评估心律和心率。先判断心律,后计算心率,因为确定心律比心率更为重要,尤其危重急症时。评估时应着重查看Ⅱ、V_1 和 V_2 导联,因为Ⅱ和 V_1 导联的 P 波最为明显,V_1 和 V_2 观察束支传导阻滞最佳。

第 2 步:评估心电间期和传导阻滞。测量 PR 和 QRS 间期以判断传导阻滞,宽 QRS 提示左或右束支传导阻滞。

第 3 步:评估非特异性心室内传导阻滞和预激综合征。如 QRS 增宽但无左或右束支传导阻滞,应评估:(1)非特异性心室内传导延迟,它是预激综合征(Wolff-Parkinson-White Syndrome,WPW)的原因之一。(2)尽管 WPW 少见,但仍常为临床医生所忽视,更重要的是 WPW 可能拟似心肌梗死,右束支传导阻滞发现Ⅲ、aVF 导联 Q 波者更可能被误诊为心肌梗死。(3)快速诊断左束支传导阻滞可排除许多诊断,尤其是缺血和肥厚等。(4)判断束支传导阻滞时,应首先查看 V_1 和 V_2 导联,因为束支传导阻滞的 ECG 改变在 V_1 和 V_2 导联更为明显;重要的是,V_1 导联 P 波常最明显,可快速判断是窦性心律还是心律失常(房颤);另外,PR 间期更易测量,也容量发现有无左房扩大。(5)评估 V_1、V_2/V_3 可辅助诊断 Brugada 综合征和右心室发育不良,它特异性地表现为右束支传导阻滞波形,此病也是青年人猝死的原因之一。

第 4 步:评估 ST 段抬高或压低。ST 段最为重要,早期诊断急性心肌梗死主要有赖于 ST 段变化的判读,两个新名词——ST 抬高心梗(STEMI)

和非 ST 抬高心梗（NSTEMI）即可经此判断。ST 段抬高可见于：急性心肌梗死、冠脉痉挛（变异性心绞痛）、急性心包炎、左室动脉瘤、左束支传导阻滞、左心室肥厚等。

第 5 步：评估病理性 Q 波。病理性 Q 波与前述的 ST 段评估，可确定有无新发或陈旧性心肌梗死；寻找胸前导联 R 波消失或 R 波递增不良，可能提示心肌梗死（室间隔）、导联接错、左室肥厚、严重 COPD、肥厚性心肌病、左束支传导阻滞等。

第 6 步：评估 P 波。P 波是心房肥厚的 ECG 诊断要件。

第 7 步：评估左或右心室肥厚。

第 8 步：评估 T 波。T 波倒置有多种原因，常为非特异性的。

第 9 步：评估电轴。电轴有助于判断束支传导阻滞，但它不能提供特异性诊断，仅作为辅助诊断。Ⅰ、aVF 导联主波向上，电轴正常；Ⅰ、Ⅲ 导联主波相向，电轴右偏；Ⅰ、Ⅲ 导联主波相背，电轴左偏。

第 10 步：评估其他情况。其他情况包括长 QT、心包炎、起搏和肺栓塞等。

第 11 步：评估心律失常。这是第 1 步的深入说明，如心律异常，便应评估心律失常的类型。如为快速性心律失常，应判断 QRS 宽或窄。(1) 窄 QRS 心动过速：心律规则者主要见于窦性心动过速，房室结折返性心动过速，心房扑动（传导固定），房性心动过速，WPW 综合征；心律不规则者主要见于心房颤动，心房扑动（差异传导），房性心动过速（差异性房室传导或 Wenckebach 现象），多源性心性心动过速等。(2) 宽 QRS 心动过速：心律规则者见于室性心动过速，室上性心动过速（伴预激或功能性束支传导阻滞）如房室结折返性心动过速、WPW 综合征、窦性心动过速、房性心动过速、房扑伴固定传导，WPW 综合征（逆行、预激）；心律不规则者见于房颤（伴束支传导阻滞或预激）、房扑（差异性房室传导，伴束支传导阻滞或逆行性 WPW 综合征）、尖端扭转型室速。

图 8-1-2 为正常心电图条，心室率约 70 bpm。

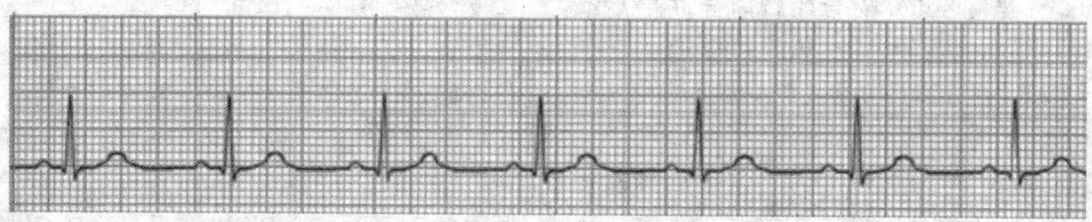

频率、节律、电轴均无异常，P 波、QRS 波群和 T 波均正常

图 8-1-2　正常心电图

三、心律失常

心律失常（cardiac arrhythmias）是指心脏电脉冲的频率、节律、起源部位、传导速度或激动次序的异常，导致心电的异常变化。下面主要介绍急诊和 ICU 常见的心电图特点和简要处置方法。

（一）心律失常分类

(1) 根据心脏冲动形成和传导分类：①冲动形成异常：窦房结心律失常（窦性心动过速、窦性心动过缓、窦性心律不齐、窦性停搏等）；被动性异位心律（逸搏和逸搏心律，均有房性、交界性和室性之分）；主动性异位心律（期前收缩、阵发性心动过速（二者也有房性、交界性和室性之分），心房扑动和颤动，心室扑动和颤动）。②冲动传导异常：生理性（干扰及房室分离）；病理性（窦房传导阻滞、房内传导阻滞、房室传导阻滞、室内传导阻滞（左、右束支及左前、左后分支传导阻滞））；房室间传导途径异常（预激综合征）。

(2) 根据心律快慢分类：快速性心律失常和缓慢性心律失常。

(二)心律失常诊断

心律失常诊断主要依临床和心电图表现,其中心电图是必备诊断工具。

1. 临床表现

(1)症状:可有心悸、无力、头晕。室性心动过速或房颤时,严重者可出现晕厥、意识丧失,继发缺血心抽搐等。

(2)体征:①如有器质性心脏病或全身性疾病,可有相应的体征。②心率(快或慢)及(或)心律(不规律)的改变,房颤时可有脉短绌。

2. 心电图

常规心电图检查,或动态心电图等对诊断具有重要的价值。有时不同类型心动过速诊断困难,根据QRS波群将其分为宽QRS心动过速(图8-1-3)和窄QRS心动过速(图8-1-4),为临床诊断提供了一定的指导作用。

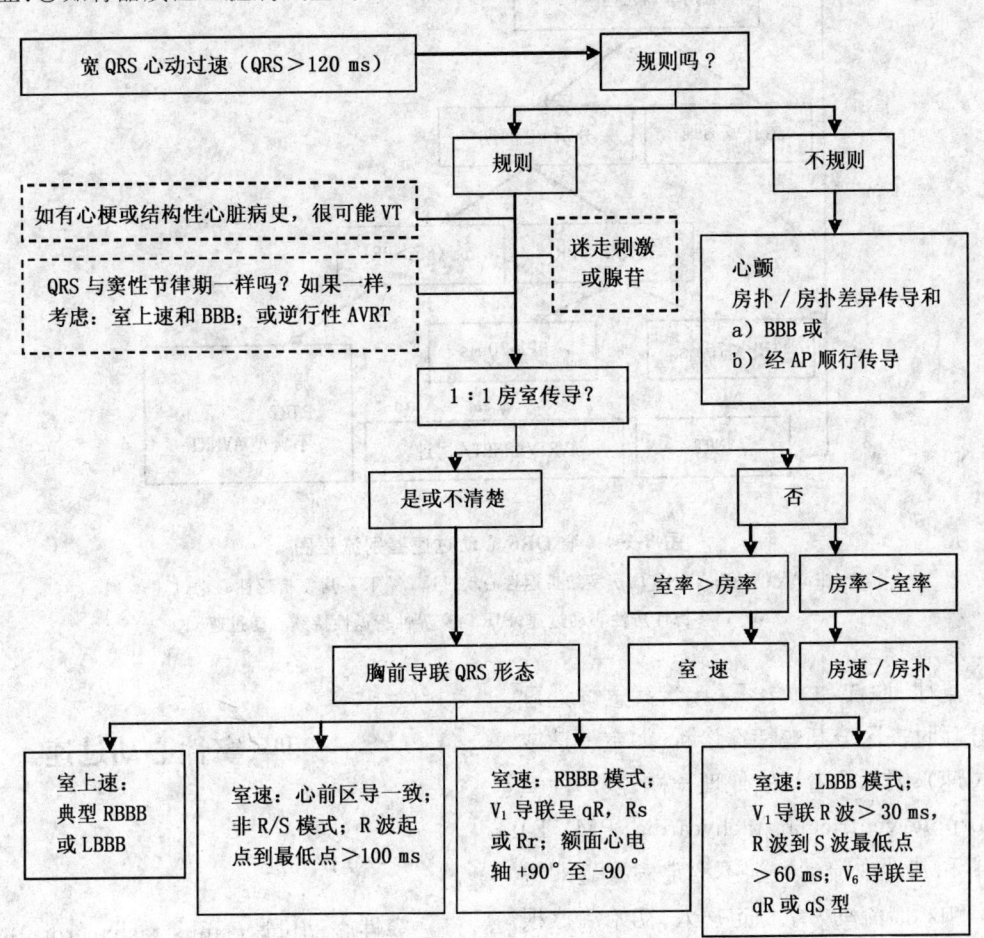

图8-1-3 宽QRS心动过速鉴别程序图

注:AP:旁路途径;BBB:束支传导阻滞;LBBB:左束支传导阻滞;RBBB:右束支传导阻滞;AVRT:房室折返性心动过速

(三)心律失常处置原则

院前、急诊或ICU常遇到各种心律失常,病人的血流动力学状况是决定评估和是否紧急处理的重要依据。有严重症状和体征的病人,如休克、低血压、充血性心力衰竭、严重气短、意识改变、缺血性胸痛或急性心肌梗死等需立即处理。对血流动力学稳定的病人,有充分的时间进行心电图(ECG)检查和评估,认真复习病人以往的ECG变化,更有助于诊断心律失常。

1. 快速型心律失常

有严重症状和体征的快速型心律失常病人可

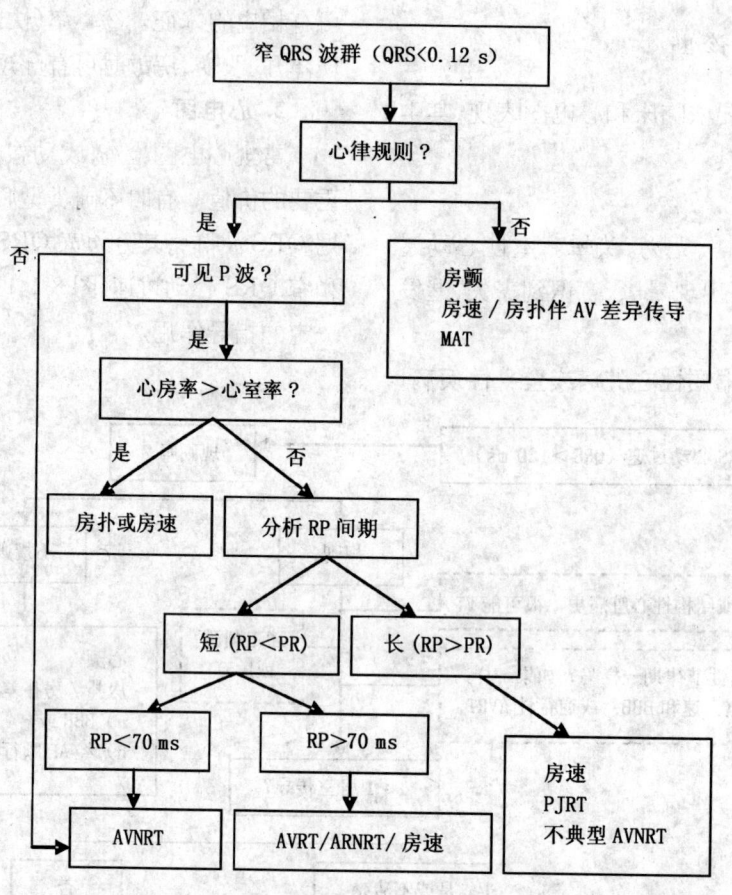

图 8-1-4 窄 QRS 心动过速鉴别流程图
注：AV：房室；AVNRT：房室结折返性心动过速；AVRT：房室折返性心动过速；
MAT：多源性房性心动过速；PJRT：交界性折返性持续心动过速

立即同步电复律；血流动力学不稳定者，急诊处理时不必过分耗时去区分某些特殊诊断(如室上速或室性心动过速)，因为两者初始处理一样；多形性室速(polymorphic ventricular tachycardia，PMVT)持续≥30 s 和其他血流动力学不稳定病人立即进行非同步除颤。血流动力学稳定病人，初始治疗根据 ECG 和体检发现确定处理方式。

2. 缓慢型心律失常(心动过缓、传导紊乱、逸搏心律)

如果病人血流动力学不稳定，应立即处理，经皮心脏起搏是缓慢性心律失常伴严重症状和体征者的首选处理方法。血流动力学稳定的病人或症状轻微(如头晕、头昏眼花)，可先给予药物处理，同时准备好起搏。

四、窦性心动过速

(一)识 别

窦性心动过速(sinus tachycardia)的心室率＞100 bpm，一般在 101~180 bpm，健康年轻成人可达 180~200 bpm，多出现于运动时，健康儿童可达 220 bpm，但 80 岁老年人可能不到 140 bpm。疼痛，炎症，发热，应激或其他高肾上腺能素能状态，饮酒，咖啡因，劳累，焦虑，贫血，低血容量，低氧血症，心肌缺血，肺水肿，休克，甲状腺功能亢进症，某些药物如阿托品、甲状腺素等均可引起窦性心动过速。结构性心脏病者，窦性心动过速可能因心室充盈时间缩短和冠状动脉血流减少引起心输出量降低、心绞痛或诱发其他心律失常。

ECG 特点：窦性 P 波，P 波形态正常，波幅可更大而呈尖峰状，P-R 期＞0.12 s；QRS 宽度、形态正常；心动过速发生时逐渐加快，停止时逐渐减慢，快、慢心率之间无明显界线。图 8-1-5 为窦性心动过速 ECG，心室率约 150 次/min。

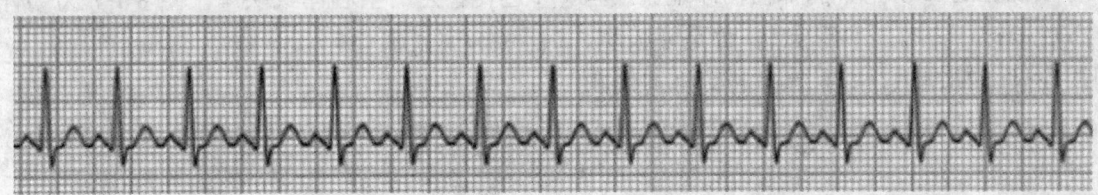

图 8-1-5　窦性心动过速

（二）处　置

窦性心动过速主要处理基础病，如出血者给予止血、低血容量者进行容量复苏，镇痛或退热剂，纠正低氧血症等。单纯针对心率处理对代偿性心动过速者可能有害。颈动脉窦按摩心律逐渐减慢有助于与其他类型的室上性心动过速区别。必要时，根据基础病住院治疗。

五、窦性心动过缓

（一）识　别

窦性心动过缓（sinus bradycardia）心室率＜60 bpm 称为窦性心动过缓。大多数心率为 45～59 bpm，睡眠时可能低达 35～40 bpm，多有窦性心律不齐，见于年轻人健康人或运动员，一般属良性心律失常，非窦房结功能障碍。少数为病理性，如脑灌注不足或活动后心率不增加或增加不多者。眼外科、冠状动脉造影、脑膜炎、颅内肿瘤、颅内压升高、颈或纵隔肿瘤均可有窦性心动过缓；某些特殊疾病也会发生心率减慢，如严重低氧血症、黏液水肿、低体温、某些感染恢复期、革兰阴性菌脓毒症、精神抑郁等。某些药物也会引起心率下降，如 β 受体阻滞剂、钙通道阻滞剂、可乐定、地高辛、锂等。图 8-1-6 为窦性心动过缓心电图，心室率约 50 bpm。

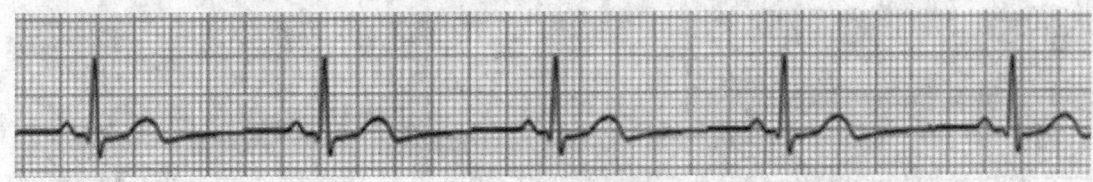

图 8-1-6　窦性心动过缓

（二）处　置

多数人窦性心动过缓是良性过程，无症状性心动过缓不需处理。有明显症状和体征者，可给予药物治疗如阿托品（0.5 mg iv，必要时可重复）、起搏等。

六、窦性心律不齐

（一）识　别

窦性心律不齐（sinus arrhythmia）是窦性周期长度时相性差异，最长窦性周期与最短窦性周期之差超过0.12 s,或最长窦性周期与最短窦性周期的差值除以最短窦性周期>10%。P 波态正常,PR间期大于0.12 s。窦性心律不齐多发生年轻人,特别是心率慢或迷走张力增高者,如使用洋地黄或吗啡后。窦性心律不齐有两种形态,一种是呼吸型,P-P间期在吸气期缩短,主要是迷走反射抑制所致,憋气可消除这种差异;另一种为非呼吸型,其P-P间期与呼吸循环无相关性,可能是洋地黄中毒所致。窦性心律不齐的症状少见,偶然在窦性间歇过长者会产生心悸或头晕。图 8-1-7 为窦性心律不齐心电图。

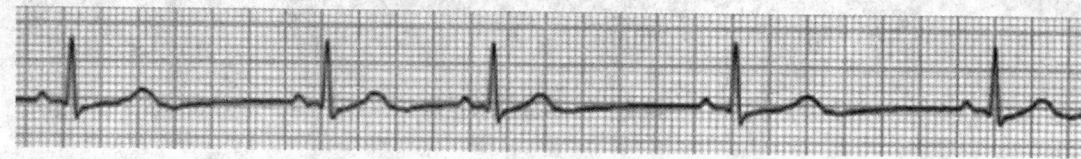

图 8-1-7　窦性心律不齐

(二)处置

非症状性窦性心律不齐无需治疗,症状性者可给予镇静、睡眠、阿托品、麻黄素或异丙肾上腺素等,能有效缓解症状。

七、窦性停搏

(一)识别

窦性停搏或窦性静止(sinus pause or sinus arrest)是指窦房结冲动不能形成或衰竭。ECG 可出现各种长度的心电缺失,除非有逸搏心律。ECG特点为窦性停搏引起的长 PP 间歇不是基本窦性 PP 周期的倍数。窦心停搏发生后轻者无症状,重者可出现头昏眼花或头晕,甚至晕厥。持续时间超过2.5 s 者易进展为心搏停止。图 8-1-8 为窦性停搏。

(二)处置

无明显症状且持续时间在2 s 以内者,密切观察,阿托品、氨茶碱可能有效,反复出现症状者或窦性静止超过3 s 者应考虑安装起搏器。

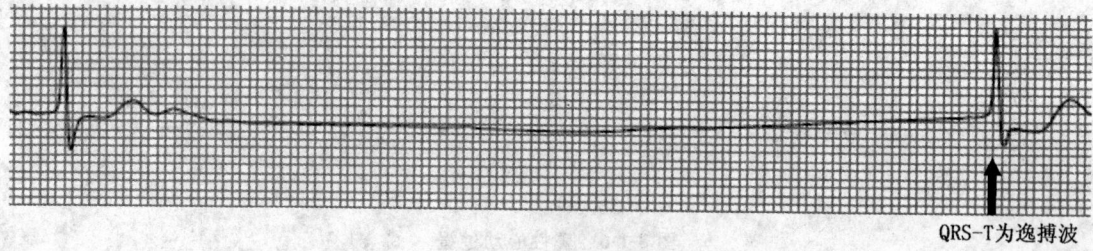

QRS-T为逸搏波

图 8-1-8　窦性停搏

八、病态窦房结综合征

(一)识别

病态窦房结综合征(sick sinus syndrome, SSS)是窦房结障碍产生的一系列病变,包括:①非药物性、持续性、自主性窦性心动过缓;②窦性静止或窦性传导阻滞;③窦房和房室传导阻滞并存;④规则或不规则的快速房性心律失常与缓慢的房室和室性心率交替出现(心动过缓-心动过速综合征(bradycardia-tachycardia syndrome))。同一病人在不同时间可记录到一种或以上的心电改变,相互间的原因有关联性,并伴有房室传导或自主节律异常。

(二) 处 置

SSS 的治疗根据基础心律确定,症状性 SSS 者常需安装永久性起搏器;心动过缓-心动过速综合征者,其心动过缓需起搏,但心动过速者需联用减慢心率的药物治疗。

九、阵发性室上性心动过速

(一) 识 别

阵发性室上性心动过速(paroxysmal supraventricular tachycardia, PSVT)是指发生于希氏束分支以上的快速性心律失常的总称,约 90% 是由于折返所致,另 10% 为自律性增高引起。图 8-1-9 为阵发性室上性心动过速 ECG,心室率约 187 次/min。

房室结折返性心动过速(atrioventricular nodal reentrant tachycardia, AVNRT)是最常见的 PSVT,占 50%～60%,心室率一般为 150～250 bpm(成人多在 180～200 bpm),少数情况会低至 110 bpm 或超过 250 bpm,其特征是突发骤止,心室律规则。由于激动发生于房室结,导致心房和心室同时兴奋,P 波与 QRS 波群重叠,ECG 上肉眼很难区分。AVNRT 病人一般无基础心脏病,常见诱因包括酒精、咖啡因、交感胺类,30～50 岁多见,女性多见(约 70%)。

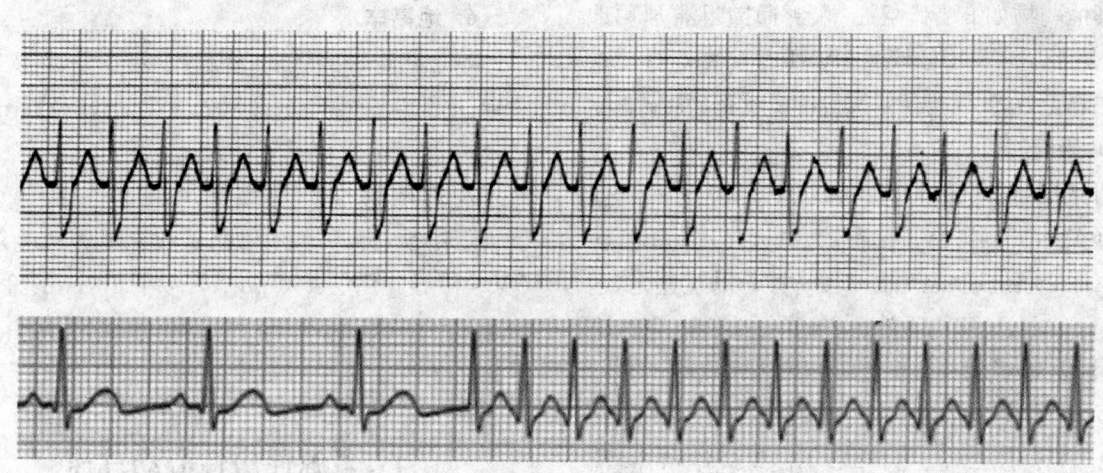

图 8-1-9 阵发性室上性心动过速(下图为室上性心动过速突然发作时的表现)

房室折返性心动过速(atrioventricular reciprocating tachycardia, AVRT)占 PSVT 的 30%～40%,通常冲动经房室结(AVN)下传,并沿旁路逆行,由于冲动经正常通道下传,而旁路是隐匿的,QRS 波形正常。心率>200 bpm 或 P 波在 QRS 之后者考虑为 AVRT。

窦房结内折返和房内折返是 PSVT 少见原因,各约 5%,心率一般 130～140 bpm,此类病人一般有基础心脏病。

心房自律性心动过速是另一种少见的心律失常,约占 PSVT 的 5%,心率一般 160～225 bpm,也可慢性 140 bpm,多数是自律性增高而非折返。心房自律性心动过速多与基础心脏病有关,治疗困难,标准治疗(包括复律)很难控制。

PSVT 可分为 AVN 依赖性或非依赖性,这种分类有助于治疗。AVNRT 和 AVRT 是 AVN 依赖性的,即 AVN 参与折返环,此类心律失常的治疗是降低 AVN 的传导。

(二) 处 置

1. 血流动力学不稳定病人

PSVT 血流动力学不稳定者应立即同步电复

律。低能量开始,一般50 J,无效者增加25~50 J,直至恢复窦性心律,如病情允许,应给予静脉镇静。如无法立即复律,可试用手法刺激迷走神经,如无效,可用腺苷或钙通道阻滞剂。低血压和严重慢性心衰者慎用或禁用钙通道阻滞剂。

2. 血流动力学稳定病人

PSVT病人耐受性一般较好,除非有基础心脏病或左心功能障碍。用药之前可先行手法刺激迷走神经治疗,如Valsalva法(深吸气后屏气,再用力作呼气动作);Mueller法(深呼气后屏气,再用力作吸气动作);面部浸入冷水中;刺激咽部造成恶心欲吐;颈动脉窦按摩可有效阻止AVN和窦房结依赖性PSVT;压迫眼球也可刺激迷走神经,但可能引起眼损伤,一般不用此法。

如迷走刺激无效,腺苷是终止PSVT的首选方法。其他药物如β受体阻滞剂、钙通道阻滞剂和地高辛均可作为AVN依赖性PVST预防和治疗。这些方法均无效者,考虑使用抗心律失常药如胺碘酮。

3. 腺苷

可减慢AVN传导,对90%以上的AVN折返性PSVT(AVNRT和AVRT)有效,也可有效阻止窦房结折返性心动过速,但对自律性房性心动过速无效。用法:6 mg,iv,1~3 s,无效者2 min后12 mg静脉快速注射,无效者2 min后还可用12 mg(即可用3次)。不良反应包括面红、过度通气、呼吸急促、胸痛,因其半衰期极短(约5 s),不良反应维持短暂。有哮喘史或其他慢性气道反应性疾病者慎用腺苷,因其可引起支气管痉挛。咖啡因、氨茶碱、卡马西平或双嘧达莫可对抗腺苷的不良反应。室上性宽QRS心动过速也可用腺苷。

4. β受体阻滞剂

普萘洛尔或艾司洛尔等β受体阻滞剂可减慢冲动形成、减慢AVN传导有气道高反应性疾病和慢性心衰史者慎用。普萘洛尔是非选择性β受体阻滞剂,用法1~3 mg,iv,×1~3 min,必要时2 min后可重复使用,总量0.1 mg/kg。艾司洛尔是超短效β_1受体阻滞剂,半衰期少于10 min,起效快,用法0.5 mg/kg,×1 min,静注后用50 μg/(kg·min)维持,如无效,4 min后可重复0.5 mg/kg,iv,静注后100 μg/(kg·min),心率控制后减量至25 μg/(kg·min)。

5. 钙通道阻滞剂

如地尔硫䓬或维拉帕米,可有效转复PSVT为窦律。主要慢心房和AVN传导,可影响心肌收缩力和外周血管阻力,左室功能障碍或慢性心衰病人慎用,不明原因的宽QRS心动过速、室速或心动过速伴预激禁忌使用。不良反应为低血压。方法:维拉帕米5~10 mg,iv,1~2 min,15 min可重复,直至起效或总量达30 mg。地尔硫䓬0.25~0.35 mg/kg,iv,×2 min,90%在用药后2 min左右终止,必要时15 min后可重复,转律后可用5~10 mg/h维持,必要时增至15 mg/h。

6. 地高辛

增加迷走神经张力,降低交感活性,减慢AVN传导,用法0.5~1 mg,缓慢静脉注射(10~15 min),必要时2~4 h后可重复0.25 mg。

7. 胺碘酮

阻断钠、钾通道、有β阻滞和钙阻滞特性,减慢AVN传导。用法150 mg,iv,多于10 min,维持量为1 mg/min,×6 h,而后0.5 mg/min。每日总量不超过2 g。

十、多源性房性心动过速

(一)识 别

多源性房性心动过速(multifocal atrial tachycardia,MAT)心率100~250 bpm,ECG特征是至少3种不同的P波形态,心律不规则,PR间期不同,除非有差异传导,QRS一般呈窄波,60%~85%病人有严重慢性阻塞性肺病,其他原因包括慢性心衰、低血钾、低血镁、肺动脉高压、低氧血症、高碳酸血症、甲基黄嘌呤中毒。图8-1-10为多源性房性心动过速ECG。

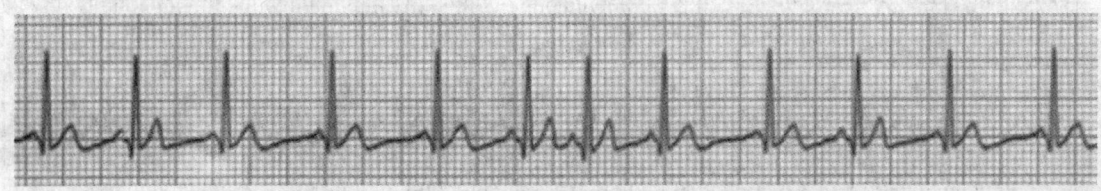

图 8-1-10　多源性房性心动过速

(二) 处　置

MAT 初始治疗针对基础病,与房颤一样,开始目标是控制心室率,因其对电复律无效,宜用药物治疗。

美托洛尔是首选药,它是 β₁ 选择性阻滞剂,可减慢 AVN 传导。用法 5～10 mg,iv,3 min,必要时 10～15 min 后重复。艾司洛尔可作为其替代药。

镁盐对 MAT 有效,用法 2 g,iv,多于 1 min,而后 2 g/h,×5 h,即便血镁水平正常也可使用。低血钾者补钾治疗。

胺碘酮、地高辛或地尔硫䓬也可选用,特别是慢性心衰者,可用于控制心室率。

十一、心房颤动与心房扑动

(一) 心房颤动

心房颤动(atrial fibrillation,Af),图 8-1-11 是 Af 心电图改变(心律不齐,P 波消失,代之以大小不一的小 f 波,QRS 波群时限正常)。

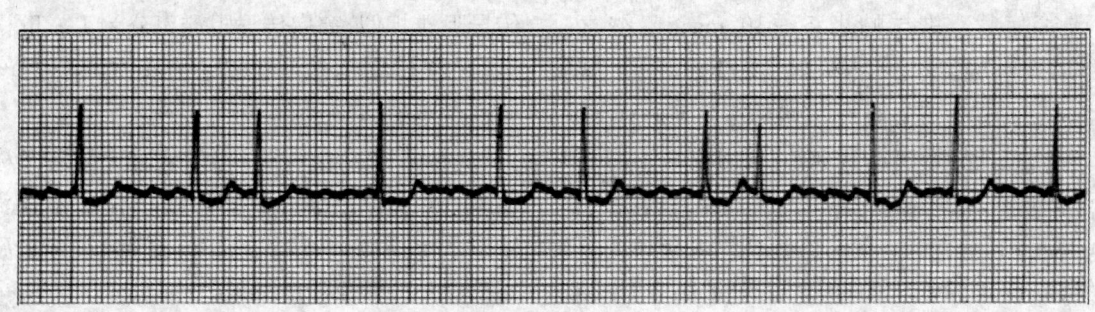

图 8-1-11　心房颤动

(二) 心房扑动(房扑,atrial flutter, AF)

1. 识别

房扑较房颤少见,可发生于室间隔缺损伴心房扩大者,肺栓塞,二尖瓣或三尖瓣狭窄或反流,慢性心力衰竭等;也可发生于无基础心脏病者,毒物、心毒性药物或影响心脏的代谢产物如甲状腺毒症、乙醇、心包炎可引起 AF。体检有时可见颈静脉搏动。

ECG 特点为心律规整,是房内大折返所致,心房扑动波约 250～350 bpm;AF 扑动波通常约 300 bpm,心室率 150 bpm(2∶1 传导);使用抗心律失常药者,扑动波可低至 200 bpm,但此时扑动波与心定率多为 1∶1。AF 常分为顺钟向和逆钟向房扑。顺钟向房扑表现为 Ⅱ、Ⅲ、aVF 导联负向扑动波,V₁ 导联正向扑动波;逆钟向房扑表现为 Ⅱ、Ⅲ、aVF 导联正向扑动波和 V₁ 导联负向扑动波。图 8-1-12 为心房扑动 ECG(心律规则,P 波消失,代之以大小相等的锯齿状 F 波,心室率约 75 bpm)。

2. 处置

复律是最常用的初选治疗方法,因为复律可快

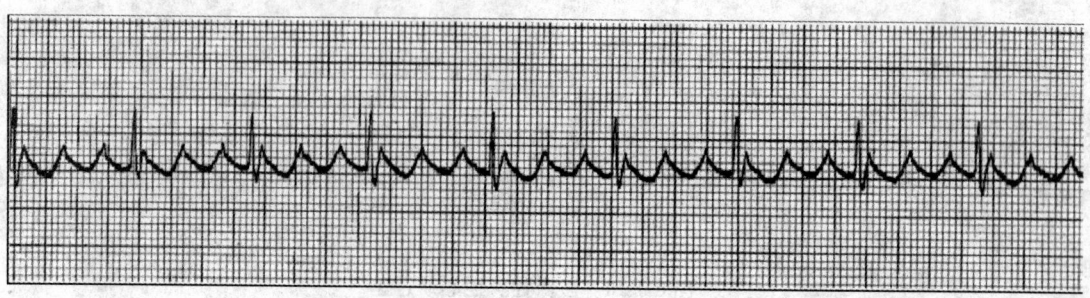

图 8-1-12 心房扑动

速、有效恢复窦性心律,复律时可用同步直流电复律,复律所需能量常较低,约50J即可。如首次放电后发生房颤,可适当增加能量再次复律;或根据临床情况确定是否处理房颤,因为房颤可能自动转为窦性心律,也可能再转为房扑。药物复律可选用短效抗心律失常药伊布利特静脉注射,有效率达60%～90%,但因其可延长QT间期,有诱发尖端扭转型室速的风险;其他药物可选用普鲁卡因胺。经食道或右心房快速起搏能有效终止Ⅰ型AF(顺钟向或逆钟向),可使AF转为窦律或房颤、降低心室率、改善症状。维拉帕米 5～10 mg,iv,继之 5 mg/(kg·min),或地西泮0.25 mg/kg有助于减慢心室反应。腺苷可暂时性减慢房室传导,AF诊断有疑问时使用腺苷有助鉴别诊断,但它常不能终止AF,或可转为房颤。β阻滞剂艾司洛尔半衰期仅9 min,可用作控制心室率。如电复律、起搏或上述药物终止,可试用短效洋地黄制剂(地高辛)或钙拮抗剂或β阻滞剂。如AF持续,还可试用I_A或I_C类抗心律失常药,以恢复窦律、预防AF复发,但这些药常有致心律失常作用。小剂量胺碘酮(200 mg/d)可预防复发。尽管AF血栓栓塞的风险较Af低,但复律为窦性后即刻可能发生栓塞,其抗凝指征与房颤相同。余处理参照房颤。

十二、窦房传导阻滞

(一)识 别

窦房传导阻滞(sinoatrial block)与窦性停搏不同,因为窦房传导阻滞是冲动传出阻断而非冲动形成衰竭。与窦性停搏相似的是,窦房传导阻滞可发生于多种情况如急性心肌梗死、心肌炎、窦房结纤维化、迷走神经张力过高、地高辛中毒等。与房室传导阻滞相似,窦房传导阻滞可分为Ⅰ°、Ⅱ°、Ⅲ°。

(1)Ⅰ°窦房传导阻滞:无ECG改变,诊断仅可通过电生理确定。

(2)Ⅱ°窦房传导阻滞(MobitzⅠ型):又称文氏现象,PP间期逐渐缩短,RR间期不变,被阻滞的P波阻断此循环。被阻断的P波前和后的P波间距短于之前的两个PP间期。

(3)Ⅱ°窦房传导阻滞(MobitzⅡ型):特点是P波固定时间脱漏。PP间期持续不变,突然脱漏一个P波,两个PP间期与脱漏P波前后的PP间期相等。图8-1-13为Ⅱ°窦房传导阻滞(MobitzⅡ型)ECG(第2～3个P-QRS-波群之间长间隙脱漏一个P-QRS-T波群)。

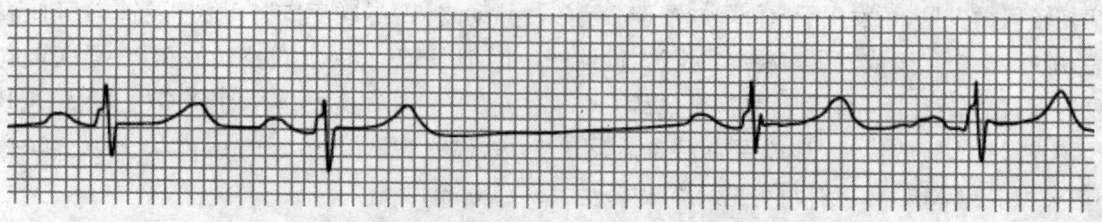

图 8-1-13　Ⅱ°窦房传导阻滞(MobitzⅡ型)ECG

(4) Ⅲ°窦房传导阻滞：与窦心停搏鉴别困难。

（二）处　置

心搏中断时间超过2～3 s或病人有症状便是治疗的指征。可用阿托品或临时起搏治疗，有症状病人多需住院治疗，通常需要安装永久起搏器。

十三、房室传导阻滞

（一）识　别

房室传导阻滞（atrioventricular block，AVB）是房室连接组织发生功能障碍的一组传导阻滞。AVB特征性变化是传导时间延长或冲动无法通过AVB。传导障碍可能是部分性的（Ⅰ°或Ⅱ°AVB）或完全性的（Ⅲ°AVB）。血流动力学变化有赖于心室率和有无基础心脏病。AVB分为Ⅰ°、Ⅱ°、Ⅲ°。

Ⅰ°AVB是最常见的传导阻滞，特征是PR间期延长超过0.20 s，PR间期一般不变，每次冲动均有传导阻滞。生理情况下，年轻人或运动员迷走神经张力过高会出现Ⅰ°AVB，老年无基础心脏病者也会出现；病理情况下，多见于心肌炎、轻度地高辛中毒和下壁心肌梗死继发AVB缺血。图8-1-14为Ⅰ°房室传导阻滞ECG（PR间期延长至0.24 s）。

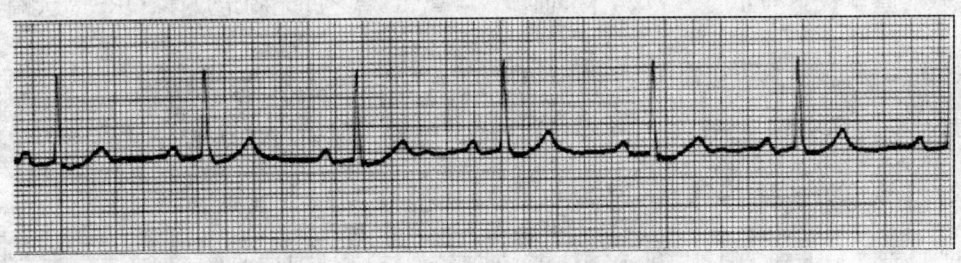

图8-1-14　Ⅰ°房室传导阻滞ECG

Ⅱ°MobitzⅠ型即文氏现象，此类AVB的特征是PR间期进行性延长，而后出现一个P波未下传导，即P波之后的QRS波群脱漏，然后又出现PR间期延长，周而复始。PP间期稳定，除非合并窦性心律失常，QRS正常。图8-1-15为Ⅱ°Ⅰ型房室传导阻滞ECG（PR间期逐渐延长，第5个P波之后脱漏一个QRS波群）。

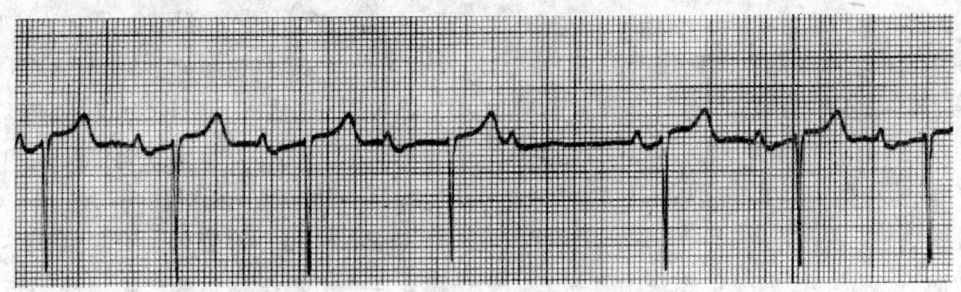

图8-1-15　Ⅱ°Ⅰ型房室传导阻滞ECG

Ⅱ°Ⅱ型AVB是PR间期固定，无论正常或延长，周期性的P波未下传，此类AVBQRS通常增宽，因为它主要是结下传导阻滞，有时每隔一个P波出现一次传导阻滞，通常描述为2∶1 AVB，此时很难区别Ⅰ型还是Ⅱ型AVB。MobitzⅡ型AVB常见于急性心肌梗死（多为前壁），并可能突然进展为完全性AVB出现晕厥。图8-1-16为Ⅱ°Ⅱ型房室传导阻滞ECG（P波之后QRS波群定期脱漏，每4个P波脱漏一个QRS波群）。

Ⅲ°或称为完全性AVB，特征为心房和心室活

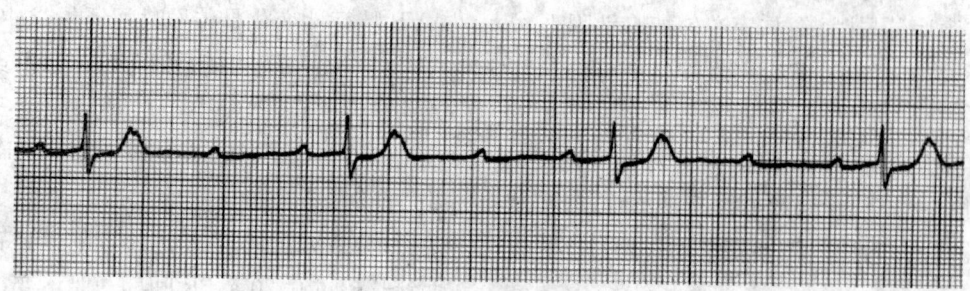

图 8-1-16 Ⅱ°Ⅱ型房室传导阻滞 ECG

动完全独立,心房冲动不能通过 AVN,心室率取决于自主的逸搏心律,交界性逸搏心率一般为 45~60 bpm,心室自主性逸搏一般为 30~40 bpm。心房率可为窦性起源,也可能是异位心房起搏节律,心房率一般较心室率快。与Ⅱ度 AVB 一样,血流动力学取决于心室率和有无基础心脏病。急性 AVB 或完全性 AVB 常发生晕厥或心力衰竭,最常见的病因是冠心病或心脏传导系统退化。图 8-1-17 为Ⅲ°房室传导阻滞 ECG(P 波与 QRS 完全分离,二者之间无固定规律,QRS 宽大畸形)。

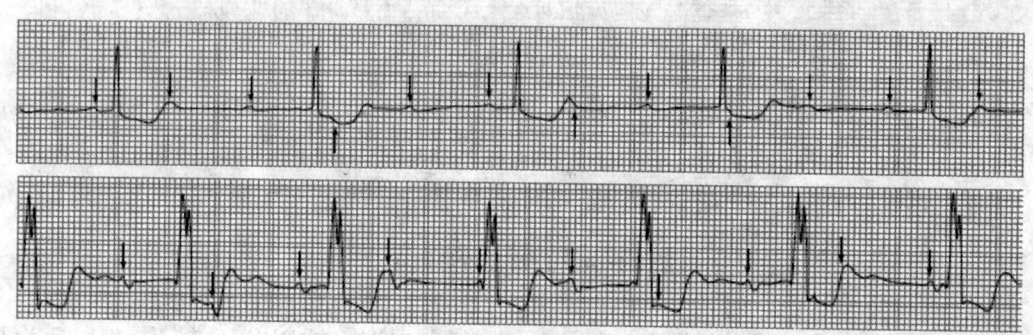

上图心室起搏点在 His 束,呈窄 QRS 波群;下图心室起搏点在 His 以下,呈宽 QRS 波群,箭头所示为 P 波

图 8-1-17 Ⅲ°房室传导阻滞 ECG

(二)处 置

所有症状性心动过缓病人均应住院治疗,停用具有阻断房室结特性的药物,尽管部分高度 AVB 病人可无症状,但新诊断的Ⅱ°Ⅱ型 AVB 和完全性 AVB 均应住院检查处理。Ⅱ°Ⅰ型 AVB 的病人多是无症状性的,一般不必治疗,Ⅰ°AVB 无需治疗,但有心肌缺血等基础心脏病或地高辛中毒病人应住院处理。

1. 血流动力学不稳定

血流动力学不稳定的心动过缓适于紧急心脏起搏,特别适于药物治疗失败者、恶性逸搏心律和缓慢性心脏停搏者。与临时经静脉起搏相比,经皮心脏起搏易于操作,一般作为初始干预措施。同时进行其他有关药物治疗。

2. 血流动力学稳定

(1)阿托品:是抗胆碱能药,有抗副交感神经活性,能提高窦房结自律性、促进 AVN 传导。初始治疗可用阿托品 0.5~1.0 mg,iv,每 5 min 可重复应用一次,总量 0.04 mg/kg(成人 3 mg),它适于症状性心动过缓或相对性心动过缓、心动过缓伴恶性逸搏心律和心搏暂停。罕见情况下,高度 AVB 病人在使用阿托品后发生心率进一步减慢,因此,结下 AVB(Mobitz Ⅱ型和完全性 AVB 伴宽 QRS 者)使用阿托品时需小心行事。阿托品的其他不良反应包括加重急性心肌梗死病人心肌缺血或进展为室性心律失常,但极少见。阿托品对心脏移植后症状性心动过缓无效,因为心脏移植后迷走神经被切断。

(2)异丙肾上腺素:是非特异性 β 肾上腺素能

激动剂,会使心率提高和心脏收缩性增强。其他效应包括增加心输出量,升高收缩压,降低全身和肺血管阻力及舒张压,故而平均动脉压无明显变化。异丙肾上腺素还会引起平滑肌松弛和舒张支气管。可用于心脏移植后症状性心动过缓。开始用量为 1 μg/min,逐渐增量,直至达到预期血流动力学效应,最大剂量 4 μg/min。

(3) 多巴胺:是一种内源性儿茶酚胺,具有剂量相关性效应,3.0～7.5 μg/(kg·min)时,有 β 激动效应,从而加快心率和提高心输出量,其作用不及异丙肾上腺素,对阿托品难以控制的症状性心动过缓首选多巴胺。

(4) 氨茶碱:是一种黄嘌呤衍生物,是一种腺苷竞争性拮抗剂,心肌梗死后传导障碍的部分原因是内源性腺苷的释放,此类病人适合使用氨茶碱。用法:5～6 mg/kg,iv,5 min,静脉注射后需要维持给药,0.5 mg/(kg·h)开始,逐渐增量。

(5) 胰高血糖素:可刺激环磷酸腺苷(CAMP)产生,对 β 受体阻滞剂或钙通道阻滞剂中毒所致的心动过缓可能有效。用法:0.05～0.15 mg/kg,酌情调节,可促进血糖升高,注意用药后的血糖变化。

十四、室内传导阻滞

(一) 识 别

室内传导阻滞(intraventricular conduction block)分为左、右束支传导阻滞,分别有完全性和不完全性阻滞,左束支传导阻滞包含左前和左后分支传导阻滞。少数正常人可见右束支传导阻滞,右束支传导阻滞常见病因包括冠心病、心肌梗死、原发性高血压、心肌炎、心肌病等。右束支传导阻滞可伴左前分支阻滞。

左束支传导阻滞多为病理性,见于冠心病、原发性高血压、扩张型心肌病等,约 1%～2% 完全性左束支传导阻滞无法找到明确病因。完全性左束支传导阻滞可能掩盖心肌梗死、心肌缺血、左室肥厚的心电图表现,合并右束支传导阻滞者预后严重。左前分支阻滞多因冠心病引起,也可见于原发性高血压、先天性心脏病、心肌病等,心脏扩大病人常合并左前分支阻滞,心脏手术也可损伤左前分支,少数病人无器质性心脏病。左后分支阻滞的病因包括原发性高血压、冠心病、心肌梗死等。

(1) 完全性右束支传导阻滞(complete right bundle branch block,CRBBB):V_1、V_2 导联 R 波呈 rsR 型,ST 段下降,T 波倒置;V_5、V_6 导联呈 Rs 或 qRs 型,S 波增宽但不加深,ST 段抬高,T 波直立;Ⅰ、Ⅱ、aVL 与 V_5、V_6 图形相似,Ⅲ、aVR 与 V_1 导联相似;QRS>0.12 s。图 8-1-18 为完全性右束支传导阻滞 ECG。

(2) 不完全性右束支传导阻滞(incomplete right bundle branch block,IRBBB):ECG 表现与完全性右束支传导阻滞图形相同,但 QRS 时间<0.11 s,多数为 0.10 s 左右。

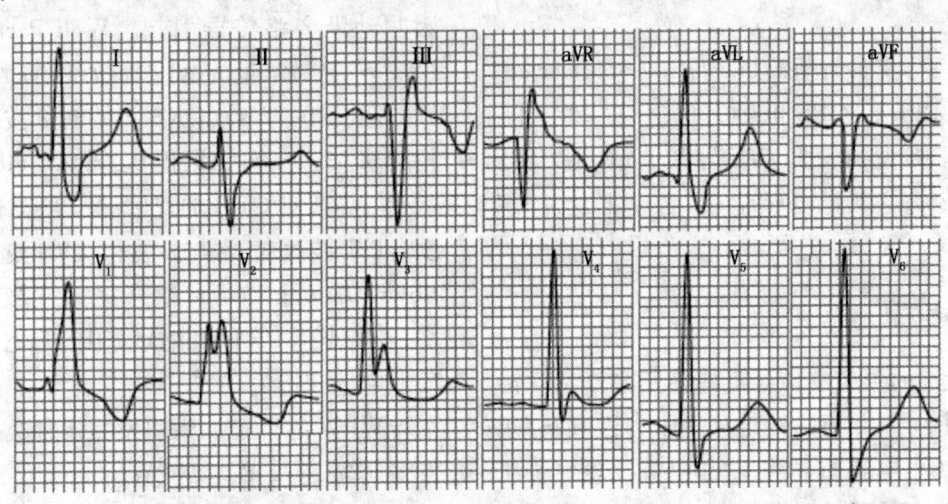

图 8-1-18 完全性右束支传导阻滞 ECG

(3) 完全性左束支传导阻滞 (complete left bundle branch block, CLBBB)：Ⅰ、V_5、V_6 导联无 q 波及 S 波，呈 R 波，波峰有切迹，ST 段下降，V_1、V_2 导联呈 rS 或 QS 型，ST 段抬高，T 波直立；Ⅰ、Ⅱ、aVF、V_4、V_5、V_6 导联 T 波倒置，QRS>0.12 s。图 8-1-19 为完全性左束支传导阻滞 ECG。

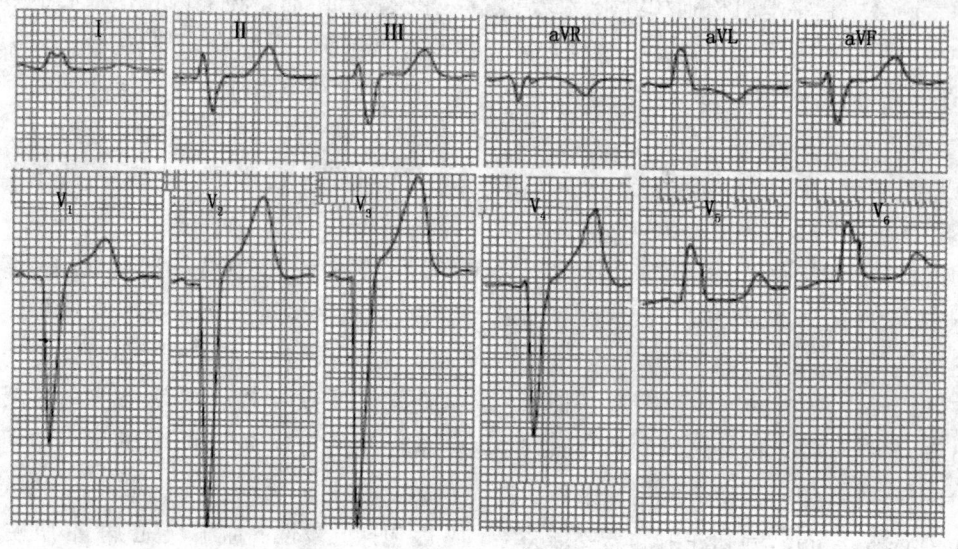

图 8-1-19　完全性左束支传导阻滞 ECG

(4) 不完全性左束支传导阻滞 (incomplete left bundle branch block, ILBBB)：QRS 形态与完全性左束支传导阻滞相似，QRS 时限<0.11 s，Ⅰ、aVL、V_5、V_6 呈单向 R 波，R 波有轻度模糊或切迹；Ⅰ、Ⅱ、aVF、V_5、V_6 导联 ST 段轻度下降。

(5) 左前分支传导阻滞 (left anterior facscicular block, LAFB)：QRS 电轴-30°~90°；aVL 导联呈 qR 型，Ⅱ、Ⅲ、aVF 导联呈 rS 型，$R_{aVL}>R_Ⅰ>R_{aVR}$，$S_Ⅲ>S_Ⅱ$；QRS 时间<0.11 s；胸前导联呈顺钟向转位。

(6) 左后分支传导阻滞 (left posterior fascicular block, LPFB)：QRS 电轴+90°~+120°；Ⅰ、aVL 导联呈 rS 型，Ⅱ、Ⅲ、aVF 导联呈 qR 型，QRS 时间<0.12 s；必须除外垂位心、右室肥大、肺气肿等。

(二) 处　置

无症状性的单束支传导阻滞者不必作特殊治疗或行病因治疗，如解除迷走神经张力过高，停用罪犯药物，纠正电解质异常，对心肌炎或急性心肌梗死所致者，可试用肾上腺皮质激素。两束支及不完全性三束支传导阻滞者可能进展为完全性 AVB，可能需要预防性安装起搏器，但由于很难预料是否发生以及何时发生，不必常规起搏治疗。

十五、预激综合征

(一) 识　别

预激 (pre-excitation) 是指心室提前激动，一般因冲动沿旁路传导引起。Wolf-Parkinson-White (WPW) 是最常见的心室预激，ECG 特点是 PR 间期缩短 (<0.12 s)，QRS 起始有 σ 波 (delta)，σ 波持续 0.03~0.06 s，振幅 0.2~0.5 mV，偶可达 1~2 mV，导致使 QRS 加宽 (>0.12 s)，起始变钝，继发 ST-T 波改变，常与 σ 波和 QRS 波群方向相反。Lown-Ganong-Levine 综合征是预激的另一种类型，其特点是 PR 间期缩短，QRS 形态正常，多与阵发性室上速相关。

WPW 综合征病人可发生多种类型心律失常。图 8-1-20 是 A、B 型 WPW。

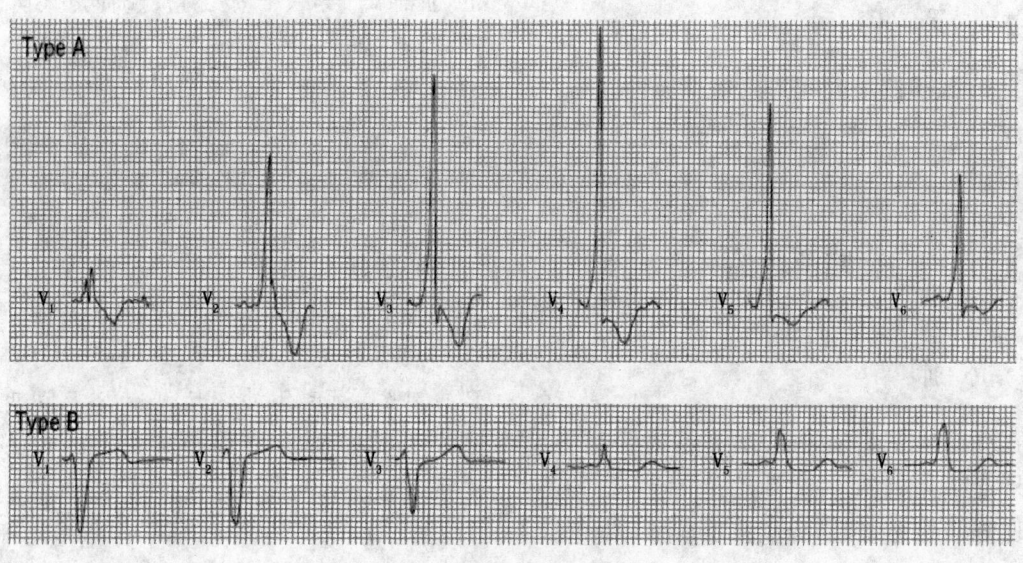

图 8-1-20 预激综合征
(上图为 A 型预激:胸前导联主波一致;下图为 B 型预激:胸前导联主波方向不同)

（二）处 置

如无心动过速发作或仅偶发轻微症状者,不必治疗;若心动过速伴明显症状,应予药物或导管消融治疗。预激综合征发作房扑或房颤伴晕厥或低血压时,应立即电复律。治疗药物可选用普罗帕酮或普鲁卡因胺等延长旁路不应期的药物。注意,静注利多卡因和维拉帕米会加速预激综合征合并房颤者的心室率,如房颤伴快速心室率者,静注维拉帕米会诱发室颤。预防心动过速可选用 β-受体阻滞剂、维拉帕米、普罗帕酮或胺碘酮。

十六、房室交界性心律

（一）识 别

房室交界性心律(atrioventricular junctional rhythm)是指连续发生 6 次或以上交界性逸搏节律,心室率一般为 45~60 bpm,与交界处早搏相似,起搏点可能在交界组织的任何区域,QRS 通常为窄波,如合并束支传导阻滞,QRS 可增宽。如心室率>60 bpm,称为交界性心动过速,出现这种心律可排除洋地黄中毒。图 8-1-21 为房室交界性心律(QRS 波前无 P 波,时限不增宽,心室率约 50 次/min)。

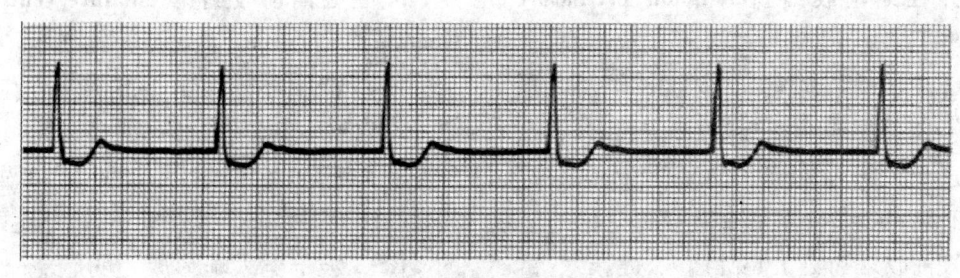

图 8-1-21 房室交界性心律

（二）处 置

窦性心动过缓偶发或间断出现交界性逸搏一般不必治疗,治疗主要根据引起交界性逸搏的基础心脏病而确定。

十七、期前收缩

（一）识 别

期前收缩(bearing premature)又称过早搏动或早搏,是指期前收缩是在窦性或异位性心律的基础上,心脏传导系统的某一异位起搏点提早发出激动,过早地引起心脏的一部分或全部发生一次除极,产生心脏收缩。通常分为房性期前收缩、交界性期前收缩和室性期收缩。

1. 房性期前收缩(premature atrial contraction)

(1)ECG特点:过早发生的P'波形态不同于窦性P波。异位起搏点来自右房上部时,Ⅰ、Ⅱ、Ⅲ、aVL、aVF、V_4~V_6导联P'波直立;异位起搏点来自右房下部者,Ⅰ、aVL、V_4~V_6导联P'波直立,Ⅱ、Ⅲ、aVF导联P'波倒置;起搏点来自左房后上部者,Ⅱ、Ⅲ、aVF、V_1~V_6导联P'波直立;起搏点来自左房前上部者,Ⅰ、Ⅱ、Ⅲ、aVL、aVF、V_1~V_6导联P'波倒置;起搏点来自左房后下部者,V_1~V_6导联P'波直立,Ⅱ、Ⅲ、aVF导联P'波倒置。

(2)P'-R间期:P'-R间期正常,见于无传导功能障碍者,P'波出现于T波降支终点以后,此时房室传导系统已恢复正常传导功能;P'-R延长者,P'波落入T波之上,导致P'-R延长,属于干扰现象;P'波的位置远离T波终点,仍有P'-R间期≥0.21 s,是隐匿性Ⅰ°AVB;P'-R间期<0.12 s,见于预激综合征或短P-R间期综合征;P'波未下传,P'波位于T波顶点前未下传心室,属于房室绝对干扰;远离T波的P'波未下传,是病理性传导阻滞。

(3)QRS波群:房性QRS-T波形与窦性QRS-T相同;伴时相性室内差异传导宽大畸形;伴3相束支传导阻滞或分支阻滞;伴预激综合征。

房性期前收缩主要是自律性增高、折返与触发活动所致。偶发性的房性期前收缩多无临床意义,频发者可能诱发房性心动过速、心房扑动或心房颤动,多源性频发药物治疗无效者,可射频消融治疗。图8-1-22为房性期前收缩ECG。

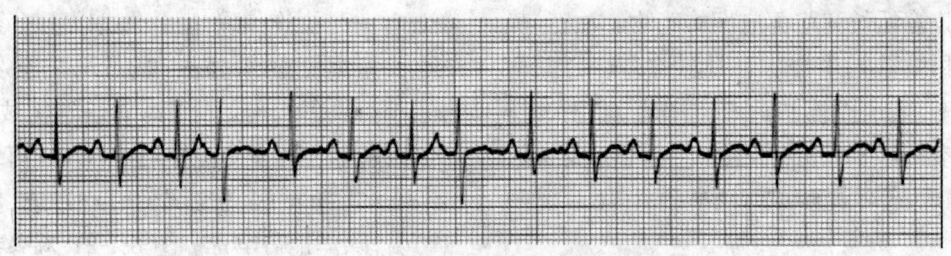

图 8-1-22 房性期前收缩 ECG

(第4和第8个QRS波群为期前收缩波)

2. 交界性期前收缩(junctional premature beat)

ECG特点为提早出现的P'波、QRS波群、P'-R<0.12 s;QRS波群呈室上性,伴束支传导阻滞、预激、室内差异传导时,QRS增宽畸形;代偿间歇不完全。图8-1-23为交界性期前收缩ECG。

交界性期前收缩可见于心脏病人、健康人,常见于心脏手术后的一周之内。

3. 室性期前收缩(premature ventricular contraction)

ECG特点为提早的QRS-T波群宽大畸形,与同导联室上性QRS-T波形明显不同,其前无提早相关的心房波,多数伴有完全性代偿间歇,少数有不完全性代偿间歇及无代偿间歇,肌性室性期前收缩的QRS-T波群宽大畸形成为明显,一般在0.12~0.14 s之间,无明显心肌损害时QRS时间<0.16 s,

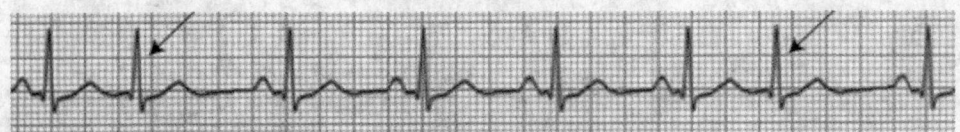

图 8-1-23　交界性期前收缩 ECG
（第 2、第 7 个 QRS 为交界性期前收缩，其前无 P 波）

合并室内弥漫性传导障碍者，QRS 时间＞0.18 s，多有明显粗钝、切迹或挫折，分支性室性期前收缩的 QRS-T 波群形态呈现对侧束支传导阻滞及其分支阻滞图形。

单形性室性期前收缩，ECG 上出现的全部室性期前收缩的 QRS-T 波群形态在同一导联中完全相同；多形性室性期前收缩，同一导联室性期前收缩联律间期相同，波群形态不同；多源性室性期前收缩，同一导联室性期前收缩联律间期差别超过 80 ms，室性期前收缩波群形态有两种以上，不包括室性融合波。每个窦性搏动后跟随一个室性期前收缩者称为二联律；每两个正常搏动后出现一个室性期前收缩者称为三联律，依此类推；连续两个室性期前收缩称为成对室性期前收缩；连续 3 个或以上室性期前收缩称为室性心动过速。图 8-1-24 A～F 为不同类型的室性期前收缩。

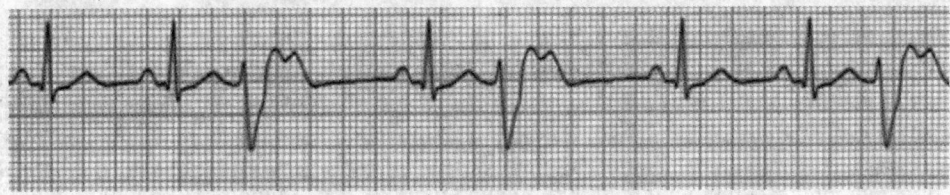

图 8-1-24A　室性期前收缩（单形性）

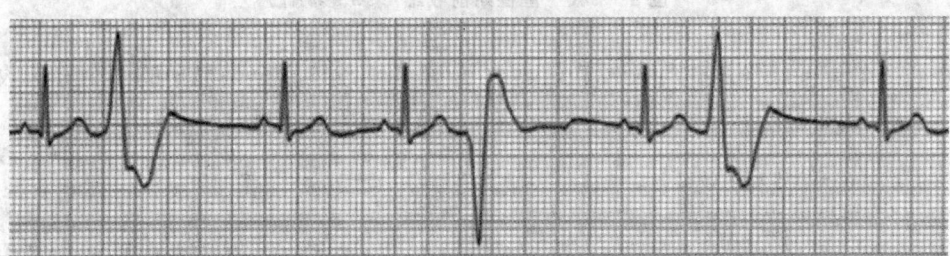

图 8-1-24B　室性期前收缩（多形性）

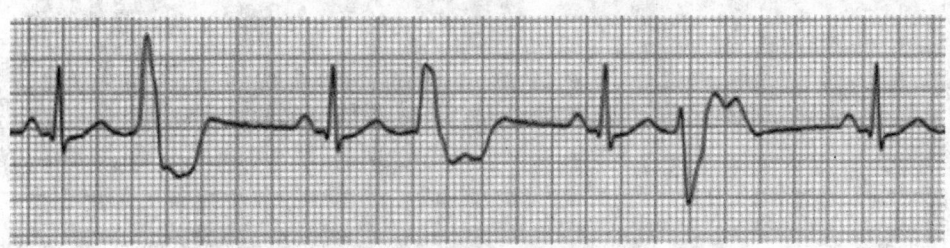

图 8-1-24C　室性期前收缩（二联律）

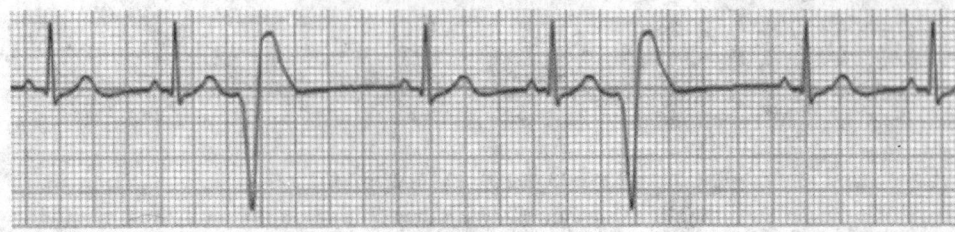

图 8-1-24D　室性期前收缩(三联律)

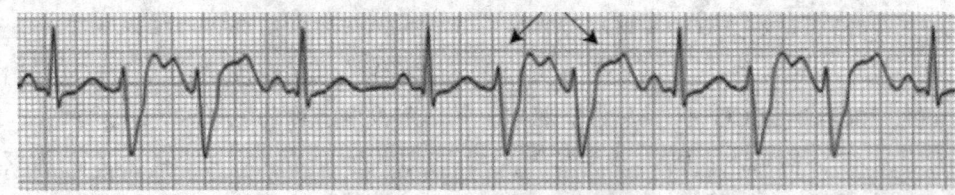

图 8-1-24E　室性期前收缩(成对)

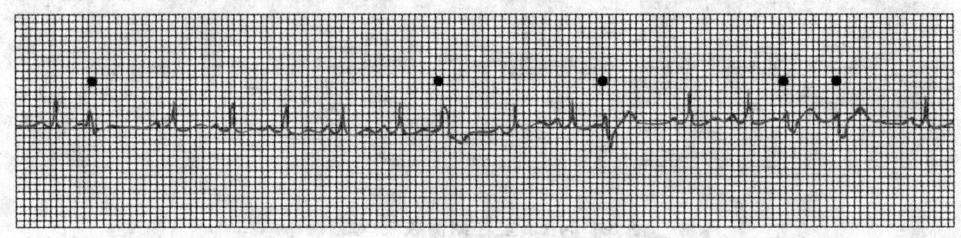

图 8-1-24F　室性期前收缩 ECG(多源性)

Lown 根据室性期前收缩的出现频率和状态，将其分为 0～5 级(表 8-1-1)。

表 8-1-1　Lown 室性期前收缩分级法

分级	ECG 特征
0	无室性期前收缩
1	偶发、单个室性期前收缩<30 个/h
2	频发，单个出现≥30 个/h
3	多源性室性期前收缩
4A	成对
4B	室性期前收缩连续 3 个以上
5	R on T 现象

4. 室性平行心律

ECG 特点为期前收缩与其前面的 QRS 波群无固定间期；期前收缩之间有固定规律；最长的两个期前收缩间期与最短的两个期前收缩间期之间呈倍数关系；室性融合波。

(二) 处　置

取决于有无器质性心脏病和是否影响血流动力学。无器质性心脏病者大多不必治疗，症状性者，可适当选用镇静剂消除顾虑或稳定情绪，必要时可给予 β 受体阻滞剂。频繁发作且伴明显症状或有器质性心脏病，主要针对病因和诱因处理，在病因治疗后或同时，选择抗心律失常药。房性和交界性期前收缩可选用 I_A、I_C、Ⅱ类、Ⅳ类抗心律失常药。室性期前收缩者可选用 Ⅰ 类和 Ⅲ 类抗心律失常药。有潜在致命危险者应静脉注射 I_B 类抗心律失常药；心肌梗死初期常首选静脉注射利多卡因，心肌梗死后，谨慎选用 β 受体阻滞剂或胺碘酮。

心室率快或慢均可发生室性早搏，心室率快而伴有室性早搏者,选用普萘洛尔减慢心室率可能有助于消除早搏;心室率慢伴室性早搏者,可用阿托品、异丙肾上腺素或起搏等方法加快心室率有助于消除早搏。静脉注射利多卡因是最常用的抑制室性早搏的方法,如使用最大剂量的利多卡因无效,可试用普鲁卡因胺;其他方法均失败者可试用普萘洛尔,静脉注射镁盐也常有效。Ⅰ、Ⅱ、Ⅲ类均可作为预防用药,但氟卡尼、莫雷西嗪治疗心肌梗死后性室性早搏时可增加死亡率,胺碘酮是有效药物。

是最常见的宽 QRS 心动过速。VT 是指连续 6 个或以上心室波,心室率 180～250 bpm,少数可低于 160 bpm。非持续性 VT 是指室速持续时间<30 s;持续性 VT 是指室速持续时间≥30 s,多伴血流动力学变化或需治疗方可终止。宽 QRS 复合波性心动过速(Wide Complex Tachycardia, WCT)是指心率规则的心动过速 QRS 波持续时间>0.12 s (120 ms),多见于 VT 或 SVT 伴差异传导,罕有发生于逆行性 AVRT。急诊所见的 WCT 中,约 85% 是 VT,有结构性心脏病、冠动脉疾病、既往有心肌梗死,或慢性心衰多提示为 VT。提示 VT 而非室上速者包括 QRS>160 ms,有融合波、房室分离的证据。图 8-1-25 为室性心动过速。

十八、室性心动过速

(一)识 别

室性心动过速(Ventricular Tachycardia, VT)

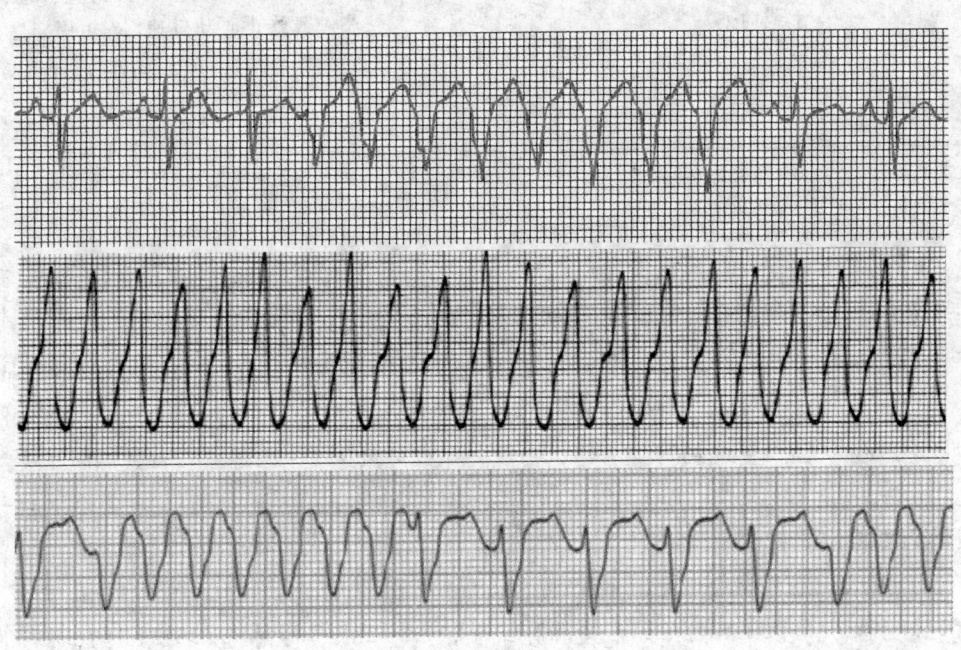

图 8-1-25 室性心动过速

(上图为短阵室速,中图为持续性室速,下图为多形性室速)

室性心动过速与室上性心动过速伴室内差异传导的鉴别(见表 8-1-2)。

(二)处 置

1. 血流动力学不稳定

不明原因的 VT 或 WCT 伴血流动力学不稳定且有严重症状和体征的病人,应立即进行同步电复律。开始能量为 50～100 J,必要时增加 50 J,直至窦性心律恢复。

2. 血流动力学稳定

使用抗心律失常药转律治疗,多种药物均可治疗,但需根据医生的使用经验选用。

VT 是临床上最常见的"恶性心律失常"之一,需立即处理,否则极易引起生命危险。

表 8-1-2 室性和室上性心动过速伴室内差异性传导的鉴别要点

		室性心动过速	室上速伴差异传导
QRS 时限	RBBB 型	≥0.14 s	<0.14 s
	LBBB 型	≥0.16 s	<0.16 s
QRS 电轴	LBBB 型	-90°～±180°	正常范围
	QRS 波型	-90°～±180°	正常范围
RBBB 型	V₁ 导联	R 型、qR 型 RR'型(R'<R)	rsR'型
	V₆ 导联	rS 型、QS 型	qRs 型
LBBB 型	V₁ 导联	r 波≥0.06 s，S 波降支出现切迹，r 波起点至 S 波底端≥0.17 s	r 波<窦性心律时的 r 波，S 波升支可能出现切迹
	V₆ 导联	qR 型、QR 型	Rs 型
胸前导联 QRS 波		形态一致(全部向上或向下)	形态不一致
其他支持性 ECG 表现		室性融合波；心室夺获；房室分离；全部心前区导联 QRS 波群主波方向呈同向性(全部向上或向下)	每次心动过速由 P 波开始；P 波与 QRS 波群相关，常呈 1:1 房室比例；刺激迷走神经可减慢或终止心动过速；长-短周期序列(即长 RR 间期后跟随短 RR 间期)后常易发生室内差异传导

注：RBBB＝右束支传导阻滞；LBBB＝左束支传导阻滞。

(1)血液动力学不稳定室速：立即同步电复律。指征有：①血流动力学明显障碍者如低血压、心衰伴心源性休克，首选直流电复律；②用药物治疗未能迅速终止者；③室速持续长达 2 h 或以上者。初次能量为 10～50 J，无效改为 100～200 J，或先用药物再加大能量。若为无脉室速可非同步 200 J 电击复律。

(2)血液动力学稳定的室速

①胺碘酮：150 mg 生理盐水 10 ml 稀释后，10 min 以上静脉注射，然后以 1 mg/min 维持静脉点滴 6 h，再以 0.5 mg/min 维持静脉点滴。若无效，必要时再以 150 mg/min 静脉注射 1 次，1 日内最大剂量不超过 2 支。

②利多卡因：50～100 mg 以生理盐水 10 ml 稀释后静脉推注，1～2 min 推完，以后数分钟(约 5 min)后可重复 50 mg，直到转律或总量达 300 mg 停止，有效者继续以 1～4 mg/min 静脉滴注，维持至 24～48 h。

③普罗帕酮(心律平)：1～1.5 mg/kg 加入 NS 10 ml 推注，10～20 min 后可重复，总量可达 350 mg，中止后可继续以 0.3 mg/min 维持滴注或泵注，或改为口服 150～300 mg，Tid。

④普鲁卡因胺：100 mg 加入 NS 20 ml 静脉慢注(3～5 min)，以后可每 5～10 min 重复此量，直至转律或总量达 1～2 g 停止，有效后以 1～4 mg/min 维持静脉滴注。注意此药可能引起明显低血压，若血压下降明显者应停用。

⑤苯妥英钠：100～200 mg 加入注射用水 20～40 ml 缓慢静注(≥5 min)，必要时每隔 5～10 min 重复 100 mg，但 2 h 内一般不超过 500 mg，24 h 不超过 1 g，治疗有效后改为口服，次日、第 3 日维持量为 100 mg，5 次/d，以后改为 q6 h。此药最适合洋地黄中毒者。

其他药可选溴卡胺、美西律(慢心律)、维拉帕米(异搏定)、普萘洛尔(心得安)等。对有器质性心脏病或心功能不全者慎用利多卡因、普罗帕酮、维米帕尔、地尔硫䓬。

十九、致心律失常性室性心律失常

(一) 识 别

致心律失常(arrhythmogenic)是指抗心律失常药引起原有心律失常恶化或发生新的心律失常。大多数致心律失常发生于抗心律失常药开始使用后不久,所引起的心律失常可以是室性异位心律,也可能是难治性VT或心室颤动(VF)。多种抗心律失常药皆会引起室性心律失常,地高辛中毒会引起VT,其死亡率达60%~65%。Ⅰ类抗心律失常药有钠通道阻断活性,5%~10%引起致心律失常作用,其有钠通道阻断特性的药物如苯海拉明、酚噻嗪类、丙氧酚(达而丰)、三环类抗抑郁药和可卡因等,中毒量会发生致心律失常作用。

(二) 处 置

早期识别和停用这类药物是治疗的重要步骤。与其他心动过速一样,同步电复律是血流动力学不稳定病人的治疗方法。

碳酸氢钠是治疗钠通道相关性心律失常的重要药物。用法为碳酸氢钠3支(150 mEq)+5% GS 1 000 ml,iv drip,2 ml/(kg·h),维持血清pH于7.5~7.55。如VT是地高辛中毒所致,可用地高辛抗体。

二十、心室自主心律

(一) 识 别

心室自主心律(idioventricular rhythm)是指连续发生6个或以上心室逸搏节律,心室自主心律一般为30~40 bpm,QRS持续时间常>0.16 s,QRS形态与室早相似,但因起搏点不同而异,心室逸搏心律多发生于严重心动过缓或高度AVB。如节率达50~100 bpm,称为加速性室性自主心律(accelerated idioventricular rhythm, AIVR),AIVR可见于急性心肌梗死溶栓治疗后,常常作为再灌注的标志。图8-1-26为心室自主节律ECG(心室律约34 bpm,QRS宽大畸形,其前无P波),图8-1-27为室性加速性自主心律ECG(心室律约100 bpm,QRS波宽大畸形,其前无P波图)。

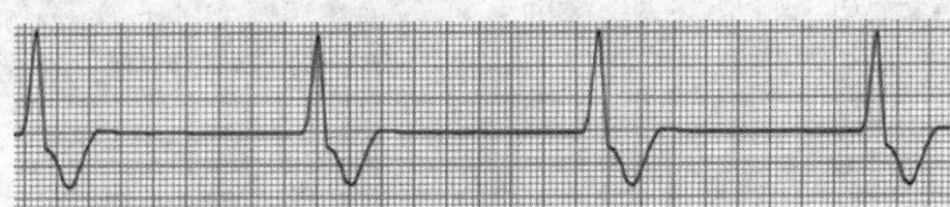

图 8-1-26 心室自主节律 ECG
(心室率<40 bpm)

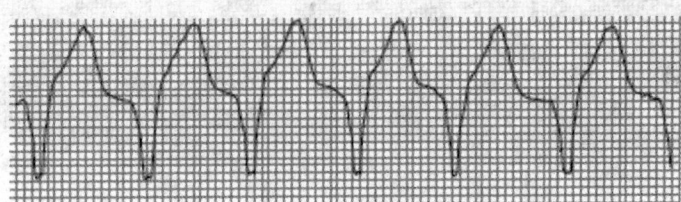

图 8-1-27 室性加速性自主心律 ECG

(二)处 置

室性逸搏性自主心律常因高度 AVB 所致,因此,大多数病需住院治疗。如果逸搏心律是继发于高度 AVB,终止逸搏节律极为危险,此时逸搏心律可提供充分的灌注血流。如出现脑灌注不足表现或血流动力学不稳定便应开始治疗,治疗主要针对基础 AVB。AIVR 如心室率常不超过 100 bpm 极少需要治疗;如继发于再灌注所致,通常也不必治疗;但房室分离导致房室收缩紊乱者(影响血流动力学)、明显症状或继发室速等,应予治疗;治疗方法是使用阿托品提高窦性频率或心房起搏抑制 AIVR。

二十一、多形性室速(包括尖端扭转型室速)

(一)识 别

多形性室速(polymorphic ventricular tachycardia,PMVT)是 VT 的一种特殊形式,QRS 波群形态多样,节律往往不规则,血流动力学多不稳定,可进展为 VF。图 8-1-28 为多形性室速。

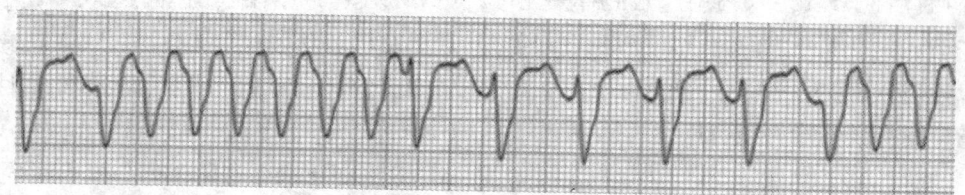

图 8-1-28　多形性室速

尖端扭转型室速(Torsades de pointes,TDP)是 PMVT 的一种,特点是基础 ECG 中 QT 间期延长,持续性或阵发性,QRS 波形围绕一基线不断扭转,心率一般为 200~250 bpm。TDP 相关性长 QT 间期综合征包括 Lange-Nielsen 综合征和 Romano-Ward 综合征。TDP 也可因多种药物作用所致。PMVT 的 QT 间期可不延长,这种情况多发生于心脏缺血或有基础性结构性心脏病者。图 8-1-29 为尖端扭转形室速(QRS 波形围绕一基线为断扭转)。

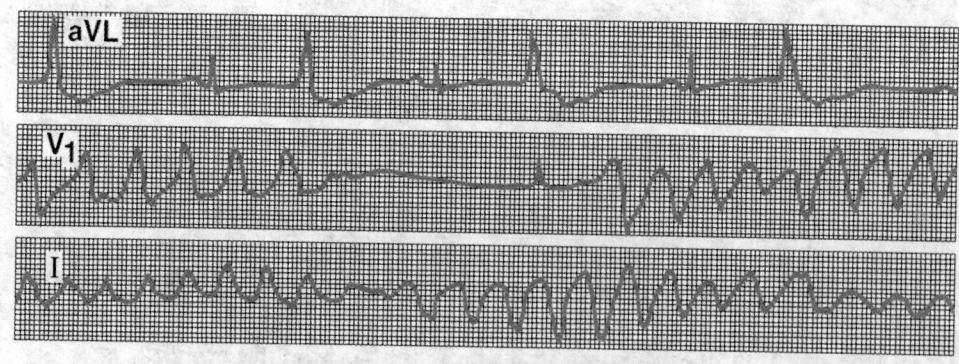

图 8-1-29　尖端扭转型室速 ECG
(同一患者不同时间段的 ECG,aVL 为 QT 间期延长室性早搏,V_1 和 I 为 TDP)

(二)处 置

PMVT血流动力学不稳定伴严重症状和体征者应立即除颤。开始除颤能量200 J。为预防复发,应停用QT延长相关的所有药物。

镁盐是先天性或获得性QT延长型TDP治疗的首选药物,血清镁正常者,用镁盐治疗仍然有效。用法:20%硫酸镁 10 ml + NS 10~20 ml,iv,×5 min,继之1~2 g/h维持滴注或泵注。可考虑补钾,维持血清钾于接近正常高限水平。异丙肾上腺素有助于控制该类室速,但可使部分室速恶化为室颤,应慎用。

二十二、心室颤动

(一)识 别

心室颤动(室颤,ventricular fibrillation,VF)是心室率不规则,无法区别QRS波群、ST段和T波。VF是心脏性猝死的最常见原因,是心肌梗死24 h内死亡的主要原因。如果无目击者早期心肺复苏、除颤和高级生命支持治疗,存活率极低。图8-1-30为心室颤动ECG,图8-1-31为心室停搏ECG。

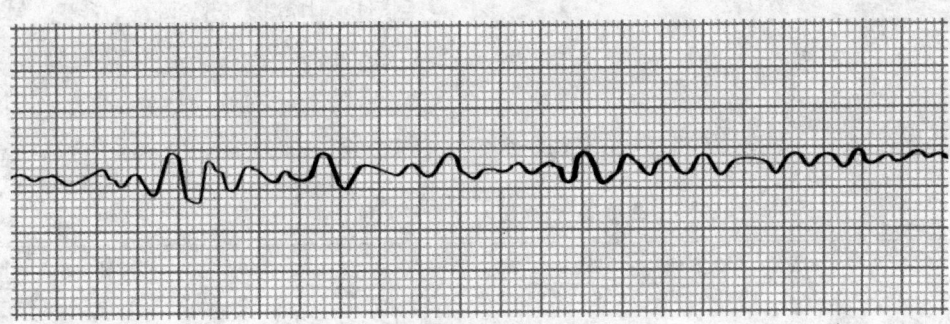

图8-1-30 心室颤动ECG

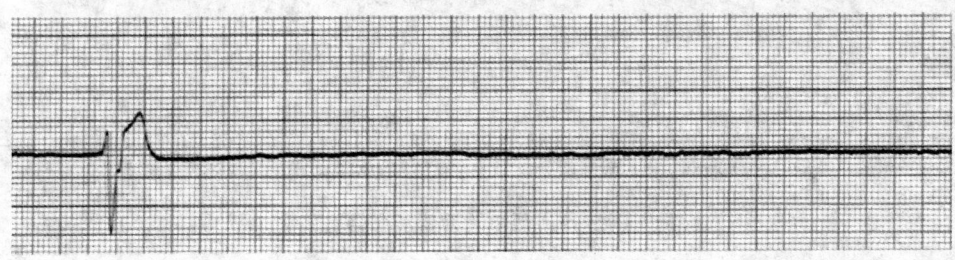

图8-1-31 心室停搏ECG

(二)处 置

早期识别VF或无脉VT,立即非同步除颤,除颤能量为200J,并同时进行胸外心脏按压和人工呼吸等复苏治疗。详见心肺复苏。

(赖荣德 廖晓星)

第2节 高血压及急症

高血压(hypertension)是常见症状之一,我国成人高血压患病率为18.8%,全国有高血压患者约1.6亿;美国有0.65亿人有不同程度的高血压,约占全国人口的近1/3;加拿大35~64岁成人中约27%有高血压。高血压仍然是全球心血管病最常见的可逆性危险因素。高血压患病率一般随年龄而增加,女性更年期前患病率低于男性,更年期后高于男性。

一、识 别

高血压是指在未用抗高血压药的情况下,收缩压≥140 mmHg和(或)舒张压≥90 mmHg。收缩压≥140 mmHg及舒张压<90 mmHg单列为单纯性收缩期高血压。既往有高血压史,目前正在用抗高血压药,虽然血压<140/90 mmHg,亦应诊断为高血压。表8-2-1为高血压的具体定义和分类表。

(一)高血压发病的危险因素和靶器官损害

超重、中度以上饮酒、钠盐摄入是高血压的危险因素,而血压升高是心血管如冠心病发病、心力衰竭、肾脏疾病的危险因素,也是我国人群脑卒中发病的最重要危险因素(表8-2-2)。

表8-2-1 血压水平的定义和分类

高血压类别	收缩压(mmHg)		舒张压(mmHg)
理想血压	<120	和	<80
正常血压	120~129	和(或)	80~84
正常高值	130~139	和(或)	85~89
1级高血压	140~159	和(或)	90~99
2级高血压	160~179	和(或)	100~109
3级高血压	≥180	和(或)	≥110
单纯收缩期高血压	≥140	和	<90

注:若患者的收缩压与舒张压分属不同的级别时,则以较高的分级为准。单纯收缩期高血压也可按照收缩压水平分为1、2、3级。

表8-2-2 高血压危险因素和靶器官损害

主要危险因素	靶器官损害(TOD)
血压水平	心脏
吸烟	◇左室肥厚
腹部肥胖(腹围:男性>85 cm,女性>80 cm)	◇心绞痛或心肌梗死史
或肥胖(BMI≥28 kg/m^2)	◇冠状动脉重建术史
缺乏体力活动	◇心力衰竭
血脂异常	大脑:中风或缺暂性脑缺血(TIA)
糖尿病	慢性肾脏病
c反应蛋白升高(CRP升高)(>10 mg/L)	外周动脉病
微量白蛋白尿或估计肾小球滤过率(GFR)<60 ml/min	视网膜病
年龄(男性>55岁,女性>65岁)	
过早心血管病家族史(男<55岁,女<65岁)	

(二)临床表现

高血压临床表现差异较大,大多数高血压病人无明显症状,只是在体检时发现血压升高,而出现症状可能与三类原因相关:血压升高、高血压性血管病变、其他基础病引起继发性高血压。常见表现为头痛、头晕、头胀,头痛以晨起为多见,位于前额、枕部或颞部,血压下降后可缓解或减轻;头晕多为暂时性,也可是持续性,少数病人伴有眩晕,部分病人出现乏力、失眠、工作能力下降等。如果合并心脑肾血管等并发症,可出现相关疾病表现。

高血压急症可表现为头痛、呕吐、呼吸困难、烦躁不安、嗜睡、意识模糊、失明、血尿、少尿、抽搐甚至昏迷等症状。体格检查可发现视乳头水肿、渗出、出血,血压明显升高,血尿、蛋白尿等。

体格检查应全身性认真地进行,特别注意测量四肢血压,测量计算体重指数(BMI)、腰围及臀围、眼底,有无 Cushing 面容、神经纤维瘤性皮肤斑、甲状腺功能亢进性突眼征、下肢水肿,听诊颈动脉、胸主动脉、腹部动脉及股动脉有无杂音,甲状腺触诊,全面的心肺检查,检查腹部有无血管杂音、肾脏扩大、肿块,四肢动脉搏动,神经系统检查等。全面仔细的体格检查有助于发现并鉴别继发性高血压的线索及靶器官损害情况或其他并发症。

1. 提示继发性高血压和器官损害的征象

Cushing 综合征表现;多发性神经纤维瘤(嗜铬细胞瘤)皮肤损害;触诊肾增大(多囊肾);听到腹部血管杂音(肾血管性高血压);听到心前区或胸部杂音(主动脉缩窄或主动脉疾病);股动脉搏动减弱或延迟,股动脉血压减低(主动脉缩窄、主动脉疾病)。

2. 提示器官损害的征象

(1)脑:颈动脉杂音,运动或感觉功能障碍;
(2)视网膜:眼底镜检查发现异常;
(3)心脏:注意心脏有无扩大、心律异常、心室奔马律、肺部啰音、周围性水肿等情况;
(4)周围动脉:脉搏无、减弱或不对称,肢端变冷,缺血性皮损;
(5)颈动脉:收缩期杂音。

3. 内脏性肥胖的证据

(1)体重增加;
(2)立位腰围增加:男性腰围>85 cm,女性腰围>80 cm;
(3)体重指数(BMI=体重(kg)/身高(m^2))升高:超重者 BMI≥24 kg/m^2,肥胖者 BMI≥28 kg/m^2。

4. 亚临床器官损害证据

(1)心脏:ECG 发现左心室肥厚或劳损、缺血、心律失常;超声心动图进一步诊断左心室肥厚;多普勒超声心动图可评估心脏舒张功能异常。
(2)血管:颈动脉超声扫描可评估动脉壁肥厚或不对称性动脉硬化;脉搏波速率可检测大动脉僵硬度(导致老年单纯收缩期高血压);踝-臂血压指数降低预示外周动脉疾病。
(3)肾:高血压相关性肾损害主要基于肾功能降低或尿白蛋白分泌增加;常规检查血清肌酐估算肾小球滤过率或肌酐清除率;所有高血压患者均应用浸渍法检查尿蛋白。
(4)眼底:只有严重高血压患者才检查眼底,年轻患者轻度视网膜变化多为非特异性,仅严重高血压者才发生出血、渗出和视乳头水肿,这些变化与心血管病风险增加有相关性。
(5)脑:高血压患者合并静息性脑梗塞、腔隙性脑梗塞、微量出血和白质病变并非少见,这些可经 MRI 或 CT 检查发现;老年高血压者,认知功能检查有助于检查初始脑功能损害。

(三)辅助检查

(1)常规检查:空腹血糖,血清总胆固醇,血清低密度脂蛋白和高密度脂蛋白胆固醇、三酰甘油,血钾、血尿酸、血肌酐,计算肌酐清除率或肾小球滤过率,血红蛋白和红细胞压积,尿液分析(包括常规和微量白蛋白),ECG 等。
(2)推荐检查:超声心动图,颈动脉超声,24 h 尿蛋白定量,踝-臂血压指数,眼底镜检查,糖耐量试验,家庭和 24 h 动态血压监测等。
(3)特殊检查:寻找脑、心、肾和血管损害证据,有并发症者应强制性检查;病史、体格检查或尿常规提示疑有继发性高血压者,应寻找继发性高血压的证据,包括:血浆和(或)尿肾素、醛固酮、皮质激素、儿茶酚胺,动脉造影,肾和肾上腺超声,CT,MRI等。

(四)危险分层和预后预测

高血压的危险分层:根据其心血管病的危险性,可将高血压分为四组,即:低危组、中危组、高危组和极高危组。

低危组:男性年龄 55 岁以下、女性年龄 65 岁以下,高血压 1 级、无其他危险因素者,属低危组。

中危组:高血压 2 级或 1~2 级同时有 1~2 个危险因素,病人应否给予药物治疗,开始药物治疗前应经多长时间的观察,医生需予十分缜密的判断。

高危组:高血压水平属 1 级或 2 级,兼有 3 种或更多危险因素、兼患糖尿病或靶器官损害或高血压水平属 3 级但无其他危险因素。

极高危组:高血压 3 级同时有 1 种以上危险因素或兼患糖尿病或靶器官损害,或高血压 1~3 级并有临床相关疾病。

预后预测:表 8-2-3 是根据危险因素预测高血压预后比较。

表 8-2-3 根据危险因素预测高血压预后

其他危险因素,OD 或疾病	正常血压 SBP120-129 或 DBP80-84	血压高值 SBP130-139 或 DBP85-89	1 级高血压 SBP140-159 或 DBP90-99	2 级高血压 SBP160-179 或 DBP100-109	3 级高血压 SBP≥180 或 DBP≥110
无其他危险因素	平均危险度	平均危险度	低危	中危	高危
1~2 危险因素	低危	低危	中危	中危	极高危
≥3 个危险因素,MS 或 OD	中危	中危	高危	高危	极高危
糖尿病	中危	高危			
确定有心血管或肾病	极高危	极高危	极高危	极高危	极高危

心血管危险因素分层:低、中、高和极高危是指 10 年发生致命性或非致命性心血管事件的危险度。低危组危险度<15%;中危组危险度为 15%~20%;高危组危险度为 20%~30%;极高危组危险度≥30%,应迅速开始积极治疗。OD=亚临床器官损害;MS=代谢综合征。

(五)诊断与鉴别诊断

高血压诊断应结合病史和临床表现综合确定,包括家族史、临床症状和体格检查。家族史应着重询问患者的直系亲属中有无高血压、糖尿病、血脂异常、冠心病、脑卒中或肾脏病等。同时应注意发现血压升高的持续时间、自觉症状和既往疾病史,了解生活方式如膳食中的脂肪、盐,酒摄入量,吸烟支数,体力活动量,体重增加情况,用药史,社会心理因素等。值得注意的是,焦虑或疼痛等应急时高血压诊断应极为慎重,特别是急诊就诊者。

表 8-2-4 为不同血压检查方式的高血压界定阈,超过此阈值者可诊为高血压。

表 8-2-4 不同地点血压临界高值

	办公室或诊所 BP	24 h 动态 BP	日间 BP	夜间 BP	家庭 BP
收缩压(mmHg)	140	125~130	130~135	120	130~135
舒张压(mmHg)	90	80	85	70	85

常见的继发性高血压包括肾实质性高血压、肾血管性高血压、嗜铬细胞瘤、原发性醛固酮增多症、库欣综合征（Cushing's syndrome）、药物诱发的高血压。

(1) 白大衣高血压：15%～20%的Ⅰ期高血压，血压仅在医务人员在场的情况下持续升高，在其他地方包括工作时，血压并不升高，这种未服降压药的高血压现象，称为白大衣高血压（white-coat hypertensino，WCH），又称诊所高血压。老年人和妇女多见。

(2) 假性高血压：外周动脉较严重的硬化（通常是钙化）时，袖带需用更大的气压方可压迫血管并测出血压，这时测得的血压值比实际血压高，称为假性高血压。如果给予降压药，可能导致体位性低血压，但这些人中有1/3的确实是高血压患者。

(六) 高血压并发症或靶器官损害

中风、缺暂性脑缺血（TIA）、痴呆、颈动脉杂音；左室肥厚或左室劳损（ECG）；心力衰竭；心肌梗死、心绞痛、冠状动脉狭窄；外周血管病；眼底出血或渗出、视神经乳头水肿；蛋白尿；肾损害（血肌酐升高）。

二、处 置

(1) 治疗目标：是最大限度地降低心血管发病和死亡的总危险。

(2) 降压目标：普通高血压患者血压降至<140/90 mmHg，年轻人或糖尿病及肾病患者降至<130/80 mmHg，老年人收缩压降至<150 mmHg，如能耐受，还可进一步降低。

(3) 治疗策略：对高危和极高危病人，无论经济条件如何，必须立即开始对高血压及并存的危险因素和临床情况进行干预；对中危病人，先观察患者的血压及其他危险因素数周，进一步了解情况，然后决定是否开始药物治疗；对低危病人，观察患者相当一段时间，然后决定是否开始药物治疗。所有病人，包括需予药物治疗的病人均应改善生活方式。药物治疗目的在于降低血压，控制其他危险因素和临床情况。

(一) 非药物治疗

高血压的非药物治疗包括提倡健康生活方式，消除不利于心理和身体健康的行为和习惯，达到减少高血压以及其他心血管病的发病危险，生活方式改变主要包括：控制体重，合理膳食，减少膳食饱和脂肪和总脂肪摄入量，补充适量优质蛋白质（动物蛋白质量依次为奶>蛋>鱼>虾>鸡肉>鸭肉>猪肉>牛肉>羊肉，植物蛋白豆类最好），注意补充钾和钙如绿叶菜、鲜奶、豆类制品等，素食为主、适当肉量最理想，禁烟限酒，适当体力活动，减少食盐摄入量，减轻精神压力和保持心理平衡。表8-2-5为非药物治疗参考表。

表 8-2-5 非药物治疗参考表

措施	目标
减重	减少热量，膳食平衡，增加运动，BMI 保持 20～24 kg/m²
限盐	WHO 推荐食盐≤6 g/d
减少脂肪	总脂肪<总热量的 30%，饱和脂肪<10%。每日新鲜蔬菜 400～500 g，水果 100 g，肉类 50～100 g，鱼虾类 50 g，奶类 250 g，食油 20～25 g，蛋 3～4 个/周，少吃甜食
适量活动	每周运动至少 3～5 次，每次持续 20～60 min。以运动后自我感觉良好，且保持理想体重，为运动量和运动方式合适
心理	保持乐观心态，提高应激能力
戒烟限酒	男性每日饮酒精量不超过 25 g，相当于葡萄酒小于 100～150 ml，或啤酒小于 250～500 ml，或白酒小于 25～50 ml；女性则减半量，孕妇不饮酒；不饮烈性酒

（二）药物治疗

(1) 治疗目标：主要治疗目标是最大限度降低长期心血管病的发生率和死亡率。

(2) 选药原则：联合用药、量少、效高、不良反应少、防止靶器官损害、24 h 平稳降压。

(3) 治疗决策：所有具有可逆性危险因素的高血压患者均需给予降压治疗，而且血压应控制在 140/90 mmHg 以下，如能耐受，应降至更低的水平；糖尿病、高危或极高危组患者，有相关临床状况者如中风、心肌梗死、肾功能不全、蛋白尿，其目标血压是＜130/80 mmHg；尽管联合治疗降低血压至＜140 mmHg 较为困难而降至 130 mmHg 以下更为困难，特别是老年人、糖尿病和有心血管损害者，为了更容易达到目标血压，在无明显心血管损害前便应开始抗高血压治疗。表 8-2-6 为根据危险度进行初始抗高血压的治疗策略。

表 8-2-6 初始抗高血压的治疗策略

其他危险因素，OD 或疾病	正常血压 SBP120～129 或 DBP80～84	血压高值 SBP130～139 或 DBP85～89	1 级高血压 SBP140～159 或 DBP90～99	2 级高血压 SBP160～179 或 DBP100～109	3 级高血压 SBP≥180 或 DBP≥110
无其他危险因素	不作 BP 干预	不作 BP 干预	LSC 数月，如 BP 未控制再开始 DT	LSC 数周，如 BP 未控制再开始 DT	LSC+IDT
1～2 危险因素	LSC	LSC	LSC 数周，如 BP 未控制再开始 DT	LSC 数周，如 BP 未控制再开始 DT	LSC+IDT
≥3 个危险因素，MS 或 OD	LSC	LSC+考虑药 DT	LSC+DT	LSC+药物治疗	LSC+IDT
糖尿病	LSC	LST+DT			
确定有心血管或肾病	LSC+IDT	LSC+IDT	LSC+IDT	LSC+IDT	LSC+IDT

注：LSC=生活方式改变(lifestyle changes)；DT=药物治疗；IDT=立即药物治疗(immediate drug treatment)。

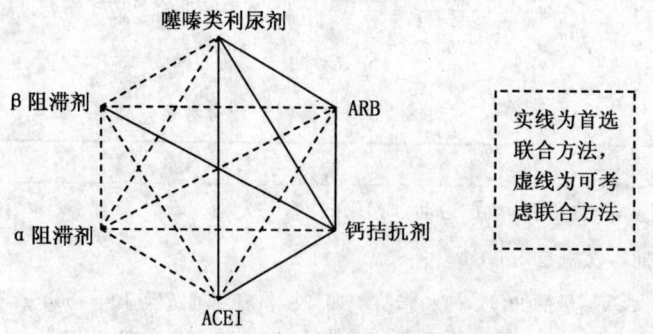

图 8-2-1 常用降压药联合使用示意图

(4) 降压药使用原则：最好用长效制剂（作用 24 h），每日一次给药，减少血压的波动、降低主要心血管事件的发生危险和防治靶器官损害，并提高用药的依从性。强调长期规律治疗，达到有效、平稳、长期控制。单药治疗者，低剂量开始，渐增用药，直至常规治疗量，如足量或换用低剂量的另一种药物仍不能使血压达标，则将后一种药物用至足量，或改用联合药物治疗。联合用药者，开始即联合用药,小剂量开始,用量渐增或添加低剂量第三种药物。目的是增加协同作用,减少不良反应,提高依从性。

(5)常用降压药:主要有5大类,即噻嗪类利尿剂、β阻滞剂(BB)、血管紧张素转换酶抑制剂(ACEI)、血管紧张素Ⅱ受体阻滞剂(ARB)、钙拮抗剂(CCB)。表8-2-7为常用口服降压药使用参考表。

高血压伴随疾病临床试验和指南推荐的强制性药物适应证(JNC 7)见表8-2-8。

表8-2-7 降压药物临床选用参考表

类别	适应证	强制性禁忌证	可能禁忌证
噻嗪类利尿剂	HF,老年高血压单纯收缩期高血压	痛风	妊娠,MS,糖耐量下降
袢利尿剂	终末期肾病,HF		
醛固酮拮抗剂	心力衰竭,心梗后	肾衰,高血钾	
β阻滞剂	心绞痛,心梗后,快速心律失常,HF,妊娠,青光眼	Ⅱ°-Ⅲ°AVB,哮喘	周围血管病,糖耐量下降,运动员或常运动者,COPD
二氢吡啶类钙拮抗剂	周围血管病,妊娠,ISH(老年),心绞痛,颈/冠状AS,左室肥大		快速心律失常,HF
其他类的钙拮抗剂	心绞痛,颈AS,室上性心动过速	Ⅱ°-Ⅲ°AVB,HF	
ACEI	HF,LVH,心梗后,左室功能不全,有或无DM性肾病,蛋白尿/微量蛋白尿,房颤,MS,颈AS	妊娠,高血钾,双侧肾动脉狭窄	
ARB	HF,心梗后,DM肾病,蛋白尿/微量白蛋白尿,左室肥厚,MS,房颤,ACEI诱发咳嗽者	妊娠,高血钾,双肾动脉狭窄	
α阻滞剂	前列腺增生,高血脂	体位性低血压	HF

注:HF=心力衰竭,LVH=左心室肥大,ISH=单纯收缩期高血压,AS=动脉粥样硬化,MS=代谢综合征,DM=糖尿病。

表8-2-8 高血压伴以下疾病临床试验和指南推荐的强制性药物适应证(JNC 7)

强制适应证	推荐药物					
	利尿剂	β阻滞剂(BB)	ACEI	ARBs	CCB	醛固酮拮抗剂
心力衰竭	√	√	√	√		√
心肌梗死后		√	√			√
高冠心病风险	√	√	√		√	
糖尿病	√	√	√	√	√	
慢性肾病			√	√		
再发中风预防	√		√			

(三)根据器官损害选择抗高血压药

1. 亚临床器官损害

(1)左心室肥大:ACEI、CCB、ARB;

(2)无症状性动脉硬化:CCB、ACEI;

(3)微量白蛋白尿:ACEI、ARB;

(4)肾功能不全:ACEI、ARB。

2. 临床事件

(1)既往中风:任何降压药;

(2)既往心肌梗死:BB、ACEI、ARB;

(3) 心绞痛：BB、CCB；

(4) 心力衰竭：利尿剂、BB、ACEI、ARB、醛固酮拮抗剂；

(5) 心房颤动：①阵发性：ARB、ACEI，②持续性：BB、非二氢吡啶类钙拮抗剂；

(6) 晚期肾病/蛋白尿：ACEI、ARB、袢利尿剂；

(7) 外周动脉疾病：CCB。

3. 其他状况

(1) 单纯收缩期高血压（老年人）：利尿剂、CCB；

(2) 代谢综合征：ACEI、ARB、CCB；

(3) 糖尿病：ACEI、ARB；

(4) 妊娠：CCB、BB、甲基多巴；

(5) 黑种人：利尿剂、CCB。

(6) 降压药物的具体使用方法参见"抗高血压药章节"。

(7) 卒中预防，ARB 优于 β 阻滞剂，钙拮抗剂优于利尿剂；预防心力衰竭，利尿药优于其他类；延缓糖尿病和非糖尿病肾病的肾功能不全，ACEI 或 ARB 优于其他类；改善左心室肥厚，ARB 优于 β 阻滞剂；延缓颈动脉粥样硬化，钙拮抗剂优于利尿药或 β 阻滞剂；可乐定对于戒烟有效，大剂量用于戒除药物成瘾性。但这些相对优势仍有争议。

4. 减药原则

高血压病人多须终身治疗，在达到有效治疗目标后，可考虑采用缓慢、逐步减药的原则，严密监测血压，直至较小剂量维持用药，确保血压平衡地维持在目标水平。

三、特殊情况高血压的识别与处置

（一）高血压危象的识别与处置

高血压危象（Hypertensive crisis）包括高血压急症（Hypertensive emergencies）和高血压亚急症（或高血压重症，Hypertensive urgencies）。临床上高血压危象可表现为剧烈头痛、呕吐、烦躁不安、嗜睡、意识模糊、视力障碍或失明、失语、少尿、抽搐等症状，体检可发现视乳头水肿、渗出、出血、脉搏缓慢有力、甚至偏瘫、昏迷等。高血压亚急症是指血压严重升高但不伴靶器官损害。

高血压急症是指血压升高（BP>180/120 mmHg）伴有急性靶器官损害，血压显著升高可加重靶器官损害。发生高血压急症时应迅速给予降压等治疗，直至血压达到安全水平。常见高血压急症包括：高血压脑病，高血压左心衰竭，高血压伴心肌梗死，高血压伴不稳定性心绞痛，高血压主动脉夹层，严重高血压与蛛网膜下腔出血或脑血管事件相关，嗜铬细胞瘤危象，使用苯异丙胺、麦角胺、可卡因或致幻剂，围手术期高血压，严重先兆子痫或子痫。

1. 高血压危象的处置

高血压危象病人均应严重监测生命体征变化，高血压急症病人应进入 ICU，持续监测血压和尽快给予合适的降压药。高血压急症一旦确立，应在数分钟至数小时内降低血压至合适水平，通常使平均动脉压下降 20%～25% 或舒张压降至 100～110 mmHg，此时应静脉输注降压药，1 h 使平均动脉压下降≤25%，在以后的 2～6 h 内血压降至约 160/100～110 mmHg。血压降低过快可能加重靶器官损害，如引起肾、脑或冠脉缺血加重。如果此血压水平可耐受且临床情况稳定，在以后 24～48 h 逐步降低血压达到正常水平。下列情况应除外：急性缺血性卒中者没有明确临床试验证据要求立即抗高血压治疗（详见有关章节）。

2. 急性主动脉夹层

一旦怀疑主动脉夹层，应立即静脉给予抗高血压药物迅速降压，在 15～30 min 内收缩压降至 170～180/100 mmHg。首选药物为硝普钠或钙通道阻滞剂＋β 受体阻滞剂或乌拉地尔＋拉贝洛尔，备用药物为利血平，加用强效利尿剂，应避免采用增加心肌排血量的药物，如二氮嗪、肼苯哒嗪。降压过程中应同时监测并发症表现如血压、尿量、意识、精神状态和神经系统体征，并请心血管外科会诊，必要时实施紧急手术。主动脉夹层应将 SBP 迅速降至 100 mmHg 左右（如能耐受）。

3. 急性左心衰和肺水肿

立即降压治疗，减轻心脏前后负荷，同时给予血管扩张剂。首选药物为硝普钠或非诺多泮＋硝酸甘油,加用强效髓袢利尿剂。备用药物为依那普利等其他降压药。有些高血压急症患者用口服短效降压药可能有益,如卡托普利、拉贝洛尔、可乐宁。

高血压急症常用降压药有硝普钠(静脉),尼卡地平、乌拉地尔、二氮嗪,肼苯达嗪、拉贝洛尔、艾司洛尔、酚妥拉明等。β受体拮抗剂适于除嗜铬细胞瘤外的各种高血压危象病人,尤其适于合并主动脉夹层和心肌梗死病人,可以单用或与硝普钠合用。

静脉使用降压药者,需严密观察生命体征变化,尤其监测血压变化,以防骤降,及时发现新发的靶器官损害表现。表8-2-9为部分静脉降压药的常用方法和作用。

表8-2-9 高血压急症静脉注射用降压药

降压药	剂量	起效	持续	主要不良反应
硝普钠	0.25~10 μg/(kg·min),iv	立即	1~2 min	恶心、呕吐、肌颤、出汗
硝酸甘油	5~100 μg/min,iv	2~5 min	5~10 min	头痛、呕吐
酚妥拉明	5~15 mg,iv	1~2 min	10~30 min	心动过速、头痛、潮红
尼卡地平	5-15 mg/h,iv	5~10 min	1~4 h	心动过速、头痛、潮红
艾司洛尔	250~500 μg/(kg·min),iv,继后 50~100 μg/(kg·min)	1~2 min	10~20 min	低血压,恶心
乌拉地尔	10~50 mg,iv	15 min	2~8 h	头晕,恶心,疲倦
地尔硫䓬	10 mg 或 5~15 g/(kg·min),iv			低血压,心动过缓
二氮嗪	0.2~0.4 g/次,iv	1 min	1~2 h	血糖过高,水钠潴留
利血平	0.5~1.0 mg,IM 或 iv	1~2 h	4~6 h	

硝酸甘油:5 μg/min,每3~5 min增加5 μg/min,直至20 μg/min,如此量仍无效,可每次增加10 μg/min,最大量是200 μg/min。可缓解冠状动脉痉挛,增加冠脉血流,扩张血管,降低心脏负荷。

硝普钠:直接扩张微动脉和静脉平滑肌,降低外周血管阻力。0.3~0.5 μg/(kg·min),iv,逐渐增加,平均用量1~6 μg/(kg·min);>10 μg/(kg·min)会诱发氰化物中毒。

拉贝洛尔:20 mg(或 0.25 mg/kg),iv,>2 min,10 min 后可重复 40~80 mg,总量 300 mg;或 2 mg/min 开始,根据反应调节滴速,总量 300 mg;儿童 0.4~1 mg/kg,最大 3 mg/(kg·h)。α、$β_1$ 和 $β_2$ 受体拮抗剂,对严重高血压伴主动脉夹层病人最佳,降低心肌梗死发病率和死亡率。

艾司洛尔:250 μg/(kg·min),iv,1~3 min,继之 50 μg/(kg·min),iv,>4 min,5 min 后无效者可重复,共4次。主要适于左室功能障碍或外周血管病的严重高血压者。

酚妥拉明(立其丁):5~20 mg,iv,q5 min,或 0.2~0.5 mg/min。$α_1$ 和 $α_2$ 受体拮抗剂,最适合嗜铬细胞瘤和高儿茶酚胺诱发的严重高血压者。

肼苯哒嗪:通过直接扩张全身微动脉降压,主要用于高血压伴子痫病人。10~20 mg,PO,q4-6 h,最大可增加到 40 mg/次。

(二)难治性高血压识别与处置

难治性高血压又称顽固性高血压(resistant/refractory hypertension,RH),是指在应用改善生活方式和至少3种抗高血压药(包括利尿药)治疗持续3个月以上,血压仍≥140/90 mmHg,或糖尿病或肾病者血压≥130/80 mmHg,称为难治性高血压。对于单纯收缩性高血压者,难治性高血压是指上述规范用药后血压仍持续≥160 mmHg。约34%~40%或更多病人不易达到治疗目标,60岁以上老年人收缩压更难控制,真正难治性高血压仅占高血压的2%~5%,但有靶器官损害者更高些。难治性高血压增加中风、心肌梗死、充血性心衰和肾功能衰竭的风险。难治性高血压的评估应做

24 h动态血压监测及家庭血压测量。

难治性高血压的原因有药物相关性原因（依从性差、剂量不足、不当联合用药），药物作用（使用升血压药如同化激素类、拟交感胺类、乙醇过量、皮质类固醇激素、环孢菌素、促红细胞生成素、口服避孕药、甘草、可卡因、安非他命或其他违禁药品等）。继发性原因、血压测量不正确、容量负荷过度（肾病液体潴留、利尿不足、摄钠过多）、存在拮抗药物、肥胖、吸烟；假性难治性高血压、单纯性白大衣高血压、病人自我血压作假、主动脉缩窄、嗜铬细胞瘤、Cushing综合征、甲状腺和甲状旁腺疾病；少见原因有右肾动脉分叉处动脉瘤、腹主动脉血栓形成、左肾动脉阻塞、高血钙、类癌综合征、中枢神经系统肿瘤、月经前期综合征、阻塞性睡眠呼吸停止综合征、胰岛素抵抗、吸烟等。

除前述的一般性治疗外，如病人已有3种抗高血压药（包括利尿药），应限钠，调整利尿药（血肌酐＜1.5 mg/dl者使用噻嗪类利尿药，血肌酐＞1.5 mg/dl者使用袢利尿药），如仍持续高血压，加用不同类的其他血管扩张药（ACEI、ARBs和二氢吡啶类钙阻滞剂）、减慢心率药（β阻滞剂和非二氢吡啶类钙拮抗剂如地尔硫䓬和维拉帕米），如仍持续高血压，应请高血压专科会诊治疗。其他治疗方案有：联合使用α和β受体拮抗剂（地尔硫䓬、拉贝洛尔）；联用2种钙阻滞剂（地尔硫䓬或维拉帕米加二氢吡啶类药）；联用ACEI和ARBs（治疗过程中注意血钾和肌酐）；加用中枢作用药如可乐定；开始直接血管扩张药如肼苯哒嗪或长压定（米诺地尔）加β受体拮抗剂和袢利尿剂，以改善心率和液体潴留。

（三）老年人高血压的处置特点

随机试验表明，60岁以上老年人收缩-舒张性高血压或单纯收缩期高血压者，给予抗高血压治疗后，心血管事件发病率和死亡率明显降低。老年人更可能有白大衣高血压、纯收缩性高血压和假性高血压。每次就诊应测量血压至少2次，逐步降压，防治体位性低血压，最好联合用药。五大类主要降压药均有益，开始治疗药物可用噻嗪类利尿剂、钙阻滞剂、ARB、ACEI、β阻滞剂任何一种或联合用药。单纯收缩期高血压使用噻嗪类和钙阻滞剂、ARB均有益。治疗药物应从小剂量开始，逐渐缓慢增量，目标血压与年轻人相同，使血压控制在＜140/90 mmHg，如可耐受，可降至更低水平。多数老年人需要两种或多种抗高血压药才能控制血压于140 mmHg以下，但有时仍很困难。80岁以上高龄老人血压控制益处仍不确定，但已用抗高血压治疗者应继续控制血压在可耐受水平，而舒张压＜70 mmHg可能不利。合并前列腺肥大者，优先使用α阻滞剂。降压治疗可使脑卒中事件下降33%，冠心病事件下降23%。为了提高老年人服药依从性，尽量选择长效降压药，每日1次，平稳降压。

（四）高血压合并冠心病的处置特点

高血压合并稳定性心绞痛者首选β-阻滞剂，或长效钙拮抗剂或ACEI；合并急性冠脉综合征者首选β-阻滞剂和ACEI；心肌梗死后高血压病人首选ACEI或ARB、β-阻滞剂，它们可降低复发性心肌梗死和死亡率；充血性心衰患者可用噻嗪类和袢利尿剂，也可使用β阻滞剂、ACEI、ARB和醛固酮拮抗剂，一般避免使用钙阻滞剂，除非为了控制血压或心绞痛症状。对舒张性心衰，各种抗高血压药疗效孰优孰劣尚无定论。

（五）高血压合并心力衰竭的处置特点

高血压合并心力衰竭的病人应注意症状变化，酌情选药，症状较轻者优选ACEI和β-阻滞剂；症状重者将ACEI、β-阻滞剂、ARB和醛固酮受体拮抗剂与袢利尿剂合用。

（六）慢性肾脏疾病高血压处置特点

肾功能不全和衰竭是心血管事件的高危因素，慢性肾脏疾病（包括糖尿病肾病）应严格控制血压（＜130/80 mmHg），当尿蛋白＞1 g/d时，血压目标应＜125/75 mmHg；并尽可能将尿蛋白降至正常。一般需用一种以上，甚至三种药物方能使血压控制达标,有蛋白尿者应首选 ACEI/ARB,可与钙拮抗剂、小剂量利尿剂、β受体阻滞剂联合应用。当血肌酐＞2 mg/dl 时,推荐用袢利尿剂。应逐渐增加用药品种和剂量,避免使血压过急地下降,同时注意观察在血压下降时肾功能的变化。在同等降低血压的前提下各种不同降压药物对延缓肾脏病变的进展影响可能完全一致;但有一些研究提示使用 ACE-I 和(或)ARB 对蛋白尿的减少以及延缓肾脏病变的进展有利。

（赖荣德　陈爱华）

第 3 节　肺动脉高压

肺动脉高压(pulmonary arterial hypertension,PAH)是一种以肺小动脉的血管痉挛、内膜增生和重构为主要特征的疾病,主要是肺小动脉增生和重构导致肺血管阻力(PVR)进行性增加。世界卫生组织(WHO)将 PAH 定义为静息状态下肺动脉平均压(PAPm)＞25 mmHg 或运动时 PAPm＞30 mmHg。肺动脉高压可单独发生,也可在某些疾病的基础上发病,主要包括特发性肺动脉高压和各种疾病如结缔组织病、先天性体-肺动脉分流、门静脉高压、服用减肥药及人免疫缺陷病毒感染相关性肺动脉高压,这些疾病均有相同肺微循环阻塞性病理改变。该病的演变呈进行性加重,以肺血管阻力升高为特征,升高的血管阻力增加右心室负荷,其结果导致右心功能损伤和患者死亡。20 世纪 80 年代,特发性 PAH(idiopathic PAH,IPAH)或原发性 PAH(primary PAH,PPH)从诊断到获得有效治疗的预期中位存活时间仅 2.8 年,近十年来,PAH 治疗取得长足进展,但它仍然是一种严重、致命性疾病。

一、识　别

(一)病因和临床分类

WHO 将肺动脉高压分为五大类:肺动脉高压、肺静脉高压、低氧相关性肺动脉高压、血栓或栓塞性肺动脉高压、混合性肺动脉高压。有关病因见表 8-3-1。

表 8-3-1　肺动脉高压临床分类(Venice 2003)

肺动脉高压(PAH)	肺静脉高压
自发性(特发性 PAH(IPAH))	左心房或心室疾病
家族性(FPAH)	左心血管疾病
与以下因素相关:	低氧相关性肺动脉高压
胶原血管病	COPD
先天性肺分流(大的、小的、代偿性或非代偿性门脉高压)	间质性肺病
	睡眠呼吸障碍
HIV 感染	肺泡换气不足
药物和毒素	慢性高原暴露
其他(甲状腺疾病、糖原积累病、Gaucher's 病、遗传性出血性毛细血管扩张症、血红蛋白变异、骨髓增生病、脾切除术)	发育异常
	血栓或栓塞性肺动脉高压
	中央性肺动脉血栓栓塞

续表

与严重静脉或毛细血管受累相关者:	周围性肺动脉血栓栓塞
肺静脉闭塞性疾病	肺栓塞(肿瘤、寄生虫、其他物质)
肺毛细血管瘤	**混合性肺动脉高压**
新生儿持续肺动脉高压	结节病、组织细胞增生症、淋巴管病、肺血管受压(腺病、肿瘤、纤维性纵隔炎)

(二) 病理生理

PAH 详细发病机制尚不清楚,组织病理表现提示内皮损伤和增殖刺激是基本发病过程。多数家族性 PAH 患者均有一种名为骨形态蛋白受体 2(BMPR2)发生突变,而 BMPR2 是转化生长因子(TGF-β)超家族的一员。PAH 相关的突变也发生于 Akl/endoglin,这是一种 TGF 受体,它还会引起遗传性毛细血管扩张性出血症。这些基因似乎在细胞凋亡或程序性死亡中发挥重要作用,遗传性或获得性调节或转录异常可能促进血管增生,但不到 20% 的 BMPR2 突变个体发展为 PAH,因此,其他基因、基因多态性和环境因素可能也与 PAH 相关。研究发现,其他途径可能有助于促进 PAH 发病,如血清素运载体表达增加,使一氧化氮和前列腺素合成的酶表达降低,钾通道改变,从而导致其他多种生长因子如内皮素、血管内皮生长因子和血小板活化因子等产生增加。许多研究已针对这些环节作为治疗靶点,但仍有待进一步探讨。

(三) 临床表现

早期无任何症状,后期出现氧输送功能减低和心输出量减少的表现。劳累性呼吸困难是 PAH 进展过程中最常见的症状,随着病情加重,休息时便有呼吸困难,其他常见症状有疲乏无力、虚弱、无力,约 40% 病人出现心绞痛或晕厥,这些症状均是非特异性的。有其他原发病者,注意并发症的相关症状,如端坐呼吸和夜间阵发性呼吸困难,提示有左心疾病引起肺静脉压增加和肺淤血;雷诺现象、关节痛、手肿胀和其他结缔组织相关症状,提示可能是结缔组织病引起 PAH;有睡眠打鼾或呼吸暂停的证据应注意睡眠呼吸暂停综合征;小腿肿胀、腹部胀气和腹部膨隆、食欲不振、右心功能障碍症状加重等表现。PAH 体征多不易发现或易被忽略,严重病例可见左胸骨旁抬举,肺动脉瓣听诊区第二心音增强,三尖瓣全收缩期杂音,肺功能不全的舒张期杂音和右心室第 4 心音,颈静脉曲张或扩张,肝肿大,周围性水肿,腹水,严重右心衰竭病人出现肢端冰凉,中心性紫绀(有时可出现周围性紫绀和混合性紫绀)。肺部呼吸音一般正常。

(四) 辅助检查

(1) ECG:ECG 可能提供肺动脉压力增高的间接证据如右室肥厚和缺血劳损改变,右房扩张,这有助于提示肺动脉高压。但 ECG 诊断敏感性仅 55%,特异性为 70%,即便 ECG 正常也不能排除严重肺动脉高压。PAH 的 ECG 表现为:电轴右偏;V_1 导联 R 波增高,S 波加深,R/S>1;V_1 导联 QRS 波成 qR 型或 Rsr'型;V_5 或 V_6 导联 R/S<1;或 Ⅰ、Ⅱ、Ⅲ 导联 S 波加深;右胸导联 ST-T 压低或倒置;Ⅱ、Ⅲ、aVF 导联 P 波增高(≥2.5 mm)。

(2) 胸片:PAH 患者胸片可能正常,但约 90% 的 IPAH 病人诊断时有胸片异常。包括中央肺动脉扩张,与外周小血管形成"剪枝(pruning)"状改变,可见右心房和心室扩大,且随着病情进展而加重,变得愈加明显。

(3) 彩色超声心动图(心彩超):经胸多普勒超声(TTE)是疑似肺动脉高压病人良好的无创诊断方法。TTE 可评估肺动脉收缩压(PASP),并可提供病因和预后相关的额外信息,如左室收缩和舒张功能,心瓣膜功能和活动的形态学情况;左房扩大而无左室功能障碍,右心充盈压增高,提示肺动脉压升高等。

(4) 肺功能(PFTs)和动脉血气分析:肺动

高压病人通常一氧化碳弥散能力（DLco）降力，肺容量轻到中度降低。动脉血氧分压正常或轻度下降，由于肺泡过度通气，可出现$PaCO_2$下降，如果是COPD诱发的PAH，则会出现PaO_2降低，并有不可逆性气流受限，可经1 s用力呼气量反映出来。

(5) 通气/灌注扫描（V/Q）：肺动脉高压病人V/Q可以完全正常，但也可发现外周非节段性灌注缺损。肺灌注扫描有助于诊断肺血栓栓塞性肺动脉高压，它对慢性血栓栓塞性肺动脉高压和IPAH，敏感性为90%~100%，特异性为94%~100%。间质性肺病患者有灌注缺损，可因通气不足而抵消，V/Q表现为正常。

(6) 高分辨CT（HRCT）：HRCT能提供胸肺部详细信息，有助于诊断肺间质病和肺气肿，并可发现胸腔内淋巴结肿大、胸膜病变和胸腔积液。弥漫性两侧小叶间隔增厚和小片状、小叶中心性、小结节状的不透明影，提示肺毛细血管出血性血管炎。

(7) 多层螺旋CT增强造影和MRI：多层螺旋CT增强造影适于V/Q扫描提示段性或亚段性灌注缺损但通气正常的病人，即V/Q失衡，可能证实中央性慢性肺血栓栓塞，慢性血栓栓塞的CT表现是肺动脉完全阻塞或偏心性充盈缺损。MRI对肺动脉高压诊断的应用越来越多，但仍需深入研究和评估。

(8) 运动能力检查：PAH病人运动能力评估对判断严重程度和治疗效果很重要。最常用的方法是6 min步行试验。6 min步行试验简便经济，试验结果如PaO_2降低10%，以后的26个月中死亡风险增加2.9倍。

(9) 血流动力学：右心导管检查可确定PAH诊断，评估血流动力学损害程度，监测肺循环的血管反应性。应评估以下参数：心率、右房压、肺动脉压（收缩、舒张和平均压）、肺毛细血管楔压（PCWP）、心输出量、血压、肺和外周血管阻力、动脉和混合静脉氧饱和度。PAH定义为静息时PAP>25 mmHg，或运动时PAP>30 mmHg，肺毛细血管楔压（PCWP）≤15 mmHg及肺血管阻力（PVR）>3 mmHg/L/min（Wood单位）。左心导管只有在无法获得PCWP的极少数情况时需要检查。右心导管血流动力学检查对中重度PAH病人也有重要作用，它也预后有关联性。

（五）诊断、鉴别和功能分级

(1) 诊断：肺动脉高压的诊断主要依据心导管，图8-3-1是目前使用较为广泛的诊断评估与鉴别诊断程序，供临床参考。

(2) 功能评估分级：纽约心脏病协会（NYHA）和WHO均将肺动脉高压分为4级，二者的分级方法相似，但WHO分级略为详细些，表8-3-2是两种分级方法。

表8-3-2 NYHA和WHO心功能分级对比

NYHA功能分级	WHO功能评估分级
Ⅰ级：日常体力活动无症状	Ⅰ级：病人有PAH但活动不受限，日常体力活动不出现呼吸困难或疲劳、胸痛或近乎晕厥（near syncope）
Ⅱ级：日常活动出现症状，轻度活动受限	Ⅱ级：PAH病人轻度体力活动受限，休息时缓解，日常体力活动引起呼吸困难或疲劳、胸痛或近乎晕厥
Ⅲ级：低于日常活动时即可出现症状，活动明显受限	Ⅲ级：PAH病人体力活动明显受限，休息时缓解，低于日常活动便引起呼吸困难或疲劳、胸痛或近乎晕厥
Ⅳ级：任何活动或休息时即可出现症状	Ⅳ级：PAH无活动能力，有右心衰表现，静脉时便有呼吸困难和（或）疲劳，任何活动均会加重症状

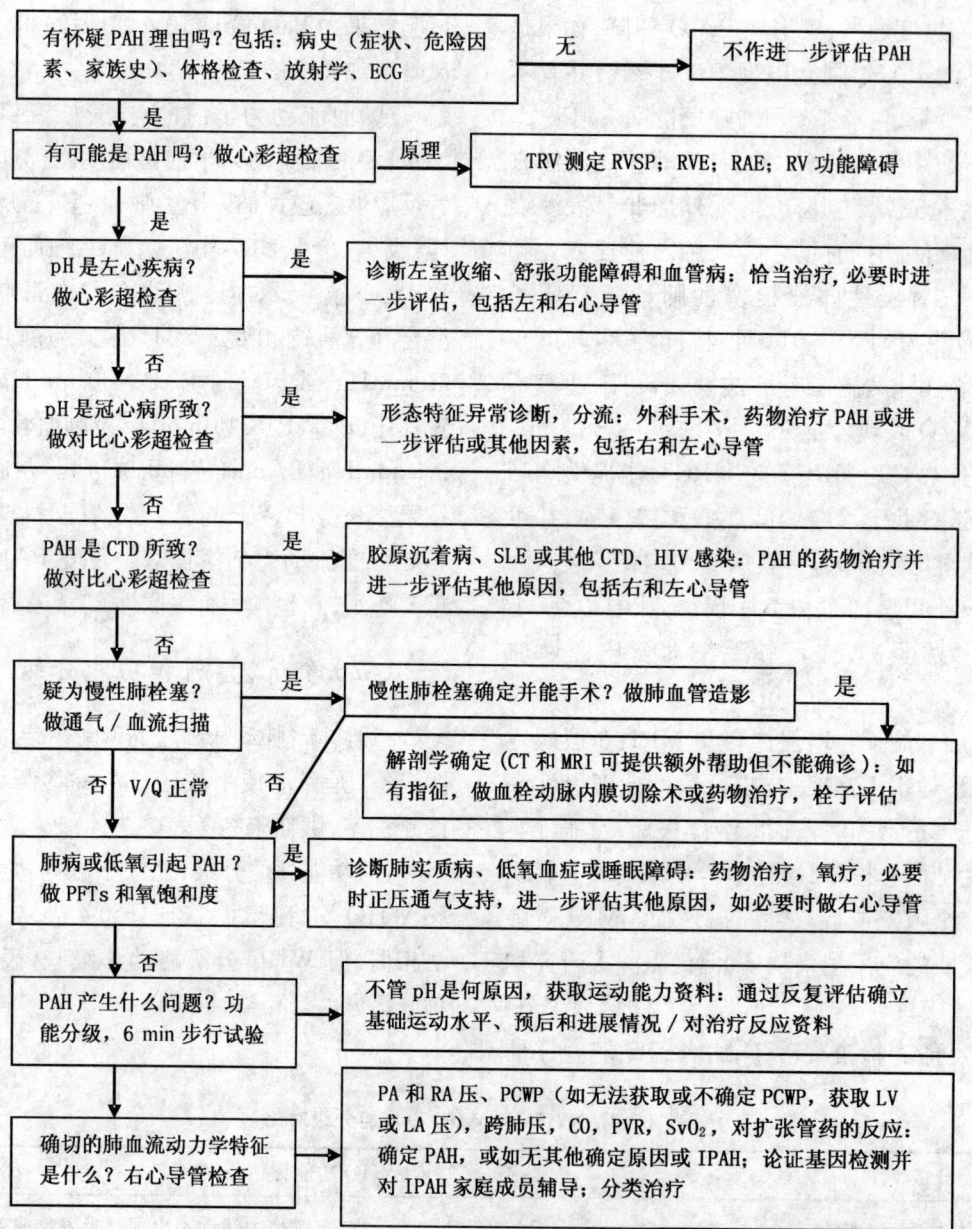

图 8-3-1 肺动脉高压诊断程序图

(CO=心输出量；CTD=结缔组织病；LA=左房；LV=左室；PA=肺动脉；PCWP=肺毛细血管楔压；
PE=肺栓塞；PFTs=肺功能检查；PVR=肺血管阻力；RA=右房；RAE=右房扩大；RV=右室；
RVE=右室扩大；RVSP=右室收缩压；SLE=系统性红斑狼疮；SvO_2=混合静脉氧饱和度；
TRV=三尖瓣回流速度；V/Q=通气灌注；心超=超声心动图)

二、处 置

(一)一般处理原则

症状性肺动脉高压患者,应首先给予口服抗凝剂、利尿药和氧疗等治疗,而后考虑行急性血管反应试验检查:

(1)急性血管反应试验阳性,给予钙离子拮抗剂(CCB)治疗,如持续有效,继续治疗;如CCB治疗无效,进入功能分级处理。

(2)急性血管反应试验阴性者,进入功能分级处理。

(3)功能分极处理:①Ⅱ级者首选西地那非治疗,次选Treprostinil皮下或静脉注射;②Ⅲ级者首选西地那非、波生坦、依前列醇或伊洛前列素,次选Treprostinil皮下或静脉注射;③Ⅳ级者首选依前列醇,次选波生坦或伊洛前列素,而后考虑使用西地那非或Treprostinil皮下或静脉注射。

(4)Ⅲ级或Ⅳ级经前述治疗无效或恶化者,可行联合治疗(波生坦、西地那非、前列腺类似物三选二),或行手术治疗(房间隔气囊造口术(BAS)或肺移植),联合治疗失败者也应考虑手术治疗。

(5)严重肺动脉高压通常是指功能分级为Ⅲ级或Ⅳ级者,可按图8-3-2"严重肺动脉高压治疗程序图"进行处理。

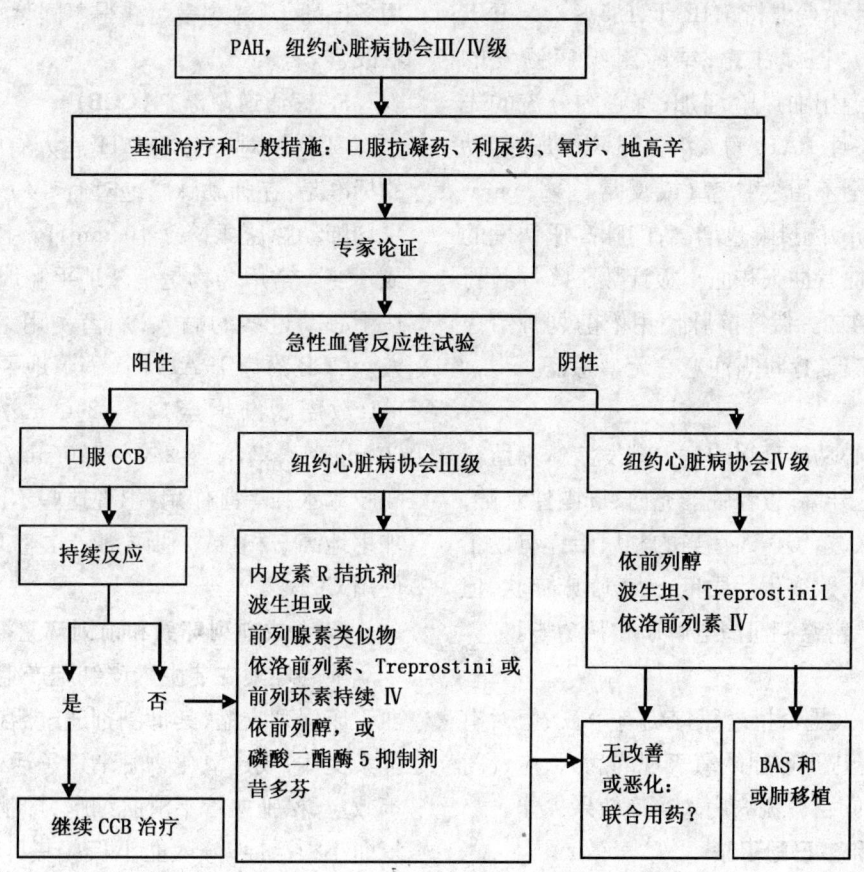

图8-3-2 严重肺动脉高压治疗程序图

(二)急性血管反应试验

一般使用短效肺血管扩张剂。急性血管反应试验阳性是指平均肺动脉压降低≥10 mmHg，平均肺动脉压绝对值达到≤40 mmHg，心输出量不变或增加，但通常仅10%～15%的特发性肺动脉高压者可达此指征。急性血管反应试验从小剂量开始，逐渐增加剂量，直至达到预期反应或达到最大剂量，表8-3-3是三种常用的急性血管反应试验药物、给药途径、半衰期、起始和最大剂量、每一步增量速度和持续时间。

表 8-3-3 急性血管反应试验不同药物使用方法

药物	给药途径	半衰期	起始和最大剂量	每一步增量速度	每一步持续时间
依前列醇	静脉注射	3 min	2～12 ng/(kg·min)	2 ng/(kg·min)	10 min
腺苷	静脉注射	5～10 s	50～350 μg/(kg·min)	50 μg/(kg·min)	2 min
一氧化氮	吸入	15～30 s	10～20 ppm	—	5 min

1. 口服抗凝剂

主要是预防 PAH 病人发生肺血栓形成或血栓栓塞。抗凝目标是维持 INR 于 1.5～2.5（INR 不应超过 3.0）。但须注意，结缔组织病诱发的 PAH 病人胃肠道出血风险增加；有心内分流的先天性心脏病相关性 PAH 病人溶血风险增加；肺动脉及脑静脉血栓矛盾性栓塞（或反常栓塞，paradoxical embolism）的风险也增高；门脉高压诱发的 PAH 病人由于血管曲张和血小板计数下降导致胃肠道出血风险增加。持续静脉使用依前列醇治疗 PAH 的病人抗凝治疗时需注意有无禁忌证。

2. 利尿剂

PAH 伴右心功能衰竭的病人继发液体潴留会出现中心静脉压升高、腹腔脏器充血、周围性水肿，严重者出现腹水，这类病人适当的利尿治疗有助于消除右心衰症状，改变生活质量，改善临床症状，但利尿治疗时应严密监测血清电解质和肾功能。

3. 氧疗

对 PAH 病人是否持续氧疗仍有争议，但对有缺氧倾向或已经出现明显缺氧表现的病人，应及时给予吸氧，而右向左分流的病人氧疗效果欠佳。

4. 洋地黄和多巴酚丁胺

PAH 病人进展为右心衰过程中，心肌收缩力受抑，这类患者应考虑使用正性肌力药。IPAH 病人短期静脉使用地高辛可中度增加心输出量，明显降低血中去甲肾上腺素水平，但长期效应尚不清楚。PAH 顽固性右心衰病人使用洋地黄类只是根据临床医生们的经验判断，并无充分的科学依据。大多数专业治疗中心，PAH 终末阶段病人静脉使用多巴酚丁胺，这常可获得不同时间长度的临床症状改善。

5. 钙通道阻滞剂（CCB）

CCB 仅对部分 IPAH 病人有效，其治疗有效的标准是：在肺动脉压绝对值≤40 mmHg 的病人，平均肺动脉压下降≥10 mmHg，且心输出量增加或不变。常用药物是硝苯地平和地尔硫䓬，前者更适于心动过缓的病人，后者多用于心动过速的病人。CCB 治疗 IPAH 时，硝苯地平缓释片 30 mg，bid，数周内渐增至 120～240 mg/d；或地尔硫䓬 60 mg，tid，渐增至 240～720 mg/d。注意低血压和肢体水肿等副作用，出现这些不良反应时可酌情加用地高辛和（或）利尿剂。儿童 IPAH 患者亦可使用 CCB。

6. 合成前列环素和前列环素抑制物

前列环素主要由内皮细胞产生，并能引起所有血管床强烈收缩，其抑制剂通过活化细胞表面前列环素受体，或过氧化物酶增殖子活化受体 β 的介导等效应，松弛血管平滑肌细胞，抑制血小板聚集，恢复血小板活性，分散血小板凝集，改善内皮细胞损伤，抑制肺血管细胞移位和增生，逆转血管重构，提高肺组织清除内皮素-1，产生正性肌力效应，提高外周骨骼肌利用氧的能力，改善血流动力学状况。

（1）依前列醇（Epoprostenol）：是第一个用于治疗 PAH 的前列腺素类似物，半衰期 3～5 min，室温下稳定性维持8 h,因此需要持续静脉注射(滴注或泵注),用法:2～4 ng/(kg·min)开始,逐渐增加,2～4 h内增至10～15 ng/(kg·min),理想剂量是20～40 ng/(kg·min)。早期不良反应是面部潮红、头痛、腹泻、腿痛等,长期应用不良反应有面部潮红、下颌疼痛、腹泻、头痛、背痛、腿脚疼痛、腹绞痛、呕心,少见低血压。副作用与剂量增加速度成正比,多为轻度,不良反应严重者应减量。

(2)Treprostinil:是依前列醇的三环苯胺类似物,稳定性高,可经皮下给药、静脉泵注或滴注。可提高运动能力,改善血流动力学状况和其他临床表现。注射部位疼痛是常最见的副作用。

(3)贝拉普罗(Beraprost):稳定性好,口服制剂,服药后30 min达峰值,半衰期约35～40 min。可能对IPAH有效,用药3～6个月后运动能力改善。

(4)伊洛前列素(Iloprost):伊洛前列素稳定性好,可静脉、口服和吸入,吸入型最多用。平均肺动脉压可下降10%～20%,持续45～60 min,因此每日用药需6～12次。

7. 内皮素受体-1拮抗剂

内皮素-1(ET-1)是内皮细胞产生的肽类物质,具有强烈缩血管和促平滑肌细胞有丝分裂作用,它有A和B两种受体,前者在平滑肌细胞,后者存在于平滑肌细胞和内皮细胞。A、B受体活化引起平滑肌细胞产生缩血管和促有丝分裂效应,刺激内皮细胞B受体能促进内皮素-1清除,活化一氧化氮,促进前列环素释放。主要副作用是无症状性转氨酶增高。

(1)波生坦(Bosentan):是口服ET_A和ET_B受体双重拮抗剂,能改善PAH运动能力、功能分级、血流动力学状况和心彩超参数变化,延缓临床症状恶化时间。用法:125 mg,bid,可产生肝损害,使用时至少应每月复查肝功能。

(2)Sitaxsentan:是选择性ET_A受体拮抗剂,能改善PAH病人运动能力、血流动力学和临床症状,用法:100 mg,qd,无肝损者可300 mg,qd,肝损发生率为9.5%,能延长INR或凝血酶原时间(PT)。

(3)Ambrisentan:选择性ET_A受体拮抗剂,能改善运动能力和血流动力学状况,尚须更多研究。

8. 磷酸二酯酶5(PDE-5)抑制剂

西地那非(Sildenafil,伟哥)是口服型强效选择性CGMP-磷酸二酯酶5抑制剂,其药理特性是增加细胞内CGMP浓度,促进一氧化氮产生增加,能诱导血管平滑肌细胞松弛,并有抗增殖效应。用法:25～100 mg,tid,用量应渐增,能改善心肺血流动力学状况,提高运动能力,改善WHO功能分级。主要适于其他治疗方法无效或不适合其他治疗者。

9. 联合治疗

联合用药是PAH治疗的良好选择,如前列腺素类似物、内皮素受体拮抗剂、PDE5抑制剂等联合应用有良好应用前景。有人发现联用波生坦和前列腺类似物可改善运动能力和右心衰的心彩超参数。鉴于各有关药物的副作用,联合使用时应监测相关不良反应。

10. 介入治疗

房间隔气囊造口术(CCB)对严重PAH患者能改善运动能力和血流动力学状况,提高存活力,主要适于重度病人,或作为拟做肺移植患者的姑息疗法。

11. 肺移植

适于纽约心脏病学会心功能分级Ⅲ和Ⅳ级,症状顽固者。3年和5年存活率分别为55%和45%。

(赖荣德 陈爱华)

第4节 急性冠脉综合征

急性冠脉综合征(acute coronary syndrome, ACS)是由于冠状动脉狭窄、引起心肌缺血所致的一类缺血性心脏病,它是 ST 段抬高性心肌梗死(ST-segment elevation myocardial infarction, STEMI)、非 ST 段抬高性心肌梗死(non-STEMI, NSTEMI)和不稳定性心绞痛(unstable angina, UA)的总称。其共同病理生理表现是动脉粥样斑块破裂或侵蚀。这类综合征的 ECG 表现包括 ST 段抬高性心肌梗死(STEMI)、ST 段压低、非诊断性 ST 段和 T 波异常。在美国,每年约 500 万缺血性胸痛者急诊,每年 ACS 者达 168 万左右,其中 65 万发展为心肌梗死,45 万人发生再次梗死,病死率达 30%。

一、识 别

(一)病因和病理生理

缺血是由于灌注减少导致氧供不足,伴代谢产物清除不充分,缺血和低氧血症是相对性的名词,氧供和氧耗失衡即会导致缺血。氧供受血液和冠状动脉血流的氧输送影响,而血液的氧输送能力取决于血红蛋白数量和氧饱和度。冠状动脉血流量取决于心脏舒张松弛时间和周围血管阻力,体液、神经、代谢和血管外压迫以及局部自动调节机制共同决定冠状动脉血管阻力。

心肌缺血及后果通常是固定性粥样硬化病变所致,而 ACS 是冠状动脉痉挛、粥样斑块破裂、粥样硬化病变处血小板聚集或血栓形成导致心肌血流减少所致。非粥样硬化病因引起 ACS 少见。

血管壁的反复损伤导致粥样硬化斑块形成,巨噬细胞和平滑肌细胞是斑块发展的主要细胞成分,而脂质是细胞外基质的主要成分,斑块龟裂和破裂受粥样斑块的内在特性影响,如其组成和形状、局部因素如血流剪切力、冠状动脉张力、冠状动脉灌注压和心肌收缩时动脉的运动度,当斑块发生破裂时,暴露给循环血小板强大的血栓形成物质。

血小板反应包括黏附、活化和聚集。血小板通过微弱的血小板间相互作用发生黏附,并有内皮下黏附分子如胶原、纤维连接素和层黏连蛋白、和糖蛋白Ⅰb受体与内皮下形成的 von Willebrand 因子结合。黏附的血小板有强大的血栓形成能力,因为内皮下胶原是有效的血小板活化诱导物。斑块中心的脂质负载巨噬细胞和血管壁外膜释放的组织因子,共同刺激凝血酶原转变为凝血酶,凝血酶和局部切应力也是有效的血小板活化剂,这些因子共同活化血小板。活化的血小板糖蛋白Ⅱb/Ⅲa受体成为血小板与纤维蛋白原或 von Willebrand 因子交联的最后共同通道,促进血栓形成。氧缺乏范围和 ACS 临床表现依赖于氧输送的受限程度,以及栓子黏附于固定、龟裂或腐蚀的硬化斑块运动。心肌缺血可表现为胸部或上腹痛不适、呼吸困难、特征性或非特异性 ECG 改变,心肌功能降低、中心和外周灌注减少,或同时出现以上表现。稳定性心绞痛,缺血仅在活动诱发氧耗超过部分受阻的冠状血管氧供不足时,相对固定、可预测、变化慢是其特点,粥样硬化斑未破裂,几乎没有血栓形成。ACS 粥样斑破裂并富含血小板血栓形成,导致冠状血流减少或某支血供中断,心肌发生缺血、坏死。这种氧供-耗失调的程度和持续时间决定了病人是否发展为可逆性心肌缺血而无坏死(不稳定心绞痛),还是造成心肌缺血伴坏死(心肌梗死),阻塞越严重、时间越长,心肌梗死可能性越大。

急性心肌梗死(acute myocardial infarction, AMI)可抑制心肌收缩力,因此,影响中心和外周灌注,AMI 的基本变化是心肌功能丧失,当某一块心肌氧供不足时,功能进行性恶化并通过四种异常收缩模式表现出来:即与邻近心肌收缩运动不协调、运动功能减退、运动不能、反常运动。心肌梗死范围扩大,左室泵功能降低,左室舒经末压和左室收缩末容量增加,心输出量、心搏出量和血压会降低。当左房和肺毛细血管压增加,可发生充血性心力衰竭和肺水肿。大脑和肾脏灌注差会产生意识改变和肾功能受损。由急性心肌梗死引起的心力衰竭称为泵衰竭,按Killip分级将泵衰竭分为四级,通过分级不仅可以判断病情严重程度,对预后也可作初步预测。详细分级及粗死亡率为:Ⅰ级:无充血性心力衰竭表现,死亡率约5%;Ⅱ级:轻度充血性心力衰竭(两肺啰音和第3心音),死亡率约15%~20%;Ⅲ级:明显的急性肺水肿,死亡率约40%;Ⅳ级:心源性休克,死亡率约80%。

(二)临床表现

1. 症状和病史

ACS相关的最常见症状是胸部不适,但症状也包括上半身其他地方的不适,气短、出汗、恶心和头晕眼花。AMI的症状是特征性的,比心绞痛更剧烈,持续时间多于15 min。ACS的不典型症状或异常表现更多见于老年人、女性和糖尿病人。

急性冠脉综合征的最主要症状为缺血性胸痛(即心绞痛),可伴有胸闷、心悸、呼吸困难、出汗等表现,典型的缺血性胸痛与其他原因性胸痛性质明显不同,下面介绍缺血性胸痛的特点。

与心肌梗死高度相关的症状包括疼痛放射到上肢,特别是放射到左上肢,胸痛可伴有出汗或恶心和呕吐,此时应对病人进行详细问诊,以排除MI早期表现。缺血性胸痛概括起来用OPQRST表示。①发病(onset):典型的缺血性疼痛表现为逐渐发作,其强度可轻可重。②诱因和缓解因素(provocation and palliation):疼痛常因活动诱发,缺血性胸痛不随呼吸或体位变化而变化,对硝酸甘油可能没有反应。③性质(quality):常是比疼痛更具特征性的不适感,而且这种不适感可能很难描述清楚。病人可能描述为压榨性、紧缩感、压迫感、绞榨感、挤压感、抑制感、烧灼感、烧心感、胸部膨胀感、束带感、胸部堵塞感、咽喉阻塞感、疼痛、胸部重压感等。病人可能会握拳紧压胸口,这种表现常称为Levine征。④放射(radiation):缺血性胸痛常常放射到身体的其他部位,如上腹部、肩膀、上肢(上臂或前臂)、手腕、手指、颈部和咽喉部、下颌和牙齿(不是上颌),背部也不少见(特别是肩胛间区)。疼痛放射到上肢者高度提示为缺血性胸痛。⑤部位(site):缺血性胸痛不局限在某一特定点上,更可能是弥漫性的,很难具体定位。病人往往提示是整个胸部,或用手掌指定某一区域,而不是用一个手指确定某一特定点上。⑥持续时间(time course):心绞痛常很短暂(2~5 min),且可因休息或使用硝酸甘油缓解。相反,ACS病人可能休息时也有胸痛,持续时间不一,大多持续超过30 min,典型的心绞痛持续超过20 min强烈提示是ACS。⑦相关症状(associated symptoms):缺血性胸痛往往伴有呼吸短促,表明可能有肺充血。其他症状可能包括嗳气、恶心、呕吐、消化不良、出汗或大汗、眩晕、头晕、皮肤湿冷、疲乏无力。老年妇女和糖尿病人症状多不典型,很少出现典型的胸痛。⑧严重程度:根据加拿大心脏病学会心绞痛分级(Canadian Cardiovascular Society Classification of Angina, CCCCA),将心绞痛分为四级:Ⅰ级:心绞痛仅在强烈、快速和长时间劳力后产生,一般体力活动不会引起心绞痛;Ⅱ级:普通活动轻度受限,心绞痛仅在快速登楼梯、爬山、餐后行走、冷、风或情绪应激时发生;Ⅲ级:日常活动明显受限,行走1~2个街区或正常步速登楼一层即会发生心绞痛;Ⅳ级:无法完成任何体力活动,静息时便会产生心绞痛症状。

部分缺血性胸痛患者可能表现不典型,与上述典型表现有所不同,可能表现为锐痛或刀割样痛或胸膜炎样疼痛,统计发现,约有22%的锐痛或刀割样痛、13%胸膜炎样疼痛最后诊断为急性心肌缺血。约有1/3的ACS患者不出现胸痛,而表现为其他不典型症状,最常见的症状包括仅有呼吸困难、恶心和(或)呕吐、心悸、晕厥或心脏骤停,这些症状主要见于老年人、糖尿病者和妇女。应当注意,下列各种胸、腹部不适或疼痛,绝大多数不是缺血性胸痛的表现:①胸膜炎样痛、锐痛或刀割样痛,与呼吸运动或咳嗽相关;②主要或仅出现于中、下腹部的疼痛;③仅用一个手指可以确定某处的任何不适;④因运动或触诊而再出现的任何不适;⑤疼痛持续数天;⑥瞬间疼痛持续几秒钟或更短;⑦疼痛放射到下肢或上腭以上的部位；⑧如病人描述为尖锐疼痛、短暂痛、刀割样、刺穿样或发麻和针刺样等，往往也不是缺血胸痛。

既往有冠心病史（CHD）的病人，再发胸痛的风险显著增加，与有冠心病史相比，既往有其他血管性疾病者与心脏缺血性事件风险有相关性。冠心病的危险因素如特殊年龄、性别、糖尿病、高血压、高血脂和吸烟，以及最近吸食可卡因等，这些病史均增加了 ACS 的可能性，在收集病史时应注意询问。

2. 体格检查

（1）机体反应性、气道、呼吸和循环情况。

（2）有无全身低灌注的表现如低血压、心动过速、认知障碍，有无皮肤发冷、变湿、苍白或皮肤发灰等表现。

（3）有无心律失常，因为围梗塞期的持续性心律失常应立即处理，另外，由于其对心输出量的恶化性效应，可能加重心肌缺血，并可进展为室颤（VF），因此，及时发现心律失常，尤其是室性心律失常，为临床及时给予治疗奠定基础，也将为抢救生命赢得宝贵的时间。

（4）注意检查有无心力衰竭表现，如颈静脉怒张，肺底部湿啰音或哮鸣音，第 3 心音奔马律，低血压，心动过速等，心功能严重障碍可能出现端坐呼吸、气短、满肺哮鸣音，此即心源性哮喘的典型表现。

（5）除外心肺部的检查，还应做神经系统筛查，以评估有无局灶性损害或认知缺损，因为部分患者可能伴有房颤而继发脑梗塞，也有助于确定和评估溶栓治疗的安全性。

（6）如果发现有严重低血压，如收缩压＜80 mmHg 和（或）泵衰竭的体征，如新发的或肺部啰音，或啰音显著增多，或新出现的第 3 心音，或新发二尖瓣杂音或原有二尖瓣杂音加重等，提示心肌梗死的可能性增加。

（三）辅助检查

1. 实验室检查

（1）心脏标志物：急性心肌损害的系列血清标志物（或称心肌酶），如肌钙蛋白（CTn）T 或 I、CK-MB、肌红蛋白等是确立心肌梗死诊断的必要因素。最常使用的是肌钙蛋白 T 或 I 和 CK-MB，这些检查可在床边快速监测。表 8-4-1 为 AMI 各种心脏标志物特性比较。

表 8-4-1 常用 AMI 标志物特性比较

标志物及特点	MI 后开始升高	平均到高峰时间	回复到基线时间
肌红蛋白（敏感但特异性低）	1～4 h	6～7 h	18～24 h
CTnI（敏感性和特异性均高）	3～12 h	10～24 h	3～10 d
CTnT（敏感性和特异性均高）	3～12 h	12～48 h	5～14 d
CK-MB（特异性不及 CTn）	4～8 h	10～24 h	48～72 h
CKMB 同功酶（特异性更高）	2～6 h	12 h	38 h

所有 AMI 病人均有上述一种或多种标志物血清浓度的升高，但其敏感性相对较低，除非在症状发作的 4～6 h 以后，因此，这个时间段内的阴性结果并不排除心肌梗死，少部分病人心脏标志物在 12 h 内还未升高。但急性 STEMI 病人的再灌注治疗不应等待心肌标志物结果。没有确定性 ST 段抬高的病人，如果初始检测结果不确定，ECG 也不确定，但临床仍高度怀疑的病人，应在 4 h 或更长时间后再次检测系列心脏标志物，肌钙蛋白阴性者应在 6～12 h 后重新测定。

（2）肌钙蛋白升高也可见于以下非缺血性疾病：①创伤：挫伤、消融、起搏、ICD 启动（如房颤除颤、心脏电复律）心肌活检、心脏外科手术等；②急慢性充血性心力衰竭；③主动脉瓣病变和肥厚梗阻性心肌病伴左室肥厚、主动脉夹层；④高血压；⑤低血压（常伴心律失常）；⑥非心脏手术后看似情况良好者；⑦肾功能衰竭；⑧危重病人，特别是糖尿病、呼吸衰竭者；⑨甲状腺功能减退症；⑩冠脉痉挛，包括尖端球囊综合征者(apical ballooning syndrome)；⑪炎性疾病如心肌炎(包括细小病毒B_{19}、Kawasaki病、结节病、天花预防接种、细菌性心内膜炎心肌伸扩张者)；⑫经皮冠脉介入(PCI)术后看似无并发症者；⑬脓毒症；⑭烧伤，特别是烧伤面积在30%以上者；⑮浸润性疾病，包括淀粉样变、血色素沉着症、肉样瘤病(或郝-伯二氏病)、胶原沉着病(硬皮病)；⑯急性神经病变，包括中风、蛛网膜下腔出血、横纹肌溶解症伴心脏损伤者；⑰移植血管病；⑱生命衰竭者；⑲快速性或缓慢性心律失常，或传导阻滞；⑳药物中毒或其他中毒；㉑极度劳累。

2. ECG 特点

ACS 的早期 ECG 可能是非特异性的，动态观察有助于及时确定诊断。典型的 STEMI 患者 ECG 的动态演变过程表现为：①起病数小时内，可无异常或出现异常高大的两肢不对称 T 波。②数小时后，ST 段明显抬高，弓背向上，与直立的 T 波连接形成单相曲线，数小时至 48 h 内出现病理性 Q 波，同时 R 波减低，此即急性期改变；Q 波在 3～4 d 内维持稳定不变，以后仍有约 70%～80% 永久存在。③在早期如不进行治疗干预，ST 段抬高持续数日至 2 周左右逐渐回到基线水平，T 波则变为平坦或倒置，此为亚急性期改变。④数周至数月后，T 波呈 V 形倒置，两肢对称，波谷尖锐，此为慢性期改变；T 波倒置可永久存在，也可在数月至数年内逐渐恢复。

(1) ST 段确定：①ST 抬高的确定：连续两个解剖部位导联 J 点处 ST 段有新出现的抬高，男性 V_2～V_3 导联抬高≥0.2 mV，或女性 V_2～V_3 导联抬高≥0.15 mV，其他导联≥0.1 mV。②ST 段压低的确定：连续两个解剖部位导联新发的基线或 ST 段下斜形压低≥0.05 mV；或连续两个以 R 波为主或 R/S＞1 的导联出现 T 波倒置≥0.1 mV (注：连续两个解剖部位导联是指胸前导联的 V_1～V_6 连续两个；或下壁导联Ⅱ、Ⅲ、aVF；侧壁或心尖导联Ⅰ、aVL；V_3R 和 V_4R 反映右室游离壁变化)。

(2) 缺血性 T 波的五大特点：无论直立或倒置，T 波有以下特点提示为缺血性 T 波：①T 波振幅增大；②两肢对称，基底部变窄；③波顶变尖；④T 波变化剧烈，几分钟内就可见观察到 T 波的显著变化；⑤T 波改变仅出现于心肌缺血区的导联上，能定位诊断。

胸痛患者出现 ST 段抬高应首先考虑为存在缺血，而后才考虑是否有心包炎或左心室室壁瘤等。对可疑冠脉缺血的病人，建议做活动平板负荷试验。

(3) 提示陈旧性心肌梗死的 ECG 变化：①V_2、V_3 导联 Q 波≥0.02 s，或为 QS 波；②Ⅰ、Ⅱ、aVL、aVF 导联，或 V_4～V_6 导联，任何两个连续的解剖部位导联(Ⅰ、aVL、V_6，V_4～V_6，Ⅱ、Ⅲ、aVF)，其 Q 波时间≥0.3 s、深度≥0.1 mV 或呈 QS 波；③V_1～V_2 导联和 T 波直立且 R/S≥1 的无传导障碍导联，R 波时间≥0.04 s。

再梗死 ECG 变化：连续两个解剖部位导联中，原先 ST 段抬高不足 0.1 mV 的患者出现 ST 段抬高≥0.1 mV，或新发特异性 Q 波，特别是有缺血症状持续≥20 min 者；但 ST 段再次抬高也可见于致命性心脏破裂者，出现这种变化时应进一步检查。单纯性 ST 段压低或左束支传导阻滞(LBBB)不是心肌梗死的有效标准。

3. 心脏超声检查

心脏超声检查有助于发现心脏有无结构性病变，同时可明确或排除心包积液，更为关键的是，心脏超声检查可了解心脏泵血功能的各项指标，为临床治疗提供重要参考价值。

(四) 诊断与鉴别

依据典型的临床表现，结合特征性的心电图改变和心肌酶学变化，ACS 能够得到及时诊断，但心电图的动态演变过程对急性心肌梗死的诊断更有意义。由于 ACS 包含 UA、STEMI 和 NSTEMI 三种疾病，且治疗不完全相同，有必要对其做出鉴别，以利临床治疗。图 8-4-1 是疑似急性冠脉综合征者根据 ECG 和肌钙蛋白来评估区分三类 ACS 的简易诊断与鉴别程序。

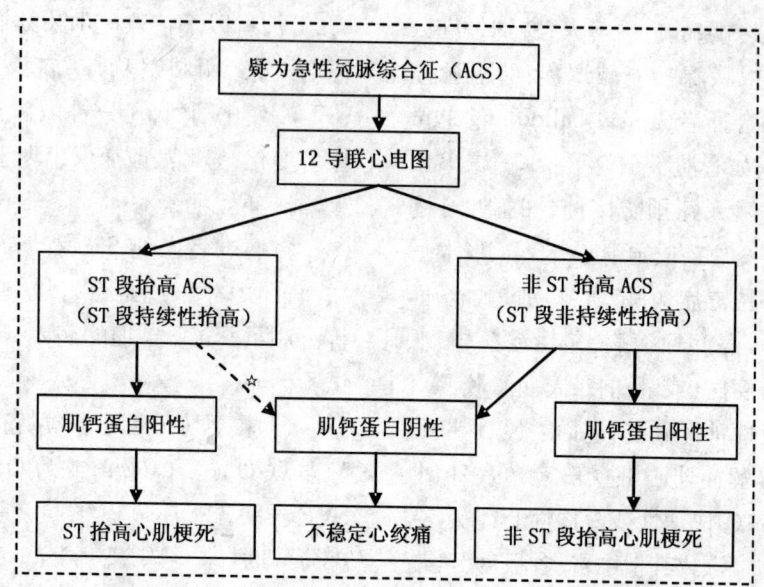

图 8-4-1 疑似急性冠脉综合征 ECG 和肌钙蛋白诊断与鉴别评估程序图
☆ST 段持续抬高 ACS 病人肌钙蛋白连续阴性者极少见

不稳定心绞痛患者出现心肌标志物升高，应考虑为 NSTEMI，并应按 NSTEMI 做相应处理。

心肌梗死的血管定位诊断：①左冠状动脉前降支供应左心室前壁、心尖部、下侧壁、前间壁和二尖瓣前乳头肌，这些部位的心肌梗死考虑为左冠状动脉闭塞。②右冠状动脉供应左心室膈面（右冠优势时）、后间隔和右心室，窦房结和房室结，这些部位的心肌梗死考虑右冠状动脉闭塞。③左冠状动脉回旋支供应左心室高侧壁、膈面（左冠优势者）和左心房、房室结，这些部位发生心肌梗死，考虑左冠状动脉闭塞。④左冠状动脉主干发出的分支供应左心室，如果主干闭塞，会产生左心室广泛梗死，即发生左心室广泛梗死时考虑为左冠状动脉主干闭塞。表 8-4-2 为心肌梗死的 ECG 定位诊断。

（五）危险分层

1. ACS 危险分层

根据临床表现、ECG 和血清心脏标志物确定 ACS 危险度，见表 8-4-3。

不稳定心绞痛危险分层见表 8-4-4。

表 8-4-2 心肌梗死的 ECG 定位诊断

导联	前间壁	局限前壁	前侧壁	广泛前壁	下壁	下间壁	下侧壁	高侧壁	正后壁
V_1	+			+	+				
V_2	+			+		+			
V_3	+	+		+					
V_4		+		+					
V_5		+	+	+			+		
V_6			+				+		
V_7			+				+		+
V_8							+	+	
aVR									

续表

导联	前间壁	局限前壁	前侧壁	广泛前壁	下壁	下间壁	下侧壁	高侧壁	正后壁
aVL		±	+	±	−	−	−	+	
aVF		−	−	−	+	+	+	−	
Ⅰ		±	+	±	−	−	−	+	
Ⅱ		−	−	−	+	+	+	−	
Ⅲ		−	−	−	+	+	+	−	

表 8-4-3 确定急性冠脉综合征(ACS)可能性的危险分层

评估	高度 ACS 可能	中度 ACS 可能	低度 ACS 可能
表现	具有以下任何一项即认为是 ACS 高度可能性的表现	缺乏高度可能性的表现	缺乏中或高度可能性的表现
病史	胸痛或左臂痛或不适主诉;心绞痛再发;有冠心病史(包括 MI)	胸痛或左臂痛或有不适主诉;年龄>50 岁	可能是缺血症状;最近吸食可卡因
体格检查	新发短暂性二尖瓣反流、低血压、出汗、肺水肿或啰音	心外血管病	心悸引起的胸部不适
ECG	新发或可能新发的暂时性 ST 段抬高(>0.05 mV)或 T 波倒置(>0.2 mV)伴有症状	固定性 Q 波;未证实新发的异常 ST 段或 T 波	正常 ECG
血清心脏标志物	肌钙蛋白 T 或 I 升高或 CK-MB 升高	正常	正常

表 8-4-4 不稳定心绞痛患者短期死亡或非致命性心肌梗死危险分层

高 危	中 危	低 危
至少有下列一项表现	无高危表现,但至少有以下一项	无高或中危表现,但有下列任何一项
延长的(>20 min)进行性静息胸痛	延长的(>20 min)静息心绞痛,现在已缓解,有中或高度冠状动脉疾病可能	心绞痛频率、严重程度或持续时间不断恶化
肺水肿,很大可能与缺血相关	静脉心绞痛(>20 min)休息或舌下含服硝酸甘油不能迅速缓解	较以前更低的刺激即诱发心绞痛
静息性心绞痛伴 ST 段偏移≥1 mm	夜间型心绞痛	2 周至 2 个月内的新发心绞痛
心绞痛伴新发二尖瓣杂音或原有杂音加重	心绞痛伴动态 T 波变化	ECG 正常或无改变
心绞痛伴第 3 心音或新发或加重的啰音	过去 2 周内新发Ⅲ-Ⅳ级心绞痛(加拿大心脏病学会),有中或高度冠状动脉病可能	
心绞痛伴低血压	病理性 Q 波或静息时多导联(前壁、下壁、侧壁)ST 压低≤1 mm	
	年龄>65 岁	

2. STEMI 危险分层

心肌梗死溶栓试验（thrombolysis in myocardial infarction trial，TIMI）研究者提出 7 个危险因素，作为预测其死亡、再梗死或起病 14 天内紧急血管成形术的工具。这个积分系统主要包括以下几个部分：①年龄≥65 岁（年龄是最有力的 AMI 死亡预测因子，老年人 AMI 易发生心脏并发症，特别是心力衰竭，4/5 的 AMI 死亡是年龄≥65 岁的老年人）；②3 个或以上心脏危险因素（包括高胆固醇血症、糖尿病、高血压、吸烟、冠心病阳性家庭史）；③最近 7 天使用阿司匹林；④最近 24 h 内至少出现 2 次心绞痛事件；⑤当前 ECG 发现 ST 段偏移；⑥CK-MB 或心特异性肌钙蛋白等心脏标志物升高；⑦已知有冠状动脉狭窄≥50%。

以上 7 项中每一项评为 1 分，以≤14 天的主要终点事件为界标，主要终点事件包括：死亡、新发或复发性心肌梗死或必须紧急血管成形术。如果患者具备 5 项或更多项 TIMI 危险积分（≥5 分），考虑此病人是高危患者；如评分为 3~4 分，提示为中危患者；如果危险积分≤2 分则是低危病人。具体危险度划分见表 8-4-5。

表 8-4-5　TIMI 危险分层

危险分层	低度危险		中度危险		高度危险	
TIMI 评分	0 或 1 分	2 分	3 分	4 分	5 分	6 或 7 分
主要终点事件发生率	5%	8%	13%	20%	26%	41%

注：主要终点事件是指≤14 d 发生以下事件：死亡、新发或复发性心肌梗死或必须紧急血管成形术。

其他与发病 30 天死亡或再梗相关的因素有以下四大项：①心动过缓或心动过速；②低血压；③有心衰征象（新发或渐增的肺部啰音，二尖瓣杂音，第 3 心音奔马律）；④持续室性心动过速。

（六）并发症

心肌梗死的常见并发症包括：乳头肌功能失调或断裂；心脏破裂；栓塞；心室壁瘤；心肌梗死后综合征。

二、处　置

（一）监护与初始处理

在初始评估阶段，对有高度 ACS 危险的病人应做以下评估和处理。

(1) 气道、呼吸和循环情况：即 ABC 处理，因为任何危险抢救只有在气道通畅、呼吸功能良好和循环稳定的基础上，才可考虑进行其他处理，否则其他治疗无从谈起。

(2) 初始 ECG 检查：对所有疑为冠状动脉缺血的患者均应做 12 导联 ECG，它是提供 ACS 初始诊断和治疗的基础。ACS 病人的初始 ECG 可能是非诊断性的，如果初始 ECG 是非确定性的，但病人症状持续并且临床上仍高度怀疑为心肌梗死时，应每 5~10 min 复查 ECG 一次。

(3) 复苏准备：准备好复苏相关装置如除颤仪和人工气道器械。

(4) 心电监护：开始心电监护，并在床边备好紧急复苏装置。

(5) 氧疗：应给所有具有肺淤血或动脉血氧饱和度<90% 的病人吸氧，前 6 h 内给所有 ACS 病人吸氧也是合理的（氧流量为 2~3 L/min），维持 SPO_2 在 90% 以上，因为氧疗限制了动物缺血性心肌的损伤，氧疗降低了 STEMI 病人 ST 段抬高程度。

(6) 建立静脉通道：应建立 1 条通畅的静脉通道，必要时应有 2 条静脉通路，同时应留取血标本送做有关的检查如心脏标志物、血常规等。

(7) 阿司匹林：对疑似 ACS 的所有病人均应早期给予 162~325 mg 阿司匹林嚼服，除非病人有绝对禁忌证（如过敏史）或此前已服用过此药，其他形式的阿司匹林（可溶性制剂）与咀嚼片一样有效。对于具有严重恶心、呕吐或上消化道功能障碍的病人给予阿司匹林栓剂(300 mg)是安全的。

(8)硝酸甘油:缺血性胸痛或胸部不适患者,应每3~5 min舌下含服硝酸甘油0.4 mg,直到胸痛缓解或低血压限制其使用,一般可连续给3次,而后考虑静脉使用硝酸甘油的必要性。服药前,男性患者均应常规询问有无使用"西地那非"(伟哥)、伐他那非等磷酸二酯酶抑制剂类血管扩张剂,如果最近24 h内用过这类药或36 h内用过他达那非(tadalafil),应禁用硝酸盐类或需在严密监护下使用,因为硝酸盐类的使用可能导致患者出现严重的低血压。对右心室梗死或下壁心肌梗死可能累及右心室者,也应慎重使用硝酸盐制剂,因为此类病人需要充足的右心室前负荷,否则也可能出现严重的低血压。低血压(SBP<90 mmHg或低于基线水平30 mmHg)、严重心动过缓(<50 bpm)或心动过速(>100 bpm)病人禁用硝酸盐制剂。

(9)镇静止痛:ACS患者除外疼痛,可同时伴有紧张、焦虑等,及时给予镇静止痛可消除这类症状。吗啡是最常使用的镇静止痛药物之一,不仅可能止痛,同时可直接扩张血管,降低心脏前后负荷,用法:开始剂量一般为2~4 mg,iv,5~15 min后,如症状不改善者可重复使用,并可适当增加剂量至2~8 mg,直至胸痛或焦虑缓解或出现明显低血压,但应缓慢注射,否则可能继发低血压或呼吸抑制。

(二)ACS、STEMI、NSTEMI处理流程度图

图8-4-2为非ST段抬高急性冠脉综合征处理流程图。

图8-4-3为急性冠脉综合征程序图。

图8-4-4为有STEMI症状和体征患者的急诊初始处理流程图。

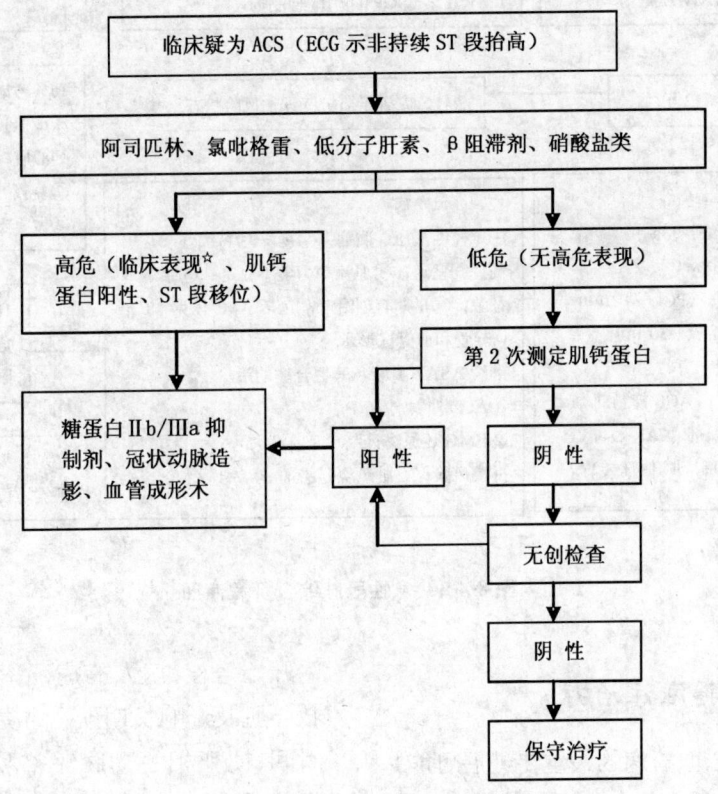

图8-4-2 非ST段抬高急性冠脉综合征处理程序图
☆ 高危临床表现是指:年龄>75岁、静息性胸痛、血流动力学不稳定、肺淤血、新发或加重的二尖瓣反流、第3心音或最近心肌梗死

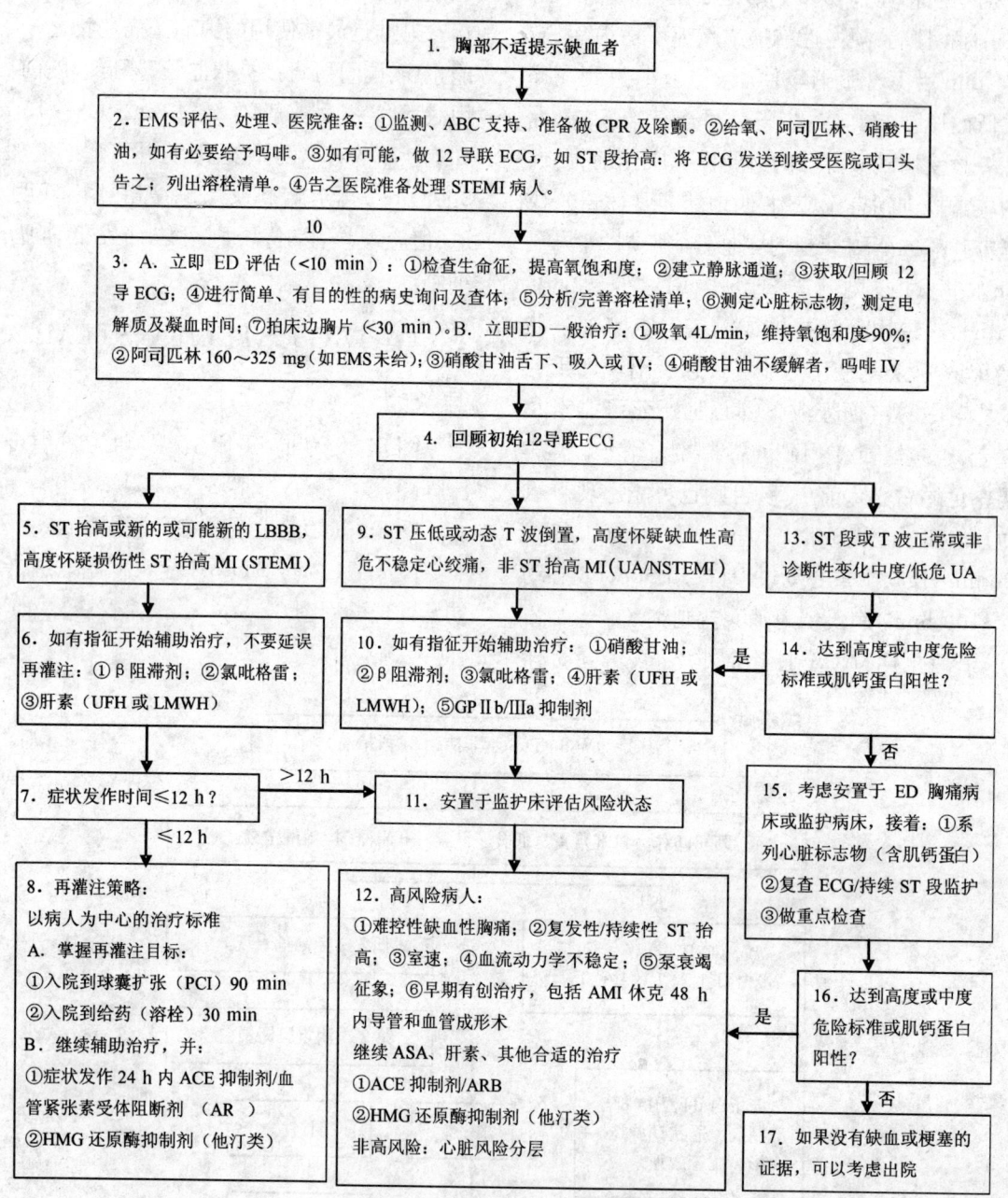

图 8-4-3 急性冠脉综合征程序图

(三)STEMI 再灌注治疗

最近 10 年治疗心血管病的最重要进展可能是 AMI 的再灌注治疗,许多临床试验已经确立了症状发作 12 h 内、没有禁忌证的 AMI 病人,早期溶栓治疗作为标准治疗方法。再灌注降低了病死率,再灌注的时间越短,益处越大,如果症状发作后 1 h 内开始溶栓,病人的病死率会降低 47%。因为抢救心肌及影响长期预后的决定因素是:缩短再灌注时间;梗死相关动脉完整和持续的正常(TIMI 3 级)血流灌注;正常微循环灌注。

对有 STEMI 的病人均应考虑做再灌注治疗,常用的再灌注治疗方法是经皮冠状动脉介入(percutaneous coronary intervention, PCI)和溶栓治疗。

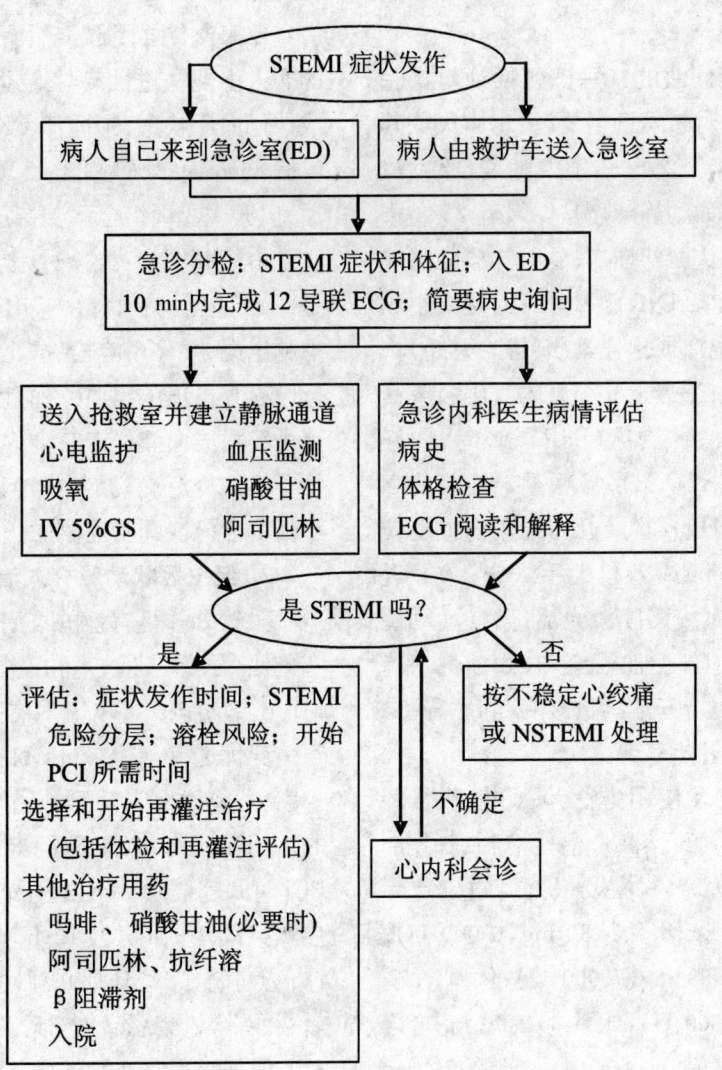

图 8-4-4 有 STEMI 症状和体征患者的急诊初始处理程序图

通常症状发作≤3 h 者,可选择溶栓治疗,如能及时开展 PCI,也可选择行 PCI 治疗,孰优孰劣难分伯仲。但下列情况优选溶栓治疗:①症状发作≤3 h 并拟延迟有创策略者;②无法进行有创操作者,如导管室被占用、血管穿刺困难或没有熟练的 PCI 实验室者;③延迟有创操作策略者,如需长途转运、入门(指进医院)到球囊时间(door-to-balloon)与入门到穿刺给药时间(door-to-needle)差在 1 h 以上者、医生接手到球囊时间(contact-to-balloon)超过 1 h 者或入门到球囊时间(door-to-balloon)超过 1 h 者。

1. 溶栓治疗

溶栓治疗是最常用的 STEMI 再灌注方法之一,但因溶栓药物的作用特点和可能产生的不良反应,溶栓治疗无法满足所有 STEMI 患者,它有其自身的适应证和禁忌证。

(1)适应证:①所有症状发作持续 12 h 之内的缺血性胸痛和 ST 段抬高(≥2 个连续胸前解剖导联或相邻 2 个肢体导联 ST 段升高≥1 mm 或 0.1 mV),年龄<75 岁;②所有 STEMI 患者 12 h 内出现新发或可能为新发的左束支传导阻滞者;③如无禁忌证,给予缺血性胸痛症状发作 12 h 内的后壁 STEMI 者溶栓治疗;④如无禁忌证,给予

缺血性胸痛症状持续 12~24 h 的 STEMI 患者溶栓。

(2)禁忌证:溶栓疗法的禁忌证包括绝对禁忌证和相对禁忌证。绝对禁忌证主要有:①中风或其他脑血管异常(<1 年);②已知颅内肿瘤(原发或转移)或脑血管畸形(如动静脉瘤);③最近 2~4 周创伤或 3 个月内严重头面部损伤;④已知凝血功能障碍或国际标准化比率(INR)>2~3;⑤疑有主动脉夹层;⑥活动性内出血或出血素质(排除月经)。

相对禁忌证包括:①最近 6 个月内有中风或其他颅内疾病史;②华法林治疗(INR>1.5);③妊娠;④非压缩性骨折(<15 d);⑤严重未控制的高血压(>180/100 mmHg);⑥最近 3 周创伤或延长性复苏(CPR>10 min)或外科大手术史;⑦最近 2~4 周出血史;⑧最近视网膜激光治疗;⑨活动性消化性溃疡;⑩非压迫部位血管穿刺(如锁骨下静脉穿刺);⑪链激酶/复合纤溶酶链激酶(阿尼普酶)过敏史或 5 d 前使用过此药者。

常用的溶栓药物及使用方法为:①替奈普酶(Tenecteplase):是一种纤溶酶原活化抑制剂,其产生颅内出血风险低(0.3%),主要根据体重确定静脉给药剂量,体重 60 kg 以下者 30 mg(6 000 U);体重 60~70 kg 者给 35 mg(7 000 U);体重 70~80 kg 者给 40 mg(8 000 U);体重 80~90 kg 者给 45 mg(9 000 U);体重 90 kg 以上者给 50 mg(10 000 U)。②阿替普酶(t-PA, Alteplase, Activase):是组织型纤维蛋白溶解剂,给药方法为 15 mg iv,>2 min;继之 0.75 mg/kg(最大 50 mg) iv,>30 min;随后 0.5 mg/kg(最大 35 mg),>30 min。③瑞替普酶(Reteplase):10 U, iv,>2 min,×2 次。首剂 30 min 后再给 10 U。④尿激酶(urokinase):2.5 万 U/kg 加入 100 ml 液体中 30 min 滴入。

判断溶栓是否成功的最有效方法或"金标准"是冠状动脉造影,但由于造影的有创性,使用受到限制,临床上通过溶栓后表现、ECG 演变和心肌酶的变化,间接判断溶栓是否成功。间接判断溶栓成功的指征包括:①ECG 示抬高的 ST 段于 2 h 内回降 50% 以上;②胸痛于 2 h 内基本消失;③2 h 内出现再灌注性心律失常如短暂加速性室性自主心律、房室或束支传导阻滞突然消失,或下后壁心肌梗死的病人出现一过性窦性心动过缓、窦房传导阻滞,或伴低血压状态;④血清 CK-MB 峰值提前出现在发病 14 h 内。同时具备 2 项或以上者应考虑已再通,但②+③项组合不支持再通。

溶栓并发症:溶栓过程中或溶栓治疗后,特别是开始溶栓治疗 24 h 内,出现神经功能变化,应考虑脑出血,并停用溶栓、抗血小板和抗凝治疗,直至影像检查排出脑出血。如有脑出血临床表现者,应请神经科或血液科专家会诊。如为脑出血,应考虑给予输注冷沉淀物、新鲜冷冻血浆、鱼精蛋白和血小板等治疗。同时监测血压和血糖变化。

2. 经皮冠状动脉介入治疗(PCI)

虽然 PCI 是有效的再灌注方法之一,但由于其有创性,并受专业技术和设备限制,并非所有 STEMI 患者均能接受 PCI,对有条件做 PCI 的医院,以下情况优选有创策略(PCI):①如果有经验丰富的专家,并能确保入院到放置球囊(door-to-balloon)的时间≤90 min,或进行溶栓治疗与用球囊扩张 PCI 时间差≤60 min,这种情况下,对 STEMI 病人症状持续>3 h 并≤12 h 者,应首先考虑 PCI 治疗;②高危 STEMI 如心源性休克或 Killip 分级≥3 者;③有溶栓禁忌者,包括出血风险高和脑出血者,对心肌梗死合并心源性休克或心力衰竭者也适用;④症状发作超过 3 h 者;⑤诊断 STEMI 有疑问者。

3. 外科手术再灌注

由于种种原因,溶栓或 PCI 效果不佳者,可考虑外科手术干预,冠状动脉旁路移植术(CABG)是手术治疗的最常用方法。

(四)抗血小板治疗

抗血小板治疗适合于所有 ACS 患者,不管他们是否接受再灌注治疗。除非有绝对禁忌证,一般均应考虑给予抗血小板治疗,常用抗血小板治疗包括:①阿司匹林:是首选的抗血小板治疗药物,对任何 STEMI 病人,只要有可能就应给予 162~325 mg 阿司匹林嚼服。STEMI 者在首日使用阿司匹林 162~325 mg 后,如无禁忌证,次日开始给予 75~162 mg,qd。②氯吡格雷:氯吡格雷可逆性抑制血小板腺苷二磷酸受体,通过不同于阿司匹林的机制,降低血小板凝集度。主要用于所有接受 PCI 和支架治疗的病人,这类病人应给予 600 mg 的负荷剂量,并应在服药后的 90 min 内进行 PCI。对 75 岁以下接受溶栓治疗者,给予氯吡格雷+阿司匹林也已证实有益。对年龄超过 75 岁的病人通常给予 75 mg,因为此药有增加出血的风险。未接受再灌注治疗的 STEMI 患者,也应给予氯吡格雷(300 mg 负荷量,继之 75 mg/d),这是因为非 ST 段抬高 ACS 者未行血管成形术使用此药可使病人受益。另外,少数阿司匹林禁忌者如过敏或严重胃肠道不适者,也可给予氯吡格雷。

糖蛋白Ⅱb/Ⅲa(GPⅡb/Ⅲa)抑制剂:在冠脉血管壁斑块破裂后,其中心处的组织因子暴露,并与活化Ⅶ因子(Ⅶa)因子形成复合物,由此产生血凝的瀑布效应,导致血小板活化,GPⅡb/Ⅲa 受体被认为是血小板凝集的最后共同通路。GPⅡb/Ⅲa 抑制剂介导这种受体的活化,可预防纤维蛋白原粘连,从而阻断血小板凝集。对高危分层的已联合使用阿司匹林、肝素、氯吡格雷和早期 PCI 策略的 UA/NSTEMI 病人,应尽可能使用 GPⅡb/Ⅲa 抑制剂(高危病人包括持续胸痛者、血流动力学或心律不稳定者、糖尿病者、急性或动态 ECG 变化者、以及有助判断心脏损伤的肌钙蛋白升高者)。对 STEMI 病人行 PCI,无论放置或未放置支架者,如有条件,均应尽早开始给予 GPⅡb/Ⅲa 抑制剂。常用的有三种制剂:阿昔单抗(Abciximab)是一种单克隆抗体,依替巴肽(Eptifibatide)是一种环状肽,替罗非班(Tirofiban)是一种肽样抑制剂。用法:①阿昔单抗 0.25 mg/kg,iv,继之 0.125 μg/(kg·min)(最大 10 μg/min)持续 12~24 h。②依替巴肽 180 μg/kg,iv(PCI 后 10 min 应再给药一次),继之 2.0 μg/(kg·min),持续 72~96 h。③替罗非班 0.4 μg/(kg·min),iv 30 min,继之 0.1 μg/(kg·min),持续 48~96 h;或 2.5 μg/kg,iv,继之 0.15 μg/(kg·h)持续 18 h。

(五)抗凝治疗

肝素是一种凝血酶的直接抑制剂,它被广泛地用作 ACS 溶栓治疗的辅助药物,在 UA 和 NSTEMI 病人治疗时,它与阿司匹林和其他血小板抑制剂联合作用。普通肝素(UFH)是不同肽链的硫酸黏多糖的异种混合物。其不足之处在于,对不同病人有不同的抗凝反应,需要静脉用药,需要反复监测部分凝血活酶时间(APTT)。肝素也能刺激血小板活化,导致血小板减少症。由于肝素的局限性,已研究出更新的制剂低分子肝素(LMWH)。LMWH 比 UFH 有更好的抗 Xa:Ⅱa 比,活化血小板作用更小,抗凝作用更为稳定和可靠,无须做凝血功能监测,它还可降低溶栓后再堵塞和再梗死率,减少出血风险,依诺肝素(LMWH)还可减少 von Willebrand 因子的释放。未行再灌注治疗的 STEMI 且无抗凝禁忌证者,可静脉或皮下注射 UFH 或 LMWH 至少 48 h,如病人临床必须卧床或限制活动,可持续使用 UFH 或 LMWH 直至患者可活动为止。对活动受限者可使用 UFH 或 LMWH 预防深静脉血栓。对急诊且年龄 75 岁以下溶栓病人的辅助治疗,如果没有明显肾功能损害(血肌酐:男性>2.5 mg/dl,女性>2.0 mg/dl),LMWH 可作为 UFH 的替代药物;对 75 岁以上的溶栓病人的辅助治疗,主张使用 UFH,UFH 也用于任何接受血管成形术的 STEMI 病人。在急诊,对未接受溶栓或血管成形术的 STEMI 病人,可选用 LMWH(特别是依诺肝素)可作为 UFH 的替代药物。给药方法:肝素 60 U/kg(最大 4 000 U),iv,继之 12 U/(kg·h)×48 h(最大 1 000 U/h)。维持 APTT 50~70 s,或 INR2~3。或依诺肝素 1 mg/kg,皮下注射,q12 h,首次给药前可静脉推注 30 mg。

(六)β受体阻滞剂

院内使用 β 受体阻滞剂降低了未溶栓病人的心肌梗死面积、心脏破裂发生率和病死率,也降低室性异位心律和室颤的发生率。对接受了溶栓治疗的病人,静脉注射 β 受体阻断剂降低梗死后缺血和非致命性心梗。梗死后不久加用 β 受体阻断剂的病人发现,其病死率和非致命性梗塞有轻度降低,且差异显著。β 受体阻断剂静脉注射对 NSTE-

MI 的 ACS 病人也有益处。

对急诊的各种 ACS 病人均应加用口服 β 受体阻滞剂，除非有禁忌证，即便行 PCI 者也应使用。静脉使用 β 受体阻滞剂适于治疗快速型心律失常和高血压病人。没有禁忌证的所有 STEMI 病人应在 24 h 内开始给予 β 受体阻滞剂，并持续用药，如 24 h 内有禁忌证者，应在禁忌证消除后重新尽早评估给药。早期静脉给予心脏选择性的药物如美托洛尔或阿替洛尔。用法：(1) 静脉给予美托洛尔按 5 mg 增量使用，缓慢静脉注射(5 mg 超过 1～2 min)，每 5 min 可重复给药，起始时的总剂量为 15 mg；能耐受此法的病人应在最后一次静脉给药后 15 min 开始口服治疗(25～50 mg, q6 h×48 h)，继之 100 mg bid 维持。(2) 静脉给予阿替洛尔 5 mg, 5 min 后可重复 5 mg；能够耐受此法的病人，应在最后一次静脉用药后的 1～2 h 后开始口服给药(50～100 mg/d)。(3) 如果需要超短效 β 受体阻滞剂，可给予艾司洛尔(50μg/(kg·min)逐步增加直至最大剂量 200～300μg/(kg·min)。禁忌证包括：中-重度的左心室功能衰竭和肺水肿、心动过缓(＜60 次/min)、低血压(SBP＜100 mmHg)、周围循环灌注不良征象、Ⅱ度或Ⅲ度心脏传导阻滞或气道反应性疾病。有中度或重度心力衰竭的病人，可口吸服 β 受体阻滞剂，在病人稳定后应给予滴注小剂量 β 受体阻断剂。严重 COPD 和支气管哮喘者慎用或禁用。

(七) 硝酸甘油

如果无禁忌证(如使用抗勃起功能障碍药物或右心室梗死)，前 48 h 内持续缺血性疼痛、充血性心衰或高血压的 STEMI 患者应给予硝酸甘油静脉治疗，但使用此药并不排除使用其他降低死亡率的药物如 β 阻滞剂或 ACEI。48 h 后复发性心绞痛或持续充血性心衰者，可静脉、口含或局部用药。静脉使用硝酸甘油适用于进行性缺血性胸痛或胸部不适者、高血压的治疗、肺淤血的治疗。24～48 h 后无持续或复发性心绞痛或充血性心衰患者，使用硝酸盐仍有效。硝酸盐类不宜用于收缩压≤90 mmHg 或收缩压比基础血压下降≥30 mmHg 者，也不适于严重心动过缓(HR＜50 次/min)或心动过速(HR＞100 次/min)或右心室梗死者。硝酸甘油的治疗目标是使血压正常者的收缩压降低 10% 左右，或使高血压者的血压下降约 30%。硝酸甘油片(NTG) 0.4 mg，舌下给药，q5 min×3 次；NTG 气雾剂，1 喷；静脉给药法，NTG 10～20 μg/min iv，可渐增。注意，如 SBP＜90 mmHg 减速或停用。

(八) 钙通道阻滞剂

钙通道阻滞剂可作为 β 阻滞剂有禁忌或 β 阻滞剂达最大剂量时的替代治疗药物或附加药物，但钙通道阻滞剂并未显示能够降低心肌梗死的病死率，有资料表明对某些有心血管病的病人尚存在害处。值得注意的是，这些药物对 AMI 病人使用仍过于频繁，β 阻滞剂用于无禁忌的心肌梗死病人是更为合理的选择。通常，钙通道阻滞剂仅用于有 β 阻滞剂禁忌或 β 阻滞剂达到最大临床剂量无效的病人。

(九) 血管紧张素转换酶抑制剂(ACEI)或血管紧张素受体抑制剂(ARB)

ACEI 可改善 AMI 病人的存活率，特别是在早期开始治疗时。大量研究表明，无论 AMI 做或不做再灌注治疗，在医院给予口服 ACEI，能持续改善病死率，对前壁心肌梗死、肺淤血或 LV(左室)射血分数(EF)＜40% 者获益最大。但它并不适于有低血压(SBP＜100 mmHg 或低于基础血压 30 mmHg 以上)的病人。对有肺淤血、LVEF＜40%、无低血压的症状发作＜24 h 的 STEMI 病人，主张使用口服 ACEI。口服 ACEI 也适用于其他所有 AMI 病人，无论是否做了早期再灌注治疗，但最初 24 h 禁止经静脉使用 ACEI，因为有低血压的风险。

所有诊断 STEMI 的病人 24 h 内启用口服 ACEI，并应持续使用，但双肾动脉狭窄，既往治疗出现血管性水肿者禁用。无法耐受 ACEI 但有心衰的临床或放射学表现或左心室射血分数(LVEF)＜0.40 者可使用 ARB。能耐受 ACEI

者，也可使用 ARB，作为 ACEI 的替代药物，缬沙坦和坎地沙坦均有效。STEMI 后无明显肾功能障碍(Cr<2.0～2.5 mg/dl)或高钾血症(血钾最好<5 mmol/L)、已接受 ACEI、LVEF<0.40、有心衰症状或糖尿病者，应长期给予醛固酮阻断剂治疗。

ACEI 类如卡普利 6.25 mg，bid，渐增至 100 mg/d；或赖诺普利 2.5～5 mg，qd，渐增到 20 mg，qd，维持 SBP>100 mg；或 ARB 类如缬沙坦 40 mg，bid，渐增到 160 mg，bid。

（十）羟甲戊二酸（HMG）还原酶抑制剂（他汀类）

大量研究表明，在 ACS 症状发作的几天内使用他汀类药，可持续降低炎症因子水平及并发症如再梗塞、复发性心绞痛和心律失常。少有证据建议这类药物在急诊时开始使用，但对 ACS 或 AMI 病人早期(就诊 24 h 内)使用他汀类药是安全、可行的。如果病人原先就在用他汀类药物，应继续使用。

（十一）维持水电解质平衡

在进行再灌注、抗凝、改善心功能等治疗的基础上，维持正常的水、电解质和酸碱平衡是 ACS 治疗的基本措施，美国心脏病学会特别推荐维持 STEMI 病人的血清钾最好不低于 4 mEq/L 的较高水平，同时维持血清镁水平于 2 mEq/L 以上。不过，最近的临床研究发现，葡萄糖-胰岛素-钾溶液（GIK 溶液）对 STEMI 病人没有任何益处。

（十二）维持血流动力学平衡

与其他危重病一样，维持 STEMI 患者的血流动力学平衡是最重要的治疗方法之一。有创血压或血流动力学监测是维持血流动力学平衡的可靠保证。以下情况应考虑给予肺动脉导管监测：①进行性低血压，对液体复苏无反应，或不宜进行液体复苏者；②疑为 STEMI 发生结构性并发症未行心脏超声者，如室间隔破裂、乳头肌断裂或游离壁破裂伴心包填塞者；③无肺淤血对液体复苏试验无反应的低血压者；④心源性休克者；⑤严重或进行性充血性心衰或肺水肿，对治疗无反应者；⑥无低血压或肺淤血但有持续低灌注征象者；⑦使用缩血管药或正性肌力药者。但无血流动力学不稳定或呼吸功能障碍者，不必做肺动脉导管监测。

以下情况应考虑给予有创动脉血压监测：①严重低血压(收缩压<80 mmHg)者；②使用缩血管药或正性肌力药者；③心源性休克者；④静脉使用硝普钠或其他血管扩张剂者也可作有创动脉血压监测。但无肺淤血且组织灌注充分、又未做循环支持措施者，不必行有创动脉血压监测。

（十三）右心室梗死

下壁梗死病人出现 RV 梗死或缺血者超过 50%。对有下壁心梗的病人，临床医生应考虑合并 RV 梗死、低血压的可能性，并拍摄胸片明确肺野情况。下壁 STEMI 且血流动力学受影响者，应做右侧胸前导联的 ECG，特别是 V_4R 导联 ST 段抬高(>1 mm)对 RV 梗死很敏感(敏感性 88%，特异性 78%，诊断准确率 83%)，这也强烈预示发生院内并发症和病死率增加。对有 RV 功能障碍的病人，院内病死率为 25%～30%，这些病人应常规考虑再灌注治疗，溶栓治疗降低了 RV 功能障碍的发生率。同样对 RV 梗死进行 PCI 治疗是一种选择，对合并休克的病人也是一种选择。对 RV 衰竭引起休克的病人，其病死率与 LV 衰竭伴休克者相当。对 RV 功能障碍及 AMI 病人，有赖于 RV 充盈压(RV 舒张末期压)来维持心输出量。因此，应避免使用硝酸盐制剂、利尿剂和其他血管扩张剂(如 ACEI 抑制剂)，因为这会导致严重的低血压，但这种低血压通过静脉输液是很容易治疗的。

右心室缺血/梗死的处理主要是维持右心室前负荷、降低右心室后负荷、使用血正性肌力药支持右心室功能障碍、早期再灌注和维持房室同步。确切地说，STEMI 和右心室梗死和缺血性功能障碍者，应行以下处理：①如有指征应行早期再灌注治疗，包括溶栓和 PCI；②维持房室同步，并应纠正心动过缓；③维持充分的前负荷，通常需要进行液体复苏治疗；④右室后负荷同样须要处理，通常应治疗伴行的左室功能障碍；⑤对液体复苏反应不佳的血流动力学不稳定患者,应给予正性肌力药;⑥梗死导致右心室功能障碍者,必要时应考虑行延期冠状动脉旁路移植术(CABG)。

(十四)心律失常

心肌梗死后会出现各种类型的心律失常,冠心病监护单元统计发现,AMI 后心律失常发生率达 72%~100%。有人统计 AMI 后各种心律失常频率分别是缓慢型和快速型心律失常。

(1)缓慢型心律失常:①窦心心动过缓 15%~40%;②Ⅰ度房室传导阻滞(AVB)4%~14%;③Ⅱ度Ⅰ型 AVB 4%~10%;④Ⅱ度Ⅱ型 AVB <1%;⑤Ⅲ度 ABV 5%~8%;⑥心脏停搏 1%~14%。

(2)快速型心律失常:①窦性心动过速 33%;②房性早搏 50%;③室上性心动过速 2%~11%;④心房颤动 10%~15%;⑤心房扑动 1%~3%;⑥室性早搏>90%;⑦加速性心室自主节律 8%~20%;⑧室性心动过速 10%~40%;⑨心室颤动 4%~18%。

各种心律失常中,最关键的是及时发现并处理严重影响血流动力学的心律失常,如室性心动过速和室颤、Ⅱ度Ⅱ型或Ⅲ度房室传导阻滞。①对 VF 或无脉 VT 患者,应立即行非同步除颤,可用双相波 150~200 J,单项波 360 J,并行胸外心脏按压等复苏治疗(详见心肺复苏节),必要时给予胺碘酮 300 mg 或 5 mg/kg(用葡萄糖稀释后静脉注射)。②多形性室速者也应行非同步电除颤治疗。③单形性室速与心绞痛、肺水肿或低血压相关者行同步电除颤(100 J 开始,无效者增加能量水平)。④单形性室速如不是由于心绞痛、肺水肿或低血压所致者,可给予胺碘酮 150 mg,iv,≥10 min,必要时 10~15 min 重复 150 mg;而后持续静脉滴注或泵注,1 mg/min 共 6 h,再按 0.5 mg/min×18 h,24 h 总量≤2.2 g。⑤难治性多形性室速者,应考虑给予 β 阻滞剂、主动脉球囊反搏(IABP)、紧急 PCI/CABG,维持血钾 ≥4.0 mmol/L 和血镁 ≥2.0 mmol/L;如心室率<60 次/min,或有 QT 间期延长者,应考虑临时起搏治疗。⑥Ⅱ度Ⅱ型或Ⅲ度房室传导阻滞者应考虑临时起搏治疗。其他心律失常的处理参见"心律失常"节。

(十五)STEMI 严重并发症的治疗

图 8-4-5 为 STEMI 严重并发症处理程序图。

(十六)非 ST 段抬高 ACS(NSTE-ACS)

有冠脉缺血但 ECG 不表现为 ST 段抬高的病人,应考虑为不稳定性心绞痛(UA)或非 ST 段抬高心肌梗死(NSTEMI)。UA 和 NSTEMI 是 ACS 的组成部分。如果有以下 3 种中的任何一种情况,考虑为不稳定型心绞痛:①静息性心绞痛,持续超过 20 min;②新发心绞痛,体力活动有明显限制,2 个月内至少发作一次相当于加拿大心脏病学会心绞痛分级中的Ⅲ级心绞痛;③心绞痛发作频率越来越高,持续时间越来越长,或用力比以前更容易引起心绞痛发作。

NSTEMI 与 UA 的不同之处在于它有血清标志物的升高。UA 和 NSTEMI 二者均没有 ST 段抬高和 Q 波。UA 与 NSTEMI 在发病初期常很难鉴别,因为在 MI 发病初期的 4~6 h 内可能无法检测到血清标志物的升高,有时至少需要 12 h 才检测到其升高。

NSTEMI 分层及处理:①高危病人:如果连续两个或以上导联的 ST 段压低(≥0.05 mV (0.5 mm))和/或 TIMI 危险评分≥5,这种高危病人有很高的 ACS 风险。要根据其症状持续情况和血流动力学变化情况而定,并应收入 ICU、CCU 或心脏监护单元。持续胸痛或血流动力学变化的病人应进行急诊冠脉造影和血管成形术。另外,对那些病人的症状和血流动力学不稳定的处理,经典的方法是早期进行选择性血管造影术和血管成形术。如果没有 ST 段抬高或压低或新的 LBBB,不管有无 Q 波。确定或可疑 ACS 的病人仍应收入监护单元做进一步评估。有高危表现的病人要么即刻,要么他们在急诊室时便应考虑行早期 PCI。②中危病人:如情况允许,没有 ECG 改变且是 ACS 中危的病人可收入胸痛观察单元,以作进一步评估,因为仍有小部分病人(2%~4%)是 ACS。③低危

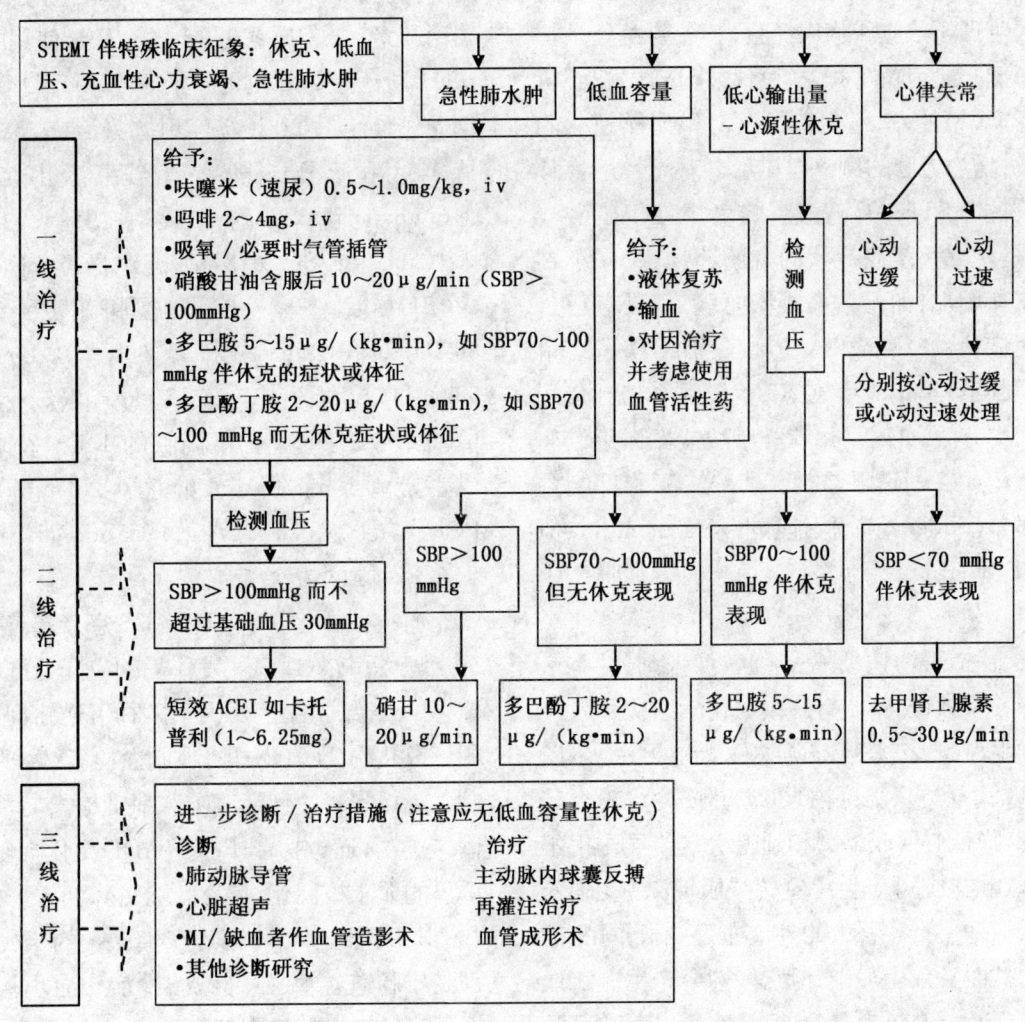

图 8-4-5 STEMI 严重并发症处理程序图

病人:没有 ECG 改变,TIMI 危险积分低于 3 分,也没有其他相关表现存在的病人,可考虑做早期激发试验或可考虑离院并门诊随访。极低危的没有明确客观证据的非缺血引起的胸痛病人,可离院做门诊随访。

再灌注治疗:UA 或 NSTEMI 病人无需溶栓治疗,除非后来的 ECG 监护资料发现 ST 段持续抬高。对 TIMI 危险积分≥5 分或有其他高危表现的病人,最适合做的积极再灌注措施是 PCI。

非 ST 段抬高 ACS 的治疗其他主要分为四大类,即:抗缺血治疗、抗凝治疗、抗血小板治疗和冠脉成形术。

1. 抗缺血治疗(包括 β 阻滞剂、硝酸甘油、钙通道阻滞剂等)

(1)β 阻滞剂:β 阻滞剂治疗 UA 主要是基础于随机临床试验资料、病理生理学效应、及稳定性心绞痛和 STEMI 的治疗经验外推而来。β 阻滞剂竞争性抑制循环儿茶酚胺对心肌的作用,对 NSTE-ACS 的主要益处是 $β_1$ 受体的降低心肌氧耗效应。有研究发现它可使 NSTE-ACS 进展为 STEMI 的风险降低 13%,主要用于无禁忌证、可耐受的 NSTE-ACS 患者,特别是伴高血压或心动过速者,大多数病例口服即可,目标是控制心率于 50~60 次/min,但房室传导阻滞、哮喘或急性左室功能障碍者禁用。

(2) 硝酸盐制剂：硝酸盐制剂用于 UA 主要是基于病理生理学效应和临床经验，其主要益处是扩张静脉降低心肌前负荷和左室舒张容量，引起心肌氧耗量降低，另外，它还会扩张正常和粥样硬化的冠状动脉，增加冠脉的侧支血流量。对无禁忌证且需要住院的 NSTE-ACS 患者，应考虑使用硝酸盐制剂，它是缓解心绞痛症状的有效药物，应从小剂量开始逐渐增加，如无头痛或低血压等不良反应，可增量至症状（心绞痛和（或）呼吸困难）缓解。耐受现象限制了其临床持续使用，耐受现象与剂量和持续时间均有关，此时可用有类硝酸盐样作用的非硝酸酯类药如钾通道阻滞剂。磷酸二酯酶抑制剂如西地那非(Sildenafil)、伐他那非(Vardenafil)、他达那非(Tadalafil)，因为它们会引起血管扩张产生低血压。

(3) 钙通道阻滞剂：是一类血管扩张剂，并有房室传导和心率效应，主要有三大类化学结构和效应不同的钙阻滞剂：二氢吡啶类如硝苯地平、地尔硫䓬（苯并噻氮䓬类）、维拉帕米（苯烷胺类），三类药的扩血管、降低心肌收缩力和延迟房室传导作用不一，非二氢吡啶类可产生房室传导阻滞效应，硝苯地平和氨氯地平产生强大的外周血管扩张作用，地尔硫䓬的扩血管效应最小，但它们均会产生冠状血管扩张效应。仅有少量随机试验治疗 NSTE-ACS，其缓解症状的效应与 β 阻滞剂相当。钙通道阻滞剂适用于已用硝酸盐类制剂和 β 阻滞剂者的症状缓解，对 β 阻滞剂禁忌者和血管痉挛性心绞痛很有效，尤其是二氢吡啶类钙阻滞剂，但通常情况下，硝苯地平或其他二氢吡啶类药应在使用 β 阻滞剂后才考虑使用。

2. 抗凝治疗（包括肝素、低分子肝素、凝血酶抑制剂、维生素 K 拮抗剂等）

抗凝药治疗适于所有 NSTE-ACS 者，主要是抑制凝血酶的产生和（或）活化，从而降低凝血相关性事件的发生，但应根据缺血和出血风险综合考虑。紧急有创策略者，应立即肝素或依诺肝素或比伐卢定(Bivalirudin，即水蛭素，是一种 65 个氨基酸残基的肽)。Fondaparinux 最为有效和安全；依诺肝素安全性和有效性比 Fondaparinux 略差，应用于出血风险较低者。PCI 操作时应使用抗凝药，无论肝素、依诺肝素还是比伐卢定，使用 Fondaparinux 时还应另外使用肝素 50～100 IU/kg, iv。有创操作停止后 24 h 应停用抗凝治疗，也有人主张持续使用低分子肝素直至患者出院。用法：①Fondaparinux 2.5 mg，皮下注射(SC)；②依诺肝素 1 mg/kg, SC, q12 h；③达肝素(Dalteparin) 120 IU/kg, q12 h；④那屈肝素(Nadroparin) 86 IU/kg, q12 h；⑤肝素 60～70 U/kg（最大 5 000 U），iv，继之 12～15 U/(kg·h)（最大 1 000 U/h），维持 APTT 于正常高限的 1.5～2.5 倍；⑥比伐卢定 0.1 mg/kg, iv，继之 0.25 mg/(kg·h)，PCI 前应加用 0.5 mg/kg, 1.75 mg/(kg·h)。

3. 抗血小板治疗

血小板活化在 NSTE-ACS 患者起着关键的病理生理作用，急性事件发作后即应开始抗血小板治疗，并一直维持用药。阿司匹林可逆性抑制血小板的环氧化酶-1(COX-1)，限制血栓素 A_2 的形成，抑制血小板骤集。噻氯匹啶和氯吡格雷均是 ADP 受体拮抗剂，通过抑制 P_2Y_{12} ADP 受体而阻断 ADP 诱导的血小板活化，噻氯匹啶可降低 6 个月的死亡和 MI 风险达 46%，但其产生严重的不良反应，特别是胃肠道、中性粒细胞减少症和血小板减少症，近年来已被氯吡格雷替代。

(1) 阿司匹林：适于所有无禁忌的 NSTE-ACS 患者，起始剂量为 160～325 mg，而后 75～100 mg, qd，长期使用；所有病人初始给予氯吡格雷 300 mg，而后 75 mg, qd，维持 12 个月或发生出血风险。如阿司匹林有禁忌，应使用氯吡格雷替代治疗。考虑有创治疗/PCI 者，应给予氯吡格雷 600 mg 负荷剂量。氯吡格雷可与他汀类合用。

(2) GP Ⅱb/Ⅲa 抑制剂：通过与纤维蛋白原结合阻断血小板活化的最后共同通路，在高切应力情况下，阻断活化血小板的桥接作用，达到抗血小板作用。适应证：①中高危病人，特别是肌钙蛋白升高、ST 压低或糖尿病者，在口服抗血小板的同时加用依替巴肽或替罗非班；对缺血风险和出血事件者风险者，联合抗血小板药和抗凝药。②血管成形术前已经使用依替巴肽或替罗非班者，PCI 期间和之后仍应维持使用。③未用GPⅡb/Ⅲa抑制剂的高危患者,PCI后立即给予阿昔单抗治疗。④GPⅡb/Ⅲa抑制剂应与抗凝药联合使用,比伐卢定可作为GPⅡb/Ⅲa抑制剂和肝素/LMWH的替代药。⑤对解剖部位明确并计划在24 h内行PCI者,如要选用GPⅡb/Ⅲa抑制剂,首选阿昔单抗最为可靠。用法:阿昔单抗 0.25 mg/kg,iv,继之0.125 μg/(kg·min)(最大10 μg/min)持续12～24 h;依替巴肽180 μg/kg,iv(PCI后10 min应再给药一次),继之2.0 μg/(kg·min),持续72～96 h;替罗非班0.4 μg/(kg·min),iv 30 min,继之0.1 μg/(kg·min),持续48～96 h;或2.5 μg/kg,iv,继之0.15 μg/(kg·h)持续18 h。

(3)抗血小板药的停药:初次缺血事件发作后,经12个月抗血小板(阿司匹林和氯吡格雷),未再发作者,可暂时停药观察;产生严重或致命性出血或需行外科手术并有引起严重出血后果者(如脑或脊柱外科),应暂停抗血小板药;不宜持续或永久停用阿司匹林、氯吡格雷或两者同时持续或永久停用,除非有临床指征不必再用药者。

4. 冠脉成形术

NSTE-ACS者作血管成形术主要是缓解心绞痛和进行性心肌缺血,预防进展为心肌梗死或死亡。有创评估和血管成形术主要适于以下情况:①难治性或复发性心绞痛伴有动态ST段变化、心力衰竭、致命性心律失常或血流动力学不稳定者,应紧急冠脉造影;②有中高度危险表现者应早期(<72 h)行冠脉造影和血管成形术;③无中度高危险的患者不必常规有创评估,但可行无创的缺血性诱发试验;④无明显损害者不必行PCI;⑤在严格的风险-益处比评估后,依据已知的并发症和可能需要短/中期非心脏手术(如介入),需要暂停两种抗血小板治疗者,应考虑给予支架植入。

5. 长期管理

(1)生活方式:包括戒烟、规律的运动、低盐饮食、减少饱和脂肪摄入、多摄入水果和蔬菜、中度饮酒。

(2)控制体重:理想目标值是控制体重指数(BMI)<25 kg/m²,男性腰围<102 cm,女性腰围<88 cm。第一步是使体重降低10%,而后再考虑第二步目标。

(3)血压控制:非糖尿病者的目标血压是<140/90 mmHg,糖尿病或慢性肾功能障碍者目标血压是<130/80 mmHg。生活方式改变对控制血压极有意义,特别是物理锻炼和减轻体重。

(4)控制血脂:对低密度脂蛋白(LDL)、高密度脂蛋白(HDL)和三酰甘油的调节,是NSTE-ACS的重要长期管理方式。他汀类适于所有NSTE-ACS患者,无论胆固醇水平如何均要使用,而且应在入院后的早期开始(1～4 d),目标是使用LDL<100 mg/dl(<2.6 mmol/L);建议入院前10 d内应严格控制血脂,目标LDL<70 mg/dl(<1.8 mmol/L)。

(5)抗血小板和抗凝治疗同前。

(6)β阻滞剂:β阻滞剂使用所有左室功能降低的NSTE-ACS患者。

(7)血管紧张素酶抑制剂(ACEI):所有EF≤40%和糖尿病、高血压或慢性肾病患者均应长期使用ACEI,除非有禁忌证。其他NSTE-ACS患者可考虑使用ACEI预防缺血事件复发。

(8)血管紧张素2受体拮抗剂(ARB):ARB适于所有ACEI不耐受者和(或)有心力衰竭或MI伴左室EF<40%者。

(9)醛固酮受体拮抗剂:应考虑MI后已使用ACEI和β阻滞剂、且左室EF<40%、伴有糖尿病或心力衰竭、且无严重肾功能不全或高血钾者。

6. 并发症和处理

(1)出血并发症:NSTE-ACS治疗后出血并发症是最常见的非缺血性并发症,包括临床出血如局部出血或影响血流动力学的出血,甚至严重出血导致血红蛋白下降需要输血治疗者。根据TIMI和全面应用多种策略以开放阻塞性冠状动脉研究(Global Use of Strategies To open Occluded coronary arteries,GUSTO试验)对出血进行危险分层,分为严重、致命性、大出血或轻度出血。表8-4-6为TIMI和GUSTO出血分层对比。

表 8-4-6　TIMI 和 GUSTO 出血分层对比表

TIMI 出血分层	
严重出血	颅内出血或临床明显出血（包括影像学），Hb 下降≥50 g/L
轻度出血	临床明显出血（包括影像），Hb 下降 30～50 g/L
少量出血	临床明显出血（包括影像），Hb 下降＜30 g/L
GUSTO 出血分层	
严重或致命性出血	颅内出血或出血引起血流动力学异常并需干预者
中度出血	出血需要输血，但未引起血流动力学变化者
轻度出血	出血未达到中度或重度标准者

评估出血风险是治疗决策的重要组成，以下情况出血风险增加：过度或大剂量的抗凝剂者、治疗疗程长、联合多种抗凝药、不同抗凝剂快速更换；也与老年、肾功能减退者、低体重者、女性、基础 Hb、有创操作等有关。应高度重视出血风险：①高危出血风险者应选择药物、联合用药、非药物操作（血管通路建立）等出血风险不大的措施。②轻度出血可不必停用积极治疗措施。③严重出血需中断抗凝和抗血小板治疗，并给予拮抗剂。④输血对预后是有害措施，因此应按个体化考虑，血流动力学稳定的患者，如红细胞压积＞25% 或 Hb＞80 g/L，可停止输血。

（2）血小板减少症：①如在 GP Ⅱ b/Ⅲ a 抑制剂和(或)肝素（UFH 或 LMWH）治疗时出现明显血小板减少（较基础血小板降低 50% 或 PLT＜100×10^9/L）者，应立即停用该药。②GP Ⅱ b/Ⅲ a 抑制剂诱发的严重血小板减少（PLT＜10×10^9/L），应输注血小板，出血者应同时输注新鲜冷冻血浆或冷沉淀物，可同时输纤维蛋白原。③凝似肝素诱导性血小板减少者应停用肝素，如有血栓形成并发症，可选择直接凝血酶抑制剂（比伐卢定）作为抗凝。

（十七）NSTE-ACS 处理策略（图 8-4-6）

第 1 步：初始评估：胸痛或不适性质和症状相关性体格检查，评估冠心病可能性（如年龄、危险因素、既往 MI、CABG、PCI 史），ECG 变化（ST 偏移或其他异常）等。通过这一步可确定是 STEMI、NSTE-ACS 或其他诊断，STEMI 需要立即再灌注治疗。

第 2 步：诊断确认和危险分层，确定为 NSTE-ACS 后，立即给予治疗：氧疗、硝酸盐制剂、阿司匹林、氯吡格雷、抗凝、吗啡、β 阻滞剂或阿托品（心动过缓者 0.5～1 mg，iv）等。

第 3 步：侵入性策略。

第 4 步：血管成形方式：PCI 还是 CABG？

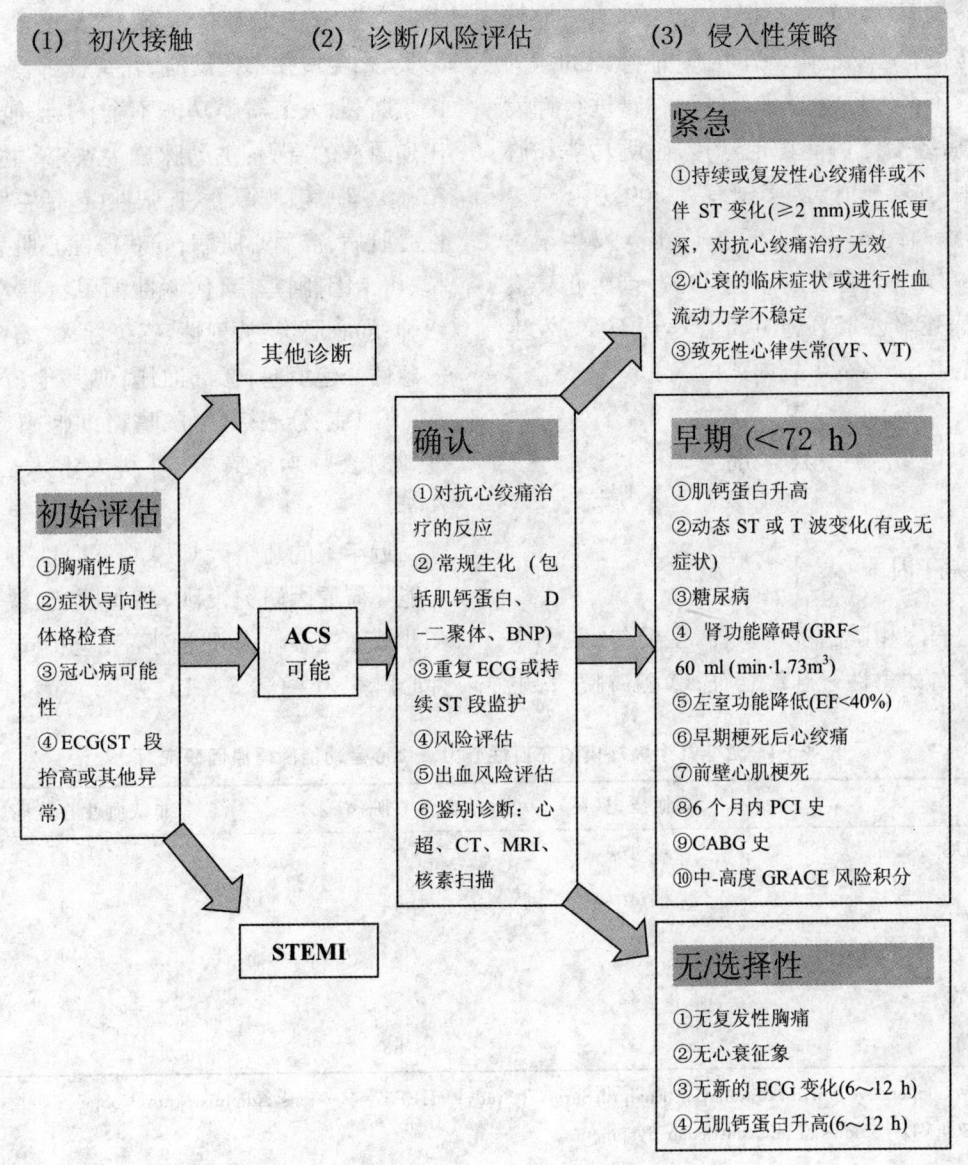

图 8-4-6 NSTE-ACS 处理策略图

（赖荣德 廖晓星）

第 5 节 心力衰竭

心力衰竭（heart failure, HF, 心衰）是由心脏功能障碍引起的综合征，以心脏充盈压升高和（或）外周氧输送障碍为特征，静息或应激状态时均会出现。高致死率、频繁住院、生活质量低下、治疗方案复杂是其特点。不论功能障碍主要由收缩、舒张为主或二者同时存在，均会出现神经激素和循环的异常，常见的特征性症状是体液潴留（水肿）、呼吸急促和疲乏无力，一般在劳累后尤为明显。其他因素，如血管硬化和肾脏钠处理异常，对心衰的临床表现起着重要促进作用。如未经任何干预，心衰会不断进展，出现心功能障碍和临床症状，其严重性因个体或原发病不同而异，但心功能障碍和临床症状程度可能与原发病无直接相关性,某些有心血管疾病者可能没有心功能障碍,而心功能障碍的病人也可能永远不会发展为心衰。尽管心衰进行性发展致命性高,经治疗可能稳定好转,心肌功能和心肌重构作用可随之改善。美国有近500万心衰患者,每年新诊断约55万人,65岁以上人发生率达1%左右,80岁以上者发病率达10%,首次心衰发作后,2年病死率达35%,4年死亡率达50%;发生心源性休克者,85%在1周内死亡。

一、识 别

(一)病因

心衰的病因和诱因多种多样,主要包括:①急慢性心肌缺血如急性冠脉综合征;②心瓣膜病:主动脉瓣狭窄或关闭不全、主动脉夹层、感染性心内膜炎、二尖瓣狭窄或反流、乳头肌断裂或功能不全、腱索断裂,人工瓣膜功能不全;③其他引起左室流出道阻塞的原因:主动脉瓣上狭窄、主动脉瓣下狭窄;④心肌病:肥厚性、扩张性(包括特发性)或限制性心肌病,产后心肌病;⑤获得性心肌病:中毒如酒精、可卡因、阿霉素,代谢性如甲状腺毒症、黏液性水肿;⑥心肌炎:放射性、感染性;⑦缩窄性心包炎;⑧急性心包填塞;⑨高血压;⑩其他:贫血、心律失常、败血症、分流综合征、嗜铬细胞瘤、容量负荷过度、哮喘、肾功能衰竭、外科大手术后、严重脑损伤等。

近年来的几个大规模的充血性心力衰竭心室功能障碍原因研究发现,高血压史、缺血性心脏病和非缺血性心脏病的比例不完全相同,但均以缺血性心脏病为主(表8-5-1)

表8-5-1 近年几个大规模的充血性心力衰竭心室功能障碍原因研究对比

研究	高血压史(%)	缺血性心脏病(%)	非缺血性心脏病(%)
CONSENSUS	19	74	26
VHEFT	40	44	56
VHEFT II	50	54	46
SOLVD 治疗	42	72	28
SOLVD 预防	37	83	17

CONSENSUS=Cooperative North Scandinavian Enalpril Survival Study;VHEFT=Veterans Administration Cooperative Vasodilator-Heart Failure Trial;SOLVD=Studies of left ventricular dysfunction.

(二)病理生理

1. 心脏收缩功能受损

心肌缺血损害或功能障碍如心肌梗死、持续或间断性心肌缺血、低灌注状态(休克);慢性压力负荷如高血压、阻塞性心瓣膜病;慢性容量负荷如瓣膜反流性疾病,心内左向右分流;非缺血性扩张型心肌病如家族性异常,毒性或药物诱导性损害,免疫介导性坏死,感染,代谢异常,浸润性过程,特发性原因等。

2. 舒张功能异常

(1)心肌疾病:松弛功能受损(如心肌缺血、心肌肥厚、心肌病、老年、甲状腺功能减退症),僵硬度被动增加(如弥漫性纤维化、心肌梗死后瘢痕形成和纤维化、心肌肥厚、心肌淀粉样变、结节病和血色素沉着症);

(2)心内膜病:纤维弹性组织增生;

(3)心包疾病:心包填塞、心包缩窄;

(4)冠状循环异常:毛细血管压迫、静脉怒张;

(5)其他疾病:右室容量负荷过度、肿瘤所致的外源性压迫等。

3. 机械异常

心内异常如阻塞性瓣膜病、反流性瓣膜病、心内分流、其他先天性心脏病;心外异常如阻塞(心包缩窄、主动脉瓣上狭窄),左向右分流(动脉导管未闭)。

4. 心率和心律异常

缓慢性心律失常如窦房结功能不全、传导异常；快速型心律失常如无效节律、持续性心动过速。

5. 肺源性心脏病

肺源性心脏病或肺血管病。

6. 高输出状态

代谢异常如甲状腺毒症、营养性疾病（脚气病）；血流需要量过度如慢性贫血，系统性动静脉分流等。

（三）分 类

心衰有多种分类方法：

(1) 根据心输出量分为高输出量性心衰和低输出量性心衰；

(2) 根据心肌舒缩功能分为收缩功能衰竭和舒张功能衰竭；

(3) 根据心输出血流量造成终末器官损害分为前向性心衰（输出不足）和后向性心衰（充血性心衰）；

(4) 根据分流状态分为右向左分流性心衰和左向右分流性心衰；

(5) 根据左右心功能不同可分为左心功能衰竭和右心功能衰竭。

（四）临床表现

心力衰竭病人临床表现多种多样，有些具有特征性，但不同病人存在较大个体差异。提示心衰的主要症状和体征主要包括：①症状：静息或劳力性呼吸困难，运动能力降低，端坐呼吸，夜间阵发性呼吸困难或夜间咳嗽，水肿，夜间增多，腹水或阴囊水肿。其他非特异性症状包括厌食、腹胀、恶心、呕吐、腹部不适，喘鸣或咳嗽，不明原因疲劳，意识模糊或谵妄。不同症状和体征预测心力衰竭的敏感性、特异性和预测准确性见表8-5-2。除外上述的心衰特征性表现，出现以下症状时也应考虑心衰可能：心绞痛，以及脑低灌注的表现，如晕厥、昏厥前期或头昏眼花，栓塞表现，睡眠呼吸障碍表现等。由于疲劳、抑郁、吸收障碍、肝功能异常等原因引起营养不良和组织消耗，终末期心衰患者可产生心脏性恶液质（cardiac cachexia）。②体征：心脏充盈压升高和液体超负荷的表现，如颈静脉压升高，第3心音奔马律，啰音，肝颈静脉反流征阳性，腹水，水肿；心脏扩大表现包括心尖搏动移位或抬举性心脏搏动，提示心脏功能障碍的杂音。

表8-5-2 不同症状和体征预测心力衰竭的敏感性、特异性和预测准确性

症状或体征	敏感性(%)	特异性(%)	预测准确性(%)
劳力性呼吸困难	66	52	23
端坐呼吸	21	81	2
阵性呼吸困难	33	76	26
水肿史	23	80	22
静息时心率	7	99	6
啰音	13	91	21
第三心音	31	95	61
颈静脉扩张	10	97	2
水肿（体检发现）	10	93	3

左右心衰竭表现各不相同：①右心衰竭主要表现为外周组织淤血，产生依从性水肿和腹水；肝淤血表现为肝肿大、肝颈反流征阳性；胃肠道淤血表现为食欲不振、胃肠道刺激征如恶心、呕吐，体重减轻等。②左心衰竭主要引起心输出量减低，以灌注不足为主要表现，如活动耐力降低和组织低灌注征象；静脉血回流障碍，可产生肺淤血和气体交换受损，表现为紫绀和低氧血症；严重者引起肺水肿，表现为咳嗽、泡沫样血性痰、端坐呼吸、夜间阵发性呼吸困难等。

(五)辅助检查

(1)实验室检查：如有条件，心衰患者应检查并监测：血清电解质，血尿素氮(BUN)，血肌酐(Cr)，血糖，血钙，血镁，血脂(低密度脂蛋白胆固醇、高密度脂蛋白胆固醇和三酰甘油)，血常规，血清白蛋白，肝功能，尿常规，甲状腺功能。对心衰诊断无法确定但高度怀疑时，有条件者应测定血浆脑钠素(BNP)或前脑钠素(pro-BNP)水平。

(2)心电图(ECG)：心衰病人应常规做12导联ECG，了解心律和传导状况，有无左心室肥厚，QRS间期，左室射血分数(EF值)<35%者更应做ECG，同时还有助于排除心肌梗死或了解心肌缺血情况。

(3)胸片：心衰病人拍摄后前位和侧位胸片，可以了解心脏大小，有无液体超负荷表现或胸腔积液，并可排除肺部其他疾病等。

(4)心脏彩色多普勒超声：是评价心脏结构和功能的最重要方法之一，对确定或疑似心衰或有心衰危险因素的病人，有条件者均应做心脏超声检查。

(5)运动试验：心衰患者不必常规做运动试验，但某些特殊情况时，应考虑做最大运动试验，如：症状和客观检查结果与病情严重程度不一致、鉴别非心衰相关性原因所致的功能限制(主要是心肺功能)、考虑作心脏移植或物理介入者、确定心脏康复计划时、拟进行特殊岗位工作必须了解者。

(6)心内膜活检：新发心衰者不必常规进行心内膜心肌活检，如条件许可，以下情况可考虑行心内膜心肌活检：经充分治疗仍呈快速进行性的临床心衰或心室功能障碍者；疑似心肌浸润性疾病如结节病、心肌淀粉样变；或左心室功能障碍无法解释的恶性心律失常，且疑为巨细胞心肌炎和结节病者。

(六)住院评估

1. 住院指征

心衰伴有以下情况建议住院治疗：

(1)下列急性失代偿性心衰(ADHF)病人应考虑住院治疗：①严重失代偿性心衰证据：如低血压、肾功能恶化、意识改变；②静息时呼吸困难：典型的表现为静息时呼吸急促、血氧饱和度<90%；③血流动力学不稳定性心律失常：包括新发快速型房颤；④急性冠脉综合征。

(2)符合以下条件者，也应考虑住院治疗：①充血性心衰恶化(可能无呼吸困难、常表现为体重增加≥5 kg)；②肺或全身淤血症状和体征(即使体重无明显增加)；③电解质异常；④有相关并发症存在如肺炎、肺栓塞、糖尿病酮症酸中毒、提示TIA或有中风症状；⑤ICD反复启动者；⑥先前未诊断心衰伴有全身或肺淤血表现者。

2. 住院治疗目标

(1)缓解症状，尤其是充血和低心输出症状；
(2)恢复正常容量；
(3)确定病因；
(4)确定诱因；
(5)调整好需长期口服的药物剂量；
(6)使药物副作用最小化；
(7)筛选并确认需做血管成形术者；
(8)指导病人用药及如何自我识别心衰发作的表现；
(9)如有可能，应制定疾病处理完整计划。

二、处 置

(一)消除病因和危险因素

控制和消除病因及危险因素，如高血压、糖尿病、高血脂、高盐饮食、吸烟等，是治疗心衰的基本方法，心力衰竭危险因素的具体控制方法见有关章节，其控制终点见表8-5-3。

(二)无症状性左室射血分数降低患者的处理

无症状性左室功能障碍(asymptomatic left ventricular dysfunction, ALVD)是指左室射血分数(LVEF)<40%而无心衰症状和体征者。研究发现，ALVD比症状性心衰更为常见，其治疗焦点

表 8-5-3 心力衰竭危险因素的控制目标

危险因素	人群	控制目标
高血压	无糖尿病或肾病	<140/90 mmHg
	糖尿病	<130/80 mmHg
	肾功能不全(蛋白尿>1 g/d)	125/75 mmHg
	肾功能不全(蛋白尿≤1 g/d)	130/85 mmHg
糖尿病	遵照糖尿病处理指南	
高脂血症	遵照高血脂处理指南	
不锻炼者	任何人	持续有氧活动 20~30 min,每周 3~5 次
肥胖	任何 BMI≥30 者	减肥,使 BMI<30
过量摄入酒精	男性	限酒至 1~2 小杯/d
	女性	限酒至 1 杯/d
	有饮酒嗜好或酒精性心肌病者	戒酒
吸烟	任何人	戒烟
食盐	任何人	钠量最多 2~3 g/d
	任何人	高钾/钙饮食

是控制心血管危险因素、预防或减缓进行性心室重构。运动、戒烟、控制高血压、使用血管紧张素转换酶抑制剂(ACEI)或血管紧张素受体阻滞剂(ARB)和β受体阻滞剂等对 ALVD 均有重要治疗作用。

所有 ALVD 者均应进行运动煅炼,其运动最好应在运动治疗师的指导下进行,目的在于减轻体重,降低血压,控制血糖,减少心血管危险因素。所有心衰病人或 ALVD 病人均应劝其戒烟。酒精摄入同样影响 ALVD 者功能,对有酗酒史或仍有大量饮酒习惯者,均应劝导戒酒。对 ALVD 者,应积极控制血压于理想水平。ALVD 伴 LVEF 降低(<40%)的病人,应给予 ACEI 治疗;对使用 ACEI 后出现咳嗽或血管性水肿无法耐受此药的患者,可考虑用 ARB 替代 ACEI,但不主张将 ACEI 与 ARB 常规联合使用。β受体拮抗剂应作为 ALVD 伴 LVEF 降低患者的必选药物。

(三)症状性左室收缩功能障碍性心衰患者的处理

左室收缩功能障碍性心衰病人的处理目标:①缓解症状,提高生活质量;②减慢心脏和外周功能障碍的进展;③降低病死率。

1. 一般治疗

控制钠盐摄入、降低体重、控制血脂和其他非药物性治疗(与慢性心衰治疗相仿)。

2. 药物治疗

主要是控制症状,包括 ACEI 或 ARB、β受体阻滞剂、利尿、血管扩张剂、静脉使用正性肌力药、抗凝剂和抗血小板药等。使用 ACEI 和β受体阻滞剂是延迟或阻止心功能障碍、改善生活质量的里程碑式的治疗。

(1)ACEI:有确切证据表明所有左室收缩功能障碍的心衰病人均应使用 ACEI,以抑制肾素-血管紧张素系统,无论有无症状;几项大规模临床试验证实,它可降低慢性或心肌梗死后心衰伴左室功能障碍患者的病死率。LVEF≤40%的症状性或无症状性心衰患者,应常规使用 ACEI,其剂量应采用渐增法,直至达到有效剂量。如使用 ACEI 后出现咳嗽症状且无法耐受者,可更换为 ARB;如果病人有高钾血症或肾功能障碍不宜使用 ACEI 或 ARB,可联合使用肼苯哒嗪和口服硝酸酯类药。用法:卡托普利 6.25 mg,tid,渐增至 50 mg,tid;依那普利 2.5 mg,bid,渐增至 10～20 mg,bid；赖诺普利 2.5～5.0 mg,qd,渐增至 20～35 mg,qd；雷米普利 1.25～2.5 mg,bid,渐增至 5 mg,bid；喹那普利 10 mg,bid,渐增，但不超过 40 mg,bid；福辛普利 5～10 mg,qd,渐增,不超过 40 mg,qd。

(2) β 受体阻滞剂：左室功能收缩障碍的病人使用 β 受体阻滞剂是重要的治疗进展，与 ACEI 一样，本药已经作为左室功能收缩障碍者的常规治疗药，而且绝大多数病人对此耐受良好，即便合并有糖尿病、慢性阻塞性肺疾病和外周血管病变的心衰病人也可使用。临床研究证实，LVEF≤40% 的病人选用 β 受体拮抗剂是有效的。β 受体阻滞剂和 ACEI 联合使用应作为 LVEF≤40% 无症状病人的常规用药；本药也主张用于近期失代偿性心衰病人经合理治疗后者，如血容量稳定并已停用静脉利尿剂及血管活性药（包括正性肌力药）的病人，只要情况允许，便应加用此药，小剂量开始，逐渐增加，约每 2 周加量一次，8～12 周起效，某些患者增量速度应更慢。对心率<55 次/min 的心动过缓者、明显低血压（收缩压<80 mmHg）者，以及糖尿病反复低血糖、哮喘或静脉性肢体缺血者，宜慎重使用 β 受体阻滞剂；支气管哮喘伴急性支气管痉挛者不主张使用 β 受体阻滞剂。如果出现心衰症状加重或其他副作用，先调整利尿剂和血管活性药，再考虑调整 β 受体阻滞剂，极少数病人需要停用，但持续使用 β 受体拮抗剂的心衰患者如发生症状加重，应停用 β 受体阻滞剂。长期使用 β 受体阻滞剂者，不要骤然停药，可采用逐步减量直至停药。用法：卡维地洛 3.125 mg,bid,渐增至 25 mg,bid；比索洛尔 1.25 mg,qd,渐增至 10 mg,qd；美托洛尔 12.5～25 mg,qd,渐增至 200 mg,qd。

(3) 血管紧张素受体拮抗剂（ARB）：ACEI 与 ARB 均抑制肾素-血管紧张素-醛固酮系统，但二者作用机制不同，前者通过抑酶作用阻断血管紧张素 I 转化为血管紧张素 II，并可降解激肽，后者阻断血管紧张素 II 与血管紧张素受体结合而发挥作用，其效应比 ACEI 更完全，临床证实，在 ACEI 治疗的基础上加用 ARB，可有额外治疗益处。两者对血压、肾功能、血钾产生相似的效应。ARB 应作为 LVEF≤40% 的症状性或无症状性心衰者无法耐受 ACEI 时的常规替代用药；心肌梗死后心衰和慢性心衰以及收缩功能障碍者，ARB 可考虑作为起始用药；使用 ACEI 后出现血管性水肿时，首选 ARB 作为替代药；但最近急性心肌梗死和左室功能障碍已联用 ACEI 和 β 受体阻滞剂者，ARB 不应作为常规用药。ACEI 和 ARB 均不适合使用者，考虑使用肼苯哒嗪和口服硝酸酯类药。本类药物也应从小剂量开始，渐增至目标剂量，各药目标剂量分别是：氯沙坦 25～100 mg,qd；缬沙坦 80～160 mg,qd；厄贝沙坦 150～300 mg,qd；坎地沙坦 8～32 mg,qd；替米沙坦 20～80 mg,qd；奥美沙坦 20～40 mg,qd。

(4) 醛固酮拮抗剂：醛固酮的持续活化在心衰病理生理中起着重要作用。尽管 ACEI 可暂时减少醛固酮分泌，但其他因素仍可刺激醛固酮的产生。醛固酮抑制剂已经作为心肌梗死后心衰的标准治疗之一。选择性醛固酮拮抗剂依普利酮（eplerenone）可避免螺内酯（安体舒通）的某些副作用，但仍需密切监测肌酐清除率和血钾。醛固酮受体拮抗剂适用于纽约心脏病学会（NYHA）心功能分级的 IV 级或 III 级者，以及既往为 IV 级且经标准治疗（包括利尿）后仍有左室收缩功能障碍（LVEF≤35%）的患者。急性心肌梗死后心衰伴症状和体征、LVEF<40% 者，应加用醛固酮拮抗剂，但应同时接受标准治疗（包括 ACEI（或 ARB）+β 阻滞剂）；血 Cr>2.5 mg/dl（或肌酐清除率<30 ml/min）或血钾>5 mmol/L，或联用其他保钾利尿剂者，不宜使用醛固酮拮抗剂。使用醛固酮拮抗剂时应注意监测血钾浓度变化。使用醛固酮拮抗剂的病人如无持续性低血钾（<4 mmol/L）者，不应补钾。用法：螺内酯（安体舒通）12.5～25 mg,qd,渐增至 25 mg,qd。

(5) 利尿剂：髓袢和远端肾小管利尿剂是有钠水潴留症状性心衰病人的必要辅助治疗措施。利尿剂可减轻充血的症状和体征，静脉滴注利尿剂是恢复正常容量或使病人达到"干"的目标状态的必要方法。在缓解症状和体征的同时，应避免引起副作用如低血压或肾功能恶化。作用于髓袢升支的袢利尿剂,是心衰治疗的首选。对临床有明显液体负荷过者,如有端坐呼吸、水肿、气短等症状,或充盈压升高的体征如颈静脉曲张、外周水肿、搏动性肝肿大或肺部啰音者,利尿剂可用于恢复和维持容量状态;恢复心衰病人容量方面,袢利尿剂优于噻嗪类利尿剂。为缓解充血,可逐渐增加利尿剂的用量,恢复容量需要多日、反复用药才可达到目标水平;严重液体负荷过量者(如严重水肿或腹水)可能需要数周时间。分2～3次给药比大剂量一次性给药对生理干扰更少。口服托噻米可用于口服药吸收差或利尿效应不稳定者,尤其是右室心衰和其他大剂量袢利尿剂治疗后呈难治性液体潴留者。缓解充血有必要静脉使用利尿剂。大剂量袢利尿剂治疗呈持续性液体潴留者,可加用氯噻嗪或美托拉宗,qd或bid,但应尽量避免长期持续使用,特别是美托拉宗,以防产生容量不足或电解质紊乱;本类药物应周期性使用(隔日或每隔1周);心衰或慢性肾功能不全者,美托拉宗作用时间长、效果强,应密切监测容量和电解质状态。临床状况和心功能明显改善或成功限钠者,应考虑停用利尿剂观察。呋塞米20～40 mg,qd或bid,可渐增至400 mg/d;托拉塞米10～20 mg,qd-bid,可渐增至200 mg/d;布美他尼0.5～1.0 mg,qd-bid,可渐增至10 mg/d;美托拉宗2.5～5.0 mg,qd-bid,渐增至20 mg/d。

(6)地高辛:地高辛适于症状性左室收缩功能障碍(LVEF≤40%)并已经接受标准治疗的NYHA分类Ⅱ～Ⅳ级病人(包括使用ACEI和β受体阻滞剂者)。大多数有适应证的病人,地高辛剂量为0.125 mg,qd,血清地高辛浓度<1 ng/ml。地高辛用于控制快速房颤病人的心室率是有效的,但用于控制心室率时剂量不应过大(如>0.25 mg)。用法:地高辛0.125～0.25 mg,qd,渐增至≤0.375 mg,qd。

(7)抗凝和抗血小板药:心衰病人有增加动脉或静脉血栓事件的风险,其血小板活化功能增强,血浆和血液黏滞度增加,血浆纤维蛋白肽A、β-血小板球蛋白、D-二聚体和von Willebrand因子水平升高,使血栓形成的风险大大增加。尽管尚有部分争议,华法林、阿司匹林、氯吡格雷对心衰病人血栓事件风险的预防起着重要作用。心衰、慢性或阵发性房颤、或有全身或肺血栓栓塞史的病人,包括中风或短暂性脑缺血发作(TIA),均应使用华法林治疗,症状性或无症状性缺血性心肌病和近期广泛前壁心肌梗死或左室心梗者也应使用华法林治疗,维持国际标准化比率(INR)于2.0～3.0,除非有明确禁忌证。症状性或无症状性缺血性心肌病和最近大面积心肌梗死、或最近心肌梗死伴左室血栓形成使用华法林治疗3个月者,均应进行抗凝治疗,除非有禁忌证。其他缺血性或非缺血性心肌病和左室血栓形成者应考虑长期抗凝治疗,并根据血形特征、大小、活动度和钙化程度而调整。华法林可考虑用于扩张型心肌病和LVEF≤35%者,但应仔细权衡风险和益处。缺血性心肌病引起的心衰患者,无论是否使用ACEI,均应长期抗凝治疗。对无特殊抗凝适应证的绝大多数心衰患者,阿司匹林是首选,不仅使用方便,而且价格低廉;小剂量阿司匹林(75 mg/d或81 mg/d)治疗更为合适,因为最近有研究表明,更高剂量的阿司匹林可能使心衰恶化加重。华法林(目标INR2.0～3.5)和氯吡格雷(75 mg/d)可预防心肌梗死后血管事件,可以作阿司匹林的替代药物。但非缺血性心肌病性心衰和无动脉硬化性血管病证据者不应常规使用阿司匹林。如有指征,阿司匹林和ACEI可以联合使用,但阿司匹林应低剂量给药(75 mg/d或81 mg/d)

(8)抗心律失常药:心衰病人常出现室性心律失常,相当部分病人会继发心源性猝死。抗心律失常药用作室性心律失常的治疗安全有效,但抗心律失常药并不降低心衰患者的死亡率,所有抗心律失常药均有负性血流动力学效应。抗心律失常药包括胺碘酮不主张作为心衰病人猝死的一级预防用药。心衰和安装植入式心电复律起搏器(ICD)者,胺碘酮可减少ICD的放电频率。地高辛、华法林和他汀类药作为长期治疗药物者,如要加用胺碘酮治疗时,应适当减少地高辛、华法林或他汀类药的剂量,并应小心监测药物不良反应;开始胺碘酮治疗后,应调整有关药物剂量,评估药物活性或监测血药浓度。

（四）左心室舒张功能障碍的评估与处理

左心室舒张功能障碍（LVDD）是指左心室舒张顺应性、充盈或松弛功能异常，而不考虑射血分数正常与否，以及有无症状。左室收缩和舒张性心力衰竭即有相似方面，也有各自特点，表 8-5-4 为收缩性和舒张性心力衰竭异同点鉴别。

表 8-5-4　收缩和舒张性心力衰竭异同点鉴别

项目	SHF	DHF	项目	SHF	DHF
症状和体征	存在	存在	左室收缩功能		
BNP	↑↑	↑	射血分数	↓↓	N～↑
运动试验			每搏出量	N～↓	N～↑
持续时间	↓	↓	心肌收缩力	↓↓	↓
收缩压	↑	↑↑	左室舒张功能		
脉压	↑	↑↑	心腔僵硬度	N～↑	↑↑
VO$_2$	↓↓	↓	心肌硬度	N～↑	↑↑
左室重构			松弛时间常数	↑～↑↑	↑～↑↑
舒张末容量	↑↑	N	充盈动力学	异常	异常
收缩末容量	↑↑	N～↓	舒张末压	↑↑	↑↑
心肌肥大	↑（离心性 LVH）	↑（向心性 LVH）	前负荷贮备	衰竭	受限
相对室壁厚度	↓	↑↑	死亡率（住院/复发性心衰）	↑	↑↑
心肌细胞	↑（长度）	↑（直径）	存活率	↓	↓
细胞基质（胶原）	↓	↑↑			

注：SHF＝收缩性心力衰竭；DHF＝舒张性心力衰竭；BNP＝脑钠肽；↑＝升高或增加；↓＝降低或减少；VO$_2$＝最大耗氧量；LVH＝左室肥厚；HF＝心衰。

左室舒张功能障碍（LVDD）的治疗资料不多，理想治疗方案尚不明确，通常基础病治疗改善心脏负荷、心率或房室同步性是基本治疗目标。

（1）即时治疗目标是促进心脏负荷恢复正常，使静息心率维持在合理水平，恢复左室舒张早期和晚期充盈压。①氧疗：通过氧疗纠正动脉性低氧血症，可用鼻导管或 Ventri 面罩，如此法不能纠正缺氧，应给予持续气道正压通气（CPAP），无创通气仍持续低氧血症或进行性高碳酸血症，应考虑行气管插管机械通气治疗。②吗啡：3～5 mg 缓慢静脉注射，可改善呼吸窘迫、降低呼吸功耗，并能扩张血管改善血流动力学，但肺水肿伴低血压、中风或高碳酸血症者应慎重使用。③降低前后负荷：LVDD 的严重高血压患者可产生急性肺水肿，此类患者宜给予静脉注射利尿剂和降压药，特别是伴有劳力性呼吸困难者更佳；血管 ACEI 能改善高血压患者的运动耐力；而利尿剂静息对充盈压正常者更有益，还能用于心室壁肥厚者，但类似限制性心肌病者，如前负荷降低可能引起心输出量下降。

（2）长期治疗：包括治疗高血压、糖尿病、冠心病、肥胖或睡眠呼吸暂停者等的基础病，控制心率和心律失常，改善心肌缺血，控制血压，逆转心肌肥厚，促进心肌松弛，提高运动耐力等。非二氢吡啶类钙通道阻滞剂或 β 阻滞剂有助于降低心率，从而使心室有足够的舒张和充盈时间，脉冲彩色多普勒（PW Doppler）二尖瓣流速图像可分辨出心率减慢所带来的潜在益处。高血压者持续降压有助于左室肥厚的逆转，噻嗪类利尿剂和 ACEI 可降低左室肥厚,赖诺普利和醛固酮拮抗剂即使未能逆转左室肥厚,也可减低心肌纤维化。

(五)慢性心衰病人的非药物治疗

非药物处理是心衰治疗的重要策略,能够改善病人生活质量、运动耐力,并降低病死率。

1. 饮食和营养

除外控制体重,饮食治疗的关键在于限盐和水分摄入。所有心衰患者均应接受应食指导,心衰伴糖尿病、血脂障碍或肥胖者应作糖和热卡摄入指导。有心衰临床症状和左室射血分数减低的病人,钠摄入量应严格控制于2~3 g/d;对中、重度心衰病人,钠摄入量更应严格控制(<2 g/d)。对严重低钠血症(血清Na^+<130 mmol/L)的心衰病人,液体量应<2 L/d;对有液体潴留的病人,虽经大剂量利尿和限钠后仍效差者,也应考虑限制水分于此水平。对严重心衰、不明原因体重下降或肌力消耗者(心脏性恶液质),应加强营养支持治疗,测定氮平衡、热卡摄入,前白蛋白是合适的营养物质,但不主张使用蛋白同化激素。每天补充一定量的多种维生素和微量元素对心衰病人有利,或可给予要素营养,但应避免摄入含有天然或人工合成麻黄素或其代谢产物的食品,因为此类药物有增加死亡率的风险。

2. 其他治疗

对心衰合并睡眠呼吸暂停综合征(经多导睡眠图确诊)的病人,给予持续气道正压通气(CPAP)有助于提高活动能力和生活质量。无明确肺部基础病的心衰病人可不予吸氧或氧疗;对静息时有低氧血症或运动后血氧饱和度明显降低的病人,应首先检查并排除肺部基础病或有无液体超负荷,同时予氧疗以改善低氧血症。

另外,心衰病人应保证其有充分的睡眠,睡眠障碍者可适当给予短效镇静催眠药,但应小剂量给药,并注意呼吸功能变化。有焦虑、抑郁等精神症状,影响工作和生活的心衰者,给予选择性5-羟色胺受体摄取抑制剂比三环类抗抑郁药更为安全,因为后者有潜在引起室性心律失常的风险;非药物性心理咨询或治疗,对心衰合并焦虑的病人可能更为有效。慢性心衰伴有性功能障碍者,合理的心理治疗比药物治疗更为安全和有效;慢性稳定性心衰的患者,可考虑给予磷酸二酯酶-5抑制剂如西地那非,但使用硝酸酯类药物的病人不宜使用。

只要无明确禁忌证,每年均应给予心衰病人注射肺炎球菌疫苗和流感疫苗。慢性心衰病人不主张使用非甾体类抗炎药(包括环氧合酶-2抑制剂),因为肾功能不全或使用ACEI治疗者发生肾功能衰竭和液体潴留的风险显著增加。

(六)冠状动脉性心脏病的慢性心衰评估和处理原则

慢性心衰的最常见原因不再是高血压或心瓣膜病,而是冠状动脉性心脏病(CAD)。CAD或有CAD病史的心衰治疗与原发性心肌病性心衰明显不同。抗血小板、戒烟、降血脂对CAD性心衰极为重要,引起CAD左室收缩功能障碍和心衰的原因有多种。心肌梗死后心衰是由于心肌功能丧失,产生心肌纤维化和继发心左室重构,导致心腔扩大和神经激素活化,从而引起进行性心功能异常,但急性心肌梗死后给予血管重建、使用ACEI或ARB、β受体阻滞剂和醛固酮拮抗剂后,这个过程可得到改善。

1. CAD评估

(1)所有慢性心衰患者,无论EF如何,均应评估CAD危险因素;

(2)心衰伴心绞痛者应行冠状动脉造影以评估血管重建的可能性;

(3)无心绞痛的心衰患者,如已知有CAD,应行无创影像和(或)冠脉造影,以评估冠脉病变严重程度和心肌缺血;

(4)无心绞痛的心衰患者,如有CAD高危因素但不确定伴CAD者,应行无创影像和(或)冠脉造影,以评估冠脉病变程度和心肌缺血;

(5)无心绞痛的心衰,有CAD低危因素,应考虑行无创评估和冠脉造影。

(6)以下任何情况均可用于确定诱发缺血或心肌有活性但无收缩性:运动或药物负荷心肌灌注成像、运动或药物负荷超声心动图试验、心脏MRI、正电子发射断层扫描术(PETs)。

2. CAD 心衰处理

(1)抗血小板治疗是 CAD 性心衰的基本治疗，首选阿司匹林，次选氯吡格雷；

(2)所有收缩功能障碍的心肌梗死后患者均应给予 ACEI 治疗；

(3)LVEF 降低或心肌梗死后的所有患者均应给予 β 受体阻滞剂；

(4)血流动力学稳定的左室功能障碍或心衰患者应早期(<48 h)开始 ACEI 和 β 受体阻滞剂治疗；

(5)心衰需要其他药物缓解心绞痛时，可加用硝酸盐制剂；

(6)心衰已用 β 阻滞剂和硝酸甘油，但心绞痛不缓解者，应考虑加用钙通道阻滞剂，对心绞痛和收缩功能下降者，氨氯地平和非洛地平是优选的钙通道阻滞剂；

(7)难治性心绞痛或急性冠脉综合征者，应考虑行冠脉成形术；

(8)心衰和有合适冠脉解剖位、其冠脉严重阻塞但心肌有活力或有可诱导性心肌缺血表现者，宜行冠脉旁路手术或经皮冠脉介入(PCI)。

(9)血脂、吸烟、物理锻炼、重体、血压等应危险因素应给予恰当处理。

(七)出院指征

心衰患者经治疗恢复或好转者，无绝对的出院标准，但至少应达到以下基本要求方可考虑出院：

(1)对所有心衰病人：恶化因素消除；血容量近乎理想状态；利尿剂已从静脉给药成功过渡到口服；已做好病人和家属宣教工作；至少已达到药物治疗目标；出院近 7～10 d 的复诊已安排妥当。

(2)反复发作的心衰住院病人：口服给药已维持 48 h；静脉血管扩张剂或正性肌力药已停用 24 h；出院前评估治疗后的活动能力；制定了出院后的治疗计划；疾病处理的治疗安排。

(赖荣德　廖晓星)

第6节　急性心力衰竭

急性心力衰竭(acute heart failure, AHF)是指快速或进行性发展的心力衰竭，并需要住院或紧急干预方能缓解。心脏功能与心肌收缩或舒张功能障碍、心律失常、前或后负荷失衡有关。AHF 可由心脏自身疾病或心外疾病引起，即急性心衰可以是无心脏功能异常者，也可以是慢性心衰急性失代偿。急性心衰常是致命性的，需紧急处理，即便得到及时处理，AHF 的预后仍不佳，急性肺水肿者住院病死率达 12%，1 年死亡率达 40%，45% 的 AHF 住院患者在其后的 12 个月内至少再住院一次，且 60 d 内死亡或再住院危险性可达 30%～60%，急性心肌梗死伴严重心衰者 12 个月内死亡率达 30%。

一、识　别

(一)病因和诱因

(1)原有的慢性心力衰竭如心肌病失代偿；

(2)急性冠脉综合征：心肌梗死/不稳定型心绞痛伴大面积心肌缺血和缺血性心功能障碍、急性心肌梗死机械并发症、右心室梗死；

(3)高血压危象；

(4)急性心律失常：室性心动过速、心室颤动、房颤或房扑、其他室上性心动过速；

(5)瓣膜反流：心内膜炎、腱索断裂、原有心瓣膜反流恶化；

(6)严重主动脉瓣狭窄；

(7) 急性严重心肌炎;
(8) 心包填塞;
(9) 主动脉夹层;
(10) 产后心肌病;
(11) 非心血管诱因:药物治疗依从性缺失、容量过度负荷、感染(尤其是肺炎或败血症)、严重脑损伤、大手术后、肾功能降低、哮喘、药物滥用、酗酒、嗜铬细胞瘤;
(12) 高心输出量综合征:败血症、甲状腺毒症危象、贫血、分流综合征。

(二) 病理生理

急性心衰的病理生理主要是心衰引起恶性循环,AHF 的最终结果是心肌功能严重低下,无法产生足够的心输出量维持外周循环灌注。如不考虑 AHF 的基础病因,很容量形成恶性循环,若未做恰当处理,会发展为慢性心衰和死亡,因此,逆转心肌功能障碍对 AHF 治疗极为重要,特别是缺血、心肌钝抑或心肌休眠,经合理治疗后,心肌功能可恢复正常。心肌顿抑(myocardial stunning)是心肌长时间缺血所致的功能障碍,即便短时内恢复血流灌注也会产生,其强度和持续时间有赖于缺血损伤的持续时间和严重程度;心肌休眠(hibernation)是指由于冠脉血流严重下降产生的心肌功能损害,此时心肌细胞仍然完整,随着血流和氧合功能恢复,休眠心肌会恢复正常功能。心肌休眠与心肌顿抑常会同时存在,休眠随血流和氧合改善而恢复,而顿抑心肌仍有储备功能,对正性肌力刺激有反应,且与时间有关,因此,尽快恢复血流和氧合对逆转心肌功能极为重要。图 8-6-1 为急性心衰病理生理变化过程示意图。

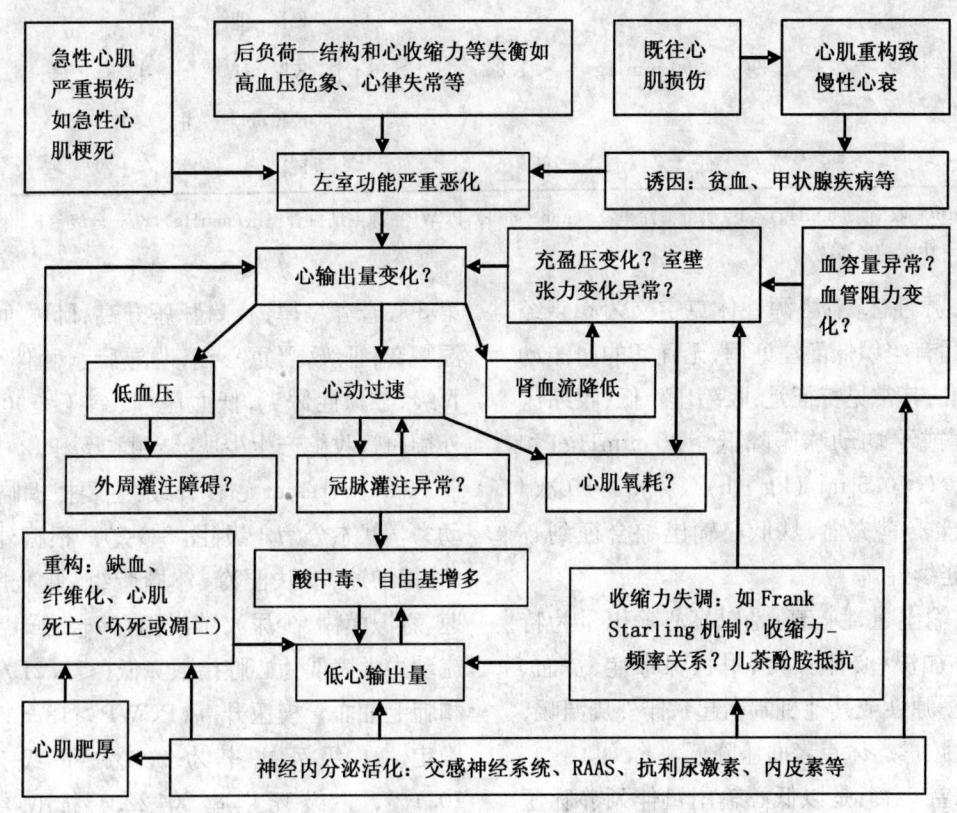

图 8-6-1 急性心力衰竭综合征的病理生理变化(译自 2005 ESC 急性心衰诊断和治疗指南)
标有"?"者为未完全确定的机制

(三) AHF 分类

1. AHF 临床状况分类(表 8-6-1)

(1) I 急性失代偿性心衰(慢性心衰失代偿)：伴有 AHF 症状和体征，轻度且不完全满足心源性休克、肺水肿或高血压危象标准。

(2) II 高血压性 AHF：心衰症状和体征伴高血压，左室功能常能代偿，胸片符合急性肺水肿表现。

(3) III 肺水肿(胸片确认)：伴严重呼吸窘迫，肺部啰音和端坐呼吸，治疗前吸入室内空气时 $SatO_2$ <90%。

表 8-6-1 AHF 临床状况分类

临床状态	HR	SBP	Cl	PCWP	K/F 分级	利尿	低灌注	终末器官低灌注
I 急性失代偿性充血性心衰	±	低,正常/高	低,正常/高	轻度升高	KII/FII	+	±	-
II AHF 伴高血压或高血压危象	高	高	±	>18	KII~IV/FII~III	±	±	+,伴CNS症状
III AHF 伴肺水肿	+	低,正常	低	升高	KIII/FII	-	±	-
IVa 心源性休克/低心输出综合征	+	低,正常	低,<2.2	>16	KIII~IV/FI~III	低	+	+
IVb 严重心源性休克	>90	<90 mmHg	<1.8	>18	KIV/FIV	极低	++	+
V 高输出量心衰	+	±	+	±	KII/FI~II	+	-	-
VI 急性右心衰	常低	低	低	低	FI	±	±	±

注：HR=心率，SBP=收缩压(mmHg)，Cl=肌酐清除率(L/(min·m²))，PCWP=肺毛细血管楔压(mmHg)，K/F 分级=Killip/Forrester 心衰分级，CNS=中枢神经系统。

(4) IV 心源性休克：心源性休克定义为心衰经前负荷矫正后有组织低灌注证据，无确切的血流动力学参数标准，其常见特征是：收缩压降低(收缩压<90 mmHg 或平均动脉压降低>30 mmHg)和(或)尿量减少(<0.5 ml/(kg·h))、脉搏>60次/min，伴或不伴器官充血，从低心输出综合征到心源性休克有连续性。

(5) V 高输出量性心衰：是以高心输出量为特征，常有心率加快(心律失常、甲状腺毒症、贫血、Paget's 病、医源性或其他机制引起)，伴外周温暖、肺淤血，有时脓毒症休克者血压降低。

(6) VI 右室心衰：是以低心输出量伴颈静脉压升高、肝肿大和低血压为特征。

2. 心衰严重度分级

(1) Killip 心衰分级：I级：无心衰，无心脏失代偿的临床体征；II级：心衰，主要包括肺部啰音，第 3 心音奔马律，肺静脉压升高，肺淤血伴下肺野湿啰音；III级，严重心衰，明显肺水肿伴全肺啰音；IV级，心源性休克，低血压(收缩压≤90 mmHg)，外周血管收缩产生少尿、紫绀和大汗。

(2) Forrester 心衰分级：主要根据临床和血流动力学状态分为 4 级(图 8-6-2)。根据外周低灌注(脉搏细速、皮肤湿冷、外周紫绀、低血压、心动过速、意识模糊、少尿)，肺淤血(啰音、胸片异常)，血流动力学表现为心脏指数降低(≤2.2L/min·m²)和肺毛细血管楔压升高(PCWP>18 mmHg)综合确定。I级死亡率为 2.2%，II 级死亡率为 10.1%，III 级死亡率为 22.4%，IV 级死亡率为 55.5%。

(3) 临床严重度分级：临床严重度分级主要根据外周循环(灌注)观察和肺部(淤血)听诊，病人可分为 4 级：I 级(温暖而干燥)、II 级(温暖而潮湿)、

Ⅲ级(冷而干燥)、Ⅳ级(冷而潮湿)。

(四)临床表现和评估

急性心力衰竭的临床表现主要表现在三大方面:容量负荷过度为主、脏器灌注不足为主和其他表现。容量负荷即右心室(RV)充盈过度为主的症状有呼吸困难(包括静息性、劳力性或夜间阵发性呼吸困难),端坐呼吸,咳嗽,喘鸣,腿脚不适,腹部不适或腹胀,厌食或食欲不振等;主要体征有肺部湿啰音(约占 AHF 的 66%~87%);胸腔积液征,多为慢性心衰急性发作者,85%为双侧,单侧者以右侧为多见;外周水肿(小腿或骶部、慢性失代偿性心衰多见),腹水或腹围增加,右上腹痛或不适,肝脾肿大,巩膜黄染,体重增加,颈静脉压升高(颈外静脉较明显),肝颈静脉反流征阳性,肺动脉瓣第二心音增强;约 11%~34%的患者出现在第三心音(S_3),S_3 是左心室收缩功能障碍的特异性指征,与血浆钠尿肽(BNP)水平有相关性。脏器灌注不足或左室功能减低为主的症状,如疲乏无力,精神状态改变,日间昏昏欲睡,意识模糊或注意力不集中,头昏眼花,昏厥前状态或晕厥;体征表现为肢端凉或湿冷,面色苍白,皮肤灰暗,低血压,脉压变窄,交替脉等。其他症状和体征主要包括抑郁,睡眠紊乱,心悸,直立性低血压(低血容量),出现第 4 心音,收缩期或舒张期杂音等。有关临床表现可参见"心力衰竭"。AHF 评估时,外周循环、静脉充盈和外周温度等全面系统的临床评估很重要。AHF 的中心静脉压(CVP)升高时应慎重评估,因为右心室充盈不足时也可产生右心室顺应性降低,致使静脉顺应性下降。

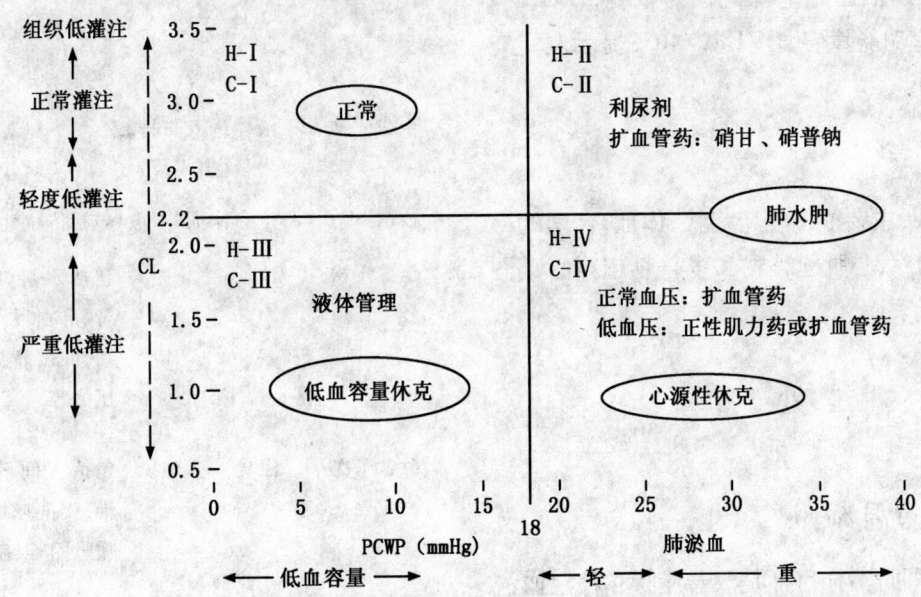

图 8-6-2 Forrester 心衰临床分级模式

HⅠ-Ⅳ是指血流动力学严重程度,图中纵坐标为肌酐清除率($CL=ml/min \cdot m^2$),

横坐标为肺毛细血管楔压(PCWP),CⅠ~Ⅳ为临床严重度

(五)辅助检查

(1)实验室检查:AHF 患者应做一系列检查如血常规、电解质(如 K^+、Na^+)、血肌酐、血尿素氮、血糖、心肌酶谱(包括肌钙蛋白)、国际标准化比率(INR)、C 反应蛋白(CRP)、D-二聚体,严重心衰或糖尿病等应做血气分析,必要时检查转氨酶、尿常规、血浆 BNP 或 proBNP。

(2)心电图:心电图正常的 AHF 不少见,它有助于判断心衰原因如急性冠脉综合征、有无急性右或左室或心房缺血损伤、可提示心包炎或心室肥厚或扩张型心肌病,以及判断心律失常类型等。

(3)影像检查：AHF早期均应行胸片和其他影像检查，以判断有无基础心肺病变，了解心脏大小和形态，评估肺淤血，了解有无肺部炎症或感染。胸CT（不管是否增强）和核素灌注扫描有助于确定肺栓塞，疑有主动脉夹层者应行CT或经食道超声心动图检查。超声心动图或多普勒超声心动图对评估心脏结构和功能有重要作用，计算左室射血分数（LVEF）对评估左心室功能极为重要，LVEF<40%提示左室功能障碍，LVEF>40%提示左室有一定储备功能。

（六）诊 断

AHF诊断主要根据临床症状、体征，合理的检查如ECG、胸片、心肌标志物和多普勒超声心动图对诊断有帮助。

二、处 置

（一）治疗目标

AHF的即时治疗目标是改善症状和稳定血流动力学，其他目标包括降低体重、促进利尿、改善氧供和氧合功能，保证脏器充分灌注，维持电解质平衡等。具体要求是：

(1)临床：消除或缓解症状和可治疗性的阳性体征，降低体重，促进利尿、增加氧合；

(2)实验室：维持电解质正常，包括BUN、Cr、胆红素、血浆BNP、血糖等；

(3)血流动力学稳定：PCWP<18 mmHg，增加心输出量或搏出量；

(4)改善预后：缩短ICU住院时间和总住院时间，减少住院次数，降低死亡率；

(5)耐受性：减少药物不良反应。

（二）监 测

1. 无创监测

任何危重病人的生命体征监测是常规，AHF患者还应监测ECG、血氧饱和度，并需反复监测电解质、肌酐、血糖、感染或其他代谢指标。Q5 min测定无创血压，直至扩血管药、利尿剂或正性肌力药等的剂量相对稳定。多普勒超声检查可以评估心输出量和前负荷情况。表8-6-2为AHF病人住院监测与评估表。

表 8-6-2 AHF 病人住院监测与评估

评估频率	评估内容	备 注
至少1次/d	体重	早晨排泄后进行；应考虑由于食欲改善后摄食增加的可能性
至少1次/d	液体进入与排出量（出入量）	
数次/d	生命体征	包括体位性血压变化
至少1次/d	体征	包括水肿、腹水、肺部啰音、肝肿大、颈静脉压增加、肝颈静脉反流征、肝脏压痛等
至少1次/d	症状	包括夜间阵发性呼吸困难、夜间咳嗽、端坐呼吸、呼吸困难、疲劳等
至少1次/d	电解质	钾、钠
至少1次/d	肾功能	BUN、Cr

2. 有创监测

AHF患者不必常规进行有创血流动力学监测。有创血流动力学监测主要适用于：对初始治疗反应差或难治者；容量状况和心脏充盈压不明者；临床明显低血压（收缩压<80 mmHg）或治疗期间肾功能进行性恶化者等。有创监测包括：

(1)中心静脉压（CVP）：它可评估中心静脉循环、指导液体输注和药物使用，并能抽取中心静脉血测定中心静脉血氧饱和度，评估氧的运输功能，但CVP受呼气末正压（PEEP）和三尖瓣反流的影响。

(2)肺动脉导管（PAC）：可测定上腔静脉、右心房、右心室、肺动脉压和PCWP，以及评估心输出量、混合静脉血氧饱和度（SvO_2）、右室舒张末期容量和射血分数，有助于鉴别反复心脏和肺部疾病者是心源性或非心源性疾病，但它不必作为AHF的常规监测方法;PAC主要适于对常规处理后仍血流动力学不稳定的AHF患者,可指导液体负荷、扩血管药和正性肌力药的应用。

(3) PCWP:二尖瓣狭窄、主动脉瓣反应、高气道压、左室硬化(如心室肌肥厚/糖尿病/正性肌力药/肥胖/缺血)等患者的PCWP无法准确反映其左室舒张末压;严重三尖瓣反应者,热稀释法可能高估或低估心输出量。

(4) SvO_2:心源性休克、长时间严重低心输出量综合征的AHF患者,应通过PAC导管取血测定混合静脉血气饱和度,以评估血氧摄取情况,目标是维持$SvO_2>65\%$。有创血流动力学监测结果有助于确定AHF的基本处理策略,表8-6-3是根据CI、PCWP、SBP确定治疗策略方法。

表8-6-3 根据有创血流动力学监测结果确定AHF基本策略

CI	降低	降低	降低	降低	正常
PCWP	低	高或正常	高	高	高
SBP		>85 mmHg	<85 mmHg	>85 mmHg	
治疗要点	液体负荷	扩血管药(硝甘、硝普钠),必要的液体负荷	考虑正性肌力药(多巴酚丁胺、多巴胺)和静脉利尿	扩血管药(硝甘、硝普钠)和静脉利尿,考虑正性肌力药(多巴酚丁胺、左西孟旦等)	静脉利尿,如SBP低,加缩血管药、正性肌力药

注:心脏指数降低指$CI<2.2L/(min \cdot m^2)$;PCWP低是指<14 mmHg,高是指$>18\sim20$ mmHg。

(三)基本治疗

AHF尚无理想治疗方案,其治疗主要包括:缓解容量过度负荷和充血症状,如限钠、限液和使用利尿剂;静脉注射血管扩张剂;改善血流动力学参数,如静脉注射硝酸甘油、硝普钠和奈西立肽(Nesiritide);正性肌力药(但其使用受到严格限制)。

(1)氧合情况:由于氧供障碍,AHF常伴缺氧,保持气道通畅,维持氧合在正常水平($SatO_2$ 95%~98%)是保证终末器官功能、预防多器官功能衰竭的最重要措施;无创通气如持续气道正压通气(CPAP)是提高氧合的重要方法,CPAP和无创正压通气可明显改善缺氧、减少心源性肺水肿患者气管插管和机械通气;但经扩血管、氧疗、无创通气或CPAP之后仍呈急性呼吸衰竭者,应采取气管插管的有创机械通气治疗,即便ST抬高急性冠脉综合征继发肺水肿者,也应考虑进行有创机械通气治疗。

(2)感染:AHF患者常因感染诱发或继发感染,呼吸道、泌尿道、脓毒症或社区获得性革兰阳性菌感染是主要原因,CRP升高、全身情况恶化常是主要表现,不一定有发热,此类患者应常规送血、痰或尿等培养,保持皮肤完整性,如有感染征象,应给予积极抗感染治疗。

(3)糖尿病:AHF常伴糖代谢受损,主要为高血糖,控制血糖宜选择短效胰岛素,不宜使用常规降糖药。

(4)代谢状态:肠道摄入不足等导致热卡供应不足、负氮平衡是进行性AHF的主要问题之一,应了解血清白蛋白水平,并尽可能通过胃肠内或肠外营养维持热卡供应和氮平衡。

(5)肾功能衰竭:AHF与肾功能衰竭有密切关系,两者会相互促进,严密监护肾功能是AHF的必备措施。

(6)限钠限液:AHF患者应低钠饮食(2 g/d),反复或难治性容量超负荷者,限钠应更加严格;中度低钠血症(血清钠<130 mmol/L)者应限制补液量至<2 L/d,并辅用其他利尿剂;严重低钠血症(血清钠<125 mmol/L)或进行性低钠血症者,应采取更严格的限液措施。

(四)吗啡

吗啡是治疗AHF的重要药物,严重AHF患者,尤其是合并焦虑、烦躁不安和呼吸困难者,宜早期给予吗啡治疗,它能扩张静脉、轻度扩张动脉而降低左心室前后负荷,对心源性肺水肿和外周血压高者尤为有效,还可降低应激水平、减少儿茶酚胺产生,减慢心率,产生镇静作用,通常 3 mg(2~4 mg),iv,必要时可重复。

(五)利尿治疗

AHF 病人容量负荷过度是基本矛盾,初始处理是利尿,应以袢利尿剂为主,通常应静脉给药(表 8-6-4)。但使用利尿剂时应达到充分利尿效果,足以改善充血症状(水肿、颈静脉压增加、呼吸困难等),又不产生血管内容量下降过快而引起低血压或加重肾功能恶化。利尿过快者可能导致痛性肌痉挛,必要时给予补钾治疗。治疗过程中应加强监测,反复细致地评估充血性心衰的症状和体征,以了解症状改善程度。每日监测体征、入量和出量;AHF 不必常规导尿,但如需监测尿量时,应留置导尿管。利尿治疗者应仔细观察不良反应,包括肾功能不全、电解质异常和症状性低血压,大剂量利尿者更应加强监测,包括必要的实验室检查;每日测定血钾、镁,利尿者可能需要多次测定。中重度肾功能障碍和液体潴留者应持续利尿治疗,严重液体超负荷者,肾功能可随利尿而改善。如充血性心衰对利尿治疗失败,应考虑限钠、限水;增加袢利尿药的剂量;持续输注袢利尿剂;或加用另一种利尿剂如美托拉宗或螺内酯或静脉注射氢氯噻嗪;最后选择是超滤。另外,袢利尿剂可联合应用噻嗪类和螺内酯,袢利尿剂与多巴酚丁胺、多巴胺或硝酸盐联用更有效,继发不良效应更少。

表 8-6-4 AHF 利尿剂的应用和剂量

液体潴留程度	利尿剂	剂量	备注
中度	呋塞米,或	20~40 mg	根据症状口服或静脉
	布美他尼,或	0.5~1.0 mg	根据临床反应调整剂量
	托拉塞米	10~20 mg	监测血压、血清钠、钾和肌酐等
重度	口服呋塞米,或	40~100 mg	可静脉注射
	静脉注射呋塞米	5~40 mg/h	比大剂量推注更佳
	布美他尼,或	1~4 mg	口服或静脉注射
	托拉塞米	20~100 mg	口服
对袢利尿剂难治者,加用	双氢克脲噻,或	25~50 mg,bid	与袢利尿剂合用疗效高于大剂量袢利尿剂单用
	美托拉宗,或	2.5~10 mg,qd	如肌酐清除率<30 ml/min,美托拉宗效更强
	安体舒通	25~50 mg,qd	如病人无肾功能衰竭且血钾正常或略低时安体舒通是最佳选择
酸中毒、对袢利尿剂和噻嗪类难治者	乙酰唑胺	0.5 mg	静脉给药;如合并肾衰考虑超滤或透析
	加多巴胺扩张肾血管,或		
	多巴酚丁胺作正性肌力		

利尿剂抵抗的原因和处理方法:

(1)常见原因包括:①静脉容量不足;②神经激素激活;③容量丢失后钠重吸收反弹;④远端肾单位肥大;⑤肾小管分泌减少(肾衰,NSAIDs);⑥肾灌注不足(血流减少);⑦口服利尿剂胃肠道吸收减少;⑧药物或饮食不遵医嘱(高钠饮食)。

(2)处理方法:①限钠/限水,注意电解质;②低血容量者补足容量;③增加利尿剂的剂量或给药频率;④静脉推注用药(比口服更有效),或静脉滴注(比大剂量静脉推注效更佳);⑤利尿剂联合应用:呋塞米+双克、或呋塞米+安体舒通、或美托拉宗+呋塞米(肾衰者有效);⑥利尿剂联用多巴胺或多巴酚丁胺;⑦减少 ACEI 剂量或用极低剂量的 ACEI;⑧如上述方法均效差,考虑超滤或透析治疗。

(六)血管扩张剂

绝大多数AHF应使用扩血管药,特别是已用利尿剂治疗、伴无症状性低血压者,可考虑加用静脉注射硝酸甘油、硝普钠或奈西立肽等血管扩张剂,但应反复监测血压变化;如发生症状性低血压,应减量直至停药;一旦症状性低血压消除,可重新加量或再次使用血管扩张剂。急性肺水肿或严重高血压的患者,应静脉联合使用血管扩张剂(硝酸甘油或硝普钠)和利尿剂,以缓解症状。

(1)硝酸甘油(硝甘,GTN):可缓解急性左心衰患者的肺淤血而不影响心搏出量、不增加氧耗量,低剂量扩张静脉,剂量不断增加,可扩张动脉(包括冠状动脉),从而降低左室的前、后负荷,且不影响组织灌注;硝甘可口服、吸入(400 μg, q5 min)和静脉给药,但应密切监测血压变化。

(2)硝普钠(SNP):适于严重AHF、后负荷增高性心衰如高血压或二尖瓣反流性心衰者,但使用SNP者须行有创动脉血压监测,本药长时间使用可能引起代谢产物(硫氰酸盐和氰化物)积聚中毒,严重肝肾功能不全者应避免使用,急性冠脉综合征者易引起冠脉窃血综合征也应避免使用,停药前宜先减量,否则易反弹。AHF扩血管药的使用方法参见表8-6-5。

表8-6-5　急性心力衰竭病人血管扩张剂的适应证和给药剂量

血管扩张剂	适应证	剂量	主要副作用	其他
硝酸甘油 5-单硝酸酯	急性心衰(血压良好)	20 μg/min开始,可渐增至 200 μg/min	低血压,头痛	持续应用会产生耐受性
硝酸异山梨酯	急性心衰(血压良好)	1 mg/h开始,可渐增至 10 mg/h	低血压,头痛	持续应用会产生耐受性
硝普钠	高血压危象,心源性休克伴收缩功能障碍	0.3～5 μg/(kg·min)或 30～350 μg/min	低血压,异氰酸盐中毒	药物有光敏现象(需避光)
奈西立肽 (Nesiritide)	急性代偿性心衰	2 μg/kg静注,继之0.015～ 0.03 μg/(kg·min)滴注或泵注	低血压	此药已在欧洲国家使用

(七)正性肌力药

以左心室扩大、LVEF降低和外周灌注或器官灌注不足为特征的严重心衰,特别是明显低血压(收缩压<90 mmHg)、充盈压正常伴症状性低血压、或对静脉用血管扩张剂无反应或耐受者,可考虑静脉注射正性肌力药(米力农或多巴酚丁胺),以缓解症状、改善终末器官功能。正性肌力药也适于液体负荷过度且对静脉利尿反应差、或肾功能进行性恶化的患者。本类药物增加氧耗量和钙负荷,有潜在害处,应慎重考虑。使用时宜小剂量开始,根据治疗反应逐渐增加剂量。主要使用方法参照表8-6-6。

表8-6-6　急性心衰正性肌力药的应用

药物	静脉推注	静脉滴注
多巴酚丁胺	不用	2～20 μg/(kg·min),β受体效应,低剂量开始
多巴胺	不用	1～3 μg/(kg·min):肾效应(δ受体激动效应);3～5 μg/(kg·min):β受体激动效应(扩血管和正性肌力);>5 μg/(kg·min):α受体激动效应(缩血管和正性肌力)
米力农	25～75 μg/kg,×10～20 min	0.375～0.75 μg/(kg·min)
依诺昔蒙(Enoximone)	0.25～0.75 mg/kg	1.25～7.5 μg/(kg·min)

续表

药物	静脉推注	静脉滴注
左西孟旦(levosimendan)	12~24 μg/kg×10 min	0.1 μg/(kg·min),可用范围 0.05~0.2 μg/(kg·min)
去甲肾上腺素	不用	0.2~1.0 μg/(kg·min)
肾上腺素	复苏时可 1 mg,iv,q3~5 min 复重,气管内不作常规给药	0.05~0.5 μg/(kg·min)

(八) AHF 合并心律失常的处理

(1) 室颤或无脉室速：应按心脏骤停进行心肺复苏，包括除颤(双相波 200 J，单项波 360 J)，胸外心脏按压，初始除颤后给予肾上腺素 1 mg 或血管加压素 40 IU 和(或)胺碘酮 150~300 mg，iv，参照"心肺复苏"节。

(2) 室性心动过速：血流动力学不稳定者，应进行电复律；血流动力学稳定者，可给予胺碘酮或利多卡因进行药物复律。

(3) 窦性心动过速或室上性心动过速：临床和血流动力学可耐受者，可用 β 阻滞剂，如美托洛尔 5 mg，缓慢静脉注射，必要时可重复；腺苷可减慢传导；折返性心动过速者可电复律。其他方法包括：艾司洛尔 0.5~1.0 mg/kg，注射约 1 min，继之 50~300 μg/(kg·min)；或拉贝洛尔 1~2 mg，iv，继之 1~2 mg/min(总量 50~200 mg)；高血压危象或嗜铬细胞瘤所致的 AHF 者也可使用拉贝洛尔，10 mg，iv，可重复，总量可达 300 mg。

(4) 房颤或房扑：电复律；地高辛 0.125~0.25 mg，iv，或 β 阻滞剂，或胺碘酮均可减慢房室传导；胺碘酮还可用于药物复律而不影响左室血流动力学；房颤或房扑病人应作肝素化治疗。

(5) 心动过缓：阿托品 0.25~0.5 mg，iv，必要时可重复，总量可达 1~2 mg；异丙肾上腺素 1 mg +NS 100 ml，最大 75 ml/h(2~12 μg/min)，但仅作临时用药；如心动过缓对阿托品抵抗，可经皮或经静脉临时起搏；阿托品抵抗性 AMI 心动过缓者可加氨茶碱，用法：0.25~0.5 mg/kg，缓慢静脉注射，继之 0.2~0.4 mg/(kg·h)。

(九) 血管紧张素转换酶抑制剂 (ACEI)

AHF 早期不宜使用 ACEI，但如为高危患者，ACEI 可早期用于 AHF 和 AMI 心衰患者；避免静脉使用 ACEI，血压和肾功能稳定后，尽可能在 48 h 内开始使用，小剂量开始，逐渐加量，持续时间至少 6 周。

(十) β 阻滞剂

AHF 者尚不宜用于 β 阻滞剂，尤其是明显 AHF 和肺底部有啰音者应慎重考虑，但进行性缺血和心动过速者，可考虑静脉使用美托洛尔；AMI 性 AHF 稳定后，应尽早开始 β 阻滞剂，慢性急性发作控制后也应开始 β 阻滞剂，小剂量开始，缓慢增量是其使用原则。

(十一) 钙阻滞剂

AHF 患者不主张使用钙阻滞剂，地尔硫䓬、维拉帕米和二氢吡啶类钙阻滞剂应视为 AHF 的禁忌。

(十二) 抗 凝

急性冠脉综合征者，无论是否有心衰均应常规抗凝，房颤者也应抗凝，但其他 AHF 不宜常规抗凝治疗。

(赖荣德 廖晓星)

参 考 文 献

1. Mader SS. Understanding human anatomy & physiology, 5th edition. the McGraw-Hill Companies, 2004. 230
2. Khan MG. Rapid ECG interpretation, 3rd edition. Humana Press, 2008
3. Stone cK, Roger H. Current emergency diagnosis & treatment, 5th edition. McGraw-Hill Companies, Inc, 2004. 694~924
4. Harrigan RA, Jones K. ABC of clinical electrocardiography: conditions affecting the right side of the heart. BMJ, 2002, 324: 1201~1204
5. Becker DE. Fundamentals of electrocardiography interpretation. Anesth Prog, 2006, 53: 53~64
6. Morris F, Edhouse J, Brady WJ, et al. ABC of clinical electrocardiography. BMJ Publishing Group, 2003
7. Thaler MS. The only EKG book you'll ever need, 5th edition. Lippincott Williams & Wilkins, 2007
8. Gehi AK, Mehta D, Gomes JA. Evaluation and management of patients after implantable cardioverter-defibrillator shock. JAMA, 2006, 296: 2839~2847
9. Libby P, Bonow RO, Mann DL, et al. Brawnwald's Heart disease: a textbook of cardiovascular medicine, 8th edition. Saunders, 2007
10. Blomstrom-lundqvist C, Scheinman MM, Aliot EM, et al. ACC/AHA/ESC guidelines for the management of patients with supraventricular arrhythmias executive summary. Circulation, 2003, 108(15): 1871~1909
11. Jones SA. ECG notes: interpretation and management guide. F. A. Davis, 2005
12. 中华人民共和国卫生部. 中国高血压防治指南（2005年修订版）. 2005
13. Mancia G, Backer GD, Dominiczak A, et al. 2007 Guidelines for the management of arterial hypertension: the task force for the management of arterial hypertension of the European Society of Hypertension (ESH) and of the European Society of Cardiology (ESC). Journal of Hypertension, 2007, 25 (6): 1105~1187
14. Padwal RS, Hemmelgarn BR, McAlister FA, et al. The 2007 Canadian Hypertension Education Program recommendations for the management of hypertension: Part 1 - blood pressure measurement, diagnosis and assessment of risk. Can J Cardiol, 2007, 23 (7): 529~538
15. Williams B, Poulter NR, Brown MJ, et al. British hypertension society guidelines for hypertension management 2004 (BHS-IV): summary. BMJ, 2004, 328: 634~640
16. Pickering TG, Hall JE, Appel LJ, et al. Recommendations for blood pressure measurement in humans: a experimental animals: part 1: blood pressure measurement in humans: a statement for professionals from the subcommittee of professional and public education of the American Heart Association Council on high blood pressure research. Hypertension, 2005, 45: 142~161
17. Moser M, Setaro JF. Resistant or difficult-to-control hypertension. N Engl J Med, 2006, 355: 385~392
18. Papadopoulos DJ. Papademetriou W. Resistant hypertension: diagnosis and management. J Cardiovasc Pharmacol Ther, 2006, 11: 113~118
19. James PR, Catherine Nelson-Piery. Management of hypertension before, during, and after pregnancy. Heart, 2004: 1499~1504
20. Elliott WJ. Management of hypertension in the very elderly patient. Hypertension, 2004, 44: 800~804
21. Chobanian AV, et al. The seventh report of the joint national committee on prevention, detction, evalation, and treatment of high blood pressure. NIH pubilcation, 2003
22. Galie N, Torbicki A, Barst R, et al. Guidelines on diagnosis and treatment of pulmonary arterial hypertension-the task force on diagnosis and treatment of pulmonary arterial hypertension of the european society of cardiology. Europen Heart Journal, 2004, 25: 2243~2278
23. Rubin LJ. Pulmonary arterial hypertension. Proc Am Thorac Soc, 2006, 3: 113~115
24. Simonneau G, Galie N, Rubin LJ, et al. Clinical classification of pulmonary hypertension. J Am Coll Cardiol, 2004, 43(12): s5~s12
25. Rubin LJ, Badesch DB. Evaluation and management of

the patient with pulmonary arterial hypertension. Ann Intern Med,2005,143:282~292

26　Humbert M, Sitbon O, Simonneau G. Treatment of pulmonary arterial hypertension. N Engl J Med, 2004, 351:1425~1436

27　Rubin L J. Introduction: diagnosis and management of pulmonary arterial hypertension: ACCP evidence-based clinical practice guidelines. Chest,2004,126:7s~10s

28　McGoon M, Gutterman D, Steen V, et al. Screening, early detection, and diagnosis of pulmonary arterial hypertension-ACCP evidence-based clinical practice gridelines. Chest,2004,126:14s~34s

29　Badesch DB, Abman SH, Simonneau G, et al. Medical therapy for pulmonary arterial hypertension: updated ACCP evidence-based clinical practice guidelines. Chest,2007,131(6):1917~1928

30　Hoeper MM, Rubin LJ. Update in pulmonary hypertension 2005. Am J Respir Crit Care Med, 2006, 173:499~505

31　Galie N, Ghofrani HA, Torbicki A, et al. Sildenafil citrate therapy for pulmonary arterial hypertension. N Engl J Med,2005,2148~2157

32　Antman EM, Anbe DT, Armtrong PW, et al. ACC/AHA Guidelines for the Management of Patients With ST-Elevation Myocardial Infarction-executive Summary. Circulation, 2004,110:588~636

33　Jaffe AS. Use of biomarkers in the emergency department and chest pain unit. Cardiol Clin,2005,453~465

34　Tintinalli JE, Kelen GD, Stapczynski JS. Emergency medicine: a comprehensive study guide, 6th edition. McGraw-Hill Companies,2006

35　Large GA. Contemporary management of acute coronary syndrome. Postgrad Med J,2005,81:217~222

36　陈灏珠. 实用内科学. 第12版. 北京:人民卫生出版社,2005

37　Goldstein P, Wiel E. Management of prehospital thrombolytic therapy in ST-segment elevation acute coronary syndrome (<12 h). Minerva Anestesiol, 2005,71(6):297~302

38　Rosengren A, Wallentin L, Simoons M, et al. Age, clinical presentation, and outcome of acute coronary syndromes in the Euroheart acute coronary syndrome survey. European Heart Journal,2006,27:789~795

39　Achar SA, Kundu S, Norcross WA. Diagnosis of acute coronary syndrome. Am Fam Physician, 2005, 72(1): 119~126

40　Bassand JP, Hamm CW, Ardissino D, et al. Guideline for the diagnosis and treatment of non-ST-segment elevation acute coronary syndromes. European Heart Journal advance access published June 14,2007

41　Thygesen K, Alpert JS, White HD. Univeral definition of myocardial infarction. JACC, 2007, 50 (22): 2173~2195

42　Adams KF, Lindenfeld J, Arnold JMO, et al. Executive summary: HFSA 2006 comprehensive heart failure practice guideline. J Cardiac Failure, 2006, 12(1): 10~38

43　Goldman L, Ausiello D. Cecil textbook of internal medicine,22nd edition. WB Saunders,2004

44　Porth CM. Pathophysiology: concepts of altered health states. Lippincott Williams & Wilkins,2004

45　Murophy JG, Lloyd MA. Mayo clinic cardiology: concise textbook, 3rd edition. Mayo clinic scientific press,2007

46　Priori SG, Garcia MAA, Blanc JJ, et al. Executive summary of the guidelines on the diagnosis and treatment of acute heart failure: the task force on acute heart failure of the European society of cardiology. European Heart Journal,2005

47　Mahadevan SV, Garmel GM. An introduction to clinical emergency medicine. Cambridge University Press,2005

48　G. William Dec. Heart failure-a comprehensive guide to diagnosis and treatment. Marcel Dekker,2005

第9章

消化系统急重症

第1节 上消化道出血

上消化道出血是急诊和危重病科常见的消化系统急症之一，它是指屈氏韧带（Treitz ligament，十二指肠悬韧带）以上部位的消化道出血，包括食管、胃、十二指肠、胆道和胰腺的出血。上消化道大量出血时，病情凶险。年发病率约 50~100/10 万，男性多于女性，老年人尤甚，成人病死率约 6%~10%，并随年龄而升高。血流动力学不稳、反复呕血或便血、无法胃内灌洗、年龄 60 岁以上和合并多器官系统疾病等与死亡率增加有相关性。

一、识 别

（一）病 因

由于上消化道出血包含屈氏韧带以上部位的消化道出血，疾病种类极为多见，我国普通人群中最常见的是消化性溃疡、门静脉高压食管胃静脉曲张、急性胃黏膜病变和肿瘤等所致的出血，非甾体抗炎药引起的胃出血已日益增多。根据病变部位分类，引起出血的疾病主要包括以下几种。

(1) 食管疾病：如食管炎、食管癌、食管酸碱化学伤、食管黏膜撕裂综合征（mallory-weiss syndrome，马-魏综合征）、异物或放射性损伤等。

(2) 胃十二指肠疾病：消化性溃疡、糜烂出血性胃炎、胃癌、胃血管畸形、血管瘤、胃黏膜下恒径动脉破裂（Dieulafoy disease）、肿瘤、胃黏膜脱垂、胃扭转或扩张、膈裂孔疝。

(3) 门静脉高压：食管胃底静脉曲张破裂出血、门脉高压性胃病。

(4) 其他：胆道出血、胰腺疾病累及十二指肠（如胰腺癌、胰脓肿破裂）、主动脉瘤破裂（破入食管、胃或十二指肠）、纵隔肿瘤或脓肿破入食管、全身性疾病出血（过敏性紫癜、遗传性出血性毛细血管扩张症）、血液病（血友病、血小板减少性紫癜、白血病、DIC 等）、尿毒症、结缔组织病（结节性多动脉炎、系统性红斑狼疮等）、急性感染（流行性出血热、钩端螺旋体病等）、应激性胃出血等。

(二)临床表现

1. 病史

患者常诉呕血或呕出咖啡色样物,可排黑便或血便。呕血主要发生于食管、胃、或近端小肠或十二指肠,约50%的上消化道出血者会发生呕血。呕出或胃管内吸出的血色有助于确定出血量,如颜色鲜红,提示为大量出血或动脉破裂出血,如血色黑红或黑色提示出血量相对较小或为静脉出血。消化道出血量达60～100 ml即可出现黑便,约70%的上消化道出血者可出现黑便,非柏油样黑便提示上消化道出血量不足60 ml。一般十二指肠或空肠内出血至产生黑便的时间约需8 h,即便出血停止,数天内仍有可能是黑便,因此在判断出血是否停止时应充分考虑这些情况,以免过度治疗。服用铋剂者也可产生黑便,但其大便潜血试验阴性;另外食用动物血者也可产生黑便,且潜血试验也呈阳性,此时的饮食史询问就极为重要。便血或血便,一般颜色较鲜红,大多数为下消化道出血,但由于上消化道出血最为常见,便血者应首选排除上消化道出血,约2/3的下消化道出血者颜色较红,食用胡萝卜者也会出现便色较红,但潜血试验阴性可鉴别。病史询问时,应特别询问出血时间和数量,同时询问有无相关症状,既往出血史,目前用药史,是否饮酒,有无服用非甾体类抗炎药,是否长期服用阿司匹林,过敏史,手术史等。消化道出血合并低血容量时,可表现为头昏眼花、心慌、乏力、晕厥、肢体冷感、心率加快、尿量减少,严重者出现血压下降甚至意识丧失。站立时会出现以上症状加重。其他非特异性表现包括呼吸困难、意识混乱、腹痛,极少数老年患者会因贫血而诱发缺血性胸痛。约有1/5的消化道出血患者因非特异性主诉而就诊,如大汗、头晕、腹部不适等,应充分询问病史和详细体格检查。另外消化道大量出血后少数患者24 h内会出现发热,多为低热,持续3～5 d恢复。

2. 体格检查

脉搏、血压、呼吸和体温等生命征最为重要,特别是严重、持续或进行性心率加快很有意义。所有消化道出血者发生低血压、心动过速或心率较前加快超过20次/min提示为大量出血或严重出血,但生命体征正常并不排除出血。

全身体格检查对判断失血严重程度和病人对失血反应很有意义。体格检查应包括一般情况如表情、面色、皮肤(冷暖、潮湿)、有无出汗、毛细血管扩张、出血点或淤斑等。躁动、坐立不安提示可能有较严重出血导致脑供血不足。同时注意检查心肺、腹部,并应反复检查和评估,特别是急诊初始诊断不明的患者,更应动态评估和检查。另外,直肠检查和大便检查有时是确定胃肠道出血的关键措施,对疑为出血但原因不明者更为重要。

(三)辅助检查

(1)血常规:白细胞升高至$(10 \sim 20) \times 10^9$/L,网织红细胞绝对值或比值升高,血红蛋白低或进行性降低,有脾功能亢进者WBC可不增高。

(2)肾功能检查:表现为氮质血症,一般大量出血后数小时后开始出现血尿素氮升高,24～48 h达高峰。

(3)胃镜:可直视下发现出血部位及出血程度,不仅有助于诊断,胃镜下治疗也是上消化道出血治疗的重要工具。

(4)其他:肝功能、电解质、大便潜血试验等,对判断病情、病因、程度、治疗效果等均有重要参考价值。

(四)诊 断

呕血、黑便症状及头晕、面色苍白、心率加快、血压下降等表现,诊断基本可确立,胃镜检查可进一步明确出血部位及性质(肝硬化病人可发现食管胃底静脉曲张),辅助检查可表现为血常规变化、氮质血症等。表9-1-1是常见上消化道出血鉴别诊断和处置要点。

为增强治疗针对性,应对上、下消化道出血充分鉴别,临床上根据表9-1-2中的几种主要表现,基本能够对上、下消化道出血做出鉴别。

表 9-1-1　常见上消化道出血鉴别诊断与处置要点

诊断	症状	体征	处理
主动脉肠瘘	可从轻度出血到严重失血,无痛,患者有腹主动脉瘤或腹主动脉瘤修补术史	严重出血可致休克,也可无阳性体征	紧急血管外科评估和处理
胃炎或食管炎	常有呕血或呕吐咖啡色样物,可有上腹部不适、黑便、便血或无症状	胃管抽吸阳性或咖啡色样物,10%假阴性	24 h内早期内镜检查
马-魏综合征	呕血,常自止	胃管抽吸阳性,常稳定	24 h内早期内镜检查
十二指肠溃疡	黑便或便血,可有呕血或呕吐咖啡色样物,或腹部不适	胃管抽吸阳性或咖啡样物,由于出血在幽门外常出现抽吸阴性	24 h内早期内镜检查
胃溃疡	呕血或咖啡色样物,可有上腹部不适、黑便或便血,或无症状	胃管抽吸阳性或咖啡色样物,10%假阴性	24 h内早期内镜检查
食管或胃静脉曲张	呕血可轻可重,常有黑便或便血	胃管抽吸阳性并可有血凝块,胃内灌洗不易澄清;可有血流动力学不稳定;常有严重黑便或便血	24 h内早期内镜检查;如持续出血,可紧急内镜检查;严重出血可能需要三腔二囊管才能止血

表 9-1-2　消化道出血的临床指征及可能来源

指征	来源于上消化道的可能性	来源于下消化道的可能性
呕血	几乎肯定	罕见
黑便	很可能	可能
便血	可能	很可能
血丝便	罕见	几乎肯定
潜血	可能	可能

(五) 出血评估

1. 出血量评估

成人每日消化道出血大于 5~10 ml,粪便潜血试验阳性;日出血量 60~100 ml,可出现柏油样黑便;胃内积血量约 250~300 ml 可引起呕血;健康成人一次出血量少于 400 ml 机体可以代偿而不引起全身症状;出血量多于 400~500 ml 者,可出现头昏、心慌、乏力等全身症状;短时间内出血量超过 1 000 ml,可出现周围循环衰竭表现如低血压、休克等;大量出血达到全身血容量的 30%~50% 时,即约 1 500~2 500 ml 时,可产生休克、烦躁不安或神志不清、面色苍白、四肢湿冷、血压下降、脉速弱、呼吸困难,如不积极救治可导致死亡。一般情况下,患者由平卧位改为坐位时如血压下降大于 15~20 mmHg、心率加快大于 10 次/min,表明有血容量不足。

2. 活动性出血评估

以下情况提示仍有活动性出血:

(1) 反复呕血或黑便次数增多、粪便稀薄,伴有肠鸣音亢进者;

(2) 周围循环衰竭的表现经充分液体复苏而未见明显改善或虽暂时好转很快又恶化者;

(3) 血红蛋白浓度、红细胞计数器与红细胞压积继续下降,网织红细胞计数持续增高者;

(4) 补液与尿量足够的情况下,血尿素氮持续或再次增高者。

3. 预后评估

以下情况提示预后不良:高龄患者(>60岁);有严重伴随疾病者(心、肺、肝、肾功能不全、脑血管意外等）；本次出血量大或短期内反复出血者（呕血或大便呈鲜红色）；特殊病因和部位的出血（食管胃底静脉曲张破裂出血）；消化性溃疡伴有内镜下活动性出血或近期出血征象者，如血管暴露或溃疡面上有血痂；大溃疡（直径＞2 cm）出血；需要急诊手术治疗者。

上消化道出因病情严重程度分级见表9-1-3，出血性消化溃疡的Forrest分级见表9-1-4，急性上消化道出血患者的Rockall再出血和死亡危险性评分系统见表9-1-5。

表9-1-3 上消化道出血病情严重程度分级

分级	年龄	伴发病	失血量	血压	脉搏	血红蛋白	症状
轻度	＜60	无	＜500	基本正常	正常	无变化	头昏
中度	＜60	无	500～1 500	下降	＞100	70～100	晕厥、口渴、少尿
重度	＞60	有	＞1 500	收缩压＜80	＞120	＜70	肢冷、少尿、意识模糊

注：失血量单位为ml；血压单位为mmHg；脉搏次/min，血红蛋白单位为g/L。

表9-1-4 出血性消化溃疡的Forrest分级

Forrest分级	溃疡病变	再出血概率（%）	Forrest分级	溃疡病变	再出血概率（%）
Ⅰa	喷射样出血	55	Ⅱb	附着血凝块	22
Ⅰb	活动性渗血	55	Ⅱc	黑色基底	10
Ⅱa	血管暴露	43	Ⅲ	基底清净	5

表9-1-5 急性上消化道出血患者的Rockall再出血和死亡危险性评分系统

变量	0分	1分	2分	3分
年龄（岁）	＜60	60～79	≥80	
休克	无休克*	心动过速△	低血压▲	
伴发病	无		心衰/缺血性心脏病和其他重要伴发病	肝衰竭/肾衰竭和癌肿播散
内镜诊断	无病变，马-魏综合征	溃疡等其他病变	上消化道恶性疾病	
内镜下出血征象	无或有黑斑		上消化道血液潴留，黏除血凝块，血管显露或喷血	

*指收缩压（SBP）≥100 mmHg,心率＜100次/min；△指SBP＞100 mmHg,心率＞100次/min。

▲指SBP＜100 mmHg,心率＞100次/min。Rockall评分系统将患者分为高危、中危、低危人群，积分≥5者为高危,3～4分为中危,0～2分为低危。

二、处 置

（一）一般出血处理措施

监测与评估

（1）ABC处理：上消化道大量出血者首先应进行气道、呼吸和循环评估，保护气道，维持气道通畅，防止血液误吸进入呼吸道内。对大出血休克、持续呕血、严重躁动或意识改变或呼吸功能不全的患者应选择性地行气管插管，酌情考虑机械通气，对消瘦无力、长期慢性疾病且咳嗽反射差的大出血患者，必要时也应考虑给予预防性的气管插管，以建立确定性气道，维持充分的氧合功能。心电、血压、血氧饱和度、尿量应该作为上消化道大出血患者的常规监测。建静脉通道时，一般应在外周大静脉，大量出血者需置入两条大口径(≥14号或16号)的静脉通路。

(2)胃管：不管何种原因，所有上消化道出血患者均应考虑插入鼻胃管，有人认为插管胃管会引起食管曲张静脉出血，但尚无确切证据证实此论断。插入胃管的好处在于：①可发现胃内存在的血液，②监测出血速度，③确定再出血，④胃内灌洗和减压，⑤移除胃酸。但其不利之处在于病人不适、可能诱发胃食管反流和误吸、可能产生人为的黏膜损害或加重损害，应充分注意，基于这些弊端，已有专家强调不必常规插入胃管。

(3)胃内灌洗：可用2L室温生理盐水进行灌洗，每次灌入量约200～300 ml，而后胃管接上有低中吸引力的吸引管抽吸，每30～60 min灌洗一次。如灌洗后维持2 h胃内清洁、无出血，便可考虑拔除胃管；如果出血已停止或明显减慢，处理措施常用H_2受体拮抗剂和生理盐水灌洗便可。

(4)连续监测红细胞压积，并维持红细胞压积于30%以上。

(5)评估凝血紊乱情况，并输入新鲜血浆、维生素K、冷沉淀物和血小板纠正。确定性诊断需要上消化道内镜检查，同时能进行电凝止血、结扎止血、和(或)出血局部注射缩血管药。

(6)饮食：食管胃底静脉曲张出血患者应禁食2～3 d，消化性溃疡患者呕血停止后，宜进食偏凉流汁，并逐渐改为半流质或软食。图9-1-1为非静脉曲张性上消化道出血诊治流程。

1. 质子泵抑制剂

有效降低了溃疡再出血的发生率。治疗药物包括静脉使用泮托拉唑或奥美拉唑。用法：泮托拉唑80 mg，iv，随后8 mg/h持续注射72 h，或至出血停止后，40 mg，PO，bid；或奥美拉唑80 mg，iv，继以8 mg/h持续使用72 h。如果没有静脉质子泵抑制剂，可每日2次口服制剂替代治疗。口服奥美拉唑治疗十二指肠溃疡：20 mg，qd×4～8周。胃溃疡：20 mg，bid；兰索拉唑15 mg，qd；艾美拉唑(奥美拉唑的S异构体)20～40 mg，qd。H_2受体拮抗剂如雷尼替丁、法莫替丁等适用于低危患者。

2. 液体复苏

给予上消化道出血患者及时进行液体复苏是治疗成功的关键，充分的液体容量复苏，能保证有效血液循环，特别是使重要脏器得到充分灌注，维持正常功能。液体复苏宜首选晶体液，如生理盐水、平衡盐液或林格氏液、等渗葡萄糖生理盐水，但目前还没有确切资料表明哪一种晶体液最为有效。因上消化道大出血造成血流动力学不稳定者，要立即快速静脉输注晶体液2 L或20 ml/kg(儿童)直至病人的生命体征平稳，或晶体液总量达到40 ml/kg。对输入40 ml/kg的晶体液后血流动力学仍不稳定的患者，应紧急输血。

3. 输血

大量出血的输血指征为：收缩压＜90 mmHg，或较基础收缩压下降＞30 mmHg；血红蛋白＜70 g/L，约细胞压积＜25%；心率明显增快(＞120次/min)。老年、肝硬化、冠心病等高危患者可适当放宽指征，使红细胞压积维持≥30%；伴有高血压者，要根据基础血压灵活掌握；年轻人和其他平时身体健康且无明显症状者，维持红细胞压积≥20%；血小板明显减少的患者，应输注新鲜血浆和血小板，血小板＜$50×10^9$/L者，应输注血小板，并应密切观察血压、脉搏、心率、末梢循环和尿量，直至休克得以纠正。一般先输注生理盐水，直到血液准备好，而后尽快输入2～6 U浓缩红细胞或红细胞悬液。

4. 容量评估

血容量已充足的间接指征：有意识改变的病人意识恢复；四肢末端由湿冷、青紫转为温暖、红润，肛温与皮温差减小(1 ℃)；脉搏由快弱转为正常有力，收缩压接近正常，脉压差大于30 mmHg；尿量＞30 ml/h；中心静脉压恢复正常。

5. 止血药物

(1)立止血：为腹蛇毒中分离精制得到的酶类止血药，用法为1 ku，iv，q12 h，直至血止或用药至3～4 d。

(2)维生素K_1：能促进凝血因子合成或提供凝血因子合成原料，可肌内、皮下或静脉注射，一般

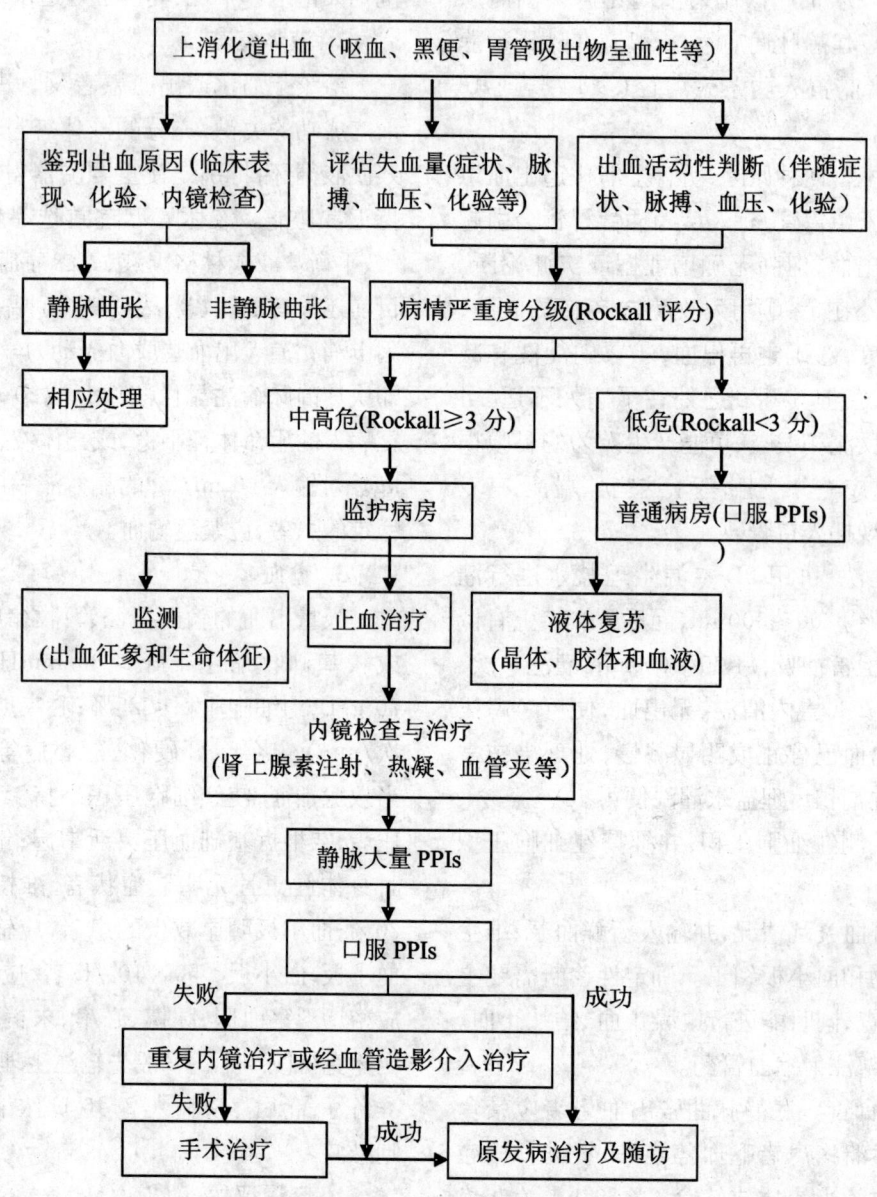

图 9-1-1 非静脉曲张性上消化道出血诊治流程图

10~20 mg 加入糖或盐水中静脉滴注,qd-bid,24 h 不超过 40 mg,静脉注射时给药速度不超过 1 mg/min。

(3) 胃管内灌注硫糖铝混悬液。

(4) 8%去甲肾上腺素溶液;

(5) 凝血酶:能直接作用于纤维蛋白原,使其转变后不溶性的纤维蛋白而促进血液凝固,达到止血目的,用法:将 500~1 000 U 溶于生理盐水或凉牛奶 50~100 ml 中,口服,q6 h。

(6) 孟氏液:10%~20%孟氏液 30~40 ml 口服或经胃管内注入,服后立即用 4%的碳酸氢钠溶液嗽口,保护口腔黏膜,但由于患者可能出现强烈的恶心、呕吐及腹痛等不良反应,甚至诱发出血,目前已不主张使用。

6. 内镜止血

内镜下止血技术性要求较高,并需要熟练的内镜操作技巧,应根据各自的具体情况酌情选用。常用的方法有以下几种:

(1)局部喷洒止血药物：方法简单易行，药物有去甲肾上腺素、凝血酶、10%～20%孟氏液、纤维蛋白黏合剂等，有一定的止血效果。

(2)药物注射法：对黏膜出血及小血管出血均有效，注射药物可用无水酒精，或1:10 000肾上腺素高渗盐水混合液，或肾上腺素联合1%乙氧硬化醇注射，也可用肾上腺素联合无水乙醇注射治疗。

(3)高频电凝止血：现有单极、双极、多极电凝等数种，电凝止血主要适用于内镜检查中能看到裸露血管的出血性溃疡，不适合胃癌及糜烂渗血者。

(4)血管夹：内镜使用金属止血夹是即刻止血的一项新方法，仅限于较大的肉眼可见的血管止血。

(5)激光凝固止血：主要利用Nd:YAG激光被活组织吸收后迅速转化为强大的热能，产生高温，使水分汽化，导致血液凝固和组织内蛋白凝固，小血管收缩、闭合，或在小血管内形成血栓，达到止血目的。

(6)微波止血：利用电磁波通过急性的电场变化，使组织中所含有的水分子旋转运动，从而使组织自己发热，达到止血作用。

7. 手术止血

适于药物止血无效者。一般情况下，如果血流动力学不稳定或需要输入6 U以上的红细胞者，应请外科会诊处理。

(二)食管胃底静脉曲张破裂大出血的处理

1. 容量复苏

食管胃静脉曲张破裂出血患者一般出血量较大，普遍存在血容量不足，应积极进行液体复苏，恢复有效血容量。对于急性大量出血者，应尽可能行中心静脉导管置管和中心静脉压监测，以指导液体复苏，但短时间内输入大量液体或过度扩容可能诱发再出血和腹水；对高龄、心肺肾疾病患者，防止输液量过多，以免引起急性肺水肿。输血指征：①收缩压＜80 mmHg或较基础收缩压降低超过30 mmHg者；②血红蛋白＜50 g/L，或红细胞压积＜25%者；③失血致心率增快＞120次/min者。治疗目标是维持收缩压在90～100 mmHg、红细胞压积不低于30%，但不宜短时内将血红蛋白升至太高，以免诱发再出血。另外应注意电解质和出凝血功能监测。血小板＜50×10^9/L者，可输注血小板；凝血酶原时间延长者应酌情补充凝血酶原复合物。

2. 血管加压素

是强烈的缩血管药，能降低食管曲张静脉血流量及压力，但再发出血率较大，临床如无此药者可用垂体后叶素替代。用法：0.2～0.4 U/min，静脉滴注或泵注，止血后每12 h减量0.1 U/min；也可先静脉缓慢注射20 U(20 min左右)，继之0.2～0.4 U/min，同时加用硝酸甘油20 μg/min，可逐渐增量至50～400 μg/min，以维持收缩压在90～100 mmHg左右，有助于减少现腹痛、血压升高、心律失常、心绞痛等不良反应，也可协同降低门静脉压，目前两药联合使用的方法已逐渐减少。冠心病者禁用或慎用血管加压素。

3. 生长抑素

(1)天然生长抑素为14肽链，它可抑制胃酸、胃蛋白酶、胃泌素的分泌，可用于治疗应激性溃疡、消化性溃疡及急性胃炎引起的出血，可显著减少内脏血流，降低门脉压力，降低侧支循环的血流和压力，减少肝脏血流量，而对全身血流动力学无明显影响。用法：250 μg，iv，继之250 μg/h持续静脉滴注或泵注，此药循环半衰期短(1～3 min)，故其中断时间一般不超过5 min，否则应重新给予负荷剂量静脉注射，止血后应继续用药48～72 h，以防再次出血，通常治疗总时间不超过120 h，延长静脉滴注时间并不加强效果。

(2)奥曲肽是人工合成的八肽环状化合物，为天然生长抑素的同系物，具有与天然内源性生长抑素类似的作用，但作用持续时间更长，其抑制生素激素的作用比天然生长抑素强40倍，停药后无反跳作用，用法：100 μg，iv，不少于5 min，随后25～50 μg/h持续静脉注射，疗程最多5 d。

4. 三腔二囊管止血

即Sengstaken-Blakemore导管，可经鼻或经口插

管,一般经鼻插入。导管插入胃腔后,应先抽出胃内积血,再向胃囊内注气(囊内压 50~70 mmHg),向外加压牵引,用以压迫胃底,若未能止血,再向食管囊内注气(囊内压 35~45 mmHg),压迫食管静脉破裂出血,达到止血作用。三腔二囊管的气囊放气后再出血率高,部分患者有并发食管溃疡和吸入性肺炎的风险,持续压迫时间不应超过 24 h,否则黏膜糜烂等并发症风险增加。由于并发症常见,严重并发症的发生率约为 14%,死亡率约为 3%左右,因此近年已很少使用或仅作为临时性急救措施,一些专家主张在内镜确认出血来源后才考虑使用。图 9-1-2 是三腔二囊管止血机理示意图。

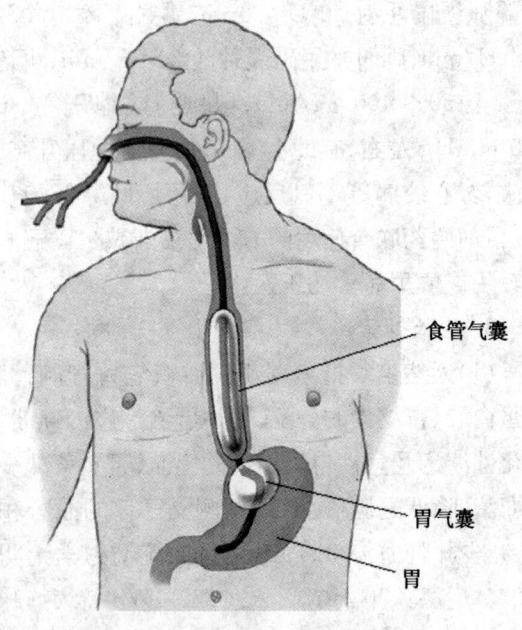

图 9-1-2　三腔二囊管压迫止血示意图

5. 内镜止血

内镜下注射硬化剂(鱼肝油酸钠或乙醇胺),既可控制急性出血,又可治疗食管静脉曲张。内镜下用圈套器结扎曲张的食管静脉,效果良好。此类止血方法需有熟练的胃镜操作技巧。非食管静脉曲张出血也可用内镜止血,主要用热灼止血、激光止血、微波止血、钳夹止血等。

6. 介入栓塞止血

经股静脉行胃冠状静脉栓塞术,可用于经加压素治疗或气囊压迫止血失败的食管胃底静脉曲张破裂出血者。

7. 经皮经颈静脉肝内门体分流术(TIPS)

是一种有效降低门脉高压的治疗方法,它可用于控制内镜治疗无效的出血或难治性腹水患者,操作技术要求高,价格相对较贵,TIPS 治疗后应予广谱抗生素预防性感染。TIPS 的潜在并发症有:①手术相关性并发症:腹腔内出血、脓毒症、心肺功能衰竭;②术后早期(1~30 d)并发症:分流栓塞、狭窄、肝性脑病、进行性肝功能衰竭、肺动脉高压、局部血肿、疼痛、心律失常、发热、溶血;③后期并发症(>30 d):分流狭窄、肝性脑病、门静脉栓塞、进行性肝功能衰竭等。其中 10%~20%的病人可能发生肝性脑病,约 40%的患者在 6 个月内发生狭窄或 TIPS 管路阻塞,此时需要考虑重新做 TIPS 或其他治疗,以预防再出血。

8. 外科手术

外科治疗适用于上述方法无效的大出血病人,但 Child-Pugh C 级肝硬化患者不宜施行急诊外科手术。手术方法包括:①门体分流术:可降低再出血风险,但可能加重肝性脑病,且总的存活率未有明显改善;②食管横切血管结扎:主要在欧洲和日本,美国很少进行此手术;③脾切除术:适于脾静脉血栓形成产生孤立性胃静脉曲张出血者;④肝移植。

9. 其他止血药物

如巴曲酶、凝血酶、制酸剂等效果不确切,各种凝血因子、新鲜血小板、维生素 K 可用于肝硬化凝血机制障碍者,但效果未明。

(三)马-魏(Mallory-Weiss)综合征(食管贲门黏膜撕裂症)

Mallory-Weiss 综合征是指食管远端、胃食管连接部发生撕裂,但主要在胃黏膜处,约 10%~20%发生于食管黏膜。可能是在强烈干呕或剧烈呕吐之后发生,但也会在没有明显干呕或呕吐的情况下发生,当黏膜撕裂影响食管静脉或动脉丛时即会导致出血,门静脉高压患者发生 Mallory-Weiss 撕裂时会引起严重的大出血,但非门静脉高压者发生 Mallory-Weiss 撕裂时大出血的风险明显降低。

有人对1 000例严重上消化道大出血的ICU患者统计发现,约5%是Mallory-Weiss撕裂所致,大多数病人在24~48 h内完全愈合,如未及时行内镜检查,无法确定此病的诊断。

典型的Mallory-Weiss综合征所致的上消化道出血多见于年轻人或中年男性,大多是饮酒后呕吐或干呕诱发,其他症状或体征常不明显,如有间断性胸痛或腹痛、发热或气短,应首先排除食管穿孔。迅速进行内镜检查是诊断的最佳选择,上胃肠道的X线检查大多无法确定诊断。此病需与食管的其他溃疡性食管病变如反流性溃疡性食管炎、感染性食管炎或药物诱导性食管溃疡相鉴别,Mallory-Weiss撕裂大多发生于正常食管-胃连接部,而溃疡性食管病变多有弥漫性食管远端病变的表现。撕裂部位可发生再出血,反复呕吐或内镜检查后可能产生自发性食管穿孔。

本病的治疗是支持性的,因为其出血多数是自限性的,大多数患者能自发性止血(约占80%~90%),少数需要内镜治疗,很少需行手术缝合治疗,约5%的病人可能再发出血。内镜治疗方法是:注射1:10 000的肾上腺素和热凝止血。但由于撕裂部位黏膜极薄,内镜治疗时应极为慎重,以免引起食管穿孔。门静脉高压和食管静脉曲张者可用硬化疗法,而禁用热凝止血法。必要时可考虑行血管栓塞术止血。H_2受体阻滞剂、奥美拉唑或硫糖铝可能有助于促进局部溃疡愈合。

三、急诊初始风险评估

(一)初始风险评估

上消化道出血患者急诊内进行初始风险评估(表9-1-6),可为急诊就诊病人的正确处置和分流提供重要参考。

表9-1-6 消化道出血急诊初始风险评估

低　危	中　危	高　危
年龄<60岁	年龄>60岁	—
初始SBP≥100 mmHg	初始SBP<100 mmHg	SBP持续<100 mmHg
最近1 h生命体征正常	近1 h内轻度心动过速	持续中/重度心动过速(>120次/min)
不必输血	输血量(红细胞)≤4U	输血量(红细胞)>4U
无严重活动性合病症	并发症呈稳定状态	严重并发症呈不稳定状态
无肝病	肝病轻,PT基本正常	肝病失代偿:凝血障碍/腹水/肝性脑病
无中高危临床表现风险	无高危临床表现风险	

(二)出院指征

上消化道出血再出血风险极低的病人可考虑出院随访,这类病人应符合以下极低危风险标准:

(1)无并发症;
(2)生命体征正常;
(3)大便潜血试验正常或弱阳性;
(4)胃管内抽吸阴性;
(5)血红蛋白/红细胞压积正常或基本正常;
(6)家庭状况良好可以维持支持者;
(7)熟悉明显出血的症状和体征;
(8)必要时能立即急诊者;
(9)24 h内可随时追踪者。

(赖荣德　李奇林)

第2节 急性胰腺炎

急性胰腺炎(acute pancreatitis,AP)是胰腺本身的可逆性炎症过程,可能累及胰周组织和远处的胰外器官系统,可仅孤立性地发作一次,也会反复发病,是一种潜在致命性疾病,其严重程度的标准因器官衰竭或局部并发症而异。AP的年发病率(5.4～79.8)/10万,其中美国每年有21万～22万例AP病例入院治疗。按病理分型分为间质型胰腺炎和坏死型胰腺炎,前者约占85%,后者约占15%,其中33%伴有胰腺感染性坏死,10%的间质性胰腺炎会发生器官衰竭,而54%的坏死性胰腺炎会发生器官衰竭。

一、识别

(一)病因

(1)常见病因:胆道(结石、小结石病或胆汁淤积)是AP最常见的原因,约占30%～60%;乙醇过量(急性和慢性酒精中毒)次之,约占15%～30%;高三酰甘油血症约占1.3%～3.8%,血清三酰甘油水平通常>11.3 mmol/L(>1 000 mg/dl);内镜逆行胰胆管造影术(ERCP)(特别是胆道测压术后)约占5%～20%;创伤(腹部钝器伤);手术后(腹部和非腹部手术);药源性(硫唑嘌呤、6-巯基嘌呤、磺胺类药物、雌激素、四环素、丙戊酸、抗HIV药)约占2%～5%;Oddi氏括约肌功能障碍等。

(2)不常见的原因:血管性原因和血管炎(心外科术后缺血再灌注损伤);胰腺癌症;高钙血症;壶腹周围憩室;胰腺断裂;遗传性胰腺炎;囊性纤维化;肾功能衰竭。

(3)罕见的原因:感染(腮腺炎、柯萨基病毒感染、巨细胞病毒、埃可病毒、寄生虫病);自身免疫病(如Sjogren's综合征)。

(4)其他原因:不明原因急性胰腺炎反复发作者应考虑:胆道系统或胰管阻塞,特别是小结石病或泥沙样结石;药物性;高三酰甘油血症;胰腺分裂;胰腺癌;Oddi氏括约肌功能障碍;囊性纤维化;特发性原因。

(二)病理生理

AP的病理生理学变化通常认为有三个阶段。第一阶段,是胰腺腺泡细胞内的胰蛋白酶过早活化,导致胰腺细胞损伤和破坏。其发生机制有多种假设,包括胰腺腺泡细胞内钙信号传导通路受损,蛋白酶原被溶酶体水解组织蛋白酶B裂解为胰蛋白酶,胰腺细胞内蛋白酶抑制剂活性降低。一旦蛋白酶活化,便活化胰腺内一系列有损害性的胰消化酶。第二阶段,是通过一系列机制和途径产生胰腺炎症。第三阶段,是胰腺外炎症,包括急性呼吸窘迫综合征(ARDS)。在胰腺内外炎症阶段,均有四步重要的细胞因子和其他炎症介质介导:①炎症细胞活化;②活化的炎症细胞向微循环内趋化;③活化的黏附分子允许炎症细胞与内皮细胞结合;④活化的炎症细胞向炎症区域移动。

大多数AP为轻症,10%～20%的病例经由各种不同途径促进胰腺内外产生炎症,产生系统性炎症反应综合征(SIRS)。某些患者,SIRS诱发多器官功能障碍和(或)胰腺坏死。决定其严重程度的因素尚不完全清楚,但显然与促炎反应和抗炎反应之间的平衡有关。最近的证据表明,炎性介质的遗传多态现象促使致炎因子增强,导致这种平衡失调,增加了AP的严重程度。

(三)临床表现

急性胰腺炎的标志性症状是急性、持续性上腹部或脐周疼痛,腹痛程度可轻微或要耐受性的腹部不适,严重腹痛多为剧痛、刀割样、难以忍受,进展速度极快,30 min内疼痛便可达高峰,多数在10～20 min即达到最大疼痛程度,疼痛可放射至背、胸、胁腹和下腹部,病人表现为坐立不安,仰卧位可引起腹痛加重,为缓解疼痛,患者身体常向前屈曲(膝-胸位)。90%的 AP 伴恶心、呕吐、腹胀,呕吐多为持续性剧吐或干呕,可能延续数小时。约5%~10%的患者无明显疼痛,但伴有严重致命性疾病的表现。体检可有低热,焦虑,上腹部压痛,低血压,严重者腹肌紧张、肌卫征、呼吸窘迫和腹部膨隆等。血容量减少可导致血液浓缩(Hct≥44%)、心动过速、休克、尿量减少和肾前性氮质血症。少数病人发生黄疸,表明胰头有水肿导致胆总管口受压迫。皮下脂肪坏死可表现为皮肤结节状红斑。10%~20%患者有肺部异常,如双侧啰音、肺膨胀不全、胸腔积液(左侧多见)。肠鸣音减弱或消失。少数重症胰腺炎(约占 AP 的 3%),由于胰腺坏死渗出物渗漏到此区而引起出血,表现为脐周淡蓝色淤斑(Cullen's 征,图 9-2-1),或因组织血红素分解代谢产生胁腹部皮肤蓝-红-紫色或绿-褐色淤斑(Turner's 征,图 9-2-1),发生这种情况的预后差,病死率可达 37%,但此征对 AP 诊断无特异性。

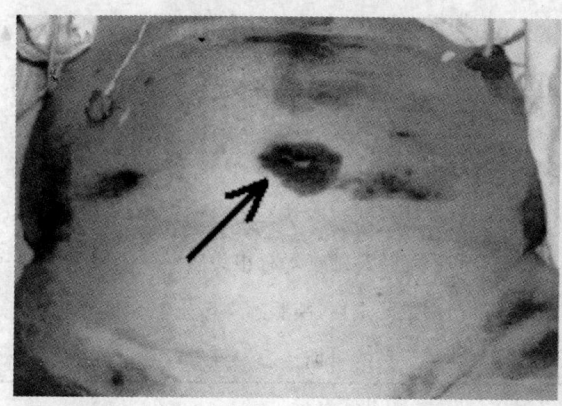 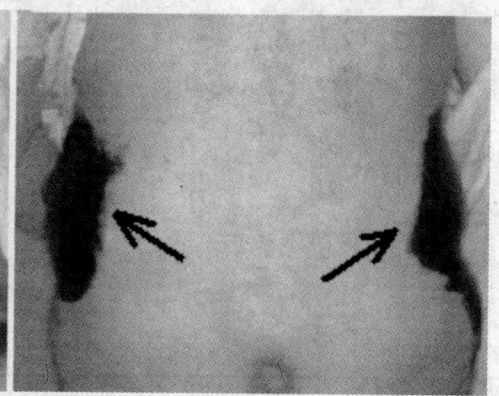

图 9-2-1　Cullen's 征(左)和 Turner's 征(右)

(四)辅助检查

AP 的诊断通常根据血清淀粉酶水平而确立,血清淀粉酶≥3 倍正常高值,但需排除唾液腺疾病和肠穿孔或梗塞,不过,淀粉酶和脂肪酶水平与 AP 严重程度无明显线性关系。血清淀粉酶水平在 AP 持续 48~72 h 后便逐步回复至正常,但胰异淀粉酶和脂肪酶持续升高达 7~14 d。其他疾病也会引起血清淀粉酶水平升高,如酸中毒(pH≤7.32)时,血清淀粉酶会假性升高。AP 时白细胞常可高达 (15~20)×10⁹/L,严重者,由于血浆进入腹膜后间隙和腹膜腔,出现血液浓缩,红细胞压积(Hct)可高达 50%。由于胰岛素释放减少、胰高血糖素释放增加、肾上腺皮质激素和儿茶酚胺释放等原因可引起血糖升高。25% 的 AP 病人出现低钾血症,机理不明。少数病人因钙离子与脂肪酸结合出现腹腔内钙化,这种"皂钙形成"、轻度低血钙、少量或无明显的腹水,对 AP 也有显著意义。10% 的 AP 病人发生高胆红素血症(血清胆红素>68 μmol/L(或 4 mg/dl)),但这种黄疸是暂时性的,一般持续 4~7 d 恢复正常。与胆红素一样,血 AST 也可能会一过性升高。LDH 升高(>500 U/dl)提示预后差。10% 的病人血清白蛋白≤30 g/L,这与 AP 严重程度有相关性,是预后差的特征。15%~20% 的病人有高脂血症,伴有高脂血症者可能会出现血淀粉酶假性正常化。约 25% 的病人会发展为低氧血症(PaO_2≤60 mmHg),这是 ARDS 的先兆。少数病人 ECG 会发生 ST-T 异常,类似心肌缺血。

入院第一个 24 h 应完成肝功能、血钙、三酰甘油检查。超声检查对评估胆囊和胆道结石有效,入院时的超声检查排除胆结石比建立 AP 诊断意义更大,超声检查尽管对发现结石特异性很高,但对总胆管结石敏感性有限,单纯性总胆管扩张,对结石无敏感性和特异性。尽管 50% 以上的病人会出现一种或更多放射学异常表现,但这是非持续性、非特异性的。传统的 X 线检查是排他性方法,有助于排除内脏穿孔。CT 检查已经取代上消化道造影,即便血淀粉酶水平正常,CT 对 AP 的诊断具有确定性,更重要的是,CT有助于评估AP的严重程度和死亡风险。表9-2-1为确定急性胰腺炎诊断和预后的血清学标志物及评价。

表9-2-1 确定急性胰腺炎诊断和预后的血清学标志物及评价

实验室检查	升高时间	目的	临床观察或限制性评价
谷丙转氨酶	12~24 h	诊断和病因诊断	与胆源性胰腺炎有关,急性胰腺炎时升高≥3倍升高者,95%提示为胆源性胰腺炎
淀粉酶	2~12 h	诊断	正常高限2倍诊断准确性高,随时间延长淀粉酶水平和敏感性降低
C反应蛋白	24~48 h	预测严重性	后期标志物,高水平者与胰腺坏死相关
白介素6	18~48 h	预测严重性	早期严重的指征
白介素8	12~24 h	预测严重性	早期严重的指征
脂肪酶	4~8 h	诊断	酒精诱发性胰腺炎敏感性高,检测急性胰腺炎的敏感性和特异性较淀粉酶高
磷脂酶 A_2	24 h	预测严重性	与胰腺坏死和肺衰竭有相关性
原降钙素	24~36 h	预测严重性	早期测定严重性,胰腺感染坏死者浓度高
胰蛋白酶原激活肽	几小时内	诊断和预测严重性	急性胰腺炎的早期标志,与严重性密切相关

(五)诊断与鉴别诊断

1. 诊断

目前广为接受的是1992年美国亚特兰大国际研讨会制定的AP标准。普遍认为需要以下三项中的两项方可诊断AP:①急性胰腺炎特征性的腹痛;②血清淀粉酶或脂肪酶≥正常高限的3倍;③CT扫描有AP特征性表现。此定义表明,AP病人血清淀粉酶可能小于3倍正常高限水平,也意味着,对于上腹部有AP特征性疼痛、血清淀粉酶低于正常高限3倍的病人,CT扫描必须有AP变化,方可诊断。另外,对于某些急性或慢性疾病所致的意识障碍病人不能评估腹痛时,也可诊断AP。AP时淀粉酶和脂肪酶同时升高,后者持续的时间略比前者更长些,但二者升高的数值与AP严重程度不成比例。一般无需二者同时检测,脂肪酶似乎更可靠,因为它在某些非胰腺疾病引起淀粉酶增加的情况如巨淀粉酶血症、腮腺炎、某些癌症时,仍保持正常水平。一般认为,诊断AP时,血清脂肪酶比淀粉酶更敏感,特异性更高。如果血清淀粉酶和(或)脂肪酶持续升高达几周,可能的原因包括持续胰腺/胰周炎症,胰管阻塞或假性囊肿形成。

2. 严重程度

轻症胰腺炎:症状轻微,无或轻微器官功能障碍,恢复良好,表现为坐立不安,低热,心动过速,上腹部轻压痛等;Ranson's评分<3分,APACHE Ⅱ积分<8分(参见附录三),CT严重程度指数<7分。

重症胰腺炎:症状严重,有器官衰竭或局部并发症(如坏死、脓肿或假性囊肿),除外轻症表现,还有明显腹肌紧张、肌卫征,肠鸣音消失,低血压,可能伴有休克、黄疸和肺部异常如啰音、肺水肿等;Ranson's评分≥3分,APACHE Ⅱ积分≥8分,CT严重程度指数≥7分;还可有其他表现如DIC(血小板≤$100×10^9$/L、纤维蛋白原≤1 g/L、纤维蛋白降解产物>80 mg/L),或严重代谢障碍(血清钙≤2 mmol/L)等。

(1)Ranson's标准:①入院或诊断时:年龄>55岁;白细胞计数>$16×10^9$/L;血糖>11.1 mmol/L(200 mg/dl);血清乳酸脱氢酶(LDH)>350 U/L;谷草转氨酶(AST)>250 U/L。②入院48 h内:Hct下降>10%;BUN升高>1.8 mmol/L(5 mg/dl);

血清钙<2 mmol/L (8 mg/dl);碱缺失>4 mmol/L;液体潴留>6 L;PaO_2<60 mmHg。以上指标每项积1分,总积分越高越严重。

(2)CT严重程度评分标准 AP患者行CT检查的主要目的是发现严重并发症、判断胰腺损害和坏死情况。症状发作3天内一般不会发生广泛的胰腺坏死,但持续器官功能衰竭、有脓毒症征象或初始治疗后仍呈进行性加重的患者需行CT检查。CT增强扫描可鉴别间质型或坏死型:间质型胰腺炎是胰腺局部或弥漫性扩大,增强后胰实质仍呈均质分布;坏死型胰腺炎是指胰实质局部或弥漫性边界清楚的非强化区域,非强化的区域直径>3 cm或范围超过胰实质的30%。表9-2-2是CT判断AP严重程度标准。

表9-2-2 Balthazar-Ranson CT严重程度指数评分标准

CT等级	积分	胰腺坏死	积分
A. 正常	0	无	0
B. 胰腺局限或弥漫性扩大,包括轮廓不规则和信号不均匀	1	<30%	2
C. 胰内异常伴提示胰周脂肪变化的模糊和条纹状密度改变	2	30%~50%	4
D. 单个或疾病本身所致积液	3	>50%	6
E. 两处或多处积液,和(或)胰腺内或胰周有气体	4		

注:CT等级和胰腺坏死总积分越高,病程度越严重。

3. 预后预测

以下临床征象是AP预后差的危险因素:

(1)器官衰竭:①休克如收缩压<90 mmHg或心率>130次/min;②肺功能不全如PaO_2<60 mmHg;③肾功能衰竭如少尿(<50 ml/h),或BUN或Cr升高(>176.8 μmol/L);④胃肠道出血(>500 ml/24 h);

(2)胰腺坏死(超过胰实质的30%或范围超过3 cm)、胰腺脓肿或假性囊肿形成;

(3)肥胖(BMI>29);

(4)年龄>70岁;

(5)血液浓缩(Hct>44%);

(6)C反应蛋白(CRP)>150 mg/L;

(7)Ranson's评分≥3;

(8)APACHE Ⅱ积分≥8。

4. 鉴别诊断

需与AP作鉴别诊断的疾病很多,主要包括肠系膜缺血或梗死,胃或十二指肠穿孔,胆绞痛,主动脉夹层动脉瘤,肠梗阻,下壁心肌梗死。严重的AP病例可能出现中毒表现和明显病态,轻度AP,病人可能仅有不适,但无特殊病态。相关病史包括胆道疾病史或胆石症史,胆囊切除术,其他胆或胰腺外科手术史,饮酒史,用药史及开始时间,最近的腹部创伤、体重下降或其他症状提示恶心疾病或家族性胰腺炎。

(六)并发症

AP的并发症包括局部并发症和全身性并发症。

1. 局部并发症

(1)无菌性和感染性坏死;

(2)胰液收集:胰腺脓肿,胰腺假性囊肿(如疼痛、破裂、出血、感染);

(3)胃肠道梗阻(胃、十二指肠、结肠);

(4)胰源性腹水:主胰管破裂、假性囊肿渗漏;

(5)坏死性胰腺炎邻近脏器受累:腹腔内大量出血,血栓栓塞(脾静脉、门静脉),肠梗死,阻塞性黄疸。

2. 全身性并发症

(1)肺脏:胸腔积液,肺膨胀不全,纵隔脓肿,肺炎,ARDS;

(2)心血管:低血压(低血容量),猝死,非特异性ST-T改变,心包积液;

(3)血液学并发症：DIC；

(4)胃肠道出血：消化性溃疡，糜烂性胃炎，胰腺坏死引起重要血管浸蚀出血，门静脉栓塞或静脉曲张出血；

(5)肾脏：少尿，氮质血症，肾动脉或静脉栓塞，急性肾小管坏死；

(6)代谢并发症：高血糖，高三酰甘油血症，低血钙，胰性脑病，暴盲；

(7)中枢神经系统并发症：精神经病和脂肪栓塞；

(8)脂肪坏死：皮下组织(红斑性结节)，骨骼坏死，其他栓塞(纵隔、胸膜、神经系统)。

二、处　置

急性胰腺炎是自限性疾病，无特异性治疗，积极的容量复苏、控制疼痛、密切监测血流动力学和容量状态、加强营养支持，监测、治疗和预防并发症，特别是预防低氧血症和感染等是主要治疗原则。轻症胰腺炎的处理主要是积极容量替代，止痛(吗啡)，疼痛缓解、实验室检查正常后开始肠内营养支持，监测血流动力学和血清学指标；重症胰腺炎的处理包括：入住ICU，禁食、禁饮至少48 h，积极容量复苏，营养支持，胆道结石和阻塞性黄疸者考虑ERCP治疗，止痛(吗啡)，确定有无胰腺或胰周组织坏死，给予抗感染治疗，必要时行手术或介入治疗。

(一)监测和支持治疗

入院的最初24 h，每小时应监测并记录生命体征和经皮血氧饱和度(SPO_2)、尿量，测定红细胞压积q8～12 h，容量稳定后延长至q4 h。前24～48 h应予吸氧，特别是使用阿片类止痛剂者，直至低氧威胁完全消除。一旦$SPO_2 \leqslant 95\%$或临床提示有低氧倾向时，应做血气分析检查，因为$PaO_2 \leqslant 60$ mmHg时，SPO_2与血氧分压相关性明显降低。入住ICU指征：持续或严重腹痛、呕吐、脱水或有严重急性胰腺炎的征象者均应住院治疗，出现器官功能障碍是转入ICU的最主要理由，特别是持续低氧血症、对静脉液体复苏后难治性低血压和肾功能不全者(如血$Cr > 176.8 \mu mol/L$)，应迅速转入ICU监护治疗；积极的液体复苏后，Hct仍较高，特别是有心血管基础病的老年病人，应考虑转入ICU治疗；对未产生低氧血症但有呼吸困难或用力呼吸者，也应考虑转入ICU治疗；肥胖(BMI>30)、尿量<50 ml/h、心率>120次/min、胰性脑病、需要不断增加止痛药剂量才能止痛的病人，应随时准备转入ICU监护治疗。

(二)液体复苏

因血浆成分向第三间隙丢失、出汗、呕吐、腹泻和炎症介导的血管通透性增加，均会引起容量不足，低血容量加重胰腺微循环功能障碍，是坏死性胰腺炎的主要促进因素；低血容量还可引起肠缺血，从而增加肠黏膜对细菌、细菌代谢产物和内毒素的通透性，产生细菌异位增殖，继发胰腺感染；细菌产物和内毒素增加，强力刺激细胞因子释放、增加一氧化氮，从而促进胰腺损伤和器官功能衰竭(特别是呼吸衰竭)，液体复苏对AP治疗极为重要。早期积极的液体复苏有助于减少低氧血症发生率、预防或减少坏死性胰腺炎的发生、提高存活率。临床实践中，积极液体复苏的同时，应加强生命体征和尿量监测，尽可能在入院后的头12～24 h使Hct恢复正常水平。相对而言，中心静脉压的监测并非必须措施，但重症AP必需行中心静脉导管监测。严重容量不足的患者，如血液浓缩、少尿或血流动力学不稳定者，开始的液体复苏速度可按500～1 000 ml/h，待容量严重不足的征象好转后，可适当减慢补液速度；对无严重容量不足但有呕吐、出汗等失液表现者，开始时可按300～500 ml/h进行容量替代；对无任何容量不足表现的患者，开始时可按250～300 ml/h输液。对有心脏、肾或肝病的患者，输液速度应酌情减慢。液体复苏过程中，对低血容量的患者，应每1～2 h评估容量状态一次，其他患者至少每4 h评估容量状态一次。

(三)镇静止痛

胃肠外(静脉或肌注)镇静止痛剂的使用，对缓解疼痛症状极为重要,其镇痛常需阿片类镇痛剂如吗啡。虽然普遍认为吗啡可能通过刺激Oddi氏括约肌收缩而加重胰腺炎,但尚无确定的人体研究证实此观点。对严重疼痛患者,可考虑使用病人自控镇痛术,使用止痛剂过程中,尤应注意监测SPO_2。

(四)营养支持

严重或有并发症的AP病人,给予营养支持是极为重要的,理想的营养方式尚有争议,虽然曾认为经胃肠道饮食会刺激胰腺外分泌作用,加重自身消化过程,但目前早期胃肠内营养支持已成为AP治疗的重要方式之一,只要有可能,便应进行胃肠内营养支持,而非全胃肠外营养(TPN)。虽然准确的开始胃肠道进食时间尚无统一的标准,但临床上,AP病人腹痛缓解,如病人有饥饿感、不再需要止痛剂、腹肌紧张明显改善、恶心和呕吐消失、肠鸣音恢复等时,便可考虑开始经胃肠道限量进食。轻度胰腺炎病人,入院3~7d便可恢复经口进食,而不必胃肠外营养支持。轻症或间质水肿型胰腺炎病人无需给予胰酶,严重的坏死性胰腺炎病人,给予胰酶可以减少脂肪泻,通常每餐给予脂肪酶10万单位。由于残余胰腺分泌碳酸氢盐减少,不能有效中和胃酸,每日至少给予1次泵子质抑制剂。重症或坏死性胰腺炎病人,肠道对细菌和内毒素通透性增加,胃内菌群移位增殖的发生率升高,促进脓毒症发生,加之TPN本身的并发症,均支持行肠内营养。但重症胰腺炎患者一般至少1~2周内不宜经口进食,胃肠外营养是必须的重症胰腺炎主要营养需要量分别为:热卡量约25~35 kcal/(kg·d)、蛋白质1.2~1.5 g/(kg·d)、碳水化合物(葡萄糖)3~6 g/(kg·d)、脂肪2 g/(kg·d)。高能营养的同时,应防止血糖水平过高,因为高血糖会增加并发症和死亡率,严格控制血糖水平≤6.1 mmol/L,必要时可加用胰岛素治疗。另外,AP患者使用脂肪是安全的,但应控制三酰甘油<12 mmol/L。

(五)抗生素的使用

1. 抗生素的预防性使用

坏死的胰腺组织合并感染是AP最严重的局部并发症,其病亡率达40%。胰腺炎病人预防性使用抗生素仍有争议,目前的证据不主张对坏死性胰腺炎患者使用抗生素预防胰腺感染,对间质性胰腺也不常规使用抗生素。对坏死性胰腺炎在发病7~10d内出现脓毒症表现如白细胞升高、发热或器官功能衰竭者,在感染源评估期间使用抗生素是合理的,一旦血和其他培养(包括CT引导下胰腺针吸培养)阴性且未确定感染源者,应停用抗感染治疗。延长住院期间发生脓毒症表现者,也可使用抗生素,但如培养阴性,同样应停用抗生素。亚胺培南(imipenem)可减少感染并发症,包括中心静脉导管感染、肺部感染、尿道感染和感染性胰腺坏死。最近德国的一个多中心、双盲、对照研究发现,使用环丙沙星联用甲硝唑并未降低感染性坏死、严重全身并发症或病死率。

2. 感染性坏死灶的治疗

约33%的坏死性胰腺炎发生坏死灶感染,通常在起病10d后发生。48%坏死灶感染者发生器官功能衰竭。疑有感染性坏死时,作CT引导下经皮穿刺抽吸做革兰染色和培养,感染坏死的治疗主要是外科手术清除,部分病人慎重考虑后可暂时作保守治疗。疑为胰腺坏死灶感染者,主张CT引导下经皮针吸做革兰染色和培养。穿刺对鉴别无菌性和坏死性胰腺炎是安全、合理的,但头7~10d不宜穿刺,首次穿刺一般在第2或第3周,如培养阴性,仍疑有感染性坏死,可每5~7d做一次。多数感染为革兰阴性需氧或厌氧菌属,如大肠杆菌、产气肠杆菌、铜绿假单胞菌、变形杆菌、肺炎克雷伯菌、枸橼酸杆菌、类杆菌属等;少数为革兰阳性菌属,如粪链球菌、金黄色葡萄球菌、草绿色链球菌、表皮葡萄球菌等;极少发生真菌感染,如念珠菌属。如果穿刺培养结果为革兰阴性菌生长,选用亚胺培能(泰能),或氟喹诺酮类加甲硝唑,或三代头孢菌素加甲硝唑。如果穿刺培养为革兰阳性菌生长,选用万古霉素,直至有药敏结果再酌情更换。坏死组织感染的处理方法是外科清除手术,无法耐受手术治疗者,也可酌情选择其他微创治疗技术。

3. 抗生素的经验使用

决定抗生素在胰腺中的浓度受多方面因素影

响,头孢哌酮、氧氟沙星等能很好穿透胰腺组织,阿莫西林/克拉维酸、哌拉西林(氧哌嗪青霉素)、阿米卡星(丁胺卡那)不易穿透胰腺组织,尤其难以渗透进入坏死胰腺组织。目前对严重急性胰腺炎首选的抗生素经验使用方法是亚胺培能 500 mg,q8 h,或环丙沙星 400 mg,bid,加用甲硝唑 500 mg,q8 h,疗程 14 d,其后根据病情或培养结果调整抗生素使用方案。

(六) 无菌性坏死的治疗

最近10年来,对无菌性胰腺坏死和胰周坏死性胰腺炎,无论是否有多器官系统衰竭,大多采用保守治疗,多中心研究表明,外科干预并未显示更多益处。通常在发病初期主要是无菌性坏死,起病2~3周后,如有持续性腹痛、顽固性恶心或呕吐、影响进食,就应考虑清创术,部分病人可选择经皮或内镜下清创术。胰管渗瘘或瘘管很常见,需要内镜下手术或外科手术治疗。无菌性坏死性胰腺炎病人至少48%发生器官功能衰竭。

(七) 胆石性胰腺炎病人进行 ERCP 和胆道括约肌切开术的作用

ERCP 适于清除有结石的严重胰腺炎、胆囊炎、胆囊切除术、胆囊切除术后腹泻的病人和持续胆道阻塞的病人。急性胆源性胰腺炎患者磁共振胰胆管造影(MRCP)、超声内镜(EUS)与内镜逆行胰胆管造影(ERCP)的适应证分别是:①紧急 ERCP(最好在入院24 h内):严重胰腺炎(器官衰竭);疑有胆囊炎。②选择性 ERCP 并括约肌切开术:影响检查证实有持续胆总管结石者;越来越多的证据支持胆道阻塞者(如肝功能进行性升高);腹腔镜胆囊切除术适应证不足者;高度怀疑胆囊切除术后胆道结石者。③EUS 或 MRCP 决定 ERCP 必要性:妊娠病人;高危或 ERCP 困难者(如凝血功能障碍、外科解剖学变异);急性胰腺炎不确定是胆源性者。

(八) 预 后

AP 总病死率约 5%,其中间质性胰腺炎病死率为 3%,坏死性胰腺炎为 17%(30%为感染性坏死,12%为无菌性坏死性胰腺炎病人)。研究发现 AP 的死亡大多发生在起病2周以后,2周内死亡的病例多因器官功能衰竭所致,2周以后发生的死亡多数是胰腺感染坏死或并发无菌性坏死。

(赖荣德)

第3节 肝硬化及急症

肝硬化(cirrhosis)是病理学定义,主要是以肝细胞坏死、剩余的存活细胞增生、支持性蛋白架构破坏、弥漫性纤维增生、肝血管床扭曲变形为特征的肝实质细胞慢性、不可逆性损伤和弥漫性增生性肝纤维结节形成所致的疾病。其临床表现各异,轻者无明显症状(约40%),重者出现严重肝功能不全或衰竭。临床表现主要来自两方面,一类是肝细胞功能障碍产生的表现如黄疸和凝血功能障碍,另一类是物理性破坏所致如胃食管静脉曲张和腹水。肝硬化呈慢性、渐进性发展,后期出现严重肝功能不全或衰竭,门静脉高压,肝肾综合征、肝性脑病等多种并发症。在我国肝炎后肝硬化和血吸虫性肝硬化(纤维化)最为常见,在美国和欧洲国家主要是酒精性肝硬化和慢性病毒感染后肝硬化。在美国,肝硬化的人群总发病率达360/10万,共约90万肝硬化病人,肝硬化是美国第10位致死原因。

一、识别

(一) 病因

引起肝硬化和(或)慢性肝病的病因有四大类：感染性、药物和中毒性、遗传和代谢性以及其他原因。

(1) 感染性原因：如乙、丙和丁型病毒性肝炎，血吸虫病，包虫病，巨细胞病毒感染，Epstein-Barr(EB)病毒感染，弓形体病，布氏杆菌病，毛细腺虫病，先天性或三期梅毒等。

(2) 药物和中毒性原因：如酒精(乙醇)，胺碘酮，口服避孕药，四氯化碳、甲基多巴、异烟肼、甲氨蝶呤、磷、砷中毒等药物，生物碱和抗肿瘤药等。

(3) 遗传和代谢性原因：包括 α_1-抗胰蛋白酶缺乏，家族性肝内胆汁郁积症(1~3型)，胆道闭锁，Fanconi综合征，半乳糖血症，血色素沉着症，糖原沉积病，遗传性果糖代谢紊乱，遗传性高酪氨酸血症，Wilson's病(肝豆状核变性)，Alagille's综合征等。

(4) 其他原因：如原发性胆汁性肝硬化，慢性胆道阻塞，非酒精性脂肪肝，原发性硬化性胆管炎，囊性纤维化，结节病，移植物抗宿主病，空肠回肠改道术后，自身免疫性肝炎后肝硬化，遗传性毛细血管扩张症，慢性肝淤血等。

(二) 病理生理

各种原因的肝硬化主要表现为正常肝小叶结构破坏，纤维组织瘢痕组织增生。纤维组织主要由细胞外基质分子、Ⅰ型和Ⅲ型胶原组织、硫酸蛋白聚糖和糖蛋白组成。损伤的肝实质细胞和枯否细胞释放细胞因子如转化生长因子B(TGF-B)作用于星细胞，使之活化。活化的星状细胞合成和分泌细胞因子和基质分子，细胞因子进一步损伤肝实质细胞、肝窦细胞和胞外间质，而基质沉积于肝毛细血管窦，导致肝窦毛细血管化，纤维组织弥漫性结节性增生，纤维隔血管交通吻合产生，再生纤维结节压迫肝窦，使肝内血液循环和胆汁分泌障碍，肝脏逐渐变形、变硬，功能减退，最终形成肝硬化。

(三) 临床表现

多数肝硬化代偿期病人均无明显症状。代偿期可表现为食欲不振，恶心，体重下降，虚弱，易疲劳等非特异性症状。失代偿期可表现为眼和皮肤黄染，皮肤瘙痒，胃肠道出血，凝血功能障碍，腹胀，腹围增加，精神状态变化，部分病人因胃肠淤血吸收障碍出现腹泻、恶心、呕吐，尿色呈浓茶样，低热，贫血，性功能减退如阳痿(男)、闭经(女)和不育。体检可发现肝性口臭(呼气呈刺激性甜味)，全身黄疸，巩膜黄染，凯-弗环(Kayser-Fleischer环，角膜铜棕绿色色素沉着，是Wilson's病的特征性表现)，杵状指和肥大性骨关节病，指甲变化如Muehrcke甲(双侧对称性甲根部白色条带状与正常皮肤不同的颜色变化)或Terry's甲(近端2/3甲板变白，远端1/3呈红色)，手掌红斑(肝掌)，蜘蛛痣(并非肝硬化特异性指征，在妊娠、严重营养不良和健康人均可有蜘蛛痣)。男子乳房发育，腹壁静脉扩张(呈水母头样，血流向脐方向)，移动性浊音阳性(腹水征)，早期肝肿大，晚期缩小，表面不平呈结节状，脾肿大，部分男性可出现睾丸萎缩，严重者出现扑翼样振颤。

(四) 实验室检查

(1) 血常规：代偿期多正常，失代偿期WBC、PLT可降低，出血者可合并Hb下降，骨髓片可发现造血细胞增生，粒细胞核左移。尿常规可发现蛋白尿，尿胆原阳性。大便常规多正常，隐血阳性提示合并消化道出血。

(2) 血清酶学：AST、ALT、ALP、GGT升高，总胆红素、直间和间接胆红素升高，白蛋白降低，球蛋白升高，白蛋白/球蛋白比值下降，严重者出现胆酶分离现象。出凝血功能障碍，胆碱酯酶可降低。甲胎蛋白(AFP)可升高，但多为暂时性，且一般<$200\,\mu g/L$。

(3) 其他：一些反映肝纤维化的指标如血清Ⅲ型前胶原肽、Ⅳ型胶原、层粘连蛋白等可升高。免疫学检查可发现血清IgG、IgA、IgM升高等。

(4) 影像检查：胃镜和食管 X 线钡餐可发现食管静脉曲张表现。CT 和 MRI 可提示肝脏大小、轮廓、内部质地等变化，检查门静脉大小推断门静脉压高低，但 CT 和 MRI 对早期肝硬化敏感性均不高。超声对腹水的检查敏感、简便、无创、价廉。

(五) 诊断与鉴别诊断

肝活组织检查是确认肝硬化最可靠的方法，但一般经临床表现和上述有关实验室检查可确定肝硬化而不必做肝活检，在以上方法无法确定时，做肝活检仍是必要的，注意，应权衡出血等检查风险与益处。表 9-3-1 的实验室检查和结果有助于病因诊断和鉴别。

Child-Pugh 评分系统（表 9-3-2）是常用的肝硬化严重程度评估方法，对判断预后有重要意义，积分越高，病情越严重，预后越差。

表 9-3-1 不同类型肝硬化实验室检查及结果

病因	实验室检查及结果
酒精性肝病	AST/ALT>2；GGT 升高
α_1 抗胰蛋白酶缺乏症	血清 α_1 抗胰蛋白酶降低；疑似病人可进行基因筛选
自身免疫性肝炎（Ⅰ型）	ANA 阳性和（或）抗平滑肌抗体（ASMA）高滴度
慢性乙肝	HBsAg 和 HBeAg 阳性；AST 和（或）ALT 升高；HBeAg 阴性而 HBeAb 阳性，要定期监测病毒清除情况，HBVDNA 定量有助于确定病毒清除情况
慢性丙肝	抗 HBc 阳性；AST 和（或）ALT 升高；HCVRNA 定量用于确定病毒清除情况；HCV 基因型有助于确定抗病毒治疗的潜在反应
肝细胞癌	AFP、AST 和（或）ALT 升高；胆道阻塞者 ALP 升高
遗传性血色病	空腹铁转动蛋白、不饱和铁结合量或铁蛋白升高，转铁蛋白饱和度≥45% 或不饱和铁结合量 155 μg/dl（27.7 μmol/L），应检查血色素病基因有无突变
非酒精性脂肪肝	AST 和（或）ALT 升高；可进行超声和活组织检查进一步确定诊断
原发性胆汁性肝硬化和原发性硬化性胆管炎	胆管造影术，高滴度抗线粒体抗体阳性支持原发性胆汁性肝硬化，高滴度抗中性粒细胞抗体阳性支持原发性硬化性胆管炎；AST、ALT 和 ALP 多升高
肝豆状核变性	血浆铜蓝蛋白<200 mg/L（正常 200~600 mg/L）或血清铜水平降低（正常 80~160 μg/dl）24 h 尿铜>100 μg（1.57 μmol/L）（正常 10~80 μg/dl（0.16~1.26 μmol/L））

表 9-3-2 Child-Pugh 评分系统

临床实验室检查	评分		
	1 分	2 分	3 分
肝性脑病	无	1~2 级	3~4 级
腹水	无	轻度（或利尿剂可控）	中度（利尿剂治疗效果差）
凝血酶原时间延长时间	<4 s	4~6 s	>6 s
或国际标准化比（INR）	<1.7	1.7~2.3	>2.3
白蛋白（g/L）	>3.5	2.8~3.5	<2.8
胆红素（μmol/L）	<34.2	34.2~51.3	>51.3

注：A 级：5~6 分；B 级：7~9 分；C 级 10~15 分。

（六）并发症

肝硬化常见并发症有腹水、门静脉高压和静脉曲张破裂出血、自发性细菌性腹膜炎、肝性脑病、肝肾综合征，详见本节并发症的诊断和处理。

二、处置

肝硬化本身只能作综合治疗，有明确病因者可酌情处理，但主要是针对并发症的处理。

（一）一般处理

早期代期阶段可从事适当工作；失代偿期或有并发症者，无法从事体力工作，甚至生活无法自理，多须卧床休息。失代偿期或有并发症者应做好生命体征监护，保持大便通畅。饮食以高热量、高蛋白、富含维生素的易消化食物，有食管-胃底静脉曲张者忌粗糙或坚硬食物。禁忌饮酒、吸烟。控制脂肪特别是动物脂肪摄入，严重肝功能损害或伴肝性脑病者，应严格限制含蛋白质食物。限制高盐饮食，特别是有腹水者，应严格控制钠盐摄入。

（二）药物治疗

肝硬化无特效治疗药物，避免肝损药物，保护肝细胞是最重要的治疗原则。由于肝功能损害，处理药物的能力大大降低，因此，肝硬化病人治疗时应严格限制给药品种和剂量。进食受限或有恶心等者，宜经静脉输注高渗葡萄糖、复方氨基酸、蛋白或血浆、水乐维他等复合维生素、氯化钾等，保证能量消耗和维持水、电解质平衡。适当补充叶酸。利胆、保护肝细胞的药物，如胆酸钠或熊脱氧胆酸 0.25 g，tid；水飞蓟素有保护肝细胞膜作用，2 片，tid；秋水仙碱有抗炎和抗纤维化功能，适于肝功能轻度损害者，用法：0.5 mg，bid，每周 5 d，一些中药如丹参、黄芪等可能有一定的抗纤维化作用，早期肝硬化病人可试用一到两种，但尚无充分的循证医学依据。还原型谷胱甘肽 0.6~1.2 g/d，静脉滴注，有保护肝细胞免受氧化作用。

（三）肝移植

适于肝硬化终末期者。

（四）其他治疗

参见后续"肝硬化特殊情况的识别与处置"。

三、肝硬化特殊情况的识别与处置

（一）肝硬化腹水的识别处置

腹水（ascites）是肝硬化最常见的并发症之一，约85%的腹水是因肝硬化产生，另15%可能是癌症、心衰、结核或肾病等，约有5%的腹水是两种或以上原因引起的"混合性腹水"，因此，发现腹水的病人首先应询问有无肝病史。

1. 腹水形成

主要引起腹水的原因是腹腔内脏血管收缩，肝硬化使门静脉血流阻力升高，导致门静脉高压、侧支静脉形成，血液分流进入体循环。随着门静脉高压的发展，局部缩血管产物主要是一氧化氮（NO）增加，导致内脏动脉收缩。早期肝硬化，内脏动脉中度收缩，动脉血流量仅轻微影响，通过血浆容量和心输出血代偿性增加可以维持正常水平。伴随肝硬化进行性发展，内脏动脉收缩不断加强，血流明显减少，动脉压力随之降低，因此，内环境中缩血管物质和抗利剂因子（包括去甲肾上腺素、血管紧张素Ⅱ、醛固酮和抗利尿激素）水平明显升高，导致钠水潴留。门静脉高压和内脏血管收缩，使肠毛细血管压升高，渗透性增加，使腹腔内水分积聚增多。疾病不断进展，肾脏分泌游离水明显受损，肾血管收缩等，导致稀释性低钠血症和肝肾综合征。肝硬化时白蛋白产生减少，血浆胶体渗透压降低，血浆外渗增加，也是腹水产生的原因之一。另外，门静脉高压时肝静脉回流受阻，肝脏淋巴生成增多，胸导管内引流淋巴能力相对不足，致使肝包膜和肝门淋巴管渗出增加，引起腹水。肾素血管紧张素醛固酮系统活化、抗利尿激素分泌增多等均会促进腹水形成。腹水形成简要病理生理机制见图9-3-1。

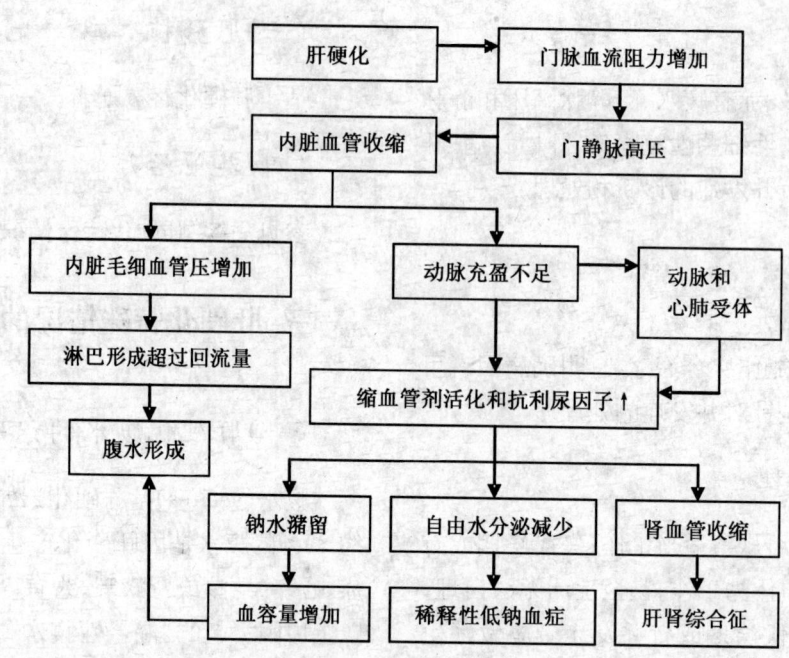

图 9-3-1 肝硬化腹水形成主要机制

2. 临床表现

移动性浊音是腹水最典型的体征,移动性浊音阳性者,腹水一般不少于 1 500 ml。腹壁波动感和水坑征(puddle 征)对腹水诊断用处不大,已很少使用。酒精性心肌病也会产生腹水,但大多伴有颈静脉怒张,而肝病性腹水则无颈静脉怒张。腹水诊断仅通过病史和体检便可确立,肥胖者腹水诊断较困难,超声检查可确定诊断。病因诊断大多数通过详细病史询问和腹水性质可以确定。

3. 肝硬化腹水的检查和评估

超声检查可发现 50 ml 以上的腹水,它不仅可确定腹水有无及多少,还可检查确定有无肝内占位如肝细胞癌,门静脉和肝静脉有无血栓等,是经济有效的辅助检查措施。

腹腔穿刺术是鉴别腹水原因的最快捷经济的方法之一,安全可靠,并发症(如腹壁血肿、腹腔内出血等)≤1%,初发性腹水者原则上均需进行腹腔穿刺,抽取腹水进行化验检查。腹腔穿刺一般选择左下腹髂前上棘内侧和上方各 2 横指处。

肝硬化腹水的评估包括肝功能、肾功能和循环功能的评估,最好在评估时未用利尿剂,因为利尿会影响对肾功能评估。有发热、腹痛、肝性脑病或胃肠道出血者需评估有无自发性细菌性腹膜炎。各项评估包括以下内容。

①肝病评估:肝功能和凝血功能、血液学检查、腹部超声或 CT、上消化道内镜、肝活检。

②肾脏和循环功能评估:血肌酐和电解质、24 h 尿钠、24 h 尿蛋白、动脉血压。

③腹水评估:细胞计数、细菌培养、其他(如白蛋白、糖含量、乳酸脱氢酶、淀粉酶、三酰甘油、抗酸杆菌涂片、细胞学检查),详见表 9-3-3。

表 9-3-3 腹水的实验室检查选择

常规检查	可选检查	少用检查	无用检查
细胞计数和分类	培养(同血培养)	抗酸杆菌涂片及培养	pH
白蛋白	糖含量	细胞学(病理)	乳酸

续表

常规检查	可选检查	少用检查	无用检查
总蛋白	乳酸脱氢酶、碱性磷酸酶	三酰甘油测定	胆固醇
	淀粉酶	胆红素测定	纤维蛋白
	革兰染色检查	癌胚抗原	氨基葡聚糖

注：如一般检查，做常规筛选检查便可；如疑有感染，应做培养，敏感性约50%；如腹水癌胚抗原>5 ng/dl 或碱性磷酸酶>240 U/L，提示胃肠道穿孔；如白蛋白≥11 g/L，很可能是门静脉高压(准确率97%)，门静脉高压合并其他原因性腹水者白蛋白也一样升高；及时的细胞学检查，可有效诊断腹膜癌(3次检查阳性率约96.7%，其中首次检查阳性率约82.8)；结核性腹膜炎诊断最快速、准确的方法是腹腔镜下取活组织检查及培养，高度怀疑结核性腹膜炎者才做腹水抗酸杆菌检查，但阳性率极低，几乎为0。

4. 腹水处置

正确的腹水治疗有赖于致病原因。白蛋白低者多数没门静脉高压，此类腹水对利尿和限水效果欠佳(除外肾病综合征者)，相反，白蛋白高者多数有门静脉高压，且对限水和利尿反应良好。肝硬化一旦出现腹水，预后差，平均2年存活率约50%，有条件者，这类病人应考虑肝移植。

酒精诱发性肝损伤是可逆性的，腹水中白蛋白滴度较高，其最重要的处理是戒酒。有研究发现酒精性肝硬化腹水戒酒者，3年存活率达75%，而未戒酒者3年全部死亡。酒精性肝硬化腹水对药物治疗反应较好，而非酒精性肝硬化出现腹水后，药物治疗效果差，更适合做肝移植。

肝硬化腹水一般治疗包括限钠(2 g/d(88 mmol/d))和口服利尿剂，更严格的限钠可能腹水消除更快，体重下降更明显，而限水作用不及限钠，所以，大部分肝硬化腹水病人不必限水(正常进水)。利尿病人，24 h尿钠应>78 mmol/d(非尿排钠约10 mmol/d)，仅约10%~15%的肝硬化病人非利尿情况下尿排钠超过78 mmol/d。随机尿钠浓度>尿钾浓度(尿钠/尿钾>1)与24 h尿排钠>78 mmol/d 相关性达90%，因此，随机尿钠/尿钾>1可作为24 h尿钠检查的替代方法。

肝硬化腹水者常伴低钠血症，利尿是最佳治疗选择，补充高渗钠纠正低血钠产生的并发症危害远大于低钠血症本身。许多药物理论上有治疗腹水作用，但实际上，临床作用不大，如 ACEI 低血压风险高而产生利尿效果差。严重低钠血症和(或)水肿者应限水，血钠≤125~130 mmol/L 应限水，进水量约1 000 ml/d。低钠血症本身不产生明显症状，但血钠<110 mmol/L 或快速低钠血症者易产生症状。

利尿方法：螺内酯 100 mg，qd，和呋塞米 40 mg，qd。根据利尿效果，如随机尿钠/尿钾<1、或24 h尿钠<78 mmol、或体重下降不明显者，可每3~5 d 酌情增加剂量，两者维持 10:4 的比值进行调整(此配比产生低血钾副作用最小)，通常两药最大量分别是 400 mg 和 100 mg。男性乳房女性化者可用阿米洛利(amiloride)10~40 mg 替代螺内酯，但其效果不及后者，且价格更高。利尿强度：无外周水肿者体重下降 0.3~0.5 kg/d，有外周水肿者体重下降约 0.8~1.0 kg/d 为宜，合并脑病、血清钠<120 mmol/L 或血肌酐>2 mg/dl(180 mmol/L)者应暂停利尿，选择二线方案如腹穿抽水。

张力性腹水(或大量腹水)病人一般有明显腹部不适、腹胀等症状，且对利尿剂效差者，应考虑抽腹水，方法是每次抽腹水 5 L 左右，抽腹水后严格限钠和限水，利尿方法同上。静脉呋塞米试验有助于甄别利尿敏感性与否，方法是：静脉推注呋塞米 80 mg，8 h 尿钠<50 mmol 者，多数利尿剂抵抗；尿钠>50 mmol/8 h 者，多数对利尿剂敏感，注意，这种静脉利尿方法有引起肾灌注急剧降低和氮质血症的风险。

5. 难治性腹水

难治性腹水是指液体超负荷且对限钠和高剂量利尿剂(400 mg/d 螺内酯和 160 mg/d 呋塞米)不敏感，或抽腹水后腹水很快回复。约有10%肝硬化腹水者是难治性腹水。非甾体抗炎药会引起利尿不敏感、减少尿钠排泄，因此，此类药物应避免使用。利尿剂治疗失败是指：(1)利尿者体重不降及尿钠排泄不充分(<78 mmol/d)；(2)出现严重并发症如脑病、血肌酐≥2 mg/dl、血钠<120 mmol/L或血钾≥6 mmol/L。一旦出现难治性腹水，6个月病死率达50%，1年病死率约75%。

常规方法治疗无效的难治性腹水的治疗措施包括：①反复放腹水：每次可放腹水6～10 L。每次放腹水少于4～5 L者，放腹水后不必输注蛋白，但每次放腹水多于6 L甚至10 L者，放腹水后应考虑补充白蛋白，补充量约为8～10 g白蛋白/L腹水。②肝移植：肝硬化难治性腹水者病死率很高，因此，此类病人应尽快安排肝移植(有条件者)。③经颈静脉肝内门体支架分流术(TIPS)：TIPS是门静脉与腔静脉分流，射血分数(EF值)≥60%是TIPS的入选标准，EF<60%者TIPS后易引起心衰。TIPS后利尿剂敏感性会增加。④腹腔静脉分流术：可减少住院次数，缩短住院时间，减少利尿药剂量，但并未增加存活率，且并发症增多，因此，腹腔静脉分流术用于不宜做肝移植、TIPS和不宜反复放腹水者。

(二)门静脉高压和静脉曲张的识别与处置

门静脉高压(portal hypertension)是指门静脉系统压力增加，是肝硬化的主要结果之一，60%以上的肝硬化病人最终均会继发门静脉高压。而肝硬化病人90%会发生食管静脉曲张破裂出血，因出血所致的死亡占肝硬化死亡的1/3，每次大出血死亡率达30%～50%。

1. 识别

门静脉高压的常见原因是由于肝内血管阻力升高和门静脉系统血流增加所致。肝内血流增加分为肝前性、肝实质性和肝后性原因。肝前性即门静脉阻塞性疾病如先天性门静脉闭锁或狭窄、门静脉血栓形成、巨脾(Banti's综合征或班替综合征(慢性充血性脾肿大综合征))脾静脉栓塞和门静脉受肿瘤等压迫；肝实质性原因如肝硬化、急性酒精性肝病、先天性肝纤维化、特发性门静脉高压(血管硬化症)和血吸虫病；肝后性原因如Budd-Chiari综合征、限制性心肌病、缩窄性心包炎和严重充血性心衰等。门静脉血流增加如动脉-门静脉瘘管形成和脾血流增加等。

正常门静脉压力5～10 cm，当门静脉血流增加和(或)肝内血管阻力升高时，均会引起门静脉压力升高，产生门静脉高压(压力>10 cm)。由于门静脉缺乏瓣膜，右心和内脏血管之间的任何部位血管阻力升高均会产生门静脉高压，这主要发生在肝窦(包括窦前、窦内和窦后间隙)。窦前阻塞主要是肝外如门静脉血栓形成或接近肝窦部位病变如血吸虫阻塞引起；窦后阻塞也可发生在肝外水平的肝静脉如布-查综合征(Budd-Chiari)、下腔静脉或肝内静脉闭塞性疾病；窦状间隙本身可因肝硬化增生性假小叶形成，导致肝内扭曲变形，胶原沉积等引起。其他各种原因导致心输出量增加和体循环血管阻力下降引起内脏血管高动力状态和体循环血管扩张，导致内脏血管扩张、血流增加，产生或加重门静脉高压。

门静脉高压引起回流血液受阻，导致食管和胃底静脉曲张，门静脉系的胃冠状静脉和腔静脉系的食管静脉、肋间静脉、奇静脉建立开放的侧支循环，各种原因产生的食管胃底血管压力过高，或食管黏膜及血管受胃酸或粗糙食管损伤，会产生上消化道大量出血，食管静脉曲张的分级及出血危险性有一定相关性(表9-3-4)；门静脉压力增高也可引起肠系膜上静脉血液回流受阻，导致脐静脉与副脐静脉、腹壁静脉建立侧循环，临床上可见以脐为中心的血管扩张，呈水母头状，血流方背脐而行；门静脉高压同样使下腔静脉系的压力增高，引起其回流支的直肠上静脉高压，与下腔静脉系的直肠中、下静脉形成侧支循环，临床上直肠周围静脉丛扩张产生痔。门静脉高压引起脾静脉回流受阻时，会产生脾淤血和肿大，严重者出现巨脾。

门静脉高压的临床表现主要包括食管胃底静脉曲张破裂出血(上消化道出血)，腹壁静脉曲张(以脐为中心呈水母头样)，腹壁静脉血流背脐方向而行，脾脏淤血，脾肿大和功能亢进，腹水形成，甚至合并急慢性肝性脑病。

表 9-3-4 食管静脉曲张的分级及出血危险性

分级(度)	曲张静脉形态	红色征
轻(Ⅰ)	直线形或略有迂曲	无
中(Ⅱ)	直线形或略有迂曲	有
	蛇形迂曲隆起	无
重(Ⅲ)	蛇形迂曲隆起	有
	串珠状、结节状或瘤状	有或无

2. 处置

(1) 门静脉门高压治疗：治疗目的主要是降低门静脉压力，外科手术减压和药物减压均是有效方法。目前常用的手术方法是经颈静脉肝内门体分流术（transjugular intrahepatic portosystemic shunt，TIPS）。药物治疗主要是非选择性β受体阻滞剂，主要通过收缩内脏血管和门静脉，降低心输出量，常用药物是普萘洛尔（心得安，40~80 mg，bid）、纳多洛尔或噻吗洛尔等。其他治疗主要针对可逆性原发病处理。门静脉高压的处理流程见图9-3-2。

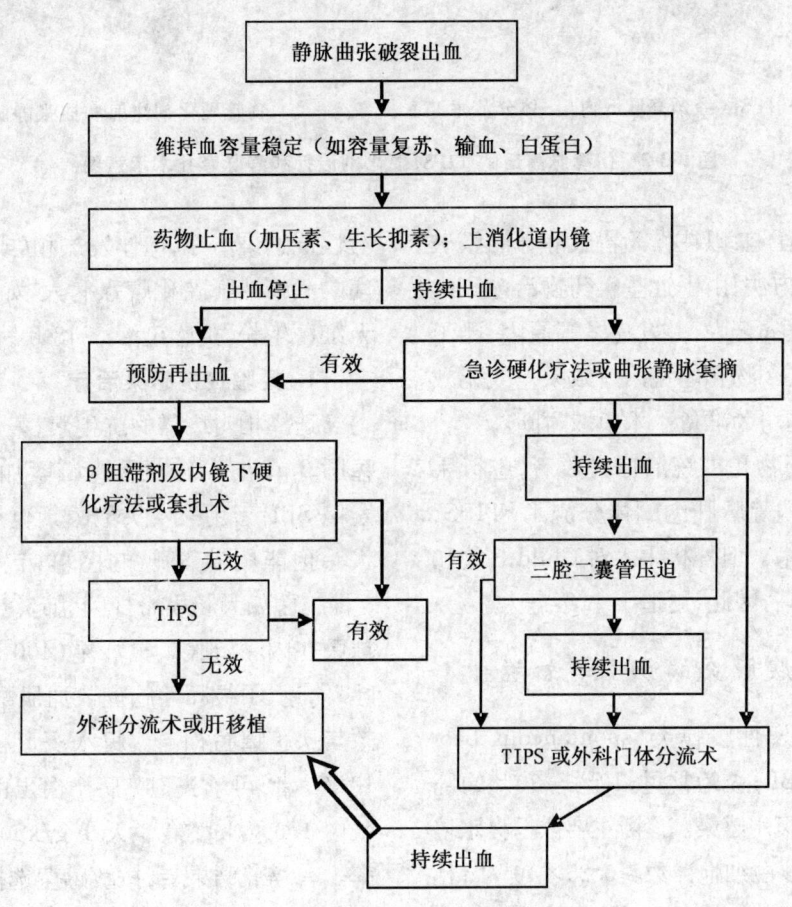

图 9-3-2 静脉曲张破裂出血处理程序图

(2) 静脉曲张破裂出血治疗

① 一般治疗：包括消除恐惧情绪；保持呼吸道通畅预防窒息；生命体征监护；吸氧（注意：吸氧并非所有病人的必要措施，但对消除病人及家属紧张情绪方面起到很大帮助，如条件允许，均应给予吸氧）；活动性出血时禁食，卧床休息等。

② 容量复苏：维持血容量平衡，包括输注晶体液和胶体液（如血浆、白蛋白），必要时输注红细胞，以维持 Hb 70~80 g/L。

③ 预防感染：所有静脉曲张出血者均应使用抗生素预防感染。可用氧氟沙星 400 mg，bid，或第三代头孢菌素静脉用药如头孢噻肟 2~6 g/d。垂体后叶素 0.1~0.4 U/min；或特利加压素：1~2 mg，q4 h，2~5 d。使用此药后出现并发症如高

血压者,可联合使用硝酸甘油40~400 μg/min。

④生长抑素:250 μg,iv,而后250 μg/h,2~5 d。或奥曲肽(善得定):50~100 μg,iv,而后25~50 μg/h,2~5 d。

⑤内镜治疗:尽可能在入院12 h内进行内镜治疗,包括硬化剂疗法和静脉套摘术(图9-3-3)。

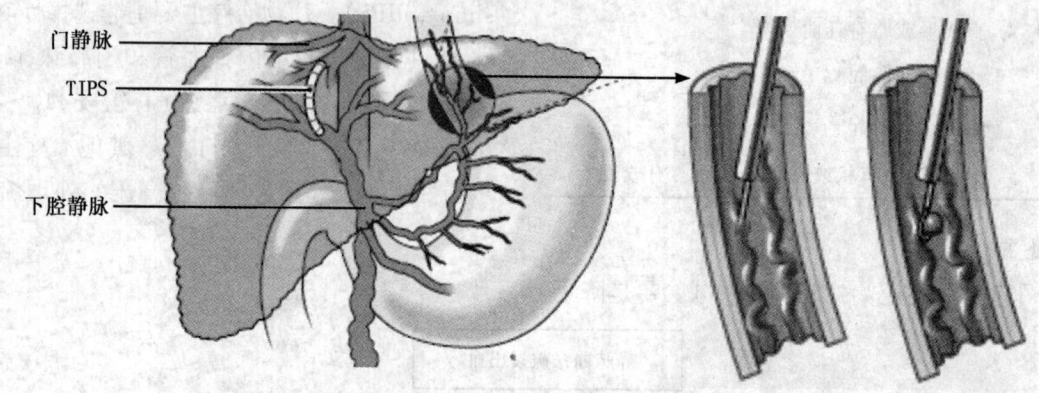

图9-3-3 门静脉高压的TIPS、硬化剂治疗和静脉套扎术示意图

⑥三腔二囊管压迫:以往作为胃底静脉曲张破裂出血的一线治疗方法,由于近些年药物治疗和内镜治疗的进步,加之痛苦大,并发症多等原因,已不作为首选方法,但在药物和内镜治疗效果差或无效者,三腔二囊管压迫可为准备手术争取时间。

⑦手术治疗:药物和内镜治疗失败者,应行手术治疗,可行经颈内静脉肝内门体分流术(TIPS,图9-3-3)或外科手术。但外科手术对Child B级和C级者病死风险极高,因此,更适于A级病人。

(三)自发性腹膜炎的识别与处置

肝硬化腹水自发性腹膜炎(spontaneous bacterial peritonitis,SBP)极为常见,10%~30%的肝硬化腹水者会合并腹水感染。诊断主要依据腹水培养阳性和腹水多形核白细胞计数≥$0.25×10^9$/L,且无腹腔外科手术史。腹腔穿刺抽取腹水检查是必要的,腹水培养阳性率较高的情况有:①腹水置于血培养基内培养;②抽腹水前未用抗生素;③无其他原因可解释的多形核计数升高如血性腹水、腹膜癌、胰腺炎或腹膜结核。肝硬化腹水有明确感染症状和体征者,如发热、腹痛、腹肌紧张、无法解释的脑病、酸中毒、肾功能衰竭或外周血WBC升高,均应给予经验性抗感染治疗。酒精性肝硬化腹水者可有发热、白细胞升高和腹痛,类似SBP,应给予经验性抗感染治疗,但伴发热和(或)外周血白细胞升高的酒精性肝硬化腹水病人,如腹水、血和尿培养无细菌生长,抗感染治疗48 h后便可停药。

1. 经验性抗感染治疗

选择相对广谱的抗生素,三代头孢菌素如头孢噻肟2 g,q8 h,较氨苄青霉素加妥布霉素效更佳;疑似SBP者用三代头孢菌素也是良好的选择。三代头孢能覆盖95%的菌群,包括SBP最常见的3种细菌如大肠埃希杆菌、肺炎克雷伯杆菌和肺炎球菌在内。口服氧氟沙星(400 mg,bid)治疗无呕吐、休克、Ⅰ级肝性脑病或血肌酐<3 mg/dl者,疗效与头孢噻肟相当。腹水多形核白细胞≥$0.25×10^9$/L者,可予头孢噻肟+白蛋白(6 h内开始给白蛋白1.5 g/kg,第3天1 g/kg)可降低SBP病死率。有培养结果者,按敏感菌选择抗生素。

2. SBP预防

(1)肝硬化伴胃肠出血者住院给予短期(7 d)氧氟沙星(或SMZco)可预防感染,活动性出血者应静脉给予氟喹诺酮类抗生素治疗。

(2)肝硬化腹水伴SBP治疗后再发感染率很高,1年再发感染者达70%,因此,SBP治疗出院后应长期门诊口服氟喹诺酮类抗生素(或SMZco)治疗。

(3)肝硬化腹水病人不伴胃肠道出血者,如腹水总蛋白≤10 g/L或血清胆红素＞2.5 mg/dl,可短期住院抗生素感染或长期门诊口服氧氟沙星(或SMZco)。

(四)肝性脑病的识别与处置

肝性脑病(hepatic encephalopathy, HE)是指急慢性肝功能衰竭引起脑功能障碍的神经精神综合征,是肝硬化主要并发症之一。其特征是识知功能、运动功能和性格改变,扑翼样震颤和特征性的脑电图变化。临床表现可轻至精神状态改变,重者出现昏迷,约10%~50%的肝硬化和(或)门-体分流术病人会发生HE。HE是可逆性的神经精神异常,也是预后恶劣的征兆,出现HE后,1年存活率约40%,3年存活率约15%,死亡多因缺氧、脑水肿、颅内压升高、脑灌注不足所致。

1. 病因和机制

HE诱发因素包括氮质血症和脱水(或低血容量),便秘,电解质和代谢异常(多发生于利尿后如低血钾、酸中毒、低氧血症、低钠血症),食物蛋白摄入过多,胃肠道出血,肝损伤(如病毒感染、中毒性损害、外科手术、肝细胞性肝癌等),感染(如自发性细菌性腹膜炎),乳果糖和新霉素服用依从性差,门体分流术后(如TIPS),使用镇静和鸦片类止痛剂等。脑星形细胞的细胞核增大,染色质边集是其主要病理变化。

确切发病原因和机制尚未阐明。最重要的发病因素是严重肝功能障碍和(或)肝内和肝外门静脉血分流进入体循环,即门体分流,其结果是各种经肠道吸收的毒性物质(或毒素)未经肝的代谢或处理直接经血循环进入中枢神经系统。氨是与脑病关联性最大的物质,许多HE病人血氨水平升高,而脑病恢复后血氨水平回复正常水平,但并非全部病人均有此现象。其他与脑病相关的复合物或代谢产物包括硫醇(源于肠道甲硫氨酸代谢产生)、短链脂肪酸和酚类,假性神经递质如鞘胺导致血浆支链氨基酸和芳香氨基酸比例失调,也可能起着一定作用。中枢神经系统γ氨基丁酸(GABA)和抑制性神经递质水平升高与意识水平下降相关。另外,锰离子、5羟色胺和内源性鸦片类物质等对HE的发生可能也起着一定作用。

2. 临床表现

除肝硬化或肝病相关表现之外,HE患者可有性格和行为变化,如欣快、激动、淡漠、少言、衣冠不整、随地便溺等,或失眠,昼夜节律倒错,重者意识错乱,行为失常,定向力障碍,扑翼样震颤,躁动、恐惧、幻觉,甚至嗜睡、昏睡、昏迷等。实验室检查血氨升高,脑电图检查出现特征性的三相波或delta波。

3. 肝性脑病分级

根据严重程度,临床上将HE分为四级(表9-3-5)。

表9-3-5 肝性脑病分级

阶段	精神状态	扑翼样振颤	脑电图
Ⅰ级	欣快或抑郁,轻度意识模糊,言语不清,睡眠障碍	有/无	三相波
Ⅱ级	嗜睡,中度意识模糊,定向力减退	有	三相波
Ⅲ级	显著意识混乱,语言不连贯,嗜睡但可唤醒	有	三相波
Ⅳ级	昏迷,起初对刺激有反应,后期无反应	无	Delta波

4. HE诊断

根据肝病史和临床表现确定。通常有肝功能异常及下列表现者可诊断:

(1)急慢性肝病和(或)广泛门体侧支分流(自发性分流或门静脉高压或TIPS);

(2)认知障碍和意识变化,如健忘、不省人事和昏迷等;

(3)可变性神经体征,如扑翼样震颤(非特异性,其他代谢性脑病也可出现)、僵硬、反射亢进、阵挛及少数情况下出现惊厥;

(4)脑电图特征性的均匀的高电压三相波(2～5 s)。

5. HE 处置

主要消除诱因如纠正低血容量,禁忌蛋白类食物摄入(脑病纠正后可逐渐添加蛋白质,以植物蛋白为宜),矫正电解质紊乱,维持电解质平衡,吸氧以改善低氧血症,保持大便通畅,胃肠道出血者予止血,控制感染,停用镇静和安眠药等。

慢性脑病者控制蛋白质摄入和使用乳果糖消除便秘可有效防治 HE,乳果糖等不吸收性二糖类一直是肝性脑病的标准治疗方法之一,但最近有研究发现,没有充分证据支持或拒绝使用不吸收二糖类治疗 HE,口服肠道不吸收抗生素(如新霉素)的使用对改善 HE 比乳果糖等不吸收二糖更好。用法:乳果糖 30～60 ml,q4 h,直至腹泻,而后酌情调整为 15～30 ml,tid,维持大便 2～4 次/d。对急性门体分流性脑病昏迷者可用乳果糖 500 ml 加水 500 ml 灌肠。新霉素 0.5～1.0 g,po,q6 h,或甲硝唑 0.75～1.5 g/d。

降氨类药物如精氨酸、谷氨酸钾/钠等效果不确定。人工肝治疗如血浆置换、血液灌流、血液滤过等对清除血氨等毒性物质可能有效,但成本较高,酌情选用。其他治疗同肝硬化腹水。

(五)肝肾综合征的识别与处置

肝肾综合征(hepatorenal syndrome, HRS)是指严重肝功能衰竭的病人发生肾功能衰竭,而无引起肾脏病变原因者。肝肾综合征一般分为两型,Ⅰ型指肾功能急剧下降,血肌酐>2.5 mg/dl 或最初 24 h 肌酐清除率下降≥50%,2 周内肌酐清除率<20 ml/min,临床表现为急性肾功能衰竭;Ⅱ型肾功能进展缓慢,血清肌酐>1.5 mg/dl 或肌酐清除率<40 ml/min,临床表现为肝硬化难治性腹水但肾功能稳定者。

1. 病因和诱因

肝硬化腹水发生 HRS 的诱因包括细菌感染(占 48%)、胃肠道出血(33%)、积极放腹水(27%)、药物性(7%)、外科手术(7%)、混合因素(11%),24% Ⅰ型 HRS 者无明显诱因。肝硬化腹水病人 1 年内 18% 进展为 HRS,5 年内进展为 HRS 者 39%。Ⅰ型 HRS 中位存活时间是 1.7 周,仅 10% 的 HRS 病人存活超过 10 周,Ⅱ型 HRS 5 个月存活率为 50%,1 年存活率为 20%。

2. 诊断与鉴别

(1)主要诊断标准:①严重急慢性肝病伴肝功能衰竭和门静脉高压;②肾小球滤过率降低,24 h 肌酐清除率<40 ml/min 或血清肌酐>1.5 mg/dl;③无休克、脓毒症(sepsis)、容量不足、近期肾毒性物质暴露;④停止利尿剂或用 1.5L 生理盐水扩容后,肾功能无持续改善(肌酐>1.5 mg/dl 或 24 h 肌酐清除率< 40 ml/min);⑤蛋白尿<500 mg/dl;⑥超声检查无尿路阻塞或肾实质病变。

(2)次要诊断标准:①尿量<500 ml/d;②尿钠<10 mEq/L;③尿渗透压>血浆渗透压;尿红细胞<50 个/高倍视野;血清钠<130 mEq/L。次要并非必需指标,但更有助于支持诊断。

(3)鉴别诊断:表 9-3-6 列出肝肾综合征与其他常见肾功能衰竭的鉴别诊断要点。

表 9-3-6 HRS 与肝病合并其他肾功能衰竭的鉴别要点

	肾前性肾衰	急性肾小管坏死	肝肾综合征	原发性肾功能障碍
尿钠	<10 mmol/L	>20 mmol/L	<10 mmol/L	>30 mmol/L
尿 Cr/血 Cr	>20	<15	>30	<20
蛋白尿	—	<500 mg/24 h	<500 mg/24 h	>500 mg/24 h
尿沉渣	无殊	红细胞管型	无	RBC/WBC 管型
诱因	有效血流量降低	有效血流降低/肾毒物/脓毒症	严重肝病/难治腹水/胃肠出血/SBP	因肾病类型不同而异
扩容作用	肾功能立即改善	无立即作用,但维持正常容量	无作用	需维持正常容量

3. HRS 的处置

最重要的是预防 HRS 发生，包括预防和控制感染、适当利尿、保证血容量和避免使用肾毒性药物。肝移植是肝硬化腹水并 HRS 的有效方法。血透是肝移植前有效控制氮质血症和维持电解质平衡的最常用方法，它不能改善存活率，但能为肝移植作准备，起到桥梁作用，血液透析易出现低血压，连续静-静脉血液滤过产生低血压的几率降低。其他可考虑的方法如使用改善肾灌注压和扩张肾血管的药物。I 型病人可选择联合使用白蛋白（第1天 1 g/kg，以后 20～40 g/d，×5～7 d）、血管活性药如 Octreotide（善得定，100 μg，皮下注射，tid，必要时增至 200 μg，tid）和甲氧胺福林（7.5 mg，PO，tid，必要时增至 12.5 mg，tid），可明显降低血浆肾素、血管加压素和血糖水平，且无明显不良反应。

其他可试用的方法有：①多巴胺：理论上小剂量有扩血管作用，但研究发现它并不改善尿量和肾小球滤过率，反而加重门静脉高压。②去甲肾上腺素：有研究发现去甲肾上腺素联合白蛋白和呋塞米可升高平均动脉压、降低肾素活性和醛固酮水平。用法：去甲肾上腺素 0.5～3.0 mg/h；③特利加压素（0.5～2.0 mg，静脉滴注，q4～12 h）；④其他方法如胶体次枸橼酸铋、N-乙酰半胱氨酸、内皮素拮抗剂、己酮可可碱等均是小样本研究认为可能有效。

（六）原发性胆汁性肝硬化的识别与处置

原发性胆汁性肝硬化（primary biliary cirrhosis，PBC）是一种缓慢进展的自身免疫性肝疾病，小叶间和肝内胆道间隔慢性炎症改变，导致小胆管破坏，肝细胞和胆管内胆汁淤积和潴留。主要病理改变是小叶间胆管慢性炎症肉芽肿性破坏，导致缓慢、进行性胆汁淤积，进一步引起肝细胞破坏，肝纤维化、肝硬化，其至肝功能衰竭。多发生在 20～25 岁以上的女性，男女之比约 1:10，发病高峰年龄段在 50～60 岁。

1. 病因和发病机制

PBC 是一种自身免疫性肝病，北欧国家较多，发病率约 4～40/10 万，PBC 一代亲属发病率高于普通人群，约 1%～6% 的病人至少有一个家庭成员也发病，最常见于母-女和姐-妹之间，同卵双胞胎共同发病率达 63%。PBC 与主要组织相容复合物等位基因无相关性，最近研究发现它与淋巴细胞 X 性染色体单体有相关性。分子拟态（molecular mimicry）作为 PBC 自身免疫始发机制是广泛认可的假设。外界环境中的细菌、病毒、化学物质是其促发因素，细菌特别是大肠杆菌最受瞩目。确切发病机制尚不完全清楚。

2. 临床表现

疲乏无力是 PBC 的常见表现，约 70% 的病人有此症状，疲乏与睡眠异常和抑郁有关，但与肝病严重程度无相关性。不明原因性瘙痒，且随胆汁淤积呈昼夜节律性变化，可能影响情绪和睡眠，肝功能正常的病人也会出现瘙痒。门静脉高压表现如静脉曲张，严重者出现曲张静脉破裂出血。黄瘤症是 PBC 的常见症状之一，主要发生于眼周（称为黄瘤或黄斑瘤），少数病人手掌、臀部、足跟会出现黄瘤，呈痛性，随着病性进展可能会自动消失。高胆固醇血症可能也之有关，但它并非惟一相关性因素。由于成骨细胞活性下降，破骨细胞活性增强，会有骨质疏松，但多数病人可无症状，ALP 化验可能正常，如 ALP 升高，伴有骨质疏松，应疑及 PBC。维生素 D 代谢可正常，但钙和维生素 D 可能吸收不良，如伴有胰腺功能不全和乳糜泻，会加重吸收不良。胆汁酸不足，会影响脂溶性维生素吸收，导致脂溶性维生素吸收不良，不少病人在出现黄疸前，血清维生素 A 和维生素 E 已减少，并继发夜盲症，因维生素 E 不足继发神经损害，儿童较成人明显。肌电图检查可见肌电异常，但很少出现骨软化症，约 19% 的女性病人反复出现无症状性尿道感染。另有报道 PBC 妇女乳腺癌发病增加，但未得到普遍认可。可发现黄疸，肝脾肿大，皮肤色素沉着，表皮脱屑，肝掌，蜘蛛痣，极少数病人有凯-弗环。后期出现腹水、水肿、消瘦，肝性脑病等。原发性胆汁性肝硬化的主要临床表现和相关表现见表

9-3-7。

表 9-3-7 原发性胆汁性肝硬化主要表现

PBC 特异性表现		PBC 相关性表现	
疲乏	瘙痒	甲状腺功能异常	干燥综合征
门静脉高压	代谢性骨病	CREST 综合征	雷诺现象
黄瘤症	脂溶性维生素吸收不良	类风湿性关节炎	乳糜泻
尿路感染	恶性肿瘤	炎症肠病	

由于 PBC 是自身免疫性疾病,约 15%～25% 的病人合并甲状腺功能异常,某些病人因发现甲状腺功能异常追踪诊断为 PBC。约 70% 的 PBC 病人有干燥综合征,表现为眼、口干燥、龋齿,吞咽困难,气管-支气管炎,性交困难等,如有食管功能障碍,会发生症状性或无症状性食管炎。少数病人合并 CREST 综合征(即皮内钙质沉着(calcinosis cutis)、雷诺现象(Raynaud's phenomena)、食管运动异常(esophageal dysmotility)、脂端硬化(sclerodactyly)和毛细血管扩张症(telangiectasia)),以雷诺现象为多见,生活在寒冷地区的病人更多见。约 25% 的病人类风湿因子阳性,但很少有症状性关节炎发生。约 6% 的患者发生无症状性乳糜泻,极少数病人有炎症肠病如溃疡性结肠炎。

3. 辅助检查

(1)常规检查:血、尿、粪常规,血电解质、血糖、血脂等。血清胆固醇>450 mg/dl 并持续 3 个月者,易发生黄瘤症。高三酰甘油也常见,但它与动脉粥样硬化无明显相关性。肝肾功能如 ALT、AST、GGT、BUN、Cr 等。必要时检查甲状腺功能、类风湿因子等。

(2)生化检查:血清碱性磷酸酶(ALP)升高是最常见的异常,常较正常上限高 2 倍以上,GGT 升高进一步确认肝源性损害,早期血清胆红素不一定升高,后期胆红素进行性升高,并与预后有相关性,血清总胆固醇也可能升高。

(3)超声检查:任何有胆汁淤积证据的病人均应做肝和胆道系统的超声检查,如超声显示胆道系统正常且抗线粒体抗体(AMA)阳性,不必再做胆道的其他轮廓性影像学检查,如 PBC 诊断不确定或有胆红素快速升高,应做胆道造影。

(4)自身抗体:免疫荧光法血清 AMA 滴度明显升高是原发性胆汁性肝硬化的主要标志,约 95% 的 PBC 病人 AMA 阳性,AMA 对 PBC 的敏感性和特异性均达 95%,但低滴度时(<1:40)特异性不高。1/3 的 PBC 病人抗核抗体和(或)抗平滑肌抗体阳性。少数病人 AMA 阳性但 ALP 正常。另外,有部分病人经生化、病理组织和临床表现证实为 PBC,但免疫荧光法和特异性最强的免疫印迹法均提示 AMA 阴性,这类病人常被称为"免疫性胆管炎"或"自身免疫性胆管炎"。PBC 病人常有特征性的免疫球蛋白(immunoglobulin,Ig)组分升高,特别是 IgM;IgA 往往正常,但 IgA 缺乏病人可有 PBC。AMA 阴性的 PBC 病人,IgG 升高,而 IgM 不一定会升高。

(5)肝活检:对 AMA≥1:40、有典型症状且生化异常的病人,可不做肝组织活检即诊断为 PBC。对 AMA 阴性或低滴度(<1:40),或患者有以转氨酶升高为主的生化异常,即属"肝炎",或摄入肝毒性药,此时有必要做肝组织活检,以确定或排除 PBC。

4. 诊断

病人有不明原因的碱性磷酸酶(ALP)升高,超声检查胆道正常,检查血清 AMA。血清 AMA 呈高滴度(≥1:40),并有胆汁淤积性肝脏生化改变,排除其他原因后,即可诊断为原发性胆汁性肝硬化(PBC),可以考虑进行肝组织活检进一步证实诊断。患者 AMA 阳性(≥1:40)但 ALP 正常时,应定期(1 年左右)复查生化如 AMA。对不明原因的 ALP 升高,超声检查提示胆道系统正常,且 AMA

阴性者,应进一步检查 ANA、SMA 和 IgM 或 IgG,并应考虑肝组织活检。

5. 处置

(1) 熊脱氧胆酸:为鹅脱氧胆酸的异构体,可降低胆红素、ALP、ALT、AST 胆固醇和 IgM,对早期或无症状性 PBC 可减缓肝硬化进展,延缓食管静脉曲张,但对严重病人无效,约 30% 的病人生化指标可完全恢复正常,另 70% 恢复不完全。用量:12~15 mg/(kg·d),顿服或分次服用。不良反应少,少数病人出现体重增加、脱发,罕有病人发生腹泻、胃脾肠胀气。考来烯胺会影响其吸收,如合用,两药应相隔 4 h 或以上。

(2) 秋水仙碱和甲氨蝶呤:秋水仙碱能降低血清 ALP、AST、ALT,但较熊脱氧胆酸作用弱,还能减轻瘙痒,可能改善肝组织学变化,甚至可能降低肝硬化主要并发症的发生,延缓肝移植。甲氨蝶呤低剂量(0.25 mg/(kg·周),或 25 mg,每周 3 次,口服)主要起免疫调节作用而非抗代谢作用,主要用于对熊脱氧胆酸和秋水仙碱反应差的病人,能降低血清肝酶、胆固醇、IgM,改善肝组织学变化。这两种药的作用均有争议。

(3) 激素:布地奈德与熊脱氧胆酸合用,可改善肝组织学变化和肝脏异常生化指标,但会加重骨丢失。泼尼松效差,增加骨质疏松发生率。

(4) 其他药物:环孢菌素效果有效,不良反应多,限制了期使用。水飞蓟素对 PBC 基本无效。硫唑嘌呤和青霉胺无效,不良反应严重。苯丁酸氮芥有效但不良反应严重。其他如马洛替酯、舒林酸、三苯氧胺、bezafibrate 等或无效,或不良反应严重。

(5) 瘙痒症的处理:非吸收性的考来烯胺 8~24 g/d,对在多数病人(约 90%)有效,与其他药物合用时,至少间隔 2 h。利福平对考来烯胺无效或不能耐受者有用,150 mg,bid~tid。纳络酮和纳曲酮对某些考来烯胺或利福平无反应的病人可能有用;抗组胺药对轻度瘙痒者睡前服药有助于睡眠。血浆置换疗法对上述药物治疗失败的病人常有效,多用于等待肝移植的病人。甲硝唑、泼尼松、甲基睾酮、西咪替丁等效果未得到证实,可试用。

(6) 骨质疏松:无特效治疗,肝移植后 6 个月内骨质疏松会加重,但 12 个月后骨密度会恢复到基础水平。阿伦磷酸盐能增加骨密度,但仅是短期资料,可试用。雌激素替代治疗可改善绝经后妇女的骨质疏松。每日摄入钙剂 1.5 g 和维生素 D 1 000 IU 可能有益。

(7) 高脂血症:原发性胆汁性肝硬化病人血脂常显著升高,但 PBC 病人动脉粥样硬化死亡的风险并未增加。一般不必使用降胆固醇药,但如有监测,使用他汀类药和依泽替米贝是安全的。

(8) 门静脉高压:与其他原因肝硬化相比,PBC 引起食管静脉曲张破裂出血发生得更晚,但也会发生于疾病早期,黄疸或真正肝硬化之前。治疗与其他原因肝硬化相同。

(9) 肝移植(参见前节)。

(赖荣德　李奇林)

第 4 节　急性肝功能衰竭

急性肝功能衰竭(acute liver failure, ALF)是指平时肝功能正常的人出现肝功能快速恶化,导致意识和凝血功能障碍的一种少见状态。在美国,每年大约 2 000 人次发生 ALF。最主要的原因是药物诱发性肝损伤,病毒性肝炎,自身免疫疾病和休克或低灌注状态,约有 20% 的病人无明确原因。年轻人发病率高于其他人群,病死者年轻人更多;儿童发病者少,但病死率可达 70%。开展肝移植前,ALF 的存活率不足 15%,近年来,由于肝移植的广泛开展,目前移植后短期存活率可达 65% 以上。

一、识 别

(一)定义和病因

急性肝功能衰竭是指平素无肝硬化的病人出现凝血功能障碍(通常 INR≥1.5),和不同程度意识改变(肝性脑病),病程持续<26 周。Wilson 病、垂直感染获得乙型肝炎病毒(HBV)或自身免疫性肝炎诊断 26 周内者均可诊断。简单地说,ALF 指病程 26 周内的所有肝功能衰竭者。本病又被命名为暴发性肝衰竭和暴发性肝炎或肝坏死。

寻找 ALF 的病因对诊断、处理和预后评估均有重要作用。ALI 病因中,我国以病毒性肝炎(乙、丙型)最为多见,欧美国家 40%~54%是由对乙酰胺基酚中毒所致,其次是血清阴性肝炎和病毒性肝炎;感染性原因包括细菌感染如脓毒症、败血症,寄生虫病感染如血吸虫病,病毒性感染如巨细胞病毒(CMV)、EB 病毒、肠道病毒等;中毒性原因包括毒蘑菇中毒,药物诱发性肝毒性如抗结核药、化疗药、乙醇等;代谢异常如肝豆状核变性(Wilson 病)、遗传性代谢障碍等;自身免疫性肝炎;肝损伤如休克、急性缺血性肝损伤,充血性心衰致肝淤血性损伤,创伤性肝损伤,辐射性肝损伤;急性妊娠脂肪肝综合征;Budd-Chiari 综合征;恶性肿瘤肝浸润;肝移植、外科手术后等;不明原因性肝功能衰竭。表 9-4-1 列出易致 ALF 的常用药物。

表 9-4-1　易引起急性肝衰竭的药物

异烟肼	磺环磷酰胺	苯妥英	他汀类药	丙基硫氧嘧啶	氟烷
双硫仑	丙戊酸	胺碘酮	氨苯砜	双脱氧腺苷	依法韦仑
二甲双胍	氧氟沙星	吡嗪酰胺	曲格列酮	双氯酚酸	异氟烷
赖诺普利	烟酸	丙咪嗪	吉姆单抗	苯异丙胺	拉贝洛尔
依托泊苷	氟他胺	托卡朋	喹硫平	萘法唑酮	别嘌呤醇
甲基多巴	酮康唑	复方新诺明	某些中草药	利福平-异烟肼合剂等	

(二)临床表现

急性肝衰竭早期可表现为极度乏力,明显厌食或食欲减退,恶心、呕吐、腹胀等严重消化道症状。皮肤巩膜黄染,并进行性加深。出血倾向,随着病情加重或病程延长可有出血性淤斑,上消化道出血等。重者合并精神、定向力障碍,嗜睡、昏睡甚至昏迷等肝性脑病表现。体检可见精神不振或萎靡不振,黄疸,出血点、淤斑。心动过速。如合并感染可出现肺部啰音等。腹水征阳性,叩诊有肠胀气表现,早期肝脏可有肿大,但不一定能触及,暴发性肝衰竭者肝脏可缩小,肝浊音界变小等,肠鸣音减少或消失。注意,虽可有黄疸,但并非所有病人均有肉眼黄疸。右上腹压痛变化较大。由于大面积肝细胞坏死,肝浊音界可能无法叩清,肝脏大小触诊不清。早期病毒性肝炎、恶性肿瘤肝浸润、充血性心衰或急性 Budd-Chiari 综合征史病人可能肝脏增大。

(三)辅助检查

(1)初始实验室检查:血常规,血型;生化检查如血钠、血钾、血氯、碳酸氢盐、血钙、血镁、血磷、血糖等;肝功能检查如 AST、ALT、ALP、GGT、胆红素(结合/游离),白蛋白/球蛋白;肾功能如 Cr、BUN;凝血功能如凝血酶原时间(PT)/国际标准化比率(INR);动脉血气分析;动脉血乳酸;血淀粉酶和脂肪酶。

(2)病毒性肝炎血清学检查:如抗-HAV IgM,HBsAg,抗 HBc IgM,抗 HEV,抗 HCV;血氨水平检测;自身抗原如抗核抗体(ANA)、抗中性粒细胞抗体、抗线粒体抗体,以及免疫球蛋白水平等;疑为中毒性肝衰竭者应在病史询问基础上,选择性进行毒物检测；育龄妇女应做妊娠试验检查；疑有 AIDS 者应监测 HIV。

(3) 其他检查：如心肌酶谱变化，大小便常规等。

(4) 影像学检查：肝脏 B 超，必要时行 CT 扫描，以了解肝脏大小、结构变化，以及胆道系统、脾脏、胰腺情况，有无腹水等。胸片检查有助于排除肺部病变、胸腔积液情况。ECG 检查了解心电变化，特别是有无心肌缺血性改变等。

(四) 诊断评估与鉴别

1. 分期

根据病程，肝功能衰竭分为 4 类：超急性期、急性期、亚急性期和慢性期。超急性期是指病程少于 7 d 者，急性期指病程 7~21 d 者，亚急性期指病程多于 21 d 而少于 26 周者，慢性期指病程超过 26 周者。但这种诊断的区分对预后意义不大，除非是对乙酰胺基酚中毒者。

所有临床或实验室提示中到重度急性肝炎的病人均应立即检测凝血酶原时间 (PT)，并认真检查、评估意识状态。如果 PT 延长约 4~6 s 或以上 (INR≥1.5)，并有感觉异常的证据者，可诊断为急性肝功能衰竭，并应入院治疗。因为 ALF 进展迅速，数小时内会发生意识变化，一旦诊断确立，便应转入 ICU 治疗。

2. 各期肝衰竭命名及鉴别

(1) 急性肝衰竭：是指急性起病，2 周内出现以 Ⅱ 度以上肝性脑病 (四度划分法) 为特征的肝衰竭，表现为极度乏力，伴有明显厌食、腹胀、恶心呕吐等消化道症状，数天内黄疸进行性加深，出血倾向明显，凝血酶原活动度 (PTA) 低于 40%，肝脏进行性缩小；病理表现为肝细胞呈一次性坏死，坏死面积大于肝实质的 2/3，或亚大块坏死，或桥接坏死，伴存活肝细胞严重变性，肝窦网状支架不塌陷或非完全性塌陷。

(2) 亚急性肝衰竭：是指起病较急，15 d 至 26 周出现肝衰竭的临床表现，如极度乏力，明显消化道症状，黄疸迅速加深，血清总胆红素大于正常值上限 10 倍或每日上升 ≥17.1 μmol/L，PT 明显延长，PTA≤40%，排除其他原因者；病理表现为肝组织呈新旧不等的亚大块坏死或桥接坏死，较陈旧的坏死区网状纤维塌陷，或有胶原纤维沉积，残留肝细胞有程度不等的再生，并可见细、小胆管增生和胆汁淤积。

(3) 慢加急性 (亚急性) 肝衰竭：是指在慢性肝病基础上，出现急性肝功能失代偿；病理表现为在慢性肝病损害的基础上，发生新的程度不等的肝细胞坏死性病变。

(4) 慢性肝衰竭：是指在肝硬化基础上，出现慢性肝功能失代偿，如出现腹水或其他门静脉高压表现，可有肝性脑病，血清总胆红素升高，白蛋白明显下降，有凝血功能障碍，PTA≤40%；病理表现为弥漫性肝脏纤维化以及异常结节形成，可伴有分布不均的肝细胞坏死。

二、处 置

肝衰竭尚无特异药物和手段，主要强调早期诊断、早期治疗，针对不同病因采取个体化的综合治疗措施，防治并发症。

(一) 支持治疗

卧床休息，抬高床头 20°~30° 有助于减轻脑水肿，减少能量消耗，减轻肝脏负担，加强生命体征监护和生化指标监测。充分补给热量，以高碳水化合物、低脂、适量蛋白质饮食为主，维持水、电解质和酸碱平衡。60 kg 成人总热卡约 1 500~2 000 kcal/d，或 35~50 kcal/kg，如无法经口补充，应考虑静脉补足。纠正低白蛋白血症和凝血功能障碍。维生素 E、还原型谷胱甘肽等抗氧化剂可能对肝脏有一定保护作用。

ALT 易合并脑水肿和 (或) 颅内高压、肝性脑病，约 80% 的暴发性肝衰竭伴 Ⅳ 级肝性脑病患者发生脑水肿，通常 q4~6 h 检查和评估神经功能。Ⅰ/Ⅱ 级肝性脑病者应做头颅 CT 扫描，以排除其他引起意识改变的疾病，但对脑水肿诊断价值不大；避免刺激，必要时给予镇静；预防性使用抗生素。血氨水平 >200 μg/dl 与脑疝有高度相关性，口服乳果糖(无法口服者可用乳果糖灌肠)有助于降低肠道产氨,防止氨的吸收,一般30~60 ml/d,口服,或60~120 ml灌肠,保持大便2~4次/d即可。Ⅲ/Ⅳ级肝性脑病者在上述处理基础上,大多数需气管插管保持气道通畅,适当镇静,抬高床头约30°左右,有条件者可作颅内压监测。

(二)控制抽搐

抽搐会升高颅内高压,引起脑缺氧,加重脑水肿,应积极控制抽搐或惊厥。最好选用苯妥英钠,因镇静剂对意识评估不便,且肝衰竭时地西泮(安定)清除减慢,使用苯二氮䓬类时宜小剂量给药。

(三)防治脑水肿

(1)甘露醇是最有效的脱颅压药,一般0.5~1 g/kg,iv drip,q6~8 h,注意避免血浆渗透压过高(一般≤320 mOsm/L),但不必预防性使用甘露醇。

(2)过度通气能收缩脑血管,降低脑血流,可迅速降低颅内压,一般控制$PaCO_2$于25~30 mmHg,但这种效应不能持久。

(3)最近随机对对照研究发现,30%的高渗氯化钠可起到降低颅内高压的作用,维持血清钠在145~155 mmol/L,但需更多研究证实。

(4)对严重颅内高压且对上述措施效差的病人,可考虑使用短效巴比妥类如硫喷妥钠或戊巴比妥,可起到降低颅内压的作用,但易引起低血压,限制了其使用。用法:戊巴比妥100~150 mg,iv,q15 min×4次,而后1~3 mg/(kg·h)可有效控制脑水肿;或硫喷妥钠250~500 mg,iv×15 min,继之50~250 mg/h。

(5)激素对肿瘤和颅内感染引起的颅内高压有预防和治疗作用,但对ALF病人的脑水肿防治和提高存活率均无益处。

(6)低体温可预防脑充血,改变脑氨水平和(或)糖代谢,32~34 ℃的中度低体温可起到预防或控制ALF颅内高压作用,但低体温有增加感染、引起或加重凝血障碍和心律失常的风险。

(四)感 染

所有ALF患者均有感染(细菌或真菌)的风险,严重者引起脓毒症,感染和(或)全身炎症反应综合征(SIRS)与肝性脑病深度有相关性,肝性脑病增加脑水肿几率,发热也会增加颅内压,预防细菌和真菌感染可减少感染风险,降低脑水肿和颅内高压的风险。入院前3天感染的主要致病菌是金黄色葡萄球菌、表皮葡萄球菌或革兰阴性肠杆菌(如大肠杆菌),可考虑口服肠道不吸收抗生素如强力霉素等。一旦有发热、白细胞升高等感染征象,应积极寻找感染部位,可定期(一般3~5 d)复查胸片和送血、尿、痰标本作细菌和真菌培养,寻找感染源和致病菌。经验性使用肝素毒性较小的抗生素,可选用三代头孢菌素如头孢噻肟2~6 g/d,iv,哌拉西林-他唑巴坦和万古霉素等。常见的真菌感染是念珠菌或曲菌,多是在广谱抗生素使用1周后出现。

(五)凝血障碍

肝衰竭导致凝血因子合成减少,可能发生凝血因子和血小板消耗增多,因此,不少病人血小板≤$100×10^9$/L(10万/mm^3)。常规使用维生素K_1 5~10 mg皮下注射,或10~30 mg,静脉滴注,qd。明显凝血功能障碍(PT延长4 s或以上、INR≥1.5)伴出血者,应考虑输注新鲜冷冻血浆(FFP),如无出血,不必使用新鲜血浆。冷沉淀物同样有助于改善凝血功能。血小板一般以$100×10^9$/L(10万/mm^3)界线。不过,如能维持在(50~70)×10^9/L(5万~7万/mm^3),常规有创操作如注射、抽血等可能不会产生较多出血,但如$50×10^9$/L(<5万/mm^3),应考虑输注血小板。如有条件,ALF伴凝血障碍者可考虑输注重组活化Ⅶ因子(rFⅦa),有研究表明FFP+rFⅦa效果更佳。

(六)胃肠道出血预防

胃肠道出血是ALF公认的并发症,机械通气>48 h和凝血功能障碍是危重病人胃肠道出血的最主要危险因素,其他危险因素包括肝、肾功能衰竭、脓毒症(sepsis)、休克等。H_2 受体拮抗剂如雷尼替丁(3 mg/(kg·d))和硫糖铝(2~4 g/d)均可有效预防和减少此类出血的发生,前者的有效性更大,后者只作为二线用药,但两者在预防肺炎方面的作用相当。质子泵抑制剂也有效,但研究资料更少。维持胃液 pH>5.0 可有效减少胃肠道出血。

(七)血流动力学

ALF 生理机制与肝硬化和肝肾综合征相似。由于意识变化导致摄入不足、液体渗出至血管外和可能有的消化道失血等原因,可能病人入院时就有血管内容量不足。因此,大多数病人需要液体复苏,而放置肺动脉导管对液体控制和监测指导补液有一定作用。对 ALF 病人,胶体液如白蛋白较晶体液如生理盐水更为重要,应首先考虑,输入液中应含葡萄糖,以维持能量需求和血糖水平。充分的液体复苏和控制潜在感染和脓毒症对纠正低血压起着重要作用,必要时加用升压药,以维持平均动脉压 ≥ 50~60 mmHg,肺毛细血管楔压 8~14 mmHg。为维持血压水平,可选用多巴胺、肾上腺素、去甲肾上腺素,但多巴胺对增加氧输送似乎更有效;但一般不选用加压素类,否则会增加脑血流,促进颅内高压。

(八)肾功能保护

ALF 病人常合并急性肾功能衰竭,大多是肾前性或低血容量,其他原因包括肝肾综合征、急性肾小管坏死,药物或毒素中毒等。对乙酰胺基酚中毒导致 ALF 者,约占肾功能衰竭的 70%,而其他原因约 30%。ALF 病人合并肾功能衰竭是预后恶劣的重要预测因素,因此,避免使用肾毒性药如氨基糖苷类、非甾体抗炎药(NSAID)、对比造影剂和积极控制感染显得极为重要。如有透析指征,首选持续静脉-静脉替代(CVVHD)而非间断透析疗法,这对改善心血管功能稳定和控制颅内压很有帮助。

(九)代谢问题

ALF 病人最常出现四低(4H),即低血糖(Hypoglycaemia)、低血钠(Hyponatraemia)、低血钾(Hypokalaemia)、低血磷(Hypophosphataemia)和代谢性碱中毒。因此,需密切监测血糖,血气分析和血清钾、钠、镁、磷等。低血糖可能因肝性脑病而掩盖,尤应反复监测血糖水平,防止或及早发现低血糖,以便即时处理,一般最好维持血糖 > 4 mmol/L。电解质和酸碱平衡对保持正常代谢极为重要,严格限制蛋白摄入,每日蛋白量控制在 60 g(1 g/kg)即可,支链氨基酸并未优于其他制剂。原则上只要有能力,应首选胃肠道营养,但肝性脑病者忌经肠内给予蛋白,以防增加血氨产量,加重病情。

(十)肝移植

原位肝移植是 ALF 维持生命的最后希望。但因条件所限,不少病人无法获得此机会。主要适应证包括各种原因所致的中晚期肝衰竭,经积极内科和人工肝治疗疗效欠佳;各种类型的终末期肝硬化。

(十一)人工肝支持

人工肝是指通过体外的机械、物理化学或生物装置,清除各种有害物质,补充必需物质,改善内环境,暂时替代衰竭肝脏部分功能的治疗方法,能为肝细胞再生及肝功能恢复创造条件或等待机会进行肝移植。有条件者可试用,但其确切有效性尚待进一步论证,最近的初步研究显示体外全肝灌注(extracorporeal whole liver perfusion, ECLP)可有效清除血氨。目前人工肝主要包括血浆置换、血液灌流、血浆胆红素吸附、血液滤过、血液透析、白蛋白透析、血浆滤过透析和持续性血液净化疗法。主要适于:①各种原因引起的肝衰竭早、中期,PTA 在 20%~40% 之间和血小板大于 5 万/mm^3 为宜;晚期肝衰竭患者也可进行治疗,但并发症明显增多;对未达到肝衰竭诊断标准者而有肝衰竭倾向者,也可考虑早期干预。②晚期肝衰竭肝移植术前等待供体、肝移植术后排异反应、移植肝无功能期。其禁忌证包括:严重活动性出血或弥漫性血管内凝血者;对治疗过程中所用血制品或药品如血浆、肝素和鱼精蛋白等高度过敏者;循环功能衰竭者;心脑梗塞非稳定者；妊娠晚期等。

三、病因评估和治疗

（一）对乙酰胺基酚诱导性 ALF

对乙酰胺基酚是剂量依赖性肝毒性药，多数病人每日超过 10 g 便会中毒，少数病人 3~4 g 便发生中毒。中毒后常出现极高的转氨酶，ALT 和（或）AST 可高达数千。对疑似或确定是对乙酰胺基酚中毒者，发病 4 h 内给予活性炭吸附治疗（最好在 1 h 内给药），而后给予 N-乙酰半胱氨酸（NAC）。NAC 越早越好，但在 48 h 以上仍有效。方法 140 mg/kg 稀释至 5% 溶液口服或灌胃，继后 70 mg/kg，q4 h×17 次，偶发不良反应包括恶心、呕吐，极少数出现荨麻疹或支气管痉挛；经口或胃肠道禁忌者可 150 mg/kg+5% GS，缓慢静脉推注（超过 15 min），接着 50 mg/kg，持续滴注 4 h，继之 100 mg/kg 持续滴注 16 h。

（二）蘑菇中毒

多为蕈类，可引起 ALF，有明确进食史，主要是严重胃肠道症状如恶心、呕吐、腹泻、腹绞痛，多于进食后数小时发病，少数在 1 天后才发病。肝移植开展前病死率很高。近年发现青霉素 G（Penicillin G）和水飞蓟素（Silymarin）可对抗其毒素。青霉素 G 30~100 万 U/(kg·d)，分次给药。有报道水飞蓟素比青霉素 G 更有效，用法：水飞蓟素 30~40 mg/(kg·d)，静脉或口服给药，一般需用 3~4 d。可联合使用 NAC。

（三）药物诱导性肝毒性

虽较少见，但也时有发生。一般连续用药 6 个月或更长时间才发病。大多数无特效治疗，停药，适当使用抗氧化剂可能有效。

（四）病毒性肝炎

是我国最常见的致 ALF 的原因。无特效治疗，以综合治疗为主。乙型肝炎可考虑拉米夫定 100~300 mg/d，详见有效内容。

（五）Wilson 病（肝豆状核变性）

多见于年轻病人，常有突然发作的溶血性贫血伴血清胆红素升高＞20 mg/dl，直接胆红素为主。约 50% 病人有 Kayser-Fleischer 环（凯-弗氏二环，角膜边缘部的色素环，呈黄绿色、褐色或金黄色，大多需请眼科做裂隙灯检查），血清铜蓝蛋白明显降低（＜20 mg/dl），约 15% 的病人可正常，少数其他原因的 ALF 病人也可降低。高胆红素和尿铜水平（＞100 μg/24 h(1.6 μmol/24 h)）及肝铜监测（＞250 μg/g 肝重）有助诊断；血清碱性磷酸酶或尿酸水平极低支持诊断；胆红素(mg/dl)与碱性磷酸酶(IU/L)比值显著升高（＞2.0）也是 Wilson 病的直接指征。治疗包括白蛋白透析，持续血液过滤、血浆置换或交换。青霉胺对 ALF 不做常规，因可能导致过敏。肝移植是 Wilson 病 ALF 的有效方法。

（六）自身免疫性肝炎

平时慢性肝病多未诊断，自身抗体检测是重要诊断手段，肝活检有助确定诊断。激素是治疗的主要方法，泼尼松 30~40 mg/d。

（七）妊娠急性脂肪肝

妊娠急性脂肪肝又称 HELLP（溶血(hemolysis)、肝酶升高(elevated liver enzymes)、低血小板(low platelets)）综合征，本病少见，多发生于妊娠后 3 个月，以进行性肝细胞衰竭为特征，黄疸、凝血障碍和低血小板为三联征，偶有低血糖，常伴先兆子痫如高血压、蛋白尿表现，肝脂肪变性有助于提示诊断，肝活检油红染色可证实脂肪变性。罕有病人出现肝内出血或肝破裂，需紧急复苏和干预。早期识别并快速分娩对预后极有利，分娩后多能快速恢复，治疗主要为支持对症。

（八）急性缺血性损伤

多为心脏骤停后引起"休克肝"，低血容量/低血压或严重充血性心力衰竭也是其原因。低血压多因药物诱发，如长效尼克酸(Niacin)，吸食可卡因或甲基苯丙胺等。转氨酶显著升高,但循环纠正后会快速下降。循环支持是主要治疗。

(九) Budd-Chiari 综合征

本病又称急性肝静脉栓塞或布-查综合征,也会发生 ALF。主要表现为腹痛、腹水、显著肝肿大。诊断宜根据影像学如 CT、多普勒超声、MRI 静脉成像,癌症相关性高血凝是重要原因,因此,此类病人应检查并排除癌症。布-查综合征的治疗主要包括急性期的溶栓、血管成形和支架术、经颈静脉肝内门体分流术(TIPS)、外科转流术及肝移植等,发生 ALF 后,应考虑肝移植治疗。

(十) 恶性肿瘤浸润

恶性肿瘤浸润会引起 ALF,常见肿瘤包括乳腺癌、小细胞肺癌、淋巴瘤、白血病和黑色素瘤。诊断主要依据影像学和活检,治疗依基础肿瘤而定,肝移植并非此类病人的有效选择。

四、预 后

目前尚无确定性预后预测因子,但以下原因的 ALF 预后差:特异性药物损伤;急性乙型和其他非甲型肝炎;自身免疫性肝炎;蘑菇中毒;Wilson 病(肝豆状核变性);Budd-Chiari 综合征;不明原因;入院时 Ⅲ/Ⅳ 级肝性脑病。符合 King's 标准的 ALF 预后也差:①对乙酰胺基酚诱发性 ALF:动脉血 pH<7.3(充分液体复苏后),不考虑昏迷程度;或 PT>100 s(INR 6.5)+血清 Cr>300 μmol/L + Ⅲ/Ⅳ 级肝性脑病。②非对乙酰胺基酚诱发性 ALF:PT>100 s,不管昏迷程度;或以下任何 3 项而不管昏迷程度:药物中毒、不明原因性 ALF、年龄<10 岁或>40 岁、黄疸至昏迷间隔>7 d、PT>50 s(INR≥3.5)、血清胆红素>300μmol/L(17.5 mg/dl)。

(赖荣德 李奇林)

参 考 文 献

1. 中华内科杂志编委会. 急性非静脉曲张性上消化道出血诊治指南(草案). 中华内科杂志,2005,44(1):73~76
2. Mahadevan SV, Garmel GM. An introduction to clinical emergency medicine. Cambridge University Press, 2005
3. 陈灏珠. 实用内科学. 第 12 版. 北京:人民卫生出版社,2005
4. 中华医学会. 临床诊疗指南·消化系统疾病分册. 北京:人民卫生出版社,2004
5. Friedman SL, McQuaid KR, Grendell JH. Current diagnosis & treatment in gastroenterology, 2nd edition. McGraw-Hill Company, Inc., 2003
6. Avunduk C. Manual of gastroenterology: diagnosis and therapy, 3rd edition. Lippincott Williams & Wilkiins, 2002
7. 中华内科杂志编辑部. 食管胃静脉曲张出血的诊治建议(草案). 中华内科杂志,2006,45(6):524~526
8. Feldman M, Friedman LS, Brandt LJ. Sleisenger & Fordtran's Gastrointestinal and Liver Disease, 8th edition. Saunders, 2006
9. Banks PA, Freeman ML. Practice Guidelines in Acute Pancreatitis. Am J Gastroenterol, 2006, 101: 2379~2400
10. UK guidelines for the management of acute pancreatitis. Gut, 2005, 54(Suppl Ⅲ): iii1~iii9
11. Whitcomb DC. Acute Pancreatitis. N Engl J Med, 2006, 354: 2142~2150
12. Campos TD, Assef JC, Rasslan S. Questions about the use of antibiotics in acute pancreatitis. World Journal of Emergency Surgery, 2006, 1: 20~26
13. Fauci AS, Braunwald E, Kasper DL, et al. Harrison's principles of internal medicine, 17th edition. McGraw-Hill Companies, Inc, 2008
14. Forsmark CE, Baillie J. AGA Institute technical review on acute pancreatitis. Gastroenterology, 2007, 132: 2022~2044
15. Carroll JK, Herrick B, Gipson T, et al. Acute pancreatitis: diagnosis, prognosi, and treatment. Am Fam Physician, 2007, 75(10): 1513~1520
16. Kingsnorth A, O'Reilly D. Acute pancreatitis. BMJ,

2006,332:1072~1076
17 Pandol SJ, Saluja AK, Imrie CW, et al. Acute pancreatitis: bench to the bedside. Gastroenterology,2007,132(3):1127~1151
18 Mookadam F, Cikes M. Cullen's and Turner's signs. N Engl J Med,2005,353(13):1386
19 Feldman M, Friedman LS, Brandt LJ. Sleisenger and Fordtran's Gastrointestinal and liver disease: pathophysiology/diagnosis/management. 8th edition, Saunders,2006
20 Heidelbaugh JJ. Bruderly M. Cirrhosis and chronic liver failure: part I -diagnosis and evaluation, Am Fam Physican. 2006,74:756~762,781
21 Heidelbaugh JJ, Sherbondy M. Cirrhosis and chronic liver failure: part II-complication and treatment. Am Fam Physican,2006,74:767~776
22 Yeung E, Yong E, Wong F. Renal dysfunction in cirrhosis: diagnosis, treatment, and prevention. Med Gen Med,2004,6(4):9
23 Runyon BA. Management of adult patients with ascites due to cirrhosis. Hepatology,2004,39(3):1~16
24 Gines P, Cardenas A, Arroyo V, et al. Management of cirrhosis and ascites. N Engl J Med, 2004, 350:1646~1654
25 Nina Dib, Oberti F, Cales P. Current management of the complications of portal hypertension: variceal bleeding and ascites. CMAJ, 2006, 174 (10):1433~1443
26 Krige JEJ, Beckingham IJ. ABC of diseases of liver, pancreas, and biliary system: portal hypertension-1: varices. BMJ,2001,322:348~351
27 Butterworth RF. Hepatic encephalopathy, Alcohol Research & Health,2003,27(3):240~246
28 Jin Kee Ho, Eric Yoshida. The Extrahepatic Consequences of Cirrhosis. Med Gen Med,2006,8(1):59
29 Bodil AN, Gluud LL, Gluud C. Non-absorbable disaccharides for hepatic encephalophathy: systematic review of randomised trials. BMJ,2004,328:1046~1052
30 Heathcote EJ. Management of primary biliary cirrhosis. Hepatology,2000,31(4):1005~1013
31 Kaplan MM, Gershwin ME. Primary biliary cirrhosis. N Engl J Med,2005,353(12):1261~1273
32 Reshtnyak VI. Concept on the pathogenesis and treatment of primary biliary cirrhosis. World J Gastroenterol,2006,12(45):7250~7262
33 Bayless TM, Diehl AM. Advanced therapy in gastroenterology and liver disease, 5th edition. BC Decker Inc,2005
34 Schiff ER, Sorrell MF, Maddrey WC. Schiff's diseases of the liver, 10th edition. Lippincott Williams & Wilkins,2007
35 Polson J, Lee WM. AASLD position paper: the management of aucte liver failure. Hepatology, 2005, 41(5):1179~1197
36 中华医学会感染病学分会和肝病学分会. 肝衰竭诊疗指南. 中华肝脏病杂志,2006,14(9):643~646
37 J G O'Grady. Acute liver failure. Postgrad Med J,2005,81:148~154
38 Bansal S, Dhawan A. Acute liver failure. Indian Journal of Pediatr,2006,73(10):931~934
39 Kelly DA. Managing liver failure. Postgrad Med J,2002,78:660~667
40 Naruse K, Tang W, Makuuchi M. Artificial and bioartificial liver support: a review of perfusion treatment for hepatic failure patients. World J Gastroenterol,2007,13(10):1516~1521
41 Eisenbach C, Sieg O, Stremmel W, et al. Diagnostic criteria for acute liver failure due to Wilson disease. World J Gastroenterol,2007,13(11):1711~1714
42 Menon KVN, Shah V, Kamath PS. The Budd-Chiari syndrome. N Engl J Med,2004,350:578~585
43 Davern TJ. Fulminant hepatic failure, see, Bayless TM, Diehl AM. Advanced therapy in gastroenterology and liver disease,5th edition. BC Decker Inc,2005
44 Riordan SM, Kurtovic J, Williams R et al. Schiff's Diseases of Liver, 10th edition, Lippincott Williams & Wilkins,2007

第 10 章

血液系统急重症

第 1 节 贫 血

贫血(anemia)是指循环红细胞(RBC)数量减少,是原发性骨髓异常、原发性 RBC 异常(破坏增加)、免疫障碍、营养缺乏的常见表现,也可以是许多疾病继发性改变。任何能够影响 RBC 产生、促进其破坏或导致 RBC 丢失的情况,在骨髓代偿不足时均可发生贫血。正常循环 RBC 的寿命为 120 d,如破坏加快即会导致贫血。按血红蛋白(Hb)分类,海平面地区,我国成年男性 Hb<120 g/L 或 RBC<$4.5×10^{12}$/L 及(或)HCT<42%、成年女性 Hb<110 g/L、孕妇 Hb<100 g/L 或 HCT<37% 即可诊断为贫血。世界卫生组织(WHO)和美国疾病控制和预防中心(CDC)根据 Hb 结果对贫血各有更为详细的分类,列于表 10-1-1 供参考。

表 10-1-2 是有关 RBC 的一些常用正常测定值。

表 10-1-1　根据血红蛋白数值确定贫血诊断

年　龄	Hb(WHO)	Hb(CDC)
婴儿(0.5~4.9 岁)	—	<110 g/L
儿童(5~11.9 岁)	—	<115 g/L
行经妇女	<120 g/L	—
孕妇(妊娠前或后 3 个月)	<110 g/L	<110 g/L
孕妇(妊娠中的 3 个月)	<110 g/L	<105 g/L
男性	<130 g/L	—

表10-1-2 红细胞正常测定值

项目	男性	女性
红细胞(RBC)计数	男性:$(4.5\sim6.0)\times10^{12}/L$	女性:$(4.0\sim5.4)\times10^{12}/L$
血红蛋白(Hb)	男性:135~175 g/L	女性:120~160 g/L
红细胞压积(Hct)	男性:40%~52%	女性:36%~48%
红细胞平均容积(MCV)	81~99 fl	
红细胞平均血红蛋白含量(MCH)	30~34 pg	
红细胞平均血红蛋白浓度(MCHC)	30%~36%	
网织RBC计数	40 000~100 000/μl	
网织RBC百分数	0.5%~1.5%	

一、识 别

(一)贫血分类

根据划分方法不同,贫血分类不一。常可按红细胞形态、血红蛋白含量、病情进展速度和严重程度分类。但各种分类法各有其优缺点,临床上常将几种方法结合起来应用。

(1)按红细胞形态分为大细胞性贫血、正常细胞性贫血和小细胞低色素性贫血(表10-1-3)。

(2)按血红蛋白浓度分为轻度、中度、重度和极重度贫血(表10-1-4)。

(3)按红细胞中血红蛋白含量分为正常色素性贫血、低色素性贫血和高色素性贫血(表10-1-5)。

表10-1-3 红细胞形态与贫血分类对照表

类型	MCV(fl)	MCHC(%)	常见疾病
大细胞性贫血	>100	32~35	巨幼细胞贫血、伴网织RBC增生的溶血性贫血、骨髓异常增生综合征、肝脏疾病
正常细胞贫血	80~100	32~35	再生障碍性贫血、纯红再生障碍性贫血、溶血性贫血、骨髓病性贫血、急性失血性贫血
小细胞低色素性贫血	<80	<32	缺铁性贫血、铁粒幼细胞性贫血、珠蛋白生成障碍性贫血

表10-1-4 血红蛋白浓度与贫血严重程度分类对照表

贫血严重程度	轻度	中度	重度	极重度
血红蛋白(g/L)	>90	60~90	30~59	<30

表10-1-5 红细胞中平均血红蛋白含量(MCH)与贫血分类对照表

贫血类型	正常色素性贫血	低色素性贫血	高色素性贫血
MCH(pg)	26~32	<26	>32

(4)按骨髓增生程度分为增生不良性贫血和增生性贫血,前者见于再生障碍性贫血或纯红细胞再生障碍性贫血,后者则泛指除再生障碍性贫血以外的贫血。

(5)按贫血进展速度分为急性和慢性贫血。

(二)原因和机制

主要是红细胞生成与破坏失衡或丢失过多所

致,即红细胞生成减少、破坏过多和失血。红细胞生成减少包括骨髓干细胞损伤或异常、骨髓被异常组织浸润、细胞成熟障碍。骨髓被异常组织浸润见于骨髓纤维化、恶性组织细胞病、白血病、骨髓瘤、转移瘤等;细胞成熟障碍分为DNA合成障碍和血红蛋白合成障碍,前者见于巨幼细胞贫血,后者见于缺铁性贫血、球蛋白生成障碍性贫血、铁粒幼细胞性贫血等;红细胞破坏过多分为红细胞内在缺陷和红细胞外因素,前者包括红细胞膜异常(如遗传性球形红细胞增多症、椭圆形红细胞增多症、阵发性睡眠性血红蛋白尿症)、红细胞酶缺陷(葡萄糖-6-磷酸脱氢酶缺乏、丙酮酸激酶缺乏)、血红蛋白异常(血红蛋白病、球蛋白生成障碍性贫血)、卟啉代谢异常(遗传性红细胞生成性卟啉病、红细胞生成性原卟啉病),后者包括免疫性溶血性贫血(自身免疫性、新生儿免疫性、血型不合输血、药物性)、机械性溶血性贫血(如创伤性心源性、微血管病性、行军性血红蛋白尿)、其他(如化学、物理、生物因素及脾功能亢进等)。另外也见于淋巴细胞功能亢进性贫血,造血调节因子水平异常性贫血如肾功能不全、垂体或甲状腺功能低下、肝病等产促红细胞生成素(EPO)不足导致贫血,造血细胞凋亡亢进。造血原料不足或利用障碍性贫血如叶酸或维生素B_{12}缺乏或利用障碍,缺铁或铁利用障碍,红细胞破坏过多性贫血指溶血性贫血。失血性贫血见于各种急慢性失血性疾病。

(三)临床表现

贫血的临床表现主要包括缺血或组织灌注不足的征象,以及基础病表现,其症状和体征取决于贫血的原因、程度和发生速度,以及病人的代偿能力等。各系统均可出现症状。

继发失血所致的贫血常伴低血容量,失血部位较容易确定。出血部位不确定者,月经过多失血和胃肠道出血是最常见隐性失血原因。有基础病如肝硬化、出血性体质、恶性肿瘤或感染,或药物性出血如水杨酸盐、非甾体抗炎药或抗凝药,是指导评估和处理的有效途径。无基础病贫血者对低血容量耐受性相对较好,但老年或慢性病者较易出现新症状或原有症状加重。

继发于慢性病的失血贫血者常有疲乏无力、全身不适、精疲力竭感,头晕、头昏眼花,活动后呼吸困难,运动耐力降低,或充血性心衰恶化均可能是其主要表现。胃肠道表现如食欲不振、恶心、呕吐提示内脏血管低灌注,代偿能力差。有动脉硬化性血管病者可出现心绞痛、跛行、晕厥或局灶性神经功能缺陷。某些病史信息如对某些血红蛋白病和恶性贫血易感的种族或家族史,用药史、饮食史、乙醇饮用、近期住院(慢性病贫血者常常住院),以及其他基础病史如肾脏、肝脏、甲状腺、胶原血管病或肿瘤,和既往贫血史或复发性黄疸等伴有贫血者,应注意原有症状的加重,否则不易发现。

皮肤或黏膜苍白是贫血的基本表现,伴有黄疸提示有溶血,溶血时可有心动过速伴脉压增宽和高血流动力学状态(反映心输出量增加)以及收缩期喷射性杂音。有淤斑和紫癜提示伴有血小板减少,慢性病如风湿病、内分泌病、肝病或肿瘤等,可表现为淋巴结肿大、皮疹、甲状腺肿、黏液水肿或肝衰竭的出血点或蜘蛛痣。肝脾肿大提示有基础病或髓外造血。

其他表现如维生素B_{12}缺乏可有表皮脱落和脱髓鞘,引起黏膜萎缩、触痛(如舌炎)和下肢手套样感觉缺失,并可有位置觉和振动觉障碍。急性溶血引起的症状和体征与慢性病贫血相似,但严重者可表现为黄疸、黑尿或酱油样尿,发热、衰竭,腹痛和腰背疼痛。血红蛋白尿提示急性血管内溶血,大多与输血反应相关。有贫血家族史的溶血提示为内源性原因,而暴露于某种药物或毒物者说明是外源性病因。红细胞免疫性破坏大多是自身抗体引起,而机械性原因大多由于人工心瓣膜所致。弥漫性出血可能是DIC引起的微血管病性溶血。

(四)实验室检查

贫血的实验室检查最主要的是血常规(包括红细胞和血红蛋白),为进一步确定病因,有时需行骨髓穿刺涂片甚至骨髓活检。另外,贫血的诊断不应与原发病分离,除外血液系统本身的检查外,应进行大小便常规检查,了解肝肾功能、电解质情况,以及 ECG、胸片等全身基本状况,必要时根据有关原发病或致贫血原因选择性采取相关影像学检查。

表 10-1-6 是疑似疾病的实验室检查选择,供参考。

表 10-1-6　贫血的有关实验室检查选择

考虑以下原因引起的贫血	选择的实验室检查
再生障碍性贫血	
骨髓发育/增生不全或骨髓痨	血小板计数、白细胞计数及分类、骨髓穿刺和活检
骨髓发育不良	骨髓穿刺及活检(包括铁普鲁士蓝染色)、核型分析
急性白血病	骨髓穿刺及活检、流式细胞计数、免疫组化染色、核型分析
骨髓纤维化	骨髓活检(三色染色、银染色)
缺铁	血清铁、总铁结合量(TIBC)、铁蛋白、可溶性转铁受体(±骨髓铁染色)
慢性病/炎症性贫血	血清铁、TIBC、铁蛋白、可溶性转铁受体(±骨髓铁染色)
叶酸缺乏	RBC 叶酸水平、血清叶酸、骨髓穿刺
维生素 B_{12} 缺乏	血清维生素 B_{12} 水平、尿(±血清)甲基丙二酸水平、骨髓穿刺
溶血性贫血	
溶血性贫血常用措施(血管内(I)和血管外(E))	血清触珠蛋白减少(I>E)、存在尿血红蛋白(I)和(或)尿含铁血黄素(I)、血清 LDH(I>E)、血清游离胆红素(I>E)
地中海贫血(球蛋白生成障碍性贫血)	血红蛋白电泳、血红蛋白 A_2 和 F 水平、珠蛋白 DNA 分析(DNA 印迹法、PCR、序列测定)、珠蛋白链合成比
镰刀形 RBC 异常	血红蛋白电泳
自身免疫性溶血	Coombs 试验、红细胞表面抗体定量、冷凝集试验
创伤(微或大血管病性溶血)	有高血压、妊娠、人工心瓣膜或人造血管术后、系统性血管炎、神经变化、发热症状和体征,裂形 RBC、贫血、破坏性血小板减少,BUN、Cr、尿常规、DIC 检查
遗传性球形 RBC 增多症、椭圆形 RBC 贫血、口形 RBC 增多症	主要作形态学诊断,序列测定会发现 DNA 链突变缺失
不稳定血蛋白	热变性/异丙醇变性试验、血红蛋白电泳
阵发性夜间血红蛋白尿	酸溶血或糖水溶血试验、流式细胞计量分析

(五)贫血诊断

结合临床表现和血红蛋白测定,诊断贫血并不困难,但贫血大多只是一个综合征,应尽可能确定引起贫血的原因。贫血诊断参见图 10-1-1 诊断程序。

为进一步确定病因,可按表 10-1-7 并结合个人病史和家族史分析诊断。

另外,可根据红细胞形态学寻找有关致贫血线索(表 10-1-8),确立诊断。

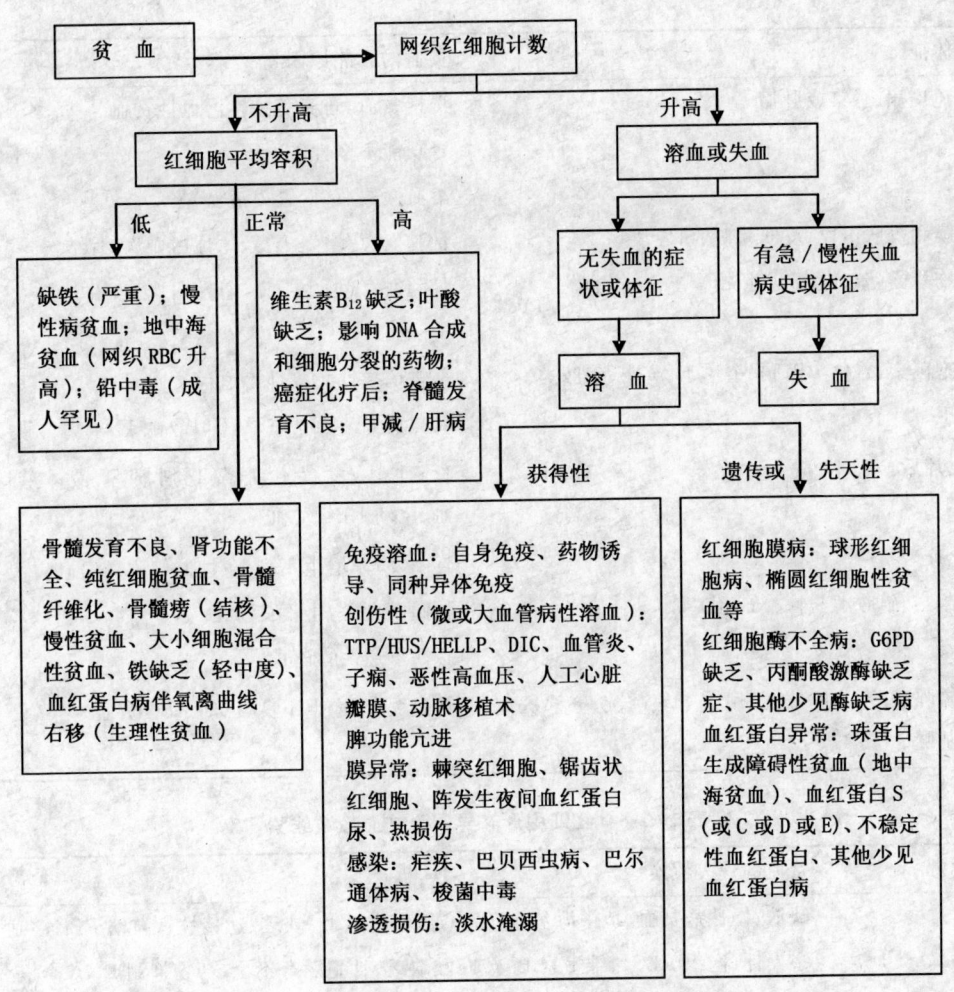

图 10-1-1　贫血诊断程序图

注：TTP=血栓性血小板减少性紫癜；HUS=溶血性尿毒症综合征；HELLP=溶血、肝酶升高和低血小板计数。

表 10-1-7　根据个人和家庭史诊断贫血

病史：症状和体征	贫血的可能原因
既往血细胞计数正常	可能不是遗传或先天性异常
儿童时就有贫血	遗传或先天性溶血性贫血或骨髓发育不全
脾切除术、胆石症和（或）黄疸	慢性溶血性贫血、肝病
有脾切除、胆石症和（或）黄疸家庭史	遗传性溶血性贫血（RBC 酶或膜异常、地中海贫血或血红蛋白病）
饮食差、营养不良或严重酗酒	骨髓发育不良、叶酸缺乏症
感觉异常、足麻木、平衡失调、意识改变	维生素 B_{12} 缺乏症
胃切除术后、回肠切除、慢性吸收不良	维生素 B_{12} 缺乏
慢性胃炎、消化性溃疡、黑粪症、月经过多、子宫不规则出血、长期使用 NSAID、反复鼻或结肠出血、多胎妊娠、十二指肠手术、胃切除	缺铁

续表

病史:症状和体征	贫血的可能原因
慢性风湿病、免疫病、感染或肿瘤	慢性贫血、自身免疫性溶血性贫血
尿量减少	肾功能不全性贫血
黑尿	溶血性贫血(血管内溶血)
近期感染、黏膜和皮肤出血、皮肤易破、口腔溃疡	骨髓发育/增生不良、急性白血病、骨结核
职业/环境毒物暴露(苯、电离辐射、铅)	骨髓发育/增生不良、急性白血病、铅中毒
药物暴露:	
青霉素、头孢菌素、普鲁卡因胺、奎尼丁、奎宁、磺胺类	药物诱导性免疫性溶血性贫血
蚕豆、氨苯砜、萘	氧化诱导溶血性贫血(G6PD 缺乏)
癌症近期化疗后	骨髓增生/发育不良、氧化剂损害、液体潴留/稀释性贫血、巨幼 RBC 贫血
癌症既往化疗后	骨髓发育/增生不良、急性髓细胞样白血病
氯霉素、金制剂、磺胺类药物、NSAID	骨髓发育/增生不良
乙醇、氯霉素	急性可逆性骨髓毒性
甲氨蝶呤、硫唑嘌呤、乙胺嘧啶、甲氧苄氨嘧啶、齐多夫定、磺胺药、羟基脲	骨髓发育/增生不良、巨幼 RBC 贫血

表 10-1-8　红细胞形态异常为贫血诊断线索

红细胞形态异常	贫血的代表性疾病
小 RBC 症	缺铁、慢性病贫血、地中海贫血、铅中毒、维生素 B_6 缺乏、遗传性铁粒幼 RBC 贫血
巨 RBC 症	多染性(网织 RBC)、维生素 B_{12} 或叶酸缺乏、骨髓发育不全、药物抑制 DNA 合成
嗜碱性点彩	溶血、铅中毒、地中海贫血
靶形 RBC	地中海贫血、血红蛋白 C(D、E 和 S)、肝病、血 β 脂蛋白缺乏症
球形 RBC	自身免疫性溶血性贫血、同种异体免疫溶血、遗传性球形 RBC 增多症、海因小体溶血性贫血
裂 RBC 和 RBC 碎片	TTP、DIC、血管炎、恶性高血压、子痫、人工心瓣膜或瓣膜损害致创伤性溶血性贫血、热损伤(烧伤)、脾切除术
泪珠样 RBC	骨髓纤维化、骨结核
镰刀形 RBC	血红蛋白 SS、SC 或 S-β 地中海贫血
棘突 RBC	严重肝病、营养不良、McLeod 血型表型
棘 RBC	肾功能衰竭、因营养不良伴低镁和低磷导致的溶血性贫血、丙酮酸激酶缺乏、体外人为损害 RBC
裂 RBC(口形 RBC)	酗酒、遗传性口形 RBC 增多症
"咬"RBC 或"水泡"细胞	G6PD 缺乏、其他氧化诱导性溶血性贫血、不稳定血红蛋白病
Howell-Jolly 小体	即成熟红血球中碱性染色小体:脾切除后、脾功能减退症
细胞内寄生虫或寄生菌	疟疾、巴贝西虫病、巴尔通体病
凝合 RBC	冷凝集素病、体外人为损害
钱串样 RBC	多发性骨髓瘤、意义未定的单克隆丙种球蛋白病

二、处　置

贫血治疗应根据病因、严重程度和贫血产生速度而定。无论院前和医院门急诊，需要立即处理的贫血是确定并改善低血容量性休克，或纠正伴有明显症状的贫血。立即液体复苏，急性失血者应给予输血等(参见"休克"节)。以下情况在急诊纠正休克后应入院或入住ICU：血容量减少或进行性出血；出血伴Hb<90 g/L或症状性贫血需要输血治疗者；有严重症状如胸痛、呼吸困难、晕厥者；各类血小板减少需进一步确诊和评估处理者；预期需要进行更多诊断和治疗干预者。

1. 病因治疗

在贫血改善或症状消失后应再次检查和评估贫血原因，消除病因是治疗贫血的首要原则，针对病因进行相应治疗方能起到有效作用。

2. 贫血的药物治疗

(1) 铁剂：常用亚铁制剂(如琥珀酸亚铁、富马酸亚铁及葡萄糖酸亚铁等)，但其仅对缺铁性贫血有效，对非缺铁性贫血不宜应用铁剂。

(2) 叶酸和维生素 B_{12}：仅对缺乏这两种维生素的巨幼细胞贫血有效，对其他贫血无效。某些溶血性贫血由于叶酸的需要增多，也须补充叶酸。

(3) 糖皮质激素：是治疗温抗体型自身免疫性贫血的首选药，须足量用药，有糖尿病、结核病及老年患者慎用。

(4) 雄激素：常用睾丸酮及合成睾丸酮衍生物(司坦唑醇和达那唑)，前者可刺激肾脏增加红细胞生成素(EPO)的分泌，促进造血干细胞对EPO的反应，促进造血。长期应用于再生障碍性贫血可改善病情，少数慢性难治性贫血也有一定疗效。

(5) 环孢菌素A：是免疫抑制剂，与雄激素长期合用于治疗再生障碍性贫血，取得较好疗效。

(6) 红细胞生成素：可纠正肾性贫血，常与血液透析同时应用于慢性病贫血。

3. 其他治疗

(1) 输血：输血能迅速减轻或纠正贫血，是贫血对症治疗或严重贫血治疗的主要措施。

(2) 脾切除：脾脏是红细胞破坏的主要场所，与抗体的产生也有关，切除脾脏可使遗传性球形红细胞增多症及脾功能亢进患者的红细胞破坏减少。

(3) 骨髓移植：主要用于重型再生障碍性贫血及部分重型珠蛋白生成障碍性贫血。

(赖荣德　蒋龙元)

第2节　缺铁性贫血

正常饮食约可提供铁15 mg/d，其中5%~10%在胃肠道(主要是空肠上段)吸收，二价铁(Fe^{2+})较三价铁(Fe^{3+})更易吸收。人体总铁量约4 g，男性和非月经期女性每天从尿、粪、汗和皮肤及胃肠道脱落细胞丢失铁约1 mg，育龄女性更易发生铁缺乏，60 kg女性每个月经周期失铁约42 mg，妊娠时可能失铁约500~1 000 mg(主要是经胎盘转运至胎儿)，流向胎儿的胎盘循环血液约500 ml，含铁250 mg。缺铁性贫血(iron deficiency anemia, IDA)是全球范围内最常见的营养缺乏症，它可降低成人劳动力，影响儿童和青少年运动和智力发育，影响视觉和听觉功能，轻度影响儿童的认知功能。缺铁而无贫血的青少年女孩认知功能受影响，并会导致成年妇女产生疲乏无力。成人男性缺铁性贫血患病率为2%左右，女性9%~20%，以黑人和墨西哥裔美国妇女为高。9%的65岁以上老年缺铁性贫血者有胃肠道肿瘤。

一、识　别

(一)病因和机制

铁缺乏的常见原因包括铁吸收不足、慢性失铁、铁供应不足、铁需求增加、内源性重新分布和妇女生理性失铁等。钙、纤维素、咖啡、酒会影响铁的吸收。铁缺乏可总结为图 10-2-1 简易图示。

(二)临床表现

缺铁性贫血的症状和体征与贫血的严重程度有关,贫血的发生一般呈隐匿性,症状进展缓慢,患者有良好的代偿适应性。常见症状包括乏力、疲乏、易倦、运动耐力减低、活动后心悸、气短。随着缺铁的加重,可出现易感染(传染性口角炎)、舌乳头萎缩、舌痛、舌炎、吞咽困难(Plummer-Vinson Syndrome,即缺铁性吞咽困难综合征,发生不可逆性食管蹼)、胃黏膜萎缩、胃酸缺乏,指甲变脆、匙状甲,缺铁性发热,贫血,面容变绿(萎黄病)。

(三)实验室检查

缺铁性贫血可见 Hb 降低,其中 MCV 一般少于<76fl,MCHC 降低,红细胞分布宽度增加。即表现为低色素性贫血,环形红细胞,血清变淡、色素下降,血清铁明显减少。血清铁降低和总铁结合力(TIBC)升高提示缺铁。如血沉(ESR)升高,可溶性转铁蛋白常升高,如贫血伴 ESR 升高,可溶性铁蛋白多正常。低色素性贫血可见于缺铁性贫血,但地中海贫血或慢性肾功能衰竭使用 EPO 且供铁不足时也会出现。表 10-2-1 为铁缺乏的实验室检查内容。

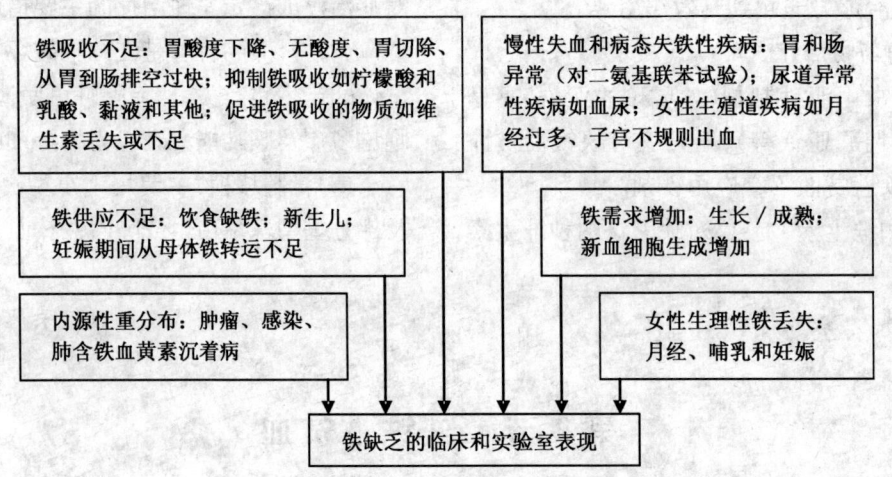

图 10-2-1　缺铁性贫血病因诊断

表 10-2-1　铁缺乏的实验室检查

	贮存铁缺乏	轻度缺铁	缺铁性贫血
血红蛋白(Hb)	正常	轻度降低	显著降低(RBC 呈小细胞低色素性)
贮存铁	<100 mg	0	0
血清铁(SI,$\mu g/dl$)	正常	<60	<40
总铁结合力(TIBC,$\mu g/dl$)	360~390	>390	>410

续表

	贮存铁缺乏	轻度缺铁	缺铁性贫血
转铁蛋白饱和度(PST)	20～30	<15	<10
血清铁蛋白(SF,μg/dl)	<20	<12	<12
铁粒幼红细胞(%)	40～60	<10	<10
红细胞游离原卟啉(FEP,μg/dl)	30	>100	>200

(四)诊 断

缺铁的诊断主要依据实验室检查。

(1) 贮存铁缺乏：此时仅有体内贮存铁的消耗，符合血清铁蛋白<14 μg/L或骨髓铁染色显示铁粒幼细胞<10%或消失，细胞外铁缺如，即可诊断。

(2) 缺铁性红细胞生成指红细胞摄入较正常时少，但Hb减少还不明显，符合一项即可诊断：转铁蛋白饱和度<15%；红细胞游离原卟啉>0.9 μmol/L或>4.5 g/g血红蛋白。

(3) 缺铁性贫血：红细胞内Hb明显减少，呈现小细胞低色素性贫血，诊断依据：小细胞低色素性贫血；有明确的缺铁原因和临床表现；符合缺铁及缺铁性红细胞生成中的任何二条者；铁剂治疗有效。图10-2-2所示为缺铁性贫血的诊断程序。

二、处 置

针对病因治疗是根本。任何年龄的缺铁性贫血者劳累后出现疲乏或呼吸困难均应考虑输血，无症状性心脏病者Hb<100 g/L也应考虑输血治疗。

治疗缺铁性贫血的最简单、安全、价廉的方法是口服补铁，口服铁剂也是治疗缺铁性贫血的首选治疗方法，每日补充元素铁150～200 mg即可。最常用的是硫酸亚铁(300 mg硫酸亚铁可提供元素铁60 mg)，其他如葡萄糖酸亚铁(325 mg葡萄糖酸亚铁可提供元素铁36 mg)、富马酸亚铁或延胡索酸亚铁等的疗效和不良反应与硫酸亚铁相当。胃内酸性环境和维生素C等有助于铁的吸收，而鞣酸盐(如茶)、肌醇六磷酸盐(如麦麸、谷类)或升高胃酸的药物(如抗酸药、质子泵拮抗剂、H_2受体拮抗剂)等减少铁的吸收。10%～20%口服补铁者会出现不良反应如恶心、上腹部不适、腹胀、便秘和(或)腹泻。儿童或吞咽困难者可使用溶液。补铁有效的指标是补铁2～3周后Hb升高20 g/L，这个幅度也是治疗缺铁性贫血比较合适的范围，MCV和网织红细胞会随Hb升高而上升，7～10 d后网织红细胞才会升高，但网织红细胞升高并非可靠的铁治疗有效指标。通常需要约半年时间补铁治疗，一般在Hb和MCV正常后继续补铁至少3～4个月，以恢复铁储备。如不能耐受口服补铁，或如妊娠或大手术前需快速恢复铁储备，可用其他途径如肌内或静脉注射补铁。肌内注射补铁可能出现注射部位疼痛和皮肤脱色，最好不经肌注补铁，可选用山梨糖醇铁。静脉补铁可用葡萄糖酸铁(25 mg+NS50 ml,1 h内静脉滴注)蔗糖氢氧化铁复合物。注意，肌内或静脉注射补铁者，Hb升高不比口服更快，同时饮食调整虽可加速补铁，但不能替代铁剂治疗。

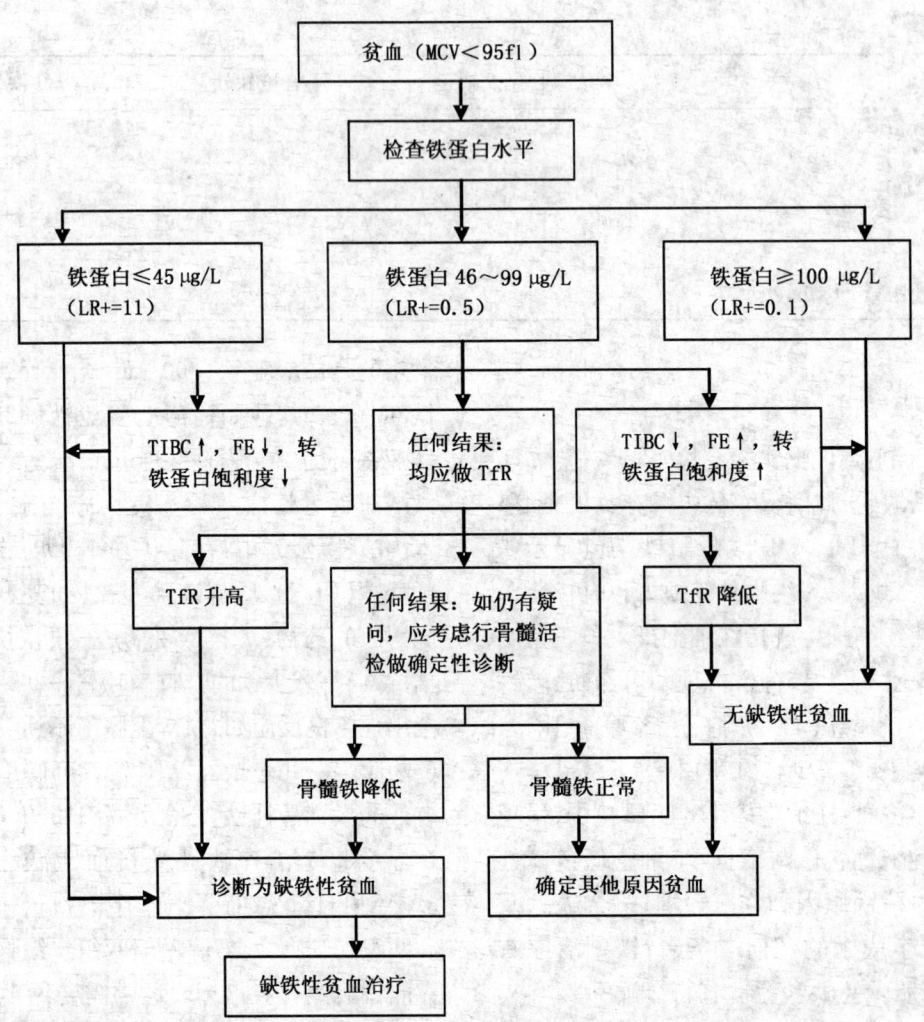

图 10-2-2 缺铁性贫血诊断程序图

注：MCV＝平均红细胞容积，LR＋＝阳性可能比，TIBC＝总铁结合力，FE＝血清铁，TfR＝血清转铁蛋白受体

（赖荣德　蒋龙元）

第3节　溶血性贫血

溶血是红细胞在正常的120天寿命到来之前遭受破坏，可以终生无症状，也可表现为黄疸、胆石症或单纯性网织红细胞增多。溶血性贫血（hemolytic anemia）是由于红细胞破坏增多、增速，超过其代偿能力时所发生的一组贫血，由于骨髓造血具有产生红细胞8倍的代偿能力，如红细胞寿命缩短、破坏加速，而骨髓造血能够代偿者，可不出现贫血，此为溶血性疾患。若红细胞平均寿命不足15～20 d，红细胞破坏速度远超过骨髓的代偿潜能者，则表现为贫血。

一、识　别

（一）病因和病理生理

1. 血管内溶血性贫血

包括假体材料（如人工心瓣膜、心室或心房间隔斑块、左室辅助装置、人造血管、经颈静脉肝内门体分流术），血栓性血小板减少性紫癜，溶血性尿毒症综合征，弥散性血管内凝血（DIC），癌细胞扩散，化疗（如丝裂霉素C），实体器官移植，骨髓移植，恶性高血压，胶原沉着病（硬皮病），系统性红斑狼疮（SLE），子痫、先兆子痫、HELLP综合征（溶血、肝转氨酶升高-血小板减少综合征），小血管创伤（如运动相关性），烧伤相关性，动物毒素，细菌感染（如梭菌属）等。

2. 自身免疫性溶血性贫血相关的疾病

感染（病毒，特别是呼吸道感染、传染性单核细胞增多症、巨细胞病毒感染、支原体、结核），非肿瘤性异常（SLE、类风湿性关节炎、甲状腺疾病、溃疡性结肠炎、慢性活动性肝炎），免疫缺陷综合征（X性联丙种球蛋白缺乏症、丙种球蛋白异常血症、常见变异型低两种球蛋白血症、IgA缺乏症、Wiskott-Aldrich综合征），肿瘤（非霍奇金淋巴瘤、霍奇金病、急性淋巴细胞白血病、癌、胸腺瘤、卵巢囊肿和肿瘤）。

3. 红细胞膜异常性溶血性贫血

包括遗传性红细胞膜缺陷（如遗传性球形/椭圆形/棘形/口形细胞增多症）和获得性血细胞膜糖化肌醇磷脂锚连蛋白异常（如阵发性睡眠性血红蛋白尿）。

4. 遗传性红细胞酶缺乏性溶血性贫血

红细胞糖代谢酶系、核苷代谢酶系、氧化还原酶系等发生缺陷导致溶血性贫血，如葡萄糖-6-磷酸脱氢酶缺乏症、丙酮酸激酶缺乏等。

5. 珠蛋白和血红素异常性溶血性贫血

包括遗传性血红蛋白病（如地中海贫血、不稳定血红蛋白病）和血红素异常（如血卟啉病、铅中毒）。

6. 免疫性溶血性贫血

自身免疫性溶血性贫血（如温抗体或冷抗体型、原发性或继发性）和同种免疫性溶血性贫血（如血型不符的输血反应、新生儿溶血等）。

7. 溶血有两种机制

(1) 血管内溶血：如红细胞在血管内破坏，机械创伤，内皮异常，补体与细胞膜表面结合及活化，感染导致细胞膜直接降解和细胞破坏作用等。

(2) 血管外溶血：红细胞变形能力差，通过肝、脾窦时引起膜变化引起膜破坏等。

（二）临床表现

急性溶血性贫血多为短期内大量血管内溶血，如输异型血时起病多急骤，可有严重的腰背、四肢酸痛，伴头痛、恶心呕吐、寒战，继之高热、面色苍白，酱油样尿（血红蛋白尿）、黄疸等，严重者出现周围循环衰竭和急性肾功能衰竭。慢性溶血性贫血以血管外溶血为主，有贫血、黄疸、肝脾肿大表现，长期高胆红素血症可并发胆石症和肝功能损害。各种原因的溶血表现不完全一致。

遗传性球形细胞增多症多为成年发病，多有贫血、黄疸和脾大，感染可加重症状甚至并发再障危象，表现为发热、腹痛、呕吐、网织红细胞减少，严重者全血细胞减少，持续10~14 d左右，贫血加重时并不伴黄疸加深，约50%有胆囊结石，可并发腿部慢性溃疡。

蚕豆病呈季节性发病，即每年3~5月蚕豆成熟时，起病急剧，可在食新鲜蚕豆数小时至数天发生急性血管内溶血，倦怠、头晕、全身不适、乏力、低热、呕吐、腹痛、苍白、浓茶色尿（血红蛋白尿）等，明显黄疸，半数有肝大，少数脾大，往往有严重贫血，甚至急性循环和肾功能衰竭，其溶血有自限性，病程一般7~14 d。注意母亲吃蚕豆可通过哺乳使婴儿发病。

药物诱导的溶血性贫血，常见药物包括磺胺类药（如磺胺异恶唑、甲氧苄氨嘧啶、磺胺吡嗪），其他抗生素（如呋喃类、氯霉素、氨基水杨酸）、抗疟疾药（如伯氨喹、帕马喹），抗寄生虫药（如萘酚、尼立达唑）和其他药（如阿司匹林、非那西丁）等。此病患者多于服药 1~2 d 起病,表现为头晕、发热、食欲不振、恶心呕吐、倦怠、腰痛、腹痛、黄疸和贫血,尿色呈茶色或酱油样不等,网织红细胞正常或轻度增加,可伴肝脾肿大,严重病例出现肾功能衰竭。停用药物后贫血逐渐恢复,持续 1 周左右,溶血有自限性。

(三)辅助检查

如疑有溶血性贫血,应做血常规、网织红细胞计数和血涂片检查。血常规常提示 Hb 降低,MCV 增加,MCV 增加主要是因网织红细胞大量增多所致。

1. 提示血管内溶血的检查

(1)游离血红蛋白:正常血浆中仅有微量的游离血红蛋白,但血管内溶血时明显增加。

(2)血清结合珠蛋白:产生于肝脏,正常值为 500~1 500 mg/L。血管内溶血、肝病时降低,而在感染及恶性肿瘤时可升高。急性溶血停止 3~4 d 后,血浆结合珠蛋白才复原。

(3)血红蛋白尿:当血浆中游离血红蛋白超过结合珠蛋白所能结合的量,多余的血红蛋白便可从肾小球滤出呈血红蛋白尿,此时尿常规提示隐血阳性,尿蛋白阳性,红细胞阴性,此可认为有血管内溶血。

(4)含铁血黄素尿:被肾小管重吸收的游离血红蛋白在肾小管上皮细胞被分解为卟啉、铁和珠蛋白,铁以含铁血黄素的形式沉积在上皮细胞内,当细胞脱落时随尿排出,即为含铁血黄素尿,此时尿常规镜检可发现脱落上皮细胞内有含铁血黄素,主要见于慢性血管内溶血。如为急性溶血,尿中含铁血黄素需数天后才出现。

2. 提示血管外溶血的检查

(1)胆红素:血管外溶血时常伴有高胆红素血症,总胆红素增高,其中以血清游离胆红素增高为主,结合胆红素少于总胆红素的 15%,慢性溶血性贫血者由于长期高胆红素血症导致肝功能损害,因此可合并肝细胞性黄疸。

(2)24 h 粪胆原和尿胆原排出量检查:临床上较少应用。

3. 提示骨髓代偿增生的实验室检查

(1)网织红细胞增多:溶血性贫血时,血红蛋白分解产物刺激造血系统,导致骨髓幼红细胞代偿性增生,此时外周血中网织红细胞可达 5%~20%。

(2)周围血液中出现幼稚血细胞:通常是晚幼红细胞(约 1%),在严重溶血时尚可见到幼粒细胞。

(3)骨髓幼红细胞增生:溶血性贫血时,幼红细胞显著增生,以中幼和晚幼细胞为主,形态正常。

4. 提示红细胞有缺陷、寿命缩短的实验室检查

红细胞形态改变、红细胞吞噬现象及自身凝集反应、海因小体、红细胞渗透性脆性异常、红细胞寿命缩短。表 10-3-1 是异常血涂片发现及其临床意义。

表 10-3-1 异常血涂片发现及其临床意义

血涂片异常形态表现	获得性溶血性贫血的可能类型
裂红细胞	破碎综合征包括微血管病性溶血性贫血和机械性溶血性贫血
小球形高色素红细胞	自身免疫、同种异体免疫或药物诱导性免疫性溶血性贫血,烧伤,阵发性冷血红蛋白尿症,魏氏梭状芽孢杆菌脓毒症
小球形红细胞	烧伤,破碎综合征
不规则收缩细胞	氧化剂损害,Zieve's 综合征(摄入大量乙醇后的高胆固醇血症、肝脾肿大、肝脂肪浸润、溶血性贫血及高三酰甘油血症)
异常红细胞凝集	冷抗体诱导性溶血性贫血
少量红细胞凝集	温抗体自身免疫溶血性贫血、阵发性冷血红蛋白尿症
低色素、小细胞和嗜碱点彩	铅中毒

续表

血涂片异常形态表现	获得性溶血性贫血的可能类型
巨噬细胞吞噬红细胞	阵发性冷血红蛋白尿症
非典型淋巴细胞	与传染性单核细胞增多症或其他感染(少见)相关的冷抗体诱导性溶血性贫血
血小板减少症	自免疫性溶血性贫血、血栓性血小板减少性紫癜、与DIC相关的微血管病性溶血性贫血、阵发性夜间血红蛋白尿症
中性粒细胞减少症	阵发性夜间血红蛋白尿症
无特异性红细胞表现	阵发性夜间血红蛋白尿症

(四)诊 断

根据临床表现结合上述实验室检查,诊断典型的溶血性贫血不难,但确定有溶血后,应进一步确定溶血性贫血的性质。图10-3-1是溶血性贫血评估程序图。

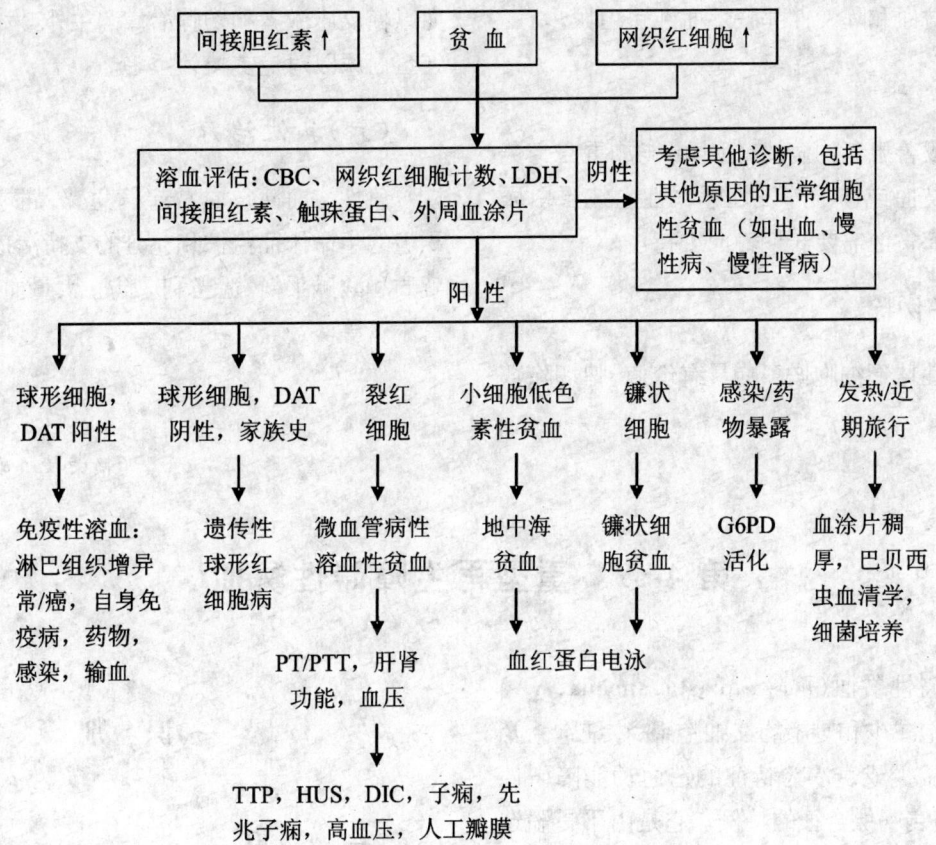

图10-3-1 溶血性贫血评估程序图

注:CBC=全血细胞计数,LDH=乳酸脱氢酶,DAT=直接抗球蛋白试验,G6PD=葡萄糖-6-磷酸脱氢酶,PT/PTT=凝血酶原时间/部分凝血酶原时间,TTP=TLD血栓性血小板减少性紫癜,HUS=溶血性尿毒症综合征,DIC=弥散性血管内凝血。

二、处 置

(一)病因治疗

寻找并消除引起溶血的原因是治疗溶血性贫血的最根本治疗方法,如药物诱导者停用有关药物,输血引起者立即停止输血,蚕豆病应禁食蚕豆等。

(二)药物治疗

糖皮质激素及其他免疫抑制剂可治疗自身免疫性溶血性贫血和阵发性睡眠性血红蛋白尿。

(三)输 血

输血可改善患者的病情,但也可能加重自身免疫性溶血性贫血或诱导阵发性睡眠性血红蛋白尿发作。地中海贫血需要长期输血维持。

(四)脾切除

对遗传性球形细胞增多症最有价值,脾切除数天后黄疸及贫血可消退,贫血可能永远不再出现,但球形细胞依然存在。

(五)特异治疗

红细胞葡萄糖-6-磷酸脱氢酶缺乏症如蚕豆病、药物诱发性溶血性贫血以禁食蚕豆或停用药物为基本治疗,同时进行输血和使用糖皮质激素治疗;先天性非球形细胞性溶血性贫血也以输血及使用糖皮质激素为主要治疗;感染诱发性溶血性贫血以控制感染和纠正水电解质和酸碱失衡为主要治疗方法;新生儿黄疸可行换血疗法,或采用光照疗法或注射苯巴比妥;温抗体型自身免疫性溶血性贫血以糖皮质激素和切脾治疗为主;阵发性睡眠性血红蛋白尿以对症支持为主等。

(六)其他治疗

急性溶血性贫血常起病急骤,病情凶险,需要积极的生命体征监护和充分的支持治疗,如维持电解质和酸碱平衡,适当利尿防止大量血红蛋白阻塞肾小管等。

(赖荣德 蒋龙元)

第4节 重型再生障碍性贫血

再生障碍性贫血(再障,aplastic anemia,AA)是以各类细胞减少和骨髓的红细胞系、粒细胞系及巨核细胞系减少或衰竭为特征的造血功能障碍性疾病,是骨髓衰竭综合征的特例。它是由于骨髓造血干细胞的增殖、分化和成熟为红细胞或其前体功能障碍所致,多数情况是由于免疫机制介导,少数为获得性骨髓干细胞缺陷。欧洲和北美人群 AA 年发病率约为 2/100 万,东亚国家发病率为欧美国家的 2~3 倍。发病呈双峰分布,以 10~25 岁和 60 岁以上为多见,男女发病率相当,先天性 AA 罕见,主要是获得性 AA。

一、识 别

(一)病 因

再障可由遗传性和获得性原因所致,获得性再障占大多数。主要病因包括药物、病毒感染、有机化合物、放射性损伤等。

遗传性再障如 Fanconi's 贫血、先天性角化不良、Schwachman 综合征。获得性再障包括:药物源性如抗代谢药、抗有丝分裂药、氯霉素、保泰松、磺胺类药物等;放射性损伤如 X 线、镭、放射性核素等；化学试剂如苯、有机溶剂、杀虫剂等；病毒感染如非甲非乙非丙型肝炎、Epstein-Barr病毒感染等；阵发性夜间血红蛋白尿；其他因素如妊娠障碍、结缔组织病性再障等。

(二) 病理生理

再障的发病机制不甚明确，在大多数病例中，再障是表现为免疫介导性疾病，效应细胞（T淋巴细胞）和靶细胞（造血干细胞和祖细胞）等细胞和分子途径均可能参与发病。各种原因通过这些细胞和分子机制，最终导致免疫介导性骨髓T细胞破坏和免疫攻击作用致使骨髓衰竭。暴露于特定的环境、宿主基因的多种危险因素作用和个体差异等综合性因素，也影响着疾病发生、临床表现差异和对治疗的反应程度。

(三) 临床表现

再生障碍性贫血最常见的表现是贫血和皮肤或黏膜出血，或由于视网膜出血所致的视觉障碍，感染并非常见表现。大多是因贫血和血小板减少所致，表现为进行性疲乏无力，虚弱，头痛，劳力性呼吸困难，淤点，淤斑，牙龈出血，鼻出血，女性子宫不规则出血等。体检可见皮肤和结膜苍白、出血点、出血斑等，严重贫血者出现心动过速和高血流动力学所致的心脏喷射性杂音。肝脾和淋巴结肿大不明显。

(四) 辅助检查

再障患者应常规进行以下检查，包括全血细胞计数，网织红细胞计数；血涂片检查；儿童应做胎儿血红蛋白百分比（HbF%）；骨髓液检查和骨髓活检，包括细胞遗传学检查；年龄35岁以下者，应做外周血细胞遗传学检查以排除Fanconi's贫血；Ham试验和（或）流式细胞计量；如Ham试验阳性或多克隆免疫球蛋白锚定蛋白缺乏应查尿含铁血黄素；维生素B_{12}和叶酸；肝功能；甲、乙、丙肝病毒血清学检查，EB病毒和巨细胞病毒（CMV）检查；抗核抗体和抗dsDNA；胸片；腹部超声等。

(五) 诊 断

(1) 重型再障：骨髓细胞构成<25%，或细胞构成25%~50%伴残留造血细胞<30%；具有以下3项中的2项者：中性粒细胞<$0.5×10^9$/L，血小板<$20×10^9$/L，网织红细胞<$20×10^9$/L。

(2) 极重型再障：与重型再障一样，但中性粒细胞<$0.2×10^9$/L。

(3) 非重型再障：重型和极重型以外的再障。

二、处 置

再障的治疗较为复杂，急诊、危重病医生主要是立即处理致命性并发症者，全面治疗应请血液科共同商讨。常规治疗主要包括支持治疗、防治感染和并发症、骨髓移植等，本节仅简要介绍。

(一) 支持治疗

(1) 输血支持：红细胞和血小板输注维持其于安全水平是再障病人的基本治疗方法。血小板计数<$10×10^9$/L（或<$20×10^9$/L伴发热）时应预防性输注血小板，因为此时很容易发生致命性出血，特别是脑出血，同时会发生广泛性视网膜出血、口腔出血或快速的大面积紫癜，其中，脑出血可以是惟一的出血部位。全血细胞减少时，输入去白细胞的血液可减少同种异体免疫发生。

(2) 造血生长因子：目前尚无安全有效的造血生长因子适合再障患者，因此，再障者不必常规输注促红细胞生成素，反而可能有害。

(二) 防治感染

感染是再障患者常见的并发症，感染与否取决于中性粒细胞和单核细胞计数。高感染风险患者如中性粒细胞减少症（<$0.2×10^9$/L），应入住隔离病房并预防性使用广谱抗生素和抗真菌药（氟康唑）。严重中性粒细胞减少症（<$0.2×10^9$/L）者，在使用抗生素（包括抗真菌）的同时，食物也应进行杀菌处理。但中性粒细胞计数在$(0.2~0.5)×10^9$/L的患者是否预防性使用抗生素尚有争议，应

根据临床综合确定。

再障伴粒细胞减少症者出现发热者应住院治疗，并给予抗生素治疗，可经验性选用氨基糖苷类联合β内酰胺类抗生素，而后根据微生物学试验进行调整。对严重全身感染静脉使用抗生素和抗真菌药效差的患者，应考虑短期使用粒细胞集落刺激因子(G-CSF)5 μg/(kg·d)。

(三) 其他治疗

(1) 铁螯合疗法：大量输血患者会产生严重的铁负荷过度，当血清铁蛋白>2 000 μg/L 时，应考虑给予皮下注射去铁敏。如有中心静脉导管可经静脉给药。

(2) 疫苗：不作常规使用，除非有绝对必要者。因为疫苗可能引起骨髓衰竭或诱发再障衰竭。

(四) 支持治疗

再障合并感染或出血未得到有效控制者，不宜使用免疫抑制剂，感染也是干细胞移植的禁忌证。另外，维持水、电解质和酸碱平衡也是再障治疗的重要措施。妊娠再障者以支持治疗为主，如有条件，应维持血小板在 20×10^9/L 以上。

(五) 免疫抑制治疗

免疫抑制治疗如抗胸腺球蛋白和环孢菌素适用于不宜行骨髓移植的患者，可提高反应率达60%～80%，5年存活率可达75%。主要适应证包括：依赖输注红细胞和(或)血小板的非重型再障患者；重型或极重型再障年龄大于30～45岁者；严重或极重型再障无合适的骨髓移植供体者；儿童非重型再障有HLA相同配型骨髓移植供体且依赖输血者，但血细胞进行性下降者，应考虑行骨髓移植。

(六) 骨髓移植

适于重型或极重型再障、年龄小于40岁患者。

（赖荣德　蒋龙元）

第5节　凝血功能障碍

一、正常凝血过程

正常止血(Haemostasis)主要依赖于以下三者相互作用：血管壁、血小板和凝血因子。正常止血过程和凝血途径见示意图10-5-1、图10-5-2。

(一) 血管壁

完整的血管壁对防止凝血起着重要作用。内皮细胞可产生前列环素(引起血管扩张和抑制血小板聚集)、蛋白C活化剂(血栓调节素，起抑制凝血作用)、组织纤维蛋白溶酶原激活剂(TPA，可活化纤维蛋白溶解酶)。血管壁损伤：①活化膜结合组织因子，从而启动凝血过程；②内皮下胶原暴露，导致血小板结合于Villebrand因子(vWF)，vWF是内皮细胞产生的多聚蛋白，它介导血小板黏附于内皮细胞并携带凝血因子Ⅷ进入血浆。

(二) 血小板

血小板有大面积的磷脂表面，有利于凝血因子结合，糖蛋白Ⅰb和Ⅱb/Ⅲa促使血小板黏附于vWF并黏附于内皮细胞上。胶原暴露和凝血酶促进血小板聚集并产生血小板释放反应。腺苷二磷酸(ADP)促进血小板黏附产生初始血小板栓子而止血，血小板的前列腺素合成作用受激活，产生血栓素 A_2(TXA$_2$)，TXA$_2$使血小板释放，产生血小板聚集和缩血管活性。血液凝固产生纤维蛋白，结合在vWF上并网罗血小板，形成稳定的止血栓子。活化的血小板促进凝血，暴露磷脂结合部位，使用X因子活化，并可促进前凝血酶原产生凝血酶。

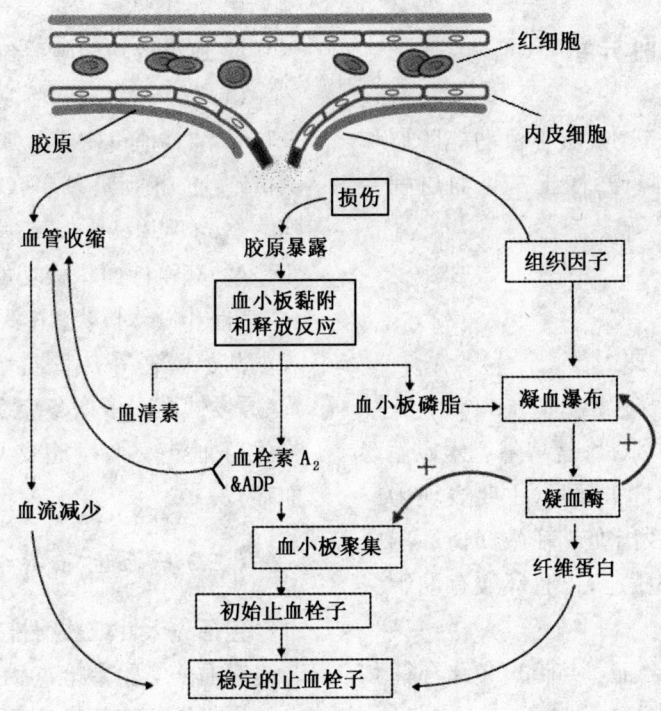

图 10-5-1　正常止血过程

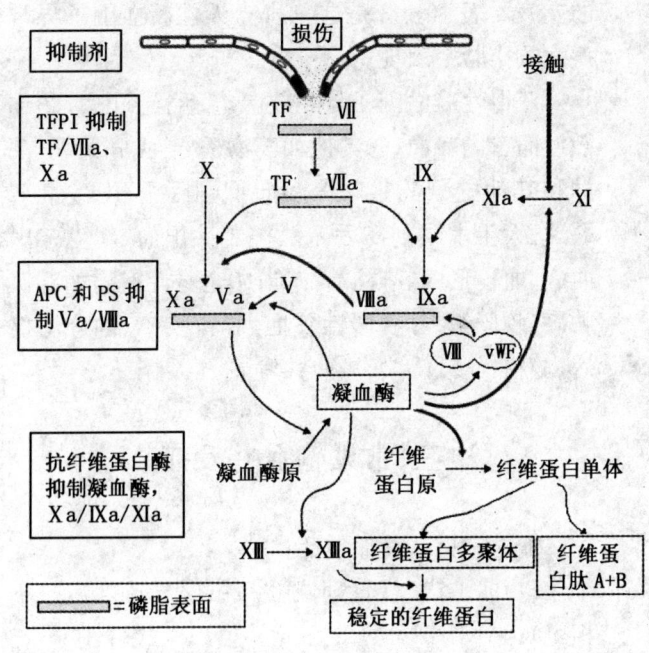

图 10-5-2　凝血途径

损伤启动组织因子（TF）释放，结合并活化 Ⅶ 因子，TF-Ⅶa 复合物活化 Ⅹ 和 Ⅸ 因子；TF-Ⅶa 复合物被组织因子通道抑制剂（TFPI）抑制，Ⅷa-Ⅸa 复合物放大 Ⅹ 因子产物 Ⅹa，Ⅹa-Ⅴa 复合物活化凝血酶原产生凝血酶，并导致纤维蛋白形成。凝血酶还可：①活化 Ⅺ 因子产生 Ⅺa；②将 Ⅷ 因子从其载体蛋白 vWF 中离开来并产生活化的 Ⅷ（Ⅷa）；③活化 Ⅴ 因子产生 Ⅴa；④活化 ⅩⅢ 成为 ⅩⅢa，ⅩⅢa 使纤维凝块稳定。

注：①TFPI 抑制 TF/Ⅶa、Ⅹa；②活化蛋白 C（APC）和蛋白 S（PS）抑制 Ⅴa、Ⅷa；③抗纤维蛋白酶抑制凝血酶、Ⅹa、Ⅸa。外源性途径：因子 Ⅶ；内源性途径：因子 Ⅺ、Ⅸ、Ⅷ；共同途径：因子 Ⅹ、Ⅴ、Ⅱ、纤维蛋白原。

（三）凝血因子

包括凝血酶、凝血抑制因子（如抗纤维蛋白酶、α_2 巨球蛋白、α_2 抗纤维蛋白酶、α_2 抗胰蛋白酶肝素辅助因子 Ⅱ、蛋白 C 和 S、组织因子通道抑制剂）和种种凝血因子等。

二、凝血异常

血管壁异常、血小板减少、血小板功能障碍和凝血因子异常导致凝血障碍,使正常止血过程受损,产生出血等表现。

(一)血管壁异常

主要有遗传和先天性原因。

(1)先天性血管壁异常包括：

①先天性毛细血管扩张症：是常染色体显性遗传,表现为多发性微血管扩张肿胀,主要表现为口咽部和胃肠道产生自发性出血或轻微损伤后出血现象,其主要治疗是局部压迫,止血环酸有助于减少出血,常伴有慢性缺铁。

②Ehlers-Danlos 综合征、Marfan's 综合征和其他罕见的结缔组织异常等。

(2)获得性血管壁异常包括：维生素 C 缺乏症、甾体类激素治疗、老年性紫癜、血管淀粉样变、冷球蛋白异常血症和免疫复合物沉积(如脓毒症暴发性紫癜)。Henoch-Schonlein 紫癜是急性感染引起的过敏性血管炎,多见于儿童,与关节病、血尿和胃肠道出血有关。

(二)血小板异常

血小板减少或功能异常产生的出血主要在黏膜处(如鼻出血、胃肠道出血或月经过多)或影响皮肤(紫癜、淤点和淤斑),症状常发生于血小板计数 $<10\times10^9/L$ 时,但血小板功能障碍者血小板在 $10\times10^9/L$ 以上时也会出血。

1. 血小板减少症可表现为先天性和获得性

(1)先天性血小板减少：如先天性再生障碍性贫血、桡骨发育不全-血小板减少综合征(RAR 综合征)或 Wiskott-Aldrich 综合征(血小板减少伴低丙种球蛋白血症),先天性感染(如风疹、巨细胞病毒)也常引起血小板减少症。

(2)获得性血小板减少：包括自身免疫性血小板减少；同种免疫性血小板减少；其他如药物性血小板减少、弥散性血管内凝血、血栓性血小板减少性紫癜、溶血性尿毒症综合征。

2. 血小板功能障碍包括先天性和获得性

(1)先天性血小板功能障碍：包括 Bernard-Soulier 综合征(GPⅠb 缺乏和巨血小板)、Glanzmann's 血小板无力症(GPⅡbⅢa 缺乏)、贮存池疾病、von Willebrand's 病(血管性血友病)。

(2)获得性血小板功能障碍：包括药物(阿司匹林、其他非甾体抗炎药、氯吡格雷、右旋糖酐、抗生素如头孢菌素等)；骨髓增生异常(如红细胞增多症、原发性血小板增多症、骨髓纤维化)；尿毒症；病变蛋白血症(如骨髓瘤或 Waldenstrom's 巨球蛋白血症)。

(三)凝血因子异常

包括先天性或获得性。

凝血的实验室检查和意义见表 10-5-1。

先天性或遗传性凝血因子异常：主要表现为：①Ⅷ因子缺乏表现为血友病 A；②Ⅸ因子缺乏表现为血友病 B；③von Willebrand's 病缺乏即血管性血友病。表 10-5-2 是这三种先天性凝血因子异常疾病的实验室表现。

获得性凝血因子异常主要包括：①肝病；②弥散性血管内凝血；③其他如药物诱导性(肝素、华法林和其他抗凝药)、获得凝血抑制因子、维生素 K 缺乏、大手术或创伤后无法控制性出血、新生儿出血病、血栓形成、溶栓治疗等；④全身性疾病如恶性肿瘤、胶原组织病、慢性贫血、肝肾疾病、内分泌疾病、淀粉样变、感染、输血并发症。

三、常见输血并发症

输血常见并发症包括：

(1)血型错误(管理或抄写错误导致供受血不相容)；

(2)循环负荷过度(充血性心力衰竭)；

(3)免疫反应(溶血反应)；

(4)输血感染(细菌、HIV、肝炎、细小病毒、巨细胞病毒、Epstein-Barr 病毒、人 T 细胞白血病病毒等)；

表 10-5-1 凝血的实验室检查及意义

筛选试验(正常范围)	异常的意义(延长)	常见疾病
凝血酶原时间(PT)(10~14 s)	外源性和常见凝血途径；Ⅶ、Ⅹ、Ⅴ、Ⅱ因子和纤维蛋白原缺乏或抑制	肝病、华法林治疗、DIC
活化部分凝血酶时间(APTT)(30~10 s)	内源性和常见凝血途径；Ⅻ、Ⅸ、Ⅷ、Ⅹ、Ⅴ、Ⅱ因子和纤维蛋白原缺乏或抑制	肝病、肝素治疗、血友病A和B、DIC
凝血酶时间(14~16 s)	纤维蛋白原缺乏或异常；凝血酶被肝素或FDP抑制	DIC、肝素治疗、纤溶治疗
纤维蛋白降解产物(FDP)(<10 mg/ml)	纤维蛋白原加快破坏	DIC
血小板凝集试验	血小板功能异常	阿司匹林等药物、尿毒症、血管性血友病(von Willebrand's病)
优球蛋白溶解时间	纤溶途径缺乏	吸烟

表 10-5-2 三种先天性凝血因子异常疾病的实验室表现鉴别

	PT	APTT	出血时间	其他
血友病A	N	↑	N	Ⅷ↓
血友病B	N	↑	N	Ⅸ↓
血管性血友病	N	↑	↑	von Willebrand因子↓、Ⅷ↓、血小板凝集异常

注：N=正常，↑=升高，↓=降低

(5)铁超负荷；

(6)其他并发症(如免疫缺陷、移植物抗宿主病)；

(7)大量输血并发症(低体温、DIC、血小板减少、电解质紊乱、输血相关性肺损伤)等。

第6节 弥散性血管内凝血

弥散性血管内凝血(disseminated intravascular coagulation,DIC)是一种以全身性的血管内凝血机制活化伴凝血因子消耗为特征的病理性综合征，导致广泛性的纤维蛋白单体形成、纤维蛋白溶解作用活化、血小板和凝血因子消耗。常由于严重基础病所致，但其确切发病率不详，据估计约千分之一的住院病人并发DIC，严重脓毒症(Sepsis)DIC的发生率约18%，脓毒症休克者约有38%发生DIC，实体瘤DIC的发生率为15%~20%，其发生率约占所有肿瘤的6.8%，但其本身通过出血或血栓形成产生致命性的后果，严重DIC的死亡率多于80%。作为纤维蛋白溶解、凝血因子和血小板消耗以及纤维蛋白降解产物(FDP)对纤维蛋白聚合作用抑制的结果，通常主要表现为出血。

一、识 别

(一)病 因

引起DIC的疾病多种多样，主要有以下几大方面。

(1)组织损害：释放组织因子如创伤,特别是脑创伤或挤压伤;热损伤如烧伤、体温过高、体温过低;外科手术;休克;窒息/低氧血症;缺血/梗死;横纹肌溶解症;脂肪栓塞。

(2) 妊娠并发症:释放组织因子,如羊水栓塞、胎盘早期剥离、子痫和先兆子痫、死胎、子宫破裂、脓毒症性流产或流产感染、葡萄胎。

(3) 肿瘤:释放组织因子、肿瘤坏死因子(TNF)、蛋白酶,如实体瘤、白血病等。

(4) 感染:释放内毒素、内皮细胞损害,包括革兰阴性菌感染(如脑膜炎双球菌)、革兰阳性菌感染(如肺炎球菌)、厌氧菌、结核分枝杆菌、中毒性休克综合征、病毒(如拉沙病毒)、原虫(如疟疾)、真菌(如念珠菌病)、洛矶山斑疹伤寒等。

(5) 血管异常:内皮异常、血小板活化,如溶血性尿毒症综合征、巨大血管瘤(Kasabach-Merritt 综合征)、血管瘤、主动脉夹层、血管外科手术、心脏旁路手术、恶性高血压、肺栓塞、急性心肌梗死、中风、蛛网膜下腔出血等。

(6) 免疫:补体活化、组织因子释放,如过敏反应、急性溶血性输血反应、肝素诱导性血小板减少症、肾同种异体移植排斥、急性血管炎、药物反应(如奎尼丁)等。

(7) 凝血因子蛋白水解酶活化,如胰腺炎、蛇毒、虫咬伤等。

(8) 新生儿异常:如感染、误吸综合征、低体重婴儿、呼吸窘迫综合征、暴发性紫癜等。

(9) 其他异常:如暴发性肝功能衰竭、肝硬化、Reye's 综合征、急性妊娠脂肪肝、ARDS、溶栓治疗、浓缩IX因子治疗、大量输血、家族性ATIII缺乏症伴急性血管内溶血、同型蛋白C或S缺乏等。

(二) 病理生理

DIC 是继发于其他疾病的严重并发症,主要是止血顺序发生紊乱,以广泛性凝血和出血为特征。大量凝血因子的活化,凝血酶的大量产生,促使系统性纤维蛋白形成,同时,抗凝因子减少,导致大量微血栓形成,导致微循环阻塞,致使血管栓塞和组织缺血,多器官系统发生功能障碍。由于大量凝血块的形成,消耗了几乎所有的凝血蛋白和血小板,从而导致继发性的严重出血,其发生机制见图 10-6-1。

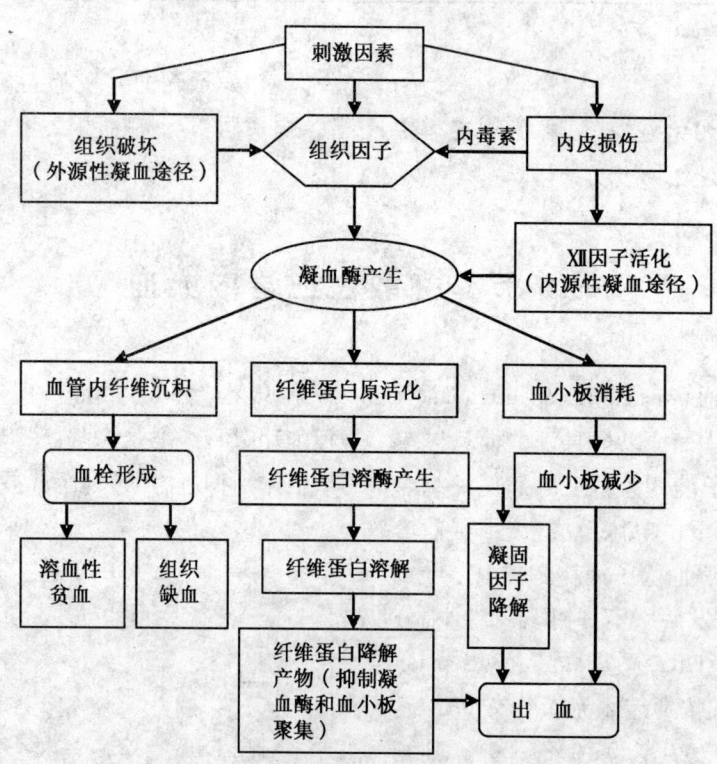

图 10-6-1 DIC 形成的病理生理机制

内源性或外源性凝血途径的活化是一系列异常凝血机制的启动环节。DIC 的启动因素包括组织因子暴露于血液,如创伤;内皮细胞损伤产生内毒素或细胞因子;蛋白水解酶释放入血如胰腺炎、蛇毒;输注或释放活化凝集因子如浓缩的Ⅸ因子;大块血栓形成;严重低氧和酸中毒等。其中产科并发症、创伤、细菌感染和癌肿等引起组织因子的释放,启动活化外源性凝血途径;病毒或其他感染、免疫作用、血流淤滞、体温过高或过低等引起内皮细胞损伤,启动活化内源性凝血途径。

发生产科并发症时,坏死胎盘、胎儿组织或羊水释放进入循环,导致组织因子大量释放,刺激 DIC 形成;缺氧、休克和酸中毒引起内皮细胞损伤;革兰阴性细菌感染产生并释放内毒素,内毒素的释放一方面可引起组织因子释放而活化外源性凝血途径,另一方面通过内皮损伤作用启动内源性凝血途径,内毒素还可抑制抗凝因子蛋白 C 的活化,加速 DIC 形成;感染相关性的抗原-抗体复合物通过补体片段活化血小板,导致血小板黏附、聚集,产生血管内凝血。

越来越多的证据表明,引起 DIC 的基础性原因是感染或炎症和细胞因子的释放,这是整个 DIC 发展过程的中心环节。在 DIC 早期阶段,细胞因子和内毒素活化纤维蛋白溶解系统,后期阶段,凝血系统活化和纤维蛋白溶解作用受到抑制,引起凝血前状态。

尽管微血栓形成和凝血是 DIC 的特征性变化,急性表现往往为出血,这种出血可表现为淤点、紫癜、穿刺针眼渗血或严重出血,产后难控性出血提示可能是 DIC。微血栓可阻塞血管并引起组织缺氧和坏死,导致器官如肾、心、肺、脑的结构破坏,临床上表现为肾脏、呼吸或循环功能衰竭,或意识改变甚至昏迷。溶血性贫血的产生则是由于红细胞通过部分血栓阻塞的血管时,产生红细胞破坏所致。

(三)临床表现

DIC 的临床表现可能被原发病所掩盖,处理任何严重疾病时均应考虑 DIC 可能,出血和栓塞可同时发生,但往往表现为出血征象,特异性表现为:淤斑、淤点或暴发性紫癜,胃肠道、静脉穿刺部位渗出和术后创面渗血或出血。微血栓形成导致多器官功能障碍或衰竭,如肾功能障碍,ARDS,休克,脑功能障碍和皮肤微血栓阻塞坏死,微血管病性溶血性贫血等。临床可表现为意识改变、局灶性缺血或坏死,少尿。慢性 DIC 时,其病理生理本质与急性 DIC 一样,但凝血因子和血小板的破坏与骨髓内这些细胞因子的产生达到平衡。

(1)急性 DIC:未代偿,表现为快速、广泛性凝血功能活化、纤维蛋白溶解,或二者同时发生,伴前凝血因子、抑制剂消耗和严重的出血表现。急性 DIC 主要发生于脓毒症、创伤、输血反应和急性产科事件等。

(2)慢性 DIC:代偿,凝血因子缓慢消耗,处于正常水平或略有增加;常无明显症状或无血栓形成相关性症状。慢性 DIC 大多发生于恶性肿瘤、肝病、胶原血管病或产科情况如胎盘残留等。

(四)实验室检查

以下检查有助于确立 DIC 诊断。

(1)D-二聚体:诊断 DIC 的敏感性达 93%,特异性为 80%,比 FDP 特异性更高,而且检查更方便,D-二聚体明显升高和凝血因子(伴或不伴血小板)消耗是诊断 DIC 的必要条件。

(2)PT:敏感性更低,通常中重度 DIC 者 PT 升高,但慢性 DIC 可能正常。

(3)APTT:有效性低,可正常或低于正常,特别是慢性 DIC 更明显。

(4)纤维蛋白原:在无 D-二聚体监测的情况下,纤维蛋白原降低或进行性下降是许多原因引起 DIC 的特征,组织因子释放会引起纤维蛋白原显著降低。

(5)血小板计数:急性 DIC 的特征是血小板减少或进行性降低,尤其是感染性原因引起的 DIC 更明显。

(6)血涂片:可见红细胞碎片(裂红细胞),约 50% 的暴发 DIC 可发现裂红细胞,但未发现也不排除 DIC 诊断。

(7) 抗纤维蛋白酶水平：通常 DIC 下降，血浆抗纤维蛋白酶和纤维蛋白溶解酶原下降的程度反映 DIC 严重程度。

(8) 因子测定：极少需要凝血因子测定，且其对诊断的作用有限，除了内皮细胞释放 Ⅷc 和 von Willebrand 因子造成其增加外，严重 DIC 者多数凝血因子均降低。

（五）DIC 诊断

DIC 的诊断标准包括以下内容。

(1) 存在易引起 DIC 的基础疾病如感染、恶性肿瘤、病理产科、大型手术及创伤等。

(2) 有下列 2 项以上临床表现：①严重或多发性出血倾向；②不易用原发病解释的微循环衰竭或休克；③广泛性皮肤、黏膜栓塞，灶性缺血坏死、脱落及溃疡形成，或不明原因的肺、肾、脑等脏器功能衰竭；④抗凝治疗有效。

(3) 实验室检查同时有下列 3 项以上异常：①血小板 $<10\times10^9/L$ 或进行性下降（肝病、白血病者血小板 $<50\times10^9/L$），或以下 4 项中有 2 项以上血浆血小板活化产物升高：β血小板球蛋白、血小板第 4 因子（PF_4）、血栓烷 B_2（TXB_2）、血小板颗粒膜蛋白 140（GMP-140）；②血浆纤维蛋白原含量 <1.0 g/L 或进行性下降，或大于 4 g/L（白血病及其他恶性肿瘤者 <1.8 g/L、肝病者 <1.0 g/L）；③3P 试验阳性或血浆 FDP>20 mg/L（肝病 FDP>60 mg/L），或 D-二聚体升高或阳性；④PT 延长 3 s 以上或呈动态变化（肝病者延长 5 s 以上），APTT 延长 10 s 以上或缩短 5 s 以上；⑤血浆纤溶酶原抗原小于 200 mg/L；⑥AT-Ⅲ 活性小于 60% 或蛋白 C 活性降低（不适于用肝病）；⑦血浆因子 Ⅷ:C 活性小于 50%（肝病必备）；⑧血浆内皮素-1 水平大于 8 pg/ml 或凝血酶调节蛋白较正常增高 2 倍。

疑难病例应有以下 2 项以上异常：①血浆凝血酶碎片（F1+2）、凝血酶-AT-Ⅲ 复合物或 FPA 水平增高；②血浆可溶性纤维蛋白单体复合物水平增高；③血浆纤溶酶-纤溶酶抑制复合物水平增高；④血浆组织因子水平增高或组织因子途径抑制物水平下降。

获得性凝血功能障碍的凝血功能变化鉴别诊断见表 10-6-1。

表 10-6-1　获得性凝血功能障碍凝血功能变化鉴别

	PT	APTT	TT	血小板	其他
肝病	↑	↑	正常或↑	↓	异常纤维蛋白原血症
DIC	↑	↑	↑	↓	FDP↑±血涂片见 RBC 碎片
维生素 K 缺乏	↑	↑或正常	正常	正常	
大量输血	↑	↑	正常	↓	
口服抗凝药	↑	↑	正常	正常	
肝素	↑	↑	↑	正常（罕有↓）	抗Ⅹa↓

注：APTT=部分凝血酶原时间；PT=凝血酶原时间；TT=凝血酶时间；RBC=红细胞；↑=升高；↓=降低；DIC=弥散性血管内凝血；FDP=纤维蛋白降解产物。

二、处　置

急性 DIC 的处置主要是支持性治疗和原发病的病因治疗。

（一）病因治疗

由于引起 DIC 的病因多种多样，寻找、确定并消除这些原发病是治疗的关键措施。如感染者应加强抗感染的同时，清除感染源如脓肿、坏死组织、彻底清创等；产科并发症有赖于及时而彻底地清除宫内残留组织或死胎等。

（二）支持治疗

(1) 容量复苏：如休克者进行容量复苏。

(2) 替代治疗：出血者行替代治疗，如血小板 $<50\times10^9/L$，输注冷沉淀物替代纤维蛋白原，新鲜冷冻血浆替代其他因子(10U 冷沉淀物每 3U 新鲜血浆)，理论上输血等对 DIC 的治疗是"火上加油"，但临床实践证明，这些措施是必要的，也不会导致 DIC 加重。

(3) 血小板 $<20\times10^9/L$ 者应预防性输注血小板，同时应监测血小板计数、PT、纤维蛋白原和 D-二聚体变化。

(4) 肝素：对急性 DIC 肝素的治疗作用有限，主要用于血栓并发症为主要临床表现时，如急性髓细胞白血病，肿瘤，皮肤坏死，暴发性紫癜，微血栓影响皮肤、肾、肠，大血管血栓形成等相关性 DIC 者，一般可 $5\sim10$ IU/(kg·h)，iv。

(5) 抗纤溶治疗：包括 6 氨基己酸等应极其慎重，虽然使用后可起到止血作用，但它可能产生严重或致命性的血栓栓塞并发症，对严重纤维蛋白减少和明显纤溶证据者，谨慎使用，最好与肝素同时使用，以减少血栓形成。

(6) 浓缩 AT Ⅲ：主要用于顽固性休克或暴发性肝坏死者。

(7) 浓缩蛋白 C 用于获得性暴发性紫癜或严重新生儿 DIC。

（三）慢性 DIC 处置

慢性无症状性 DIC 仅有实验室异常，大多是自限性的，只要治疗基础病，无需对 DIC 本身采取特别治疗手段。

（赖荣德　蒋龙元）

参 考 文 献

1　Goldman L, Ausiello D. Cecil's textbook of medicine, 22nd edition. WB Saunders, 2004
2　Provan D, Singer CRJ, Baglin T, et al. Oxford handbook of clinical haematology, 2nd edition. Oxford University Press, 2004
3　Theml H, Diem H, Haferlach T. Color atlas of hematology-practical microscopic and clinical diagnosis, 2nd edition. Thieme, 2004
4　Killip S, Bennett JM, Chambers MD. Iron deficiency anemia. Am Fam Physician, 2007, 75(5): 671~678
5　Nuss AH. The clinical practice of emergency medicine, 3rd edition. Lippincott Williams & Wilkins Publishers, 2001
6　张之南，李家增. 血液病治疗学. 北京：科学技术出版社, 2005
7　Dhaliwal G, Cornett PA, TierneyLM. Hemolytic anemia. Am Fam Physician, 2004, 69(11): 2599~2606
8　Lewis SM, Bain BJ, Bates I. Dacie and Lewis: practical haematology. 10th edition. Elsevier Ltd., 2006
9　陈灏珠. 实用内科学. 第 12 版, 北京：人民卫生出版社, 2005
10　Young NS. Pathophysiologic mechanisms in acquired aplastic anemia. Hematology, 2006. 72~77
11　Marsh JCW, Ball SE, Darbyshire P, et al. Guidelines for the diagnosis and management of acquired aplastic anaemia. British Journal of Haematology, 2003, 123: 782~801
12　Provan D, Singer CRJ, Lilleyman J, et al. Oxford handbook of clinical haematology, 2nd edition. Oxford University Press, 2004
13　Urge J, Strojil J. Early diagnosis of DIC development into the overt phase. Biomed Pap Med Fac Univ Palacky Olomouc Czech Repub, 2006, 150(2): 267~269
14　Mehta AB, Hoffbrand AV. Haematology at a glance, 2nd edition. Blackwell Science Ltd, 2005
15　Porth CM. Pathophysiology: concepts of altered health states. Lippincott William & Wilkins, 2004
16　Stone CK, Humphries RL. Current emergency diagno-

sis & treatment, 5th edition. McGraw-Hill Company, Inc, 2004

17 Nuss AH, Wolfson AB, Linden CH, et al. The clinical practice of emergency medicine, 3rd edition. Lippincott William & Wilkins, 2001

第11章

肾脏、内分泌与代谢急重症

第1节 糖尿病及急症

糖尿病(Diabetes mellitus,DM)是一种以血糖水平升高为特征的慢性内分泌代谢疾病。它需要持续治疗及病人自我管理,以预防急性并发症,降低慢性并发症的风险。糖尿病是一种世界性的流行性疾病,其患病率日益增高,据 WHO 的估计,2000 年全球已有糖尿病患者 1.75 亿左右,至 2025 年将达 3 亿。中国糖尿病患病率亦在急剧增高,从 20 世纪 80 年代至 90 年代中期增加了 4~5 倍,估计现已有糖尿病患者三四千万。

一、识 别

(一)病因、危险因素

1. 病因

不同类型糖尿病的病因各异。可概括为遗传因素及环境因素两大类,二者在不同类型糖尿病的性质及程度上有明显差别。单基因突变糖尿病,以遗传因素为主;而在化学毒物所致糖尿病中,环境因素是主要发病机制。最常见的 1 型糖尿病及 2 型糖尿病则是遗传因素与环境因素共同呈正性或负性参与以及两者相互作用的结果。引起高血糖和继发性糖尿病的疾病包括:①β 胰岛细胞功能缺陷或不足;②胰内外分泌疾病如胰腺炎、胰腺囊肿、血色素沉着症;③内分泌病如肢端肥大症,Cushing 综合征,甲状腺、胰腺、肾上腺激素分泌性肿瘤;④药物或化合如糖皮质激素、噻嗪类利尿剂、β 肾上腺素能受体激动剂、甲状腺素、苯妥英钠、干扰素 α、烟酸;⑤感染如巨细胞病毒、先天性风疹;⑥遗传综合征如 Down 综合征、Kleinfelter 综合征、Turner 综合征、卟啉病等。

2. 危险因素

糖尿病的危险因素包括:1 型糖尿病,遗传易感性,自身免疫,病毒感染,牛乳喂养,药物及化学物,2 型糖尿病,遗传易感性,体力活动减少及(或)能量摄入增多,肥胖病(总体脂增多或腹内体脂相对或者绝对增多),胎儿及新生儿期营养不良,中老年,吸烟、药物及应激(可能)等。

(二) 病理生理

可归纳为不同病因导致胰岛 β 细胞分泌缺陷及（或）周围组织胰岛素作用不足。胰岛素分泌缺陷可因胰岛 β 细胞组织内兴奋胰岛素分泌及合成的信号在传递过程中的功能缺陷，亦可由于自身免疫、感染、化学毒物等因素导致胰岛 β 细胞破坏，数量减少。胰岛素作用不足可因周围组织中复杂的胰岛素作用信号传递通道中的任何缺陷引起。胰岛素分泌及作用不足的后果是糖、脂肪及蛋白质等物质代谢紊乱。依赖胰岛素的周围组织（肌肉、肝及脂肪组织）的糖利用障碍以及肝糖原异生增加导致血糖升高、脂肪组织的脂肪酸氧化分解增加、肝酮体形成增加及合成三酰甘油增加；肌肉蛋白质分解速率超过合成速率以致负氮平衡，这些代谢紊乱是糖尿病及其并发症、伴发病发生的病理生理基础。

(三) 分类

临床上将糖尿病分为 4 类：

(1) 1 型：β 细胞破坏所致，常导致胰腺素绝对不足；

(2) 2 型：胰岛素抵抗致进行性胰岛素分泌不足；

(3) 其他原因引起的特殊类型糖尿病，如 β 细胞功能基因缺陷，胰岛素活化基因缺陷，胰腺外分泌病（如囊性纤维化），药物或化学诱导性糖尿病（如 AIDS 治疗所致或器官移植后）；

(4) 妊娠糖尿病（妊娠期间诊断的糖尿病）。

(四) 临床表现

经典的糖尿病症状和体征是多尿，烦渴，多饮，疲劳，多食，不明原因体重下降，创面久拖不愈，视力模糊。常出现感染，特别是念珠菌阴道炎和龟头炎，反复或严重泌尿道感染，反复皮肤和皮下感染，严重外耳炎等。出现视力变化，神经症状（特别是麻木、头晕和虚弱），胸痛，胃肠道症状和泌尿生殖状症状（如溢流性尿失禁、尿量变化和性功能障碍）等提示有潜在并发症或血糖控制差。体检主要包括：①生命体征变化：体温变化可出现发热或低体温（脓毒症或低血糖），脉搏变化可表现为心动过速或过缓，呼吸变化可表现为 Kussmaul 呼吸或呼吸急促，血压变化可为低血压或高血压等。②头、耳鼻咽喉：视力变化，如视力降低可能是视网膜病变或视网膜剥离，眼底血管增殖、出血或絮状物渗出。③心血管体征：听诊有无颈动脉和腹部血管杂音，评估外周脉搏和循环灌注状态。④四肢体征：全面检查有无足部异常或皮肤破裂，异常感觉或触痛，急性血管病和感染（如癣、蜂窝织炎和溃疡）。⑤皮肤：可能出现脂肪营养障碍、瘢痕或感染、毛囊炎、擦烂、创口经久不愈等。

(五) 评估与诊断

1. 病史评估

发病年龄和发病特点，如糖尿病酮症酸中毒、常规实验室检查发现；既往糖化血红蛋白（A1c）；饮食模式、营养状态、体重史，儿童和青少年时生长和发育情况；糖尿病教育史；回顾既往治疗计划；糖尿病的现在治疗情况，如用药、饮食计划、血糖监测结果；运动史；糖尿病酮症酸中毒次数、严重程度和诱因；低血糖发作史，任何程度的低血糖、频次、严重度和诱因；糖尿病相关并发症史，微血管如眼、肾、神经，大血管如心脏、心血管病、外周动脉疾变，其他如性功能、胃轻瘫等。

2. 体检评估

血压测定，必要时还应变动体位测量；眼底检查；甲状腺触诊；皮肤检查（黑棘皮病和胰岛素注射部位）；神经学/足检查；视诊；触诊足背和胫后动脉脉搏；有无膝和跟腱反射；确定本体感受反射等。

3. 实验室评估

A1c；空腹血脂，包括总低密度脂蛋白和高密度脂蛋白胆固醇和三酰甘油；肝功能；微量白蛋白检查；血清肌酐，计算肾小球滤过率；促甲状腺激素；1 型糖尿病筛选腹部疾病。

4. 诊断标准

糖尿病诊断按照以下标准：

(1) 糖尿病症状和任意时间血浆葡萄糖水平 $\geq$ 11.1 mmol/L（200 mg/dl），经典症状包括多尿、多饮和不明原因体重下降。

(2) 空腹血浆葡萄糖(FPG)水平≥7.0 mmol/L(126 mg/dl),禁食或空腹时间至少8 h。

(3) 口服葡萄糖耐量试验(OGTT),2 h 血糖水平≥11.1 mmol/L(200 mg/dl),OGTT 是以 75 g 无水葡萄糖负荷,溶于水内口服。

(4) 儿童的糖尿病诊断标准与成人一致。

(5) 妊娠妇女的糖尿病诊断标准是 100 g OGTT 试验:空腹血糖≥5.3 mmol/L(95 mg/dl),餐后 1 h 血糖≥10 mmol/L,餐后 2 h 血糖≥8.6 mmol/L(155 mg/dl),餐后 3 h 血糖≥7.8 mmol/L(140 mg/dl)。

(6) 空腹血糖受损(IFG)是指空腹血糖为 5.6~6.9 mmol/L;糖耐量受损(IGT)是指 OGTT 后 2 h 血糖在 7.8~11.0 mmol/L。

不同血标本诊断要求不一,表 11-1-1 是静脉全血、血浆和毛细血管血三种血标本的糖尿病及 IGT/IFG 的血糖诊断标准。

表 11-1-1 糖尿病及 IGT/IFG 的血糖诊断标准

	血糖浓度(mmol/L)		
	静脉全血	毛细血管(全血)	静脉血浆
糖尿病			
空腹和(或)	≥6.1	≥6.1	≥7.0
或负荷后 2 h	≥10.0	≥11.1	≥11.0
糖耐量受损(IGT)			
空腹(如行检测)	<6.1	<6.1	<7.0
及负荷后 2 h	6.7~10.1	7.8~11.0	7.8~11.0
空腹血糖受损(IFG)			
空腹	5.6~6.1	5.6~6.1	6.1~7.0
负荷后 2 h	<6.7	<7.8	<7.8
正常			
空腹	<5.6	<5.6	<6.1
负荷后 2 h	<6.7	<7.8	<7.8

注:1 mmol/L=18 mg/dl。

注意,糖尿病诊断是依据空腹、任意时间或 OGTT 中 2 h 血糖值。空腹指 8~14 h 内无任何热量摄入;任意时间指 1 天内任何时间,与上次进餐时间及食物摄入量无关;OGTT 是指以 75 g 无水葡萄糖为负荷量,溶于水内口服(如为含 1 分子水的葡萄糖则为 82.5 g)。另外,全血血糖应在采血后立刻分离出血浆进行测定;对无高血糖危象者诊断糖尿病时,绝不能依据一次血糖测定值进行诊断;急性感染、创伤或其他应激情况下可出现暂时血糖升高,不能依此诊断为糖尿病,须在应激消除后复查。

5. 成年无症状者的糖尿病筛查标准

年龄≥45 岁者均应考虑筛查有无糖尿病,特别是体重指数(BMI)≥25 kg/m² 者,如血糖正常,应每 3 年重复检查 1 次。年龄<45 岁的年轻超重(BMI≥25 kg/m²)、并有以下危险因素者,也应筛查血糖:很少活动者;有糖尿病一级亲缘关系;高危种族人群(如非洲裔美国人、拉美人、本土美国人、亚裔美国人和太平洋岛国居民等);娩出新生儿体重>4 kg 的妇女或诊断为妊娠糖尿病(GDM)者;高血压(BP≥140/90 mmHg);高密度脂蛋白胆固醇(HDL)<0.9 mmol/L(35 mg/dl)和(或)三酰甘油>2.82 mmol/L(250 mg/dl)者;多囊卵巢综合征者;既往检查葡萄糖耐量减低(IGT)或空腹血糖异常(IFG)者;有其他与胰岛素抵抗有关的状况者(如多囊卵巢综合征或黑棘皮病);有血管疾病史者。

儿童和青少年血糖和A1c的目标与成人有所差异,表11-1-2是不同年龄段儿童和青少年的血浆葡萄糖(血糖)和A1c目标。

表11-1-2 儿童和青少年血糖和A1c目标值

年龄段(岁)	餐前血糖目标	夜间血糖目标	A1c目标	理由
学步和学龄前(0~6)	5.6~10 mmol/L	6.1~11.1 mmol/L	7.5%~8.5%	高危或易出现低血糖
学龄期(6~12)	5.0~10 mmol/L	5.6~10 mmol/L	<8%	有低血糖风险,并发症风险相对低
少年和青年(13~19)	5.0~7.2 mmol/L	5.0~8.3 mmol/L	<7.5%	有严重低血糖风险;发育和心理学问题;如无严重低血糖,目标可严格些(<7.0%)

达到目标血糖的关键点:目标应个体化,根据风险评估结果,目标值可更低些;反复低血糖或低血糖意识障碍者的血糖目标值应更高些,如餐后血糖值和A1c不一致时,应着重监测餐后血糖值。

(六)并发症

糖尿病并发症发生率高,可造成组织器官毁损,具有致残和致死性,危害严重。主要分为急性和慢性并发症两大类:

1. 急性并发症

(1)糖尿病酮症酸中毒(diabetic ketoacidosis, DKA):最常见,多见于1型糖尿病,发生于代谢控制不良、伴发感染、严重应激、胰岛素治疗中断以及饮食失调等情况;2型糖尿病如代谢控制差、伴有严重应激时亦可发生;延误诊断或治疗可致死亡,幼龄或高龄、昏迷或低血压的患者死亡率更高;在美国有经验的医疗中心其病死率<5%,但在我国基层医院病死率可高达10%。

(2)糖尿病非酮症性高渗综合征:多见于老年患者;因严重高血糖症及水、电解质平衡紊乱而致昏迷、休克和多器官功能衰竭;病死率极高,即使在水平高的医院死亡率仍可高达15%。

(3)乳酸性酸中毒:糖尿病合并乳酸性酸中毒的发生率不高,但病死率很高,大多发生在伴有肝、肾功能不全,或伴有慢性心肺功能不全等缺氧性疾病患者,尤其是同时服用苯乙双胍者;主要是体内无氧酵解的糖代谢产物——乳酸大量堆积导致高乳酸血症,进一步出现体液pH降低,导致乳酸性酸中毒。高血糖、酮症酸中毒、酸中毒与DKA之间的关系见图11-1-1。

2. 慢性并发症

(1)心血管并发症:心血管疾病是糖尿病患者致残、致死,并造成经济损失的主要原因,因心血管疾病而死亡的糖尿病患者中,冠心病约占一半;2型糖尿病是冠心病的独立危险因素;糖尿病动脉内皮细胞功能障碍、动脉内皮损伤,继之对血管损伤的反应提早发生和加速动脉粥样硬化是增加冠心病事件及死亡的重要原因;同时糖尿病心肌病,左室舒张功能障碍,易发生充血性心力衰竭和心脏自主神经病变所致的心律失常,亦为增加心血管疾病死亡的重要原因;血管内皮功能障碍与损伤及动脉粥样硬化的发生基础是糖尿病胰岛素抵抗及其相伴的多种危险因素,如肥胖、高血压、高血糖、小而密LDL-C升高、高三酰甘油血症、低HDL-C、PAI-1升高、高同型半胱氨酸血症(即代谢综合征),以及吸烟等。

(2)糖尿病脑血管病:以脑动脉粥样硬化所致缺血性脑病最为常见,如短暂性脑缺血发作(TIA)、腔隙性脑梗死、多发性脑梗死、脑血栓形成等;脑血栓形成多发生于大脑中动脉,而腔隙性脑梗死则多见于脑内深穿支的供血区,如壳核、内囊、丘脑及脑桥基底等;亦可发生出血性脑病;我国糖

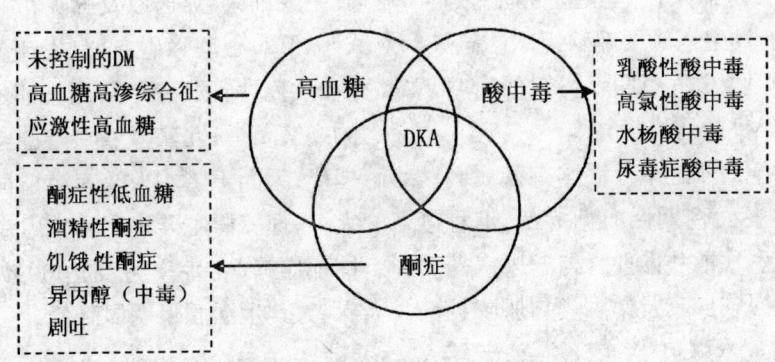

图 11-1-1　高血糖、酮症、酸中毒和 DKA 的关系图

尿病脑卒中的发病率较西方国家为高,而北方又普遍高于南方;糖尿病者脑血管病发生率较非糖尿病者明显增高,女性尤甚;危险因素包括高血糖、高血压、血脂异常、血液流变学异常、吸烟以及慢性炎症状态等,高血压是糖尿病缺血性脑病的独立危险因素。

(3) 糖尿病眼病:眼的各部位均可出现病变,如角膜异常、虹膜新生血管、视神经病变等。糖尿病视网膜病变是糖尿病患者失明的主要原因,视网膜病变患病率随患病时间和年龄的增长而上升;99%的 1 型糖尿病和 60% 的 2 型糖尿病,病程在 20 年以上者,几乎都有不同程度的视网膜病变;10 岁以下患糖尿病的儿童则很少发生视网膜病变,青春期后糖尿病视网膜病变的危险性上升。

(4) 糖尿病肾病:20%~30% 的 1 型或 2 型糖尿病患者发生糖尿病肾病,部分进展为终末期肾病;一旦临床肾病发生,如不进行有效干预,几年之内肾小球滤过率逐渐下降,10 年后 50%,20 年后 75% 以上的患者将发展为终末期肾病;2 型糖尿病患者糖尿病确诊后,不少人旋即出现微量白蛋白尿,甚至显性肾病,目前西方国家进行透析的肾病患者一半以上为糖尿病患者;微量白蛋白尿的出现,标志着早期肾病的存在,且极大地增加心血管疾病患病率及死亡危险性。

(5) 糖尿病足:是糖尿病下肢血管病变、神经病变和感染共同作用的结果,严重者可致足溃疡,甚至截肢;成年人中 40% 的足和下肢截肢为糖尿病所致,Wagner 将糖尿病足分为 5 级(表 11-1-3)。

表 11-1-3　糖尿病足的 Wagner 分级法

分级	表现
0 级	有发生足溃疡的危险因素,目前无溃疡
1 级	表面溃疡,临床上无感染
2 级	较深的溃疡,常合并软组织炎,但无脓肿或骨的感染
3 级	深度感染,伴有骨组织病变或脓肿
4 级	局限性坏疽(趾、足跟或前足背)
5 级	全足坏疽

(6) 糖尿病骨关节病:约 0.1%~0.4%,主要系神经病变所致,感染可加重其损伤;其发生率不高,但可致关节脱位、畸形,严重影响关节功能,使患者生活质量降低。

(7) 糖尿病与口腔疾病:糖尿病患者机体对细菌的抗感染能力下降,口腔颌面部组织及口腔内的牙龈和牙周组织易发生感染，可引起齿槽溢脓、牙槽骨吸收、牙齿松动；发生在颌面部软组织的感染，起病急，炎症扩展迅速，发病初期就可以使全身情况突然恶化，治疗不及时可引起死亡。

(8) 低血糖症：糖尿病肥胖者常伴有餐后高胰岛素血症，故可出现餐后晚期低血糖症状，但程度较轻。最常见且更为严重的低血糖与糖尿病药物治疗过量有关；其中以胰岛素及磺脲类口服降糖药最多见，后者又以格列本脲（优降糖）为甚；老年人及儿童的严重低血糖症危害尤大。

(9) 代谢综合征：向心性肥胖、高血压、血脂异常、胆石症、高尿酸血症以及多囊卵巢综合征等经常与糖尿病簇聚发生（即代谢综合征），增加了糖尿病心血管病变的危险性。

(10) 勃起功能障碍：约半数男性 2 型糖尿病患者有之，主要为糖尿病自主神经病变所致。

(11) 急、慢性感染：糖尿病患者细胞免疫及体液免疫功能减低常易伴发尿路、胆道感染、皮肤的真菌或细菌感染，以及肺炎和肺结核等。

(12) 心理障碍：一旦发生并发症，不仅具有致残、致死性，预后严重，而且还造成社会、家庭沉重的经济负担；儿童及青少年患者则为升学、就业而担忧；因而患者本人及家属精神上承受的压力都很大；心理障碍主要表现为焦虑症、强迫症、恐惧症及抑郁症等，发生率可高达 30%～50%。有心理障碍者，其生活质量明显降低。

二、处　置

（一）监测与治疗

糖尿病的治疗是综合性的处理，包括饮食控制、运动、血糖监测、糖尿病自我管理教育和药物治疗；也包括降糖、降压、调脂和改变不良生活习惯如戒烟等措施的综合治疗。表 11-1-4 是糖尿病的血糖、血压、BMI 和血脂控制要求判断标准。

表 11-1-4　糖尿病的血糖、血压、BMI 和血脂控制要求判断标准

血糖（mmol/L）	理想	良好	差
空腹血糖	4.4～6.1	≤7.0	>7.0
非空腹血糖	4.4～8.0	≤10.0	>10.0
HbA1c(%)	<7.0	7.0～7.5	>7.5
血压（mmHg）	<130/80	130/80～140/90	≥140/90
BMI（kg/m²）男	<25	<27	≥27
BMI（kg/m²）女	<24	<26	≥26
TC（mmol/L）	<4.5	≥4.5	≥6.0
HDL（mmol/L）	>1.0	1.1～0.9	<0.9
TG（mmol/L）	<1.7	1.7～2.2	>2.2
LDL（mmol/L）	<2.6	2.6～3.3	>3.3

关键点：理想的餐前毛细血管血糖 5.0～7.2 mmol/L（90～130 mg/dl），餐后毛细血管最高血糖<10 mmol/L（180 mg/dl）；A1c 是血糖控制的主要目标；血糖控制目标应个体化；低龄儿童、孕妇和老年人应特别考虑；更严格的血糖控制如 A1c<6% 可进一步降低糖尿病并发症，其代价是增加了发生低血糖的风险；严重或反复发生低血糖者、低龄儿童、老年人、预期存活时间有限者血糖控制目标应适当放松；如餐前血糖达到目标值但 A1c 未达标者，目标是控制餐后血糖；使用胰岛素严格控制血糖可降低严重急性疾病者、围手术期、心肌梗死后和孕妇的并发症。注意，餐后血糖应在开始进食后 1～2 h 检查。

（二）降糖药物

有口服降糖药、胰岛素和胰岛素类似物三大类。

1. 口服降糖药

包括促胰岛素分泌剂（磺脲类药物、格列奈类

药物)和非促胰岛素分泌剂(α-糖苷酶抑制剂、双胍类药物和格列酮类药物)。促胰岛素分泌剂刺激胰岛分泌胰岛素,增加体内胰岛素的水平;双胍类药物主要抑制肝脏葡萄糖的产生,还可能有延缓肠道吸收葡萄糖和增强胰岛素敏感性的作用;α-糖苷酶抑制剂延缓和减少肠道对淀粉和果糖的吸收;格列酮类药物属胰岛素增敏剂,可通过减少胰岛素抵抗而增强胰岛素的作用。

2. 药物选择和联合用药

(1)肥胖(是胰岛素抵抗的主要决定因素)、副作用、过敏反应、年龄及其他健康状况如肾病和肝病等因素影响降糖药物的选择。

(2)2型糖尿病常采用两种不同作用机制的口服降糖药物进行联合治疗;如口服降糖药物的联合治疗仍不能有效地控制血糖,可采用胰岛素与一种口服降糖药物联合治疗;三种降糖药物之间的联合应用尚待评估。

(3)严重高血糖的患者应首先采用胰岛素降低血糖,减少发生糖尿病急性并发症的危险性;待血糖得到控制后,可根据病情重新制定治疗方案。

(三)胰岛素治疗

正常人胰岛素的生理性分泌可分为基础胰岛素分泌和餐时胰岛素分泌;基础胰岛素分泌占全部胰岛素分泌的40%～50%,其主要生理作用是调节肝脏的葡萄糖输出速度以达到与大脑及其他器官对葡萄糖需要之间的平衡;餐时胰岛素的主要生理作用为抑制肝脏葡萄糖的输出和促进进餐时吸收的葡萄糖的利用和储存。

胰岛素是1型糖尿病患者维持生命和控制血糖所必需的药物,多数2型糖尿病患者在糖尿病的晚期也需要使用胰岛素来控制血糖的水平,以减少糖尿病急、慢性并发症的危险性。胰岛素目前仍被当作使2型糖尿病患者达到良好血糖控制的重要手段。方法是:①1型糖尿病者的胰岛素替代(表11-1-5):常采用中效或长效胰岛素制剂提供基础胰岛素(睡前和早晨注射中效胰岛素或每日注射1～2次长效胰岛素),采用短效或速效胰岛素来提供餐时胰岛素。无伴随疾病时,1型糖尿病患者日胰岛素需要量约0.5～1.0 U/kg;有伴随疾病时(如感染等),胰岛素的用量增加;儿童在生长发育期对胰岛素的需要量相对增加。②2型糖尿病的胰岛素补充:2型糖尿病患者的基本病因之一为胰岛β细胞功能的缺陷且进行性减退。早期因高血糖导致的葡萄糖毒性可抑制β细胞的胰岛素分泌,体内可出现严重的胰岛素缺乏。如患者对饮食控制和药物治疗效果不佳,可采用短期的胰岛素强化治疗使血糖得到控制并减少葡萄糖对β细胞的毒性作用。随后,多数2型糖尿病患者仍可改用饮食控制和口服药物治疗。随着病程的进展,大多数的2型糖尿病患者需要补充胰岛素来使血糖得到良好的控制。在口服降糖药效果逐渐降低的时候,可采用口服降糖药和中效或长效胰岛素的联合治疗。当上述联合治疗效果仍差时,可完全停用口服药,而改用每日多次胰岛素注射治疗或连续皮下胰岛素输注治疗(胰岛素泵治疗),此时胰岛素的治疗方案同1型糖尿病。有些患者因较严重的胰岛素抵抗需要使用较大量的胰岛素(如每日1 U/kg),为避免体重明显增加和加强血糖的控制,可加用二甲双胍、格列酮类或α-糖苷酶抑制剂药物。

表11-1-5 1型糖尿病常用的胰岛素替代治疗方案

	早餐前	午餐前	晚餐前	睡前(10pm)
方案1	RI或IA+NPH	RI或IA	RI或IA	NPH
方案2	RI或IA+NPH		RI或IA+NPH	
方案3	*RI或+IA+Glargine或PZI	RI或IA	RI或IA	

注:RI=普通(常规、短效)胰岛素;IA=胰岛素类似物(超短效、速效胰岛素);NPH=中效胰岛素;PZI=精蛋白锌胰岛素(长效胰岛素)。
* RI或IA与长效胰岛素(Glargine或PZI)联合使用时应分开注射,且不能注射在同一部位。

(四)医院内高血糖控制

住院患者往往处于应激状态，并常引起血糖升高，急性疾病应激与高血糖之间有密切关系，二者相互影响，互相促进(图11-1-2)。严重高血糖(血糖>13.9 mmol/L(250 mg/dl))对心血管、血流动力学和免疫系统有明显恶化作用，因此，所有住院患者均应测定血糖水平，必要时还应行血糖动态监测。

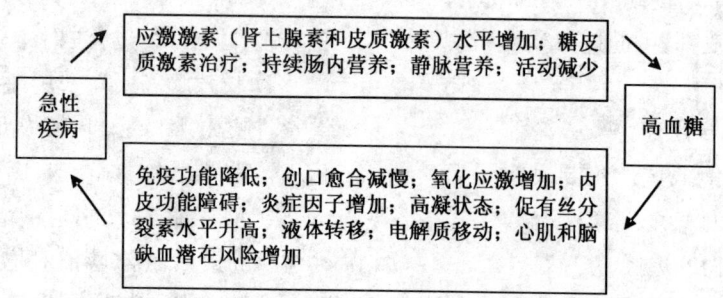

图11-1-2 急性疾病与高血糖的关系

非糖尿病住院病人的血糖控制目标是：①危重病人：血糖水平应尽可能控制于接近6.1 mmol/L，通常应小于10 mmol/L，此类病人常需静脉使用胰岛素控制血糖；②非危重病人：餐前血糖接近5.0～7.2 mmol/L(均值为6.1 mmol/L)，餐后血糖水平应小于10 mmol/L。内外科ICU中，血糖水平应尽可能维持于7.8 mmol/L以下，最好是在6.1 mmol/L以下水平，静脉使用胰岛素较皮下注射更快，如能控制血糖水平于5.0～6.8 mmol/L，餐前血糖水平5.0～8.3 mmol/L既可防止高血糖，又可避免低血糖发生，但应在积极的血糖监测下进行。

三、特殊类型糖尿病识别和处置要点

(一)妊娠糖尿病和糖尿病合并妊娠

在糖尿病诊断之后妊娠者为糖尿病合并妊娠；在妊娠期间发现糖尿病者为妊娠糖尿病；二者诊断标准与非妊娠者相同。妊娠糖尿病的高危因素包括：严重肥胖、有妊娠糖尿病史、曾产过巨大胎儿、糖尿、多囊卵巢综合征、糖尿病家族史等。妊娠期间高血糖的主要危害为增加新生儿畸形、巨大儿(增加母、婴在分娩时发生并发症与创伤的危险)和新生儿低血糖发生的危险性。

(1)临床特点：糖尿病合并妊娠绝大多数需要使用胰岛素；妊娠糖尿病者血糖易于控制，多数患者可通过严格的饮食计划和运动使血糖得到满意控制，仅部分患者需要使用胰岛素控制血糖。

(2)治疗特点：每日监测空腹和餐后血糖4～6次，目标是血糖正常，即空腹血糖(毛细血管全血)3.9～5.6 mmol/L或70～100 mg/dl，糖负荷后2h血糖(毛细血管全血)5.0～7.8 mmol/L或90～140 mg/dl，HbA1c在正常值上限以内；如空腹血糖(毛细血管全血)>5.9 mmol/L或105 mg/dl，糖负荷后2h血糖>7.8 mmol/L(毛细血管全血)，考虑开始胰岛素治疗。

(3)监测：每3个月进行一次眼底检查并做相应的治疗；加强胎儿发育情况的监护，常规超声检查了解胎儿发育情况；如无特殊情况，按预产期分娩；分娩时尽量采用阴道分娩；分娩时和产后加强血糖监测，保持良好的血糖控制。

(二)老年糖尿病

老年糖尿病是指年龄60岁以上的糖尿病患者(西方为65岁以上)，包括60岁以前和60岁以后诊断为糖尿病者。

(1)临床特点：多数为2型糖尿病；起病缓慢；

多无症状；部分以并发症为首发表现（如糖尿病高渗综合征，心、脑血管意外以及视力改变等）；少数患者表现为体温低、多汗、神经性恶病质、肌萎缩、认知功能减退等。

(2)治疗特点：老年糖尿病治疗原则与一般糖尿病相同，如单纯饮食和运动治疗达不到要求者，在选择口服降糖药时，尽量避免选择作用强或作用时间长的降糖药如格列本脲，格列美脲等，以避免低血糖；用药时应特别考虑其肝、肾功能情况；已出现对口服降糖药疗效减低或已有明显的并发症者宜尽早改用胰岛素；老年人对低血糖耐受差，血糖控制标准略宽于一般人，空腹血糖<7.8 mmol/L，负荷后2 h血糖<11.1 mmol/L即可；同时注意降压和调脂治疗。

(三)糖尿病酮症酸中毒

糖尿病酮症酸中毒(DKA)是糖尿病患者最常见的急性并发症，占糖尿病住院患者的8%～29%左右，每千名糖尿病者年发生DKA者约4%～8%。主要发生在1型糖尿病患者，在感染等应激情况下2型糖尿病患者也可发生。发生酮症酸中毒的原因是体内胰岛素极度缺乏，组织不能有效利用葡萄糖导致血糖显著升高。此时脂肪分解产生高酮血症和酮尿症伴代谢性酸中毒及明显的脱水，严重者出现不同程度的意识障碍直至昏迷，若不及时救治将导致死亡。纠正DKA的同时，应积极治疗、消除伴发病、病因及诱因。

(1)监测：每2 h测血糖1次，测定尿糖和血、尿酮体，注意电解质和血气变化并做肝肾功能、心电图等检查，以便及时调整治疗方案。

(2)胰岛素使用：生理盐水加小剂量普通胰岛素静脉滴注，常用量为4～6 U/h(0.1 U/(kg·h))，每小时使血糖下降2.8～3.9 mmol/L(50～70 mg/dl)，如血糖下降幅度小于治疗前血糖水平的30%，胰岛素剂量可加倍。

(3)补液或容量扩增：立即补充生理盐水，先快后慢，第1小时应入液量为15～20 ml/kg或1～1.5 L，后续的补液依据脱水状况、血清电解质和尿量而定，高钠血症或血钠正常者可补0.45%氯化钠(4～14 ml/(kg·h)或250～500 ml/h)，低钠血症者应继续用生理盐水，目标是在12～24 h内补充预期缺水量的50%左右，低血压者应使用生理盐水积极补液，直至血压稳定；当血糖下降到13.9 mmol/L(250 mg/dl)时改用5%葡萄糖加胰岛素继续输注，并相应地调整胰岛素剂量。

(4)补钾：DKA患者常伴失钾，经补液已排尿时就应开始静脉补钾，24 h补氯化钾总量6～10 g，肾功能不全、血钾过高(>5.0 mmol/L)或无尿者应暂缓补钾；患者肾功能充分(尿量≥50 ml/h)者，如血清钾为4～5 mmol/L，补液中的钾浓度为20 mmol/L；如血清钾为3～4 mmol/L，补液中的钾浓度为40 mmol/L；如血清钾<3 mmol/L，应暂停使用胰岛素，并给予补钾10～20 mmol/h，直至血清钾>3.3 mmol/L后，重新开始胰岛素治疗，补液中的钾浓度应为40 mmol/L；严重低血钾或低血钾经补钾治疗后疗效不佳者，可输注硫酸镁1～2 g。

(5)纠酸：一般不需补碱性药物，胰岛素治疗后酮体的产生即被控制，酸中毒可纠正；当动脉血pH≤7.0或HCO_3^-<5 mmol/L者可用小剂量碳酸氢钠，给予碳酸氢钠50 mmol(5% $NaHCO_3$为150 mmol)；当pH>7.0时，不必补碱；当pH<6.9时，给予碳酸氢钠100 mmol，在2 h内加用氯化钾20 mmol(加入400 ml液体中)；补碱后监测动脉血气。

(6)补磷：如血清磷<10 mg/L，应在24 h内补充磷酸钾20～30 mmol，同时应监测血清钙浓度。

(四)糖尿病非酮症性高渗综合征

糖尿病非酮症性高渗综合征(HHS)是糖尿病的严重急性并发症，其发生率明显低于DKA，占糖尿病相关性疾病住院者的1%以下，大多发生在老年2型糖尿病，主要原因是在体内胰岛素相对不足的情况下，出现了引起血糖急剧升高的因素，同时伴有严重失水，导致血糖显著升高。本症常伴有神经系统功能损害症状，病情严重，严重者昏迷，死亡率高。

(1)监测：血糖、电解质以及其他检查，伴有心功能不全者监测中心静脉压,以指导输液速度和补液量。

(2) 补液:立即补液纠正脱水状态,血压偏低,血钠≤150 mmol/L 者用生理盐水,血钠≥150 mmol/L 且无低血压者可补 0.45% 氯化钠溶液。补液速度与 DKA 相似,先快后慢,血糖下降到 13.9 mmol/L 时可改为 5% 葡萄糖液+胰岛素。补液总量一般按体重的 10%～12% 计算。

(3) 胰岛素:胰岛素的剂量和用法与糖尿病酮症酸中毒相似,血糖不宜降得过低。

(4) 其他:补钾和纠酸方法与酮症酸中毒相同;去除诱因,防治感染,防治其他并发症是基本治疗措施。表 11-1-6 列出了糖尿病酮症酸中毒与高血糖高渗综合征的诊断、分层以及不足成分等鉴别要点。

表 11-1-6　糖尿病酮症酸中毒(DKA)与高血糖高渗综合征(HHS)鉴别

	轻度 DKA	中度 DKA	重度 DKA	高血糖高渗综合征
诊断标准和分层				
血浆葡萄糖(mmol/L)	>13.9	>13.9	>13.9	>33.3
动脉血 pH	7.25～7.30	7.00～7.24	<7.00	>7.30
血清 HCO_3^- (mmol/L)	15～18	10～15	<10	>15
尿酮体	阳性	阳性	阳性	少量
血清酮体	阳性	阳性	阳性	少量
有效血清渗透压	不确定	不确定	不确定	>320 mOsm/kg
阴离子间隙(AG)	>10	>12	>12	不确定
精神状态	警觉	警觉/嗜睡	木僵/昏迷	不确定
不足或欠缺成分				
总水(L)	6			9
水(ml/kg)	100			100～200
Na^+ (mmol/kg)	7～10			5～13
Cl^- (mmol/kg)	3～5			4～6
K^+ (mmol/kg)	3～5			4～6
PO_4 (mmol/kg)	5～7			3～7
Mg^{2+} (mEq/kg)	1～2			1～2
Ca^{2+} (mEq/kg)	1～2			1～2

注:有效血清渗透压(mOsm/kg)=2Na^+(mmol/L)+Glu(mmol/L);AG=Na^+-Cl^--HCO_3^-。

(五) 乳酸性酸中毒

本病主要是体内无氧酵解的糖代谢产物乳酸大量堆积,导致高乳酸血症,进一步出现血 pH 降低,即为乳酸性酸中毒。糖尿病合并乳酸性酸中毒的发生率不高,但病死率很高。大多发生在伴有肝、肾功能不全,或伴有慢性心肺功能不全等缺氧性疾病患者,尤其见于同时服用苯乙双胍者。

(1) 监测:血糖、电解质、血气和血乳酸浓度。

(2) 补液:补充生理盐水,血糖无明显升高者可补充葡萄糖液,并可补充新鲜血液,改善循环。

(3) 纠酸:尽早大量补充 $NaHCO_3$,每 2 h 监测动脉血 pH,当 pH 上升至 7.2 时暂停补碱并观察病情,否则有可能出现反跳性代谢性碱中毒。

(4) 其他治疗:注意补钾和纠正其他电解质紊

乱；疗效不明显者可做腹膜透析以清除乳酸和苯乙双胍。

（六）糖尿病低血糖症

1. 诊断

糖尿病患者的低血糖应区分是反应性还是药物性低血糖。反应性低血糖是指少数2型糖尿病患者在患病初期由于餐后胰岛素分泌高峰延迟，可出现反应性低血糖，大多发生在餐后4~5 h，尤以单纯进食碳水化合物时为著；药物性低血糖是指糖尿病患者最常见的低血糖症与药物治疗不当有关，胰岛素治疗中低血糖症常见，口服降糖药物中磺脲类药物主要刺激胰岛素分泌，故各种磺脲类药物用法不当时均可导致低血糖症。其临床特点是：交感神经兴奋的表现包括心慌、出汗、饥饿、无力、手抖、视物模糊、面色苍白等。中枢神经系统症状包括头痛、头晕、定向力下降、吐词不清、精神失常、意识障碍、直至昏迷。部分患者在多次低血糖症发作后会出现无警觉性低血糖症，患者无心慌、出汗、视物模糊、饥饿、无力等先兆，直接进入昏迷状态。持续时间长（多数≥6 h）且症状严重的低血糖可导致中枢神经系统损害，甚至不可逆转。低血糖是指毛细管血糖＜4 mmol/L，或静脉血糖＜3.8 mmol/L者，严重低血糖的诊断标准是静脉血糖≤2.8 mmol/L(≤50 mg/dl)。

2. 低血糖的治疗

(1)葡萄糖应用：低血糖尿者应立即给予葡萄糖；意识清醒的轻度低血糖者（一般血糖水平在2.8~3.8 mmol/L）可口服糖类；意识障碍的重度低血糖者应静脉注射葡萄糖，通常先给予葡萄糖15~20 g，此时血糖仅暂时性升高，因此，给予葡萄糖后应于15 min重新测定血糖水平，必要时可再给一剂葡萄糖。如无葡萄糖，可予口服甜果汁、糖水，要观察到患者意识恢复、生命体征平稳、血糖水平维持正常。

(2)胰高血糖素：可皮下、肌内或静脉注射，由于其作用时间较短，且会再次出现低血糖，因此在注射后仍要补充葡萄糖或进食。

(3)长效磺脲类药物（如格列本脲、氯磺丙脲等）导致的低血糖症往往持久，给予葡萄糖在患者意识恢复后有可能再次陷入昏迷，需连续观察3 d，以保证患者完全脱离危险期。

（七）糖尿病合并高血压

高血压是糖尿病极其重要的并发症，我国高血压在糖尿病人群中的患病率大约是40%~55%，与发达国家（20%~60%）相似，高血压人群的糖尿病患病率为4%~36%。对2型糖尿病病者，高血压是代谢综合征的一部分，对1型糖尿病，高血压是糖尿病肾病的反映。高血压明显增加糖尿病的大、小血管并发症风险，包括中风、冠心病、外周血管病、视网膜病变、肾病等。糖尿病的诊断标准为空腹血糖水平≥7.0 mmol/L(126 mg/dl)，或随机血糖水平≥11.1 mmol/L(200 mg/dl)。确诊的糖尿病患者应每3个月检查血压一次。其降压治疗特点是：

(1)降压原则：血压的控制目标＜130/80 mmHg；如其尿蛋白排泄量达到1 g/24 h，血压控制则应低于125/75 mmHg，为控制血压，只要能耐受，可使用各种抗高血压药，可用2种或以上药物联合治疗，以达目标血压。收缩压处于130~139 mmHg或者舒张压处于80~89 mmHg的糖尿病人，可以进行≤3个月的非药物治疗，包括饮食管理、减肥、限盐、中等强度运动，如果不能达标，应加用药物治疗。在血压≥140/90 mmHg或有微量白蛋白尿的患者，宜直接开始非药物治疗和药物治疗，首选ACEI或ARB，二者为治疗糖尿病高血压的一线药物，所有高血压合并糖尿病者均应任选一种。

(2)降压药选择：通常需≥2种药物联合治疗。当单一药有效时，选用ACEI或ARB，需要联合用药时，也应当以其中一种为基础。如果病人不能耐受，二者可以互换。ACEI和ARB对肾脏有独特保护作用，且有代谢上的好处，一旦出现微量白蛋白尿，即应使用ACEI或者ARB。已证实1型糖尿病合并高血压和任何程度的蛋白尿者，ACEI能延缓肾病的进展；2型糖尿病合并高血压及微量蛋白尿，ACEI和ARB均能延缓大量白蛋白尿的发生；2型糖尿病、高血压、大量白蛋白尿、和肾功能不全者，ARB可延缓肾病进展；妊娠糖尿病、慢性高血压者，血压目标是110～129/65～79 mmHg，但妊娠期间禁用ACEI和ARB。使用ARB或ACEI应定期检查血钾和肾功能，老年人血压应缓慢降低。

(3)钙通道阻滞剂：二氢吡啶类(地尔硫䓬和维拉帕米)和非二氢吡啶类(硝苯地平、非洛地平等)均能降低高血压合并糖尿病患者的心血管病事件；非二氢吡啶类药明显降低蛋白尿并可能减缓蛋白尿肾病进展。二氢吡啶类药降低蛋白尿作用不持久，且减缓神经病变进展的作用不及ACEI和ARBs，但它能有效降低血压，且可与后二者合并使用。

(4)β阻滞剂能够延缓1型糖尿病人的肾病进展，故也可作为这类患者的治疗药物，能与其他抗高血压药一样有效预防心梗，但它预防中风和降低舒张压的作用不及其他抗高血压药。

(5)α受体阻滞剂不能降低糖尿病患者微量白蛋白分泌，其减少心衰发作也远不如氯噻酮，此药不作为高血压的单一治疗，即便有男性前列腺肥大者也一样，它可作为其他药物降压效差时或不能耐受时使用。

(6)糖尿病高血压有心血管病风险者(如＞40岁、有心血管病家族史、吸烟、血脂异常或蛋白尿)应同时给予阿司匹林75～162 mg/d；年龄30～40岁者也可考虑给予阿司匹林，特别是有其他心血管病危险因素者；21岁以下者不主张给予阿司匹林；严重或进行性心血管病者应同时合用其他抗血小板药如氯吡格雷。高血压合并糖尿病的临床处理可参考图11-1-3的程序图。

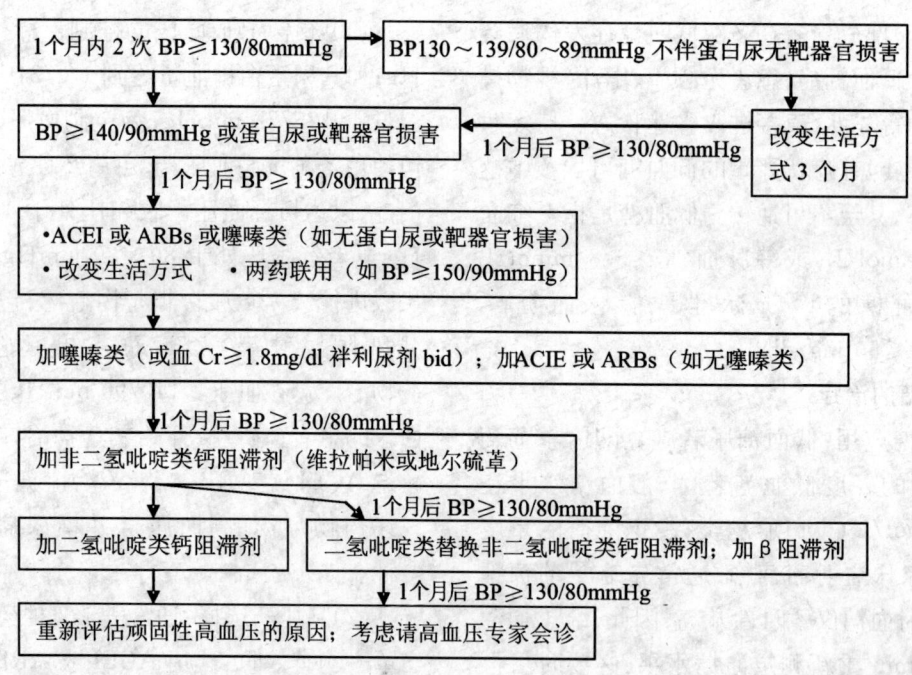

图11-1-3　高血压合并糖尿病处理程序图(不伴心衰也非心梗后)

(赖荣德)

第2节 甲状腺功能亢进症及急症

甲状腺功能亢进(简称甲亢,hyperthyroidism)人群发病率约为0.05%~0.1%,最近美国随机人群调查发病率为1.2%(临床甲亢0.5%和亚临床甲亢0.7%),各年龄段均会发病,高峰年龄为40~60岁,女性多于男性(约5~10:1),最近美国随机人群调查,最常见的病因为Grave's病(约占50%~80%),老年人多为毒性结节性甲状腺肿,本节主要介绍Grave's病。

一、识 别

(一)病 因

甲亢的病因主要包括:毒性弥漫性甲状腺肿(Grave's病)、毒性腺瘤、多结节性甲状腺肿伴甲状腺功能亢进(Plummer disease,毒性甲状腺腺瘤)、痛性亚急性甲状腺炎、无症状性甲状腺炎(或静息性甲状腺炎,包括淋巴细胞性和产后变化)、碘诱导性甲亢(如胺碘酮治疗相关性甲亢)、脑垂体促甲状腺素刺激激素(TSH)分泌过度或滋养层细胞病、甲状腺激素摄入过多。

(二)病理生理

甲状腺素能促进机体除视网膜、脾、睾丸和肺以外的各种组织、器官的代谢,增加蛋白合成,促进婴儿和儿童脑的发育及机体生长,包括心理发展和性成熟。各种原因引起甲状腺素合成或分泌增加导致甲状腺功能亢进,其详细发病机制尚不完全清楚。甲亢的许多表现是由于甲状腺素引起高代谢状态,与交感神经系统活性增强相似,可能是由于甲状腺素增强机体对儿茶酚胺的敏感性,或表现为假性儿茶酚胺样作用。以氧耗增多和代谢率增加为特征的高代谢状态,可使糖、脂肪、蛋白质利用均增加,如脂肪组织分解增加、肝胆固醇分解增多,导致血清胆固醇水平降低;肌肉蛋白降解和消耗增多,导致体重下降、疲乏无力;肠道糖吸收增加等;另外,维生素是代谢酶和辅酶的必需成分,甲状腺功能亢进时的代谢率加快可导致维生素利用或消耗增多,易引起维生素不足或缺乏等。甲状腺功能亢进时不同组织或器官的代谢表现参见表11-2-1。

表11-2-1 甲状腺功能亢进/减退各组织器官代谢变化对照

器官水平	甲状腺功能亢进	甲状腺功能减退
基础代谢率	升高	降低
儿茶酚胺敏感性	增强	减弱
全身表现	突眼、眼裂增宽、瞬目减少	黏液水肿、声音低弱、儿童生长障碍
胆固醇水平	降低	升高
一肌行为	不安、易激、焦虑、多动、失眠	婴儿智力迟钝、心理和体格滞缓、嗜睡
呼吸功能	呼吸困难	低通气
心血管功能	心输出量增加、心动过速、心悸	心输出量减少、心动过缓
胃肠功能	腹泻、食欲增加	便秘、食欲降低
肌张力和反射	增强、伴震颤和肌肉纤颤	降低
体温耐受性	热耐受性差或怕热	冷不耐受或畏寒
皮肤和毛发	出汗、皮肤变薄、毛发变细	出汗减少、皮肤和毛发干燥、粗糙
体重	下降	增重

(三) 临床表现

症状性甲状腺功能亢进症的症状和体征是由于循环中甲状腺激素过高所产生的效应，其严重性与疾病病程、病人年龄、甲状腺素水平有关。临床上可表现为神经过敏，兴奋、心悸、心动过速、怕热、出汗增多、震颤，体重增加或减轻，食欲变化，肠蠕动加快或腹泻，下肢水肿，突发性麻痹，劳累，呼吸困难，月经不调（经量减少），生育能力受影响，心理障碍，睡眠障碍（包括失眠），视力变化，畏光、眼刺激感、复视，或突眼、疲劳、肌无力，甲状腺肿大（根据不同病因而异），胫前黏液性水肿（多见于Grave's病者）。

淡漠型甲状腺功能亢进很少有症状，或症状轻微，其起病可能为某一器官衰竭（如心力衰竭），病因更多见于多结节性甲状腺肿，患者年龄常较大（70岁以上），一般无自身免疫性眼病。心血管症状表现为房颤，多伴体重下降（平均可达18 kg左右），可有精神抑制如活动减少、震颤、少数也会出现激动，或昏迷等。

症状型和淡漠型甲亢主要特征见表11-2-2。

表11-2-2 症状型和淡漠型甲状腺功能亢进主要特征比较

甲亢	年龄	症状持续时间	体重下降	甲状腺重量	眼征	充血性心衰	房颤
症状型	40多岁	8个月	4.5 kg	70 g	常规	常见	约占1/3
淡漠型	70多岁	26个月	18 kg	45 g	罕见	常见	约占3/4

眼征：美国甲状腺协会将Grave's病眼改变分为以下几级：0级：无症状或体征；1级：仅有体征而无症状，体征限于上睑退缩、瞪眼、睑裂增宽、突眼度不超过22 mm；2级：软组织受累（有症状和体征）；3级：突眼度大于22 mm；4级：眼外肌受累；5级：角膜受累；6级：失眼（视神经受累）。

(四) 辅助检查

敏感的TSH测定（敏感性精确到≤0.02）对甲状腺功能亢进诊断很有帮助，任何原因所致的甲亢均会引起的TSH低于正常水平（除外TSH生成过多者）。敏感的TSH测定是甲亢诊断惟一的最佳筛选试验，对绝大多数门诊病人，血清TSH是检测轻度（亚临床性）甲状腺素分泌过多或不足的最敏感试验。对甲状腺功能不稳定者，如近期行抗甲状腺素治疗者或接受过多甲状腺素替代者，在判断甲状腺状态方面，血清T_4比血清TSH更敏感。慢性或近期严重甲亢或甲减者，TSH和T_4监测均有益，并应持续监测1年，直至病情稳定。老年人或服用抗甲状腺药依从性差者，也应同时监测TSH和T_4。其他实验室检查包括：放射免疫法测定T_3或游离T_3（FT_3），T_4或游离T_4（FT_4）。T_4或T_3异常往往由于甲状腺素结合蛋白的异常，而非甲状腺功能异常，因此，总T_4或T_3结果应结合其他甲状腺检测共同确定，如FT_3或FT_4。甲状腺自身抗体包括TSH受体抗体（TRAb）或甲状腺刺激免疫球蛋白（TSI）不必作为常规检查，但对某些特定病例（如妊娠甲亢）可有有帮助。有条件者可做放射性碘摄取量检查。甲状腺扫描（^{123}I或放射性锝[^{99m}Tc]）不是甲状腺功能检查，但有助于确定甲亢原因，对可触及的不规则甲状腺肿大或结节性毒性甲状腺肿很有价值。反T_3检查，做得较少，如果检查有助于临床诊断。

(五) 诊断和鉴别诊断

(1) 诊断：甲亢诊断有赖于详细的病史和全身性体检。至少应做以下检查：体重、血压，脉搏、心率和心律，甲状腺触诊、听诊以确定甲状腺大小，有无结节等，神经肌肉检查，眼科检查以确定有无突眼或眼病，皮肤检查，心血管检查，淋巴系统检查如有无淋巴结肿大、脾肿大等。结合TSH、T_3、T_4等检查，诊断多不困难。

(2) 鉴别诊断：明显的Grave's病伴眼病诊断最多见。老年人的Grave's诊断较为困难，往往仅有心脏表现或体重减轻（表现淡漠或隐蔽性甲状腺毒症）。有些病人甲状腺大小正常。

二、处　置

Grave's 病主要有三大治疗：外科手术、抗甲状素药和放射性碘治疗。

(一) 外科手术

尽管以往 Grave's 病常用手术治疗，但现在很少用此法(约 5%)，除非疑有合并甲状腺癌者。手术治疗适应证包括：妊娠合并甲亢而不耐受抗甲状腺药者，或非妊娠病人希望确定性治疗又拒绝放射性碘治疗者。部分医生建议儿童 Grave's 病或巨大或结节性甲状腺毒症者进行手术治疗。手术治疗的主要并发症包括甲状旁腺功能减退症和声带麻痹。

(二) 抗甲状腺药物

丙基硫氧嘧啶和甲巯咪唑是常用的抗甲状腺药，甲巯咪唑在欧洲和亚洲使用最多，卡比马唑(甲亢平)是甲巯咪唑类似物，在英国和英联邦国家使用最广泛。主要效应是通过干扰甲状腺球蛋白中甲状腺过氧化物酶介导的酪氨酸残基碘化作用，抑制甲状腺素合成。丙基硫氧嘧啶能阻断甲状腺和外周组织中的甲状腺素转为三碘甲状原氨酸(甲巯咪唑和卡比马唑无此作用)；抗甲状腺药有免疫抑制作用，还有诱导甲状腺内淋巴细胞凋亡作用等。丙基硫氧嘧啶和甲巯咪唑胃肠道吸收良好，1~2 h 达高峰，丙基硫氧嘧啶持续约 12~24 h，甲巯咪唑持续时间更长。甲巯咪唑：起始量 10~30 mg/d，2~3 周时间增至 30~40 mg/d，最大可达 90 mg/d，甲状腺功能恢复正常后减量维持；或丙基硫氧嘧啶 50~200 mg，q6~8 h。开始抗甲状腺治疗后应每 3~12 周(平均 4~6 周)复查甲状腺素 1 次，直至甲状腺功能稳定。一般经 4~12 周病情便得到控制，或甲状腺功能恢复正常。而后逐步减药，维持甲状腺功能于正常水平。甲巯咪唑维持量 5~10 mg/d，或丙基硫氧嘧啶维持量 100~200 mg/d，只要维持甲状腺功能稳定，维持剂量可更小，但应缓慢减量，如减量不当会导致症状复发。除儿童和青少年多需服药数年外，一般服药治疗 12~24 个月。复发大多在停药后的最初 3~6 个月，1~2 年后复发者较少，总复发率达 50%~60%。妊娠甲亢首选丙基硫氧嘧啶，如无此药可考虑选用甲巯咪唑；控制心悸可用 β 阻滞剂。

抗甲状腺药的不良反应(表 11-2-3)可轻可重，重者可以是致命性的。甲巯咪唑的不良反应呈剂量相关性。轻度不良反应包括：皮肤反应(荨麻疹或斑疹)，关节痛，胃肠不适。轻度皮疹可用抗组胺药处理；出现关节痛应停药，否则易发生游走性关节炎，即抗甲状腺药关节炎综合征。粒细胞缺乏症是最严重的不良反应，常表现为发热和咽喉疼痛，处理方法是立即停药并住院治疗。肝毒性也是重要不良反应，严重者需停药。血管炎是第三大严重不良反应，药物诱导性抗中性粒细胞胞浆抗体阳性血管炎包括急性肾功能障碍、关节炎、皮肤溃疡、血管炎疹、呼吸道症状(如鼻窦炎和咯血)，大多经停药可缓解，但严重病人需要大剂量激素和免疫抑制剂治疗。

表 11-2-3　抗甲状腺药不良反应

轻　度	重　度
皮肤反应(4%~6%)，如荨麻疹或斑疹	多发性关节炎(1%~2%)，即抗甲状腺药关节炎综合征
关节炎(1.5%~5%)，可能是严重关节炎的先兆	ANCA 阳性关节炎(罕见)，多见于未处理的 Grave's 病和无症状服药者，丙基硫氧嘧啶多见
胃肠道反应(1%~5%)如腹部不适、恶心	
味觉或嗅觉异常(罕见)，仅发生于甲巯咪唑	粒细胞缺乏症(0.1%~0.5%)，Grave's 病者轻度，丙基硫氧嘧啶者多见
唾液腺炎(极罕见)，见于甲巯咪唑	其他血液学表现(极罕见)如血小板减少症和再障
	免疫过敏性肝炎(0.1%~1%)见于丙基硫氧嘧啶者，主要是暂时性转氨酶增高

续表

轻 度	重 度
	胆汁郁积症(罕见)见于甲巯咪唑和卡比马唑
	低凝血酶原血症(罕见)见于丙基硫氧嘧啶者
	低血糖(罕见)即胰岛素自身免疫综合征,见于甲巯咪唑者
	胰腺炎(极罕见)

(三)放射性碘治疗

主要用于 Grave's 病,该治疗较安全,但不少病人出现甲减并需长期甲状腺素替代治疗。放射性碘治疗后排泌物有放射性,需严密注意与人亲密接触,注意事项包括:5 d 内不应接吻或交换唾液或共享食物或餐具,单独使用洗刷器具;5 d 内避免与婴儿、8 岁以下儿童和孕妇亲密接触,但可以共处一室;如为哺乳妇女,避免哺乳;排便、排尿后冲洗厕所至少 2 次,彻底洗手;如有咽喉或颈部疼痛,可服用对乙酰胺基酚或阿司匹林;如有精神紧张、心悸等不适应及时与医生联系处理。

(四)全身治疗

(1)β阻滞剂:用于缓解症状及放射性碘治疗前用药。甲亢病人对β受体耐受性较强,因此需较大剂量、频繁给药,如普萘洛尔 20~40 mg,q8 h,最大 240 mg/d;或长期β受体阻滞剂如阿替洛尔,对改善肾上腺素能症状极为有用和必要。甲亢症状控制后逐渐减药直至停药。

(2)合并房颤者应给予抗凝治疗,如果原有小剂量地高辛维持者,甲状腺毒性状态时可加至常用量。

(3)放射性碘治疗后严重甲状腺毒性状态者辅助治疗包括有机或无机碘和抗甲状腺药。

(4)合并眼病者可考虑加用泼尼松 30~60 mg/d,症状改善后逐渐减量直至停药。

三、甲状腺危象

甲状腺危象(或甲亢危象,thyrotoxic crisis 或 thyroid storm)是甲亢的严重并发症,也是内分泌急症中最为严重的急症之一,甲亢危象约占甲状腺功能亢进总数的 1%~2%,占住院甲状腺功能亢进患者的 10% 以内,虽然少见,但大多是致命性的,如不及时处理,病死率可达 20%~30%,甚至有报道高达 50%。除原有的甲亢症状加重外,主要表现为发热,多为高热,体温可达 40 ℃ 或更高,大汗,精神错乱或谵妄,癫痫样发作或惊厥,昏迷,呕吐,腹痛、腹泻,黄疸,心动过速达 160 次/min 或更高等。合并心力衰竭、心律失常、肺水肿、超高热或严重电解质紊乱者,即便积极治疗,病死率仍可达 30%。甲亢危象多由于急性疾病(如中风、感染、创伤、糖尿病酮症酸中毒等)、外科手术(特别是甲状腺手术)或放射性碘治疗甲亢诱发。

(一)诊断标准

FT_3 和 FT_4 升高伴 TSH 降低($<0.05\ \mu U/ml$)是诊断甲亢危象的基本条件。表 11-2-4 中所列的 7 项指标可作为甲亢危象经验诊断的评估方法,供临床参考。

表 11-2-4　甲状腺危象临床诊断评估标准

诊断参数	评分
(1)温度调节功能(体温(℃))	
37.2~	5
37.7~	10
38.3~	15
38.9~	20
39.4~	25
≥40	30
(2)中枢神经系统效应	
无	0
轻度(激动)	10

诊断参数	评分
重度(抽搐、昏迷)	30
(3)胃肠道-肝功能	
无	0
中度(腹泻、恶心/呕吐、腹痛)	10
重度(不明原因黄疸)	20
(4)心血管功能障碍(心动过速)	
90～109次/min	5
110～119次/min	10
120～129次/min	15
≥140	25
(5)充血性心衰	
无	0
轻度(足部水肿)	5
中度(两肺啰音)	10
重度(肺水肿)	15
(6)心房颤动	
无	0
有	10
(7)诱因	
无	0
有	10

积分评估方法：积分≥45分者，高度提示甲亢危象；积分在25～44分者，提示疑似甲亢危象；积分＜25分者，不太可能有甲亢危象。

(二)甲状腺危象治疗

应加强监护，同时加强支持治疗，抑制甲状腺素合成，及时发现诱因并做相应处理。

1. 抑制新的甲状腺素产生

给予大剂量的丙基硫氧嘧啶或甲巯咪唑可抑制T_4转化为T_3，此二药均为一线用药。用法：丙基硫氧嘧啶600 mg，口服或胃管内注入，必要时可经直肠给药，以后200～300 mg，q6～8 h；或甲巯咪唑20～25 mg，q6 h。

2. 抑制甲状腺素释放

给予首剂丙基硫氧嘧啶或甲巯咪唑1 h后使用。用法：复方碘溶液(Lugol's液)4～8滴，po，q6～8 h；或碘化钾饱和溶液(SSKI)5滴，po，q6 h；或三碘苯丙酸(三碘苯乙基丙酸或碘番酸)(0.5 mg，q12 h)。也可用碘化钠0.25 g，iv，q6 h，症状控制后2周内逐渐停用。

3. β阻滞剂

普萘洛尔(心得安)40～60 mg，q4 h，或80～120 mg，q6 h，必要时可用普萘洛尔1～2 mg，iv，q4 h，有助于抑制T_4转化为T_3。也可用其他β受体阻滞剂，但普萘洛尔剂量更易调节。需要使用心血管选择性药时，可选用阿替洛尔50～200 mg，po，qd；或美托洛尔100～200 mg，po，qd；或纳多洛尔40～80 mg，po，qd。合并心功能不全或哮喘者慎用β阻滞剂，为控制心率，可改为钙通道阻滞剂如地尔硫䓬。

4. 糖皮质激素

激素可维持机体对应激的反应性，抑制甲状腺素的释放，减少外周T_4转化为T_3，纠正危象时皮质激素分泌障碍等。用法：氢化可的松50～100 mg，iv，q6～8 h；或地塞米松2 mg，q6 h；地塞米松8 mg，qd，口服或胃管内注入。

5. 对症支持治疗

如有感染征象应予抗生素治疗；高热者应积极降温，可用降温毯或冰袋，必要时可给对乙酰氨基酚325～600 mg，po，q4～6 h；避免使用水杨酸盐如阿司匹林，因为它可与T_3、T_4竞争甲状腺结合球蛋白，导致游离甲状腺素水平升高，大剂量水杨酸盐还会增加机体代谢率；合并心衰或肺充血者可给予利尿剂治疗；低氧或有低氧倾向者可给予氧疗。由于甲亢危象常伴脱水，应静脉输液补充血容量，不少患者可能需要总补液量达3～5 L/d(包括口服)，高钠血症者可输注葡萄糖，以维持水、电解质和酸碱平衡；激动或燥动不安者可给予镇静，如苯巴比妥或地西泮。

四、亚临床甲亢

亚临床甲亢多因体检发现或其他疾病就诊发现，其诊断主要根据实验室结果确定。其病因有内源性或外源性之分，可以是暂时性或持续性的。内源性原因如Grave's病、甲状腺瘤功能增强、多结节性甲状腺肿；外源性原因如甲状腺素替代治疗过度、有意服用甲状腺激素抑制药。

仔细询问病史可发现有不同程度的心悸，震颤或颤抖，怕热，出汗，神经过敏，恐惧，焦虑，敌意，注意力不集中等。值得注意的是，有研究发现，亚临床甲亢老年性痴呆和风险增高3倍。亚临床甲亢可能进展为临床甲亢，并会影响心脏和骨骼肌。对心血管可产生短期和长期影响，短期影响如窦性心动过速、房性早搏和房颤，长期影响如收缩功能受损和舒张功能障碍。临床甲亢引起骨质疏松和骨折风险明显增高，亚临床甲亢妇女绝经期前后也出现多部位骨密度明显减低，主要是骨皮质丰富的部位，并能增加骨折危险性。

亚临床甲亢的诊断标准：TSH<0.1 μIU/ml，游离T_4和游离T_3正常。

亚临床甲亢治疗：亚临床甲亢是否需要治疗仍有争议，应根据临床情况确定。一般每2~4个月应复查甲状腺功能，至少每6个月应复查一次。如TSH持续在低水平（<0.1 μIU/ml），且出现症状（如疲乏、神经过敏、抑郁、胃肠功能异常、特别是60岁以上老年患者），或不明原因的体重减轻、心绞痛、充血性心力衰竭、最近房颤发作或反复发生心律失常、多结节性甲状腺肿、不育或月经紊乱、风湿性心瓣膜病伴左房扩大或房颤等，应考虑抗甲状腺治疗。可选用抗甲状腺药或放射性碘进行治疗，如老年妇女伴有骨折疏松，还应加用钙剂、雌激素、二磷酸盐或相关复方制剂。为期6个月的心脏选择性β受体阻滞剂比索洛尔可改善病人的症状，如减少室上性心动过速的发生率，降低平均心率，消除心悸症状等，甲巯咪唑治疗也可缓解有关症状。

（赖荣德　卢建华）

第3节　甲状腺功能减退症及急症

甲状腺功能减退症（甲减，hypothyroidism）是由于甲状腺分泌功能减低，甲状腺素分泌不足所致。原发性甲减的人群发生率约为1%~5%，女性是男性的10倍，继发性甲减发生率不到所有甲减的1%。最近丹麦2 027 208例人群调查资料显示，甲减年发病率为32.8/10万，其中自发性甲减占84.4%，产后甲减4.7%，胺碘酮诱发性甲减4.0%，亚急性甲状腺炎1.8%，放射或外科手术后1.8%，先天性1.6%，锂诱发性1.6%，碘高摄入地区是自发性甲减的高发区。

一、识　别

（一）病　因

病因分为原发性、暂时性和继发性。
(1)原发性者最常见的原因是自身免疫性甲状腺功能减退症如甲状腺炎（Hashimoto's病，或称桥本病）、萎缩性甲状腺炎；医源性如甲状腺次全或全切除手术后、放射性[131]I治疗、颈部淋巴瘤或癌放射治疗；药物性碘过量（包括含碘造影剂和胺碘酮）、锂剂治疗，抗甲状腺药物、p-氨基水杨酸过量、α干扰素和其他细胞因子治疗、氨鲁米特（氨基导眠能）；先天性甲减如甲状腺缺乏或异位甲状腺、内分泌功能障碍、TSH受体突变；碘缺乏；浸润性异常如淀粉样变、结节病、血色素沉着症、胶原沉着症（硬皮病）、胱氨酸病、Riedel甲状腺炎。婴儿性毛细血管瘤3型碘化酶表达过度。

(2)暂时性原因如静息性甲状腺炎（无症状性甲状腺炎）包括产后甲状腺炎；亚急性甲状腺炎；甲状腺功能不全者停用甲状腺素；Grave's病[131]I治疗或次全甲状腺切除术后。

(3)继发性原因包括垂体功能减退症如垂体术后或放射治疗后、垂体受肿瘤等浸润功能减退、

Sheehan's 综合征、创伤、垂体激素结合基因缺乏；单一 TSH 缺乏或不足；贝沙罗汀(抗肿瘤药)治疗；下丘脑疾病如肿瘤、创伤、特发性等。

(二)病理生理

甲状腺功能减退可因先天获得或后天缺陷,先天性者出生时即存在,后天性者多因甲状腺疾病或继发于下丘脑或垂体疾病所致。各种原因引起的甲状腺素不足或缺乏,均会影响全身各器官、组织,其症状多种多样。由于甲状腺素促进儿童生长和发育,婴儿出生时甲状腺功能降低或缺乏时,导致生长迟滞,智力障碍;成人或较大儿童代谢率降低,亲水性糖多糖类物质积聚,最为特征性的病理表现是氨基葡聚糖蓄积,主要是间质中的透明质酸增多。透明质酸是一种亲水性物质,使毛细血管通透性增加,导致白蛋白透入间质,引起间质性水肿,皮肤、心肌、横纹肌肿胀尤为明显。氨基葡聚糖的蓄积并非其合成过多,而是代谢降低所致。甲状腺功能减退时也引起血清胆固醇升高。甲状腺功能减退时各组织或器官功能变化参见表 11-2-1。

(三)临床表现

甲减可影响多器官系统,其症状与疾病的持续时间、严重程度及患者心理状态有关。主要症状有疲劳,虚弱无力,皮肤干燥,畏寒,肤色变黄,头发粗糙或脱发,声音嘶哑,呼吸困难,反应迟钝,呈无欲状态,共济失调,便秘,注意力不集中,记忆功能减退,精神萎靡不振但体重增加(液体潴留),抑郁寡欢,肌痛,黏液性水肿,感觉异常,听力下降,声音嘶哑,女性出现月经增加(后期月经过少或闭经)或不育等。体征主要有皮肤粗糙,肢体冰凉,脸、手和足非凹陷性水肿(黏液性水肿),言语缓慢,痴呆,低体温,心动过缓,腱反射减退,共济失调,甲状腺肿大,腕管综合征,浆膜腔积液,性功能减退,高脂血症等。婴儿或新生儿甲减可表现为黄疸时间延长,喂食困难,肌张力减低,舌过大或巨舌症,骨骼成熟延迟,脐疝等。

(四)实验室检查

最有价值的实验室检查是 TSH 水平,其敏感性高,其他检查有游离 T_4,甲状腺自身抗体如抗甲状腺过氧化物酶和抗甲状腺球蛋白抗体。甲状腺扫描,超声检查。甲状腺功能减退症的实验室检查可参照图 11-3-1 进行筛选。

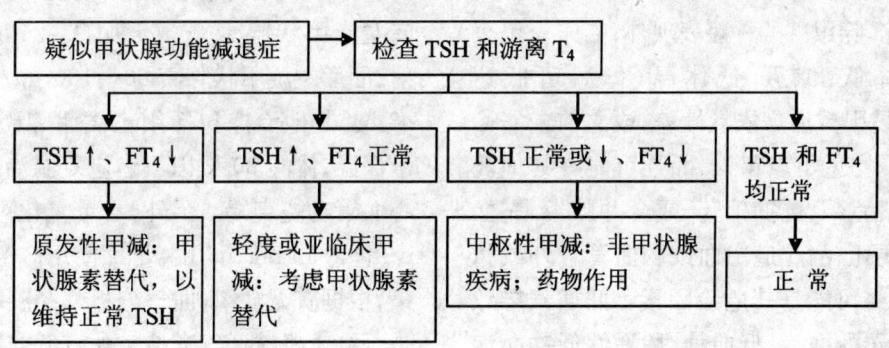

图 11-3-1 疑似甲状腺功能减退症的实验室评估

(五)诊断和鉴别诊断

根据临床表现和有关实验室检查一般可以确立甲减诊断。亚临床甲减 TSH 水平明显升高,而游离 T_3 和游离 T_4 正常,临床甲减 TSH 升高而游离 T_4 降低。慢性甲状腺炎病人甲状腺可能萎缩或肿大,或维持正常大小,甲状腺自身抗体对自身免疫性甲状腺炎(桥本病)的敏感性 95%,如果滴度较高,可以确定此诊断。甲状腺结节合并甲状腺炎并非少见,并有低度甲状腺癌的风险。慢性甲状腺炎迅速发生甲状腺肿大应注意甲状腺淋巴瘤。慢性甲状腺炎病人甲状腺功能一般正常,包括TSH。

二、处 置

(一)一般治疗

左旋甲状腺素是治疗慢性甲状腺炎和临床甲减的最常见药物。用法:左旋甲状腺素开始剂量为12.5 μg/d,由于左旋甲状腺素治疗窗较小,剂量过大易致甲亢或亚临床甲亢,增加剂量时应缓慢进行,每次增加12.5~25 μg/d,成人平均治疗剂量是1.6~1.8 μg/(kg·d)(老年人代谢清除减慢,仅需1.0 μg/(kg·d)),不同年龄段左旋甲状腺素替代治疗剂量参见表11-3-1。每6周应复查和重新评估治疗效果,甲状腺素恢复正常水平后,复查时间可适当延长。6个月后每半年甚至1年复查一次,但干燥甲状腺激素合并甲状腺素或碘甲腺氨酸钠一般不作为替代治疗药物。亚临床甲减治疗与否有争议,TSH>10 μIU/ml,或TSH在5~10 μIU/ml并有甲状腺肿或抗甲状腺过氧化物酶阳性者,应考虑治疗,因为这些病人极易发展为临床甲减。开始剂量是左旋甲状腺素25~50 μg/d,4~6周复查TSH一次,并根据情况调整剂量,维持TSH于0.3~3.0 μIU/ml,当TSH达不定到正常水平时,每年至少复查一次。需要注意的是,虽然左旋甲状腺素加碘甲腺氨酸钠治疗是临床较常见的治疗方法,但研究发现,二者联用并未比单用左旋甲状腺素产生更好的效果。继发性甲减患者,血清FT_4应每2~4周检查一次,目标FT_4是维持于正常参考值的上半限水平。

表11-3-1 不同年龄段甲状腺功能减退患者的左旋甲状腺素替代治疗参考剂量

年龄	0~6月	7~11月	1~5岁	6~10岁	11~20岁	>20岁
剂量(μg/(kg·d))	10~15	6~8	5~6	4~5	1~3	1~2

(二)黏液性水肿昏迷

(1)识别:纵使积极监护治疗,黏液性水肿昏迷死亡率仍很高。除甲减的一般表现外,临床上可表现意识水平降低,惊厥,低体温(体温可低达23℃)。多数是甲减治疗依从性差,或之前未能诊断出甲减,几乎均见于老年人,而且可能有其他药物使用史,如镇静药、抗抑郁药,或合并肺炎、充血性心衰、心肌梗死、消化道出血或脑血管意外或脓毒症等。冷暴露可能是其危险因素。低通气导致低氧血症和高碳酸血症,低血糖,稀释性低钠血症等均促进黏液性水肿昏迷发病。

(2)治疗:开始治疗可用左旋甲状腺素300~500 μg静脉推注作为负荷剂量(也可不用负荷剂量),而后50~100 μg/d(1.8μg/kg·d);无法静脉给药者可以经胃管灌同等剂量的药物,但消化道因有水肿而吸收功能有所减低;或者用碘甲腺氨酸钠(T_3)10~25 μg,q8~12 h,静脉或胃管内注入;或者左旋甲状腺素200μg加T_3 25μg,开始静脉注射,而后左旋甲状腺素50~100 μg/d和T_3 10 μg,q8 h。其他治疗包括纠正代谢障碍。低体温者给予保温,体温30℃以下者应复温治疗,否则会导致心血管功能衰竭。另外,给予氢化可的松100 mg,iv,继之50 mg,q6 h。早期使用广谱抗生素预防感染,根据有无缺氧(血气分析或经皮氧饱和度)确定是否给予机械通气支持。如有低血钠和低血糖,应分别给予高渗盐水和葡萄糖溶液。一般不要给低渗液,否则加重水肿和低钠血症,继发肾功能不全和血管加压素分泌失调。同时做好生命体征监护,以利及时处理。

(赖荣德 卢建华)

第4节 代谢综合征

代谢综合征(metabolic syndrome,MS)是一系列脂质和与代谢有关非脂质危险因素相互作用并直接促进动脉硬化性心血管病发生、发展的综合征。不同时期和地区,MS有不同的称呼,如X综合征,致命四重奏(deadly quartet),胰岛素抵抗综合征和高三酰甘油腰(hypertriglyceridemic waist)。代谢综合征在心血管病领域使用最广泛,并已为WHO等权威机构认可,但并MS仍非统一命名。最常见的代谢危险因素包括致动脉硬化性血脂代谢障碍、血压升高、血浆葡萄糖水平升高。有这些特征性表现的人往往处于高凝和促炎状态。致动脉硬化性脂质异常包括血清三酰甘油、载脂蛋白B(ApoB)升高、小LDL颗粒增加和高密度脂蛋白胆固醇(HDL-C)降低。全美国胆固醇教育计划(NCEP)研究发现,20岁以上人群MS发病率达20%,而40岁以上发生率高达40%。随着人群肥胖者的不断增加,发病率可能会进一步上升,在可预见的将来,60岁以上人群MS发病率可能达到50%或更高,如果将炎症标志物和更多胰岛素抵抗的检测方法同时作为诊断指标,发病率远不止目前水平。

一、识 别

(一)危险因素和病理生理

MS主要的基础危险因素是腹型肥胖和胰岛素抵抗,其他与之相关的有体力活动减少、年龄增加和激素平衡失调。致动脉硬化性饮食如高饱和脂肪酸、高胆固醇,使MS病人的心血管病发病危险因素升高。胰岛素抵抗是MS的主要原因,而胰岛素抵抗诱使2型糖尿病,产生高血糖已是不争的事实。多种代谢途径将MS其他危险因素与胰岛素抵抗和代偿性高胰岛素血症缠结在一起,相互作用,促进动脉硬化性心血管病的发生和进展。虽然一些经传统方法检查并不肥胖者,而却有胰岛素抵抗和代谢危险因素异常。另外,胰岛素抵抗不一定临床肥胖,但以身体上部脂肪增加为特征的脂肪分布异常却很常见,身体上部肥胖与胰岛素抵抗强烈相关。过多的身体上部脂肪可分布于腹腔内(内脏脂肪)或皮下(皮下脂肪)。内脏脂肪过多与胰岛素抵抗相关度更高,而其他部位脂肪(皮下脂肪)与胰岛素抵抗也有明显相关性。身体上部肥胖者脂肪组织释放过多未酯化游离脂肪酸,这进一步加重其他部位脂肪积累。腹部脂肪组织还释放过多的血管紧张素Ⅱ和脂肪因子。过多的游离脂肪酸和血管紧张素Ⅱ直接损害胰腺,虽然胰腺受刺激后分泌胰岛素有所增加,但仍不足以处理过高的血糖。而血管紧张素Ⅱ分泌增加,促进血管收缩,升高血压。种种迹象均支持脂肪分布异常,尤其腹部脂肪过多是MS的重要致病因素。最近发现,MS中各种细胞因子如白介素、肿瘤坏死因子α等促进炎症反应,因此,MS与慢性低度炎症状态相关。高血糖和游离脂肪酸增加肌肉和肝脏异位脂肪积聚,加重并诱发胰岛素抵抗和血脂障碍。而其他代谢危险因素如高血压、高血糖、促炎状态和促凝状态均是动脉硬化的独立危险因素。

(二)临床和诊断评估

代谢综合征的诊断有多个标准,1998年WHO发布了MS诊断标准,其后多家权威机构先后制定了相似的临床诊断标准。为便于参考分别列出几种代谢综合征的诊断标准,见表11-4-1。

表11-4-2是美国心脏病学会/国家心肺和血液研究所(AHA/NHLBI)2005年的标准。

2004年中华医学会糖尿病学分会建议MS诊断标准为具备以下4项中的3项或全部者:①超重和(或)肥胖:BMI≥25 kg/m²;②高血糖:空腹血糖≥6.1 mmol/L及(或)餐后2 h血糖≥7.8 mmol/L,

表 11-4-1 不同代谢综合征临床诊断标准比较

表现	WHO(1998)	EGIR	ATPⅢ(2001)	AACE(2003)	IDF(2005)
胰岛素抵抗	IGT,IFG,T2DM,或胰岛素敏感性降低* 加以下任意2项	血胰岛素＞75百分位数 加以下任意2项	无,但有以下3项	IFT或IFG 加以下任何一项	无
体重	腰臀比:男性＞0.90,女性＞0.85 和(或)BMI＞30	腰围:男性≥94 cm,女性≥80 cm	腰围:男性≥102 cm,女性≥88 cm△	BMI≥25	腰围增加及下列任意2项
脂肪 mg/dl	TG≥150;HDL-C 男性＜35或女性＜39	TG≥150;男或女 HDL-C＜39	TG≥150;HDL-C:男性＜40或女性＜50	TG≥150;HDL-C:男性＜40或女性＜50	TG≥150或TG正在治疗;HDL-C:男性＜40,女性＜50,或正在治疗
血压 mmHg	≥140/90	≥140/90或正在降压治疗	≥130/85	≥130/85	收缩压≥130或舒张压≥85或正在降压治疗
血糖	IGT,IFG或T2DM	IGT或IFG(非糖尿病)	＞6.1 mmol/L(包括糖尿病)☆	IGT或IFG(非糖尿病)	≥5.6 mmol/L(包括糖尿病)
其他	微量白蛋白尿			其他胰岛素抵抗表现◎	

注:EGIR=欧洲胰岛素抵抗研究小组;APTⅢ=(国家胆固醇教育计划)成人治疗小组Ⅲ;AACE=美国临床内分泌专家协会;T2DM=2型糖尿病;BMI=体重指数;TG=三酰甘油;IGT=糖耐量减低;IFG=空腹血糖异常;BMI=体重指数(kg/m^2)。
*胰岛素过多血糖正常时测胰岛素敏感性。
△腰围轻度增加(94~102 cm)某些男性可进展为多个代谢危险因素,这类病人可能有胰岛素抵抗基因作用,改变生活方式便可获益。
☆2001年空腹血糖≥110 mg/dl(6.1 mmol/L)即认定升高,2004年修改为≥100 mg/dl(5.6 mmol/L)。
◎包括2型糖尿病家族史、多囊卵巢综合征、坐式生活方式、年龄增加和种族差异。

表 11-4-2 代谢综合征临床诊断标准(AHA/NHLBI,2005)

右侧任何3项	腰围增加*	TG升高	HDL-C降低	血压升高	空腹血糖升高
测量分类界定	男性:≥102 cm;女性:≥88 cm	≥150 mg/d(1.7 mmol/L)或TG升高正在用药治疗	男性＜40 mg/dl(1.03 mmol/L),女性＜50 mg/dl(1.3 mmol/L)或HDL-C降低正在用药治疗△	SBP≥130 mmHg或DBP≥85 mg/dl或有高血压病史正在接受抗高血压药治疗	≥100 mg/dl或血糖升高正在用药治疗

*腰围测量方法:测量刻度尺在右髂嵴上缘水平,松紧合适,量尺不压迫腹壁,在正常呼气末测量。
△氯贝特和烟酸是高三酰甘油(TG)和低 HDL-C 最常用的药物,可用任何一种。

及(或)已确认为糖尿病并治疗者;③高血压:血压≥140/90 mmHg,及(或)已确认为高血压并治疗者;④血脂异常:空腹 TG≥1.7 mmol/L,及(或)空腹 HDL-C＜0.9 mmol/L(男)或＜1.0 mmol/L(女)。

二、处　置

(一)临床治疗目标

主要治疗目标是降低 MS 病人临床动脉硬化性疾病的风险。一线治疗是控制主要危险因素：LDL-C 目标值以上、高血压、糖尿病；预防和治疗糖尿病是另一目标。主要强调通过生活方式改变缓解可逆性基础危险因素如肥胖、体力活动过少和致动脉硬化性饮食,有效的生活方式改变会降低所有代谢性危险因素。药物治疗主要是处理 LDL-C、血压、血糖等有关高血压和高血糖的处理参见有关章节进行。

(二)临床治疗策略

治疗目标和临床治疗措施见表 11-4-3。

升高的 LDL-C:动脉硬化性心血管病风险病人的降脂主要靶点和主要措施见表 11-4-4。

表 11-4-3　治疗目标和临床治疗措施

治疗靶点和目标	治疗措施
生活方式危险因素	长期预防心血管病,预防或治疗 2 型糖尿病
腹部肥胖 第 1 年降低体重 7%～10%,再逐步使 BMI 降至 <25 kg/m²	维持体重或通过活动、减少热卡摄入、制定减重计划等,使腰围达到目标值
体力活动 规律的中度体力活动；≥30 min(尽可能≥60 min),5 天/周,最好每天进行	已确认有心血管病者,评估活动风险/或运动试验后制定计划；鼓励 30～60 min 中度有氧运动如快步行走,增加每日生活运动(如跑步机、家务活等)；鼓励 2 天/周的抗阻力训练等
致动脉硬化饮食 减少饱和脂肪、胆固醇摄入	饱和脂肪<总热卡的 7%；饮食胆固醇<200 mg/dl；总脂肪占饮食总热量的 25%～35%；大多脂肪为不饱和脂肪；限制单糖
代谢危险因素	短期预防心血管病或治疗 2 型糖尿病
致动脉硬化性脂质异常 主要靶点:升高的 LDL-C 次要靶点:升高的非 HDL-C 　高危病人:<3.4 mmol/L(130 mg/dl)(极高危病人,任意时间:<100 mg/dl(2.6 mmol/L)) 　中高危病人:<4.1 mmol/L(160 mg/dl) 　治疗选择:<3.4 mmol/L(130 mg/dl) 　中危病人:<4.1 mmol/L 　低危病人:<4.9 mmol/L(190 mg/dl) 第 3 靶点:HDL-C 低下 非特异性目标:用治疗致动脉硬化性血脂异常的标准治疗使 HDL-C 升至可能水平	升高的 LDL-C 治疗 治疗升高的非 HDL-C 达到 LDL-C 目标 首选控制非 HDL-C 目标:加强降 LDL 治疗 次要控制非 HDL-C 目标:如降 LDL 药后非 HDL-C 仍高,加氯贝丁酯(可非诺贝特)或烟酸 　高危病人加氯贝丁酯或烟酸 　中低危病人避免加用氯贝丁酯或烟酸 所有病人:如 TG≥500 mg/dl,开始氯贝丁酯或烟酸 降低的 HDL-C 最强生活方式治疗:减重并增加活动 使用降 LDL-C 药后,考虑加用氯贝丁酯或烟酸

续表

治疗靶点和目标	治疗措施
高血压 控制血压至<140/90 mmHg（DM<130/80），尽可能通过生活方式改变进一步降低血压水平	如 BP≥120/80：所有 MS 病人开始调整生活方式：控制体重、增加活动、中度饮酒、限钠、增加水果、蔬菜、低脂食物 如 BP≥140/90 mmHg（慢性肾病或 DM 且 BP≥130/80）：如能耐受，应加用降压药使之达到目标水平
高血糖 IFG 者，延迟 2 型糖尿病；糖尿病者，HbA1c<7%	对 IFG，鼓励减重并增加活动 对 2 型糖尿病，生活方式治疗和药物治疗；改变其他危险因素和行为如腹型肥胖、体力活动少者、高血压、脂质异常
促凝状态 降低凝血和纤溶危险因素	高危病人：开始并持续低剂量阿司匹林；动脉硬化性心血管病者，如阿司匹林禁忌者加用氯吡格雷 中高危病人：考虑低剂量阿司匹林预防
促炎状态	除改变生活方式外无其他特殊治疗

◇高危病人：已确认有动脉硬化性心血管病者、糖尿病者或 10 年冠心病风险>20%。脑血管病高危包括 TIA 或颈动脉源性中风，或颈动脉狭窄>50%。
◇极高危病人：未来几年极有可能出现在心血管事件，诊断主要依据临床评估。极高风险包括最近急性冠脉综合征，已确定冠心病+以下任意 1 项：多种主要危险因素（特别是 DM）、严重且控制极差的危险因素（特别是持续吸烟者）和 MS。
◇中高危病人：指未来 10 冠心病风险 10%～20%。多种主要危险因素、严重且控制差的危险因素（特别是持续吸烟者）、MS 和亚临床动脉硬化疾病（如冠脉钙化或颈动脉内膜增厚>75 百分位数）。
◇中危病人：有 2 个主要危险因素和 10 年危险性<10%。
◇低危病人：≤1 个主要危险因素，10 年风险<10%。

表 11-4-4　动脉硬化性心血管病风险病人的降脂目标和措施

治疗目标	治 疗 措 施
高危病人：<100 mg/dl（极高危者<70 mg/dl）	高危病人：生活方式治疗+降 LDL-C 药物 如基础 LDL-C≥100 mg/dl，开始降 LDL 药 如未治疗 LDL-C≥100 mg/dl，加强降 LDL 药 如基础 LDL-C<100 mg/dl，根据临床开始降 LDL 药如对极高危病人进行评估
中高危病人<130 mg/dl（高危<100 mg/dl）	中高危病人：生活方式改变使 LDL-C>130 mg/dl，开始治疗+降 LDL 药 如基础 LDL-C 在 100～129 mg/dl，如病人评估后处于本级风险上限者，开始降 LDL 药治疗
中危病人：<130 mg/dl	中危病人：生活方式治疗+如生活方式治疗后 LDL≥160 mg/dl 者必要时加用降 LDL-C 药治疗
低危病人：<160 mg/dl	低危病人：生活方式治疗+生活方式治疗后 LDL≥190 mg/dl 者必要时加用降 LDL 药治疗

（赖荣德　卢建华）

第5节 急性肾功能衰竭

急性肾功能衰竭(acute renal failure, ARF)它是以肾小球滤过功能在数小时至数周内迅速降低、含氮代谢废物蓄积、细胞外液容量(水)和电解质及酸碱平衡失调为特征的一组临床综合征。近年研究发现，由来已久的急性肾功能衰竭这个名称不能充分概括本综合征的起始、维持和恢复的整个动态过程，且每个过程的持续时间和严重程度并不相同，急性肾损伤(acute kidney injury, AKI)已成为其替代名称。少尿是ARF最常见但非必备的临床表现，约近50%的ARF出现少尿表现。ARF常常是有症状性的，根据生化检查发现血尿素氮(BUN)和肌酐(Cr)快速升高而易于确立诊断。很多疾病均会伴发ARF，临床上为便于诊断和治疗将其分为三大类疾病：肾前性疾病(约占55%)、肾性疾病(约40%)、肾后性疾病(约占5%)。只要及时处理，大多数ARF是可逆性的。社区获得性ARF约为1%，住院病人ARF的发病率约5%~7%，ICU患者ARF的发生率达30%左右。ARF的病死率高达36%~86%，老年人尤甚；西方国家成年人群严重ARF年发病率达140/100万，每50~70/100万人需透析治疗。

一、识 别

(一)病因、分类

引起ARF的病因各种各样，包括肾灌注不足伴或不伴细胞损伤，中毒、缺血或肾小管阻塞性损伤，肾小管间质炎症和水肿等，无论何种原因，可概括为肾前性、肾性和肾后性三大类。不同类型ARF的病因包括以下几个方面。

1. 肾前性 ARF

约占60%~70%，系由肾灌注不足所致，包括：

(1)低血容量：①出血、烧伤、脱水；②胃肠道失液：呕吐、外科引流、腹泻；③肾性失液：利尿剂、渗透性利尿(如DM)、肾上腺机能减退；④水分进入血管外间隙：急性胰腺炎、腹膜炎、伤损、烧伤、严重低蛋白血症。

(2)低心输出量：①心肌、心瓣膜、心包疾病，心律失常，心包填塞；②其他：肺动脉高压、肺大面积栓塞、正压机械通气。

(3)肾血管与全身血管阻力比发生变化：①全身性血管扩张：脓毒症、抗高血压治疗、后负荷减低、麻醉、过敏；②肾血管收缩：高血钙、去甲肾上腺素、肾上腺素、环孢菌素、他克莫司、两性霉素B；③肝硬化腹水(肝肾综合征)。

(4)肾低灌注伴自动调反射功能损害：环氧合酶抑制剂、血管紧张素转换酶抑制剂。

(5)高血黏度综合征(极少见)：多发性骨髓瘤、巨球蛋白血症、红细胞增多症。表11-5-1是肾脏不同部位灌注不足的特点。

表11-5-1 肾脏不同部位灌注不足特点

致病部位	综合征	尿量	尿渗透浓度	FE$_{Na}$(%)	肾小球滤过率	可逆性
皮质低灌注	肾前性氮质血症	≤500	>500	<1	40~100	即刻
髓质低灌注	中间综合征	不确定	不确定	<1	20~60	1~3天
髓质缺血	非少尿性ATN	>400	≤300	不确定	2~25	1~2周
皮质缺血	肾皮质不全坏死	少或无尿	≤300	>1	0~5	不可预测
	肾皮质完全坏死	无尿	不尿	无尿	0	不可恢复

注：ATN=急性肾小管坏死；FE$_{Na}$=肾排泌分数；尿量=ml/d；尿渗透浓度=mOsm/kg；肾小球滤过率=ml/min。

2. 肾性 ARF

约占 25%~40%，系由肾实质损害所致，包括：

(1) 肾血管阻塞（双侧或单侧功能肾）：①肾动脉阻塞：动脉粥样硬化，血栓形成，栓塞，夹层动脉瘤，血管炎；②肾静脉阻塞：血栓形成，受压迫。

(2) 肾小球或肾微血管病变：①肾小球肾炎和肾血管炎；②溶血性尿毒症综合征，血栓性血小板减少性紫癜，DIC，妊娠尿毒症，急进型高血压放射性肾炎，SLE，硬化病。

(3) 急性肾小管坏死：①缺血：与肾前性 ARF 相仿（低血容量，低心输出量，肾血管收缩，全身血管容量扩张），产科并发症（胎盘早剥，产后出血）；②中毒：外源性中毒如放射造影剂、阿昔洛韦、环孢菌素、抗生素（如氨基糖苷类）、磺胺类药、化疗（如顺铂或甲氨蝶呤等）、有机溶剂（如乙二醇）、对乙酰氨基酚、可卡因、非法堕胎等，内源性中毒如横纹肌溶解症、溶血、尿酸、草酸盐、浆细胞恶性增生（如骨髓瘤）。

(4) 间质性肾炎：①过敏：抗生素（如 β-内酰胺类、磺胺类、甲氧苄胺嘧啶、利福平），非甾体抗炎药（如布洛芬、萘普生、引哚美辛），利尿剂（呋塞米、氢氯噻嗪、氨苯喋啶），卡托普利；②感染：细菌（如急性肾盂肾炎），钩端螺旋体病，病毒（如巨细胞病毒），真菌（如念珠菌病）；③恶性浸润：淋巴瘤，白血病，结节病；④特发性。

(5) 小管内沉积和阻塞：骨髓瘤蛋白，尿酸，草酸盐，阿昔洛韦，甲氨蝶呤，磺胺类。

(6) 肾移植物排斥。

3. 肾后性 ARF

约占 5%~10%，系由肾排出道受阻所致，包括：

(1) 输尿管：钙、血块、乳头脱落、癌、外部受压（如腹膜后纤维变性）。

(2) 膀胱颈：神经原性膀胱、前列腺肥大、结石、癌、血块。

(3) 尿道：狭窄、先天性瓣膜、包茎。

4. 分类

(1) 按肾脏损害原因分为肾前性、肾（实质）性和肾后性 ARF；

(2) 按尿量多少可分为无尿（尿量<100 ml/d）、少尿（尿量<400 ml/d）和非少尿性（尿量>400 ml/d）ARF。

（二）病理生理

1. 肾前性 ARF

肾血流减少或肾前性血管狭窄、阻塞、血容量重分布等各种原因导致肾脏灌注不足，引起肾脏缺血，导致急性肾损伤。早期肾脏可通过自身调节，维持肾小球滤过率，并自动调节肾血管张力增加肾血流量，使肾脏结构和功能保持完整，此时如能及时识别并增加肾脏灌注，肾前性氮质血症是可逆性的，死亡率较低。但如未能及时干预，随着肾脏缺血时间的延长，可能产生肾实质损害，导致肾小管细胞损伤，进而引起肾小球滤过率降低，因此，肾前性氮质血症可进展为肾小管细胞损伤和肾实质性 ARF，其损伤严重性与肾缺血时间有关。

2. 肾性 ARF

药物、中毒、缺血缺氧、微血管炎等各种原因引起的肾实质损伤，包括肾小管、肾间质、肾血管或肾小球损害。肾小管细胞损伤常称为急性肾小管坏死（acute tubular necrosis，ATN），肾缺血极易发生 ATN。由于肾小管、间质、血管和肾小球损害，导致肾小球滤过率降低，代谢产物排泄障碍，产生氮质血症、酸中毒、高钾血症和水肿等，继而影响其他脏器功能。

3. 肾后性 ARF

由于结石、肿瘤、外伤等导致输尿管等排尿管路阻塞，引起肾排泄功能障碍，导致肾积水，尿液排出受阻，致使肾小囊内压增加，肾小球滤过率降低，肾积水产生压迫效应，引起并加重肾实质损害，同样产生代谢产物排泄障碍，产生一系列代谢效应。

图 11-5-1 是肾前性和肾缺血性 ARF 的病理生理机制示意图。

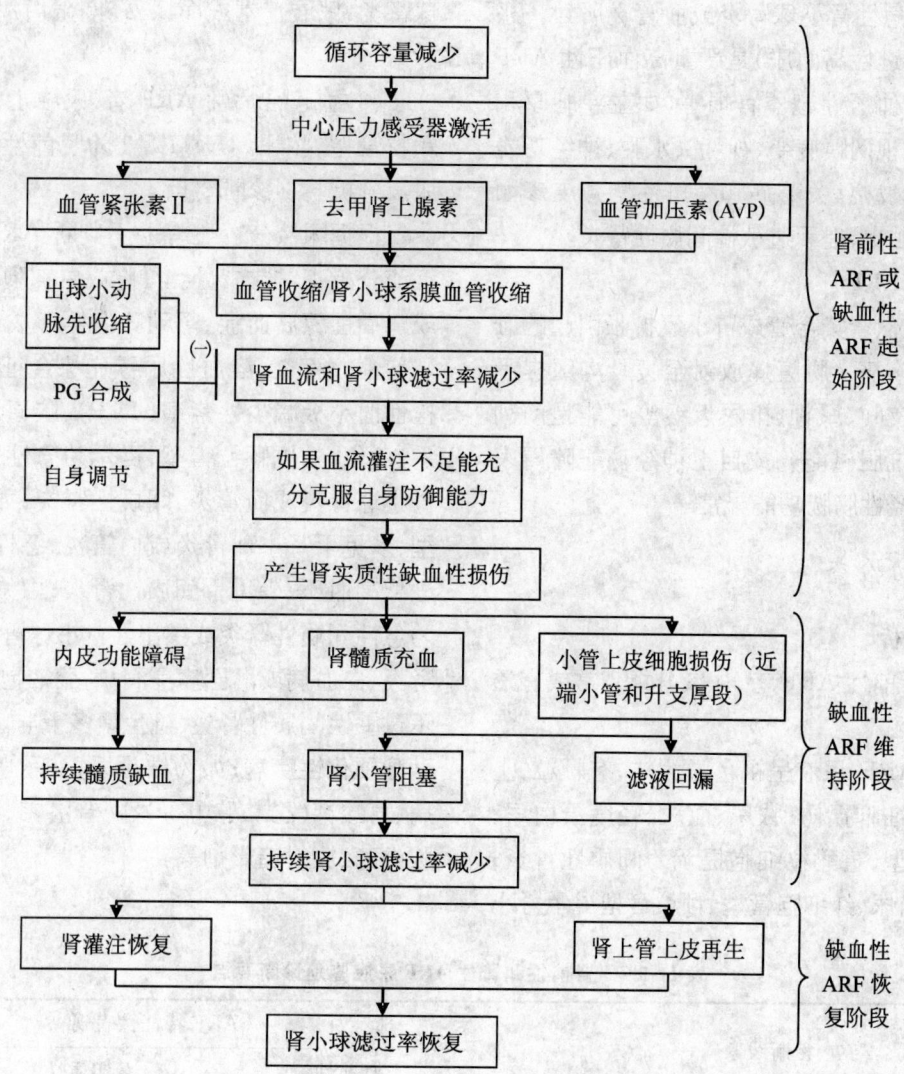

图 11-5-1 肾前性和肾缺血性 ARF 的病理生理机制示意图

(三)临床表现

1. 肾前性 ARF

常有口渴,体位性头晕,体位性低血压和心动过速,颈静脉压或中心静脉压降低,皮肤干瘪,黏膜干燥,腋间无汗或出汗减少,尿量减少,体重减轻,可能有近期使用非甾体抗炎药(NSAIDs),血管紧张素转换酶抑制剂(ACEI),或血管紧张素Ⅱ受体拮抗剂。体格检查发现肝病和门静脉高压者可能有皮疹,进行心衰、脓毒症或其他引起有效动脉血容量减少的原因也各有特征。

2. 肾性 ARF

常有严重低血容量、脓毒症休克(septic shock)或外科大手术后的低血容量性低灌注表现,即便全身血容量恢复正常,缺血性 ARF 可能继续恶化进展。肾毒性 ARF 需要认真回顾病史、用药史、诊治过程和放射影像结果,了解近期肾毒性药物或放射造影剂或内源性毒素(如肌红蛋白、血红蛋白、尿酸、骨髓瘤蛋白或血清钙升高等)。

虽然缺血和肾毒性 ARF 占肾实质性 ARF 的 90% 以上,其他原因肾实质病变仍不容忽视。肾静脉阻塞和其他肾实质性病变引起的肾包膜牵张(如严重肾小球肾炎或肾盂肾炎),可能产生胁腹部疼痛表现。皮下结节、网状青斑、视网膜动脉结节、指尖缺血等是动脉硬化栓塞的重要线索。ARF 与少尿、水肿、高血压等肾炎综合征表现相关者,提示

ARF可能是由急性肾小球肾炎或血管炎所致。恶性高血压(或急进性高血压)是严重高血压性ARF的原因,也是高血压性靶器官损害(如左室肥厚和疲劳、高血压性视网膜病变、视乳头水肿、神经功能障碍)的依据。发热、关节痛和红斑性紫癜皮疹如有新的药物接触史,提示过敏性间质性肾炎。

3. 肾后性ARF

表现为膀胱、肾集合管或肾小囊扩张引起的耻骨上或胁腹部疼痛。胁腹痛放射至腹股沟区提示输尿管阻塞。夜间、尿频、排尿迟缓等可能是前列腺疾病。使用抗胆碱能药或自主神经功能障碍表现者可能是神经性膀胱功能异常。

(四) 辅助检查

1. 尿液分析

(1) 引起肾前性ARF者,尿液分析正常或有透明管型。

(2) 肾性ARF:尿液呈褐色淤泥样,有颗粒,上皮管型提示肾细胞损伤;脓尿、血尿、轻度蛋白尿,颗粒和上皮管型,嗜酸粒细胞提示为间质性肾炎;血尿、明显蛋白尿、红细胞管型、颗粒管型提示肾小球肾炎;尿液正常或血尿,轻度蛋白尿提示肾血管异常。

(3) 引起肾后性ARF者,尿液正常或有血尿、颗粒管型、脓尿。表11-5-2为肾前性和肾性ARF尿液分析鉴别诊断要点。

根据尿液分析还有助于判断ARF病因,如尿沉渣分析正常或少量红细胞或白细胞,提示为肾前或肾后性氮质血症、肾动脉血栓形成或栓塞、肾小球前性血管炎、溶血性尿毒症综合征(HUS)或血栓性血小板减少性紫癜(TTP)、胶原沉着病(硬皮病)危象;如见颗粒管型,提示为急性肾小管坏死、肾小球肾炎或血管炎、间质性肾炎;如见红细胞管型,多见于肾小球肾炎或血管炎、恶性高血压或急进型高血压、少见于间质性肾炎;白细胞管型提示为急性间质性肾炎或渗出性肾小球肾炎、严重肾盂肾炎、白血病或淋巴瘤浸润;嗜酸细胞尿(>5%)提示过敏性间质性肾炎(抗生素多于非甾体抗炎药)、动脉硬化性疾病;如为结晶尿,提示急性尿酸盐肾病、草酸钙(乙二醇中毒)、阿昔洛韦、印地那韦、磺胺类药、放射造影剂等。

表11-5-2 肾前性和肾性ARF尿液鉴别诊断要点

诊断线索	ARF特征性表现	
	肾前性	肾实质性
钠排泌分数$[(U_{Na} \times P_{Cr})/(P_{Na} \times U_{Cr})] \times 100$	<1%	>1%
尿钠浓度(mmol/L)	<10	>20
尿肌酐/血肌酐	>40	<20
尿BUN/血BUN	>8	<3
尿比重	>1.020	≤1.010
血BUN/Cr	>20	<10~15
尿渗透压(mOsm/kg·H_2O)	>500	≤300
肾衰指数:$(U_{Na} \times P_{Cr})/U_{Cr}$	<1	>1
尿沉渣	透明管型	污泥样,棕褐色颗粒管型

2. 血液检查

常规血生化(包括电解质、血糖和肝功能)是ARF病人的必备检查,高钾血症、高血磷、低血钙、尿酸和肌酸激酶升高,提示横纹肌溶解症诊断,高尿酸血症(>890μmol/L(15 mg/dl))与高血钾有关,以及酸碱平衡状况;血常规有助于提示病因诊断,如贫血可能提示有慢性肾病,嗜酸粒细胞升高提示急性间质性肾炎。疑为免疫相关性肾病如狼疮性肾炎或胶原沉着症(硬皮病)者,应做抗核抗体等特异性检测;疑为多发性骨髓瘤者应做血清蛋白电泳或免疫电泳等。表11-5-3为急性肾衰综合征 实验室检查结果鉴别。

表11-5-3 急性肾衰综合征实验室结果鉴别

	BUN:Cr	尿钠	FE$_{Na}$	尿液分析	其他发现
肾前性ARF	>20:1	<20	<1%	比重>1.015	FEurea<35%,高尿酸血症
肾性ARF					
ATN	10:1	>40	>2%	颗粒管型,比重≤1.010	FEurea>50%
AIN	10:1	可变	可变	RBC、WBC、WBC管型、嗜酸细胞尿	嗜曙红细胞增多
GN	可变	<20	<1%	RBC、RBC管型	—
肾小管阻塞	可变	可变	可变	结晶尿或免疫球蛋白轻链	尿或血单克隆异蛋白
肾血管异常	可变	可变	可变	可变	血尿
肾后性ARF	>20:1	可变	可变	可变	尿量波动、肾盂积水

注:ATN=急性肾小管坏死;AIN=急性间质性肾炎;GN=肾小球肾炎;BUN=尿素氮;Cr=血肌酐;尿钠=mEq/L;FE$_{Na}$=排钠分数;FEurea=尿素排泌分数;RBC=红细胞;WBC=白细胞

3. 影像学检查

各种影像学检查有助于ARF评估,肾脏超声是安全、快捷的检查方法,氮质血症患者首先可行泌尿系超声检查,对梗阻性尿路病变极为敏感。腹部平片有助于了解肾脏大小,发现结石;由于造影剂本身可引起肾功能损害,ARF者应避免行静脉肾盂造影。螺旋CT可确定肾脏大小和鉴别肾积水。高度怀疑为泌尿道梗阻者可行逆行肾盂造影。其他如核素扫描可安全评估肾灌注功能。

4. 肾活检

肾活检适于疑为肾实质病变的ARF者,活检适应证包括:新近发作或不明原因氮质血症;肾脏病变需要某些药物(如激素或细胞毒类药物)治疗者,如肾小球肾炎、肾血管炎或急性间质性肾炎等;重度蛋白尿或肾病综合征;活组织检查对预后有重要意义者。

(五)诊 断

肾功能衰竭病人的初始评估首先应确定肾小球滤过率(GRF)降低是急性或慢性,如果化验结果前后对比发现BUN和Cr升高是新近才出现的,表明是急性肾衰,但有时无历史对照,造成诊断困难。慢性肾功能衰竭的表现常有贫血、肾病史、肾病性骨营养不良的影像学依据或瘢痕肾,但ARF也有贫血。严重慢性肾病者肾脏也可能正常甚或增大(如糖尿病肾病、肾淀粉样变、多囊肾等)。ARF诊断确立后,便应着手以下几方面的处理:①寻找并确定ARF的病因;②消除诱因(如肾毒性药)和(或)确定治疗方案;③预防和处理尿毒症并发症。

事实上,急性肾功能衰竭的诊断标准一直不甚明确。最近(2004年)急性透析质量发起组(Acute Dialysis Quality Initiative(ADQI) Group)专家根据肾损害程度,从5个层面对ARF提出了新的定义和分级标准,即风险(risk(R))、损伤(injury(I))、衰竭(failure(F))、持续丧失(sustain loss(L))和终末期肾病(end-stage kidney disease, ESKD(E)),称为RIFLE标准(图11-5-2)。RIFLE标准将原先ARF的定义扩大,而不仅仅指衰竭,包括一系列损害过程,并以急性肾损伤(acute kidney injury,AKI)取代原先急性肾功能衰竭。AKI是指血清肌酐升高或尿量减少,两项指标中以严重者为参考依据。

	GFR 标准	尿量标准	
风险(Risk)	血肌酐升高至正常上限的1.5倍 或 GFR 降低≥25%	尿量＜0.5 ml/(kg·h)×6 h	高敏感
损伤(Injury)	血肌酐升高至正常上限的2倍 或 GFR 降低≥50%	尿量＜0.5 ml/(kg·h)×12 h	
衰竭(Failury)	血肌酐升高至正常上限的3倍 或 GFR 降低≥75% 或血肌酐≥353.6 μmol/L(4 mg/dl) (急性升高≥44.2 μmol/L[0.5 mg/dl])	尿量＜0.3 ml/(kg·h)×24 h 或无尿 12 h	
丧失(Loss)	持续 ARF＝肾功能完全丧失＞4 周		高特异
终末期肾病(ESKD)	终末期肾病(＞3 个月)		

图 11-5-2　RIFLE 标准

GFR＝肾小球滤过率

(六)并发症

ARF 损害肾脏对钠、钾、水排泌,并干扰二价阳离子代谢,影响尿液酸化作用,少尿或无尿造成血容量负荷过度等。常见并发症包括:

(1)代谢性并发症,如高血钾、代谢性酸中毒、低钠血症、低钙血症、高磷血症、高镁血症、高尿酸血症;

(2)心血管并发症,如肺水肿、心律失常、心包炎、心包积液、肺栓塞、高血压、心肌梗死;

(3)胃肠道并发症,如恶心、呕吐、营养不良、胃肠道出血;

(4)神经系统并发症,如神经肌肉易激性增强、扑翼样震颤、抽搐或惊厥、意识改变;

(5)血液并发症,如贫血、出血;

(6)感染性并发症,如肺炎、败血症、尿道感染;

(7)其他并发症,如呃逆、甲状旁腺素升高、三碘甲状腺氨酸(T_3)和甲状腺素降低而游离甲状腺素正常。

二、处　置

(一)一般治疗

(1)原则:ARF 治疗的关键在于快速识别和矫正可逆性病因,避免肾脏继续损伤,维持水电解质平衡和支持治疗,其目标是预防死亡,改善代谢状态和细胞外容量并发症,保护肾功能以防其进展为慢性肾病。

(2)监测:液体平衡包括每日测量患者体重;记录每小时尿量,每 8 h 应评估出入量一次,每日至少需检查一次电解质和血气分析。

(3)液体平衡:容量不足者,应使用生理盐水(酸中毒者可加用碳酸氢钠)及时补足,可在 4 h 输入生理盐水 1L,而后酌情补充;非容量或水肿者,限制入液量(≤1 500 ml/d),钠量限于≤2 g/d;每日降低体重约 0.25 kg 左右最佳;每日补液量(ml/d)＝尿量＋肾外丢失量＋不显性失水量(约 500 ml/d)－250;体温超过 38.3 ℃ 者,每升高 1 ℃,可增加液量约 500 ml。

(4)热量供给:热卡量维持于 35 kcal/(kg·d)或 1 800～2 500 kcal/d。

(5)蛋白补充:蛋白需要量为 0.6 g/(kg·d)。

(6)电解质平衡:维持血清碳酸氢根浓度≥12～15 mmol/L,必要时使用磷结合剂如碳酸钠,以维持磷酸根(PO_4)于 50 mg/L 左右,纠正低血钙,其他电解质平衡的处理参见有关章节。

(二)血液透析

以下情况应开始透析治疗:

(1)严重高钾血症(＞6.5 mmol/L 或有心电图变化者)、酸中毒,内科治疗无效者;

(2) 容量负荷过度，限液和（或）利尿无效；

(3) 尿毒症的症状或体征：如尿毒症性心包摩擦音、扑翼样震颤、精神状态改变或抽搐、明显出血，并非其他原因引起者；

(4) 不少肾病专家主张 BUN 水平升高达到≥28.8~36 mmol/L(80~100 mg/dl)者也行透析治疗，因为 BUN＜28.8 mmol/L 时不易产生尿毒症症状，饮食和液量摄入可适当放宽，其他情况处理更容易。

（三）容量负荷过度

是 ARF 首要表现，主要由于肾小球滤过率降低引起的钠水潴留过度所致。企图逆转 ARF 或治疗少尿时过分积极静脉输液可能加重容量负荷。纠正容量负荷过度的最常用方法是使用袢利尿剂，呋塞米可静脉注射或滴注，ARF 早期即应开始使用，配合限液可有效预防或减轻容量负荷过度。大剂量呋塞米的主要风险是引起暂时性或持久性耳聋，血清白蛋白降低、使用其他耳毒性药物者风险大大增加。尚无可靠证据提示呋塞米可改善急性肾小管坏死的病程，但容量负荷过度者，利尿可增加尿量、减少透析。如利尿治疗无法矫正容量过度，且病人持续少尿者，应考虑早期透析干预。呋塞米使用方法：① 静脉注射：开始使用 20 mg，iv，30~60 min 后无反应者可增量至 40 mg，iv；如仍无效，可缓慢增量静脉注射，直到达到预期效果，而后 q8~12 h 重复使用，但通常单次注射剂量不超过 240 mg；② 持续静脉滴注：对难治性患者，持续静脉滴注更为安全、有效，起始剂量为 0.1 mg/kg，iv，继之 0.1 mg/(kg·h)，可 q2 h 加倍，最大剂量为 0.4 mg/(kg·h)；或初次 0.1 mg/kg 后，按 20 mg/h 给药，如无效，可加倍注射一剂，继之增量至 40 mg/h；静脉注射速度＞80 mg/h 者，毒性风险增加；③ 顽固性者：考虑血液滤过或透析去除过多的液体容量，或加用噻嗪类利尿剂如氢氯噻嗪。

（四）特殊治疗

肾缺血或肾毒性 ARF 无特异性治疗，因此，预防更为重要。特殊治疗包括：肾前性者快速纠正原发性血流动力学变化；肾后性者解除尿路梗阻；肾实质性损害无特异性治疗。肾缺血性和肾毒性 ARF 的治疗见表 11-5-4。

表 11-5-4 肾缺血和肾毒性 ARF 治疗要点

管理事项	治 疗
逆转肾损害原因	
缺血性 ARF	恢复全身血流动力学和肾灌注
肾毒性 ARF	消除肾毒性物质，特殊治疗包括碱化尿液、使用螯合剂等
预防和治疗并发症	
容量负荷过度	限钠（1~2 g/d）和水（＜1 L/d），避免低渗液输注，考虑利尿（常用袢利尿剂±噻嗪类利尿剂），超滤治疗
低钠血症	限制口服和静脉游离水摄入或输注
高血钾	限制饮食补钾（一般＜40 mmol/d）；忌补钾和使用保钾利尿剂；袢利尿剂促进泌钾；钾结合离子树脂交换；50%GS 50 ml+胰岛素 10 U 静脉缓慢注射；碳酸氢钠（50~100 mmol），iv；10% 葡萄糖酸钙 10 ml，iv，＞5 min；吸入 β 激动剂促进钾向细胞内转移；透析治疗
代谢性酸中毒	限制饮食蛋白摄入（高价生物蛋白≤0.6 g/(kg·d)）；碳酸氢钠（维持 HCO_3^-＞15 mmol/L 或 pH＞7.2）；使用其他碱剂如三羟甲氨基甲烷；透析/血液滤过
高血磷	限制饮食摄磷（一般＜800 mg/d）；磷结合剂（碳酸钙、醋酸钙、盐酸司维拉姆、氢氧化铝）

续表

管理事项	治疗
低血钙	碳酸钙(如有症状或使用碳酸氢钠时);10%葡萄糖酸钙10~20 ml
高血镁	停用含镁制酸剂等
高尿酸血症	如<890 μmol/L(15 mg/dl),多不需治疗;别嘌醇、碱化尿液、拉布立酶
营养	限制饮食蛋白(≤0.6~0.8 g/(kg·d)),持续静脉-静脉透析者(CVVHD)<1.5 g/(kg·d);碳水化合物(糖)≤100 g/d;必要时肠内或静脉营养(首选肠内营养),避免负氮平衡
肾替代治疗	有尿毒症的症状或体征者、顽固性容量负荷过度者、高血钾或严重酸中毒保守治疗差者是肾替代治疗的绝对适应证;BUN>36~48 mmol/L 或 Cr>707~884 μmol/L(8~10 mg/dl)可做预防性透析治疗
药物治疗	
选择药物	避免肾毒性药如 ACEI/ARBs、氨基糖苷类、非甾体抗炎药、环氧化酶抑制剂和放射造影剂(除非必需)
药物剂量	调整有肾损性药物的剂量和给药频率

(五)特定药物

(1)多巴胺:动物和健康志愿者试验显示,低剂量多巴胺(1~3 μg/(kg·min))可以提高等容量或肾功能正常者的肾血流量和尿钠排泄。但到目前为止,没有临床证据支持对急性肾小管坏死或ARF者使用低剂量多巴胺可以保护或改善肾功能;前瞻临床对照试验,未能证实它可以预防或改变肾缺血或肾毒性肾小管坏死过程;多中心研究显示,多巴胺与安慰剂对照并不改善ARF的存活率,也不减少透析;此外,多巴胺对危重病人有潜在毒性作用,即便低剂量也一样,它可能诱发快速型心律失常、心肌缺血、渗出性坏死等并发症。基础和临床研究证据均提示多巴胺不应作为少尿型ARF的常规治疗。

(2)非诺多泮(Fenoldopam):一种选择性突触后多巴胺D_1受体激动剂,比多巴胺有更强的介导肾血管扩张和尿钠排泄作用,但大规模研究显示它也不能降低ARF死亡率、不减少ICU内早期急性肾小管坏死者的肾替代需要。

(3)钠尿肽:是一种由心房肌合成的28个氨基酸残基多肽,通过触发肾小球输入动脉扩张增进肾小球滤过率,抑制钠转运、降低某些肾单位的氧需球,但至今未能显示它可减少急性肾小管坏死患者的透析需求或总死亡率。

(4)甘露醇:不能作为少尿病人的利尿治疗,相反,严重少尿或无尿病人使用甘露醇后可增加血管内容量、诱发肺水肿,甘露醇产生的渗透性水分向细胞外转移可引起严重的低钠血症。

三、预 后

ARF病死率近30年来几乎无大的变化,平均维持于50%左右,但病人大多是因原发病而死亡,并非ARF本身引起。有人统计,ARF死亡构成为:心脏原因占9%,呼吸衰竭约6%,脓毒症约29%,胃肠道出血约24%,胃肠道出血+脓毒症约6%,其他原因约26%。事实上,肾脏功能是少数几个可用人工方法替代而延长患者生存期的器官之一。不同原因 ARF 的病死率各不相同,产科病人所致 ARF 的病死亡约15%,而肾毒性 ARF 病死率约30%,非ICU住院病人发生 ARF 者病死率约32%,创伤或外科大手术所致的 ARF 病死率高达60%,其中,心外科手术病人如发生 ARF,病死率达64%,ICU病人发生 ARF 时,病死率为72%,ICU住院病人发生 ARF 如伴有呼吸衰竭并需要透析者,病死率达90%。老年和多器官功能衰竭病人ARF病死率大多高于普通成年病人发生ARF者。

(赖荣德)

参 考 文 献

1. American Diabetes Association. Standards of medical care in diabetes-2007. Diabetes Care, 2007, 30(sup 1): s4~41
2. 卫生部疾病控制司. 中华医学会糖尿病学分会. 中国糖尿病防治指南, 2005
3. Stults B, Jones RE. Management of hypertension in diabetes. Diabetes Spectrum, 2006, 19: 25~31
4. Inzucchi SE. Management of hyperglycemia in the hospital setting. N Engl J Med, 2006, 355(18): 1903~1911
5. Tintinalli JE, Kelen GD, Stapczynski JS. Emergency medicine: a comprehensive study guide. McGraw-Hill Companies, Inc. 2004
6. Brackenridge A, Wallbank H, Lawrenson RA, et al. Emergency management of diabetes and hypoglycaemia. Emerg Med J, 2006, 23: 183~185
7. Kitabchi AE, Nyenwe EA. Hyperglycemic crises in diabetes mellitus: diabetic ketoacidosis and hyperglycemic hyperosmolar state. Endocrinol Metab Clin N Am, 2006, 35: 725~751
8. McKeown NJ, Tews MC, Gossain VV, et al. Hyperthyroidism, Emerg Med Clin N Am, 2005, 23: 669~685
9. Gardner DG, Shoback D. Greenspan's basic & clinical endocrinology, 8th edition. McGraw-Hill's Companies, 2007
10. Baskin HJ, Cobin RH, Duick DS, et al. American association of clinical endocrinologists medical guidelines for clinical practice for the evaluation and treatment of hyperthyroidism and hypothyroidism. Endocr Pract, 2002, 8(6): 457~469
11. Kronenberg HM, Melmed S, Polonsky KS, Williams textbook of endocrinology, 11st edition, Saunders, 2008
12. Porth CM. Pathophysiology: concepts of altered health states. Lippincitt Williams & Wilkins, 2004
13. Marx JA, Hockberger RS, Walls RM. Rosen's Emergency Medicine: concepts and clinical practice, 6th edition. Elsevier Health Sciences, 2006
14. Brent GA. Graves Disease. N Engl J Med, 2008, 358(24): 2594~2605
15. Cooper DS. Antithyroid drugs. N Engl J Med, 2005, 352: 905~917
16. Kasper DL, Braunwald E, Fauci AS, et al. Harrison's principles of internal medicine, 16th edition. McGraw-Hill Company, Inc. , 2005
17. Nayak B, Burman K. Thyrotoxicosis and thyroid storm. Endocrinol Metab Clin N Am, 2006(35): 663~686
18. Biondi B, Palmier EA, Klain M, et al. Subclinical hyperthyroidism: clinical features and treatment options. European Journal of Endocrinology, 2005, 152: 1~9
19. Carle A, Laurberg P, Pedersen IB, et al. Epidemiology of subtypes of hypothyroidism in Denmark. European Journal of Endocrinology, 2006, 154: 21~28
20. Escobar-Morreale HF, Botella-Carretero JI, del Rey FE, et al. Treatment of hypothyroidism with combinations of levothyroxine plus liothyronine. J Clin Endocrinol Metab, 2005, 90: 4946~4954
21. Tews MC, Shah SM, Gossain VV. Hypothyroidism: mimicker of common complaints. Emerg Med Clin N Am, 2005, 23: 649~667
22. Goldman L, Ausiello D. Cecil Medicine, 23rd edition. Saunders, 2007
23. Grundy SM, Cleeman JI, Daniels SR, et al. Diagnosis and management of the metabolic syndrome: an American Heart Associtaiton/National Heart, Lung, and Blood Institute Scientific Statement. Circulation, 2005, 112: 2735~2752
24. Kereiakes DJ, Willerson JT, Metabolic syndrome epidemic. Circulation, 2003, 108: 1552~1553
25. 代谢综合征的诊断标准. 中国社区医师. 2006, 22(5): 9

26　Opie LH. Metabolic syndrome. Circulation, 2007, 115: 32~35
27　Schrier Robert W. Manual of Nephrology (6th edition). Lippincott Williams & Wilkins, 2005
28　Brenner BM. Brenner and Rector's The Kidney, 8th edition. Saunders, 2007
29　Dale DC, Federman DD. ACP Medicine, 2007 edition. WebMD Inc, 2007
30　Irwin RS, Rippe JM. Irwin and Rippe's Intensive care medicine, 6th edition. Lippincott Williams & Wilkins, 2008
31　Weisbord SD, Palevsky PM. Acute renal failure in the Intensive Care Unit. Semin Respir Crit Care Med, 2006, 27: 262~273
32　Ronco C, Bellomo R, Kellum JA. Acute kikney injury. S. Karger AG, 2007

第12章

神经系统急重症

第1节 脑出血

脑出血(intracerebral hemorrhage,ICH)是常见的神经系统急症,是可治疗性最少的一种中风形式。本节所指脑出血是指自发性脑出血,不包括外伤性颅内出血。最近美国资料显示,ICH占首次中风发作的10%~15%,30 d病死率达35%~52%,约半数的死亡发生于起病后的前2 d。出血部位也有一定倾向性(图12-1-1):深部脑出血约50%,脑叶出血约35%,小脑出血约10%,脑干出血约6%。1年病死率:深部脑出血约为51%,脑叶出血约57%,小脑出血约42%,脑干出血约65%。ICH的2年存活率约20%~40%。我国脑出血发病率60~80/10万/年,占急性脑血管病的30%左右,急性期病死率约30%~40%,大脑半球出血约80%,脑干和小脑出血约20%。ICH长期存活(≥6月)的预测因素包括意识水平、早期中风功能障碍的严重程度、病人年龄、血肿大小和出血部位等。2002年美国发生脑出血67万人,仅20%病人6个月内功能恢复。

一、识 别

(一)病因和危险因素

ICH的最常见病因是高血压,高血压控制后,ICH风险降低。其他危险因素包括酗酒和低胆固醇水平,老年人脑淀粉样血管病是脑叶ICH的重要危险因素。少见危险因素有颅内动脉瘤、脑动静脉畸形、海绵状血管瘤、静脉血管瘤、颅内新生物、抗凝或溶栓药诱导性出血、血液病性脑出血和药物滥用(如安非他命、可卡因和其他迷幻药)等。高血压病人常因血压升高发生深部脑出血,而非高血压老年人的ICH大多因脑淀粉样血管病所致,但相当部分脑叶出血是因血压升高所致,无论出血部位深浅,均可因血管异常和其他非高血压等原因引起。

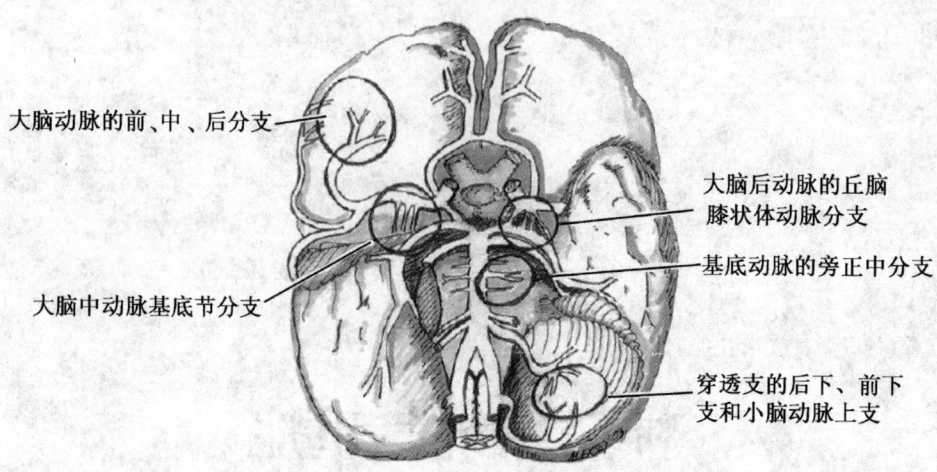

图 12-1-1　脑出血好发部位示意图

（二）临床表现

脑出血常在数小时内快速进展，一般在 6～24 h 内会发生血肿增大，超过 24 h 很少发生血肿增大，除非有新的诱因，脑出血 3 h 内做 CT 检查者，1/3 病人有血肿扩大。因此，早期、快速识别和诊断尤为重要。常见临床表现包括活动时突然出现定位性神经功能缺失，并会在数分钟至数小时进行性发展，主要表现为感觉异常，非对称性肢体功能障碍等，典型的可表现为偏盲、偏瘫、偏身感觉障碍，即"三偏征"。表 12-1-1 列出不同部位脑出血临床表现，供临床参考。

表 12-1-1　高血压性脑出血常见部位的临床表现对比

临床表现	壳核出血	丘脑出血	脑桥出血	小脑出血
意识不清	后期	后期	早期	后期
偏瘫	有	有	四肢轻瘫	晚发
感觉改变	有	有	有	晚发
偏盲	有	有	无	无
瞳孔大小	正常	缩小	缩小	正常
瞳孔反应	有	有或无	有或无	有
凝视麻痹	对侧，有时同侧	对侧	同侧	同侧
对热反应	有	有	无	有或无
眼球向下偏斜	有	无	无	—
眼球浮动	无	无	有时	有时
步态失常	无	无	有	有
呕吐	偶发	偶发	常见	严重

缺血性中风很少在数小时内有这种定位性的症状进展，蛛网膜下腔出血也少见。脑出血易出现头痛，而缺血性中风相对少见，但蛛网膜下腔出血常常出现剧烈头痛。自发性脑出血易发生呕吐，较缺血性中风和蛛网膜下腔更多见。常出现血压升高和意识水平变化，但光凭临床表现无法充分区别 ICH 还是其他类型的中风。ICH 早期出现神经恶化和心肺功能不稳定的风险高。入院时的出血量

和格拉斯哥昏迷评分(GCS)是预测30 d死亡率的最有力预测因子。脑积水是另一个30 d死亡率的独立预测因子。相反，皮层定位征、轻度神经功能障碍和低纤溶水平与中到大量ICH良性预后相关。约83%的预后差的病人体温高于37.5℃并持续大于24 h，与脑室积血有相关性。

(三) 辅助检查

1. CT和MRI

头颅影像是急诊评估的重要检查。CT和MRI扫描在定位、血肿形态和大小方面，对急诊ICH评估作用相当。CT在诊断脑室出血方面更优，而MRI在结构损害和出血周围水肿和脑疝方面更优越。CT增强可确认动脉瘤、动静脉畸形或肿瘤。CT血管造影(CTA)可额外提供详细的疑似动脉瘤或动静脉畸形信息。与MRI相比，CT扫描速度更快，耗时更少。尽管如此，对格拉斯哥昏迷评分(GCS)≤8分或无气道保护能力的病人，在做CT或有关其他检查前应先行气管插管。另外，CT增强对比检查不易鉴别是脑出血还是肿瘤，因为增强对比后肿瘤也有相似的表现。

MRI对血管畸形诊断更优越，特别是海绵状血管瘤的诊断。约20%病人急性期因意识损害、血流动力学异常、呕吐或激动无法进行MRI检查，因此，对ICH的使用较CT更少。

2. 脑血管造影(DSA)

导管造影的指征包括：蛛网膜下腔出血、异常钙化、明显血管畸形和特殊部位出血如大脑外侧裂。DSA也适用于不明原因出血者如孤立性脑室出血(IVH)。老年人高血压和深部血肿者DSA效果欠佳。出血和脑疝的不稳定危重病人常在造影前进行紧急手术，而有动脉瘤或动静脉畸形的稳定病人，在干预前应先做造影检查。CT和MRI检查疑有血管异常时，应进行脑血管造影检查，它可清楚显示异常血管及显示出造影剂外漏的破裂血管和部位。

3. 腰穿检查

脑出血破入脑室或蛛网膜下腔时，腰穿可见血性脑脊液。在没有条件或不能进行CT扫描者，可进行腰穿检查协助诊断脑出血，但阳性率仅为60%左右。对大量的脑出血或脑疝早期，腰穿应慎重，以免诱发脑疝。

脑出血的常规实验室检查包括全血细胞计数，电解质，BUN、Cr、血糖，ECG，胸片，凝血酶原时间(PT)或国际标准化比率(INR)，APTT(部分凝血活酶时间)。年轻或中年人应做可卡因毒物筛选排除，育龄妇女应做妊娠试验筛选。高血糖是应激和ICH严重性和死亡的标志之一，使用华法林会延长PT或INR，是血肿增大的危险因素。

(四) 诊 断

根据上述临床表现和辅助检查，ICH诊断并不困难。为便于治疗，诊断为ICH后还应评估出血量、病变部位和致出血压的可能原因。

1. 出血量估算

临床可采用简便易行的多田氏公式，根据CT影像估算出血量。方法如下：出血量 = 0.5×最大面积长轴(cm)×最大面积短轴(cm)×层面数(层间距为10 mm)。

2. 经验性定位诊断

(1) 壳核出血：是最常见的脑出血，约占50%～60%，出血经常波及内囊。特点是：①对侧肢体偏瘫，优势半球出血常出现失语；②对侧肢体感觉障碍，主要是痛、温觉减退；③对侧偏盲；④凝视麻痹，呈双眼持续性向出血侧凝视；⑤尚可出现失用、体像障碍、记忆力和计算力障碍、意识障碍等。

(2) 丘脑出血：约占20%，特点是：①丘脑性感觉障碍：对侧半身深浅感觉减退，感觉过敏或自发性疼痛；②运动障碍：出血侵及内囊可出现对侧肢体瘫痪，多为下肢重于上肢；③丘脑性失语：言语缓慢而不清、重复言语、发音困难、复述差、朗读正常；④丘脑性痴呆：记忆力减退、计算力下降、情感障碍、人格改变；⑤眼球运动障碍：眼球向上注视麻痹，常向内下方凝视。

(3) 脑干出血：约占10%，绝大多数为脑桥出血，偶见中脑出血，延髓出血极为罕见。特点是：①中脑出血：突然出现复视、眼睑下垂；一侧或两侧瞳孔扩大、眼球不同轴、水平或垂直眼震、同侧肢体共济失调,也可表现 Weber 或 Benedikt 综合征;严重者很快出现意识障碍、去大脑强直;②脑桥出血:突然头痛、呕吐、眩晕、复视、眼球不同轴、交叉性瘫痪或偏瘫、四肢瘫等。出血量较大时,患者很快进入意识障碍、针尖样瞳孔、去大脑强直、呼吸障碍,多迅速死亡,并可伴有高热、大汗、应激性溃疡等;出血量较少时可表现为一些典型的综合征,如 Foville、Millard-Gubler 和闭锁综合征等;③延髓出血:突然意识障碍,血压下降,呼吸节律不规则,心律紊乱,继而死亡;轻者可表现为不典型的 Wallenberg 综合征。

(4)小脑出血:约占 10%,特点是:①突发眩晕、呕吐、后枕部疼痛,无偏瘫;②有眼震、站立和行走不稳、肢体共济失调、肌张力降低及颈项强直;③头颅CT扫描示小脑半球或蚓部高密度影及四脑室、脑干受压。

(5)脑叶出血:约占 5%~10%,特点是:①额叶出血:前额痛、呕吐、痫性发作较多见;对侧偏瘫、共同偏视、精神障碍;优势半球出血时可出现运动性失语;②顶叶出血:偏瘫较轻,而偏侧感觉障碍显著;对侧下象限盲;优势半球出血时可出现混合性失语;③颞叶出血:表现为对侧中枢性面舌瘫及上肢为主的瘫痪;对侧上象限盲;优势半球出血时可出现感觉性失语或混合性失语;可有颞叶癫痫、幻嗅、幻视;④枕叶出血:对侧同向性偏盲,并有黄斑回避现象,可有一过性黑蒙和视物变形;多无肢体瘫痪。

(6)脑室出血:约占 3%~5%。特点是:①突然头痛、呕吐,迅速进入昏迷或昏迷逐渐加深;②双侧瞳孔缩小,四肢肌张力增高,病理反射阳性,早期出现去大脑强直,脑膜刺激征阳性;③常出现丘脑下部受损的症状及体征,如上消化道出血、中枢性高热、大汗、应激性溃疡、急性肺水肿、血糖增高、尿崩症等;④脑脊液压力增高,呈血性;⑤轻者仅表现头痛、呕吐、脑膜刺激征阳性,无局限性神经体征。临床上易误诊为蛛网膜下腔出血,需通过头颅CT扫描来确定诊断。

3. 病因诊断

(1)高血压性脑出血:50 岁以上者多见;有高血压病史;常见的出血部位是壳核、丘脑、小脑和脑桥;无外伤、淀粉样血管病等脑出血证据。

(2)脑血管畸形出血:年轻人多见;常见的出血部位是脑叶;影像学可发现血管异常影像;确诊需依靠脑血管造影。

(3)脑淀粉样血管病:多见于老年患者或家族性脑出血的患者;多无高血压病史;常见的出血部位是脑叶,多灶性出血者更有助于诊断;常有反复发作的脑出血病史;确定诊断需做病理组织学检查。

(4)溶栓治疗所致脑出血:近期曾应用溶栓药物;出血多位于脑叶或原有的脑梗死病灶附近。

(5)抗凝治疗所致脑出血:近期曾应用抗凝剂治疗;常见脑叶出血;多有继续出血的倾向。

(6)脑卒中:脑出血前即有神经系统局灶症状;出血常位于高血压脑出血的非典型部位;影像学上早期出现血肿周围明显水肿。

二、处 置

(一)急性脑出血或脑室出血的治疗

治疗包括止血或在最初 1 h 内减慢出血;消除脑实质或脑室内出血,消除机械性和化学性脑损伤因素;处理脑内血肿并发症包括颅内高压和脑低灌注;严重脑损伤病人充分支持治疗。

1. 一般治疗

呼吸、气道管理和循环支持是首要的处理,对 GCS≤8 分,有胃食管反流误吸风险或缺乏充分气道保护能力者、脑疝综合征、未控制的抽搐者和呼吸衰竭者等,应首先行气管插管,维持气道通畅。其他治疗包括血糖控制,发热和体温的控制,营养支持,预防深静脉血栓形成等。

2. 重组活化Ⅶ因子

重组活化Ⅶ因子(rFⅦa)对血友病出血的止血疗效已确认,可减少无凝血功能障碍者的出血,其半衰期约 2.6 h,血友病人的推荐剂量是 90 μg/kg,iv,q3 h。脑出血病人早期(出血发生后的 4 h 内)使用 rFⅦa 可限制血肿扩大、降低病死率、改善

90 d 功能预后,不良反应是轻微增加血栓栓塞。血栓栓塞症、出血后期、血管阻塞性疾病、深昏迷、国际标准化比值(INR)或 APTT 延长慎用或禁用。用法:rFⅦa 40~160 μg/kg,一定范围内疗效呈剂量依赖性。使用时应注意监测凝血功能状况,对凝血功能障碍者,早期使用新鲜冷冻血浆和维生素 K 能逆转凝血功能障碍。

(二)血压处理

患者的理想血压水平取决于慢性高血压状况、颅内压、年龄、引起出血的原因、发作后时间等。理论上血压增高会促进出血、增加颅内压和出血量,但实际上很难确定血压增加是出血增加或血肿增大或颅内压增高的原因。既往 ICH 的血压控制标准是维持 SBP ≤ 180 mmHg 和(或)MAP < 130 mmHg。循证医学研究发现:①单纯 SBP ≤ 210 mmHg 与血肿增大或神经功能恶化无明显相关性;② MAP 降低 15% 并不降低脑血流量(CBF);③一项前瞻性观察性研究发现,BP 降至 < 160/90 mmHg 的目标值时,7% 的病人神经功能恶化,9% 的病人血肿增大,但如 6 h 内血压下降者,能改善预后;④基础血压水平与 ICH 无相关性;⑤收缩压升高更易发生出血增多;⑥急诊入院快速降低血压者,死亡率增加;⑦根据创伤性脑出血的经验,应保持大脑灌注压 > 60 mmHg(有颅内压监测者)或维持收缩压 > 90 mmHg(无颅内压监测者)。

自发性脑出血血压控制,如 SBP > 200 mmHg 或 MAP > 150 mmHg,考虑使用静脉降压药积极降压,测血压 q5 min;如 SBP > 180 mmHg 或 MAP > 130 mmHg,并有颅内高压或疑似颅内高压者,考虑监测 ICP 并间断或持续静脉降压,维持脑灌注压 > 60~80 mmHg;如 SBP > 180 mmHg 或 MBP > 130 mmHg,但无颅内压增高证据或疑似颅内高压者,考虑使用间断或持续静脉作中度降压(如 MAP 110 mmHg 或目标血压 160/90 mmHg),每 15 min 检查病情变化。ICH 静脉降压药选择见表 12-1-2。

表 12-1-2 脑出血病人血压升高静脉降压药选择

药 物	静脉推注	持续使用速度
拉贝洛尔	5~20 mg,q15 min	2 mg/min(最大 300 mg/d)
尼卡地平	不用作 iv	5~15 mg/h
艾司洛尔	250 μg/kg	25~300 μg/(kg·min)
依那普利	1.25~5 mg,q6 h	不持续使用
肼苯哒嗪	5~20 mg,q30 min	1.5~5 μg/(kg·min)
硝普钠	不用作 iv	0.1~10 μg/(kg·min)
硝酸甘油	不用作 iv	20~400 μg/min

(三)止血药物

一般不用止血药,若有凝血功能障碍者如华法林诱发性 ICH,可适当应用如新鲜冷冻血浆、凝血酶原复合物、浓缩Ⅸ因子,时间不超过 1 周。

(四)脑功能支持

1. 神经和心肺功能监测

突然颅内出血破坏脑组织,促使脑组织移位,升高颅内压。应使用标准的中风评估方法如美国国立卫生研究院卒中评分(NIHSS,评分表附后)和昏迷评估(如表 12-1-4 GCS 评分)反复评估神经功能状态,监测血压变化,特别是使用抗高血压药的病人,应持续监测血压,通过呼吸和脉氧仪监测气道和氧合情况。大多数病人因意识变化等需入住 ICU。CT 和 MRI 结果是静态的,反复检查又不现实,疑有 ICP 增高或临床恶化的病人可酌情使用置有脑实质和脑室内导管的纤维光镜监测 ICP。经颅多普勒超声有助于评估脑的质量效应和 ICP 变化,ICP 增加和 CPP(大脑灌注压)降低有典型的多普勒波形变化。

2. 颅内压处理

颅内压增高影响 ICH 患者的脑功能，但颅内高压的发病率不清楚。脑灌注压（CPP）指导治疗是颅内高压的普遍接受方法，CPP＞70 mmHg 可减少反射性血管扩张或缺血。控制性过度通气使 $PaCO_2$ 低至 27～30 mmHg，可引起脑血管收缩，立即产生脑血流下降而降低颅内压；渗透性治疗如甘露醇或高渗氯化钠，使血清渗透压维持于＞300 mOsm/kg（不超过正常高限）或血清钠在 145～155 mmol/L 也可降低颅内压，但幕上 ICH 者常规使用低剂量甘露醇未能有效改善预后。然而，非选择性高通气可能增加继发性脑损伤，甘露醇会减少血容量，引起肾衰竭，导致颅内压反跳；巴比妥类会引起心血管和呼吸抑制，延长昏迷时间；脑室内的脑脊液（CSF）引流会导致颅内出血、感染和脑组织移位；激素对脑水肿或颅内压升高的 ICH 患者无效。全身体温降至 34 ℃ 有助于降低难治性颅内高压，但与并发症发生率增加有相关性，如肺部、感染、凝血障碍和电解质问题等。诱导性低体温撤销后会发生 ICP 反跳。

3. 脱水治疗

脑出血后血肿周围细胞受血肿压迫，出现脑实质和间质细胞损伤，逐渐出现水肿，24～48 h 达最高峰，并持续数天至 2 周。使用脱水剂有利于消除水肿，常用的脱水治疗有利尿脱水和渗透性脱水。甘露醇是最常用的渗透性脱水剂，它能吸收水肿和非水肿性脑组织内水分，同时会增加心脏负荷和 CPP，通过脑自动调节降低 ICP。甘露醇降低血黏度，这会引起反射性血管收缩和降低脑血容量。使用甘露醇的主要问题是低血容量，诱发高渗状态。推荐目标渗透压是 300～320 mOsm/(kg·H_2O)。高渗盐水也能起到不同程度的降低 ICP 作用。白蛋白也可试用于脱水，但疗效有限，三酰甘油、地塞米松治疗无多大益处。

最近用甘露醇治疗自发性 ICH 的随机对照研究发现，128 例原发性幕上 ICH 用低剂量甘露醇和安慰剂对照。治疗组用 20% 甘露醇 100 ml，q4 h，共 5 天，后两天剂量减量。1 个月两组均有 16 例死亡；3 个月，两组差异不明显，治疗组 23 例预后差，18 例部分恢复，8 例完全恢复，对照组 18 例预后差，20 例部分恢复，9 例完全恢复。

4. 床头抬高

抬高床头 30°（不超过 45°）有助于改善颈静脉回流，降低 ICP。头部应在正中位，应避免转向任何一侧。血容量不足的病人，抬高床头会引起血压和 CPP 降低，因此，抬高床头前应排除低血容量。

5. CSF 引流

脑室引流无前瞻性研究，因其与病死率增高有相关性。如有脑室内导管监测 ICP，CSF 引流是降低 ICP 的有效方法，特别是脑积水病人。脑室内 CSF 引起最大的风险是感染和出血，细菌寄殖率为 0～19%，细菌性脑膜炎发生率为 6%～22%。

6. 止痛和镇静

通气和气道管理治疗的不稳定病人，适当的静脉内镇静是必要的。常用镇静药物有异丙酚，依托咪酯或咪达唑仑，止痛和镇咳药可选用吗啡或阿芬他尼。

7. 神经肌肉阻滞剂

肌肉活动通过增加胸内压和妨碍脑静脉血流，升高 ICP。如病人对镇静止痛药反应差，应考虑使用神经肌肉阻滞剂，但不必预防性使用。神经肌肉阻滞剂有增加并发症的风险，如肺炎、脓毒症等。

8. 过度通气

是快速降低 ICP 的最有效方法之一。其不利之处是降低了脑血流量，另一个限制使用的原因是作用时间短，数小时内颅内压会恢复，如过度通气超过 6 h，$PaCO_2$ 恢复正常化后 ICP 会反跳。过度通气的目标 $PaCO_2$ 值是 30～35 mmHg（不宜低于 27 mmHg）。

9. 巴比妥昏迷

大剂量的巴比妥可降低难治性颅内高压，但对脑损伤病人一线治疗或预防性治疗有害或无效。大剂量巴比妥会降低脑代谢活动，降低脑血流和颅内压，且会增加并发症如低血压，难治性颅内高压使用巴比妥时应密切监测。

10. 血糖处理

入院时高血糖是 ICH 28 d 死亡率增加的预测

因子,无论有无合并糖尿病。持续性高血糖,如中风的最初 24 h 血糖>7.8 mmol/L(140 mg/dl)与预后差有相关性。因此,控制血糖可能有利于改善预后。

11. 抗癫痫药

脑出血常发生惊厥,ICH 者惊厥发生率约 10%~15%,其中早期发生惊厥者达 4.2%,30 d 内发生率为 8.1%。可静脉使用止痉药,如劳拉西泮或地西泮,次选苯妥英钠。惊厥可能引起神经损害或颅内压升高风险,对有皮层定位征、脑叶出血而无惊厥者,必要时可考虑预防性使用苯妥英钠,直至出血后 2~4 周为止。

12. 体温控制

发热病人应控制体温。治疗性低体温控制于 32~34 ℃有助于降低难治性颅内高压,但增加并发病发生率的风险,如肺部感染、凝血障碍、电解质问题,特别是长时间低体温(持续使用 24~48 h)。

(五)深静脉血栓和肺栓塞的预防

深静脉血栓和肺栓塞是 ICH 常见且可预防的并发症。急性原发性 ICH 和轻度偏瘫或偏瘫病人,应间断、反复作肺部物理治疗,以防静脉血栓栓塞症。治疗高血压是长期治疗降低 ICH 复发的一部分。如证实出血停止,偏瘫发作的 3~4 天后,可考虑使用低分子肝素或普通肝素。ICH 病人发生近端静脉血栓形成,特别是临床或亚临床肺栓塞者,应考虑紧急安装血腔静脉滤器。安装腔静脉滤器后,决定行长期抗凝治疗可能达数周或更长时间者,应考虑出血原因(是淀粉样变(ICH 复发率高)还是高血压性)、动脉血栓增加的风险(如房颤)和病人的活动度等综合因素,否则可能诱发再出血。

(六)ICH 相关性凝血和纤溶

使用硫酸鱼精蛋白对抗肝素诱导性 ICH,剂量选择与停用肝素时间有关,华法林诱导性 ICH 应使用维生素 K 治疗。凝血酶原复合物、浓缩 IX 因子复合物和 rFVIIa 可快速逆转 INR 且产生的容量效应较新鲜血浆(FFP)更小,FFP 扩容作用更明显,需要时间更长。肺栓塞极高危病人可在 ICH 7~10 d 后考虑重新开始抗凝治疗。溶栓诱发性 ICH 的治疗包括经验性凝血因子替代和血小板输注等。

(七)ICH 外科处理

包括开颅血肿清除术、微创术、开颅减压术。

脑出血的血肿>3 cm 伴神经功能恶化或脑干压迫和(或)脑室阻塞引起脑积水者,应尽可能清除血肿。发病 72 h 内向血肿内注射尿激酶可降低血块负担和死亡风险,但再出血很常见,且功能预后无改善,因此,其有效性尚不明确。尽管理论上微创手术清除血肿很有吸引力,但其有效性尚待验证。幕上脑叶 ICH,血肿与脑表面距离在 1 cm 内者,可考虑清除血肿。

目前尚无确切证据表明超早期开颅清除血肿可改善脑功能或降低病死率,反而增加出血风险。有足够证据支持 12 h 内行血肿清除,特别是经微创手术清除血肿;但符合此治疗时间窗的患者极少。开颅减压治疗 ICH 对改善预后资料极少。

(八)预后评估

临床病例研究发现,其死亡率平均为 30%~50%。ICH 预后评估涉及很多因素,表 12-1-3 评估方法有助于评估参考。

最近有研究发现:T>37.5 ℃、中性粒细胞和血清纤维蛋白原水平增高与早期恶化相关;出血后基质金属蛋白酶-9 升高持续 24~48 h 与死亡风险升高有关;c-纤维连结素>6 μg/ml 和白介素-6>24 pg/ml 是 ICH 血肿增大的危险因素。

表 12-1-3　ICH 预后评估系统

项目	评分	项目	评分
年龄≥80 岁	1 分	入院时 GCS≤8 分	2 分
出血量≥30 ml	2 分	入院时 GCS 9~12 分	1 分

项目	评分	项目	评分
伴有脑室积血	2分	脑干出血	2分
幕上出血	1分		

风险评估：总积分为0分者无死亡,75%预后良好；积分8分者死亡率85.71%,预后恶劣。

（赖荣德　刘国斌）

第2节　缺血性中风

缺血性中风(ischemic stroke)是脑供血不足引起部分或全部脑损害,致使脑功能缺失。局灶性中风是指脑血流供应不足引起神经功能缺失,持续24h以上,最终因缺血缺氧导致脑组织坏死。缺血性中风包括脑血栓形成和血栓栓塞,短暂性脑缺血发作(transient ischemic attack, TIA)是症状持续少于24h不伴脑组织梗死,一般症状持续5～15min。本节缺血性中风指脑血栓形成和脑血栓栓塞(脑梗死)。中风是美国第三位致死性疾病和第一位的致残性疾病,大多数为缺血所致,但约15%是由于颅内出血和蛛网膜下腔出血继发而来。

一、识　别

（一）病　因

动脉粥样硬化是中风最常见的病变,引起中风可因血栓形成或栓子脱落阻塞脑动脉血供,引起缺血性中风的病因见表12-2-1。

表12-2-1　缺血性中风的病因

常见原因	少见原因	
◇血栓形成	◇高凝状态	◇血管炎
腔隙性（小血管）	蛋白C缺乏	系统性血管炎（结节性动脉炎、Wegener肉芽肿、巨细胞动脉炎）
大血管栓塞	蛋白S缺乏	
脱水或失水	抗凝血酶Ⅲ缺乏	原发性CNS血管炎
◇栓子阻塞	因子V leiden突变	脑膜炎（梅毒、结核、真菌、细菌、带状疱疹）
动-动脉（颈动脉叉、主动脉弓、动脉夹层）	凝血酶原突变	
	全身性恶性肿瘤	◇心源性
心源性栓子	镰状细胞性贫血	二尖瓣钙化
房颤	β地中海贫血	心房黏液瘤
附壁血栓	真细胞增多症	心内肿瘤
心肌梗死	系统性红斑狼疮	非细菌性栓塞性心内膜炎（即消耗性心内膜炎）
扩张型心肌病	同型半胱氨酸血症	
瓣膜损害（二尖瓣、机械瓣、感染性心内膜炎）	血栓性血小板减少性紫癜	Libman-Sacks心内膜炎
	弥漫性血管内凝血	◇蛛网膜下腔出血脑血管痉挛
奇异栓子（房间隔缺损、卵圆孔未闭）	口服避孕药	◇药物：可卡因,安非他命
房间隔动脉瘤	静脉窦血栓形成	◇脑底血管异常(moyamoya病)
	纤维肌性发育不良	◇子痫

（二）临床表现

缺血性中风因受累血管和所影响的脑功能部位、梗死灶大小不同而异，可表现为感觉或运动功能障碍，如偏瘫、偏身感觉障碍、失语、共济失调等，部分可有头痛、呕吐等全脑症状，严重者可导致意识不清、昏迷等。颈内动脉阻塞主要表现为同侧盲和大脑中动脉综合征。大脑中动脉阻塞主要表现为对侧偏瘫、感觉缺失（手臂和颜面最严重）；表达性失语（优势侧受累）或感觉缺失和空间定向障碍（非优势侧）；对侧下象限盲。大脑前动脉阻塞主要表现为对侧半球轻偏瘫，感觉缺失（腿部最重）。大脑后动脉阻塞主要表现为对侧偏盲或上象限盲、记忆缺失。基底动脉阻塞主要表现为对侧轻偏瘫，感觉缺失，同侧延髓或小脑征。椎动脉或小脑后下动脉阻塞主要表现为同侧面部感觉缺失，共济失调，对侧偏瘫，感觉缺失。小脑上动脉阻塞主要表现为步态失调或共济失调，恶心，头晕，头痛，同侧偏身共济失调，发音困难，凝视，对侧偏瘫，嗜睡。脑干缺血和梗死可表现呼吸异常和（或）心血管异常。

（三）辅助检查

疑似中风的病人应常规进行一些检查如血糖、电解质、全血细胞计数（血常规）等，这些检查对辅助确定病人基本情况或诊断、治疗很有帮助，见表12-2-2。

表 12-2-2　疑似急性中风病人即刻诊断试验

常规检查（必做）	选择性检查（选做）
◇非对比性头颅 CT 或 MRI	◇肝功能
◇血糖	◇毒物筛选（包括中毒或吸毒）
◇血电解质和肾功能	◇酒精测试
◇ECG	◇妊娠试验（育龄女性）
◇心肌缺血标志物（心肌酶谱）	◇动脉血气分析（如疑有低氧血症）
◇血常规（包括血小板）	◇胸片（如疑有肺部病变）
◇凝血酶原时间（PT）/国际标准化比（INR）	◇腰椎穿刺（如 CT 阴性仍疑有蛛网膜下腔出血）
◇部分凝血活酶时间（APTT）	◇脑电图（疑有癫痫）
◇血氧饱和度	

中风继发性 ECG 变化包括 ST 段压低、QT 延长、T 波倒置和出现明显 U 波等，心肌酶有助于了解心肌损害情况。

所有这些检查的目标时间是应在病人到达急诊后 60 min 内完成，多数中风病人开始时无需胸片检查，但有心脏和肺部急性疾病表现（症状或体征）者均应进行胸部 X 线片检查。另外，多数中风病人不必进行脑脊液（CSF）检查，CT 或 MRI 对颅内出血诊断非常敏感，蛛网膜下腔出血或中枢神经系统感染的临床过程常与缺血性中风不同，但疑有中风继发中枢神经系统感染者是 CSF 检查的适应证。

急性缺血性中风开始特殊治疗前应做脑部影像学检查，急诊 CT 和 MRI 对缺血性脑病均可选择。大多数病人或医院，急诊 CT 是选择最多的检查，且多数病例 CT 检查可以确定诊断，但检查结果应由经验丰富的 CT 或 MRI 专业人员确定或解释。某些 CT 结果，包括存在高密度动脉征，与中风后预后不良相关。多模（multimodal）CT 和 MRI 可能提供有利于提高缺血性中风诊断的额外信息。除外出血，任何脑部 CT 发现（包括提示超过 1/3 大脑半球的缺血改变），只要在中风发作 3 h 内，均应使用 rtPA 进行排除性或预防性治疗。如拟行动脉内用药、外科手术或血管内干预性操作者，术前必须做血管影像学检查（造影）。急诊做多模 CT 检查不应影响中风的急诊处理，血管造影也不宜延误急性缺血性中风症状发作不足 3 h 的病人的治疗。

(四)诊 断

1. 急诊急性缺血性中风的评估和诊断

由于缺血性中风的治疗时间窗很窄,因此,及时评估和诊断对深入处理至关重要。内科医师评估和诊断试验包括神经影像检查,及时与中风专家交流或会诊。

2. 即刻评估

疑似中风的起始评估与其他危重病人一样:气道、呼吸和循环(ABC)的稳定是第一优先的评估。随后快速进行神经功能缺失情况和可能并发症评估。评估目标是确定中风的可能性,还应鉴别或排除疑似中风的其他疾病(非中风但有中风样症状),确定其他需要即刻干预的疾病,确定潜在原因。

(1)病史评估:中风病史中最重要的信息是时间,因为确定中风发病时间对治疗至关重要,可通过询问病人最近处于清醒状态或无症状的时间,推断中风的发病时间。其他病史主要围绕神经病学症状和表现,有无动脉硬化的危险因素、心脏病、药物滥用或吸毒、偏头痛、惊厥、感染、创伤或妊娠等。

(2)体检评估:常规检查与ABC评估有关,包括脉搏氧饱和度和体温。有无头、颈部创伤或惊厥后表现(如挫伤、舌头裂伤),有无颈动脉病或充血性心衰表现(颈静脉曲张)。心脏检查主要是确定有无心肌缺血、瓣膜病、心律不齐,少见的如主动脉夹层等。同样,进行呼吸和腹部检查,排除或确认相关并发症;皮肤和肢体检查可能有助于发现提示相关疾病的变化,如黄疸、紫癜或淤斑淤点等有助于了解肝功能异常、凝血功能障碍或血小板异常等。

(3)神经病学检查:是中风病人的重要检查,急诊时应简要而全面进行,可采用有关评分手段进行如美国国立卫生研究院中风评分(National Institutes of Health Stroke Scale, NIHSS,表12-2-3)。有研究发现,NIHSS积分≥10分者,动脉造影可发现阻塞血管,而积分≥12分者,阻塞往往是中心性的。

表12-2-3 美国国立卫生研究院中风评分(NIHSS)

项目	名 称	评分和反应	项目	名 称	评分和反应
1A	意识水平	0—警觉或反应灵敏	5、6	运动功能(上或下肢)	0—无漂移
		1—嗜睡	a.	左上或下肢	1~5 s内漂移
		2—反应迟钝	b.	右上或下肢	2~10 s内下垂
		3—昏迷或无反应			3—无法抗重力
1B	定向力	0—两项均正确			4—无运动
	(2项)	1—1项正确	7	肢体共济失调	0—无共济失调
		2—2项均不正确			1—1侧肢体共济失调
1C	指令反应	0—两项均正确			2—2侧肢体共济失调
	(2项)	1—1项正确	8	感觉	0—无感觉缺失
		2—未做或不正确			1—轻度感觉缺失
2	注视	0—正常水平运动			2—严重感觉缺失
		1—部分凝视麻痹	9	语言	0—正常
		2—完全凝视麻痹			1—轻微失语
3	视野	0—无视野缺陷			2—严重失语
		1—部分偏盲			3—哑或皮质性失语
		2—完全偏盲	10	发音或构音	0—正常

项目	名称	评分和反应	项目	名称	评分和反应
4	面部运动	3—双侧偏盲			1—轻度发音困难
		0—正常			2—严重发音困难
		1—轻微面神经无力	11	衰退或注意力不集中	0—无
		2—部分面神经无力			1—轻度
		3—单侧完全面瘫			2—严重

二、院前处理

最近有资料表明，29%～65%有急性中风症状或体征的病人经急救系统获得初始治疗。由于中风发作和开始治疗时间与预后高度相关，专家们用"时间就是大脑"来说明时间对中风的重要性，中风生存链有助于合理安排中风处理的时间，即一旦发现可疑中风病人，应树立确认症状发作时间的观念。中风生存链（表12-2-4）是急性缺血性中风的早期诊断和处理的关键。在美国，约19%～60%的中风病人在出现中风症状的3 h内、14%～32%的病人在2 h内送达急救医疗机构（医院），并获得处理。

目击者或其他人员及时呼叫急救系统（120或其他急救电话）有助于缩短开始治疗的时间，急救中心派遣人员应对中风优先派遣。加强宣传，让中风者能在发病人最初几个小时得到恰当治疗。急救人员到达现场应对病人的气道、呼吸和循环评估（ABC）及处理后，进行其他简要评估和处理（表12-2-5和表12-2-6），处理程序可参照Los Angeles或Cincinnati筛选方法，而且Cincinnati院前评估仅需30～60 s时间便可完成。在检查和评估的同时（这可在转运途中完成），在现场做简要病史询问，有利于进一步判断中风（表12-2-7），院前急救人员可将目击者、家属或保姆一同送到医院，以进一步确认中风症状发作时间。农村或基层卫生院可通过远程医学会诊指导中风治疗。

现场需作简要的初步鉴别，以排除类似中风的疾病，但有时无法精确判断，需到医院完成相关检查方可进一步确认。疑似中风的疾病及主要临床表现见表12-2-8。

研究证明，院前急救医务人员对中风病人的诊断率可达61%～66%，如充分利用中风评估工具进行评估，对中风诊断的敏感性可达到86%～97%。

表12-2-4　中风"7D"生存链

发现（detection）：认别中风的症状和体征
派遣（dispatch）：呼叫120急救及优先转运
转运（delivery）：快速转运和院前通知医院
入门（door）：立即急诊筛选
资料（data）：急诊评估，快速实验室检查和CT（头颅）扫描检查
判断（decision）：诊断和确定适当的治疗
用药（drug）：使用恰当的药物或其他干预

表12-2-5　疑似中风病人的EMS处理

推荐	◇ABC处理	◇心脏监测	◇建立静脉通路
	◇氧疗（$SatO_2$<92%）	◇低血糖评估	◇禁食（nil per os, NPO）
	◇通知目标医院急诊科	◇快速转运到最近的急诊科	◇有处理急性中风能力的医院
不推荐	◎非低血糖病人含糖液体	◎低血压或过度降压	◎过度输液

表 12-2-6　院前中风确认方法

洛杉矶(Los Angeles)院前中风筛选				Cincinnati 院前中风筛选
病人最近无症状的时间,日期_____时间_____				面部下垂
筛选标准				◇正常-两侧面部活动对称
◇年龄>45 岁	是	不知道	否	◇异常-两侧面部活动不对称
◇无抽搐或癫痫史	是	不知道	否	手臂漂移
◇症状持续<24 h	是	不知道	否	◇正常-两侧活动相同或两侧手臂
◇无卧床不起或用轮椅	是	不知道	否	均无法活动
◇血糖 60~400 mg/dl	是	否		◇异常-单侧移动或下垂
检查				语言
◇微笑/扮鬼脸	正常	右侧下垂	左侧下垂	◇正常-说话准确流利
◇握手	正常	右侧无力	左侧无力	◇异常-语速慢,用词错误或不能说话
		无法紧握	无法紧握	
◇上肢臂力	正常	右手不稳	左手不稳	
		右侧下垂	左侧下垂	
检查发现单侧减弱	是	否		

注:如果"是"或"不知道",符合中风标准。

表 12-2-7　重要病史询问

症状发作情况	
最近事件	如中风;心肌梗死;创伤;手术;出血
并发症	如高血压;高血糖
用药情况	如抗凝药;抗高血压药;胰岛素

表 12-2-8　疑似中风的疾病及主要临床表现

◇交流障碍:无颅神经异常表现,神经病学所见呈非血管性分布,病史表现与检查结果不一致
◇高血压脑病:头痛,精神错乱,严重高血压,脑水肿
◇低血糖:糖尿病史,血糖低,意识水平下降
◇复杂性偏头痛:既往有类似表现,有先兆症状,头痛
◇癫痫发作(惊厥):癫痫发作史,目击癫痫动作,癫痫后间期

三、处　置

(一)一般支持治疗和急性并发症的处理

1. 心电监护

通常缺血性中风病人应作心电监护,以筛选房颤病人和其他需要紧急处理的严重心律失常,监护至少维持 24 h。

2. 气道、通气支持和氧疗(图 12-2-1)

急性脑缺血病人维持充分的组织氧合尤为重要,预防低氧血症和可能加重脑损伤是治疗目标,而低氧血症的最常见原因是气道阻塞、通气不足、吸入性肺炎和肺膨胀不全。病人意识水平下降或脑干功能障碍是气道功能受损的最大危险因素,主

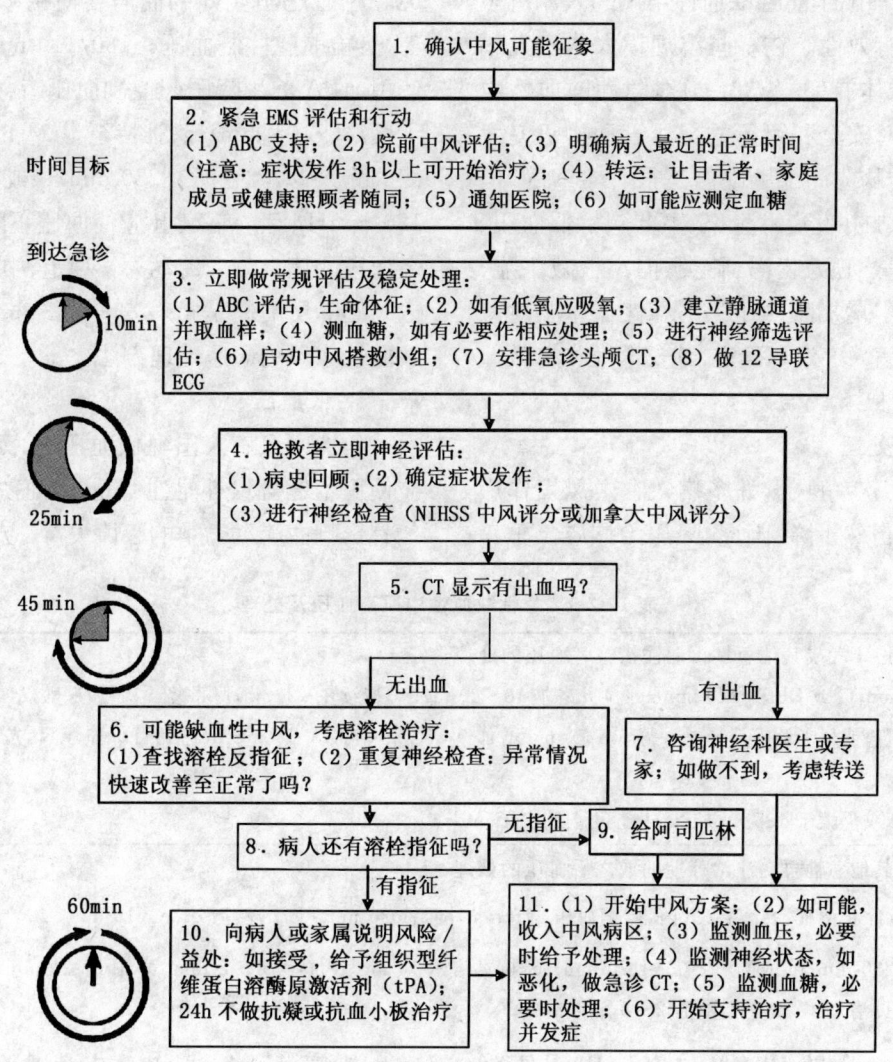

图 12-2-1 疑似中风病人处理目标程序图

要是由于影响了口咽部活动和气道保护反射丧失所致。肺炎是最常见的并发症，也是脑血管事件的重要死亡原因，这类病人做气管插管可大大减少这些并发症。低氧血症（$SatO_2<92\%$）的病人应给予氧疗或通气支持，无低氧血症的急性缺血性中风病人可不予氧疗。高压氧治疗效果不确定，甚至有害，因此，除非中风合并气体栓塞，一般不宜做高压氧治疗。

所有中风病人在给予口服前均应筛查有否吞咽困难，简单的床边评估包括让病人从杯中吸水。如果病人能够吸吮且咽下无困难，让病人大口喝水并咽下。如果在 30 s 后没有出现咳嗽或误吸，那么此病人进食更稠厚的食物是安全的，除非有正规的语言病理专家评估（表明不能进食）。药物应研碎或化成糊状服用，任何无法完成吞咽测试的病人，用药可考虑经直肠给阿司匹林、或经静脉注射、肌内注射、或皮下注射给药等。

3. 发热处理

体温>37.5 ℃应治疗，因为急性脑缺血病人高体温与发病率和病死率增加相关，退热处理包括使用退热剂和物理降温。对乙酰氨基酚有中度降温作用，但退热后能否改善预后尚不确定。诱导性低体温对中风病人可能发挥神经保护作用。VF 的心脏骤停病人复苏后低体温显示出改善存活率和功能性预后作用,但急性缺血性中风的人体对照试验并未显示有效性。在一些小规模人体研究和动物模型中,低体温(33～36 ℃)对急性缺血性中风病人中是相对安全和可行的。尽管动物研究表明,低体温对全脑或局部脑缺血是很有希望的,但体温≤33 ℃增加并发症发生率,主要包括低血压、心脏性心律失常、心力衰竭、肺炎、血小板减少症,以及复温过程中增加颅内压。诱导性低体温对急性缺血性中风病人疗效不确定,其安全性和有效性尚在研究和评估中。

4. 高血压处理

降压治疗仍有争议。许多病人在中风发作后 24 h 内血压会自然下降,因此,降压治疗应慎重考虑。对血压明显升高而需要使用 rtPA 治疗的病人,溶栓前应控制血压≤180/110 mmHg。如开始使用 rtPA 前用降压药控制血压者,应使血压稳定于≤180/105 mmHg,维持至少 24 h。血压严重升高的病人,如收缩压＞220 mmHg 或平均动脉压＞120 mmHg 者,前 24 h 应使血压下降约 15％。有高血压的病人如血流动力学稳定,中风发生后 24 h 内开始降压治疗是相对安全的。表 12-2-9 是急性缺血性中风的血压处理方法。

5. 低血压

急性中风病人出现低血压者,如血容量不足,应使用生理盐水补足血容量,保证充分的脑灌注。如有影响血流动力学的心律失常,应立即处理。

表 12-2-9　急性缺血性中风高血压及处理

◇适于静脉使用 rtPA 或其他急性再灌注措施者血压的处理

　　SBP＞185 mmHg 或 DBP＞110 mmHg:拉贝洛尔 10～20 mg,iv,持续 1～2 min,可重复 1 次;或硝酸戊四醇酯(长效硝酸甘油)1～2 剂量;或尼卡地平 5 mg/h,每 5～15 min 增加 0.25 mg/h,最大 15 mg/h,达到目标血压后,按 3 mg/h 的速度下调

　　如血压未下降或仍大于 185/110 mmHg,不宜使用 rtPA

◇使用 rtPA 或其他急性再灌注治疗期间或之后血压的处理

　　治疗期间及停止溶栓治疗后 2 h 内,监测血压 q15 min,随后 q30 min×6 h,然后 q1 h×16 h

　　SBP 180～230 mmHg 或 DBP 105～120 mmHg:拉贝洛尔 10 mg,iv,持续 1～2 min,可 q10～20 min 可重复,最大量 300 mg;或拉贝洛尔 10 mg,iv,随后 2～8 mg/min

　　SBP＞230 mmHg 或 DBP 121～140 mmHg:拉贝洛尔 10 mg,iv,持续 1～2 min,可 q10～20 min 重复或加倍,最大量为 300 mg;或拉贝洛尔 10 mg,iv,随后 2～8 mg/min;或尼卡地平 5 mg/h,q5 min 按 2.5 mg/h 增加,最大量为 15 mg/h

　　如使用拉贝洛尔血压未能控制,考虑使用硝普钠

6. 血糖

无糖尿病病史者中风后高血糖的发生率约 28％。高血糖的原因很多,主要包括非特异性应激,自身调节、激素和代谢变化,未发现的基础糖耐量异常,下丘脑-垂体-肾上腺轴异常,中风激发大脑糖调节中枢异常等。高血糖与急性缺血性中风病人的临床预后恶劣有相关性,但还没有直接证据表明积极控制血糖会改善临床预后。有证据表明,胰岛素控制高糖能改善其他危重病人的存活率。中风的最初 24 h 如血糖持续＞140 mg/dl,则预后不良,需使用胰岛素控制血糖。急性缺血性中风病人出现低血糖同样需要立即纠正,使之维持正常水平,但应避免血糖过高。

(二)静脉溶栓

1. 重组组织型纤维蛋白酶原激活剂

急性中风静脉溶栓已广为接受。急性缺血性中风发作 3 h 内经静脉使用重组组织纤维蛋白溶酶原激活剂(rtPA)是目前惟一有效的溶栓药。急性缺血性中风使用 rtPA 的标准见表 12-2-10。

符合上述溶栓指标的急性缺血性中风病人,溶栓时间在中风发作 3 h 之内者,可进行溶栓治疗,rtPA 的使用方法和溶栓监测见表 12-2-11。

表 12-2-10　急性缺血性中风 rtPA 的溶栓标准

◇缺血性中风引起可测定的神经功能缺失	◇无颅内出血史
◇神经病学体征无法自然缓解或消失	◇血压＜185/110 mmHg
◇神经病学体征无法减轻	◇体检未发现活动性出血或急性创伤(骨折)证据
◇严重神经功能缺陷的病人治疗时应慎重	◇未服用抗凝剂或使用抗凝剂但 INR≤1.5
◇症状非蛛网膜出血所致	◇如最近 48 h 使用肝素，APTT 应正常
◇开始溶栓治疗时症状发作＜3 h	◇血小板计数≥$100×10^9$/L
◇最近 3 个月内无头部创伤或中风史	◇血糖≥50 mg/dl(2.7 mmol/L)
◇最近 3 个月无心肌梗死史	◇无癫痫发作后神经学损害
◇最近 21 d 无胃肠道或泌尿道出血	◇CT 未显示多叶梗死(低密度影＞1/3 大脑半球)
◇最近 14 d 无大手术史	◇病人和家属知道溶栓治疗的益处和风险
◇最近 7 d 无不可压迫部位的动脉穿刺史	

表 12-2-11　急性缺血性中风静脉使用 rtPA 治疗方法

◇用量：0.9 mg/kg(最大 90 mg)×60 min，其中的 10% 先作静脉推注，持续＞1 min

◇病人入住 ICU 或中风监护单元

◇神经功能评估：使用溶栓药期间 q15 min；溶栓后 q30 min×6 h；继之 q1 h 直到溶栓后 24 h

◇如病人出现严重头痛、急性血压升高、恶心或呕吐，停用溶栓药，并行急诊头颅 CT 扫描

◇血压监测：q15 min×2 h，随后 q1 h×6 h，继之 q1 h×16 h

◇如 SBP≥180 mmHg 或 DBP≥105 mmHg，增加监测次数；并使用降压药，使之小于 180/105 mmHg

◇避免使用鼻胃管、留置导尿管或动脉内血压监测导管

◇溶栓后 24 h，使用抗凝或抗血小板药前复查头颅 CT

2. 其他溶栓药

静脉内使用链激酶(Streptokinase)因出血并发症发生率较高，已不用于缺血性中风的溶栓治疗。其他静脉溶栓药如蝮蛇抗栓酶(Ancrod)、替奈普酶(Tenecteplase)、瑞替普酶(Reteplse)、去氨普酶(Desmoteplse)、尿激酶(Urokinase)或其他血栓溶解剂可以考虑用于中风的溶栓治疗，但其有效性和安全性需进一步研究论证(注：我国使用尿激酶较多，用法：100 万～150 万 U，溶于 100～200 ml 的生理盐水中持续滴注30 min。建议首选 rtPA)。

3. 动脉内溶栓

动脉内溶栓适于选择性的患者，如大脑中动脉阻塞引起的大面积缺血性中风，且症状发作时间＜6 h，且不适合静脉使用 rtPA 溶栓的病人。动脉溶栓应在经验丰富的中风中心进行，并有专门的介入和富有脑血管造影能力的专家操作。动脉溶栓也适于静脉溶栓禁忌证的病人如近期外科手术史者。

4. 抗凝治疗

紧急抗凝的目标是预防早期中风复发，它不能替代有适应证的溶栓治疗。紧急抗凝不用于中重度缺血性中风病人，因为它会增加颅内出血并发症。使用 rtPA 静脉溶栓的病人不宜在 24 h 内开始抗凝治疗，应在溶栓后 24 h 复查 CT，排除脑出血后方可开始抗凝。可选用肝素、低分子肝素和达那肝素(Danaparoid)等。

5. 抗血小板药

急性缺血性中风症状发作后 24～48 h 使用口服阿司匹林(325 mg)适于大多数病人。尽管阿司匹林不是时间依赖性的措施，对无溶栓指征的病人，在急诊给予阿司匹林是合理的，但它不能替代中风的其他治疗如静脉 rtPA 溶栓。氯吡格雷单独

或与阿司匹林联用于急性缺血性中风病人的有效性尚待研究。

(三)扩容、扩血管和诱导性高血压

急性缺血性中风病人全血黏度升高,包括白细胞活化、RBC聚集和RBC变形能力降低,另外,纤维蛋白原水平升高进一步增加血黏度。扩容和血液稀释有助于提高脑灌注,但Hct<30%时可能导致携氧能力下降。目前不倡导血液稀释治疗缺血性中风。如有必要,开始时可按75～100 ml/h的速度输注生理盐水以扩充血容量。

扩血管药如己酮可可碱可扩张血管、抑制血小板聚集、减少自由基产生和抑制血栓素A_2的合成作用,但它对缺血性中风并未改善预后,因此,急性缺血性中风不倡导使用此类药物。

缩血管药可能有助于提高血压、改善脑灌注,但它同时产生不良反应如并发心肌缺血,因此,使用此类药物诱导血压升高时,应监测神经和心脏功能变化。

(四)外科干预

颈动脉内膜剥离术或颅外-颅内动脉旁路手术的安全性和有效性尚不确定。

(五)血管内干预

血管内干预包括急诊血管成形术、支架术、血栓机械性破碎术和取栓术等,是很有前景的方法,但目前尚不成熟。

(六)神经保护剂

神经保护剂包括针对兴奋性氨基酸如谷氨酸、跨膜钙转运、细胞内蛋白酶活化、细胞凋亡、自由基损伤、炎症反应和膜修复等。尼莫地平对动脉瘤蛛网膜下腔出血有效,但对缺血性中风并无改善预后的作用;多种甲基天冬氨酸拮抗剂同样不能改善中风的预后;芦贝鲁唑(Iubeluzole)可能有益,但需进一步研究证实其有效性和安全性;胞二磷胆碱有稳定细胞膜的作用,但未证实其对缺血性中风有效。

(七)自由基清除剂

急性缺血性中风发生后的6h内开始使用自由基清除剂(NXY-059)能明显改善主要预后(降低90天致残率),但并未改善其他预后如NIHSS神经功能评分。其应用前景尚须进一步论证。

(八)并发症处理

(1)大面积脑梗死:大面积脑梗死影响大脑半球或小脑功能,有高度并发脑水肿和增加颅内压的风险。第1天监测脑水肿和密切监测神经功能恶化极为重要。

(2)脑积水:缺血性中风继发脑积水最易影响小脑功能,此时可做脑室引流治疗。有脑水肿、颅内高压者应给予脱水治疗。

(3)小脑占位性梗死:占位性小脑梗死外科减压手术是救命方法,对临床恢复有很好的疗效。

(4)抽搐或癫痫:中风后早期抽搐发生率约2%～33%,中风后期抽搐发生率约3%～67%,而中风后癫痫发生率约2%～4%,后期发生抽搐者,癫痫发生率更高。反复抽搐或癫痫发作者,应及时镇静止痉治疗。不必作惊厥的预防性治疗,但宜使用抗惊厥药治疗急性惊厥,以预防继续产生惊厥。

(赖荣德 刘国斌)

第3节 短暂性脑缺血发作

短暂性脑缺血发作(transient ischemic attack,TIA)是指一过性或短暂性、局灶性、可逆性、非抽搐性、缺血性神经功能障碍,持续时间<24 h,通常持续几分钟至1 h,不遗留持续性神经病学体征。

由于TIA患者发生缺血性中风的几率显著高于一般人群，近年来备受关注。TIA后，7 d内中风风险性达10%，一次TIA后1个月内发生卒中约4%~8%，1年内约12%~13%，5年内则达24%~29%。TIA患者发生卒中在第1年内较一般人群高13~16倍，5年内也达7倍之多。男性多于女性患者。

一、识　别

（一）病因和病理生理

通常认为血栓形成或栓塞性疾病、动脉粥样硬化性血管疾病、脑血管痉挛、血管狭窄、血液性疾病（如贫血、红细胞增多症、镰状细胞贫血症、血小板增多症、白血病、高脂血症、高球蛋白血症性紫癜、巨球蛋白血症性高血黏状态）等可能与TIA有关，其他原因如抗磷脂抗体阳性也与TIA有关，研究发现，1/5的TIA与颈动脉狭窄有关，但TIA的确切发病机制尚不清楚。栓子栓塞还是血流减少所致，没有满意的答案。一些病人确实是在动脉粥样硬化处有血小板纤维蛋白血栓形成。普通认为TIA的发病机制主要有几种学说或现象：①微栓子学说；②在颅内动脉有严重狭窄的情况下，血压的波动可使原来靠侧支循环维持的脑区发生一过性缺血；③血液黏度增高等血液成分改变，如纤维蛋白原含量增高也与TIA的发病有关；④无名动脉或锁骨下动脉狭窄或闭塞所致的椎动脉-锁骨下动脉盗血也可引发TIA。

（二）临床表现

TIA临床表现各种各样，因受累血管不同而异。TIA可累及任何大脑动脉，如颈内动脉，大脑前、中、后动脉，眼动脉，椎-基动脉，小脑动脉，或者基底节区或脑干的某个分支动脉等。椎基动脉系统受累较颈动脉系统受累的症状相对轻些，TIA可发生于缺血性中风之前、中或之后。症状大多持续2~15 min。可反复发作几次甚至数百次，但每次发作后并无异常神经病学体征，缺血性中风可在TIA首次发作之后，也可在多次发作之后。约20%的脑梗塞在TIA首次发作后1个月内出现，约50%在1年内出现。

(1)大脑半球TIA(颈动脉区)：可表现为同侧视觉障碍，对侧感觉障碍。一般要么影响视觉，要么影响脑功能，但同一次较少两者同时受累。大脑半球受累，缺血主要发生于大脑中动脉或其邻近边缘区，产生对侧手或手臂无力或麻木。有时可多区受累表现同时出现，如面部和口唇，嘴唇和手指，不同手指，手和脚等。除外麻木和无力，可出现手臂不规则性摇摆，似抽搐，称之肢体摇动性TIA (limb-shaking TIA)或极少情况时，也发生其他短暂性运动异常。其他少见表现包括意识模糊、失语、运算能力下降、精神性失用综合征和其他暂时性功能障碍。头痛并非TIA的表现，眼动脉受累表现为短暂性单侧盲或一过性黑蒙，大多持续5~30 s。TIA出现同侧偏盲和上肢麻木应考虑大脑后动脉狭窄的可能。

(2)脑干TIA(椎基动脉循环区)：临床表现变化较大，如出现眩晕，复视(垂直或水平性)，发音困难，双侧麻木，共济失调，无力，或单侧的部分或全部麻木(偏身感觉障碍)是椎基动脉系统受累的标志。其他表现包括摇晃，交叉性眼优势，黑视，视力模糊，视野缩小，部分或完全性失明，瞳孔变化，眼睑下垂，注视麻痹，吞咽困难。少见症状如偏瘫，耳鸣，头痛，面或其他头部异常感觉，呕吐，呃逆，倾斜感，记忆减退，行为混乱，昏昏欲睡，一过性意识丧失(罕见)，听力受损，耳聋，偏身颤搐，幻觉，斜视等。约10%~15%的椎基动脉供血不足性TIA发作产生猝倒。

(3)腔隙性TIA：与腔隙性脑梗塞相似，是某一小分支血管受累，可表现为某一细小变化，如出现口吃，面部肌肉、手、腿等无力，是否与腔隙性脑梗塞有关，尚不清楚。

（三）辅助检查

(1)常规性检查：包括血常规(Hb、HCT、PLT)、凝血功能(PT、APTT)、血糖、血脂等，有利于了解血液学和代谢异常。妇女有习惯性流产出现TIA时,应检查抗磷脂抗体等。

(2)TIA影像学检查:多无异常发现,检查目的主要在于确定或排除脑部可能需要特殊治疗的病变,或寻找TIA的病因,以利治疗。如头颅CT、MRI,MRI对小梗塞灶(腔隙性梗塞)可能阳性率更高些,但不主张常规应用。选择性脑血管造影(DSA)是评估动脉血管病变的金标准,但因其价格较昂贵,操作有一定风险,甚至出现严重并发症(约0.5%~1%),不作常规筛查手段。CT血管成像(CTA)和MR血管成像(MRA)具有无创性特点,但对小血管不易显影,且可能导致对动脉狭窄程度的过度判断,应引起注意。

(3)超声检查:颈动脉超声应作为TIA的基本检查手段,有助于发现动脉粥样硬化斑块,但对轻、中度动脉狭窄临床价值较低,严重狭窄或完全阻塞也不易辨别。经颅彩色多普勒超声(TCD)是发现颅内大血管狭窄的有效手段,能发现严重的颅内血管狭窄、判断侧支循环情况、作为血栓栓子的监测,可用作血管造影前脑血液循环状况的评估。心脏超声有助于判断或排除心脏结构性变化。

(四)诊 断

根据突然起病,急性发作,一过性或短暂性、局灶性、可逆性、非抽搐性、缺血性神经功能障碍,持续时间少于24小时,通常持续几分钟至1小时,不遗留持续性神经病学体征等临床特点,结合有关辅助检查,可以确定TIA诊断。

二、处 置

由于TIA与缺血性中风有高度相关性,应认真对待。一般门急诊发现TIA病人,原则上应收入住院检查和治疗。住院至少有以下益处:深入全面的诊断评估;有助于监测血栓性疾病的病情变化;有利于及时发现并早期作颈动脉血管成形术;对危险因素进行深入评估和修正。对出现过运动或语言障碍,TIA持续时间多于10 min,年龄60岁以上,或有糖尿病等早期中风高危因素者,更应考虑住院评估与治疗。

TIA的处理主要包括控制病因或危险因素,抗凝治疗、抗血小板聚集以防止缺血性中风,保护脑组织,防止TIA后再灌注性脑损伤,颈动脉内膜剥离术等。

在评估确定病因或危险因素后,积极控制危险因素如血栓性疾病危险因素解除,改善血液学异常,控制血脂,调整饮食卫生习惯,控制血压、血脂和血糖等。

(一)抗凝治疗

虽不主张常规使用,但对房颤、反复发作性TIA或椎基动脉性TIA者,应考虑选用抗凝治疗,对抗血小板治疗后仍频繁发作TIA者,也应考虑抗凝治疗。常用药是华法林,控制INR于2.0~2.5之间;低分子肝素4 000 U,皮下注射,qd~bid,10天为一疗程,或可静脉使用肝素,但应注意凝血功能监测。对有血液学异常如纤维蛋白原含量显著增加者或频繁发作者,可考虑使用降纤药物如巴曲酶或降纤酶等。

(二)抗血小板治疗

阿司匹林50~300 mg/d;或氯吡格雷75 mg/d;或噻氯匹定250 mg/d。

(三)外科治疗

颈动脉狭窄者可考虑行颈动脉内膜剥离术等。如有适应证可考虑放置血管内支架。

(赖荣德 刘国斌)

第4节 蛛网膜下腔出血

蛛网膜下腔出血（subarachnoid hemorrhage, SAH）是继动脉硬化性血栓形成、栓塞和原发性脑出血之后的第4位的脑血管功能障碍，但其预后常很严重，本节主要讨论自发性蛛网膜下腔出血。SAH发病率约6.9～10.5/10万，占中风总数的1%～7%。美国约有40万人有脑动脉血管瘤，每年约2.6万人发生蛛网膜下腔出血。SAH女性略多于男性，男女之比约1:1.6～4.16，黑人高于白人。动脉瘤破裂蛛网膜下腔出血发病峰年龄在35～65岁，平均为49岁，约20%的SAH年龄在15～45岁，儿童动脉瘤破裂者少见。

一、识 别

（一）病因和机制

动脉瘤破裂出血是SAH最常见的原因。有多种类型的动脉瘤，如囊状动脉瘤又称浆果动脉瘤，多数是大脑动脉环（Willis环）或其主要分支出现很小的、厚壁疱状突出，一旦破裂血液便从压力较高的动脉流向周围腔隙（蛛网膜下腔）。囊状动脉瘤直径大小不一，大的达2～3cm，小的直径仅2mm左右，平均约7.5mm，出血大多数发生在动脉瘤直径≥10mm者，但也见于小动脉瘤破裂出血。有研究统计颈内动脉、前交叉动脉、后交叉动脉、大脑前动脉、或大脑中动脉的动脉瘤5年出血累计发生率，直径<7mm者约2.5%，动脉瘤直径7～12mm者约14.5%；直径13～24mm者约18.4%，直径≥25mm者占50%。动脉瘤的确切发病率不详，多数研究估计约0.2%～10%不等，尸体解剖表明，直径≥3mm的动脉瘤发生率约2%左右，其中约20%为多发性动脉瘤。有先天性多囊肾、颅外动脉纤维肌性发育异常、烟雾征（动脉造影片）和主动脉缩窄等者，囊性动脉瘤的发病率高。囊性动脉瘤约5%发生于动静脉畸形。约90%～95%的囊性动脉瘤发生于Willis环的前半部分，最常见的部位是前交叉动脉近端、颈内动脉干近后交叉动脉起始部、大脑中动脉的第一个主分支、颈内动脉进入大脑中和前动脉之前的第一大分支，其他部位包括海绵窦部的颈内动脉、眼动脉起始部、后交叉动脉和大脑后动脉连接部、基底动脉分叉处、三条小脑动脉。

除外囊性动脉瘤，还有其他类型动脉瘤，如霉菌性动脉瘤、梭状动脉瘤、柱状动脉瘤和球形动脉瘤。梭形动脉瘤主要影响颈内动脉颅内段、大脑中动脉主干和基底动脉，多因动脉硬化和(或)高血压引起。基底动脉大的梭形动脉瘤会压迫脑干。脓毒症真菌感染会破坏血管壁而引起动脉瘤样扩张，与囊状或梭状动脉瘤不同，霉菌性动脉瘤主要是脑内小动脉病变，极少数情况引起SAH。

主要可预防性危险因素包括高血压、口服避孕药、动脉粥样硬化、吸烟、可卡因吸食、过度饮酒；胶原病如常染色体显性多囊性病、Ehlers-Danlos病Ⅳ型、多发性神经纤维瘤Ⅰ型和马凡综合征（Marfan syndrome）也是SAH的发病原因，但此类病人很少发生动脉瘤SAH。有SAH家族史的一级亲属也是高危人群。其他原因包括脑肿瘤出血、抗凝治疗并发症、动静脉畸形破裂。

（二）临床表现

临床表现取决于出血量、积血部位、脑脊液循环受损程度等。多在情绪激动或用力等诱因而发病。突发性剧烈头痛是SAH的最主要症状，病人常主诉是"有生以来最严重的头痛"，且呈持续性或进行性加重，可伴有恶心、呕吐、乏力、畏光、颈痛、意识模糊及烦躁、谵妄，甚至抽搐和昏迷。

SAH病人体检也可无阳性体征，尽管许多病人在6～24h后出现假性脑膜炎表现。病人常可有高血压，约15%病人有局灶性运动缺陷或语言障碍。后交叉动脉瘤破裂出血常有动眼神经麻痹，前交叉动脉瘤破裂常出现单盲。持续脑脊液压力增高会导致第6对颅神经（外展神经）麻痹。约40%病人无局灶性定位征，可仅出现不同程度的昏迷，往往是多因素共同作用所致，且多因脑积水引起颅内高压、脑实质出血、弥漫性缺血或抽搐。20%～40%的SAH病人有眼底出血，主要是由于颅内压增高作用于视网膜静脉所致。

动脉瘤破裂后，动脉内较高的血压促使血液流入蛛网膜下腔，主要引起三种类型的临床表现：①病人表情痛苦，伴弥漫性头痛和呕吐，一般即刻意识障碍；②病人表情痛苦，伴弥漫性头痛，但意识尚清醒；③突发意识不清，无明显先兆症状，此型罕见。出血后会发生去大脑强直和短暂的强直性抽搐，多数伴有意识不清。如大量出血，几分钟或几小时内便可死亡，相当部分的患者无法送达医院，因此，猝死病人应鉴别有无动脉瘤破裂出血。持续昏迷伴呼吸不规则，伸肌强直性发作，最后呼吸和循环衰竭，主要原因是由于大量出血流入蛛网膜下腔，腔内压力与动脉血压相当，导致颅内压骤升，脑血流灌注显著减少。出血刺激脑膜引起颈项强直，意识变化多在发病即刻或数小时内出现。根据出血部位和程度不同，可伴有颅神经麻痹和局灶性神经定位征。

（三）辅助检查

（1）CT：头颅CT检查可敏感地发现急性蛛网膜下腔出血，但出血与CT检查时间相隔越长，阴性率越高，12 h内诊断率达100%，24 h内诊断率达93%，48 h诊断率降至75%，发病第7 d诊断率降至50%左右。为防少量出血被漏诊，疑为SAH者宜行薄层CT扫描。24 h内如高度怀疑SAH，但CT检查阴性，可行腰穿检查，脑脊液中有红细胞或噬铁细胞可直接证实蛛网膜下腔出血，血性CSF离心后上清液变黄强烈提示为SAH。

（2）DSA：一旦SAH诊断确立，应确定出血来源。拟行手术治疗前，做数字减影血管造影术（DSA）是可靠的诊断方法，DSA能可靠确定周围血管与动脉瘤的空间关系，注意，做DSA检查时应做脑部4条供血的大血管，因为约有20%的病人有两个或以上的动脉瘤。

（四）诊断与鉴别

动脉瘤性SAH大多根据临床表现便可强烈提示诊断。典型情况下，病人突发严重头痛，病人常说是一生中经历最严重的头痛，伴有恶心、呕吐、颈痛、畏光，半数病人意识丧失并有局灶性神经病学所见。图12-4-1为蛛网膜下腔出血诊断程序图。

缺乏典型症状和体征的SAH病人较易误诊，约50%的病人首次就诊时被误诊，通常误诊为偏头痛和紧张性头痛，主要原因是未及时行适当的影像学检查如头颅CT扫描（约占73%），或未做腰穿或错误解释腰穿结果（约占23%），此类病人往往症状比较轻，但其后期并发症发生率达50%，是死亡和致残的高危原因之一。

约30%～60%的病人头痛是惟一的主诉，并会在几分钟至数小时内缓解，这常常是动脉瘤有破裂出血先兆，也常被认为是"警告性渗漏"（warning leak），估计这种症状距大量SAH的时间间隔约为3周。部分病人完全没有头痛，表现为占位效应（mass effect）、抽搐或意识模糊状态，此类病人应注意与SAH鉴别，影像学检查有助于确定诊断。最常用的病情严重程度评估方法包括Hunt等1968年设计提出的临床分级方法（表12-4-1）和世界神经外科医生联盟临床评分方法（表12-4-2），分别列出，供参考。

蛛网膜下腔出血的临床和影像评分方法（表12-4-2）。

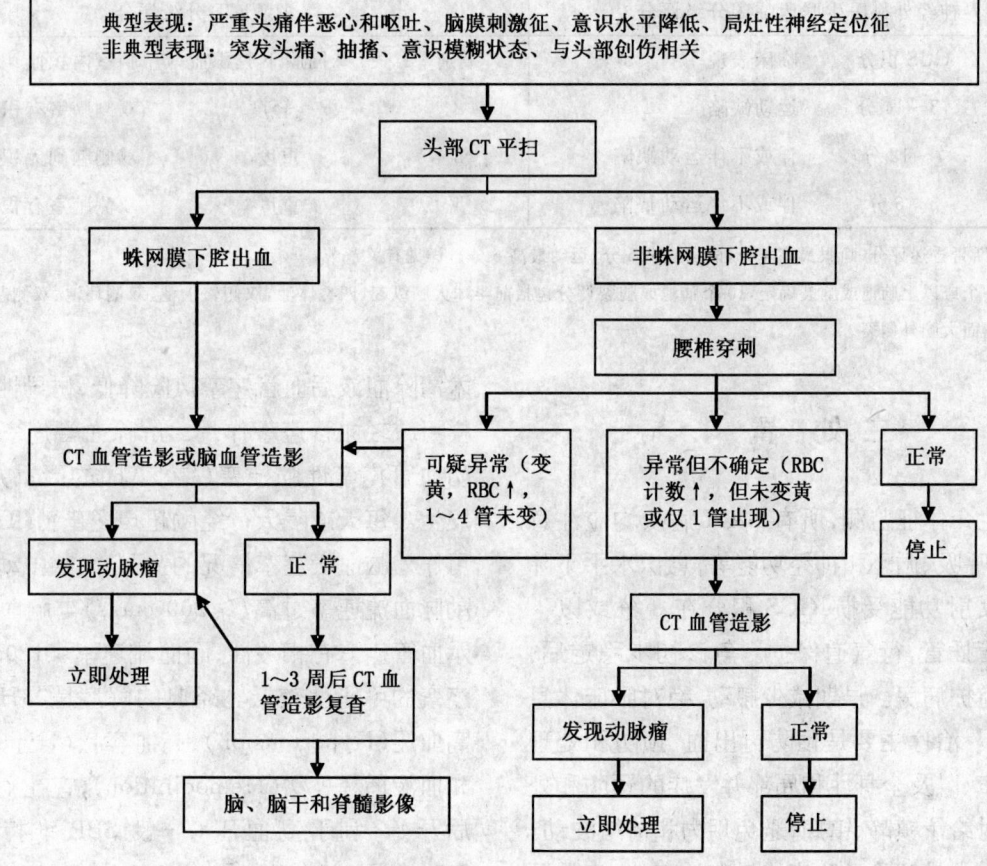

图 12-4-1 蛛网膜下腔出血诊断程序图

表 12-4-1 Hunt 和 Hess 蛛网膜下腔出血分级

级别	临床表现
0级	动脉瘤未破裂
1级	无症状或轻度头痛和颈强直
2级	中度或严重头痛,颈强直,除外颅神经麻痹(外展肌麻痹),无脑神经功能缺失
3级	嗜睡,意识模糊,轻度局灶性神经定位征
4级	昏迷/不省人事,中重度神经功能缺失(如偏瘫),自主神经功能紊乱
5级	深昏迷,去大脑强直,濒死状

表 12-4-2 蛛网膜下腔出血的临床和影像评分方法

世界神经外科医生联盟临床分级评分			头颅 CT 分级评分		
级别	GCS 积分	临床表现	级别	蛛网膜下腔积血	脑室内积血
1	15 分	无运动缺陷	0	无	无
2	13~14 分	无运动缺陷	1	轻度	双侧脑室无积血

续表

世界神经外科医生联盟临床分级评分			头颅CT分级评分		
级别	GCS积分	临床表现	级别	蛛网膜下腔积血	脑室内积血
3	13~14分	运动缺陷	2	轻度	双侧脑室有积血
4	7~12分	伴或不伴运动缺陷	3	重度*	双侧脑到无积血
5	3~6分	伴或不伴运动缺陷	4	重度*	双侧脑室有积血

注：GCS：格拉斯哥昏迷评分（睁眼最高4分，语言最高5分，运动最高6分），详见有关章节；
* 出血充填一个或以上脑池或脑裂确定，10个脑池或脑裂评分包括前半球大脑纵裂、四叠体池、双侧鞍上池、双侧环池、双侧基底大脑外侧裂和双侧侧面大脑外侧裂。

二、处 置

常规生命体征监测，所有SAH病人均应注意评估气道、呼吸、循环和神经功能等，意识水平下降常伴气道反射功能受损，GCS积分在8分或以下者应作气管插管，行气道保护。急诊初步稳定后，便应转入监护病房。早期减少搬动，绝对卧床休息约4~6周。治疗主要是预防再出血、预防和处理脑血管痉挛，以及全身性和局部并发症的预防和处理。必要时给予镇静、镇痛，避免用力和情绪波动。

外科手术是解除动脉瘤的最有效方法，也是预防再出血的最重要方法。手术治疗应在发病72 h内进行，它可提高Hunt 1级、2级或3级病人的预后。金属弹簧圈栓塞动脉瘤是外科手术的替代方法，创伤性更小，但可靠性不及手术切除动脉瘤。

蛛网膜下腔出血可自然停止，可能是颅内压力升高压迫血管所致，院前致命性动脉瘤SAH约占35%。颅内高压者应使用脱水剂如甘露醇等。

急性出血发生后，病人有三大潜在致命并发症：脑积水、脑血管痉挛和再出血。

脑积水：主要是脑脊液（CSF循环受阻和（或）吸收障碍），如果发生脑积水，SAH进展极快，颅内高压常影响病人的意识，产生定位性神经缺失体征。脑室引流是有效治疗方法，腰穿引流较少使用。

血管痉挛：一般发生在起病数天后，大多在出血后3~21 d，峰值发作时间多于出血后的4~12 d，一旦发生，将会持续12~16 d。其原因可能是出血外渗的血液中含有缩血管物质所致，外科手术清除血液后血管痉挛风险降低，诱导性高血压同样可减轻血管痉挛作用。解除血管痉挛可充分预防血管痉挛性脑梗塞（是SAH的严重并发症）的发生。每天或隔天行经颅超声多普勒（TCD）检查，可作为脑血管痉挛情况的监测，大脑中动脉和颅内动脉血流速率过高（>200 cm/s）与脑血管造影显示血管痉挛有相关性，而血流速率<120cm/s血管痉挛的可能性较低。经典的解痉是"3H"疗法，即高血压（Hypertension）、高血容量（Hypervolemia）和血液稀释疗法（Hemodilution），宜在动脉瘤处理后开始，利于高血压（一般SBP维持在120~200 mmHg）使血流通过痉挛血管，高血容量使容量扩增，促进血液稀释，保证充分的脑灌注压，改善脑血流，降低缺血性中风的风险。做3H疗法时，应每小时作神经功能评估，包括瞳孔大小、形状、是否等大和对光反应，意识水平，定向力，感觉和运动功能，视力变化，颅神经功能，颅内压或脑灌注压，脑室引流等；液体超负荷评估包括呼吸音变化，呼吸频率和节律、深度，氧合状况，有无外周水肿、颈静脉扩张、第3心音、肝肿大或肾功能衰竭等。应注意防止治疗性"3H"，即低钠血症（Hyponatremia）、低钾血症（Hypokalemia）和低渗透压（Hypo-osmolality）。对3H疗法无效的病人可试用罂粟碱，但罂粟碱会引起颅内压升高，此药有争议。解除血管痉挛其他治疗包括重组组织型纤溶酶原活化剂、自由基清除剂、低体温疗法和主动脉球囊反搏治疗等，尚需进一步研究论证。

再出血：SAH如发生再出血，其致命率约高达50%，比初始出血更高。如果动脉瘤未闭塞，SAH发病后的前2周再出血的风险约20%，前6个月再出血的风险为50%。与初始出血不同的是,再出血常产生大量的脑实质血肿,因为初次出血导致动脉瘤周围腔隙粘连闭塞。这种类型的动脉瘤出血的临床表现和发病过程与自发性脑出血一样。

止血:抗纤溶药止血环酸(氨甲环酸)1 g,iv,随后1 g,q6 h,直至出血停止(一般需2~3周),可使致命性再出血发生率从11%降至2.4%。但抗纤溶治疗可能增加脑缺血的发生率。

镇静止痛:发病后情绪强烈波动或激动的病人,应给予适当镇静,如有严重头痛,应及时给予止痛如吗啡、可待因等。

控制血压:血压控制标准尚存争议,一般目标血压是平均动脉血压<130 mmHg。

严防低血容量、低血压、低钠血症以防SAH迟发性脑缺血。发热可用物理降温如降温毯,或对乙酰氨基酚;高血糖可用胰岛素治疗。

钙离子拮抗剂:常规使用钙离子拮抗剂尼莫地平,60 mg,po,q4 h,持续21 d;或10~20 mg/d,1 mg/h,iv,可明显改善预后。最近有研究发现镁盐治疗可改善缺血性脑病及其产生的预后恶化作用,必要时可试用。

抗血小板治疗:初步研究表明,抗血小板治疗可预防出血后迟发性脑缺血,确切效果尚待论证。

有关蛛网膜下腔出血的简要治疗见表12-4-3。

表12-4-3 蛛网膜下腔出血的简要治疗

临床需处理的状况	处理要点
气道和心血管系统	密切监测(入ICU或神经监护病房(NICU))
环境处理	减少环境噪音,限制探视,直至动脉瘤处理结束
疼痛	吗啡2~4 mg,iv,q2~4 h;或可待因30~60 mg,im,q4 h
胃肠道预防	雷尼替丁150 mg,po,bid或50 mg,iv,q8~12 h;或兰索拉唑30 mg,po,qd
深静脉血栓预防	使用至大腿高位的长袜及肺部叩击装置或手法;动脉瘤治疗后,用肝素5 000 U,皮下注射(SC),q8 h
血压控制	动脉瘤处理前,维持SBP 90~140 mmHg,以后必须保证SBP<200 mmHg
血糖	维持血糖于4.4~6.7 mmol/L(80~120 mg/dl);必要时使用胰岛素控制
中心体温控制	控制体温于≤37.2 ℃;必要时用对乙酰氨基酚325~650 mg,po,q4~6 h及降温装置如降温毯等
抗纤溶疗法	6-氨基己酸,前24~48 h,5 g,iv,继之1.5 g/h
抗惊厥	苯妥英钠3~5 mg/kg/d,po或iv;或丙戊酸15~45 mg/kg/d,po或iv
液体管理	维持容量正常(CVP 5~8 cmH_2O);如有脑血管痉挛,维持较高容量(CVP 8~12 mmHg,或肺毛细血管楔压(PCWP)12~16 mmHg,PCWP≤20 mmHg)
营养	如有吞咽功能,尽量口服;次选经胃管肠内营养;三选静脉营养
其他治疗	
外科手术	72 h内进行
血管内金属弹簧圈栓塞术	72 h内进行
常见并发症及处理	
脑积水	脑室引流或腰穿引流
再出血	支持治疗,动脉瘤急诊处理

续表

临床需处理的状况	处理要点
脑血管痉挛	维持较高血容量，或用苯肾上腺素、去甲肾上腺素或多巴胺诱导高血压；血管内处理（腔内血管成形术或直接扩血管药）
抽搐（惊厥）	劳拉西泮 0.1 mg/kg，2 mg/min，继之苯妥英钠 20 mg/kg，iv，＜50 mg/min，总量可达 30 mg/kg
低钠血症	有抗利尿激素分泌异常综合征（SIADH）者，限液；脑钠衰竭综合征者，积极使用生理盐水或高渗盐水替代治疗
心肌损伤和心律失常	美托洛尔 12.5~100 mg，po，bid；心功能评估；处理心律失常（参见有关章节）
肺水肿	氧疗，必要时机械通气支持；监测 PCWP 和心室功能；鉴别心源性还是神经源性肺水肿
长期治疗	
康复治疗	提供物理治疗，专业性辅导，语言训练等
神经生理评估	认知康复训练等
抑郁	使用抗抑郁药和心理治疗
慢性头痛	使用非甾体抗炎药，三环类抗抑郁药或选择性 5-羟色胺吸收抑制剂；加巴喷丁等

三、预 后

SAH 的平均死亡率为 51%，约 1/3 的存活者需终身护理。大多数死亡发生于病后 2 周内，10% 的病人在医务人员进行处理之前已死亡，25% 的死亡发生于病初 24 h 内，死亡数占中风死亡总数的约 5%。与预后恶劣相关的危险因素包括入院时的意识状态、病人年龄和初始 CT 检查提示的出血量。

（赖荣德　刘国斌）

第 5 节　癫痫持续状态

癫痫持续状态（status epilepticus，SE）是指抽搐持续超过 30 min，或抽搐反复发作，两次发作间期意识未完全恢复持续超过 30 min，但由于大多数单次抽搐的持续时间不到 2 min，SE 更实用的定义是抽搐持续超过 5 min。美国每年有近 15.2 万人发生 SE，4.2 万人因此而亡。癫痫患者中，成人约有 5% 发生至少 1 次癫痫持续状态，儿童则有 10%~25% 发生至少 1 次癫痫持续状态。SE 死亡率约 20%~30%，一线抗癫痫药难控性 SE 病死率甚至高达 65%。强直-阵挛性 SE 只是 SE 的一种形式，且并非最常见的形式，越难控制，预后越差。

一、识 别

（一）病 因

SE 本身不是疾病，而是其他疾病的一种表现，多数 SE 并非源自已知癫痫者，而是因脑功紊乱引起，常见原因是颅内感染、创伤、脑血管病、脑肿瘤、急性中毒、代谢紊乱、热病（儿童）、酸中毒、低血压、肌红蛋白尿性肾功能衰竭。表 12-5-1 是常见的危重症和药物相关性抽搐。

表 12-5-1　常见危重症和药物性抽搐

危重症相关性抽搐	药物相关性抽搐阈降低
(1) 原有癫痫加重：如停用抗癫痫药 (2) 急性神经功能损害：①脑血管病：梗塞、出血（包括蛛网膜下腔、硬膜下、脑实质、脑室的出血），血管炎；②感染：脑膜炎、脑炎、脑脓肿；③头部创伤；④缺氧症；⑤脑肿瘤；⑥脱髓鞘病变；⑦幕上神经外科操作 (3) 急性全身性损害：①电解质失衡：低钠血症、低钙血症、低镁血症、低磷血症（尤其是酗酒者）；②血糖异常：低血糖和高血糖高渗状态均可产生局灶性抽搐；③维生素 B_6 缺乏；④违禁药：尤其是吸食可卡因者；⑤中毒；⑥高血压脑病、低血压、子痫；⑦器官衰竭：肾、肝；⑧多系统疾病：如系统性红斑狼疮；⑨药物：药物中毒或不良反应、戒断综合征、酒精相关性抽搐；⑩全身性感染或脓毒症	(1) 抗抑郁药：尤其是丁氨苯丙酮、马普替林； (2) 安定药：主要是酚噻嗪类和氯氮平； (3) 锂盐、巴氯芬； (4) 停用抗癫痫药； (5) 治疗浓度以上水平的苯妥英钠； (6) 氨茶碱； (7) 止痛药：哌替啶（度冷丁）、芬太尼、曲马多； (8) 阿片脱瘾； (9) 苯二氮䓬和巴比妥类药戒断； (10) 抗生素：β内酰胺类（头孢唑啉）、碳青霉烯类（亚胺培南）、喹诺酮类、异烟肼（用维生素 B_6 治疗）、甲硝唑； (11) 抗心律失常药：美西律、利多卡因、地高辛； (12) 放射性造影剂； (13) 免疫调节剂：环孢菌素、他克莫司、干扰素； (14) 化疗药：烷化剂如苯丁酸氮芥和白消安

表 12-5-2　癫痫持续状态临床动态变化

	早期 SE（初始阶段）	后期 SE（持续阶段）
临床表现	全身性抽搐	精细运动表现，阵挛
脑电图	不连续性抽搐脑电改变	连续性、反复发作或周期性脑电改变
全身效应	血压、乳酸、酸中毒、体温、血糖、儿茶酚胺均升高	血压、乳酸、pH 正常或降低；血糖降低；横纹肌溶解症
CNS 效应	脑血增加，脑实质气合增强	脑血流下降或脑供血不足
脑损害	细微	明显，且随抽搐时间延长而加重
自动缓解	25% 患者持续 5 min 或以上自动终止	7% 持续分钟以上自动终止
治疗	GABA 激动剂常可终止抽搐	GABA 激动剂常无效；NMDA 拮抗剂更有效？
30 天死亡率	抽搐持续 10～29 min 者为 2.6%	抽搐持续 >30 min 者为 27.8%

GABA＝γ-氨基丁酸，NMDA＝N-甲基-D-天冬氨酸

（二）临床表现

除外持续发作的抽搐，发热是 SE 常见表现，主要是由于持续肌肉活动所致，但也应注意排除有无合并感染。检查有无跌伤或痉挛性抽搐所引起的骨折，或其他损伤，有无皮肤淤斑或出血点，有无黄疸等相关疾病或原发病以及并发症表现，SE 临床动态变化见表 12-5-2。另外，对 SE 患者进行检查时应避免被患者抓伤。抽搐后的急性并发症可有神经源性肺水肿，部分病人出现严重高血压，此时很难与高血压脑病相鉴别，SE 后大多会下降，既往高血压病史和平时血压控制情况，将为鉴别诊断提供帮助。SE 易于合并心律失常，但大多是心肌缺血表现，有研究显示，SE 合并心律失常的死亡率

较单纯SE者更高。

（三）辅助检查

由于持续强烈的肌肉活动和无氧代谢，SE可能合并严重代谢性酸中毒，酸中毒和肌肉坏死可产生高钾血症。大量儿茶酚胺释放可产生高血糖，但长时间SE会促进胰岛素分泌而导致低血糖。持续肌肉抽搐可产生横纹肌溶解，导致肌酸激酶升高，进而导致急性肾功能衰竭等，因此，SE患者有必要行血常规、大小便常规、血气分析、电解质（包括钾、钠、氯、钙、镁）、血糖、肝肾功能、出凝血时间、肌酶谱和ECG等检查。

胸片检查有助于确定气管插管位置，了解或排除有无肺部病变、气胸或胸腔积液等。

CT：SE患者，首先应排除颅内结构性病变，CT检查是首选。

MRI：SE超过抽搐超过30 min有引起神经后遗症风险（癫痫脑病），SE抽搐发作时或发作后数天MRI检查常可见癫痫放电区或海马区局灶性异常信号，但大多为可逆性的，MRI改变多在Flair序列中。

腰穿：在抽搐控制后，结合临床表现，必要时，适时进行腰穿以获取脑脊液标本，了解脑脊液压力，协助病因诊断。

（四）SE并发症

(1)脑部并发症：低氧血症/代谢性脑损害；抽搐诱导性脑损害；脑水肿和颅内压增高；脑静脉血栓形成；脑出血和梗塞。

(2)心血管、呼吸并发症：低血压；高血压；心力衰竭；心动过缓/过速；心脏骤停；心源性休克；呼吸衰竭；呼吸节律或频率异常，呼吸暂停；肺水肿；肺动脉高压；肺栓塞；吸入性肺炎；高热；大汗；气道分泌物过多或气管支气管阻塞；周围性缺血病变。

(3)代谢并发症：脱水或血容量不足；电解质紊乱（特别是低钠血症、高钾血症、低钙血症）；急性肾功能衰竭（尤其是急性肾小管坏死）；急性肝功能衰竭；急性胰腺炎。

(4)其他并发症：弥散性血管内凝血（DIC）；多器官功能衰竭；横纹肌溶解症；骨折；感染（尤其是肺部、皮肤、泌尿道）；血栓性静脉炎；皮肤损伤等。

二、处 置

（一）初始评估

首要治疗是确保气道通畅，维持氧合功能和血流动力学平稳，高浓度氧疗，必要时给予气管插管（原则上抽搐持续20～30 min以上即便气道尚通畅，仍应气管插管）。建立大口径静脉通道，抽送血标本进行毒物筛选或血药浓度检测。如无目击者看见抽搐发作过程，应快速评估颅脑和颈椎损伤。所有病人均需进行适当的支持治疗，可在建立静脉通道后先用生理盐水维持滴注，可静脉推注葡萄糖（50% GS 50 ml）和维生素B_1（100～250 mg），如需插管，应首先短效麻醉药，以确定是癫痫是否持续发作。

（二）控制抽搐

苯二氮䓬类是SE治疗的一线药，因其起效快、持续时间短，首选劳拉西泮或地西泮。地西泮负荷量0.2～0.5 mg/kg，iv，2～4 mg/min；或劳拉西泮负荷量0.05～0.1 mg/kg，iv，2～4 mg/min，维持量为9 mg/h。注意首次治疗必须达到足够剂量，如首次苯二氮䓬类已足量但SE未能控制，同一种药第2次给药同样效差或无效，但换用另一种药可能有效。

（三）抗癫痫药

苯妥英钠是长效抗癫痫药，对SE和慢性维持治疗均有效，苯妥英钠15～18 mg/kg，iv，用生理盐水稀释后按25～50 mg/min注入，它是在苯二氮䓬类治疗SE失败后的首选二线药，静脉用药的不良反应多因丙烯乙二醇稀释所致，但儿童用药速度不超过1 mg/(kg·min)或成人≤50 mg/min不良反应最少。磷苯妥英是苯妥英钠的磷酸盐，水溶性高，用药后很快转为苯妥英钠，肌注吸收完全、快速，用药速度可比苯妥英钠快3倍，由于其转化前无内在活性,其起效与苯妥英钠相当,但价格昂贵,是苯妥英钠的20倍。苯巴比妥是长效巴比妥类,可引起低血压、呼吸抑制和呼吸暂停,用药速度50~75 mg/min,不超过100 mg/min,主要用于苯二氮䓬类和苯妥英钠治疗失败者。

如患者长期服用抗癫痫药但发作时血药浓度不详时,应给予全剂量的苯妥英钠或磷苯妥英,如可检测血药浓度,血清苯妥英浓度>10 mg/ml,剂量可减少。

(四)难治性SE

所有难治性SE均需心电血压监测及呼吸支持,低血压者应加用缩血管药。用药包括:咪达唑仑0.2 mg/kg,静脉推注作为负荷量,<4 mg/min,而后按0.1~0.4 mg/(kg·h)。丙泊酚(异丙酚)是非巴比妥类麻醉剂,具有抗癫痫作用,起效快,作用维持时间短,需维持给药,2 mg/(kg·h)。戊巴比妥不良反应较咪达唑仑和丙泊酚多,易引起低血压和心肌抑制,用此药者多需加用缩血管药。如前述治疗仍无法控制,应加用丙戊酸或苯巴比妥20 mg/kg,10 mg/min,iv;或卡马西平或左乙拉西坦胃管内注入或灌肠;或丙泊芬2~5 mg/kg,iv,1~15 mg/(kg·h)。如仍有抽搐,考虑在心电监护和呼吸支持下使用神经肌肉阻滞剂(肌松药);或戊巴比妥10 mg/(kg·h)维持注射;或依托咪酯(Etomidate)0.3,iv,30 mg/s;或氯胺酮(有争议)1~4.5 mg/kg,10~50 μg/(kg·min);或及入异氟烷。每12~24 h减药一次,以观察抽搐是否停止。

表12-5-3为癫痫持续状态时抗癫痫药的临床使用方法,供参考。

表12-5-3 癫痫持续状态抗癫痫药的使用

药物	静脉负荷量	维持量
地西泮	0.2~0.5 mg/kg,2~4 mg/min,或气管内给药	无
劳拉西泮	0.05~0.1 mg/kg,2 mg/min,或气管内给药	9 mg/h
咪达唑仑	0.05~2 mg/kg,<4 mg/min	0.75~10 μg/(kg·min)
苯妥英钠	18~20 mg/kg,50 mg/min 或 1 mg/(kg·min)	5 mg/(kg·min)
磷苯妥英	18~20 mg/kg,150 mg/min 或 3 mg/(kg·min)	无
苯巴比妥	15~20 mg/kg,2 mg/(kg·min)或50~75 mg/min	1~4 mg/(kg·h)
硫喷妥钠	12 mg	250 mg/min
戊巴比妥	5~12 mg/kg,0.2~0.4 mg/(kg·min)或>1 h	0.5~5 mg/(kg·h)
依托米酯	0.3 mg/kg	30 mg/s
丙泊酚	2~5 mg/kg	1~15 mg/(kg·h)
副醛	60~150 mg/kg 或 0.07~0.35 ml/kg(1.0 g/ml)	1~3 mg/(kg·h)或100 mg/min
利多卡因	2~3 mg/kg,50 mg/min,或气管内给药	
丙戊酸钠	20~40 mg/kg,3~6 mg/(kg·min)	
异氟烷	—	—
氯胺酮	1~4.5 mg/kg	10~50 μg/(kg·min)

(五)病因治疗

SE治疗的目标之一是确定并寻找诱因。在成人,SE的最常见原因是长效抗癫痫药(AED)使用不规则或顺应性差,儿童先天性异常和感染是最常见原因。癫痫持续状态的治疗越早开始,越容易控制,但应注意避免以下并发症:①自主功能障碍如高血压、心动过速和高热;②脊椎和其他骨折,肩关节脱位;③横纹肌溶解症;④吸入性肺炎;⑤代谢紊乱;⑥脑水肿等。

(六)支持治疗

所有 SE 病人在急诊控制抽搐发作后,均需入住 ICU 或神经加护病房接受支持治疗,有神经功能缺陷、全身性疾病或电解质异常(如神经外科损害、CNS 感染、肝或肾功能不全、低钠血症),也需入院治疗。主要包括维持水、电解质和酸碱平衡。原则上,所有 SE 患者均应做血气分析,因抽搐产生大量无氧代谢产物,而且严重酸中毒会诱导癫痫发作。对有酗酒和 AIDS 等病人或血镁低下者,应给予硫酸镁 2~4 g 缓慢 iv 或 iv drip,即有助于控制抽搐,又可预防心律失常。高热病人给予物理降温等。

(七)并发症治疗

由于 SE 为全身性肌肉关节参与,可能产生各系统的并发症(见前述),应仔细检查并发现可能的并发症。有脑水肿征象如视神经乳头水肿、头痛、呕吐等者,应给予 20% 甘露醇 125~250 ml 脱水治疗;如有活动性颅内出血不宜使用甘露醇者,可给予利尿降压,如无禁忌证,可加用糖皮质激素如地塞米松 5 mg,q6 h,2~3 d;有损伤或骨折者应请外科协助处理,并注射破伤风抗毒素 1 500 U(需皮试),必要时应预防性给予抗感染治疗等。

附:美国哥伦比亚大学(Columbia University)癫痫中心(2006 年)成人癫痫持续状态治疗实用方案(见表 12-5-4)。

表 12-5-4　美国哥伦比亚大学癫痫中心(2006 年)成人癫痫持续状态治疗实用方案

时间	行动
0~5 min	诊断;给氧;气道、呼吸、循环支持(ABC);建立静脉通道;心电监测;采血(生化、镁、钙、磷、血常规、肝功能、抗癫痫药浓度、血气分析、肌钙蛋白);毒物学筛选(尿和血)。
6~10 min	维生素 B_1 100 mg,iv;50% GS 50 ml,iv(除非确定无低血糖);劳拉西泮 4 mg,iv×20 min,如仍抽搐,5 min 后重复给药一次;如无静脉通道,地西泮 20 mg 纳肛或咪达唑仑 10 mg 经鼻吸入或肌注。
10~20 min	如持续抽搐,在血压和心电监护下给予磷苯妥英 20 mg/kg,iv(150 mg/min),此步开始即可给予,特别是给予咪达唑仑或异丙酚者,或与下一步同时进行,如同时给药,应减慢给药速度;可用静脉注射丙戊酸钠替代磷苯妥英。
10~60 min	如抽搐持续,给予以下一种(常需气管插管):①CIV 咪达唑仑:0.2 mg/kg 负荷,0.2~0.4 mg/kg,iv,q5 min,直至抽搐停止,最大剂量为 2 mg/kg。CIV 的起始速度为 0.1 mg/(kg·h),CIV 的剂量范围为 0.05~2.9 mg/(kg·h),直至 EEG 抽搐控制或暴发抑制。如仍抽搐,加用或改用异丙酚或戊巴比妥。或②CIV 异丙酚:1~2 mg/kg 负荷,q3~5 min 重复,直至 EEG 抽搐控制或暴发抑制,最大总量 10 mg/kg。起始 CIV 速度 2 mg/(kg·h)。CIV 剂量范围 1~15 mg/(kg·h),直至 EEG 抽搐控制或暴发抑制。如仍抽搐,加用或改用咪达唑仑或戊巴比妥。避免>5 mg/(kg·h)持续多天,以降低异丙酚输注综合征。密切监测肌酸磷酸激酶、甘油三酯、酸碱状态。或③丙戊酸钠:30~40 mg/kg,iv×10 min。如仍抽搐,5 min 后再注射 20 mg/kg。如仍抽搐,加用或改用咪达唑仑或异丙酚 CIV。或(4)苯巴比妥:20 mg/kg,iv,50~100 mg/min。如仍抽搐,加用或改用咪达唑仑、异丙酚或戊巴比妥。
>60	戊巴比妥:负荷:5 mg/kg,不超过 50 mg/min;可重复给药,直至抽搐停止。起始 CIV 速度为 1 mg/(kg·h)。CIV 剂量范围 0.5~10 mg/(kg·h),直至抽搐停止。若患者未能快速苏醒,有条件者应开始脑电图监测,或如使用 CIV 给药治疗者。

注:CIV(continuous intravenous)=持续静脉注射;EEG=脑电图

(赖荣德)

第6节 细菌性脑膜炎

细菌性脑膜炎(bacterial meningitis)是蛛网膜下腔内的急性化脓性感染,病变常累及脑膜、蛛网膜下腔和脑实质(脑膜脑炎),是多学科性的急症。急性细菌性脑膜炎的年发病率为5~10/10万,16岁以上成年人细菌性脑膜炎的发病率约4~6/10万,肺炎链球菌和脑膜炎双球菌性脑膜炎占所有细菌性脑膜炎的80%;儿童社区获得性脑膜炎相对少见,占所有社区获得性感染的0.64%~4%,新生儿脑膜炎占活产婴儿的1/(200~500)。临床上,约10%脑膜炎表现为暴发性起病,这常可得到及时诊断和处理,而其余90%则隐袭发病,却是延误诊断的主要群体,其中位诊断时间为36~72 h,长者可达2周左右,因此,积极寻找关键线索对及时诊断和治疗尤为重要。

一、识 别

(一)病因

细菌性脑膜炎的常见病原体为肺炎链球菌和脑膜炎双球菌,其他病原体包括金黄色葡萄球菌、兼性双球菌,粪肠球菌、牛链球菌、链锁状球菌、大肠埃希杆菌、阴沟肠杆菌、肺炎克雷伯杆菌、铜绿假单胞菌。表12-6-1是一组不同年龄段细菌性脑膜炎的主要病原菌和易感因素汇总,供临床参考。

表12-6-1 不同年龄段细菌性脑膜炎的主要病原菌和易感因素

年龄	病原菌	易感因素
0~4周	无乳链球菌、大肠埃希菌	分娩并发症
	李斯特菌	母体感染
4周~3个月	无乳链球菌、大肠埃希菌	医院内定殖菌
	流感嗜血杆菌	脑脊液漏、鼻窦炎、中耳炎
	李斯特菌	免疫缺陷
	脑膜炎双球菌	补体缺陷、免疫缺陷
	肺炎链球菌	脑脊液漏、免疫缺陷
3个月~18岁	流感嗜血杆菌	3个月~6岁者多为脑脊液漏、中耳炎、鼻窦炎
	脑膜炎双球菌	流行性感染、补体缺陷
	肺炎链球菌	脑脊液漏、中耳炎、鼻窦炎、无脾者
18~50岁	脑膜炎双球菌	流行性感染、免疫缺陷
	肺炎链球菌	脑脊液漏、中耳炎、鼻窦炎、无脾者、酗酒者
>50岁	李斯特菌	免疫缺陷、糖尿病
	肺炎链球菌	脑脊液漏、中耳炎、鼻窦炎、无脾者、酗酒者
非年龄特异性	肠科杆菌	神经外科手术、医院内获得性感染
	金黄色葡萄球菌	神经外科手术、脑脊液漏、心内膜炎、脓肿
	短小棒状杆菌	神经外科手术、脑脊液漏、皮肤窦道感染

(二)临床表现

脑膜炎的症状和体征主要包括发热、头痛、颈项强直、意识模糊或意识改变、抽搐、呕吐、昏睡等,Kernig's征和Brudzinski's征阳性是脑膜炎的标志性体征,但仅约一半的成人脑膜炎有此征出现。几乎所有急性细菌性脑膜炎者,有发热、头痛、颈项强直和精神状态改变(GCS<14分)中的2种表现;近80%的细菌性脑膜炎同时出现发热、头痛和颈项强直,这是典型的脑膜炎三联征;约44%的成年急性细菌性脑膜炎有发热、颈项强直和精神状态改变三联征。其他症状和体征相对少见,成人可表现为单纯性头痛、发热、颈痛疼痛、恶心和呕吐,婴儿可表现为发热、易怒、昏睡、拒食、不明原因哭闹等。成人体格检查可表现为Kernig's征阳性、Brudzinski's征阳性、畏光、昏睡或昏迷、抽搐,婴儿则表现为囟门膨出、角弓反张、抽搐、惊厥或癫痫发作,因此,如患者主诉头痛或有意识改变,应认真检查有无脑膜刺激征如颈项强直、Kernig's征和(或)Burdzinski's征等。约5%~20%的成年和1/3左右儿童脑膜炎发生抽搐,其中肺炎球菌和流感嗜血杆菌性脑膜炎的发生率高于脑膜炎球菌性脑膜炎患者。某些病人可无明显临床表现或呈非特异性表现,这在儿童和老年患者尤为多见,主要为乏力、全身不适或食欲不振等。2岁以下儿童,脑膜炎征象常不明显,最常表现为发热和意识改变,约占此年龄段儿童脑膜炎的90%以上。老年人与之相似,发热可能为低热,且意识状态改变是最常见的表现。疑为脑膜炎者应同时检查有无皮疹如淤点、淤斑(主要是脑膜炎双球菌感染者)。

(三)辅助检查

(1)腰椎穿刺:疑有急性脑膜炎者原则上均应行腰椎穿刺检查,以测定脑脊液(CSF)压力,最近一组216例急性细菌性脑膜炎CSF检查发现39%的患者CSF压力≥400 mmH$_2$O,18%患者CSF压力<200 mmH$_2$O,并留取CSF行革兰染色和培养,CSF革兰染色的阳性率约60%~90%,特异性≥97%,但细菌抗原检测的敏感性有限,脑脊液培养阴性者行细菌PCR(多聚酶链反应)检测有重要作用,其敏感性和特异性均高,但尚不能作为常规检测方法。如合理的抗感染治疗48 h无反应者,应行第二次腰椎穿刺检查。腰椎穿刺的绝对禁忌证是穿刺进针处软组织感染。表12-6-2是几种脑膜炎的CSF结果比较。

表12-6-2 几种常见脑膜炎的CSF结果比较

CSF	CSF压力	白细胞计数	PMN	糖比值	蛋白定量	乳酸定量
正常CSF	<20 cmH$_2$O	1~2×10^6/L	<1%	>0.5	<0.45 g/L	<2 mmol/L
急性细菌性	>20 cmH$_2$O	>1 000×10^6/L	>50%	<0.4	>1.0 g/L	>4 mmol/L
慢性细菌性	不确定	>1 000×10^6/L	不确定	<0.4	>0.45 g/L	>2 mmol/L
无菌或病毒性	<20 cmH$_2$O	<1 000×10^6/L	<50%	>0.4	不确定	<2 mmol/L
结核性	>20 cmH$_2$O	100~400×10^6/L	L为主	<0.4	>0.45(1.0~5.0)g/L	—
真菌性	>20 cmH$_2$O	10~200×10^6/L	L为主	<0.4	>0.45(0.5~3.0)g/L	—

注:PMN=多形核白细胞,L=淋巴细胞,糖比值=CSF糖÷血糖。

(2)影像学检查:由于腰椎穿刺有引起脑疝的风险,因此,如有条件可先行头颅CT或MRI检查,腰穿前先行头颅CT检查的指征主要包括:免疫抑制者;中风、颅内占位、局部感染或头部创伤史者;最近1周有抽搐史者;意识状态改变者;不能回答问题或正确遵嘱动作者;视野异常或凝视者;有局灶性定位征者;语言异常者。临床初始治后反应不佳者也应行头颅影像学检查,脑水肿的早期表现是大脑外侧裂消失和脑室缩小,严重脑水肿和颅内压明显升高者表现为大脑基底池和脑沟闭塞。

(3) 其他常规检查：除外上述检查，一些常规检查将为临床观察和治疗提供帮助或排除其他脏器损害，主要包括血、尿常规，血电解质和血糖，肝肾功能和 ECG，疑有呼吸道感染者应同时拍摄胸片等。

（四）并发症

(1) 全身性并发症：心脏呼吸衰竭约占 29%，低钠血症约 26%，弥散性血管内凝血约 8%，关节炎约 2%～6%，心内膜炎/心肌炎<1%。

(2) 意识变化：脑膜脑炎临床证据者约占 15%～20%，抽搐约 5%～23%，脑水肿约 6%～10%，脑积水约 3%～8%。

(3) 局灶性神经异常：脑血管并发症 15%～20%，动脉梗死或血管炎 10%～15%，静脉栓塞 3%～5%，出血<1%，听力丧失 14%～20%，硬膜下积脓<1%，脑脓肿<1%，脊髓炎<1%。

二、处 置

（一）神经危重症

有高危脑疝风险者，考虑行颅内压监测，间断使用渗透性利尿剂如 20% 甘露醇或 3% 氯化钠，以维持颅内压<150 mmH$_2$O(或 15 mmHg)、脑灌注压≥60 mmHg。降低颅内压的具体方法可采用：维持血压于正常水平；在使用抗生素前或同时（或在急诊室内开始使用）给予地塞米松 0.15 mg/kg（或 10 mg），q6 h，至少 4 d；抬高头部约 30°左右；使用甘露醇 1.0～1.5 g/kg，iv drip，约 15 min 滴入，必要时可重复使用；如有急性脑积水表现或证据者，应反复腰椎穿刺、引流或脑室造口引流术；有抽搐史和 GCS 评分波动者应行脑电图监护，意识状态恶化者最常见的原因是合并脑膜脑炎，抽搐和急性脑积水是意识恶化的另一重要原因，此时可在脱水基础上给予脑室引流或腰椎穿刺放液（少许即可，否则易引起脑疝）。

（二）气道和呼吸治疗

意识状态进行性恶化者应行气管插管或无创通气治疗（临床和实验室提示有插管指征者包括咳嗽反射差、气道分泌物多、呼吸频率>30 次/min、动脉血氧饱和度<90% 或 PaO$_2$<60 mmHg、PaCO$_2$>60 mmHg）。维持通气支持可选用同步间歇指令通气（SIMV）、压力支持通气（PSV）或持续气道正压通气（CPAP）。

（三）循环支持

脓毒症休克者，应使用低剂量糖皮质激素（如对激素试验有弱反应，提示肾上腺皮层功能不全，应继续使用激素）。心功能不全者或合并脓毒症休克者应给予使用正性肌力药如多巴胺或米力农，以维持平均动脉压于 70～100 mmHg；使用晶体液或 5% 白蛋白维持液体平衡；并考虑使用 Swan-Ganz 导管监测血流动力学，以了解心输出量、心脏指数、外周血管阻力和肺毛细血管楔压等，为临床治疗提供重要指导。

（四）胃肠道支持

只要患者胃肠功能可以耐受，便应开始鼻胃管标准营养支持，同时可给予使用质子泵抑制如奥美拉唑、兰索拉唑或潘托拉唑等预防性治疗。

（五）其他支持

皮下注射肝素预防深静脉血栓。维持血糖正常水平或小于 150 mg/dl，必要时使用胰岛素皮下或静脉持续输注。对体温高于 40℃者，应使用降温毯等物理降温或退热剂迅速降低体温。维持水、电解质和酸碱平衡，细菌性脑膜炎患者有急性低钠血症风险，但多为轻度，可能与抗利尿激素分泌异常有关，应注意及时纠正，否则可能加重脑水肿。

（六）经验性抗生素选择

(1) 年龄 15～50 岁者，多为脑膜炎双球菌或肺炎链球菌感染，可选择万古霉素加第三代头孢菌素。

(2) 年龄高于 50 岁者，多为肺炎链球菌或脑膜炎双球菌或李斯特菌或革兰阴性杆菌感染，应选择万古霉素加第三代头孢菌素加氨苄青霉素三联方案。

(3)有酗酒或免疫状态改变等危险因素者，多为肺炎链球菌或李斯特菌或流感嗜血杆菌感染，可选择万古霉素加第三代头孢菌素加氨苄青霉素。

经验性抗生素具体用法为：①3个月以下婴儿：氨苄青霉素50 mg/kg,q6 h,加用头孢噻肟50 mg,q6～8 h,或加用庆大霉素2.5 mg/kg,q8 h。②早产儿或低体重儿：万古霉素10 mg/kg,q12 h,加用头孢噻肟50 mg/kg,q12 h。③3个月至50岁：头孢曲松成人2.0～4.0 g,qd,儿童50 mg/kg,q12 h或100 mg/kg,qd；或头孢噻肟2.0 g,q4～6 h,儿童50 mg/kg,q6 h。④50岁以上或细胞免疫受损者：头孢曲松2.0～4.0 g,qd,或头孢噻肟2.0 g,q4～6 h；加用氨苄青霉素2.0 g,q4～6 h,或加用青霉素G 300～400万U,q4 h。⑤耐药肺炎链球菌：头孢曲松成人2.0～4.0 g,q12 h,儿童50 mg/kg,q12 h或100 mg/kg,q24 h;加用利福平600 mg(儿童10～20 mg/kg),qd;或加用万古霉素0.5 g(儿童10～15 mg/kg),q6 h。⑥神经外科术后、CSF分流或头部创伤者脑膜炎：头孢他定2.0 g(儿童50 mg/kg),q8 h,加用萘夫西林2.0 g(儿童50 mg/kg),q6 h;或万古霉素0.5 g(儿童10～15 mg/kg),q6 h,加用氨基糖苷类1.5～2 mg/kg(儿童2.5 mg/kg),q8 h。

(七)针对性抗生素选择

表12-6-3根据脑脊液革兰染色或培养结果选择抗生素方法。应当注意的是,抗生素治疗时间应充分,一般需维持用药10～14 d,根据临床状况,部分病人甚至需要使用3周或更长时间。

表12-6-3　脑脊液革兰染色或培养结果选择抗生素

所见阳性细菌		抗生素	替代抗生素
革兰染色	培养		
阳性双球菌	肺炎链球菌(耐青霉素或敏感性不明者)	头孢曲松,加万古霉素或利福平	万古霉素+利福平
	肺炎链球菌(青霉素敏感)	青霉素G	头孢曲松、美罗培南或氯霉素
阳性(单)球菌	β溶血性链球菌	青霉素或氨苄青霉素	头孢噻肟、氯霉素或万古霉素
阴性球杆菌属	流感嗜血杆菌	头孢曲松或头孢噻肟	美罗培南或氯霉素
阴性双球菌	脑膜炎双球菌	青霉素G	头孢曲松或氯霉素
阳性杆菌	单核细胞增多性李司忒菌	氨苄青霉素+庆大霉素	复方新诺明(SMZco)
阴性杆菌	肠科杆菌	头孢曲松+庆大霉素	喹诺酮类或美罗培南
	铜绿假单胞菌	头孢他定+妥布霉素	喹诺酮类或美罗培南

(八)神经后遗症

即便积极治疗,相当部分的细菌脑膜炎仍会留有神经功能损害,常见神经后遗症包括听力丧失,约15%～30%；脑实质损害,约5%～30%,其中脑性麻痹约5%～10%,学习能力丧失约5%～20%,抽搐或癫痫发作<5%,皮质盲<5%；小脑疝形成,约3%～20%；脑积水,约2%～3%。

(赖荣德)

参 考 文 献

1. Broderick J, Connolly S, Feldmann E, et al. Guidelines for the management of spontaneous intracerebral hemorrhage in adults. Stroke, 2007, 38:000~000
2. 中华人民共和国卫生部. 中国脑血管病防治指南. 北京:人民卫生出版社, 2005
3. Mayer SA, Brun NC, Begtrup K, et al. Recombinant activated factor Ⅶ for acute intracerebral hemorrhage. N Engl J Med, 2005, 352(8):777~785
4. Naval NS, Nyquist PA, Carhuapoma JR. Management of spontaneous intracerebral hemorrhage. Neurol Clin, 2008, 26:373~384
5. Flaherty ML, Woo D, Haverbusch M, et al. Potential applicability of recombinant factor Ⅶa for intracerebral hemorrhage. Stroke, 2005, 36:2660~2664
6. Saloheimo P, Tuuli-Maaria Lapp, Juvela S, et al. The impact of functional status at three months on long-term survival after spontaneous intracerebral hemorrhage. Stroke, 2006. 487~491
7. Mayer SA. Ultra-early hemostatic therapy for intracerebral hemorrhage. Stroke, 2003, 34:224~229
8. Baehr M, Frotscher M. Duus' Topical diagnosis in neurology:anatomy, physiology, sign's, symptoms, 4th completely revised edition, Georg Thieme Verlag, New York, 2005
9. Suarez JI. Critical care neurology and neurosurgery. Humana Press Inc, 2004
10. Goldman L, Aussiello D. Cecil medicine, 23rd edition. Saunders, 2007
11. Adams HP, Zoppo GD, Alberts MJ, et al. Guidelines for the early management of adults with ischemic stroke. Stroke, 2007, 38:1655~1711
12. Fischer U, Arnold M, Nedeltchev K, et al. NIHSS score and arteriographic findings in acute ischemic stroke. Stroke, 2005, 36:2121~2125
13. Caulfield AF, Wijman CAC. Management of acute ischemic stroke. Neurol Clin, 2008, 26:345~371
14. 2005 American Heart Association guidelines for cardiopulmonary resuscitation and emergency cardiovascular care. Circulation, 2005, 112(24suppl):Ⅳ-1~Ⅳ-5
15. Garg R, Chaudhuri A, Munschauer F, et al. Hyperglycemia, insulin, and acute ischemic stroke:a mechanistic justification for a trial of insulin infusion therapy. Stroke, 2006, 37:267~273
16. Camilo O, Goldstein LB. Seizures and epilepsy after ischemic stroke. Stroke, 2004, 35:1769~1775
17. Khaled KJA, Hirsch LJ. Updates in the management of seizures and status epilepticus in critically ill patients. Neurol Clin, 2008, 26:385~408
18. Lees KR, Zivin JA, Ashwood T, et al. NXY-059 for acute ischemic stroke. N Engl J Med, 2006, 354:588~600
19. Ropper AH, Brown RH. Adams and Victor's Principles of Neurology, 8th edition. McGraw-Hill, 2005
20. Hill MD, Gladstone DJ. Patient with transient ischemic attack or minor stroke should be admitted to hospital. Stroke, 2006, 37:1137~1138
21. Marx JA, Hockberger RS, Walls RM. Ronsen's emergency medicine:concepts and clinical practice, 6th edition. Elsevier Health Sciences, 2006
22. Feigin VL, Findlay M. Advances in subarachnoid hemorrhage. Stroke, 2006, 37:305~308
23. Suarez JI, Tarr RW, Selman WR. Aneurysmal subarachnoid hemorrhage. N Engl J Med, 2006, 354(4):387~396
24. Oyama K, Criddle L. Vasospasm after aneurysmal subarachnoid hemorrhage. Critical Care Nurse, 2004, 24(5):58~67
25. Roos Y, Rinkel G, Vermeulen M, et al. Antifibrinolytic therapy for aneurysmal subarachnoid hemorrhage:a major update of a cochrane review. Stroke, 2003, 34:2308~2309
26. Walter M van den Bergh. Magnesium sulfate in aneurysmal subarachnoid hemorrhage:a randomized controlled trial. Stroke, 2005, 36:1011~1015
27. Sanne M Dorhout Mees, Rinkel GJE, HOP JW, et al. Antiplatelet therapy in aneurysmal subarachnoid hemorrhage:a systematic review. Stroke, 2003, 34:2285~2289
28. Hall JB, Schmidt GA, Wood LDH. Principles of critical care, 3rd edition. McGraw Hill Medical Publishing Division, 2005

29 Beek DVD, Gans JD, Tunkel AR, et al. Community-acquired bacterial meningitis in adults. N Engl J Med, 2006, 354(1):44~53
30 Lin PC, Chiu NC, Li WC, et al. Characteristics of nosocomial bacterial meningitis in children. J Microbiol Immunol Infect, 2004, 37:35~38
31 Cohen J, Powderly WG, Berkley SF, et al. Infectious disease, 2nd edition. Elsevier Limited, 2004
32 Mace SE. Acute bacterial meningitis. Emerg Med Clin N Am, 2008, 38:281~317
33 Beek DVD, Gans JD, Spanjaard L, et al. Clinical features and prognostic factors in adults with bacterial meningitis. N Engl J Med, 2004, 351(18):1849~1859

第13章

环境性急重症

第1节 热相关性疾病与中暑

热相关性疾病(heat-related illness,简称热病)是最常见的环境性疾病之一,每年炎热季节发生热病者可达20/10万。5~44岁人群中,年热相关性人群死亡率达1/100万,而85岁以上人群死亡率达5/100万,美国1979—1999年的20年间共报告热相关性死亡者达8 015例,其中3 764例分析发现,4%是4岁以上儿童,75岁以上者占28%,另外,运动员在竞技中因热病致死者罕见,1961—1971年的10年间,46名美国足球运动员死于热射病。美国每年热相关性死亡约240~400例,据估计,热浪天气(32.2℃以上持续3天以上者称为热浪(heat wave))中人群热病死亡率可高达200/100万。热射病的死亡率约10%~75%,有严重基础病者或发生严重热病症状超过2 h而未得到及时处理者死亡率会进一步升高。

一、识 别

(一)病 因

高温天气是热病的主要危险因素,某些特殊人群热病发生风险更高,主要包括:老年人(年龄>75岁),特别是有慢性病或服用干扰失热的药物者;年幼儿童(<4岁),尤其是有先天性神经系统疾病或腹泻者;活动受限人群;酗酒者;特殊用药者如服用抗精神病药,强安定药,α肾上腺素能药,苯异丙胺,抗胆碱能药,苯二氮䓬类药,抗帕金森病药,心血管药(β受体阻滞剂、钙通道阻滞剂和血管扩张剂),影响睡眠或兴奋性非处方药者如可卡因,利尿剂,缓泻药,神经安定药,酚噻嗪类药,甲状腺素,三环类抗抑郁药等。另外有过热射病史者再次发病人风险明显增加。其他危险因素包括肥胖者,脱水者,高温下强体力劳动且无保护措施者,食欲不振,心脏病,囊性纤维化,糖尿病尿崩症,发热,胃肠炎,低血钾,热适应差,缺乏睡眠,暴晒,汗腺功能障碍

(如烧伤)，未控制的糖尿病，未控制的高血压，上呼吸道感染等。少见情况如先天性汗腺缺乏者、进行性全身硬皮病者、甲状腺功能亢进症者、嗜铬细胞瘤者等，热损伤风险增加。

(二) 病理生理

1. 热传递机制

机体调节热量通过4种机制：辐射、传导、对流和蒸发。环境温度低于体温时辐射是散热的主要机制，主要是红外散热，散热可达600 kcal/h，约占机体散热量的60%~65%；但当环境温度高于体温时，机体会接受热量，直接阳光照射可获热100~300 kcal/h。传导是指热量从皮肤等热分子运动快的温热表面传向热分子运动慢的凉物质表面如固体、水或空气等，机体通过传导散热者不足总失热量的2%~3%，但热经水传导比空气传导效率高25~32倍。对流带走的热量可达失热总量的15%左右，但当气温≥32.2 ℃(90°F)，湿度≥35%时，对流几乎不会带走热量，高温高湿环境中(电)风扇并不降低热射病的发生率。蒸发是高温环境中散热的主要途径，皮肤或呼吸蒸发带走热量约0.58~0.8 kcal/g水，即便没有显性出汗，皮肤和呼吸可蒸发水分约600 ml/d，失热约12~16 kcal/h，冷环境中蒸发带走热量约占总失热量的25%，高温环境中蒸发是散热的惟一途径(100%)，但高湿度环境中，蒸发明显受影响，散热受限。

2. 热反应

正常人反复暴露于热应激环境中可产生热适应(acclimatization)，一般每天热暴露100 min持续7~14 d或更长时间可产生热适应，热适应者对热耐受力较非热适应者强，产生热病风险降低。通常机体可维持中心体温于36~38 ℃，但当中心体温低于35 ℃或高于40 ℃时，热量的自动调节机制丧失，不过短时间内中心体温在40~42 ℃时可无明显不良影响，中暑幸存者最高中心体温记录是46.5 ℃。人体对热应激的生理反应主要通过4条途径：血管扩张(特别是皮肤血管)、增加出汗、降低产热、行为调节。

(三) 临床表现

热病通常分为两大类：轻度综合征(如中暑水肿、痱子、热昏厥、中暑痉挛、中暑衰竭)和重度综合征(如热射病)。

1. 中暑水肿

热带或亚热带地区非热适应者常有中暑水肿(heat edema，或热水肿)，也可见于老年非热适应者如长时间坐汽车或飞机旅行，偶尔也发生于长时间坐位者，多见于冷环境到热气候地的健康旅行者。水肿是自限性的，表现为暴露于热环境几天内出现足、踝和手水肿，一般水肿较轻不会影响正常活动，极少数人会出现踝部凹陷性水肿，但热水肿不会进展到胫骨前区。原因主要是由于皮肤血管扩张和体位性原因产生的水肿，热应激时醛固酮和抗利尿激素分泌增加也会促进轻度水肿发生。病史和体格检查有助于排除全身性原因所致的水肿，急诊有时会将这种热相关性水肿的老年人误诊为充血性心衰或深静脉血栓形成。

2. 痱子(prickly heat)

痱子是衣服遮盖处出现红色瘙痒性斑丘疹，也称为热疹、红粟疹或热带苔藓疹，是汗腺管的急性炎症，主要是汗腺孔被汗液浸渍的角质层脱屑阻塞所致，产生汗腺管扩张甚至破裂，导致表皮生发层产生小囊泡，周围充血，此时瘙痒是主要表现。长时间或反应热暴露时，角质栓充填汗腺管，引起表皮生发层基底部阻塞，如汗腺管再次阻塞，小囊泡会侵入真皮层，此时小囊泡会刺激产生白色丘疹且不痒，这是痱子的严重阶段，称为深粟疹，这可能进展为慢性皮炎。此时常并发金黄色葡萄球菌感染。

3. 中暑痉挛(hear cramps)

中暑痉挛是骨骼肌不随意地痉挛性收缩，短暂、间歇而严重的痉挛性疼痛，多见于腓肠肌，也发生于大腿和肩膀的肌肉。主要见于大量出汗，仅用水或其他低渗溶液补充失液者。运动员、(房屋等的)盖顶工、钢铁厂工人、挖煤矿工、野外工作者、锅炉工等最易发生中暑痉挛，大多是在强烈运动后的休息时出现，可在劳动或运动期间发生。非热适应者暴露于热环境中劳动也是中暑痉挛的高危个体，一般在热环境中的前几天内易发。主要表现为体温升高,口渴,肌肉痉挛,出汗,心动过速等。中暑痉挛是自限性的,也不会引起严重并发症,多数人因疼痛而到急诊就诊,此种疼痛对鸦片类制剂反应不佳,疼痛一般持续时间短,通常不会影响大量肌肉而产生横纹肌溶解症。中暑痉挛主要是肌细胞钠、钾、水分相对不足,因为大量出汗会带走大量钠盐,导致细胞内低钠,从而引起钙依赖性肌肉松弛障碍产生肌肉痉挛,低血钾是促发因素。

4. 中暑抽搐(hear tetany)

中暑抽搐是强烈热应激后过度通气,主要是过度通气引起呼吸性碱中毒,导致肢体麻木、口周感觉异常和手足痉挛。与热痉挛的主要区别是不会产生痉挛性疼痛或极轻微的疼痛,麻木或感觉异常是主要表现,一般不与中暑痉挛同时发生。

5. 热昏厥(heat syncope)

热昏厥是体位性低血压的一种,主要由于热环境中相对容量不足、外周血管扩张和血管紧张度降低共同作用,导致一过性意识丧失,主要是习惯个体早期从事热环境工作引起,老年人易发生轻度的热病。可表现为眼前出现闪光暗点、管状视野或视野缩小、头晕、恶心、出汗和虚弱无力等。评估热昏厥时应排除代谢、心血管和神经功能障碍性晕厥。老年人更需认真评估。

6. 中暑衰竭(heat exhaustion)

中暑衰竭是一种急性热相关疾病,主要是热环境中血容量严重不足和(或)盐缺乏,伴或不伴体温升高。本病仅有非特异性症状如口渴、虚弱、不适、头晕、头痛、疲劳、头昏眼花、恶心、呕吐、前额疼痛、肌痛、视觉障碍。临床体检包括焦虑、皮肤潮红、体位性低血压、少尿、发热、窦性心动过速、呼吸急促、出汗、晕厥。中心体温 37~40 ℃。中暑衰竭者意识状态正常,无明显 CNS 受损表现。少数病人同时合并中暑痉挛和(或)横纹肌溶解症。生理学上主要是盐丢失和水分不足。实验室检查表现为血液浓缩,电解质异常,未用任何液体者可有高钠血症,部分脱水者血钠和氯可正常,血钾和血镁水平差异较大。中暑衰竭者有可能进展为热射病,传统认为两者区别在于热射病者无汗、中枢神经系统(CNS)功能障碍和中心体温超过 40 ℃,但这已受质疑,不过肝酶升高是客观有效的鉴别指标。

7. 热射病(heat stroke)

传统的热射病定义包括中心体温超过 40 ℃、CNS 功能障碍、无汗。事实上,由于种种原因,可能不一定无汗,因此,无汗不是诊断的绝对标准,单纯高热和 CNS 功能障碍者应考虑热射病,因为这是多器官系统受累的急症,死亡率高,需立即处理。热射病时 CNS 特别容易受损,症状有易怒、意识混乱、怪异行为、好斗、幻觉、惊厥或昏迷,小脑对热最敏感,共济失调可能是最早的神经系统表现。实际上,热射病时各种神经系统异常症状均可产生,如跖肌反应、去皮层和去大脑状态、偏瘫、癫痫持续状态和昏迷。热射病时惊厥很常见,有时冷水治疗时也会产生惊厥。脑水肿也常见,CNS 功能障碍多发生于体温超过 42 ℃时,但热射病无绝对的神经功能障碍的体温界限,神经损伤可以是体温最高时的表现,持续高热也会发生热射病,略低的发热长时间比高热短时间产生的损害更严重,有时体温可能是正常的。无汗是热射病与其他热病鉴别的传统指标之一,热射病早期可有大量出汗,但后期由于容量不足或汗腺功能障碍而无汗,相反,50%的热射病者初始评估时有出汗,热射病是体温调节功能障碍,主要原因是内源性产热增加。热射病的诊断有时是排除性的,疑为热射病者,应首先行降温处理,无论在院前还是急诊室内均如此。延迟退热可能影响预后。

(四)辅助检查

轻度热相关性疾病除做电解质等简单检查外,不一定做其他检查,但严重疾病者应全面检查,包括血尿常规,电解质(包括钠、钾、氯、钙、镁、磷等),出凝血功能,肌酶特别是肌酸激酶,肌红蛋白,肝肾功能,动脉血气分析,ECG 和胸片等应作为常规检查。必要时行毒物监测和筛选。意识变化者应行腰穿和头颅 CT 检查以排除颅内实质性病变。

(五)诊 断

根据高温环境或暴晒等热暴露史,有口渴、头晕、多汗或皮肤干热、体温升高、肌肉痉挛、意识障碍等症状,热相关疾病的诊断大多可以确立,由于无客观标准,有时需排除中风、中毒等类似疾病方可确立热病诊断。

1. 热痉挛诊断

主要包括:热暴露;劳累或工作肌痉挛;运动后发生;劳动时大量出汗;劳动时补充大量的低渗液;冷环境中无过度通气。

2. 热衰竭诊断

主要包括:热暴露;不适感,疲乏,头痛;中心体温正常或升高(<40 ℃);神经功能正常;无昏迷或抽搐;心动过速,低位性低血压,脱水;排除其他严重疾病;如疑为热射病即应开始治疗。

3. 热射病诊断

主要包括:热暴露;严重 CNS 功能障碍(昏迷、抽搐、谵妄);中心体温高于 40 ℃,但可略低;皮肤干燥、灼热,可有出汗;肝转氨酶显著升高。表 13-1-1 为经典的热射病与劳累性热射病比较。

表 13-1-1 两种热射病比较

经典的热射病	有易感因素或用药史,老年人多见,坐式,发生热浪,无汗,血糖正常,轻度凝血功能障碍,轻度肌酸激酶(CPK)升高,少尿,轻度酸中毒,血钙正常
劳累性热射病	健康人,年轻人,运动诱发,散发,出汗,低血糖,DIC,横纹肌溶解症,急性肾功能衰竭,严重乳酸性酸中毒,低血钙

二、处 置

(一)轻度热病治疗

(1)中暑水肿治疗:通常无须特殊处理,数天内会自然缓解,但也有长达 6 周者。如病人坚持要求治疗,可嘱其抬高双腿并用支撑长筒袜,有助于间质水肿消退,利尿剂多无用,反而可能引起容量不足、电解质紊乱或其他严重热病。

(2)痱子治疗:抗组胺药可有效控制症状。使用滑石粉或婴儿爽身粉无多大益处。急性期可使用氯己定(洗必泰)洗剂或乳膏治疗。并发金黄色葡萄球菌感染等者,需要用双氯西林或红霉菌素进行抗感染治疗,受累皮肤可用 1% 的水杨酸溶液外涂,每日 3 次。每日在空调房内 8~12 h 有助于促进恢复。穿戴清洁、宽松、轻薄浅色衣服可预防痱子发生。

(3)中暑痉挛治疗:包括清凉环境中休息,并以口或经静脉补充富含钠盐的水分,轻度或大量人群可用 0.1%~0.2% 的盐溶液口服,也可服用商业含盐饮料,且口感更好。严重病例,需快速静脉输注生理盐水,极少数弥漫性、长时间肌痉挛者会继发横纹肌溶解症。热痉挛的预防办法是及时补充富含钠盐的饮料。

(4)中暑抽搐治疗:主要是安置于清凉环境中,减慢呼吸频率即可。维持水分补充,必要时可给予补充钠、钙等电解质。

(5)热昏厥治疗:热昏厥是自限性的,治疗包括安置患者于清凉环境中,口服或静脉补充水分和休息,大多数热昏厥者补液后很快恢复,一般不必住院治疗。

(6)中暑衰竭治疗:主要是扩容、补充电解质、清凉环境中休息。轻度患者可口服电解质溶液或饮料。已有组织低灌注者应快速输入中等量液体(1 h 内输入生理盐水 1~2 L),除非严重电解质紊乱或有充血性心衰者,一般不必住院治疗。

(二)热射病治疗

(1)初始治疗:主要是标准的复苏措施,如充分的气道开放,维持呼吸和氧合功能,维持循环和血流动力学稳定,高流量氧疗,持续心电血压和氧饱和度监测,建立静脉通道等。大多数病人开始应输注生理盐水或乳酸林格液 250 ml/h,同时监测血糖水平,排除劳累后低血糖。如患者有心血管病或是老年人,最好使用中心静脉导管或肺动脉导管监测心脏充盈状况以指导输液。留置导尿管有助于监测尿量变化,并在结肠放置体温监测探头连续监测中心体温变化,或用食管探头监测体温变化。

(2)降温技术:降温治疗是热病治疗的基础,延迟降温明显增加病死率。快速降低中心体温至40℃以下是治疗的首要目标,而后逐渐降低体温直至正常水平。目前尚无可靠的降温药物可降低热射病的体温,解热镇痛药如阿司匹林和对乙酰氨基酚(扑热息痛)无法有效降温,反而可能因出汗导致脱水加重或恶化病情。物理降温是最常用、最有效的降温措施,应早期开始使用,物理降温主要采用蒸发和冷水浸泡。有条件者,可合并使用降温毯作为降温措施。必要时可给予氯丙嗪进行亚冬眠疗法,但需注意血压变化,切勿产生低血压。严重高热且其他降温方法处理效差者,可辅助使用肌松药如丹曲林(Dantrolene),但需在有通气支持的条件下使用,否则会导致呼吸停止。表13-1-2是各种常用物理降温方法优缺点对比。

表13-1-2 常用物理降温方法优缺点对比

降温技术	优点	缺点
蒸发降温	简单、易行、无创、易接受、相对有效,是野外最为有效的降温方法	寒战、监护电极不易维持
浸泡降温	无创、相对有效	寒战、操作烦琐、不易耐受、很难维持监护电极及体温探针
冰袋降温	无创、有效	寒战、不耐受
重要部位冰敷	无创、有效、可与其他技术共同使用	寒战、不耐受、效果中等
冷水洗胃	可行	有创、工作量大、有水中毒风险、需气道保护、使用经验有限
冷水腹腔冲洗	理论上有效	有创、使用经验有限

(3)对症支持和并发症治疗:维持水、电解质平衡是热病治疗的主要方法,热射病的并发症主要包括早期和晚期并发症,有些早期主要是疾病相关性的并发症,后期可合并治疗不当相关性并发症。早期并发症主要有:低血压、体温下降过度致低体温、高热反弹、寒战、横纹肌溶解症、谵妄、惊厥、昏迷、心力衰竭、肺水肿、少尿、腹泻、低血钾、高血钠等。后期并发症主要有:脑水肿、急性呼吸窘迫综合征、肾功能衰竭、肝坏死、胃道黏膜出血、高血钾、低血钙、高尿酸血症、血小板减少症、弥漫性血管内凝血等。因此,治疗过程中,应充分注意识别并及时处理有关并发症。

(赖荣德 梁子敬)

第2节 淹 溺

淹溺(drowning)是指人体浸没于液体中,并引起呼吸功能损害一个过程,也就是说,受害者呼吸道入口处有液/气界面,阻碍气体进入气道而导致受害人无法呼吸空气。淹溺者可能存活或死亡,但无论结果如何,他(她)均有淹溺过事件发生。根据Utstein研究会意见,已不再使用近乎溺死(near-drowning)、干/湿淹溺(dry/wet drowning)、主动/被动淹溺(active/passive drowning)、继发淹溺(secondary drowning)等名词。全球每年淹溺者多达成百上千万,其中溺死者至少50万人,发达国家溺亡者主要是5岁以下和15~24岁人群,某些国家溺亡是这两个人群的首位死亡原因,淹溺也是儿童和青少年心脏骤停的首位原因,婴儿、儿童和青少年淹溺的预防已引起人们的重视。全球人群淹溺的死亡率为 6.8/10 万,是继交通事故死亡后的第 2 位意外损伤致死的原因,其中绝大多数发生于中低收入国家。在美国,每年淹溺事件约 50 万起,其中溺亡者近 5 万人,荷兰淹溺死亡率已从 1900 年的 14.4/10 万降至 2000 年的 0.6/10 万,而非洲国家目前的淹溺死亡率仍高达 14.2/10 万。

一、识别

(一)病因

淹溺的病因主要是溺水,偶有跌入其他溶液中如跌入污水池、化学物质储存槽、甚至滑入粪坑等也可能发生淹溺,后者可能同时合并有害物质腐蚀皮肤或发生硫化氢等中毒不在本节介绍范围。意外落水、船舶失事、游泳、冰上活动时冰面破裂入水、跳水意外或洪水冲击等均可导致淹溺,极少数婴幼儿因父母看管不当可能在浴缸内戏水时发生淹溺。据芬兰的一组 9 279 例淹溺者分析,年淹溺发生率为 6.1/10 万,其中 29.8% 是划船所致,26.1% 是落水事件,25% 是游泳所致,12.4% 是冰上活动所致;值得注意的是,非划船相关性淹溺中,男性有 74.5%,女性有 67.4% 者血清乙醇浓度监测超过 50 mg/dl,而划船相关性淹溺中血清乙醇超标者更高达为 78.1% 和 71.4%。

(二)病理生理

淹溺时受害者气道浸入水中时,因副交感保护作用而产生潜水反射(diving reflex)而自动屏气,并伴心动过缓、外周血管收缩和中央性分流,当水进入口咽或喉部时,溺水者会不随意地产生喉痉挛。在屏气和喉痉挛时,患者无法呼吸空气,很快肺内和血液中已有的氧气消耗和 CO_2 排出障碍,产生低氧血症、高碳酸血症和酸中毒。在此过程中,患者会吞入大量水分,但由于气道痉挛受阻无法进行气体交换,动脉血氧分压进行性下降,继之痉挛自动解除,水分吸入气道和肺内,吸入水量的多少各不相同。吸入肺的水分很快进入血循环,导致体液、血氧分压、电解质和酸碱平衡失调,但这种变化的程度取决于吸入的液体成分、数量和淹溺持续时间。由于水分进入肺内,肺泡表面活性物质受稀释或冲洗而减少,肺动脉压力增高以及肺内分流等进一步促进或加重低氧血症。其他生理学反应如跌入冰水中产生冷休克反应。当水温低于 10 ℃时,会产生显著的心血管效应如血压升高、异位心律失常等。淹溺者随时可能被救出,一旦救出水面,淹溺过程便会终止。及时的复苏可恢复,低氧血症、高碳酸血症、酸中毒可随抢救而改善。但如通气不足,或未得到救治,很快会发生心跳停止。此时如未复苏,便会因组织缺氧而发生多脏器功能障碍和死亡。脑和心脏是两个对缺氧最为敏感的器官。淹溺住院者最常见的死亡原因是低氧后脑病,伴或不伴脑水肿。

(三)临床表现

1. 病史

淹溺者及时抢救是对挽救生命极为重要,病史往往是后续补充性的,但有时病史询问对抢救成活后的正确治疗也甚为重要。如前病因所述,不少淹溺者可能有酗酒或饮酒史,是否服用其他药物,还是某种基础病导致意外落水,如癫痫发作或脑血管意外落水淹溺,或者是交通意外落水淹溺,或者跳水意外淹溺等,需要考虑淹溺以外的其他情况,如有无创伤、骨折、特别是颈椎损伤等。如为潜水者淹溺还应注意有无减压病或气体栓塞。有无咳嗽、呕吐或其他异物吸入等。淹溺时间长短,长时间淹溺者生存机会降低,同样的淹溺时间,低温淹溺者存活机会更高。如污水淹溺,还应考虑有无中毒。以及既往有何病史和用药史等。

2. 体格检查

一般情况包括意识是否清醒,呼吸是否平稳,体温是否正常,发热还是低体温;脉搏快慢,是否规则,有无心律失常,何种心律失常;血压是否正常。肺部有无啰音,呼吸音是否对称。有无创伤特别是头颈部有无创伤或创面,有无骨折。有无病理反射,四肢肌力如何,肌张力正常或降低等。

(四)辅助检查

血尿常规、电解质、血糖、血气分析、肝肾功能、出凝血功能、胸片、ECG等应作用常规检查。如疑有颈椎或脑损伤者，应行CT检查等。疑有中毒者应留取胃内容物和(或)血标本作毒物监测。

(五)诊断

根据淹溺史，便可确定淹溺诊断，是否合并其他病症如创伤、骨折、中毒等则有赖于病史的补充询问和体格检查，实验室检查有助于发现是否有电解质紊乱或酸碱失衡、出凝血功能障碍、溶血等。

二、处置

(一)心肺复苏

淹溺者常有呼吸和心跳停止，现场发现时便应立即展开心肺复苏治疗（包括现场复苏）。气道开放是最优先抢救措施，如口腔内有异物应先行取/钳出，但勿浪费过多时间去寻找口咽部的异物，由于吸入气道的水分快速吸收进入血液循环，水分不会成为气道阻塞物，因此，不必浪费时间去倒水，对淹溺者也不作常规的腹部冲击或Heimlich手法以企图清除气道内水分或异物。气道开放后应检查有无呼吸和心跳，如呼吸心跳停止，应立即开始心肺复苏术，包括人工呼吸和100次/min钟的胸外按压，胸外按压与人工呼吸比为30:2，每2 min左右评估一次等（参见"心肺复苏"），以维持氧合和恢复循环功能。对淹溺者第一位也是最重要的处理是立即提供通气支持，立即开始人工呼吸有助于增加存活的机会，当受害者在浅水中或移出水后应迅速开始人工呼吸。但未经严重训练切勿试图在深水中对病人作治疗。注意，所有经过现场进行任何形式复苏（包括只作人工呼吸）的淹溺者，即便他们当时看起来心肺功能很好且反应灵敏，均应送入医院作进一步的评估和监护，因为低氧会增加肺毛细血管的通透性，时间较长后会产生肺部并发症。海水淹溺和淡水淹溺理论上有差异，但实际抢救过程中没有多大意义，因为决定淹溺结果的最重要因素是淹溺时间和缺氧的严重程度。

(二)监护

生命体征、血氧饱和度、瞳孔、神经功能状况监护是淹溺监护的主要内容。同时应注意及时清除呕吐物或口鼻内的其他分泌物或血液等，因为2/3的接受人工呼吸者、86%接受胸外按压和人工呼吸者均会出现呕吐。如果病人呕吐，应将其头转向一侧，用手指、衣服或吸引去除呕吐物，以保持呼吸道通畅。

(三)对症治疗

维持水、电解质和酸碱平衡，海水淹溺可能有高钠、高镁血症等，应及时给予纠正。发生抽搐者应立即给予地西泮或米唑安定5～10 mg缓慢静脉注射，以控制症状。污水淹溺者或疑有感染者应给予抗感染治疗。对合并骨折或其他创伤者，应请外科会诊处理。

(四)原发病治疗

有基础病者如癫痫，应给予抗癫痫药；脑血管意外者或出现脑水肿者，应给予脱水治疗如20%甘露醇125～250 ml静脉滴注等。

(五)其他治疗

淹溺者是否使用巴比妥类、激素、NO、自主循环恢复后低体温疗法或血管加压素尚有争议，但已证实治疗性低体温有助于改善神经预后。经过复苏后自主循环功能恢复仍昏迷的患者，控制中心体温于33℃左右，持续12 h有助于改善神经预后。

（赖荣德 梁子敬）

第3节 电击与雷击

电击(electric shock)是指电流通过机体任何部分或头部所产生的突然、强烈反应，由于电流引起的死亡称为电死(electrocution)，电流通过机体组织所引起的组织破坏作用称为电损伤(electrical injury)，电流通过皮肤导致表皮损伤和坏死称为电灼伤(electrical burns)。确切的电击事故发生率尚不清楚，不少人因电击而从高处坠落，发生致命性心律失常或发现时已经死亡，目击者和存活者的病史描述对诊断和治疗有重要帮助。据报道，美国每年电死者约1 000例。非致命性电损伤占烧伤住院者的3%~6.5%，确切发病率也不清楚，美国每年因电击引起的非致命性电损伤急诊者约1.7万人。

在美国报告每年有约300人闪电(lightning)致伤，估计未报告者多达数千人，1994年总结35年闪电致死者总数为3 239人，平均每年约100人死亡，约70%~90%的闪电伤者存活，即死亡者10%左右，但生存者中3/4者有不同程度的永久性后遗症，人群死亡率约0.5~8.8/100万。

一、识 别

(一)病 因

各种原因有意或无意触碰电源、漏电开关或电线，以及操作带电设备者均有可能产生电击，无论是从事电相关的工作人员，还是其他非电方面的人员意外接触电源，均可能遭受电击。野外电线断裂不甚接触也可引起电击，各种自然和人为灾害事件如火灾、地震、台风等导致电路破坏也可产生电击事故。引起电损伤的主要有三类人群，各占20%~25%左右，第一类是初学走路的孩子接触家庭电插座等引起触电；第二类是青少年在电源附近搞危险性的游戏或玩耍而遭电击；第三类是从事电相关的作业人员，电作业者发生电击事故者达万分之一左右。

(二)病理生理

1. 电流基本知识

电荷运动产生电流(I)，用安培表示，电位差即电压用伏特(V)表示，电阻(R)用欧姆表示，电流、电压和电阻三者的关系为：$I=V/R$。根据电流运动方向分为直流电(DC)和交流电(AC)，交流电每秒运动的频率为赫兹(Hz)，美国家庭使用的AC频率为60 Hz，我国、欧洲和澳大利亚等国家用的频率是50 Hz。生物材料均有一定程度的电传导作用，含水和电解质越丰富的组织电阻越低，骨组织含水分极少，其电阻很高，干燥皮肤电阻也高，但湿皮肤或含汗液的皮肤电阻明显降低。同样电流的情况下，电阻越高，产热越多。一般说，人体的神经、血液、黏膜、肌肉电阻较低，干燥的皮肤电阻中等，肌腱、脂肪和骨的电阻最高。电压高到一定程度时，几乎任何物体均会导电，因此高压电下9 m以外才是安全区域。

2. 电损害机制

电流可诱导肌肉产生持续性收缩或抽搐，其总效应强度与电流类型(AC或DC)、频率高低、电压高低、电流强度、触电时间、电流径路、组织电阻等有关。同样电压的AC造成的损害超过DC的3倍。如AC电流通过手臂时，手指和前臂屈肌收缩作用超过伸肌收缩能力，导致手抓物体姿势，如手指正好接触电线，可能引起整个手握住电线，手可被电"吸住"一样，如躯干和腿接触电源，可引起角弓反张姿势和腿部运动，这种不随意肌的强烈收缩，导致人体被"抛"离电源，会产生机械性损伤。高压AC和DC电源更易产生骨骼肌强烈收缩效应，导致人体被"抛"离电源。肌肉的骤然、强烈收缩会产生骨折和关节脱位，特别是肩关节更多见。电流会引起心电骤然变化，导致心脏骤停或心律失常，呼吸停止和抽搐。电流垂直通过人体如"从手到脚"或"从头到脚",会产生心律失常和呼吸停止;电流水平通过人体时,如"从一侧手到另一侧手"时也会产生相同效应。另外,电流通过组织时,由于组织的电阻作用,瞬间产生大量热量,导致组织灼伤,损伤程度随组织电流高低而异,电阻越高的组织,产热量越大,热破坏作用越强,如骨和干燥皮肤可被烧焦甚至"炭化",肌肉、脂肪和血液等电阻相对较低的组织,热损伤作用较轻。肌肉或肌腱受电损伤后会产生局部水肿,引起血管或神经受压,产生相应缺血或神经损伤的症状。电流经过血液时会产生血细胞破坏并诱发凝血功能障碍,引起即时或延迟性血栓,对血管本身会产生损害,可引起小血管闭塞,导致局部供血区缺血。电弧是指不同电位差的物体间少量电流,电弧产生的瞬间温度可达2 500 ℃,因此,电弧产生的组织热破坏作用极为严重。

3. 闪电伤

是高压直流电伤,闪电常覆盖全身体表引起闪火(flashover)现象,较少引起体内损伤或肌肉坏死,皮肤潮湿会减轻体内损伤,但有时闪电也会产生钝性体内损伤。闪电时间短,但产生强大的热辐射,甚至起火燃烧衣服,甚至引起周围空气冒火花,这种巨大的能力产生爆炸样或冲击波样损伤,可能引起鼓膜穿孔和体内器官挫伤。强光会损害视网膜或产生流泪。直流电引起心脏除极和持续心脏停跳,延髓呼吸中枢受抑产生呼吸停止,引起呼吸和心脏停止者有时无明显体表损伤表现。尽管心跳骤停会很快恢复,但伴随的呼吸停止可产生继发低氧血症导致心脏再次停止,呼吸停止的时间是预后的重要因素。

表 13-3-1 为闪电与电损伤对比要点。

表 13-3-1 闪电与电损伤对比

因素	闪电	高压交流电	低压交流电
电流持续时间	1~2 ms	一般 1~2 s,可更长	长
电压和电流	1 000万~2亿 V,2万~20万 A	600 V~7万 V,<1 000 A	<600 V,一般<20~30 A
电流特征	直流电(DC)	交流电(AC)	交流电(AC)
电流径路	皮肤击穿或闪火(flashover)	水平(手→手)或垂直(手→脚)	水平(手→手)或垂直(手→脚)
组织损害	表皮,轻	深部组织破坏	有时有深部组织破坏
心脏停跳的初始心律	心脏停搏	心脏停搏>室颤	室颤
肾损伤	肌红蛋白尿少见,罕有肾衰	肌红蛋白尿和肾衰常见	肌红蛋白尿和肾衰偶见
筋膜切开术和截肢术	罕有必要	相对常见	有时需要
钝挫伤	突发爆炸性	抛离电源或跌倒	强直性收缩或跌倒
即时死亡的原因	呼吸停止时间长	呼吸停止	室颤

(三) 临床表现

1. 一般损伤

电击伤主要包括三大类损伤:机械损伤、热损伤和电流损伤作用。机械损伤主要是骨骼肌强烈收缩引起的骨折和关节脱位,人体被"抛"出时引起的各种机械损伤作用如软组织挫裂伤或骨折,如被"抛"到水中可能引起淹溺。热损伤作用是电流经组织时产热作用所致,其破坏作用不仅是体表的皮肤烧灼伤,电流所经过的整个通路均会产生不同程度的损伤或破坏作用。触电点即电流进入人体时的损伤处为"入口",必然有流出的"出口"即接地点,寻找入-出口对判断人体损害极为重要。有时电流经一侧手进入到另一侧手出来时,体表可能只会见到入口和出口轻微损伤,但体内电流所经过的线路可能有严重的灼伤,骨质严重破坏或"炭化",继发骨折。电流损伤作用主要是对心电的影响,可产生各种类型的心律失常,最严重的是心脏骤停

(包括心脏停搏、室颤、无脉电活动)和室速,另外,热损伤会直接破坏心肌,引起心肌功能障碍甚至心脏穿孔,如心肌供血的血管闭塞会产生心肌梗死;电流损伤作用也会引起神经电活功能障碍如产生癫痫发作等。

电损伤的全身性表现包括神经系统受损产生意识障碍、癫痫发作,各种损害产生的组织、细胞产物引起肾功能障碍等。损伤后疼痛、恐惧、头痛、心悸等也是电击伤后的常见表现。由于电热作用产生的衣物燃烧会产生不同程度的烧伤等。

2. 特殊损伤

(1)心搏停止:心搏停止是电死的主要原因,致命性心律失常各不相同,低压交流电易产生室颤,高压 AC 或 DC 更易产生暂时性心室停搏,30%的高压电击伤者出现心律失常如窦性心动过速、房性早搏、室性早搏、室上速、房颤,以及Ⅰ°或Ⅱ°房室传导阻滞,低于 220 V 电击者室颤是主要心电表现。

(2)中枢神经系统损伤:头部是高压电损伤的最常见触电点,从而产生头部烧伤和神经损伤。闪电可产生强大的钝挫力导致颅骨骨折和颈椎损伤50%的高压电击伤者伴有神经功能损害,常发生暂时性意识丧失,而后出现激动、意识模糊、昏迷、抽搐、四肢瘫痪、半身不遂(偏瘫)、窒息和视觉障碍。

(3)脊髓损伤:椎骨骨折易致脊髓损伤,且多在初始评估时即可发现,部分病人出现多部位脊椎损伤。迟发性脊髓损伤多是电流本身引起,并且是上升性麻痹,完全或不完全性脊髓综合征,或横贯性脊髓炎。单纯性电损伤者,脊髓 MRI 结果与预后不完全成比例;高压电损伤者,意识状态变化或相关严重损伤可能影响脊髓损伤的诊断;少数电损伤后持续脊髓损伤病人的初始 MRI 可能是正常的。大多数机械伤后脊髓损伤且初始 MRI 正常者,神经功能可完全恢复。

(4)外周神经损伤:外周神经损伤常见于手接触电源者,感觉异常可能是触电后的即刻表现,也有在 2 年后延迟发作者感觉异常者,高压电损伤后延迟性损伤多与脊髓损伤有关。手掌触电者产生正中或尺神经病变多于桡神经损伤,也有臂丛损伤者。

(5)眼损伤:可引起角膜损害、眼葡萄膜炎、虹膜睫状体炎、眼前房出血、玻璃体出血、视神经萎缩、视网膜剥离和脉络膜视网膜炎等。因此,瞳孔散大或缩小并非死亡的可靠指征。

(四)辅助检查

电击伤特别是高压电击伤,可能引起血液、肌肉损害和血管损伤,因此血尿常规、电解质、出凝血功能、心肌酶谱和其他肌酶,BUN、Cr、肝功能、血和尿肌红蛋白等均须检查。ECG 可判定心电损伤类型,及时发现恶性心律失常和心肌梗死。X 线可发现骨折或骨损害等。

(五)诊 断

根据明确的电击或闪电伤史,诊断电击伤不难确定,但电击伤者的全面诊断有赖于全面的体格检查和有关辅助检查,有时是电接触史不明确,目击者的描述可辅助确定电击伤诊断。

二、处 置

电击伤的处置原则是安全情况下抢救生命和创伤治疗。

(一)现场抢救

电击伤的现场抢救一定要在安全地点进行,切断电源或远离高压电是首要的问题,一般应在高压线下 3 m 以外处抢救,但 9 m 以外才是真正的安全区域。电线入水者,应远离水源或切断电源后方可入水救人,即便要做心肺复苏也应在安全环境下进行。

闪电可同时引起多人击伤,猝死者应立即行心肺复苏,因为闪电伤后脏器器质性损伤少,理论上,复苏成活几率更大。

(二)心肺复苏

ABC 处理如开放气道,保护呼吸道通畅是第一优先的抢救措施,接着应维持呼吸和氧合功能,心脏停止者应立即开始胸外心脏按压,电击猝死者,大多是室颤,早期除颤对恢复自主心律是重要措施。

所有高压电击伤者、有神经肌肉或心脏症状者(意识丧失、健忘症、意识改变、抽搐、胸痛和心悸)、电流跨过胸部者均应持续心电监护,并至少持续监护48 h。所有闪电伤者均应进行心电监护,中重度损伤者应入院治疗。由于肌肉强直收缩、跌伤和其他继发性创伤会引起脊柱骨折,这类病人应行X线检查和(或)CT等以排除脊髓损伤,在排除脊髓损伤前应充分固定脊椎,以防继发或加重脊髓损伤。建立静脉通道进行液体复苏是抢救的重要措施。同时给予氧疗等。

(三)液体复苏

严重电击伤者的液体复苏是抢救的关键措施之一,首选晶体液如生理盐水或乳酸Ringer's液,其液体复苏量较热烧伤者需量更大,因为其体表损伤远不及体内皮肤以下的部位损伤,大多数病人第1 h需输入20~40 ml/kg,而后根据临床和血流动力学评估确定输液量。如有横纹肌溶解症,液体负荷有助于预防肌红蛋白尿性肾功能衰竭,只要尿血红蛋白阳性而新鲜尿无红细胞,便可认为有肌红蛋白尿,可用呋塞米或甘露醇维持尿量在1~1.5 ml/(kg·h)或100~150 ml/h,必要时可给予碳酸氢钠碱化尿液,至少维持动脉血pH≥7.45(一般不超过7.50),已发生急性肾功能衰竭者应适时进行血液净化如血液透析等治疗。电击所致的心跳停止者应进行充分的液体复苏,因为:①大多数伤者是年轻人且无心血管基础病,因此,其恢复和存活机会大;②通常很难根据年龄和电击诱发的心跳停止者初始心律预测液体复苏效果。

(四)创伤处理

根据损伤情况,及时进行清创,注射破伤风抗毒素(3 000 U),骨折者给予固定或其他相关处理,严重电损伤导致肢体坏死者可能需要截肢,需有关专科协助处理。

(五)对症支持治疗

维持水、电解质和酸碱平衡,创伤者应酌情给予预防感染等。

(六)妊娠电损伤的处理

妊娠者电损伤后可能导致死胎或流产,胎儿损伤机制不明,妊娠电击者应同时行母体和胎儿监护:①妊娠20~24周以上者,应行胎心率和子宫内活动监护至少4 h;②孕妇意识丧失者应同时行母体心电、胎儿心率和宫内活动监护至少24 h,如有心电异常或母体有心血管病,应进行胎儿超声检查。除伤后即时监护之外,伤后2周还应做超声或胎心多普勒检查。

(赖荣德 梁子敬)

第4节 冻伤与低体温

低气温、冰水淹溺、暴风雪或冰冻天气时可发生创伤、冻伤和低体温,轻者简单复温即可缓解,重者可能器官功能甚至导致死亡。据统计,1979—1998年美国因低体温导致的死亡人数达13 970人,平均每年近700人。

一、识 别

(一)病因和易感因素

低气温、冰水淹溺、冰雪气候或低温工作环境是冻伤和低体温的主要原因,药物或某些疾病也可导致低体温,在某些诱因作用下,更易发生低体温和冻伤。常见的易感因素包括:①一般因素:如婴儿、高龄、营养不良、衰竭或虚脱;②药物使用者:如乙醇、镇静、哌替啶、可乐定、神经镇静剂;③内分泌系统异常:如低血糖、甲状腺功能减退症、肾上腺功能不全、糖尿病;④心血管系统病变:如外周血管病、尼古丁使用;⑤神经系统疾病:如外周神经病、脊髓损害、自主神经病、下丘脑疾病、急性脊髓横断伤、中风、颅脑肿瘤;⑥创伤:跌伤(头或脊髓损伤)、骨折制动者;⑦感染:Sepsis(出汗、下丘脑功能障碍);⑧淹溺或冰水淹溺。

创伤是冰冻天气的重要损伤,其中近70%是机动车碰撞伤,另20%为跌伤等。其他伤害包括CO中毒、走路滑倒继发伤、低温和冻伤、物体坠落致伤(冰柱、树杆或其他公用杆、柱或广告牌等)、电击伤、高处坠落伤、冰雪压踏筑物致伤、脱水或衰竭、背伤或骨骼肌劳损、心肌梗死。

(二)病理生理

机体热量丢失主要通过5种途径:辐射、传导、对流、蒸发和呼吸,其中辐射丢失超过人体失热的50%,经水传导失热是经空气失热的30倍。热量的丢失超过产热量,体温将逐渐下降,如不能持续供热,将进一步导致低体温。寒冷天气下,持续暴露肢体或皮肤,将产生冻伤。冻伤病理生理主要分为4个阶段:①凝固前期:动脉收缩、静脉扩张,导致血浆渗出至皮内,组织温度在3~10℃。②冰冻融化期(冻融期):细胞外和细胞内结晶形成,此期组织温度低于凝固点(0℃)。③血管淤滞期:此期动脉进一步痉挛血浆停滞、渗出、凝固,导致组织缺氧。④后缺血期:此期主要产生血栓和缺血,并进展为坏疽和神经损伤。

(三)临床表现

冰冻天气时可产生创伤、机体冷冻伤,冷损伤包括局部冻伤和全身性低体温。局部损伤包括战壕足和冻疮。足部浸湿后暴露于冷环境中数小时至数天导致足部损伤,俗称战壕足,主要表现为初始的足部灼热感和麻木,继之红斑、肿胀、色斑和麻木,不会形成冰晶,麻木和冷敏感会持续数周,甚至持续不消,其预后较冻伤好。冻疮主要是局部红斑、脱屑、结节或水泡形成,主要是长期间断暴露于潮湿非冰冻低温天气所致;多见于手、足、耳和下肢,女性多于男性;一般每天暴露于冷天气中12~14 h,表现为瘙痒和麻木。冻结伤是持续冻伤早期阶段,主要是冻伤但不伴结晶形成或组织损毁,受累区表现为血管痉挛后苍白,轻度灼热感或刺痛,复温后症状改善,无长期组织坏死发生。表13-4-1为局部冷诱导性损伤及表现。

表13-4-1 局部冷诱导性损伤及表现

轴索变性	麻木、感觉迟钝或触痛、表皮血管舒缩不稳定,冷敏感可能持续数年
冻疮	瘙痒性红斑和紫绀,特别是手和足,可产生水疱、溃烂、瘢痕或萎缩
冷-接触黏附	浸蚀或溃疡
表皮冻伤	苍白、水肿、水疱、脱屑
深部冻伤	血疱、感觉缺失(麻木),后期产生过敏再现,溃疡,坏疽
冻结伤	短暂性麻木和麻刺感,不后遗组织损毁
浸渍综合征(战壕足)	血管收缩改变(冷、苍白、紫绀和无脉),血管扩张改变(温、红斑和水肿),淤斑,水疱,淋巴细管炎,蜂窝组织炎,血栓性静脉炎,坏疽

低体温是指中心体温低于35℃,可影响任何器官,最主要影响神经和心血管系统。临床表现随体温不同而异,轻度低体温是指中心体温32~35℃,此期机体处于应激产热状态,寒颤伴代谢增加,血管收缩,呼吸、心率、血压、心输出量均增加,如持续低体温,评议迟钝,共济失调,判断力受影

响。中度低体温是指中心体温28~32℃,体温低于32℃时,机体功能全面进行性下降,30~32℃时寒颤停止,精神障碍或意识改变,可发生房颤和其他心律失常。重度低体温是中心体温<28℃,此时心肌应激增高,轻度心脏刺激便会出现室颤,当体温到25℃时,随意运动停止,反射消失,心输出量不足正常的50%,少尿。已报告的意外最低体温幸存者是一名婴儿,其中心体温低至15.2℃成功救活。表13-4-2为低体温的多系统表现。

表13-4-2 低体温的多系统表现和简要复温技术

系统	轻度低体温(>32℃)	中度低体温(28~32℃)	重度低体温(<28℃)
温度调节	寒战或颤抖	寒战消失,快速冷却	寒战或消失,快速冷却
呼吸系统	呼吸加快,支气管分泌物增多。随体温降低氧解率曲线左移	低通气,呼性酸中毒,低氧血症,气道保护功能降低或丧失,吸入性肺炎,肺膨胀不全	呼吸停止(<24℃),急性呼吸综合征,肺水肿
心血管	心动过速,心输出量增加,血压升高,PR和QT间期延长,房颤(<33℃时)	低血压,心率减慢或心动过缓,心输出量降低,QT间期延长,Ⅱ和V_6导联出现J波	无脉电活动,房颤,心脏传导阻滞,室颤或心脏停跳(<20℃)
胃肠道	肠梗阻	胰腺炎,急性胃黏膜病变或溃疡,肝功能受损	胰腺炎,急性胃黏膜病变或应激性溃疡,肝功能受损
泌尿生殖道、水/电解质	膀胱弛缓,冷利尿	高血钾,高血糖,乳酸性酸中毒,可能伴电解质异常	高血钾、高血糖、乳酸性酸中毒,肾脏低灌注和少尿
代谢和内分泌	儿茶酚胺增加,氧耗增加,高血糖,寒战	代谢率降低,氧耗减少,寒战消失	代谢水平进行性,可低至基础代谢率的20%
肌肉	张力亢进	僵硬	横纹肌溶解症
血液学	中心体温每降低1℃,红细胞压积升高约2%	血液浓缩,高凝状态	弥散性血管内凝血、出血
神经系统	反射亢进,定向力障碍,共济失调,构音困难,脑代谢降低	意识改变或进行性降低,反射减退,激动,幻觉,瞳孔扩大	反射消失,昏迷,瞳孔反射迟钝或消失,脑死亡样状态
简要复温技术	被动复温(如病人衰竭或高龄而不能通过颤抖产热,应积极体外复温)	积极体外复温和无创体内复温(如心血管功能受损应行有创体内复温)	积极体外、无创体内、有创体内或体外血液加温(静脉-静脉或动脉-静脉血液透析、心肺分流术)

(四)局部冻伤分度

冻伤一般分为四度:

(1)一度冻伤:是表皮受累,产生红斑、轻度水肿,几周内有后遗表现如脱皮和冷敏感。

(2)二度冻伤:全层皮肤受水肿冻结,形成水疱,2~3周内收缩变干,形成黑色焦痂,后遗表现包括感觉异常、多汗、持续或暂时性冷敏感。

(3)三度冻伤:是形成血泡,皮肤变为蓝灰色,复温后深部灼痛,形成厚层坏疽性焦痂,后遗营养性溃疡及严重冷敏感。

(4)四度冻伤:累及肌肉、骨和肌腱。

(五) 辅助检查

(1) 血常规（或全血细胞计数）：血小板可因肝脾隔离而减少，血液浓缩导致红细胞比容增加，体温每下降1℃，可能导致红细胞压积升高约2%。

(2) 尿素氮和电解质：低体温产生急性少尿性肾功能衰竭，主要是低心输出量或横纹肌溶解症，并可产生高钾血症。

(3) 血糖：所有患者均应测定血糖，由于糖代谢紊乱产生高血糖，冻伤伴饥饿者可能有低血糖，所有低体温入院者均应监测血糖。

(4) 凝血功能障碍：低体温可引起凝血功能障碍，但临床上不易测出，主要因为实验室检测是在37℃状态下进行的，这种温度下测定时凝血功能障碍已经缓解。

(5) 血气分析：代谢性酸中毒，主要是严重低体温低灌注状态时，机体产生过多乳酸，导致乳酸性酸中毒，轻度低体温产生呼吸过快，出现CO_2降低中重度低体温时呼吸减慢引起CO_2潴留。

(6) 甲状腺功能：一些低体温患者是因甲状腺功能减退诱发，应予排除。

(7) 心电图：低体温者可发生各种类型心律失常，典型改变是Ⅱ和V_6导联出现J波。其他检查根据临床状态酌情选用。

二、处 置

(一) 一般治疗和监测

中心体温可测定肛温或咽鼓管外温度，前者常用肛温；ABC——气道、呼吸、循环处理是第一位的，如需复苏者，中心体温低于30℃时不应给予肾上腺素等血管活性药和利多卡因，室颤者宜行电除颤；吸入加温湿化氧气（40~45℃），呼吸功能不全或呼吸衰竭者应气管插管和机械通气治疗；建立静脉通道，静脉输注43℃（42~44℃）生理盐水；如有意识改变，可给予纳洛酮、维生素B_1；监测血糖，必要时插入导尿管并监测尿量，如需复温可给予膀胱灌注；是否使用激素仍有争议，除非有肾上腺功能不全，一般不常规使用。

(二) 院前处理

院前抗温措施包括清除和脱去湿衣，加强保温，保护眼等重要外露器官，建立静脉通道。具体措施包括脱去湿衣或限制性衣物，抬高受累肢体，并用干燥无菌纱布或其他衣物包裹肢端，如指或趾受累，应小心用干燥纱布或布料分开包裹；包裹时避免过度紧缩；避免对伤处摩擦、按摩或其他机制刺激，否则会增加组织损坏；受伤区不宜接近热源如营火、汽车发动机，以避免部分融解；保持水疱完整性；尽快转运至急诊；必要时，在转运过程中可适当给予口服镇痛剂。对低体温者，有条件可快速静脉输注43℃的温生理盐水250~500 ml。

(三) 容量复苏

低体温患者应行评估容量状态，因为多数严重低体温患者均有血管内容量不足，需要血管内输注温热液体进行复苏，液体温度通常在40~42℃左右为宜，不应超过44℃。由于低体温者常伴有心肌收缩力受损，容量复苏时应注意监测，避免产生容量过度，最好行有创动脉血压监测，及时抽送血气分析检测。容量状态不确定者，应监测中心静脉压，但因低体温时心肌产生心律失常阈值降低，采用股静脉插管较颈内静脉或锁骨下静脉更为安全，最好应尽量避免插入肺动脉导管。

(四) 急诊复温

1. 肢体复温

有条件可将患者放入40~42℃温水中复温；如肢体冻伤可放入温水中10~30 min，由于复温后会出现疼痛，必要时可给予注射止痛剂或镇静药；复温后局部冻伤处应做以下处理：

(1) 清创大水疱，因其内有高浓度的促凝血素，但出血泡应保持完整；

(2) 抬高并固定肢体，用棉花或纱布保持手指和足趾分开；

(3) 预防破伤风；

(4) 必要时注射止痛剂如吗啡或其他麻醉性镇

痛剂；

(5) 口服布洛芬，400 mg，q12 h；

(6) 给予青霉素 50 万 U，iv，q6 h，持续 2～3 d；

(7) 40 ℃水疗 30～45 min，适当加用氯化钠、氯化钾和氯化钙；

(8) 损伤区拍片，24 h 重复检查，以后每 2～3 d 复查一次，直至出院等。

2. 复温技术

低体温的处理没有绝对规则，但通常轻度低体温者采用简单或被动复温措施，中、重度低体温者，应采用有创或积极复苏技术（包括体外复温）。

(1) 简单复温技术：可用加热至 43 ℃液体静脉输注，中心体温升高 1～2 ℃/h。

(2) 有创技术：可通过热灌注技术，中心体温升高 1～4 ℃/h；方法是：腹腔热灌注、胸腔热灌注、食管加温管。食管-胃或膀胱加温者用 40 ℃生理盐水灌注，每 15 min 更换一次，气道保护反射下降者应行气管插管；腹腔灌注者生理盐水温度可在 40～45 ℃，每 20～30 min 更换一次。

(3) 体外复温技术：是每 5 min 使血液温度升高 1～2 ℃，包括持续动脉-静脉或静脉-静脉复温、热透析（用于肾功能衰竭或高血钾者）、心肺旁路（用于心脏停止者），这种复温可使中心体温升高 7～10 ℃/h（平均约 9.5 ℃/h）。表 13-4-3 为体外复温措施优缺点对比。

表 13-4-3 体外复苏措施优缺点比较

复苏方法	优 点	缺 点
心肺旁路	复温速度极快(7～10 ℃/h)，提供充分循环支持，允许氧合，可治疗肾衰和电解质紊乱	使用不方便，需要经验丰富的专业医生或专门的灌注技师，开始实施时间较长，需要标准抗凝处理
持续动脉-静脉复温	复温快(3～4 ℃/h)，开始实施较快，不需专门的灌注技师，无需抗凝	需要充分血压，不能提供氧合，有溶血风险，使用不方便，非创伤患者的治疗经验不足
血透和血液滤过	使用方便，开始实施较快，无需抗凝，可治疗肾功能衰竭或电解质紊乱	复温速度中等(2～3 ℃/h)，需要充分的血压

（赖荣德）

参 考 文 献

1　Tintinalli JE, Kelen GD, Stapczynski JS. Emergency medicine: a comprehensive study guide, 6th edition. McGraw-Hill Companies, Inc., 2006

2　Wexler RK. Evaluation and treatment of heat-related illness. Am Fam Physician, 2002, 65(11): 2307～2314

3　Marx JA, Hockberger RS, Walls RM. Rosen's emergency medicine: concepts and clinical practice, 6th edition. Elsevier Health Sciences, 2006

4　Glazer JL. Management of heatstroke and heat exhaustion. Am Fam Physician, 2005, 71(11): 2133～2140

5　Hadad E, Sivan YC, Heled Y, et al. Treatment of hear stroke: should dantrolene be considered?. Critical Care, 2005, 9(1): 86～91

6　Idris AH, Berg RA, Bierens J, et al. Recommended guidelines for uniform reporting of data from drowning: the "Utstein style". Circulation, 2003, 108: 2565～2574

7　Bull MJ, Agran P, Dowd MD, et al. Prevention of drowning in infants, children, and adolescents. Pediatrics, 2003, 112(2): 437～439

8　Beeck EFV, Branche CM, Szpilman D, et al. A new definition of drowning: towards documentation and prevention of a global public health problem. Bulletin of the World Health Organization, 2005, 83: 853～856

9　Lunetta P, Smith GS, Penttila A, et al. Unintentional drowning in Finland 1970－2000: a population-based study. International Journal of Epidemiology, 2004, 33:

1053~1063
10 Williamson J, Illing R, Gertler P, et al. Near-drowning treated with therapeutic hypothermia. MJA, 2004, 181(9):500~501
11 Hogan DE, Burstein JL. Disaster Medicine, 2nd edition. Lippincott Williams & Wilkins, 2007
12 Harirchi I, Arvin A, Vash JH, et al. Frostbite: incidence and predisposing factors in mountaineers. Br J Sports Med, 2005, 39:898~901
13 Biem J, Koehncke N, Classen D, et al. Out of the cold: management of hypothermia and frostbite. CMAJ, 2003, 168(3):305~311
14 Kempainen RR, Brunette DD. The evaluation and management of accidental hypothermia. Respir Care, 2004, 49(2):192~205
15 Epstein E, Anna K. Accidental hypothermia. BMJ. 2006, 332:706~709
16 Mccullough L, Arora S. Diagnosis and treatment of hypothermia. Am Fam Physician, 2004, 70(12):2325~2332

第14章

人和动物咬伤急重症

第1节 人 咬 伤

一、识 别

人咬伤虽不常见，但急诊临床上也时有发生。由于口腔内含有多种细菌，菌量达 $10^{11}/ml$，人咬伤后常导致除损伤以外的感染，为临床有效治疗制造了一定的障碍。人咬伤手特别是握紧的拳头被咬伤或打架时手被咬伤，感染并发症发生率较高，有报道手被人咬伤后感染并发症的发生率达 25%～50%，包括脓毒症关节炎、腱鞘炎、骨髓炎等，且大多数感染在就诊时已经发生。

握紧的拳头被咬伤后可能产生骨折（远端第 4 或 5 关掌骨）、掌骨断离、异物、广泛肌腱撕裂，62%关节受损，58%骨质受损（或骨折）；有广泛肌腱撕裂者高度预示合并关节受损，深层结构受损者严重并发症更多。另一种类型的咬伤是手指，可能导致远端或近端指间关节受累，甚至导致创伤性断离。被人咬伤者可伴有多种细菌感染，常见的细菌有需氧菌，如链球菌和金黄色葡萄球菌，革兰阴性厌氧菌也常有发生。啮蚀艾肯菌，一种革兰阴性兼性厌氧菌常潜伏于人的牙菌斑中，25%～29%的拳头被咬伤感染者培养出此菌，它可协同需氧菌如链球菌的作用，此菌对青霉素、氨苄西林、第二和第三代头孢菌素、羧苄西林、四环素、氟喹诺酮类敏感，也有耐青霉素菌株报告，该菌对耐青霉素酶青霉素、甲氧西林、萘夫西林、氨基糖苷类、克林霉素、万古霉素、甲硝唑耐药，对第一代头孢菌素和红霉素中敏。面部被咬伤的感染率为 2.5%。儿童被人咬伤者，70%是擦伤，一般不会感染，儿童被咬伤的总体感染率为 9%～12%，多数感染在就诊时已发生，一般是延迟就诊者（如在咬伤后 12～18 h）。自己咬伤者也时有发生，大多发生于跌倒或抽搐发作时不慎自我咬伤，黏膜或舌的创面感染率为 0～12%，皮肤黏膜撕裂感染率为 30%，这类创面培养阳性的细菌主要是链球菌、金黄色葡萄球菌类杆菌属、棒状杆菌、奈瑟菌属和溶血不动杆菌等。

人咬伤可能传播放线菌病、梅毒、结核、疱疹、丙型肝炎、乙型肝炎。第 3 节指骨咬伤感染单纯疱疹病毒导致疱疹性坏疽，是护士、内科医生、牙科医生、口腔保健人员的常见职业危险之一。尽管HIV可经唾液分泌，但美国疾病控制中心（CDC）研究认为人咬伤传播HIV风险较低，除非有血液接触，不过，如不慎被HIV阳性者咬伤，仍应考虑感染的风险，并作相应处理。

二、处 置

人咬伤有赖于损伤部位、程度和受伤机制，撕裂或掌指关节骨折者应高度重视，全层皮肤咬破者也是高危因素，手部咬伤后应行X线检查，以明确有无骨折、脱位、残牙或关节腔积气等。

应检查评估有无感染、有无血管神经损伤、注意检查伸肌功能、关节活动度，检查创面有无残牙、异物、肌腱撕裂或穿透关节。创面应积极冲洗、清创，一旦发现肌腱撕裂，均应考虑有关节损伤。尽管无人咬伤后缝合的对照研究，但咬伤后的高感染率和高并发症提示应保持创面开放，并用无菌干敷料外敷，固定于功能位。其他部位咬伤者应按撕裂伤处理，充分冲洗、侵袭性清创，还应根据解剖部位考虑到容貌修复等。

（一）抗病毒治疗

疑有HIV或肝炎病毒感染，应快速处理，如使用肥皂水彻底冲洗，随后用具有杀病毒作用的1%聚维酮碘溶液冲洗创面。咬伤后即刻、损伤后6个月均应抽血化验HIV或肝炎病毒，如有HIV、HBV者的血液接触，应预防性抗病毒治疗。

（二）抗感染预防

所有被人咬伤者均应给予抗生素预防性治疗，抗生素选择应兼顾革兰阳性菌和啮蚀艾肯氏菌，一般可选用第2代头孢菌素或阿莫西林-克拉维酸，连用5 d。自己咬伤黏膜或舌头者，应充分冲洗，仅对创面较大或较深者作缝合，虽然感染率高，但预防性使用抗生素并未明显降低感染率；穿透性伤如咬断舌或下唇者应分层缝合，感染风险高，抗生素预防可能降低感染风险，可用青霉素连续治疗5 d。

（三）感染创面

人咬伤的创面应同时作厌氧和需氧菌培养，静脉注射可覆盖革兰阳性菌、啮蚀艾肯菌和厌氧菌的抗生素，创面分离出的厌氧菌中，50%产β内酰胺酶并对青霉素耐药，可选择阿莫西林-克拉维酸、头孢西丁、替卡西林-克拉维酸，青霉素过敏者可用克林霉素加SMZco或克林霉素加氟喹诺酮类。

（四）住院指征

手部被咬伤需住院的指征包括：咬伤时间超过24 h；已有感染者；关节或腱鞘穿透伤；骨受累者；创口有异物者；糖尿病或免疫功能受抑者；家庭状况差或依从性差的病人。依从性好、24 h创面无感染者，或无肌腱、关节、骨损害者，可离院并每隔1~2 d随访1次，离院时应告知：制动并抬高伤肢、每6 h更换无菌敷料一次。高危病人，如延迟就诊者或深部结构受累者，需静脉使用抗生素并密切、反复评估，通常应住院治疗。

（赖荣德　梁子敬）

第 2 节 毒蛇咬伤

毒蛇咬伤(snakebite)指由毒蛇咬伤后引起的蛇毒中毒。世界上已发现的蛇类近 3 000 种,其中约 15% 对人体可能产生致命性中毒,我国已发现的毒蛇有 50 余种,其中常见的约 10 种。全球每年超过 500 万人次被毒蛇咬伤,死亡者多于 12.5 万人,美国每年约有蛇咬伤约 7 000~8 000 人次(约 2 000 例是毒蛇咬伤),其中 5~6 例因蛇毒致死。我国每年近 10 万人次遭毒蛇咬伤,病死率达 5%~10%。毒蛇咬伤的死亡主要是老年人、儿童、未用抗蛇毒血清者、延迟使用抗蛇毒血清者或抗蛇毒血清剂量不足者,大多数毒蛇咬伤者为男性,然而,约有 20%~25% 左右的毒蛇咬伤是"干咬",即毒蛇咬人时未排毒或仅排出微量毒素,不足以引起明显中毒症状。按种属毒蛇主要分为蝰蛇科(蝰亚科:东半球(欧、亚、非三洲)蝰蛇,响尾蛇亚科:亚洲颊窝毒蛇和各种响尾蛇)、眼镜蛇科(如眼镜蛇、珊瑚蛇和所有澳大利亚毒蛇)、海蛇科(海蛇)、游蛇科(泛指一大类蛇,大多数是无毒蛇,少数是致人于死地的毒蛇)。根据毒蛇所分泌毒液的性质,大致将毒蛇分为 3 类:神经毒为主的,如金环蛇,银环蛇,海蛇;血液毒为主的,如竹叶青,五步蛇,蝰蛇;混合毒的,如蝮蛇,眼镜蛇,眼镜王蛇。

一、识 别

(一)病因和病理生理

蛇的毒腺位于其眼部后下方的上颌内,左右各一个,毒腺由排毒管与上颌的两个毒牙相连,咬人时腭肌收缩而挤压毒腺,蛇毒由排毒管经毒牙注入咬伤部位,经淋巴和血液循环扩散吸收,产生全身中毒表现。蛇毒无色透明或淡黄色黏稠液体,成分十分复杂,主要是蛋白质和多肽类,生物活性不稳定,遇酸、碱、热、氧化和还原剂等易破坏失活。按毒素作用机制分为神经毒、血循毒和混合毒。

1. 神经毒

主要影响神经肌肉传导作用,阻断神经肌肉生物电活动的传导,产生横纹肌弛缓性瘫痪,严重者导致呼吸肌麻痹。主要有三种作用过程:突触前阻断、突触后阻断和特殊作用。

突触前阻断是由 β 神经毒素阻断运动神经突触前膜神经冲动所致,银环蛇、蝮蛇、响尾蛇等咬伤中毒属此种作用。

突触后阻断是类箭毒样作用,由 α 神经毒素阻断运动神经末梢突触后膜,阻止乙酰胆碱的去极化作用。含这种蛇毒作用如眼镜蛇、眼镜王蛇、银环蛇、海蛇。

特殊作用如巴基斯坦蝰蛇的蛇毒可引起周围神经传导阻滞;印度环蛇、南美响尾蛇毒腺分泌的酸性毒蛋白,阻断神经肌肉突触后传导而不影响乙酰胆碱对受体的作用;作用于自主神经系统,抑制呼吸中枢和颈动脉窦化学感受器,导致呼吸衰竭;能兴奋肾上腺髓质中的神经受体,释放肾上腺素,使血压上升;先兴奋胃肠道平滑肌产生胃肠痉挛,继而又转向抑制,发生肠麻痹;抑制延髓血管运动中枢,产生外周血管扩张作用,使血压下降;产生破伤风样毒性作用致使张口困难、颈项强直症状。

2. 血循毒

成分复杂,主要作用于心血管和血液系统,产生多方面的毒性作用。

细胞毒素作用于细胞膜磷脂,产生膜结构变化,导致细胞内容物释放或直接溶解某些动物细胞,多见于蝰蛇或眼镜蛇蛇毒,表现为咬伤后产生肢体组织溶解、血尿,严重者可损坏肾小管。

(1)膜毒素:是一种强碱性蛋白质作用于心肌,毒性弱于神经毒,损害心肌细胞的结构和功能,多见于眼镜蛇科、海蛇的蛇毒,表现为咬伤后随着血循环中蛇毒浓度升高,先短暂兴奋,后抑制,心搏障碍物,心室颤动,甚至心肌坏死、心力衰竭。

(2)出血毒素:可引起局部水肿、出血和组织坏死,效应迅速,使组织细胞通透性升高,致使广泛的血液外渗,多个脏器出血。存在于蝰蛇、五步蛇、蝮蛇和竹叶青蛇。

(3)促凝组分和抗凝组分:二者常同时存在,见于蝰蛇亚科、蝮蛇亚科、眼镜蛇科中的某些蛇毒,如蝰蛇、五步蛇及眼镜王蛇蛇毒中均有这些成分。促凝组分有凝血酶样作用和X因子活化作用,引起播散性血管内凝血(DIC),广泛性出血,肝素可抑制这种作用。抗凝组分包括抗凝血活酶作用和纤维蛋白溶解作用,蝮蛇、尖吻蝮蛇具有这两种作用,眼镜王蛇中也含有抗凝血活酶作用的物质,因而出现抗凝性。酶类主要有蛋白水解酶、磷脂酶 A_2(PLA$_2$)、透明质酸酶。

(4)蛋白水解酶:蛇毒中含有一种或两种以上有活性的蛋白水解酶,损害血管壁引起严重出血,组织破坏,可深达骨骼,也会释放组胺,使血压剧降至休克水平,并可使神经细胞的通透性增加,影响神经功能。依地酸钠可抑制蛋白水解酶的活性,故蛇伤早期局部可用5%溶液冲洗伤口。

(5)磷脂酶 A_2(PLA$_2$):有突前神经毒作用、肌溶作用、心脏毒性作用、溶血作用、促凝、抗凝作用,加温和抑制血小板聚集、降压和促水肿作用等。

(6)透明质酸酶:是溶解细胞与纤维间质的酸性黏多糖,破坏结缔组织完整性,促使蛇毒向周围组织扩散,局部炎症扩大,症状加重。多数蛇毒中均有,以蝰蛇科蛇毒含量为最。

3. 混合毒素

同时兼有上述神经毒素和血循毒素的毒性作用。

(二)常见毒蛇及咬伤识别

1. 海蛇及识别

栖于海中,尾扁似桨,其毒素为神经毒。咬伤后局部瞬时疼痛,既而麻木。局部无红肿,不出血,牙痕小,难辨认。症状多于伤后3~5 h出现,表现为与银环蛇咬伤相似的神经毒肌肉麻痹。其毒素也会损害骨骼肌,产生全身肌肉剧烈疼痛、僵硬和抽搐,破坏骨骼肌纤维释放肌红蛋白,出现深褐色肌红蛋白尿,重者急性肾功能衰竭。

2. 银环蛇及咬伤识别

又名过基峡、白节黑、金钱白花蛇、银甲带、银包铁等,全身体背有黑白相间的环状排列,黑环略宽于白环,其毒素为神经毒。银环蛇毒牙短小,咬伤后30 min可见两个较浅的、如针尖大小的牙痕,伤口不痛不痒,仅有轻度麻木感。局部不肿、不红,也不出血,但全身中毒症状发展快。伤后1~4 h内出现头晕、眼花、视物模糊、困倦乏力、咽喉不适、张口及吞咽困难、不能进食、流涎、口齿不清,多伴腹痛、恶心、呕吐,继之出现上眼睑下垂、睁眼困难、牙关紧闭、呼吸困难、发绀,以及神志改变,常先烦躁后反应迟钝,重者昏迷、眼球固定、瞳孔散大、对光反射消失,表现为"脑死亡样症状"。

3. 金环蛇及咬伤识别

又名金甲带、铁包金、国公棍等,全身体背有黑黄环相间排列,其毒素为神经毒。伤口轻微疼痛或麻木感。伤口周围皮肤可起皱褶呈"荔枝皮样",局部可有淋巴结肿痛。中毒症状与银环蛇咬伤类似,但症状发展比银环蛇咬伤更慢。

4. 蝰蛇及咬伤识别

又名圆斑蝰、金钱斑、百步金钱豹等,头呈三角形,体粗尾短,头背有三块圆斑,体背部有三纵行大圆斑,背脊一行圆斑与两侧交错排列,圆斑中央紫褐色,四周黑色,镶以黄白色边,性凶猛,其毒素为血循毒。牙痕深大,局部肿胀剧痛,重者伤口周围出现大水疱、血疱,出血不易自止,伤周伴淤斑,局部淋巴结肿痛。症状多于伤后1~5 h内出现,表现全身性出血,早期即有出血,如皮下出血、呕血、血尿、便血、牙龈出血等;可出现溶血性黄疸、血压下降,甚至急性循环和肾功能衰竭。

5. 竹叶青蛇咬伤识别

又称青竹蛇、刁竹青、青竹标,头呈三角形,颈细眼红,体背草绿色,自颈以后形成左右各一条白色或红白色或黄色侧线,其毒素为血循毒。伤口持续性剧痛如刀割,局部肿胀,伤肢有淤斑、水疱、血疱,常伴有淋巴管炎和淋巴结肿大。中毒症状与蝰蛇类似。

6. 五步蛇及咬伤识别

又名尖吻蝮蛇、百步蛇、翘鼻蛇等,头呈三角形,吻端突出且向上翘起,体背灰褐色,布有灰白色菱形方斑,腹面白色,有金个明显黑色圆斑,其毒素为血循毒。中毒症状与蝰蛇咬伤相似。

7. 烙铁头蛇及咬伤识别

又名龟壳花蛇、金钱斑等,头呈三角形,颈细吻窄,体背棕褐色,镶有浅黄色边的紫棕色斑块,毒素为血循毒。中毒症状与竹叶青蛇咬伤类似,但局部症状较轻。

8. 蝮蛇及咬伤识别

头略呈三角形,体粗短,短尾,全背呈暗褐色,体侧各有深褐色圆形斑纹一行,其毒素为血循毒。伤口肿胀剧痛,迅速蔓延整个伤肢,伤口渗血不易自止,少数伤口牙痕周围有水疱、血疱。症状于咬伤后1～4 h内出现,如畏寒、发热、头晕、视物模糊、眼睑下垂。重者张口困难、胸闷、呼吸困难、血压下降、少尿或无尿、酱油色尿。如治疗不及时,可死于休克、呼吸麻痹、急性肾功能衰竭。

9. 眼镜蛇及咬伤识别

又名饭产头、饭匙头、吹风蛇等,头椭圆,颈部背面可见白色眼镜状斑纹(泰国眼镜蛇只有单个圆圈),激怒时其前身1/3竖起,颈部膨扁,发出"呼呼声",体背黑褐色,间有十多个黄白色横斑。其毒素为混合毒。伤口可见两个牙痕,牙痕周围起水疱、血疱并很快变黑坏死,伤口红肿痛,并迅速向近心端蔓延,如不及时治疗,伤口形成溃疡难愈合,需截肢、截指而致残。咬伤后2～6 h内出现全身不适、困倦、畏寒、发热、恶心、呕吐、胸闷、心悸,全身肌肉无力、言语不清等。重者心肌损害、心律失常、呼吸困难、昏迷及休克等。

10. 眼镜王蛇及咬伤识别

又称过山峰、大眼镜,外形似眼镜蛇,颈部膨扁时可见白色倒"V"形斑,体背部有窄白色带斑纹40～50个,激怒时其前身1/2竖起,性凶猛,会主动攻击人畜。其毒素为血循毒。伤口可见两个牙痕,有剧烈肿痛感,一般不起水血疱。全身表现与眼镜蛇相似,但因排毒量更大,中毒严重,病情发展迅速。咬伤后30 min内患者即出现头晕、头痛、全身无力、嗜睡、流涎、语言不清、吞咽困难,继而呼吸困难、呼吸不规则,心律失常、血压下降、休克、昏迷等。如不及时抢救治疗,常于30 min～2 h因呼吸麻痹和急性循环衰竭而死亡。

(三)辅助检查

神经毒毒蛇咬伤做常规检查即可,血循毒和混合毒毒蛇咬伤者,主要监测出凝血及相关检查,注意肝肾功能,心肌损害检查如心肌酶谱、ECG等。

(四)诊断与鉴别诊断

多数有明确的毒蛇咬伤史,诊断不难,但夜间不明动物咬伤者确诊不易,此时主要根据伤口特点和全身中毒表现、当地常见的毒蛇活动情况等综合确定。

主要是毒蛇与无毒蛇咬伤鉴别。临床上,无毒蛇咬伤者没有全身中毒表现,局部仅有锯齿状的牙痕,伤口周围无肿痛,无出血坏死或少量出血且易自止;毒蛇咬伤后多可出现全身和局部表现;但一些被无蛇毒咬伤者,可能因受惊吓或心理恐惧作用,也可能出现心悸、肢体麻木等非特异性全身表现,毒蛇与无毒蛇的蛇形鉴别有一定意义(表14-2-1)。其他如毒蜂、蜈蚣、蝎子、毒蜘蛛等,根据病史及伤口特点较易鉴别,详见有关章节。

表 14-2-1 有毒蛇与无毒蛇的蛇形鉴别要点

	头形	瞳孔	热感应坑	毒牙
毒蛇	三角形	椭圆形	眼鼻间小凹状热感应坑	上腭有一对粗大毒牙,牙痕呈"··"
无毒蛇	圆形	圆形	无	无毒牙,牙痕呈细弧线状"……"

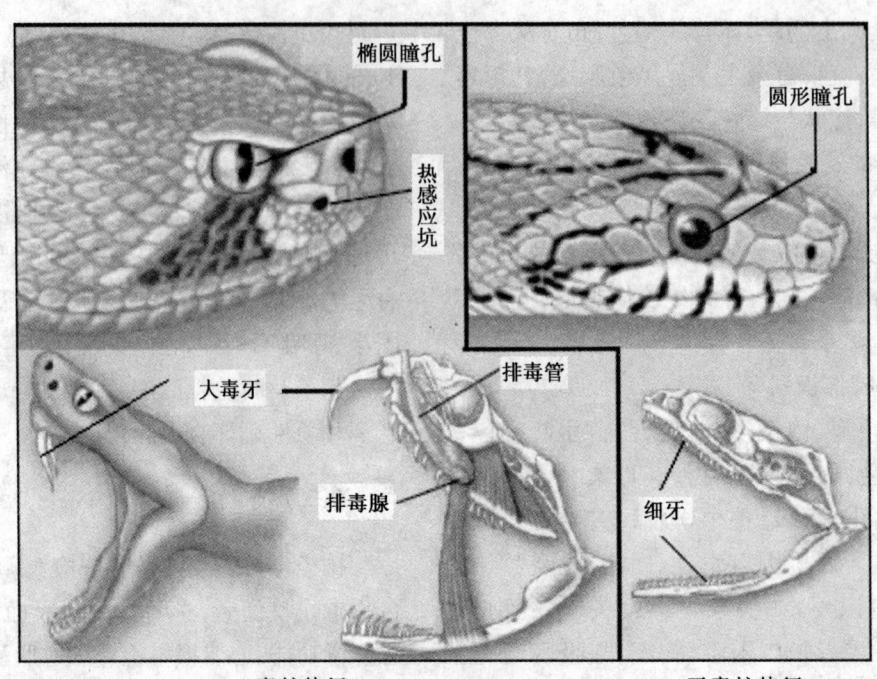

图 14-2-1 毒蛇与无毒蛇外形鉴别示意图

(五)毒蛇咬伤临床严重程度评分标准

中国中西医结合学会急救医学专业委员会蛇伤急救学组于 2002 年制定了毒蛇咬伤的临床分型及严重程度评分标准,见表 14-2-2。

表 14-2-2 毒蛇咬伤临床严重程度评分标准

分型		轻型 (评分 1 分)	重型(功能障碍期) (评分 2 分)	危重型(功能衰竭期) (评分 2 分)
局部伤口		伤口不肿或肿胀,或肿胀范围超过 2 个关节,无组织坏死;浅表淋巴结肿大,有小水疱、血泡或淤斑	超过 2 个大关节,大面积皮下淤斑,见血水疱,组织坏死,或伤口渗血不止,患肢高度肿胀,并导致功能障碍或损伤肌肉、肌腱而致残	
神经毒症状	神经	眼睑下垂,视物模糊,说话不清,肌肉酸痛	张口伸舌困难,吞咽困难,喉间痰鸣,四肢乏力	全身横纹肌进行性松弛性瘫痪,呼吸运动停止
	脑	兴奋及嗜睡,呼之能应;有定向障碍,但意识清	烦躁、谵妄、嗜睡,对疼痛刺激能睁眼,肢体有反应	深昏迷,对语言无反应,对疼痛刺激无反应
	肺	呼吸 12~14 次/min,PaO_2 7.98~9.31 kPa	呼吸困难,呼吸 10~12 次/min,紫绀,PaO_2<8 kPa,$PaCO_2$<4.65 kPa	自主呼吸停止,需用呼吸机人工通气支持,或呼吸>28 次/min,PaO_2<6.6 kPa,$PaCO_2$<5.98 kPa,胸片示肺泡实变>1/2 肺野

续表

分型		轻型（评分1分）	重型（功能障碍期）（评分2分）	危重型（功能衰竭期）（评分2分）
血循毒症状	心	BP正常或偏高，心率过快（较平时快15~20次/min），心肌酶正常	收缩压<10.6 kPa，心率<55次/min或>130次/min，心律不齐，传导阻滞，血压偏低，心肌酶增高	心跳骤停，中毒性或感染性休克（收缩压<10.6 kPa），长期需升压药维持，或室性心动过速，心室颤动
	肾	尿量正常（>40 ml/h）或有少量蛋白、红细胞、血肌酐正常	血容量正常，血红蛋白尿，少尿（20~40 ml/h），血肌酐<177 μmol/L，利尿剂冲击后尿量可增多	血肌酐>177 μmol/L，少尿（<20 ml/h持续6 h），利尿药无效或无尿或非少尿肾衰竭者，尿量>600 ml/24 h，血肌酐>177 μmol/L，尿比重≤1.012
	胃肠	腹部胀气，肠鸣音减弱	高度胃肠胀气，肠鸣音近于消失，少量便血或呕血	麻痹性肠梗阻或应激性溃疡，消化道出血伴休克需输血者
	血液系统	纤维蛋白原正常，血小板计数正常或≥8万/ml，PT及TT正常	全身多处皮下淤斑或紫癜，但内脏出血不明显，血小板计数<8万/ml但≥5万/ml，TT及PT比正常延长1~3 s，纤维蛋白原正常，Hb<80 g/L，优球蛋白溶解试验>2 h	血小板计数<5万/ml，或DIC，纤维蛋白原<2 g/L，PT及TT比正常延长3 s以上，3P试验阳性，全身多发性内脏出血症，优球蛋白溶解试验<2 h
	肝	ALT正常或增高>2倍正常值	ALT≥2倍正常值，血清总胆红素17.1~34.2 μmol/L	黄疸，血清胆红素>34.2 μmol/L，ALT>2倍正常值，肝昏迷
混合毒症状		兼有以上两类蛇毒对人体的器官损害表现，混合毒类的病情评估根据不同的蛇种，结合患者的实际临床表现综合评定		

注：毒蛇咬伤是一种急性生物毒性损伤，为了清楚表现病情严重程度，按病情轻重可分为轻、重、危重3型，参考多脏器功能衰竭诊断标准，按评分计算，若1个或1个以上脏器损害为1分，评为轻型，若1个或1个以上器官损害为2分，评为重型，若1个或1个以上器官损害评为3分则为危重型，每个脏器损害评分不相加，脏器损害评分不同者，以高分为评分标准。（PT=凝血酶原时间，TT=凝血酶时间，DIC=弥漫性血管内凝血，Hb=血红蛋白，ALT=谷丙转氨酶）。

二、处 置

毒蛇咬伤的处置原则是快速阻断蛇毒吸收，及时清创排毒，挽救生命，尽快使用特异性抗蛇毒血清，防治并发症。积极生命体征、尿量、神志、血氧饱和度监测。无论毒蛇咬伤的症状如何，至少应留院观察24 h，对确定被"干咬"的患者至少留观8 h，但少数患者在2周后仍有可能发生凝血功能障碍，应充分告知伤者，以便发现异常情况后及时回院处理。

（一）自救与现场急救

尽管难以做到，但毒蛇咬伤后应尽量避免慌乱、逃跑，否则加速毒素的吸收，尽快结扎肢体及排毒，方法是用清水冲洗伤口，或局部烧灼，灭活伤口及周围蛇毒。可于咬伤近心端5~10 cm处结扎，结扎松紧度以阻断淋巴液与静脉血回流为度（相当于袖带压40~70 mmHg），可选用胶管、布带、草藤等作为结扎材料，在清创排毒约30 min后，可除去结扎带。院前最重要的急救是尽快将伤者送到医疗构并给予支持治疗（保持气道开放、维持呼吸与氧合功能、血流动力学稳定)和使用抗蛇毒血清;固定患肢减少出血和不适,如有可能,维持肢体接近心脏水平。目前的证据表明,多年来倡导的野外行机械吸引法无益,反而引起局部组织损害。早期伤肢应取下垂位,制动或减少活动,防止加快毒素吸收,伤口有效处理或数小时后,为减轻肿胀,应适当抬高伤肢,促进血液循环。禁止使用的措施包括伤口冷却、服用含酒精饮料和电击。WHO 毒蛇救治组的 Ian Simpson 博士提出最佳急救建议是"RIGHT":使伤者镇定(reassure the victim)、肢体制动(immobilize the extremity)、送去医院(get to the hospital)、给医生提供有关症状和体征信息(inform the physician of telltale symptoms and signs)。

(二)清创排毒

伤口清创越快越好,这样有助于迅速排除未吸收的蛇毒。伤口如可见毒蛇牙痕者,连两牙痕作"一"字或以每个牙痕为中心作"十"字切开,一般切口长度 0.5～1.0 cm 即可,切开至皮肤全层即可。同时注意有无毒牙断端,以利及时清理。对血循毒者切口宜小些。切开后,不宜挤压,可采用负压吸引,而后用 1‰高锰酸钾溶液或生理盐水冲洗伤口,再作局部封闭,方法是:2%利多卡因 5～10 ml ＋特异抗蛇毒血清半支＋甲泼尼龙 40 mg(或地塞米松 5～10 mg),混合溶液在距伤口近心端 5～10 cm 或过一个关节后做环形封闭治疗。对伤口不在肢体者,可在伤口周围作环形封闭。为促进局部肿胀消退,可用高渗硫酸镁(33%～50%)湿纱布湿敷。有人认为用红外线照射,q4～6 h,每次 20～30 min,可加快消肿。对确认有局部组织坏死或有坏死性筋膜炎者,应积极作外科干预,以防感染加重病情;如局部形成脓肿者,也应尽早外科处理。

(三)容量复苏

各种原因导致患者出现不同程度的循环血容量减少,组织灌注不足等休克表现,或血红蛋白尿导致急性肾功能不全。早期低血压主要是由于血液淤于肺和脾血管床,后期则主要是由于溶血和血管内液渗透进入软组织。维持血容量,保证心脑肝肾等重要器官血液灌注,促进利尿,有利于保持肾功能,早期使尿量保持在不少于 100 ml/h 即可。休克者宜使用生理盐水进行液体复苏,如在初始输入 20～40 ml/kg 晶体液后休克症状仍无明显好转,可考虑给予 5%白蛋白 10～20 ml/kg。如对充分容量复苏和抗蛇毒血清治疗后仍休克者,可考虑给予缩血管药如多巴胺,开始时予 5 μg/(kg·min),必要时每 10～30 min 增量 2.5～5.0 μg/(kg·min),最大 20 μg/(kg·min),有条件者应同时行血流动力学监测。

(四)特异性抗蛇毒血清治疗

毒蛇咬伤的关键是及时使用特异性抗蛇毒血清。抗蛇毒血清的作用是中和血液中的游离蛇毒,对已与血清蛋白结合成结合状态的蛇毒作用不大,因此,宜早期使用,2 h 内给药疗效最佳,原则是早期、足量使用。

1. 使用指征

(1)全身中毒表现,如全身性症状或体征、实验室结果异常;

(2)显著、进行性的局部表现,如软组织肿胀超过关节、或未使用结扎者的肿胀范围超过咬伤肢体的一半。

2. 用量

不同区域蛇毒有一定差异,我国现已生产的抗蛇毒血清均为单价抗蛇毒血清,共有 6 种(即抗眼镜蛇毒血清、抗银环蛇毒血清、抗金环蛇毒血清、抗蝰蛇毒血清、抗蝮蛇毒血清、抗五步蛇毒血清),理论上每支抗蛇毒血清含足够对抗一条毒蛇的蛇毒剂量,但实际使用过程中,个体差异及蛇体大小不一,所需剂量需要 1 支以上。如无特异抗蛇毒血清,应根据神经毒或血循毒的毒素类型,选用同类抗蛇毒血清。混合毒如眼镜王蛇咬伤,应选用神经毒和血循毒两种抗蛇毒血清,一般可用抗银环蛇毒血清及抗眼镜蛇毒血清联合使用;竹叶青蛇咬伤可用抗五步蛇毒血清与抗蝮蛇毒血清联合使用;烙铁头蛇咬伤用抗五步蛇毒血清或抗蝮蛇毒血任选一种;而海蛇咬伤则需用抗银环蛇毒血清＋抗眼镜蛇毒血清+抗蝰蛇毒血清三种联合使用。临床上，常根据病情轻重决定抗蛇毒血清的用量。一般轻型患者1~2支，重型或危重型患者则先给2~3支，观察1~2 h，若症状反复，再追加1~2支，对病情严重者，起始剂量应足够中和血中游离毒素，特别是眼镜蛇、眼镜王蛇等体型较大的蛇种，排毒量多者，应酌情多次使用，可每隔6 h加用1~2支共2~3次。澳大利亚有学者总结10年35例严重中毒者发现，多数初始抗蛇毒血清剂量使用不足，建议此类毒蛇中毒者起始时即用10个剂量，以达最大效果。北美地区的颊窝毒蛇用量较大（轻度5支、中度10支、重度15~20支）。最近一组神经毒蛇伤者，发现低剂量与高剂量抗蛇毒血清疗效相当，但尚需确认。注意成人与小孩抗蛇毒血清的用量相同。

3. 给药方法

目前使用的抗蛇毒血清为马血清制剂，与其他血制品一样，需要皮试，皮试方法：取0.1 ml抗蛇毒血清+1.9 ml生理盐水稀释，再取其中0.1 ml做皮内注射；皮试阴性者，可将所需剂量抗蛇毒血清+5%GS 500 ml中2小时内滴入；皮试阳性者，仍应按脱敏法给药。美国已生产出使用羊抗蛇毒血清制备成的抗原结合片段（Fab）抗体，无需皮试即可直接注射，效价更高，所需稀释液更少。已有专家采用"双通道分段稀释法"给药，即开通两条静脉通路，一条静脉通路滴注抗蛇毒血清，把全剂量抗蛇毒血清（轻型病例给1~2支，中重型3~5支）加入5% GS 250 ml中滴注，先慢后快，前20~30 min慢滴，15~20滴/min，如无不良反应，将剩余量于1~2 h内滴完；另一条静脉通路先用甲泼尼龙（甲基强的松龙）125~250 mg，iv，而后250~375 mg甲泼尼龙加入抗蛇毒血清中静脉滴注（无甲泼尼龙者可用地塞米松10~20 mg）；此法的优点是避免了皮试，缩短开始使用抗蛇毒血清的时间，对抢救生命可能有利；不足之处在于有潜在产生严重过敏反应的风险，且激素用量较大，其安全性尚需更大范围的临床验证。

4. 过敏预防

如有过敏反应风险，可静脉注射抗组胺药，如苯海拉明1 mg/kg（最大100 mg）和西咪替丁5~10 mg/kg（最大300 mg）；或予氯苯那敏（扑尔敏）4 mg，po，q4~6 h（最大24 mg/d）；有些地方预防性给予皮下或肌内注射小剂量肾上腺素减少发生过敏反应的风险。

（五）激 素

毒蛇咬伤导致蛇毒中毒患者是否使用激素尚有争议。通常认为激素可降低血管渗透性、抑制多形核白细胞移动、减少炎症因子或细胞因子释放，从而减轻炎症反应。普遍认可的是，激素对减轻或消除抗蛇毒血清的过敏反应有效。可选用甲泼尼龙125~250 mg（儿童2 mg/kg），iv，继之0.5~1 mg/kg，iv，q6 h，一般不超过5 d；如无甲泼尼龙者，可用等效剂量的泼尼龙（强的松）或地塞米松。

（六）预防感染

考虑毒蛇口腔内可能有各种细菌，理论上应常规使用抗生素预防感染，一般2~3 d便可，可选用β内酰胺类，过敏者可选用大环内酯类或氟喹诺酮类（儿童忌用）。最近研究发现不用抗生素作常规预防者，未增加感染率。无毒蛇咬伤者，伤口是否使用抗生素预防感染也颇有争议，但已有感染征象者，应尽早使用抗生素治疗。另外，有伤口破损者，一般常规使用破伤风抗毒素1 500 U肌内注射（用前需做皮试）。

（七）其他处理

以对症支持为主，可酌情选用莨菪碱类药物以善微循环，改善肾血流量，协助利尿作用。注意电解质平衡及营养供给。对严重病例，特别是未用抗蛇毒血清者，可尝试作血浆置换或血液灌流，可能有助于清除循环中的蛇毒。危重病人应加强生命体征监测，神经毒蛇咬伤者尤其应注意呼吸变化，及时识别并酌情给予呼吸支持，其他抢救方法参照危重病处理的有关章节。

为改善突触后神经毒素所致的神经系统症状，如上睑下垂或上视困难者，可给予乙酰胆碱酯酶抑制剂如滕喜龙或新斯的明试验，方法是给予阿托品

0.6 mg iv(儿童 0.02 mg/kg,最小 0.1 mg),继之予滕喜龙 10 mg iv(儿童 0.25 mg/kg)或新斯的明 1.5~2.0 mg im(儿童 0.025~0.08 mg/kg);如 5 min 后客观征象明显改善,必要时可 q30 min 给予新斯的明 0.5 mg(儿童 0.01 mg/kg)阿托品 0.6 mg(儿童 0.02 mg/kg),q8 h。

(八)中草药

中医学在蛇伤救治方面积累了丰富的经验,但特异性抗蛇毒血清应作为首选措施,在未得到抗蛇毒血清时,可考虑选用抗蛇毒的中成药,如南通蛇药、季得胜蛇药,其他还有各地的蛇药如新会蛇伤药酒、武夷山蛇药、熊山蛇药、梧州蛇药、青龙蛇药片、祁门蛇药片、泉州蛇药等,它们对轻症者可能有一定疗效。

(赖荣德 梁子敬)

第 3 节 其他有毒动物叮咬

一、概 述

有毒动物叮咬是急诊常见的疾病之一,蜂类、蛇伤或其他不明原因动物咬伤是主要动物性伤害,轻者仅表现为局部红肿、瘙痒或疼痛,重者发生器官功能障碍甚至引起死亡。以下是美国 CDC 公布的两个不同时期有毒动物叮咬致命情况(表 14-3-1 和表 14-3-2),可直观表达不同时期有毒动物咬伤流行情况,展现当前临床治疗进展。

表 14-3-1 1950—1969 年有毒动物咬伤致人死亡情况(美国,共 790 例)

膜翅目昆虫	死亡人数	物种	死亡人数	蛇类	死亡人数
蜜蜂	175	蜱	3	响尾蛇	159
胡蜂	127	毒蜘蛛	92	水生噬鱼腹蛇	9
雀蜂	33	未明昆虫	53	铜斑蛇(一种眼镜蛇)	2
大胡蜂	12	腔肠动物	2	珊瑚蛇	3
火蚁	5	魟鱼/滑子鱼	1	眼镜蛇	3
		未明动物	44	未明蛇种	67

表 14-3-2 有毒动物损伤和致死人数(1983—2002,美国)

有毒动物	中毒人数	死亡人数	有毒动物	中毒人数	死亡人数
腔肠动物	11 021	0	珊瑚蛇	800	0
毒鱼	21 145	0	外来蛇种	1 423	2
火蚁	38 704	0	无毒蛇	29 983	0
蜜蜂/胡蜂/大黄蜂	294 719	19	不明蛇种	29 877	2
毛虫/蜈蚣	34 318	0	棕隐士蜘蛛	30 816	6
其他节肢动物	193 520	1	黑寡妇毒蛛	43 263	0
铜斑蛇(一种眼镜蛇)	7 506	1	其他/不明蜘蛛	202 549	0
响尾蛇	12 860	16	蝎子	164 973	3
水生噬鱼腹蛇	1 303	0			

二、膜翅目动物叮咬

膜翅目动物主要包括蜜蜂、黄蜂、大胡蜂、黄蜂和火蚁等,膜翅目叮咬是造成人类受伤的最重要动物伤害之一,其所造成的死亡也较其他动物叮咬更为多见。大多数膜翅目动物是群居昆虫,其防御性主要是群体保护作用。常见膜翅目的形态、生活特征和毒性见表 14-3-3。

表 14-3-3 膜翅目体形、生活特征和毒性

名称	大小	巢居习惯	取食习惯	攻击性	毒蛋白/刺
蜜蜂	15~20 mm	人造蜂房	花蜜和花粉	非攻击性	50 μg
非洲蜜蜂	15~20 mm	自然蜂房	同上	攻击性	约 50 μg
纸胡蜂	20~25 mm	单层悬于屋檐或门廊	花蜜和节肢动物	护巢时有攻击性	不明
雀蜂	15~20 mm	多层,常在隐蔽处	食腐动物	极具攻击性	2~20 μg
黑面黄蜂	25~35 mm	多层,常在开阔区	花蜜和节肢动物	护巢时有攻击性	不明
欧洲大黄蜂	25~35 mm	同上	同上	同上	不明
火蚁	4~6 mm	小土丘中	杂食	保护土丘时有攻击性	10~100 μg

蜜蜂和黄蜂排毒机制相似,雄性无刺,雌性个体有变异的排卵器,在腹部有突起,犹如注射针状排毒。蜜蜂还有倒刺,螯人后倒刺留在人体中,但其内脏也随倒刺被拔出,因此,蜜蜂螯人后自己也会身亡。非洲蜜蜂又称杀人蜂,其毒性并不比普通蜜蜂更强,但攻击性更强,常是群体同时攻击,造成人体的伤害达到数十倍的增强,使人产生大面积伤害,导致严重中毒和多系统损害,甚至引起死亡。与蜜蜂一样,雌性黄蜂有巨大的针刺(雄性无刺),由于无倒刺,螯人后不会伤害其自身,且可反复刺人,有 1~2 个管状腺产生毒液并将毒液保存于毒腺中,毒腺与其尾刺相连接,螯人后毒液可注入人体组织。

膜翅目的毒液包括多种不同的成分,蛋白、肽类、氨基酸、碳水化合物、脂质和其他低分子物质,最常见的酶是磷酸二酯酶 A 和透明质酸酶,大多数毒性缘自低分子物质如缓激肽、乙酰胆碱、多巴胺、组胺和 5-羟色胺(血清素),蜜蜂和黄蜂毒液中还包括许多抗原物质,主要可诱导人类产生超敏反应和过敏。

(一)临床表现

蜜蜂和黄蜂螯人后的症状和体征不全相同,主要是毒液的类型、螯人部位和量有所差异。除外过敏反应,蜜蜂和黄蜂毒会引起严重损伤,因刺人的蜂数量、种类、大小、机体健康程度和部位不同而异。

(1)局部反应:主要包括疼痛、轻度红斑、水肿、瘙痒等,如舌部或喉部水肿可能快速产生气道受阻;眼周被螯伤后会发生眼睑水肿、流泪、虹膜炎或萎缩、晶状体化脓、眼球穿孔、青光眼或屈光改变等。蜜蜂毒中组胺量较其他蜂内更多,因此更为危险,某些蜜蜂螯人后腹部产卵器被拔出后会释放一种叫醋酸异戊酯的外激素,它可引诱其他蜜蜂前来,从而导致受害者被群蜂所伤。不同种类的蜜蜂抗原性重叠很少,因此不同蜂螯人后产生的反应各不相同。

(2)全身性中毒反应:包括恶心、呕吐、腹泻,头昏眼花,头痛、发热,不随意肌痉挛、水肿但可无荨麻疹,严重者晕厥,昏睡,偶有抽搐;发生呼吸功能不全或停止时,可能不伴荨麻疹和支气管痉挛;肝肾功能衰竭、播散性血管内凝血也时有报道。症状一般于 48 h 内消退,但严重者可能持续数天。

(3)过敏反应:全身性过敏或过敏反应轻重不一,重者可能在数分钟内引起死亡,大多数死亡发生于 15 min 内,死亡的病例几乎均在 6 h 内发生。1 h 内发生的死亡主要是由于气道阻塞或低血压;全身反应和螯人的蜂数量不成线性关系,通常螯人

后症状出现越早,反应越严重。初始症状包括眼痒、面部潮红、全身性荨麻疹和干咳。症状可能进行性加重,表现为胸闷、咽喉紧缩感,喉鸣,呼吸困难,紫绀,腹部痉挛性疼痛,腹泻、恶心、呕吐,头晕,寒战和发热,喉喘鸣,休克,晕厥,肠道或膀胱等不随意肌收缩、痉挛、出血,泡沫样痰等。初始症状轻微者也可快速进展为休克。膜翅目的全身性过敏反应主要由 IgE 介导,曾受蜂螫伤者可产生 IgE,再次受螫后产生快速的肥大细胞和嗜碱粒细胞脱颗粒,释放大量组胺、慢反应物质和过敏反应性嗜酸粒细胞趋化因子等,从而引起组织损害和全身症状。

(4)迟发反应:主要发生于螫人后的 5~14 d,包括血清病样征象如发热、全身不适、头痛、荨麻疹、淋巴结肿大和多关节炎,有时出现此类症状时患者已忘记曾受蜂叮或觉得莫名其妙,这类反应主要是免疫介导所致。

(5)特殊反应:少见情况下,膜翅目螫人后会发生神经、心血管、泌尿系统症状,如脑病、神经炎、血管炎和肾炎,曾有引起 Guillain-Barre 综合征的报道。

(二) 诊 断

膜翅目动物叮咬的诊断主要根据临床叮咬史和局部或全身反应确定,但仅凭临床表现很难鉴别何种膜翅目损伤。另外,这些动物叮咬可能带来感染性病原菌的传播,为临床诊断和治疗带来一定的复杂性,表 14-3-4 是常见节肢动物叮咬可能传播的病原菌甚至传染病。

表 14-3-4 常见节肢动物叮咬可能传播的疾病

节肢动物叮咬或螫伤	感染性疾病	其他情况
蜜蜂(bee)	Chagas 病(南美洲锥虫病)	过敏性接触性皮炎
甲虫(beetle)	皮肤真菌病或癣	血管神经性水肿
蜈蚣(centipede)	丹毒	自身免疫性血管炎
苍蝇(flies)	疱或脓点	化学性烧伤
大胡蜂(hornet)	单纯疱疹	化学性接触性皮炎
蚊子(mosquito)	带状疱疹	糖尿病性溃疡
猎蝽(reduviid bug)	脓疱病或脓疱性皮炎	多形性红斑
蝎子(scorpion)	莱姆病	淋巴瘤样丘疹病
蜱(tick)	坏疽性脓皮病	常春藤毒素、橡树毒或漆树毒
胡蜂(wasp)	孢子丝菌病	静脉淤积性溃疡
雀蜂(yellow jacket)	梅毒	

(三) 治 疗

所有蜜蜂叮咬均有毒刺遗留,因此,蜜蜂叮咬后应设法尽快拔出留在皮肤的毒刺,以限制毒液进一步吸收,并排除异物。拔除毒刺可用小刀片或指甲刮除。局部应用清水冲洗干净,而后给予消毒处理,并用冰敷,以减少毒液扩散,减轻水肿。如肢体被叮咬,可抬高患肢促进血液循环,减轻水肿。疼痛者可用止痛剂如非甾体抗炎药,必要时可考虑给予鸦片类止痛剂,口服抗组胺药(如苯海拉明 25~50 mg iv/im/po),H_2 受体阻滞剂(如雷尼替丁 50 mg iv),局部外涂炉甘石洗液等也可缓解症状;如有大面积局部反应,可适当给予口服糖皮质激素如泼尼松 15~30 mg 或静脉使用甲泼尼龙 125 mg。多处受叮咬者应监护肾脏和凝血功能至少 24 h,以排除肾功能衰竭或凝血功能障碍。过敏反应者可给予皮下注射肾上腺素 0.3~0.5 mg(1:1 000 的肾上腺素溶液 0.3~0.5 ml),必要时可在 20~30 min 后重复使用;有休克表现者可静脉注射 1:10 000 的肾上腺素溶液 2~5 ml(0.2~0.5 mg)。局部使用止血带可能有助于减缓毒素吸收，使用止血带目的是阻止或减少静脉和淋巴液回流，不必过紧而影响动脉血供，因此，使用止血带时应注意远端血供情况，待创面处理后便可除去止血带。有过敏反应者还可酌情使用抗组胺药；低血压者应给予晶体液进行液体复苏，以保持血容量平衡，液体复苏后血压仍不升高者，应及时给予升压药如多巴胺等，使用多巴胺后血压仍不升者应给予去甲肾上腺素；有支气管痉挛表现者可给予支气管扩张剂如特布他林、沙丁胺醇等，如使用氨茶碱者应注射缓慢给药，症状改善后便应停药；有咽喉或会厌水肿迹象时应在早期果断气管插管，否则可能引起窒息。所有发生过敏反应者，均应留院监护至少24 h，以免过敏复发。抗毒素血清仍在试用阶段，尚未进入商业应用，有条件者可考虑给予特异性抗毒免疫血清治疗，但使用前应做皮试。

三、毒蜘蛛咬伤

节肢动物叮咬致人类伤害很常见，美国每年至少有5万人次受害，其中半数以上的是毒蜘蛛咬伤，巴西南部每年有近3 000人被斜蛛属咬伤，我国没有确切的统计数据。已经发现的蜘蛛约有3万~4万种，大多数蜘蛛由于不产生毒素或口器柔弱不会咬人或引起人的损伤，尽管蜘蛛咬伤不会传染疾病，但某些蜘蛛会产生毒素并可能造成人的皮肤损害，全身性不适，甚至神经毒性症状。

最常引起人体损害的是毒蛛属的寡妇盗蛛，主要包括教主毒蛛、尺蠖毒蛛、金星毒蛛、黑寡妇毒蛛（美洲毒蜘蛛）等，咬伤人后30 min至2 h会产生肌肉痉挛、僵硬；另一种常见的毒蜘蛛是斜蛛属的隐斜蛛。多数蜘蛛咬伤发生于早晨，而且开始时无疼痛不适，以后在咬伤部位逐渐发展为皮肤溃疡。寡妇盗蛛和隐斜蛛咬伤后的特征各不相同，表14-3-5是这两类毒蜘蛛咬伤后的主要特征比较。

（一）诊　断

毒蜘蛛咬伤的诊断有赖于明确的毒蜘蛛咬伤史和局部变化，但大多数报告被蜘蛛咬伤者是病人的口头描述，可靠性有限，美国两所医院统计的600人疑似蜘蛛咬伤中，最后确定80%是其他节肢动物咬伤，包括蜱咬伤、猎蝽、膜翅目、臭虫、跳蚤、螨、斑蝥、鳞翅类、避日虫（如太阳蛛）、蟋蟀或其他草食类昆虫等。疑似蜘蛛咬伤者中，90%无法确认。

表14-3-5　寡妇盗蛛与隐斜蛛咬伤特征比较

咬伤特征	寡妇盗蛛（毒蛛属）咬伤	隐斜蛛（斜蛛属）咬伤
初始症状	中重度疼痛；伤口周围无或轻度炎症	无或轻微疼痛；继发伤口局部炎症
可能的中毒机制	大面积的突触前自主神经递质释放	局部毒素继发溃疡性皮肤坏死
主要毒素	α-Latrotoxin	神经磷脂酶D
潜在全身中毒效应	有，常不典型，毒蛛中毒较典型	罕见（棕斜蛛咬中毒）
潜伏期	快速（30 min至2 h）	迟发（如3~7 d）
最常见的全身性中毒体征	咬伤部位肌肉痉挛和僵硬，并向腹部和面部等近心端扩散；可能出现急性阑尾炎样反跳痛	关节痛，发热，寒战，斑丘疹，恶心，呕吐
潜在的全身性中毒相关体征	关节痛，支气管黏液分泌量增多，局部或全身性出汗，发热，血压升高，反射亢进，近卫淋巴结肿大，恶心，呕吐，感觉异常，阴茎异常勃起，上睑下垂，坐立不安，流涎	热性癫痫发作，血红蛋白尿，肌红蛋白尿，急性肾功能衰竭
多数咬伤预后	所有表现在2~3 d内消失；罕见死亡事件	多数皮肤坏死性溃疡在1~8周内愈合，约10%~15%后遗明显瘢痕

（二）治 疗

1. 隐斜蛛咬伤处理

隐斜蛛是最常见的蜘蛛咬伤，尚无理想的治疗方法。初始治疗包括常规急救、肢体抬高和制动、局部冰敷、局部创面处理和预防性破伤风等；随后开始支持治疗，已有报告的治疗措施包括：高压氧疗、氨苯砜、抗组胺药(如赛庚啶)、抗生素、低分子右旋糖酐、糖皮质激素、血管扩张剂、肝素、硝酸甘油、电疗、清创术、外科手术、抗毒血清等，但这些治疗的有效性尚不确定，还没有随机对照试验结果。许多治疗方法价格昂贵，疼痛难受或有潜在毒性，因此，选择治疗方法时应慎重考虑。

(1) 氨苯砜：一种砜基类抗生素，已在临床使用20多年，因为多形核白细胞在斜蛛属蜘蛛诱发皮肤坏死的病理生理机制中起着重要作用，而氨苯砜可抑制趋化作用和多形核白细胞髓过氧化酶-过氧化氢-卤化物形成氧自由基，但它可能诱发溶血，葡萄糖-6-磷酸脱氢酶缺乏症患者可能产生高铁血红蛋白血症和严重溶血，大多数病人治疗后 Hb 降低 1~2 g/dl，其他不良反应包括头痛、胃肠道不适、肝炎、表皮剥脱性皮炎、粒细胞缺乏症(罕见)和下运动神经毒性。

(2) 糖皮质激素：蜘蛛咬伤后常全身性或局部注射使用糖皮质激素，可减轻蜘蛛咬伤后的全身性反应，包括可能的反应性红斑，它不能阻止溃疡形成，甚至可能引起皮肤坏死扩展，应慎重选择，即便使用也不应超过3天。

(3) 其他药物：口服甲硝唑、局部或静脉使用苯海拉明或酚妥拉明无效。赛庚啶可能阻断5-羟色胺诱发的血小板聚集和缺血，但效果不确定。

(4) 高压氧治疗：高压氧治疗可能阻止斜蛛属所含鞘磷脂酶 D 毒素的巯基氧化作用，还能提高组织氧张力，通过肺隔离作用耗尽多形核白细胞。

(5) 电休克：主要是基于昆虫叮咬和蛇毒中毒电休克治疗成功而来，方法是使用高压直流电(40~50 kV/s)的放电方法电击，但蜘蛛咬伤的有效性仍受质疑，且电休克可能造成患者本身更严重的损害，已不作为毒蜘蛛咬伤的治疗方法。

(6) 外科手术：通过手术切除坏死组织并行皮肤移植起到促进创面愈合的作用，主要适于皮肤坏死直径在 1 cm 以上的患者。

(7) 抗毒素：商业用抗毒素仍未上市，动物试验显示，抗毒素的疗效仍不尽人意，其确切疗效有待更多研究和临床使用证实。

2. 狼蛛咬伤处理

狼蛛咬伤可引起家畜、宠物、狗等死亡，但对人的临床症状常较轻，可能产生轻度炎症反应，大多无皮肤坏死，也无严重的全身性反应。主要采用对症性的保守治疗，局部清创、预防破伤风，早期可抬高咬伤肢体、制动和局部冰敷，必要时口服镇痛剂。但疑有结节性眼炎者，应立即到眼科行裂隙灯检查，并作保守治疗，如未治疗，可能产生角膜炎、前或后色素层葡萄膜炎、脉络膜视网膜炎和眼眶蜂窝织炎。

四、蝎子螫伤

蝎子螫伤是较为常见的动物叮咬伤之一。蝎子螫伤中毒可引起神经钠通道开放，导致去极化时间延长和过度去极化，躯体和自主神经均可受影响。

（一）临床表现

全身症状少见，但儿童较易发生全身症状，少数甚至发生严重症状。蝎螫人后主要表现为局部疼痛和感觉异常，可进展为全身不适，严重病例可发生颅神经和躯体运动功能障碍，如导致眼球运动异常、视物模糊、流泪、流涕、咽部肌肉运动不协调和流涎，言语不清，偶有呼吸功能不全。运动反应过度者可表现为坐立不安或肢体不自主性肌肉抽动，呈类似癫痫样反应。一组跟踪13年共951例蝎螫伤中毒者的临床研究发现，年龄从0到90岁，平均年龄(14.7±17.4)岁，78%病例发生神经系统症状，15.4%病例发生昏迷(GCS≤12分)，6%发生抽搐，激动(74.6%)、斜视(12.5%)、双侧瞳孔缩小(5%)、双侧瞳孔散大(1.7%)，10例行颅脑 CT 检查者中9例可见异常表现，研究发现发生昏迷、抽搐、双侧瞳缩小或散大者预后不良。其他可表现为恶心、呕吐,心动过速或其他心律失常,高血压,体温过度,严重激动或兴奋,横纹肌溶解症,酸中毒等。蝎螫伤的中毒症状一般在螫伤后 5 h 内发生,如未用抗毒素治疗,症状可能持续至 24~48 h,部分患者疼痛和感觉异常可持续数周;严重者发生心功能不全、肺水肿、胰腺炎、出血功能异常、皮肤坏死;亚洲和非洲蝎偶可致人死亡,尤多见于儿童和老年人。

(二)治疗

主要是对症支持。局部给予冰敷减少毒素吸收,改善水肿等症状;抗组胺药有助于缓解症状,疼痛者给予止痛,激动或坐立不安者可给予镇静剂如地西泮。高血压和肺水肿者应给予硝苯地平、硝普钠、肼屈嗪或哌唑嗪等降血压和降低心脏前后负荷治疗,心动过缓者可给予阿托品。某些国家已有抗毒素血清,如有条件,严重蝎毒伤者可考虑使用,但其疗效和安全性仍有待进一步研究。应当注意的是,蝎螫伤者应监测各脏器功能,如腹痛者应监测淀粉酶和胰脂肪酶,出凝血功能检查有利于及时发现和处理凝血功能障碍,血气分析有助于了解酸碱异常情况等。

五、蜱咬伤

蜱是专门靠吸血为生的节肢动物,是仅次于蚊子的病原传播媒介,其胸腹部融合,呈椭圆形,吸血充盈后其大小从 1 mm 至 1 cm 或更长。蜱咬人时用其强硬的颌骨咬住皮肤,紧紧"粘贴"在皮肤上,但咬人时一般无痛。最值得关注的在于它是疾病传播媒介,可传播病毒、细菌(包括螺旋体和立克次体)和原虫。蜱传播的疾病主要包括莱姆病、洛矶山斑点热、埃里希体病(Ehrlichiosis)、科罗拉多蜱传热、土拉菌病(兔热病)、蜱传回归热、蜱传脑炎。莱姆病主要由肩突硬蜱传播的博氏疏螺旋体病。某些成年雌性蜱有神经毒素,并可诱发蜱性麻痹,一般在咬伤后 24~48 h 病,表现为对称性、进行性、弛缓性麻痹伴深腱反射缺失,或可伴发共济失调,多见于儿童,第 5~6 d 症状最为明显其表现与 Guillain-Barre 综合征极为相似,可有进行性呼吸肌麻痹,只有在详细检查排除蜱咬后方可考虑诊断为 Guillain-Barre 综合征,因为此病在去除蜱后症状可很快逆转。蜱传播疾病是时间依赖性的,因此,疑为蜱咬者应彻底寻找皮肤有无蜱咬着,并尽早用镊子等钳去"粘贴"在皮肤上的蜱;蜱媒传染病如莱姆病可用抗生素如单剂的多西环素(脱氧土霉素)200 mg 口服即可。

六、双翅目动物咬伤

双翅目动物包括蚊子、苍蝇、跳蚤和虱。

1. 蚊子

是最常见的水栖吸血节肢动物,蚊子叮人时主要是利用其长吻刺入皮肤吸血,穿入皮肤仅引起轻微损伤,多数人不一定能感觉得到,它可向叮咬局部注入含麻醉成分的唾液,引起皮肤组织损害和局部超敏反应,叮人后可引起即刻或延迟反应,即时反应包括发红、风团和瘙痒,持续时间短;延迟反应包括水肿和瘙痒,可持续数小时、数天甚至数周,严重者可产生局部皮肤坏死。人体可对其唾液产生过敏并产生水肿和瘙痒症状,有时可合并发热、不适、全身水肿、严重恶心和呕吐,皮肤坏死可能遗留瘢痕。单纯蚊子叮咬的治疗主要是对症处理,可用抗组胺药如西替利嗪和非甾体抗炎药等。蚊子叮咬最大的危害在于它是疾病传播的媒介,即便在蚊子控制极好的国家也可发生节肢动物传播性动物和疟疾,日本脑炎、黄热病、登革热、各型马脑炎等均是其传播的疾病,灭蚊是最有效的疾病预防方法。

2. 苍蝇

吸血蝇包括 1~3 mm 长的白蛉(或沙蝇、蚋)和长达 2 cm 以上的巴蝇,其共同特征是穿透皮肤引起疼痛和瘙痒,黑蝇、斑虻、马蝇、白蛉均可产生过敏反应,但其严重程度不及膜支目的毒液。治疗主要是口服抗组胺药如苯海拉明和羟嗪以缓解症状,严重者可局部或全身使用类固醇激素,高敏反应者可口服激素以改善症状。

3. 跳蚤、虱和螨

产生的损害相似,鉴别困难,跳蚤咬伤常见曲折线状,尤其在腿和腰部,中心可有少量出血,周围为红斑和荨麻疹,咬伤后奇痒,红斑可持续一段时间。

此类动物咬伤的主要危害在于继发感染,儿童可并发脓疱疮。咬伤后局部可用肥皂水彻底冲洗,儿童被叮咬后应剪短其指甲,以免搔痒而抓破皮肤。局部使用炉甘石洗液、冷敷或口服抗组胺药可改善症状,严重不适者,可用激素软膏外涂或喷雾,继发感染者可局部或口服使用抗生素治疗。

七、半翅目咬伤

半翅目吸血节肢动物主要包括猎蝽和臭虫。猎蝽主要在人夜间入睡后叮咬任可暴露处,面部最为常见;臭虫主要叮咬温暖个体,常在床旁或床缝中。两种动物均可传播疾病,猎蝽主要传播 Chagas'病(恰加斯病或南美洲锥虫病),臭虫是乙肝的传播媒介。两种动物咬人后均无明显疼痛,局部可产生红色斑丘疹、水疱或风团,猎蝽与臭虫的区别在于后者可产生褐色或黑色线性损害,而前者无此表现。治疗主要是对症处理。局部冷敷,局部外涂激素软膏,口服抗组胺药有助于缓解症状。

八、鳞翅目动物叮咬

鳞翅目动物主要有蝴蝶、蛾或其毛虫。多数症状主要是由于接触其毛虫所致,毛虫有针刺状突起,针刺可中空、分支并可与毒腺相连,针刺或体表的毛可引起机械性损害,其毒液可产生其他症状。大多数毛虫对人体无害,毛虫性皮炎表现为局部瘙痒,偶见弥漫性皮炎。天社毛虫可产生严重皮肤损害如灼痛、瘙痒,2~3 h 后可产生网格状出血疹,可持续数天,并可伴有局部淋巴结肿大,受伤肢体可有明显肿胀。其他症状包括头痛、发热、低血压和抽搐,但不会导致死亡。治疗主要是对症和支持。如局部遗留毛刺,应予拔除并用清水冲洗皮肤。激素和抗组胺药可缓解症状。低血压者极少见,一旦发生应给予肾上腺素皮下注射 0.3~0.5 mg,同时输注晶体液以保证血容量平衡。

九、斑蝥素中毒

斑蝥是鞘翅目动物。斑蝥关节或体内含有强毒性的斑蝥素,其关节受损或躯体受压破裂后会释放斑蝥素,斑蝥素制剂医学上用于去除疣,低剂量不会产生明显不良反应,但高浓度或接胺斑蝥毒液时可引起局部炎症反应,产生水疱,如手接触后再擦眼可产生结膜炎。由于其脂溶性,高浓度的斑蝥素可在皮肤吸收并产生全身中毒症状,误吞斑蝥后也会发生全身中毒症状。可产生严重呕吐、呕血、腹痛和腹泻,而后发生排尿困难、血尿、少尿,甚至急性肾功能衰竭。大量摄入或接触后产引起死亡。详细中毒机制不明,但已发现其有致糜烂作用。有一种叫西班牙绿芜菁(Spanish fly)的壮阳药也含有少量斑蝥素,其提高性功能的机制可能是引起局部血管扩张和尿道炎症作用。斑蝥中毒的治疗主要是对症处理,暴露皮肤应彻底清洗,其他症状的处理主要是对症和支持。

十、毒蜥蜴咬伤

毒蜥蜴咬伤在我国相对少见。毒蜥蜴的毒液具有强大的毒性,其毒液主要包含 L-氨基酸氧化酶、磷脂酶、透明质酸酶和激肽释放酶,毒性强度甚至与响尾蛇相当。由于缺乏有效的毒牙,仅有短的锯齿状小牙,常需长时间咬住才可能产生中毒,但一旦咬人,可能咬住肢体不放。人被它咬伤当后,主要表现为局部的软组织损伤、疼痛、创口及周围水肿,偶见局部发绀和淤斑。数小时后加重,少数情况出现全身中毒症状如虚弱无力、头昏眼花、感觉异常、出汗,甚至低血压。部分患者可能发生严重高血压,但一般在数小时内自动缓解。罕有引起死亡的报告。由于毒蜥咬住后常持续不放,可将毒蜥向硬物表面甩打方可松开其口腭,因此,可能伴有断牙残留在咬伤的组织内。处理主要是行局部的彻底清创、止痛,X 线检查有助于发现残留的毒牙,这对拔除可能残留的断裂毒牙尤其重要;早期抬高受伤肢伤可减轻水肿;抗生素预防的有效性尚不确定,但需常规注射破伤风抗毒素或破伤风免疫球蛋白;全身性治疗主要是支持治疗,如低血压患者给予晶体液快速液体复苏;毒蜥蜴咬伤尚无有效的特异性抗毒素。

(赖荣德 梁子敬)

参 考 文 献

1. Agarwal R, Aggarwal AN, Gupta D, et al. Low dose of snake antivenom is as effective as high dose in patients with severe neurotoxic snake envenoming. Emerg Med J, 2005, 22:397~399
2. Angel MF, Zhang F, Jones M, et al. Necrotizing fasciitis of the upper extremity resulting from a water moccasin bite. South Med J, 2002, 95(9):1090~1094
3. Bahloul M, Rekik N, Chabchoub I, et al. Neurological complications secondary to severe scorpion envenomation. Med Sci Monit, 2005, 11(4):CR196~202
4. Diaz JH, Leblanc KE. Common spider bites. Am Fam Physician, 2007, 75(6):869~873
5. Fauci AS, Braunwald E, Kasper DL, et al. Harrison's principles of internal medicine, 17th edition. McGraw-Hill Companies, Inc, 2008
6. Freeman TM. Hypersensitivity to hymenoptera stings. N Engl J Med, 2004, 351(19):1978~1984
7. Gold BS, Dart RC, Barish RA. Bites of venomous snakes. N Engl J Med, 2002, 347(5):347~356
8. Kasper DL, Braunwald E, Fauci AS, et al. Harrison's principles of internal medicine, 16th edition. McGraw-Hill Company, Inc., 2005
9. Knoop KJ. Atlas of emergency medicine, 2nd edition. McGraw-Hill Companies, Inc., 2002
10. Kularatne SA, Kumarasiri PV, Pushpakumara SK, et al. Routine antibiotic therapy in the management of the local inflammatory swelling in venomous snakebites: results of a placebo-controlled study. Ceylon Med J, 2005, 50(4):151~155
11. Marx JA, Hockberger RS, Walls RM. Rosen's emergency medicine: concepts and clinical practice, 6th edition. Elsevier Health Sciences, 2006
12. Polly Terry, Kevin Mackway-Jones. The use of antibiotics in venomous snake bite. Emerg Med J, 2002, 19:48~49
13. Rathinam SP, Surchi OS, Sivasubramaniam GN, et al. Corticosteroids and snake bite. BMJ, 2005, 330:33
14. Swanson DL, Vetter RS. Bites of brown recluse spiders and suspected necrotic arachnidism. N Engl J Med, 2005, 352(7):700~707
15. Tagwireyi DD, Ball DE, Nhachi CF. Routine prophylactic antibiotic use in the management of snakebite. BMC Clin Pharmacol, 2001, 1:4
16. Tintinalli JE, Kelen GD, Stapczynski JS. Emergency medicine: a comprehensive study guide, 6th edition. McGraw-Hill's Company, Inc., 2006
17. Yeng JM, Little M, Murray LM, et al. Antivenom dosing in 35 patients with severe brown snake (Pseudonaja) envenoming in Western Australia over 10 years. MJA, 2004, 181:703~705
18. 陈灏珠. 实用内科学. 第12版. 北京:人民卫生出版社, 2005
19. 王今达, 王正国. 通用危重病急救医学. 天津:天津科技翻译出版公司, 2001
20. 张文武. 急诊内科学. 北京:人民卫生出版社, 2000
21. 中国中西医结合学会急救医学专业委员会蛇伤急救学组. 毒蛇咬伤脑的临床分型及严重程度评分标准(修订稿). 中国中西医结合急救杂志, 2002, 9(1):18

第15章

成人中毒

第1节 中毒识别与救治

一、识 别

(一)病因和分类

中毒是指任何物质不论是有意摄入抑或意外暴露而进入人体,引起机体的有害反应。理论上说,几乎任何物质过量进入人体均可能引起损害反应甚或中毒。中毒也是个定量概念,某些物质如金属元素铁、铜、镁、钴、锰和锌等,微量或低剂量对人体有益甚至是必需的,但过量摄入也会引起中毒,因此,中毒的原因各种各样,不胜枚举。

中毒根据人体暴露时间长短,暴露剂量大小,暴露者的年龄、性别、饮食状况、生理状态或健康情况的不同而异,常分为急性中毒和慢性中毒。根据物质暴露或用途不同,中毒可分为以下几类。

根据暴露途径分类:故意摄入中毒(自杀)、意外事故中毒、职业暴露中毒、环境暴露中毒。

根据暴露环境分类:根据毒物所在环境,可分为空气、水、土壤、家庭用品中毒和职业性中毒。

根据用途分类:金属中毒、农业中毒(杀虫剂)、食品添加剂和食品污染中毒、毒素(微生物毒素、海藻毒素、植物毒素、动物毒素)、有毒溶剂、化疗药、毒品滥用、燃烧产物中毒、美容剂等。

毒物进入人体途径:绝大多数是口服或经消化道摄入,据美国中毒控制中心报告,经消化道摄入中毒占76%,吸入中毒占8%,皮肤中毒占6%,其他中毒者占10%。

(二)临床表现

由于毒物的多样性,中毒临床表现依毒物的不同而呈现各种各样,轻者以局部或某一系统症状或体征为主要表现,或乏力、头晕等非特异性症状,重者可同时出现多个脏器损害的表现,甚至惊厥、意识模糊、昏迷等。最常见的中毒表现有:消化道症状如恶心、呕吐、腹痛、腹泻;呼吸系统症状如呼吸加快、咳嗽、紫绀、呼吸困难;心血管系统症状如心悸、胸闷、胸痛等。

以下根据药物或毒物不同列举常见中毒表现及相关药物或毒物。

1. 中毒或药物过量引起低氧血症的常见原因

(1) 低通气/通气不足：乙醇、巴比妥类、苯二氮䓬类、肉毒杆菌毒素、三环类抗抑郁药、神经肌肉阻滞剂、鸦片类、镇静催眠药、蛇咬伤中毒、士的宁、破伤风毒素。

(2) 非心源性肺水肿：可卡因、乙二醇、烃类、吸入性损伤、鸦片类、光气（碳酰氯）、百草枯、水杨酸盐。

(3) 支气管痉挛：β受体阻滞剂、可卡因、海洛因、有机磷酸盐、毒品致误吸、毒品致心肌抑制（心源性哮喘）。

(4) 误吸：毒品/毒素精神抑制。

(5) 肺炎：中毒致误吸、静脉吸毒感染源肺部种植、吸入性损伤导致肺保护机制障碍。

(6) 肺泡出血：可卡因、抗凝/溶栓药、副醛等。

(7) 心源性肺水肿：抗心律失常药、β受体阻滞剂、三环类抗抑郁药、维拉帕米。

(8) 气胸：可卡因、静脉吸毒静脉乱刺。

(9) 细胞缺氧：一氧化碳、氰化物、硫化氢、高铁血红蛋白血症、硫化血红蛋白血症。

(10) 惰性气体：甲烷、氮气、丙烷。

2. 引起心动过速和心动过缓的药物或毒物

(1) 心动过速：苯异丙胺、麻黄素（碱）、抗胆碱能药、肼苯哒嗪、抗组胺药、硫化氢、咖啡因、高铁血红蛋白血症、一氧化碳、酚噻嗪类药、可乐定、伪麻黄碱、可卡因、茶碱、氰化物、甲状腺激素过量、三环类抗抑郁药、苯环己哌啶、停药/戒毒。

(2) 心动过缓：抗心律失常药（Ⅰa/Ⅰc）、有机磷酸盐、β受体阻滞剂、苯丙醇胺、钙通道阻滞剂、毒扁豆碱、氨基甲酸酯类、右丙氧芬、可乐定、喹尼丁、三环类抗抑郁药、地高辛、锂、甲氧氯普胺、鸦片类。

3. 常见引起呼吸变化的药物或毒物

(1) 呼吸减慢：α_2肾上腺素能激动剂，肉毒杆菌毒素，乙醇和其他醇类，γ羟丁酸，神经肌肉阻滞剂，鸦片类，有机磷杀虫剂，镇静催眠药等。

(2) 呼吸加快：氰化物，二硝基酚及其类似物，肾上腺素，乙二醇，硫化氢，甲醇，引起高铁血红蛋白的制剂，甲基黄嘌呤，烟碱，水杨酸盐，交感胺类等。

4. 引起抽搐的常见药物和毒物

苯异丙胺、抗组胺药、抗精神病药、咖啡因/胆茶碱、氨基甲酸酯类、一氧化碳、可卡因、三环类抗抑郁药、乙二醇、异烟肼、铅、利多卡因、锂、甲醇、有机磷酸盐、苯环己哌啶、水杨酸盐、乙醇或镇静催眠药戒断综合征。

5. 引起低/高体温的药物

(1) 低体温：乙醇、巴比妥类、三环类抗抑郁药、降糖药、鸦片类、酚噻嗪类。

(2) 高体温/发热：苯异丙胺、抗胆碱能类、抗组胺类、可卡因、三环类抗抑郁药、停药/戒毒综合征、单胺氧化酶抑制剂、恶性高热、抗精神病药的恶性综合征、苯环己哌啶、酚噻嗪类、水杨酸盐、血清素综合征、麦角酰二乙胺。

6. 常见引起血压变化的药物

(1) 引起血压升高的药物：麦角碱，慢性铅中毒，单胺氧化酶抑制剂过量或药物相互作用，尼古丁（烟碱），苯环利定，交感胺类，育亨宾（氢化麦角碱）等。

(2) 引起血压下降的药物：肾上腺素能拮抗剂，血管紧张素转换酶抑制剂及血管紧张素受体拮抗剂，抗心律失常药，钙通道阻滞剂，氰化物，三环类抗抑郁药，乙醇和其他醇类，铁，甲基黄嘌呤，硝酸盐或酯类，硝普钠，鸦片类，酚噻嗪类，磷酸二酯酶抑制剂，镇静催眠药等。

7. 可致抑郁状态的药物

(1) 交感类：肾上腺素能阻断药、抗心律失常药、抗高血压药、抗精神病药、三环类抗抑郁药。

(2) 胆碱能药：贝胆碱（Bethanecol）、氨基甲酸酯、烟碱、有机磷酸盐、毒扁豆碱、毛果芸香碱。

(3) 镇静催眠药：乙醇、巴比妥类、苯二氮䓬类、乙氯维诺。

(4) 麻醉药、镇痛药、止泻药。

(5) 其他：一氧化碳、氰化物、硫化氢、降糖药、锂、水杨酸盐。

8. 引起精神错乱和模糊的常见药物/毒物

包括：乙醇/戒断综合征、抗胆碱能药、抗组胺药、一氧化碳、西咪替丁、重金属、锂、水杨酸盐。

9. 引起激动状态的常见药物或毒物

(1) 交感类：肾上腺素激动剂、苯异丙胺、咖啡因、可卡因、麦角碱、单胺氧化酶抑制剂、茶碱。

(2) 抗胆碱能药：抗组胺类、抗帕金森类药、抗精神病药、解痉药、抗抑郁药、环苯扎林。

(3) 停药综合征：β阻滞剂、可乐定、乙醇、鸦片类、镇静催眠药。

(4) 致幻药：麦角酰二乙胺、大麻、三甲氧苯乙胺、苯环己哌啶。

(5) 其他：甲状腺素(粉)。

10. 引起瞳孔变化的常见药物或毒物

(1) 瞳孔缩小：巴比妥类、氨基甲酸酯类、可乐定、乙醇、异丙醇、有机磷酸盐、鸦片类(派替啶可致瞳孔散大)、苯环己哌啶、酚噻嗪类、毒扁豆碱、毛果芸香碱。

(2) 瞳孔放大：苯异丙胺、停药综合征、抗胆碱能药、格鲁米特、抗组胺药、麦角酰二乙胺、可卡因、单胺氧化酶抑制剂、三环类抗抑郁药、多巴胺。

11. 引起肌张力变化的常见药物或毒物

(1) 张力反应障碍：氟哌啶醇、甲氧氯普胺(胃复安)、酚噻嗪类。

(2) 运动障碍：抗胆碱能类、可卡因、苯环利定。

(3) 强直障碍：恶性高热、抗精神病药恶性综合征、黑寡妇毒蛛咬伤。

12. 与高阴离子间隙代谢综合征相关的药物或毒物

阿米洛利、抗坏血酸、一氧化碳、氯霉素、秋水仙碱、氰化物、氨苯砜、肾上腺素、乙醇、乙二醇、甲醛、硫化氢、铁、异烟肼、氯胺酮、二甲双胍、甲醇、烟酸、硝普钠、非甾体抗炎药、罂粟碱、副醛/马尿酸、苯乙双胍、异丙酚、水杨酸盐、特布他林、四环素、甲苯、维拉帕米。为便于记忆，高阴离间隙代谢性酸中毒常见原因可总结为：CAT MUDPILES——carbon monoxide and cyanide(一氧化碳和氰化物)、alcoholic ketoacidosis(酒精性酮症酸中毒)、Toluene(甲苯)、Methanol(甲醇)、uremia(尿毒症)、diabetic ketoacidosis(糖尿病酮症酸中毒)、phenothiazines(酚噻嗪类)、Isoniazid(异烟肼)、lactic acidosis(乳酸性酸中毒)、ethanol and ethylene glycol(乙醇和乙二醇)、Salicylates(水杨酸盐)。

13. 引起阴离子间隙升高的常见原因包括

乳酸性酸中毒、尿毒症、脓毒症(sepsis)、横纹肌溶解症、酮症酸中毒(糖尿病性、酒精性、饥饿性)、毒物摄入(乙二醇、甲醇、副醛、水杨酸盐)、容量不足性代谢性碱中毒。

14. 引起阴离子间隙降低的原因包括

未测定的阳离子增加(高血钾、高血钙、高血镁、急性锂中毒、IgG升高(骨髓瘤或阳离子蛋白))；未测定阴离子降低(血清白蛋白减少)；药物(溴化物、碘化物、锂、多黏菌素B、三羟甲基氨基甲烷；高血钠(>170 mEq/L)、高血脂。

15. 引起渗透间隙升高的常见药物或毒物

乙醇，乙二醇/羟乙醛，丙三醇，甘氨酸，静脉免疫球蛋白注射，异丙醇/丙酮，甘露醇，甲醇/甲醛，丙二醇，放射性对比造影剂，山梨醇。

16. 根据特殊气味推断毒物

某些毒物中毒有特殊气味，这些气味对诊断毒物性质有重要参考作用。丙酮味或甜水果味主要见于漆、乙醇、异丙醇、氯仿、三氯乙烷、副醛、水合氯醛、溴甲烷等中毒；苦杏仁味见于氰化物；胡萝卜味见于毒芹(铁杉)；消毒剂味见于苯酚(石炭酸)或杂芬油(木焦油)；腐鸡蛋味见于硫化氢、二硫化碳、硫醇、双硫仑、N-乙酰半胱氨酸；鱼腥味或肝腥味见于磷化锌、磷化铝；水果味见于戊基或丁基硝酸盐类中毒；大蒜味见于磷、碲、砷、有机磷酸化合物、硒、铊、二甲亚砜中毒；干草味见于光气(碳酰氯)中毒；樟脑味见于萘、p-二氯苯、樟脑中毒；绳索燃烧味见于大麻、鸦片中毒；烟草味见于尼古丁中毒；醋味见于醋酸中毒等。

17. 可经尿毒物筛选的常见药物或毒物

包括：对乙酰氨基酚，阿莫沙平(氯氧平)，巴比妥类(除外苯巴比妥)，苯二氮䓬类代谢产物(利眠宁、地西泮、氟西泮、奥沙西泮)，大麻类，卡马西平，氯丙嗪，西咪替丁，可待因及其代谢产物，丙咪嗪，右美沙芬，苯海拉明，多塞平/多虑平，多西拉敏，麻黄碱，红霉素，格鲁米特/导眠能，愈创甘油醚，氢可酮/二氢可待因酮，二氢吗啡酮，丙米嗪，利多卡因，哌替啶，甲丙氨酯，美沙酮，去氧麻黄碱，甲喹酮/安眠酮、吗啡、去甲替林、阿片制剂、奥芬那君/邻甲苯海拉明、镇痛新/喷他佐辛、非那西丁、苯环己哌啶、苯乙胺、芬美曲秦、苯巴比妥、芬特明/苯叔丁胺、吩噻嗪代谢产物(丙氯拉嗪、异丙嗪、三氟拉嗪、异丙嗪、三氟丙嗪)、苯丙醇胺、普萘洛尔/心得安、丙氧酚、伪麻黄碱、美吡拉敏/甲氧苯二胺、奎宁、士的宁、替马西泮、萜品醇/水合萜品醇、曲唑酮、氨苯蝶啶、甲氧苄啶、曲美苄胺、曲米帕明、曲吡那敏/扑尔敏。常见尿检的药物(毒品)包括：苯异丙胺、巴比妥类、苯二氮䓬类、大麻类、可卡因、鸦片类、苯环己哌啶(苯环利定)。

18. 引起味觉障碍的原因

(1)味觉减退或丧失：局部因素包括化学烧伤、放疗后；全身因素包括 ACEI 类、阿米洛利、氨力农、一氧化碳、可卡因、二甲亚砜、汽油、氢氯噻嗪、甲基硫氧嘧啶、硝酸甘油、普萘洛尔、除虫菊酯、吸烟、安体舒通(螺内酯)三唑仑。

(2)味觉障碍：局部因素如化学烧伤、放疗后；全身因素包括 AECI 类、阿霉素、两性霉素 B、肉毒毒素、溴苄胺、卡马西平、二甲亚砜、5-氟尿嘧啶、灰黄霉素、异维甲酸、左旋多巴、非甾体抗炎药(NSAIDs)、尼古丁(烟酸)、硝苯地平、苯硫脲、奎宁、锌缺乏。

(3)金属味：ACEI 类、乙胺丁醇、甲硝唑、乙醛、亚铁盐、喷他脒、别嘌醇、氟西泮、普鲁卡因青霉素、砷化物、碘、普罗帕酮、镉、铅、蛇毒、雪卡鱼毒素、左旋咪唑、四环素、铜、锂、汞、双嘧达莫、甲氨蝶呤、双硫仑、甲氧氯普胺(胃复安)等中毒。

19. 引起听力丧失的原因

(1)可逆性原因：抗微生物类(氯奎、红霉素、奎宁)；一氧化碳；利尿药(乙酰唑胺、布美他尼或丁尿胺、依他尼酸、呋塞米、甘露醇)；NSAIDs；水杨酸盐。

(2)不可逆性原因：氨基糖苷类；抗肿瘤药(博来霉素、顺铂、氮芥、长春新碱、长春碱)；溴化物；碳氢化合物(苯乙烯、甲苯、二甲苯)；金属(砷、铅、汞)。

20. 引起耳鸣的原因

抗真菌药(两性霉素 B)；抗惊厥药(卡马西平)；抗抑郁药(三环类抗抑郁药、阿莫沙平、锂盐)；抗组胺药；抗微生物药(氨基糖苷类、万古霉素、氨苯砜、四环素类、磺胺药、甲硝唑、噻苯达唑、克林霉素)；抗肿瘤药(顺铂、氮芥、6-氨基烟酰胺、甲氨蝶呤、长春碱)；抗寄生虫药(氯奎、羟氯喹)；抗精神病药(氟哌啶醇、吗茚酮)；溴化物；金鸡纳生物碱(奎宁、奎尼丁、水杨酸盐)；利尿剂(呋塞米、依他尼酸或利尿酸、布美他尼)；烃类(苯)；局麻药(甲哌卡因、布比卡因、利多卡因)；NSAIDs；口服避孕药；交感激动剂(咖啡因、茶碱、间羟异丙肾上腺素、沙丁胺醇、哌甲酯或利他林)。

21. 引起皮肤变化的药物或毒物

(1)痤疮样损：ACTH、阿莫沙平、雄激素、硫唑嘌呤、溴化物、皮质激素、达那唑、丹曲林(硝苯呋海因)、卤代烃、碘化物、异烟肼、锂、口服避孕药、苯妥英钠。

(2)脱发：抗凝药、化疗后、激素、NSAIDs、苯妥英钠、类视黄醇、硒、铊。

(3)接触性皮炎：杆菌肽、秘鲁香脂、苯佐卡因、邻苯二酚、钴、二盐酸乙二胺、甲醛、芳香混合物、咪唑烷基脲、羊毛脂、甲基异噻唑啉酮、镍、对-叔丁基苯酚甲醛树脂、对苯二胺、树脂、倍半萜内酯、硫柳汞。

(4)多形性红斑：抗生素、别嘌醇、巴比妥类、卡马西平、西咪替丁、金、可待因、格鲁米特、乙炔雌二醇、呋塞米、酮康唑、甲喹酮、NSAIDs、氮芥、酚酞、酚噻嗪类、苯妥英钠、磺胺类药、噻嗪类利尿药。

(5)固定性药疹：对乙酰氨基酚、别嘌醇、巴比妥类、卡托普利、卡马西平、水合氯醛、氯氮䓬、氯丙嗪、红霉素、D-青霉胺、金、灰黄霉素、锂、非那西丁、酚酞、甲喹酮、甲硝唑、米诺环素、萘普生、NSAIDs、口服避孕药、水杨酸盐、舒林酸。

(6)斑丘疹：抗生素、抗惊厥药、抗高血压药、抗炎药。

(7)光敏反应：胺碘酮、苯恶洛芬、氯丙嗪、环丙沙星、达卡巴嗪(卡巴咪唑)、5-氟尿嘧啶、呋塞米、灰黄霉素、氢氯噻嗪、血卟啉、左氧氟沙星、萘啶酸、萘普生、吡罗昔康、补骨脂素、磺胺、四环素、甲苯磺丁脲、长春碱。

(8)中毒性表皮坏死溶解：别嘌醇、L-门冬酰胺酶、阿莫沙平、复方新诺明、普卡霉素（金霉酸）、呋喃妥因、NSAIDs、青霉素、苯妥英钠、哌唑嗪、乙胺嘧啶、链霉素、磺胺类药、柳氮磺胺吡啶。

(9)血管炎：别嘌醇、西咪替丁、金、肼屈嗪、左旋咪唑、NSAIDs、青霉素、苯妥英钠、丙硫氧嘧啶、奎尼丁。

(10)水疱大疱疹：阿莫沙平、巴比妥类、卡托普利、CO、化疗药、双嘧达莫、呋塞米、灰黄霉素、青霉胺、青霉素、利福平、磺胺类药。

22. 引起获得性高铁血红蛋白血症的常见药物或毒物

乙酰苯胺、亚硝酸异戊酯、亚硝酸丁酯、溴酸盐、苯胺染料、苯佐卡因、布比卡因、次氯酸盐、氯喹、氨苯砜、氟他米特、除草剂、亚硝酸异丁酯、硝酸异山梨酯、利多卡因、草原斜蛛毒、亚硝酸酯、甲氧氯普胺、氧化亚氮、硝基乙烷、硝基苯、硝酸甘油、硝普钠、杀虫剂、辛烷助推汽油、非那西丁、非那吡啶、铁氰化钾、丙胺卡因、伯氨喹、盐酸非那吡啶、硝酸银、亚氯酸钠、亚硝酸钠、磺胺类药。

23. 引起脑死亡样状态的原因

Guillain-Barri综合征、低血糖、低体温、中毒（阿米替林、铋盐、吸入麻醉药、镇静催眠药、三氯乙烯）、脑桥出血、狂犬病、河豚毒素。

24. 中毒的临床和实验室发现见表15-1-1。

常见中毒综合征见表15-1-2。

表 15-1-1　中毒临床和实验室异常

激动	抗胆碱能综合征、低血糖、苯环己哌啶、拟交感药、乙醇和镇静催眠药戒断综合征
脱发	烷化剂、放射线或辐射、硒、铊
共济失调	苯二氮䓬类药、卡马西平、CO、乙醇、低血糖、锂、汞、NO、苯妥英钠
失明或视力下降	腐蚀剂(直接伤)、可卡因、顺铂、汞、甲醇、奎宁、锂
皮肤变蓝	胺碘酮、染料、高铁血红蛋白、银
便秘	抗胆碱能综合征、肉毒杆菌中毒、铅、鸦片类、铊(重度)
耳鸣、耳聋	氨基糖苷类、顺铂、金属类、袢利尿剂、奎宁、水杨酸盐
出汗	苯异丙胺、拟胆碱能药、低血糖、鸦片戒断征、水杨酸盐、血清素综合征、拟效感神经作用、乙醇和镇静催眠药戒断综合征
腹泻	砷和其他金属、硼酸、植物刺激剂、泻药、拟胆碱能药、秋水仙碱、铁、锂、鸦片类戒断征、放射损伤
感觉异常	丙烯酰胺、砷、拉美鱼肉毒中毒、可卡因、秋水仙碱、铊
皮肤变色	砷、铋、维生素A过多症、铅、汞
幻觉	抗胆碱能综合征、多巴胺激动剂、麦角碱、乙醇、乙醇和镇静催眠药戒断征、低盐饮食、苯环己哌啶、拟效感神经作用、色胺类
头痛	CO、低血糖、单胺氧化酶抑制剂/食物相互作用(高血压危象)、血清素综合征
代酸(高阴离子间隙)	甲醇、尿毒症、酮症酸中毒(糖尿病性、饥饿性、酒精性)、副醛、苯乙双胍、二甲双胍、铁、乙二醇、水杨酸盐、甲苯
瞳孔缩小	拟胆碱能药、可乐定、鸦片类、苯环己哌啶、酚噻嗪类
瞳孔散大	抗胆碱能综合征、肉毒杆菌中毒、鸦片戒断征、拟交感神经作用
眼球震颤	巴比妥类、卡马西平、CO、乙醇、锂、单胺氧化酶抑制剂、苯环己哌啶、苯妥英钠、奎宁
紫绀	抗凝血杀鼠药、氯吡格雷、皮质激素、肝素、纹孔蝰蛇毒中毒、奎宁、水杨酸盐、华法林
硫酸钡摄入	砷、水合氯醛、肠溶糖衣片、卤代烃、金属类(如铁、铅)

续表

皮肤变红	抗胆碱能综合征、硼酸、双硫仑、鲭摄入、万古霉素
横纹肌溶解症	CO、多西拉敏、羟甲戊二酸还原酶抑制剂、拟交感神经作用、蘑菇中毒
流涎	砷、腐蚀剂、拟胆碱药、氯氨酮、汞、苯环己哌啶、士的宁
惊厥/抽搐	丁氨苯丙酮、CO、三环类抗抑郁药、毒菇、低血糖、异烟肼、甲基黄嘌呤、乙醇和镇静催眠药戒断综合征
震颤	抗精神病药、砷、CO、拟胆碱药、乙醇、锂、汞、甲基溴化物、拟交感神经作用、甲状腺替代治疗
虚弱无力	肉毒杆菌中毒、利尿、镁、贝壳类动物麻痹、类固醇、甲苯
皮肤变黄	对乙酰氨基酚(后期)、双稠吡咯啶类生物碱、胡萝卜素、蝇蕈毒蘑菇、二硝基苯酚

注：抗胆碱能药：如抗组胺药、阿托品、三环类抗抑郁药、东莨菪碱；拟交感神经作用药：如苯异丙胺、可卡因、麻黄素；拟胆碱药：如毒蕈碱蘑菇、有机磷复合物和氨基甲酸酯类包括选择性 Alzheimer 药和毒扁豆碱、毛果芸香碱和其他直接作用药

表 15-1-2 常见中毒综合征

综合征	临床表现	致病药物	药物治疗
抗胆碱能综合征	表现为乙酰胆碱拮抗症状如瞳孔放大、视力模糊、发热、皮肤干燥、脸潮红、肠梗阻、尿潴留、心动过速、血压升高、精神异常、昏迷、抽搐、肌阵挛	抗组胺药、阿托品、巴氯芬、苯扎托品、东莨菪碱、酚噻嗪类、三环类抗抑郁药、丙胺太林、抗帕金森病药	支持对症，毒扁豆碱(三环类抗抑郁药不能过量，因可能导致传导功能障碍)，三环类抗抑郁药过量用碳酸氢钠
胆碱能综合征	表现为烟碱/毒蕈碱受体刺激症状如流涎、流泪、尿失禁、呕吐/腹泻、胃肠痛性痉挛、出汗、喘鸣、心动过缓、支气管黏液过多、瞳孔缩小	氨基甲酸酯、有机磷酸盐、毒扁豆碱、毛果芸香碱	阿托品 有机磷中毒用解磷定或氯磷定
β肾上腺素能	心动过速、低血压、震颤	沙丁胺醇、特布他林、咖啡因、茶碱	β受体阻滞剂(哮喘慎用)
α肾上腺素能	高血压、瞳孔放大、心动过缓	苯肾上腺素、苯丙醇胺	酚妥拉明或硝普钠治高血压，忌β阻滞剂
α和β肾上腺素能	高血压、心动过速、瞳孔放大、出汗、黏膜干燥	苯异丙胺、麻黄素、可卡因、伪麻黄素、苯环利定	苯二氮䓬类
镇静催眠药	呈剂量依赖性中枢神经和呼吸抑制效应，如木僵和昏迷、意识混乱、言语模糊、呼吸暂停	抗惊厥药、乙醇、抗精神病药、甲丙氨酯、巴比妥类、鸦片制剂、苯二氮䓬类	鸦片类用纳洛酮；苯二氮䓬类用氟马西尼(致命性低，较少使用)；苯巴比妥类需碱化尿液
致幻觉	幻觉、精神异常、恐慌、发热、瞳孔散大、体温过高	苯异丙胺、麦角酰乙二胺、大麻素类、可卡因、苯环己哌啶	苯二氮䓬类、氟哌啶醇
锥体外系强直	强直/震颤、角弓反张、牙关紧闭、反射亢进、手足徐动症	氟哌啶醇、酚噻嗪类如氯丙嗪	苯海拉明、苯甲托品
麻醉剂/类鸦片效应	精神改变、瞳孔缩小、呼吸缓慢、心动过缓、低血压、低体温、肠鸣音减弱、肺水肿	右美沙芬、鸦片类(海洛因、吗啡、哌替啶、可待因、芬太尼)、镇痛新、右丙氧芬	纳洛酮(宜小剂量，否则会致惊厥、激动、非心源性肺水肿等戒断表现)

续表

综合征	临床表现	致病药物	药物治疗
血清素/5-羟色胺	易激、脸红、反射亢进、腹泻、出汗、发热、肌阵挛、牙关紧闭、震颤	氟西丁、曲唑酮、帕罗西丁、哌替啶、舍曲林	苯二氮䓬类
致癫痫效应	体温过高、反射亢强、震颤、可能有致幻刺激	士的宁、尼古丁、林旦、利多卡因、可卡因、异烟肼、黄嘌呤、氯化烃、抗胆碱能药、樟脑	抗惊厥药，维生素 B_6 用于异烟肼，体外撤除林旦、樟脑，毒扁豆碱用于抗胆碱能药，茶碱不用苯妥英钠

（三）实验室检查

对中毒或疑似中毒者，血、尿、大便常规和电解质、血糖、肝肾功能、肌酶学、胸片、心电图等检查应作为常规实验室检查。其他如 B 超、肌电图、脑电图、CT 等可酌情选取，有助于排除其他原因所致的某些疾病。对需行病因诊断者，应根据毒物可能暴露途径，留取两种或两种以上的标本如呕吐物或胃液、有关残余物、血、尿或其他分泌物送检做毒物测定或鉴定。一些特异性检查如有机磷中毒应检查血胆碱酯酶、一氧化碳中毒应测定碳氧血红蛋白等。

（四）诊断

根据药物或毒物的暴露史（如摄入、接触、吸入等）和临床表现，基本可以确立诊断，群体性发病者诊断更有助于诊断。对中毒原因，需经流行病学、寻找确切性的暴露源、必要的毒物检测等方能明确，部分中毒有特异性表现，如 CO、有机磷农药、亚硝酸盐等中毒的临床表现对病因诊断有极大的意义。临床上发现以下临床表现应考虑毒物摄入中毒：既往有药物过量或吸毒史、有自杀念头或有企图自杀史、有其他精神病史、精神激动、不省人事或昏迷、癫痫发作、肌肉强直、肌张力障碍、心跳呼吸停止、不明原因性心律失常、高/低血压、通气功能衰竭、误吸、支气管痉挛、肝衰竭、肾功能衰竭、高/低体温、横纹肌溶解症、渗透压升高、高阴离子间隙酸中毒、高/低血糖、高/低钠血症、高/低钾血症、多种药物治疗。

二、处 置

（一）处理原则和基本程序

中毒处理的首要任务是支持治疗，具体救治原则包括：进行 ABC 稳定，维持生命体征平稳，寻找中毒综合征，确立诊断，清除污染毒物，促进排毒，有确定性解毒剂者考虑给予解毒，反复病情评估。注意，混合毒物中毒时，某些特异性中毒综合征可能因症状和体征的相互拮抗而失去"特异性"，因此，不应过分强调寻找这些特异性表现而浪费宝贵的抢救时间。图 15-1-1 为中毒处理基本程序图。

（二）生命支持

所有中毒就诊患者，均应给予生命体征（呼吸、血压、脉搏、体温）、血氧饱和度、瞳孔、尿量、意识状态等的监测。生命体征的维持是任何严重中毒救治的基础和关键，主要包括开放静脉通道，保持呼吸道通畅，维持充分的血容量和血流动力学稳定，防治体温过高或低体温，积极处理恶性心律失常。必要时，在充分容量复苏的前提下，酌情给予必要的血管活性药。

精神状态改变者，可先给予初始药物治疗——昏迷鸡尾酒疗法（coma cocktail），它既有助于诊断，也是重要的治疗措施，具体包括葡萄糖、氧疗、纳络酮、维生素 B_1，为便于记忆，可归纳为 DON'T——Dextrose、Narcan 或 Naloxone、Oxygen、Thiamine。注意维生素 B_1 于葡萄糖前使用更佳（表 15-1-3）。

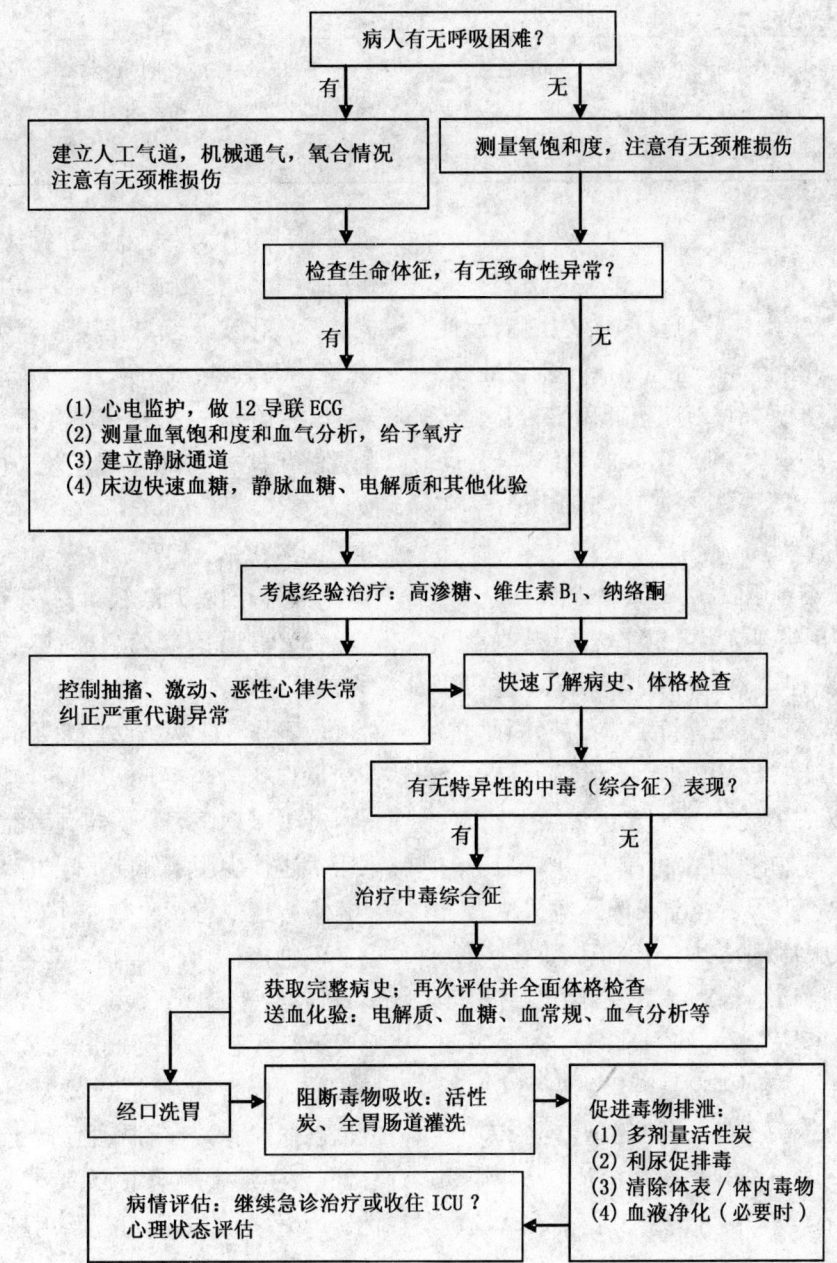

图 15-1-1　中毒处理基本程序图

表 15-1-3　昏迷鸡尾酒疗法

药物	剂量	评价
氧疗	维持 $SPO_2>92\%$；一氧化碳和氰化物中毒 FiO_2 1.0(100%)	百草枯中毒者，氧疗有增加肺毒性风险
葡萄糖	50 g(0.5~1.0/kg),iv	口服降糖药或胰岛素过量的解药
维生素 B_1	100 mg,iv	预防 Wernicke 脑病；罕有过敏报告

续表

药物	剂量	评价
纳络酮	开始 0.2~0.4 mg,iv;如 2~3 min 后无反应,再给 1~2 mg,iv,总量 10 mg;哌替啶或丙氧酚过量需要大剂量给药;鸦片类成瘾者,低剂量(0.1~0.2 mg)便有效,且不会出现戒断症状	维持时间短(约 20~60 min),需要反复给药或持续输注

(三)对症支持

积极的对症支持是中毒处理的重要措施,包括氧疗(呼吸衰竭者给予机械通气支持),控制抽搐,降低过高的体温,加强保暖以防止低体温,纠正水、电解质和酸碱平衡紊乱,纠正出凝血功能障碍,保护脏器功能,防止多器官功能障碍综合征(MODS),预防并发症等。

1. 阻止毒物继续吸收,促进毒物排泄

(1)洗胃:常用生理盐水或清水洗胃,某些毒物可用特殊洗胃液,但因资源问题且洗胃需越早越好,大多数医院常不配备这些特定洗胃液,因此,前者仍是急救时的最主要洗胃液。一般用大口径经口插管洗胃(成人法氏 36~40 号,儿童法氏 20~24 号),病人通常取左侧卧位(可减少误吸、防止或减缓胃内容物进入小肠)、坐位或仰卧侧头位。最佳洗胃时间应于服毒后 1h 内进行,但服毒量多、毒物排空慢(如抗胆碱能药)、易凝药物(如阿司匹林)、摄入片剂等不易溶解的药物时,不应过分强调时间问题,应依临床情况判定是否需要洗胃,6 h 甚至更长洗胃时间仍有效。洗胃液的量每次 300 ml 左右,反复灌洗,直到洗出的液体澄清、无气味为止,大多数需数千至 1 万毫升甚至更多液体洗胃。洗胃常见并发症包括误吸、食管/胃穿孔、低氧血症等。强腐蚀剂如强酸、强碱是洗胃的禁忌证。服毒时间过长、深昏迷、休克、烃类等中毒是相对禁忌证。

特殊洗胃液:①鞣酸:浓度 30%~50%,适于阿扑吗啡、士的宁、辛可芬生物碱、藜芦碱、铝、铅及银盐等。②高锰酸钾:浓度 1:5 000~1:10 000,胃管内灌注冲洗,适于毒扁豆碱、奎宁、士的宁和烟酸等。③牛奶:与水等量混合使用,适于中和硫酸铜、氯酸盐等。鸡蛋清可吸附砷,并能沉淀汞。④钙剂:1%~2%葡萄糖酸钙或 0.5%~1%的氯化钙,适于氟化物或草酸盐中毒,可使其沉淀为钙盐。⑤氧化镁或氢氧化镁:用于中和阿司匹林、硫酸、草酸及其他矿物质。⑥淀粉溶液:如米汤、面糊或 1%~10%淀粉,适于中和碘,两者结合变蓝,因此,洗胃时应至出液不显蓝色为止。⑦活性炭混悬液:浓度 0.2%~0.3%,适于有机或无机毒物中毒。⑧氯化钠:浓度 1%~2%,适于不明原因急性中毒,或砷化物、硝酸银中毒。

(2)催吐:因疗效欠佳(呕吐后毒物清除不完全、部分病人不易呕吐),且可能延缓洗胃等原因,催吐已不作为常用方法。如要催吐,可用浓氯化钠或刺激口咽部产生呕吐,促使毒物排出。

吐根碱糖浆因易引起顽固性呕吐、心肌毒性和误吸等也很少用于催吐。吐根碱使用禁忌证包括:①病人昏迷或意识改变,胃内容物误吸风险高者;②病人抽搐;③所服毒物可能导致意识改变或抽搐者;④腐蚀性毒物;⑤摄入低黏度石油蒸馏液易致呼吸道吸入和化学性肺炎者;⑥呕吐可能加重患者基础病者(如严重高血压、心动过缓、出血体质或出凝血功能障碍)。吐根碱适应证包括:无吐根碱禁忌证者,中毒病情严重,无其他方法替代治疗如活性炭,30~90 min 内可开始用药,不影响其他治疗效果。

(3)活性炭:可直接吸附胃肠内、胆汁中的毒素,活性炭吸附后形成的复合物比较稳定,且吸附过程较慢,至少 24h 内不会解离,而且几乎无任何毒性,十分安全。口服或灌肠用活性炭成人用量为 50~100 g(1~2 g/kg),以 300~400 ml 水搅拌成悬浮液,在洗胃后从胃管内灌入胃中;儿童 1~2 g/kg 加水 100~200 ml;活性炭可用作洗胃液,用量为 4~8 g,加水 500~1 000 ml 供洗胃用;对某些吸收后从肠道排泄的毒物,可用活性炭增加其排除,用量为每4h服50g或每2h服25g。活性炭与山梨醇或甘露醇同服,可减少活性炭引起的小肠阻塞。多剂量活性炭对地高辛、苯妥英钠、地西泮、索他洛尔、茶碱、苯环己哌啶等中毒效更佳。但活性炭不与"PHIALS"结合,PHIALS是以下毒物的英文首字母:即pesticides(杀虫剂)、hydrocarbon(烃类)、iron(铁)、acids/alkalies/alcohols(酸/碱/乙醇)、lithium(锂)、solvents(溶剂)。

(4) 强迫利尿:通过增加血容量,增加肾脏对某些毒物分子的清除功能,促进毒物排泄,可用等张液如生理盐水(NS)或乳酸Ringer液。一般使尿量至少维持于2~3 ml/kg·h即可。

(5) 改变尿pH,促进毒物排泄:某些药物或毒物的清除与尿pH相关,酸化或碱化尿液有助于加快毒物清除。

①碱性尿清除的药物或毒物有:2,4二氯苯氧乙酸、氟化物、异烟肼、甲苯比妥、甲氨蝶呤、苯巴比妥、扑米酮、喹诺酮类抗生素、水杨酸盐、铀。主要通过提高血/尿液pH,促使弱酸性毒物排泄。常用碳酸氢钠1~2 mEq/kg(注:5%碳酸氢钠250 ml=150 mEq或150 mmol)在1~2 h内输入,目标尿pH为7.0~8.0,并可维持尿量约3~6 ml/kg·h。研究证实,如能使尿pH从6.5升至7.5,水杨酸盐的清除率增加4倍。但碱化尿液可能导致碱血症、高钠血症、低钾血症和离子钙下降(低血钙),治疗过程中应监测电解质变化,否则可能导致致命性电解质紊乱或低钙性抽搐。

②酸性尿清除的药物或毒物有:苯异丙胺、铋、麻黄碱、氟卡尼、烟酸、苯环利定、大奎宁。可通过使用稀盐酸(HCl)或氯化氨(NH_4Cl)等酸化血液,促进弱碱性药物或毒物的排泄,但由于增加毒物排泄作用不甚明显,且增加了全身性代谢性酸中毒风险,酸化尿液技术已不作为常用方法。

(6) 腹膜透析:理论上,腹膜透析增加水溶性、低分子量、低蛋白结合率的毒物如乙醇、锂、水杨酸盐和茶碱等的排泄,但血压低者透析效果差,而且其作用速度太慢,现已逐渐被血液透析和血液灌流疗法所替代。

(7) 血液净化:主要包括血液透析(hemodialysis, HD)、血液灌注(hemoperfusion, HP)和血液滤过(hemofiltration, HF)技术。血液净化可有效清除血中毒物,但使用血液净化技术有三个前提条件:毒物表观分布容积低(Vd<1 L/kg)、符合单室分布动力模型和毒物的内生清除率低(<4 ml/min·kg)。

①血液透析:主要适于分子量小于500道尔顿、水溶性、不与血浆蛋白结合的毒物。

②血液灌注:主要适于可经活性炭吸附、可能与血浆蛋白结合的毒物。

③血液滤过:主要适于分子量小于10 000或小于40 000道尔顿(依滤网不同而异)的毒物。

常见毒物体外清除相关特性见表15-1-4。

表15-1-4 常见毒物体外清除相关特性

毒物	分子量(道尔顿)	水溶性	表观分布容积Vd(L/kg)	蛋白结合率(%)	内生清除率ml/(min·kg)	血液净化方法选择
溴化物	35	是	0.7	0	0.1	HD
乙二醇	62	是	0.6	0	2.0	HD
异丙醇	60	是	0.6	0	不清	HD
锂	7	是	0.6~1.0	0	0.4	HD
甲醇	32	是	0.6	0	0.7	HD
水杨酸盐	138	是	0.2	50	0.9	HD,HP
茶碱	180	是	0.5	56	0.7	HP>HD
丙戊酸	144	是	0.13~0.22	90	0.1	HD,HP
毒伞肽(Amatoxins)	373~990	是	0.3	0	2.7~6.2	HP

续表

毒物	分子量（道尔顿）	水溶性	表观分布容积 Vd(L/kg)	蛋白结合率(%)	内生清除率(ml/(min·kg))	血液净化方法选择
氨基糖苷类	>500	是	0.3	1.5	<10	HD/HF
阿替洛尔	255	是	1.0	2.5	<5	HD 或 HP
卡马西平	236	否	1.4	74	1.3	HP
丙吡胺	340	否	0.6	1.2	90	HP
氟化物	19	是	0.3	50	2.5	HD
甲丙氨酯	218	是	0.5~0.8	0~30	低	HP
甲氨蝶呤	454	是	0.4~0.8	50	1.5	HF
百草枯	186	是	1.0	6	24.0	HP
苯巴比妥	232	否	0.5	24	0.1	HP
苯妥英钠	252	否	0.6	90	0.3	HP
三氯乙醇	149	是	0.6	0.4	0.7	HD

注：HD=血液透析，HP=血液灌注，HF=血液滤过。

(8) 血浆交换和交换输血：血浆交换(plasmapheresis)和交换输血(exchange transfusion)主要用于清除无法用透析消除的大分子毒物。包括外源性和内源性分子量超过 150 000 道尔顿如免疫球蛋白,内源性清除作用低的毒物。它能清除血浆蛋白结合的毒物如毒蕈毒素、甲状腺素、长春新碱、地高辛与抗地高辛抗体复合物。此法对临床过程和预后效果尚须进一步论证。缺点是价格昂贵,血浆或血源性感染风险高。

(9) 全肠灌洗和其他肠道排毒方法：理论上,通过肠道灌洗或导泻等方法可保进肠内毒物排泄,但临床实践中,其疗效并未得到充分证实,因此,不宜作为中毒或药物过量的常规方法,也不应作为活性炭的替代品,其效果不优于活性炭,并有下列禁忌证：腹泻；血容量不足；严重胃肠道病变或功能障碍如肠梗阻、穿孔、结肠炎中毒性巨结肠症、出血、完全阻塞；气道保护作用丧失或不全；血流动力学不稳定。常见的促进肠排空的药物包括缓泻药(laxatives)、通便药(cathartics)、导泻药(purgatives)、促进肠蠕动药(promotility agents)和灌肠(evacuants)。缓泻药因种类不同可使大便在 6 h~3 d 变软或成半流状态；通便药在 1~3 h 内促进水样排便；导泻药与强迫性肠排空有关；促进肠蠕动药通过肠内神经系统影响乙酰胆碱、5-羟色胺(血清素)或胃动素分泌,刺激肠道蠕动；灌肠常用于肠道手术操作前的肠道准备,一般 0.5~1 h 内起效。最有效的方法是全肠灌洗(whole-bowel irrigation, WBI), WBI 的常用方法是用聚乙二醇 3350(PEG)和 PEG 电解质混合灌洗液(PEG-ELS)。PEG-ELS 溶液作 WBI 的剂量是：成人 1.5~2.0 L/h 或 20~30 ml/min, 儿童 0.5 L/h 或 25 ml/kg·h,一般经口或胃管灌入,持续 4~6 h 或直至肠道清洁。

2. 特异性解毒剂

毒物种类繁多,大多数毒物并无特效解毒剂,而且,一些特异性解毒药,不少医院特别是基层医院已无储备,也难以及时获取解毒药,即便使用了特异性解毒药,仍然需要及时有效的支持对症治疗方能成功救治,因此,初始的生命支持、对症支持、清除毒源、防止毒物进一步吸收和促进毒物排泄是最基本的救治原则,也是救治成功关键,不应过分强调或等待解毒药而浪费宝贵的抢救时机。但某些毒物中毒即使充分的对症支持,仍难以恢复,及时使用特异性的解毒剂,能够缩短恢复时间,提高救治成功率,而且解毒药经济、有效、易获取,如有机磷中毒,只要及时使用阿托品和胆碱酯酶复能剂,配以支持治疗,绝大多数可很快得以恢复,配合呼吸等生命支持系统,已极少引起死亡。表 15-1-5 是常用毒物的解毒药或螯合剂。

表 15-1-5 常见毒物解毒药或螯合剂

药物/毒物	螯合剂	药物/毒物	螯合剂
对乙酰氨基酚	乙酰半胱氨酸	抗胆碱能药	毒扁豆碱
抗胆碱酯酶抑制剂	阿托品	苯二氮䓬类	氟马西尼
β阻滞剂	胰高血糖素	黑寡妇毒蛛咬伤	马抗血清
钙阻滞剂	氯化钙,胰高血糖素	一氧化碳	高浓度或高压氧疗
有机磷中毒	氯磷定或解磷定、阿托品	降血糖药	葡萄糖,胰高血糖素
地高辛	地高辛特异性抗体	乙二醇	乙醇,甲基吡唑
铁	去铁敏/去铁胺	异烟肼	维生素 B_6
高铁血红蛋白血症	亚甲蓝/美蓝	鸦片类	纳络酮
毒蛇咬伤	特异性抗蛇毒血清	甲醇	乙醇、叶酸、甲基吡唑
重金属(砷、铜、金、铅、汞)	二巯基丙醇、乙二胺茶碱、乙二胺四乙酸(EDTA)、青霉胺	氰化物	亚硝酸异戊酯,亚硝酸钠,硫代硫酸钠、维生素 B_{12}

3. 入住 ICU 标准

一般来说只要中毒患者生命体征不稳定或伴有脏器功能损害者均须入院治疗。以下情况须入住 ICU 以利密切监护治疗:

(1)呼吸抑制($PaCO_2 > 45$ mmHg);
(2)紧急气管插管;
(3)抽搐;
(4)心律失常(Ⅱ度或Ⅲ度房室传导阻滞);
(5)语言刺激无反应;
(6)GCS 昏迷评分<12 分;
(7)收缩压<80 mmHg;
(8)需要紧急透析、血液灌注或体外膜氧合;
(9)进行性代谢性酸中毒;
(10)中毒性肺水肿;
(11)低体温或高热;
(12)三环类抗抑郁药或酚噻嗪类过量表现为抗胆碱能症状或神经异常或 QRS 延长或 QT 延长者;
(13)气道分泌物过多者;
(14)急诊外科干预者;
(15)有机磷杀虫剂中毒;
(16)严重动物(蛇或其他节肢动物)咬伤中毒;
(17)地高辛中毒伴低血钾等。

(赖荣德 李奇林)

第 2 节 一氧化碳中毒

一、识 别

(一)病 因

煤气中毒,家庭密闭烧炭取暖,火灾事故,车辆排气和职业环境性中毒等是一氧化碳(CO)中毒的主要原因。

(二)中毒机制

CO 与血红蛋白(Hb)结合力是氧气和 Hb 结合力的 250 倍左右,CO 与 Hb 结合后,能使氧离曲线左移,导致 Hb 与氧气解离减少。同时 CO 与心脏的肌红蛋白和骨骼肌结合,影响其代谢功能,CO

与细胞色素氧化酶结合,阻断电子传递链,延缓还原型辅酶Ⅰ(NADH)的氧化,抑制细胞呼吸,ATP产生中断,细胞内已有的ATP很快耗竭,导致全身性代谢障碍尤其中枢神经系统功能障碍,产生脑水肿,脑功能受抑制。

(三)临床表现

CO中毒时患者嘴唇常出现樱桃红色,是其特征性表现。轻度中毒可表现为头痛,恶心,呕吐;中度可能出现胸痛,意识模糊,呼吸困难,心动过速,呼吸加促,共济失调等;严重者出现心悸,定向力障碍,惊厥,昏迷,低血压,心肌缺血,心律失常,肺水肿,ARDS,横纹肌溶解症,肾功能衰竭,多器官功能衰竭,DIC等。

约50%的严重CO中毒者出现恶劣预后,主要分为两大类:急性心脏性或神经源性损伤、迟发性症状。迟发性神经综合征主要表现为记忆功能下降或丧失,头痛、头晕、失眠、乏力等,约15%的严重中毒病人经过2～28天急性期后出现认知功能障碍,定向力障碍、行为反常、感觉运动障碍等。年龄和意识丧失是独立危险因素。

表15-2-1 碳氧血红蛋白(HbCO)水平相关性的CO中毒临床表现

症 状	HbCO(%)	症 状	HbCO(%)
无症状	0～10	意识丧失、呼吸急促、心动过速	40～50
虚弱、头痛	10～20	昏迷、抽搐	50～60
严重头痛、恶心、眩晕	20～30	心血管性虚脱、呼吸窘迫	>60
恶心、呕吐、视力模糊	30～40		

(四)实验室检查

碳氧血红蛋白(HbCO)测定是证实CO中毒的主要指标。正常HbCO水平在1%～3%,每日吸烟一包者HbCO水平可达5%,健康吸烟者可耐受10%而无任何症状。如前所述,当HbCO达15%～20%时可能出现明显中毒症状如恶心、头痛;HbCO达21%～30%时出现严重中毒表现如困倦、昏睡,此时病人可能突然出现意识丧失;HbCO达31%～40%可出现意识模糊、激动或躁动;HbCO达40%～50%会出现昏迷、呼吸抑制;HbCO>50%可导致死亡。

(五)诊 断

根据CO吸入史和上述临床表现便可确定诊断,如有HbCO测定,可进一步证实诊断。

二、处 置

脱离中毒环境,置于通风地点,保持呼吸道通畅和生命体征监测是CO救治的基本要求。

高浓度(≥8～10 L/min)氧疗或纯氧治疗是CO治疗的关键,通常给予常压下面罩纯氧吸入至少12 h。高压氧治疗是CO中毒救治的里程碑。吸入常压空气的情况下,CO与Hb的清除半衰期为230～320 min;吸入常压纯氧时,二者的清除半衰期缩短至90 min左右;2个大气压下的高压氧时清除半衰期为35 min;3个大气压时清除半衰期约22 min。高压氧治疗的适应证包括:①有器官缺血表现的证据,如晕厥或意识丧失、持续昏迷、惊厥、局灶性神经功能缺失、心肌梗死、室性心律失常等;②HbCO>25%(儿童和孕妇>15%);③严重代谢性酸中毒;④氧合功能不稳定(肺水肿);⑤100% O_2 治疗病情无改善者。高压氧治疗CO中毒有助于改善脑功能,减少再灌注损伤,提高能量代谢水平,防止脂质过氧化作用,降低中性粒细胞黏附。通常在中毒发生后的24 h内开始治疗,越早越好,所需压力为2.5～3.0大气压,此时可使血液中的 PO_2 达到1 800 mmHg,使 O_2 与CO竞争性夺取Hb,促使HbCO解离和清除,通常治疗时间需

90 min 即可,如第一次高压氧治疗后患者仍未恢复,应考虑在 24 h 内连续治疗 3 次。高压氧治疗的主要不利因素是需要转运病人至高压氧专用治疗场所,有引起高氧性惊厥和气压伤的风险。

CO 中毒的其他治疗主要是支持和对症。急性中毒后可能出现脑水肿表现,至 24～48 h 达高峰,持续数天,可给予 20% 甘露醇、糖皮质激素和利尿剂治疗,维持生命体征平稳。

图 15-2-1 为正常氧合、CO 中毒和高压氧治疗时氧的结合与解离模式图。

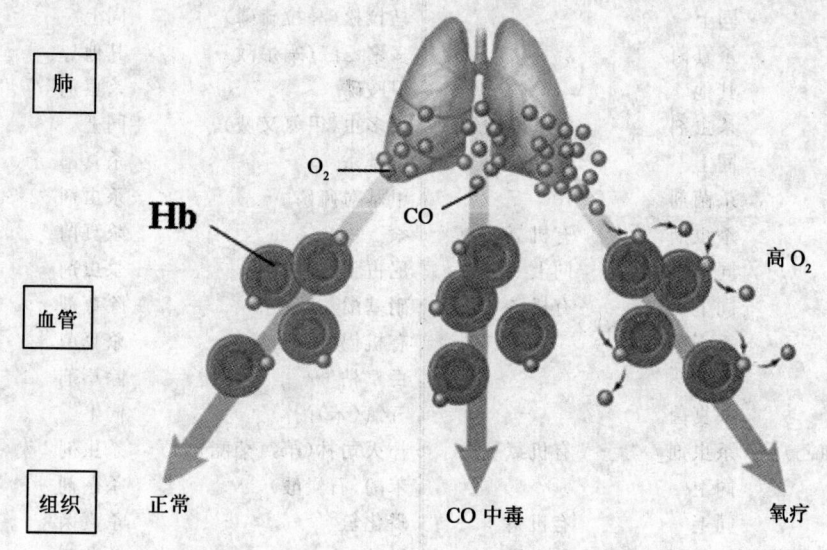

图 15-2-1 正常氧合、CO 中毒和高压氧治疗模式图

(赖荣德)

第 3 节　常用杀虫剂中毒

杀虫剂(pesticide)是农业和森林领域的重要原料,据世界卫生组织(WHO)估计,每年全球约有 300 万人发生严重急性杀虫剂中毒事件,其中近 200 万人是企图自杀所致,另有约 500 万人轻微中毒。临床上可能遇到各种类型的杀虫剂中毒,在我国,服毒是杀虫剂中毒的主要类型,特别是在农村地区尤其多见。除外特殊处理,对症支持治疗是杀虫剂中毒处理的最重要措施,其中包括呼吸、循环支持,促进毒物排泄,维持水、电解质和酸碱平衡,预治感染等。由于篇幅所限,本节仅列出各自特点及主要处理措施要点,有关支持、对症治疗部分从略,详细的对症支持处理可参见中毒总论部分或其他有关中毒专著。

一、常见杀虫剂及分类

见表 15-3-1。

二、临床基本处理技术

1. 皮肤和眼清除毒物

(1)病人冲洗:用肥皂水冲洗全身,除污染时应戴橡胶手套,并应清除皮肤皱褶处和甲沟内的污染物;

(2)用清水冲洗眼睛 10～15 min;

(3)迅速脱去污染衣物并应放入塑料袋内,避免接触污染衣物和体液。

表 15-3-1 常见杀虫剂及分类

杀虫剂	分类	备注	杀虫剂	分类	备注
涕灭威(丁醛肟威)	杀虫剂	氨基甲酸酯	氟化物	杀虫剂	
阿尔德林(艾氏剂)	同上	有机磷类	甲醛	熏蒸消毒	
砷	其他		戊二醛	杀菌剂	
三氢化砷	其他		七氯(庚氯)	杀虫剂	有机氯
恶虫威	杀虫剂	氨基甲酸酯	林旦	同上	同上
硼酸	同上		马拉松(马拉硫磷)	同上	有机磷
镉	杀真菌		多聚乙醛(蜗牛敌)	其他	
氰化钙	其他		甲胺磷	杀虫剂	有机磷
胺甲奈	杀虫剂	氨基甲酸酯	灭多虫(甲氨叉威)	同上	氨基甲酸酯
呋南丹(虫螨威)	同上	同上	甲基汞	杀真菌	
阳离子去污剂	杀菌剂		甲基对硫磷	杀虫剂	有机磷
氯丹(八氯化茚)	杀虫剂	有机氯	萘	杀真菌	
十氯酮	同上	同上	尼古丁(烟酸)	杀虫剂	
氯螨硫磷(毒死蜱)	同上	有机磷	硝基酚	除草剂	
铜	杀真菌		有机锡	杀真菌	
杂酚油(木馏油)	其他		百草枯	除草剂	
氰化物	杀真菌		五氯(苯)酚	同上	
DDT(二氯二苯三氯乙)	杀虫剂	有机氯	扑灭司林(苄氯菊酯)	杀虫剂	合成除虫菊
DEET(避蚊胺)	同上		苯酚(石炭酸)	杀菌剂	
地亚农(敌匹硫磷)	同上	有机磷	磷化氢	杀真菌	
2,4-D	除草剂	氯酚类	松油	杀菌剂	
敌敌畏	杀虫剂	有机磷	Promecarb	杀虫剂	氨基甲酸酯
狄氏剂(六氯萘)	同上	有机氯	普罗雄醇	同上	有机磷
二硝基甲酚	除草剂		残杀威	同上	氨基甲酸酯
敌草快(杀草快)	同上		除虫菊酯	同上	
硫丹	杀虫剂	有机氯	次氯酸钠	杀菌剂	
桥氧酞钠	其他		士的宁(番木鳖碱)	杀鼠剂	
异狄氏剂	杀虫剂	有机氯	铊	同上	
乙硫磷	同上	有机磷	毒杀芬(八氯坎烯)	杀虫剂	有机氯
对硫磷	同上	同上	敌百虫(美曲磷酯)	同上	有机磷
环氧乙烷	熏蒸消毒		华法林	杀鼠剂	
氰戊菊酯	杀虫剂	合成除虫菊	磷化锌	同上	

2. 气道保护

确保气道通畅,吸除口腔内分泌物,氧疗(百草枯和杀敌快中毒应慎用吸氧)。

3. 胃肠道排毒

不应常规应用,但可考虑以下方法:

(1)洗胃:仅适于服毒并有致命性中毒者,最好在服毒后60 min内进行洗胃,烃类摄入禁止洗胃。

(2)导泻:仅用单剂导泻,可用山梨醇1~2 g/kg一剂服入或灌入,成人用70%山梨醇1~2 ml/kg,儿童用35%山梨醇1.5~2.3 ml/kg,禁忌证包括肠鸣音消失者、腹部创伤或外科手术者、肠穿孔或肠梗阻者、容量不足患者、低血压者、电解质失衡者以及摄入腐蚀性物质者,另外山梨醇不适于有机磷、氨基甲酸酯类、砷剂、敌草快或百草枯中毒。

(3)活性炭:最好在服毒后60 min内用药,12岁以上者25~100 g加入300~800 ml水中服入,12岁以下儿童25~50 g加水服入,20 kg以下婴儿1 g/kg加水服入或灌入,禁忌证包括气道无保护功能者、胃肠道不完整者、有吸入烃类杀虫剂风险增加者。

(4)吐根碱糖浆：检查杀虫剂标签有无催吐禁忌证，青少年和成人 15～30 ml 服入后立即饮水 240 ml，12 岁以下儿童服入 15 ml，接着饮水 120～240 ml，6 个月至 12 个月儿童 5～10 ml 服入接着饮水(或灌入)120～240 ml；如 20～30 min 后未呕吐者可重复一剂；禁忌证包括气道保护反射下降者、服入腐蚀性物质者、服入某种物质 2 h 后可能需要生命支持的严重中毒者。

4. 控制抽搐

多数患者对苯二氮䓬类敏感。

(1)劳拉西泮用于癫痫持续状态，成人 2～4 mg，iv，×2～5 min，必要时可重复使用，12 h 内可达 8 mg；青少年与成人一样，最大 4 mg；12 岁以下儿童 0.05～0.1 mg/kg，iv×2～5 min，必要时首剂后 10～15 min 重复 0.05 mg/kg。

(2)地西泮用于有机磷中毒，成人 5～10 mg，iv，q5～15 min，最大 30 mg；儿童 0.2～0.5 mg/kg，iv，q5 min，5 岁以上儿童最大 10 mg，5 岁以下儿童最大 5 mg。

(3)苯巴比妥可用于成人、儿童和婴儿，15～20 mg/kg，iv，5 mg/kg，q15～30 min，最大 30 mg/kg，≤1 mg/kg·min。

三、有机磷杀虫剂中毒

急性症状：食欲不振、恶心/呕吐、腹部痉挛性疼痛、腹泻、胸闷、流涎和流泪、瞳孔缩小/视物模糊、出汗、心动过缓、大小便失禁、肌肉颤搐、高血压、高血糖、心悸。

潜在的长期慢性效应：无力、不适、头痛、头昏眼花、QT 延长和尖端扭转型室速、迟发性多发性神经病(虚弱、麻痹、四肢感觉异常)罕见。

致癌性：有流行病学研究发现某些有机磷杀虫剂与非霍奇金淋巴瘤、白血病和肺癌有关。

潜在生殖不良结果：无人类资料，仅是有限的动物资料。

评估：肌束震颤伴瞳孔缩小，血浆假性胆碱酯酶，红细胞乙酰胆碱酯酶。

特殊处理：使用阿托品前应保持组织氧合功能，以减少室颤风险；确定并非严重合成除虫菊酯所致；硫酸阿托品；解磷定/氯磷定；禁用吗啡、琥珀酰胆碱、茶碱、酚噻嗪类、利血平。

四、氨基甲酸酯类中毒

急性症状：食欲不振、恶心/呕吐、腹部痉挛性疼痛、腹泻、胸闷、流涎和流泪、瞳孔缩小/视物模糊、出汗、心动过缓、大小便失禁、肌肉颤搐、高血压、高血糖、心悸。

潜在的长期慢性效应：虚弱、不适、头痛、头昏眼花、QT 延长和尖端扭转型室速。

致癌性：无致癌性。

潜在生殖不良结果：胺甲奈有男性生殖危害，可透过胎盘；孕妇暴露于高水平涕灭威可导致早产和死胎。

评估：肌束震颤伴瞳孔缩小，血浆假性胆碱酯酶，红细胞乙酰胆碱酯酶。

特殊处理：使用阿托品前应保持组织氧合功能，以减少室颤风险；硫酸阿托品；不用解磷定/氯磷定；禁用吗啡、琥珀酰胆碱、茶碱、酚噻嗪类、利血平。

五、有机氯中毒

急性症状：头痛、恶心、头晕、共济失调、意识模糊、震颤、感觉异常。

潜在的长期慢性效应：焦虑、震颤、视性眼阵挛、人格改变、少精液症、胸膜炎和关节痛、体重减轻、肝病。

评估：充分的暴露史询问。

特殊处理：禁用阿托品、肾上腺素、其他增强心肌兴奋性的肾上腺素能药，动植物油或脂肪经口进食。

六、除虫菊/合成除虫菊中毒

急性症状：恶心/呕吐、腹泻、流涎、易怒/易激、共济失调、感觉异常、肺水肿、肌肉纤颤、抽搐和死亡、哮喘、接触性皮炎。

潜在的长期慢性效应：过敏性鼻炎、哮喘、接触性皮炎。

评估：充分的暴露史询问。

特殊处理：除外有机磷和氨基甲酸酯类中毒。

七、DEET（避蚊胺）中毒

急性症状：头痛、坐卧不安、易激/易怒、共济失调、快速意识丧失、低血压、抽搐。

潜在的长期慢性效应：弛缓性麻痹和反射消失。

八、硼酸中毒

急性症状：鼻刺激症状、黏膜干燥、咳嗽、气短、胸闷、手掌-足底-臀部-阴囊等皮肤呈牛肉样、恶心、腹泻、低体温。

潜在的长期慢性效应：持续性呕吐、腹痛、昏睡、头痛。

评估：充分的暴露史询问，尿硼酸盐水平测定。

九、氟化物中毒

急性症状：口渴、腹痛、呕吐、腹泻、心律失常和休克。

潜在的长期慢性效应：胃黏膜出血、溃疡、腐蚀，低血钙。

评估：充分的暴露史询问。

特殊处理：牛奶、葡萄糖酸钙或枸橼酸镁。

十、烟酸/尼古丁中毒

急性症状：流涎、出汗、头晕、恶心和呕吐、腹泻。

潜在的长期慢性效应：口腔和咽喉部烧灼感、易激动、意识混乱、头痛、腹痛。

评估：尿尼古丁水平测定。

特殊处理：严重流涎或心动过缓者可用阿托品。

十一、氯苯复合物中毒

急性症状：皮肤和黏膜刺激性表现、鼻咽部和胸部烧灼样感、咳嗽、头晕、呼出气异味、呕吐、头痛、腹泻、意识混乱、行为古怪并有攻击性。

潜在的长期慢性效应：过度通气、肌无力、外周神经病。

评估：充分的暴露史询问。

十二、百草枯中毒

急性症状：口腔、咽部、胸部和上腹部烧灼感，血性便，眩晕，头痛，发热，肌痛，昏睡，肺水肿和早期肺损害。

潜在的长期慢性效应：胰腺炎引起的腹痛，蛋白尿，血尿，脓尿，氮质血症，肺纤维化。

评估：尿二亚硫酸盐测定蓝色。

特殊处理：胃肠道用皂土、白陶土或活性炭排毒，除非严重缺氧，一般不要吸氧。

十三、敌草快中毒

急性症状：神经质，易激，坐卧不安，攻击性，定向力障碍，胡言，无法识别家人或朋友，口腔、咽喉、胸部、上腹部烧灼感，血性腹泻，眩晕，头痛，发热，肌痛，昏睡。

潜在的长期慢性效应：蛋白尿、血尿、脓尿、氮质血症。

评估：尿二亚硫酸盐测定呈绿色。

特殊处理：胃肠道用皂土、白陶土或活性炭排毒，除非严重缺氧，一般不要吸氧。

十四、五氯酚中毒

急性症状：鼻、咽喉、眼易激，出汗，虚弱，头晕，食欲不振，剧渴，体温过高，震颤，气短，胸闷。

潜在的长期慢性效应：接触性皮炎，弥漫性荨麻疹或氯痤疮。

评估：血和尿五氯(苯)酚水平测定(血：尿为1：2.5)。

特殊处理：禁用水杨酸盐退热，血酒精棉球擦浴和风扇降温。

十五、硝基酚/二硝基甲酚中毒

急性症状：大量出汗，口渴，体温过高，头痛，意识混乱，不适，坐卧不安，心动过速，呼吸急促。

潜在的长期慢性效应：皮肤、巩膜和尿液发黄，肾功能衰竭，黄疸，体重下降。

评估：充分的暴露史询问，血二硝基邻甲酚测定。

特殊处理：禁用水杨酸盐退热，酒精棉球擦浴和风扇降温，阿托品绝对禁忌，如无禁忌，非甾体抗炎药和对乙酰氨基酚可试用，但效果不佳。

十六、香豆素类中毒

急性症状：鼻出血，牙龈出血，大片淤斑，疲劳，劳力性呼吸困难。

潜在的长期慢性效应：疲乏，劳力性呼吸困难。

评估：凝血酶原时间测定。

特殊处理：维生素 K_1。

十七、士的宁中毒

急性症状：抽搐。

评估：充分的暴露史询问。

特殊处理：用地西泮控制抽搐。

十八、铊中毒

急性症状：腹痛，恶心和呕吐，血性腹泻，口腔炎，流涎，头痛，昏睡，肌无力，严重感觉异常，震颤，上睑下垂，共济失调。

潜在的长期慢性效应：脱发，肠梗阻，高血压，室速。

评估：24 h 尿泌物检测。

特殊处理：不推荐使用螯合剂。

十九、磷化物中毒

急性症状：恶心和呕吐，激动，寒战，胸闷，呼吸困难，咳嗽。

潜在的长期慢性效应：肝功能衰竭伴有黄疸和出血，谵妄，抽搐，低血钙性手足搐搦，无尿，室速。

评估：充分的暴露史询问，呕吐物、粪便腐鱼肉味，有时呼出气也有。

特殊处理：通风以排除呕吐物、洗胃液和粪便中的磷化氢气味。

二十、有机汞复合物中毒

急性症状：口腔金属味，指端和脸部麻木和针刺感，震颤，头痛，疲乏，情绪不稳定，易冲动，思维困难。

潜在的长期慢性效应：共济失调，言语模糊，位置觉缺失，听力丧失，视野缩小，肌肉运动痉挛或僵直状态，意识进行性恶化。

评估：血汞水平测定，24 h 尿汞测定。

特殊处理：用二巯丁二酸螯合。

二十一、铜化合物中毒

急性症状：金属味，恶心和呕吐，胸口痛，黄疸，肝肿大。

潜在的长期慢性效应：肝肿大，溶血，高铁血红蛋白血症，肾功能衰竭。

评估：充分询问暴露史。

特殊处理：用水或牛奶稀释。

二十二、有机锡复合物中毒

急性症状：头痛，恶心和呕吐，头晕，畏光，精神错乱。

潜在的长期慢性效应：心口痛或心下痛，高

血糖。

评估:充分的暴露史询问。

特殊处理:螯合剂无效。

二十三、无机镉复合物中毒

急性症状:眼、鼻、咽喉刺激症状,发热,咳嗽,不适,头痛,腹痛,里急后重感。

潜在的长期慢性效应:化学性肺炎。

评估:血和尿镉测定。

特殊处理:用EDTA螯合,不推荐用二巯基丙醇。

二十四、氰化物中毒

急性症状:皮肤变红或粉红,呼出气呈苦杏仁味,咽喉部黏膜呈紧缩感,下巴僵硬,流涎,恶心和呕吐,头晕,焦虑不安。

潜在的长期慢性效应:剧烈抽搐。

评估:血、尿硫氰酸盐测定。

特殊处理:持续氧疗,氰螯合剂:亚硝酸戊酯、亚硝酸钠、硫代硫酸钠。

二十五、萘中毒

急性症状:眼、鼻、咽喉刺激症状,头痛,头晕,恶心和呕吐。

潜在的长期慢性效应:溶血。

评估:测定血α萘酚水平。

特殊处理:监测溶血证据。

二十六、磷化氢气体中毒

急性症状:疲乏,恶心,头痛,头晕,口渴,咳嗽,气短,心动过速,胸闷,感觉异常,黄疸。

潜在的长期慢性效应:肺水肿,腐鱼肉味,室速。

评估:充分的暴露史询问。

特殊处理:硫酸镁有助于降低死亡率。

二十七、甲醛中毒

急性症状:眼、鼻、咽喉刺激症状,喉水肿,气管支气管炎。

潜在的长期慢性效应:过敏性皮炎,哮喘样症状。

评估:充分的暴露史询问。

二十八、环氧乙烷/氧化乙烯中毒

急性症状:头痛,恶心,呕吐,虚弱无力,持续咳嗽。

潜在的长期慢性效应:肺水肿,心律失常。

评估:充分的暴露史询问。

二十九、戊二醛中毒

急性症状:眼、鼻、咽喉刺激症状,胃肠刺激症状,腹泻,鼻炎。

评估:充分的暴露史询问。

三十、次氯酸钠中毒

急性症状:眼、鼻、咽喉刺激症状。

评估:充分的暴露史询问。

特殊处理:用水或牛奶稀释,不宜给予酸类,否则易产生氯气。

三十一、阳离子去污剂

急性症状:眼刺激征,皮疹和皮肤刺激征,角膜和皮肤灼伤,唇、口腔黏膜、食道和胃烧伤,呕吐,腹泻,腹痛。

评估:充分的暴露史询问。

特殊处理:禁止胃肠道排毒。

三十二、酚类中毒

急性症状:恶心,呕吐,腹泻,眼和皮肤烧伤,对口腔和上胃肠道腐蚀作用。

潜在的长期慢性效应:低血压,心力衰竭,肺水肿,肝肾毒性,高铁血红蛋白血症,溶血,接触性皮炎。

评估:充分的暴露史询问。

特殊处理:禁止胃肠道排毒。

三十三、松油中毒

急性症状:眼、鼻、咽喉刺激征,胃肠道刺激症状。

潜在的长期慢性效应:呼吸窘迫,肾功能衰竭,肌红蛋白尿。

评估:充分的暴露史询问。

特殊处理:禁止催吐。

附1:醇类中毒识别与处置要点(表15-3-2):

附2:水杨酸盐中毒临床表现和透析指征(表15-3-3):

表15-3-2 三种醇中毒识别与处置要点

来源	临床表现	药代/药效动力学参数	特异性处理
甲醇(代谢产物:甲醛、甲酸、乳酸)			
防冻剂 溶剂 燃料	视神经炎 胰腺炎	血清致死水平:80~100 mg/dl 致死量:40%溶剂 150~240 ml 峰浓度:30~90 min 表观分布容积 0.6 L/kg 排泄:90%~95%肝代谢 　　　5%~10%原形肾排泄 半衰期呈剂量依赖性: 轻度中毒:14~20 h 严重中毒:24~30 h 含乙醇:30~35 h 乙醇+透析:2.5 h	活性炭(摄入<1~2 h),乙醇,甲基吡唑 考虑输注碳酸氢盐 叶酸 50~70 mg iv q4 h×24 h 对以下情况应透析至血浓度<20 mg/dl: (1)血清浓度>50 mg/dl (2)眼睛受累 (3)意识改变 (4)摄入>30 ml (5)甲酸水平升高 (6)难治性代谢性酸中毒
乙二醇(代谢产物:羟乙醛/乙醇醛,羟乙酸,乙二酸/草酸)			
防冻剂 溶剂	急性肾衰 结晶尿症 尿荧光	致命血浓度:19.2 mg/dl 致死剂量:100 ml 峰浓度:1~4 h 表观分布面积 0.6 L/kg 排泌:肝代谢 半衰期: 未治:3~8.5 h 如含乙醇:10~102 h 乙醇+透析:2.5~3 h	洗胃(摄入后<1~2 h) 乙醇,甲基吡唑 VitB₁ 100 mg IM qid VitB₆ 500 mg IM qid 考虑输注碳酸氢钠 考虑使用钙剂 考虑强制利尿 以下情况应透析至血浓度<20 mg/dl: (1)血清浓度>500 mg/L (2)终末器官损害 (3)难治性代谢性酸中毒

续表

来源	临床表现	药代/药效动力学参数	特异性处理
异丙醇(代谢产物:丙酮)			
消毒用酒精 溶剂	出血性胃炎	致命血浓度:400 mg/dl	支持治疗
		致死剂量:40%溶液150~240 ml(有变异)	洗胃(摄入后<1~2 h)
	酮血症	峰浓度:<2 h	不用乙醇
	酮尿	表观分布容积:0.6 L/kg	以下情况需透析:
	无酸中毒或为	排泄:50%~80%肝代谢	(1)血浓度>400 mg/dl
	高血糖	20%~50%原形肾排泄	(2)休克
		半衰期:未治疗者2.5-~ h	(3)胰岛素稽延性昏迷
			(4)肝或肾功能不全

注:表观分布容积(L/kg)=摄入剂量(mg)/血药浓度(mg/L),表观分布容积越大,说明血液中的毒物越少,组织分布越多,排泄越慢

表15-3-3 水杨酸盐中毒临床表现和透析指征

临床表现			透析指征
轻中度	重度		
头痛	昏睡、昏迷	低血压	血清浓度:急性>120mg/dl,或摄入6h后>100mg/dl
头晕	幻觉	肺水肿	容量过度负荷
耳鸣	谵妄	脑水肿	非心源性肺水肿
过度通气	抽搐/惊厥	低血糖	肾功能衰竭排除碳酸氢盐治疗
恶心/呕吐	胃肠道出血	高体温	中枢神经中毒:昏迷或抽搐
血管舒张	呼吸碱中毒	肝功能衰竭	难治性酸中毒
心动过速	代谢性酸中毒	肾功能衰竭	进行性恶化
			慢性摄入中毒

(赖荣德 李奇林)

参 考 文 献

1 Hall JB, Schmidt GA, Woo LDH. Principles of critical care, 3rd edition. McGraw-Hill Companies, Inc., 2005. 1499~1545

2 Mokhlesi B, Leiken JB, Murray PM, et al. Adult toxicology in critical care-part Ⅰ: general approach to the intoxicated patient. Chest, 2003, 123(2): 577~592

3 Flomenbaum NE, Goldfrank LR, Hoffman RS, et al. Goldfrank's Toxicologic emergencies, 8th edition. McGraw-Hill Company, 2006

4 Ernest Hodgson. A textbook of modern toxicology, 3rd edition. John Wiley & Sons, Inc., 2004

5 Stead LG, Stead SM, Kaufman MS. First aid for the emergency medicine clerkship, 2nd edition. McGraw-Hill Companies Inc., 2006

6 Marx JA, Hockberger RS, Walls RM. Rosen's emergency medicine: concepts and clinical practice, 6th edition. Elsevier Health Sciences, 2006

7 国家药典委员会. 中华人民共和国药典:临床用药须知(化学药和生物制品卷), 2005年版. 北京:人民卫生出版社, 2005

8 Piantadosi CA. Carbon monoxide poisoning. N Engl J Med, 2002, 347(14): 1054~1055

9 Mathieu D. Handbook on hyperbaric medicine. Springer, 2006

10 Weaver LK, Hopkins RO, Chan KJ, et al. Hyperbaric oxygen for acute carbon monoxide poisoning. N Engl J Med, 2002, 347(14): 1057~1067

11 Manoguerra AS, Cobaugh DJ. Guideline on the use of ipecac syrup in the out-of-hospital management of ingested poisons. Clinical Toxicology, 2005, 1: 1~10

12 Hettiaratchy S papini R. ABC of burns: initial management of a major burn: I -overview, BMJ, 2004, 328: 1555~1557

13 陈灏珠. 实用内科学, 第12版. 北京: 人民卫生出版社, 2005

14 Lindell AR, Bernier GM. National pesticide practice skills guidelines for medical & nursing practice. Washington, DC, www.neetf.org/health/providers/index.shtm, 2003

第16章

创 伤

第1节 创伤识别与处置

创伤是全球性的健康问题,且有不断增多趋势,全球每天因创伤死亡者约1.6万人,其中,90%发生于中低收入国家,创伤消耗占全球疾病总负担的16%。2002年欧洲的创伤相关性死亡占总死亡人数的8.3%,共80万人因创伤而亡;2003年美国创伤死亡约14.8万,近250万人次因创伤住院治疗;我国每年创伤者数百万计,因创伤死亡者约10余万人。创伤所致的死亡者中,约一半是在创伤后数秒或数分钟内致命,主要由主动脉、心脏、脑干或脊髓损伤或急性呼吸窘迫等严重损害所致,这类伤者极少能救活;第二个死亡高峰是在伤后数小时内发生,死亡率约30%左右,近一半是失血所致,另一半为中枢神经系统严重损害引起,此类患者如经及时有效的救治可能存活,特别是伤后第一个小时内的快速准确救治尤为重要,这是早期急诊救治的主要阶段,临床上称之为黄金1小时;第三个死亡高峰发生于伤后24h或后期感染和多器官衰竭死亡,这部分死亡约占创伤相关性死亡总量的10%~20%左右,肺栓塞也成为此类损伤的重要死亡原因之一。因此,及时有效的院前创伤急救和急诊处理将有助于减少创伤相关性死亡、降低创伤致残率。

一、识 别

(一)创伤分类

按伤口是否开放:①开放伤:擦伤、撕裂伤、切伤和砍伤、刺伤;②闭合伤:挫伤、挤压伤、扭伤、震荡伤、关节脱位和半脱位、闭合性骨折、闭合性内脏伤。

按致伤部位:颅脑伤、颌面颈部伤、胸部伤、腹部伤、骨盆伤、脊柱脊髓伤、上肢伤、下肢伤、多发伤。

按致伤因子:冷武器伤(指刀、剑等非火药武器)、火器伤、烧伤、冻伤、冲击伤、化学伤、复合伤。

按火器伤道:切线伤、反跳伤、盲管伤、贯通伤。

按是否穿透体腔:包括颅腔、胸腹腔、盆腔、脊髓腔、关节腔等的穿透伤或非穿透伤。

(二)创伤出血严重程度评估

创伤性出血的严重程度可按美国外科医师学会高级创伤生命支持出血严重程度分级方法进行评估(表16-1-1)。

表16-1-1 美国外科医师学会高级创伤生命支持出血严重程度分级

出血严重程度	Ⅰ级	Ⅱ级	Ⅲ级	Ⅳ级
失血(ml)	<750	750~1500	1 500~2 000	>2 000
脉搏(次/min)	<100	>100	>120	>140
血压	正常	正常	降低	降低
脉压(mmHg)	正常	降低	降低	降低
呼吸频率(次/min)	14~20	20~30	30~40	>40
尿量(ml/h)	>30	20~30	5~15	微量
中枢神经系统(意识状态)	轻微焦虑	轻度焦虑	焦虑,意识模糊	昏睡

注:以上数值以70 kg成人计算。

二、处 置

(一)创伤处理原则和目标

开放并维持气道通畅,纠正低氧血症;通气支持直至自主呼吸恢复而无需辅助性支持;迅速识别并处理气胸和血胸;迅速止血(内出血或外出血);迅速识别休克并快速给予静脉液体复苏;及时清除颅内占位性损伤,预防继发性脑损伤,改善创伤性脑损伤的预后;迅速识别并修复胃肠道和腹部其他脏器损伤;矫正潜在的致残性肢体损伤;及时识别并处理不稳定性脊髓损伤,包括早期固定;采用恰当的康复训练使致残性损伤最小化;采取必要的止痛等对症措施改善症状。

(二)创伤ABCDE

创伤病人初测按ABCDE进行,主要是及时诊断和处理致命性损伤。

A(airway):气道,仰额托颌,吸除口腔分泌物或胃内反流物,放置鼻咽导气管,气管插管等。

B(breathing):呼吸,人工呼吸,张力性气胸或血胸者迅速减压或引流,关闭开放性胸壁损伤创口。

C(circulation):循环,止血,如可能,应尽快建立两条大静脉通路,尽快给予容量复苏。

D(disability):残疾,指初始评估无充分时间进行格拉斯哥昏迷评分(GCS),主要简单进行这四大类初查,即AVPU(A(awake,清醒)、V(verbal response,语言反应)、P(painful response,疼痛反应)、U(unresponsive,无反应))。快速评估病人神经功能,如病人是否清醒,对疼痛刺激有无反应、能否说话或发音。

E(exposure):暴露,指脱去病人衣物以利及时查伤,但如疑有颈或脊髓损伤,应与身体长轴呈线性转动或固定于长轴位。

致命性损伤主要是气道阻塞、胸部创伤伴呼吸困难、严重内外出血、腹部损伤。

(三)气道管理

气道管理不及时或不充分是创伤死亡的主要原因,因此,气道管理是院前和急诊救治的关键目标之一,主要目的是识别阻塞或潜在的阻塞,清除阻塞物如异物、血块、断牙、假牙、破碎软组织、胃内容物和解除舌根后坠等。病人可能出现鼾声或咕噜音、喘鸣音或异常呼吸音,躁动,辅助呼吸肌参与,吸气动作时出现"三凹征",甚或紫绀,这些均是气道阻塞的表现,此时绝对禁止使用镇静剂,应立即处理,主要处理方法同"A":仰额托颌解除舌根后坠阻塞气道;清除口腔分泌物或胃反流物;放置鼻咽导气管保持气道通畅;固定头部于正中位;通过简易呼吸器给氧。如病人气道持续阻塞,颈部穿透性创伤并有血肿,窒息,低氧血症、严重头部创伤、胸外伤、颌面部创伤等,应考虑建立高级气道如口咽管、气管食管导管、气管插管或环甲膜穿刺或切开等。创伤病人气道管理可按图16-1-1的程序图进行操作。

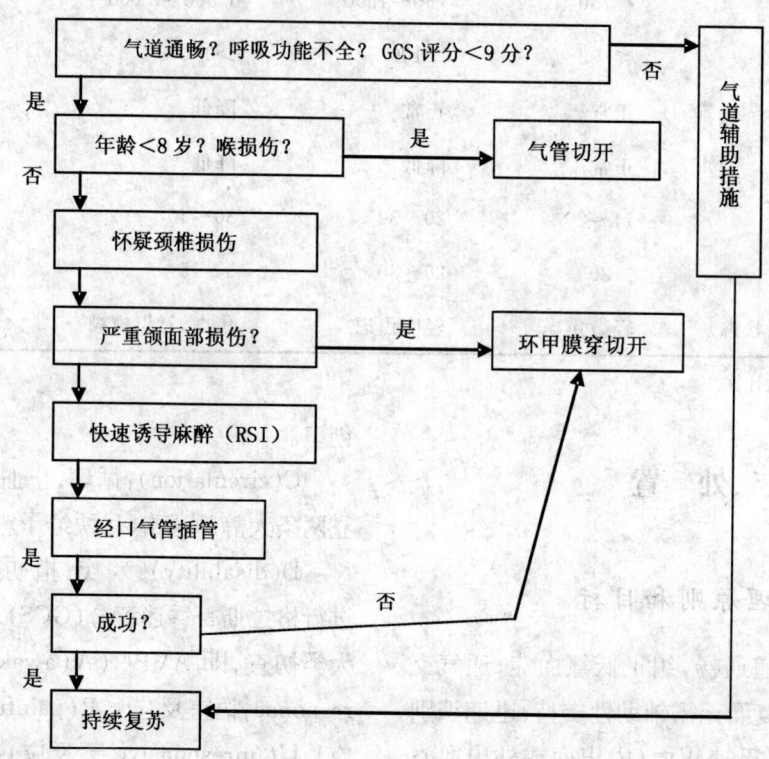

图16-1-1 创伤病人气道管理程序图

(四)呼吸支持

在有效气道管理基础上,评估通气状况和潮气量是否充分,必要时,给予气囊-面罩人工呼吸,甚至气管内插管机械通气等,保证充分氧供和氧合,纠正或预防低氧血症。注意,严重创伤低氧血症病人原则上不必给予过度通气或使用呼气末正压通气(PEEP),通常通气大多可以改善低氧血症,但肺挫伤导致ARDS者,应及时给予PEEP。主要通过以下几步进行评估。

视诊(看):病人呼吸频率如何,有无紫绀,有无穿透性伤,有无连枷胸,辅助呼吸机是否参与,胸壁有无开放性创口等。

触诊(感觉):气管有无移位,有无明显肋骨骨折表现,有无皮下气肿,同时通过叩诊两侧叩诊音是否相等判断有无气胸或血胸。

听诊(听):呼吸音是否对称,病侧呼吸音降低可能有气胸,有无异常呼吸音等。

如有血胸或气胸应按行胸腔减压或引流,必要时在气胸侧扎入大号针头紧急放气。对插管困难的无呼吸病人,不要长时间尝试气管插管,使用面罩加压通气同样可纠正低氧,或改用环甲膜穿刺或切开,以免延长窒息时间,失去抢救机会。

气道管理和呼吸支持基本方法和装置见表16-1-2。

表 16-1-2 气道管理和呼吸支持基本方法

气道管理基本方法				呼吸支持基本方法
基础气道管理		高级气道管理		
方法	常用装置	方法	常用装置	常用装置
仰额托颌法或其他手法	使用压舌板 口咽导气管 鼻咽导气管	气管内插管	气管内导管(内径≤8.5 mm) 喉镜	面罩、袖珍面罩、带储气袋和活瓣的简易呼吸器、面罩、通气机、供氧装置、鼻导管、Venturi面罩、喷雾面罩
吸引	手动吸引(球形注射器、手提吸引器、脚踏式吸引泵) 吸引导管等	其他高级处理 外科气道	导管引导探针等 喉罩 食管/胃闭塞法气道 食管-气管气道 纤维内镜等 环甲膜穿刺 环甲膜切开	

(五) 循环支持

创伤病人循环支持主要包括休克评估和控制外出血、液体复苏、必要的监测和其他支持。

(1) 休克评估和控制出血：明显大出血者应立即压迫止血，同时注意伤者面色有无苍白，皮肤有无出血点或网状青斑等，检查脉搏和(或)心跳速度、是否有力、是否规则等，静脉充盈度，皮肤温度，有无出汗，血压测量，有无骨盆骨折、脊柱损伤和(或)内出血征象等。常用于识别休克的指征是：心动过速、脉搏细弱脉压变窄、手足厥冷、出汗、焦虑、呼吸急促或过度通气、意识模糊或意识不清、尿量减少等。

(2) 液体复苏：创伤病人失血性低血容量性休克和失血时间过长是死亡的最主要原因，然而，创伤病入院前液体复苏的时机仍有争议。在充分止血的基础上进行液体复苏，可以获得良好的抢救效果，但是，没有充分证据支持在有效止血之前进行液体复苏的益处，相反，可能增加病死率。有效止血基础上，快速建立静脉通路(宜在大静脉并用大号针头(14～16号针头)，必要时静脉切开置管，最好开放2条静脉通路)，根据失血失液情况，首选快速输注晶体液进行液体复苏，一般做法是，创伤病人如果脉搏较强，在有效止血前可不予输液，如脉搏微弱甚至无法触及，应快速输注生理盐水250 ml，观察脉搏变化。如已止血，应先用500 ml静脉推注或快速(或加压)静脉滴注，股骨干骨折出血者可能失血达2 L，骨盆严重骨折出血者失血量往往超过2 L，这种输液量应快速给予输液1～2 L(儿童可按20 ml/kg计算)，之后再根据失液情况继续输注。等张生理盐水是首选晶体液，其他可选用的液体包括乳酸林格氏液、等渗糖盐水(5% GNS)等，必要时考虑加用胶体液如羟乙基淀粉、右旋糖酐、白蛋白甚至成分输血。注意，输血前一定要进行有关血清学检查以防输血相关性疾病。充分液体复苏后，如血压仍未达到目标值(SBP≥90 mmHg)，可加用缩血管药如多巴胺、去甲肾上腺素、血管加压素或苯肾上腺素等。SBP<70 mmHg预示可能出现凝血功能障碍。

(3) 监测：进行液体复苏时应监测心率、脉搏、血压、血氧饱和度、神志、静脉充盈情况等，同时进行必要的电解质(钾、钠、氯)、BUN、Cr、pH等。使尿量保持≥0.5 ml/(kg·h)，昏迷者可留置导尿管，以便观察尿量。

(4) 其他：识别有无心源性休克、神经源性休克、脓毒症休克等特殊情况，有无其他严重复合伤等。心源性休克可能原因是心肌挫伤、心包填塞、张力性气胸、心脏贯通伤或心肌梗死等。前述补液处理后，应做ECG检查。神经源性休克可能是交感功能丧失，多由脊髓损伤引起，经典表现是低血压但无反射性心动过速或皮肤血管收缩表现。脓毒症休克在创伤早期很罕见,但它常常是创伤后期致死原因,特别多见于腹部穿透伤和烧伤病人。明确这些表现后再给予相应处理。

(六)出血评估和处理

除非液体复苏有效,对明确出血性休克且出血原因明确者应立即止血;对出血性休克而出血部位不明者,在液复苏的同时,应立即进行深入评估如胸部、腹腔、骨盆稳定性,并做胸腹部超声和(或)CT检查;对疑似躯干创伤者也应应用超声检查,以发现或排除液平面。对超声或CT发现创伤病人腹部明显积液且血流动力学不稳定者,应紧急手术治疗止血。对高能贯性伤血流动力学稳定者,如疑有头、胸和(或)腹部出血者,应作相应部位的CT检查。血清乳酸、碱缺失是评估和监测出血及休克的敏感指标,而红细胞压积(Hct)不能单独作为评估出血的实验室指标。

骨盆环完整性破坏(断裂)的出血性休克病人,应立即进行骨盆环固定、止血。而骨盆环固定后仍进行性血流动力学不稳定者,应尽早进行造影栓塞术或外科手术止血。早期出血控制可采用包扎法、直接外科手术止血及使用止血药,而动脉性大出血者,宜用钳夹止血。对严重创伤合并失血性休克、进行性失血或凝血功能障碍者,应进行外科手术治疗。酸中毒、低体温、无法到达的重要解剖部位损伤和腹外严重持续性损伤等是手术的重要参考指标。血液凝固的最佳温度是38.5 ℃,中心体温<35 ℃很难止血,此时复温较为困难,可经口或经静脉输注40 ℃左右的液体达到复温作用。注意,经口补液时,应作低糖和低盐液体,否则渗透压相对过高,水分吸收差,甚至可能出现肠壁液体被吸附出来,因此,多选用水或低渗液。

对无脑损伤的创伤病人,大出血有效控制前,目标血压是维持收缩压于80~100 mmHg。对低体温病人应注意保温,尽量使体温恢复正常。纠正失血的目标血红蛋白(Hb)为70~90 g/L。大出血或严重失血伴有凝血功能障碍(PT或APTT>1.5倍正常高值)应输注新鲜冷冻血浆,开始可输入10~15 ml/kg,以后酌情增加。血小板<50×10^9/L者,应输注血小板,维持血小板≥50×10^9/L,而多发伤伴严重出血或创伤性脑损伤者,尽可能维持血小板≥100×10^9/L,开始可输浓缩血小板4~8单位,以后酌情增加。创伤严重出血伴纤维蛋白原<1 g/L者,应输注浓缩纤维蛋白原或冷沉淀物,开始可输注3~4 g或50 mg/kg,以后根据实验室检查结果确定。

创伤出血病人应考虑使用抗纤溶药,如止血环酸10~15 mg/kg,iv,继之1~5 mg/(kg·h),6-氨基己酸100~150 mg/kg,iv,继之15 mg/(kg·h),或抑肽酶200万KIU(激肽释放酶抑制单位(kallikrein inhibitory units)),iv,继之50万KIU/h。但出血已充分控制的病人应停用止血药。

对已经使用标准控制出血措施并给予充分的成分输血病人仍然持续出血的钝挫伤患者,可考虑使用重组活化凝血因子Ⅶ(rFⅦa),起始剂量200 μg/kg,首剂后第1小时、第3小时再给予100 μg/kg。

(七)意识评估

严重创伤病人出现意识不清是常见的症状之一,引起意识不清的原因包括:头部创伤、低血糖、糖尿病酮症酸中毒、脑血管意外(如脑出血、缺血性中风、蛛网膜下腔出血)、低氧血症、低血压、高血压和惊厥、HIV感染、药物中毒。

创伤病人应评估对刺激的反应,检查瞳孔,如有瞳孔不对称等表现提示可能有颅内血肿;心脏骤停者瞳孔由大变小是复苏有效指征。有无病理体征或定位体征等,有助于确定是否合并脑损伤。其他有关检查见有关章节。

(八)创口评估与处理

外科创口常分为:清洁创口、清洁受污染创口(创口正常但有细菌寄居)、污染创口(创口已有异物或污染物)、感染创口(创口已有脓性分泌物)。

清洁创口可立即清创缝合;污染或感染创口不应闭合,应留待二期愈合;清洁污染创口或清洁创口超过6 h者,清创后保持创口开放,48 h后再行缝合。

影响创口愈合的因素包括病人因素如年龄、基础病、创口血供情况等;创口本身因素如损伤程度、范围、伤损性质(裂伤或挤压伤等)、污染或感染情况、损伤后时间等;局部因素如止血和清创情况、创口封闭时间等。

三、特殊部位创伤处理

(一)头部创伤处理

头部创伤是创伤死亡和致残的主要原因。包括检查瞳孔、意识、病理反射、定位性病理征等。血鼓室、脑脊液耳漏、鼻漏或"熊猫眼"征提示有颅底骨折。详见"创伤性脑损伤的非手术处理"。

(二)颈部创伤处理

颈部有多个重要生命结构,而很少骨骼、肌肉和软组织解剖保护,极易引起气道受阻。最严重的颈部创伤包括穿透性损伤和钝性创伤引起脊髓损伤,也可因钝性挫伤引起。颈部穿透伤伴有颈部脉搏消失或血肿提示可能颈部大血管出血,钝性挫伤未引起颈椎稳定性受损者诊断困难。出血者宜首先压迫止血,同时检查创口,保护创面清洁,颈部捻发音提示食管或喉损伤可能。疑有颈椎损伤者应作颈部固定,必要的检查如X线、CT有助明确诊断。

颈部创伤的首要处理是早期建立确定性气道,血肿进行性增大或颈部肿胀可能导致经口气管插管困难,有人认为颈部严重损伤者应在15 min分气管插管,除非无气道受损。还应高度警惕潜在的喉、气管或颈动脉钝性损伤,以利早期处理。

(1)院前颈托使用指征:初始评估GCS积分<15者;颈部疼痛或颈肌紧张;头部创伤伴有理解力、说话、阅读或书写障碍者;局部常感觉缺失者;行走或平衡异常者;全身无力;视力变化;疑有颈部或颈椎损伤者等。

(2)颈部探查的临床指征
①血管:血肿扩大、外出血、颈动脉搏动消失;
②气道:喘鸣、声嘶、发音困难或声音变化、咳血、皮下气肿;
③消化道:吞咽困难或吞咽痛、皮下气肿、口咽部出血;
④神经:与创伤一致的单侧神经功能缺失、非头部创伤引起的意识状态改变。

(三)胸部创伤处理

严重胸部创伤如不及时处理,常是致命性的,约1/4的创伤性死亡由胸部严重创伤所致,胸部创伤早期死亡的原因包括气道阻塞、心包填塞、开放性气胸。胸部出血引起出血性休克多因血胸和纵隔积血所致,而最常见的胸部出血来源是胸壁动脉破裂出血。

(1)呼吸窘迫:主要原因有肋骨骨折/连枷胸、气胸/张力性气胸、血胸、肺挫伤、开放性气胸等。大多数胸部创伤仅需简单处理,开放性气胸者应立即封闭创口,胸腔引流或心包穿刺可缓解致命性血、气胸或心包填塞等。

(2)连枷胸:连续3根或以上的肋骨发生两处或多处骨折引起胸壁稳定性受损者即为连枷胸,是胸部创伤危险表现,主要引起矛盾呼吸,导致呼吸衰竭。呼吸窘迫的主要救治是止痛、气管插管正压机械通气+呼气末正压(PEEP),极少需要切开固定手术,无呼吸窘迫者可仅给予止痛。

(3)血胸:钝性或锐器伤均可引起血胸,胸腔积血量超过200 ml时即可在X线胸片表现出来,注意,卧位胸片可能仅表现为肺透亮度变化,胸腔积血量可达3 L,大出血主要由胸部大血管破裂。胸腔引起是救治血胸的初始方法,出血量500~1 500 ml的血胸者,一般可通过大号引流管(法氏36号)闭式引流管,但引流量达1 500~2 000 ml或持续出血超200~300 ml/h者,应积极寻找出血原因,包括急诊胸腔镜检查及(或)止血。

(4)肺挫伤:也是常见胸部创伤,是潜在致命性损伤,症状出现较慢,主要表现为呼吸急促(气短)、低氧血症、心动过速、呼吸音减轻或消失、肋骨骨折、紫绀等。无特殊处理,通气时宜用小潮气量,以防气压伤加重病情。

(5)肺冲击波伤:各种爆炸产生的冲击波是肺

冲击波伤的致病因素,也是引起死亡的重要原因之一。冲击波伤主要引起鼓膜破裂、肺冲击波伤、肠冲击波伤、骨折和烧伤等,还会引起气胸,少数情况发生气体栓塞,因此,在处理冲击波伤时应全面考虑,不宜仅局限于肺部。

(6)心包填塞:心脏穿透伤是城市最重要致命原因,主要引起心包填塞,表现为休克、颈静脉曲张,无气胸而肢体凉冷,心音低沉,但心脏挫伤很少发生心包填塞。应立即识别并解除心包填塞,否则很快毙命。

(7)胸部大血管破裂大出血:是现场死亡的主要原因。现场处理困难,紧急开胸止血是最有效方法,但多半病人失去抢救机会。

(8)气管或主支气管断裂:病死率达50%,80%的支气管断裂发生于距隆突2.5 cm内。常见表现是咯血、呼吸困难、皮下和纵隔气肿、偶有紫绀,需手术治疗。

(9)膈肌损伤:多因钝性挫伤所致,常易误诊,多发生于左侧。所有穿透性胸部损伤均应警惕膈肌损伤的可能;胸前第4肋间以下、腋间第6肋间以下、背部第8肋间以下损伤均应警惕有无膈肌损伤。

(四)腹部创伤处理

腹部存在大量脏器,腹部创伤极为复杂,处理困难,但及时细致的检查和观察,有利诊断和治疗。明显腹壁损伤出血者,可通过压迫止血。诊断性腹腔穿刺是腹腔出血诊断的简便有效方法之一。腹腔诊断性灌洗也是腹腔出血的重要诊断方法,以下是诊断性腹腔灌洗的指征:无法解释的腹痛;下胸部创伤;低血压(SBP<90 mmHg),不明原因的红细胞压积下降;腹部创伤并有意识变化者;腹部创伤并脊髓损伤者;骨盆骨折者。有明确剖腹探查指征者是腹腔灌洗的禁忌证,妊娠、肥胖、有腹部手术史、穿刺经验不足者或通过灌洗不影响诊断结果者是腹腔诊断性灌洗的相对禁忌证。

超声检查是腹部钝性损伤的重要检查方法,主要是寻找和评估腹腔内游离液体,敏感性85%~99%,特异性达97%~100%。其优点是:无创、无放射性、便携(在复苏室或急诊室内均可用)、可重复、早期即可使用、价廉;不足在需要特定检查技能、肥胖者效差、受气体干扰、积液量<500 ml时敏感性低、可产生假阴性(腹膜后和空腔脏器损伤者明显)。

腹部CT检查是稳定性腹部钝伤病人的重要检查方法,尤其适于腹膜后病变评估,诊断准确性为92%~98%,假阳性或假阴性率低。腹部CT检查适应证包括:钝挫伤、血流动力学稳定、正常或体检结果不确定、十二指肠和胰腺创伤;禁忌证包括有明确剖腹探查指征者、血流动力学不稳定者、情绪激动者、对造影剂过敏者。腹部CT检查的优点是:可充分评估腹膜后病变、腹腔实质器官损伤非手术处理评估、肾灌注评估、无创、特异性高;不足之处在于需要特定人员检查、设备要求高、价格较高、中空脏器损伤效差、普通CT检查持续时间相对较长。

腹内容物(如肠)脱出者,需用无菌或清洁器具如碗或敷料包裹固定,不应直接送回腹腔内(除非是嵌钝)。充分液体复苏后血压仍无法维持80~90 mmHg者,应紧急剖腹探查止血,因为失血是创伤致命的主要原因。

(五)骨盆骨折及处置要点

骨盆骨折是多发伤患者主要死亡原因之一,常并发大出血,且易伴有尿道损伤。高能量性骨盆环损伤者死亡率达15%~25%,伴低血压者死亡率增加近13倍,骨盆环断裂合并头部或腹部损伤需手术干预者,死亡率达50%,如头部和腹部损伤同时需要手术治疗者,死亡率达90%。骨盆骨折分为稳定性和不稳定性两类。稳定性骨折是指骨盆环骨折后仍可承受正常生理压力而无移位者,其骨盆环无移位或前后移位不超过2.5 cm;不稳定性骨折分为旋转和垂直不稳定,前者指耻骨联合分离超过2.5 cm,后者指骶骨或髂骨骨折伴骶髂关节断离垂直移位超过1 cm。不稳定性骨盆骨折可与致命性出血相关,应早期识别,且多需手术重建骨盆环。骨盆骨折的处理包括:复苏(ABC)、输血、容量扩增、骨盆固定和止痛。

(六)肢体创伤处理

肢体创伤包括出血、骨折、撕脱、断肢等。及时止血仍是处理肢体创伤的基本方法之一。肢体骨折者,应保持原位固定,不要盲目复位,以免加重损伤;撕脱伤或断肢者,应保护创面,断肢用无菌或清洁敷料包扎后送回医院。

(七)脊柱损伤

多发伤合并神经损伤很常见,常引起颈椎和胸$_{12}$-腰$_1$(T_{12}-L_1)损伤,其次是臂丛损伤等。其ABCDE评估主要是:

A=气道维持并控制可能的颈椎损伤。
B=呼吸控制或支持。
C=循环控制和血压监测。
D=致残,即观察神经损害和意识状态。
E=暴露皮肤和肢体以评估损伤。

脊柱损伤病人检查应坚持不影响脊柱活动如扭曲、伸曲等,病人应固定颈部和脊柱,尚身体长轴同步转动,一般要多人同时进行。颈椎棘突损伤主要表现为呼吸困难(膈式呼吸-反常呼吸),直肠括约肌松弛无反射,血压低但无心动过速(无低血容量)。对疑似或明确脊髓损伤者,应给予固定如颈托、背板等,搬运时整体托起,以防加重损伤。

表16-1-3和表16-1-4分别是脊神经根运动和感觉平面检查和评估方法(注:C=颈椎、T=胸椎、L=腰椎、S=尾椎)。

表16-1-3 脊神经损伤感觉功能评估

神经根	感觉部位评估	神经根	感觉部位评估
C_2	枕骨区	L_1	股动脉搏动区
C_3	锁骨上区	L_2	大腿中内侧
C_4	肩上区(近肩峰)	L_3	膝内侧
C_5	上臂内面(肘上方)	L_4	小腿内侧(内踝上方)
C_6	拇指背侧	L_5	拇趾背侧
C_7	中指背侧	S_1	脚跟外侧面
C_8	小指背侧	S_2	腘窝
T_1	上臂背侧(肘上方)	S_3	臀中间区
T_2	腋窝区	$S_{4\sim5}$	肛周区
T_4	胸部乳头水平		
T_{10}	腹部脐水平		

表16-1-4 脊神经损伤运动功能检查

上肢			下肢		
神经根	支配肌肉	运动检查	神经根	支配肌肉	运动检查
C_5	三角肌	肩关节外展	L_2	髂腰肌	臀部扭曲
C_6	二头肌	屈肘	L_3	股四头肌	伸膝
C_7	三头肌	伸肘	L_4	胫骨前肌	踝关节背屈
C_8	尺侧腕屈肌	屈腕	$L_5\sim S_1$	拇长伸肌	拇指伸展
T_1	蚓状肌	手指外展	S_1	腓肠肌	踝跖屈

脊髓损伤的紧急处理主要是保护既存的神经功能,固定并维持解剖学稳定,但不必作解剖复位;维持心血管功能稳定,保证脊髓有充分的血流灌注,预防继发缺血,必要时可予正性肌力药或血管活性药以维持心输出量,保证脊髓灌注,脊髓损伤后的第一个24 h应给予大剂量糖皮质素治疗,可予第1小时给予甲泼尼龙30 mg/kg,其后23 h按5.4 mg/(kg·h),如创伤时间在3~8 h就诊者,激素需用48 h。

(八)自由落体伤

各种原因由高处坠落导致的创伤均称为自由落体伤(free fall trauma)。英美国家,自由落体伤是继交通事故伤死亡之后的第2位创伤死亡原因,且有上升趋势。英国每年因此死亡达2 600多人(2001年),在美国,50%的自由落体事件是意外原因造成的,约20%是自杀所致,20%是犯罪相关性的,剩下的是其他原因所致。自由落体伤最大特点是钝性多发伤、复合伤,下坠高度与死亡率直接相关,一般以20英尺为伤检划分界线(但此非绝对界限),严重头部创伤、腹腔实质脏器损伤和胸腔内创伤是主要致命伤。自由落体伤病人的处理极为棘手,应根据具体创伤综合制定治疗方案。

(九)止 痛

创伤病人必要的止痛对改善症状,防止伤情加重是有利的,但过度镇静或镇痛,可能掩盖病情,不利及时发现潜在创伤,造成误诊或漏诊。原则上,在明确诊断前,不宜使用麻醉性强镇痛剂。

(十)创伤病人的抗生素使用

(1)抗生素预防:创伤病人抗生素预防的目标是防止感染或降低潜在感染机会,以下两种情况需要预防性使用抗生素:有创口但不必作外科手术处理者;外科手术处理在创伤后≥6 h才进行者。

有感染或疑有感染者:术前2 h使用抗生素;如手术持续时间超过6 h或失血较多者应使用2剂或更多次的抗生素;局部或清创伤口一般不用抗生素;有糖尿病、外周血管病、有坏疽或破伤风可能、免疫抑制等影响创口愈合或增加感染风险者应用抗生素预防;高危创口如穿透性伤口、腹部创伤伤口、复合性骨折创口、有组织失活的创口、创口超过5 cm或星状撕裂创口、污染伤口、高危解剖部位如手或足部伤口、胆道或肠道手术后等均需使用抗生素预防感染。

(2)破伤风预防:使用破伤风类毒素(TT)自动免疫和(或)破伤风免疫球蛋白(TIG)和破伤风抗毒素(TAT)是预防破伤风的有效方法。对有破伤风倾向的创口如污物或排泄物污染的创口、刺伤创口、烧伤创口、冻伤创口、高速枪弹伤创口等均应给予预防破伤风。

(3)抗生素治疗:不少创伤病人均需使用治疗量的抗生素,创口较大(超过5 cm)或持续时间超过6 h者应使用抗生素进行治疗。青霉素和甲硝唑可广泛覆盖多种细菌,并应监测创口愈合和感染情况,必要时作细菌培养和药物敏感性检查,一般应持续使用5~7 d。

(十一)创伤后脂肪栓塞综合征

主要发生于较大的长骨创伤,病因不甚明确,可能与骨髓内容物进入血流有关,这些物质进入肺、脑和其他器官产生相应病变。一般在创伤后第2天或第3天表现出明显症状或体征。肺部栓塞者产生呼吸窘迫,部分病人为致命性栓塞。常见体征包括:意识模糊和焦虑,脉搏和呼吸加快,腋、结膜、上腭和颈部局部淤点或淤斑,胸片可能有毛玻璃样浸润影,动脉血氧分析可见血氧含量降低。本症一般是自限性的,持续数天可缓解,少数持续发展,但可伴有视力缺损、肾功能异常和意识变化等并发症。治疗主要是对症支持,呼吸异常者可给予吸氧和呼吸支持。

(赖荣德 蔡学全)

第2节 创伤性脑损伤的非手术紧急处理

创伤性脑损伤(traumatic brain injury, TBI)是儿童和成人最常见的致命和致残原因。在美国，每年约有160万人发生头部损伤，其中约有80万人急诊和其他门诊处理，27万人入院治疗，每年约7～9万人后遗持续性神经功能障碍，TBI年死亡人数达5.2万。

一、识别

(一)病因

头部损伤的致伤原因包括钝挫伤和穿透性损伤。轻者仅造成头皮擦伤、挫裂伤或头皮血肿；重者引起创伤性颅脑损伤。严重头部损伤包括颅骨骨折、颅底骨折、脑挫伤、硬膜外血肿、硬膜下出血或血肿、蛛网膜下腔出血、弥漫性轴索损伤、颅内出血/血肿等。

(二)病理生理

脑损伤的病理生理包括原发性和继发性脑损伤。前者由于创伤直接引起，一般即刻产生，主要是结构性改变如颅骨骨折、脑膜、血管和脑实质的损伤等，颅内结构性损伤主要后果是产生占位效应，导致脑功能丧失。继发性脑损伤主要是颅内出血或血肿引起颅内压力升高，产生脑充血、水肿炎症因子释放和细胞介导性细胞毒效应；脑水肿可以是血管源性水肿(血脑屏障破坏)和细胞毒性或细胞水肿，其高峰发生于创伤性脑损伤后24～48 h。在原发性创伤基础上，产生继发性脑损伤，主要原因包括低血压、低氧血症、脑疝、抽搐、高血糖、脑积水、脑血管痉挛、颅内感染、再灌注损伤、细胞毒性脑水肿、血管源性和间质性脑水肿，其结果是引起脑细胞代谢改变、脑血流或灌注压异常、颅内压升高、脑自动调节功能紊乱或丧失等。

(三)临床表现

头皮损伤或血肿直接可见，颅骨骨折经物理检查显而易见，但某些损伤需要X线或CT检查方可确定。颅内损伤大多需要影像检查(如CT)方可确定。筛板骨折可表现为脑脊液鼻漏和眼眶周围淤血斑("熊猫眼"征)。脑脊液耳漏是由乳突气房或颞骨骨折所致，可伴有乳突部淤斑。颞骨骨折可导致面神经损害和(或)听力丧失。颅内损伤可表现为不同程度的头痛、头晕、恶心、呕吐和各种程度的意识障碍或昏迷，体格检查可发现局灶性神经定位体征，如瞳孔变化、感觉缺失、运动障碍、语言异常、特异性病理征等。

颅内损害的定位改变主要包括：①皮质优势半球损害可表现为语言、阅读、书写、计算功能障碍；②非优势半球损害可表现为记忆、画图、模仿功能障碍；③额叶损害可引起随意运动、情感、社交等功能障碍；④颞叶损害表现为记忆、理解等功能障碍；⑤顶叶损害表现为感觉、听觉、空间定位功能障碍；⑥枕叶损害表现为视觉功能障碍；⑦小脑损害表现为肌肉协调功能和平衡障碍；⑧脑干损害可表现为意识控制、知觉受损，以及中枢性的呼吸、心跳、血压和体温控制功能障碍。

头痛、呕吐、视神经乳头水肿是颅内高压的典型特征。严重颅内高压可能导致脑疝形成。不同部位脑疝定位体征不完全相同，如侧小脑幕疝表现为同侧瞳孔扩大、光反射消失、下睑下垂、意识水平下降、对侧肢体无力等；中央小脑幕疝表现为瞳孔变小，继之中度扩大，对光反射消失，意识水平恶化，向上凝视障碍，糖尿病性尿崩等；小脑扁桃体疝表现为意识水平下降，呼吸模式异常甚至呼吸停止，颈项强直等。

(四)头颅CT检查

创伤病人头颅CT检查的指征：

(1)意识清楚伴颅骨骨折者；
(2)觉醒水平低下或进行性下降；
(3)意识改变；
(4)瞳孔一侧扩大或双侧不等大；
(5)副神经(第11颅神经)损伤；
(6)轻偏瘫；
(7)抽搐；
(8)疑似凹陷性或开放性颅骨骨折；
(9)穿透性颅脑损伤；
(10)格拉斯哥昏迷评分≤10分；
(11)有较长时间意识丧失史者；
(12)严重颅脑损伤伴血流动力学不稳定需要全麻者；
(13)婴儿囟门凸出或骨缝裂开者；
(14)有局灶性神经定位征；
(15)诊断不确定或困难，如疑伴乙醇或药物中毒等。

(五)诊断评估

1. 损伤严重程度评估

(1)轻度TBI：GCS 13~15分，短暂意识丧失(<30 min)，可有头痛、意识混乱和记忆缺失。预后良好，死亡率少于1%。急性期后可有震荡后综合征(postconcussive syndrome)，表现为头痛、头昏眼花、注意力不集中、焦虑、抑郁和失眠，可持续数周至1年或更长时间。

(2)中度TBI：GCS 9~12分，常有较长时间意识丧失，或意识混乱并可有局灶性神经定位征，可执行简单命令，一般需住院治疗，可能需要神经外科干预，但预后较好，死亡率少于5%，本期也可发展为震荡后综合征。

(3)重度TBI：GCS≤8分，多为严重神经损伤，昏迷而不能执行命令，常有异常神经影像改变(如CT显示颅骨骨折或颅内出血)，此类病人需入住ICU，常需气道控制、机械通气、神经外科评估和干预、颅内压监测，死亡率大于40%，恢复时间长，大多数幸存者后遗严重功能障碍，颅内压升高是死亡和神经功能障碍的常见原因。最近，美国防卫和退伍军人脑损伤中心(Defense and Veterans Brain Injury Center, DVBIC)根据战争相关性TBI，提出新的分类方法，即bTBI：轻度bTBI是指意识丧失少于1 h，且创伤后遗忘少于24 h；中度bTBI是指意识丧失多于1 h，但少于24 h，创伤后遗忘持续1天以上，但少于7天；重度bTBI是指意识丧失多于24 h，创伤后遗忘多于7天，这种分类方法简便易行，但尚未得到广泛认同。

院前格拉斯哥昏迷积分(Glasgow coma scale, GCS)是重要而且可靠的评估头部损伤严重程度的方法，特别是动态评估GCS积分，GCS分值不断变化者更有意义。单次GCS评估意义不大，需动态评估。两次评估GCS积分均≤9，提示病情严重，预后不良；GCS积分在3~5分者，预后差的阳性预测值至少70%。动态GCS积分评估时，如初始GCS评估准确，GCS评分变化≥2分者，与预后有明显相关性。若GCS评分增加≥2分者，预后有改善；若GCS评分降低≥2分者，可能预后变差。如果初始GCS评分在3~5分者，约20%或略多的病人最终存活，8%~10%存活者脑功能可部分或全部恢复。有研究显示，院前GCS评分3~5分者，早期良好预后者约占6%，后期良好预后者约占12%；而院前GCS评分6~15分者，早期良好预后者约占67%，后期良好预后者约占33%。GCS检查方法：可通过语言指令评估，不能执行语言指令者，可通过压迫甲床或夹捏腋前部皮肤的刺痛方法检查。在清除并保持气道通畅、必要的通气支持和循环复苏后，便应进行GCS评估，但GCS评估应在给予镇静或麻醉药前，或此类药物代谢后进行。表16-2-1为GCS评估内容。

表16-2-1 格拉斯哥昏迷评分(GCS)方法

GCS积分	睁眼反应	语言反应	运动反应
1分	无睁眼反应	无反应	无运动反应
2分	刺痛睁眼	语言不理解	刺痛肢体过伸

续表

GCS 积分	睁眼反应	语言反应	运动反应
3 分	遵嘱睁眼	语言不正确	刺痛肢体屈曲
4 分	自动睁眼	语言混乱	刺痛肢体躲避
5 分	—	定向力正确	刺痛可定位
6 分			遵嘱动肢体

2. 瞳孔评估

意识水平和瞳孔检查是院前头部创伤病人评估的重要部分之一，院前应同时检查并记录双眼的瞳孔大小和对光反应情况，瞳孔散大或固定持续时间也应作相应记录。两侧瞳孔不等大直径相差 1 mm 以上即有意义，但瞳孔情况与预后关系尚无确定性研究结果。对光反应迟钝或无反应，高度提示颅内血肿增大需要紧急外科手术干预，否则很快发展为意识障碍，但需除外眼部本身损伤引起的瞳孔对光异常，通常眼部损伤者还伴有周围软组织损伤，瞳孔不规则。

3. 神经定位征

单侧运动功能缺失，也提示可能为颅内血肿或血肿扩大，常为对侧损伤，并可伴瞳孔异常。偶尔会出现孤立性颅神经受损表现。

4. 创伤和骨折

头皮裂伤和开离性颅骨损伤均需外神经外科处理。以下征象提示有颅底骨折：①脑脊液耳漏或鼻漏；②乳突周围淤斑(Battle's 征，即颅底骨折时球结膜及耳后有淤斑)；③眼眶周围淤斑；④鼓室积血。

二、处　置

创伤性脑损伤(TBI)的处理较为复杂，但急诊和危重病医生的 ABC 处理至关重要，由于专业性强，应尽快请颅脑外科专家会诊处理。图 16-2-1 的 TBI 院前评估和处理程序、图 16-2-2 的战争相关性头部创伤战场处理程序，将为急诊和危重病医生及时有效处理 TBI 起到重要的指导作用。

(一) 气道、呼吸和循环——ABC 处理

通畅气道是各种危重病人抢救的首要步骤，严重颅脑损伤病人院前和急诊处理首要的同样是开放气道，保证通气和氧供氧合。一旦发现低氧血症应在通畅气道的基础上，迅速给予吸氧，必要时给予面罩通气或气管插管后通气支持，力尽所能使血氧饱和度≥90%。对 GCS 积分≤9 者，无论缺氧与否，或无论气道通畅与否，原则上应气管插管；对 GCS 积分在 3~5 分者，应常规气管插管，确保气道通畅，维持氧供和氧合。研究显示，约 27% 的 TBI 病人送达急诊室时有低氧血症，TBI 病人 GCS 在 3~5 分者，73% 的病人头颅 CT 扫描可见异常表现；GCS 积分 6~7 分者，73% 病人气管插管，且 36% 的病人头颅 CT 检查有异常发现；GCS 积分 8~9 分者，62% 的病人气管插管，62% 病人头颅 CT 检查有异常发现，GCS 积分 10~13 者，20% 需要气管插管，23% 病人头颅 CT 检查有异常发现。

头部损伤患者紧急气管插管和机械通气的指征包括：①GCS<9 分；②喉保护反射消失；③通气不足(吸入空气时 $PaO_2<9$ kPa 或吸氧后 $PaO_2<13$ kPa 或 $PaCO_2>6$ kPa)；④自主高通气状态($PaCO_2<3.5$ kPa)；⑤呼吸不规则。

继发性 TBI 主要是脑缺血所致，低氧血症和低血压是院前严重头部损伤预后差或死亡的重要指标。低血压和低氧血症显著增加严重头部创伤病人的致残和致死率，而且，低血压的损害似乎较低氧血症者更为严重，因此，院前预防和迅速发现并立即纠正低氧血症和低血压，可改善严重头部损伤者的存活率，而出血性低血容量引起的低血压是低血压的主要原因，早期迅速进行容量复苏是纠正

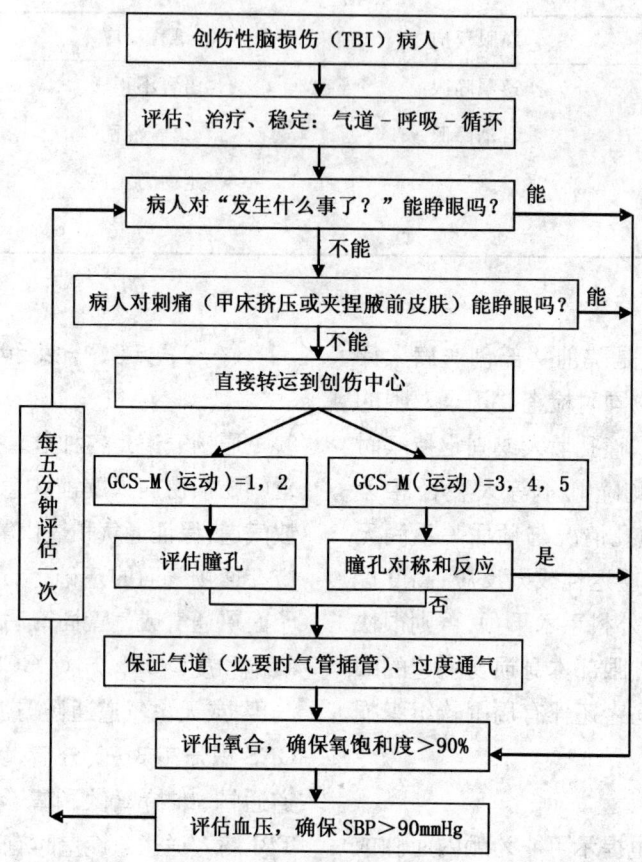

图 16-2-1　创伤性脑损伤(TBI)病人院前评估和处理程序图

低血容量的最常见和最重要方法。同样,控制颅内压<200 cmH₂O,可以改善病人预后。①低氧血症:是指动脉血氧饱和度<90%或血气分析动脉血氧分压<60 mmHg。血氧测量方法可用脉氧仪(或经皮血氧饱和度测定仪)测量。②低血压:是指成人收缩压(SBP)<90 mmHg。严重 TBI 儿童低血压标准分别为:0～1岁,SBP<65 mmHg;2～5岁,SBP<75 mmHg;6～12岁,SBP<80 mmHg;13～16岁,SBP<90 mmHg。

(二)液体复苏

严重 TBI 病人,低血压会加重脑损伤,促进病情恶化。避免低血压和(或)尽可能缩短低血压持续时间的最有效方法之一是液体复苏,以维持 SBP ≥90 mmHg(儿童低血压标准见前)。充分的液体复苏可保持有效循环血容量,维持脑灌注血流,维持氧输送,避免低血压和防止继发性脑损伤。最常用的液体是等渗晶体液如生理盐水或乳酸林格氏液或5%GNS 或5%GS 等。液体复苏方法是静脉推注或快速静脉滴注晶体液 1～2 L。有研究发现,高渗液体复苏(高渗氯化钠,可伴或不伴葡萄糖,如3%～7.5%氯化钠)比乳酸林格氏液更有效地升高血压,GCS≤5～8分者,高渗组存活率高于林格氏液组,但尚需更多的循证医学资料证明。但也有研究显示7.5%氯化钠或6%右旋糖酐70 快速静脉输注无明显神经病学不良反应或颅内出血并发症。10%～20%的甘露醇也是高渗液,可提高血浆渗透压,促进脑组织水分进入血管腔内,达到降低颅内压的作用。

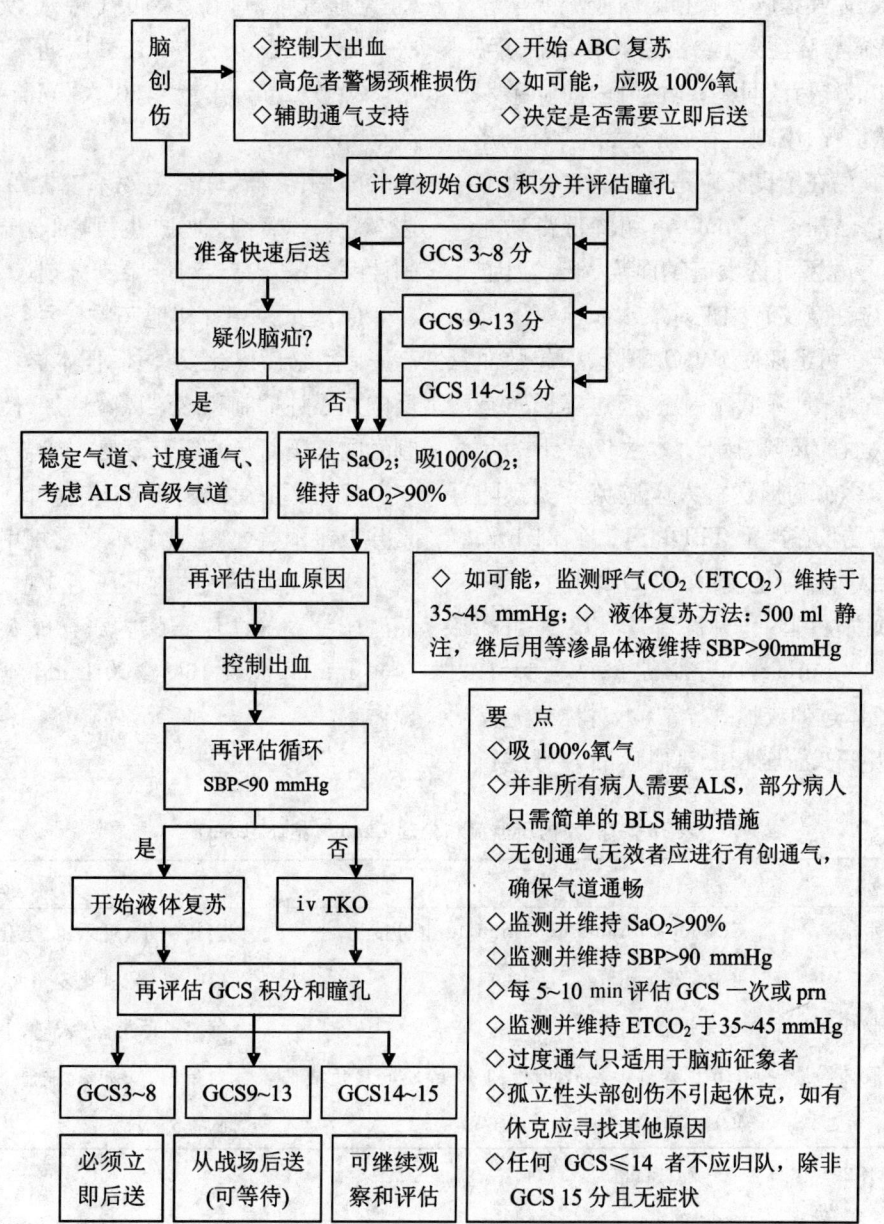

图 16-2-2 战争相关性头部创伤战场处理程序图

(三)颅内压监测和处理

1. 颅内压监测

颅内压升高是指颅内压超过 20~25 mmHg,以下两种情况考虑行颅内压监测:①复苏后 GCS ≤8 分,经 CT 证实有颅内出血、血肿、水肿或基底池被压迫者。②复苏后 GCS≤8 分,CT 检查正常,伴有下列之二项者:年龄＞40 岁;运动姿势改变(motor posturing,如去大脑强直、去皮层强直或偏瘫);收缩压＜90 mmHg。

2. 颅内压升高的处理

(1)体位:床头抬高 30°可促进颈静脉回流,有助于降低颅内压。

(2)体温:防止体温过高有助于降低颅内压,但尚未证实低体温可改善顽固性 TBI 的预后。

(3)甘露醇:在降低颅内压方面极为有效,它可促进脑组织脱水,尤其是脑水肿和脑血液流变学异常者,1 g/kg 缓慢静脉注射(或快速静脉滴注)可达到最大效应和最佳持续时间;急性颅内血肿手术前可用更大剂量治疗;小剂量甘露醇适于颅内压升高的维持治疗;其潜在不良反应是肾功能衰竭和肺水肿,维持血浆渗透压<320 mOsm 可降低肾功能衰竭的风险;甘露醇还可诱发高钠血症、低镁血症和低磷血症等,应注意及时纠正。

(4)过度通气:可迅速使 $PaCO_2$ 下降,引起脑血管收缩,减少脑血流量,降低颅内压,但过度通气有引起或加重脑缺血的风险,因此,本法仅适于短时使用,长期使用无效,脑损伤病人应避免常规预防性高通气。目前主张在严重 TBI 的第1个 24 h 预防性过度通气治疗,目标是使用 $PaCO_2$ 维持在30～35 mmHg,但顽固性颅内压升高者,$PaCO_2$ 还可酌情降低(约25～30 mmHg)。野外高通气仅适于有脑疝征象者如肢体过伸或瞳孔异常(不对称或无反应),而且应在纠正低血压和低氧血症后方可施行(正常通气频率指成人通气约 10 次/min,儿童 20 次/min,婴儿 30 次/min,过度通气时成人通气频率≥20 次/min,儿童≥30 次/min,婴儿≥35～40 次/min)。

(5)镇静与镇痛:短效苯二氮䓬类镇静剂如咪达唑仑和镇痛剂如吗啡也可降低升高的颅内压,顽固性颅内压升高者可给予麻醉剂。

(6)巴比妥类:其他药物无法缓解的顽固颅内高压者可给予巴比妥类药,但本类药物有严重不良反应如心脏抑制和感染风险增加,使用巴比妥类控制颅内高压者最好行肺动脉导管监测。

(7)激素:对颅内压升高者降低颅内压方面,激素并未显示益处,因此它不再常规用于 TBI 患者。

(8)脑灌注压:颅内高压者应增加脑灌注压(脑灌注压=动脉血压-颅内压),成人维持脑灌注压≥60 mmHg。表 16-2-2 为 Lund 颅内压监测和处理方案。

表 16-2-2 颅内压监测和处理 Lund 方案(Sweden)

目 标	靶 点	干预方法
降低毛细血管静水压	CPP60～70 mmHg(50 mmHg 也可接受)	美托洛尔、可乐定、氢化麦角胺
降低脑血量	ICP<25 mmHg	硫喷妥钠、氢化麦角胺
降低应激反应和脑代谢	充分镇静和止痛	苯二氮䓬类、芬太尼、小剂量硫喷妥钠
液体平衡和维持胶体渗透压	Hb 125～140 g/L,白蛋白 40 g/L,轻度负液平衡	白蛋白、呋塞米、输血、肠内营养
间断脑脊液引流	ICP<25 mmHg	脑室外引流

注:CPP=脑灌注压;ICP=颅内压;Hb=血红蛋白。

(四)其他治疗

(1)容量和血糖:TBI 病人主张维持等容量血症,静脉输注等渗溶液如生理盐水,尽量避免使用葡萄糖,理由是高血糖的 TBI 者预后更差,目标是维持血糖水平于 5.0～6.7 mmol/L(90～120 mg/dl)。

(2)抗利尿激素分泌异常综合征(SIADH)、糖尿病性尿崩症和脑钠衰竭综合征可引起继发性脑损伤;糖尿病性尿崩是指连续 2 h 尿量超过 200 ml/h,且伴血清钠升高者,治疗可予去氨加压素 1～2 μg 皮下注射;SIADH 是指尿渗透压大于血清渗透压,且伴尿钠浓度升高(>20 mmol/L),其血容量正常或轻度升高,治疗方法是积极限液;脑钠衰竭综合征指钠水缺失,钠丢失量超过水丢失,渗透压可能升高,其治疗与 SIADH 不同,主要是血管内含钠液的容量替代,可用3%氯化钠治疗。

(3)防治抽搐:抽搐也是继发性脑损伤的原因之一,早期创伤后抽搐是指 TBI 后的 7 天内发生抽搐者,多为局灶性,与出血、血肿、意识不清延长者多见;7 天后发生抽搐者为后期创伤后抽搐,多为全身性,与穿透伤、早期抽搐、颅内出血或血肿、GCS≤10 分和凹陷性颅骨骨折有关;预防方法是使用苯妥英钠或卡马西平 1 周。

(4)控制血管痉挛:非创伤性蛛网膜下腔出血

者使用尼莫地平可有效降低血管痉挛所致的继发性缺血损害，因此，一些专家主张对创伤性蛛网膜下腔出血者也给予尼莫地平治疗，但尚不宜常规使用尼莫地平。

(5)感染：是 ICU 内 TBI 的重要并发症和致死原因，尿路感染最为常见，最有效的预防方法是尽量避免长期置管（包括导尿管、静脉置管、气管插管等有创操作）。

(6)营养：严重 TBI 病人早期便应开始营养支持，伤后 2~3 d 内开始胃肠内营养，营养目标是维持氮平衡和充分热卡供应。

(7)深静脉血栓形成：也是严重 TBI 的常见并发症（约 53.8%），它与发热有相关性，早期（24~72 h）开始给予皮下注射肝素和低分子肝素安全有效，血栓形成但有抗凝禁忌者，可予放置下腔静脉滤器。

(五) 外科处理原则

开放性损伤者酌情给予清创缝合，但脑脊液漏者不宜填塞，外科手术治疗适于颅内病变引起明显占位效应者。习惯上，适于引起大脑中线移位超过 5 mm 者，移位是指透明隔与正中线的距离。血肿清除术适于：

(1)无论有无症状，硬膜外出血量超过 30 ml 者；

(2)格拉斯哥昏迷评分（GCS）＜9 分伴瞳孔扩大的硬膜外血肿者；

(3)硬膜外血肿的出血量＜30 ml、血肿厚度＜1.5 cm、中线移位＜5 mm，且无局灶性定位征者，可密切观察；

(4)硬膜下血肿厚度＞1 cm 或引起中线移位＞5 mm 者，应紧急行血肿清除术；

(5)硬膜下血肿较小，伴有局灶性神经定位征者、神经功能进行性恶化者或颅内压升高者，也需行血肿清除术。

(6)创伤性颅内血肿导致神经功能进行性恶化或顽固性颅内高压者也需手术治疗；

(7)昏迷伴额部或颞部出血，血肿量超过 20 ml，且中线移位 5 mm 和（或）CT 显示脑室受压迫者需手术治疗；

(8)创伤性颅内血肿量超过 50 ml 者应行血肿清除术；

(9)额叶严重挫伤伴严重占位效应和顽固性颅内压升高者，开颅减压术是救命性的治疗方法。

(10)顽固性颅内压升高伴以下两种说法，开颅减压术仍有争议：①凹陷性颅骨骨折的颅骨下陷深度超过颅骨厚度，并有硬脑膜撕裂证据者应行手术治疗，以降低颅内感染风险；②凹陷性颅骨骨折，无硬脑膜破裂的临床或放射学证据者、无明显颅内血肿证据者、颅内下陷深度＜1 cm 者、额窦未受累者、无严重外表畸形者、无创伤感染、颅腔积气或严重创面污染者，可行非手术治疗。

(六) 转 运

TBI 患者无严格的转运标准，但 GCS 积分＜9 分者，应直接转运到有能力处理脑外伤能力的医疗单位，以便立即进行 CT 扫描检查、迅速开展神经病学治疗、监测颅内压及治疗颅内高压等。对 GCS 积分在 9~13 分者，应尽快转运到创伤治疗中心治疗。

（赖荣德）

第3节 烧伤基本处理

一、识　别

烧(烫)伤是临床上常见的外伤之一，烧伤是指各种热力、化学物质、电流及放射线等作用于人体后，造成的特殊性损伤。重者可危及生命。严重烧伤者可同时伴有吸入导致吸入性损伤。吸入性损伤是指热力、蒸汽、火焰、有毒烟雾弥和化学毒剂吸入引起的呼吸道以至肺实质的损害，吸入烟雾者重于热力，不仅损伤呼吸系统，还可能发生全身性中毒。在美国，每年有100万左右的损伤，2.1万人住院治疗，6 000多人发生烧伤相关性死亡，英国每年约有25万烧伤患者，其中17.5万人就诊急诊，印度人口超过10亿，每年约70万～80万烧伤患者住院治疗。

(一) 病　因

烧伤是常见的外伤之一，最常见的原因是由火烧所致，约占55%，烫伤位于其次，约占40%，化学和电烧伤约5%。大约60%的烧伤发生于15～64岁成年人，1～4岁儿童约占20%，5～14岁青少年儿童和64岁以上的老年人各约占10%左右。

(1) 热烧伤：①烫伤：约70%儿童为烫伤，老年人也常发生烫伤，最常见于热水、液体或洗澡水过热所致，引起表皮和皮下组织损伤。②火焰烧伤：约50%的成人为火焰烧伤，并常伴有吸入性烧伤和其他间接性创伤，这类烧伤常引起皮肤深部或全层烧伤。③接触性烧伤：多由于直接接触热物或长时间接触热物，多见于癫痫者、过度饮酒、药物过量、意识不清的老年人。

(2) 电烧伤：烧伤病区中3%～4%的病人为电烧伤所致，电击伤常有"入口"和"出口"，参见"电击"节。

(3) 化学烧伤：多见于职业性意外烧伤，此类烧伤常较深，如果腐蚀性物质可引起凝固性坏死，而且强碱烧伤比强酸烧伤更为严重。

(4) 其他：多为儿童非意外性烧伤，如虐待所致的烧(烫)伤，此类病人除烧伤表现为，还可能有其他受虐待伤的表现。

(二) 病理生理

烧伤后局部出现三个损伤层次的变化(图16-3-1)：中心部位为组织蛋白凝固区，此区为组织不可逆性损伤或坏死；其周围组织出现阻滞区，此区为组织血流灌注量下降，如积极改善灌注，此区组织可能全部或部分恢复功能，如未能及时改善灌注或长时间低血压、局部感染、水肿，可能导致此区组织完全坏死；阻滞区外围为充血区，此区组织灌注水平增加，经治疗可恢复。

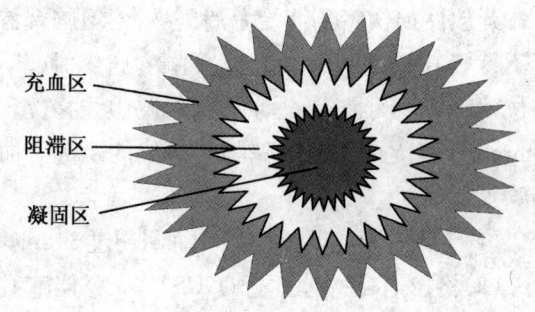

图16-3-1　烧伤三个损伤层次示意图

烧伤后全身性变化包括心血管系统表现为毛细血管渗透性增加，导致血管内液、蛋白渗出至组织间隙，外周和内脏血管收缩，由于肿瘤坏死因子α释放导致心肌收缩性下降，最终导致血容量不足、低血压和终末器官低灌注。呼吸系统表现为炎症介质大量释放导致支气管收缩，严重者发生急性呼吸窘迫综合征(ARDS)。代谢变化表现为基础代谢率大大增加，可达平时的近3倍，伴内脏低灌注，导致能量供给不足，消耗过大，易产生营养不良，细胞和体液免疫功能下降。

（三）诊断

根据烧、烫伤史，及局损伤害的临床体征，烧伤诊断较为简单，但由于烧伤的面积、深度与烧伤严重程度、恢复有显著相关性，烧（烫）伤者不仅要作出疾病本身的诊断，还应快速判断烧伤范围、深度，为烧（烫）伤的治疗提供依据。

1. 烧伤面积估算

（1）手掌法：患者五指并拢，其手掌面积相当于其体表面积的1%，五指分开时，单掌的面积为体表面积的1.25%。注意应是患者自己的手，如医生手的大小与患者相似时，也可用医生的手掌进行估算。主要用于小面积烧伤的估算或作为九分法的补充。

（2）九分法：将全身体表面积划分为11个9%，加会阴1%。适用于我国成人大面积烧伤。即头颈部（9%）：头发、面、颈各3%；上肢（9%×2）：双上臂7%、双前臂6%、双手5%；躯干（9%×3）：躯干前面13%、躯干后面13%、会阴1%；下肢（9%×5＋1%）：双臀5%、双大腿21%、双小腿13%、双足7%（成年女性双足和臀部各占6%）。世界卫生组织（WHO）推荐的9分法与中国九分法略有差异，将胸腹部和背部总面积与双下肢总面积按等同计算，即腹腹部和背部各按18%（2×18%）计算（臀部仍占5%计入背部面积）、双下肢按4×9%计算，其占体表总面积的百分比见图16-3-2的示意图。

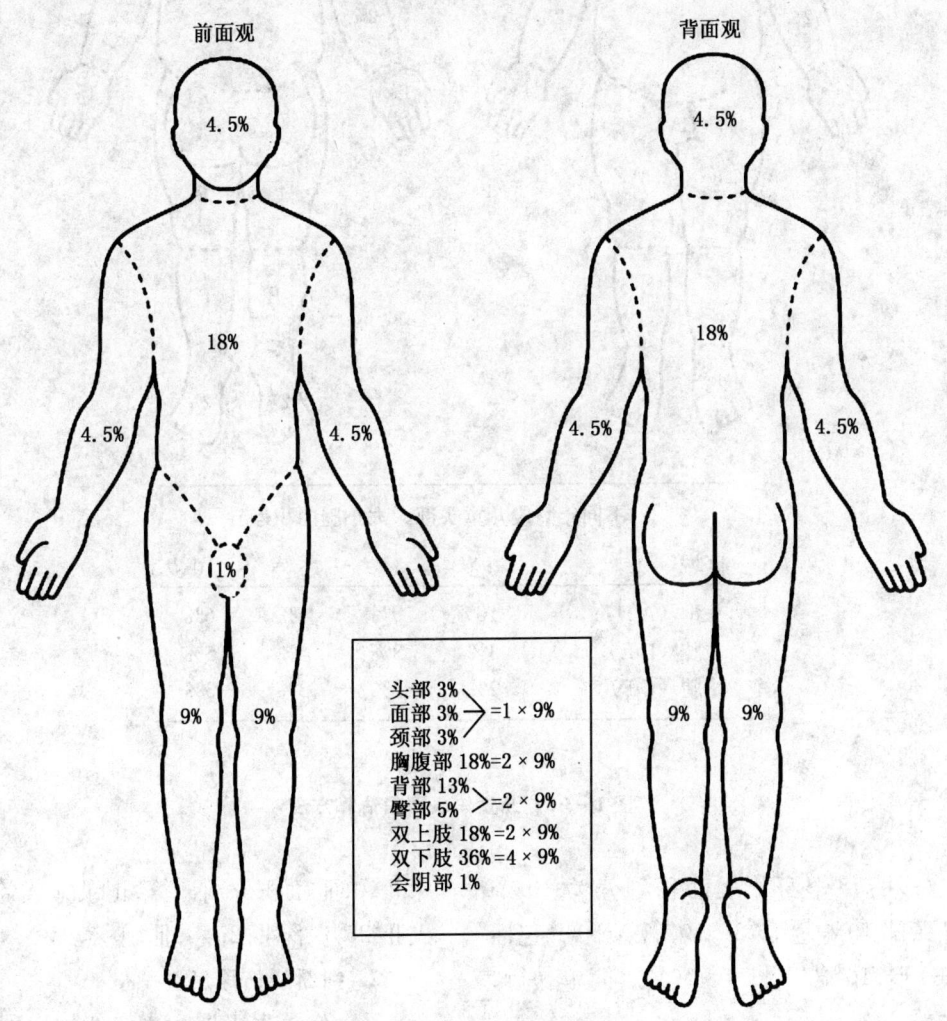

图 16-3-2　成人体表面积估算方法

儿童头大下肢小,可按简易公式估计:头颈部面积(%)＝9＋(12－年龄);双下肢面积(%)＝46－(12－年龄);躯干和上肢体表面积百分比与成人相似。或儿童烧伤面积:头面颈部为14%,躯干为36%,双上肢为18%,双下肢为32%。婴儿烧伤面积:头面颈部为18%,躯干为36%(其中背部13%,臀部5%),双上肢为18%,双下肢为28%。儿童各部位占体表总面积的百分比见图16-3-3。

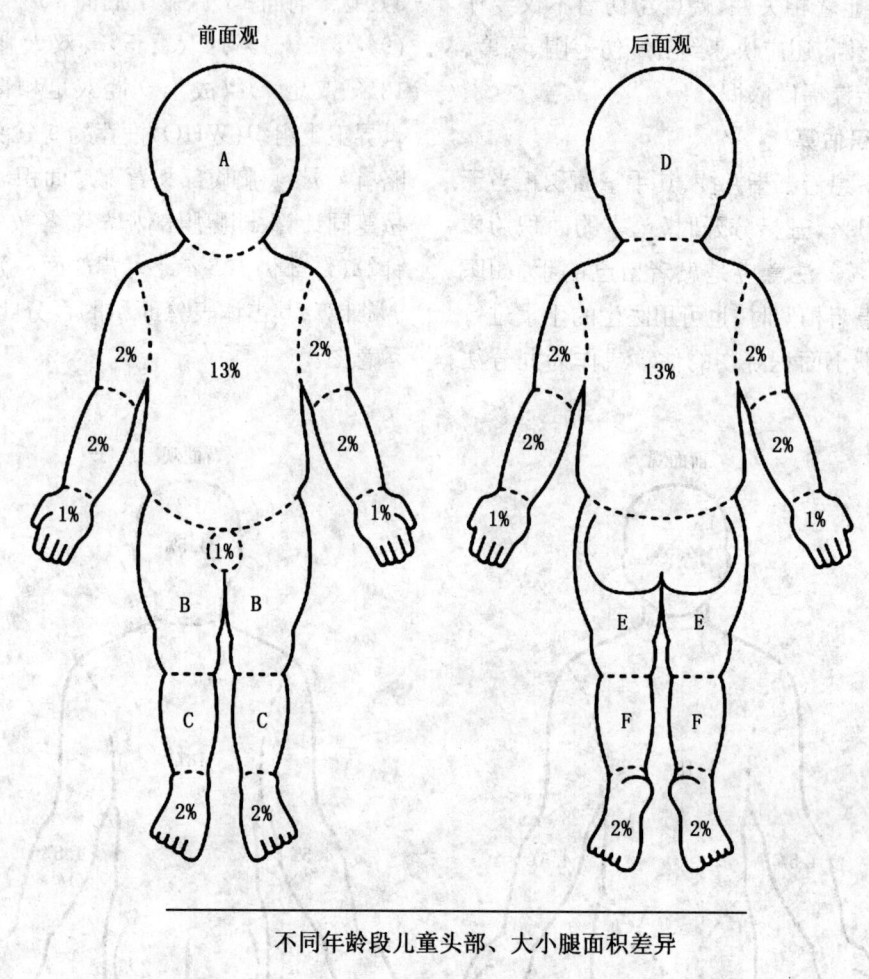

不同年龄段儿童头部、大小腿面积差异

区域	0岁	1岁	5岁	10岁
头部（A/D）	10%	9%	7%	6%
大腿（B/E）	3%	3%	4%	5%
小腿（C/F）	2%	3%	3%	3%

图16-3-3 儿童体表面积估算方法

(3)十分法:将全身体表面积划分为10个10%。即头颈部10%,上肢2×10%,躯干部(包括会阴和臀部)3×10%,下肢4×10%。简单易行,也是较常用的方法。

注意:烧伤面积按整数记录,总面积不足1%的按1%记;计算总面积时,不算Ⅰ°面积,而浅Ⅱ°、深Ⅱ°和Ⅲ°面积分别计算,记录方式为:60%烧伤,浅Ⅱ°25%,深Ⅱ°25%,Ⅲ°10%。

2. 判断烧伤深度

Ⅰ°:伤及表皮层。烧伤部位出现红斑、微肿、灼痛、无水泡。3～5 d脱屑痊愈,不留瘢痕,偶可有短期色素沉着。

浅Ⅱ°：伤及真皮及部分生发层。烧伤部位红肿，剧痛，水泡壁薄，基底创面鲜红、渗出多。一般1～2周左右可愈，不留瘢痕，部分可有较长时间的色素沉着。

深Ⅱ°：伤及真皮深层，残留较深层的毛囊及汗腺。烧伤部位水泡壁厚或无水泡、基底微湿、红白相间或色泽发暗，可见小出血点或毛细血管网扩张充血，水肿明显，痛觉减退，拔毛试验微痛。至少需3～4周愈合并后遗瘢痕，部分可能需要植皮方能愈合。

Ⅲ°：伤及皮肤全层及皮下、肌肉、骨骼。烧伤部位创面苍白、黄白、焦黄以至焦黑、炭化。皮下静脉栓塞，痛觉消失，拔毛试验易拔而不痛。因其皮肤及附件全部毁损，多需植皮方能愈合，且需时长，至少需要25～35 d。图16-3-4的皮肤结构示意图形象展现出烧伤深度判断方法。

3. 伤情分类

轻度烧伤：Ⅱ°烧伤面积＜10%，小儿减半。

中度烧伤：Ⅱ°烧伤面积11%～30%或Ⅲ°烧伤面积＜10%，小儿减半。

重度烧伤：Ⅱ°烧伤面积31%～50%或Ⅲ°烧伤面积11%～20%，小儿减半；如Ⅱ°烧伤面积＜30%，但有休克、化学中度或中、重度呼吸道烧伤，复合伤，均为重度烧伤。

特重度烧伤：Ⅱ°烧伤面积＞50%或Ⅲ°烧伤面积＞20%，小儿减半。

注意：有人用"小、中、大和特大面积"表示烧伤严重程度，分别相当于轻度、中重度、特重度烧伤，特大面积烧伤指烧伤总面积在80%以上或Ⅲ°面积在50%以上者。

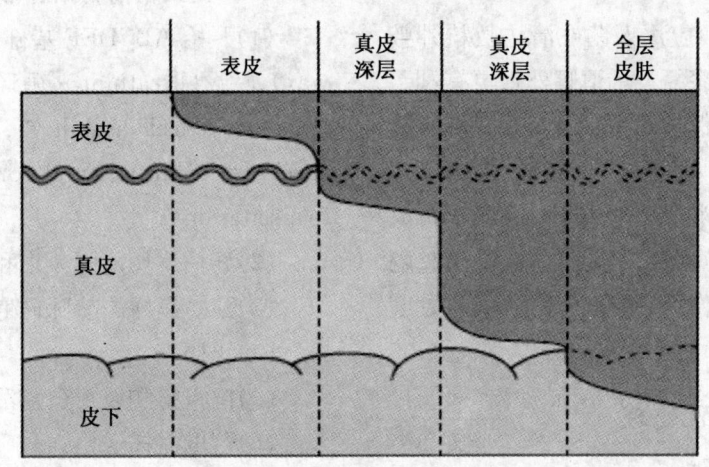

图16-3-4 皮肤结构示意图

二、处置

(一)急救

烧伤的急救主要包括终止烧伤过程、冷却、止痛和创面保护。

(1)终止烧伤过程：现场烧伤的急救首先应扑灭衣服燃烧的火焰，尽可能迅速剪开烧伤部的衣物，如有皮肤烧伤，切勿脱衣，以免引起烧伤的皮肤撕脱，焦油类物质烧伤者可用冷水冷却，电击伤者应先确保切断电源后方可救护。

(2)冷却：积极冷却去热和预防继续烧伤，越早越好，最好在烧伤后的20 min内开始冷却治疗，可将烫伤处浸入凉水中(不超过15 ℃)，持续20 min，或直接用流水冲淋烧伤部位15～20 min，或至疼痛缓解，这样有助于消除有毒物质、缓解疼痛，并能稳定肥大细胞、减少组胺释放而减轻水肿，但注意避免引起低体温(特别是儿童)。体质差、面积大、寒冷等不能耐受冷水者时间不宜太久。急于送医院而不做现场冷水冲洗者,将会失去最早救治机会,另外,中等面积以上烧伤者,不应长时间现场冲洗,酌情适时送医院处理,途中最好以清洁或无菌敷料覆盖。送医院前忌用有染色作用的外用药如红汞、甲紫等。

化学性烧伤应立即脱去或剪除被化学物质浸透的衣服,同时注意对正常部位的保护。创面用大量清水、长时间冲洗,冷水冲洗时间不应少于30 min;生石灰接触皮肤表面汗水后,应先用软毛刷轻柔制拭,尽可能刷去生石灰,再用大量水冲洗;如为黄磷烧伤,灭火后,尽可能去除残磷,然后以湿布覆盖。

(3)止痛:烧伤后神经末梢暴露易引起疼痛,冷却和简单覆盖有助于避免神经末梢受刺激而减轻疼痛。开始宜用鸦片类止痛,急救后可用非甾体抗炎药(如布洛芬)止痛。

(4)创面保护:创面应用无菌或清洁敷料外敷以保护创面,用透明的聚氯乙烯薄膜外敷更有利于观察,创面外敷主要是保护作用,而非包扎创面,肢体更不宜包扎,以防继发水肿产生局部缺血,手部烧伤可外套塑料袋,塑料袋不需结扎,勿用湿布或湿敷料外敷。同时注意保暖,因为低体温会引起脑功能抑制、产生冷利尿作用、循环血量下降、血黏度增加、凝血功能障碍。

(二)轻度烧伤的处理

(1)创面清洁:烧伤创面应充分清洁,可用肥皂和清水清洗或可用低浓度洗必泰抗菌溶液清洗,但不必常规使用抗生素溶液清洗,水泡处理尚有争议,大水泡可用无菌剪刀在其边缘剪开排液,并剔除坏死组织,小水泡原则上应保持完整。

(2)敷料:可用浸有石蜡油的薄纱布敷于清洁创面上,避免使用表面药膏外涂,以免影响创面观察和评估,而后用干燥的无菌纱布盖上,再用多层脱脂棉垫外敷并固定。不易固定的部位如头部、颈部和胸部可用弹力网状敷料外敷固定。

(3)敷料更换:敷料更换时间并不固定,最好在24 h后应检查敷料情况,48 h左右应检查创面情况并更换敷料,如此时敷料完全渗湿,应使用磺胺嘧啶银(烧伤宁)外涂,已使用磺胺嘧啶银外涂者,应隔天更换敷料一次。更换敷料应按无菌原则进行操作,一般首次更换时间为敷药后48 h,以后每3~5 d更换一次,如有下列情况应即时更换:敷料渗湿;创面疼痛、异味或臭味;敷料受到污染;敷料滑脱;有感染征象如发热等。注意,任何烧伤创面在两周内未愈者,均应请烧伤专家会诊处理。

(4)面部烧伤:宜用低浓度洗必泰抗菌溶液清洗2次,可用刺激性小的软膏如液状石蜡外涂,q 1~4 h,以减少痂皮形成,同时应及时剃除胡须(男性)以减少感染风险,所有面部有烧伤创面者宜高枕(可用2个枕头)至少48 h,以避免或减轻面部水肿。

(三)严重烧伤的处置

1. 严重烧伤的初始评估

(1)开始ABCDEF基础处理,即气道通畅(airway),呼吸(breathing),循环(circulation),神经失能(neurological disability),暴露环境控制(exposure with environmental control),液体复苏(fluid resuscitation);

(2)评估烧伤范围大小和深度;

(3)建立良好的静脉通道并给予输液;

(4)止痛;

(5)出入量和液平衡监测;

(6)留取血样送检;

(7)创面保护;

(8)其他检查和评估以确定、排除或治疗其他损伤;

(9)安排病人转运(至烧伤专科或专科医院)。

2. 气道管理

任何重严重烧伤病人均应注意气道有无不畅或阻塞风险,并询问和检查有无颈椎损伤,做好颈椎保护吸入热气可导致声带以上烧伤,并会在烧伤数小时后出现水肿,特别是液体复苏后,换句话说,病人入院时气道良好,但数小时后会出现气道阻塞情况,婴幼儿尤应注意。

3. 呼吸

烧伤影响呼吸的机制包括:机械性原因如胸部

皮肤深度或全层烧伤限制胸部扩展导致通气不足；冲击伤如爆炸引起肺损伤、张力性气胸、肺挫伤和成人呼吸窘迫综合征等；烟雾吸入导致支气管痉挛、支气管黏膜水肿、黏膜炎症反应、气道纤毛受损、炎症渗出物清除障碍、坏死组织碎片阻塞，继发肺膨胀不全和肺炎等；全身炎症反应综合征；碳氧血红蛋白形成等。所有严重烧伤病人开始时均应吸入纯氧(经面罩并充分湿化)，待缺氧纠正后，逐渐下调吸氧浓度，直到吸入氧浓度在50%以下的安全水平，避免长时间吸入高浓度氧；碳氧血红蛋白水平超过25%～30%者应给予机械通气。

4. 循环

严重烧伤者至少应在非创伤区建立两条大口径的静脉通道，留取血样做血常规、电解质、尿素氮、血型等。严重烧伤患者易因循环心肌抑制因子而出现心肌功能障碍、心肌水肿，主要是收缩功能障碍。一般烧伤病人初始反应并非低血容量，低血压可能是心源性心功能不全或隐蔽部位的失血(胸部、腹部或盆腔)，数小时后，由于渗出增加导致低血容量。因容量负荷过量伴心肌功能障碍者可使用缩血管药物，但可产生烧伤部位缩血管反应，影响损伤组织的恢复，此类药物只有在充分液体复苏后使用，无明显缩血管作用的正性肌力药如多培少明(Dopexamine)或多巴酚丁胺不会产生创面血管收缩，有利于创面保护。

5. 肾功能衰竭

烧伤创面超过20%者应导尿以观察尿量。烧伤后早期肾功能衰竭常因液体复苏延迟或不充分或肌肉降解或溶血所致。后期肾功能衰竭多因脓毒症引起，也可由于其他脏器功能衰竭导致序贯性多脏器功能衰竭。充分液体复苏后尿量减少是急性肾功能衰竭的早期表现，而后才出现血肌酐和尿素氮升高。因此，严重烧伤病人应注意肾功能保护和支持，维持电解质平衡，有肾功能衰竭表现者宜早期血液净化如血液透析或血液灌注滤过等，特别是大容量营养支持者更应注意肾功能变化。

6. 止痛

皮肤烧伤疼痛极其严重，所有大面积烧伤者均应给予静脉使用吗啡止痛，使用吗啡时应注意呼吸抑制，因此，应逐渐增量止痛或分次给药，可3～5 mg,iv，约30 min后可重复给药。以后酌情选用止痛药如鸦片类或解热镇痛药。

7. 液体复苏

液体复苏是烧伤治疗的重要措施。烧伤面积>20%者均应导尿并记录尿量。烧伤液体丢失最大的是烧伤后的最初24 h，前8～12 h主要是血管内液向组织间隙转移，也就是说，此间给予的液体将快速离开血管进入组织间隙，而且维持容量方面，胶体并不优于晶体液。胶体补入当时可提高血浆渗透压，但它未能"吸附"外渗的液体，反而引起血浆渗透压升高并进一步促进血管内液向血管外转移，而且加速胶体进入血管外间隙，因此，有人认为烧伤8 h后再给予胶体，因为此时血管内液外液减少。

液体复苏没有理想方案，任何补液经验公式都只是指引，不应绝对化。最常用的补液经验方法是Parkland烧伤液体复苏公式：第一个24 h总输液量(ml)＝4 ml×烧伤面积(%)×体重(kg)，第一个8 h输入总液量的50%，继后16 h均匀输入剩下的50%。儿童按小时计算输液：第一个10 kg体重4 ml/(kg·h)，第2个10 kg体重按2 ml/(kg·h)，剩余体重(kg)按1 ml/(kg·h)，例如：24 kg儿童烧伤，输液量为4×10＋2×10＋1×4＝64 ml，即总输液量为64 ml/h。输液目标：成人维持尿量为0.5～1.0 ml/(kg·h)，儿童维持尿量1.0～1.5 ml/(kg·h)。

其他经验公式：如(1)Brooke补液经验估算方法是按晶体液＋胶体液＋自由水来计算，第1个24 h晶体液量为1.5 ml×烧伤面积(%)×体重(kg)，胶体液量为0.5 ml×烧伤面积(%)×体重(kg)，自由水2 000 ml(可用5%葡萄糖液替代)。(2)Galveston经验补液计算公式是第1个24 h补液量＝5 000 ml/m²烧伤面积＋1 500 ml/m²总体表面积，主要适于儿童烧伤补液。

高压电烧伤需要更多的液体进行液体复苏，第一个24 h总输液量(ml)≈9 ml×烧伤面积(%)×体重(kg)，维持尿量1.5～2.0 ml/(kg·h)。吸入性损伤也需要更多液体量。

8. 神经失能

所有严重烧伤病人尤其意识不清的病人,均应做 Glasgow 昏迷评分以评估其反应情况,烧伤患者合并低氧性脑损伤和头颅闭合性损伤并非少见,低氧血症和低血容量均可能导致意识不清或昏迷。液体复苏会增加颅内压和脑水肿,烧伤伴颅脑损伤者做必要的颅内压监测有助于控制此类不良反应于最小化。

9. 暴露环境控制

应对病人进行全身体检(包括背部),以评估烧伤面积和范围,发现其他伴随损伤,烧伤病人尤其是儿童易出现低体温,这将会导致低灌注并加重烧伤程度,因此,应做好保暖工作。轻度低体温<35 ℃,中度低体温<32 ℃,重度低体温<28 ℃。轻度低体温的急诊处理包括去除湿衣服、覆盖毛毯和口服暖饮料等。中重度低体温急诊处理包括静脉输注暖液体、腹腔暖液体灌洗(40~42 ℃),必要时作体外循环加温。

10. 营养支持

烧伤常伴高代谢反应,这是烧伤的全身性反应,并与烧伤范围和程度相关。高代谢将使静息能量消耗超过基础代谢率的一倍以上,即便小面积烧伤也会因高代谢而产生体温过高。高代谢的基本处理包括控制环境,减少能量丢失,积极清除创面坏死组织、促使创面闭合、早期进行胃肠内营养、及时识别和控制感染。充分的营养支持有助于减少蛋白降解、促进创面愈合、改善免疫抑制状态提高免疫力、减少感染并发症,必要时给予胃肠外营养或静脉营养。谷氨酰胺、精氨酸和 ω_3 脂肪酸有助于改善免疫和肠道功能的作用,烧伤营养时应适当增加此类养分。

(1) 热卡需求量可按 Harris-Benedict 公式 Long 修正法计算,根据临床状况适当调整:

男性:每日需热卡量=[66.47+17.75×体重(kg)+5.0×身高(cm)-6.76×年龄(岁)]×活动因子×损伤因子。

女性:每日需热卡量=[655.10+9.56×体重(kg)+1.85×身高(cm)-4.68×年龄(岁)]×活动因子×损伤因子。

活动因子:卧床为1.2,不卧床为1.3。

损伤因子:小手术为1.20,骨骼创伤为1.35,严重脓毒症为1.60,严重热烧伤为1.50。

(2) 以下为不同年龄段烧伤患者的热卡计算方法,根据临床情况适当调整。

0~1岁:2 100 kcal/m^2体表面积/d+1 000 kcal/m^2烧伤面积/d

1~11岁:1 800 kcal/m^2体表面积/d+1 300 kcal/m^2烧伤面积/d

12~16岁:1 500 kcal/m^2体表面积/d+1 500 kcal/m^2烧伤面积/d

16~60岁:25 kcal/(kg·d)+40 kcal/(%烧伤面积·d)

>60岁:25 kcal/(kg·d)+65 kcal/(%烧伤面积·d)

烧伤营养支持中,碳水化合物给予≤7 g/(kg·d),蛋白量为≤2 g/(kg·d)。与标准的相对高脂肠内营养比较,低脂肠内营养(脂肪占总热卡量≤15%)的感染并发症更低,并可改善创作愈合、缩短住院时间,降低病死率。

11. 烧伤感染

经过初始液体复苏后,约75%的烧伤死亡与感染相关,肺部感染是最常见的感染并发症,但也见于其他部位感染,皮肤或黏膜破损、血浆或血液渗出、有创操作和免疫功能下降也烧伤感染有关。常见感染细菌包括:β溶血性链球菌如化脓性链球菌可引起急性蜂窝织炎和中毒性休克综合征(少见),葡萄球菌如耐甲氧西林金黄色葡萄球菌可引起脓肿和痂下脓肿,革兰阴性菌如铜绿假单胞菌、胞曼不动杆菌属;变形杆菌属,念珠菌、曲菌、梭霉菌属和藻状菌等真菌感染,单纯疱疹病毒等。

识别和控制感染是烧伤治疗过程的重要一环。烧伤创面处理的目标之一是预防侵袭性感染,局部使用抗生素是有效方法,局部使用抗生素可减缓创面致病菌寄殖,早期有效,最常用的局部使用抗生素是磺胺嘧啶银,尽早封闭创面可减少微生物寄殖和感染,但全身性抗生素的使用仍有争议。表面棉试子取样和培养无法确定感染菌与寄生菌,创面活检行组织学检查和定量培养是确定创面感染的确定性方法，但此法昂贵、费时，不宜作为常规诊断技术，通常需根据临床表现、创面变化、血常规变化或组织培养综合确定致病菌。一旦疑有创面侵袭性感染，应首先开始经验性抗感染治疗，同时彻底清除创面坏死组织或分泌物。

另外，烧伤患者原则上均应给予预防破伤风处理，可注射破伤风抗毒素/破伤风免疫球蛋白。

12. 局部抗菌药

(1) 磺胺嘧啶银：是水溶性软膏，具有广谱、低毒、无痛特性，但易致白细胞减少症，少数出现正铁血红蛋白血症。主要用于烧伤创面防，可有效对抗革兰阴性菌，包括铜绿假单胞菌，后者感染可出现敷料变绿和异味，使用磺胺嘧啶银时应在创面上覆盖厚约3~5 mm的薄层，让整个创面变白，每24~48 h应换药一次。

(2) Granuflex：是一种用聚氨基甲酸酯泡沫胶置于半透明胶片上的水胶体，它有黏性、具防水作用，适于其他敷料不适合的部位，它可在创面上维持创面温湿的环境，有助于创面愈合，通常每3~4 d更换一次，最长7 d。

(3) Mepitel：是一种柔软的涂上一层软硅树脂的聚酰胺网状敷料，无黏性，但价格较昂贵，可作为石蜡油纱布的替代品，易去除，主要用于儿童烧伤创面。

(4) 硝酸铈-磺胺嘧啶银(cerium nitrate-silver sulfadiazine)：水溶性软膏，具有广谱作用，有减少或逆转损伤后免疫抑制作用，不良反应同磺胺嘧啶银。

(5) 硝酸银：水溶性浸膏，具有广谱、无痛特性，缺点是会使皮肤和敷料变色或褪色、电解质紊乱，少数出现正铁血红蛋白血症。

(6) 磺胺米隆：水溶性软膏，优点是广谱、可穿透烧伤痂皮，缺点是强力碳酸酐酶抑制剂，可产生渗透性利尿、电解质失衡和局部疼痛。

(四) 呼吸道烧伤的识别与处置

呼吸道烧伤者，面部常有烧伤，鼻毛烧焦，鼻前庭烧伤，咽部肿胀，咽部或痰中有碳尘，声音嘶哑，早期可闻肺部广泛干鸣音重者呼吸困难、窒息、喉部可闻干鸣。吸入性损伤的主要征象包括：有闭密场所烧伤史、面颈部或上身皮肤全层或深度烧伤、鼻毛烧焦、炭黑色痰或口咽部有炭尘粒、低氧血症。呼吸道烧伤不计算烧伤面积。

1. 吸入烧伤分类

轻度：病变限于口、鼻腔和咽部，多伴有面部烧伤，可见含炭粒的痰液，鼻毛烧焦，口腔黏膜及咽部红肿，可有水泡，咽喉干燥、发痒、干咳，但无声嘶及呼吸困难，胸部体征阴性。

中度：病变侵及咽、喉、气管，除轻度吸入性损伤表现外，还有声嘶、刺激性咳嗽、可有咳出脱落的坏死黏膜、喘鸣、干啰音，纤支镜可见咽喉声带上部及声带水肿，气管黏膜充血、水肿、出血点甚至溃烂、脱落等，X线多无明显异常。

重度：病变可达支气管、细支气管甚至肺泡，除有轻中度表现外，常有广泛的支气管痉挛、小气道阻塞和肺水肿，严重的呼吸窘迫和低氧血症，血性泡沫痰，脱落坏死黏膜，烦躁不安，意识障碍，肺部有干湿性啰音，X线可能肺水肿影像，纤支镜发现支气管黏膜充血、水肿、出血、溃烂，血气示低氧血症，可伴高碳酸血症，人工通气仍难纠正低氧血症。

根据烧伤病理生理变化临床常将其分为三期：急性体液渗出期(水肿期)：持续约36~48 h，伤后2~3 h最急剧，8 h达高峰，以后逐渐减缓，48 h渐趋恢复；感染期：烧伤水肿回收期一开始，感染就上升为主要矛盾；修复期：在发生炎症反应的同时，机体的组织修复也开始，这一过程较长。

吸入烧伤临床常分四个阶段：初期：常在6 h出现咳嗽增多、呼吸快等表现；水肿期：6~48 h可进入水肿期；坏死黏膜脱落与肺部感染期：2~3 d气道坏死黏膜开始脱落，持续3周左右；修复期：维时长，但轻度烧伤4~7 d基本愈合。

2. 吸入性烧伤治疗

气道烧伤没有特异性治疗方法，但应给予充分氧疗和氧合、尽最小地减少医源性肺损害，没有必要预防性使用糖皮质激素和抗生素。具体地说应给予液体复苏、早期气管插管、纯氧吸入直至CO毒性消除、使用通气策略防止肺损伤(低容量或压力)、积极气道净化(可用稀释的肝素溶液和半胱氨酸雾化吸入可能有效)、早期外科清创、早期胃肠内营养、必要时给予预防感染。

烧伤后气管插管指征包括直视可见口咽部红斑或肿胀;声音改变如鼾音或咳嗽声粗大;喘鸣、呼吸急促或呼吸困难。注意,任何疑有气道烧伤的病人在转运前应行气管插管,在气道水肿形成前气管插管将更为安全和容易操作,以确保安全转运。

吸入性烧伤通气策略:低容量通气、允许性高碳酸血症、高频振荡通气、NO 吸入、表面活性物质替代治疗、部分液体通气(在试用)、体外膜氧合通气。

(五)烧伤复合伤

烧伤伴有复合伤是常见现象,如爆炸伤者除烧伤外,可伴有爆震伤,建筑物倒塌可致局部挤压伤、骨折等。此类病人首先应维持生命体征,开放伤者争取无菌包扎,有活动性出血者,予以压迫止血,张力性气胸者立即穿刺排气或胸腔闭式引流减压,胸腔开放伤者应先闭合胸腔,骨折者应做好固定并请有关专科会诊处理。

(六)烧伤住院指征

所有复合烧伤者或烧伤伴以下之一者均需住院治疗:

(1)年龄:过大或过小,如 5 岁以下或 60 岁以上者;

(2)烧伤部位:部、手或会阴、足(皮肤或全层缺失),任何皱褶处烧伤特别是颈部或腋窝烧伤,肢体、躯干或颈部的环形皮肤烧伤,皮肤全层烧伤者;

(3)吸入性烧伤:任何吸入性烧伤,有 CO 中毒者应同时给予中毒解救;

(4)损伤机制:化学烧伤面积>5%者、暴露于电离辐射者、高压气流损伤者、高压电烧伤者、氢氟酸烧伤面积>1%者、疑似非意外性损伤者;

(5)大面积烧伤(皮肤或全层皮肤缺失):儿童(<16岁)面积>5%、成人(≥16岁)面积>10%;

(6)伴有其他情况:出现任何严重医学问题如心功能障碍、免疫功能障碍、妊娠者,任何其他相关性损伤者如骨折、头部损伤、挤压伤等。

(七)强酸、强碱烧伤的处置

1. 强酸烧伤

皮肤及眼烧伤时立即用大量清水冲洗创面或眼内 10 min 以上。创面按一般烧伤处理;眼烧伤时用氢化可的松及氯霉素等眼药水或眼膏后,双眼包扎。

消化道烧伤时严禁催吐及洗胃,以免消化道穿孔;严禁口服碳酸氢钠,以免因产生二氧化碳而导致消化道穿孔。立即口服牛奶、蛋清、豆浆或 2.5%氧化镁、氢氧化铝凝胶 100 ml,以保护胃黏膜。

2. 强碱烧伤

(1)皮肤及眼烧伤:立即用大量清水冲洗皮肤及眼内,直至皂样物质消失为止。皮肤可用 2%醋酸或食醋湿敷;眼烧伤禁用酸性液体冲洗,可用氯霉素眼药水或眼膏等,双眼包扎。

(2)消化道烧伤:严禁催吐、洗胃,以免消化道穿孔。立即口服稀释的食醋或 1%醋酸或柠檬汁等 100 ml。也可口服牛奶、蛋清、植物油 200 ml。

(八)其他外科处理

烧伤的外科处理主要包括清创、切痂、植皮、整形修复和功能煅炼等。

(九)烧伤预后

烧伤的预后与烧伤范围、深度、年龄、有无吸入性烧伤相关,年龄增加、烧伤面积大、伴有吸入性烧伤者预后差,另外,有糖尿病者、心脏病和肺部疾病等基础疾病者,年龄<10岁或>50岁患者预后差。60岁以上者烧伤面积超过 40%并伴有吸入性损伤者,死亡风险超过 90%。

(赖荣德　蔡学全)

参 考 文 献

1. Townsend CM. Sabiston textbook of surgery, 18th edition. Saunders, 2007
2. 王正国. 创伤外科学. 上海：上海科学技术出版社, 2002
3. Mock C, Lormand JD, Goosen J, et al. Guidelines for essential trauma care. Geneva, WHO, 2004
4. Spahn DR, Cerny V, Coats TJ, et al. Management of bleeding following major trauma: a European guideline. Crit Care, 2007, 11(1): R17
5. Best practice guidelines on emergency surgical care in disaster situations. WHO, 2005
6. Dretzke J, Burls A, Bayliss S, et al. The clinical effectiveness of pre-hospital intravenous fluid replacement in trauma patients without head injury: a systematic review. Trauma, 2006, 8: 131~141
7. Tan S, Porter K. Free fall trauma. Trauma, 2006, 8: 157~167
8. Emmanuel JC, Fordham J, Nathan M, et al. Surgical care at the district hospital. WHO, 2003
9. Hettiaratchy S, Dziewulski P. ABC of burns: introduction. BMJ, 2004, 328: 1366~1368
10. Hettiaratchy S, Dziewulski P. ABC of burns: pathophysiology and types of burns. BMJ, 2004, 328: 1427~1429
11. Hudspith J, Rayatt S. ABC of burns: first aid and treatment of minor bruns. BMJ, 2004, 328: 1487~1489
12. Hettiaratchy S Papini R. ABC of burns: initial management of a major burn: Ⅰ-overview. BMJ, 2004, 328: 1555~1557
13. Feliciano DV, Mattox KL, Moore EE. Trauma, 6th edition. McGraw-Hill Companies, 2008
14. Hettiaratchy S Papini R. ABC of burns: initial management of a major burn: Ⅱ-assessment and resuscitation. BMJ, 2004, 329: 101~103
15. Brunicardi FC. Schwartz's Principles of Surgery, 8th edition. McGraw-Hill Companies, 2007
16. Ansermino M, Hemsley C. ABC of burns: intensive care management and control of infection. BMJ, 2004, 329: 220~223
17. Xia Sun, Weeks BS. Rong Xiang Xu burns regenerative medicine and therapy. S. Karger AG., 2004
18. Abrams JH, Druck P, Cerra FB. Surgical critical care. Taylor & Francis Group, LCC, 2005
19. Gabriel EJ, Ghajar J, Jagoda A, et al. Guidelines for prehospital management of traumatic brain injury, 2000. Brain trauma foundation, New York
20. Ling GSF, Marshall SA. Management of traumatic brain injury in the intensive care unit. Neurol Clin, 2008. 26: 409~426
21. Knuth T, Letarte PB, Ling G, et al. Guidelines for the field management of combat-related head trauma. Brain trauma foundation, New York, 2005
22. Abrams JH, Druck P, Cerra FB. Surgical critical care, 2nd edition. Taylor & Francis Group, LLC, 2005
23. Zasler ND, Katz DI, Zafonte RD. Brain injury medicine: principles and practice. Demos Medical Publishing, 2007
24. Wilson WC, Grande CM, Hoyt DB. Trauma: critical care(volume 2), Informa Healthcare USA, Inc., 2007

第17章

传染性疾病

医疗卫生条件的改善,传统的传染病已逐年下降。传染性疾病虽非急诊和危重病科的基本范畴,但不少传染性疾病患者常以某一症状而来急诊就诊,或者某些非传染性基础病患者合并有传染性疾病,急诊和危重病医生易于疏漏,特别是近年来一些新型传染性疾病的出现,临床急诊和危重病医生一时难以识别,可能导致疾病进一步传播,2003年的传染性非典型肺炎传播是典型案例。危重急症医生的主要职责在于及时发现或识别这类传染性疾病,并对它们做出简单处置和隔离,解救其致命性并发症,并及时转往专门的传染病诊疗机构作全面处理。本章对传染病基本知识作了简要归纳,鉴于传统的传染病已广为临床医生所熟知,文中介绍的几种传染病均是近几年来发病较多、致命性强或影响较为广泛的疾病,也是临床医生们不太熟悉的病症,供临床参考。

第1节 传染病基本知识

一、基本知识或概念

(1)常见微生物:细菌、病毒、真菌、支原体、衣原体、立克次体、螺旋体、原虫和蠕虫。

(2)感染性疾病:是指由病原微生物如细菌、病毒、真菌、支原体、衣原体、立克次体、螺旋体、原虫和蠕虫等病原体所引起的疾病。

(3)传染病:是指具有传染性并可引起不同程度流行的感染性疾病。

(4)传染病的基本特征:有病原体,有传染性,有流行性、地方性、季节性,有感染后免疫性。

(5)复发:是指初发疾病已转入恢复期或在痊愈初期,而发病的症状再度出现,病原体在体内再度出现。

(6)再燃:是指初发病已进入缓解后期,体温尚未降至正常时,又复上升,再度发病,但一般为期较短。

(7)再感染:是指同一感染性疾病在完全痊愈后,经过长短不等的间隙再度感染。

(8)重复感染:是指疾病的病程尚在进行中,同一病原体再度侵袭而又感染。

(9)传染源:是指体内存在病原微生物并能将

其排出体外的人和动物。现症病人、隐性感染者、病原微生物携带者、受染动物等均可作为传染源。

(10)传播途径:病原微生物从传染源体内排出后,经各种不同方式到达易感者所经的路径。常见的传播途径包括:①空气、飞沫、尘埃传播,主要是呼吸道传染病,如传染性非典型肺炎、流感、白喉等;②水传播、饮食传播,主要是消化道传染病,如痢疾、伤寒、甲型肝炎等;③接触传播,可经过手、生活用具、玩具等传播,可见于呼吸道和消化道传染病如痢疾、白喉等;④虫媒传播,主要以吸血节肢动物如蚊子、跳蚤、恙虫等为中间宿主的传染病如疟疾、斑疹伤寒等;⑤血液传播,可经血液、血制品,也可经体液传播,如艾滋病、乙或丙型肝炎等;⑥土壤传播,主要是由于疾原体的芽孢(如破伤风、炭疽)或幼虫(如钩虫)、虫卵(如蛔虫)污染土壤,接触这种受染的土壤时可能造成相关疾病的感染。

(11)病原携带者:是指无明显疾病的人或动物带有某种特殊的病原体并可将此病原体传染给他人者。

(12)地方病:是某个地理区域或居住人群持续存在的某种疾病或传染病,也指某种传染病常在此地或此人群发病者。

(13)爆发:是指某地或某集体单位在短时间内突然发生许多相似的病例,如群体性食物中毒等。

(14)散发:某病发病的人数不多,其发病率呈历年一般水平,病例散在发生且无聚集性,相互之间无明显联系。

(15)流行:特定时期内某病在特定人群或定特区域发病率显著超过历年散发病率水平,通常为散发病率的3~10倍。

(16)大流行:某病的流行发生范围广泛,一般可达多个国家或洲界,常引起大量人群发病。

(17)流行病学调查:指对人群中疾病或者健康状况的分布及其决定因素进行调查研究,提出疾病预防控制措施及保健对策。

(18)疫点:指病原体从传染源向周围播散的范围较小或者单个疫源地。

(19)疫区:指传染病在人群中暴发、流行,其病原体向周围播散时所能波及的地区。

(20)人畜共患传染病:指人与脊椎动物共同罹患的传染病,如鼠疫、狂犬病、血吸虫病等。

(21)自然疫源地:指某些可引起人类传染病的病原体在自然界的野生动物中长期存在和循环的地区。

(22)病媒生物:指能够将病原体从人或者其他动物传播给人的生物,如蚊、蝇、蚤类等。

(23)医源性感染:指在医学服务中,因病原体传播引起的感染。

(24)医院感染:指住院病人在医院内获得的感染,包括在住院期间发生的感染和在医院内获得出院后发生的感染,但不包括入院前已开始或者入院时已处于潜伏期的感染。医院工作人员在医院内获得的感染也属医院感染。

(25)实验室感染:指从事实验室工作时,因接触病原体所致的感染。

(26)菌种、毒种:指可能引起本法规定的传染病发生的细菌菌种、病毒毒种。

(27)消毒:指用化学、物理、生物的方法杀灭或者消除环境中的病原微生物。

(28)传染病的临床规律:典型传染病临床表现规律一般分为4期:潜伏期、前驱期、症状明显期、恢复期。①潜伏期:是从病原体入侵人体到最初出现症状的一段时间,此期内受感染者处理亚临床期或无明显病理学变化。②前驱期:从症状出现到发展为症状明显期之前的一段时间,此期内多为非特异性症状如头痛、低热、乏力、食欲不振等。③临床症状明显期:大多数传染病在此期出现特有的症状,病情由轻到重,逐渐或迅速到达高峰,继而随人体免疫力的产生,症状迅速或逐渐消退,临床死亡大多发生于本期。④恢复期:体温降至正常,症状大多消失,体力、食欲逐步恢复,直至完全康复,此时体内病理变化和功能紊乱也逐步恢复,病原体大多从体内消灭,少数病人成为病原携带者,某些传染病如乙脑、脊髓灰质炎、钩端螺旋体病等可留有后遗症。应当注意的是,这些阶段是人为划分的,由于病患者就诊时期的不同,以及抗生素的广泛使用和个体差异性等原因,并非每个阶段均很明显,有时仅是在后期回顾性时方可大致确定分期。

(29)传染病流行环节:传染源、传播途径、易感者。控制传染源、切断传播途径和保护易感者也是传染病防治的基本原则。

二、传染病分类

根据2004年修订的传染病防治法,我国法定传染病分为甲、乙、丙三大类。

(1)甲类传染病包括鼠疫和霍乱。

(2)乙类传染病包括:传染性非典型肺炎、艾滋病、病毒性肝炎、脊髓灰质炎、人感染高致病性禽流感、麻疹、流行性出血热、狂犬病、流行性乙型脑炎、登革热、炭疽、细菌性和阿米巴性痢疾、肺结核、伤寒和副伤寒、流行性脑脊髓膜炎、百日咳、白喉、新生儿破伤风、猩红热、布鲁菌病、淋病、梅毒、钩端螺旋体病、血吸虫病、疟疾。

(3)丙类传染病包括:流行性感冒、流行性腮腺炎、风疹、急性出血性结膜炎、麻风病、流行性和地方性斑疹伤寒、黑热病、包虫病、丝虫病,除霍乱、细菌性和阿米巴性痢疾、伤寒和副伤寒以外的感染性腹泻病。其中,对乙类传染病中传染性非典型肺炎、炭疽中的肺炭疽和人感染高致病性禽流感,采取甲类传染病的预防、控制措施。2008年卫生部将手足口病列为丙类传染病。

三、传染病的诊断原则

传染病的诊断主要依据三大方面:

(1)传染源:通过流行病学资料寻找和发现传染源是传染病诊断的重要方面。

(2)临床表现:详细的病史询问和全面的体格检查是疾病诊断的关键,也是传染病诊断的主要部分,某些传染病具有特异性表现如皮疹、特定热型、黄疸等。

(3)实验室检查:通过分泌物、血、大便等标本直接检测病原体,或通过血清学检测病原体抗体,或通过内镜检查或组织学活检等是传染病诊断的又一关键环节,但疾病早期有时病原体或抗体很难发现,不应过分拘于病原体发现,应综合流行病学资料、临床表现和其他相关实验室检查来确定诊断。

四、传染病治疗原则

综合治疗是传染病治疗的总原则,具体包括:

(1)传染源或患者隔离:隔离传染病患者,防止进一步传播给他人,特别是某些烈性传染病,如传染性非典型肺炎、高致病性禽流感(是否人传染人还有待进一步研究)、流感等,同时注意工作和生活环境的消毒处理,以及其分泌物或排泄物的消毒处理,值得注意的是,医护人员应做好自身的隔离、保护和消毒工作。

(2)病原治疗:确定病原体后给予特异性的针对病原体的治疗,如抗生素、特异性抗体或其他免疫制剂等。

(3)对症支持治疗:维持生命体征、保护重要脏器功能、缓解症状是临床治疗的中心环节,即便对有特异病原体的病患者,支持和对症治疗仍是治疗重要措施,特别是急诊和危重病患者,不应拘"特效治疗"而忽略整体综合性支持治疗,有时支持治甚至是治疗或抢救成功的关键。

以下是各种传染病的潜伏期、隔离期和观察期(表17-1-1)。

表17-1-1 传染病的潜伏期、隔离期与观察期

传染病	潜伏期		隔离期	接触者观察期及处理
	常见	最短-最长		
甲型肝炎	30 d	15~45 d	自发病之日起3周	密切接触者检疫45 d,每周查ALT一次,以便早期发现,观察期间可用丙种球蛋白注射,接触后1周内应用有效

续表

传染病	潜伏期 常见	潜伏期 最短-最长	隔离期	接触者观察期及处理
乙型肝炎	60~90 d	45~160 d	急性期最好隔离至 HBsAg 转阴。恢复期不阴转者按 HBsAg 携带者处理。有 HBV 复制标志的患者,应调离接触食品、自来水或幼托工作。不能献血	急性肝炎的密切接触者应医学观察45 d。幼托机构发现病人后的观察期间,不办理入托、转托手续。疑诊肝炎的幼托和饮食行业人员,应暂停原工作
丙型肝炎	40 d 左右	15~180 d	急性期隔离至病情稳定。饮食行业与幼托人员病愈后需 HCV RNA 阴转方能恢复工作	同乙型肝炎
丁型肝炎	重叠感染	3~4 周	同乙型肝炎	同乙型肝炎
	混合感染	6~12 周		
戊型肝炎	40 d	10~75 d	自发病之日起 3 周	密切接触者应医学观察 60 d,丙种球蛋白注射无预防效果
脊髓灰质炎	5~14 d	3~15 d	自发病之日起隔离 40 d,第 1 周为呼吸道及消化道隔离,第 2 周以后为消化道隔离	密切接触者医学观察 20 d,观察期可用活疫苗进行快速免疫
霍乱	1~3 d	数小时~6 d	腹泻停止后 2 d,隔日送大便培养 1 次,连续 3 次阴性解除隔离	密切接触者或疑似患者应检疫 5 d,并连续送粪便培养 3 次,若阴性可解除隔离
细菌性痢疾	1~3 d	数小时~7 d	急性期症状消失,粪检阴性后,连续 2 次粪培养阴性可解除隔离	医学观察 7 d,饮食行业人员观察期间应送粪便培养 1 次,阴性者解除观察
耶尔森菌肠炎	4~10 d		症状消失后解除隔离	不检疫
伤寒	8~14 d	3~60 d	临床症状消失后 5 d 起间歇送粪培养,2 次阴性者解除隔离,无培养条件时体温正常 15 d 解除隔离	密切接触者医学观察,伤寒 23 d,副伤寒 15 d,饮食业人员观察期间应送粪培养 1 次,阴性者方能工作
副伤寒甲、乙	6~10 d	2~15 d		
副伤寒丙	1~3 d			
沙门菌食物中毒	2~24 h	数小时~3 d	症状消失后连续 2~3 次粪便培养阴性解除隔离	同食者医学观察 1~2 d
阿米巴痢疾	7~14 d	4 d~1 年	症状消失后连续 3 次粪检未找到滋养体或包囊,可解除隔离	接触者不隔离,但从事饮食工作者发现本病时,其他人员应作粪检,发现溶组织阿米巴滋养体或包囊者应调离饮食工作
病毒性肠炎	1~3 d	1~10 d	症状消失后解除隔离	不检疫
流行性感冒	1~3 d	数小时~4 d	热退后 2 d 解除隔离	大流行时集体单位应进行检疫,出现发热等症状时应早期隔离

续表

传染病	潜伏期 常见	潜伏期 最短-最长	隔离期	接触者观察期及处理
麻疹	8~12 d	6~12 d	隔离期自发病之日起至退疹时或出疹后 5 d	密切接触而未进行疫苗接种的儿童检疫 21 d,并应用丙种球蛋白,曾接受被动免疫者检疫 28 d
风疹	18 d	14~21 d	出疹后 5 d 解除隔离	不检疫
水痘	14~16 d	10~24 d	隔离至水痘疱疹完全结痂为止,但不得少于发病后 14 d	医学观察 3 周,免疫力低者可应用丙种球蛋白
猩红热	2~5 d	2~12 d	发病后 6 d	接触儿童作咽拭培养,可疑者隔离治疗
流行性腮腺炎	14~21 d	8~30 d	隔离至腮腺肿大完全消失,约 3 周左右	成人一般不检疫,但幼儿园、托儿所及部队密切接触者应检疫 3 周
流行性脑脊髓膜炎	2~3 d	1~7 d	症状消失后 3 d,但不少于发病后 1 周	医学观察 7 d,密切接触的儿童可服磺胺或利福平预防
白喉	2~4 d	1~7 d	隔离至症状消失后 2 次鼻咽分泌物培养阴性	医学观察 7 d
百日咳	7~10 d	2~20 d	痉咳发生后 30 d 或者发病后 40 d 解除隔离	医学观察 21 d,观察期间幼儿可用红霉素等预防
乙型脑炎	10~14 d	4~21 d	隔离至体温正常	接触者不检疫
流行性出血热	7~14 d	4~46 d	隔离期 10 d	不检疫
登革热	5~8 d	2~28 d	隔离至起病后 7 d	不检疫
钩端螺旋体病	10 d	2~28 d	隔离至治愈	密切接触者不检疫,但有疫水接触者医学观察 2 周,观察期间可注射青霉素作预防性治疗
艾滋病	15~60 d	9 d~10 年以上	HIV 感染者及病人均应隔离至病毒或 P24 核心蛋白从血液中消失,不能献血	密切接触者或性伴侣应医学观察 2 年
狂犬病	4~8 周	10 月~10 年以上	病程中隔离治疗	被狂犬或狼咬伤者应进行医学观察,观察期间应作免疫血清及狂犬疫苗
布氏杆菌病	2 周	7 d~1 年以上	急性期临床症状消失后解除隔离	不检疫
鼠疫	腺鼠疫 2~4 d	1~8 d	腺鼠疫隔离至淋巴结肿完全消退。肺鼠疫在临床症状消失后,痰连续培养 6 次阴性,方能解除隔离	密切接触者检疫 9 d
	肺鼠疫 1~3 d	数小时~3 d		

续表

传染病	潜伏期 常见	潜伏期 最短-最长	隔离期	接触者观察期及处理
炭疽	1~5 d	12 h~12 d	皮肤炭疽隔离至创口痊愈,痂皮脱落,其他类型者症状消失后分泌物或排泄物连续培养2次阴性方能取消隔离	密切接触者医学观察8 d
流行性斑疹伤寒	10~12 d	5~23 d	彻底灭虱后隔离至体温正常后12 d	密切接触者灭虱后检疫观察15 d
地方性斑疹伤寒	1~2周	4~18 d	隔离至症状消失	不检疫,进入疫区被蜱叮咬者可口服多西环素预防
淋病	2~10 d		患病期间性接触隔离	对性伴侣进行检查,阳性者需治疗
梅毒	2~4周	10~90 d	不隔离	性伴侣定期检查观察
急性出血性结膜炎	2~3 d	14 h~6 d	隔离至症状消失	不检疫
破伤风	7~14 d	2 d~数月	不隔离	不检疫
隔日疟	13~15 d	2 d~1年	病愈后原虫检查阴性解除隔离	不检疫
三日疟	21~30 d	14~15 d		
恶性疟	13~15 d	7~15 d		
卵形疟	3~5个月			
黑热病	3~5个月	10 d~9年	隔离至症状消失,原虫检查阴性	不检疫

引自:彭文伟《传染病学》第5版.北京:人民卫生出版社,2000。

表17-1-2是各种物品的常用消毒方式。

表17-1-2 各种物品常用消毒方式表

消毒对象 名称	消毒对象 性质	消毒剂	消毒方法 剂型与浓度	消毒方法 用量	时间
医疗器械	橡胶、压舌板、手术器械、敷料、直肠镜、玻璃类	高压蒸汽	压力1~1.2 kg/cm^2		15~20 min
	胃镜、膀胱镜、纤支镜	戊二醛	2%	完全淹没消毒物品	4~20 min(分支杆菌需1 h)
	锐利器械(剪刀、刀片等)	戊二醛	2%	完全淹没消毒物品	4 h以上
	硅胶管	戊二醛	2%	完全淹没消毒物品	1~4 h
	体温计雾化吸入器及管道	过氧乙酸、碘伏	0.2%~1% 0.5%	同上	30 min

续表

消毒对象		消毒剂	消毒方法		时间
名称	性质		剂型与浓度	用量	
衣服被单等	棉织品	煮沸	加（或不加）0.5%～1%碱或肥皂	15 L/kg	30 min（芽孢1 h）
		高压蒸汽	压力1～1.2(kg/cm²)		15～30 min
		湿热空气	相对湿度80%～100%，温度100℃		30 min
	丝织品及皮毛类	福尔马林	加热蒸发福尔马林消毒室	繁殖体75 ml/m³，芽孢200 ml/m³	10～24 h
		环氧乙烷	加（或不加）1%～2%的碱	0.5～0.7 L/m³	24～48 h
食具（金属食具不用漂白粉，玻璃及塑料食具不宜蒸煮）	瓷器及搪瓷类	煮沸	加（或不加）1%～2%的碱	完全淹没消毒物品	15 min
		漂白粉	0.2%～1%澄清	同上	30 min
		湿热空气	100℃	同上	15 min
		新洁尔灭	0.5%	同上	15 min
		84消毒液	1%	同上	30 min
		碘伏	有效碘含量2～8 mg/L	同上	10～20 min
居室及日常用品（金属或油漆家具不用漂白粉，肝炎病房或病家可用戊二醛，水果、鸡蛋、体温表可用过氧乙酸消毒）	家具	漂白粉	0.2%～1%澄清液	200 ml/m³喷洒或湿抹	1 h
		来苏	3%～5%	同上	同上
		氨胺等	0.2%～0.5%	同上	同上
		戊二醛	2%	同上	同上
	塑料制品	过氧乙酸	0.05%	完全淹没消毒制品	15 min
	书籍	福尔马林	加热蒸发	12.5～50 ml/m³	10～24 h
		环氧乙烷	蒸发	0.5～0.7 kg/m³	24～48 h
	地面墙壁	漂白粉及氯胺	与家具同	与家具同	与家具同
		84消毒液	0.5%	200～300 ml/m³	干燥后
	空气	人工紫外线	270mm左右		30 min
		乳酸	熏蒸	2～4 ml/100 m³	30 min
粪便（搅匀，成形便用20%漂白粉乳剂）	稀	漂白粉	干粉	200 g/L	2 h
		氯胺等	3%	完全淹没粪便	2 h
		石灰	20%乳剂		2 h

续表

消毒对象		消毒剂	消毒方法		时间
名称	性质		剂型与浓度	用量	
尿		漂白粉	干粉	2 g/L	2 h
痰和脓		漂白粉	干粉	200 g/L 5 g/L	15 min 2 h
便盆尿盆等	搪瓷水器	漂白粉	0.2%～0.5%澄清液	浸泡	30 min
		氯胺等	0.2%～0.5%	同上	30 min
残余食物（亦可煮沸消毒）	固体	漂白粉	10%～20%乳剂	完全淹没消毒物品	30 min
皮肤	手或其他污染部位	洗必泰	0.2%～0.5%	浸泡洗手	5～10 min
		新洁尔灭	0.1%	同上	同上
		来苏	3%～5%	浸泡	同上
		过氧乙酸	0.5%～1%	同上	同上
皮毛	可疑污染的生皮毛	盐酸加食盐	2.5%盐酸加热至25～30℃加15%食盐	500～1 000 ml/m³ 喷洒浸泡	40 h
		环氧乙烷	蒸发	0.5～0.7 kg/m³	24～48 h

引自：彭文伟《传染病学》第5版．北京：人民卫生出版，2000。

人体常见的正常菌群分布见表17-1-3。

表17-1-3 人体正常菌群分布

部位	主　要　菌　类
皮肤	葡萄球菌、类白喉棒状杆菌、铜绿假单胞菌、丙酸杆菌、白假丝酵母菌、非致病性分枝杆菌
口腔	葡萄球菌、甲型和丙型链球菌、肺炎链球菌、奈瑟菌、乳杆菌、类白喉棒状杆菌、放线菌、螺旋体、白假丝酵母菌、梭菌
鼻咽腔	葡萄球菌、甲型和丙型链球菌、肺炎链球菌、奈瑟菌、类杆菌
外耳道	葡萄球菌、类白喉棒状杆菌、铅绿假单胞菌、非致病性分枝杆菌
眼结膜	葡萄球菌、干燥棒状杆菌、奈瑟菌
胃	一般无菌
肠道	大肠埃希菌、产气肠杆菌、变形杆菌、铜绿假单胞菌、葡萄球菌、肠球菌、类杆菌、产气荚膜梭菌、破伤风梭菌、双歧杆菌、真细菌、乳杆菌、白假丝酵母菌
尿道	葡萄球菌、类白喉棒状杆菌、非致病性分枝杆菌
阴道	乳杆菌、大肠埃希菌、类白喉棒状杆菌、白假丝酵母菌

引自：陆德源《医学微生物学》第5版．北京：人民卫生出版社，2001。

外毒素的种类和作用见表17-1-4。

表 17-1-4 外毒素的种类和作用

类型	细菌	外毒素	疾病	作用机制	症状和体征
神经毒素	破伤风梭菌	痉挛毒素	破伤风	阻断上下神经原间正常抑制性神经冲动传递	骨骼肌强制性痉挛
	肉毒梭菌	肉毒毒素	肉毒中毒	抑制胆碱能运动神经释放乙酰胆碱	肌肉松弛性麻痹
细胞毒素	白喉棒状杆菌	白喉毒素	白喉	抑制细胞蛋白质合成	肾上腺出血、心肌组织、外周神经麻痹
	葡萄球菌	毒性休克综合征毒素Ⅰ	毒性休克综合征	增强对内毒素作用的敏感性	发热、皮疹、休克
		表皮剥脱毒素	烫伤样皮肤综合征	表皮与真皮脱离	表皮剥脱性病变
	A群链球菌	致热外毒素	猩红热	破坏毛细血管内皮细胞	猩红热皮疹
肠毒素	霍乱弧菌	肠毒素	霍乱	激活肠黏膜腺苷酸环化酶,增加细胞内 cAMP 水平	小肠上皮细胞内水分和钠离子大量丢失、腹泻、呕吐
	产毒型大肠埃希菌	肠毒素	腹泻	不耐热肠毒素同霍乱肠毒素,耐热肠毒素使细胞内 cGMP 水平增高	同霍乱肠毒素
	产气荚膜梭菌	肠毒素	食物中毒	同霍乱肠毒素	呕吐、腹泻
	葡萄球菌	肠毒素	食物中毒	作用于呕吐中枢	呕吐为主、腹泻

引自:陆德源《医学微生物学》第5版.北京:人民卫生出版社,2001。

外毒素和内毒素的主要区别见表17-1-5。

表 17-1-5 外毒素和内毒素的主要区别

区别要点	外 毒 素	内 毒 素
来源	革兰阳性菌与部分革兰阴性菌	革兰阴性菌
存在部位	从活菌分泌出,少数菌崩解后释出	细胞壁成分、菌裂解后释出
化学成分	蛋白质	脂多糖
稳定性	60~80 ℃,30 min 被破坏	160 ℃,2~4 h 才被破坏
毒性作用	强,对组织器官有选择性毒害效应,引起特殊临床表现	较弱,各菌的毒性效应大致相同,引起发热、WBC增多、微循环障碍、休克、DIC等
抗原性	强,刺激机体产生抗毒素;甲醛处理脱毒形成类毒素	弱,刺激机体产生的中和抗体作用弱;甲醛液处理不形成类毒素

引自:陆德源《医学微生物学》第5版.北京:人民卫生出版社,2001。

(赖荣德)

第2节 严重急性呼吸综合征

严重急性呼吸综合征(severe acute respiratory syndrome,SARS)又称传染性非典型肺炎,2002年11月在中国广东省部分地区首次出现,在经历了2个多月的始发期后,扩散到内地24个省、自治区、直辖市。2003年4月16日WHO确认一种新的冠状病毒是SARS的病原,并将其命名为SARS冠状病毒(SARS-CoV)。

一、识 别

(一)流行病学

1. 传染源

现有资料表明,SARS病人是最主要的传染源。极少数病人在刚出现症状时即具有传染性。一般情况下传染性随病程而逐渐增强,在发病的第2周最具传染力。通常认为症状明显的病人传染性较强,特别是持续高热、频繁咳嗽、出现急性呼吸窘迫综合征(ARDS)时传染性较强,退热后传染性迅速下降。

2. 传播途径

近距离呼吸道飞沫传播,即通过与病人近距离接触,吸入病人咳出的含有病毒颗粒的飞沫,是SARS经呼吸道传播的主要方式,是SARS传播最重要的途径。

3. 流行特征

根据WHO 2004年4月21日公布的疫情,在2002年11月至2003年7月全球首次SARS流行中,全球共报告SARS临床诊断病例8 096例,死亡774例,发病波及29个国家和地区,病例主要分布于亚洲、欧洲、美洲等地区。亚洲发病的国家主要为中国(包括内地和香港、澳门、台湾地区)、新加坡等。中国(内地、香港、澳门、台湾)共发病7 429例、死亡685例(分别占全球总数的91.8%和88.5%),病死率为9.2%;其余国家发病667例,死亡89例,病死率为13.3%。中国内地总发病数达5 327例,死亡349例,病死率为6.6%。病例主要集中在北京、广东、山西、内蒙古、河北、天津等地,其中北京与广东共报告发病4 033例,占内地总病例数的75.7%。2003年9月8日,新加坡确诊1例SARS病例,认为是SARS-CoV实验室感染;12月17日,台湾发生另1例实验室感染病例;12月25日至2004年2月2日,广州市报告了4例SARS病例,4例病人的症状轻微、均没有发现明确的传染来源、没有传染给别人,均经实验室确诊;2004年3月25日至4月17日,我国又发生一起因实验室感染引起的SARS暴发疫情,疫情涉及安徽、北京两地,共发现9例病人,死亡1例。

4. 发病人群

根据中国内地5 327例SARS病人的资料统计,主要发病年龄在20~60岁之间,占总发病数的85%,其中20~29岁病例所占比例最高,达30%;15岁以下青少年病例所占比例较低,9岁以下儿童病例所占比例更低。男女性别间发病无显著差异。人群职业分布有医务人员明显高发的特点。医务人员病例占总病例的比例高达20%左右(个别省份可高达50%左右)。

(二)临床特征

1. 流行病学史

SARS是一种传染病,大部分病人可以追踪到流行病学接触史,即有被传染和(或)传染他人的可能性或证据。若病人在近2周内有与SARS病人接触,尤其是密切接触(指与SARS病人共同生活,照顾SARS病人,或曾经接触SARS病人的排泌物,特别是气道分泌物)的历史;或病人为与某SARS病人接触后的群体发病者之一;或病人有明确的造成他人尤其是多人感染SARS的证据,可以认为该病人具有SARS的流行病学依据。对于2周内曾经前往或居住于目前有SARS流行区域的就诊病人，应警惕其患 SARS 的可能性。病人就诊时已有的流行病学证据为前向性的流行病学依据，而就诊以后进一步出现的为后向性的流行病学依据。当病人就诊时尚无流行病学依据或依据不充分时，必须动态追踪后向性的流行病学依据。

2. 临床表现

（1）潜伏期：SARS 的潜伏期通常限于 2 周之内，一般约 2～10 d。

（2）临床症状：急性起病，自发病之日起，2～3 周内病情都可处于进展状态。主要有以下三类症状。

①发热及相关症状：常以发热为首发和主要症状，体温一般高于 38 ℃，常呈持续性高热，可伴有畏寒、肌肉酸痛、关节酸痛、头痛、乏力。在早期，使用退热药可有效；进入进展期，通常难以用退热药控制高热。使用糖皮质激素可对热型造成干扰。

②呼吸系统症状：咳嗽不多见，表现为干咳，少痰，少数病人出现咽痛。可有胸闷，严重者渐出现呼吸加速、气促，甚至呼吸窘迫。常无上呼吸道卡他症状。呼吸困难和低氧血症多见于发病 6～12 d 以后。

③其他方面症状：部分病人出现腹泻、恶心、呕吐等消化道症状。

（3）体征：SARS 病人的肺部体征常不明显，部分病人可闻及少许湿啰音，或有肺实变体征。偶有局部叩浊、呼吸音减低等少量胸腔积液的体征。

3. 临床分期

（1）早期：一般为病初的 1～7 d。起病急，以发热为首发症状，体温一般高于 38 ℃，半数以上的病人伴有头痛、关节肌肉酸痛、乏力等症状，部分病人可有干咳、胸痛、腹泻等症状，但少有上呼吸道卡他症状，肺部体征多不明显，部分病人可闻及少许湿啰音。X 线胸片肺部阴影在发病第 2 天即可出现，平均在 4 d 时出现，95% 以上的病人在病程 7 d 内出现肺部影像改变。

（2）进展期：多发生在病程的 8～14 d，个别病人可更长。在此期，发热及感染中毒症状持续存在，肺部病变进行性加重，表现为胸闷、气促、呼吸困难，尤其在活动后明显；X 线胸片检查肺部阴影发展迅速，且常为多叶病变；少数病人（10%～15%）出现 ARDS 而危及生命。

（3）恢复期：进展期过后，体温逐渐下降，临床症状缓解，肺部病变开始吸收，多数病人经 2 周左右的恢复，可达到出院标准，肺部阴影的吸收则需要较长的时间；少数重症病人可能在相当长的时间内遗留限制性通气功能障碍和肺弥散功能下降，但大多可在出院后 2～3 个月内逐渐恢复。

（三）诊断及鉴别诊断

1. 诊断

结合流行病学史、临床症状和体征、一般实验室检查、肺部 X 线影像变化，配合 SARS 病原学检测阳性，排除其他表现类似的疾病，可以作出 SARS 的诊断。①具有临床症状和出现肺部 X 线影像改变，是诊断 SARS 的基本条件。②流行病学方面有明确支持证据和能够排除其他疾病，是能够作出临床诊断的最重要支持依据。对于就诊时未能追及明确流行病学依据者，就诊后应继续进行严密的流行病学追访。③动态观察病情演变（症状、氧合状况、肺部 X 线影像），抗菌药物治疗效果和 SARS 特异性病原学检测结果，对于诊断具有重要意义。

（1）医学隔离观察者：无 SARS 临床表现但近 2 周内曾与 SARS 病人或 SARS 疑似病人接触者，列为医学隔离观察者。应接受医学隔离观察。

（2）疑似病例：对于缺乏明确流行病学依据，但具备其他 SARS 支持证据者，可以作为疑似病例，需进一步进行流行病学追访，并安排病原学检查以求印证。对于有流行病学依据，有临床症状，但尚无肺部 X 线影像学变化者，也应作为疑似病例。对此类病例，需动态复查 X 线胸片或胸部 CT，一旦肺部病变出现，在排除其他疾病的前提下，可以作出临床诊断。

（3）临床诊断和确定诊断：对于有 SARS 流行病学依据、相应临床表现和肺部 X 线影像改变，并能排除其他疾病诊断者，可以作出 SARS 临床诊断。在临床诊断的基础上，若分泌物 SARS-CoV RNA 检测阳性，或血清（或血浆）SARS-CoV 特异性抗原N蛋白检测阳性,或血清SARS-CoV抗体阳转,或抗体滴度升高高于4倍,则可作出确定诊断。

2. 鉴别诊断

SARS的诊断目前主要为临床诊断,在相当程度上属于排除性诊断。在作出SARS诊断前,需要排除能够引起类似临床表现的其他疾病。普通感冒、流行性感冒(流感)、人禽流感、普通细菌性肺炎、肺炎支原体肺炎、肺炎衣原体肺炎、军团菌性肺炎、真菌性肺炎、普通病毒性肺炎、肺结核是需要与SARS进行鉴别的重点疾病。其他需要鉴别的疾病还包括艾滋病或其他免疫抑制剂(如器官移植术后等)病人合并的肺部感染、流行性出血热、肺部肿瘤、非感染性间质性肺疾病、肺水肿、肺不张、肺栓塞、肺血管炎、肺嗜酸粒细胞浸润症等。

(1)感冒:普通感冒病人可有发热、咳嗽、外周血白细胞计数正常等表现,需与SARS早期相鉴别。与SARS的鉴别要点包括:普通感冒发病时多伴有明显的上呼吸道卡他症状如鼻塞、流涕、打喷嚏等;胸部X线动态检查无异常发现;病程自限,预后良好,经对症治疗后临床症状可逐渐消失。

(2)流感:流感于冬春季节高发,发热、头痛、肌痛、乏力等全身症状突出,外周血白细胞总数可正常或降低,重症病人可发生肺炎和呼吸困难,有传染性,可引起暴发流行,抗生素治疗无效,因此需与SARS鉴别。与SARS的鉴别要点包括:在全身症状之外常有明显的上呼吸道卡他症状;体格检查可有眼球结膜充血、眼球压痛、口腔黏膜疱疹等体征;外周血淋巴细胞比例常增加;发病48h内投以奥司他韦(Oseltamivir)可减轻症状、缩短病程;采用IFA法可从鼻咽洗液的黏膜上皮细胞涂片中检出流感病毒抗原;采用血凝抑制试验或补体结合试验检测急性期和恢复期血清,可发现流感病毒特异性抗体滴度呈4倍或以上升高。

(3)人禽流感:禽流感具有传染性,重症病例(主要由H5N1亚型引起)可出现肺炎和ARDS,外周血白细胞计数及淋巴细胞计数也可减少,病死率高,应注意与SARS鉴别。与SARS的鉴别要点包括:人禽流感的传染源主要为已患禽流感或携带禽流感病毒的禽类(特别是家禽),详细询问病史可了解到相关的流行病学依据,包括发病前1周内曾到过禽流感暴发的疫区,或曾接触过被感染的禽类,或曾与被感染禽类的羽毛、排泄物、分泌物等有密切接触,或曾接触过不明原因病死禽类等;常有明显的流涕、鼻塞等上呼吸道卡他症状;发病48h内应用抗病毒药物奥司他韦或扎那米韦(Zanamivir)可减轻病情、缩短病程、改善预后;采用IFA法或ELISA法可从呼吸道分泌物中检出禽流感病毒核蛋白抗原(NP)和H亚型抗原;发病初期和恢复期双份血清抗禽流感病毒抗体滴度呈4倍或以上升高。

(4)细菌性肺炎:细菌性肺炎多以发热、咳嗽起病,胸部X线检查有炎症浸润影(可为大片实变影或小的斑片影),可伴头痛、肌肉酸痛、乏力等全身症状,部分重症病例可有气急、发绀,甚至出现中毒性休克,因此需与SARS鉴别。与SARS的鉴别要点包括:细菌性肺炎无传染性,通常为散发病例,一般不会出现群体性发病;咳嗽时常有脓性痰,某些细菌性肺炎还常常有特征性的脓性痰,如铁锈色痰提示肺炎链球菌感染,果酱样痰提示肺炎克雷伯杆菌感染,黄色脓痰提示金黄色葡萄球菌感染,黄绿色脓痰提示铜绿假单胞菌感染;常有明显肺部体征,以局部湿啰音多见,部分病例可有肺实变体征;大多数病例往往同时有外周血白细胞计数升高和中性粒细胞比例增加,老年体弱者外周血白细胞计数可不升高,但一般均有中性粒细胞比例增加;胸部X线检查显示肺段或肺叶的大片实变影而不合并磨玻璃密度影;痰涂片革兰染色和痰细菌培养可发现致病菌;合理选择抗菌药物进行治疗可迅速控制体温,并促使肺部阴影迅速吸收。

(5)肺炎支原体肺炎和肺炎衣原体肺炎:多呈散发,也可在学校或社区中发生小规模流行。常见的临床症状包括发热、干咳、咽痛、声嘶、头痛、肌痛、乏力等,外周血白细胞计数和中性粒细胞比例大多正常,肺部病变的X线影像常为斑片状浸润,而且往往吸收较慢。因此,单纯依据临床症状、血常规及胸部X线检查常较难与SARS鉴别。与SARS鉴别诊断的关键是特异性血清抗体检测和抗菌药物的治疗效果。血清肺炎支原体特异性 IgM 阳性，或双份血清肺炎支原体特异性 IgG 滴度升高高于 4 倍，可诊断为近期肺炎支原体感染。微量免疫荧光试验血清肺炎衣原体特异性 IgG ≥ 1∶512 或特异性 IgM ≥ 1∶32，或双份血清抗体滴度升高高于 4 倍，可诊断为近期肺炎衣原体感染。大环内酯类药物或新氟喹诺酮类药物治疗有效，有助于明确肺炎支原体肺炎或肺炎衣原体肺炎的诊断。

(6) 军团菌性肺炎：好发于夏秋季，多见于中老年人，可在中老年人比较集中的单位如养老院中发生暴发流行。以高热起病，头痛、乏力、肌痛等全身中毒症状较重，呼吸道症状相对较轻，但重症病例可出现呼吸困难，可伴有相对缓脉、精神症状、水样腹泻等消化道症状，部分病例继发肾功能损害，胸部 X 线检查早期为外周性斑片状浸润影，病变进展可累及双肺，胸腔积液并不少见。大环内酯类药物、新氟喹诺酮类药物、利福平、多西环素等抗菌药物治疗有效。确诊有赖于血清学检查，IFA 法血清特异性抗体阳性且双份血清抗体滴度升高高于 4 倍，可明确诊断。

(7) 真菌性肺炎：为散发病例，不会出现群体性发病。常见于体质较差或有严重基础疾病者，真菌感染前往往有较长时间使用广谱抗生素、糖皮质激素或免疫抑制剂的病史，起病相对缓慢，虽有发热，但体温多呈渐进性升高。痰多而黏稠、不易咯出是其重要的临床特征。胸部 X 线检查可发现斑片状浸润影，重者可累及双肺。痰培养有真菌生长、痰涂片发现真菌菌丝是诊断真菌性肺炎的重要依据。抗真菌药物治疗有效有助于其与 SARS 的鉴别。

(8) 普通病毒性肺炎：常见的致病病毒包括腺病毒、鼻病毒、呼吸道合胞病毒等，多发生于冬春季，散发病例居多，但也可在婴幼儿或老人比较集中的单位发生暴发流行。常以发热起病，出现肺炎前往往有咽干、咽痛、鼻塞、流涕等上呼吸道感染症状，咳嗽通常为干咳，可有气急、胸痛和咯血丝痰等症状，重症病例可有显著呼吸困难。肺部病变主要为间质性肺炎，严重时表现为双肺弥漫分布的网结节状浸润影。外周血白细胞计数正常或减少，但淋巴细胞计数往往相对增多，与 SARS 有所区别。血清特异性病毒抗体检测有助于明确诊断和与 SARS 鉴别。

(9) 肺结核：多为散发病例。起病大多较为隐匿，病情进展较 SARS 慢，发热往往有一定规律，多为午后低热，持续高热相对较为少见，常有体重减轻、乏力、盗汗、食欲减退等结核中毒症状。血白细胞一般正常。胸部 X 线影像有一定特征，病灶多位于双上肺，形态不规则，密度不均匀，可有空洞和钙化。皮肤结核杆菌纯蛋白衍生物(PPD)试验、血清结核抗体检测、痰集菌找抗酸杆菌有助于鉴别诊断，必要时可进行诊断性抗结核治疗。

3. 重症 SARS 的诊断标准

甄别出 SARS 病人中危重者并及时加以干预治疗，对控制病情是至关重要的。具备以下三项之中的任何一项，均可以诊断为重症 SARS。

(1) 呼吸困难，成人休息状态下呼吸频率 ≥ 30 次/min，且伴有下列情况之一：① X 线胸片显示多叶病变或病灶总面积在正位胸片上占双肺总面积的 1/3 以上；②病情进展，48 h 内病灶面积增大超过 50% 且在正位胸片上占双肺总面积的 1/4 以上。

(2) 出现低氧血症，氧合指数低于 300 mmHg (1 mmHg＝0.133 kPa)。

(3) 出现休克或多器官功能障碍综合征 (MODS)。

二、处　置

(一) 一般治疗

虽然 SARS 的致病原已经基本明确，但发病机制仍不清楚，目前尚缺少针对病因的治疗。基于上述认识，临床上应以对症支持治疗和针对并发症的治疗为主。应避免盲目应用药物治疗，尤其应避免多种药物(如抗生素、抗病毒药、免疫调节剂、糖皮质激素等)长期、大剂量地联合应用。

1. 治疗与监测

卧床休息，注意维持水、电解质平衡，避免用力和剧烈咳嗽。密切观察病情变化(不少病人在发病后的2～3周内都可能属于进展期)。一般早期给予持续鼻导管吸氧(吸氧浓度一般为1～3 L/min)。根据病情需要,每天定时或持续监测脉搏容积血氧饱和度(SpO_2)。定期复查血常规、尿常规、血电解质、肝肾功能、心肌酶谱、T淋巴细胞亚群(有条件时)和X线胸片等。

2. 对症治疗

体温高于38.5 ℃或全身明显酸痛者,可使用解热镇痛药;高热者给予冰敷、酒精擦浴、降温毯等物理降温措施;儿童禁用水杨酸类解热镇痛药;咳嗽、咯痰者可给予镇咳、祛痰药;有心、肝、肾等器官功能损害者,应采取相应治疗;腹泻病人应注意补液及纠正水、电解质失衡。

3. 糖皮质激素

应用糖皮质激素的目的在于抑制异常的免疫病理反应,减轻严重的全身炎症反应状态,防止或减轻后期的肺纤维化。具备以下指征之一时可考虑应用糖皮质激素:①有严重的中毒症状,持续高热不退,经对症治疗5 d以上最高体温仍超过39 ℃;②X线胸片显示多发或大片阴影,进展迅速,48 h之内病灶面积增大50%以上且在正位胸片上占双肺总面积的1/4以上;③达到急性肺损伤或ARDS的诊断标准。成人推荐剂量相当于甲泼尼龙2～4 mg/(kg·d),具体剂量可根据病情及个体差异进行调整。开始使用糖皮质激素时宜静脉给药,当临床表现改善或X线胸片显示肺内阴影有所吸收时,应及时减量停用。一般每3～5天减量1/3,通常静脉给药1～2周后可改为口服泼尼松或泼尼松龙,一般不超过4周,不宜过大剂量或过长疗程。应同时应用制酸剂和胃黏膜保护剂,还应警惕骨缺血性改变和继发感染,包括细菌或(和)真菌感染,以及原已稳定的结核病灶的复发和扩散。

4. 抗病毒治疗

目前尚未发现针对SARS-CoV的特异性药物。临床回顾性分析资料显示,利巴韦林等常用抗病毒药对SARS无效。蛋白酶抑制剂类药物Kaletra(咯匹那韦(Lopinavir)及利托那韦(Ritonavir))的疗效尚待验证。

5. 免疫治疗

胸腺肽、干扰素、静脉用丙种球蛋白等非特异性免疫增强剂对SARS的疗效尚未肯定,不常规使用。SARS恢复期血清的临床疗效尚未被证实,对诊断明确的高危病人,可在严密观察下试用。

6. 抗菌治疗

抗菌药物的应用目的主要有两个,一是用于对疑似病人的试验治疗,以帮助鉴别诊断;二是用于治疗和控制继发细菌、真菌感染。鉴于SARS常与社区获得性肺炎(CAP)相混淆,而后者常见致病原为肺炎链球菌、肺炎支原体、流感嗜血杆菌等,在诊断不清时可选用新喹诺酮类或β-内酰胺类联合大环内酯类药物试验治疗。继发感染的致病原包括革兰阴性杆菌、耐药革兰阳性球菌、真菌及结核杆菌,应有针对性地选用适当的抗菌药物。

7. 心理治疗

对疑似病例,应合理安排收住条件,减少病人担心院内交叉感染的压力;对确诊病例,应加强关心与解释,引导病人加深对本病的自限性和可治愈性的认识。

(二)重症SARS的治疗

尽管多数SARS病人的病情可以自然缓解,但大约有30%的病例属于重症病例,其中部分可能进展至急性肺损伤或ARDS,甚至死亡。因此对重症病人必须严密动态观察,加强监护,及时给予呼吸支持,合理使用糖皮质激素,加强营养支持和器官功能保护,注意水、电解质和酸碱平衡,预防和治疗继发感染,及时处理并发症。

1. 监护与一般治疗

一般治疗及病情监测与非重症病人基本相同,但重症病人还应加强对生命体征、出入液量、心电图及血糖的监测。当血糖高于正常水平时,可应用胰岛素将其控制在正常范围,可能有助于减少并发症。

2. 呼吸支持治疗

对重症SARS病人应该经常监测SpO_2的变化,活动后SpO_2下降是呼吸衰竭的早期表现,应该给予及时的处理。

(1)氧疗:对于重症病例,即使在休息状态下无缺氧的表现,也应给予持续鼻导管吸氧。有低氧血症者,通常需要较高的吸入氧流量,应使 SpO_2 维持在 93% 或以上,必要时可选用面罩吸氧。应尽量避免脱离氧疗的活动(如:上洗手间、医疗检查等)。若吸氧流量 ≥5 L/min(或吸入氧浓度≥40%)条件下,SpO_2<93%,或经充分氧疗后,SpO_2 虽能维持在 93% 或以上,但呼吸频率仍在 30 次/min 或以上,呼吸负荷仍保持在较高的水平,均应及时考虑无创人工通气。

(2)无创正压人工通气(NIPPV):NIPPV 可以改善呼吸困难的症状,改善肺的氧合功能,有利于病人度过危险期,有可能减少有创通气的应用。

应用指征为:①呼吸频率>30 次/min;②吸氧 5 L/min 条件下,SpO_2<93%。

禁忌证为:①有危及生命的情况,需要紧急气管插管;②意识障碍;③呕吐、上消化道出血;④气道分泌物多和排痰能力障碍;⑤不能配合 NIPPV 治疗;⑥血流动力学不稳定和有多器官功能损害。

NIPPV 常用的模式和相应参数如下:①持续气道正压通气(CPAP),常用压力水平一般为 4~10 cmH_2O(1 cmH_2O=0.098 kPa);②压力支持通气(PSV)+呼气末正压通气(PEEP),PEEP 水平一般 4~10 cmH_2O,吸气压力水平一般 10~18 cmH_2O。吸入气氧浓度(FiO_2)<0.6 时,应维持动脉血氧分压(PaO_2)≥70 mmHg,或 SpO_2≥93%。应用 NIPPV 时应注意以下事项:选择合适的密封的鼻面罩或口鼻面罩;全天持续应用(包括睡眠时间),间歇应短于 30 min。开始应用时,压力水平从低压(如 4 cmH_2O)开始,逐渐增加到预定的压力水平;咳嗽剧烈时应考虑暂时断开呼吸机管道,以避免气压伤的发生;若应用 NIPPV 2 h 仍没达到预期效果(SpO_2≥93%,气促改善),可考虑改为有创通气。

(3)有创正压人工通气:对 SARS 病人实施有创正压人工通气的指征为:①使用 NIPPV 治疗不耐受,或呼吸困难无改善,氧合功能改善不满意,PaO_2<70 mmHg,并显示病情恶化趋势;②有危及生命的临床表现或多器官功能衰竭,需要紧急进行气管插管抢救。人工气道建立的途径和方法应该根据每个医院的经验和病人的具体情况来选择。为了缩短操作时间,减少有关医务人员交叉感染的机会,在严格防护情况下可采用经口气管插管或纤维支气管镜诱导经鼻插管。气管切开只有在已经先行建立其他人工气道后方可进行,以策安全。实施有创正压人工通气的具体通气模式可根据医院设备及临床医生的经验来选择。一般可选用压力限制的通气模式。比如,早期可选择压力调节容量控制(PRVC)+PEEP、压力控制(PC)或容量控制(VC)+PEEP,好转后可改为同步间歇指令通气(SIMV)+PSV+PEEP,脱机前可用 PSV+PEEP。

通气参数应根据"肺保护性通气策略"的原则来设置:①应用小潮气量(6~8 ml/kg),适当增加通气频率,限制吸气平台压<35 cmH_2O;②加用适当的 PEEP,保持肺泡的开放,让萎陷的肺泡复张,避免肺泡在潮气呼吸时反复关闭和开放引起的牵拉损伤。治疗性 PEEP 的范围是 5~20 cmH_2O,平均为 10 cmH_2O 左右。同时应注意 PEEP 升高对循环系统的影响。在通气的过程中,对呼吸不协调及焦虑的病人应予充分镇静,必要时予肌松药,以防止氧合功能下降。下列镇静药可供选用:①马来酸咪达唑仑(Midazolam Maleate),先予 3~5 mg 静脉注射,再予 0.05~0.20 mg/(kg·h)维持;②丙泊酚(Propofol),先予 1 mg/kg 静脉注射,再予 1~4 mg/(kg·h)维持。在此基础上可根据需要间歇使用吗啡类药物,必要时加用肌松药。肌松药可选维库溴铵(Vecuronium Bromide)4 mg 静脉注射,必要时可重复使用。

3. 糖皮质激素

对于重症且达到急性肺损伤标准的病例,应该及时规律地使用糖皮质激素,以减轻肺的渗出、损伤和后期的肺纤维化,并改善肺的氧合功能。目前多数医院使用的成人剂量相当于甲泼尼龙 80~320 mg/d,具体可根据病情及个体差异来调整。少数危重病人可考虑短期(3~5 d)甲泼尼龙冲击疗法(500 mg/d)。待病情缓解或 X 线胸片显示病变有吸收后逐渐减量停用,一般可选择每 3~5 d 减量 1/3。

4. 营养支持

由于大部分重症病人存在营养不良,因此早期应鼓励进食易消化的食物。当病情恶化不能正常进食时,应及时给予临床营养支持,采用肠内营养与肠外营养相结合的方法,非蛋白热量 105~126 kJ(25~30 kcal)/(kg·d),适当增加脂肪的比例,以减轻肺的负荷。中/长链混合脂肪乳剂对肝功能及免疫功能的影响小。蛋白质的入量为1.0~1.5 g/(kg·d),过多对肝肾功能可能有不利影响。要补充水溶性和脂溶性维生素,尽量保持血浆白蛋白在正常水平。

5. 预防和治疗继发感染

重症病人通常免疫功能低下,需要密切监测和及时处理继发感染,必要时可慎重地进行预防性抗感染治疗。

6. 其他治疗

中医药治疗 SARS 是很有前景的方法,但尚须进一步研究论证。

(三)预 后

SARS 恶劣预后高危因素主要包括下列五项:①年龄超过 50 岁;②存在心脏、肾脏、肝脏或呼吸系统的严重基础疾病,或患有恶性肿瘤、糖尿病、严重营养不良、脑血管疾病等其他严重疾病;③近期外科大手术史;④外周血淋巴细胞计数进行性下降;⑤经积极治疗,血糖仍持续居高不下。

(赖荣德)

第 3 节 人禽流感

人禽流感是由禽甲型流感病毒某些亚型的毒株引起的急性呼吸道传染病。1997 年 5 月,我国香港特别行政区 1 例 3 岁儿童死于不明原因的多脏器功能衰竭,同年 8 月经美国疾病预防和控制中心以及世界卫生组织(WHO)荷兰鹿特丹国家流感中心鉴定为禽甲型流感病毒 H5N1 引起的人类流感,这是世界上首次证实禽甲型流感病毒 H5N1 感染人类,之后相继有 H9N2、H7N7 亚型感染人类和 H5N1 再次感染人类的报道,据 WHO 统计,截至 2007 年 8 月,全球报告有 300 多人感染了 H5N1 禽流感病毒,累计病死率约为 60%。

一、识 别

(一)病原学

禽流感病毒属甲型流感病毒。甲型流感病毒呈多形性,其中球形直径 80~120 nm,有囊膜。基因组为分节段单股负链 RNA。依据其外膜血凝素(H)和神经氨酸酶(N)蛋白抗原性的不同,目前可分为 15 个 H 亚型(H1~H15)和 9 个 N 亚型(N1~N9)。甲型流感病毒除感染人外,还可感染猪、马、海洋哺乳动物和禽类。感染人的禽流感病毒亚型主要为 H5N1、H9N2、H7N7,其中感染 H5N1 的患者病情重,病死率高(常称高致病性禽流感)。禽流感病毒对乙醚、氯仿、丙酮等有机溶剂均敏感。常用消毒剂容易将其灭活,如氧化剂、稀酸、十二烷基硫酸钠、卤素化合物(如漂白粉和碘剂)等都能迅速破坏其传染性。禽流感病毒对热比较敏感,65 ℃加热 30 min 或煮沸(100 ℃)2 min 以上可灭活。病毒在粪便中可存活 1 周,在水中可存活 1 个月,在 pH<4.1 的条件下也具有存活能力。病毒对低温抵抗力较强,在有甘油保护的情况下可保持活力 1 年以上。病毒在直射阳光下 40~48 h 即可灭活,如果用紫外线直接照射,可迅速破坏其传染性。

(二)流行病学

传染源:主要为患禽流感或携带禽流感病毒的鸡、鸭、鹅等家禽,特别是鸡;但不排除其他禽类或猪成为传染源的可能。

传播途径：主要经呼吸道传播，通过密切接触感染的禽类及其分泌物、排泄物，受病毒污染的水等，以及直接接触病毒毒株被感染。目前尚无人与人之间传播的确切证据。

易感人群：一般认为任何年龄均具有易感性，但12岁以下儿童发病率较高，病情较重，50岁以上发病率最低。与不明原因病死家禽或感染、疑似感染禽流感家禽密切接触者为高危人群。

（三）临床特征

1. 流行病学史

发病前1周内曾到过禽流感暴发的疫点，或与被感染的禽类及其分泌物、排泄物等有密切接触者，或从事禽流感病毒实验室工作人员，目前不排除与禽流感患者有密切接触的人有患病的可能。

2. 临床表现

潜伏期一般为2~5 d，通常在7 d以内，但已发现经8~17 d的潜伏期后才发病者。临床症状急性起病，早期表现类似普通型流感，但下呼吸道症状。主要为发热，大多数在38 ℃以上，不少患者体温持续在39 ℃以上，热程1~7 d，一般为3~4 d，可伴有流涕、鼻塞、咳嗽、咽痛、头痛和全身不适。部分患者可有恶心、腹痛、腹泻、稀水样便等消化道症状。重症患者病情发展迅速，可出现肺炎、急性呼吸窘迫综合征、肺出血、胸腔积液、全血细胞减少、肾功能衰竭、败血症、休克及Reye综合征等多种并发症。体格检查重症患者可有肺部实变体征等。

（四）实验室检查

(1) 外周血常规白细胞总数一般不高或降低，重症患者多有白细胞总数及淋巴细胞下降。

(2) 病毒抗原及基因检测取患者呼吸道标本采用免疫荧光法（或酶联免疫法）检测甲型流感病毒核蛋白抗原（NP）及禽流感病毒H亚型抗原。还可用RT-PCR法检测禽流感病毒亚型特异性H抗原基因。病毒分离从患者呼吸道标本（如鼻咽分泌物、口腔含漱液、气管吸出物或呼吸道上皮细胞）中分离禽流感病毒。血清学检查发病初期和恢复期双份血清抗禽流感病毒抗体滴度有4倍或以上升高，有助于回顾性诊断。

(3) 胸部影像学检查重症患者胸部X线检查可显示单侧或双侧肺炎，少数可伴有胸腔积液等。

表17-3-1和表17-3-2是部分人高致病性禽流感病例两个阶段的汇总结果。

表17-3-1　部分已确定的人高致病性禽流感(H5N1)病人的临床表现和预后

预后或措施	香港 (1997年18例)	泰国 (2004年17例)	越南 (2004年10例)	胡志明市 (2005年10例)	柬埔寨 (2005年4例)
年龄（中位数）	1~60(9.5)	2~58(14)	5~24(13.7)	6~35(19.4)	8~28(22)
男性例数	8(44%)	9(53%)	6(60%)	3(30%)	1(25%)
临床表现——发生例数/总例数(%)					
发热(>38 ℃)	17/18(94)	11/17(100)	10/10(100)	10/10(100)	4/4(100)
头痛	4/18(22)	—	—	1/10(10)	4/4(100)
肌痛	2/18(11)	9/17(53)	0	2/10(20)	4/4(100)
腹泻	3/18(17)	7/17(24)	7/10(70)	—	2/4(50)
腹痛	3/18(17)	4/17(24)	—	—	2/4(50)
呕吐	6/18(33)	4/17(24)	—	1/10(10)	0
咳嗽	12/18(67)	16/17(76)	0	0	4/4(100)
咳痰	—	13/17(76)	5/10(50)	3/10(30)	

续表

预后或措施	香港 （1997年18例）	泰国 （2004年17例）	越南 （2004年10例）	胡志明市 （2005年10例）	柬埔寨 （2005年4例）
咽喉痛	4/12(33)	12/17(71)	0	0	1/4(25)
流涕	7/12(58)	9/17(53)	0	0	—
呼吸急促	1/18(6)	13/17(76)	10/10(100)	10/10(100)	—
肺浸润影	11/18(61)	17/17(100)	10/10(100)	10/10(100)	4/4(100)
淋巴细胞减少	11/18(61)	7/12(58)	—	8/10(80)	1/2(50)
血小板减少	—	4/12(33)		8/10(80)	1/2(50)
转氨酶升高	11/18(61)	8/12(67)	5/6(83)	7/10(70)	—

本组共发生呼吸衰竭41/59(69.5%)，从发病到死亡4~30 d（平均9~10 d），病死率64.4%。

表17-3-2 人感染H5N1禽流感病毒住院者临床和实验室表现病例统计

项目	泰国、越南、柬埔寨 2004—2005	印度尼西亚 2005—2006	中国 2005—2006	埃及 2006—2007	土耳其、阿塞拜疆2006
年龄（中位数）	2~58(14~22)	1.5~45.0(18.5)	12~41(30)	1~75(12.5)	5~20(16.5~10)
男性/总数(%)	19/41(46)	33/54(61)	3/8(38)	12/38(32)	9/16(56)
近2周接触禽类者/总数	31/36(86%)	41/54(76%)	8/8(100%)	31/38(82%)	8/8(100%)
症状发作至住院天数（中位数）	3~8(6~8)	1~14(5)	3~11(6)	0~14(3)	1~12(5~6)
临床表现——发生例数/总例数(%)					
发热	41/41(100)	54/54(100)	8/8(100)	34/38(89)	15/16(94)
呼吸困难	33/37(89)	51/54(94)	4/8(50)	14/38(37)	7/16(44)
咳嗽	40/41(98)	50/54(93)	7/8(88)	27/38(71)	12/15(80)
肺炎	41/41(100)	54/54(100)	8/8(100)	23/38(61)	14/16(88)
流涕	9/27(33)	NR(正常)	NR	NR	2/14(14)
咽喉痛	13/41(32)	NR	NR	26/38(68)	14/16(88)
呕吐	5/31(16)	6/54(11)	NR	3/37(8)	0/7(0)
腹泻	16/31(52)	6/54(11)	NR	2/37(5)	4/14(29)
意识障碍	NR	NR	NR	3/38(8)	4/8(50)
抽搐	NR	1/54(2)	NR	NR	2/7(29)
头痛	5/14(36)	7/54(13)	NR	19/38(50)	7/15(47)
结膜炎	0/22(0)	NR	NR	14/38(37)	1/8(12)
肌痛	11/37(30)	7/54(13)	NR	17/38(45)	4/15(27)
白细胞减少	17/22(77)	41/49(84)	NR	10/37(27)	11/15(73)
淋巴细胞减少	16/24(67)	16/29(55)	NR	4/25(16)	7/13(54)
血小板减少	13/24(54)	29/45(64)	NR	8/26(31)	9/13(69)
转氨酶升高	20/28(71)	NR	NR	15/27(56)	6/8(75)
死亡/总数(%)	32/41(78)	41/54(76)	7/8(88)	15/38(39)	9/16(56)
症状发作至死亡天数（中位数）	4~30(8~12)	5~19(9)	8~19(9)	6~32(11.5)	9~17(10~13)

(五)诊断与鉴别诊断

诊断根据流行病学史、临床表现及实验室检查结果,排除其他疾病后,可以作出人禽流感的诊断。

(1)医学观察病例:有流行病学史,1周内出现临床表现者;与人禽流感患者有密切接触史,在1周内出现临床表现者。

(2)疑似病例:有流行病学史和临床表现,患者呼吸道分泌物标本采用甲型流感病毒和H亚型单克隆抗体抗原检测阳性者。

(3)确诊病例:有流行病学史和临床表现,从患者呼吸道分泌物标本中分离出特定病毒或采用RT-PCR法检测到禽流感H亚型病毒基因,且发病初期和恢复期双份血清抗禽流感病毒抗体滴度有4倍或以上升高者。

(4)鉴别诊断:临床上应注意与流感、普通感冒、细菌性肺炎、传染性非典型肺炎(SARS)、传染性单核细胞增多症、巨细胞病毒感染、衣原体肺炎、支原体肺炎等疾病进行鉴别诊断。

二、处 置

人禽流感的处理主要为对症支持治疗,对疑似和确诊患者应进行隔离治疗。对症治疗可应用解热药、缓解鼻黏膜充血药、止咳祛痰药等;儿童忌用阿司匹林或含阿司匹林以及其他水杨酸制剂的药物,避免引起儿童Reye综合征。表17-3-3是WHO于2007年人类A(H5N1)禽流感病毒感染临床管理的治疗方法。

表17-3-3 用于人类A(H5N1)禽流感病毒感染临床管理的治疗方法(WHO,2007)

推荐使用治疗方法	策略
抗病毒	首选磷酸奥司他韦,可考虑改良方案
抗生素	遵循社区获得性肺炎的经验抗生素使用,并根据微生物结果调整
氧疗	监测血氧饱和度,可使用鼻导管或面罩氧疗,维持氧饱和度>90%
有创正压通气	对ARDS应尽早有创通气干预,使用肺保护性通气策略,即低潮气量、低压通气以防止气压伤,并采用保守性液体管理
小剂量全身激素	适于难治性感染性休克合并ARDS的患者,如氢化可的松50 mg,q6 h
非甾体类抗炎药	对乙酰氨基酚口服或栓剂,一般足以使大多数病例退热
感染控制	只要有吸入感染性气溶胶的风险,使用防护口罩、防护镜、防护服、手套,以及气源性传播防护室或负压室
不推荐使用的治疗	策略
金刚烷单药疗法	如有神经氨酸酶抑制剂,则不推荐采用金刚烷胺或金刚乙胺单药疗法,在H5N1病毒可能对金刚烷敏感的地区,可考虑采用联合疗法
预防性抗生素使用	一般不推荐
无创通气	一般不推荐
全身皮质激素	中-大剂量皮质激素的益处尚未得到证实,有潜在的不良反应,不推荐
水杨酸类药	18岁以下的儿童和青少年,应避免使用水杨酸类药如阿司匹林及其制剂,因其有引发瑞氏综合征的风险

(一) 抗禽流感病毒治疗

应在发病 48 h 内试用抗流感病毒药物。

(1) 神经氨酸酶抑制剂奥司他韦(Oseltamivir,达菲),为新型抗流感病毒药物,试验研究表明对禽流感病毒 H5N1 和 H9N2 有抑制作用,成人剂量每日 150 mg,儿童剂量每日 3 mg/kg,分 2 次口服,疗程 5 天,如经 5 天疗程未见临床改善,可将疗程延长 5 天。

(2) 离子通道 M_2 阻滞剂金刚烷胺(Amantadine)和金刚乙胺(Rimantadine),金刚烷胺和金刚乙胺可抑制禽流感病毒株的复制,早期应用可阻止病情发展、减轻病情、改善预后;金刚烷胺成人剂量每日 100~200 mg,儿童每日 5 mg/kg,分 2 次口服,疗程 5 天;治疗过程中应注意中枢神经系统和胃肠道副作用,肾功能受损者酌减剂量,有癫痫病史者忌用。

(3) 联合疗法:磷酸奥司他韦和金刚烷(金刚烷胺或金刚乙胺)联合用药可增强抗病毒活性,减少耐药性,并且对金刚烷敏感的 H5N1 型病毒感染的小鼠动物模型中显示出较缉捕抗病毒效应和较长的存活时间。

(二) 抗生素

多数 H5N1 病毒感染的住院患者,初诊时有影像检查证实肺炎,应按社区获得性肺炎(CAP)进行治疗。对入住 ICU 者,抗生素治疗需包括 β 内酰胺类抗生素(如头孢噻肟、头孢曲松或氨苄西林/舒巴坦),加用阿奇霉素或氟喹诺酮类的联合疗法,但不主张单独使用氟喹诺酮类药。如实验室检查未发现 CAP 的细菌学证据,且诊断性检测证实存在 H5N1 病毒感染,则可停止经验性抗生素治疗;对根据流行病学证据和(或)临床特征疑似 H5N1 感染,但诊断性检测 H5N1 病毒和 CAP 的病原体均呈阴性者,建议针对这两种可能,继续维持治疗,等待进一步的微生物学检查,包括反复的上呼吸道和下呼吸道联样送检得出结果;对不典型病例,即首发症状为发热,突出的胃肠道症状,或脑炎继发肺炎,或在发病头几天没有肺炎,不主张使用抗生素。

(三) 糖皮质激素

参照其他类似综合征如 ARDS、脓毒症和 SARS。可尝试采用替代剂量的激素如氢化可的松 200 mg/d,分 4 次用药,可短期使用,但不宜作为常规使用药物,长时间或大剂使用会产生严重不良反应,包括机会性感染如中枢神经系统弓形体病。越南北方 29 例接受糖皮质激素治疗者死亡率达 59%,而 38 例未用激素者死亡率为 24%($P=0.004$)。

(四) 解热镇痛药

用于减轻发热、肌痛和关节痛,在儿童和青少年(18 岁以下)应避免使用水杨酸类药物(包括阿司匹林及其制剂),因可能引发瑞氏综合征,可考虑使用对乙酰胺基酚(扑热息痛)。

(五) 重症患者的支持治疗

H5N1 病毒感染常引起严重、快速进行性呼吸衰竭,对伴 ALI/ARDS 者的支持非常重要,许多患者发生多器官衰竭,其中相当多的患者需要积极的器官支持。支持性治疗包括及时有效的氧疗和通气支持,尽最大可能减少气压伤,提供充足的肠内营养,防止并及时治疗院内感染,防止深静脉血栓形成和胃肠道出血,提供良好的护理,可参照 Sepsis 进行治疗。

(六) 氧疗

对中重度高致病性禽流感者的成功管理是必不可少的,应及早识别并纠正低氧血症,避免低氧血症产生的危险,改善预后,如可能,对初诊的患者测定其血氧饱和度,并在随后的诊疗过程中对血氧饱和度进行系列监测,维持血氧饱和度在 90% 以上。但鼻导管无法提供高浓度氧,重症需高流量吸氧者应采用面罩,必要时行机械通气治疗。

(七) 通气支持

(1) 无创通气治疗:是 COPD 急性加重和心源性肺水肿的通气支持备选方法,对无血流动力学变化的早期 ALI 也可作为过渡治疗手段,如 2 h 内经无创通气后,临床状况没有改善或未达到满意的血氧饱和度,应尽快改用有创正压通气。

(2) 有创正压通气:对 H5N1 病毒感染伴 ARDS 者,建议采用有创正压通气作为通气支持模式。

另外,对所有直接或密切接触(1 m 内)疑似或确诊 H5N1 病毒感染患者的医护人员,应遵守适当的防护措施,在对患者实施会产生气溶胶的操作时,医护人员应佩戴防护镜、防护服、手套。此外,操作应在具备气源性传播防护措施的操作室内(机械通气或自然通风的操作室应至少每小时换气 12 次,并保证气流安全性)、通气良好的单间或负压室内进行。如有条件,呼吸机的出气口应连接高效过滤器(HEPA),并使用密闭式气管内吸痰装置,以减少感染性气溶胶的生成和扩散。

三、预 后

人禽流感的预后与感染的病毒亚型有关,感染 H9N2、H7N7 者,大多预后良好;而感染 H5N1 者预后较差。影响预后的因素除与感染的病毒亚型有关外,还与患者年龄,是否有基础性疾病,治疗是否及时,以及是否发生并发症等有关。表 17-3-4 是部分国家人感染 H5N1 禽流感病毒病例汇总。

表 17-3-4 部分国家确认的人感染 H5N1 禽流感发病与死亡情况

国 家	死亡病例百分比构成 死亡例数/总病例(%)	发病至住院		发病至死亡时间	
		天数	病例数	天数	病亡者人数
柬埔寨、泰国、越南	66/123(54)	4	109	9	65
印度尼西亚	76/96(79)	5	64	9	72
阿塞拜疆、吉布提、埃及、伊拉克、尼日利亚、土耳其	26/59(44%)	3	36	9	24
中国、老挝	17/26(65)	5	16	10	17

四、禽流感密切接触者判定标准和处理原则

(一)密切接触者判断标准

(1)禽流感病、死禽密切接触者:饲养、贩卖、屠宰、加工病禽或死禽的人员;捕杀、处理病或死禽,未按相应规范采取防护措施的人员;直接接触病或死禽及其排泄物、分泌物等其他相关人员。

(2)禽流感疑似病例和确诊病例的密切接触者:与出现症状后的病人或疑似病人共同生活、居住、护理或直接接触过病例的呼吸道分泌物、排泄物和体液的人员。

(3)禽流感职业暴露人员:是指捕杀、处理病、死禽的人员,在禽流感疫区进行相关工作的医务人员和疾病预防控制等有关职业暴露人员。

(二)密切接触者处理原则

(1)医学观察期限暂定为 7 d(参照人流感潜伏期,自最后接触病禽、死禽或病人、疑似病人之日算起),观察期间不限制医学观察对象的活动,但观察对象活动范围需在动物禽流感疫区范围内(疫点周围 3 km)。

(2)告知禽流感的临床特点、传播途径及相关防治知识。

(3)观察期间,由当地卫生行政部门指定的医疗卫生人员每日对密切接触者测试 1 次体温,了解其身体健康状况,填写《禽流感密切接触者医学观察登记表》,并按《禽流感密切接触者医学观察统计日报表》每日上报到县级疾控机构。各级疾控机构每日按《禽流感密切接触者医学观察每日统计汇总表》汇总,报上级疾病预防控制中心和同级卫生行政部门。省级卫生行政部门每日 12 时将前 1 日《禽流感密切接触者医学观察每日统计汇总表》上

报卫生部。

(4)对出现异常临床表现(体温≥38℃伴咳嗽或咽痛等症状)的,应进行流行病学调查,并按照《人禽流感诊疗方案》进行诊断治疗。

(5)当出现禽流感疫情在人与人之间传播时,对密切接触者应进行隔离医学观察。

(赖荣德)

第4节 人感染猪链球菌病

人感染猪链球菌病是由猪链球菌(streptococcus suis)感染人而引起的人畜共患性疾病。从事猪的屠宰及加工等人员为高危人群,本病主要通过皮肤的伤口而感染。临床表现为发热、寒战、头痛、食欲下降等一般细菌感染症状,重症患者可合并中毒性休克综合征(toxic shock syndrome,TSS)和链球菌脑膜炎综合征(streptococcus meningitis syndrome,SMS)。

1968年丹麦学者首次报道了3例人感染猪链球菌导致脑膜炎并发败血症病例,此后,荷兰、中国香港和台湾地区、英国、加拿大、新加坡、德国、法国、美国、澳大利亚、比利时、克罗地亚、巴西、意大利、新西兰、西班牙、日本、泰国、瑞典及中国内地陆续有人感染猪链球菌病的报道。截至2000年,全球已报道了200多例人感染猪链球菌病病例,报道病例较多的国家或地区普遍养殖业发达或有食用猪肉的习惯,病例呈高度散发态势。在我国,1998年江苏省报告了人感染猪链球菌病,发病25例,死亡14例;2005年6月至8月,四川省发生的人感染猪链球菌病爆发疫情,为国内外迄今为止见于报道的最大规模人感染猪链球菌病疫情,发病数204例,死亡38例。

一、识 别

(一)病 因

猪链球菌属链球菌科,革兰染色阳性,呈球形或卵圆形。链球菌科有30个以上的菌属。根据链球菌兰斯菲尔德(Lancefield)分类法,将猪链球菌分到了R、S、T群。根据细菌荚膜多糖抗原的差异,分为35个血清型,即1~34型和1/2型,其中1/2型为同时含有1型和2型抗原的菌株。2型猪链球菌主要是R群,而1型猪链球菌主要是S群。迄今为止,文献报道感染人的猪链球菌分别是2型、1型和14型,尤以2型为常见,也是最常被分离到的猪链球菌型别,其他两个型别仅有个案报道。猪链球菌无芽孢,有荚膜,对环境理化因素的抵抗力差,对常见消毒剂都敏感。荚膜多糖(CPS)是目前惟一被确认的,也是最为重要的毒力因子。

传染源:感染猪链球菌的病(死)猪是人感染猪链球菌病的主要源头。一些病死的鹿、羊、鸡、鸭、马、猫、狗及反刍动物体可能也是传染源,目前尚无证据表明人感染猪链球菌病能在人与人间传播。

传播途径:人感染猪链球菌主要因接触被猪链球菌感染的生猪和未加工的猪肉制品,经皮肤破损的伤口或眼结膜而感染。是否能通过呼吸道,借助气溶胶由病猪而感染人仍有待深入研究。

易感性:人群普遍易感。直接接触感染的病(死)猪或猪肉制品的人群为高危人群,有皮肤破损者极易发病。国外多数学者认为人感染猪链球菌病是人类一种重要的动物源性职业病。免疫功能缺陷的人群感染猪链球菌,往往病症较重。

流行特征:本病的流行特征还不完全清楚,已报道的人感染猪链球菌病例常发生于夏季。

(二)病理生理

猪链球菌感染的主要传播途径是经伤口的直接接触感染。猪链球菌经皮肤或黏膜的伤口进入人体,进入血液循环后在血液中迅速生长和繁殖,即败血症,细菌随血液循环进入人体的各器官、组织,致多器官、组织发生病变。细菌并释放毒素,致机体发生严重的中毒反应,即毒血症。重症感染及细菌毒素的作用,致血管内皮损伤,以及血液处于高凝状态,并发弥散性血管内凝血(disseminated intravascular coagulation,DIC),导致全身性微循环障碍,多器官功能衰竭。

人感染猪链球菌临床主要有两种严重表现形式,即SMS和TSS。SMS的主要病理表现是化脓性脑膜炎,脑膜血管充血明显,并有大量中性粒细胞浸润,而其他脏器的病理改变轻微。

TSS的特征是败血症休克合并DIC,病理表现为全身多器官、组织实质细胞变性和坏死,以及不等量的中性粒细胞浸润,间质内血管明显充血、漏出性出血,毛细血管内微血栓(透明血栓)形成。主要受累器官的表现为:①皮肤、黏膜(胃肠道、呼吸道及泌尿生殖道)与浆膜出现淤点和淤斑;心、肝、肾、肾上腺、食管和肠道等脏器出血,血液不凝固,颜色鲜红;部分器官(肺、肾)毛细血管内有数量不等的微血栓(透明血栓)形成,后者呈PTAH染色阳性,支持为纤维蛋白性血栓。②肺充血、水肿,灶性和片状出血,以及毛细血管内微血栓形成。③急性脾炎。④肝脏轻度肿大,肝细胞点状、灶性或片状坏死。⑤肾脏充血、出血,肾小球毛细血管内数量不等的微血栓形成。⑥心肌纤维变性、点状坏死及炎细胞浸润,间质血管充血伴多灶性出血。⑦浆膜腔积液,如胸腔、心包腔和腹腔积液等。病变以肺、肾脏和心脏为甚,而脑和脑膜的病变不明显。⑧有的病例可见皮肤有伤口,常见于手臂与足等处。

重症猪链球菌感染者可合并DIC。病理表现为全身多器官、组织内毛细血管漏出性出血,血液不凝固,继而导致多器官功能衰竭和休克。

休克是强烈的致病因子作用于机体引起的全身危重病理过程,多种原因可致休克。重症人感染猪链球菌病患者发生休克应是多种原因所致,包括:①某些炎性介质的作用引起静脉和毛细血管扩张,致血管总容积增加;②DIC致广泛性毛细血管漏出性出血使血容量减少;③心肌病导致心输出量减少等。

SMS患者,因脑脊髓膜血管高度扩张充血,蛛网膜下腔增宽,大量中性粒细胞、纤维蛋白及液体渗出导致脑脊液量增加,而引起颅内高压,患者可有头痛、喷射状呕吐以及病理征阳性等症状和体征。因颅神经受累,患者可有不同程度的听力障碍,甚至永久性耳聋。

(三)临床表现

潜伏期数小时至7 d,一般为2~3 d。潜伏期长短与感染病原体的毒力、数量以及机体免疫力等因素有关。一般来说,潜伏期越短,病情越重。

1. 临床症状和体征

急性起病,轻重不一,表现多样。

(1)感染中毒症状:主要表现为高热、畏寒、寒战,伴头痛、头晕、全身不适、乏力等。

(2)消化道症状:表现为食欲下降、恶心、呕吐,少数患者出现腹痛、腹泻。

(3)皮疹如皮肤出现淤点、淤斑,部分病例可出现口唇疱疹。

(4)休克:血压下降,末梢循环障碍。

(5)中枢神经系统感染:表现脑膜刺激征阳性,重者可出现昏迷。

(6)呼吸系统:表现为部分严重患者继发急性呼吸窘迫综合征(ARDS),出现呼吸衰竭表现。

(7)听力、视力改变:如听力下降,视力下降,且恢复较慢。

(8)其他:如少数者可出现关节炎、化脓性咽炎、化脓性淋巴结炎等,严重患者还可出现肝脏、肾脏等重要脏器的功能损害。

2. 临床分型

根据临床表现的不同,可以分为以下三型。

(1)普通型:起病较急,发热、畏寒、头痛、头晕、全身不适、乏力,部分患者有恶心、呕吐、腹痛、腹泻等表现,无休克、昏迷表现。

(2)休克型:在全身感染基础上出现血压下降,成人收缩压低于90 mmHg(1 mmHg=0.133 kPa),脉压小于20 mmHg,伴有下列两项或两项以上:①肾功能不全;②凝血功能障碍,或弥散性血管内凝血;③肝功能不全;④急性呼吸窘迫综合征;⑤全身皮肤黏膜淤点、淤斑,或眼结膜充血;⑥软组织坏死,筋膜炎,肌炎,坏疽等。

(3)脑膜炎型:发热、畏寒、全身不适、乏力、头痛、呕吐。重者出现昏迷。脑膜刺激征阳性,脑脊液呈化脓性改变。

(4)混合型:兼有休克型和脑膜炎型表现。表17-4-1是Huang等1968—2005年英文文献已报告的人感染猪链球菌病例特征汇总,供临床参考。

表17-4-1　1968—2005年英文文献已报告的人感染猪链球菌病例特征汇总(Huang et al,2005)

特　征	欧洲国家病例数(%)(n=91)	亚洲国家病例数(%)(n=129)
年龄	22~76岁	1个月~84岁
男/女	80/11	94/35
暴露史		
猪暴露史	81(89%)	51(39.5%)
皮肤损伤	32(35.2%)	8(6.2%)
感染类型		
脑膜炎	77(84.6%)	97(75.2%)
菌血症或脓毒症休克	14(15.4%)	24(18.6%)
肠炎(腹泻)	10(11.0%)	22(17.1%)
关节炎	9(9.9%)	14(10.9%)
肺炎	4(4.4%)	2(1.6%)
心内膜炎	2(2.2%)	10(7.8%)
眼内炎	2(2.2%)	1(0.8%)
腹膜炎	0	1(0.8%)
并发症		
耳聋	46(50.5%)	67(51.9%)
死亡	12(13.2%)	26(20.2%)

(四)辅助检查

1. 实验室检查

血常规可见白细胞计数增高(重症患者发病早期可以降低或正常),中性粒细胞比例增高。严重患者血小板降低,继发DIC者血小板可以严重降低。尿常规见蛋白(+),部分患者酮体阳性。部分患者ALT、AST、总胆红素增高,白蛋白降低;Cr、BUN增高。脑脊液:化脓性脑膜炎患者,颅内压增高,白细胞明显增高,常达$500 \times 10^6/L$以上,以多核细胞为主,蛋白增高,糖和氯化物降低。血气分析可见严重患者多出现代谢性酸中毒、呼吸性碱中毒及Ⅰ型呼吸衰竭,表现为动脉血二氧化碳分压($PaCO_2$)、血浆实际碳酸氢根(HCO_3^-)和动脉血氧分压(PaO_2)均降低。晚期可出现呼吸性酸中毒及Ⅱ型呼吸衰竭,表现为$PaCO_2$增高,HCO_3^-与PaO_2降低。DIC指标:出现DIC的患者,3P试验阳性、D-二聚体增高、血小板降低。

2. 病原学鉴定

猪链球菌的实验室检测主要是对细菌培养所获得的菌株分离后进行生化鉴定、血清分型以及特异性基因检测。目前尚无成熟的特异性抗体检测方法。

(五)诊 断

综合患者的流行病学史、临床表现和实验室检查结果进行诊断,并应注意排除与本病表现相似的其他疾病。

1. 诊断依据

(1)流行病学史:起病前 7 d 内有与病(死)猪等家畜直接接触史,尤其是皮肤黏膜破损者宰杀病(死)猪,切洗加工或销售病猪肉,埋葬病(死)猪等。

(2)临床表现:急性起病,有畏寒、发热等全身感染中毒症状。伴有 TSS 或 SMS 表现,或同时存在 TSS 和 SMS 表现。

(3)实验室检查:外周血白细胞计数增高,以中性粒细胞为主;细菌培养阳性或特异性基因检测阳性。

2. 诊断标准

(1)疑似病例:发病前 7 d 内有与病(死)猪等家畜直接接触史,具有急性全身感染中毒表现;或在上述流行病学资料基础上,外周血白细胞总数及中性粒细胞比例增高。

(2)临床诊断病例:具有上述流行病学史,出现 TSS 或 SMS 表现,或同时存在 TSS 和 SMS 表现。

(3)确诊病例:疑似病例或临床诊断病例无菌部位标本培养分离出猪链球菌和(或)特异性基因检测阳性。

(六)鉴别诊断

本病应与其他可致发热、淤点、淤斑、休克、多器官功能损害等表现的疾病相鉴别,尤其应注意与下列疾病相鉴别。

(1)其他链球菌 TSS:A 组链球菌以及所产生的链球菌致热外毒素(streptococcal pyrogenic exotoxins,SPE),如 SPE-A、SPE-C、SPE-F 等可导致严重 TSS,B 组链球菌、C 组链球菌、G 组链球菌以及草绿色链球菌中的缓症链球菌感染也均可引起 TSS。结合患者发病前 7 d 内无病猪或死猪等家畜直接接触史,可与人感染猪链球菌病相鉴别,PCR 或免疫学方法检测 SPE-A 等。

(2)葡萄球菌 TSS(Staphy TSS):是由金黄色葡萄球菌产生的中毒性休克综合征毒素-I(TSST-I)和肠毒素引起、与人感染猪链球菌病临床表现相似的 TSS,分为月经相关性 TSS(mTSS)和非月经相关性 TSS(nmTSS)两种类型。年轻妇女、有阴道月经塞使用史、月经期突然发病等有助于 mTSS 诊断;TSS 继发于局灶性感染、外伤、侵入性诊疗操作后,应注意 nmTSS 的可能性。临床标本培养分离出金黄色葡萄球菌,或特异性 TSST-I 或肠毒素 A、B、C、D、G 等阳性结果即可鉴别。

(3)其他疾病:还应注意与其他革兰阳性细菌败血症、感染性休克(septic shock)、爆发型流行性脑脊髓膜炎、肾综合征出血热(HFRS)及全身炎症反应综合征(SIRS)等疾病相鉴别。后期应注意排除其他严重感染所致的多器官功能损害综合征(MODS)或多器官功能衰竭(MOF)。

二、处 置

由于本病起病急骤,病情发展迅速,早期诊断治疗对预后影响显著。

(一)治疗和监测

卧床休息。密切观察病情变化,特别注意血压、神志等变化。一般早期给予持续导管吸氧,病情进展者可改用面罩给氧。注意水电解质酸碱平衡。根据病情需要,定期或持续监测血压和动脉血氧饱和度(SaO_2)。定期复查血常规、尿常规、血电解质、肝肾功能和 X 线胸片等。

(二)对症治疗

发热 >38.5 ℃者,给予冰敷、酒精擦浴、降温毯等物理降温措施。慎重使用解热镇痛药,并应注意汗液丢失量和监测血压。有恶心、呕吐等消化道症状的患者,可以禁食。静脉补液,保证水、电解质及能量供应。烦躁和局部疼痛患者,可给予镇静剂和镇痛剂。

(三)病原治疗

早期、足量使用有效的广谱抗菌药物是防止休克发生、降低病死率的关键。可首选青霉素，每次320万～480万U，静脉滴注，每8h1次，疗程10～14d；或可选择第三代头孢菌素如头孢曲松钠2.0g，加入5%葡萄糖液100ml中，静脉滴注，每12h1次；或头孢噻肟2.0g，加入5%葡萄糖液100ml中，静脉滴注，每8h1次。对有病原培养报告的患者，可根据药敏报告结果调整治疗。治疗2～3d效果不佳者，应考虑调整抗菌药物。

（四）抗休克治疗

1. 容量复苏

部分患者在发病早期存在严重的有效循环血容量不足，积极扩充血容量是纠正休克最重要的手段。即使没有休克的患者，也应注意其血容量问题。对于疑有低血容量状态的患者，补液以先快后慢为原则。应先行快速补液试验，即在30min内输入500～1 000ml晶体液或300～500ml胶体液（白蛋白或低分子右旋糖酐），同时根据患者反应性（血压增高和尿量增加与否）以及对血管内容量负荷增加的耐受情况来决定是否再次给予快速补液试验。容量复苏的速度和剂量应根据血压、尿量、末梢灌注情况及是否出现肺部啰音（或啰音增加）等临床指标加以调整，有条件的情况下，应根据中心静脉压等血流动力学指标指导补液。

2. 纠正酸中毒

根据酸中毒的严重程度，补给碳酸氢钠溶液。对于HCO_3^-低于10mmol/L的重度酸中毒患者，应立即补充碳酸氢钠，一般首次剂量为5%碳酸氢钠溶液100～250ml。补充碳酸氢钠1～4h应复查动脉血气分析和血浆电解质浓度，根据结果再决定是否需要继续输液及输液量，以免引起碱中毒。

3. 血管活性药物

在积极容量复苏的基础上，血压仍未上升者，可加用血管活性药物，如给予多巴胺5 μg/(kg·min)。升压效果不佳，可继续加量至10 μg/(kg·min)，并可加用去甲肾上腺素(1～200 μg/min)，根据血压调整。在容量复苏基础上，微循环障碍的患者如四肢凉、口唇发绀、甲床紫绀，可加用山莨菪碱(654-2)10mg静脉滴注，必要时可以重复使用。

4. 强心药物

心率加快、升压效果不好者，可使用洋地黄类强心药物如西地兰0.4mg，缓慢静脉推注，视病情可重复给予0.2～0.4mg，或可用多巴酚丁胺持续静脉泵入。

（五）糖皮质激素

应用糖皮质激素的目的是抑制机体异常的免疫病理反应，减轻全身炎症反应，从而改善休克和脑膜炎的症状。应用指征如下：①经过积极的补液治疗，仍需血管活性药物维持血压；②有明显脑膜刺激征或脑水肿表现者。可用琥珀酸氢化可的松200～300mg，分2～3次静脉给药，连续应用7d后，逐渐减量。

（六）脑膜炎的处理

（1）颅内高压的处理：20%甘露醇注射液250ml，快速静脉注射，q4～8h，病情好转改为q12h。严重患者在注射甘露醇的间歇可以使用呋塞米20～100mg，或50%葡萄糖注射液40～60ml，iv。并可应用地塞米松10～20mg，iv，每天1～2次，连续应用3～4d，以防治脑水肿。脱水治疗应注意患者血容量状态，避免血容量不足引起血压下降和肾脏功能损害。

（2）抽搐惊厥：对抽搐惊厥患者，可以使用苯巴比妥钠100mg，肌内注射，q8～12h；或用地西泮10mg或咪唑安定5～10mg，缓慢静脉注射，注意患者呼吸；必要时10%水合氯醛20～40ml，口服或灌肠。

（七）呼吸支持治疗

重症患者应监测SaO_2变化，SaO_2进行性下降或小于90%～94%是呼吸衰竭的早期表现，应该给予积极的处理。若鼻导管吸氧或面罩吸氧治疗，氧流量>5 L/min；如FiO_2>40%，SaO_2仍低于90%～94%，或经积极氧疗，SaO_2虽能维持在90%～94%，但呼吸频率>30次/min，伴有明显的呼吸困难，均应及时考虑机械通气。

1. 无创正压机械通气(NIV)

NIV可以改善呼吸困难症状,纠正低氧血症,有助于患者度过危险期,有可能减少有创通气的应用。NIV的应用指征包括:①呼吸频率>30次/min;②氧流量>5 L/min或吸入氧浓度>40%,而SaO_2<90%~94%。禁忌证:①有危及生命的情况存在,需要紧急气管插管;②意识障碍;③上消化道出血;④气道分泌物多和自主排痰困难;⑤血流动力学不稳定和多器官功能衰竭;⑥不能配合NIV治疗。NIV常用的模式包括持续气道内正压CPAP,常用压力为4~10 cmH_2O、压力支持通气+呼气末正压(PSV+PEEP,PSV压力水平一般为10~20 cmH_2O,PEEP水平一般为4~10 cmH_2O)。吸入氧浓度<60%时,应维持动脉氧分压>60~70 mmHg,或SaO_2>90%~94%。

2. 有创正压机械通气

重症患者实施有创正压通气的指征包括:①NIV治疗耐受,或应用NIV治疗后呼吸困难和低氧血症无明显改善,PaO_2<60~70 mmHg,并有病情恶化趋势;②有危及生命的临床表现或多器官功能衰竭,需要紧急气管插管。建立人工气道应首先选择经口气管插管,气管插管时间超过5~7 d,可考虑气管切开。机械通气应遵循"肺保护性通气策略"的原则,调整潮气量,使气道平台压力低于30~35 cmH_2O,以防止肺泡过度膨胀。同时加用适当的PEEP,保持肺泡开放,避免肺泡周期性的塌陷和复张。存在明显低氧血症的情况下,应给予肺复张手法(RM),促使塌陷肺泡复张,降低肺内分流,改善低氧血症。

(八)DIC的处理

(1)治疗原则:包括原发病治疗(抗生素),支持替代治疗,必要时肝素抗凝治疗。当有出血、血小板减少或进行性下降、凝血酶原时间(PT)延长3 s以上、血浆纤维蛋白原含量低于1~1.5 g/L或进行性降低、D-二聚体明显增高或有其他纤溶的证据,应临床诊断DIC。

(2)替代治疗:每天至少输注新鲜血浆400 ml,至PT恢复正常或血浆纤维蛋白原含量高于1~1.5 g/L。如果患者血小板数低于$50×10^9$/L,先输注单采血小板1 U;血小板数低于$30×10^9$/L时,1次性输注单采血小板2 U。

(3)肝素抗凝:如果经过以上积极替代治疗1 d后出血症状不改善,血小板数和PT不能恢复正常,在继续替代输注治疗基础上可以给予肝素抗凝治疗。可采用普通肝素钠25 mg,皮下注射,每12~24 h 1次;或者给予低分子肝素60 IU/kg(或用速避凝0.3~0.4 ml),每12~24 h 1次。出血明显改善,血小板数和PT恢复正常,可停用抗凝治疗。

(九)急性肾衰的防治

(1)肾损害的预防:积极纠正血容量不足,纠正低血压,保证肾脏灌注,同时避免肾毒性药物,防止肾功能损害。当尿量明显减少,特别是尿量少于0.5 ml/(kg·h)时,可给予呋塞米20~40 mg,观察1~2 h,尿量无明显增加者,可加大呋塞米剂量,若200 mg静脉推注仍无改观,则呋塞米无效。

(2)肾脏替代治疗:对于少尿或血肌酐>442 μmol/L,且循环稳定的患者,可采用血液透析治疗。若循环不稳定,或存在严重全身炎症反应和多器官功能衰竭,有条件的可实施连续性肾脏替代治疗(CRRT),也可试用高流量的CRRT。

(十)应激性溃疡的预防

存在休克、应用激素等危险因素的患者,可应用制酸剂和胃黏膜保护剂预防应激性溃疡,制酸剂可选用法莫替丁或雷尼替丁等。若发生应激性溃疡或消化道出血,可应用奥美拉唑。

(十一)营养支持治疗

应鼓励患者早期进食易消化的流质饮食,当肠道功能障碍不能实施全肠内营养时,应采用肠内与肠外营养相结合的方法。发生应激性溃疡和上消化道出血时,应禁食,改由全肠外营养。

(十二)听力障碍的治疗

部分患者,特别是脑膜炎型患者会出现听力障碍,因此在早期治疗期间应注意避免使用耳毒性药物。一旦出现听力障碍,可给予改善微循环的药物以及钙离子拮抗剂,有条件的可行高压氧治疗。

三、预 后

2型猪链球菌感染的病死率高达12%～26%,但不同临床类型预后明显不同。普通型预后良好,若无并发症,一般能够痊愈。脑膜炎型患者如及时得到治疗,大多数患者预后良好;少数患者可出现严重的并发症,如感知性耳聋或复视,其中近一半患者的症状不可逆。休克型病死率最高,可达75%～80%,多数在发病后1～3 d内死亡,是2型猪链球菌感染患者死亡的主要原因。1998年江苏南通地区2型猪链球菌感染爆发期间,休克型患者的病死率高达81%。2005年四川发生2型猪链球菌感染爆发,早期休克型患者的病死率高达80%,后期由于抗菌药物的及时应用和加强治疗,病死率下降至67%。

(赖荣德)

第5节 狂 犬 病

狂犬病又称恐水症,是一种急性人兽共患传染病,我国传染病防治法规定为乙类传染病。临床表现主要为急性、进行性、几乎不可逆转的脑脊髓炎,病死率几乎100%。据1999年世界狂犬病调查报告,145个国家和地区中仅有45个无狂犬病报告。世界卫生组织(WHO)统计,99%以上的人类狂犬病死亡病例发生于发展中国家,非洲和亚洲,犬狂犬病造成的人死亡率估计为5.5万人/年,其中56%发生在亚洲,约84%的死亡都发生在农村地区。我国狂犬病疫情一直呈上升趋势,每年有数千人因狂犬病死亡,2004年全国狂犬病报告发病数达2 660例,与2003年同期相比上升30.58%,2006年10月卫生部通报,狂犬病仍居我国传染病报告死亡数之首。据WHO估计非洲和亚洲每年用于狂犬病的费用为5.835亿美元,美国每年用于狂犬病预防的总支出估计达3亿美元,狂犬病预防的全球总支出每年超过10亿美元。

一、识 别

(一)病 因

狂犬病脑炎的病原体属于单股负链病毒(Mononegaviruses)目、弹状病毒(Rhabdoviridae)科、狂犬病毒(Lyssa)属。目前广泛支持分为7种基因型(1～7):①血清型1,狂犬病毒(RABV);②血清型2,Lagos 蝙蝠病毒(LBV);③血清型3,Mokola病毒(MOKV);④血清型4,Duvenhage病毒(DUVV);⑤欧洲蝙蝠狂犬病病毒1(EBLV-1);⑥欧洲蝙蝠狂犬病病毒2(EBLV-2);⑦澳大利亚蝙蝠狂犬病病毒(ABLV)。值得注意的是,蝙蝠是目前已经定性的7种基因型中6个基因型的贮主和病媒生物(基因型3即MOKV的准确贮主尚待确定)。

狂犬病病毒易被紫外线、碘酒、酒精、高锰酸钾、甲醛、季胺类化合物灭活,100 ℃ 2 min灭活。

(二)病理生理

带狂犬病毒的狗、猫、猪、牛、马、狼、浣熊、蝙蝠等动物咬伤,或通过患病者或带病毒的动物污染破损皮肤致病。

狂犬病毒通过伤口或与黏膜表面直接接触而进入体内,但病毒不能穿过没有损伤的皮肤。然后,病毒或是在非神经组织内复制,或是直接进入周围神经,并通过逆向轴浆流动到达中枢神经系统(CNS),运动和感觉神经纤维都可能受累。潜伏期2周到6年不等(平均2～3个月),最长33年。病毒侵入部位越靠近中枢神经系统，潜伏期就可能越短。病毒移动的速度估计为每天 15～100 mm。病毒然后从中枢神经系统通过顺向轴浆流动进入周围神经，导致邻近某些非神经组织（如唾液腺的分泌组织）的感染。到临床发病时，病毒已广泛分布于身体内。临床首发症状通常是伤口部位的神经性疼痛；这是由病毒在背根神经节复制和神经节炎引起的。主要的临床体征都与病毒引起的脑脊髓脊神经根炎有关。可以观察到 2 种主要临床表现：狂躁型和麻痹型；两者都不能与狂犬病毒在中枢神经系统内特定的解剖定位相联系。但麻痹型狂犬病的虚弱无力是周围神经功能障碍引起的。在狂躁型狂犬病，电生理学研究显示，即使临床上未出现虚弱表现时，前角细胞障碍就已经发生。如果没有重症监护，病人会在出现神经系统体征后数天内（1～5 d）死亡。狂犬病不可避免地会导致死亡。

（三）临床诊断

典型病例临床经过分三期：前驱期、兴奋期、麻痹期。

（1）前驱期：低热、倦怠、头痛、恶心、全身不适，继而恐惧不安、烦躁失眠，对声、光、风等刺激敏感而有喉头紧缩感，在愈合的伤口及其神经支配区有痒、痛、麻及蚁走等异样感觉，持续 2～4 d。

（2）兴奋期：高度兴奋，突出为极度恐怖表情、恐水、怕风，体温升高至 38～40 ℃，恐水为本病的特征，但非每例都有，典型者虽渴极而不敢饮，见水、闻流水声、饮水或仅提及饮水时均可引起咽喉肌严重痉挛，外界多种刺激如风、光、声也可引起咽肌痉挛，常因声带痉挛伴声嘶，说话吐词不清，严重者全身肌肉阵发性抽搐，因呼吸肌痉挛致呼吸困难和发绀，交感神经功能亢进，表现为大量流涎、乱吐唾液、大汗淋漓、心率加快、血压上升，病人多神志清晰，可出现精神失常，幻视幻听等，本期持续 1～3 d。

（3）麻痹期：患者肌肉痉挛停止，进入全身弛缓性瘫痪，由安静进入昏迷状态。最后因呼吸、循环衰竭死亡。本期一般 6～8 h。本病全程一般不超过 6 d。

有时仅靠临床表现诊断狂犬病比较困难，也不可靠，除非出现了特异性的临床体征，如恐水症或气流恐惧症。有些病人表现为麻痹或 Guillain-Barre 样综合征或其他非典型的临床表现。脑部的典型体征包括受到触觉、听觉、视觉或嗅觉刺激后的痉挛（如怕风和恐水），中间交替出现清醒或烦躁、错乱和自主神经功能紊乱等体征。几乎所有以兴奋为主的狂犬病人都会在某个阶段出现这种痉挛。但自发的吸气性痉挛会持续存在，直到病人死亡；这些症状的出现常常可以帮助诊断。在麻痹型狂犬病人中，兴奋多不明显；仅有 50% 的病人会出现恐惧性痉挛。麻痹型狂犬病的早期典型体征包括叩诊部位的肌肉水肿（通常在胸部、三角肌部位和大腿部）以及毛发直立。人们现在越来越难识别非典型的狂犬病；而非典型狂犬病可能是漏报的原因。

（四）辅助检查

（1）辅助检查：对可能具有传染性的病人谨慎周密地进行恰当的核磁共振检查，可有助于诊断。脑干、海马、下丘脑、深层和皮层下白质以及深层和皮质灰质出现异常、模糊、弱高信号 T_2 影像，提示为狂犬病。不论临床类型如何，只有当病人进入昏迷状态晚期时才会明显出现钆增强。这种特征使狂犬病与其他病毒性脑炎区别开来，不是根据部位，而是根据与意识状态相比较时 T_2 影像的表现和对照加强的特点。脑部 CT 没有诊断价值。

（2）活体诊断的取样：可利用分泌物、生物体液（唾液、脊髓液、泪液等）和组织进行狂犬病的活体诊断。样本应在 −20 ℃ 或以下保存。进行冷冻或保存于 −20 ℃ 或以下之前，应先从血液中采集血清。WHO 不推荐对脑组织进行福尔马林固定，如果收到的样本已用福尔马林固定，则固定时间应少于 7 d，应将样本迅速转移至无水乙醇，用于以后进行分子诊断。

（3）死后诊断的取样：对人和动物的死后诊断来说，脑组织都是最佳样本。如果无法得到脑组织，其他组织也可能具有诊断价值。

（五）诊　断

狂犬病的诊断主要依靠临床特征，因为其诊

技术的敏感性根据疾病的阶段、抗体状态、间歇排毒的性质和技术人员的培训情况而有很大差异。阳性结果指示有狂犬病,但阴性结果不一定能除外感染的可能。WHO不推荐仅为诊断狂犬病而进行脑活检。在病程早期,大量的狂犬病人的皮肤样本呈FA阳性。皮肤活检物通常取自颈后部,内有含周围神经的毛囊。应至少检查20个切片,以检测毛囊基部周围是否有狂犬病毒核壳体包涵体。

二、处置

(一)狂犬病人的治疗

狂犬病是一种致命的疾病。在狂犬病临床病人中已对以下措施进行了评估:使用阿糖腺苷、多部位皮内接种细胞培养疫苗、静脉和鞘内使用α干扰素和狂犬病免疫球蛋白、使用抗胸腺细胞球蛋白、大剂量类固醇、异丙肌苷、利巴韦林和高剂量的狂犬病免疫球蛋白G抗体结合片断,但尚未有任何关于有效性的证据。

无论是以兴奋或是瘫痪为主要症状,本病的临床病程短促,并给病人带来极大痛苦。病人一直意识清醒,常常了解自己疾病的性质,通常极度激动不安,尤其是以兴奋为主的病人。再加上由于害怕通过接触而传播病毒,病人感到被孤立。狂犬病确诊病人应在适当的医疗机构内接受足够的镇静剂和安慰治疗,最好能在单人房间并有适当的情感和躯体支持。已证明反复静脉使用吗啡,能有效地缓解狂躁型狂犬病人的严重的烦躁、焦虑和恐惧性痉挛。一旦确诊狂犬病,就应避免侵入性的操作。应将病人安置在单人、安静、没有穿堂风的地方接受治疗。鉴于狂犬病人治愈无望,一旦确诊,治疗应以安慰缓解为主,使用大量的镇静剂(巴比妥酸盐、吗啡),并避免插管和生命支持措施。

狂犬病患者的治疗常常会在医院内引起很大的担心,虽然人狂犬病给医务人员带来的风险并不比大多数细菌性或其他病毒性感染大。但工作人员应穿戴工作服、护目镜、口罩和手套,尤其是在进行插管和吸引操作时。血液不携带病毒,病毒只是间歇性地从唾液、脑脊液、尿和某些组织中排出。但应该强调,在照顾狂犬病人时,加强工作人员严格遵守对各种传染病都应遵守的有关病人护理的正确防护方法的意识,具有同等重要(如果不是更重要)的意义。

(二)伤口的局部治疗

用化学或物理的方法清除感染部位的狂犬病毒,是一种有效的保护方法。因此,对所有可能被狂犬病毒污染的咬伤和抓伤的伤口迅速进行局部治疗。人被犬、猫等宿主动物咬、抓伤后,凡不能确定伤人动物为健康者,均应立即进行受伤部位的彻底清洗和消毒处理。局部伤口处理越早越好,就诊时,只要伤口未愈合就应按以下步骤进行伤口处理。

彻底冲洗:用肥皂水或清水彻底冲洗伤口至少15 min。

消毒处理:彻底冲洗后用碘伏(聚维酮碘)、2%~3%碘酒或75%酒精或对狂犬病毒有可靠杀灭效果的其他物质彻底涂擦消毒伤口。

冲洗和消毒后伤口处理:①只要未伤及大血管,尽量不要缝合,也不应包扎。②伤口较大或面部重伤影响面容时,确需缝合的,在做完清创消毒后,应先用动物源性抗血清或人源免疫球蛋白作伤口周围的浸润注射,数小时后(不低于2 h)缝合和包扎,这样可使抗体在缝合前能浸润到组织中;伤口深而大者应放置引流条,以利于伤口污染物及分泌物的排除。③伤口较深、污染严重者酌情进行抗破伤风处理和使用抗生素等以控制狂犬病以外的其他感染。

表17-5-1是WHO有关狂犬病接触和暴露的类型以及推荐采用的暴露后预防方案。

表 17-5-1 接触和暴露的类型以及推荐采用的暴露后预防(WHO)

类别	与可疑或确认患有狂犬病的家畜或野生动物①、或无法检测的动物的接触类型	暴露	推荐采用的暴露后预防
Ⅰ	触碰或喂食动物;完好的皮肤被舔	无	如果病史可靠,不需要
Ⅱ	裸露的皮肤被轻咬;无出血的轻微抓伤或擦伤	轻度	立即接种疫苗②。如果动物在 10 d 的观察期内保持健康,或经可靠的实验室使用正确的诊断技术证实动物为狂犬病阴性,则终止治疗③
Ⅲ	单处或多处贯穿性的皮肤咬伤或抓伤;破损皮肤被舔;暴露于蝙蝠的唾液(即被舔),黏膜被污染④	严重	立即注射狂犬病免疫球蛋白和疫苗。如动物在 10 d 的观察期内保持健康,或经可靠的实验室使用正确的诊断技术证实动物为狂犬病阴性,则终止治疗

注:①暴露于啮齿动物、兔和野兔后很少需要专门的抗狂犬病暴露后预防。
②如果来自于低风险地区的表面健康的犬或猫被置于观察之下,则可推迟开始治疗的时间。
③此观察期仅适用于犬和猫。除非是濒临灭绝的物种,否则对任何其他怀疑有狂犬病的家畜和野生动物,都应进行人道主义处死,并采用正确的实验室技术检查其组织是否存在狂犬病抗原。
④人与蝙蝠接触后,应考虑进行暴露后预防,除非暴露者能除外曾被咬伤或抓伤、或曾暴露于黏膜。

(三)人类狂犬病的预防

被狂犬、疑似狂犬或狂犬病宿主动物抓伤、咬伤、舔舐皮肤或黏膜破损处的所有人员即为狂犬病暴露者,暴露后人狂犬病的预防措施,应在暴露发生后尽早开始。治疗包括用水、肥皂和可杀灭病毒的杀菌剂(如聚维酮碘或酒精)彻底清洗伤口至少 15 min,然后进行狂犬病被动免疫和接种有确切效果的细胞培养或纯化鸡胚狂犬病疫苗。严重暴露(Ⅲ类)者的初始治疗必须包括遵循 WHO 的建议注射狂犬病免疫球蛋白。

1. 暴露前接种

暴露前接种适用于有高暴露风险者,如狂犬病诊断或研究实验室的工作人员、兽医、动物管理人员(包括接触蝙蝠的人员)、动物康复者、野生动物官员以及其他生活或旅行到高风险地区的人(尤其是儿童)。15 岁以下儿童是发生暴露最多的年龄组,约占犬狂犬病感染地区发生的暴露人数的 50%。通过细胞培养或鸡胚生产的疫苗用于人的暴露前接种。暴露前接种方法为,在第 0 天、第 7 天和第 21 天或第 28 天肌内注射 1 个剂量或皮内注射 0.1 ml 的疫苗(可以允许有几天的差异)。疫苗应接种于成人上臂(三角肌区)和小儿大腿的前外侧部位。疫苗不能接种于臀部,因为其吸收情况难以预测。每一肌内注射剂量含至少 2.5 国际单位的狂犬病疫苗(NIH 试验)即可产生长期记忆细胞,加强免疫一次后,可提高免疫应答水平。正在预防性服用抗疟药或在开始预防性服用抗疟药前不能完成整个暴露前三个剂量系列接种者,应通过肌内注射途径接受暴露前免疫。如接种时病人的免疫状况可疑,应该在完成暴露前三个剂量系列接种后,对其针对疫苗的免疫反应情况进行评估。对有持续狂犬病暴露风险者,建议定期进行加强免疫注射。所有在诊断或研究实验室工作或从事疫苗生产而接触活狂犬病毒的人,都应该定期检测抗体水平,以避免不必要的加强接种。狂犬病研究人员、诊断实验室工作人员(病毒持续存在而且浓度较高的场所以及可能在难以发现的情况下发生暴露的场所)等有持续风险的人,应该每 6 个月进行一次血清检测。

2. 暴露后预防

发生狂犬病暴露的所有人都应该迅速、彻底地清洗其伤口,并正确的使用消毒剂。如果经过认真的医学诊断认为需要的话,随后应进行全套的疫苗接种,并使用符合 WHO 标准的有效疫苗;发生Ⅲ类暴露时,还应进行被动免疫。严格遵循 WHO 推荐的关于暴露后狂犬病最佳预防的指南,几乎可以保证免于感染此病。凡符合 WHO 关于人用狂犬病疫苗生产和管理要求的疫苗都安全、有效,并且没有与神经组织来源的产品相关的神经麻痹副作用。发生暴露时,妊娠、婴儿、老年和同时患有的其他疾病,并非狂犬病暴露后预防的禁忌证。人狂犬病可有较长的潜伏期,因此,即使是对在可能的狂犬病暴露后 8 个月才来就医治疗的人,也应该像新近发生暴露的人一样,给予诊断和治疗。

暴露于貌似健康的动物后是否需要进行暴露后预防,应由专业人员认真做出风险评估结果而定。咬人动物有狂犬病疫苗接种史并不能确保该动物没有狂犬病,由于接种方法不当或疫苗质量不佳、动物健康状况差、一次剂量的疫苗接种并非一定能给犬提供永久的保护等等原因,动物疫苗可能失效。犬被激惹后才咬人者,不应被视为动物没有狂犬病的保证。伤口的治疗和狂犬病生物制品(包括需要时的被动免疫产品和疫苗)的使用,应在暴露发生后尽快开始。如果咬人的动物在狂犬病流行地区可能是狂犬病病毒携带者,则应即时给予预防免疫,绝不能等实验室检查结果出来后再开始暴露后预防接种,也不能等待观察到咬人动物出现狂犬病症状之后再开始暴露后预防免疫。在可能的情况下,应立即用人道主义手段处死动物,并在可靠的实验室内对其脑进行检查。如果动物不太可能感染了狂犬病,只要能在 48 h 内能得到实验室结果,则可在实验室检查结果出来之前暂缓治疗。

如咬人的动物是能够捕住的宠物犬或猫,则应该对动物观察 10 天,最好在兽医的监督下进行。如犬或猫在暴露发生后至少 10 天都保持健康状态,则可以终止预防措施。犬或猫以外的其他哺乳动物狂犬病的自然史尚不十分清楚,因此 10 天的观察期可能不一定适用。人暴露于怀疑有狂犬病的其他种类的哺乳动物(包括蝙蝠和其他参与传播狂犬病的野生动物)后,应该接受暴露后预防,除非能够将动物捕获、人道扑杀并立即在一个可靠的实验室内进行检查。

3. 首次暴露后狂犬病疫苗接种

原则上是越早越好,但对已暴露一段时间而一直未接种狂犬病疫苗者也可按接种程序接种疫苗。一旦不能排除伤人动物为可疑狂犬病,孕妇和哺乳期妇女也应按规定程序注射狂犬病疫苗。①接种程序:一般咬伤者于第 0(注射当天)、3、7、14、28 天各注射狂犬病疫苗 1 个剂量(儿童用量相同)。②注射部位:上臂三角肌肌内注射。婴幼儿可在大腿前外侧肌肉内注射。禁止臀部注射。

4. 再次暴露后疫苗接种

全程接种符合效价标准的疫苗后 1 年内再次被动物致伤者,应于 0 和 3 d 各接种一剂疫苗;在 1~3 年内再次被动物致伤,且已进行过上述处置者,应于第 0、3、7 天各接种一剂疫苗;超过 3 年者应接种全程疫苗。此外,对暴露前后所用的疫苗效价无法证实者及免疫回忆应答无法确认者仍应进行全程免疫。

(四)被动免疫

对于Ⅲ类暴露及免疫功能低下者Ⅱ类以上的暴露,接种疫苗的同时要在伤口周围浸润注射动物源性抗血清或人源免疫球蛋白。

1. 过敏试验

注射动物源性抗血清前必须严格进行过敏试验。方法是使用抗血清 1/10~1/100 稀释血清 0.1 ml 做皮内注射,30 min 后皮丘红晕小于 1 cm 为阴性,可全量注射。若为阳性,可逐步加量脱敏注射,用完全量或改用人源免疫球蛋白。

使用剂量:人源免疫球蛋白 20 IU/kg;动物源性抗血清 40 IU/kg。

2. 注射方法和要求

(1)注射动物源性抗血清或人源免疫球蛋白应与首针疫苗接种同时进行(暴露后尽早实施)。7 天内注射血清仍有效,尽量避免在接种疫苗前一天以上注射抗血清。

(2)实施动物源性抗血清注射的医疗卫生机构必须具备对过敏反应的抢救能力。

(3)注意不要把动物源性抗血清或人源免疫球蛋白和狂犬病疫苗注射在同一部位;禁止将动物源性抗血清或人源免疫球蛋白与狂犬病疫苗混合在一个注射器内使用。

(4)如解剖学结构可行,应按推荐剂量将被动免疫制剂全部浸润注射到伤口周围,同时应避免多次重复针刺进伤口。假如手指或足趾需要浸润注射,必须小心进行以防止引起间隔综合征。当全部伤口进行浸润注射后尚有剩余免疫制剂时,应将其注射到远离疫苗注射部位的深部肌肉。伤口严重或有多处伤口(特别是幼儿),按常规剂量不足以浸润注射伤口周围的,可用生理盐水将被动免疫制剂适当稀释到足够体积再进行浸润注射。

(5)疫苗注射应当在清洗伤口和使用被动免疫制剂后进行。

(6)对于黏膜暴露者,应将被动免疫制剂涂抹到黏膜上。

(五)暴露后预防接种的并发症

(1)狂犬病免疫球蛋白:注射部位的早期局部反应有红斑;使用人和马纯化免疫球蛋白时,瘙痒并非罕见。在正确清洗伤口并恰当使用抗生素后,可以在已被感染的伤口内安全地注射免疫球蛋白。

(2)马狂犬病免疫球蛋白:目前生产的大多数ERIG都经过高度纯化,副反应的发生率明显下降。接受高纯化ERIG的病人的副反应率已经下降到1%~2%以下。即使皮肤试验为阴性,也有可能出现包括过敏性反应在内的严重副反应。

(3)F(ab')2产品:F(ab')2片断是通过将免疫球蛋白用一种蛋白水解酶(胃蛋白酶)裂解、再从Fc片断中分离出F(ab')2片断而获得的。目前使用的许多ERIG都是以此种方法生产的。与完整的免疫球蛋白相比,F(ab')2片断在体内的清除速度更快。其副作用与ERIG相似,但很少发生。

(4)人狂犬病免疫球蛋白:经过严格的生产程序产生的人狂犬病免疫球蛋白基本上不会有严重的副反应。它是经过严格筛选供体和清除病毒污染(包括人免疫缺陷病毒和肝炎病毒)的处理后纯化而成的。

(5)纯化细胞培养和鸡胚狂犬病疫苗:尚未发现这些疫苗引起严重的副作用,偶见轻度的血清病样反应和荨麻疹反应。

(六)预 后

狂犬病一旦发病,几乎全部死亡。2004年,美国威斯康星州的一名被蝙蝠咬伤的狂犬病青少年,在经过包括药物诱发的昏迷在内(但未使用狂犬病生物制品)的试验治疗后,成为第一个病后痊愈的人。目前为止,全球仅有5个或接受过暴露前预防或接受了暴露后预防的病人,曾出现了狂犬病的临床体征,但后来痊愈了。

(七)病人尸体的处理

尽快通过焚化或埋葬的方式处理尸体。对脑或脊髓的轻率处理(如在脑活检或尸检中使用电锯和电钻)可能会带来危险,进行这些操作时应使用护目镜和呼吸道保护设备。处理组织和体液垃圾时,应按照处理其他传染病(如结核病和肝炎)垃圾的同样方法进行。有证据表明,血液不含病毒;但中枢神经系统、唾液腺和肌肉等许多组织内含有病毒,病毒还可出现在唾液和尿中。不鼓励对尸体进行防腐处理。草率地进行尸检可能会造成黏膜和吸入暴露,穿戴保护服、护目镜、口罩和厚手套应该能够提供足够的保护。器具使用后必须经过高压消毒或煮沸。

(赖荣德)

第6节 肺 结 核

肺结核(pulmonary tuberculosis)是结核分枝杆菌感染引起的慢性肺部疾病,大约世界人口的1/3感染结核分枝杆菌,结核是全球成人中单一感染最多的病种。据世界卫生组织(WHO)统计,2003年,全球新发或复发结核者400万人,其190万是痰涂片阳性病例(涂阳),据估计,全球共有结核病例900万人，95%以上的结核在发展中国家，占全球疾病总负担的2.5%。我国肺结核的治疗集中在结核病医院或综合医院的感染科，急诊和危重病医生的主要目的在于及时发现和诊断，并及时转到有关专科进行治疗，但对发生大咯血、气胸等严重并发症时，抢救生命仍是急诊和危重病科医生的重要职责。

一、识 别

（一）结核病分类

（1）原发型肺结核（Ⅰ型）：为原发结核感染所致的临床病症，包括原发综合征及胸内淋巴结结核。

（2）血行播散型肺结核（Ⅱ型）：包括急性血行播散型肺结核（急性粟粒型肺结核）及亚急性、慢性血行播散型肺结核。

（3）继发型肺结核（Ⅲ型）：是肺结核中的一个主要类型，包括浸润性、纤维空洞及干酪性肺炎等。

（4）结核性胸膜炎（Ⅳ型）：临床上已排除其他原因引起的胸膜炎。包括结核性干性胸膜炎、结核性渗出性胸膜炎、结核性脓胸。

（5）其他肺外结核（Ⅴ型）：按部位及脏器命名，如骨关节结核、结核性脑膜炎、肾结核、肠结核等。在诊断肺结核时，可按上述分类名称书写诊断，并应注明范围（左、右侧、双侧）、痰菌和初、复治情况。

（二）临床表现

结核一般表现包括发热，多为低热，但严重结核患者可表现为中高热，其他表现如全身不适，消瘦，血液异常，代谢障碍和神经精神表现。咳嗽是肺结核最常见表现，早期为干咳，但随之可因组织坏死或气道炎症浸润而出现咳痰，邻近胸膜的肺实质炎症性病变可引起胸痛，病变广泛或严重者表现为呼吸困难。咯血也是常见表现，结核性支气管扩张也可引起咯血，但咯血并不表示肺结核处理活动期。一组症状发生频率研究显示，咳嗽占78%，体重下降占74%，疲乏占68%，低热60%，夜间盗汗55%，寒战51%，食欲不振46%，胸痛40%，呼吸困难37%，咯血28%，无呼吸系统症状约7%，无任何症状者约5%。肺实变者可有支气管呼吸音，气道分泌物可产生湿啰音，有报告活动性肺结核急诊就诊者中，80%可发现异常体征。结核菌素超敏反应者可表现为结节性红斑或滤泡性角膜结膜炎。其他阳性体征包括贫血、体重下降等。

（三）辅助检查

1. 影像学检查

影像学检查是肺结核诊断中最为常用的检查方法，诸如胸部透视、胸部摄影、包括计算机间接数字摄影（CR）和计算机直接数字摄影（DR）及胸部CT检查等。

（1）胸部X线检查：①对咳嗽、咳痰超过3周，或有咯血或血痰者，直接拍摄胸片，对有肺结核其他可疑症状者，可先行胸透，胸透异常者需拍摄胸片。②对医疗单位转诊者，如有近期胸片，可借阅其胸片，不需再拍胸片检查。③成年人拍胸部正位片一张，儿童加拍侧位片一张。

（2）CT检查：肺结核病变进行CT检查通常在以下情况时选择：①常规胸部影像学检查对肺内结核病变性状认识不够充分时。②肺内病变不能明确诊断为结核病变，需与其他疾病进行鉴别诊断时。胸部CT扫描主要目的在于可以：①发现胸内隐匿部位病变，包括气管、支气管内的病变；②早期发现肺内粟粒阴影；③诊断有困难的肿块阴影、空洞、孤立结节和浸润阴影的鉴别诊断；④了解肺门、纵隔淋巴结肿大情况，鉴别纵隔淋巴结结核与肿瘤；⑤少量胸腔积液、包裹积液、叶间积液和其他胸膜病变的检出；⑥囊肿与实体肿块的鉴别。

2. 痰液检查

（1）查痰对象：咳嗽、咳痰超过3周或有咯血或血痰者和咳嗽、咳痰少于3周胸透或胸片检查有异常阴影（可疑活动性结核病变）者都要送痰作涂片显微镜检查。

（2）送痰要求：当日留取一份"即时痰"标本，同时嘱病人次日带"夜间痰"和"清晨痰"进行检查。可疑肺结核症状者，应要求其到结核防治机构就诊前留夜间痰和清晨痰各一份带到结防机构,并于检查当时留一份"即时痰"。

(3)痰标本要求:保证痰标本是从肺深部咳出的黏性或脓性的痰。即时痰是指就诊当时咳出的痰液;清晨痰是指清晨咳出的第2口、第3口痰液;夜间痰是指送检前一日晚睡前咳出的痰液。

(4)结果判定:①姜尼氏染色镜检结果分级报告标准:抗酸杆菌阴性(—):连续观察300个不同视野,未发现抗酸杆菌;报告抗酸杆菌菌数:1~2条抗酸杆菌/300视野;抗酸杆菌阳性(+):3~9条抗酸杆菌/100视野;抗酸杆菌阳性(++):1~9条抗酸杆菌/10视野;抗酸杆菌阳性(+++):1~9条抗酸杆菌/每视野;抗酸杆菌阳性(++++):≥10条抗酸杆菌/每视野。②荧光染色镜检结果分级报告标准:荧光染色抗酸杆菌阴性(—):0条/50视野;荧光染色抗酸杆菌阳性(报告抗酸菌数):1~3条/50视野;荧光染色抗酸杆菌阳性(+):10~99条/50视野;荧光染色抗酸杆菌阳性(++):1~9条/视野;荧光染色抗酸杆菌阳性(+++):10~99条/视野;荧光染色抗酸杆菌阳性(++++):≥100条/视野。

3. 结核菌素(PPD)试验

儿童胸片检查异常、涂阳病人密切接触0~14岁儿童或需与其他疾病鉴别诊断的病人,需做结核菌素试验。目前采用5IU的精制结核菌素(purified protein derivative, PPD)液进行试验。方法是:用1 ml皮试专用注射器抽取0.1 ml的PPD(5 TU)于前臂掌侧皮内注射,正确的注射方法是在注射局部皮内产生直径6~10 mm的皮丘,局部皮肤呈"橘皮"状,通常在注射后48~72 h观察结果,但也可迟至1周。PPD试验结果判断:以硬结直径作为判断依据(而非红晕),手指轻触硬结并测定硬结的横径和纵径,计算平均直径(=[横径+纵径]/2),硬结平均直径≤4 mm为阴性,5~9 mm为弱阳性,10~19 mm为阳性,≥20 mm或局部有水泡和淋巴管炎者为强阳性。PPD试验反应越强,对结核病的诊断越重要,尤其是婴幼儿,但不能仅凭PPD试验阳性而诊断结核。

(四)结核诊断

所有无法解释的咳嗽持续2~3周或以上者均应注意有无结核感染。疑有结核感染者(有咳痰能力的成人、青少年、儿童),至少应做2次最好3次痰结核菌显微镜检查,如有可能,至少一次痰标本是晨痰。疑有肺外结核者,病变部位标本应做结核显微镜检查,如有可能,应做结核的组织培养和病理组织学检查。对胸片表现提示结核者,应做痰微生物检查。痰涂片阴性肺结核病人的诊断应按照以下标准:至少3次阴性涂片(包括至少1次晨痰);胸片表现符合结核;对广谱抗生素抗感染治疗无效(注意:由于氟喹诺酮类对结核有抗菌活性,因此,可能引起暂时结核改善表现,应避免这种情况)。如有培养条件,对这类病人应做痰结核菌培养。对已知或疑似HIV感染者,应加快结核诊断的评估。儿童有症状性涂阴胸内结核(如肺、胸膜和纵隔或肺门淋巴结),应依据胸片异常发现与结核相符,并有与结核感染病例或有结核感染证据者(结核菌素试验阳性或γ-干扰素释放试验阳性)的接触史。此类病人,有培养条件者,如能获取痰标本(咳痰、胃灌洗液或诱导痰)应做痰培养。

1. 肺结核诊断程序

(1)问诊:对因症就诊或转诊的初诊病人,应详细询问:与肺结核病人密切接触史;是否有咳嗽、咳痰或咯血、低热、盗汗、乏力、厌食等症状,症状持续时间;既往用药史等。

(2)填写初诊病人登记本:按照目前全国结核病防治机构要求采用统一、规范、标准的初诊病人登记本。

(3)胸部X线和痰涂片抗酸杆菌检查:对所有咳嗽、咳痰3周及以上患者,均应进行胸部X线透视或拍胸片检查,有异常阴影者采集3份痰标本进行涂片检查。由于在病变早期或某些特殊部位的病变,普通X线胸片不能发现病灶,建议在胸透或摄片同时采集痰标本进行痰涂片检查。

2. 肺结核诊断

(1)涂阳肺结核病人:凡符合以下三项之一者为涂阳病人:①直接痰涂片镜检2次痰菌阳性;②1

次涂片阳性加1次培养阳性;③虽一次涂片阳性,但经病案讨论会或主管专业医师确认,胸片显示有活动性肺结核病变阴影。

(2)仅培阳肺结核病人:①三次痰涂片阴性;②两次培养阳性;③虽一次培养阳性,但经病案讨论会或主管专业医师确认,胸片显示有活动性肺结核病变阴影。

(3)涂阴肺结核病人:①直接痰涂片镜检3次痰菌阴性;②X线胸片显示与活动性肺结核相符的病变;③具有咳嗽、咳痰、血痰或咯血、胸痛、胸闷气短、低烧等症状;④5个单位结核菌素(PPD)试验阳性;⑤肺部病理标本(手术、纤维支气管镜检、肺穿刺等)经病理诊断为肺结核性病变(诊断涂阴肺结核以①②为主要指征,③④⑤为参考指征)。

3. 肺结核鉴别诊断

肺结核的症状、体征和X线表现同许多胸部疾病相似,在诊断肺结核时,应注意与胸部肿瘤、肺炎等其他疾病相鉴别。

二、处 置

(一)肺结核治疗

所有未曾治疗(初治)的结核病人(包括HIV感染者),均应接受国际上认可的一线抗结核处方药物治疗。开始治疗时的强化阶段应包含2个月的异烟肼+利福平+吡嗪酰胺+乙胺丁醇;其后的巩固阶段应首选异烟肼+利福平,疗程4个月,即2HRZE/4HR。如果无法评估患者的依从性,可采用6个月的异烟肼和乙胺丁醇作为巩固阶段疗法,但失败率高、易复发,以HIV感染者为甚。

抗结核药物剂量应按照国际推荐标准进行(表17-6-1和表17-6-2)。推荐使用固定剂量的2种(异烟肼和利福平)、3种(异烟肼、利福平和吡嗪酰胺)和4种(异烟肼、利福平、吡嗪酰胺和乙胺丁醇)联合制剂,特别是非监督服药者。

表17-6-1 成人肺结核初治者的化疗方案

等级	强化阶段	巩固阶段
首选方案	INH、RIF、PZA、EMB①②,qd×2个月	INH、RIF,qd×4个月
	INH、RIF、PZA、EMB①②,每周3次×2个月	INH、RIF,每周3次×4个月
次选方案	INH、RIF、PZA、EMB②,qd×2个月	INH、EMB,qd×6个月③

注:INH=异烟肼;RIF=利福平;PZA=吡嗪酰胺;EMB=乙胺丁醇。
①可用链霉素(SM)替代乙胺丁醇;
②成人和儿童涂阴者如无大面积结核或严重肺外结核,且无HIV感染者,可不用乙胺丁醇;
③失败率高,复发率高,HIV感染病人一般不用此方案。

表17-6-2 儿童和成人一线抗结核药推荐剂量

药物	每日1次	每周3次
INH	5(4~6)mg/kg,最大300 mg/d	10 mg/kg
RIF	10(8~12)mg/kg,最大600 mg/d	10(8~12)mg/kg,最大600 mg/d
PZA	25(20~30)mg/kg	35(30~40)mg/kg
EMB	成人15(15~20)mg/kg,儿童20(15~25)mg/kg	30(25~35)mg/kg
SM	15(12~18)mg/kg	15(12~18)mg/kg

结核病治疗过程中,医患之间应相互信任,共同促进完成治疗。对不同病人应做到个体化,医生和病人间应建立互信关系,包括受病人信任、为病人健康和卫生系统负责的治疗支持者的直接观察治疗(直接目送服药-DOT(directly observed therapy))。所有病人应监测对治疗的反应,最好的判

断至少是：强化阶段完成时、治疗5个月时和治疗结束时,分别作痰涂片检查。治疗5个月后涂阳病例应认定是治疗失败,并应进行方案调整。肺外结核的结核病人和儿童,治疗反应要根据临床表现进行评估。后续的放射学检查一般并非必要,还可能产生误导作用。所有病人均应做好给药、细菌学反应、副作用记录。人群中HIV高发地区,结核和HIV易共患地区,HIV咨询和检测应做为所有结核病人治疗的常规项目。HIV低发区,HIV咨询和检测适于结核伴有HIV相关症状或体征者和有HIV高危暴露风险的结核病病人)。表17-6-3为儿童结核提示合并HIV感染的临床表现。

表17-6-3 儿童结核提示合并HIV感染的临床表现(WHO)

过去史	性传播感染(STI);带状疱疹;最近或复发性肺炎;严重细菌感染;近期治疗过结核
症状	体重下降(>10 kg或超过基础体重的20%);腹泻(>1个月);吞咽时胸骨后疼痛(提示食道念珠菌病);足部烧灼感(外周感觉神经病)
体征	带状疱疹瘢痕;发痒皮疹;卡波西肉瘤;全身对称性淋巴结肿大;口腔念珠菌病(鹅口疮);传染性口角炎;口腔毛状白斑;坏死性齿炎;巨大口腔溃疡;持续痛性生殖器溃疡

所有结核和HIV感染的病人,均应评估抗结核治疗过程中是否有必要进行抗逆转录病毒治疗的指征。有抗逆转录病毒治疗指征者,应合理安排治疗计划。由于抗结核和抗逆转录病毒治疗的复杂性,无论病人首先表现为结核还是HIV,治疗前均应请有关专家咨询或会诊。但不应延误结核的起始治疗。有结核和HIV感染者还应给予复方新诺明(SMZco)预防其他感染。药物抗药性的评估,应根据既往治疗史、结核感染源的致病菌有否耐药性和社区耐药性的流行病学而定。治疗失败者和慢性病例,均应评估耐药可能。对有耐药可能者,应快速进行培养并做异烟肼、利福平、乙胺丁醇药敏试验。耐药结核菌(尤其是多耐药菌)感染的病人应给予包含二线抗结核药的特殊治疗方案。至少应予4种药或敏感药物,治疗疗程应延长至18个月。结核治疗中心应确保病人坚持服药。并向有抗多耐药治疗经验的医生咨询。表17-6-4是抗结核药主要不良反应。

表17-6-4 抗结核药主要不良反应

药名	主要不良反应	罕见不良反应
异烟肼	肝毒性、末梢神经炎	惊厥、粗皮病、关节痛、粒细胞缺乏症、类狼疮反应、皮疹、急性精神病
链霉素	听力障碍、眩晕、肾功能障碍、过敏	皮疹
利福平	肝毒性、胃肠反应、过敏反应	急性肾功能衰竭、休克、血小板减少症、皮疹、"流感综合征"、伪膜性结肠炎、伪肾上腺危象、骨质软化症、溶血性贫血
乙胺丁醇	视力障碍、视野缩小	皮疹、关节痛、周围神经病变
吡嗪酰胺	肝毒性、胃肠反应、痛风样关节炎	皮疹、铁粒幼红细胞贫血

(二)非呼吸系统结核评估要点

非呼吸系统结核是指结核累及呼吸系统以外的部位,而呼吸系统结核则是指结核累及肺、胸腔、纵隔淋巴结或咽喉部者。非呼吸系统结核部位特异性诊断和评估方法参见表17-6-5。

表 17-6-5 非呼吸系统结核部位特异性诊断和评估方法

疑似结核部位	影像	活检	培养
淋巴结	—	淋巴结	淋巴结或淋巴结抽吸物
骨/关节	X线平片和CT;MRI	病变部位	活检或脊柱旁脓肿;病变组织或关节积液
胃肠道	超声;腹部CT	网膜;肠	活检;腹水
泌尿生殖道	静脉尿路造影;超声	病变部位	晨尿;病变组织;子宫内膜
弥漫性结核	胸高分辨CT;腹部超声	肺;肝;骨髓	支气管灌洗液;肝;骨髓;血液
中枢神经系统	颅脑CT;MRI	结核瘤	脑脊液
皮肤		病变部位	病变组织
心包	超声心动图	心包	心包积液
冷脓肿或肝脓肿	超声	病变部位	病变组织

注:非呼吸系统结核的治疗参照标准治疗方案(2HRZE/4HR)进行。

(三)结核性脑膜炎

(1)结核性脑膜炎常由血源性传播,一般在明确诊断前的12个月内已有感染,其临床表现往往较为隐匿,可表现为头痛、呕吐,继之发生意识模糊或局灶性神经定位体征,如颅神经麻痹或偏瘫,甚至昏迷。临床上一般将其分为三个阶段:第1阶段表现为非特异性临床症状,无意识模糊或局灶性神经定位征;第2阶段常发展为意识模糊和(或)局灶性神经定位征;第3阶段表现为昏迷。

(2)结核性脑膜炎的诊断主要根据临床表现、脑脊液化验和培养结果综合确定,其脑脊液常表现为低糖、蛋白升高、白细胞增多且以淋巴细胞为主,脑脊液结核菌培养阳性或PCR证实结核分枝杆菌,常伴有肺结核等。

(3)结核性脑膜炎治疗方案:①抗结核:活动性结核性脑膜炎者应给予:2个月的异烟肼+吡嗪酰胺+利福平+乙胺丁醇作为强化治疗阶段,继之给予10个月的异烟肼+利福平。②激素:抗结核的同时应给予糖皮质激素治疗,成人使用利福平期间给予泼尼松20~40 mg/d,未用利福平者给予泼尼松10~20 mg/d;儿童给予泼尼松1~2 mg/(kg·d)(最大40 mg/d);根据治疗反应,如全身中毒症状或脑水肿等严重症状好转后,一般在开始治疗2~3周后可考虑逐渐停用激素。

(四)结核危重症处理

咯血尤其大咯血是急诊或ICU最为常见的是结核急症,大咯血通常是指出血量超过600 ml/24 h者,其主要危险是窒息,保证气道通畅是首要也是最为重要的处理,意识障碍者用大口径的气管内导管(如8号)作气管插管,如病变部位明确,应采取患者侧卧位;在保证气道通畅的前提下给予止血药物如垂体后叶素、立止血、止血敏等(参见大咯血节),必要时应行气管镜下止血或放射线下介入栓塞止血。气胸是常见的结核并发症,也是常见的结核相关性急症,急紧排气减压是有效的处理方法。

(赖荣德)

第7节 艾滋病

艾滋病即获得性免疫缺陷综合征(acquired immunodeficiency syndrome, AIDS),是一种严重的致命性、传染性疾病,最早是1981年从美国同性恋者中首先发现的。1983年人免疫缺陷病毒(human immunodenciency virus, HIV)从淋巴结病的病人中分离出来,后来被证实这是一种逆转录病毒。1984年被证实它是AIDS的致病原,1985年,研制出酶联免疫吸附测定法(ELISA)检测HIV。艾滋病是慢性传染病,需感染专科医生处理,急诊和危重病医生的主要目的是及时发现或识别本病,必要时处理严重并发症或其他急重症,本节仅简要介绍艾滋病的基本知识。

一、识 别

(一)流行病学

HIV/AIDS流行和发病率尚无确切的统计数字,世界范围内,各洲、各国和各地区之间差异较大,非洲萨哈拉部分国家的HIV感染率达30%,部分城市中更高,不过大多数国家的感染率仍较低。据世界卫生组织(WHO)2005年的统计(表17-7-1),全球约4 030万人感染HIV,截至2003年估计我国现存的HIV感染者约84万,各省区均有艾滋病报告,且呈上升趋势。

表17-7-1 HIV流行表(2005,WHO)

国家或地区	HIV成人和儿童感染人数	HIV成人感染率(%)	每日新发生感染人数	每日死于AIDS人数
非洲萨哈拉地区	25 000 800	7.2	8 700	6 500
南亚和东南亚	7 400 000	0.7	2 700	1 300
东欧和中亚	1 600 000	0.9	740	170
拉丁美洲	1 800 000	0.6	550	180
东亚	870 000	0.1	380	110
北非和中东	510 000	0.2	180	160
北美	1 200 000	0.7	120	50
加勒比国家	300 000	1.6	80	70
西欧和中欧	720 000	0.3	60	30
澳大利亚、新西兰和太平洋地区	74 000	0.5	20	10
合计	40 300 000	1.1	13 530	8 580

(二)病 因

1. 病毒特点

人免疫缺陷病毒(HIV)于1986年正式被国际病毒分类委员会统一命名,俗称艾滋病毒。HIV是一种RNA病毒,逆转录病毒,目前发现的HIV有两种,即1型和2型。HIV-1的是圆形颗粒状,直径约110 mm的病毒,其外膜由二层类脂组成,外膜糖蛋白由三分子的球状物gp120和三分子的主干gp41组成,gp120呈球形,突出于病毒包膜之外,gp41一端与gp120相连,另一端贯穿病毒包膜。HIV-2 的超微结构、细胞嗜性与 HIV-1 相似,但其 RNA 与 HIV-1 有明显差异。二者的同源性约 40%~50%。HIV 在外界环境中的生存能力较弱,对物理和化学因素的抵抗力较低,对 HBV 有效的消毒和灭活方法均适于 HIV,HIV 不耐热,56 ℃ 30 分钟处理便会失去感染性,100 ℃ 20 min 可将 HIV 完全灭活,一般消毒剂如 70% 酒精、0.5% 次氯酸钠、5%~8% 甲醛等均能灭活病毒,但紫外线或 γ 射线不能灭活 HIV。

2. 传染源

HIV 感染者和艾滋病患者是本病的惟一传染源。

3. 感染途径

HIV 感染有多条途径,主要通过以下几条径路:

(1) 性接触:与 HIV 携带者进行非保护性性交,非保护性性交是全球 HIV 感染的最重要途径。

(2) 血液:注射或输注受 HIV 污染的血液或血制品(通过人工授精、皮肤移植和器官移植也会感染):这在西方发达国家极为少见,但发展中国家,仍时有发生。

(3) 注射吸毒:与 HIV 感染者共用未消毒注射器,经静脉吸毒共用注射器是许多国家 HIV 感染的重要途径。

(4) 母婴传播(妊娠期间、分娩时和哺乳):如无干预措施,15%~30% 的 HIV 携带者母亲会在妊娠和分娩时会传染给胎儿,其中 75% 是在妊娠后期或分娩时感染的;大约 10% 的垂直传播发生在妊娠后 3 个月,10%~15% 因哺乳而感染的。

(5) 其他:如医务人员或实验室工作者的职业性感染也时有发生。但 HIV 不会因蚊子、苍蝇、跳蚤、蜜蜂或黄蜂叮咬而感染,也不会因日常生活接触而感染,因为 HIV 不会经唾液传染,也不会因共用杯子、餐叉、水果而传染。目前没有足够证据证明完整无损的皮肤接触 HIV 污染的体液(血液)会感染 HIV。

4. 自然病史

HIV 感染"初期"(即自 HIV 感染至机体产生抗体反应这一段时间),急性病毒综合征常表现出与单核细胞增多症相似的症状。这些症状在 HIV 暴露感染后的数天至几周内出现,但并非所有受感染者均会出现症状。急性感染期间,通常是高病毒血症伴 CD_4^+ T 淋巴细胞计数明显减少,其后,CD_4^+ T 淋巴细胞计数又增多,但仍略低于感染前水平。急性感染期过后,出现病毒感染与宿主免疫反应平衡状态,大多数受感染者在几年内不会出现临床表现,即使不进行抗 HIV 治疗,这个潜伏期阶段可能会持续 8~10 年或更长。潜伏期之后,会出现许多症状或疾病,但不足以诊断 AIDS,主要是免疫学的、皮肤病学、血液学和神经病学表现。常见症状如发热、体重减轻、夜间盗汗、腹泻。此时,$200/\mu l$ CD_4^+ T 淋巴细胞是重要的界限,低于 $200/\mu l$,AIDS 相关疾病如机会性感染、肿瘤等风险明显增加;高于 $200/\mu l$,AIDS 相关疾病较少出现。但有很大个体差异性,宿主因素对是否进展为 AIDS 有决定性作用,有些人可能很快进展为 AIDS,其他人可能长时间不进展为 AIDS。

(三) HIV 感染临床分类

A 类:无症状 HIV 感染;急性(原发性) HIV 感染伴病态表现或急性 HIV 感染史;持续性全身淋巴结病。

B 类:症状期(不含 C 类表现),主要包括:杆菌性血管瘤病;口咽部念珠菌病;外阴阴道念珠菌病;持续、反复或对治疗反应差;宫颈非典型增生(中或重度)或原位宫颈癌;全身症状如发热(38.5 ℃)或腹泻持续 1 个月以上;口腔毛状白斑;带状疱疹,至少 2 次或 1 个以上不同区域;特发性血小板减少性紫癜;李斯特菌病;盆腔炎,卵巢或输卵管脓肿者多见;周围神经病。

C 类(AIDS 确定性疾病):气管、支气管或肺念珠菌病;食道念珠菌病;侵袭性宫颈癌;弥漫性或肺外球孢子菌病;肺外隐球菌病;慢性(持续 1 个月以上)肠隐孢子菌病;巨细胞病毒感染(除外肝、脾或淋巴结);视网膜巨细胞病毒感染(伴有的失明);HIV 相关性脑病;单纯带状疱疹,慢性溃疡(持续 1 个月以上),或支气管炎、肺炎或食管炎;弥漫性或肺外组织胞浆菌病;慢性肠等孢子球虫病(持续 1

个月以上);Kaposi's 肉瘤;Burkitt's 淋巴瘤;成人免疫细胞性淋巴瘤;脑原发性淋巴瘤;弥漫性或肺外鸟型或堪萨斯分枝杆菌感染;任何部位结核分枝杆菌感染(肺内或肺外);弥漫性或肺外其他分枝杆菌感染;肺孢子虫肺炎;复发性肺炎(HIV 引起或免疫缺陷或需治的 HIV 感染);进行性多灶性脑白质病;复发性沙门菌败血症;脑弓形体病;HIV 衰竭综合征。

(四)临床表现

从初始感染 HIV 到终末期是一个较为漫长复杂的过程,在其不同阶段,与 HIV 相关的临床表现多种多样。通常将艾滋病的全过程分为急性期、无症状期和艾滋病期。

1. 急性期

初次感染 HIV 后,经过数天至数周(一般 2～4 周左右)的潜伏期,开始出现急性症状。部分感染者出现 HIV 病毒血症和免疫系统急性损伤所引起的临床症状,但大多数病人临床症状轻微,持续 7～10 d 后缓解,很少超过 2 周。临床表现以发热最为常见(约占 80%),可伴食欲不振(约 54%)、咽痛或咽炎(约 44%)、斑丘疹(约 51%)、口腔溃疡(约 37%)、关节痛(约 54%)、全身不适(约 68%)、肌痛(约 49%)、发热伴皮疹(约 46%)、体重下降超过 2.5 kg(约 32%),其他症状如盗汗、恶心、呕吐、腹泻、淋巴结肿大及神经系统症状。此期在血液中可检出 HIV-RNA 和 P24 抗原,而 HIV 抗体则在感染后数周才出现。CD_4^+ T 淋巴细胞计数一过性减少,同时 CD_4/CD_8 比率亦可倒置。部分病人可有轻度白细胞和血小板减少或肝功能异常。

2. 无症状期

可从急性期进入此期,或无明显的急性期症状而直接进入此期。此期持续时间一般为 6～8 年。其时间长短与感染病毒的数量、型别,感染途径,机体免疫状况的个体差异,营养条件及生活习惯等因素有关。在无症状期,由于 HIV 在感染者体内不断复制,免疫系统受损,CD_4^+ T 淋巴细胞计数逐渐下降,同时具有传染性。

3. 艾滋病期

为感染 HIV 后的最终阶段。病人 CD_4^+ T 淋巴细胞计数明显下降,大多数 $<200/mm^3$,HIV 血浆病毒载量明显升高。此期主要临床表现为 HIV 相关症状、各种机会性感染及肿瘤。HIV 相关症状包括:主要表现为持续 1 个月以上的发热、盗汗、腹泻;体重减轻 10% 以上。部分病人表现为神经精神症状,如记忆力减退、精神淡漠、性格改变、头痛、癫痫及痴呆等。另外还可出现持续性全身性淋巴结肿大,其特点为:①除腹股沟以外有两个或两个以上部位的淋巴结肿大;②淋巴结直径超过 1 cm,无压痛,无粘连;③持续时间 3 个月以上。

4. 各系统常见的机会性感染及肿瘤

(1)呼吸系统:卡氏肺孢子虫肺炎(PCP)、肺结核、复发性细菌、真菌性肺炎。

(2)中枢神经系统:隐球菌脑膜炎、结核性脑膜炎、弓形虫脑病、各种病毒性脑膜脑炎。

(3)消化系统:白色念珠菌食道炎,及巨细胞病毒性食道炎、肠炎;沙门菌、痢疾杆菌、空肠弯曲菌及隐孢子虫性肠炎。

(4)口腔:鹅口疮、舌毛状白斑、复发性口腔溃疡、牙龈炎等。

(5)皮肤:带状疱疹、传染性软疣、尖锐湿疣、真菌性皮炎和甲癣。

(6)眼部:巨细胞病毒性及弓形虫性视网膜炎。

(7)肿瘤:恶性淋巴瘤、卡波肉瘤等。需要注意的是,艾滋病期的临床表现呈多样化,并发症也不尽相同,所发疾病与当地流行现患率密切相关。

(五)诊 断

1. 诊断原则及标准

HIV/AIDS 的诊断需结合流行病学史(包括不安全性生活史、静脉注射毒品史、输入未经抗 HIV 抗体检测的血液或血液制品、HIV 抗体阳性者所生子女或职业暴露史等)、临床表现和实验室检查等进行综合分析,慎重作出诊断。诊断 HIV/AIDS 必须是 HIV 抗体阳性(经确认试验证实),而 HIV RNA 和 P24 抗原的检测有助于 HIV/AIDS 的诊断,尤其是能缩短抗体"窗口期"和帮助早期诊断新生儿的 HIV 感染。

2. 急性期诊断标准

病人近期内有流行病学史和临床表现,结合实验室 HIV 抗体由阴性转为阳性即可诊断,或仅实验室检查 HIV 抗体由阴性转为阳性即可诊断。

(1)无症状期诊断标准:有流行病学史,结合 HIV 抗体阳性即可诊断,或仅实验室检查 HIV 抗体阳性即可诊断。

(2)艾滋病期诊断标准:有流行病学史、实验室检查 HIV 抗体阳性,加下列各项中的任何一项,即可诊为艾滋病;或者 HIV 抗体阳性,而 CD_4^+ T 淋巴细胞数<$200/mm^3$,也可诊断为艾滋病。①原因不明的持续不规则发热 38 ℃以上,1 个月以上;②慢性腹泻次数多于 3 次/d,1 个月以上;③6 个月之内体重下降 10%以上;④反复发作的口腔白念珠菌感染;⑤反复发作的单纯疱疹病毒感染或带状疱疹病毒感染;⑥肺孢子虫肺炎(PCP);⑦反复发生的细菌性肺炎;⑧活动性结核或非结核分支杆菌病;⑨深部真菌感染;⑩中枢神经系统占位性病变;⑪中青年人出现痴呆;⑫活动性巨细胞病毒感染;⑬弓形虫脑病;⑭青霉菌感染;⑮反复发生的败血症;⑯皮肤黏膜或内脏的卡波氏肉瘤、淋巴瘤。

3. 世界卫生组织 HIV 临床分期

(1)临床 I 期(无症状期):体重不减,无症状或仅有持续性、全身性淋巴细胞肿大。

(2)临床 II 期(轻度):体重减轻 5%~10%,反复上呼吸道感染如鼻窦炎或中耳炎;轻微皮肤黏膜表现(脂溢性皮炎,指甲真菌感染,反复口腔溃疡,口周炎);近 5 年内带状疱疹。

(3)临床 III 期(中度):体重减轻超过 10%,口腔念珠菌病;口腔毛白斑;肺结核;严重细胞感染(肺炎,脓性肌炎);无法解释的腹泻且持续 1 个月以上;无法解释的发热持续 1 个月以上。

(4)临床 IV 期(重度):HIV 衰竭综合征,合并肺外隐球菌病(脑膜炎);脑弓形体病;HIV 脑病;侵袭性多灶性脑白质病变;巨细胞病毒病(除外肝、脾或淋巴结);食管、气管、支气管念珠菌病;肺孢子虫肺炎;肺外结核;侵袭性宫颈癌;青霉菌病;持续 1 个月以上的单纯性疱疹溃疡;Kaposi 肉瘤;淋巴瘤;非伤寒沙门菌败血症;持续 1 个月以上的隐孢子虫病腹泻;非典型分枝杆菌病,全身性或肺部;任何地方性真菌病。

二、处 置

HIV 至今尚没有针对性的特效治疗药物,强调综合治疗。急性 HIV-1 感染抗逆转录病毒治疗的目标是缩短症状时间,减少受感染细胞数量,最大限度地抑制病毒的复制,保存和恢复免疫功能,降低病死率和 HIV 相关性疾病的发病率,提高患者的生活质量,减少艾滋病的传播。

(一)抗逆转录病毒治疗(ART)

抗逆转录病毒治疗的指征和时机见表 17-7-2。

表 17-7-2 成人及青少年开始抗逆转录病毒治疗的指征和时机

临床分期	CD_4 细胞计数(个/mm^3)	推荐意见
急性感染期	无论 CD_4 细胞计数为多少	考虑治疗
无症状感染期	>$350/mm^3$,无论血浆病毒载量的值为多少	定期复查,暂不治疗
	$200~350/mm^3$ 之间	定期复查,出现以下情况之一即进行治疗: (1)CD_4 细胞计数 1 年内下降大于 30% (2)血浆病毒载量>100 000/ml (3)患者迫切要求治疗,且保证有良好依从性
艾滋病期	无论 CD_4 细胞计数为多少	进行治疗

注:如无法检测 CD_4 细胞数并且有临床症状者,淋巴细胞总数≤$1 200/mm^3$ 时可以开始 ART;开始进行抗逆转录病毒治疗前,如存在严重的机会性感染,应控制感染后再开始治疗。

目前国际上有四类药物,共24种,分为核苷类逆转录酶抑制剂(NRTIs)、非核苷类逆转录酶抑制剂(NNRTIs)和蛋白酶抑制剂(PIs)及融合抑制剂(FIs)。国内的ARV药物现有12种,分为三类,即核苷类逆转录酶抑制剂、非核苷类逆转录酶抑制剂和蛋白酶抑制剂。起始治疗推荐联合使用3种药物。首选方案是2种核苷类加1种蛋白酶抑制剂或一种非核苷类;次选方法是2种蛋白酶抑制剂加1种核苷或一种非核苷;联合使用1种核苷、1种非核苷和1种蛋白酶抑制剂也有效(表17-7-3)。

表17-7-3 国内常规抗逆转录病毒药

药名缩写	用法与用量	主要毒副作用	注意事项
齐多夫啶 AZT	核苷类,300mg/次,q12h	骨髓抑制、严重贫血或粒细胞减少症;胃肠道症状;CPK和ALT升高;乳酸酸中毒和(或)肝脂肪变性	不能与d4T合用
拉米夫啶 3TC	核苷类,150 mg,q12 h或300 mg,qd	少而轻,偶有头痛、恶心、腹泻等	
去羟肌苷 ddI	核苷类,片剂:体重≥60 kg 200 mg,bid;体重<60 kg 125 mg,q12 h;散剂:体重≥60 kg 250 mg,q12 h,体重<60 kg 167mg,q12 h;空腹服	胰腺炎;外周神经炎;消化道不适,如恶心、呕吐、腹泻等;乳酸酸中毒和(或)肝脂肪变性	与IDV、RTV合用应间隔2 h;与d4T副作用叠加
司坦夫啶 d4T	核苷类,≥60 kg者40 mg,q12 h;<60 kg者30 mg/次,q12 h	外周神经炎;胰腺炎;乳酸酸中毒和(或)肝脂肪变性	不能与AZT合用;与ddI合用时副作用叠加
阿巴卡韦 ABC	核苷类,300 mg,q12 h	高敏反应,一旦出现应终身停药;恶心、呕吐、腹泻等	
Combivir	核苷类,1片(AZT+3TC),q12 h	见AZT与3TC	见AZT与3TC
Trizivir	核苷类,1片(AZT+3TC+ABC),q12 h	见AZT、3TC和ABC	见AZT、3TC和ABC
奈韦拉平 NVP	非核苷类,200 mg,q12 h 注:NVP有导入期,即在开始治疗的最初14 d,需先从治疗量的一半开始(qd),如无严重的副作用可以增加到足量(q12 h)	皮疹,严重或致命性皮疹者后应终身停药;肝损害。重症肝炎或肝功能不全时,应终身停药	引起PI类药物血浓度下降;与IDV合用时,IDV剂量调整至1.0 g tid
依非韦伦 EFV	非核苷类,600 mg,qd,睡前服用	中枢神经系统毒性如头晕、头痛、失眠、非正常思维等;皮疹;肝损害,高脂血症和高三酰甘油血症	与IDV合用时,IDV为1.0 g tid;不与SQV合用
印第那韦 IDV	蛋白酶抑制剂,800 mg,tid,空腹服用	肾结石;血友病者可能加重出血倾向;胃肠道反应;甲外翻、甲沟炎、脱发、溶血性贫血等;高胆红素血症;高脂血症、糖耐量异常、脂肪重新分布等	与NVP、EFV合用时,增至1.0 g tid;服药期间,日均饮水1.5～2 L
Ritonavir-RTV	蛋白酶抑制剂第1～2 d,300 mg,bid;第3～5 d,400 mg,q12 h;第6～13 d,500 mg,q12 h;600 mg,q12 h	胃肠道反应;外周神经感觉异常;转氨酶和GGT的升高;血脂异常;糖耐量降低,极少出现糖尿病;长时间应用者,可出现脂肪重新分布	RTV胃肠道不适重,多作为其他PI类药物的激动剂,极少单用

续表

药名缩写	用法与用量	主要毒副作用	注意事项
Lopinavir/Ritonavir	蛋白酶抑制剂,3粒(每粒含量 LPV133.3 mg+RTV 33.3 mg),q12 h	腹泻、恶心、血脂异常;也可出现头痛和转氨酶升高	与ddI合用时,ddI应与本药相隔1~2 h

(二)机会性感染治疗

HIV或AIDS常合并机会性感染,但西方国家机会性感染已明显减少,在抗逆转录病毒治疗(ART)前,机会性感染已降至10%左右,ART后机会性感染进一步降低,而且AIDS患者寿命也随ART而延长,如今许多AIDS者存活数年甚至10年或更长,但机会性感染谱也随ART而发生变化。CD_4T淋巴细胞计数与机会性感染有一定相关性,表17-7-4是不同CD_4T淋巴细胞值的机会性感染发生情况。

表17-7-4 CD_4T淋巴细胞与可能的机会性感染

CD_4T细胞计数	可能的机会性感染
无界限	Kaposi's肉瘤、肺结核、带状疱疹病毒、细菌性肺炎、淋巴瘤
<250/mm³	卡氏肺囊虫肺炎、食管念珠菌病、进行性多灶性脑功能障碍(PML)、合胞体病毒(HSV)
<100/mm³	脑弓形体病、HIV脑病、隐球菌病、粟粒性结核
<50/mm³	巨细胞病毒视网膜炎、非典型分枝杆菌病

以下常见机会性感染的简要处理方法,供参考。

(1)口腔念珠菌病(鹅口疮):氟康唑,急性200 mg,po×1,随后100 mg,qd×5 d;酮康唑,急性400 mg,po,qd×1~2周或直到痊愈;克霉唑含片10 mg,口中含化,5次/d。

(2)念珠菌性食管炎:氟康唑200 mg,po×1,随后100 mg,qd直到痊愈;酮康唑200 mg,po,bid。

(3)原发性或复发性黏膜皮肤疱疹病毒感染:阿昔洛韦200~400 mg,po,5次/d,共10 d,或5 mg/kg iv,q8 h;或万一阿昔洛韦耐药,膦甲酸40 mg/kg,iv,q8 h,po×21 d。

(4)单纯疱疹性脑膜炎:阿昔洛韦10 mg/kg,iv,q8 h,po×10~21 d。

(5)水痘带状疱疹:阿昔洛韦10 mg/kg,iv,超过60 min,q8 h或伐昔洛韦1 000 mg,po,tid,po×7天。

(6)巨细胞病毒感染:更昔洛韦5 mg/kg,iv(稀释于5% GS100 ml,超过60 min),q12 h×14~21天(与叠氮胸苷合用增加血液学毒性);CMV抑制治疗:更昔洛韦5 mg/kg,iv,qd,或6 mg/kg,iv,5次/周,或1 000 mg,po,tid,与食物同服。

(7)弓形体病:乙胺嘧啶200 mg,po,负荷,随后50~75 mg,qd加叶酸钙10~20 mg,po,qd,共6~8周,用于急性期治疗;磺胺嘧啶(1~1.5 g,po,q6 h)或克林霉素450 mg,po,qid/600~900 mg,iv,q6 h;

(8)弓形体病的抑制治疗:乙胺嘧啶25~50 mg,po,qd伴或不伴磺胺嘧啶0.5~1 g,po,q6 h;叶酸5~10 mg,po,qd;乙胺嘧啶50 mg,po,qd;及克林霉素300 mg,po,q6 h;叶酸5~10 mg,po,qd。

(9)新型隐球菌脑膜炎:两性霉素B按0.7 mg/kg·d,iv,14 d,或直到临床稳定,随之用氟康唑400 mg,qd完成10周的治疗,继之用氟康唑做抑制性治疗,200 mg,po,qd,酌情。如果病人无法耐受两性霉素B非脂质体,可用两性霉素B脂质复合物替代两性霉素B非脂质体,剂量是5 mg/kg,iv,qd。

(10)活动性结核:异烟肼(INH)300 mg,po,qd;利福布丁 300 mg,po,qd;吡嗪酰胺 15~25 mg/kg,po,qd(500 mg,po,bid-tid);乙胺丁醇 15~25 mg/kg,po,qd(400 mg,po,bid-tid),上述所有四种药物联合 2 个月;INH 和利福布丁(依敏感性)持续使用至少 9 个月,且至最后一次培养阴性后至少 6 个月;维生素 B_6 50 mg,po,qd,与 INH 同用。

(11)弥漫性鸟分枝杆菌感染(MAC):阿齐霉素 500~1 000 mg,po,qd 或克拉霉素 500 mg,po,bid;及乙胺丁醇 15~25 mg/kg,po,qd(400 mg,bid-tid);利福布丁 300 mg/d。

(12)MAC 的预防:克拉霉素 500 mg,po,bid;利福布丁 300 mg,po,qd 或 150 mg,po,bid。

(13)播散性球孢子菌病:两性霉素 B 按 0.8 mg/kg,iv,qd 或;两性霉素 B 脂质体复合物 5 mg/kg,iv,qd,或;氟康唑 400~800 mg,po 或 iv,qd。

(14)播散性组织胞浆菌病:两性霉素 B 按 0.5~0.8 mg/kg,iv,qd,直到总剂量达 15 mg/kg;两性霉素 B 脂质体复合物 5 mg/kg,iv,qd;伊曲康唑 200 mg,po,bid。

(15)组织胞浆菌的抑制治疗:伊曲康唑 200 mg,po,bid。

(三)HIV-1 职业暴露后的处理

HIV-1 的职业暴露是指卫生保健人员在职业工作中与艾滋病病毒感染者的血液、组织或其他体液等接触而具有感染 HIV 的危险。

1. 危险程度的评估

(1)暴露源危险度的分级:①低传染性:病毒载量水平低、无症状或高 CD_4 水平。②高传染性:病毒载量水平高、AIDS 晚期、原发性 HIV 感染、低 CD_4 水平。③暴露源情况不明:暴露源所处的病程阶段不明、暴露源是否为 HIV 感染,以及污染的器械或物品所带的病毒含量不明。

(2)暴露程度分级:①一级暴露:暴露源为体液或者含有体液、血液的医疗器械、物品;暴露类型为暴露源沾染了不完整的皮肤或黏膜,但暴露量小且暴露时间较短。②二级暴露:暴露源为体液或者含有体液、血液的医疗器械、物品;暴露类型为暴露源沾染了不完整的皮肤或黏膜,暴露量大且暴露时间较长;或暴露类型为暴露源刺伤或割伤皮肤,但损伤程度较轻,为表皮肤擦伤或针刺伤(非大型空心针或深部穿刺针)。③三级暴露:暴露源为体液或含有体液、血液的医疗器械、物品;暴露类型为暴露源刺伤或割伤皮肤,但损伤程度较重,为深部伤口或割伤物有明显可视的血液。

2. 职业暴露后的处理原则

(1)用肥皂液和流动的清水清洗被污染局部;

(2)污染眼部等黏膜时,应用大量生理盐水反复对黏膜进行冲洗;

(3)存在伤口时,应轻柔挤压伤处,尽可能挤出损伤处的血液,再用肥皂液和流动的清水冲洗伤口;

(4)用 75% 的酒精或 0.5% 碘伏对伤口局部进行消毒、包扎处理。

3. 职业暴露后预防性抗逆转录病毒治疗

(1)治疗方案:①基本用药方案:AZT+3TC 为首选组合,其次为 ddI+d4T 或 d4T+3TC。②强化用药方案:AZT+3TC+IDV 为首选组合,其次为基本用药方案+EFV(耐 PI)或基本用药方案+ABC。

(2)开始治疗的时间:在发生职业暴露后尽可能在最短的时间内(尽可能在 2 h 内)进行预防性用药,最好不超过 24 h,但即使超过 24 h,也建议实施预防性用药。

(3)疗程:基本用药方案和强化用药方案的疗程均为连续服用 28 d。

表 17-7-5 是 AIDS 不同暴露级别和预防性治疗的适应证。

表 17-7-5　AIDS预测性治疗适应证

暴露级别	暴露源危险度	是否进行预防用药	治疗方案
一级	低传染性	不进行预防用药	—
一级	高传染性	建议进行预防用药	基本用药方案
二级	低传染性	建议进行预防用药	基本用药方案
二级	高传染性	建议进行预防用药	强化用药方案
三级	低传染性	建议进行预防用药	强化用药方案
三级	高传染性	建议进行预防用药	强化用药方案
一级 二级 三级	暴露源情况不明	建议进行预防用药	基本用药方案

4. 职业暴露后的咨询与监测

(1)暴露后咨询：在发生职业暴露后，医疗卫生相关机构应提供对暴露者的随访和咨询，包括心理咨询。随访的内容包括：对所服药物毒副作用的监测和处理、定期进行 HIV 抗体的检测、观察和记录 HIV 感染的早期症状等。

(2)HIV 感染的监测：事故发生后立即、4 周、8 周、12 周和 6 个月后检测 HIV 抗体，有条件时可作 HIV P24 抗原和 HIV RNA 测定。

5. 预防职业暴露的措施

(1)进行可能接触病人血液、体液的诊疗和护理工作时，必须佩戴手套。操作完毕脱去手套后，应立即洗手。

(2)在进行有可能发生血液、体液飞溅的诊疗和护理操作过程中，医务人员除需佩戴手套和口罩外，还应戴防护眼镜；当有可能发生血液、体液大面积飞溅，有污染操作者身体的可能时，还应穿上具有防渗透性能的隔离服。

(3)医务人员在进行接触病人血液、体液的诊疗和护理操作时，若手部皮肤存在破损时，必须戴双层手套。

(4)使用后的锐器应当直接放入不能刺穿的利器盒内或毁型器内进行安全处置；抽血时建议使用真空采血器，并应用蝶型采血针；禁止对使用后的一次性针头复帽；禁止用手直接接触使用过的针头、刀片等锐器。

(赖荣德)

第8节　群体性不明原因疾病应急处理

一、定　义

群体性不明原因疾病是指一定时间内(通常是指 2 周内)，在某个相对集中的区域(如同一个医疗机构、自然村、社区、建筑工地、学校等集体单位)内同时或者相继出现 3 例及以上相同临床表现，经县级及以上医院组织专家会诊，不能诊断或解释病因，有重症病例或死亡病例发生的疾病。群体性不明原因疾病具有临床表现相似性、发病人群聚集性、流行病学关联性、健康损害严重性的特点。这类疾病可能是传染病(包括新发传染病)、中毒或其他未知因素引起的疾病。

二、分　级

Ⅰ级:特别重大群体性不明原因疾病事件:在一定时间内,发生涉及两个及以上省份的群体性不明原因疾病,并有扩散趋势;或由国务院卫生行政部门认定的相应级别的群体性不明原因疾病事件。

Ⅱ级:重大群体性不明原因疾病事件:一定时间内,在一个省多个县(市)发生群体性不明原因疾病;或由省级卫生行政部门认定的相应级别的群体性不明原因疾病事件。

Ⅲ级:较大群体性不明原因疾病事件:一定时间内,在一个省的一个县(市)行政区域内发生群体性不明原因疾病;或由地市级卫生行政部门认定的相应级别的群体性不明原因疾病事件。

三、工作原则

(一)统一领导、分级响应的原则

发生群体性不明原因疾病事件时,事发地的县级、市(地)级、省级人民政府及其有关部门按照分级响应的原则,启动相应工作方案,作出相应级别的应急反应,并按事件发展的进程,随时进行调整。

特别重大群体性不明原因疾病事件的应急处置工作由国务院或国务院卫生行政部门和有关部门组织实施,开展相应的医疗卫生应急、信息发布、宣传教育、科研攻关、国际交流与合作、应急物资与设备的调集、后勤保障以及督导检查等工作。事发地省级人民政府应按照国务院或国务院有关部门的统一部署,结合本地区实际情况,组织协调市(地)、县(市)人民政府开展群体性不明原因疾病事件的应急处置工作。

特别重大级别以下的群体性不明原因疾病事件的应急处置工作由地方各级人民政府负责组织实施。超出本级应急处置能力时,地方各级人民政府要及时报请上级人民政府和有关部门提供指导和支持。

(二)及时报告的原则

报告单位和责任报告人应在发现群体性不明原因疾病2h内以电话或传真等方式向属地卫生行政部门或其指定的专业机构报告,具备网络直报条件的机构应立即进行网络直报(参照《国家突发公共卫生事件相关信息报告管理工作规范》)。

(三)调查与控制并举的原则

对群体性不明原因疾病事件的现场处置,应坚持调查和控制并举的原则。在事件的不同阶段,根据事件的变化调整调查和控制的侧重点。若流行病学病因(主要指传染源或污染来源、传播途径或暴露方式、易感人群或高危人群)不明,应以调查为重点,尽快查清事件的原因。对有些群体性不明原因疾病,特别是新发传染病暴发时,很难在短时间内查明病原的,应尽快查明传播途径及主要危险因素(流行病学病因),立即采取针对性的控制措施,以控制疫情蔓延。

(四)分工合作、联防联控原则

各级业务机构对于群体性不明原因疾病事件的调查、处置实行区域联手、分工合作。在事件性质尚不明确时,疾病预防控制机构负责进行事件的流行病学调查,提出疾病预防控制措施,开展实验室检测;卫生监督机构负责收集有关证据,追究违法者法律责任;医疗机构负责积极救治患者;有关部门(如农业部门、食品药品监督管理部门、安全生产监督管理部门等)应在各级人民政府的领导和各级卫生行政部门的指导下,各司其职,积极配合有关业务机构开展现场的应急处置工作;同时对于涉及跨区域的群体性不明原因疾病事件,要加强区域合作。一旦事件性质明确,各相关部门应按职责分工开展各自职责范围内的工作。

(五)信息互通、及时发布原则

各级业务机构对于群体性不明原因疾病事件的报告、调查、处置的相关信息应建立信息交换渠道。在调查处置过程中,发现属非本机构职能范围的,应及时将调查信息移交相应的责任机构;按规定权限,及时公布事件有关信息,并通过专家利用媒体向公众宣传防病知识,传达政府对群众的关心,正确引导群众积极参与疾病预防和控制工作。在调查处置结束后,应将调查结果相互通报。

四、应急处置的组织体系及职责

(一)应急指挥机构

为了有效处置群体性不明原因疾病事件,卫生部按照《国家突发公共卫生事件应急预案》等的规定,在国务院统一领导下,负责组织、协调全国群体性不明原因疾病事件的应急处置工作,并根据实际需要,提出成立全国群体性不明原因疾病事件应急指挥部。地方各级人民政府卫生行政部门依照职责和本方案的规定,在本级人民政府统一领导下,负责组织、协调本行政区域内群体性不明原因疾病事件的应急处置工作,并根据实际需要,向本级人民政府提出成立地方群体性不明原因疾病事件应急指挥部的建议。各级人民政府根据本级人民政府卫生行政部门的建议和实际工作需要,决定是否成立地方应急指挥部。地方各级人民政府及有关部门和单位要按照属地管理的原则,切实做好本行政区域内群体性不明原因疾病事件的应急处置工作。全国群体性不明原因疾病事件应急指挥部的组成和职责 全国群体性不明原因疾病事件应急指挥部负责对特别重大群体性不明原因疾病事件的统一领导、统一指挥,做出处置群体性不明原因疾病事件的重大决策。指挥部成员单位根据事件的性质和应急处置工作的需要确定。地方群体性不明原因疾病事件应急指挥部的组成和职责 地方群体性不明原因疾病事件应急指挥部由各级人民政府有关部门组成,实行属地管理的原则,负责对本行政区域内群体性不明原因疾病事件的应急处置的协调和指挥,做出处置本行政区域内群体性不明原因疾病事件的决策,决定要采取的措施。

(二)专家组的组成和职责

专家组由传染病学、临床医学、流行病学、食品卫生、职业卫生、免疫规划、卫生管理、健康教育、医学检验等相关领域具有高级职称的专家组成。根据需要,在专家组中可分设专业组,如传染病防控组、中毒处置组、核与放射处置组、医疗救治组和预测预警组等。其主要职责是:①对群体性不明原因疾病的调查和采取的控制措施提出建议;②对确定群体性不明原因疾病原因和事件相应的级别提出建议;③对群体性不明原因疾病事件的发展趋势进行评估和预测;④对群体性不明原因疾病事件应急反应的终止、后期评估提出建议;⑤承担群体性不明原因疾病事件应急指挥部交办的其他工作。

(三)医疗卫生专业机构的职责和分工

医疗机构主要负责病例(疫情)的诊断和报告,并开展临床救治。有条件的医疗机构应及时进行网络直报,并上报所在辖区内的疾病预防控制机构。同时,医疗机构应主动配合疾病预防控制机构开展事件的流行病学和卫生学调查、实验室检测样本的采集等工作,落实医院内的各项疾病预防控制措施;并按照可能的病因假设采取针对性的治疗措施,积极抢救危重病例,尽可能减少并发症,降低病死率;一旦有明确的实验室检测结果,医疗机构应及时调整治疗方案,做好病例尤其是危重病例的救治工作。

疾病预防控制机构主要负责进行群体性不明原因疾病事件的流行病学和卫生学调查、实验室检测样本的采集和检测,同时要提出具体的疾病预防控制措施(如消毒、隔离、医学观察等),并指导相关单位加以落实。

卫生监督机构主要协助卫生行政部门对事件发生地区的食品卫生、环境卫生以及医疗卫生机构的疫情报告、医疗救治、传染病防治等进行卫生监督和执法稽查。

五、监测与报告

(一)监测网络和体系

国家将群体性不明原因疾病监测工作纳入全

国疾病监测网络。各级医疗机构、疾病预防控制机构、卫生监督机构负责开展群体性不明原因疾病的日常监测工作。上述机构应及时对群体性不明原因疾病的资料进行收集汇总、科学分析、综合评估，早期发现不明原因疾病的苗头。

省级人民政府卫生行政部门要按照国家统一规定和要求，结合实际，建立由省、市、县（市、区）级和乡镇卫生院或社区卫生服务中心（站）及村卫生室组成的监测网络，积极开展不明原因疾病的监测。

（二）监测资料的收集、整理和分析

（1）疾病预防控制机构对各种已有的监测资料进行收集、整理和分析，早期发现群体性不明原因疾病。对上报的有相似症状的不明原因疾病资料进行汇总，及时分析不明原因疾病的分布、关联性、聚集性及发展趋势，寻找和发现异常情况。在现有监测的基础上，根据需要扩大监测的内容和方式，如缺勤报告监测、社区监测、药店监测、电话咨询监测、症状监测等，以互相印证，提高监测的敏感性。

（2）医疗机构医务人员接诊不明原因疾病患者，具有相似临床症状，并在发病时间、地点、人群上有关联性的要及时报告。

（三）责任单位和责任报告人

县级以上各级人民政府卫生行政部门指定的突发公共卫生事件监测机构、各级各类医疗卫生机构为群体性不明原因疾病事件的责任报告单位；执行职务的各级各类医疗卫生机构的医疗卫生人员、个体开业医生为责任报告人。此外，任何单位和个人均可向国务院卫生行政部门和地方各级人民政府及其有关部门报告群体性不明原因疾病事件。任何单位和个人都可以向国务院卫生行政部门和地方各级人民政府及其有关部门举报群体性不明原因疾病事件。

（四）报告内容

各级卫生行政部门指定的责任报告单位，在接到群体性不明原因疾病报告后，要详细询问事件名称、事件类别、发生时间、地点、涉及的地域范围、人数、主要症状与体征、可能的原因、已经采取的措施、事件的发展趋势、下步工作计划等。并按事件发生、发展和控制的过程，收集相关信息，做好初次报告、进程报告、结案报告。

（1）初次报告：报告内容包括事件名称、初步判定的事件类别和性质、发生地点、波及范围、发生时间、涉及发病人数、死亡人数、主要的临床症状、可能原因、已采取的措施、报告单位、报告人员及通信方式等。

（2）进程报告：应报告事件的发展趋势与变化、处置进程、事件的诊断和原因或可能因素，势态评估、控制措施等内容。同时，对初次报告的内容进行补充和修正。重大及特别重大群体性不明原因疾病事件至少应按日进行进程报告。

（3）结案报告：事件终止应有结案报告，凡达到《国家突发公共卫生事件应急预案》分级标准的群体性不明原因疾病事件结束后，均应由相应级别卫生行政部门组织评估。在确认事件终止后 2 周内，对事件的发生和处理情况进行总结，分析其原因和影响因素，并提出今后对类似事件的防范和处置建议。结案报告的具体内容应包括整个事件发生、发展的全过程，包括事件接报情况、事件概况、背景资料（包括事件发生地的地理、气候、人文等一般情况）、描述流行病学分析、病因假设及验证、讨论、结论和建议等。

（五）报告时限与程序

发现群体性不明原因疾病的责任报告单位和报告人，应在 2 h 内以电话或传真等方式向属地卫生行政部门或其指定的专业机构报告，具备网络直报条件的机构在核实应立即进行网络直报。不具备网络直报条件的责任报告单位和责任报告人，应采用最快的通信方式将《突发公共卫生事件相关信息报告卡》报送属地卫生行政部门指定的专业机构。接到群体性不明原因疾病报告的专业机构，应对信息进行审核，确定真实性，2 h 内进行网络直报，同时以电话或传真等方式报告同级卫生行政部门。具体要求按照《国家突发公共卫生事件相关信

息报告管理工作规范(试行)》执行。

(六)通报制度

群体性不明原因疾病发生地的上级卫生行政部门应根据防控工作的需要,将疫情及时通报相邻地区的卫生行政部门。

六、现场控制措施

应急处置中的预防控制措施需要根据疾病的传染源或危害源、传播或危害途径以及疾病的特征来确定。不明原因疾病的诊断需要在调查过程中逐渐明确疾病发生的原因。因此,在采取控制措施上,需要根据疾病的性质,决定应该采取的控制策略和措施,并随着调查的深入,不断修正、补充和完善控制策略与措施,遵循边控制、边调查、边完善的原则,力求最大限度的降低不明原因疾病的危害。

(一)无传染性的不明原因疾病

(1)积极救治病人,减少死亡。

(2)对共同暴露者进行医学观察,一旦发现符合本次事件病例定义的病人,立即开展临床救治。

(3)移除可疑致病源。如怀疑为食物中毒,应立即封存可疑食物和制作原料,职业中毒应立即关闭作业场所,怀疑为过敏性、放射性的,应立即采取措施移除或隔开可疑的过敏原、放射源。

(4)尽快疏散可能继续受致病源威胁的群众。

(5)在对易感者采取有针对性保护措施时,应优先考虑高危人群。

(6)开展健康教育,提高居民自我保护意识,群策群力、群防群控。

(二)有传染性的不明原因疾病

(1)现场处置人员进入疫区时,应采取保护性预防措施。

(2)隔离治疗患者。根据疾病的分类,按照呼吸道传染病、肠道传染病、虫媒传染病隔离病房要求,对病人进行隔离治疗。重症病人立即就地治疗,症状好转后转送隔离医院。病人在转运中要注意采取有效的防护措施。治疗前注意采集有关标本。出院标准由卫生行政部门组织流行病学、临床医学、实验室技术等多方面的专家共同制定,患者达到出院标准方可出院。

(3)如果有暴发或者扩散的可能,符合封锁标准的,要向当地政府提出封锁建议,封锁的范围根据流行病学调查结果来确定。发生在学校、工厂等人群密集区域的,如有必要应建议停课、停工、停业。

(4)对病人家属和密切接触者进行医学观察,观察期限根据流行病学调查的潜伏期和最后接触日期决定。

(5)严格实施消毒,按照《中华人民共和国传染病防治法》要求处理人、畜尸体,并按照《传染病病人或疑似传染病病人尸体解剖查验规定》开展尸检并采集相关样本。

(6)对可能被污染的物品、场所、环境、动植物等进行消毒、杀虫、灭鼠等卫生学处理。疫区内重点部位要开展经常性消毒。

(7)疫区内家禽、家畜应实行圈养。如有必要,报经当地政府同意后,对可能染疫的野生动物、家禽家畜进行控制或捕杀。

(8)开展健康教育,提高居民自我保护意识,做到群防群治。

(9)现场处理结束时要对疫源地进行终末消毒,妥善处理医疗废物和临时隔离点的物品。

根据对控制措施效果评价,以及疾病原因的进一步调查结果,及时改进、补充和完善各项控制措施。一旦明确病因,即按照相关疾病的处置规范开展工作,暂时无规范的,应尽快组织人员制定。

七、防护措施

(一)防护原则

在群体性不明原因疾病的处置早期,需要根据疾病的临床特点、流行病学特征以及实验室检测结果,鉴别有无传染性、确定危害程度和范围等,对可能的原因进行判断,以便采取相应的防护措施。对于原因尚难判断的情况,应该由现场的疾控专家根据其可能的危害水平,决定防护等级。一般来说,在群体性不明原因疾病的处置初期,如危害因素不明或其浓度、存在方式不详,应按照类似事件最严重性质的要求进行防护。防护服应为衣裤连体,具有高效的液体阻隔(防化学物)性能、过滤效率高、防静电性能好等。一旦明确病原学,应按相应的防护级别进行防护。

(二) 防护服的分类

防护服由上衣、裤、帽等组成,按其防护性能可分为四级:

(1) A级防护:能对周围环境中的气体与液体提供最完善保护。

(2) B级防护:适用于环境中的有毒气体(或蒸汽)或其他物质对皮肤危害不严重时。

(3) C级防护:适用于低浓度污染环境或现场支持作业区域。

(4) D级防护:适用于现场支持性作业人员。

(三) 疑似传染病疫情现场和患者救治中的应急处置防护

(1) 配备符合中华人民共和国国家标准《医用一次性防护服技术要求》(GB 19082-2003)要求的防护服,且应满足穿着舒适、对颗粒物有一定隔离效率,符合防水性、透湿量、抗静电性、阻燃性等方面的要求。

(2) 配备达到N95标准的口罩。

(3) 工作中可能接触各种危害因素的现场调查处理人员、实验室工作人员、医院传染科医护人员等,必须采取眼部保护措施,戴防护眼镜;戴双层橡胶手套;穿防护鞋靴。

(四) 疑似放射性尘埃导致疾病的应急处置防护

多数情况下使用一次性医用防护服即可,也可选用其他防护服。防护服应穿着舒适、对颗粒物有一定的隔离效率,表面光滑、皱褶少,具有较高的防水性、透湿量、抗静电性和阻燃性。根据放射性污染源的种类和存在方式以及污染浓度,对各种防护服的防护参数有不同的具体要求。此类防护服要求帽子、上衣和裤子联体,袖口和裤脚口应采用弹性收口。如群体性不明原因疾病现场存在气割等产生的有害光线时,工作人员应配备相应功能的防护眼镜或面盾。

(五) 疑似化学物泄漏和中毒导致疾病的应急处置防护

根据可能的毒源类型和环境状况,选用不同的防护装备。化学物泄露和化学中毒事件将现场分成热区、温区或冷区。不同区域所需的防护各异,一个区域内使用的防护服不适合在另一区域内使用。在对生命及健康可能有即刻危险的环境(即在30 min内可对人体产生不可修复或不可逆转损害的区域)以及到发生化学事故的中心地带参加救援的人员(或其他进入此区域的人员),均需按A级(窒息性或刺激性气态毒物等)或B级(非挥发性有毒固体或液体)防护要求。

八、保 障

(一) 技术保障

(1) 群体性不明原因疾病专家组:各级卫生行政部门应成立群体性不明原因疾病专家组,成员由流行病学、传染病、呼吸道疾病、食品卫生、职业卫生、病原学检验和媒介生物学、行政管理学等方面的专家组成。

(2) 应急处置的医疗卫生队伍:各级卫生行政部门均应建立相应的群体性不明原因疾病应急处置医疗卫生队伍,队伍由疾病预防控制、医疗、卫生监督、检验等专业技术人员组成。

(3) 医疗救治网络:针对可能发生的不同类别群体性不明原因疾病,指定不同的医疗机构进行救治。医疗救治网络各组成部分之间建立有效的横向、纵向信息连接,实现信息共享。

(二) 后勤保障

(1) 物资储备:各级卫生行政部门,建立处置群体性不明原因疾病的医药器械应急物资储备。物资储备种类包括药品、疫苗、医疗器械、快速检验检测技术和试剂、传染源隔离、卫生防护用品等应急物资和设施。

(2)经费保障:各级卫生行政部门要合理安排处置群体性不明原因疾病所需资金,保证医疗救治和应急处理工作的开展。

九、临床救治原则

(一)疑似传染病的救治

在群体性不明原因疾病处置中,鉴于传染病对人群和社会危害较大,因此,在感染性疾病尚未明确是否具有传染性之前,应按传染病进行救治。

1. 发热伴呼吸道症状

(1)呼吸道隔离:呼吸道症状突出的疾病,应该进行呼吸道隔离(按传染病手册及有关规定执行)。疑为传染性非典型肺炎、人感染高致病性禽流感或其他经呼吸道传播的严重传染病病人实行指定医院隔离制度。

(2)病原治疗:①抗菌治疗:根据临床表现及常规实验室检查,初步分析为细菌感染或在严重病毒感染基础上继发细菌感染时,应给予抗菌药物治疗。在使用抗菌药物前应进行痰涂片、细菌培养及药物敏感试验等。如考虑为革兰阳性细菌感染、肺炭疽等,可用普通青霉素或半合成青霉素治疗;如临床提示为耐青霉素细菌感染,选用苯唑西林或氯唑西林,或第一代或第二代头孢菌素治疗;若高度疑为耐甲氧西林金黄色葡萄球菌(MRSA)感染,宜用万古霉素或去甲万古霉素治疗。如考虑为革兰阴性细菌感染,可用氨基甙类、喹诺酮类、头孢三嗪等;如为耐药革兰阴性细菌感染,宜选用头孢哌酮/舒巴坦等酶抑制剂,或亚胺培南等碳青酶烯类抗菌药物治疗。如疑为肺鼠疫,应选用链霉素或四环素、庆大霉素治疗。如考虑为真菌感染,选用抗真菌药治疗。②抗病毒药物:根据临床表现及常规实验室检查提示为病毒感染时,早期可考虑抗病毒药物的使用。如疑为人感染高致病性禽流感,可用神经氨酸酶抑制剂或钙离子通道抑制剂。

(3)一般治疗与病情观察:卧床休息,避免用力剧烈咳嗽。维持水、电解质、酸碱平衡。密切观察体温、呼吸、肺部体征等变化,如有呼吸困难应给予持续鼻导管吸氧,必要时面罩吸氧(一般吸氧浓度为1~3 L/min)。监测血氧饱和度(SPO_2),定期复查胸片等。

(4)对症治疗:①高热时给予冷敷、乙醇擦浴等物理降温,必要时可使用解热镇痛药物。小儿不宜用水杨酸解热止痛药物。②酌情使用祛痰药物,咳嗽剧烈时可适当使用镇咳药物。③如出现严重呼吸功能衰竭,应及时采用呼吸机辅助治疗。④有心、脑、肾、肝损害时,积极给予相应治疗;出现休克者应及时给予扩容、纠正酸中毒等抗休克处理。⑤肾上腺糖皮质激素的应用:对于严重感染尤其是严重病毒感染,为了抑制异常的免疫病理反应、缓解中毒症状、改善机体耐受性,可酌情使用氢化可的松、泼尼松或泼尼松龙等。一般原则是大剂量(相当于泼尼松龙80~320 mg/d)、短疗程(3~5 d),并同时用制酸剂和胃黏膜保护剂。但仍然要注意继发真菌感染的可能性。

2. 发热伴消化道症状

(1)消化道隔离:消化道症状突出的疾病,应按消化道隔离(按传染病手册及有关规定执行)。疑为霍乱或其他经消化道传播的严重传染病应严格隔离,其排泄物应彻底消毒。

(2)病原治疗:疑为细菌感染,参照伴呼吸道症状疾病的抗菌药物治疗。如考虑霍乱可用多西环素或环丙沙星、诺氟沙星等药物;疑为沙门菌肠炎,选用氟喹诺酮药物治疗;考虑为难辨梭状芽孢杆菌肠炎,宜用万古霉素或去甲万古霉素。病毒性肠炎一般不使用抗病毒药物治疗。

(3)一般治疗与病情观察:卧床休息。密切观察体温、呕吐及腹泻情况、大便性状。严重腹泻者应观察脉搏、尿量、血压等变化。

(4)对症治疗:①水与电解质丢失明显者,应静脉补液治疗。严重脱水者,补液的原则是早期、迅速、足量、先盐后糖、先快后慢,特别是第一个24 h输液的量和速度是抢救成功的关键。病情好转后改为口服补液盐。②一般不宜使用止泻药物,高热时给予冷敷、乙醇擦浴等物理降温。③出现心、脑、肺、肾损害,应积极给予相应的治疗。④出现休克或弥漫性血管内凝血(DIC)应及时给予相应抢救。

3. 发热伴神经系统症状

(1)隔离病人:如疑为流行性脑脊髓膜炎等呼吸道传染疾病,应进行呼吸道隔离;如疑为中毒型菌痢等消化道传染病,应进行消化道隔离;如考虑流行性乙型脑炎或脑型疟疾等虫媒传染病,应以灭蚊防蚊为重点切断传播途径。

(2)病原治疗:疑为细菌感染,参照伴呼吸道症状疾病的抗菌药物治疗原则。如考虑普通型流脑首选青霉素或磺胺嘧啶,暴发型流脑选用头孢三嗪或其他敏感抗菌药物治疗。如考虑流行性乙型脑炎等病毒性中枢神经系统感染,一般不宜用抗病毒药物。如考虑新型隐球菌脑膜炎,选用两性霉素B联合5-氟胞嘧啶,或用氟康唑等治疗。

(3)一般治疗与病情观察:卧床休息。维持水、电解质、酸碱平衡。密切观察体温、神志、瞳孔、呼吸和血压等变化。酌情腰穿,了解脑脊液外观、压力情况,进行常规、生化及病原学检查。

(4)对症治疗:①及时用20%甘露醇、地塞米松(10~20 mg/d)等行脱水治疗,降低颅内压力,防止脑疝及呼吸衰竭。②高热时给予物理降温,必要时可采用亚冬眠疗法。出现惊厥或抽搐,注射地西泮(10 mg)镇静止痉。③休克者给予抗休克治疗;弥漫性血管内凝血(DIC)者及时给予抗凝治疗。④保持呼吸道通畅,出现呼吸衰竭者应使用呼吸兴奋剂洛贝林(山梗菜碱)、可拉明(尼可刹米),严重者行气管切开,呼吸机辅助治疗。⑤出现心功能不全,应使用强心剂,并限制液体入量;有肝、肾损害,应积极给予相应治疗。

4. 发热伴皮疹

(1)病人隔离:如疑为麻疹、流行性脑脊髓膜炎、猩红热、水痘、风疹等呼吸道传染病,进行呼吸道隔离;如疑为伤寒等消化道传染病,给予消化道隔离;以发热伴出血性皮疹为主考虑为人感染猪链球菌病等是否可以人传染给人尚未明确的疾病,也应注意适当隔离。

(2)病原治疗:考虑为细菌感染,参照伴呼吸道症状疾病的抗菌药物治疗原则。疑为伤寒选用三代头孢治疗;疑为沙门菌肠炎,选用氟喹诺酮药物治疗。

(3)一般治疗与病情观察:维持水、电解质与酸碱平衡。密切观察体温、皮疹或皮下出血斑变化;如神经系统损害明显,还应注意观察神志、瞳孔、呼吸情况;如为全身性感染(如败血症),应观察脉搏、血压、尿量变化。酌情腰穿了解脑脊液外观、压力、细胞数情况,血常规、生化,以及血培养等病原学检查。

(4)对症治疗:①高热时给予物理降温,必要时可要用亚冬眠疗法。伴有惊厥或抽搐,注射地西泮(10 mg)镇静止痉。②伴颅内压力增高时,及时用20%甘露醇、地塞米松(10~20 mg/d)等行脱水治疗。③如为败血症、感染性休克,在强有力抗菌药物使用的同时积极给予抗休克治疗,其原则是:扩容、纠正酸中毒、血管活性药物,必要时使用肾上腺糖皮质激素。合并弥漫性血管内凝血(DIC),应及时给予抗凝治疗。④其他:保持呼吸道通畅;心功能不全时应酌情使用强心剂;尿量减少者给予利尿剂;肝功能异常者应给予相应治疗。

5. 发热伴肝和(或)肾功能损害

(1)病人隔离:如疑为伤寒等消化道传染病,应进行消化道隔离;如考虑恶性疟疾等虫媒传染病,应以灭蚊防蚊为重点切断传播途径;如考虑为肾综合征出血热等动物传播疾病也应注意适当隔离;如疑为埃博拉出血热等新发传染疾病,应严格隔离至体温正常后7天或病后21天。

(2)病原治疗:疑为败血症、伤寒等细菌感染,参照伴呼吸道症状疾病的抗菌药物治疗原则。如考虑为肾综合征出血热或埃博拉出血热、马尔堡出血热等新发病毒性传染疾病,抗病毒药物的疗效尚有争议。

(3)一般治疗与病情观察:卧床休息。维持水、电解质、酸碱平衡。酌情观察体温、黄疸、尿量和血压等变化。进行血常规、生化及尿常规等检查。

(4)对症治疗:①高热时给予冷敷、乙醇擦浴等物理降温。必要时可要用亚冬眠疗法。②肝功能明显异常,如血清胆红素及血清转氨酶显著增高等,应给予适当保肝治疗。③肾功能损害致尿量减少,应给予利尿剂;肾功能衰竭者,应进行透析或持续血液滤过(CRRT)等治疗。④休克者给予抗休克治疗;弥漫性血管内凝血(DIC)者及时给予抗凝治疗。⑤其他:出现心功能不全,应使用强心剂,并限制液体入量等。

6. 发热伴心脏损害

(1)病人隔离:根据可疑的传播途径,酌情采取呼吸道隔离、消化道隔离或其他相应的隔离措施。

(2)病原治疗:疑为败血症伴心肌损害等细菌感染,参照伴呼吸道症状疾病的抗菌药物治疗原则。如考虑病毒感染或病毒性心肌炎,一般不宜用抗病毒药物。

(3)一般治疗与病情观察:卧床休息。维持水、电解质、酸碱平衡。密切观察体温、脉搏、血压等变化。酌情进行血常规、尿常规、生化、心肌酶学及心电图等检查。

(4)对症治疗:①高热时给予冷敷、乙醇擦浴等物理降温。②出现心功能不全,应使用强心剂,限制液体入量,减轻心脏前后负荷等。心律失常应进行心电监护,并酌情使用抗心律失常药物。疑为心肌炎可酌情考虑使用肾上腺糖皮质激素。③呼吸功能障碍、肝功能、肾功能损害应给予相应治疗。④休克或弥漫性血管内凝血(DIC)者及时给予相应治疗。

7. 发热伴其他症状

(1)病人隔离:根据可疑的传播途径,酌情采取相应的隔离措施。

(2)病原治疗:疑为细菌感染,参照伴呼吸道症状疾病的抗菌药物治疗原则。如考虑为淋巴结结核给予抗结核治疗;考虑为利什曼病应给予锑剂治疗等。

(3)一般治疗与病情观察:卧床休息。维持水、电解质、酸碱平衡。观察体温、淋巴结、肝脾等变化。酌情进行血常规、尿常规、生化或淋巴结活检等。

(4)对症治疗:①高热时给予冷敷、乙醇擦浴等物理降温。②有心、脑、肾、肺、肝损害时,积极给予相应治疗。③出现休克者应及时给予扩容、纠正酸中毒等抗休克处理。

(二)疑似非传染性疾病的救治

1. 疑似食物中毒

(1)停止可疑中毒食品。

(2)在用药前采集病人血液、尿液、吐泻物标本,以备送检。

(3)积极救治病人:①加速体内毒物清除:可采取催吐、洗胃、导泻、灌肠、利尿、服活性炭等方法加速肠道内毒物的排除。在医院外,可用手指或汤匙刺激咽后壁诱发呕吐。但对昏迷、抽搐未控制、强烈呕吐、腹泻、消化道损伤的患者要注意清除毒物的适应证。②对症治疗:控制惊厥、抢救呼吸衰竭、抗休克、纠正水、电解质紊乱及保护重要器官功能、预防和治疗继发感染等。③特殊治疗:包括血液净化疗法等。

2. 疑似职业中毒

(1)迅速脱离现场:迅速将患者移离中毒现场至上风向的空气新鲜场所安静休息,避免流动,注意保暖,必要时给予吸氧。密切观察24~72 h。医护人员根据患者病情迅速将病人分类,做出相应的标志,以保证医务人员抢救。

(2)防止毒物继续吸收:脱去被毒物污染的衣物,用流动的清水及时反复清洗皮肤毛发15 min以上,对于可能经皮肤吸收中毒或引起化学性烧伤的毒物更要充分冲洗,并可考虑选择适当中和剂中和处理,眼睛溅入毒物要优先彻底冲洗。

(3)对症支持治疗:保持呼吸道通畅,密切观察患者意识状态、生命体征变化,发现异常立即处理。保护各脏器功能,维持电解质、酸碱平衡等对症支持治疗。

十、附 录

(一)按临床综合征划分的疾病特征(表 17-8-1)

表 17-8-1 按临床综合征划分的疾病特征

各类综合征及其特征		病原体	参考疾病
1. 无特征性皮疹的发热 突然或逐渐发病,伴有发热、头痛、肌肉和关节痛;偶尔有胃肠道症状;无确切定位,偶尔有多淋巴结肿大;可能再发和复发	1.1 所有气候	病毒	节肢动物传播的病毒热、流行性肌痛
		细菌	布鲁氏病、钩端螺旋体病、非肺炎性军团病
		立克次氏体	战壕热
		寄生虫	旋毛虫病
	1.2 温暖气候或季节	病毒	登革热、裂谷热、白岭热
		细菌	回归热
		寄生虫	急性血吸虫病、疟疾
		无	中暑
2. 有特征性皮疹的发热 起病伴有发热和全身症状;全身性皮疹(斑疹、丘疹、疱疹、脓疱疹)或皮疹定位在皮肤和/或黏膜的某些部位;假如是出血性的,见综合征 3	2.1 一般性皮疹 (斑疹或紫癜)	病毒	肠道病毒发热疹、传染性红斑,麻疹,幼儿急疹,风疹
		细菌	脑膜炎菌血症、鼠咬伤、猩红热、中毒性休克综合征(由金黄色葡萄球菌引起)、伤寒、副伤寒
		立克次氏体	斑疹热群(南欧斑疹热,洛矶山斑疹热);斑疹伤寒(地方性、流行性)恙虫病
	2.2 一般性皮疹 (疱疹或脓疱疹)	病毒	猴痘,天花,水痘
		立克次氏体	立克次体痘
	2.3 局部性红斑 (任何部位)	病毒	肠道病毒泡状胃炎伴有皮疹,疱疹病毒齿龈炎,痘病毒局部皮肤感染
		细菌	皮肤炭疽,慢性游走性红斑(由 burgdorferi 螺旋体引起)
		寄生虫	麦地那虫病
3. 发热伴出血 起病伴有发热和全身症状;3～5 d 后的第二阶段伴有皮肤出血(淤斑、淤点、穿刺有分泌物)、内出血(阴道出血、呕血、柏油样便、血尿),偶尔有黄疸,有或无末梢休克综合征	3.1 蚊虫传播	病毒	登革热、黄热病,西尼罗河病毒,基孔肯亚出血热
		寄生虫	恶性疟疾
	3.2 蜱传播	病毒	克里米亚-刚果出血热,基萨那森林热,鄂木斯克出血热
	3.3 啮齿动物传播	病毒	肾综合征出血热,阿根廷玻利维亚出血热,拉沙热
	3.4 病媒不明	病毒	埃博拉及马尔堡病毒病

续表

各类综合征及其特征		病原体	参考疾病
4. 发热伴淋巴结肿大 起病伴有发热和全身症状；化脓性或非化脓性，局部或全身性腺体肿大	4.1 全身性淋巴结肿大	病毒	获得性免疫缺陷综合征
		寄生虫	丝虫病，内脏利什曼病，弓形虫病
		立克次体	巴尔通体病
	4.2 局部性淋巴结肿大	病毒	r-疱疹病毒性单核细胞增多症
		细菌	腺鼠疫，土拉伦斯菌病
		寄生虫	非洲虫病，美洲虫病
5. 发热伴神经系统表现 偶尔发病，伴有发热和全身症状，脑膜炎体征，脑炎，麻痹	5.1 瘫痪	病毒	肠道病毒性脑脊髓炎，脊髓灰质炎
	5.2 脑膜炎	病毒	淋巴细胞性脉络丛脑膜炎，病毒性脑膜炎，腮腺炎
		细菌	流行性脑脊髓膜炎，嗜血杆菌脑膜炎
		寄生虫	血管圆线虫病
	5.3 脑炎	病毒	节肢动物传播的病毒性脑炎，其他脑炎，狂犬病
		细菌	李斯特菌病
		真菌	新型隐球菌病
	5.4 有各种致病因子引起的脑膜脑炎		
6. 发热伴呼吸道症状 疲劳、咳嗽、胸痛、呼吸困难；脓痰或血痰	6.1 上呼吸道（喉、气管、支气管）	病毒	急性病毒性咽炎，急性病毒性鼻炎，肠道病毒性淋巴结咽炎，肠道病毒性水泡状咽炎，喉气管支气管炎
		细菌	白喉，百日咳，链球菌性咽炎
		病毒或细菌	支气管炎
	6.2 下呼吸道（细支气管，肺泡）	病毒	流感，病毒性肺炎，Q热（立克次体），SARS，人禽流感
		细菌	肺炭疽，细支气管炎，军团菌病，类鼻疽，饲鸟病，肺鼠疫，细菌性肺炎，霉浆菌属引起的肺炎，肺结核病
		真菌	球孢子菌病，组织胞浆病
		支原体，衣原体，真菌或寄生虫等引起的肺炎	
7. 发热伴胃肠道症状 伴有神经系统的体征和症状（见综合征5）或伴有皮疹（见综合征2）（注：食物中毒可能无发热）	7.1 腹泻	病毒	急性病毒性胃肠炎（轮状病毒、Norwalk病毒、星状病毒、杯状病毒等）
		细菌	霍乱弧菌性肠炎、沙门氏菌病，小肠弯曲菌肠炎，耶尔森氏菌小肠结肠炎，致泻性大肠杆菌肠炎
		寄生虫	寄生虫引起的腹泻
	7.2 痢疾	细菌	肠炭疽(罕见)，志贺氏菌痢疾
		寄生虫	阿米巴痢疾
	7.3 其他	寄生虫	异尖线虫病

续表

各类综合征及其特征		病原体	参考疾病
8. 发热伴黄疸 初期伴有全身性症状（见综合征1），但也可能没有黄疸；若是出血性的，见综合征3		病毒	甲型病毒性肝炎，乙型病毒性肝炎，丙、戊型病毒性肝炎，未分型病毒性肝炎
9. 非发热性疾病 有以上综合征的一些体征和症状，但不发热	9.1 皮疹		皮肤性利曼病，孢子丝菌病，游泳者皮炎，游泳池相关皮炎，雅司病
	9.2 神经系统疾病		格林-巴利综合征，Reye's综合征，破伤风
	9.3 呼吸系统疾病		肺吸虫病
	9.4 胃肠道疾病		结肠袋纤毛虫病，毛细血管炎，霍乱（流行性霍乱弧菌O群），华支睾吸虫病，姜片虫病，贾第鞭毛虫病，肠道血吸虫病
	9.5 由下列原因引起的食物中毒		腊样芽孢杆菌，肉毒杆菌，产气荚膜杆菌，毒物、副溶血性弧菌
	9.6 黄疸		片吸虫病
	9.7 结合膜炎		急性细菌性结合膜炎，腺病毒结合膜炎，衣原体结合膜炎，肠道病毒出血性结合膜炎
	9.8 泌尿道疾病		泌尿道血吸虫病

(二)急性不明原因中毒相关体征的甄别见表17-8-2。

表17-8-2 急性不明原因中毒相关体征的甄别

体征		可能毒物	备注
气味异常	呼出气、皮肤及呕吐物中异常的气味。对判断接触化学物的种类有一定价值		
	酒精味	乙醇、甲醇等	
	芳香味	苯、甲苯、丁二烯等	在工作衣、皮肤可散发芳香味；如口服这类有机溶剂，呼气中有此异味
	臭蛋味	硫化氢、硫醇等	呼出气及皮肤皆可散发臭蛋味
	刺鼻味	苯酚、强酸、强碱类	
	苦杏仁味	氰的无机或有机化合物	

续表

体征		可能毒物	备注
气味异常	蒜味	有机磷农药、工业用乙炔等	
	腐鱼味	磷化氢	
	水果味	醋酸戊酯、亚硝酸异物酯、亚硝酸丁酯、异丙醇、丙酮	
	干草味	光气	
	醋味	各种酸类	
	鞋油味	苯胺、硝基苯等	
	梨味	水合氯醛	
		很多化学物可能散发类同气味,因此不能以此作为鉴别品种的单一指标。两种以上化学品混合后气味可能有所改变,或一种化学物气味强将另一种气味掩盖	
多汗		多汗是指分泌汗量过多。可分为全身性和局部性	
	全身性多汗	①急性有机磷农药、氨基甲酸酯类农药等中毒;②急性五氯酚钠中毒;③药物如毛果芸香碱,水杨酸盐、阿司匹林等中毒;④急性中毒为危重也可有多汗情况	多汗是多种疾病的一个非特异的体征,因此要观察多汗的部位、程度及持续时间,并结合生活或职业暴露史、其他临床表现,才能正确判断其临床意义
	早期出现大汗淋漓	常见于急性有机磷农药中毒,尤其是其经皮肤吸收时,中毒症状不典型,但周身大汗则常是早期突出体征。急性五氯酚钠、二硝基酚中毒时大汗,全身如水淋	
	局部性多汗	常见于急性有机溶剂、有机汞、有机锡、四乙基铅等化学物中毒,以掌跖部多汗为主	
	病程中出现多汗	要注意病情可能恶化	
皮肤色泽	高铁血红蛋白症所致的青紫	明显发绀而缺氧表现相对较轻是高铁血红蛋白血症的特点;主要见于亚硝酸中毒,也可出现在伯氨喹啉、次硝酸铋、磺胺类、苯丙砜、硝基苯、苯胺等中毒时	
	樱桃红色	见于部分急性一氧化碳中毒,也可见于氰化物中毒病人	
	黄疸	见于中毒性溶血性贫血,中毒性或药物性肝病	
	潮红色	见于急性酒精中毒,以及其他可致血管扩张的毒物、药物中毒	
	双手黄染	常见于接触三硝基甲苯、苦味胺或黄色染料的工作人员	
	皮肤损害	有时有些皮损可作为提示接触某类毒物的线索	

(三) 不明原因疾病样本采集见表17-8-3。

表17-8-3 不明原因疾病样本采集表

疾病分类	标本种类	实验检测
发热伴呼吸道症状	双份血清、全血、痰液、鼻咽拭子、口咽拭子、粪便、下呼吸道样品,死亡病例的气管、支气管、肺、淋巴结等	抗体、病原、病原核酸
发热伴消化道症状	双份血清、全血、口咽拭子、呕吐物、粪便或肛拭子,死亡病例的肝、胃、肠、脾、胰、淋巴结等	抗体、病原、病原核酸
发热伴皮疹	双份血清、全血、出血标本、口咽拭子、疱疹液、尿液,死亡病例的肺、肾、肝、脾、胰、脑、皮肤、淋巴结等	抗体、病原、病原核酸
发热伴神经系统症状	双份血清、全血、口咽拭子、脑脊液、粪便或肛拭子,死亡病例的脑、淋巴结等	抗体、病原、病原核酸
发热伴肝和或肾功能损伤	双份血清、全血、口咽拭子、呕吐物、尿液、粪便或肛拭子,死亡病例的肝、胃、肠、肾、脾、胰、淋巴结等	抗体、病原、病原核酸
发热伴心脏损伤	双份血清、全血、咽拭子、粪便或肛拭子,死亡病例的心、肝、胃、肠、肾、脾、胰、肌肉、淋巴结等	抗体、病原、病原核酸
发热伴其他症状	双份血清、全血、咽拭子、粪便或肛拭子、淋巴结穿刺液,死亡病例的心、肝、胃、肠、肾、脾、胰、肌肉、淋巴结等	抗体、病原、病原核酸
食物中毒	血液、尿液、呕吐物、粪便,以及剩余食物、食物原料、餐具、死者的胃、肠内容物等。尸体解剖:重点采集肝、胃、肠、肾、心等	病原、毒素、毒物
职业中毒	血液、尿液、呕吐物,以及水、空气、土壤等环境标本	毒物

(四)群体性不明原因疾病应急处置技术流程图(图17-8-1)

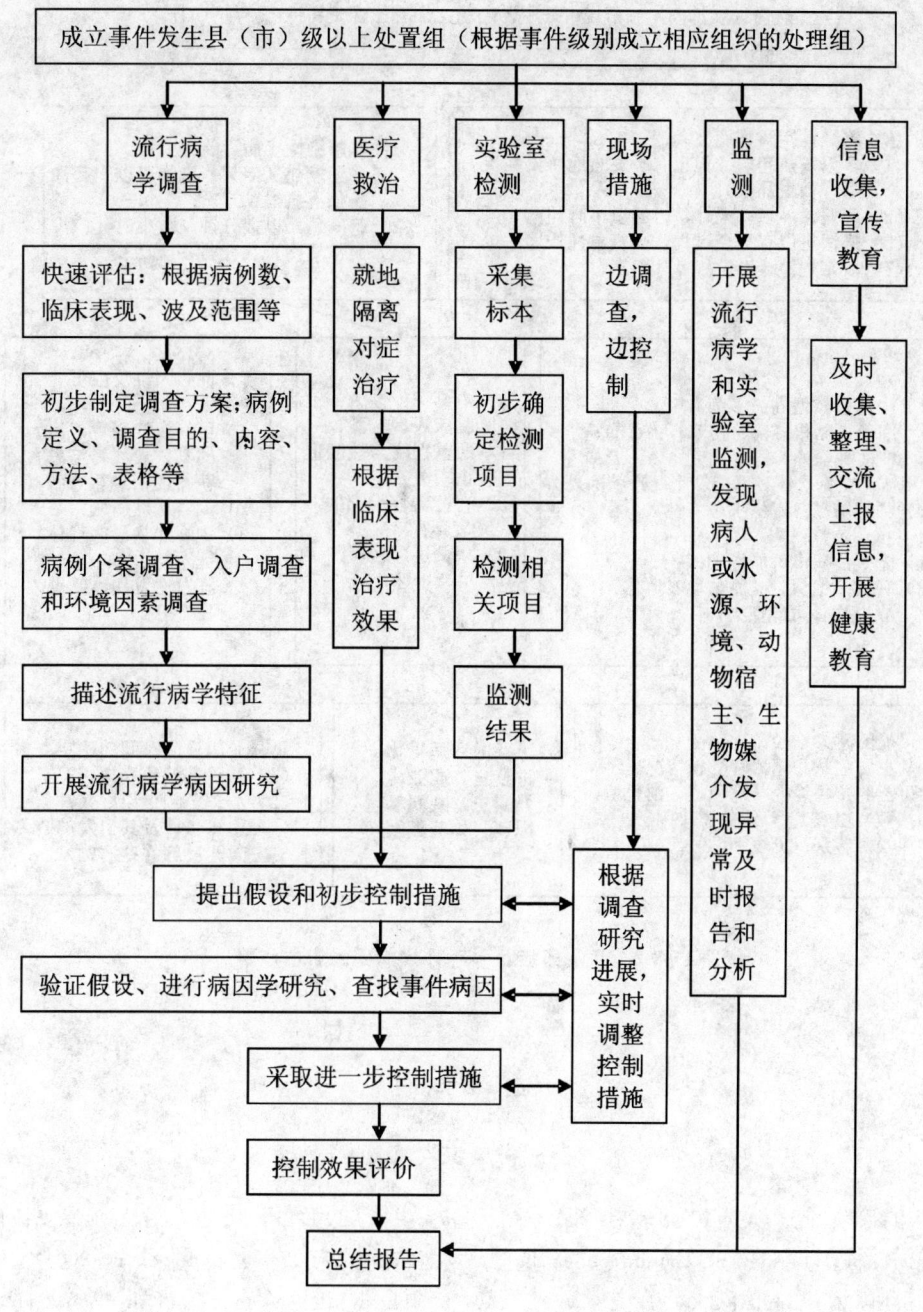

图17-8-1　群体性不明原因疾病应急处置技术流程图

(五)从临床症状入手寻找病因线索的步骤(图 17-8-2)

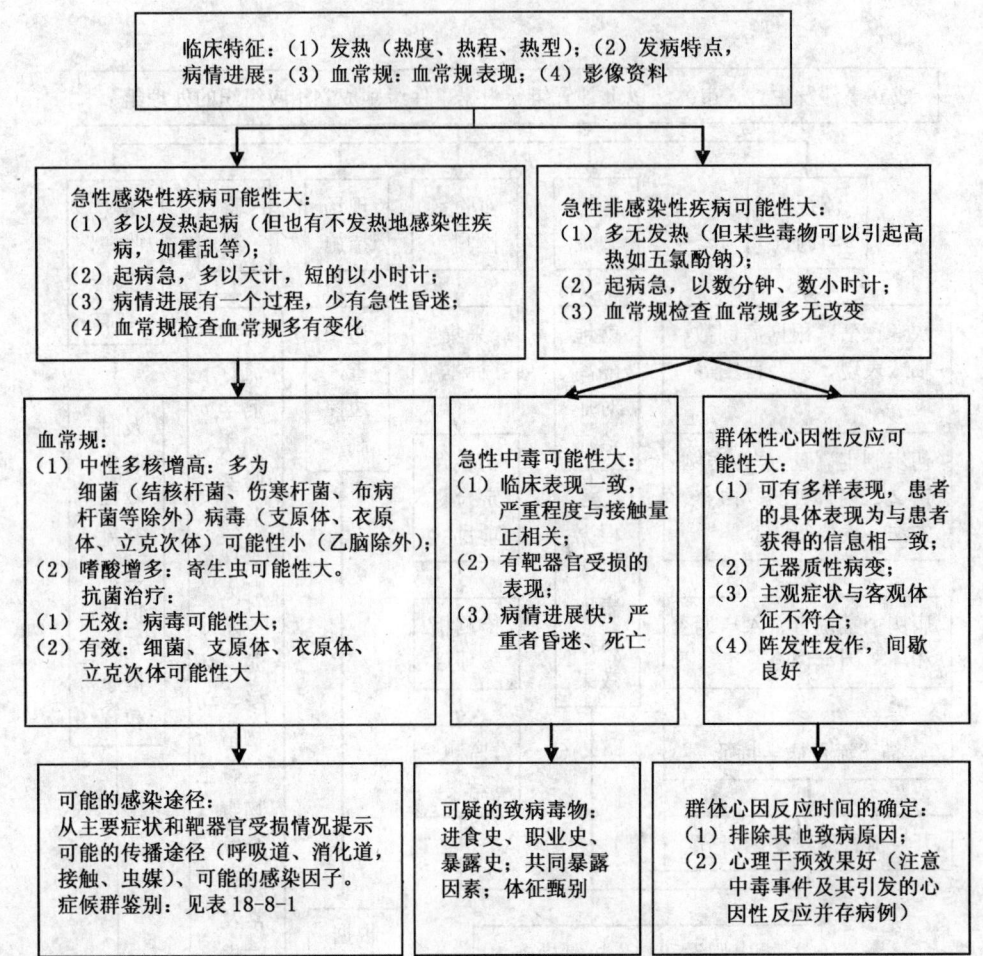

图 17-8-2　从临床症状入手寻找病因线索的步骤

(赖荣德)

参 考 文 献

1　陈灏珠. 实用内科学. 北京:人民卫生出版社,2005
2　Cohen J, Powderly WG, Berkley S, et al. Infectious disease, 2nd edition. Elsevier Limited, 2004
3　中华人民共和国卫生部. 传染性非典型肺炎诊疗方案, 2004
4　Algorithm for evaluating, managing, and reporting patients with fever or respiratory symptoms in the presence of known person-to-person SARS transmission, www.cdc.gov, 2004
5　中华人民共和国卫生部. 人禽流感疫情预防控制技术指南(试行). www.moh.gov.cn. 2004
6　The writing committee of the World Health Organization (WHO) consultation on human influenza A/H5. Avian influenza A (H5N1) infection in humans. N Engl J Med, 2005, 353(13):1374～1385
7　Clinical management of human infection with avian influenza a(H5N1) virus, updated advice 15 august 2007. World Health Organization. www.who.int/csr/re-

sources/publications/en/index.html

8 Writing committee of the second World Health Organization Consultation on clinical aspects of human infection with avian influenza A(H5N1)virus. Update on avian influenza A(H5N1)virus infection in humans. N Engl J Med,2008,358(3):261~273

9 中华人民共和国卫生部. 人感染猪链球菌病诊疗方案. 2006

10 Huang YT,Teng LJ,Ho SW,et al. Streptococcus suis infection,J Microbiol Immunol Infect,2005,38:306~313

11 WHO Expert Consultation on Rabies:first report,2004:Geneva,Switzerland

12 中华人民共和国卫生部. 全国狂犬病监测方案(试行),2005

13 中华人民共和国卫生部. 狂犬病暴露后处置工作规范(试行),2006

14 Tuberculosis and air travel, guidelines for prevention and control(2th edition). WHO,2006

15 International standards for tuberculosis care-diagnosis,treatment,public health,TBCTA(tuberculosis coalition for technical assistance). WHO,2006

16 Global tuberculosis control:surveillance, planning, financing:WHO report 2005. Geneva,WHO,2005

17 中华医学会结核病学分会. 肺结核诊断和治疗指南. 中华结核和呼吸杂志,2001,24(2):70~74

18 Marx JA,Hockberger RS,Walls RM. Rosen's Emergency Medicine:concepts and clinical practice,6th edition. Elsevier Health Sciences,2006

19 卫生部疾病预防控制局. 结核病防制工作规范(征求意见稿). www.moh.gov.cn,2006

20 Palomino JC,Leao SC,Ritacco V, Tuberculosis 2007:from basic science to patient care,www.Tuberculosis-Textbook.com

21 卫生部疾病预防控制局. 中国结核病防治规划实施工作指南(征求意见稿). www.moh.gov.cn,2006

22 National Collaborating Centre for Chronic Conditions. Tuberculosis:clinical diagnosis and management of tuberculosis, and measures for its prevention and control. National Institute for Health and Clinical Excellence,March 2006

23 Hoffmann C,Rockstroh JK,Kamps BS. Hiv Medicine 2006. Flying Publisher,2006

24 中华医学会,中华人民共和国卫生部. 艾滋病诊疗指南. 2005

25 HIV/AIDS Care and Treatment:guide for implementation. WHO,2004

26 Matthew Brenner. Current Clinical Strategies:Critical Care and Cardiac Medicine(2006 edition). www.ccs-publishing.com

27 中华人民共和国卫生部. 群体性不明原因疾病应急处置方案(试行),2007

第 18 章

水电解质和酸碱失衡

第 1 节 水-钠失衡

维持水、电解质和酸碱平衡是所有个体必需的基本生活要求,水、电解质的摄入和排出靠神经和体液共同调节。水分约占成人体重的 60%(55%~65%),并随年龄、性别和体脂数量不同而略有差异,其中 2/3 是细胞内液(intracellular fluid, ICF),1/3 为细胞外液(extracellular fluid, ECF,如血浆和组织间隙)。正常成人每日摄水量 1.5~2.5 L,日常代谢产生约 300~400 ml 水。每日尿量约 1~2 L,通过粪便排水约 100 ml,出汗约 50 ml 左右,另有约 1 000 ml 水分经呼吸道和皮肤蒸发。

血容量和血管容量充盈是机体内环境平衡的最重要特征,机体通过交感神经系统和肾素-血管紧张素-醛固酮系统,维持细胞内外水分和钠于相对平衡的状态是细胞、组织、器官发挥正常功能的基础。表 18-1-1 是正常健康机体水和体液成分组成。

表 18-1-1 正常健康机体水和体液组成

测量成分	细胞内	血浆	间质
水(ml/kg)	400(330~450)	50(45~55)	150(120~220)
Na^+ (mmol/L)	3	140(135~145)	135(130~140)
K^+ (mmol/L)	140(120~160)	4.5(3.5~5.5)	4.5(3.5~5.5)
Ca^{2+} (mmol/L)	2(1.5~2.5)	2.5(2.0~3.0)	1.5(1.0~2.0)
Mg^{2+} (mmol/L)	15(12~17)	2.0	1.5

续表

测量成分	细胞内	血浆	间质
Cl^-(mmol/L)	6(4~9)	103(95~110)	108(100~115)
HCO_3^-(mmol/L)	8(6~10)	26(22~30)	27(22~30)
磷酸盐(mmol/L)	—	2	2
硫酸盐(mmol/L)	—	2	2
有机酸(mmol/L)	16	3	3
尿素(mmol/L)	4	4	4
葡萄糖(mmol/L)	—	5(4~6)	5(4~6)
渗透压(mOsm/kg)	287(280~295)	287(280~295)	287(280~295)
渗透压(mOsm/L)	278(270~286)	278(270~286)	278(270~286)
总渗透压(mmol/L)	299	294	294

注:(1) mEq=(mg×10×离子价)÷(原子量×100 ml);mmol/L=(mEq/L)÷离子价。
(2) 血浆渗透压(mOsm/kg)=2Na^+(mmol/L)+Glu(mg/dl)÷18+BUN(mg/dl)÷2.8=2 Na^+(mmol/L)+Glu(mmol/L)+BUN(mmol/L)≈2.1×Na^+(mmol/L)。

当体内水和钠等电解质分布不均或发生异常时,便会产生水肿或电解质失衡。由于血管外间质容量过多而产生的肿胀称为水肿。一般在间质容量超过 2.5~3.0 L 时才会表现为明显的肉眼水肿。引起水肿的原因包括毛细血管压力升高、胶体渗透压降低、毛细血管通透性增加和淋巴管阻塞。毛细血管压力升高包括:①血管内容量增加如心力衰竭、肾疾病、月经前钠潴留、妊娠、环境性热应激、噻唑烷二酮类治疗等;②静脉阻塞如肝病伴门静脉阻塞、急性肺水肿、静脉血栓形成(血栓性静脉炎);③微动脉阻力降低如钙通道阻滞剂反应等。胶体渗透压降低包括:①血浆蛋白丢失增加如肾病致蛋白丢失或大面积烧伤;②血浆蛋白产生减少如肝病、饥饿或营养不良等。毛细血管渗透性升高包括:①炎症;②过敏反应如荨麻疹、血管神经性水肿;③恶性病如腹水、胸腔积液;④组织损伤或烧伤。淋巴阻塞:淋巴管等结构恶性阻塞或外科淋巴结清除术后等。表 18-1-2 是各种体液中钠浓度比较,将为危重急症患者寻找失钠原因提供重要参考。

表 18-1-2 不同体液中钠浓度对照表

体液类型	尿液	腹泻	胃分泌液	汗液	呋塞米利尿	胰分泌液	小肠分泌液
钠浓度(mmol/L)	<10	40	55	80	75	145	145

钠是血浆渗透压的最主要成分,血浆钠的高低直接关系到血浆渗透性,影响细胞内外交换,根据钠和水丢失或增加的比例不同,分为低钠血症和高钠血症。图 18-1-1 是水-钠平衡失调的病理生理机制。

血浆钠浓度变化直接引起渗透压显著改变,产生一系列病理生理变化如口渴或厌饮、尿少或多尿等,血钠变化时的渗透压改变及机体代偿机制见图 18-1-2。

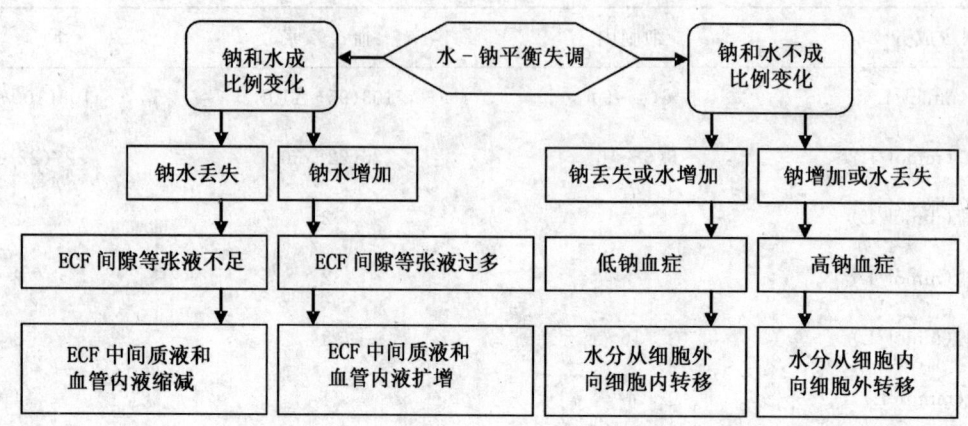

图 18-1-1 水-钠平衡失调的病理生理机制示意图

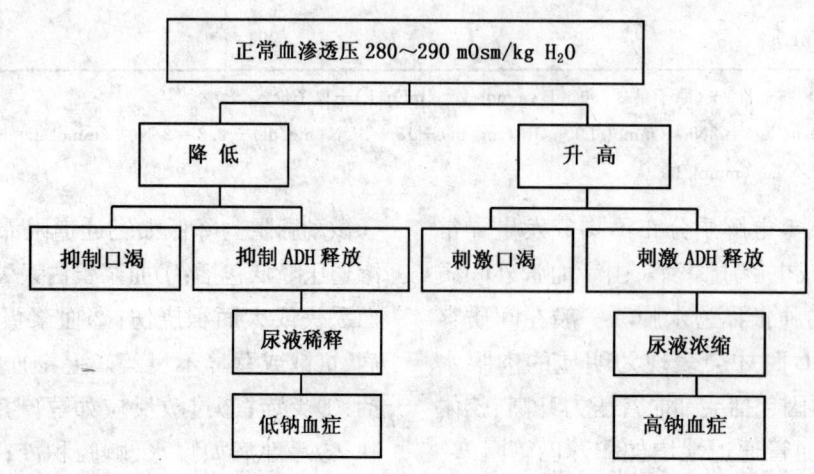

图 18-1-2 血浆渗透压和钠异常病理生理

第 2 节 低钠血症

低钠血症是指血清钠浓度<135 mmol/L,是常见的一种电解质异常,估计 1%的病人发生急性症状性低钠血症,4%发生急性无症状性低钠血症,15%~20%患者发生慢性症状性低钠血症,ICU 中低钠血症的发生率约为 30%,院内危重病死亡伴有低钠血症者约 40%。低钠血症是 ICU 死亡的独立危险因素。

一、识 别

(一)原因和病理生理

1. 肾泌水原因

(1)肾泌水障碍相关性低钠血症:①动脉血容量不足效应:A 肾外丢失如胃肠道异常如呕吐、腹泻,第三间隙丢失如烧伤、肠梗阻、胰腺炎、腹膜炎;

B 肾丢失:利尿治疗如噻嗪类、袢利尿剂使用,渗透性利尿如葡萄糖、甘露醇、尿素,钠丢失性肾病如脑钠衰竭综合征;肾功能衰竭。②抗利尿激素(ADH)过多:抗利尿激素分泌异常综合征(SIADH)、盐皮质激素缺乏、甲状腺功能减退症。

(2)肾泌水正常性低钠血症:原发性(强迫性)多饮症、渗透压复位综合征(reset osmostat syndrome)。

2. 容量性原因

(1)低容量性原因:①肾丢失:如利尿,渗透性利尿(尿素、甘露醇或葡萄糖),肾上腺皮质功能不全,碳酸氢盐尿(呕吐或二型肾小管酸中毒),酮尿;②非肾性失钠:如呕吐,腹泻,严重失血;③液体潴留:如腹膜炎,肠梗阻,胰腺炎,烧伤。

(2)等容量性原因:①中枢神经系统损害:如创伤、出血、大面积损害或中风、炎症和脱髓鞘病变;②药物:如噻嗪类利尿剂,去氨基精氨酸,缩宫素,尼古丁或烟酸,酚噻嗪类药(氯丙嗪),选择性 5-羟色胺抑制剂类抗抑郁药,鸦片衍生物,长春新碱,卡马西平,环磷酰胺;③肺部疾病:如呼吸衰竭,正压通气;④溶质摄入不足:如大量饮酒,饮茶或烤焙食物;⑤其他:如甲状腺功能减退症,肾上腺功能不全,SIADH,手术后状态,HIV 感染,过量饮水等。

(3)高容量性原因:①充血性心力衰竭;②肝硬化;③肾病综合征;④肾功能衰竭;⑤妊娠等。

3. 假性低钠血症

高脂血症、异型蛋白增多症。

(二)临床表现

轻度低钠血症是指血清钠 130~135 mmol/L,很少出现症状和体征;中度低钠血症是指血清钠 120~130 mmol/L,急性发作者可产生恶心、呕吐、头痛、疲乏、易怒、定向力障碍、嗜睡;重度低钠血症是指血清钠<120 mmol/L,可产生抽搐和昏迷风险明显增加,甚至脑疝和死亡。当血清钠<110 mmol/L 时,患者可发生致命性脑肿胀。急性低钠血症往往是数小时至 48 h 产生,可因渗透压下降导致脑肿胀风险;慢性低钠血症多是经历 48 h 以上缓慢发展而来,代偿时间充分,细胞内溶质可转移出胞,细胞肿胀程度相对较轻。

(三)辅助检查

1. 低钠血症的实验室检查

可按表 18-2-1 选择进行。

表 18-2-1 低钠血症实验室检查选择

初步检查	附加检查
血浆渗透压;尿渗透压或尿比重;尿钠和尿肌酐水平并计钠排泄分数($FENa^+$);血清钾、氯、碳酸氢盐(HCO_3^-)水平;血糖、BUN、Cr、总蛋白、三酰甘油和尿酸;血清促甲状腺素和皮质醇水平	如血清 HCO_3^- 正常者,应做动脉血气分析;尿素和尿酸水平,计算排泄分数(fractional excretion,FE)以鉴别低血容量还是 SIADH

注:$FENa^+$=(尿钠×血浆 Cr×100)÷(血钠×尿 Cr);尿素 FE=(尿尿素×血浆 Cr×100)÷(血尿素×尿 Cr);
尿酸盐 FE=(尿尿酸盐×血浆 Cr×100)÷(血浆尿酸盐×尿 Cr)。

2. 容量状态评估

(1)低血容量:总体水量↓、总体钠量↓↓,①尿钠>20 mmol/d 为肾丢失,主要见于尿量过多、盐皮质激素不足、钠丢失、碳酸氢钠尿伴肾小管酸中毒和代碱、酮尿、渗透性利尿;②尿钠<20 mmol/d 为肾外丢失,主要见于呕吐、腹泻、流向第三间隙渗漏、烧伤、胰腺炎、创伤。

(2)等容量(无水肿):总体水量↑、总体钠量不变,尿钠>20 mmol/d,主要见于糖皮质激素缺乏、甲减、应激、药物、SIADH 分泌。

(3)高血容量:总体水量↑↑、总体钠量↑,①尿钠>20 mmol/d 见于急、慢性肾功能衰竭;②尿钠<20 mmol/d 主要见于肾病综合征、肝硬化、心力衰竭。

(四)诊 断

低钠血症的诊断可直接根据血清钠水平判断,血清钠<135 mmol/L 便可作出诊断。

二、处　置

(一)急性严重低钠血症治疗

严重急性低钠血症者宜用3%～5%氯化钠在4～6 h左右将血清钠提升10 mmol/L左右,或将血清钠升至120～125 mmol/L左右,或1～2 mmol/L·h,抽搐或昏迷患者可在短时内(如1～2 h)增加血钠提升速度至3～5 mmol/L·h,而后再逐渐恢复血清钠至正常水平,不要在短时内将血清钠升至125 mmol/L以上水平,因为补钠的目标是纠正总体渗透压,而总体渗透压达到250 mmol/L时就相对安全,如升高过快会导致短时内渗透压骤升,引起细胞功能障碍,尤其脑功能障碍,可导致脑桥中央髓鞘破坏或溶解,甚至脑疝。容量过多性低钠血症主要治疗是限水,可使用袢利尿剂如呋塞米和血管紧张素转换酶抑制剂卡托普利等。对等容量或高容量性低钠血症者可试用精氨酸加压素V_2受体拮抗剂,但其疗效尚未最终确定。

(二)急性低钠血症的钠量补充

可按以下方法计算:需钠量(mmol)＝(125－实测血清钠(mmol/L))×0.6×体重(kg)。经验使用方法是3%～5%氯化钠250 ml,iv drip,×(4～6)h,可增加血清钠浓度约10～15 mmol/L。以后补钠量可按照(目标血钠浓度(140 mmol/L)－实测血清钠(mmol/L))×0.6×体重(kg)估算出mmol钠量。(注:3%氯化钠1 000 ml含钠512.8 mmol)。

(三)慢性严重低钠血症治疗

对SIADH患者,限液是纠正低血钠的主要方法。慢性低钠血症的限液目标是维持入液量较尿量少500 ml/d左右,但ICU患者有时很难达到这种严格控制的入液量;对蛛网膜下腔出血者不应过分严格限液,否则有引发脑梗死的风险。除外限液,其他治疗包括使用地美环素600～1 200 mg/d,补充高渗钠并用呋塞米20～40 mg/d,氯化钠片3～18 g/d,尿素30 g/d,但这些措施可能仅对部分病人有效。精氨酸加压素受体拮抗剂仍在试验阶段。

在治疗低钠血症的同时,应积极寻找并处理引起低血钠的病因,包括停止利尿剂等药物。

第3节　高钠血症

高钠血症是指血清钠浓度＞145 mmol/L。

一、识　别

(一)病因和病理生理

纯水过量丢失:不显性失水如发热、呼吸急促、烧伤运动、渴感减退。

中枢性尿崩:包括肿瘤、创伤、组织细胞增多病、结核、肉状瘤病(郝-柏二氏病)、动脉瘤、脑膜炎、脑炎、Buillain-Barre综合征。

肾性尿崩:包括高血钙、低血钾、急性肾小管坏死恢复期、锂中毒、地美环素、两性霉素B。

低张液过量丢失:包括袢利尿剂、渗透性利尿(甘露醇、尿素或高血糖)、阻塞后利尿(肾小管阻塞)、急性肾小管坏死多尿阶段、呕吐或胃管引流、肠瘘、腹泻(使用乳果糖或山梨醇或吸收不良)、烧伤、大量出汗。

高渗钠补充过多:包括高钠饮食、高渗碳酸氢钠输注、输入高渗盐水、高张性透析液、饮用海水、高张盐水灌肠、Cushing's综合征、原发性醛固酮增多症。

(二)临床表现

轻度高钠血症可无明显症状,当血清钠>158 mmol/L 时多数病人会出现明显的症状。高钠血症的症状主要包括口渴或烦渴(老年人口渴少见),严重者表现为意识改变,虚弱无力,意识模糊等。体检主要是黏膜干燥,颈静脉塌陷,皮肤肿胀。渗透压超过 350 mOsm/kg 时,可发生严重并发症,死亡率超过 50%。一般渗透压在 350~375 mOsm/kg 时,表现为坐立不安或易激怒;渗透压在 375~400 mOsm/kg 时,可发生颤抖、共济失调;渗透压在 400~430 mOsm/kg 时,可发生反射亢进、颤搐、痉挛状态;当渗透压>430 mOsm/kg 时,可能发生全身性的抽搐甚至死亡。低钙血症常与高钠血症并存,机制不明,低钙血症会促进或加重神经系统症状。当急性高钠血症引起严重细胞脱水时会引起脑皱缩,甚至产生脑血管撕裂、出血或血栓形成,但高钠血症持续数天以上时,脑细胞水分重新增加(机制不明),可能缓解这种风险。

(三)辅助检查

血生化如钾、钠、氯、血糖、蛋白、肝肾功能,血、尿渗透压升高。如尿渗透压<150 mOsm/kg 应高度怀疑为抗利尿激素缺乏如尿崩症。

(四)诊断与鉴别

血清钠浓度>145 mmol/L 即可诊断为高钠血症。

各种尿崩的鉴别按表 18-3-1 中的脱水试验进行。

表 18-3-1 脱水试验或尿浓缩试验

多尿原因	脱水后尿渗透压 mOsm/kg H$_2$O	脱水后血浆 AVP pg/ml	用外源性 AVP 后尿渗透压变化
正常	>800	>2	很少或不升高
完全中心性尿崩	<300	未测定	显著升高
部分中心性尿崩	300~800	<1.5	脱水后升高≥10%
肾性尿崩	<300~500	>5	很少或不升高
原性性烦渴症	>500	<5	很少或不升高

注:AVP=精氨酸加压素。

二、处 置

高钠血症的治疗目标是纠正水缺乏、减少过多的尿量失水、限钠和消除病因,促进血钠恢复正常。

(一)补液成分选择

高钠血症最主要的是容量补充,如仅为水分缺失,可用 5% 葡萄糖输注,如容量不足,可用 0.45% 氯化钠输注。虽然生理盐水的钠浓度达 154 mEq/L,大多数高钠血症患者的体内总钠量不足,使用生理盐水有助于缓解体钠不足和高钠状态,但当容量充足时便应给予 0.45% 氯化钠或其他低渗液如 5% GS。维持尿量≥0.5 ml/(kg·h) 是容量充足的简单评估方法。钠过多者应给予 5%GS 加袢利尿剂如呋塞米。通常不用生理盐水或乳酸林格氏液,除非有容量不足表现。补水量=0.6×发病前体重(kg)×(1-140÷实测血钠(mmol/L))。一般每补充 1L 水分可使血钠降低约 3~5 mmol/L。

(二)血钠下降速度控制

急性高钠血症治疗时,血钠下降不超过 1~2 mmol/(L·h),否则易引起医源性脑水肿;慢性高钠血症或发病时间不明的高钠血症,血钠下降量应控制于 0.5 mmol/(L·h) 左右,最大不超过 10~15 mmol/(L·d)。

中枢性尿崩症患者使用去氨基精氨酸加压素可有效改变多尿和高钠血症,初始剂量为 1~2 μg,iv(或肌注或皮下注射)。如持续高钠血症,应增加自由水补充,可给予 5% 葡萄糖。

第4节 低钾血症

一、识 别

低钾是指血清钾水平<3.5 mmol/L。

(一)病因和病理生理

1. 细胞内转移(钾重新分布)

(1)碱中毒:pH每升高0.1,血钾降低0.4~0.6 mmol/L;

(2)使用胰岛素;

(3)维生素B_{12}治疗巨幼细胞性贫血、急性白血病等;

(4)低钾性周期性麻痹(一种罕见的家族性疾病,表现为反复弛缓性麻痹和低血钾);

(5)β肾上腺素能激动剂(如特布他林、沙丁胺醇、非诺特罗),解充血药过量,支气管扩张剂,茶碱,咖啡因等;

(6)中毒:钡中毒、甲苯中毒、维拉帕米中毒、氯喹中毒、胰岛素过量;

(7)洋地黄中毒使用洋地黄抗体治疗。

2. 肾分泌增加

(1)药物性:利尿剂(包括髓袢利尿剂、噻嗪类利尿剂和碳酸酐酶抑制剂如乙酰唑胺);氟氢可的松;两性霉素;大剂量青霉素钠、萘夫西林、氨苄西林或羧苄西林;顺铂;氨基糖苷类;糖皮质激素或盐皮质激素;膦甲酸钠。

(2)肾小管酸中毒:远端型(1型)或近端型(2型)。

(3)糖尿病酮症酸中毒、输尿管肠吻合术。

(4)镁缺乏。

(5)阻塞后利尿或急性肾小管坏死的利尿阶段。

(6)渗透性利尿(如甘露醇)。

(7)Bartter's综合征:球旁细胞异常增生导致肾素和醛固酮增加、代谢性碱中毒、低钾血症、肌无力和手足抽搐(年轻成人多见)。

(8)盐皮质激素活性增加:原发或继发性醛固酮血症、Cushing's综合征。

(9)慢性代谢性碱中毒:如胃液引流,肾泌钾增加。

(10)钠不敏感性代谢性碱中毒。

3. 胃肠道丢失过多

呕吐、胃管抽吸;腹泻;缓泻药;绒毛状腺瘤;胃或肠瘘。

4. 饮食摄入钾不足

神经性厌食、营养不良/吸收不良、酗酒。

5. 皮肤丢失过多

大量出汗。

6. 高钠饮食或过量使用甘草等

(二)临床表现

一般血钾水平>3.0 mmol/L时很少出现临床症状和体征。血钾在2.5~3.0 mmol/L时,产生非特异性症状和体征如肌肉无力,口渴,以及尿浓缩功能减退的表现,如多尿和低比重尿。胃肠道表现如食欲不振、恶心、呕吐、腹胀、肠麻痹(严重低血钾)。神经肌肉表现如肌无力、松弛、疲劳,肌肉痛性痉挛和触痛,感觉异常,麻痹。神经系统表现为意识混乱、抑郁。心血管系统表现为直立性低血压、诱发地高辛中毒、心律失常或心电异常。当血钾<2.5 mmol/L时,会出现严重的乏力、虚弱、麻痹性肠梗阻,甚至肌肉坏死(横纹肌溶解),但任何水平的低钾血症均可能发生室性心律失常,特别是心肌梗死、有心脏损害史、低钾使用地高辛中毒者。有肝病者可产生血氨水平升高并可能诱发肝性脑病,有代谢性碱中毒者尤易发生。

(三)辅助检查

包括检查电解质如钾、钠、氯、钙、镁,血糖和肝肾功能、血气分析等。

1. 跨肾小管钾梯度(TTKG)

TTKG=(UK÷SK)×(Sosm÷Uosm)或(UK×Uosm)÷(SK×Sosm)。低钾血症患者如UK>20或TTKG>2提示肾丢钾过多,相反则提示钾向细胞内转移或肾排钾正常(UK=尿钾,SK=血清钾)。

2. 低钾的ECG

低钾血症的常见ECG表现为T波低平、增宽,ST段压低,出现U波。其他表现(合并低血镁时明显)为QT间期延长,室性心律失常(室性早搏、尖端扭转型室速、室性心动过速、心室颤动)。轻中度低钾血症较少发生ECG变化,一般血钾<2.7 mmol/L时可发生明显的ECG变化。小T波伴大U波应疑及低血钾。血钾<2.5~3.0 mmol/L时易发生室性早搏。低血钾也可发生室上速,如阵发性房性心动过速、多源性房性心动过速、房颤和房扑等。图18-4-1为低钾血症的各种常见ECG变化。

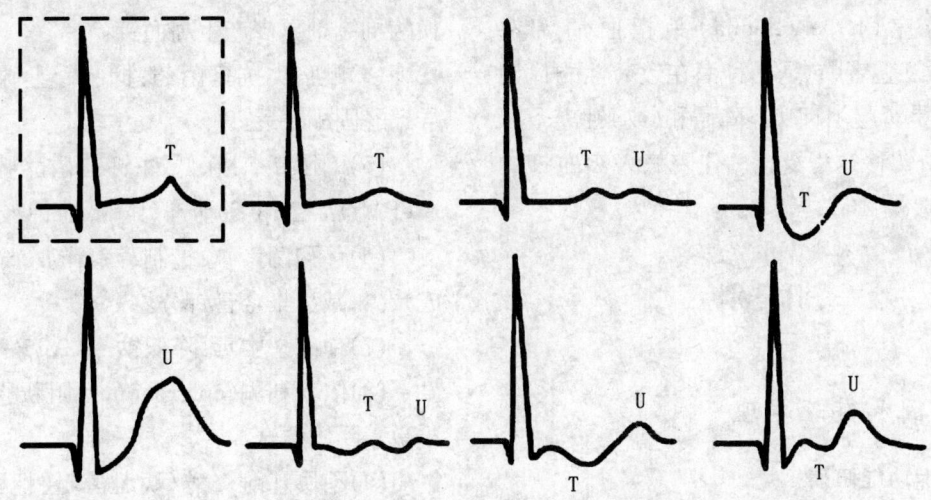

第1个QRS为正常ECG的T波,其他均为低钾性T波变化:从T波轻度低平到出现U波、ST段压低、T-U融合、T波倒置等。

图18-4-1 低钾血症的各种ECG变化

(四)诊 断

根据血清钾<3.5 mmol/L便可作出诊断,结合ECG和临床变化将为临床治疗提供帮助。

二、处 置

补钾治疗最为关键,补钾时应行心电监护,同时作尿量监测,确定并治疗基础病(包括停用排钾药物),氯敏感性低血钾时应输用生理盐水。

轻度低钾血症经口服补钾便可纠正,但严重低血钾(如血钾<2.5 mmol/L)时,应积极静脉补钾。静脉补钾通常不超过20 mmol/h(20 mmol钾相当于氯化钾1.5 g),补钾时最好用生理盐水稀释,血钾浓度一般不超过40 mmol/L,并尽量避免使用葡萄糖液稀释(除非有低血糖)。糖尿病酮症酸中毒者初始血钾可能正常,但随着胰岛素输入,可能很快出现低血钾,因此,只要不是少尿,治疗糖尿病酮症酸中毒时均应给予适当补钾。

近年来由于微量泵的广泛使用,以及部分危重病患者入液量的限制,临床上已有人使用氯化钾经微量泵缓慢注射,方法是10%氯化钾10~20 ml加入生理盐水至50 ml泵注,速度是氯化钾≤20 mmol/h,但尚未见到有关其安全性的随机对照研究报告。因此,临床实践中,除非入液量严重受限,且有严重致命性低血钾症,一般不推荐这种用法。

通常血清钾每降低0.3 mmol/L约相当于失钾100 mmol(假定无细胞转移发生)。补钾时应避免发生高血钾,因为高钾血症的危害远大于低血钾。一般每补钾 60 mmol(相当于氯化钾 4.5 g)应复查血钾一次,以免产生高血钾。低钾血症者通常每日补钾量不超过 200 mmol,仅极少数患者可能需要超过此量。

由于镁是 Na^+-K^+-ATP 酶的辅酶,镁缺乏时影响 Na^+-K^+-ATP 酶活性,导致钠-钾交换障碍,细胞外钾下降,加上肾脏排钾,使低钾血症纠正困难,此时在充分补钾的基础上,给予补充镁盐,有助于血钾恢复,可用 25% 硫酸镁 5~10 ml 加入补钾溶液中同时滴注。

第5节 高钾血症

高钾血症(hyperkalemia)是指血清钾在 5.5 mmol/L 以上者,它是一种潜在致命性的代谢性疾病,主要是肾脏泌钾功能障碍和(或)钾离子从循环向细胞内转移过程受损。住院病人高血钾的发生率约为 1%~10%。

一、识 别

(一)病因和病理生理

1. 肾泌钾功能障碍

获得性低肾素性低醛固酮症,Addison's 病,先天性肾上腺增生,盐皮质激素缺乏,原发生醛固酮减少症,假性醛固酮减少症,肾功能不全或衰竭,系统性红斑狼疮,Ⅳ型肾小管酸中毒。

2. 钾离子转移过程受损

酸中毒,横纹肌溶解症、烧伤或创伤引起组织破坏,家族性高钾性周期性麻痹,高渗状态(如未控制的糖尿病、输入葡萄糖),胰岛素缺乏或胰岛素抵抗,肿瘤溶解综合征。

3. 药物性高血钾

药物引起高血钾的常见原因和机制包括:

(1)阿米洛利和氨苯蝶啶:通过降低细胞内间隙和肾小管之间的电解质梯度使钾分泌减少,引起血钾水平升高。

(2)氨基酸:赖氨酸、精氨酸或 6-氨基己酸进入细胞时与钾离子交换,从而引起高血钾。

(3)血管紧张素转换酶抑制剂和血管紧张素受体阻滞剂:减少醛固酮合成,可用利尿剂减少高血钾的发生,血管紧张素受体阻滞剂较血管紧张素转换酶抑制剂更少产生高血钾。

(4)吡咯类抗真菌药:抑制肾上腺类固酮合成导致醛固酮缺乏。

(5)β阻滞剂:降低钠-钾三磷酸腺苷酶(钠-钾 ATP 酶)活性,$β_2$ 激动剂可降低血钾水平。

(6)环孢菌素 A:抑制肾素释放,导致酮固酮合成减少,减少集合管钾分泌。

(7)地高辛中毒:降低钠-钾 ATP 酶活性。

(8)依普利酮(eplerenone):阻断醛固酮与盐皮质激素受体结合。

(9)乙炔基雌二醇(炔雌醇)屈螺酮(雅司明):螺内酯类似物。

(10)氟化物中毒:降低醛固酮合成,常见于大量饮用含高氟的水的透析病人。

(11)葡萄糖输注或胰岛素缺乏:输注葡萄糖产生的高渗可驱使钾离子从细胞内间隙外移,导致高钾血症,高钾血症可发生于持续输注或静脉注射高渗葡萄糖者,也可见于输注其他高渗液如甘露醇者。

(12)肝素:肾功能下降者会引起高钾血症,主要是抑制醛固酮合成。

(13)含地高辛样效应的草药:包括马利筋、山谷百合、西伯利亚人参、山楂果、干蟾蜍皮制剂,这些草药可降低钠-钾 ATP 酶活性,细胞外钾升高。

(14)非甾体类抗炎药(NSAIDs):降低前列腺素产生导致输入动脉血减少,抑制肾素和醛固酮分泌,典型的 NSAIDs 与环氧化酶 2 选择性抑制剂一样。

(15)中草药滋补:某些草药含钾较高,如紫花苜蓿、蒲公英、马尾草、荨麻等。

(16) 浓缩红细胞:贮存的细胞部分会发生溶解,释放钾离子,输注后可能引起血钾升高。

(17) 青霉素 G 钾:肾功能不全患者输注后会引起血钾升高,主要是含钾负荷增多,静脉或口服均可产生。

(18) 补钾或盐替代品:摄入钾过多特别是肾功能不全者易引起高血钾,食用香蕉、甜瓜和橙汁等也可能引起血钾升高。

(19) 螺内酯(氨体舒通):抑制醛固酮与肾小管上的受体结合。

(20) 琥珀胆碱:受损的骨骼肌(如创伤或烧伤患者)内烟碱乙酰胆碱受体增加。

(21) 他克莫司(Tacrolimus):抑制肾素释放,导致醛固酮合成降低和集合管内钾分泌减少。

(22) 甲氧苄啶和喷他脒:通过了降低细胞内和肾小管间的电梯度而减少钾分泌,引起钾水平升高。

4. 假性高钾及原因

从输钾的静脉或置管中抽血标本;实验室错误;假性高血钾如溶血、白细胞增多、血小板增多;静脉切开时反复捏拳摩擦;静脉穿刺创伤;少见的遗传性综合征如家族性假性高钾血症、遗传性球形红细胞增多症。

(二) 临床表现

胃肠道表现如恶心、呕吐,肠痉挛性疾病,腹泻。神经肌肉表现如虚弱无力,头晕,肌肉痛性痉挛,感觉异常,严重高血钾者出现麻痹表现。心血管系统表现为心电图变化,严重高钾者有发生心脏骤停的危险。

(三) 辅助检查

血电解质包括钠、钾、氯、钙、镁,血糖,肝肾功能、血气分析等。

高钾血症最常见的 ECG 表现是 T 波高尖,P 波低平甚至消失,QRS 显著增宽。早期表现为 T 波高尖,Ⅱ、Ⅲ、$V_{2\sim4}$ 导致最为明显,血钾 5.5～6.5 mmol/L 时即可出现,但仅约 1/5 的高钾血症患者出现典型的对称性窄而高尖的 T 波,其他仅表现为 T 波增高,因此,T 波在二个或以上导联等于或高于 R 波时应疑及高钾血症。钾离子浓度为 6.5～7.5 mmol/L 时,P 波变宽变平,PR 间期延长,浓度再升高 P 波可能消失。钾离子浓度 7.0～8.0 mmol/L 时,QRS 波群增宽,这与左或右束支传导阻滞呈某一部分增宽的波形不同,高钾性 QRS 是整个波群的增宽。严重者增宽的 QRS 可能与 T 波融合呈正弦波样,表现为终末期心律。高钾血症引起的死亡可表现为心脏停搏、心室颤动或增宽的无脉室性自主心律,慢性高钾血症诱发生心脏停搏更为常见。图 18-5-1 为高钾血症的 ECG 改变。

(四) 诊 断

病史、体格检查和用药史询问,症状和体征包括肌无力或松弛麻痹,肠梗阻,ECG 特征性变化,实验室提示血钾＞5.5 mmol/L,诊断不难。表 18-5-1 为高钾血症诊断试验公式。

表 18-5-1　高钾血症的诊断试验公式

试　验*	公　式#	高钾解释	备　注
钾分泌指数 (FEK)	(Uk/Sk)×100%÷(U$_{Cr}$/S$_{Cr}$) 或 (Uk×S$_{Cr}$)×100%÷(Sk×U$_{Cr}$)	FEK＜10%提示肾性;FEK＞10% 提示肾外原因	慢性肾衰病人 FEK 会升高
肾小管钾转动梯度	(Uk×Sosm)÷(Sk×Uosm)	梯度＜6～8 提示肾性;梯度＞6～8 为肾外原因所致	慢性肾衰病人比值升高

注:Uk＝尿钾,SK＝血清钾,U$_{Cr}$＝尿肌酐,S$_{Cr}$＝血清肌酐,Uosm＝尿渗透压,Sosm＝血清渗透压;
* 肾脏对高血钾反应的最准确表现,血钾校正前应做此检查;# 最好是血浆钾和血浆渗透压,但血清钾更易检查,故此处仅列出血清值。

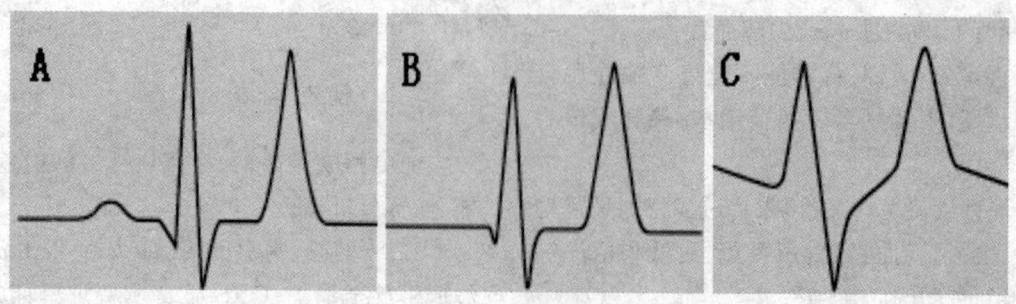

(1) T 波高尖：A 为 T 波高尖，B 为 P 波消失伴 T 波高尖，C 为 QRS 波增宽伴 T 波增高

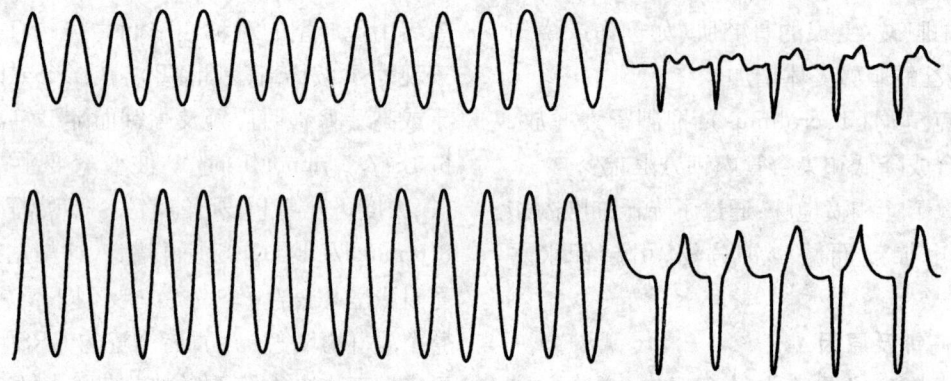

(2) V_2 及 V_3 导联正弦波样改变（血钾 8.7mmol/L，推注葡萄糖酸钙后 QRS 波立即变窄）

图 18-5-1　高钾血症的 ECG 表现

二、处　置

需要紧急处理的高钾血症包括高钾引起的 ECG 变化、血清钾快速升高、肾功能降低和严重酸中毒。一般血钾≥6.0 mmol/L 时应即时治疗，高钾血症出现 ECG 变化是致命性心律失常的先兆表现，但血钾＞6.0 mmol/L 的高钾血症者中，约 50% 无明显 ECG 变化，因此，临床上不应过分注重 ECG 变化而忽略血清钾。急性高钾血症的紧急治疗包括稳定心肌，以防心律失常，促进钾离子向细胞内转移，待血钾降至安全水平再降低体内总钾，如无需紧急处理，降低总体钾即可。表 18-5-2 是高钾血症急紧处理方法。

表 18-5-2　高钾血症的急紧处理方法

药物	剂量	起效	持续	机制	注意事项
葡萄糖酸钙	10% 10～20 ml，iv，3～5 min	1～3 min	约 30 min	保护心肌免受损害，对血钾水平无影响	可能加重地高辛毒性
氯化钙	10% 5～10 ml，iv，3～5 min	1～3 min	约 30 min	保护心肌免受损害，对血钾水平无影响	同上
碳酸氢钠	5% 80～150 ml，iv，30～60 min	3～5 min	1～2 h	促进钾向细胞内移动，尤其是酸中毒者	肾功能不全者慎用

续表

药物	剂量	起效	持续	机制	注意事项
胰岛素	10U ＋ 50% GS 50ml,iv	15～30 min	2～6 h	血管内钾向细胞内转移,对总钾量无影响	为防低血糖可予 5% GS 100ml/h;如血糖>13.9 mmol/L 不必用糖
沙丁胺醇	10～20 mg 雾化吸入 10 min（浓度5 mg/ml）	15～30 min	2～3 h	钾移入细胞内,加强胰岛素效应,对总钾量无影响	初始时血钾可短时升高
呋塞米	20～40 mg,iv,容量不足者加用 NS	15 min～1 h	4 h	增加肾泌钾,减少体内钾总量	髓袢利尿剂,还有布美他尼（丁尿胺）
降钾树脂	口服:50 g＋30 ml 山梨醇液中;灌肠:50 g＋水 200 ml 保留灌肠	1～2 h（灌肠更快）	4～6 h	肠内钠-钾交换	山梨醇可能与肠坏死有关;可能引起钠潴留

对上述方法处理后仍为严重高血钾者,应考虑血液透析治疗。低肾素性低醛固酮血症伴轻度高钾血症或慢性血钾升高者,可间断使用袢利尿剂或氟氢可的松(0.1 mg/d)。血管紧张素转换酶抑制剂或血管紧张素受体阻滞剂引起的轻度高血钾伴肾功能不全或代谢性酸中毒可辅助使用碳酸氢钠(25～50 mmol/d,或 2～4 g/d)。在纠正致命性高血钾后,应寻找并治疗基础病,包括停用有关药物,是高钾血症治疗的根本措施。

第6节 低钙血症

钙离子是体内最丰富的矿物质,体内总钙量达 15 g/kg,中等身材的成人体内共有钙量约 1 kg 左右。99%的钙以磷酸钙或碳酸钙形式沉积在骨中,其他钙以离子形式存在于细胞外液中,每日钙吸收量约 800～1 000 mg。血清钙离子(Ca^{2+})浓度维持于 8.5～10.5 mg/dl 或 2.1～2.6 mmol/L。低钙血症或低血钙是指血清钙<8.5 mg/dl。

一、识 别

(一)原因和病理生理

钙吸收减少:维生素 D 缺乏,吸收不良综合征。

钙分泌增加:酒精中毒或酗酒,慢性肾功能不全,利尿。

内分泌异常:甲状旁腺功能减退,假性甲状腺旁功能减退症。

药物作用:磷(灌肠或导泻),苯妥英钠,苯巴比妥,庆大霉素,妥布霉素,放线菌素,顺铂,肝素,茶碱,鱼精蛋白,高血糖素,去甲肾上腺素,枸橼酸盐,袢利尿剂,糖皮质激素,硫酸镁,硝普钠等。

其他作用:脓毒症,急性胰腺炎,大量输血,低镁血症,横纹肌溶解症等。

在急诊和危重病科急性胰腺炎是低钙血症的最重要原因,主要是胰脂酶降解成脂肪酸和三酰甘油,后二者与钙结合成皂钙而使血清钙降低。甲状旁腺手术、肾功能衰竭也是急诊和危重病科低血钙的较常见原因。

(二)临床表现

低血症的症状与血钙降低速度有关,其全身性表现是虚弱、疲乏无力。神经和肌肉系统表现为兴奋性增加，如感觉异常，特别是口周或肢端麻木和麻刺感，麻木是甲状旁腺手术后最常见的症状。骨骼肌表现为痛性痉挛，特别是腓肠肌和腹肌，可呈痛性痉挛或绞痛。反射增强，手足痉挛、搐搦、喉痉挛。叩击耳前的面神经区可引起口角抽动或颤动，此即 Chvostek 征阳性，但约 10%～30% 的正常人也会发生 Chvostek 征阳性，Chvostek 手法引起眼睑收缩是低血钙最具诊断性的表现。用血压计袖带束缚上臂约 3 min 发生手指和掌指关节痉挛性抽动，此即 Trousseau 征阳性，这是低血钙诊断更为可靠的指征。低血钙还可表现为记忆力减退，混乱，幻觉，痴呆，抽搐等。皮肤表现为色素沉着，毛发粗而脆，皮肤干燥、粗糙等。心血管效应表现为低血压，血钙下降可降低心肌收缩性，产生心功能不全征象，还会引起心肌对洋地黄的敏感性降低、钙介导的药物作用效应减弱、QT 间期延长甚至发生室性心律失常。

慢性缺钙可引起骨骼效应，如骨质疏松或骨痛，佝偻病，骨软化症。其他还可表现为牙发育不全，卡他样症状，胰岛素分泌减少等。

（三）辅助检查

除外直接测定血清钙，还应常规性地检查其他电解质如钾、钠、氯、镁等，疑为胰腺炎者应检查血尿淀粉酶、血脂肪酶和腹部影响学检查等；疑有甲状旁腺异常者采取相应检查。

低血钙最特征性的 ECG 表现是 QT 间期延长，T 波宽度正常，ST 段延长，在血清钙低于 6 mg/dl 时最为常见。

（四）诊 断

低血钙的诊断不难，血清钙＜2.1 mmol/L 或 8.5 mg/dl 即可诊断低钙血症。

二、处 置

无症状性低血钙仅须口服钙盐，可同时加用维生素 D、维生素 C，钙剂如乳酸钙、葡萄糖酸钙、碳酸钙等。牛奶含丰富的钙，但由于其含磷也很丰富，会影响钙的吸收，因此牛奶不宜作为低血钙的补钙源，除非生长发育期的儿童需要同时补充磷者。寻找基础病治疗是根本。

症状性或严重低血钙时，可用 10% 氯化钙 10 ml，或 10% 葡萄糖酸钙 10～30 ml，iv，10～20 min 内注入，而后酌情给予 10% 氯化钙 0.02～0.08 ml/kg·h（70 kg 的成人可达 1.4～5.6 ml/h），直至血清钙达到安全水平。静脉注射钙剂会引起血管收缩，可能引起缺血，对低心输出量者可能加重外周供血不足，另外，使用洋地黄者，加用钙剂可促进洋地黄中毒。

大量输血时会引起低血钙，一般每输血 4～6 U 应给予 10% 氯化钙 10 ml 或 10% 葡萄糖酸钙 10～20 ml。与低血钾一样，伴有血镁减低者，低血钙也不易纠正，应在补钙的同时给予补充镁盐如 25% 硫酸镁 5～10 ml。

第 7 节 高钙血症

高血钙是指血清钙＞10.5 mg/dl。

一、识 别

（一）病因和病理生理

90% 以上的高血钙主要是甲状旁腺功能亢进或恶性肿瘤所致，急诊最常见到的高血钙是恶性肿瘤。高血钙的原因包括以下几种情况。

(1) 恶性肿瘤：肺癌（特别是鳞状上皮癌），乳腺癌，肾癌，骨髓瘤，白血病等。

(2) 内分泌病：原发性甲状旁腺功能亢进症，甲状腺功能亢进症，嗜铬细胞瘤，肾上腺功能不全，肢端肥大症。

(3) 药物作用：维生素 D 和 A 过多症，噻嗪类利尿剂，锂，乳腺癌激素替代治疗。

(4) 肉芽肿病：肉状瘤病，结核，组织胞浆菌病，球孢子菌病。

(5) 制动或其他：制动者，骨 Paget's 病，肾移植后，急性肾功能衰竭恢复期，磷耗竭综合征。

（二）临床表现

高钙血症可影响神经肌肉、心血管、胃肠道、肾、骨骼肌系统。神经肌肉改变包括敏感性、反应性、肌力和神经传导性均降低。表现为抑郁不适，虚弱无力，烦渴多饮，脱水，精神混乱，情感淡漠，消沉，木僵，记忆力减退，易怒，幻觉，头痛，共济失调，反射减弱，肌无力，昏睡，性格和行为变化。婴儿可表现为智力发育迟缓。转移性骨化如带状角膜病，结膜炎，瘙痒症。骨骼表现如易骨折，骨痛，变形。心血管作用表现为高血压，心律失常，血管钙化，心电图异常如 QT 间期缩短、房室传导阻滞、ST-T 帐篷样、T 波增宽，洋地黄敏感性增高。胃肠道表现为食欲不振，体重减轻，恶心，呕吐，便秘，腹痛，消化性溃疡病，胰腺炎等。泌尿系病如多尿，夜尿，肾功能不全，肾石病。

（三）辅助检查

同低血钙一样，除外检查血钙浓度，还应同时检查其他电解质如钾、钠、氯、镁、磷、血常规以及肝肾功能等。

高血钙 ECG 表现为 ST 段压低，T 波增宽，ST 段缩短，QT 间期缩短，心动过缓，束支传导阻滞和房室传导阻滞，血钙＞20 mg/dl 时可能引起心脏骤停。

（四）诊 断

高血钙的诊断有赖于血清钙的测定，血清钙＞10.5 mg/dl 或 2.6 mmol/L 诊断即可确定。

二、处 置

任何有症状性高血钙均应给予治疗，血钙＞14 mg/dl 者即便无症状也应给予治疗。容量补充是最基本的治疗措施。增加钙离子排泄、降低骨钙动员，基础病治疗是关键性方法。

呋塞米等袢利尿剂是排钙的有效药物，可用呋塞米 40～100 mg，iv，q2～4 h，但在利尿的同时，应注意血容量的补充，并防止低血钾、低血镁等。光辉霉素（即金霉素，25 μg/kg，iv）可有效促进骨钙沉积作用，但降钙素（4 IU/kg，皮下或肌注，q12 h）毒性更低。糖皮质激素对肉状瘤病、维生素 A 或维生素 D 中毒、多发性骨髓瘤、白血病或乳腺癌性高钙血症均有效，可用氢化可的松 3 mg/(kg·d)。

第 8 节 低镁血症

人体总镁（Mg^{2+}）量为 24 g，或 1 000 mmol（2 000 mEq），50%～70% 是贮藏于骨骼中，其他镁多数是在细胞内，正常血清镁 0.75～1.25 mmol/L（1.5～2.5 mEq/L）。

一、识 别

（一）病因和病理生理

引起低镁血症的原因有多种，包括重新分布、肾外丢失、摄入不足和肾丢失过多等。

重新分布：甲状旁腺术后，糖尿病酮症酸中毒矫正后，静脉注射葡萄糖，静脉使用高能营养液，绝食或饥饿后恢复饮食，急性胰腺炎。

摄入不足：酗酒或酒精性肝硬化；进食不足导致营养不良；小肠切除术后；吸收不良等。

肾脏丢失：酮症酸中毒；药物如袢利尿剂、氨基糖苷类药、两性霉素 B、维生素 D 中毒、酗酒、顺铂等；抗利尿激素分泌异常综合征（SIADH）；甲状腺功能亢进症；甲状旁腺功能亢进；高钙状态；原发性或继发性醛固酮增多症；小管间质性肾病；阻塞后或肾功能衰竭后利尿；渗透性利尿；钾缺乏；家族性低磷血症等。

肾外丢失：频繁胃管内吸引；哺乳期；大量出汗、烧伤、脓毒症；肠瘘或胆瘘；腹泻等。

成人镁缺乏最常见的原因是酗酒、营养不良、肝硬化、胰腺炎、肠丢失过多、高能营养或糖尿病酮症酸中毒治疗等。

（二）临床表现

镁是体内数百种酶的必须物质，包括膜结合ATP酶，因此，低镁血症会引起神经肌肉、胃肠道和心血管变化。

神经肌肉症状表现为手足搐搦，肌无力、肌颤，小脑病变如共济失调、眼球震颤、眩晕，意识混乱，反应迟钝，昏迷，抽搐，表情淡漠，易激怒，感觉异常等，低镁血症也可引起Chvostek征和Trousseau征阳性，肌痉挛性疼痛。胃肠道表现为吞咽困难，食欲不振，恶心等。心血管系统表现为心力衰竭，心律失常，低血压，洋地黄中毒风险增加。其他还可伴有低血钾、低血钙、低血磷、胰岛素抵抗、贫血等。

（三）辅助检查

血常规、电解质、肝肾功能应作为低镁血症的常规检查。

低镁血症可表现为QT和PR间期延长，QRS波群增宽，ST段压低，T波倒置，心前区导联更为明显。心律失常如房颤、房扑、室性心动过速（特别是尖端扭转型室速（TDP））、室上性心动过速等，其ECG变化有时与低钾血症或低钙血症相似。

（四）诊　断

低镁血症诊断主要依据血清镁浓度<0.75 mmol/L，结合临床表现进一步支持诊断。

二、处　置

低血钾、低血钙和低血磷常伴严重低血镁，因此诊断和治疗过程中最好行心电监护。镁缺乏患者每日需要口服补充硫酸镁6 g（Mg^{2+}约50 mEq）。慢性酗酒伴有震颤或严重低镁血症者应给予硫酸镁静脉注射，第一日硫酸镁8～12 g，首次可用25%硫酸镁5～10 ml，iv，×5 min或静脉滴注，随后的5 h左右缓慢静脉滴注硫酸镁约10 g。尖端扭转型室速者应静脉注射硫酸镁1～2 g（iv，5 min）。静脉输入的镁约有一半经尿排泄。另外，由于低镁血症可能同时伴有低血钾或低血钙等，应及时监测并给予相应处理。慢性低镁血症无明显症状者可每日补充硫酸镁2～3 g。

在纠正低镁血症时应寻找致病原因，以利采取有效措施治疗原发症，从而根本性地治疗低镁血症，避免复发。

（赖荣德）

第9节　血气分析和酸碱失衡

一、血气分析指征及操作

血气分析（blood gas analysis，BGA）是指利用病人的动脉和混合静脉血获取其氧合、通气和酸碱状态等信息。其他部位的血标本如毛细血管、外周静脉、脐静脉和pH仅可提供其他有限的信息。

（一）适应证

血气分析主要适于急慢性呼吸急促或气短、心脏和呼吸衰竭、代谢紊乱、药物中毒、急性哮喘吸入空气时经皮氧饱和度<92%等。主要目的在于：

①评估病人的通气（$PaCO_2$），酸碱（pH 和 $PaCO_2$）和（或）氧合（PaO_2、氧合血红蛋白（HbO_2））状态，携氧能力（PaO_2、HbO_2、tHb 和异常血红蛋白饱和度）和肺内分流（Qs/Qt）。②定量检查治疗干预反应（如供氧、机械通气）和（或）诊断评估（如运动脱氧情况）。③监测已知疾病严重程度和进展情况。

（二）禁忌证

(1) 分析仪功能不准确。

(2) 分析仪未与其他商用质控产品对照或未经成熟检测程序确认。

(3) 血标本未经正确抗凝。

(4) 标本内含有可见气泡。

(5) 室温状态下，标本贮藏于塑料注射器内>30 min；或用作肺内分流检查的标本在室温贮藏>5 min；或白细胞或血小板计数升高者的血标本在室温下贮藏（白细胞很高时标本内的 PaO_2 会快速降低，这种病人的血标本应即抽即测）。

(6) 申请信息不完全导致不能正确解释和得到有效结果，也无法获取其他有效信息，申请信息包括：①病人姓名或其他惟一识别标记，如病案号、出生日期或年龄，标本获取日期和时间；②取血部位；③申请医生或其他人员姓名；④临床指征和有关检查结果；⑤标本来源（动脉导管、中心静脉导管、外周动脉）；⑥呼吸频率和吸氧浓度（FiO_2）或氧流量；⑦机械通氧病人的有关通气参数（潮气量、呼吸频率、FiO_2、通气模式）；⑧取标本者签名；⑨体温、活动状况和鉴别诊断均有帮助。

(7) 标本标记不完全：缺乏患者姓名或其他惟一识别标记（如病案号）、日期和取血时间。

（三）常用取血部位及禁忌

(1) 桡动脉：尺循环缺乏者、透析的动静脉瘘处、腕部骨折者、周围循环不良者禁忌作桡动脉穿刺抽血。

(2) 肱动脉：动静脉瘘、肘部骨折、周围循环不良者禁忌作肱动脉穿刺抽血。

(3) 股动脉：同侧下肢存在移植或广泛性外周血管病者禁忌作股动脉穿刺抽血。

（四）操作要点

(1) 确定动脉搏动：进针抽血前应先可触知动脉搏动，如未及动脉搏动不宜盲目进针穿刺。

(2) 清洁皮肤：使用聚维酮碘（碘伏）或 70%~75%酒精棉球在拟穿刺处清洁和消毒皮肤。

(3) 用非优势手在动脉搏动最强处进针。

(4) 用 1%~2%利多卡因行局部麻醉可减缓疼痛，但为防麻醉损伤及麻醉后影响动脉搏动的定位，临床上往往未做麻醉。

(5) 使用 23 号穿刺针外接肝素化的 2 ml 注射器（肝素溶液过多可能导致 pH、PCO_2 和 PO_2 降低），穿刺过程参见动脉穿刺相关内容。

(6) 如使用低阻的玻璃注射器，穿刺针进入动脉后会自动弹出针栓，达到足够血量即可拔针，如用普通一次性注射器，须回抽针栓才能获取动脉血。

(7) 拔针后应用无菌干燥棉球局部压迫 5 min 左右，以免产生局部血肿。

(8) 抽取血标本后应立即排出注射器内的小气泡。

(9) 抽取动脉血后一般应立即送检，作肺内分流检查的应在 5 min 内进行化验分析，室温下标本存放时间不超过 30 min。

（五）并发症

(1) 局部血肿，主要是拔针后压迫力量不足或压迫时间过短所致。

(2) 神经损伤，穿刺进针时损伤血管旁的周围神经。

(3) 误入静脉而获取静脉血标本，一般动脉血为鲜红色，静脉血为红黑色或暗红色。

(4) 含有 HIV、HBV 或其他血源性病源的标本感染标本处理人员。

(5) 非正确分析的血标本资料或不可接受的标本分析结果或不正确的报告结果误导临床治疗。

（六）操作限制和结果确认

(1) 技术或方法学限制性会限制操作结果，错误来源于：①抗凝不当或抗凝与血样比例不正确导致标本凝结；②标本受沾污：空气、抗凝剂不当和(或)抗凝浓度正确、生理盐水或其他液体(标本取自留置导管)、操作不当抽得静脉血标本；③结果异常来源于：延误分析、收集和处理不正确、血气分析校正气清除不完全；④高脂血症会引起分析器膜故障并影响血氧测定结果；⑤正确的标本量取决于抗凝剂类型和分析仪的标本需求量，应尽量抽取足以检测但又不浪费的血量，特别是新生儿；⑥某些计算值可能错误(如碳氧血红蛋白、高铁血红蛋白或2,3 二磷酸甘油酸存在的情况下血氧饱和度不能正确反映氧合情况)；⑦动脉化的毛细血管血标本可充分评估酸碱异常但不能反映氧合情况；⑧实验室应按确定的程序校正体温检测结果，病人体温结果不当会引起校正结果错误，如有体温校正结果，应同时报告37 ℃时和校正后的两种结果。

(2)以下情况结果有效：①分析操作遵守推荐程序、指南和厂品说明书；②pH 结果变化在分析仪校正范围内和质控产品范围内，如结果在常用校正范围外，应重新校正后再检测；③实验操作程度和人员遵从质控和公认的熟练测验程序。

各项血气分析参数在不同血标本中的正常参考值见表18-9-1。

表18-9-1 血气参数在不同血标本中的正常参考值

项目	年龄	动脉血	静脉血	毛细血管血	头皮血
pH	足月新生儿	7.11～7.36	7.25～7.45	7.32～7.49	7.25～7.40
	成人/儿童	7.35～7.45	7.32～7.43	7.35～7.45	—
PCO_2	足月新生儿	32～66 mmHg	27～49 mmHg	—	—
	成人/儿童	35～45 mmHg	41～51 mmHg	26～41 mmHg	—
PO_2	足月新生儿	8～24 mmHg	17～41 mmHg	—	—
	成人/儿童	80～100 mmHg	20～49 mmHg	80～95 mmHg	—
HCO_3^-	足月新生儿	17～24 mmol/L	17～24 mmol/L	—	—
	成人/儿童	18～23 mmol/L	24～28 mmol/L	18～23 mmol/L	—
$SatO_2$	足月新生儿	40%～90%	40%～70%	—	—
	成人/儿童	95%～99%	70%～75%	95%～98%	—
TCO_2	足月新生儿	13～22 mmol/L	14～22 mmol/L	—	—
	成人/儿童	22～29 mmol/L	25～30 mmol/L	—	—
BE	足月新生儿	(−10)～(−2)mmol/L	—	—	—
	成人/儿童	(−3)～(+3)mmol/L	—	—	—

二、常见血气参数及意义

(一)pH 值

正常动脉血 pH 值为 7.35～7.45，当动脉血 pH<7.35 称为酸血症，动脉血 pH>7.45 称为碱血症。以氢离子潴留或碳酸氢根或其他碱缺失为基础特性者常为酸中毒，以氢离子缺失或碱基潴留为基础特性者多是碱中毒。氢离子是体液中最活跃的阳离子，正常动脉血氢离子浓度为 40 nmol/L，对应的 pH 为 7.40，随着氢离子的浓度升高，酸度越高，碱度越低，pH 越低，反之，氢离子浓度降低，酸度越低，碱度越高，pH 越高，二者变化的关系为：
$pH = -\log[H^+] = PK + \log([HCO_3^-]/[H_2CO_3])$
$= 6.1 + \log([HCO_3^-]/[PaCO_2 \times 0.0301])$，而
$[H^+] = 24 \times PCO_2 \div [HCO_3^-]$，常见 pH 与氢离子浓度的关系见表18-9-2。

表 18-9-2　pH与氢离子浓度对照表

pH值	6.8	6.9	7.0	7.1	7.2	7.3	7.4	7.5	7.6	7.7	7.8
$[H^+]$(nmol/L)	158	126	100	79	63	50	40	32	25	20	16

pH升高可由代谢性或呼吸性碱中毒所致，pH降低可由呼吸性或代谢性酸中毒引起。药物性pH升高包括制酸剂、乙酰水杨酸、羧苄西林、甘珀酸（甘胃酮）、依他尼酸、甘草、泻药、磺胺米隆、碳酸氢钠等；引起pH降低的药物包括乙酰唑胺、乙酰水杨酸（长期或大剂量）、枸橼酸、二甲双胍、乙醚、乙二醇、呋塞米、汞化合物（缓泻药）、副醛（聚乙醛）、木糖醇等。

碱中毒可引起脑部等处的血管痉挛（数小时内有减轻脑水肿可能，但也有发生脑供血不足风险），氧解离曲线左移，组织摄氧减少；酸中毒可引起脑部等血管扩张（增加脑血供，但也有加重脑水肿的风险），氧解离曲线右移，有利于组织摄氧。虽然临床上一直强调"宁酸勿碱"的治疗原则，但极度严重酸中毒的致命性可能超过碱中毒，酸中毒可快速产生（如心脏骤停）或可经较长时间缓慢发展而来（如肾功能衰竭），婴儿如未及时保暖和供给足够的热卡可很快发展为酸中毒，临床上应迅速处理严重的酸中毒（pH≤7.15～7.20）。

（二）PaO_2

氧气是体内代谢的基础，机体的大多数代谢均离不开氧的参与，低氧血症可很快导致细胞功能发生障碍，其中以脑组织对缺氧最为敏感。海平面大气压为760 mmHg，空气中的氧浓度为21%，因此，大气中的氧分压约为160 mmHg（21%×760 mmHg）。表18-9-3为海平大气压下吸入和呼出气的组成。

表 18-9-3　海平大气压下吸入和呼出气的组成　　　　（单位 mmHg，括号内为百分构成）

	大气	吸入湿化的空气	肺泡气	呼出气
N_2	597.0(78.62%)	563.4(74.09%)	569.0(74.9%)	566.0(74.5%)
O_2	159.0(20.84%)	149.3(19.67%)	104.0(13.6%)	120.0(15.7%)
CO_2	0.3(0.04%)	0.3(0.04%)	40.0(5.3%)	28.0(3.6%)
H_2O	3.7(0.50%)	47.0(6.20%)	47.0(6.2%)	47.0(6.2%)
合计	760.0(100.0%)	760.0(100.0%)	760.0(100.0%)	760.0(100.0%)

PaO_2为动脉血氧分压，正常PaO_2为80～100 mmHg。婴儿由于出生后肺发育不成熟，其PaO_2较儿童和成人略低，但30岁以后，PaO_2逐渐降低，约每10年降低3～5 mmHg，健康成人的血氧分压可按$PaO_2 = 104 - $年龄(岁)$\times 0.27$估算。血液中氧主要与血红蛋白结合成氧合血红蛋白的形式运输，少数以物理溶解形式运输。PaO_2增高见于高压氧疗或过度通气；PO_2降低可见于：①肺泡气体交换功能降低如肺癌、肺受压迫（胸腔大量积液）或肺切除、呼吸窘迫综合征、肺炎等；②通气或灌注不足如支气管哮喘、支气管炎、支气管扩张、肺癌、义膜性喉炎（哮吼）、囊性肺纤维化（黏液黏稠阻塞）、肺气肿、肉芽肿病、肺炎、肺梗塞、休克等；③低氧血症如麻醉、心脏异常、CO暴露、高纬度、淹溺、血红蛋白异常；④低通气如脑血管事件、呼吸系统受药物抑制、头部创伤等；⑤心脏右向左分流如先天性心脏病、肺内动静脉分流等；⑥药物性如阿法双酮、巴比妥类、粒-巨噬细胞集落刺激因子（GM-CSF）、异丙肾上腺素、哌替啶等。

PaO_2与pH有一定相关性，当体温为37℃、$SatO_2$为98.4%时，两者关系见表18-9-4。

PaO_2与体温也有一定相关性，当pH7.40、$SatO_2$为98.4%时，两者关系见表18-9-5。

表 18-9-4 PaO₂ 随 pH 变化对照表　　　　　　　　　(T37 ℃、SatO₂ 98.4%)

pH 值	7.60	7.50	7.40	7.30	7.20	7.10	7.00
PaO_2(mmHg)	80	90	100	111	122	134	148

表 18-9-5 PaO₂ 随体温变化对照表　　　　　　　　(pH7.40、SatO₂ 98.4%)

T(℃)	40	39	38	37	35	32
PaO_2(mmHg)	117	111	105	100	90	76

(三)动脉血氧含量与血氧容量

氧气由溶解于血液中的氧和氧合血红蛋白携带的方式运输,动脉血氧含量(CaO_2)是血中实际溶解和处于氧合状态所含的氧总量。每 1 g 血红蛋白完全氧合时最大携氧量为 1.34~1.39 ml,因此,每 100 ml 血红蛋白浓度为 15 g 的血液可携带氧量为 20.1 ml;每 1 mmHg 的 PaO_2 仅可使 100 ml 血浆溶解 0.003 ml 的氧量,因此,当 PaO_2 为 100 mmHg 时,100 ml 血浆仅可物理溶解氧气 0.3 ml。氧含量可用下列公式计算:$CaO_2 = Hb \times 1.34 \times SatO_2\% + PaO_2 \times 0.003$。例如:当 Hb=15 g/dl、$SatO_2$=98%、$PaO_2$=100 mmHg 时,$CaO_2 = 15 \times 1.34 \times 98\% + 100 \times 0.003 = 20.1$ ml;当 Hb=10 g/dl、$SatO_2$=98%、PaO_2=100 mmHg 时,$CaO_2 = 10 \times 1.34 \times 98\% + 100 \times 0.003 = 14.4$ ml。

氧容量又称携氧能力(VO_2),是指所有血红蛋白呈饱和状态所能携带的总氧量(物理溶解的氧量相对固定,约 0.3 ml/100 ml 血浆),或血红蛋白所能携带氧的最大能力,根据上述公式,正常参考值约为 20.1 ml/100 ml 血液。血氧饱和度是 Hb 实际携氧量与氧容量的百分比值,近似于氧含量÷氧容量×100%。

(四)$SatO_2$

$SatO_2$ 即动脉血氧饱和度,是动脉血氧含量与血氧容量之比,正常参考值为 95%~99%。$SatO_2$ 升高主要见于高压氧、低碳酸血症、低体温、氧疗、呼吸性碱中毒;$SatO_2$ 降低主要见于严重贫血、食欲不振、缺氧、肺膨胀不全、CO 中毒、心脏异常、先天性心脏缺陷、COPD、发热、颅脑损伤、高碳酸血症、淹溺、胸腔积液、中毒、肺炎、气胸、肺栓塞、急性呼吸窘迫综合征等。

$SatO_2$ 能间接反映组织的缺氧程度,主要用于评价组织的摄氧能力。$SatO_2$ 与 PaO_2 密切相关,两者的关系在下列氧解离曲线图上充分表现出来(图 18-9-1):当 $PaO_2 \geqslant 60$ mmHg 时,曲线相对平坦,即便此时的 PaO_2 大幅度升高,$SatO_2$ 变化不大(维持于 90%~100%),但当 $PaO_2 < 60$ mmHg 时,曲线徒降,此时只要 PaO_2 轻微变化,$SatO_2$ 就会产生显著改变。氧解离曲线受 pH、$PaCO_2$、温度和红细胞内 2,3-二磷酸甘油酸(2,3-DPG)的影响,当 pH 或温度降低、$PaCO_2$ 或 2,3-DPG 升高时,曲线右移时,在相同 PaO_2 的情况下,$SatO_2$ 降低,虽不利于 Hb 在肺内与氧结合成氧合血红蛋白(HbO_2),但有利于外周组织摄氧,因为它能促进 HbO_2 解离,相对提高组织的氧分压,有利于组织摄氧代谢;反之,氧解离曲线左移时,虽然 $SatO_2$ 升高,但 HbO_2 解离能力降低,组织摄氧量减少,引起或加重组织缺氧。

根据以上氧离曲线特征,可定量测定 PaO_2(mmHg)与 $SatO_2$(%)的关系。健康成人中,当 $PaO_2 \leqslant 40$ mmHg 或 $SatO_2 \leqslant 75\%$ 时为静脉血的血氧表现。在 pH7.40 和 T37 ℃时,PaO_2 与 $SatO_2$ 的量化关系见表 18-9-6。

氧离曲线上,另一重要指标是 P_{50},主要用于反映氧解离曲线的位置,它是指 $SatO_2$ 为 50% 时的 PaO_2 值,健康成人在 T=37 ℃、pH=7.40、$PaCO_2$=40 mmHg 时,P_{50} 为 26~27 mmHg。P_{50} 升高提示曲线右移,反之,P_{50} 降低提示曲线左移。引起氧解离曲线左移的主要原因包括碱中毒、低体温、异常

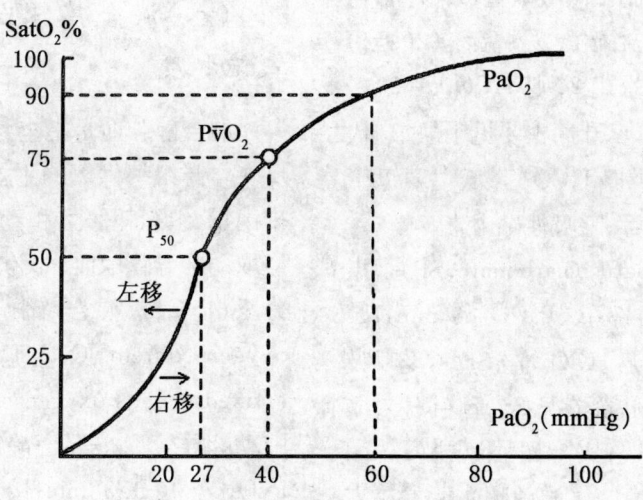

图 18-9-1 氧离曲线图

表 18-9-6 $SatO_2$ 与 PaO_2 间的量化关系 （pH7.40 和 T37 ℃）

PaO_2(mmHg)	100	80	61	45	40	36	30	26	23	21	16
$SatO_2$(%)	97	95	90	80	75	70	60	50	40	35	30
	←――― 动脉血 ―――→				←――――――― 静脉血 ―――――――→						

Hb 或胎儿 Hb、碳氧血红蛋白、高铁血红蛋白、一氧化碳、2,3-DPG 降低；引起氧解离曲线左移的主要因素包括酸中毒、$PaCO_2$ 升高、体温过高、2,3-DPG 升高。

（五）$PaCO_2$

$PaCO_2$ 即动脉血二氧化碳分压，正常参考值为 35~45 mmHg，是反映通气功能的重要指标，$PaCO_2$ 主要由肺调节控制，在酸碱平衡中的反映呼吸成分。$PaCO_2$ 增高（呼吸性）主要见于急性间歇性卟啉病、支气管哮喘、支气管炎、心脏异常、充血性心力衰竭、囊性肺纤维化、呼吸中枢受抑制、严重电解质紊乱、肺气肿、严重甲状腺功能减退症、淹溺、肺炎、气胸、脊髓灰质炎、肺水肿、肺结核、呼吸衰竭、其他呼吸系统疾病、肺肿瘤等，以及药物性原因包括阿司匹林、醛固酮、碳酸氢盐、羧苄西林、甘珀酸、皮质激素、地塞米松、依他尼酸、缓泻药（长期吸毒）、X 线对比剂等；$PaCO_2$ 降低（呼吸性）主要见于焦虑、发热、颅脑损伤、体温过高、过度通气、水杨酸中毒等，药物性原因包括乙酰唑胺、乙酰水杨酸、香草二乙胺、神经肌肉弛缓剂（继发术后高通气）、NSD3004（动脉长效碳酸酐酶抑制剂）茶碱、氨丁三醇、木糖醇等。

（六）HCO_3^-

CO_2 进入血液与水结合成碳酸（H_2CO_3），血浆中此反应很慢，但进入红细胞后，在碳酸酐酶的作用下，合成 H_2CO_3 的速度加快 500 倍，并在不到一秒内达到平衡，在红细胞离开组织毛细血管前可结合大量 CO_2，它能结合带走组织产生的 60%~70% 的 CO_2。红细胞内合成的 H_2CO_3 在几十毫秒至数百毫秒内分离成 HCO_3^- 和 H^+，HCO_3^- 与 H_2CO_3 形成碳酸氢盐-碳酸系统，它是体内重要的缓冲系统。$CO_2 + H_2O \Leftrightarrow H_2CO_3 \Leftrightarrow HCO_3^- + H^+$

HCO_3^- 是体内的重要碱离子，是反映代谢状况的指标，体内碳酸氢根与碳酸比值维持在稳定的水平（20:1），由前述可知，碳酸水平间接来自 $PaCO_2$，H_2CO_3 可由 3% $PaCO_2$ 推算而得，如 $PaCO_2$ 为 40，则碳酸为 1.2 mmol/L（40×3%=1.2）。酸碱系统中的主要的酸是碳酸，它是酸碱系统中的代谢或非呼吸成分,受肾控制。碳酸氢盐(HCO_3^-)可直接测得,也可按碳酸氢盐-碳酸缓冲系统(20∶1)计算而来,已知 H_2CO_3 为1.2,则 $HCO_3^-=20×1.2=24$(mmol/L)。HCO_3^- 升高主要见于缺氧、代谢性碱中毒、呼吸性酸中毒;HCO_3^- 降低主要见于低碳酸血症、代谢性酸中毒、呼吸性碱中毒。

标准碳酸氢盐(standard bicarbonate,SB)是指动脉血在标准条件下(T37℃、$PaCO_2$ 40 mmHg、$SatO_2$ 100%)所测到的血浆 HCO_3^- 值,SB不受呼吸因素影响,提示血液的碱储备情况,受肾脏调控,能准确反映患者的代谢情况;实际碳酸氢盐(actual bicarbonate,AB)是指隔绝空气的动脉血标本在实际条件下(体温、$PaCO_2$、$SatO_2$ 为病人实际值)测到的血浆 HCO_3^- 值,AB受呼吸和代谢双重影响,AB升高可能是代谢性碱中毒或呼吸性酸中毒时肾脏的代偿调节反映,而AB降低可能是代谢性酸中毒或呼吸性碱中毒时肾脏的代偿调节反映。正常人的 AB=SB=(24±3)mmol/L。AB代偿范围为12~45 mmol/L。AB>SB提示呼吸性酸中毒;AB<SB提示呼吸性碱中毒;AB=SB<正常值提示代谢性酸中毒;AB=SB>正常值提示代谢性碱中毒。

(七)肺泡-动脉氧分压差

正常肺泡内氧很快弥散进入血液中,肺泡与动脉内血氧分压差($P_{A-a}O_2$)由肺泡氧分压(P_AO_2)−PaO_2=吸入气氧分压−$PaCO_2÷R-PaO_2=150-1.25×PaCO_2-PaO_2$,吸入气氧分压=(大气压−水蒸气压[47])×21%,R为呼吸商,R=0.8,正常参考值为5~15 mmHg,随着年龄增加可能略有升高,随年龄校正可用简易计算公式:$P_{A-a}O_2$(mmHg)=$10+\frac{1}{10}×$年龄(岁)。当发生分流、肺泡或肺泡-毛细血管膜发生障碍时,肺泡内氧弥散进入毛细血管减少,$P_{A-a}O_2$ 升高。引起 $P_{A-a}O_2$ 升高的常见原因包括肺内分流(通气量<灌注量或通气-血流比值降低)、心内分流和弥散功能障碍。吸入空气的情况下,$P_{A-a}O_2$ 为20~30 mmHg,提示轻度肺功能障碍;$P_{A-a}O_2$>50 mmHg,提示严重肺功能障碍。

(八)混合静脉血含量和混合静脉血氧饱和度

混合静脉血是指全身各静脉液混合后的血液,反映全身组织供氧的平均水平同时也综合反映心排出量、组织耗氧量和动脉血氧含量,临床上主要经取动脉导管取血,即为肺动脉血。混合静脉血氧分压(PvO_2)、混合静脉血氧含量(mixed venous oxygen content,CvO_2)和混合静脉血氧饱和度(mixed venous oxygen saturation,$SmvO_2$)是通过肺动脉导管取得混合静脉血所测得的指标,正常 PvO_2 为 40±3 mmHg,$SmvO_2$ 为70%~75%,CvO_2 可由下列公式计算:$CvO_2=Hb×1.34×SvO_2+PvO_2×0.0031$。$PvO_2$ 降低表示组织缺氧/氧供不足或耗氧量增加;$SmvO_2$ 降低主要由于心输出量减低或肺功能障碍;$SmvO_2$ 提示组织分流增加、组织氧利用减少(如氰化物中毒)或心输出量升高,当前 $SmvO_2$>70%已作为评估脓毒症的重要指标之一。

(九)氧合指数

氧合指数(oxygen index,OI)是指 PaO_2 与吸入氧浓度(FiO_2)的比值,即 $OI=PaO_2÷FiO_2$,它可反映氧合受损程度,正常参考值约500~600 mmHg,此时的肺内分流量为3%~5%。目前OI主要用于评估肺损伤程度,作为诊断急性肺损伤/急性呼吸窘迫综合征(ALI/ARDS)的诊断指标之一,OI<300 mmHg 提示为 ALI,OI<200 提示为 ARDS。

(十)剩余碱

剩余碱(base excess,BE)又称碱欠缺或碱剩余,是指标准条件下(T37℃、$PaCO_2$ 40 mmHg、$SatO_2$ 100%)将血标本滴定至 pH=7.40 时所消耗的酸或碱量,不受呼吸影响,它反映血中可缓冲 pH 变化的阴离子数量。BE 呈负值即为碱缺失,提示代谢性酸中毒;BE 正值即为血液中碱过剩,提示代谢性碱中毒,正常参考值为0±3 mmol/L。BE 值可用 Van Slyke 公式计算:BE=(HCO_3^-−24.4+

$[2.3 \times Hb + 7.7] \times [pH - 7.4]) \times (1 - 0.023 \times Hb)$；标准碱剩余（SBE, mmol/L）= $0.93 \times ([HCO_3^-] - 24.4 + 14.84 \times [pH - 7.4])$；校正的 SBE = $(HCO_3^- - 24.4) + ([8.3 \times 白蛋白 \times 0.15] + 0.29 \times 磷 \times 0.32) \times (pH - 7.4)$，白蛋白为 g/dl，磷为 mg/dl。

（十一）缓冲碱

缓冲碱（buffer base, BB）是血液中具有缓冲作用的碱离子的总和，包括 HCO_3^-、Hb、血浆蛋白和 HPO_4^{2-}，正常参考范围为 (50 ± 5) mmol/L。BB 反映机体对酸碱平衡紊乱的总体缓冲能力，不受呼吸和 CO_2 变化的影响。起缓冲作用的主要 BB 是 HCO_3^-，当临床检测发现 BB 下降而 HCO_3^- 正常时，往往提示患者存在 HCO_3^- 以外的碱储备不足，如低蛋白血症或贫血等。

（十二）CO_2 总量

二氧化碳总量（TCO_2）是指血液中以各种形式存在的 CO_2 总量，包括物理溶解的 CO_2 和以 HCO_3^- 形式的 CO_2，以及少量 H_2CO_3 和氨基甲酰化合物，由于 CO_2 进入血液后很快转化为 HCO_3^-，因此，TCO_2 主要反映 HCO_3^- 的含量。TCO_2 升高（代谢性碱中毒）主要见于碱摄入过量、低氯状态、低钾状态、水杨酸中毒、休克、呕吐等；TCO_2 降代（代谢性酸中毒）见于糖尿病酮症酸中毒、肾脏疾病等。

（十三）阴离子间隙

阴离子间隙（anion gap, AG）是指血清中未测定的阴离子数（UA）与未测定阳离子数（UC）的差值。未测定阴离子包括蛋白（Pr^-）、磷酸盐（HPO_4^{2-}）、硫酸根（SO_4^{2-}）和有机酸（乳酸、酮酸）等；未测定阳离子包括 K^+、Ca^{2+}、Mg^{2+} 等。AG = $[Na^+] - ([Cl^-] + [HCO_3^-])$，△↑AG = △↓$HCO_3^-$，正常值参考值为 (12 ± 4) mEq/L。如公式所见，血气分析时应同步测定血清电解质，有助于 AG 的判定。

(1) AG 降低（AG < 8 mEq/L）性代谢性酸中毒：见于低蛋白血症（未测定阴离子增高）、多发性骨髓瘤（未测定 IgG 阳离子增加）、未测定阳离子增加（高血钾、高血钙、高血镁、锂中毒）等。

(2) AG 增高（AG > 16 mEq/L）性代谢性酸中毒：主要见于存在未测定的代谢性阴离子如糖尿病酮症酸中毒、酒精性酮症酸中毒、乳酸性酸中毒、饥饿、肾功能不全，存在药物或化学性阴离子如水杨酸中毒、甲醇中毒乙二醇中毒等。

(3) AG 正常（AG 8～16 mEq/L）性代谢性酸中毒：主要见于 HCO_3^- 丢失如腹泻、胰液丢失、回肠造口术，氯潴留如肾小管酸中毒、静脉营养（盐酸精氨酸和盐酸赖氨酸）等。高/低钾趋势、糖尿病酮症酸中毒纠正后、早期尿毒症性酸中毒、早期梗阻性尿路病、乙酰唑胺、醛固酮减少症、输尿管乙状结肠吻合术伴 $[H^+]$ 和 $[Cl^-]$ 吸收增加而 $[HCO_3^-]$ 和 $[K^+]$ 丢失、输注或摄入 HCl、NH_4Cl、保钾利尿剂、稀释性酸中毒等。

表 18-9-7 为未测定阴离子相关性 AG 升高和代谢性酸中毒。

表 18-9-7　未测定阴离子相关性 AG 升高和代谢性酸中毒

诊断名称	阴离子种类	原因	辅助检查
肾功能衰竭（尿毒症）	$[PO_4^{2-}]$、$[SO_4^{2-}]$	蛋白质代谢	BUN, Cr
酮症酸中毒	酮酸	脂肪酸代谢	血、尿酮体
糖尿病	β-羟基丁酸酯		
酒精中毒	乙酰乙酸盐		
饥饿：乳酸性酸中毒	乳酸	代谢作用	乳酸水平
外源性中毒			
甲醇	甲酸盐	甲醇代谢作用	渗透间隙

续表

诊断名称	阴离子种类	原因	辅助检查
乙二醇	β苔黑酚酸甲酯和有机阴离子	乙二醇代谢作用,NAD/NADH升高,有助于丙酮酸转变成乳酸	渗透间隙,尿β苔黑酚酸甲酯结晶
水杨酸盐	水杨酸盐	水杨酸盐,乳酸,酮酸	伴随呼碱和代碱

注:NAD=辅酶I(二磷酸吡啶核苷酸),NADH=还原型辅酶I。

三、酸碱平衡失调

任何原因引起[H^+]升高,无论是内源性产生增加、还是缓冲能力降低、分泌减少或外源性摄入增多,均称为酸中毒;同样,任何引起[H^+]降低的情况均为碱中毒,但酸中毒和碱中毒同步发生时,pH可表现为正常。酸-碱平衡失调可进一步分为呼吸性或代谢性,呼吸性酸碱异常主要是$PaCO_2$产生原发性改变,代谢性酸碱异常主要是HCO_3^-原发性改变。如无代偿机制,Kassirer-Bleich公式可直接决定pH变化,但生理机制可代偿HCO_3^-和CO_2水平,使pH发生趋于正常的改变,如呼吸性酸中毒$PaCO_2$升高,使pH降低,但随后肾脏会继发性使HCO_3^-潴留,减轻pH降低的程度。

代偿机制一般是促使pH朝正常方向改变,但单纯性酸碱异常往往代偿不完全。通常认为与pH变化相同的酸碱失衡为原发性改变,促使pH趋向正常的酸碱失衡为代偿性改变。常见的酸碱失衡分为四种基本类型:呼吸性酸中毒、代谢性酸中毒、呼吸性碱中毒和代谢性碱中毒(见图18-9-2的酸碱图)。这四种基本改变可能产生不同的组合,构成混合性酸碱平衡紊乱,呼吸性酸碱异常还包括急性和慢性变化,从而使酸碱失衡变得颇为复杂。下列三个表格分别列出有关酸碱失衡的代偿指标变化、代偿时限和程度之间的相互关系。

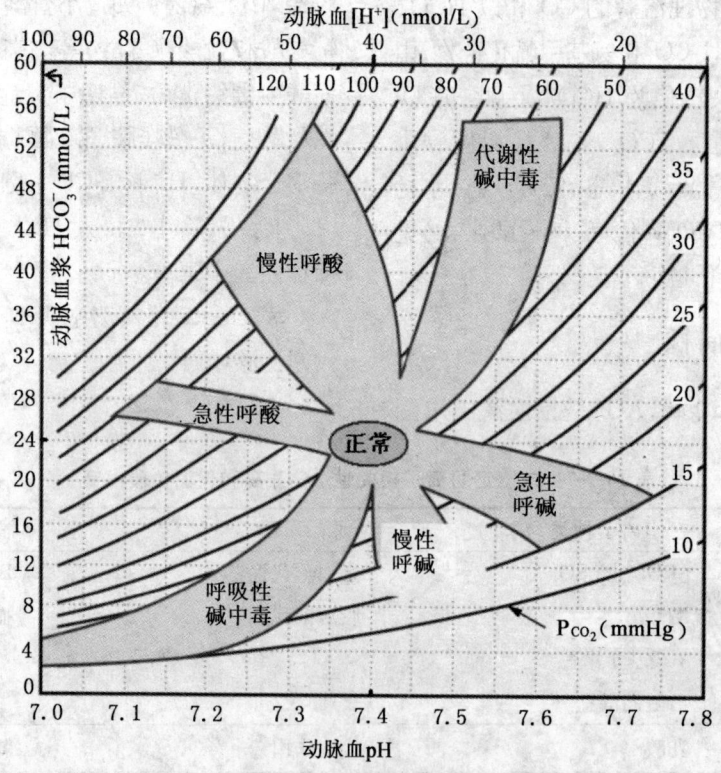

图18-9-2 酸碱图
阴影部分代表正常呼吸和原发性酸碱紊乱时代谢代偿的95%可信限

表 18-9-8 是各种代偿和未代偿性酸碱失衡的 pH、PCO_2 和 HCO_3^- 改变。

各种单纯性酸碱失衡发生代偿性改变程度预测和可代偿的时限见表 18-9-9。

PCO_2、HCO_3^-、pH 三种主要血气成分变化在酸碱平衡障碍时的正常代偿程度关系见表 18-9-10。

表 18-9-8 各种代偿和未代偿性酸碱失衡的 pH、PCO_2 和 HCO_3^- 变化关系

酸碱失衡类型	pH	PCO_2	HCO_3^-	酸碱失衡类型	pH	PCO_2	HCO_3^-
未代偿性呼酸	↓↓	↑↑	↑	部分代偿性呼酸	↓	↑↑	↑↑
未代偿性呼碱	↑↑	↓↓	↓	部分代偿性呼碱	↑	↓↓	↓↓
未代偿性代酸	↓↓	—	↓↓	部分代偿性代酸	↓	↓↓	↓↓
未代偿性代碱	↑↑	—	↑↑	部分代偿性代碱	↑	↑↑	↑↑
呼酸+代酸	↓↓	↑↑	↓	呼碱+代碱	↑↑	↓↓	↑

表 18-9-9 单纯性酸碱失衡代偿预测和时间

酸碱异常	代偿预测	代偿时限
代谢性酸中毒	$PCO_2 = 1.5 \times [HCO_3^-] + 8 \pm 2$,或 $PaCO_2 = [HCO_3^-] + 15$,或 $\triangle \downarrow PaCO_2 = 1.2 (\triangle \downarrow HCO_3^-)$ 或 HCO_3^- 每 ↓1 mmol/L,$PaCO_2$ 将 ↓1.25 mmHg	12～36 h
代谢性碱中毒	$PaCO_2 = (0.9 \text{ 或 } 1.0) \times [HCO_3^-] + 15$,或 HCO_3^- 每 ↑1 mmol/L,$PaCO_2$ 将 ↑0.75 mmHg,或 $\triangle \uparrow PaCO_2 = 0.6 (\triangle \uparrow HCO_3^-)$ 或 HCO_3^- 每 ↑10 mmol/L,$PaCO_2$ 将 ↑6 mmHg	12～36 h
呼吸性酸中毒(急性)	$PaCO_2$ 每 ↓10 mmHg,HCO_3^- 将 ↓2 mmol/L	几分钟
呼吸性酸中毒(慢性)	$PaCO_2$ 每 ↓10 mmHg,HCO_3^- 将 ↓4 mmol/L 或 $0.4(\triangle PaCO_2) = \triangle HCO_3^-$	24～36 h
呼吸性碱中毒(急性)	$PaCO_2$ 每 ↑10 mmHg,HCO_3^- 将 ↑1 mmol/L	几分钟
呼吸性碱中毒(慢性)	$PaCO_2$ 每 ↑10 mmHg,HCO_3^- 将 ↑4 mmol/L 或 $0.4(\triangle PaCO_2) = \triangle HCO_3^-$	24～36 h

表 18-9-10 酸碱平衡障碍时正常代偿程度

	代酸	代碱	急性呼酸	慢性呼酸	急性呼碱	慢性呼碱
$\triangle PCO_2/\triangle HCO_3^-$	1.0～1.5:1	0.25～1.0:1	1:10	4:10	1:10	4:10
$\triangle PH/\triangle HCO_3^-$	0.01:1	0.015:1	0.08:10	0.03:10	0.08:10	0.03:10
$PaCO_2$ 或 HCO_3^- 最大代偿限度	$PaCO_2=15$	$PaCO_2=55$	$HCO_3^-=38$	$HCO_3^-=45$	$HCO_3^-=18$	$HCO_3^-=15$

四、酸碱失衡诊断评估程序

酸碱平衡的诊断评估同样需要病史和体格检查，特别应关注酸或碱的获得或丢失原因，以及影响肝、肾或肺功能的疾病。酸碱平衡判断时应同步抽送动脉血气分析和电解质，以计算 AG。单纯性酸碱平衡紊乱诊断不难，但混合性酸碱失衡的诊断颇复杂，后述的三个流程图（虚线框内为判断条件）将酸碱平衡的主要指标进行有机结合，根据 pH、HCO_3^- 与 $PaCO_2$ 的变化方向，将复杂的酸碱平衡失调进行简单化处理，为临床初步判断酸碱失衡类型提供一定的可操作性。

五、单纯性酸碱失衡及处置

（一）呼吸性酸中毒

1. 常见原因

(1) 呼吸中枢抑制如麻痹、镇静、使用鸦片类制剂、脑损伤、高碳酸血症/低氧血症。

(2) 神经肌肉异常如脊髓损伤、膈神经损伤、脊髓灰质炎、Guillain-Barre 综合征、肉毒杆菌中毒、破伤风、重症肌无力、某些影响呼吸肌的疾病、多发性硬化症、高位脊髓损伤低钾血症、低磷血症、肌萎缩症。

(3) 胸壁限制如脊柱后侧凸、极度肥胖、肥胖-低通气综合征、强直性脊柱炎、胸壁损伤。

(4) 肺部受限如肺纤维化、肉状瘤样病、气胸、胸腔积液、胸腔纤维化等。

(5) 肺实质病变如肺炎、肺水肿等。

(6) 气道阻塞性疾病如 COPD、上呼吸道阻塞、喉痉挛。

(7) 某些药物如氨基糖苷类药、箭毒、氯化琥珀胆碱、有机磷农药。

2. 主要表现

(1) 血 pH 降低，CO_2 原发性升高，HCO_3^- 代偿性升高。

(2) 神经功能：脑血管扩张，神经功能受抑制或降低，如头痛、虚弱无力，行为变化如意识混乱、抑郁、妄想症、幻觉、振颤、麻痹、木僵和昏迷。

(3) 皮肤：皮肤温暖、潮红。

(4) 代偿表现：如酸性尿。

3. 治疗

呼吸性酸中毒治疗的主要治疗是改善肺泡通气功能。如分钟通气量增加一倍，$PaCO_2$ 将降低 50%。COPD 患者呼吸性酸中毒可用支气管扩张剂如 β 激动剂、抗胆碱能药、或全身性拟交感药、合并低流量氧疗等综合治疗可提高肺功能功能。但部分患者对这些治疗效果不佳，需要通气支持，特别是 pH<7.25 者。慢性呼吸性酸中毒者应缓慢降低 $PaCO_2$，分钟通气量可从 5 L/min 开始，逐渐提高，使 $PaCO_2$ 缓慢下降（降速约 5~10 mmHg/h 左右即可）至平时水平（不必降至正常水平），慢性呼酸者过快降低 $PaCO_2$ 可能导致严重代谢性和呼吸性碱中毒，甚至发生心律失常，pH 升高过快可导致离子钙突然下降，产生低钾血症，二者均可能诱发严重心律失常或抽搐。鸦片类导致中枢性呼吸抑制者可用纳络酮；氨茶碱有呼吸中枢刺激作用，但需监测茶碱浓度；已行机械通气作低通气治疗的中度呼吸性酸中毒患者可静脉输注 $NaHCO_3$。

（二）呼吸性碱中毒

1. 常见原因

(1) 中枢神经系统异常如焦虑或心理性过度通气、低氧血症或反射性刺激导致通气过度、肺部疾病引起反射性通气过度、炎症刺激呼吸中枢（如脑炎或脑膜炎）、脑血管病、低血压、肝功能衰竭、肿瘤。

(2) 药物或激素如水杨酸盐毒性、黄体酮。

(3) 菌血症发热。

(4) 肺部疾病如急性哮喘、肺炎、肺血管病（肺栓塞）、某些肺水肿患者。

(5) 机械通气治疗造成过度通气。

(6) 高纬度低氧血症等。

2. 主要表现

(1) pH 升高，PCO_2 原发性降低，HCO_3^- 代偿性降低。

(2)神经功能：脑血管收缩，神经元兴奋性增加，如头晕、惊恐或极度焦虑，头昏眼花，手足搐搦，感觉异常如指或趾尖麻木、麻刺感，Chvostek's征和Trousseau's征阳性，抽搐。

(3)心血管功能：如心律失常。

3. 治疗

急性呼吸性碱中毒强调确定并治疗原发病。焦虑相关性呼碱可用小袋子如塑料袋或纸袋重复呼吸，但有研究发现使用纸袋重复呼吸时虽可在30 s内使$PaCO_2$增加到20 mmHg，但无法达到40 mmHg，而180 s内却会使PaO_2降低27 mmHg，约5%的患者PaO_2降低42 mmHg，如患者高通气伴有低氧血症，使用纸袋重复呼吸会带来灾难性后果，应慎重考虑此疗法的选择；某些严重患者，可用β肾上腺素能抑制剂，必要时给予抗抑焦虑药。有高原反应者在上高原前可给予乙酰唑胺或皮质激素。

(三)代谢性酸中毒

1. 常见原因

(1)摄入药物或毒物如甲醇、乙醇、水杨酸盐、乙二醇、氯化铵等。

(2)碳酸氢根丢失过多：①碳酸氢盐离子经肠丢失如腹泻、肠道引流、肠瘘、胆瘘或胰瘘；②碳酸氢根经肾丢失过多如肾小管酸中毒，使用碳酸酐酶抑制剂治疗，酮固酮减少症。

(3)乳酸性酸中毒：①组织低氧血症：组织低灌注如低血容量性休克、脓毒症、心源性休克、特发性低灌注，严重低氧血症如肺部异常（哮喘、$β_2$激动剂吸入后）、ARDS、CO中毒、无氧代谢、抽搐、寒颤、严重贫血等；②非低氧血症性乳酸变化包括肝病、肾功能衰竭、糖尿病、恶性肿瘤，药物如二甲双胍、乙醇、甲醇、水杨酸盐、乙二醇、异烟肼中毒、齐多夫定、化疗、硝基氢氰酸盐，遗传性如葡萄糖6磷酸酶缺乏症、1,6二磷酸果糖缺乏症、D-乳酸性酸中毒。

(4)酮症酸中毒如糖尿病酮症、乙醇中毒后酮症、禁食和饥饿后酮症。

(5)氢离子分泌功能丧失如肾功能衰竭等。

(6)氯离子水平升高如经肾氯吸收增加，氯化钠输入，氯化铵治疗，肠外静脉高营养。

2. 主要表现

(1)血pH降低，HCO_3^-原发性降低，CO_2代偿性降低。

(2)胃肠功能：食欲不振，恶心、呕吐，腹痛。

(3)神经功能：虚弱无力，昏睡，全身不适，意识模糊，木僵，昏迷，生活机能降低。

(4)心血管功能：外周血管扩张，心率减慢，心律失常(包括心室颤动)。

(5)皮肤：温暖，潮红。

(6)骨骼系统：骨病如慢性酸中毒。

(7)代偿性表现：呼吸加深加快或深大呼吸，如Kussmaul呼吸，高钾血症，酸性尿，尿氨增加。

临床上将代谢性酸中毒分为高AG型和正常AG型(或高氯性)。高AG型代谢性酸中毒主要包括乳酸性酸中毒、酮症酸中毒(糖尿病性、乙醇性、饥饿性)、中毒(甲醇、乙二醇、水杨酸)、急慢性肾功能衰竭、大面积横纹肌溶解症。正常AG型代谢性酸中毒主要包括胃肠道碱丢失(腹泻、胰或肠引流、输尿管乙状结肠吻合术、药物(如氯化钙、硫酸镁导泻、考来烯胺))；肾性酸中毒(低血钾(近端或远端型肾小管酸中毒)、高血钾(如全肾小管功能障碍、盐皮质激素缺乏或抵抗、远端肾单位泌钠减少、小管间质性肾病、氨分泌缺陷))；药物诱导性高血钾(保钾利尿剂、甲氧苄啶、喷他脒、ACEI和ARB、NSAID、环孢菌素)；其他(酸负荷(氯化铵、高能营养)、HCO_3^-缺失、扩容性酸中毒(快速输入生理盐水)、苯酰胺醋酸盐、阳离子交换树脂)等。

3. 治疗

代谢性酸中毒的治疗主要是纠正致酸中毒的原发病，如糖尿病酮症主要是使用胰岛素和容量复苏，尿毒症性酸中毒者给予透析治疗，乳酸性酸中毒主要是抗休克治疗(改善微循环功能、液体复苏)等。组织低灌注所致的乳酸性酸中毒，主要是改善组织灌注；其他原因所致的乳酸性酸中毒，根据各自发病原因给予相应治疗；对维生素缺乏者可考虑给予丙酮酸脱氢酶的辅助因子维生素B_1。严重高氯性酸中毒应给予$NaHCO_3$治疗，但AG增高型酸中毒使用$NaHCO_3$效果欠佳；乳酸性酸中毒使用

$NaHCO_3$ 后产生的碱化作用可能刺激磷酸果糖激酶而使乳酸产生增加，并导致局部 PCO_2 升高，但 $NaHCO_3$ 仍是乳酸的良好碱化溶剂，因为乳酸在转化成 HCO_3^- 之前呈游离状态，严重乳酸性酸中毒时，应在 $30\sim40$ min 内滴注 $NaHCO_3$ 使 pH 升至 7.20 左右；糖尿病酮病酸中毒 pH<7.10 时应在扩容和使用胰岛素的同时，使用 $NaHCO_3$ 纠正 pH，使其达到 7.20 左右；药物性酸中毒时使用 $NaHCO_3$ 的目标是碱化尿液促进排泄，维持尿 pH>7.5；尿毒症性酸中毒者可口服 $NaHCO_3$ $1.0\sim1.5$ mmol/kg。注意，过快输注 $NaHCO_3$ 可引起外周呼吸刺激作用减低，PCO_2 增加而导致脑脊液 pH 矛盾性降低。另外，过快给予 $NaHCO_3$ 可促使 K^+ 进入细胞内而产生低钾血症，通常 pH 每升高 0.1，$[K^+]$ 将下降 0.6 mmol/L，因此，酸中毒治疗时应酌情给予补充必要的钾盐，以防低钾血症。随着基础病的改善，酮体和乳酸均被代谢成 HCO_3^-，可能导致继发性碱中毒，特别是使用 $NaHCO_3$ 后更为明显。严重酸中毒如 pH<7.2 甚至 7.0 时，及时给予 $NaHCO_3$ 有助于改善心肌收缩力，提高心肌对血管活性药的反应性。

临床上 $NaHCO_3$ 的使用指征和原因包括：①严重低碳酸血症（<4 mEq/L）：因为缓冲碱浓度不足的情况下，酸度轻微增加便会引起更为严重的酸血症；②严重酸中毒（pH<7.20）伴休克或心肌对支持治疗的应激性降低：因为酸中毒基础病的治疗有赖于器官充分的灌注；③严重高氯性酸中毒：因为碳酸氢盐可经肾和肝再生，但需数天时间方可恢复。纠正酸中毒的第一阶段目标是使 HCO_3^- 达到 $8\sim10$ mmol/L 左右或休克或心律失常改善，然后缓慢恢复 HCO_3^-，直至 $20\sim22$ mmol/L。

一般首次在 $1\sim2$ h 内给予 $NaHCO_3$ $50\sim100$ mmol（5%碳酸氢钠约 $80\sim160$ ml），输注时间约为 $30\sim45$ min。通常每次 $NaHCO_3$ 输注不超过 200 mmol（5% $NaHCO_3$ 250 ml=150 mmol），以避免容量负荷过度、或 pH 或 HCO_3^- 提升太快甚至产生医源性碱中毒。

新型缓冲碱 Carbicarb 是等摩尔碳酸氢钠和碳酸钠的复合制剂，与等摩尔 $NaHCO_3$ 相比，Carbicarb 产生 CO_2 更少，因为 CO_3^{2-} 吸纳 H^+ 能力更强，主要产生 HCO_3^- 而很少产生 H_2CO_3，改善 pH 效果明显，而对 $PaCO_2$ 影响较小，但仍在试验阶段。三羟甲基氨基甲烷（THAM）是一种惰性氨基酸，其 pH 为 7.8，也作为一种碱液，动物试验表明，其细胞穿透能力较 $NaHCO_3$ 更强，可降低细胞内 PCO_2，对代谢性酸中毒可产生更有利于健康的 pH 和 PCO_2，但人体研究资料有限，其人体有效性和治疗作用仍在试验阶段。

（四）代谢性碱中毒

1. 常见原因

（1）氢离子丢失过多如呕吐，胃管内引吸，胃瘘，激素治疗或激素产生过量（酮固酮或其他盐皮质激素），乳碱综合征（Milk-alkali syndrome），钾缺乏如利尿治疗、肾素或酮固酮过多症（恶性高血压或肾动脉狭窄），肾素降低而醛固酮增加（如肾上腺肿瘤或增生），肾素和醛固酮降低而氢化考的松或其他盐皮质激素增加（如 Cushing's 综合征、外源性盐皮质激素、先天性缺陷），镁缺乏。

（2）摄入或应用过多碳酸氢钠或其他碱类如静脉输注碳酸氢钠、摄入碳酸氢钠或其他碱类如抗酸剂，使用含醋酸或乳酸的静脉营养液，输入含枸橼酸的血液等。

（3）碳酸氢根潴留，如氯离子丢失伴碳酸氢根潴留。

（4）容量不足如体液丢失、利尿治疗。

（5）其他如 Bartter's 综合征，Gitelman's 综合征。

2. 主要表现

（1）血 pH、HCO_3^-、CO_2 升高；

（2）神经功能：昏睡，活动机能反射亢进，手足搐搦，抽搐；

（3）心血管功能：低血压，心律失常；

（4）呼吸功能：由于呼吸频率降低导致呼吸性酸中毒；

（5）代偿表现：呼吸频率减慢，呼吸深度减低，尿 pH 升高。

3. 治疗

碱血症的治疗与其他酸碱失衡一样,主要强调原发病的治疗和细致的支持治疗。乙酰唑胺可产生碳酸氢盐尿,可有效治疗代谢性碱中毒,但需要严密监测血 K^+、Mg^{2+} 和磷浓度。严重碱中毒($HCO_3^- > 45$ mmol/L)或碱中毒伴严重症状或体征对支持治疗无明显反应者,可静脉滴注稀盐酸,适于肝、肾病变者,可输入 0.1 当量稀盐酸溶液(100 mmol/L),按 0.2 mmol/(kg·h)速度经中心静脉导管输注,浓度过高会导致导管腐蚀,剂量可按公式计算:mmol(数) = $\triangle HCO_3^- \times$ 体重(kg) $\times$ 0.5。盐皮质激素过多者可给予螺内酯(安体舒通);氯化铵(NH_4Cl)和盐酸精氨酸可治疗代谢性碱中毒,但严重肝病者避免使用,否则可诱发肝性脑病或昏迷;有意识地控制性低通气有助于提高 PCO_2 水平而缓解碱中毒;严重代谢性碱中毒者,可行血透治疗以减低 HCO_3^-;胃管吸引者可给予 H_2 受体抑制剂。

六、双重酸碱失衡的综合判断方法

根据以下流程有助于判断酸碱失衡类型:

1. 根据临床病史等资料,寻找引起酸碱失衡的原发病

血气分析判读方法:先看 pH,如 pH 降低,原发或主要改变是酸中毒;如 pH 升高,主要改变是碱中毒。

2. 酸中毒的进一步确定

如 pH 提示酸中毒(pH < 7.35),主要或原发性机制可通过 HCO_3^- 和 $PaCO_2$ 检查进一步确定,见流程图(图 18-9-3)。

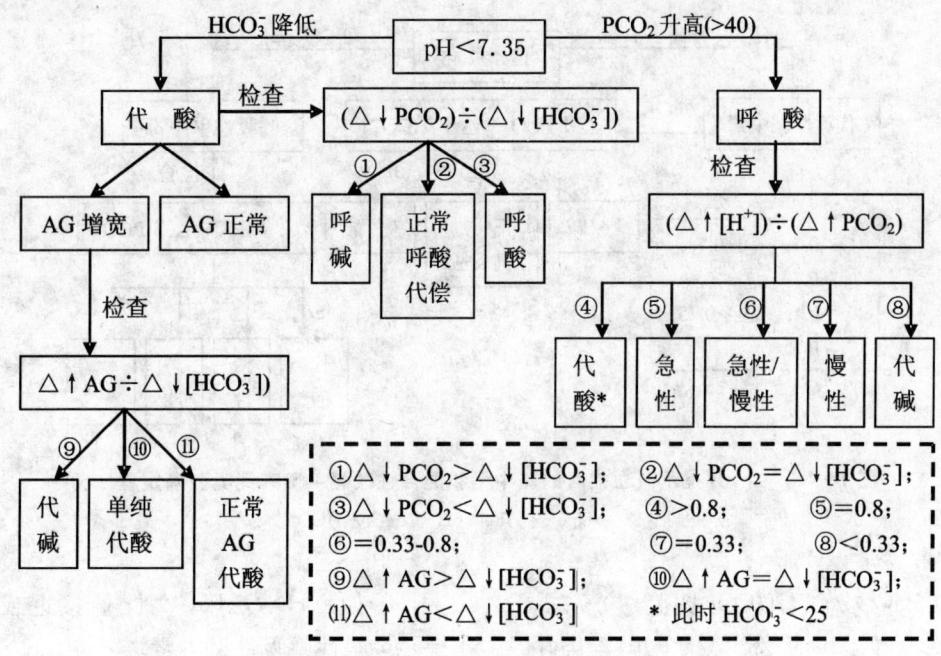

图 18-9-3 当 pH 提示酸血症时的酸中毒和混合性酸碱平衡紊乱类型确定程序图

(1)如 HCO_3^- 降低(提示原发性代谢性酸中毒),随后计算 AG,如有可能,应与其稳态值(或基础值)对比。

①如 AG 较稳态值高或 AG > 16,定义为存在高 AG 型代谢性酸中毒,然后对比 AG 和 HCO_3^- 的变化值(即 $\triangle AG$ 和 $\triangle HCO_3^-$)。

②如 AG 不变或正常,提示为 AG 正常型或高氯型代谢性酸中毒。

③如 $\triangle AG = \triangle HCO_3^-$,诊断为单纯型高 AG 代谢性酸中毒;如 $\triangle AG > \triangle HCO_3^-$,提示很可能并存代谢性碱中毒(即诊断为代谢性酸中毒合并代谢

性碱中毒）；如$\triangle AG<\triangle HCO_3^-$，提示存在非AG型代谢性酸中毒或称正常AG型代谢性酸中毒。然后检查通气治疗是否正常。

①如$PaCO_2$降低值等于HCO_3^-降低值（即$\triangle\downarrow PaCO_2=\triangle\downarrow HCO_3^-$），提示为呼吸代偿反应，此时pH不会在正常范围内。

②如$\triangle\downarrow PaCO_2>\triangle\downarrow HCO_3^-$，提示伴有呼吸性碱中毒，即诊断为代谢性碱中毒合传并呼吸性碱中毒。

③如$\triangle\downarrow PaCO_2<\triangle\downarrow HCO_3^-$，提示伴有呼吸性酸中毒，即诊断为代谢性碱中毒合并呼吸性酸中毒。

（2）如$PaCO_2$升高（而不是HCO_3^-降低），原发性改变为呼吸性酸中毒，下一步是确定H^+与$PaCO_2$变化值的比值（$\triangle H^+/\triangle PaCO_2$）类型。

①如$\triangle H^+/\triangle PaCO_2$比值=0.8，提示急性呼吸性酸中毒。

②如$\triangle H^+/\triangle PaCO_2$比值=0.33，提示慢性呼吸性酸中毒。

③如$\triangle H^+/\triangle PaCO_2$比值0.33~0.8，可能是慢性基础上的急性恶化。

④如$\triangle H^+/\triangle PaCO_2$比值>0.8，提示伴有代谢性酸中毒，即诊断为呼吸性酸中毒伴代谢性酸中毒。

⑤如$\triangle H^+/\triangle PaCO_2$比值<0.33，提示存在代谢性碱中毒，即诊断为呼吸性酸中毒伴代谢性碱中毒。

3. 如pH>7.45，原发或主要改变为碱中毒，诊断流程见图18-9-4

（1）最好先看HCO_3^-，如HCO_3^-升高，原发性改变为代谢性碱中毒，伴有通气反应，此时应进一步计算$\triangle\uparrow PaCO_2/\triangle\uparrow HCO_3^-$的比值：

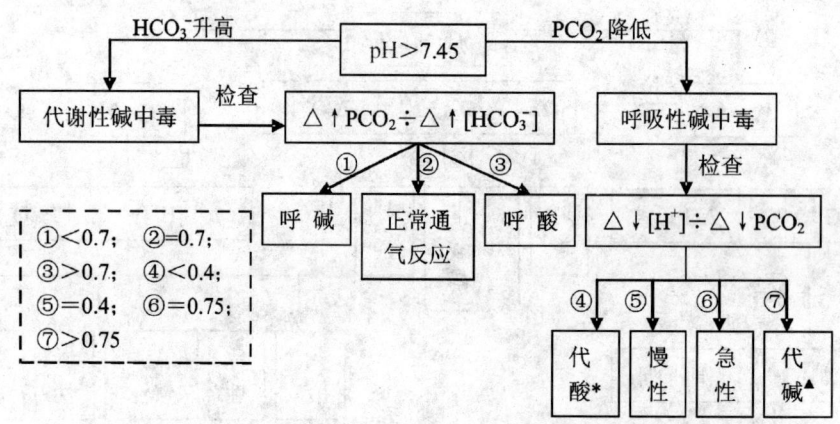

图18-9-4 当pH提示碱血症时的碱中毒和混合性酸碱平衡紊乱类型确定程序图

*指$\triangle[H^+]$不低反而升高，pH<7.40；▲$HCO_3^->25$

①如$\triangle\uparrow PaCO_2/\triangle\uparrow HCO_3^-$比值<0.7，提示伴有呼吸性碱中毒，即诊断为代谢性碱中毒合并呼吸性碱中毒。

②如$\triangle\uparrow PaCO_2/\triangle\uparrow HCO_3^-$比值接近0.7，提示通气反应。

③如$\triangle\uparrow PaCO_2/\triangle\uparrow HCO_3^-$比值>0.7，提示伴有呼吸性酸中毒，即诊断为代谢性碱中毒合并呼吸性酸中毒。

（2）如$PaCO_2$降低，提示原发性改变为呼吸性碱中毒，此时还应计算$\triangle H^+/\triangle PaCO_2$比值。

①如$\triangle H^+/\triangle PaCO_2$比值接近或等于0.75，提示为急性呼吸性碱中毒。

②如$\triangle H^+/\triangle PaCO_2$比值>0.75，提示可能伴有代谢性碱中毒。

③如$\triangle H^+/\triangle PaCO_2$比值<0.75，提示为慢性呼吸性碱中毒，或呼吸性碱中毒伴有代谢性酸中毒。

4. 血气分析提示pH在正常范围者（即7.35<pH<7.45，见图18-9-5），也应检查或计算$PaCO_2$、HCO_3^-和AG，因为可能有混合性酸碱平衡

失调,pH、HCO_3^- 和 $PaCO_2$ 正常者也可能伴有严重酸碱平衡紊乱,此时的惟一异常是 AG

例如:Na^+ 145、Cl^- 97、K^+ 4.5、HCO_3^- 25,血气分析指标正常,即血气分析和电解质的各单项指标均正常,但 AG=23,因此,根据定义可判断为高 AG 性代谢性酸中毒,各项指标正常的惟一解释是在代谢性酸中毒的基础上合并代谢性碱中毒。

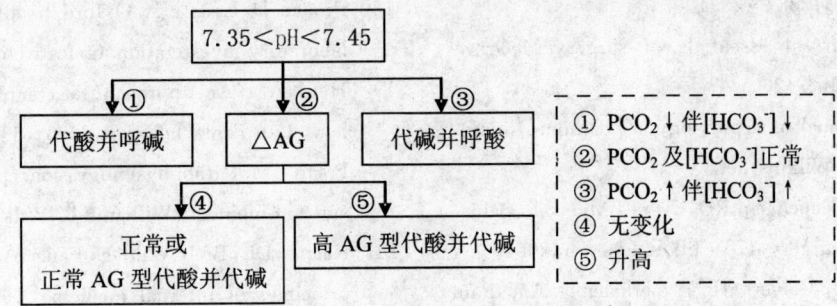

图 18-9-5　pH 处于正常范围时酸碱平衡紊乱鉴别程序图

七、三重酸碱平衡失调

临床上将三重酸碱平衡分为呼酸型或呼碱型代谢性酸中毒伴代谢性碱中毒两种。

(1)呼酸型代谢性酸中毒伴代谢性碱中毒(即呼酸+代酸+代碱):主要见于 Ⅱ 型呼吸衰竭、COPD 合并心病使用利尿剂治疗者等;实验室检查提示为:$PaCO_2$ 升高、pH 和 HCO_3^- 可升高、降低或正常,但 HCO_3^- 的增加值超过预计的代偿上限,AG 升高,$\triangle HCO_3^-$ 与 $\triangle AG$ 不成比例,血清$[K^+]$≥正常,血清$[Na^+]$和$[Cl^-]$≤正常。主要判断公式是:病人的实测$[HCO_3^-] + \triangle AG > 24 + \triangle PaCO_2 \times 0.35 + 5.58$。

(2)呼碱型代谢性酸中毒伴代谢性碱中毒(即呼碱+代酸+代碱):主要见于糖尿病酮症酸中毒伴严重呕吐或碳酸氢盐使用过多,伴有发热或过度通气者;实验室检查提示为:$PaCO_2$ 减低,pH 不确定(可升高、正常或降低),HCO_3^- 多为正常或降低(但通常达不到代偿 $PaCO_2$ 下降的最大范围),AG 明显升高,且 $\triangle HCO_3^-$ 与 $\triangle AG$ 不成比例,血清$[K^+]$、$[Cl^-]$≤正常。主要判断公式是:病人的实测$[HCO_3^-] + \triangle AG > 24 + \triangle PaCO_2 \times 0.49 + 1.72$。

八、混合性酸碱平衡的处置

与单纯性酸碱平衡失调一样,混合性酸碱平衡的处理最主要的仍然是原发病的矫正,在纠正原发病的基础上,以维持 pH 正常化为目标,但初期不必强求 pH 完全达到正常水平。纠酸或碱的原则同单纯型酸碱失衡一样,一般首先使 pH 达到 7.20~7.25 左右即可,而后通过原发病的纠正而逐渐恢复;碱中毒者应先使 pH 降低到 7.50 左右,而后缓慢降低直至正常。

(赖荣德　梁子敬)

参　考　文　献

1　Adler SM, Verbalis JG. Disorders of body water homeostasis in critical illness. Endocrinology and Metabolism Clinics of North America, 2006, 35:873~894

2　Corwin EJ. Handbook of pathophysiology, 3rd edition. Lippincott Williams & Wilkins, 2008

3　Porth CM. Essentials of Pathophysiology: Concepts of Altered Health States. Lippincott Williams & Wilkins, 2003

4　Marino PL. The ICU book, 3rd edition. Lippincott Wil-

liams & Wilkins,2007
5. Milionis HJ, Liamis GL, Elisaf MS. The hyponatremic patient: a systematic approach to laboratory diagnosis. CMAJ,2002,166(8):1056~1062
6. Goh KP. Management of hyponatremia. Am Fam Physician,2004,69(10):2387~2394
7. Doherty GM. Current essentials of surgery. McGraw-Hill Companies,Inc. ,2005
8. Schrier RW. Manual of nephrology,6th edition. Lippincott Williams & Wilkins,2005
9. Townsend CM,Beauchamp RD,Evers BM,et al. Sabiston textbook of surgery,17th edition. Elsevier,2004
10. Rodriguez JCH, Calvert JF. Hyperkalemia. Am Fam Physician,2006,73(2):283~290
11. Morris F,Edhouse J,Brady WJ,et al. ABC of clinical electrocardiography. BMJ publishing group,2003
12. Wald DA. ECG manifestations of selected metabolic and endocrine disorders. Emerg Med Clin N Am,2006,24:145~157
13. Ferri FF. Practical guide to the care of the medical patient,6th edition. Mosby,Inc. ,2004
14. Katz JN,Patel CB,Aslam MK. Parkland manual of inpatient medicine. FA Davis Company,2006
15. Tintinalli JE, Kelen GD, Stapczynski JS. Emergency medicine: a comprehensive study guide, 6th edition. McGraw-Hill Companies,Inc. ,2006
16. Blonshine S,Foss CM,Mottram C,et al. AARC guideline: blood gas analysis and hemoximetry:2001 revision & update. Respiratory Care,2001,46(5):498~505
17. Levitzky MG. Pulmonary physiology, 7th edition. McGraw-Hill's Company,Inc. ,2007
18. Provan D, Krentz A. Oxford handbook of clinical and laboratory investigation. Oxford University Press,2002
19. Herd AM. An approach to complex acid-base problems. Can Fam Physician,2005,51:226~232
20. Porth CM. Pathophysiology: concepts of altered health states. Lippincott Williams & Wilkins,2004
21. Kasper DL, Braunwald E, Fauci AS, et al. Harrison's principles of internal medicine, 16th edition. McGraw-Hill Company,Inc. ,2005
22. 蔡柏蔷,李龙芸. 协和呼吸病学. 北京:中国协和医科大学出版社,2004
23. Brenner BM. Brenner and Rector's The Kidney,8th edition. WB Saunders,2007
24. Schnell ZB, Leeuwen AMV, Kranpitz TR. Davis's comprehensive laboratory and diagnostic test handbook-with nursing implications. FA Davis Company,2003
25. Kellum JA. Clinical review: reunification of acid-base physiology. Critical Care,2005,9(5):500~507
26. Mason RJ, Murray FJ, Broaddus VC, et al. Murray & Nadel's textbook of respiratory medicine, 4th edition. Saunders,2005

第19章

其他各科相关急重症

第1节 儿科急重症

一、儿童用药

(一)儿童用药剂量计算方法

(1)儿童用药按成人剂量折算:按表19-1-1所得剂量相对偏小,可根据临床酌情调整。

(2)根据体表面积计算:小儿剂量=成人剂量×小儿体表面积/1.73 m^2,这种计算比较合理,但比较繁琐,首先要计算小儿体表面积:体表面积=体重×0.035+0.1,此公式不适宜大于30 kg以上的小儿,对10个月以上儿童,每增加体重5 kg,增加体表面积0.1 m^2,如30 kg体表面积为1.15 m^2,则35 kg者的体表面积为1.25 m^2,50 kg者为1.55 m^2,体重超过50 kg时,则每增加体重10 kg,增加体表面积0.1 m^2。

表19-1-1 儿童用药按成人剂量折算表

小儿年龄	相当于成人用量的比例	小儿年龄	相当于成人用量的比例
初生~1个月	1/18~1/14	2~4岁	1/4~1/3
1~6个月	1/14~1/7	4~6岁	1/3~2/5
6~12个月	1/7~1/5	6~9岁	2/5~1/2
12~24个月	1/5~1/4	9~14岁	1/2~2/3

(3)根据小儿年龄计算:①Fried's公式:婴儿量=月龄×成人量÷150;②1岁以内用量=0.1×(月龄+3)×成人剂量;1岁以上用量=0.05×(年龄+2)×成人剂量,根据年龄计算的方法不太实用,很少被儿科医生采用。

(4)根据成人剂量按小儿体重计算:小儿剂量=成人剂量×小儿体重÷70,此法简单易记,但对年幼儿剂量偏小,而对年长儿,特别是体重过重儿,剂量偏大。

（二）小儿药代动力学特点

1. 吸收

（1）口服：吸收程度取决于胃酸度，胃排空时间和病理状态，以及胃肠道刺激，小儿胃酸度相对较低，故胃排空时间较快。

（2）肌内注射：小儿臀部肌肉不发达，肌肉纤维软弱，故油脂类药物难以吸收，易造成局部非化脓性炎症；小儿局部肌肉收缩力、血流量、肌肉容量少，因此，肌注后药物吸收不佳。

（3）皮下注射：小儿皮下脂肪少，且易发生感染，吸收注射容量有限，目前很少采用注射量较大的液体或药物。

（4）直肠给药：不可能达到预期的吸收效果，对新生儿的治疗作用有限。

（5）静脉给药：静脉给药可直接进入血液循环而进入靶器官，对危险患儿特别是新生儿是较可靠的给药途径。

2. 分布

小儿体液量比成人多，如新生儿液体占体重的75%，1岁婴幼儿占70%，而成人体液占60%左右；小儿间质液也相对较大，故药物在体液内分布相对多，应用剂量相对较大。

3. 蛋白质结合力

小儿药物的蛋白结合率比成人低，主要原因是血浆蛋白水平较成人低、蛋白与药物结合能力差、小儿特别是婴幼儿由于肾脏泌氨排氢作用较弱，pH偏低，常影响药物与蛋白质的结合。

4. 代谢

小儿发育不成熟，各种酶活性较低或缺乏，使代谢减慢，易致药物在体内蓄积，如茶碱在肝内不能乙酰化，其作用受到影响。

5. 排泄

儿童排泄与肾脏功能完善与否有关，年龄越小，肾脏滤过及浓缩、排泄功能越不完善，特别是早产儿，故药物剂量和用药间隔都要随之调整。

（三）口服补液盐组成

口服补液治疗（oral rehydration therapy, ORT）是儿童急性脱水（如急性腹泻）的重要补液方法，口服补液盐（oral rehydration salts, ORS）是世界卫生组织（WHO）推荐的主要适用于5岁以下儿童急性脱水的补液药，也适于其他年龄段的儿童或成人，最初是1969年推出，2006年WHO重新推荐组方，新配方在补液疗效及安全性方面更佳。其新配方见表19-1-2，使用方法是将下口服补液盐溶入1L适宜温度的饮用水中即可服用，一般婴儿24h需量为1L，儿童8~24h需1L。

表 19-1-2 口服补液盐新配方

新的ORS成分	质量(g/L)	构成比(%)	新的ORS组分	渗透压(mmol/L)
氯化钠	2.6	12.683	钠	75
无水葡萄糖	13.5	65.854	氯	65
氯化钾	1.5	7.317	葡萄糖	75
枸橼酸钠二水合物	2.9	14.146	钾	20
			枸橼酸盐	10
合计	20.5	100.00	总渗透压	245

（四）儿童常用静脉补液成分

（1）组成成分：除外5%GS、10%GS、生理盐水外，儿童常用的液体主要包括不同比例的等张液、生理维持液、等渗钠钾氯液和Ringer's液等，其组织成分见表19-1-3。

（2）配制方法：各种张力液体的配算制方法（表19-1-4）。

表 19-1-3　儿童体液疗法常用混合溶液的电解质含量(mmol/L)

	Na^+	K^+	Cl^-	HCO_3^-	Ca^{2+}
2∶1液	158.5		98.5	60	
MD液	121.6	40	101.6	60	
生理维持液	30～33	20	25～50	0～30	
3∶2∶1液	79.2		49.2	30	
4∶3∶2液	102.7		67.7	35	
6∶2∶1液	52.2		34.2	18	
9∶2∶1液	39.5		25.5	14	
等渗钠钾氯液	115.5	40	155.5		
Ringer's液	146	4	155		2.5(=5 mEq/L)

表 19-1-4　常用混合溶液的组成和配制

溶液名称	张力	溶液组成(份)			简易配制方法(ml)		
		5%GS	生理盐水	1.4%碳酸氢钠	5%GS	10%氯化钠	5%碳酸氢钠
3∶2∶1液	1/2张	3	2	1	500	15	25
4∶3∶2液	2/3张	3	4	2	500	20	33
1∶1液	1/2张	1	1		500	20	
2∶1液	等张		2	1	500	30	47
4∶1液	1/5张	4	1		500	10	
生理维持液	1/3张	4	1(含0.15%KCl)		500	10	10%氯化钾 7.5ml

注:MD液为2∶1液加2.012 mmol/L的氯化钠。

二、儿童严重营养不良诊治

严重营养不良在我国虽已少见,但却是一种致命性的疾病状态,不合理的治疗,可导致疾病加重甚至致命,而早期充分、合理的治疗将有助于快速恢复。严重营养不良是指严重消耗,体重低于正常的70%,伴或不伴水肿。

(一)识　别

3岁以下婴幼儿营养不良的分度见表19-1-5。
3岁以上儿童营养不良分度见表19-1-6。

表 19-1-5　婴幼儿营养不良的分度

项　目	Ⅰ度(轻度)	Ⅱ度(中度)	Ⅲ度(重度)
体重低于正常值百分比	15%～25%	25%～40%	>40%
身长	正常	较正常低	明显低于正常
精神状态	无明显变化	情绪不稳定,睡眠不安	精神萎靡,反应低下
肌张力	基本正常	明显减低,肌肉松弛	肌肉萎缩
皮下脂肪:腹部	0.4～0.8 cm	<0.4 cm	消失
臀部	无明显变化	明显变薄	消失或接近消失
面部	无明显变化	减少	明显减少或消失
肤色及弹性	正常或稍苍白	苍白,弹性差	多皱纹,弹性消失

表 19-1-6　3岁以上小儿营养不良分度

	3～7岁		7～14岁	
	轻度	重度	轻度	重度
体重低于正常均值	15%～30%	>30%	20%～30%	>30%
皮下脂肪（腹、臀和面部）	减少	明显减少或消失	减少	明显减少或消失
消瘦	轻微	严重	轻微	严重
精神萎靡、呆滞或不安	轻微	明显或严重	轻微	明显
肤色及弹性	苍白、弹性差	苍白明显、弹性很差	苍白、弹性差	苍白明显、弹性很差

（二）处　置

1. 严重营养不良十步治疗法

世界卫生组织对儿童严重营养不良推荐 10 步治疗法，可认为是营养不良治疗的标准治疗方法。10 步治疗法目标是：第 1～2 日应纠正低血糖、低体温和脱水，3～7 天内应充分治疗感染，小心谨慎地饮食，2～6 周内应纠正电解质失衡、微量元素缺乏、给予感官刺激或情感支持，第 2～6 周开即应追赶原先不足的体重增长，达到基本康复。

第 1 步：治疗和预防低血糖：低血糖和低体温是严重营养不良儿童常见表现，并常伴有感染。如患孩神清，一旦血糖低于 3 mmol/L 或 54 mg/dl，可给予 10% GS 50 ml 或 10% 蔗糖溶液口服或鼻饲，而后 q30 min×4，而后 q2 h 进食。如患孩神志不清，嗜睡或抽搐，可予 10% GS 5 ml/kg，iv，继之 10%GS 口服或鼻饲，q2 h 进食。

第 2 步：治疗和预防低体温：中心体温<35 ℃或肛温<35.5 ℃即为低体温。给予进食或必要时给纠正脱水。复温可用厚衣或毛毯包裹，并置于取暖器或热源旁，但不用热水袋等。q1/2 h 监测体温，直至体温>36.5 ℃，而后 q2 h 测量体温。

第 3 步：治疗和预防脱水：低血容量常可伴有水肿，一般不必静脉补液，可除非有休克表现。可给予营养不良专用补液溶液（rehydration solution for malnutrition, ReSoMal）5 ml/kg, q30 min, 4 次，口服或鼻饲，随后 5～10 ml/(kg·h)，×4～10 h。ReSoMal 组成为：水 2 L＋口服补液盐 1 包＋蔗糖 50 g＋电解质溶液 40 ml（每升含钠 45 mmol、钾 40 mmol 和镁 3 mmol）；电解质溶液组成：氯化钾 224 g＋枸橼酸钾 81 g＋醋酸锌 8.2 g＋硫酸铜 1.4 g 加水至 2 500 ml。

第 4 步：纠正电解质失衡：所有严重营养不良儿童均有钠过多（血钠可能低于正常，但补钠可能会致命）、低钾和低镁。水肿者不要利尿，可给予钾 3～4 mmol/(kg·d)，镁 0.4～0.6 mmol/(kg·d)；如水分已补足，可给予含低钠的 ReSoMal 溶液，进食无盐饮食。

第 5 步：治疗和预防感染：严重营养不良者常伴感染，但大多是隐匿性的，不一定表现为发热，应常规给予抗生素治疗。可选用广谱抗生素，6 个月以上儿童可给予注射麻疹活疫苗。抗生素选择：①如无并发症，可给予复方新诺明 240 mg（TMP 40 mg＋SMX200 mg），bid；②合并有严重疾病如表情淡漠、昏睡，或有并发症如低血糖、低体温、皮肤破损、呼吸道或泌尿道感染，可给予氨苄青霉素 50 mg/kg，im/iv，q6 h，×48 h，然后口服阿莫西林 15 mg/kg，q8 h，×5 天；③应同时使用庆大霉素 7.5 mg/kg，iv/im，qd×7d；④如 48 h 感染无改善，加用氯霉素 25 mg/kg，im/iv，q8 h×5d。

第 6 步：纠正微量营养素缺乏：所有严重营养不良儿童均有维生素和矿物质缺乏，尽管有贫血，但起初治疗时不要给予含铁制剂。第 1 日口服维生素 A，2 周内每给予多种维生素、叶酸 1 mg/d（首日 5 mg）、锌 2 mg/(kg·d)、铜 0.3 mg/(kg·d)，体重增加后给予铁剂 3 mg/(kg·d)。

第 7 步：谨慎开始饮食：少量、频繁进食低渗、低糖食物，可口服或鼻饲，不要用静脉营养。热卡为 100 kcal/(kg·d)，含蛋白 1～1.5 g/(kg·d)；进液量为 130 ml/(kg·d)（严重水肿者 100 ml/

(kg·d));进食频率第1~2天为q2 h,第3~5天为q3 h,每6~7天以后为q4 h。

第8步:达到正常生长:机能恢复期,应给予充分饮食,以促进体重迅速恢复,达10 g/(kg·d)以上。

第9步:感官刺激和情感支持:严重营养不良儿童精神状态和行为可能有异常,应给予亲情、母爱,以促进情感增长,如运动功能障碍,应促进运动,适当功能煅炼,促进机能恢复。

第10步:促进恢复:营养不良儿童体重达到正常90%时,可认为已经康复。

2. 休克和严重贫血治疗

(1)休克治疗:氧疗:给予静脉注射10%葡萄糖;液体复苏(第1 h 15 ml/kg),可用Ringer's液+5%GS;或0.45%氯化钠+5%GS;或Ringer's液。同时监测脉搏和呼吸变化。如经前述治疗有反应,可在1 h内重复输液15 ml/kg,随后改为口服或鼻饲ReSoMal液10 ml/(kg·h),×10 h。如第1 h输液无反应,考虑为脓毒症休克,此时应静脉输液4 ml/(kg·h)并准备输血,血液准备就绪后,按10 ml/kg在3 h内输入,而后再给予鼻饲。

(2)严重贫血:如Hb<40 g/L或呼吸窘迫且Hb在40~60 g/L者均应给予输血治疗。可给予全血10 ml/kg,并在开始输血时给予呋塞米1 mg/kg,静脉注射。

3. 相关疾病治疗

严重营养不良的相关治疗包括纠正维生素A缺乏症,治疗皮炎、寄生虫感染、腹泻和结核等疾病。

三、儿科感染性休克诊治

脓毒症(sepsis)是指感染引起的全身炎症反应综合征(SIRS),脓毒症出现循环功能障碍称感染性休克或脓毒性休克(septic shock)。儿童感染性休克或脓毒症休克与成人相似,但由于儿童独特的病理生理表现,又有其自身特点,本文简要介绍其临床诊治。

(一)识 别

1. 感染性休克(脓毒性休克)代偿期

临床表现符合下列3项或以上者:

(1)意识改变,烦躁不安或萎靡不振,表情淡漠,意识模糊甚至昏迷、惊厥(多见于失代偿性休克)。

(2)皮肤改变,面色苍白、发灰,唇周、指趾紫绀,皮肤花纹,四肢凉;如有面色潮红,四肢温暖,皮肤干燥者为暖休克。

(3)外周动脉搏动细弱,心率或脉搏增快。

(4)毛细血管再充盈时间≥3 s;

(5)尿量<1 ml/(kg·h);

(6)代谢性酸中毒(应除外其他缺氧及代谢因素)。

2. 感染性休克(脓毒性休克)失代偿期

代偿期表现伴有血压下降。即1~12个月儿童收缩压<70 mmHg,1~10岁儿童收缩压<70+岁数×2,≥10岁儿童收缩压<90 mmHg。

3. 儿童器官功能障碍诊断标准

(1)心血管功能障碍:尽管1 h静脉注射等渗晶体液≥40 ml/kg,血压<正常年龄血压的5%或收缩压低于2个标准差;或需要血管活性物质维持血压于正常范围(多巴胺>5 μg/(kg·min)或任何剂量的多巴酚丁胺、肾上腺素或去甲肾上腺素);或具备以下2项:不明原因代谢性酸中毒(碱欠缺>5 mmol/L)、动脉乳酸>正常高限2倍、少尿(尿量<0.5 ml/(kg·h))、毛细血管充盈时间延长(>5 s)、外周与中心体温差>3 ℃。

(2)呼吸功能障碍:无紫绀型心脏病或肺部基础病者PaO_2/FiO_2<300;或$PaCO_2$>65 mmHg或比基础水平增高>20 mmHg;或FiO_2>50%才能维持氧饱和度≥92%;或需要非选择性有创或无创机械通气支持。

(3)神经功能障碍:GCS评分≤11分;或急性意识改变并伴GCS下降≥3分。

(4)血液学功能障碍:血小板计数<80×10^9/L或最近3天血小板下降>50%(慢性血液病或肿瘤者);或国际标准化比值>2。

(5) 肾功能障碍：血肌酐≥正常高限或基础值高的 2 倍。

(6) 肝功能障碍：总胆红素≥68.4 μmol/L（4 mg/dl）（不适于新生儿）、丙氨酸转氨酶（ALT）≥正常高限 2 倍。

（二）处 置

图 19-1-1 为儿童休克处理程序图。

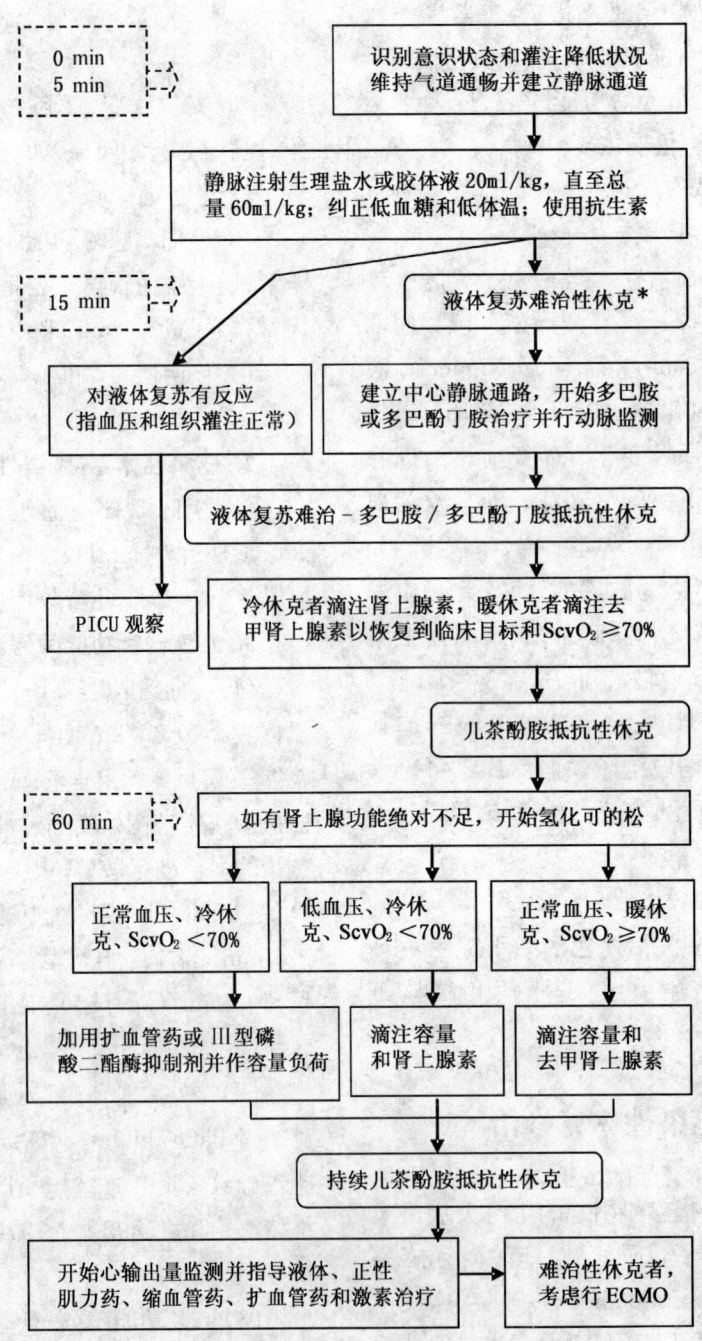

图 19-1-1　儿童休克处理程序图
* 指低血压、毛细血和充盈异常或肢冷

1. 液体复苏

充分液体复苏是逆转病情,降低病死率最关键的措施,需迅速建立2条静脉或骨髓输液通道,条件允许者应放置中心静脉导管。

(1) 第1小时:快速输液,常用生理盐水,首剂20 ml/kg,10~20 min 静脉推注,随后评估循环及组织灌注情况(如心率、血压、脉搏和毛细血管再充盈时间),如循环无明显改善,可再予第2剂甚至第3剂,每剂为10~20 ml/kg,总量可达40~60 ml/kg。第1小时输液既要重视液量不足,也应注意心肺功能如肺部啰音、奔马律、肝肿大、呼吸做功增加等表现,条件允许者应监测中心静脉压。第1小时液体复苏不用含糖液,但血糖应控制于正常范围,如有低血糖者可用葡萄糖0.5~1 g/kg 纠正。

(2) 维持输液:由于血液重新分配及毛细血管渗漏现象,感染性休克者的液体丢失和持续低容量可能持续数日,因此要继续和维持输液,通常可用 1/2~2/3 张液体,并根据血电解质结果进行调整,6~8 h 内输液速度为 5~10 ml/(kg·h);维持输液用 1/3 张液体,24 h 内输液速度 2~3 ml/(kg·h),24 h 后酌情调整。

(3) 在保证通气前提下,根据血氧分析结果酌情给予碳酸氢钠,使 pH 达到 7.25 即可。

(4) 胶体液:可适当补充胶体液如血浆等,一般不输血,如 HCT<30%,应酌情输注红细胞或新鲜全血,使 Hb≥100 g/L。

(5) 监测:密切监测和评估液体量是否充分,随时调整输液方案,以免导致急性心功能衰竭。

2. 血管活性药

在充分液体复苏基础上,休克难以纠正,血压仍低或仍有明显灌注不良表现者,可考虑使用血管活性药,以提高血压、改善脏器灌注。可选用:

(1) 多巴胺:5~10 μg/(kg·min),根据血压可每 15~30 min 增量 2.5~5.0 μg/(kg·min),最大注入速度不宜超过 20 μg/(kg·min)。

(2) 肾上腺素:0.05~2 μg/(kg·min),多巴胺抵抗者可作首选升压药。

(3) 去甲肾上腺素:0.05~3 μg/(kg·min)。

(4) 莨菪类药物:包括阿托品、山莨菪碱(654-2)和东莨菪碱,均有扩张血管改善微循环功能。阿托品作用较强,但对心率影响较明显;山莨菪碱作用略低于阿托品,但心率影响更小些;东莨菪碱对心率影响小于或等于前二者,且有呼吸中枢兴奋作用和大脑皮层抑制作用,更适于呼吸功能不全伴不或伴烦躁患儿。

(5) 正性肌力药:伴有心功能障碍,疗效欠佳时可用正性肌力药,常用多巴酚丁胺 5~10 μg/(kg·min),根据血压调整剂量,最大不宜超过 20 μg/(kg·min),多巴酚丁胺抵抗者可用肾上腺素,如有儿茶酚胺类抵抗,可选用磷酸二酯酶抑制剂如氨力农或米力农,但此类药宜短期使用。

(6) 硝普钠:心功能障碍严重且存在高外周阻力者,在液体复苏及应用正性肌力药基础上,可加用硝普钠 0.5~8 μg/(kg·min),此药半衰期短,宜从小剂量开始,并应避光使用。所有这些药物治疗过程中,如达到目标效应,可逐渐减量,不宜突然停药,或可小剂量维持数天。

3. 控制感染

积极控制感染源或清除感染病灶,病原菌未确定前宜联合使用广谱高效抗生素,静脉给药,但应注意肝肾功能变化,必要时酌情调整剂量。

4. 肾上腺皮质激素

对重症休克疑有肾上腺皮质功能低下如流脑、ARDS、长期使用激素或出现儿茶酚胺抵抗性休克者可以使用。宜小剂量、中疗程,一般可用氢化可的松 3~5 mg/(kg·d),或甲泼尼龙(甲基强的松龙)2~3 mg/(kg·d),分 2~3 次给药。

5. 纠正凝血障碍

早期可给予小剂量肝素 5~10 U/kg,皮下注射或静脉输注(肝素钠不能皮下注射),q6 h,若已明确有 DIC,应按 DIC 治疗。

6. 其他治疗

(1) 保证氧供及有效通气,充分发挥呼吸代偿作用,应用无创面通气如 CPAP,必要时小婴儿更需积极气管插管及机械通气,以免呼吸肌疲劳。

(2) 脏器功能支持,维持水、电解质和酸碱平衡。

(3) 保证能量和营养供给,同时注意血糖监测。

7. 疗效评估

治疗目标是维持正常心肺功能,恢复正常灌注及血压。主要包括以下指标:①毛细血管再充盈时间<2 s;②外周及中央动脉搏动均正常;③四肢温暖;④意识状态良好;⑤血压正常;⑥尿量>1 ml/(kg·h)。

四、儿童急性胃肠炎诊治

急性肠炎或急性胃肠炎以腹泻为主要表现。引起腹泻的原因有多种不同的感染或炎症过程。

(一)识 别

1. 分泌性腹泻

特点是吸收减少,分泌增加,水样便,渗透压正常;常见疾病有霍乱、产毒型大肠杆菌感染、血管活性肠肽分泌、成人神经细胞瘤病、先天性氯化物性腹泻(或家族性氯化物腹泻)、难辨梭状芽孢杆菌感染、隐孢子虫病(AIDS)、类癌(少见);禁食后腹泻仍不止,胆盐吸收不良可增加肠道水分泌,大便无白细胞。

2. 渗透性腹泻

特点是消化不良、转运缺陷、吸收不良;水样泻、酸性便、渗透压增加;常见于乳酸缺乏、葡萄糖-半乳糖吸收不良症、使用乳果糖或泻药;禁食可停止,大便无白细胞。

3. 动力性腹泻

(1)蠕动增加:肠内容物通过时间缩短;大便外观正常,稀便,主要是结肠反射增强;常见于炎症性肠病、甲状腺毒症、迷走神经切断术后倾倒综合征;感染可促进蠕动增强。

(2)蠕动减低:神经肌肉功能下降、阻塞作用(细菌过度生长);大便外观正常、稀便;常见于假性肠梗阻、盲袢;可能有细菌过度生长。

4. 黏膜炎症腹泻

炎症,黏膜表面减少伴或不伴结肠重吸收作用,动力增加;大便呈血性,便中白细胞增加;常见于小儿乳糜泻、沙门菌感染(伤寒)、志贺菌感染(菌痢)、阿米巴病、耶尔森病、变曲杆菌感染、轮状病毒感染等;痢疾大便表现为脓血便。

(二)处 置

儿童感染性腹泻多数是自限性的。病毒和大多数细菌感染性腹泻的治疗主要是支持和维持水、电解质平衡,治疗并发症。抗生素治疗仅适于细菌性或寄生虫性腹泻。

1. 儿童常见感染性腹泻的抗生素选择

(1)伤寒或副伤寒沙门菌(伤寒或副伤寒):氨苄青霉素、氯霉素、SMZco、头孢噻肟。

(2)非伤寒沙门菌:可选择氨苄青、头孢噻肟。

(3)志贺菌(痢疾):第3代头孢菌素、SMZco。

(4)大肠杆菌:SMZco、氨苄青霉素、氨基糖苷类。

(5)空肠变曲杆菌:可选用红霉素、阿齐霉素、氨基糖苷类、美罗培能或亚胺培南。

(6)耶尔森菌小肠炎:SMZco、庆大霉素、头孢噻肟。

(7)霍乱弧菌:四环素、多西环素、SMZco。

(8)难辨梭状芽孢杆菌:口服甲硝唑、万古霉素。

(9)阿米巴:甲硝唑、继之用双碘喹啉。

(10)肠兰伯鞭毛虫:甲硝唑、阿的平(喹纳克林)、呋喃唑酮等。

2. 止泻

原则上感染性腹泻不用止泻药,但双八面体蒙脱石(思密达)适于儿童急慢性腹泻、肠易激综合征和肠道菌群失调,理由是它可均匀地覆盖于肠腔表面,并维持6 h之久,可吸附多种病原体,将其固定于肠腔表面,而后随肠蠕动排出体外,从而避免肠细胞被病原体损伤;它对大肠杆菌、金黄色葡萄球菌、霍乱弧菌的毒素也有固定作用,同时减少肠细胞的运动失调,恢复肠蠕动的正常节律,维护肠道的输送和吸收功能;还可减轻空肠弯曲菌所致的黏膜组织病变,修复损坏的细胞间桥,防止病原菌进入血液循环,并抑制其繁殖;还能减慢肠细胞转变速度,促进肠细胞的吸收功能,减少其分泌,缓解幼儿由于双糖酶降低或缺乏造成糖脂消化不良而导致的渗透性腹泻等,是儿童急慢性腹泻的安全止泻药。用法:2岁以上1袋,bid-tid;1~2岁1袋,qd-bid;1岁以下,1/2袋,bid。

五、儿童热性惊厥诊治

热性惊厥是指儿童发热相关性癫痫样发作,且无颅内感染或其他确定性原因者,但发热伴抽搐发生于既往有非发热性抽搐史的儿童除外。热性惊厥是儿童常见病,约2%~5%儿童经历至少1次热性惊厥,发生过热性惊厥的儿童约有10%可有3次或以上的发作,但大多数(约65%~90%)是单纯热性惊厥,主要发生于6个月至5岁儿童,高峰年龄为18~24个月。热性惊厥多数是自限性的,发展为非发热性癫痫者极为少见。

(一)识 别

1. 危险因素

热性惊厥的主要危险因素包括:需要医疗护理的儿童、发育延迟儿童、热性惊厥史和新生儿护理室停留时间超过30 d者。热性惊厥再发的危险因素包括:年龄<18个月;发热持续时间(如发热至发展为惊厥的时间较短者复发几率高);癫痫家族史(可能);热性惊厥家族史;发热高度(如发生惊厥的热峰值越低再发风险越高)。

2. 分类

热性惊厥分为简单性热性惊厥和复杂性热性惊厥。

(1)简单性热性惊厥:惊厥持续时间少于15 min,24 h仅发作一次,一般为全身性发作,既往无神经病变。

(2)复杂性热性惊厥:惊厥持续时间超过15 min,24 h发作1次以上,多为局限性发作,患孩有已知神经病变如脑瘫等。

(二)处 置

1. 解痉

由于热性惊厥持续时间短,多数无需止痉治疗,简单热性惊厥发作后不主张持续或间断使用神经安定药或苯二氮䓬类药。简单热性惊厥发作后使用这些药物并不减少再发风险,尽管丙戊酸钠、地西泮(安定)、劳拉西泮和磷苯妥英可用于治疗惊厥,但是否适合热性惊厥尚不完全肯定。2~24个月的婴儿使用苯巴比妥5~8 mg/(kg·d)、2岁以上儿童使用苯妥英钠3~5 mg/(kg·d)、丙戊酸钠(10~15 mg/(kg·d)分次用药,最大60 mg/(kg·d))可减少热性惊厥再发风险,但可能发生明显不良反应。苯巴比妥可造成暂时性睡眠异常、降低记忆功能;丙戊酸钠与造血功能破坏、肾毒性、胰腺炎和致命性肝毒性有相关性。口服地西泮可降低热性惊厥再发风险,但疗效有限。进行性惊厥发作者,可给予静脉注射地西泮0.2~0.5 mg/kg,q15 min,一般1个月至5岁的儿童总量5 mg即有效。院前热性惊厥者可给予地西泮0.5 mg/kg纳肛(即经直肠给药)。劳拉西泮0.1 mg/kg(总量<4 mg)静脉注射也有效,其持续时间较地西泮更长。如使用足量地西泮后惊厥仍持续发作者,应按癫痫持续状态处理,理论上磷苯妥英较苯妥英钠(大仑丁)更有益:更方便、达治疗浓度更快、可肌内注射、注射部位发生局部反应更少。

2. 退热

退热是预防和治疗热性惊厥的主要目标,多数热性惊厥发生于体温38.8 ℃以上者,最好应将体温降至37.5~38 ℃以下水平。常用退热方法包括:①对乙酰氨基酚(扑热息痛),10~15 mg/kg口服或纳肛,q4 h,总量可达600 mg/d;②布洛芬10 mg/kg,q6~8 h,总量40 mg/(kg·d);③用水擦浴也是有效退热方法,不要用酒精擦浴。

3. 其他治疗

热性惊厥患孩的治疗除止痉、退热等控制症状外,更应处理致发热的原发病,对细菌感染者应给予充分的抗生素治疗;另外,由于发热可大大增加水分丢失,应及时补充血容量,维持水分、电解质和酸碱平衡等。

(赖荣德 王 斌)

第2节 妇产科急重症

一、非妊娠期阴道出血

(一)识 别

1. 病因

非妊娠期阴道出血病因随不同年龄段而异：

(1)青春期少女：不排卵性出血、妊娠、使用外源性激素、凝血功能障碍；

(2)育龄妇女：妊娠、不排卵性出血、外源性激素使用、子宫平滑肌瘤、子宫颈和子宫内膜息肉、甲状腺功能不全；

(3)更年期妇女：不排卵性出血、子宫平滑肌瘤、宫颈和子宫内膜息肉、甲状腺功能不全；

(4)绝经后妇女：子宫内膜损害（包括子宫内膜癌，约占30%）、外源性激素使用（占30%）、萎缩性阴道炎（占30%）、其他肿瘤（外阴、阴道、宫颈，占10%）。

2. 临床表现

(1)病史：急诊应常规询问病史，主要包括月经初潮年龄、月经史、末次月经时间、异常出血特点、有无痛经。妊娠相关性并发症始终有存在的可能，应常规询问妊娠情况。性活跃期妇女应询问避孕情况或保护措施、有无HIV和肝炎、原发性免疫缺陷、性传播疾病或异位妊娠。凝血功能障碍的症状和体征，如鼻出血、淤点、淤斑。家族史和手术史。如伴疼痛者应询问性质、时间、位置、放射情况和诱因或缓解因素等。其他相关症状包括泌尿、胃肠道、骨骼肌肉系统，有无发热或晕厥等。最近疾病史、心理应激状况、体重变化或内分泌问题，如甲状腺疾病和垂体肿瘤等。

(2)体格检查：全面体格检查是诊断出血原因的重要方法之一，生命体征应作为首要检查。重点检查腹部以排除非阴道出血，其他征象包括甲状腺低下表现、溢乳和肥胖相关性多毛症等。需要注意的是，男医生如要行妇科检查，应有护士在场。

3. 辅助检查

育龄妇女应常规检查妊娠试验、血常规，根据病史和体检确定是否行凝血功能，有内分泌异常者应检查甲状腺刺激素和催乳素水平，但这些检查在急诊有时受到限制，不宜过分依赖检查结果而延误治疗。超声检查也是重要措施，主要检查子宫、附件和盆腔。急诊拟行CT检查者，主要适于评估阴道出血伴有急性腹痛或盆腔痛者。

4. 诊断和鉴别

常见阴道出血的简要鉴别参见表19-2-1。

表19-2-1 常见阴道出血的简要鉴别

诊 断	临床表现	最常见出血方式
避孕	已知OCP/节育器使用	OCP：点滴出血；节育器：不规则或持续出血
HRT	已知使用HRT	间断替代：月经过多或点滴出血；持续替代：不规则斑点状出血
纤维瘤	无症状、盆腔痛、和(或)痛经	月经过多
子宫内膜异位	痛经	月经过多
子宫内膜息肉	无症状	经间期滴血，子宫不规则出血和(或)月经过多
宫颈息肉	无症状	月经间期和(或)性交后出血
盆腔炎性疾病	高危性行为，发热，盆腔痛，触痛	月经过多和(或)子宫不规则出血
PCOS/成年发作CAH	多毛症、痤疮、中心性肥胖或无症状	月经过少或过多

续表

诊断	临床表现	最常见出血方式
甲状腺功能亢进	神经质、怕热、腹泻、心悸、体重下降	月经过少、闭经、月经频发或过多
甲状腺功能减退	疲乏、怕冷、皮肤干燥、脱发、便秘、体重增加	月经过多或过少、月经频发、闭经
出血障碍	无症状皮肤黏膜出血、皮肤易破	月经过多
子宫内膜增生	无症状	月经过多和（或）子宫不规则出血
子宫内膜癌	无症状	绝经后：不规则滴血；更年期：月经过多
子宫颈癌	无症状	不规则滴血、性交后出血

注：OCP＝口服避孕药丸，HRT＝激素替代治疗，PCOS＝多囊卵巢综合征，CAH＝先天性肾上腺增生。

（二）处 置

(1)评估：阴道出血的急诊处理主要是确定失血情况、生命体征或血流动力学是否稳定，维持气道通畅，确定是否须要特殊干预如气管插管和机械通气以维持呼吸等。由于出血量的不同，初始评估血流动力学可能稳定，但很快进展为不稳定，因此，此类病人应持续监测和反复评估。确定有无创伤如性虐待或性侵犯、出血体质、感染和异物等。

(2)液体复苏：并非所有阴道出血者均需要液体复苏，但初始血流动力学稳定者可能在数分钟内出现不稳定，因此建立静脉通道是必要的；对血流动力学不稳定者应立即建立静脉通道并进行液体复苏。晶体液（如生理盐水）是初始液体复苏的首选，根据初始液体复苏的反应情况，酌情给予输注红细胞，维持红细胞压积≥30%。

(3)激素治疗：性激素如结合型雌激素是急诊处理致命性异常子宫出血（非妊娠或肿瘤出血）的一线有效药物，25 mg,iv,q4 h,维持 48 h；血流动力学相对稳定者，可口服甲羟孕酮 60～120 mg,而后 20 mg/d,维持 10 d 左右。

(4)后续处理：抢救的同时应请妇科医生会诊指导，生命体征稳定者，转至妇科进一步处理。

二、妊娠期生理变化和用药

（一）妊娠期孕妇的生理变化

妊娠妇女生理上会发生一系列的改变，了解这些基本改变对急诊和危重病科医生充分判断病况极为有益，如不了解这种变化，可能错将正常生理变化误判为病态，甚至造成严重不良后果。本节对孕期各系统的生理改变作一简要介绍。

(1)心血管系统：妊娠期母体血浆容量可较孕前增加 40%～50%；红细胞增加量低于血浆，导致血红蛋白浓度或红细胞压积降低，产生轻度的妊娠贫血；静息心率增加约 17% 左右，心搏出量增加导致心输出量增多（约增加 43% 左右），周围血管阻力降低约 20%；妊娠前 20 周收缩压/舒张压/平均动脉压均降低，妊娠中期达最低值，舒张压下降（约降 10～15 mmHg）较收缩压下降（约降 5～10 mmHg）更为明显，而后逐渐回升；妊娠子宫可压迫甚至阻止下肢静脉回流，侧卧位有助于减轻压迫作用而增加静脉回流量；肾和皮肤血流增加。

(2)呼吸系统：不少孕妇在妊娠期间发生呼吸困难，尽管呼吸频率不变，但由于妊娠子宫的影响，导致功能残气量降低，潮气量和分钟通气量增加；过度通气导致慢性呼吸性碱中毒（妊娠正常 PCO_2 约为 30 mmHg）。

(3)胃肠系统：妊娠期由于胃排空延迟、肠蠕动功能降低和食管括约肌紧张性下降，常引起胃反流。虽然肝脏的形态和大小不变，但胎盘碱性磷酸酶增加母体血清碱性磷酸酶的浓度，不过胆汁浓缩和 ALT/AST 活性无明显变化。胆囊排空延迟、功能下降，使孕妇胆固醇性结石的风险增加。

(4)肾脏：黄体酮引起平滑肌（输尿管、膀胱）扩张；肾碳酸氢钠分泌增多以代偿呼吸性碱中毒；肾脏体积也略有增大，肾血浆流量增加，肾小球滤过率升高，妊娠中期肾小球滤过率可升高 50%，因此血 BUN 和 Cr 降低；肾素水平升高，血管紧张素水平升高。

(5) 造血系统：由于血浆和红细胞增加，而红细胞增加量与血浆不成比例，造成轻度贫血，但一般血红蛋白不应低于 110 g/L，网织红细胞也轻微增加，白细胞计数可升高到 $12×10^9/L$，但妊娠中期白细胞功能常有所下降，使感染易感性升高。凝血因子浓度和红细胞沉降率(ESR)也有升高。血小板计数可轻度降低。

(6) 代谢：碳水化合物代谢致使妊娠第 10 周胰岛素水平增加，合成代谢活跃，以保证胎儿营养供给；胰岛素抵抗和人胎盘催乳素/皮质醇活跃，引起血糖水平升高。

(7) 内分泌：雌激素刺激甲状腺结合球蛋白，引起三碘甲状原氨酸(T_3)/四碘甲状原氨酸(T_4)水平升高；妊娠 3 个月后促肾上腺皮质激素和皮质醇水平均升高。

(8) 子宫和乳房：妊娠期子宫本身重量可由 70 g 左右增至 1 100 g，容量可从 10 ml 增至 5 000 ml 左右。乳房也随着妊娠而发生相应变化，如乳头增大、色素沉着，乳房变大等。另外，随着子宫增大，腹壁可出现紫红色斑纹(妊娠纹)等。

(二) 宫底高度与预产期推算

(1) 妊娠宫底高度：正常妊娠宫底高度见图 19-2-1。

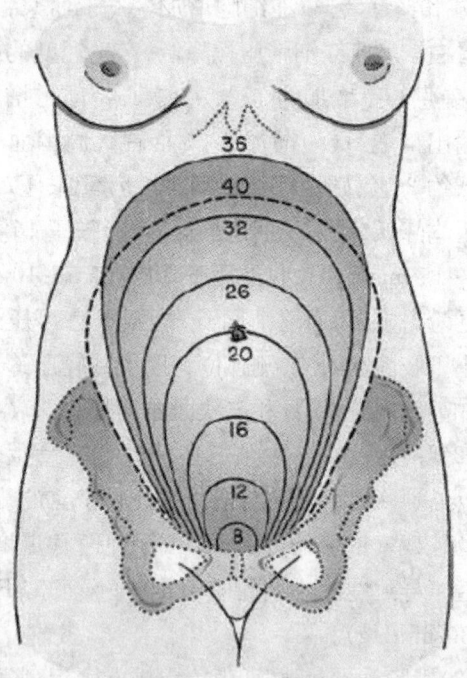

(1) 孕 12 周末宫底在耻骨联合上方约 2~3 横指
(2) 孕 16 周末宫底在脐与耻骨连线中点处
(3) 孕 20 周末宫底相当于脐水平或略高点
(4) 孕 26 周末宫底在及脐上 1 横指
(5) 孕 28 周宫底约在脐上 3 横指
(6) 孕 32 周末宫底在脐与剑突连线中点处
(7) 孕 36 周末宫底在剑突下 2 横指处
(8) 孕 40 周末宫底会略下降，宫体变圆球形
(9) 妊娠 22~34 周时，宫底距耻骨上的高度(cm)与胎龄数相当
(10) 宫底高比预期高度≤2 cm，提示羊水过少、宫内胎儿生长迟缓、胎儿畸形、胎产式异常或胎儿过早下降进入盆腔；相反，如多于 2 cm，提示多胎妊娠、羊水过多巨大胎儿或子宫平滑肌瘤

图 19-2-1　正常妊娠宫底高度

(2) 预产期推算：传统预产期推算方法，是以正常末次月经开始的第一天为计算基础的，按日期数加 7，月份数加 9 或减 3。如末次月经为 9 月 10 日，则其预产期为次年 6 月 17 日；如末次月经为 1 月 5 日，则预产期为同年 10 月 12 日。但这只是理论预期分娩日期，与实际分娩时间可能会有 1~2 周的误差。

(三) 妊娠期的安全用药

由于胎儿生长的关系，妊娠期间很多药物的使用受到限制，不少药物禁用于妊娠妇女，以下药物在妊娠期仍可安全使用。

抗生素类：头孢菌素、红霉素和阿齐霉素、呋喃妥因、青霉素。

止痛剂：对乙酰氨基酚(扑热息痛)。

胃肠道药：异丙嗪、甲氧氯普胺(胃复安)、昂丹司琼、碳酸钙、碳酸二羟铝钠、西咪替丁、雷尼替丁。

抗组胺药:苯海拉明。

感冒药:伪麻黄碱、右美沙芬、愈创甘油醚。

麻醉药:利多卡因。

三、妊娠剧吐

(一) 识 别

大多数孕妇出现某种程度的恶心和呕吐是正常现象,主要发生于妊娠前12周,约60%～80%孕妇有不同程度的恶心、呕吐。妊娠剧吐是指严重顽固性恶心和呕吐,伴有脱水、体重下降、低钾血症或酮尿和尿比重增加,约占所有孕妇的2%。妊娠剧吐常是排除性的,诊断确定前应首先排除引起呕吐的其他原因。

实验室检查:血常规、电解质、肾功能、尿常规、尿或血酮体,尿或血清中发现大量酮体提示病人有明显的脂解作用。

(二) 处 置

1. 急诊处理

妊娠剧吐的初始处理包括建立静脉通道,进行液体复苏,恢复循环容量,可用晶体液如生理盐水或乳酸Ringer's液;而后补充含糖液体如葡萄糖生理盐水(5%GNS),并监测尿酮体和尿比重变化,同时根据血电解质酌情补充钾盐。静脉使用止吐药以控制恶心和呕吐,常用异丙嗪(非那根)、丙氯拉嗪、和曲美苄胺等。

(1)控制症状:①异丙嗪25 mg,q4h,po 或结肠给药;或25～50 mg,iv,继之50 mg + NS 500 ml,iv drip,250 ml/h。②丙氯拉嗪:10 mg,q6～8 h,po;25 mg,q12 h,直肠给药;或10 mg,iv,24 h最多40 mg。③氯丙嗪:10～25 mg,q4～6 h,po;或100 mg,q6～8 h,直肠给药;或25 mg + NS500 ml,250 ml/h。

(2)维持用药:①甲氧氯普胺(胃复安)10 mg,iv×2 min,q4～6 h;②昂丹司琼(枢复宁)4～8 mg,bid,po,或8 mg,iv×5 min;③曲美苄胺250 mg,q6～8 h,po,或200 mg,q6～8 h 直肠给药,或200 mg,im,q6～8 h,不宜静脉给药。

2. 住院指征

恶心、呕吐病因不确定者;积极治疗后电解质失衡和(或)酮症不易纠正者;充分治疗仍持续恶心和呕吐者;体重下降超过10%者均应住院治疗。

四、妊娠高血压

(一) 识 别

高血压是妊娠妇女最常见的问题之一,是目前母体和胎儿发病和死亡的重要原因。正常妊娠前3个月(13～24周左右)孕妇血压会下降约10 mmHg,其后逐渐回升,分娩后血压会暂时下降,5 d后回升至正常水平,这是正常妊娠生理变化。妊娠期高血压分三类即慢性高血压、妊娠高血压综合征和先兆子痫。慢性高血压是未妊娠时即有或妊娠前20周发现高血压。妊娠高血压综合征(pregnancy Induced hypetension,PIH)简称妊高征,是指妊娠20周后,发生高血压、蛋白尿和水肿。先兆子痫常发生在妊娠20周以后,有肝、肾、脑和凝血功能等多系统异常,典型的有三联征(高血压、水肿、蛋白尿),但目前诊断先兆子痫不再包括水肿(无特异性),只要高血压伴蛋白尿≥0.3 g/24 h便可诊断,先兆子痫会引起胎盘血流减少从而导致胎儿生长迟缓或胎死宫内。约10%～15%的孕妇有妊娠高血压。

(1)妊娠高血压标准:即血压升高达≥140/90 mmHg,或血压较孕前或孕早期血压升高≥30/15 mmHg,至少测量二次,间隔≥6 h。

(2)蛋白尿:单次尿蛋白检查≥30 mg,至少二次,间隔6 h和24 h尿蛋白定量≥0.3 g。

(3)水肿:体重增加>0.5 kg/周为隐性水肿;水肿严重程度可分为:①局限踝部及小腿为(+),②水肿延及大腿为(++),③水肿延及会阴部及腹部为(+++)。

(4)妊娠高血压:仅有高血压,伴或不伴有水肿,不伴有蛋白尿。

(5)轻度先兆子痫:有高血压并伴有蛋白尿的

存在。

(6) 重度先兆子痫：血压≥160/110 mmHg；蛋白尿≥3.0 g/24 h；伴有头痛，视物不清，恶心，呕吐，右上腹疼痛；眼底不仅有痉挛还有渗出，或出血；肝、肾功能异常，或有凝血机制的异常；伴有心衰或（及）肺水肿的存在。

(7) 子痫：妊娠高血压综合征的孕产妇发生抽搐。

（二）处 置

根据血压水平，妊娠年龄及来自母亲和胎儿的相关危险因素选择治疗方案，应限制活动，可正常饮食，严密监测，积极控制血压，防治子痫或先兆子痫。

1. 监测

(1) 母体监测：常规监测血压，体重，尿量，24 h 尿蛋白，红细胞压积，血小板，肝、肾功能，凝血功能，眼底。多普勒超声检查子宫动脉可发现胎盘血管阻力增加，妊娠 20～24 周子宫动脉血流正常者属低危，而异常者有 20% 的几率发展为先兆子痫，应高度警惕。

(2) 胎儿监测：慢性高血压和先兆子痫均有引起胎儿生长迟缓的风险，因此，此类孕妇应定期检查子宫底高度，腹围，超声评估胎儿生长、羊水量、脐动脉血流，如果先兆子痫加重，很有可能在妊娠 34 周前分娩。

2. 治疗

妊娠高血压何时治疗以及治疗目标是多少，争议颇多，多数医生认为收缩压140～170 mmHg 以上或舒张压 90～110 mmHg 以上便应开始使用抗高血压药，如果血压超过 170/110 mmHg，应紧急住院，并应强制使用降压药。非严重高血压，可口服甲基多巴、拉贝洛尔、钙阻滞剂和 β 阻滞剂（较少使用）。血压目标值控制在 <150/100 mmHg，或平均动脉压 <125 mmHg。抗高血压药不会产生致畸作用，但 ACEI 和 ARBs 有胎毒性（如脱水、生长延迟、关节挛缩、肺发育不全、低碳酸血症、胎儿肾小管发育不良和新生儿肾功能衰竭），应避免使用。妊娠期一线抗高血压药是甲基多巴，产后一线抗高血压药是阿替洛尔。

3. 轻中度妊娠血压综合征的治疗

在严密的母、儿监测下，至妊娠 37 周，若病情仍不好转，可根据产科情况决定终止妊娠。

(1) 一线治疗药：甲基多巴：是中枢降压药，是妊娠高血压治疗的一线药物，安全性高，用法：0.25～0.5 g，tid；其不良反应是可引起肝脏转氨酶升高（约 5%）或 Coomb's 试验阳性（溶血性贫血少见），有抑郁史者禁用（会引起产后抑郁症）。

(2) 二线治疗药：适于甲基多巴单药治疗效果差或不宜使用甲基多巴者，包括硝苯地平和口服肼苯哒嗪。硝苯地平 10 mg 口服，60 min 后可酌情重复给药，它是妊娠全期高血压治疗的安全用药，但避免舌下给药，以免引起低血压。氨氯地平也用于妊娠高血压，但安全性有待考究。既往认为肼苯哒嗪是妊娠全期高血压治疗的安全药物，但由于其可引起围产期不良反应，已不再作为紧急降压药，可予 25～50 mg，口服，每日 3 次，有报道它会引起胎儿狼疮样综合征，此药更多用于严重急性高血压静脉给药，肼苯哒嗪 5 mg 加 5%GS 20 ml 静脉缓慢推注，每 5 min 测血压一次，20 min 后，若血压仍 >160/110 mmHg，可重复给药 5～10 mg，若舒张压达 90 mmHg 或以下则停药。

(3) 三线治疗药：α 和 β 阻滞药：阿替洛尔使用最多（100 mg，qd），但 β 阻滞剂避免在在妊娠前半期使用，理由是它可能会影响胎儿生长，故不作为一线药。氧烯洛尔（20～40 mg，tid（可能引起心动过缓））和拉贝洛尔（25～100 mg 加入 5% 葡萄糖 20～24 ml，静脉推注，15 min 后可重复）也有丰富的使用经验；哌唑嗪的安全性和有效性也已得到证实；多沙唑嗪的安全性证据有限；噻嗪类利尿剂在妊娠期不作常用药。

4. 严重妊娠高血压综合征的治疗

BP>170/110 mmHg 时，应积极降压，以防中风及子痫发生。胎龄 >37 周，及时终止妊娠；胎龄 <35 周促胎肺成熟后，终止妊娠，终止妊娠的方式取决于产科情况。由于循环容量下降，妊娠妇女对抗高血压药相对敏感。

先兆子痫伴肺水肿应选择硝酸甘油，为避免血容量减少,一般不用利尿剂。紧急情况下可静脉使用拉贝洛尔、口服甲基多巴和硝苯地平。高血压危象时可选择硝普钠降压,但仅作为短期使用。

5. 镇静止痉防抽搐

(1)硫酸镁:硫酸镁预防子痫和治疗癫痫发作的疗效确切。先兆子痫和子痫可用20%硫酸镁2~4 g,iv(>5 min);如15 min后再发惊厥,可再缓慢静脉注射2 g硫酸镁;静脉维持给药量为20%硫酸镁1 g/h,或1 g缓慢注射q1 h。尿量<600 ml/24 h,呼吸<16次/min,腱反射消失等需及时停药;如发生呼吸或心脏抑制,可给予拮抗剂(10%葡萄糖酸钙10 ml静脉注射)。注意钙拮抗剂与硫酸镁合用会产生潜在的协同作用可导致低血压。

(2)镇静剂:常用有冬眠1号(氯丙嗪50 mg+异丙嗪50 mg+哌替啶100 mg)1/3量肌内注射,q6 h;或地西泮10 mg,肌内注射,或静脉缓慢推注,q6 h。

五、妊娠后期阴道出血

(一)识 别

1. 病因

妊娠后期阴道出血的主要原因包括:

(1)前置胎盘:慢性高血压、经产妇、多胎妊娠、高龄孕妇、剖宫产史、吸烟和刮宫术史。

(2)胎盘早剥:慢性高血压、经产妇、先兆子痫、胎盘早剥史、短脐带、过度扩张的子宫骤然减压、血栓形成倾向、吸烟或吸毒、创伤(腹部钝伤或骤然减压)、不明原因母体甲胎蛋白升高、子宫平滑肌瘤等。

(3)血管前置:体外受精、低位和妊娠中期胎盘前置、多胎妊娠、胎盘副叶或双叶胎盘等。

2. 阴道出血初始评估

病史、体格检查、超声确定胎盘位置,短时观察以区分轻度还是严重阴道出血。正常分娩时子宫颈扩张常伴少量出血或血性黏液(即见红(bloody show));不少孕妇在性交或指检后可有少许出血,子宫颈炎、宫颈外翻、宫颈息肉和宫颈癌是其基础病因,超声检查前可用消毒内镜评估,但在超声检查排除前置胎盘之前不宜行指检。

(二)处 置

1. 妊娠后期或产前阴道出血的处理

有效处理妊娠后期出血在于识别潜在的严重性,如前置胎盘、胎盘早剥和血管前置。治疗需要快速手术分娩,以防新生儿死亡。血管前置罕见,胎膜破裂时可引起胎儿失血,产生致命性危险。

妊娠后期严重出血的初始处理不必考虑病因,已见出血者应评估失血量,但内出血不易估计出血量。低血压、心动过速、孕妇血流动力学不稳定的症状是不良征兆,此时须立即建立静脉通路、液体复苏,必要时输注血制品。基本的实验室检查包括红细胞压积、血小板、纤维蛋白原水平、凝血功能检查、确定血型和抗体筛选。Rh阴性妇女应输注$Rh_0(D)$免疫球蛋白(抗$Rh\gamma$球蛋白);持续胎儿监测。充分的母体液体复苏可恢复胎心,但胎心持续不确定者,确定出血原因前便应紧急剖宫产。

2. 前置胎盘

前置胎盘是指胎盘覆盖或在距子宫颈外口2 cm范围内,胎盘距子宫颈外口在2~3.5 cm者定义为低位胎盘。前置胎盘在妊娠20周前即可用常规超声检查得到诊断,妊娠20~24周时超声诊断前置胎盘发生率达4%,无症状性前置的胎盘可持续活动,90%可自动恢复到正常位置,持续性前置胎盘的位置在妊娠晚期固定不变,28周时应重复做超声检查,足月时仅有0.4%。前置胎盘经腹部超声诊断准确率达93%~98%,经阴道超声可精确评估胎盘与宫颈口的距离和胎盘边缘。前置胎盘导致的阴道出血占妊娠后期出血的20%左右。表现为妊娠中后期无痛性阴道出血,为鲜红色血液,多在性交后发生,但分娩或胎盘早剥者可伴有疼痛。预产期前前置胎盘的处理主要是保胎治疗,妊娠24~34周的前置胎盘者阴道出血可用激素治疗。前置胎盘者原则上均应行剖宫产。前置胎盘处理可按图19-2-2的流程进行处理。

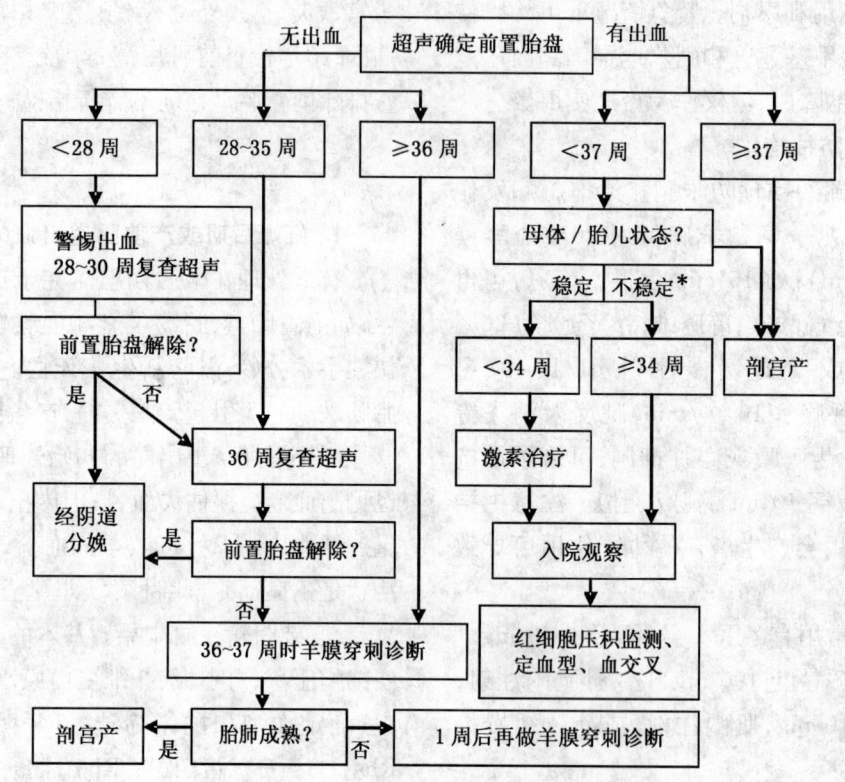

图 19-2-2　前置胎盘的处理程序图
* 不稳定是指严重出血、血流动力学不稳定或液体复苏后胎心仍不确定

3. 胎盘早剥

指分娩前胎盘与所附着的子宫壁分离,是母体和胎儿最危险的并发症之一。胎盘早剥是严重阴道出血的最常见原因,约占妊娠的 1%;胎盘早剥占新生儿死亡的 10%～30%;近 50% 胎盘早剥发生在妊娠 36 周前。表现为阴道出血、子宫触痛,严重者发生孕妇低血压、弥漫性血管内凝血或胎儿窘迫,可引起早产、生长受限和宫内死胎。处理包括快速稳定孕妇的心肺功能并评估胎儿状态,不应等待超声检查而耽误确定性措施的施行,理由是超声诊断胎盘早剥的可靠性有限。母体的稳定包括动态监测红细胞压积和凝血功能,除非妊娠少于 34 周,一般不用激素等保胎药。胎心不确定者,应立即进行剖宫产;严重胎盘早剥者,从确定诊断到剖宫产不宜超过 20 min,挽救孕妇的生命最为主要,最大限度地挽救或保存胎儿生命;如中期早剥,可经阴道产;如确定为胎盘早剥引起死胎,目标是经阴道分娩。妊娠第三期的慢性胎盘早剥者应用超声动态监测和产前监测。疑为胎盘早剥者,急诊医生不应轻易确定保胎治疗,而应立即请妇产科医生会诊处理。

4. 血管前置

血管前置是指脐带呈帆状附着于胎儿,胎膜破裂时发生出血,其出血来自胎儿,可表现为自发性胎膜破裂出血或羊膜穿刺时阴道出血,因此血管前置出血对胎儿是致使性的,因为足月胎儿的血容量仅约 250 ml。如确定为血管前置,应行剖腹产。

六、急 产

分娩助产是专业性很强的工作,通常应由产科专业医护人员处理,但由于种种原因,院前或急诊急产时有发生。如盆腔检查提示为宫颈完全变短直至展平,已有胎先露,表明即将分娩。注意某些孕妇尤其是经产妇进展可能很快,此时应立即请产科医生来急诊,而不要冒险将产妇送到产科去。产程活跃的孕妇初始处理是检查生命体征和开始支持治疗,包括建立静脉通道,如有条件应作母体和胎儿监护。本节仅简要介绍有关产程基本知识,供临床参考。

临产子宫每 5 min 左右收缩一次,每次持续 30~60 s,子宫收缩时进行性宫颈变短直至展平和宫口扩张。假临产是指妊娠末期 4~8 周时子宫短暂而不规则的收缩,但不伴宫颈扩张。

第一产程:即宫颈扩张期,是从分娩启动或宫缩开始到宫口完全扩张(直径约 10 cm),潜伏期是指宫口刚开始扩张;活跃期是指宫口加快扩张。

第二产程:即胎儿娩出期,是从宫口完全扩张开始到胎儿娩出为止;第二产程即分娩过程中,胎儿有六个基本运动,包括:衔接、下降和屈曲或俯屈;内旋转;伸展和胎头娩出;外旋转;胎前肩娩出;胎后肩娩出。

第三产程:即胎盘娩出期,是从胎儿娩出开始到胎盘娩出为止;第三产程应检查并评估外生殖器/直肠有无撕裂。注意,胎盘娩出后应常规检查胎盘完整性,以及时发现有无胎盘残留,积极应对可能的产后出血现象。

从胎盘娩出至孕妇稳定为止这段时间,一般在产后 1 h 内,也有称之为第四产程,此期主要应监测血流动力学是否稳定和观察有无产后出血现象。表 19-2-2 是初产妇和经产妇产程各阶段的持续时间对比。

表 19-2-2　产程持续时间

产妇类型	第一产程	子宫颈扩张	第二产程	第三产程	第四产程
初产妇	6~18 h	1.0 cm/h	0.5~3 h	0~30 min	产后 1 h 内
经产妇	2~10 h	1.2 cm/h	5~20 min	0~30 min	产后 1 h 内

(一)分娩过程

参见下列头位和臀位分娩示意图。

(1)头位分娩(图 19-2-3):A——衔接、屈曲和下降;B——内旋转;C——伸展和胎头娩出,在胎儿鼻和口娩出时应立即予以吸引其口鼻中的羊水或分泌物,检查颈部有无脐带环绕;D——外旋转,促使胸部呈后前位,同时应用手支撑其头部;

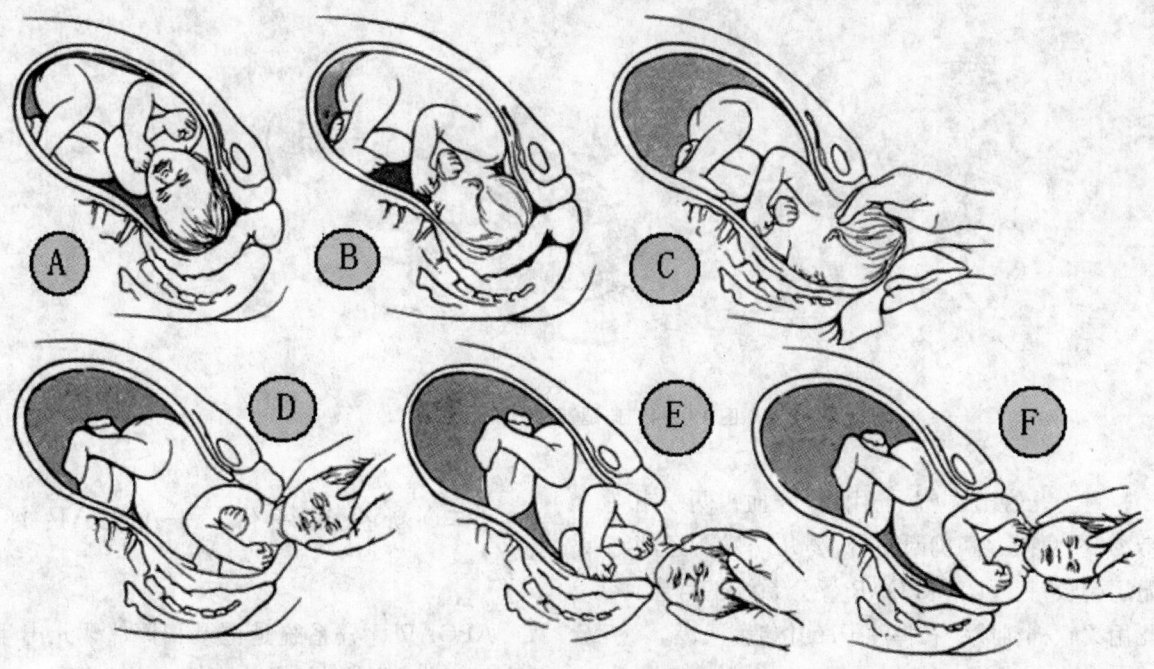

图 19-2-3　头位分娩示意图

E——娩出前肩；F——娩出后肩。注意，支持头部时顺着母体娩出力引导肩部娩出，并以极小的力量轻柔地牵拉。

(2) 伸腿臀位分娩（图 19-2-4）：A——皮纳德（足牵引）手法，术者捏住胎儿大腿，轻柔地向膝方向、向下持续轻轻用力以促进其膝娩出；B——与 A 方向相反，促使其小腿娩出；C——握住其双脚伴随母体向外娩出力效应促进大腿娩出；D——顺着母体娩出力效应，保持骶骨向前娩出；E——继续顺着母体娩出力，保持骶骨向前，直至脐部；F——随着脐娩出，缓慢、轻柔地促使胎儿顺钟向旋转 90°，以利右手娩出；G——顺钟向方向缓慢旋转 180°，促使其另一手娩出；H——胎头顶娩出时，一手置于肩部，另一手的手指置于其下颌突处，使胎儿与地面平行，促进胎头娩出，注意其身体不要超过水平线，以免过度后仰而导致颈部损害。

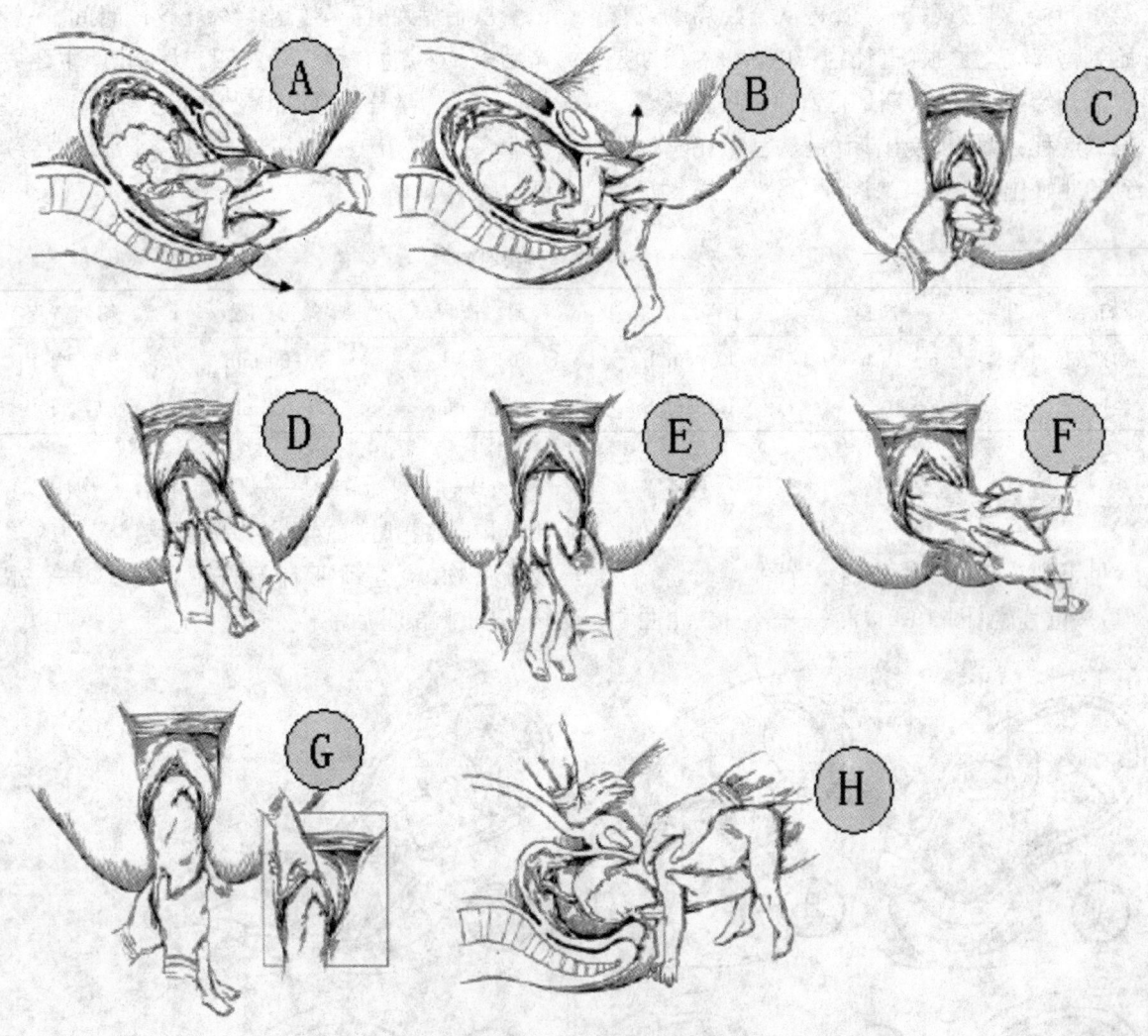

图 19-2-4　伸腿臀位分娩示意图

一旦婴儿娩出，应立即用两个止血钳两端钳夹脐带，并在两钳之间剪断脐带，婴儿端残断经消毒后无用菌敷料包扎。APGAR 评分系统正常者，将婴儿用柔软棉料或纱布擦洗干净并包裹保暖。

（二）新生儿评估——APGAR 评分系统

APGAR 评分系统是记录和评估婴儿出生时状态的经典方法，一般在娩出第 1 min、第 5 min 和第 10 min 各评估一次,最高为 10 分,正常婴儿评估为 7～10 分,7 分以下者应立即进行复苏。表 19-2-3 是 APGAR 的各项评分指标。

表 19-2-3　APGAR 评分系统

APGAR	表现	0 分	1 分	2 分
Activity	活动度:肌肉紧张度	无	手和腿屈曲	主动运动
Pulse	脉搏	无	<100 次/min	>100 次/min
Grimace	痛苦的表情(反射敏感度)	无反应	表情痛苦	喷嚏、咳嗽
Appearance	外观(肤色)	全身蓝灰或灰色	躯干正常,但肢端青紫	正常,红润
Respiration	呼吸	无	慢,不规则	佳,啼哭

七、产后出血

产后出血是指分娩后出血量超过 500 ml,18％ 的分娩者有不同程度的产后出血现象,出血量超过 1 000 ml 者将会影响血流动力学。即便经过充分处理,仍有 3％ 的经阴道分娩者发生严重产后出血,严重产后出血是最常见的分娩并发症,也是产妇死亡的主要原因。

(一)识　别

产后出血有四大类病因,分别是:①张力异常:子宫张力缺乏,约占 70％;②创伤:产道撕裂、血肿、子宫内翻和子宫破裂,约占 20％;③组织残留:胎盘组织残留、植入性胎盘,约占 10％;④凝血异常:凝血功能紊乱约占 1％。

(二)处　置

1. 产后出血治疗

产后出血可视出血原因给予相应治疗,参见图 19-2-5 产后出血处理流程图。

2. 宫缩无力

使用子宫收缩剂,常用缩宫剂包括缩宫素(或催产素)、麦角新碱和前列腺素。

(1)缩宫素:可刺激子宫底上段有节律性收缩,可使用螺旋动脉收缩,降低子宫血流,是一线治疗药,可用 10 IU,肌内注射,或 10 IU 加入生理盐水 1 000 ml 静脉滴注,按 250 ml/h 的速度滴入,如无并发症每小时可滴入 500 ml。

(2)甲基麦角新碱和麦角新碱:可产生全子宫平滑肌痉挛性收缩,甲基麦角新碱 0.2 mg 肌注,必要时可 2～4 h 后重复,但此药可升高血压,先兆子痫或子痫妇女禁用,其他不良反应包括恶心、呕吐。

(3)前列腺素:提高子宫收缩力,引起血管收缩,常用制剂为卡前列素(15-甲基前列腺素 F_{2a}),可用 0.25 mg 肌注,可 q15 min 重复,总量 2 mg,有效率 87％,超敏反应是其惟一绝对禁忌证,哮喘或高血压慎用,不良反应包括恶心、呕吐、腹泻、高血压、头痛、面红和发热。米索前列醇是另一种前列腺素制剂,但不良反应较多,可舌下、口服、经阴道和直肠给药,直肠给药剂量为 0.25～1 mg,大剂量可产生不良反应,如寒战、发热和腹泻。

3. 创伤

撕裂和血肿是分娩创伤或产后出血的重要原因,可导致严重失血,外阴侧切术增加创伤风险。如压迫止血无效者应缝合止血。血肿表现为疼痛或失血量与生命体征不成比例,小血肿可密切观察,积极补液仍表现为进行性失血者或大血肿者,需要切开清除血凝块并局部止血。

4. 子宫内翻

子宫内翻罕见,约占分娩的 0.05％,积极处理第三产程有助于减少子宫内翻的发生率。子宫内翻可用手法复位"Johnson 手法"(图 19-2-6),一旦复位成功,应立即给予缩宫素,以增强子宫收缩,预防再发。如起始复位失败或子宫颈有收缩环产后,可用硫酸镁、特布他林、硝酸甘油或麻醉以松弛其收缩作用,而后重新进行复位;如仍无法复位,应手术处理。

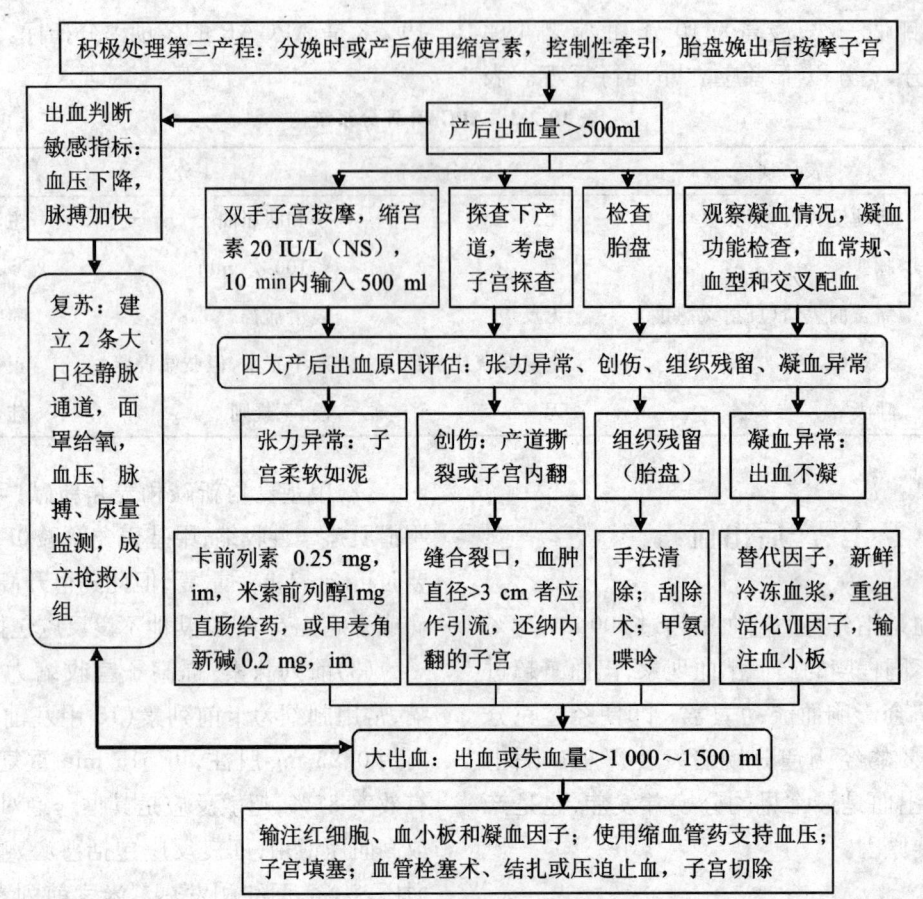

图 19-2-5 产后出血处理流程图

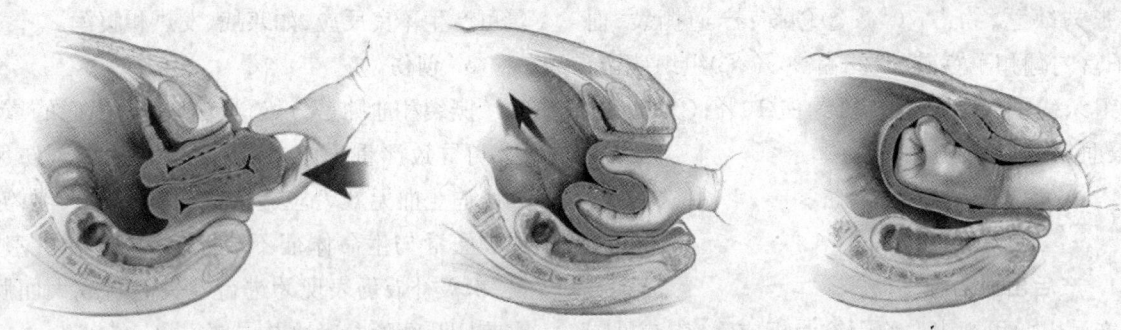

Johnson 手法,即用手捏住脱出的宫底,缓慢将子宫向内推入盆腔

图 19-2-6 子宫内翻还原

5. 子宫破裂

有剖宫产史或瘢痕子宫史者,如经阴道分娩约 0.6%~0.7%可发生子宫破裂。胎儿娩出前子宫破裂的主要表现是胎心过缓。心动过速或后期减慢也提示子宫破裂,还可伴有阴道出血、腹肌紧张、产妇心动过速、休克或腹围增加,一旦发生子宫破裂,应行子宫修补或子宫切除术。

6. 组织残留

(1)胎盘剥离的典型表现是涌出少量血液、脐带延长和宫底轻度升高,胎盘剥离可用 Brandt-Andrews 手法(图 19-2-7),即一手用力轻轻牵引脐带,另一手在耻骨上区对抗性压迫子宫,新生儿娩出后,胎盘娩出的平均时间约 8~9 min,时间延长增加产后出血风险,10 min 以上者出血风险倍增。胎盘娩出后出血者可用双手按摩子宫技术(图 19-2-8);

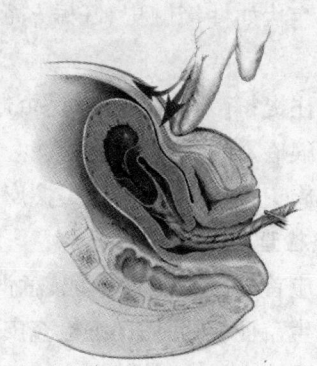

一手轻轻地用力牵引脐带,另一手在耻骨上方用力向后下方压迫。

图 19-2-7 Brandt-Andrews 脐带牵引手法

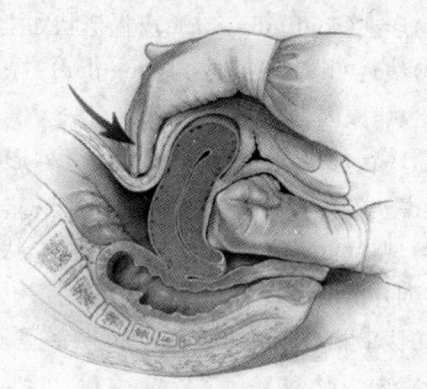

一手握拳插入阴道,另一手从腹壁反方向压迫宫底。

图 19-2-8 双手按摩子宫技术

(2)胎盘滞留是指胎儿娩出 30 min 后,胎盘仍未娩出者,占经阴道分娩的不到 3%,方法之一是经脐静脉注射生理盐水 20 ml+20 IU 缩宫素,另一方法是麻醉下手法牵引,必要时术者戴无菌手套后直接剥离。

(3)胎盘侵入:虽发生率仅 0.003%~0.004%,但却是致命性的,主要包括胎盘黏附于子宫肌厚、胎盘植入子宫肌层、胎盘穿透子宫肌层或达浆膜层三种情况,发生胎盘侵入的危险因素包括高龄孕妇、既往胎盘侵入史或剖宫产史和前置胎盘。胎盘侵入的最常用处理方法是子宫切除术,也有保守治疗(胎盘原位不动并口服甲氨蝶呤 1 周,使用绒毛膜促性腺激素水平降至 0)成功者,但严密观察后遗症如感染或后期产后出血。

7. 凝血异常

绝大多数凝血异常在产前已知,如特发性血小板减少性紫癜、血栓性血小板减少性紫癜、von Willebrand's 病、血友病等,可发展为 HELLP 综合征(溶血、转氨酶升高、血小板减少)或弥漫性血管内凝血。弥漫性血管内凝血的危险因素包括严重先兆子痫、羊水栓塞、脓毒症、胎盘早剥等。凝血异常者先监测血小板、凝血酶原时间、部分凝血活酶时间、纤维蛋白原、纤维蛋白降解产后(D-二聚体)等。治疗包括治疗基础病、容量支持、血制品替代治疗等。

(三)产后出血的危险因素和预防

产后出血的危险因素包括:第三产程延长、多次分娩、外阴侧方切开术、巨大胎儿和产后出血史,但产后出血也会发生于无危险因素的产妇。使用缩宫素可使产后出血的发生率减少 40%,即便胎盘娩出后也有效。缩宫素是最佳选择,因为其疗效不低于麦角新碱或前列腺素,而且不良反应更少;米索前列醇虽然有效且价格低廉,但不良反应更多。

(赖荣德)

第 3 节 皮肤科急重症

皮肤是人体的表层保护器官,急诊经常遭到各种皮肤病症,最常见的是各种皮疹,皮肤急症约占所有急诊总量的 4%~10%,所幸这些疾病多数是良性或自限性的,致命性的皮肤疾病少见。皮肤病包含单纯性局部皮肤损害和全身性疾病的皮肤表现等各种疾病,急诊所见的大多数皮肤损害是感染、某些刺激或过敏所致,因此,皮肤损害特点是初步诊断的主要内容。

一、识 别

(一)病史和体格检查

1. 病史询问

与其他各科疾病一样,皮肤病的诊断需要详细了解病史。

(1)皮疹或疼痛发病情况:何时起病的,骤起性皮疹较持续数天的皮肤更需引起注意,发病前食用某些食物或接触某些特异物质可能有利于提示诊断线索,如食用贝壳类引起皮疹很可见是过敏反应。

(2)起病部位:哪里是皮疹首发部位,目前分布情况等。

(3)既往有无类似发作史,反复发作者多提示为皮炎或非感染性全身性疾病。

(4)有无伴随发热:发热伴皮疹者多数是感染性病变。

(5)有无瘙痒症状:瘙痒提示皮疹为炎症反应伴有组胺释放,可能是某种刺激剂或全身性反应,如对贝类过敏等。

(6)有无疼痛感:皮疹伴有疼痛可能是疱疹或带状疱疹等。

(7)是否有新的肥皂类、香水、洗液或去污剂接触史,因为许多产品含有特定的化学物质,可能导致局部炎症反应。

(8)有无使用可致皮疹的药物,或是否在原已使用某种药物的基础上加用某种药物,即便中草药也有发生过敏或皮疹的可能,临床上,不少急诊和ICU患者的皮疹与药物有关,应充分注意寻找和鉴别。

(9)有无工作或生活环境变化,某些花粉、油漆、涂料、染料等均可能是过敏源。

(10)有无皮疹以外的其他伴随症状,呼吸系统伴随症状如流涕、咽喉肿痛、气短、咳嗽,胃肠道伴随症状如腹痛、恶心、呕吐、腹泻,神经系统伴随症状如意识状态、头痛、抽搐或其他神经症状,泌尿生殖系统伴随症状如性接触史、妊娠与否、生殖道溃疡等。

(11)既往史:有无类似病史,是否伴有糖尿病、系统性红斑狼疮、肿瘤等基础病等。

(12)家族史:家庭成员有无类似皮疹等。

2. 体格检查

体检时应首先诊查生命体征,意识状态,瞳孔变化等基本生命征象,而后详细检查皮疹的基本形态,分布,全面检查的同时,特别应注意隐蔽部位检查如黏膜(口腔)、发际、腋窝、腹股沟、外生殖器的皮损情况,以及毛发是否受累等。

3. 皮损描述方式及含义

(1)形态(configuration):皮损形状如上所述。

(2)线性(linear)或成角(angular):提示外部因素是致病原因,如接触性皮炎。

(3)环状(annular):环状皮损,这种形状提示皮肤损害朝外扩展,而中心损害已消退。

(4)盘状(discoid):环形皮损,这种形状提示皮肤损害朝外扩展,但中心损害并未消退。

(5)钱串状(nummular):皮肤损害呈硬币状,中心损害未消退。

(6)弧形(iris)或靶形:环形皮损,中央呈"牛眼状"。

(二)皮损特点

皮损包括原发性和继发性,以下是原发性和继发性皮损的形态、特征及常见疾病。

1. 原发性皮肤损害

(1)斑疹(macule):直径<2 cm,伴有皮肤颜色改变,呈平坦性病变而不突出皮肤表面,边缘清晰,颜色可以是红、褐、黄或白色。见于药物疹(固定性或光敏性)、痣、文身(墨汁)、虱侵染、风湿热、梅毒(二期)、病毒性多形性红斑、中毒或感染性红斑、脑膜炎球菌血症(早期)、外伤(淤斑)、白癜风、花斑癣、蜂窝织炎(早期)等。

(2)斑片(patch):直径>2 cm 的斑疹。

(3)丘疹(papule)：局限、隆起性、可触知的浅表损害，直径<1.5 cm，颜色可为红、褐、黄、白或与皮肤颜色相当，顶部可平坦、圆形或尖突状，表面可平滑，也可有鳞屑、痂皮、浸蚀或溃疡。见于痤疮、基底细胞癌、黑素瘤、痣、疣、传染性软疣、皮赘、异位性皮炎、荨麻疹、湿疹、毛囊炎、昆虫叮咬、血管炎、银屑病、疥疮、漆树性皮炎（常春藤毒素、橡树或漆树）、多形性红斑、水痘（早期）、淋球菌血症。

(4)斑块(plaque)：平顶、可触知的直径>1.5 cm的皮肤损害，范围比丘疹更广。常见于湿疹、玫瑰糠疹、体癣色斑、银屑病、脂溢性皮炎、荨麻疹、梅毒二期、多形性红斑。

(5)结节(nodule)：长、宽、高度比丘疹更大，直径>1.5 cm，可为实体性、水肿性或囊性，可为圆形或类圆形。常见于基底细胞癌、扁平细胞癌或转移癌、黑素瘤、结节性红斑、疖、脂肪瘤、疣。

(6)风团(wheal)：水肿性丘疹，里面充满液体但无腔隙。见于荨麻疹、血管性水肿、昆虫叮咬、多形性红斑。

(7)小囊泡(vesicle，水疱)：充满液体的丘疹样损害，直径<1 cm，液体可分房，皮肤颜色正常，因为其所含的液体清澈透明。见于疱疹感染（单纯疱疹、带状疱疹、水痘）、脓疱病、漆树性皮炎（常春藤毒素、橡树或漆树）、热灼伤、擦伤水疱、中毒性表皮坏死溶解、大疱性类天疱疮、寻常型天疱疮。

(8)大疱(bulla)：直径>1 cm的囊泡。大疱性脓疱病、漆树性皮炎（常春藤毒素、橡树或漆树）、热灼伤、擦伤水疱、中毒性表皮坏死溶解、大疱性类天疱疮、寻常天疱疮。

(9)淤点(petechiae)：局限性血液沉积，直径<0.5 cm。见于淋球菌血症、白细胞破裂性脉管炎、脑膜炎球菌血症等。

(10)紫癜(purpura)：局限性血液沉积，直径>0.5 cm。见于血小板异常、洛矶山斑疹热、坏血病、老年性紫癜等。

(11)脓疱(pustule)：包含脓性液的囊泡。见于痤疮、毛囊炎、淋球菌血症、化脓性汗腺炎、疱疹感染（单纯性疱疹、带状疱疹、水痘）、脓疱病、银屑病、红斑痤疮（酒渣鼻）、坏疽性脓皮病。

2. 继发性皮肤损害

(1)鳞屑(scales)：可能因皮肤异常进展而来或因抓破或感染所致的皮肤表面上皮细胞角质过量脱落，提示异常角质化，松弛的鳞片可白色或灰色，触之粗糙感，结实的鳞片半透明、有光泽、触之平滑。见于银屑病、玫瑰糠疹、中毒和感染性红斑、二期梅毒、皮肤寄生虫感染、花斑癣、干燥病（皮肤干燥）、热灼伤（一度）。

(2)痂(crust)：血清和细胞碎片干结、凝结而成，常为黄或黄褐色，如有红细胞可表现为黑色。见于湿疹、皮肤寄生虫感染（或癣）、脓疱病、接触性皮炎、昆虫叮咬。

(3)脱皮(excoriation)：由于搔抓导致线性或成角性损害。

(4)苔藓化(lichenification)：可称为苔藓样变，习惯性搓摩所致的表皮增厚，正常皮肤纹理增强，可伴有轻度鳞屑。

(5)边缘化(margination)：皮损形状呈横断面图样，是正常与病变之间交界，如果交界是突然发生的（圆形、方形），边缘清晰，如交界是缓慢形成的，带斜坡状，边界不明显，此名词可鉴别丘疹鳞屑性疾病，因为湿疹病的边界比较明显。

(6)腐蚀(erosions，糜烂)：囊泡或大疱破裂伴真皮裸露。见于念珠菌病、皮肤寄生虫感染、湿疹、中毒性表皮坏死溶解、中毒-感染性红斑、多形性红斑、原发性疱疹性疾病（大疱性类天疱疮和寻常天疱疮）、棕隐士蜘蛛咬伤中毒。

(7)溃疡(ulcers)：表皮或局部皮肤组织缺失。见于口疮、软下疳、褥疮或压疮、热或擦伤、亚急性或慢性缺血、恶性肿瘤、梅毒性溃疡（一期梅毒）、原发性疱疹性疾病（大疱性类天疱疮和寻常天疱疮）、棕隐士蜘蛛咬伤中毒、坏疽性脓皮病、郁积性溃疡、假性溃疡（人为损伤）。

(三)不同症状常见皮肤疾病

(1)瘙痒症(pruritus)：①皮肤病变不明显伴瘙痒：干燥（特异性、鱼鳞病、清洗过度）；获得性免疫缺陷综合征（AIDS）；虱病（阴虱、头虱、体虱）；疥疮。②全身性疾病所致的瘙痒：淋巴瘤（尤其是

Hodgkin's病);肾病;肝病(胆汁性肝硬化、阻塞性病变);真性红细胞增多症;妊娠;真菌感染所致;焦虑(特别是有强迫观念与行为者);抑郁(尤其是老年人)。

(2)疼痛(pain):疼痛无皮损:带状疱疹后神经痛;三叉神经痛;其他神经痛;反射交感性营养不良;蚁走感(感觉皮肤有爬行样),可为真实蚁走感,也可为幻觉;外周神经病(如糖尿病)。

(3)皮肤颜色变化:①丘疹、结节:疣(扁平疣、生殖器疣);基底细胞癌(早期);接触性软疣或传染性软疣;脂肪瘤;痣(真皮内、神经性);伤疤(肥大性、瘢痕疙瘩);神经纤维瘤;鳞状上皮细胞癌(早期);皮赘(软垂疣);闭合性粉刺;珍珠状阴茎丘疹;肥大性酒渣鼻。②囊肿(滑液、黏蛋白性、表浅、有毛发等)。③水肿和假性皮损(如血管性水肿、淋巴水肿、硬化病、苔藓性黏液水肿、嗜酸细胞性筋膜炎、慢性生殖器水肿、复发性面水肿-面瘫-沟状舌综合征(Melkersson-Rosenthal syndrome))。④扁平和萎缩性损害(如细沟、皮下脂肪萎缩、跖沟状角化病)。

(4)鳞屑状皮肤脱色:①丘疹和结节:疣(寻常疣、甲沟炎和跖肌处);光化性角化病,某些可能是扁平细胞癌;鸡眼和愈合组织;脂溢性角化病(常有色素沉着);角化棘皮瘤。②斑块和播散性疾病:干燥病(皲裂);鱼鳞病;手、足癣;炎症后脱皮和剥落。

(5)水疱大疱疹:①囊状:单纯性疱疹;水痘带状疱疹(带状疱疹);汗疱(出汗障碍);囊疱状脚癣;疥疮;虫咬后水疱;传染性软疣;疱疹样皮炎。②大疱状:接触性皮炎(特别是接触栎叶毒漆树后);摩擦后大水疱;烧伤;大疱性脓皮病;类天疱疮(包括瘢痕型);天疱疮(比水疱损害更大);大疱性表面松解症(各型);后天性或获得性大疱性表皮松解症;渗出性多形红斑(Stevens-Johnson syndrome);固定性药疹。

(6)小脓疱性损害:小脓疱病:毛囊炎(细菌和真菌感染);普通粉刺(聚合性痤疮、面部脓皮病);红斑痤疮(酒渣鼻);念珠菌病;麦粒肿;口周炎;新生儿中毒性红斑;脓疱性牛皮癣;慢性淋球菌血症;药物性痤疮样损害(如皮质激素);疱状潴留性疾病(化脓性汗腺炎、脱发性毛囊炎、分房性蜂窝织炎、瘢痕疙瘩性痤疮)。

(7)侵蚀性损害:①腐蚀:水泡大疱疹破裂和小脓疱性损害;表皮脱落;脓疱性皮炎;念珠菌病(擦烂、龟头炎、外阴炎);中毒性表皮坏死溶解;葡萄球菌性烫伤样皮肤综合征。②溃疡:创伤(如表皮剥脱);淤积性溃疡;褥疮或压疮;动脉硬化性溃疡;神经病性溃疡;溃疡癌(如基底细胞癌、鳞状上皮细胞癌);坏疽性溃疡(多种原因);口疮性溃疡;坏疽性脓皮症,恶性脓皮病;生殖器感染(如一期梅毒、软下疳、性病肉芽肿);自身诱发性(假性)溃疡。

(8)白色损害:①白色丘疹:粟粒疹和其他表皮囊肿;毛发角化病;普通粉刺(早期,角化溶解前);传染性软疣;皮脂腺增生(可为黄白色);毛粪石;须部毛孢子菌病(毛发部);光泽苔藓;痛风石;皮内钙质沉着;伤疤。②斑片状:白癜风;白癜风样硬皮病;炎症后色素沉着不足;白色糠疹;癣;结节病;白化病;化学诱导性黑色素过少症(如对苯二酚、酚类化合物);白色萎缩症(凹陷性瘢痕);黏膜白色损害(如扁平苔藓、二期梅毒、红斑狼疮、念珠菌病、黏膜白斑病、黏膜白斑病白发、叮咬、创伤)。

(9)褐黑色损害:①斑疹、丘疹和结节:痣(交界、复合、皮内痣);痣(发育不良);着色痣(包括着色综合征);雀斑;脂溢性角化病;皮肤纤维瘤;皮赘(软垂疣);开放粉刺(黑头);血管角质瘤(常为紫罗兰色);色素性基底细胞癌;黑棘皮病(混合性、丘疹呈线状排列);色素性荨麻疹(类黄瘤)。②斑片:牛奶咖啡斑;牛奶咖啡斑样胎痣;先天性色素痣;癣(糠疹)变色;炎症后色素沉着过度;固定性药疹。③全身性色素沉着:胶原沉着病;卟啉病;Addison's病;血色沉着病;鱼鳞病;肝豆状核变性(Wilson's病);Whipple's病;药物性色素沉着(如酚噻嗪类、金属、癌症化疗药)。

(10)不可触知性紫癜:①原发性淤点:药物相关性(如噻嗪类);良性色素性紫癜(多形毛细血管);异常蛋白血症(如冷球蛋白血症);流体静力性淤点(小腿部淤积);脚趾和足跟黑点;菌血症(如葡萄球菌、脑膜炎球菌、细菌性心内膜炎);组织细胞增生症X;血管内凝血功能障碍(多为淤斑)。②淤斑伴或不伴淤点:光化性紫癜;类固醇性紫癜;播散性血管内凝血;抗凝治疗(过量、特发性和免疫反应等);创伤;坏血病;淀粉样变性病(原发型);血管内凝血功能障碍(如血小板、红细胞、凝血蛋白);坏死性筋膜炎。

(11)可触知性紫癜:动脉炎或静脉炎:Henoch-Schonlein紫癜;白细胞破裂性脉管炎(如超敏反应血管炎、类风湿性脉管炎、过敏性血管炎);异常蛋白血症(多为不可触知性);菌血症(多为不可触知性);洛矶山斑疹热、斑疹伤寒或其他立克次体感染;组织细胞增生症X(非真性血管炎,损害常不可触及);非血管炎(假性紫癜);血管角质瘤;樱桃状血管瘤;Kaposi's肉瘤;脓性肉芽肿。

(12)蓝-灰性(Blue-Grey)损害:①丘疹和结节(包括紫色损害):蓝痣;Kaposi's肉瘤(经曲型);肢端血管皮炎(动静脉瘘、假性Kaposi's病);皮肤白血病(各型);血管瘤(海绵和疣型);血管肉瘤;脓性肉芽肿。②斑疹和斑片状:皮肌炎性眼睑紫红色觉着;固定性药疹;药物相关性(如金、银、其他金属、酚噻嗪类、抗疟药、米诺环素);铅、石墨、沥青和其他异物文身;血色病。

(13)黄色损害:①丘疹、结节状:黄斑瘤;黄瘤(肌腱、结节状);皮脂腺增生(常为黄白色);组织细胞损害(各型);痛风结节;淀粉样变性(结节性,常红橙色);囊肿(多为白色或皮肤颜色相近)。②全身性斑疹、斑片:糖尿病脂性渐进性坏死;黄瘤(跖肌、掌部);淀粉样变性(原发性斑点状);弹性纤维假黄瘤(弹性痣);掌和跖角质化;胡萝卜素血症;黄疸。

(14)血管反应:①暂时性损害(几分钟至数小时内进展或缓解):面红综合征(如情绪、嗜铬细胞瘤、类癌瘤、肥大细胞增生症、药物性);过敏反应;荨麻疹;接触性荨麻疹;皮肤划痕现象或其他物理性荨麻疹;边缘性红斑。②持久性红斑(网状青斑):青斑脉管炎;网状青斑(窒息);胆固醇栓塞;多动脉炎(和其他大血管炎);传染性红斑;皮肤异色病(如胶原血管病、皮肤淋巴细胞瘤)。③持久性红斑(环形、匍行性或轮状):离心性轮状红斑;慢性游走性红斑(莱姆病);亚急性皮肤红斑;多形性红斑;环形肉芽肿(类似环形血管损害)。④持续性红斑(毛细血管扩张型):原发性毛细血管扩张症;单侧痣样毛细血管扩张;胶原血管病性毛细血管扩张(CREST综合征);运动失调性毛细血管扩张症(如眼、耳部);匐行性血管瘤;放射性皮炎。⑤持续性红斑(斑块状):蜂窝织炎;丹毒;类丹毒;多形性红斑;低补体性血管炎(荨麻疹性血管炎);结节性红斑;结节性血管炎;脂膜炎(多型);Sweet's综合征;青少年类风湿性关节炎;妊娠瘙痒性荨麻疹性丘疹及斑块;固定性药疹;复发性多软骨炎(耳);蜂螫伤或其他动物叮咬;面部肉芽肿。⑥持续性红斑(弥漫性、麻疹样):中毒性表皮坏死溶解(早期);中毒性休克综合征;葡萄球菌性烫伤样皮肤综合征;猩红热(链球菌和葡萄球菌);病毒疹(如风疹、蔷薇疹、会染性红斑);川崎病(婴儿急性热性皮肤黏膜淋巴结综合征);移植物抗宿主病。⑦持久性红斑(局部具斑点状):腹股沟区如擦烂、红癣、股癣、脂溢性皮炎;手部如红斑性肢痛病、手足发绀、肝掌、遗传性手掌发红、化疗后等;面部如红斑狼疮、皮肌炎、脂溢性皮炎、光敏反应;其他部位如冻疮;癣(糠疹)变色;固定性药疹;基底细胞癌(表浅型);Bowen's病。

(15)红色丘疹和结节:①可触及:昆虫叮咬;樱桃状血管瘤;脓性肉芽肿病;玫瑰糠疹;二期梅毒;疥疮;螨感染;异物性肉芽肿;荨麻疹性苔藓;珊瑚和海洋动物接触;出疹性黄瘤(粉红色);环形肉芽肿;结节病;软骨皮炎(耳);麦粒肿(睑腺炎);Kaposi's肉瘤。②结节和斑块:疖、痈;炎性囊肿;痤疮囊肿(聚合性痤疮、面部脓皮病);暑令疡毒小疖化脓,多房性蜂窝织炎;结节性红斑;结节性血管炎(硬结红斑);脂膜炎(硬结红斑);多形日光疹(面部);红斑狼疮;昆虫叮咬;孢子丝菌病;微生物感染;淋巴瘤和皮肤白血病;血管瘤;肉瘤;Kaposi's肉瘤(表皮型);血管炎,大血管和肉芽肿型(多动脉炎);Sweet's综合征;环形肉芽肿(皮下型);类风湿性小结。

(16)丘疹鳞屑性损害:①丘疹为主:玫瑰糠疹;二期梅毒;扁平苔藓(某些蚀斑形成);苔藓样糠疹;银屑病(牛皮癣);病毒疹(风疹、麻疹)。②斑块为主：银屑病；头癣；红斑狼疮；类银屑病，小和大片状；蕈样肉芽肿病；毛发角化性红糠疹（红苔藓）；Bowen's 病（常为孤立型）；表浅基底细胞癌（常为孤立型）；条纹状苔藓（线性，常在手臂、腿部）；鱼鳞病；光过敏皮疹；糙皮病。

(17) 湿疹性皮损：①表皮脱落为主：异位性皮炎；神经性皮炎；单纯慢性苔藓；停滞性皮炎；汗疱；疱疹样皮炎；表皮脱落性红皮病（如 T 细胞淋巴瘤）。②轻微表皮脱落：刺激性接触性皮炎；过敏性接触性皮炎；干性湿疹（冬令瘙痒）；口周皮炎；脂溢性皮炎；光敏性皮炎；网球鞋足（青少年掌-跖性皮炎）；传染性湿疹样皮炎；外耳炎；条纹状苔藓（线性，常在手臂和腿）；Pqget's 病（乳房和乳外）；脓疱性皮炎（脓疱病）；肠病性肢皮炎和营养相关性疾病；组织细胞增生症 X；钱币状湿疹；躯体湿疹化。

(四) 诊　断

皮肤急诊的主要诊断方法是确定主诉，简要了解病史，如症状发作和持续时间，进展情况，诱因或缓解情况，皮损变化情况等；皮肤检查（形态和分布），根据皮损形态和分布进行鉴别诊断；根据主诉或病史引出关联情况如伴随症状、并发症、用药史或其他物质的暴露史等；根据这些关联表现作初步的诊断和排除；必要时选择性地做一些辅助检查；或者应请皮肤病科会诊。

二、处　置

(一) 原则

"干燥者，湿化之；湿润者，干燥之"，是许多皮疹的初始治疗格言。水、蛋白和脂质缺失是干燥性皮疹病变的特征；润滑膏和外用洗剂可恢复表皮的水分和脂质，加快愈合过程，减轻瘙痒和疼痛；润滑剂可增加湿润作用减轻皮肤干燥，降低皮肤摩擦，减轻皮肤紧缩感；慢性干燥性皮炎，使用软膏效果最佳，特别是冬季时发作者；温暖气候时作用低黏性、少油性软膏效果更佳，也更易耐受；用水或生理盐水开放性湿敷不仅可减轻干燥的不适感，也增加创面的干燥程度，减轻痂皮产生的疼痛，减少渗出。各种湿性或渗出性皮损，使用干燥剂可减少渗出，促进创面或皮损的愈合。常用治疗药物包括激素、抗组胺药、抗生素类。

(二) 激素类

荨麻疹、血管性水肿和漆树性皮炎和其他接触性或过敏性皮炎是激素的治疗指征，其他皮肤综合征如多形性红斑、中毒性表皮坏死溶解和血管炎应慎重使用激素类制剂。口服激素对糖尿病者、高血压、活动性溃疡、精神病和免疫功能不全患者应慎用，即便必须使用，也应追踪和观察。局部使用激素也是皮肤疾病治疗的有效措施，但孕妇不宜使用含氟激素。临床上有各种激素制剂，外用氢化可的松制剂适于大多数皮肤表面，包括面部、外生殖器、皱褶处和擦烂处，也是儿童和婴儿的安全药物，但手掌或足底等皮肤较厚的部位，氢化可的松吸收差，疗效欠佳；中等强度的激素如曲安奈德等适于严重炎症性皮肤和较厚皮肤如头皮、躯干皮肤伸面、手掌和足底等，但此类制剂不宜用于面部、外生殖器或婴儿。

(三) 抗组胺药

H_1 受体拮抗剂常用于皮肤病治疗，特别是控制瘙痒症状极为有效，此类制剂包括第一代抗组胺药如苯海拉明、羟嗪（安他乐），可以口服、肌注和或静脉使用。第二代抗组胺药包括阿司咪唑、西替利嗪、非索非那定和氯雷他啶是相对较新的制剂，其副作用更小、作用时间更长，但价格略贵，目前氯雷他啶是其最常用的代表药物。H_2 受体拮抗剂如雷尼替丁或法莫替丁也可用于某些过敏性皮疹，尤其适于荨麻疹患者。表 20-3-1 是常用抗组胺制及用法。

表 20-3-1 常用抗组胺药制剂及使用方法

药 名	成人常用量	儿童常用量
苯海拉明	25～50 mg,po/iv/im,q6h	4～6 mg/(kg·d),po/iv/im,q6～8 h,最大 200 mg/d
羟嗪	25～50 mg,po/iv,q8 h	2～4 mg/(kg·d),po/iv,q8～12 h,最大 200 mg/d
阿斯咪唑(息斯敏)	10 mg,po,qd	10 mg,po,qd
西替利嗪(仙特敏)	5～10 mg,po,qd	5～10 mg,po,qd
非索非那定	60 mg,po,q12 h	
氯雷他啶(克敏能)	10 mg,po,qd	10 mg,po,qd

(四)抗生素制剂

局部使用抗生素制剂主要用于创面敷料中,此类制剂一般不适于局部皮肤表面感染,但莫匹罗星的局部抗菌作用与全身用药疗效相当。常用抗菌制剂包括多黏菌素 B、杆菌肽、新霉素、磺胺嘧啶银,其作用主要在于促进敷料与创面黏附、减轻凝固物和减少细菌寄殖,但促进创面愈合和预防感染作用相对较小;抗生素局部使用的另一作用在于使用四环素洗剂治疗口疮性口炎(或溃疡性口炎),全身抗生素使用更适于某些皮肤综合征。各种局部抗真菌剂用于治疗念珠菌和皮肤寄生虫感染,咪唑类(如克霉唑、咪康唑和酮康唑)和多烯类(如制霉菌素、两性霉素 B)制剂更适于门诊治疗。咪唑类适于酵母菌和表皮真菌(癣),而多烯类适于念珠菌感染。抗病毒制剂如阿昔洛韦主要用于各种疱疹病毒感染,包括急性水痘、水痘-带状疱疹病毒感染(带状疱疹)和单纯性疱疹感染,伐昔洛韦和泛昔洛韦也可使用,但除维持时间更长外,疗效并不优于阿昔洛韦。林丹(高丙体六六六)、扑灭司林或除虫菊酯适于虱,但儿童不宜使用林丹(易产生 CNS 不良反应)。疥疮也可使用林丹治疗。

(五)局部制剂选择原则

局部溶媒包括药膏、油剂、水剂和防腐剂。①药膏适于各处体表,特别适于擦烂处,主要用于急性皮疹治疗,慢性皮疹可能产生过度干燥;②凝胶为无脂丙二醇、水或乙醇的混合物,含乙醇凝胶最适于急性渗出性皮损如毒漆性皮炎,而无水凝胶适于干燥、鳞屑性皮损;③水剂或洗剂含水或乙醇,多为澄清或奶状,主要适于头皮和其他多毛区;④油剂适于润滑干燥性皮损等。

值得注意的是,与其他各科急症一样,皮肤急性处置过程中,应首先稳定生命体征,特别是保持气道通畅、稳定心肺功能、维持血流动力学平衡,支持治疗是皮肤急症处理的重要措施,有时甚至是惟一有效的治疗方法。局部治疗前应注重保护全身各器官功能,治疗和预防全身性并发症等。疼痛者首选非甾体抗炎药(NSAIDs),只有在 NSAIDs 不佳时才酌情选择强镇痛剂,注意儿童水痘或 Reye's 综合征引起的水痘者不宜使用 NSAIDs。

三、特定皮损诊治要点

(一)病毒性皮疹

1. 传染性红斑

(1)流行病学:主要见于 5～14 岁儿童,50％的成人有既往感染的血清学证据,多由 B_{19} 细小病毒引起。

(2)皮疹特点:面颊面红斑为特征;多为无症状性感染;妊娠、贫血或免疫缺陷者可见严重并发症;女性可有急性多关节病,持续 2 周至 4 年不等。

(3)诊疗要点:诊断有赖于临床表现;无特定实验室检查;治疗主要是支持和对症。

2. 手-足-口病

(1)流行病学:儿童多见,由柯萨基 B 病毒感染所致。

(2)皮疹特点:口腔溃疡为特征,多在软腭;手掌和足底皮疹;皮疹多为斑点状,快速发展为脓疱疹,表面有痂。

(3)诊疗要点:诊断有赖临床表现,无特定实验室检查;治疗仅是支持性的。

3. 单纯疱疹

(1)流行病学:常有1和2种血清型,多见于儿童和青年人。

(2)皮疹特点:红斑基础上有成簇性水疱,并有皮肤和黏膜角化,常在面颊、嘴唇、口腔、手指和生殖器。

(3)诊疗要点:诊断有疑问者可做Tzanck涂片,病毒培养,单纯疱疹病毒血清抗体检测;可用阿昔洛韦治疗,泼尼松可缓解疼痛但可能增加感染等并发症。

4. 带状疱疹

(1)流行病学:2/3发生于50岁以上者,但美国统计发现,几乎100%的30岁以上成人水痘带状疱疹抗血清抗体阳性。

(2)皮疹特点:突发皮疹,24 h内转化为小囊疱或大疱;小水疱在48 h内转为脓疱,7 d左右结痂;疱疹分布有规律性,多在身体一侧而不跨过身体中线(免疫缺陷者除外)。

(3)诊疗要点:诊断主要依据病史和体检,必要时做Tzanck涂片检查,严重感染者应行实验室检查;治疗可用阿昔洛韦和止痛剂。

5. 麻疹

(1)流行病学:儿童多见,有强传染性,免疫接种后不再发生,成年人也可发病,一次发作后终生免疫。

(2)皮疹特点:特征性表现为发热、咳嗽、鼻卡他症状,皮疹可在面、颈、肩部,口腔内可有Koplik's点,表现为颊部蓝-白色丘疹,周围有红斑。

(3)诊疗要点:根据临床可诊断,无特定实验室检查。对症支持治疗。

6. 幼儿急疹

(1)流行病学:见于6~24个月婴儿,由人疱疹病毒6和7型引起。

(2)皮疹特点:高热,退热时突发皮疹;尽管发热,但婴儿表现很好;皮疹多为小红斑丘疹,而后融合并逐渐消退。

(3)诊疗要点:根据临床表现诊断,无特异性实验室检查,治疗为支持对症。

7. 风疹(德国麻疹)

(1)流行病学:儿童良性感染,免疫后极少发病。

(2)皮疹特点:粉红色丘疹,初起于前额,而后向面、躯干和肢体扩散;3 d皮疹完全褪色。

(3)诊疗要点:根据临床表现诊断,无特异性实验室检查,治疗仅是支持性的。

8. 水痘

(1)流行病学:95%发生于10岁以下儿童,注射疫苗后发病率明显下降,可直接接触感染或经空气传染。

(2)皮疹特点:严重瘙痒;初起为丘疹,而发展为小疱;水疱再转化为脓疱,并在12 h内结痂;4~5 d内不断增加,水疱可感染;水疱特点像花瓣上的露珠;可伴有严重并发症如肺炎、脑膜炎或脑炎等。

(3)诊疗要点:根据病毒感染前驱表现的病史和近期类似暴露史而诊断,无特异实验室检查;发病24 h内口服阿昔洛韦可减轻严重程度。

(二)细菌感染性皮疹

1. 丹毒

(1)流行病学:任何年龄易发,多见于3岁以上儿童,常由A族链球菌引起。

(2)皮疹特点:特征性表现为红、热和局部皮肤疼痛;A族链球菌相关性高热和寒战;皮肤入口处可见脓或澄清分泌物流出。

(3)诊疗要点:排泌物革兰染色,血培养阳性率极低;青霉素G、双氯西林等抗感染治疗。

2. 脓疱病

(1)流行病学:主要为儿童原发性感染;有皮肤病者继发感染;常由A族链球菌引起。

(2)皮疹特点:表皮浅层皮肤感染;皮疹表现为金黄色痂皮侵蚀;常见于面颊部和口周。

(3)诊疗要点:根据临床表现诊断,无特异实验室检查;可口服或局部使用抗生素治疗,如2%莫匹罗易软膏,双氯西林、第一代头孢菌素或阿齐霉素。

3. 脑膜炎球菌血症

(1) 流行病学：任何年龄易感；多见于十几岁青少年，50%～88%发展为脑膜炎。

(2) 皮疹特点：皮疹为斑丘疹伴淤点；高热、心动过速、呼吸急促、低血压；急性病表现伴明显衰竭。

(3) 诊疗要点：立即使用可穿透血脑屏障的抗生素治疗（青霉素 G、头孢菌曲、头孢噻肟、氨苄西林或氯霉素等）；血常规、生化、凝血功能；血和脑脊液培养；隔离治疗。

4. 猩红热

(1) 流行病学：多见于有咽喉炎的儿童；常由 A 族链球菌引起，少数由金葡菌引起。

(2) 皮疹特点：感染后 1～3 d 发生皮疹；猩红热样疹（上半身红斑基础上发生小红点，类似红色砂纸样）；向颈、背、腹股沟和腋窝发展；手掌和足底无皮疹；咽部呈牛肉样发红，伴有草莓舌表现。

(3) 诊疗要点：直接快速 A 族链球菌抗原试验；咽拭子培养；必要时行抗"O"试验；治疗可用青霉素 G 或同类抗生素。

5. 葡萄球菌性烫伤样皮肤综合征

(1) 流行病学：多见于 3 个月以下婴儿；由产毒型金葡菌感染引起。

(2) 皮疹特点：全身性表皮浅层分离；可为局部性大脓疱或广泛性表皮松解；感染部位常见脱屑。

(3) 诊疗要点：血常规和血培养；不必行创面细菌培养；口服或静脉使用抗生素（红霉素、耐青霉素酶青霉素或头孢菌素；严重者需入院治疗。

6. 链球菌中毒性休克综合征

(1) 流行病学：常由 A 族 B 溶血性链球菌引起，近年有增多趋势；死亡率高达 30%。

(2) 皮疹特点：泛发性红皮病伴或不伴大疱；可有发热、低血压、脑功能障碍、肾功能衰竭、中毒性心肌病、肝衰竭和低血钙；皮疹过后可脱屑；常有软组织或皮肤感染和菌血症。

(3) 诊疗要点：血和创面培养；静脉使用抗生素如苯唑西林、头孢西丁、万古霉素和克林霉素；可能需要手术清创处理。

7. 梅毒

(1) 流行病学：梅毒螺旋体引起；皮疹表现多样，皮疹在硬下疳后 9～90 d 发生。

(2) 皮疹特点：皮疹泛发性、无痛、不痒；分布于皮肤和黏膜处；随之有皮纹，间断性、有鳞屑的红褐色丘疹和斑片；伴有头痛、咽痛、虚弱无力和全身关节痛。

(3) 诊疗要点：诊断有赖于 VDRL 或 RPR 检查；刮涂物暗视野检查有益；青霉素 G 或同类抗生素治疗。

8. 中毒性休克综合征

(1) 流行病学：多见于 20～30 岁妇女；常由产毒型金葡菌引起；危险因素：阴道填塞、外科填塞、产后创面。

(2) 皮疹特点：感染区周围泛发性猩红热样红斑；常见面、手、足水肿；诊断标准：T>38.9 ℃，红皮病，黏膜受累，脓毒症征象，特别是低血压。

(3) 诊疗要点：血培养和创面培养（常阴性）；血常规、生化、肝功能；静脉使用可覆盖葡萄球菌的抗生素，如苯唑西林、头孢西丁、万古霉素、克林霉素；液体复苏。

（三）真菌性皮疹

1. 头癣

(1) 流行病学：最常见于 6～10 岁儿童；农村多，黑种人多于白种人；危险因素包括虚弱、营养不良和慢性病。

(2) 皮疹特点：炎症性伴有疼痛、触痛和（或）脱发；可伴非炎症感染、鳞屑、瘙痒弥漫性或局限性脱发和淋巴结肿大。

(3) 诊疗要点：紫外线灯、培养有助诊断；局部抗真菌无效；宜用全身性抗真菌治疗如灰黄霉素、特比萘芬、氟康唑或酮康唑治。

2. 脚癣

(1) 流行病学：20～50 岁，男性多于女性；易感因素包括热、湿气候、密闭鞋靴或过多出汗者。

(2) 皮疹特点：多为第 4－5 趾间干燥、鳞屑或污秽、脱皮，伴皲裂；其他如边界清楚的红斑伴小丘疹、水疱或大疱，或溃疡。

(3) 诊疗要点：涂片作菌丝检查、紫外线灯、真菌培养有助诊断;可局部或口服抗真菌治疗,如特比萘芬、萘替芬或氟康唑。

3. 体癣

(1)流行病学:各年龄均可发病,动物工作者和养宠物者高发;属皮肤真菌感染。

(2)皮疹特点:以大小不等、边界清楚的斑片为特征;皮损向外周扩散而中心清洁;皮损多为环形。

(3)诊疗要点:氢氧化钾涂片诊断,紫外线灯辅助诊断;局部用吡咯类抗真菌软膏有效,大块感染或局部治疗无效者可全身抗真菌治疗。

4. 股癣

(1)流行病学:易感因素是温暖、潮湿环境,男性多于女性。

(2)皮疹特点:皮损多为对称性,初起于皱褶处;半月形斑块伴边界确定性鳞屑。

(3)诊疗要点:局部抗真菌治疗,如克霉唑、咪康唑、萘替芬或特比萘芬。

(四)昆虫叮咬性皮疹

1. 莱姆病

(1)流行病学:蜱传疾病,因博氏疏螺旋体感染所致,夏季好发。

(2)皮疹特点:初为红色斑疹或丘疹,慢性游走性红斑伴清晰的红色边界;其他症状包括不适、发热、寒战、关节痛、肌痛、咽喉酸痛和恶心。

(3)诊疗要点:皮肤慢性游走性红斑活检(螺旋体阳性率达40%),血清学检查,活检组织螺旋体培养等有助诊断;口服抗生素(青霉素G、多西环素阿莫西林或阿齐霉素)和密切门诊随访。

2. 洛矶山斑疹热

(1)流行病学:5~9岁儿童高发,男性致死率高,立克次体感染所致,蜱传感染。

(2)皮疹特点:前驱症状有食欲不振、易激怒、全身不适、发热和寒战;继之突发高热、严重头痛、全身肌痛、肌僵硬、畏光和衰竭;皮疹可于第1~6 d发生,13%无明显皮疹;皮疹初发于腕、前臂和踝部;早期表现为直径2~6 mm的粉红色冻奶状斑点,而后进展为深红色丘疹,继而于第1~4 d发生出血。

(3)诊疗要点:诊断有赖于临床症状和可能的蜱接触或暴露史,因为10~14 d前实验室很难确定诊断;治疗可用四环素、多西环素和氯霉素。

3. 疥疮

(1)流行病学:长径<0.5 mm的微小疥螨感染所致;个人密切接触可传染;螨生存期约30 d。

(2)皮疹特点:瘙痒、夜间甚;丘疹水疱性皮炎;主要分布于手腕-掌部内侧、指间和腋襞处;脸和头皮少见(婴儿除外);皮肤可见细穴或孔。

(3)诊疗要点:皮肤碎屑可找到螨、螨卵或其粪便;治疗包括清洗所有衣物和床褥;可用林旦、扑灭司林或克罗米通治疗。

(五)皮炎和炎症性异常

1. 过敏性接触性皮炎

(1)流行病学:常与植物有关,漆树或橡树中毒最常见;

(2)皮疹特点:主要在手和其他暴露肢体;红斑开始,而后进展为水肿性丘疹、结节和斑块;常呈线性分布。

(3)诊疗要点:小面积非水肿性皮损可用激素局部治疗;大面积或有水疱者可用全身激素治疗。

2. 异位性皮炎

(1)流行病学:60%在1岁以下者,可能与产花粉植物和食物(花生、奶、蛋)有关;反复淋浴和洗手加重皮肤脱水;常有哮喘或过敏性鼻炎家族史。

(2)皮疹特点:皮肤干燥;瘙痒是其特点;搔抓易致皮肤苔藓化,导致皮肤更易脱水;多发于皮肤易褶处,如颈旁、腕和足后跟。

(3)诊疗要点:细菌培养可能发现继发菌如金葡菌;痂皮病毒培养可排除带状疱疹;应测定血清IgE;治疗口服抗组胺药、局部激素,干燥皮肤可用润滑性软膏。

3. 大疱型类天疱疮

(1)流行病学:自身免疫异常,多发生60~80岁者;主要是补体活化导致瀑布性炎症效应;循环IgG自身抗体所致。

(2)皮疹特点:红斑、丘疹或荨麻疹,继之为大疱形成,大疱内含有血清或血性液,出血时是严重问题,主要发生于腋、腹股沟、腹部和小腿。

(3)诊疗要点:光镜下表皮内可见中性粒细胞,检测血清循环自身抗体;治疗包括静脉液体复苏,口服激素加硫唑嘌呤或氨苯砜。

4. 多形性红斑

(1)流行病学:任何年龄发病,50%发生于20岁以下者;主要与单纯疱疹病毒感染有关,50%病因不明;男性多于女性。

(2)皮疹特点:丘疹中心出现小水疱或大疱;外周清洁、边界清晰;多发于掌、足底、前臂、肘、膝部。

(3)诊疗要点:活检见血管周围单核细胞浸润可确定诊断;阿昔洛韦口服可预防红斑复发,常用激素但已证实无效。

5. 过敏性紫癜

(1)流行病学:2~10岁儿童,冬季好发,无确定性病因;某些与A族β溶血性链球菌和病毒有关;急性血管炎伴IgA沉积;男性为女性2倍。

(2)皮疹特点:臀部和下肢可触及性紫癜;初为荨麻疹;严重者有出血疱;2/3有关节关;可能与同化作用有关。

(3)诊疗要点:可见WBC升高、轻度贫血、血栓性血小板减少;40%有蛋白尿和血尿;应做血培养排除脓毒症;治疗主要为支持、液体复苏、可用泼尼松和非甾体抗炎药。

6. 刺激性接触性皮炎

(1)流行病学:因皮肤暴露于化学物质或其他刺激剂所致;手是最常见的受累部位;不少是慢性暴露。

(2)皮疹特点:症状包括瘙痒、烧灼感和针刺感;常有皮肤干燥伴红斑和皲裂;严重者产生腐蚀性烧伤伴水疱形成。

(3)诊疗要点:可作皮肤斑片试验;避免有腐蚀作用的药物治疗;局部激素和防护油脂有效。

7. 急性皮肤黏膜淋巴结综合征(川崎病)

(1)流行病学:1岁高发,平均2.5岁;亚洲地区男孩多发;是婴儿和儿童的急性热性疾病;病因不明;全身性微血管炎。

(2)皮疹特点:皮肤和黏膜红斑、水肿,继之脱屑;多在发热后1~2d发生皮疹;初发于手掌和足底,而后向躯干和肢体扩散;皮疹发生后产生手和足水肿;口咽部充血;并发症主要在冠状动脉,包括动脉瘤、充血性心衰、心肌梗死、心律失常和瓣膜功能不全,也有胆囊水肿。

(3)诊疗要点:临床诊断包括发热≥5d和皮肤变化;WBC>$18×10^9$/L;肝功能异常;血小板增多,10d后血沉升高;尿液可为无菌性脓尿;治疗可用大剂量阿司匹林和静注免疫球蛋白。

8. 寻常型天疱疮

(1)流行病学:自身免疫病;多见于40~60岁者;正常表皮细胞连接丧失;循环IgG自身抗体引起。

(2)皮疹特点:口腔黏膜开始,皮损为圆形或小水疱或大疱伴血性液;Nikolsky征阳性;多发于头皮、面、胸、腋窝和腹股沟。

(3)诊疗要点:皮肤活检免疫荧光可见IgG沉积;治疗宜用静脉液体复苏、全身性激素和免疫抑制剂。

9. 玫瑰糠疹

(1)流行病学:多于10~40岁,春秋季好发,可能是人疱疹病毒7感染所致。

(2)皮疹特点:开始为躯干单发损害或斑片(直径2~5cm鲑鱼色单发性鳞屑斑片);继之于1~2周后发生躯干或近端肢体皮疹;皮损为红色斑疹或丘疹;呈"圣诞树"形。

(3)诊疗要点:皮肤活检和光镜检查诊断;6~12周后自发性缓解;口服抗组胺药和局部激素治疗。

10. 银屑病(牛皮癣)

(1)流行病学:发病高峰年龄为20~30岁;慢性病,不易愈。

(2)皮疹特点:常有瘙痒;红斑基础上出现银灰色有鳞片的皮疹;多位于头皮、肢体伸侧和腹股沟区;远端关节可发生关节炎。

(3)诊疗要点:应由皮肤科个体化治疗;局部使用激素、焦油碱洗发剂和维生素D类似物治疗。

11. 渗出性多形性红斑

(1)流行病学:任何年龄易感,多见于40岁以上者;50%与药物暴露有关,常见相关药物包括磺胺、氨基青霉素、卡马西平、苯妥英钠和别嘌呤;也可由肺炎支原体引起。

(2)皮疹特点:前驱症状包括发热和流感样表现;1～3 d后发生皮肤黏膜损害;皮疹为多形性红斑,鲜红色伴大疱形成;常有发热;可继发感染,感染使诊断更为困难;可发生贫血、淋巴细胞减少和中性粒细胞减少。

(3)诊疗要点:活检可确定诊断;静脉液体复苏对缓解脱水极为重要;治疗与烧伤类似,主要是支持治疗;早期诊断并停用可疑药物;全身激素治疗无明显疗效。

12. 中毒性表皮坏死溶解

(1)流行病学:任何年龄易感,>40岁多见,80%与药物暴露有关;常见相关药物与渗出性多形性红斑相同。

(2)皮疹特点:皮疹为多形性红斑,鲜红色斑块伴大疱形成;>30%有表皮脱落;常有发热,比渗出性多形性红斑更高;可继发感染并增加诊断难度;Nikolsky征阳性。

(3)诊疗要点:同渗出性多形性红斑。

13. 风疹

(1)流行病学:大多数急诊可见皮疹;肥大细胞脱颗粒作用和组胺释放引起荨麻疹;多数病因不明;可因感染、药物、食物、自身免疫病和恶性肿瘤所致。

(2)皮疹特点:常为良性自限性;边界匐行隆起呈红色,中央苍白;直径数毫米至30 cm不等;瘙痒;持续数分钟至数小时不等。

(3)诊疗要点:常无需实验室检查;考虑链球菌筛选或培养;用抗组胺药对症支治疗;强短期使用泼尼松;严重过敏反应者可给药肾上腺素治疗。

四、有潜在致命性的皮肤急症

皮肤急症可以是单纯性局部皮肤损害,也可能是全身性疾病以皮肤表现而就诊,因此,判断皮肤急性时应尽可能鉴别其严重性,以免延误诊治或忽略全身性疾病而导致严重后果,表19-3-2列出了临床上常见的具有潜在致命性的皮肤急症。

表19-3-2 常见有潜在致命性的皮肤急症

白塞综合征	血液学异常性伴皮肤损害	洛矶山斑疹热(蜱传热)
棕隐士蜘蛛咬伤	Kaposi's肉瘤	葡萄球菌性烫伤样皮肤综合征
大疱性类天疱疮	急性皮肤黏膜淋巴结综合征	Stevenson-Johnson综合征
皮肤T细胞淋巴瘤	恶性黑色素瘤	系统性红斑狼疮
弥漫性淋球菌血症	脑膜炎球菌血症	中毒性表皮坏死溶解
播散性疱疹或带状疱疹	寻常天疱疮	中毒性休克综合征
全身性表皮脱落性红皮症	脓疱性牛皮癣	过敏反应伴荨麻疹

(一)重型多形性红斑

重型多形性红斑是多形性红斑的特殊类型,以大疱性损害为特征。引起多形性红斑的主要原因包括药物(特别是磺胺药、非甾体抗炎药、抗惊厥药),细菌(葡萄球菌、支原体),病毒(疱疹病毒),以及真菌和自身免疫病,其中一半病因不确定。

(1)渗出性多形性红斑(Stevens-Johnson综合征)是多形性红斑伴广泛黏膜损害及表面大疱性病变,表现为口唇口腔颊部、眼、鼻孔和外生殖器等黏膜小囊泡、溃疡,手、足和躯干部大疱形成,患者表现为严重中毒、高热和不适为主,进食困难,尿潴留导致黏膜损害处疼痛;眼部受累者可严重至失明,病死率约5%。

(2)中毒性表面坏死溶解症:是多形性红斑的一种,以广泛性皮肤大疱伴表皮腐肉形成为特征,其皮疹从颜面部开始,而后发展为广泛性红斑和广泛性大疱,大疱可引起真皮突起。由于真皮下裂开,导致大量失液,黏膜包括前唇和眼表面,其损害与渗出性多形性红斑相似。此类患者有严重中毒症状如高热、全身不适,脱水和血管容量严重不足表现,病死率10%～30%。处理较为复杂,包括液体复苏、激素和抗生素使用,以及其他支持治疗。死亡主要由于并发脓毒症和水、电解质紊乱所致。

(二)寻常型/大疱型天疱疮

寻常型天疱疮(PV)是自身免疫所致,皮肤黏膜病变特征是表皮内起疱,以往死亡率很高,目前死亡率不到10%。大疱型天疱疮(BP)主要见于老年人,平均年龄70岁,长期预后较PV更好。PV者发现自身抗体,PV表现为小囊泡或大疱,主要集中于头、躯干和黏膜处。发病3～5 d后,疱液从透明变为混浊、破裂。水泡处疼痛明显,易合并感染。PV者Nilolsky征阳性。BP常在皮褶处,水疱可较大,伴有瘙痒和烧灼感,皮损主要发生于口腔黏膜,愈合快。二者的治疗包括液体复苏、电解质替代,侵蚀区与烧伤创面一样处理,应全身性大量使用激素,或免疫抑制治疗。

(三)淋球菌血症

1%～3%的淋病发生播散性淋球菌血症,常在感染后3～21 d发病,皮损数目少,多发生于手掌、指、足底,皮损呈脐凹形伴红晕,偶然有红斑疹、敏感性出血丘疹或出血坏死性大疱。流感样症状,而后发生游走性关节痛,1～3周后发生脓疱形成。尽管为相对良性,但未及时治疗者可发生致命性并发症,如脑膜炎、心内膜炎、心肌炎、心包炎或肝炎。

(四)脑膜炎球菌血症

快速进展的潜在致命性感染,由脑膜炎双球菌感染所致。常有中枢神经系统和全身感染,但也可单独发生中枢神经系统感染或全身感染。大多发生于20岁以下者,但任何年龄均易感。常继发于轻度上呼吸道感染,多在冬春季。患者表现为中毒症状,如发热、头痛、恶心、呕吐,伴或不伴脑膜刺激征。意识改变如进行性行为异常、意识混乱或木僵。75%有皮损,包括可触知性斑疹,中心灰色,皮损常见于腕、踝和侧腹部和腋下,皮损可进展为暴发性紫癜。10%患者发生休克,死亡率5%～30%,并随治疗早晚而异。抗感染和支持对症是主要治疗方法。

(五)蜂窝织炎

深部感染,同时累及皮肤和皮下组织,常由化脓性链球菌或金黄色葡萄球菌感染所致,常由于轻度创伤或淋巴阻滞诱发。多见于肢体和面部,皮损表现为深在性硬结、红斑、局部变暖、水肿、张力增加、边界不清,局部淋巴腺病变明显。可表现为发热和全身不适。坏死性筋膜炎是蜂窝织炎的最严重局部表现,进展快,具有致命性。早期诊断困难,治疗包括抗感染,必要时应手术处理,同时应积极液体复苏。病死率可达80%。

(六)过敏性荨麻疹/血管性水肿

荨麻疹是过敏反应的皮肤表现,人群中20%至少发生过一次荨麻疹。多为暂时性水肿性丘疹或风疹块形成大片扁平斑块,荨麻疹可发生于躯体任何部分,大多数在1～3 h消退,瘙痒是主要表现,多种原因可引起荨麻疹,如药物、感染、昆虫叮咬、自身免疫病、异常蛋白血症、吸入剂、恶性肿瘤、物理刺激、食物、染料和防腐剂等。急性发作者5%～60%可诊断。血管性水肿是特殊型的荨麻疹,表现为面部无痛性皮下肿胀,可累及眼睑、嘴唇和舌。可为遗传性或散发性,可导致咽喉水肿和气道受阻,血管性水肿也可发生于手、脚和外生殖器,常伴轻度瘙痒,皮损经历24 h可缓解。IgE介导的全身性过敏反应也时有发生,主要表现为声嘶、吞咽困难、喘鸣、哮鸣和呼吸停止,常伴有低血压和血管性虚脱,主要是血管扩张和毛细血管渗出增多所致。其他表现为头痛、流泪、流涕、腹痛、宫缩引起盆腔痛。静脉注射抗组胺药、激素和皮下注射肾上腺素是主要治疗方法。

(赖荣德)

第4节 肿瘤急症

肿瘤急症主要多由肿瘤并发症或化疗引起,虽然少见,但急诊或 ICU 也可遇到,有时以某一严重症状为首发表现或以其他疾病就诊或住院者,进一步检查才发现和诊断为癌肿。肿瘤急症主要分为代谢性、血液性、结构性或化疗不良反应等,大多数癌肿病人在癌症过程中会经历至少1次肿瘤急症,正确识别和处理肿瘤急症有助于延长病人生存期,减轻病人痛苦,提高生活质量。本节简要介绍常见严重肿瘤急症的特点及处理方法。

一、发热伴粒细胞缺乏症

发热伴粒细胞缺乏症是癌肿治疗特别是化疗最常见的并发症,也是绝对的内科急症,如未经治疗,本症占白血病、淋巴瘤和实体癌相关性死亡的近 50%。细菌感染是发热伴粒细胞缺乏症的常见原因,但真菌源性感染不断增多。

(一)临床表现

主要症状包括发热(T≥38.3 ℃)和粒细胞计数$<0.5\times10^9$/L;由于粒细胞缺乏、炎症反应受损,有时感染表现常较隐蔽或不明显。极少发生化脓性表现,但可见红斑或疼痛,体格检查时应详细诊查各种入侵门户,包括口腔黏膜,必要时行眼底检查以排除播散性感染或视乳头水肿。皮肤检查包括诊察有无肛周感染,但粒细胞缺乏症者肛门指检是相对禁忌。静脉导管感染也是粒细胞减少或缺乏症者的重要感染途径,中心静脉导管感染中引起感染性心内膜炎。

(二)辅助检查

初始实验室检查包括定向性培养,如有咳痰、腹泻或创面渗出者,应送痰液、大便或创面分泌物的革兰染色和培养,常规检查全血细胞计数、血肌酐、氮素氮和转氨酶,如有呼吸系统症状,还应拍摄胸片。

(三)治疗

如果癌症控制良好或处于缓解期,且无肝功能不全、低血压或其他合并症,危险性相对较低;但如化疗后不久出现发热,应住院治疗并使用抗生素,直至中性粒细胞计数$>0.5\times10^9$/L,且需持续 72 h 或以上。发热伴粒细胞缺乏症者的抗生素使用依感染严重性而异,疑为革兰阳性和阴性菌感染者应联合用药,氨基糖苷类加抗铜绿假单胞菌的 β 内酰胺酶类抗生素是标准的经验抗感染方法。单药治疗者可选择头孢他定、亚胺培南/西司他丁或头孢吡肟等;如经 3 d 的经验性抗生素治疗仍无改善,应加用抗真菌药,如耐甲氧西林革兰阳性菌多见,应考虑使用万古霉素治疗;一般不主张常规使用抗病毒、输注粒细胞和集落刺激因子。

二、肿瘤性高钙血症

高钙血症是恶性肿瘤的常见代谢并发症,约 20%~30% 的恶性肿瘤患者会发生高钙血症,主要见于多发性骨髓瘤,肺、肾和乳腺癌患者。

(一)机制

正常钙调节主要通过甲状旁腺素、降钙素、1,25-二羟维生素 D_3 共同完全,恶性肿瘤患者主要是骨破坏增加,少数患者肾泌钙下降;其机制可能是产生骨再吸收因子,肿瘤分泌的甲状旁腺激素相关肽与甲状旁腺素受体结合,产生肿瘤介导性骨化三醇,异位甲状旁腺激素分泌(少数)等共同作用所致。

(二)临床表现

主要症状是早期发生胃肠道症状如食欲不振、恶心、呕吐、便秘;50% 以上的病人有神经系统异常,如认知和行为异常、进行性意识水平降低、神经肌肉功能紊乱或昏迷,并可产生类似精神分裂症或躁狂症样精神症状；可有肾功能受累的表现，如烦渴、多尿，糖尿病尿崩症样综合征，后期产生肾功能衰竭等。

（三）诊 断

血清钙水平监测高于正常即可诊断，少数情况下，血清钙水平达3.5 mmol/L(14 mg/dl)以上，是典型的代谢急症。

（四）治 疗

主要是积极水化，静脉大量输注生理盐水，根据脱水程度和血钙水平调节输入速度，随后再使用大剂量呋塞米(80～100 mg,iv,q2 h)进行利尿，以增加肾泌钙作用，利尿的同时应监测血清磷和钠、钾、氯等电解质，以免产生严重低磷血症和其他电解质紊乱。可经口服或胃管给予补充磷，静脉注射二磷酸化合物可抑制骨质的破坏和再吸收作用，氨羟二磷酸二钠和唑来膦酸可抑制骨吸收，注射后12～48 h起效，产生持续性的血钙降低达2～4周，能有效治疗恶性肿瘤的高钙血症，二者可降低转移性骨病的骨骼并发症，提高肿瘤病人的生活质量，后者疗效更优，但二磷酸盐化合物应缓慢注射，否则易产生二磷酸盐-钙复合物沉积在肾脏，引起急性肾功能衰竭；伴有骨痛者应给予止痛剂对症处理。降钙素4～8 U/kg，皮下注射或肌注，q6～12 h，可在注射后2～4 h降低血浆钙水平，但可产生超敏反应，在3天内产生快速耐受，糖皮质激素可降缓或缓和超敏反应。其他辅助治疗包括透析和糖皮质激素，透析主要适于意识改变者、肾功能衰竭者或不能耐受大量生理盐水负荷者；普卡霉素（光辉霉素）、硝酸镓由于毒性强而较少使用。

（五）预 后

肿瘤性高钙血症预后差，诊断高钙血症后，约50%的病人在30天内死亡，但高钙血症的治疗有助于延长时间治疗基础肿瘤。

三、肿瘤溶解综合征

肿瘤溶解综合征(tumor lysis syndrome)是因化疗或放疗产生的急性细胞溶解或破坏所致。肿瘤溶解综合征主要见于血液系统恶性肿瘤或快速生长的癌肿，特别是急性白血病、恶性淋巴瘤，也可自发产生或在细胞毒性物质化疗后，一般在化疗或放疗后1～5 d内产生。

（一）机 制

细胞内容物如尿酸、磷、钙、钾等释放，导致机体平衡机制失调；DNA和RNA分解产生尿酸，尿酸易于沉淀于肾脏，恶性肿瘤细胞内的磷含量是正常细胞的4倍，血磷增加导致血钙降低，加之钙和磷沉积于肾脏，可引起严重低血钙和肾功能衰竭；高血钾是肿瘤溶解综合征最具致命性的威胁，血钾的骤然升高会立即导致严重心律失常，甚至死亡。

（二）临床表现

肿瘤溶解综合征者常伴有氮质血症、酸中毒、高血磷、高血钾、低血钙和急性肾功能衰竭。预防性静脉输液和应用别嘌醇会大大降低本病的发生。

（三）治 疗

包括住院监测、强力的液体复苏、别嘌醇(300～900 mg/d)或尿酸氧化酶如乙酰唑胺以降低尿酸水平；碱化尿液有助于尿酸排泄，目标是维持尿液pH≥7.0，但过度碱化会增加磷酸钙沉淀于肾小管内；高钾血症可用β受体激动剂、葡萄糖+胰岛素、钠-钾交换树脂，由于钙剂会促进磷酸钙沉积，一般不用钙剂，除非有心血管功能不稳定或神经兴奋性过高（如Chvostek或Trousseau征阳性）；高血磷可用磷结合剂，但作用有限，使用葡萄糖和胰岛素也有效；血液透析是纠正肿瘤溶解综合征的各种异常的有效方法，但由于磷负荷重，需每12～24 h反复透析。

（四）预 后

死亡率取决于基础肾功能、肿瘤细胞类型、治疗方法。

四、抗利尿激素分泌异常综合征(SIADH)

肿瘤患者血容量正常伴低钠血症者应疑及抗利尿激素分泌异常综合征(syndrome of inappropriate antidiuretic hormone, SIADH)。异位抗利尿激素(ADH)可发生于多种恶性肿瘤,支气管源性肿瘤最为常见,但某些化疗药、麻醉剂、卡马西平、选择性5-羟色胺重吸收抑制剂等均可引起SIADH。

(一)临床表现

早期主要表现为神经性厌食、恶心、呕吐、全身不适等,继之可出现肌痛、头痛,以及严重神经症状如反应迟钝、意识模糊、昏迷,可产生强直-阵挛性抽搐,当血钠<105 mmol/L时几乎均会产生不同程度的严重症状。体格检查很少发现SIADH相关性阳性表现,少数病人有视神经乳头水肿和病理反应阳性。

(二)诊 断

实验室检查提示低钠血症(血清钠<135 mmol/L),血清渗透压低于280 mmol/L,尿液浓缩(尿渗透压≥100 mOsm/L),尿钠>30 mEq/L。

(三)治 疗

SIADH的处理关键是基础肿瘤治疗。限液是主要措施,血清钠≥125 mmol/L者多无明显症状,限液观察即可;严重症状者应紧急处理,通常是限液,一般每日液量控制在500~1 000 ml,使用利尿剂如呋塞米0.5~1 mg/kg,间断输注生理盐水以维持容量平衡;低钠血症应缓慢矫正,以免产生脑桥中央髓鞘溶解或破坏,血钠上升速度为0.5 mmol/h,通常24 h使血清钠升高12~15 mmol/L是安全的;有严重神经症状者应输注高渗盐水,可给予输注3%氯化钠溶液。持续低钠血症或症状轻微的门诊患者可使用地环霉素(脱甲金霉素)300~600 mg,bid。利尿的同时应监测血钾等其他电解质变化,必要时给予补钾等处理。

五、上腔静脉综合征

上腔静脉综合征(superior vena cava syndrome)是因上腔静脉受压迫所引起的静脉回流障碍性疾病。97%的上腔静脉综合征由恶性肿瘤引起,肺癌是最常见的原因,约占65%~80%,淋巴瘤、转移性纵隔肿瘤、留置导管也可引起本症。

(一)临床表现

症状有咳嗽、呼吸困难、端坐呼吸、吞咽困难,可有头痛、恶心、头晕、视觉障碍;神经系统表现可有反应迟钝、抽搐或昏迷,提示可能伴有脑转移或脑水肿,阻塞发展越快,症状越严重。体检可发现颈、面部脱色或变浅紫,或面颈部及上肢水肿;由于静脉侧支循环形成,常可见胸壁静脉曲张;严重阻塞者可发生突眼、舌和喉头水肿。

(二)辅助检查和诊断

上腔静脉综合征是临床诊断,常需行胸部平片、CT、静脉造影等检查,痰细胞学、胸腔穿刺、支气管镜或针吸等组织学检查有助于确定癌肿类型,指导治疗。

(三)治 疗

主要是非手术治疗,如化疗和放疗,促使肿瘤缩小,减轻肿瘤引起的压迫或阻塞,近年来静脉内支架使用越来越多;辅助治疗包括抬高床头促进静脉回流,使用利尿剂如呋塞米40 mg,iv可暂时缓解症状,激素如甲泼尼龙125 mg,iv,或地塞米松15~20 mg,iv,其他治疗包括溶栓、抗凝等。

(四)预 后

发生上腔静脉综合征者大多数处于肿瘤晚期,即便积极治疗,不到10%的患者存活期超过30个月。

六、高黏滞综合征

高黏滞综合征(hyperviscosity syndrome)是血液特性异常导致的血流病态性改变,最常见的异常血浆成分变化是 Waldenstrom 巨球蛋白血症,其次是免疫球蛋白 A 骨髓瘤。任何高增生性肿瘤细胞珠均会产生高黏滞综合征,红细胞增多症(Hct>60%)和白血病(WBC>100×10^9/L 或白细胞比容>10%)也与临床高黏滞综合征有关,脱水会加重本病;由于血黏度增高,会引起血流减慢或淤滞,甚至导致局部灌注不足。

(一)临床表现

初始症状是非特异性的,主要包括疲乏无力,腹痛,头痛,或意识状态改变,可能发生自发性出血,或血栓形成,可伴局部定位征或少见体征,特殊体征包括视网膜出血、渗出和"腊肠状"血管。

(二)诊 断

有赖于临床疑似表现和实验室检查,外周血涂征可见红细胞呈串珠状,血黏度和蛋白电泳可确定诊断。

(三)治 疗

初始治疗包括血容量扩增,早期血液学干预和急诊血浆置换;如发生昏迷且诊断明确者,必要时可暂时性放血 2 个单位,并给予 2～3 L 生理盐水替代等。

七、恶性心包积液

恶性心包积液(malignant pericardial effusions)占癌症的约 10%～15% 左右,不少病人生前未能诊断为恶性心包积液,多数发生于转移性肺癌或乳腺癌,其他见于恶性黑色素瘤、白血病、淋巴瘤、胸壁放疗和化疗药使用。

(一)临床表现

主要表现为心包填塞症状,包括呼吸困难,端坐呼吸,疲劳,心悸和头晕;奇脉,心动过速,颈静脉曲张,低血压或脉压差变小,心音遥远;心电图可见 QRS 低电压。

(二)诊 断

超声心动图可明确诊断。

(三)急性症状

主要是心包穿刺抽液或心包腔穿刺引流,如有条件,应在超声引导下行心包穿刺,此法安全、可靠、有效、耐受性好,心包液应送细胞学检查;化疗、放疗或硬化剂疗法可预防积液重新产生和积聚。

八、其 他

其他化疗不良反应如腹泻、呕吐、便秘等,临床特点见表 20-4-1"其他肿瘤学急症原因和临床特点比较"表,治疗主要是对症支持处理,维持血容量、电解质和酸碱平衡。

表 20-4-1 其他肿瘤学急症原因和临床特点比较

急症	相关肿瘤或原因	症状和体征
硬膜外脊髓压迫	乳腺、肺、肾或前列腺癌,骨髓瘤	新出现背痛,卧位加重,后期下身麻痹、大小便失禁和感觉功能障碍
腹泻	化疗所致	脱水,皮肤干瘪,黏膜干燥,体重下降
皮肤渗出	化疗药外渗	输液部位疼痛、红斑,肿胀、坏死、挛缩
顽固性便秘	使用麻醉剂、化疗(尤其是神经毒性药)	腹痛,便秘,每 3～5 d 解硬便

(赖荣德)

参 考 文 献

1. WHO child growth standards. World Health Organization, 2006
2. Kliegman RM, Marcdante KJ, Jenson HB, et al. Nelson essentials of pediatrics, 5th edition. Elsevier Inc., 2007
3. 国家药典委员会. 中华人民共和国药典:临床用药须知(2005年版). 北京:人民卫生出版社, 2005
4. Oral rehydration salts: production of the new ORS. World Health Organization, 2006
5. 吴梓梁. 小儿内科学, 郑州:郑州大学出版社, 2003
6. Kliegman RM, Behrman RE, Jenson HB, et al. Nelson textbook of pediatrics, 18th edition. Saunders, 2007
7. 中华医学会儿科学分会急救学组,中华医学会急诊学分会儿科组,中华儿科杂志. 儿科感染性休克(脓毒性休克)诊疗推荐方案. 中国小儿急救医学, 2006, 13(4):313~315
8. Dellinger RP, Levy MM, Carlet JM, et al. Surviving Sepsis Campaign: International guidelines for management of severe sepsis and septic shock:2008. Crit Care Med, 2008, 36(1):296~327
9. Ashworth A, Khanum S, Jackson A, et al. Guidelines for the inpatient treatment of severely malnourished children. World Health Organization, 2003
10. Millar JS. Evaluation and treatment of the child with febrile seizure. Am Fam Physician, 2006, 73(10):1761~1764
11. Cunningham FG, Hauth JC, Leveno KJ, et al. Williams Obstetrics, 22nd edition. McGraw-Hill Companies Inc., 2007
12. Gibbs RS, Karlan BY, Haney AF, et al. Danforth's Obstetrics and Gynecology, 10th edition. Lippincott Williams & Wilkins, 2008
13. Anderson JM, Etches D. Prevention and management of postpartum hemorrhage. Am Fam Physician, 2007, 75(6):875~882
14. Sakornbut E, Leeman L, Fontaine P. Late pregnancy bleeding. Am Fam Physician, 2007, 75(8):1199~1206
15. Paul JES, Matheny SC, Lewis E. Current diagnosis & treatment in family medicine. McGraw-Hill Companies, Inc., 2007
16. Tintinalli JE, Kelen GD, Stapczynski JS. Emergency medicine: a comprehensive study guide, 6th edition. McGraw-Hill's Companies, 2006
17. Henderson SO. Vademecum emergency medicine. Landes Bioscience, 2006
18. 中华人民共和国卫生部. 中国高血压病防治指南. 2005
19. Edmonds DK. Dewhurst's textbook of obstetrics & gynaecology, 7th edition. Blackwell Publishing, 2007
20. Habif TP. Clinical dermatology: a color guide to diagnosis and therapy, 4th edition. Mosby, Inc., 2004
21. Hamilton GC, Sanders AB, Strange GR, et al. Emergency medicine: an approach to clinical problem-solving, 2nd edition. WB Saunders, 2003
22. Mahadevan SV, Garmel GM. An introduction to clinical emergency medicine. Cambridge University Press, 2005
23. Stead LG, Stead SM, Kaufman MS. First aid for the emergency medicine clerkship, 2nd edition. McGraw-Hill's Companies, 2006
24. Higdon ML, Higdon JA. Treatment of oncologic emergencies. Am Fam Physician, 2006, 74(11):1873~1880

附　录

附录一 医疗相关知识

一、体温换算

法氏度(℉)换算成摄氏度(℃)：℉=(℃×1.8)+32；摄氏度换算成法氏度：℃=(℉-32)÷1.8

常用摄氏度与法氏度换算关系对照

℃	30	32	34	35	35.5	36	36.5	37	37.5	38	38.5	39	39.5	40	40.5	41
℉	86	89.6	93.2	95	95.9	96.8	97.7	98.6	99.5	100.4	101.3	102.2	103.1	104	104.9	105.8

二、体重换算

1 kg=2.2 磅

三、儿童体重估算公式

体重(kg)=年龄×2+8

四、平均动脉血压计算

$$平均动脉压(MBP)=\frac{收缩压+2\times 舒张压}{3} \text{ 或 } MBP=舒张压+\frac{脉压}{3}$$

$$脉压=收缩压-舒张压$$

五、呼吸相关公式

(1) 肺泡氧分压(P_AO_2)=$FiO_2 \times (760-47) - PaCO_2 \div 0.8 = 713 \times FiO_2 - PaCO_2 \div 0.8$

(2) 肺泡动脉氧分压差($A-aDO_2$)=$P_AO_2 - PaO_2 = 713 \times FiO_2 - PaCO_2 \div 0.8 - PaO_2$

(3) 年龄校正后的 $A-aDO_2$=年龄÷4+4

(4) 肺内分流：$Qs/Qt(\%) = (CcO_2 - CaO_2) \div (CcO_2 - CvO_2)$

$$CcO_2 = Hb \times 1.34 + P_AO_2 \times 0.003$$

Qs/Qt 正常值<5%～10%，如 Qs/Qt 为 20%～29%时应考虑病态，如 Qs/Qt>30%则具致命性。

(5) 肺容量代号及正常上限值

正常肺容量	正常上限值
肺总量(TLC)	6 L
肺活量(VC)	4.5 L
残气量(RC)	1.5 L
深吸气量(IC)	3 L

功能残气量(FRC)	3 L
补吸气量(IRV)	2.5 L
补呼气量(ERV)	1.5 L
潮气量(V_T)	0.5 L
肺活量=IRV+ERV+V_T	

(6) 机械通气时顺应性计算

$$\text{静态顺应性(Static Compliance)} = Cst = \frac{\text{潮气量(VT)}}{\text{气道平台压} - \text{呼气末压}}$$

$$\text{动态顺应性(Dynamic Effective Compliance, Cdyn)} = \frac{\text{潮气量(VT)}}{\text{气道峰压} - \text{呼气末压}}$$

正常 $Cst > 60\ ml/cmH_2O$；正常 $Cdyn > 60\ ml/cmH_2O$

(7) 最大呼气流速预测

最大呼气流速(peak expiratory flow rate, PEFR)，以升/分钟(L/min)为单位，是一种评估气道阻塞的有效方法，让病人用峰速仪测定最大呼气流速，正常值为 350~600 L/min。

男性 PDFR(L/min)=(身高的英寸数×0.139+1.58-年龄×0.041)×60

女性 PDFR(L/min)=(身高的英寸数×0.094+2.24-年龄×0.03)×60

六、气管插管导管

男性成人选用 8.0 号(直径 8.0 mm)的导管最为合适；成年女性选用 7.5 号(直径 7.5 mm)；8 岁以下儿童气管插管导管口径计算公式为：导管大小(mm)=$\frac{1}{4}$×年龄(岁)+4

2 岁以上儿童插管深度估算公式：插入深度=3×导管直径数

七、肌酐清除率(Cl_{cr})计算公式

男性 $Clcr = \frac{(140-\text{年龄}) \times \text{体重(kg)}}{72 \times \text{血肌酐(mg/dl)}}$；女性 $Clcr = \frac{(140-\text{年龄}) \times \text{体重(kg)}}{72 \times \text{血肌酐(mg/dl)}} \times 0.85$

正常值 74~160 ml/min；轻度肾功能损害 40~60 ml/min；中度肾功能损害 10~40 ml/min；重度肾功能损害<15 ml/min(肾透析的指征)

八、食物热卡换算

糖或碳水化合物产热量：1 g 产热 3.4 kcal(范围为 3.4~4.1)

蛋白质产热量：1 g 产热 4 kcal(范围为 3.3~4.7)

脂肪产热量：1 g 产热 9.1 kcal(范围为 9.1~9.5)

呼吸商(respiratory quotient, RQ)

呼吸商 = $\frac{CO_2 \text{产量(ml/min)}}{O_2 \text{消耗量(ml/min)}}$，各种物质呼吸商分别为：脂肪形成 R>1；碳水化合物 R=1；脂肪 R=0.7；酮体 R<0.6。

九、氮平衡

$$氮平衡 = 氮消耗量 - 氮分泌量 = \frac{蛋白质热卡(kcal/d)}{25} - 尿素氮(g/d) - 5(g/d)$$

十、腱反射、肌力和心脏杂音分级

腱反射、肌力、心脏杂音分级综合表

腱反射分级		肌力等级		心脏杂音分级	
0	无	0级	肌肉无收缩	Ⅰ级	极轻微,仅在认真听诊时方可听到
+	减弱	1级	肌肉轻微收缩	Ⅱ级	轻,但较容易听到
++	正常	2级	可做去重力主动运动,如上、下肢仅可在床面上水平移动	Ⅲ级	中度响亮
+++	过敏	3级	可抗重力主动运动,如上、下肢可抬离床面	Ⅳ级	响亮,可有震颤
++++	超敏,多为病态	4级	可抗重力主动运动,并可作抗阻力运动	Ⅴ级	很响亮,有震颤,听诊器离开胸壁可听到
		5级	肌力正常	Ⅵ级	最响,有震颤,不用听诊器可听到

十一、决定感觉水平的关键区域

决定感觉水平的关键区域(C=颈椎,T=胸椎,L=腰椎,S=骶椎)

C_2	枕骨隆凸	T_1	肘前窝内侧	L_1	大腿上前方
C_3	锁骨上窝(凹)	T_2	腋尖	L_2	大腿中前方
C_4	肩锁关节尖端	T_3	第三肋间	L_3	股骨髁状突中部
C_5	肘前窝外侧	T_4	第四肋间,乳头水平	L_4	内踝
C_6	拇指	T_5	第五肋间	L_5	足背部第三跖趾关节
C_7	中指	T_6	第六肋间,剑突水平		
C_8	小指	$T_{7\sim9}$	肋下水平	S_1	足跟外侧
		T_{10}	脐水平	S_2	腘窝正中线处
		T_{11}	脐下水平	S_3	坐骨结节
		T_{12}	腹股沟韧带水平	$S_{4\sim5}$	肛周

十二、决定运动水平的关键肌肉

决定运动水平的关键肌肉

$C_{1\sim4}$	横膈	L_2	髋屈肌(髂腰肌)
C_5	肘屈肌(肱二头肌)	L_3	膝伸肌(股四头肌)
C_6	腕伸肌	L_4	踝背屈肌(胫骨前肌)
C_7	肘伸肌(肱三头肌)	L_5	趾长伸肌(拇长伸肌)

续表

C_8	指屈肌,末节指骨		S_1	踝跖屈肌(腓肠肌)
T_1	手力(骨间肌)		$S_{2\sim5}$	感觉水平和肛门括约肌
$T_2\sim L_1$	感觉水平和Beevor's征			

十三、渗透压

渗透压(mOsm/kg)＝$2\times Na^+$(mmol/L)＋血糖(mmol/L)＋BUN(mmol/L)

或＝$2\times Na^+$(mmol/L)＋血糖(mg/dl)÷18＋BUN(mg/dl)÷2.8

钠和血糖的关系:血糖每增加100 mg/dl,血钠可能会降低1.6 mmol/L。

钙和血清蛋白的关系:白蛋白每降低1 g/dl,血钙可能会降低0.8 mg/dl。

十四、激素效价剂量比较

药物	等效抗炎剂量(mg)	糖皮质激素强度	盐皮质激素强度	给药途径
泼尼松(强的松)	10	4	0.8	po
氢化可的松	40	1	1	po/im/iv
甲泼尼龙	8	5	0.5	po/im/iv
地塞米松	1.5	30	0	po/iv
可的松	50	0.8	0.8	po/im

十五、常见血药浓度及安全范围

药物	治疗浓度	中毒水平	药物	治疗浓度	中毒水平
对乙酰氨基酚	5~20 μg/ml	>70 μg/ml	万古霉素	峰:25~40 μg/ml	>40 μg/ml
阿米卡星	峰:15~30 μg/ml	峰:>35 μg/ml	万古霉素	谷:5~10 μg/ml	>10 μg/ml
阿米卡星	谷:5~10 μg/ml	谷:>10 μg/ml	锂	0.5~1.5 mEq/L	>1.5 mEq/L
阿米替林	125~250 ng/ml	>500 ng/ml	去甲替林	50~150 ng/ml	>500 ng/ml
巴比妥类	短效:1~5 μg/ml	>8 μg/ml	苯巴比妥	13~35 μg/ml	>60 μg/ml
巴比妥类	长效:15~40 μg/ml	>40 μg/ml	苯妥英	10~20 μg/ml	>30 μg/ml
卡马西平	2~10 μg/ml	>12 μg/ml	扑米酮	5~10 μg/ml	>12 μg/ml
氯硝安定	15~60 ng/ml	>100 ng/ml	普鲁卡因胺	10~30 μg/ml	>30 μg/ml
安定	100~1500 ng/ml	>3 000 ng/ml	奎尼丁	2~5 μg/ml	>6 μg/ml
地高辛	0.9~2 ng/ml	>2 ng/ml	水杨酸盐	2~29 mg/dl	>30 mg/dl
洋地黄毒苷	10~30 ng/ml	>35 ng/ml	链霉素	峰:15~20 μg/ml	>30 μg/ml
乙醇	—	致命:>450 mg/dl	链霉素	谷:5 μg/ml	>5 μg/ml
乙琥胺	40~100 μg/ml	>150 μg/ml	茶碱	10~20 μg/ml	>20 μg/ml
庆大霉素	峰:5~8 μg/ml	>35 μg/ml	硫氰酸(硝普钠)	4~10 μg/ml	>10 μg/ml
庆大霉素	谷:5~10 μg/ml	>10 μg/ml	妥布霉素	峰:5~8 μg/ml	>10 μg/ml
利多卡因	2~5 μg/ml	>6 μg/ml	妥布霉素	谷:1~2 μg/ml	>2 μg/ml
丙戊酸	50~100 μg/ml	>200 μg/ml			

十六、胸腹水的渗出液与漏出液鉴别

试验项目	渗出液	漏出液
胸/腹水乳酸脱氢酶(LDH)	>200 IU/dl	<200 IU/dl
胸/腹水蛋白	>3 g/dl	<3 g/dl
胸/腹水 LDH 与血清 LDH 比值	>0.6	<0.6
胸/腹水蛋白与血清蛋白比值	>0.5	<0.5
胸/腹水比重	>1.016	<1.016
胸/腹水外观	混浊、黏稠、易凝	澄清、稀薄、不易凝

十七、不同疾病所致的腹水鉴别

疾病	外观	总蛋白	LDH	比重	糖	WBC	RBC
肿瘤	血性、澄清或乳糜状	>2.0	>200	不确定	<60	↑	↑↑
肝硬化	淡黄色	<2.5	<200	<1.016	<60	↓	↓
肾病	淡黄色	<2.5	<200	<1.016	>60	↓	↓
充血性心衰	淡黄色	<2.5	<200	<1.016	>60	↓	↓
化脓性	脓性	>2.5	>200	>1.016	<60	↑↑	↓
胰源性	清、血性、浑浊或乳糜状	>2.5	>200	不确定	>60	不确定	不确定

注:总蛋白单位 g/dl;糖即葡萄糖单位 mg/dl;LDH 单位 IU/L;胰源性腹水淀粉酶明显升高。

十八、常用静脉输液的组成和特性

常用静脉输液的组成和特性　　　　　　　　　　(单位:mmol/L)

溶液	Na^+	Cl^-	K^+	Ca^{2+}	乳酸盐	热卡(kcal/L)	渗透压(mOsm/L)
5%GS	0	0	0	0	0	170	252
10%GS	0	0	0	0	0	240	505
50%GS	0	0	0	0	0	1700	2530
0.45%氯化钠	77	77	0	0	0	0	154
生理盐水	154	154	0	0	0	0	308
3%氯化钠	512	512	0	0	0	0	1026
Ringer's 液	130	109	4	3	28	0	308
20%甘露醇	0	0	0	0	0	0	1098

附录二 APACHE Ⅱ 评分系统

APACHE Ⅱ 评分系统（＝急性生理学评分＋年龄积分＋慢性健康评分）

急性生理学评分（acute physiology score, APS）					
	0分	＋1分	＋2分	＋3分	＋4分
直肠温度（℃）	36～38.4	34.0～35.9 或 38.5～38.9	32～33.9	30.0～31.9 或 39.0～40.9	≤29.9 或 ≥41
平均动脉压（mmHg）	70～109		50～69 或 110～129	130～159	≤49 或 ≥160
心率（bpm）	70～109		55～69 或 110～139	40～54 或 140～179	≤39 或 ≥180
呼吸频率（bpm）	12～24	10～11 或 25～34	6～9	35～49	≤5 或 ≥50
$P_{A-a}O_2$（$FiO_2 \geq 0.5$）	<200		200～349	350～499	>500
PaO_2（mmHg, FiO_2<0.5）	>70	61～70		55～60	<55
动脉血 pH（血气分析）	7.33～7.49	7.50～7.59	7.25～7.32	7.15～7.24 或 7.60～7.69	<7.15 或 ≥7.7
血清 $NaHCO_3^-$（无血气分析时替代 pH）	22.0～31.9	32.0～40.9	18.0～21.9	15.0～17.9 或 41.0～51.9	<15.0 或 ≥52.0
血清钠（mmol/L）	130～149	150～154	120～129 或 155～159	111～119 或 160～179	≤110 或 ≥180
血清钾（mmHg）	3.5～5.4	3.0～3.4 或 5.5～5.9	2.5～2.9	6.0～6.9	<2.5 或 ≥7.0
血肌酐（μmol/L）	53.04～123.76		<53.04 或 132.6～176.7	176.8～309.39	>309.40
红细胞压积（%）	30.0～45.9	46.0～49.9	20.0～29.9 或 50.0～59.9		<20 或 ≥60
白细胞（×10^9/L）	3.0～14.9	15.0～19.9	1.0～2.9 或 20.0～39.9		<1.0 或 ≥40

续表

格拉斯哥昏迷(GCS)评分=15—实际 GCS 积分

年龄评分(age points)		慢性健康评分(chronic health points)	
<44 岁	0 分	非手术病人	5 分
45~54 岁	2 分	急诊术后病人	5 分
55~64 岁	3 分	选择性手术后病人	2 分
65~74 岁	5 分		
>75 岁	6 分		

注：$FiO_2 \geqslant 0.5$ 时记录 $PA-aO_2$，$FiO_2 < 0.5$ 时只记录 PaO_2；急性肾功能衰竭时血肌酐的分值加倍。APACHE Ⅱ 积分最低为 0 分，最高为 71 分，住院死亡风险随积分增加而升高，0~4 分死亡率 4%，5~9 分死亡率 8%，10~14 分死亡率 15%，15~19 分死亡率 25%，20~24 分死亡率 40%，25~29 分死亡率 55%，30~34 分死亡率 75%，>34 分死亡率 85%。

附录三　诊断概率和几个流行病学概念

一、诊断概率

试验结果	疾病状态 存在	疾病状态 不存在	
阳性	a(真阳性)	b(假阳性)	a+b=全部阳性结果
阴性	c(假阴性)	d(真阴性)	a+d=全部阴性结果
	a+c=全部有病人数	a+d=全部无病人数	a+b+c+d=全部受试病人数

二、常用流行病学定义

患病率	=(a+c)/(a+b+c+d)	=已试验人群的发病率
敏感性	=a/(a+c)	=阳性结果概率,疾病存在
特异性	=d/(b+d)	=阴性结果概率,疾病不存在
假阴性率	=c/(a+c)	=阴性结果概率,疾病存在
假阳性率	=b/(b+d)	=阳性结果概率,疾病不存在
阳性预测值	=a/(a+b)	=疾病存在的概率,试验阳性
阴性预测值	=d/(c+d)	=疾病不存在的概率,试验阴性
总准确度	=(a+d)/(a+b+c+d)	=试验结果"正确性(true)"的概率

三、几个流行病学概念

发病率 = $\dfrac{某时期某人群发生某病新病例数}{同期该人群的暴露人口数} \times 10^n/10^n$,通常指1年每10万人口的发病率。

患病率 = $\dfrac{观察期间某病新旧病例总数}{同期暴露总人口数} \times 10^n/10^n$,通常以每千或每10万人口来表达。

病死率 = $\dfrac{特定时间内因某病死亡的总人数}{同期患该病的总人数} \times 100\%$

感染率 = $\dfrac{受检者中感染人数}{受检者人数} \times 100\%$

死亡率 = $\dfrac{某一时期某人群的死亡人数}{该时间内该人群的平均人口数} \times 10^n/10^n$,通常指1年内每10万人的死亡率。

向您推荐我社部分优秀畅销书

临床用药技巧

肿瘤内科疾病临床治疗与合理用药	62.00
神经内科疾病临床治疗与合理用药	38.00
精神科疾病临床治疗与合理用药	32.00
内分泌科疾病临床治疗与合理用药	22.00
血液科疾病临床治疗与合理用药	32.00
小儿内科疾病临床治疗与合理用药	59.00
耳鼻咽喉科疾病临床治疗与合理用药	65.00

注:邮费按书款总价另加 20%

图书在版编目(CIP)数据

危重急症识别与处置/赖荣德,李奇林主编.-北京:科学技术文献出版社,2009.4
ISBN 978-7-5023-6285-0

Ⅰ.危… Ⅱ.①赖… ②李… Ⅲ.①险症-诊疗 ②急性病-诊疗 Ⅳ.R459.7

中国版本图书馆 CIP 数据核字(2009)第 005490 号

出　版　者	科学技术文献出版社
地　　　址	北京市复兴路 15 号(中央电视台西侧)/100038
图书编务部电话	(010)51501739
图书发行部电话	(010)51501720,(010)51501722(传真)
邮购部电话	(010)51501729
网　　　址	http://www.stdph.com
E-mail	stdph@istic.ac.cn
策　划　编　辑	李　洁
责　任　编　辑	李　洁
责　任　校　对	唐　炜
责　任　出　版	王杰馨
发　行　者	科学技术文献出版社发行　全国各地新华书店经销
印　刷　者	富华印刷包装有限公司
版(印)次	2009 年 4 月第 1 版第 1 次印刷
开　　　本	889×1194　16 开
字　　　数	1327 千
印　　　张	51.25
印　　　数	1～3000 册
定　　　价	128.00 元

ⓒ　版权所有　　违法必究

购买本社图书,凡字迹不清、缺页、倒页、脱页者,本社发行部负责调换。